U0334850

本套丛书被国家新闻出版广电总局评为：

向全国推荐优秀古籍整理图书

□明清名医全书大成

沈金鳌医学全书

主　　编　田思胜

副 主 编　张东超　高　萍　高新民　刘学义

编写人员　宋立岗　梁冬梅　李晓昕　张永刚

　　　　　张　军　李曙光　郑　莉

中国中医药出版社

·北　京·

图书在版编目（CIP）数据

沈金鳌医学全书/田思胜主编．—2版．—北京：中国中医药出版社，2015.2（2019.12重印）
（明清名医全书大成）
ISBN 978－7－5132－2337－9

Ⅰ．①沈…　Ⅱ．①田…　Ⅲ．①中国医药学－古籍－中国－清代
Ⅳ．①R2－52

中国版本图书馆CIP数据核字（2015）第013958号

中国中医药出版社出版
北京经济技术开发区科创十三街31号院二区8号楼
邮政编码　100176
传真　010 64405750
山东临沂新华印刷物流集团有限责任公司印刷
各地新华书店经销
*
开本787×1092　1/16　印张77　字数1772千字
2015年2月第2版　2019年12月第3次印刷
书　号　ISBN 978－7－5132－2337－9
*
定价　330.00元
网址　www.cptcm.com

如有印装质量问题请与本社出版部调换（010 64405510）

社长热线　010 64405720
购书热线　010 64065415　010 64065413
微信服务号　zgzyycbs
书店网址　csln.net/qksd/
官方微博　http://e.weibo.com/cptcm
淘宝天猫网址　http://zgzyycbs.tmall.com

明清名医全书大成丛书编委会

前 言

《明清名医全书大成》系列丛书是集明清30位医学名家医学著作而成。中医药学是一个伟大的宝库，其学术源远流长，发展到明清时期，已日臻成熟，在继承前代成就的基础上，并有许多发展，是中医的鼎盛时期。突出表现在：名医辈出，学派林立，在基础学科和临床各科方面取得了很大成就，特别是本草学和临床学尤为突出。同时著书立说很活跃，医学著作大量面世，对继承发扬中医药学起到了巨大的推动作用。

本草学在明代的发展达到了空前的高峰，其著述之多，内容之丰，观点之新，思想之成熟，都是历代难以与之媲美的。尤其是明代李时珍的《本草纲目》被誉为“天下第一药典”。全书52卷、62目，载药1892种，附本草实物考察图谱1110幅，附方万余首。他“奋编摩之志，僭纂述之权”，“书考八百余家”，“剪繁去复，绳谬补遗，析族区类，振纲分目”，在药物分类、鉴定、生药、药性、方剂、炮制、编写体例等许多方面均有很大贡献，其刊行以来，受到国内外医药界的青睐，在中国药学史上起到了继往开来的作用，多种译本流传于世界诸多国家，其成就已远远超出医药学的范围，曾被英国生物学家达尔文誉为“中国的百科全书”。除时珍之卓越贡献之外，还有缪希雍的《神农本草经疏》，是对《神农本草经》的阐发和注释，与其一生药学经验的总结，详明药理及病忌、药忌，为明代本草注疏药理之先。更有清代张璐的《本经逢原》，其药物分类舍弃《神农本草经》三品窠臼，而遵《本草纲目》按自然属性划分，体例以药物性味为先，次以主治、发明，内容广泛，旁征博引，参以个人体会。全书以《神农本草经》为主，引申发明，凡性味效用，诸家治法以及药用真伪优劣的鉴别，都明确而扼要地作了叙述，使“学人左右逢源，不逾炎黄绳墨”而“足以为上工”也。另外，尚有薛己的《本草约言》，汪昂的《本草备要》，徐灵胎之《神农本草经百种录》，陈修园之《神农本草经读》，张志聪之《本草崇原》等，这些书也都各具特点，流传甚广。

明清时期基础理论的研究仍以《内经》以来所形成的自发唯物论和朴素辩

证法理论体系为基础，不断地总结医疗实践经验，有所发明，有所创造，从不同方面丰富和发展了中医学的理论。如明代的张景岳等十分强调命门在人体的重要作用，把命门看成是人体脏腑生理功能的动力，并受朱震亨相火论的影响，把命门、相火联系起来，在临床上对后世医学有相当影响。清代叶天士、吴鞠通、王孟英等对温热病发生、发展规律的探讨，以及对卫气营血辨证和三焦辨证的创立等。关于人体解剖生理的认识：有些医家对脑的功能有新的记述。如李时珍有“脑为元神之府”，汪昂记有“人之记性在脑”，喻嘉言有“脑之上为天门，身中万神集会之所”等记述，对于中医学理论体系的丰富和发展，都作出了很大的贡献。

临床各科在明清时期得到了很大发展，因此时医学十分注意临床观察，临床经验丰富。很多医家都非常重视辨证论治及四诊八纲，如李时珍的《濒湖脉学》，是这一时期重要的脉学著作，该书以歌诀形式叙述介绍了27种脉象，便于学习、理解、诵读和记忆，流传甚广。孙一奎在《赤水玄珠·凡例》中概括地指出：“凡证不拘大小轻重，俱有寒热、虚实、表里、气血八个字。苟能于此八个字认得真切，岂必无古方可循？”张景岳在《景岳全书》中强调以阴阳为总纲，以表里、虚实、寒热为六变。他使中医基础理论和临床实践结合得更加紧密，形成了理、法、方、药的完整理论体系。

内科医著明清时期很多。薛立斋的《内科摘要》一书，首开中医“内科”书名之先河。也正式明确中医内科的概念，使内科病证的诊治有了很大提高。具有代表性的著作有王肯堂的《证治准绳》，张景岳的《景岳全书》等。从学术理论方面，以温补学派的出现和争论为其特点。其主要倡导者有薛立斋、孙一奎、张景岳、李中梓等，主要观点是重视脾肾。薛立斋注重脾肾虚损证，重视肾中水火和脾胃的关系，因而脾肾并举，注重温补。温补派的中坚张景岳的《类经附翼》《景岳全书》，原宗朱震亨说，后转而尊崇张元素和李杲，反对朱说，力倡“阳非有余，阴常不足”。极力主张温补肾阳在养生和临床上的重要性。李中梓则在薛立斋、张景岳的影响下，既重视脾胃，也重滋阴养阳。温补之说，成为明清时期临床医学发展上的一大特点。

温病学派的兴起是明清时期医学的突出成就之一。叶天士的《温热论》，创温病卫气营血由表入里的传变规律，开卫气营血辨证论治法则。吴鞠通的《温病条辨》，乃继承叶氏温病学说，但提出了温病的传变为“三焦由上及下，由浅入深”之说，成为温病三焦辨证的起始。其他如王孟英的《温热经纬》等著作都丰富了温病学说。

骨伤科、外科在明清时期也有了一定的发展。这一时期外科闻名的医家和医学专著空前增多。如薛立斋的《外科枢要》，汪石山的《外科理例》等，记述外科病证，论述外科证治，各有特点。骨伤科有王肯堂的《疡医证治准绳》，是继《普济方》之后对骨伤科方药诊治的进一步系统归纳。

妇产科在明清时期发展很快，成就比较显著。如万密斋的《广嗣纪要》对影响生育的男女生殖器畸形、损伤，以及妊娠等做了记述。薛立斋在《保婴撮要》中强调妇科疾病之养正，记述有烧灼断脐法，以预防脐风；王肯堂的《女科证治准绳》收录和综合前人对妇产科的论述。武之望的《济阴纲目》列述了经、带、胎、产等项，纲目分明，选方实用。

儿科在明清时期内容较前更加充实，专著明显增多。如万密斋的《全幼心鉴》《幼科发挥》《育婴秘诀》《广嗣纪要》《痘疹世医心法》等儿科专著，继承了钱乙之说，强调小儿肝常有余，脾常不足的特点，治疗重视调补脾胃，除药物外，还注意推拿等法。王肯堂的《幼科证治准绳》综合历代儿科知识，采集各家论述，对麻痘、热症等多种小儿疾病论述颇详，流传甚广。

眼、耳鼻咽喉及口腔科在这一时期也有一定的进展。如王肯堂的《证治准绳》论述眼疾171症，详述证治，是对眼病知识的较好汇集。薛立斋的《口齿类要》记述口、齿、舌、唇、喉部的疾患，注重辨证治疗，简明扼要，介绍医方604首，为现存以口齿科为名的最早专书之一。

气功及养生方面，在此期也较为重视，出现了不少有影响、有特色的养生学专著。如万密斋的《养生四要》。张景岳在《类经·摄生》中也阐发了《内经》的有关养生论述，对养神和养形做了精辟论述，富有唯物辨证精神。另如叶天士在《临证指南医案》中记述300例老年病的验案，强调颐养功夫，寒温调摄和戒烟酒等。

清朝末年，西方医学开始传入中国，因此，西医学术对中医学术产生很大影响，在临床上中西医病名相对照，并以此指导临床诊治，中西医汇通学派形成。如其代表人物唐容川，立足中西医汇通，发扬祖国医学，精研中医理论，遵古而不泥古，建立了治疗血证的完整体系。

综上所述，明清时期名医辈出，医学确有辉煌成就，在中医药学发展的长河中占有重要的位置，这就是我们编辑出版《明清名医全书大成》之目的所在。

全书共收录了30位医家，集成30册医学全书，其中明代13位，清代17

位。收录原则为成名于明清时期（1368～1911）的著名医家，其医学著作在两部以上（包括两部）；每位医家医学全书的收书原则：医家的全部医学著作；医家对中医经典著作（《内经》《难经》《神农本草经》《伤寒论》《金匮要略》）的注疏；其弟子或后人整理的医案。整理本着搞清版本源流、校注少而精，做到一文必求其确。整理重点在学术思想研究部分，力求通过学术思想研究达到继承发扬的目的。

本书为新闻出版署“九五”重点图书之一，在论证和编写过程中，得到了马继兴、张灿玾、李今庸、郭霭春、李经纬、余瀛鳌、史常永等审定委员的指导和帮助，在此表示衷心感谢。本书30位主编均为全国文献整理方面有名望的学科带头人，经过几年努力编撰而成。虽几经修改，但因种种原因，如此之宏篇巨著错误之处在所难免，敬请各位同仁指正。

编著者

1999年5月于北京

内容提要

本书共收载沈氏著作《脉象统类》《诸脉主病诗》《杂病源流犀烛》《伤寒论纲目》《幼科释谜》《妇科玉尺》《要药分剂》凡七种，选用清乾隆三十九年甲午刻本为底本，精心整理研究汇编而成。

《脉象统类》一卷，以浮、沉、迟、数、滑、涩六脉为纲，以统二十七脉，条理清晰，说理透彻。《诸脉主病诗》一卷，仿濒湖脉法，作二十七脉主病诗，以言脉理主病，朗朗上口，便于记诵。《杂病源流犀烛》三十卷，分作六门，共析九十二种病证，从源到流，探其由来，审其变迁，明其证治，变杂乱而为明晰。《伤寒论纲目》十八卷，以仲景《伤寒论》原文为纲，选辑后世医家注解为目，不但于理论阐发精当，于辨证施治更为精详，又有沈氏按语，多补前人所未及。《幼科释谜》六卷，前四卷述儿科诊断大法，二十四门证候，探流析源，精当简要。后二卷收集应用诸方，多效验实用。《妇科玉尺》六卷，分求嗣、月经、胎前、临产、带下、崩漏、妇女杂病九篇，每篇先作综述，次列脉法及前人治法，后汇录方剂，详略得当，符合实际。《要药分剂》十卷，选取常用药400余种，按十剂分编。每药首列功用主治，次列药性归经，录前人精切议论，再列服用禁忌，最后为炮炙方法，收罗广博，论述精辟。

另外，对沈氏学术思想进行了研究，并收集现代对沈氏医书的研究论文作题录于后，以供参考。

校注说明

沈金鳌，字芊绿，号汲门，晚年自号尊生老人，清代江苏无锡人。乾隆年间中举，候选训导。壮年以博通闻名，精通儒学，颇具文才。著有《芊绿堂文稿》《尚书随笔》《文赋诗词稿》等。因考进士屡试不第，40岁后专攻医学，他从师于孙庆曾，孙氏与吴门（今苏州）叶天士同学，医术颇精，尤善治痘，沈氏尽得其传，遂以医术名世。时有名士周文俊者，患肝病，医生误作湿治，投以燥劫之药，拖延20余日，以至咽干舌涸，齿腭皆黑，日夜不能入睡，自认为必死无疑。沈氏诊治后，力排众议，投以平肝清火之剂，很快病愈。沈氏医德高尚，贵人重生，认为："人之生至重，必知其重而有以尊之，庶不致草菅人命"，且医术十分全面，精通内、外、妇、儿各科。一生著述颇丰，有《脉象统类》一卷、《诸脉主病诗》一卷、《杂病源流犀烛》三十卷、《伤寒论纲目》十八卷、《幼科释谜》六卷、《妇科玉尺》六卷、《要药分剂》十卷，凡七种，又统名之曰《沈氏尊生书》。另据《全国中医图书联合目录》记载，尚有《痧胀源流》《痧症燃犀照》《沈芊绿医案》《妇婴三书》四种。经考证认为，或系伪作，或为他人述辑，非沈氏之作。其著作广泛吸收自《灵枢》《素问》到宋、元、明诸大医家精华，参照脉证，结合自己的经验，究其原委，悉其症形，考其方法，条理井然，对寒温攻补无所偏主，特别是在内科杂症和妇科方面多有创见，具有较高的学术和应用价值。

鉴于此，我们对沈氏所著医书进行了全面地收集整理、点校注释、考证辨伪和研究，非沈氏著述者不收，共得《脉象统类》一卷、《诸脉主病诗》一卷、《杂病源流犀烛》三十卷、《伤寒论纲目》十八卷、《幼科释谜》六卷、《妇科玉尺》六卷、《要药分剂》十卷，凡七种，编纂成《沈金鳌医学全书》一书，付梓出版，以满足广大医药工作者的需要。

本次整理，在全书设计方面，共分内容提要、校注说明、总目录、正文、学术思想研究、论文题录六个部分，除正文之外，余五部分均为编者所加。在正文的底本选用方面，以清·乾隆三十九年甲午刻本为底本，以清·乾隆四十九年甲辰无锡沈氏师俭堂刻本、清·同治十三年湖北崇文书局刻本、清·光绪年间上海图书集成印书局铅印本以及沈氏所引书目为参校本。在整理过程中，正文力求保持底本原貌，但也作了如下调整和处理。

1. 底本与校本有异，而文义均通者，悉从底本；校本义长者，保留原文，出注说明。

2. 底本与校本有异，属底本讹误者，予以校补，出注说明。

3. 底本目录与正文内容有异者，互据增补；属子目录而正文中无标题者，则删除，出注说明。

4. 凡属极生僻字、词，加注音及注释。

5. 由于版式变更，原方位词，如"左"、"右"等一律改作"下"、"上"，不出注。

6. 凡属书名，一律加书名号，不出注。

在编纂整理全书的过程中，发现书中有些内容不尽符合今人看法，我们本着古为今用、保持原貌的原则，未予改动，祈望读者自裁。另外，限于我们的整理水平，书中难免有误，敬请读者批评指正。

田思胜

1998 年 12 月

《沈氏尊生书》序

戊寅岁余犹未冠，即受书于芊绿先生。先生于书无不诵习，自六经三传圣贤旨归，以及医卜之家，皆穷极本源。尝谓余曰：吾辈读书，无论事之巨细，皆当怀利济天下之心，非沾沾于制举文字博功名便一已为也。后屡试京兆不售，叹曰：昔人云不为良相，当为良医。余将以技济人也。益肆力于《灵枢》、《素问》诸书，以搜探其奥衍而发明之。迨先生还锡山，复谓余曰：子仁而好学，数年后当有子民之责，其慎之，勿替利济之意。余于己丑岁登进士官刑曹，每理谳狱，必求其可生者而生之，以上体圣天子，明慎用刑之意，亦是由于先生提命之言也。阅十年，奉命观察粤东，道经锡山，造先生庐，是时先生已捐馆五年矣。嗣子捧遗书并是集以嘱于余。余受而读之，卒业喟然曰：呜呼！先生之行坚矣，先生之志远矣。学不克用而托之技，技不竟用而笔之书。既已博综前人矣，又恐泥古者未通其变，于是条分而缕晰之，厘为七十二卷。凡症形脉象之疑似，丸散主治之异同，在在皆有指南数语，使迷于学者读之而能悟，倦于学者读之而能兴。是书之作，其功宁有量哉！携至粤欲刊未果，遂迁黔臬夜郎地僻鲜梓人，复不果，壬寅冬蒙恩旨授以皖藩潜水锡山一舟可达，余喜曰：是可托诸枣梨，载归沈氏用广先生之志矣。自癸卯十月开雕，迄甲辰三月工竣，知医者咸乞余早综卷帙而借观焉。书成爰志其颠末如此。

时乾隆四十九年岁次甲辰季春月，赐同进士出身安徽等处承宣布政使司受业奇丰额盥手拜撰

《沈氏尊生书》总序

《沈氏尊生书》七十二卷，锡山沈君芊绿所著也。沈君著作等身，而此书之成最晚，将付梓，问序于予，予曰：君非业医，通于医者也；予不知医，喜读医书者也。予不能序医书也，请即以所闻于君者序之。君之言曰：医之难，人知之，人不能尽知之，诚知其难，则习者寥寥，自诩为医师者益寥寥矣，何今日医者之多也？夫神明于医者，必有博爱济众之仁，方便慈悲之力，而后病无不可救，否则俱通乎阴阳之智，三折肱之手，仓公之目，而后灼见而无疑，下此则虚心谨细，按经切脉，定症立方，从源溯流，亦良医矣，是《尊生书》之所由作也。或曰：《灵枢》等经，巨细赅备，望问闻切，内外不遗，古名家疏解述作，主治简误，既详且尽，循而行之，可以无过，又何必硁硁哓哓为？应曰：子言诚然，其不能已于言者，实有因焉。如泻南方补北方，经语也，丹溪主以治虚劳、胃弱者服之，阴未滋而阳已消，非兼会东方实、西方虚之语，经意不全。识得标只治本，经语也，景岳主以治虚劳，火盛者服之，阴日削而阳转空，又未会急则治标之经旨也。学古稍偏，遗害非细，即虚劳一症如此，他概可知。望以辨色，闻以审声，而病人声色有早暮数易者矣。问以知受病之由，乃有旁人不能知，病者亦不自知，而听命于医者矣。屈铁为环，屈必以渐，引绳而截，截必有处，不得其源，何由下药？切以定脉，而脉更难测。人之有病，七情所感，六淫所侵，重则脏受，轻则腑受，深则经受，浅则肤受，象现于脉，脉诊于指，人与人异，指与肉隔，气有长短，质有清浊，且阴阳殊其禀，寒热虚实互其发，而欲于三指之下，顷刻之间，脏腑毕现，洞幽彻微，不有犀照，何能毫厘不差？因著《脉象统类》一卷、《诸脉主病诗》一卷、《杂病源流犀烛》三十卷。至于《伤寒》、《金匮》备矣，诸家之言，亦复可采。最初发热，辨内伤外感及传经，依次越次，或只在一经不传，变证百出莫定。春温夏热，与正伤寒不同，至难辨晰，临病施治，必斟酌尽善，乃无弊误，因著《伤寒论纲目》十八卷。妇人之性，善补恶泻，妇人所患，非气即血，其他杂症，多半由肝，讳疾忌医，以实为虚，种种隐幻，不可枚举，主见不定，鲜不为惑，因著《妇科玉尺》六卷。小儿哑科，厥有专家，随病用药，亦贵圆通，如执古方，谬守家法，病变而方不变，夭札者众矣，呱呱小儿，冤将谁诉？苟有恻隐，能不矜怜？因著《幼科释谜》六卷。古人十剂分药大法，莫外宣、通、补、泻、轻、重、滑、涩、燥、湿，灵通无碍，颠扑不破，而药材必道地，炮制必如法，尤不可不慎，盖药不良不止病反增病，不如不服药为中医也，因著《要药分剂》十卷。沈君之言如是，是斋俞琨为述而序之。

《沈氏尊生书》总自序

予自弱冠时读《左》、《国》、《史》、《汉》，一人一事，必究其详，知扁鹊、仓公辈皆医之神者。其所以能神处，务切求而根据之，遂搜阅古人方书，如《灵枢》、《素问》等帙，古奥质实，直追汉魏，可与《史》、《汉》参论笔法，乃益爱读焉。嗣是而后，积数十年稽古之功，往往兼习不废，得遍悉仲景以下诸名家，或论伤寒，或言杂病，或明脉法，或详药性，分门别户，各有师承，正如诸子百家，流派不一，而汇归于是，未尝北辙南辕。甚哉！医之道大而深也。盖医系人之生死，凡治一症，构一方，用一药，在立法著书者，非要于至精至当，则遗误后世，被其害者必多。在读书用法者，非审乎至精至当，则冒昧从事，被其害者更多。又况古人之书，或议症而无方，或存方而略症，或阐脉而遗药，或论药而置脉，神明变化，每纷见杂出于残编剩简中，医者以庸陋之姿，胶执之见，贪鄙之心，相与从事，甚且读书而不通其义，虽浅近之语，亦谬解讹传，吾见其治一病必杀一人，即或有时偶中，侥幸得生，在医者并不知其所以然，然犹张目大言，自据其功，以为非我莫治，不亦可愧之甚矣乎？吾愧之，吾又悯之，因统会平日所读方书，研审其意理，或采前人之语，或抒一己之见，参互考订，辑为《脉象统类》一卷、《诸脉主病诗》一卷、《杂病源流犀烛》三十卷、《伤寒论纲目》十八卷、《妇科玉尺》六卷、《幼科释谜》六卷、《要药分剂》十卷，共七种，计共七十二卷，总名之曰《沈氏尊生书》。盖以人之生至重，必知其重而有以尊之，庶不至草菅人命也。系以沈氏者，以是书之作，实由予悯人生命，思有以尊之而成，故不妨直任为己书也。虽然，沈氏尊人之生而成是书，亦沈氏自藏之、自阅之而已，何敢表示于人、自诩为著述也哉！特书以志意。

乾隆三十八年癸巳季夏上浣芊绿沈金鳌自叙

总　目　录

脉象统类

清·沈金鳌　撰

脉象统类直看横推

提纲要脉，不越浮、沉、迟、数、滑、涩六字，以足该表里阴阳、冷热虚实、风寒燥湿、脏腑气血也。盖浮为阳、为表；沉为阴、为里；迟为在脏，为冷、为虚、为寒；数为在腑，为热、为燥、为实；滑为血有余；涩为气独滞。能于是缕晰以求之，而疢疾莫能逃矣。顾浮沉以举按轻重言，若洪、芤、弦、虚、濡、长、散，皆轻按而得之类，故统于浮；短、细、实、伏、牢、革、代，皆重手而得之类，故统于沉。迟数以息至多少言，若微、弱、缓、结，皆迟之类，故统于迟；紧、促、动，皆数之类，故统于数。至如滑虽似数，涩虽似迟，而其理自殊，缘迟数以呼吸察其至数，滑涩则以往来察其形状，且滑涩二脉，多主气血故也，故此二脉，虽无所统，亦平列于后，以为六纲云。

浮 ○ 浮以候表。其象轻手乃得，重手不见，动在肌肉以上。

浮为风虚眩掉之候。阳脉浮，表热。阴脉浮，表虚。秋为正，肺脉宜，久病则忌。

左寸 伤风、发热、头疼、目眩、风痰。兼虚迟，心气不足、心神不安。兼散，心耗虚烦。兼洪散，心热。

左关 腹胀。兼数，风热入肝经。兼促，怒气伤肝，心胸满逆。

左尺 膀胱风热，小便赤涩。兼芤，男子尿血，女子崩漏。兼迟，冷疝，脐下痛。

右寸 肺感风寒，咳喘、鼻塞、清涕、自汗、体倦。兼洪，肺热而咳。兼迟，肺寒喘嗽。

右关 脾虚，中满不食。兼大涩，宿食。兼迟，脾胃虚。兼滑，痰饮。

右尺 风邪客下焦，大便秘。兼数，下焦风热，大便秘。兼虚，元气不足。

浮而有力为洪 ○	浮而无力为芤 ○	浮而端直为弦 ○	浮而迟大为虚 ○
即大脉，又名钩脉。其象极大而数，按之满指，如群波之涌，来盛去衰，来大去长也。 洪为经络大热，血气燔灼之候，夏为正，心脉宜。 血久嗽忌。形瘦多气者死。凡脉洪则病进。 为表里皆热，为大小便秘，为烦，为口燥咽干。 左寸　心经热，目赤、口疮、头疼痛、心内烦。 左关　肝热，身痛、四肢浮热。 左尺　膀胱热，小便赤涩。 右寸　肺热，毛焦、唾粘、咽干。 右关　胃热，反胃、呕吐、口干。兼紧，胸中胀满。 右尺　腹满、大便难或下血。	其象浮大而软，按之中有两边无，中空两边实，指下成窟，诊在浮举重按之间得之。 芤为失血之候，大抵气有余血不足，血不足以载气，故虚而大，为芤之状。火犯阳经，血上溢，火侵阴络，血下流，三部脉芤，久病生，卒病死。 左寸　心血妄行、吐衄。 左关　胁间血气动，腹中瘀血、吐血，目暗而常昏。 左尺　小便血、女子月事为病。 右寸　胸有积血，或衄或呕。 右关　肠痈瘀血，呕血不食。 右尺　大便血。 古人云，前大后细，脱血也。夫前大后细，非芤而何？	其象按之不移，举之应手，端直如新张弓弦之状。 弦为血气收敛，为阳中伏阴，或经络间为寒所滞之候。弦紧数劲为太过，弦紧而细为不及。弦而软病轻，弦而硬病重。轻虚以滑者平，实滑如循长竿者病，劲急如新张弓弦者死。春为正，肝脉宜，若肝木克土而至不食难治。疟病自弦。 凡脉弦，为痛，为疟，为疝，为饮，为冷痹，为劳倦，为拘急，为寒热，为血虚盗汗，为寒凝气结。兼数，劳疟。兼长，中有积滞。双弦，胁急痛。 左寸　头疼、心惕、劳伤、盗汗、乏力。 左关　胁肋痛、痃癖。兼小，寒冷癖。兼紧，瘀血、疝瘕。 左尺　小腹痛。兼滑，腰脚痛。 右寸　肺经受风寒，咳嗽胸膈间有寒痰。 右关　脾胃伤冷、宿食不化、心腹冷痛，又为饮。 右尺　脐下急痛不安，下焦停水。	其象迟软散大，举按少力，豁豁然空，不能自固。 虚为气血俱虚之候，气血虚则脉虚，主多在内不足之症，久病脉虚，多不治。 凡脉虚，为伤暑，为虚烦，为自汗，为小儿惊风。 寸　血不荣心、怔忡、恍惚、惊悸。 关　腹胀、食不易化。 尺　骨蒸、痿痹、精血亏损。

浮而迟细为濡 ○	浮而迢亘为长 ○	浮而虚大为散 ○	
即软脉。其象虚软无力，应手细散，如绵絮之在水中，轻手相得，重手按之，即随手而没。 **濡为气血两虚之候，亦主脾湿，病后产后可治，平人脉濡难治。** 凡脉濡，为疲损，为自汗，为痹，为下冷，为无血少气。 左寸　心虚易惊、盗汗、短气。 左关　荣卫不和、精神离散、体虚懒、少力。 左尺　男伤精女脱血、小便数、自汗多。 右寸　烘热憎寒、气乏体虚。 右关　脾弱，食不化；胃虚，食不进。 右尺　下元冷惫、肠虚泄泻。	其象不大不小，迢迢自若，指下有余，过于本位。 **长为气血皆有余之候，有三部之长，有一部之长，按之如牵绳，则病矣。长属肝，宜于春，诊无病肝脉自见。** 凡脉长，为壮热，为癫痫，为阳毒内蕴，为三焦烦热，为阳明热甚。	其象有表无里，有阴无阳，按之满指，散而不聚，来去不明，漫无根柢，如涣散不收。 **散为气血耗散，脏腑气绝之候，在病脉主虚阳不敛，又主心气不足，大抵非佳兆也。心浮大而散，肺短涩而散，犹为平脉。若病脉见代散，必死。产妇脉散，临盆之兆，如未到产期，必致堕胎。** 寸　怔忡、雨汗。 关　溢饮、胻肿。 尺　肾绝。	

沉 ○　沉以候里。其象轻手不见，重手乃得，按至肌肉以下，着于筋骨之间。

沉为阴逆阳虚之候，主阴经、主气、主水、主寒、主骨，太过病在外，不及病在内，冬为正，女寸男尺俱宜。

凡脉沉，为停饮，为癖瘕，为胁胀，为厥逆，为洞泄。兼细，少气。兼滑，宿食停滞。兼迟，痼冷内寒。兼伏，霍乱吐泻。兼数，内热甚。兼弦，心腹冷痛。

左寸　心内寒邪痛、胸中寒饮、胁痛。

左关　伏寒在经，两胁刺痛。兼弦，痃癖内痛。

左尺　肾脏寒，腰背冷痛、小便浊而频、男为精冷女为血结。兼细，胫酸阴痒、溺有余沥。

右寸　肺冷，寒痰停蓄、虚喘少气。兼紧滑，咳嗽。兼细滑，骨蒸寒热、皮毛焦干。

右关　胃中寒积，中满吐酸。兼紧，悬饮。

右尺　病水，腰脚痛。兼细，下利、　小便滑、脐下冷痛。

沉而不及为短 ○	沉而微软为细 ○	沉而弦长为实 ○	沉极几无为伏 ○
其象两头无，中间有，不及本位，应手而回。 短为气不足以前导其血之候，俱主不及之病。短脉只见寸尺，若关部短，则上不通寸，下不通尺，是阴阳绝脉，必死，故关不诊短。短属肺，宜于秋，诊无病肺脉，其形自可见。 凡脉短，为三焦气壅，为宿食不消。兼浮，血涩。兼沉，痞块。兼滑数，酒伤肠胃。 寸　头痛。 尺　腹痛。	其象小于微而常有，细直而软，指下寻之，往来如蚕丝状。 细为血冷气虚不足以充之候，故主诸虚劳损，或湿侵腰肾，应病则顺，否则逆。吐衄得之生，春夏与少年不利，秋冬与老弱可治。忧劳过度者脉亦细。凡细脉，病俱在内、在下。 凡脉细，为元气不足，乏力，无精，内外俱冷，痿弱，洞泄，为积，为痛。 寸　呕吐。 关　胃虚，腹胀。 尺　丹田冷，泄痢、遗精。	其象举按不绝，迢亘而长，不疾不徐，动而有力 实为三焦气满之候，俱主有余之病。 凡脉实，为呕，为痛，为利，为气寒，为气聚，为食积，为伏阳在内。 左寸　心中积热，口舌疮、咽喉痛。兼大，头面热风、烦躁、体痛、面赤。 左关　腹胁痛满。兼浮大，肝盛，目暗、痛而赤色。 左尺　少腹痛、小便涩。兼滑，茎中痛、淋沥不止、溺赤色。兼大，膀胱热结，小便难。兼紧，腰脊疼痛。 右寸　胸中热，痰嗽、烦满。兼浮，肺热，咽燥而疼、喘嗽、气壅。 右关　伏阳蒸内、脾虚食少、胃气壅滞。兼浮，脾热，消中善饥、口干、劳倦。 右尺　脐下痛、便难或时下利。	其象极重按之，至于透筋着骨，指下始觉隐隐然。 伏为阴阳潜伏，关格闭塞之候，关前得之为阳伏，关后得之为阴伏。脉伏者不可发汗，痛甚者脉必伏。 凡脉伏，为积聚，为瘕瘕，为霍乱，为水气，为食不消，为荣卫气闭而厥逆。 左寸　心气不足、神不守常、忧郁。 左关　血冷、腰脚痛、胁下寒气。 左尺　肾寒精虚、瘕疝寒痛。 右寸　胸中冷滞、寒痰积冷。 右关　中脘积块作痛、脾胃间停滞痞积。 右尺　脐下冷痛、下焦虚寒或痛、腹中痛冷、少腹痛。

沉而有力为牢　〇	沉失常度为革　〇	沉而更代为代　〇	
其象似沉似伏，实大而长，少弦，按之动而不移，若牢固然。 牢为里实表虚，胸中气促，劳伤痿极之候。大抵牢脉近乎无胃气者，故为危殆之脉。如失血人宜沉细，若浮大而牢，必死，以虚病反见实脉也。 凡脉牢，为气居于表，为骨节疼痛。 寸 关　木乘土而心腹寒疼。 尺　癞疝、癥瘕。	其象沉伏实大，如按鼓皮一般。 革为虚寒失血之候，其实即芤弦二脉相合之象，芤为虚，弦为寒，虚寒相搏，故主男子亡血失精，女子半产漏下，又为中风感湿之症。久病死，卒病生。脉来浑浊变革，急如涌泉，出而不反，病进而危，去如弦绝者死。 寸 关 尺	其象动而中止，不能自还，因而复动，由是复止，寻之良久，乃复强起而动。 代为脏气多衰，形容羸瘦，口不能言之候。若不病而羸瘦，脉代止，是一脏无气，他脏代之，必危。若因病而气血骤损，致元气卒不相续，或风家痛家，只为病脉，故伤寒亦有心悸而脉代者复脉汤主之。腹心疼亦有结涩止代不匀者，久痛之脉，不可准也。妊娠脉代，必怀胎三月，代脉有生有死，非定为死脉，宜辨之。 凡脉代，为腹痛，为便脓血，为泄利吐泻，为下元虚损。	

迟　〇　迟以候脏。其象呼吸之间，脉仅三至，去来极慢。

迟为阴盛阳虚之候，阳不胜阴，故脉来不及也。居寸为气不足，气寒则缩也；居尺为血不足，血寒则凝也。

凡脉迟，为寒、为虚。兼浮，表寒。兼沉，里寒。

左寸　心上寒、精气多惨。

左关　筋寒急、胁下痛、手足冷。

左尺　肾虚便溺、女人不月。

右寸　肺感寒，冷痰、气短。

右关　中焦寒，脾胃伤冷物。不食，食不化。兼沉为积。

右尺　脏寒泄泻、小腹冷痛、腰脚重。

迟而细软为微 ○	迟而无力为弱 ○	迟而有力为缓 ○	迟而时止为结 ○
其象极细而软，若有若无，多兼于迟，按之如欲绝。 **微为久虚血弱之候，又主阴寒或伤寒蓄热在里，脉道不利，亦有微细濡弱，不可为寒者，当以标本别之，总之气血微脉即微。** 凡脉微，为虚弱，为虚汗，为泄泻，为少气，为崩漏不止。兼浮，阳不足，必身恶寒冷。兼沉，阴不足，必脏寒下利。 左寸　心虚忧惕、荣血不足。 左关　胸满气乏、四肢恶寒、拘急。 左尺　男子伤精尿血，女子崩漏败血不止或赤白带下。 右寸　上焦寒、痞痛、冷痰凝结不化、中寒少气。 右关　胃寒气胀、食不能化、脾虚噫气、心腹冷痛。 右尺　脏寒泄泻、脐下冷痛。	其象极软而沉细，怏怏不前，无息以动，按之如欲绝，略举手即无。 **弱为阳陷入阴，精气不足之候，亦主筋。脉弱以滑，是有胃气，脉弱以涩，是为久病，阳浮阴弱，应为血虚筋急、恶寒发热之病。老得之顺，壮得之逆。** 凡脉弱，为痼冷，为烘热，为泄精，为虚汗，为元气亏耗，为痿弱不前。 左寸　阳虚心悸、自汗。 左关　筋痿无力，女人主产后客风面肿。 左尺　小便频数、肾元虚、耳鸣或聋、骨肉间酸疼。 右寸　身冷多寒、胸中短气。 右关　脾胃虚、食不化。 右尺　下焦冷痛、大便滑泄不禁。	其象比浮而稍大，似迟而小疾，一息四至，来往纡缓，呼吸徐徐。 **缓为气血向衰之候。若不沉不浮，从容和缓，乃脾家之正脉。四季亦为平脉，非时即病。和缓而匀，无浮沉徐疾微弱之偏，即为胃气脉。** 凡脉缓，为风，为虚，为痹，为弱，为疼。在上为项强，在下为脚弱。兼浮，感风。兼沉，血气弱。 左寸　心气不足，怔忡、健忘。亦主项背拘急而痛。 左关　风虚眩晕、腹胁气结。 左尺　肾元虚冷、小便频数、女人主月事过多。 右寸　肺气浮、言语短气。 右关　胃弱、气虚。兼浮，脾虚。 右尺　下寒脚弱、风气秘滞。兼浮，肠风泄泻。兼沉，小腹感冷。	其象来时迟缓，时一止，复又来。 **结为阴独盛而阳不能相入之候，此为阴脉之极。按之累累如循长竿曰阴结，蔼蔼如张车盖曰阳结，又有如麻子动抽、旋引旋收、聚散不常之结，此三脉，名虽同而实则异。** 凡脉结，为亡阳，为汗下，为疝瘕，为癥结，为老痰滞结，为气血凝结，为七情郁结。内为积聚，外为痈肿。兼浮，寒邪滞结。兼沉，积气在内。 又为气，为血，为痰，为饮，为食，盖先因气寒脉缓，五者有一留滞其间，因而为结，故仲景谓促结皆病脉。

数 ○　数以候腑。其象一息六至，数数然来。

数为君相二火炎热之候，阴不胜阳，故脉来太过，小儿吉，肺病秋深皆忌。

寸　头疼、上热咽喉口舌疮、上血咳嗽。

关　胃火，脾热口臭、烦满、呕逆；肝火，目赤。

尺　肾火炽，小便黄赤、大便秘涩。兼浮，表热。兼沉，里热。

数而弦急为紧 ○	数而时止为促 ○	数见关中为动 ○	
其象来时劲急，按之长，左右弹指，举之若牵绳转索之状。 紧为寒风搏急，伏于营卫之间之候。凡紧脉皆主寒与痛，内而腹，外而身，有痛必见紧象。亦有热痛者，必兼实数，热为寒束，故急数如此，但须有神气为妙。 凡脉紧，人迎伤寒，气口伤食。兼浮，伤寒而身痛。兼沉，腹中有寒，或为风痫。 左寸　头热目痛，项强。兼沉，心中气逆，或多寒冷。 左关　心腹满痛、腰痛、胁痛、筋急。紧甚，伤寒浑身痛。兼实，痃癖。 左尺　腰连脐下及脚痛，小便难。 右寸　鼻塞、膈壅。兼沉滑，肺实咳嗽或多痰。 右关　吐逆、脾腹痛。紧太盛，腹胀伤食。 右尺　下焦筑痛。	其象来时数，时一止，复又来，徐疾无一定之状。 促为阳独盛而阴不能相和之候。怒气逆上，亦令脉促。此阳脉之极。 凡脉促为气痛，为狂闷，为毒疽，为瘀血发斑，为三焦郁火，为痰积咳嗽或喘逆。 又为气，为血，为食，为痰，为饮，盖先因气热脉数，五者有一留滞其间，则因之而促。此促与结，非定为恶脉也，虽然，有加即死，能退则生。	其象数见关中，形圆如豆，无头无尾，厥厥动摇，寻之有，举之无，不往不来，不离其处。 动为阴阳相搏之候，关位前半属阳，后半属阴，阴与阳搏，阳虚则阳动，阴虚则阴动。动脉即滑数二脉相兼为极甚者，故女人心脉动甚妊子。 凡脉动，为痛，为惊，为泄利，为拘挛，为崩脱，为虚劳体痛。阳动汗出，阴动发热。	

滑 〇 滑以候气。其象往来流利，如珠走盘，不进不退。

滑为血实气壅之候，血不胜于气也，主痰饮诸病。脉为血府，血盛则脉滑，惟肾宜之。女人脉滑断绝不匀，经闭之验，诸脉调，尺独滑，必有胎。上为吐逆，下为气结，滑数为热结。

左寸 心独热。兼实大，心惊舌强。

左关 肝热，头目为患。

左尺 尿赤、茎中痛、小便淋漓。

右寸 痰饮、呕逆。兼实，肺热、毛发焦、膈壅、咽干、痰嗽、头目昏、涕唾稠粘。

右关 脾热，口臭、吐逆、宿食不化。兼实，胃热。

右尺 因相火炎而引饮多，脐冷、腹鸣或时下利。女人主血热气壅、月事不通，若和滑，为有孕。

涩 〇 涩以候血。其象虚细而迟，往来极难，或一止复来，三五不调。

涩为气多血少之候，故主血少精伤之病，盖气盛则血少，脉因涩，惟肺宜之。女人有孕而脉涩，为胎病；无孕而脉涩，为败血。凡脉滑为无汗，或为血痹痛。

左寸 心肺虚耗不安、冷气心痛。

左关 肝虚血散、肋胀胁满、身痛。

左尺 男子伤精、癞疝，女人月事虚败。若有孕，主胎漏不安。

右寸 荣卫不和、上焦冷痞、气短、臂酸。

右关 脾弱不食、胃冷多呕。

右尺 大便秘、津液不足、少腹寒、足胫逆冷。经云：滑者伤热，涩者伤雾露。

附载：人迎气口脉法

以上统类所载二十七脉，皆按各脉之寸关尺三部诊候。人迎、气口二脉，无从列入，故特附于后。

人迎 〇 人迎候天六气。左手关前一分为人迎。寸关尺，每部各有前中后三分，关前一分者，乃是关部上之前一分，非言关部之前寸部上之一分也，切勿误认。气口同。

六淫之邪，袭于经络而未入胃腑，致左手人迎脉紧盛，大于气口一倍，为外感风寒，皆属表，阳也，腑也。人迎之脉浮伤风，紧伤寒，虚弱伤暑，沉细伤湿，虚数伤热，洪数伤火，皆属外因，法当表散渗泄。又阳经取决于人迎，左人迎脉不和，病在表为阳，主四肢。士材曰：左关前一分，正当肝部，肝为风木之脏，故外伤于风者，内应风脏而为紧盛也。又曰：但言伤于风，勿泥外因，而概以六气所伤者，亦取人迎也。

气口 〇 气口候人七情。右手关前一分为气口。

七情之气，郁于心腹不能散，饮食五味之伤，留于肠胃不得通，致右手气口脉紧盛，大于人迎一倍，为内伤七情饮食，皆属里，阴也，脏也。气口之脉，喜则散，怒则濡，忧则涩，思则结，悲则紧，恐则沉，惊则动，皆属内因。诊与何部相应，即知何脏受病，法宜温润以消平之。又阴经取决于气口，右气口脉不和，病在里为阴，主腹脏。士材曰：右关前一分，正当脾部，脾为仓廪之官，故内伤于食者，内应食脏而为紧盛也。又曰：但言伤于食，勿泥内因，而概以七情所伤者，亦取气口也。

人迎气口俱紧盛，则为夹食伤寒，内伤外感俱见。

附载：奇经八脉

此八脉亦以不能混列统类二十七脉中，故又附人迎气口二脉之后。八脉不拘制于十二正经，无表里相配，故名曰奇。凡诊，八脉所见，统两手皆然，其从寸部斜至外、斜至内者，左手之外，即右手之内，左手之内，即右手之外，相反推之自见。

阳维　○○○　阳维候一身之表。以左手为主，其脉从寸部斜至外者是也。右手反看，下同。

本脉起于诸阳之会，所以维于阳，盖人身之卫分即是阳，阳维维阳即维卫，卫主表，故阳维受邪为病亦在表。寸为阳部，外亦为阳位，故阳维之脉，从寸斜至外，不离乎阳也。

阴维　○○○　阴维候一身之里。以左手为主，其脉从寸部斜至内者是也。右手反看。

本脉起于诸阴之交，所以维于阴，盖人身之营分即是阴，阴维维阴即维营，营主里，故阴维受邪为病亦在里。寸虽为阳部，内实为阴位，阴维之脉，从寸斜至内，是根于阳而归于阴也。

阳跷　○○○　阳跷候一身左右之阳。其脉从寸部左右弹者是也。不论左右手。

本脉为足太阳经别脉，起跟中，循外踝上行于身之左右，所以使机关之跷捷也。阳跷在肌肉之上，阳脉所行，通贯六俯，主持诸表，故其为病，亦表病里和。

阴跷　○○○　阴跷候一身左右之阴。不论左右手，其脉从尺部左右弹者是也。

本脉为足少阴经别脉，起跟中、循内踝上行于身之左右，所以使机关之跷捷也。阴跷在肌肉之下，阴脉所行，通贯五脏，主持诸里，故其为病，亦里病表和。

督　○○○　督候身后之阳。不论左右手，其脉三部中央俱浮，直上直下者是也。

本脉起肾下胞中，循背而行于身之后，为阳脉之总督，故曰阳脉之海，故其为病，往往自下冲上而痛。

任　○○○　任候身前之阴。不论左右手，其脉丸丸，横于寸口者是也。

本脉起肾下胞中，循腹而行于身之前，为阴脉之承任，故曰阴脉之海，故其为病，亦往往自下冲上而痛。

冲　○○○　冲候身前之阴。不论左右手，其脉来寸口中央坚实，径至关者是也。

本脉起肾下胞中，夹脐而行，直冲于上，为诸脉之冲要，故曰十二经脉之海。又以其为先天精血之主，能上灌诸阳，下渗诸阴，以至足跗，故又曰血海，而其为病，多气逆而里急。

带　○○○　带候诸脉之约束。不论左右手，其脉来关部左右弹者是也。

本脉起少腹之侧，季胁之下，环身一周，络腰而过，如束带状，所以总约诸脉，故名曰带。而冲任二脉，循腹胁，夹脐旁，传流于气街，属于带脉，络于督脉，冲任督三脉，同起而异行，一源而三岐，皆络带，因诸经上下往来，遗热于带脉之间，客热郁抑，白物淫溢，男子随溲而下，女子绵绵而下，皆湿热之过，故带脉为病，即谓之带下。

诸脉主病诗

《濒湖脉诀》各有主病歌辞，然只言其梗概。余撰《脉象统类》，各脉所主之病已详，但琐碎无文义相贯，难于记识，因仿濒湖法，作二十七脉主病诗。阅者读此，复按核统类，则某脉主某病，某病合某脉，庶益洞然于中矣。

浮

其象轻手乃得，重手不见，动在肌肉以上。

浮脉为阳表病真，迟风数热紧寒因。是浮脉兼迟、兼数、兼紧也，各脉相兼仿此。浮而有力是风热，无力而浮血弱人。此首总言浮脉病。

寸头疼眩目眩热身热因风，更有风痰左寸病右咳攻右寸肺感风邪作咳。关右脾虚中满不食左腹胀，溲多赤涩左尺膀胱风热粪难通。右尺风邪客下焦，故大便秘。

浮而有力为洪。即大脉，其象极大而数，按之满指，如群波之涌起，来盛去衰，来大去长。

脉洪阳盛血应虚，相火炎炎热病居，胀满胃翻须早治，阴虚泄痢急当除。此首总言洪脉病。

心经火盛内多烦，左寸病，又兼目赤、口疮、头疼。肺热毛焦咽更干，右寸病，又兼涎唾稠粘。肝火身疼左关病，又兼四肢浮热。胃虚呕，右关病，又兼口枯舌干。肾虚阴火便相难。左尺，膀胱热、小便赤涩。右尺，腹满、大便难或下血。

浮而无力为芤。其象浮大而软，按之中空两边实，指下成窟，诊在轻举重按之间。

左芤吐衄兼心血，左寸病。关上为瘀胁痛真，腹中瘀血，胁间血气痛，吐血，目暗。左尺男人小便血，女人月事病相因。此首单言左手芤脉病。

右芤积血在于胸，右寸病，又兼衄血、呕血。关内逢之肠胃痈，呕血不食兼瘀血，尺多血痢与肠红。此首单言右手芤脉病。

浮而端直为弦。其象按之不移，举之应手，端直如筝弦。

左弦头痛还心惕，盗汗劳伤力懒牵，关左胁疼兼痃癖，尺疼小腹脚拘挛。此首单言左手弦脉病。

右寸膈痰多咳嗽，由肺受风寒。右关胃冷腹心疼，脾胃伤冷，宿食不化，多饮。下焦停水弦逢尺，阴疝常从脐下侵。此首单言右手弦脉病。

浮而迟大为虚。其象迟软散大，举按无力，豁豁然空，不能自固。

脉虚血气虚，故脉亦虚身热为伤暑，虚损疲烦汗自多，发热阴虚宜早治，养荣益气莫蹉跎。此首总言虚脉病。

怔忡惊悸寸常虚，血不荣心奈若何，腹胀诊关食不化尺痹痿，损伤精血骨蒸俱。此首统言左右两手虚脉病。

浮而迟细为濡。即软脉，其象虚软无力，应手如散，如绵絮之在水中，轻手乃得，重按随手而没。

濡为亡血阴虚病，髓海丹田暗已亏，汗雨夜来蒸入骨，血山崩倒湿浸脾。此首总言濡脉病。

左寸心虚故惊悸盗汗还短气，精神离散左关濡，又兼荣卫不和，体虚少力。尺男精败女脱血，自汗淋漓溲数俱。此首单言左手濡脉病。

憎寒烘热濡右寸，气乏身疲怎得安，关上胃虚饮食不进脾更弱，食不消。尺肠虚泻下元寒。此首单言右手濡脉病。

浮而迢亘为长。其象不大不小，迢迢自若，指下有余，过于本位。

气血有余长脉见，长脉主有余之病。阳明热势自然深，若非阳毒阳毒内蕴癫和痫，即是焦烦壮热侵。

浮而虚大为散。其象有表无里，有阴无阳，按之满指，散而不聚，去来不明，漫无根柢，涣散不收。

左寸怔忡右寸汗，溢饮左关应软散，右关软散肿胻胕，散居两尺魂当断。

沉

其象轻手不得，重手乃得，按至肌肉以下，着于筋骨之间

沉潜脉主阴经病，数热迟寒滑有痰，无力而沉虚与气，沉而有力积兼寒。此首总言沉脉病。

寸沉痰郁右寸病饮停胸，左寸病。关主中寒痛不通，左右关病同。尺部浊遗精血冷，左尺病，男精冷，女血冷。肾虚腰及下元痌。右尺病。此首统言左右手沉脉病。

沉而不及为短其象两头无，中间有，不及本位，应手而回，短脉只见寸尺，若在关部，将上不接寸，下不接尺矣，故前人云，短不诊关。

短脉内虚真气弱，三焦气壅是真因，胃衰宿食多停滞，寸主头疼尺腹疼左右手同。

沉而微软为细。其象小于微而常有，细直而软，指下寻之，往来如蚕丝。

寸细应知呕吐频，入关腹胀胃虚形，尺逢定是丹田冷，泄痢遗精号脱阴。此首统言左右两手细脉病。

沉而弦长为实。其象举手不绝，迢亘而长，不疾不徐，动而有力。血实则脉实。

实脉为阳火郁成，发狂谵语吐频频，或为阳毒或伤食，古云：脉实者，水谷为病。大便不通或气疼。此首总言实脉病。

寸心与面热兼风，左寸实，心中积热，口舌疮，咽喉痛。痰嗽中烦气积胸，右寸实，胸膈中热，痰嗽烦满。肝火左关实，腹胁痛满脾虚右关实，脾虚少食，又兼胃气滞，伏阳蒸内关上见，尺脐腹痛便难通。左尺实，小腹痛，小便涩，右尺实，脐下痛，便难或时下痢。此首统言左右手脉实病。

沉极几无为伏。其象极重，按之着骨，指下隐隐然。伤寒病一手伏曰单伏，两手伏曰双伏，不可以阳症见阴为诊，乃火邪内郁，不得发越，阳极似阴，故脉伏也，必得大汗乃解。又夹阴阳寒，先有伏阴在内，外又感寒，阴盛阳衰，四肢厥逆，六脉沉伏，须投姜桂，脉乃复出。若太溪、冲阳皆无脉，则必死矣。古云：伏为真气不行，邪气积伏。又云：痛甚者脉必伏。

伏为霍乱食常停，蓄饮顽痰积聚真，荣卫气凝凝，闭也而厥逆，散寒温里莫因循。此首总言伏脉病。

忧郁伤心神不守，左寸病。胸中气滞冷痰凝，右寸病。当关腹痛分寒食，左关伏，胁下有寒气，血冷，腰脚痛。右关伏，中脘积块痛，脾胃停滞。尺部腹疼与疝疼，左尺伏，肾寒精虚，疝痛。右尺伏，脐下冷痛，下焦虚寒，旋中冷痛。此首统言左右手伏脉病。

沉而有力为牢。其象似沉似伏，实大而长，少弦，按之动而不移。牢而疾，必发热，牢而迟，必发寒，迟疾不常，寒热往来。

牢为喘气促息皮肤肿，两寸病。心腹寒疼肝克脾，两关病。癥瘕疝癞犹可治，阴虚失血怎相宜，两尺病，失血，脉宜沉细，反浮大而牢，是虚病见实脉，必死。此首统言左右手牢脉病。

沉失常度曰革。其象沉硬实大，如按鼓皮一般。革为阴阳不交之名。

革合芤弦寒与虚，芤为虚，弦为寒，虚寒相搏，故芤弦相合而成革脉，革因为

虚寒失血之候。中风感湿胀兼医，女人半产并崩漏，男子营虚或梦遗。此首总言革脉病。

沉而更代为代。其象动而中止，不能自还，因而复动又复止，寻之良久，乃复强起而动。

代脉原因脏气衰，腹疼便脓下元亏，或为吐泻兼泄痢，女子怀胎三月兮。此首总言代脉病。

迟

其象呼吸之间脉仅三至，来去极慢

迟司脏病或多痰，沉痼癥瘕仔细看，有力而迟为冷痛，迟而无力是虚寒。此首总言迟脉病。

寸迟心左肺右上焦寒，左寸迟，心上寒，精气多惨，右寸迟，肺受寒，冷痰气短。关主中寒痛不堪，左关，筋寒急，手足冷，胁下痛，右关，中焦寒，脾胃伤冷，食不化。左尺肾虚故便浊女不月，右为泄泻疝牵丸。脏寒泄泻，小腹冷痛，腰脚重而无力。此首统言左右两手迟脉病。

迟而细软为微其象极细而软，若有若无，多兼于迟，按之无欲绝之状。

气血微兮脉亦微，恶寒阳微也发热阴微也汗淋漓，男为劳极诸虚候，女作崩中带下医。此首总言微脉病。

寸微气促与心惊，右寸，中寒少气，又兼上焦寒痞、冷痰不化，左寸，心忧惕，荣血不足。关脉微时胀满形，左关微，中满气乏，四肢寒冷，拘急，右关微，胃寒气胀，食不化，脾虚噫气，心腹间冷疼。尺部见之精血弱，左尺微，伤精尿血。脏寒泄泻痛呻吟。右尺微，脏寒泄痢，脐下冷积痛疼。此首统言左右两手微脉病。

迟而无力为弱其象极软而沉细，怏怏不前，按之如欲绝，举手即无。弱犹愈于微。

脉弱阴虚阳气衰，气虚则脉弱，寸弱阳虚，关弱胃虚，尺弱阴虚。恶寒发热骨筋萎，多惊多汗精多泄，益气调营弱脉必宜补及早医。此首总言弱脉病。

寸汗心虚左寸弱，阳虚心悸自汗右身冷，右寸弱病，又兼短气。关中筋萎肝主筋，左关弱，故筋萎少力，又兼女人主产后客风面肿胃脾虚，右关弱，脾胃虚而食不能化。欲知阳陷阴微病，骨痛耳聋左尺弱，胃虚之故粪数遗。右尺弱，大便滑，又兼下焦冷痛。此首统言左右手弱脉病。

迟而有力为缓。其象比浮而稍大，似迟而小疾，一息四至，来往纡缓，呼吸徐徐。缓脉有二，从容和缓者为正脉，前人所云，诸病脉缓，为胃气回，不治自愈者是。若气血衰而迟缓，则为缓病脉。

缓脉骎骎营卫衰，或痹缓而细或湿沉而缓或脾虚，缓而涩。上为项强下脚软，浮风缓兼浮，伤风沉弱缓兼沉，血气衰弱细区分。此首总言缓脉病。

寸缓心虚左寸缓，心气不足，怔忡多忘，又兼项背拘急痛肺则浮，右寸缓，肺气浮，言语短气。当关风眩左关缓，风虚眩晕，又兼腹胁气急胃虚求，右关缓，胃弱气虚。尺为肾冷便频数，左尺缓，肾虚冷，小便多。下寒风秘便常忧。右尺缓，下寒脚弱，风气闭滞。

迟而时止时结。其象来时缓甚，时一止，复又来。前人云：阴凝则结。又云：结脉亦因思虑过度，脾气不足。又云：脉结者，亦病四肢不快，为气所结。

结脉皆因气血凝，老痰结滞苦沉吟，内生积聚外痈肿，疝瘕亡阳汗自淋凡结脉，主疝瘕癥结，七情郁结，老痰滞结，一切气血凝结，又为亡阳、为汗下，内为积聚，外为痈肿。兼浮寒结，兼沉气结。此首总言结脉病。

数

其象一息六至，数数然来

数脉为阳热可知，只将君相火来医，实宜凉泻虚温补，肺病秋深却忌之。此首总言数脉病。

寸数咽喉右寸数**口舌**左寸数**疮，吐红咳嗽肺生疡，**左右寸同，又兼头疼上热。**当关胃火**右关数，胃火，脾热口臭，烦满**呕逆并肝火，**左关数，肝火目赤。**尺用滋阴降火汤，**左右尺同，主肾火炽，小便黄赤，大便闭塞。此首统言左右两手数脉病。

数而弦急为紧。其象来时劲急，按之长，左右弹指，举之若牵绳转索之状，又名急脉。

紧为诸痛主于寒，癖积风痫吐冷痰，浮紧汗之紧兼浮，表寒身痛**沉紧下，**紧兼沉，里寒腹痛。**人迎因伤寒气口因伤食更须看。**此首总言紧脉病。

左头目项左寸紧，头热、目痛、项强**右鼻膈，**右寸紧，鼻塞、膈壅。**关从心腹胁筋寻，**左关，心腹满痛、胁痛筋急，右关，脾腹痛、吐逆。**尺为腰脚脐下痛，知是奔豚与疝疼，**左尺，腰脚脐下痛，又兼小便难，右尺，下焦气筑痛。此首统言左右手紧脉病。

数而时止为促。其象来时数，时一止，复又来，徐疾无一定，有迫促之状。凡脉促者，亦病气痛，亦病怫郁，亦病气血不疏通。

脉促惟将火病医，三焦有郁火。**其因有五细推之，**气、血、热、痰、饮。**时时咳嗽皆痰积，或发狂癍与毒疽。**皆瘀血之故。此首总言促脉病。

数见关中为动。其象数见关中，形圆如豆，无头无尾，厥厥动摇，寻之有，举之无，不往不来，不离其处。动脉亦为神气不安，脱血虚劳。

动脉专司气与惊，汗因阳动热因阴，或为泄痢拘挛病，男子亡阳女子崩。此首总言动脉病。

滑

其象往来流利，如珠走盘，不进不退

滑脉为阳元气衰，痰生百病食生灾，浮滑风痰，滑数痰火，短滑宿食。**上为吐逆下蓄血，女脉和时定有胎。**女人督脉滑，血热、经不通，和滑为有孕。此首总言滑脉病。

寸滑膈痰生呕吐，右寸病。**心惊舌强缘热故，**左寸病。**当关宿食肝脾热，**左关，肝热，头目为患，右关，脾热，口臭、吐逆、宿食不化，**渴痢癫淋看尺部。**左右同。此首统言左右手滑脉病。

涩

其象虚细而迟，来往极难，一止复来，三五不调

涩缘血少或伤精，反胃亡阳汗雨淋，寒湿入营痹为血，女人非孕即无经。女人左尺涩，无孕主血少，有孕胎病或漏。此首总言涩脉病。

寸心虚痛乖营卫，左寸心肺虚耗不安，及冷气心痛，右寸营卫不和，上焦冷痞，气短，臂酸。**脾弱右关涩，**脾弱不食，胃冷多呕**肝虚左关弱，**肝虚血散，肋胀胁满，身痛**关内逢，左尺伤精兼及疝，右寒小腹足胫痌。**又兼大便闭，津液不足。此首统言左右两手涩脉病。

人迎

左手关前一分为人迎

表候人迎属腑阳，人迎主外感六淫，属表，腑也，阳也。**风浮暑弱紧寒伤，**如人迎脉浮，主伤风，六淫仿此。**湿应沉细**

火热数，热虚数。火洪数，**四末清寒表散良**。人迎又主四肢病。

气　　口

右手关前一分为气口

气口为阴里脏看，气口候内伤七情及伤饮食，属里，脏也，阴也。**怒濡忧涩散因欢**，如气口脉濡，即因伤怒，余皆仿此。**恐沉思结惊多动，悲紧还推何部干**。诊得气口濡涩等脉，并看与何部相关，即知何脏受病。如气口脉濡即属肝病，而肝脉又适弦硬是也。此首单言气口内伤七情之病。

饮食伤留脾脏因，通肠快胃法相应，人迎气口俱沉紧，夹食伤寒病日增。此首言气口内伤饮食之病，及人迎气口俱伤之病。

阳　　维

以左手为主，其脉从寸部斜至外者是也。右手反看，则从寸部斜至内矣

阳维脉起会诸阳，阳维脉从少阴斜至太阳，发足太阳之金门，而与手足少阳阳明五脉会于阳白，故所会皆阳。**根柢于阴表是彰**，阳维主一身之表。**风府风池应并刺，长沙法设桂枝汤**。风池风府二穴，阳维之会也。仲景法，先刺二穴，却与桂枝汤。

阴　　维

左手为主，其脉从寸部斜至内者是也。右手反看，则从寸部斜至外矣

阴维主里会诸阴，阴维主一身之里，其脉从少阳斜至厥阴，发足少阴之筑宾，至顶前而终，故所发所至皆阴也。**却起于阳根自深**，阳根阴，阴根阳，故此二脉，又为荣卫之纲领。**心痛病来详洁古，理中四逆法堪寻**。洁古云：阴维为病若心痛，其治在足少阳三阴交，乃阴维所起也。又按仲景法，太阴症用理中汤，少阴症用四逆汤，厥阴症用当归四逆汤，酌其剂以治阴维之病。即洁古所以治足少阳三阴交也。

阳　　跷

不论左右手，其脉从寸左右弹者是也

一身左右阳专候，阳跷主一身左右之阳。**脉得阳跷六腑和，表病里安阳分愆**，阳跷在肌肉之上，阳脉所行，通贯六腑，主持诸表，故其为病，亦表病里和。**法兼汗下治无讹**。洁古云：阳病则寒。若在阳表当汗，桂枝汤、麻黄汤。若在阴里当下，大小承气汤。

阴　　跷

不论左右手，其脉从尺部左右弹者是也

诸里相持通五脏，阴跷在肌肉之下，阴脉所行，通贯五脏，主持诸里，故其为病，亦里病表和。**脉行左右有阴跷**，阴跷主一身左右之阴。**病来阳缓阴多急**，阳跷病，阴缓阳急，阴跷病，阳缓阴急。**诊察须从阴热调**。洁古云：阴病则热，甘草干姜汤。

督

不论左右手，其脉三部中央俱浮，直上直下者是也

督司阳脉称为海，循背而行遍后身，督脉起胞中，循背而行于身之后，为阳脉之总督，故为阳脉之海。**脊强头沉虚实判**，督脉为病，实则脊强而发厥，虚则头重。**上冲作痛苦吟呻**。督病又往往自下冲上而痛。

任

不论左右手，其脉丸丸，横于寸口者是也

任承阴海因名任，任脉亦起胞中，循腹而行于身之前，为阴脉之承任，故曰阴脉之海。**天癸从生阴有阳**，任主天癸，乃天之元气，任脉充，然后冲脉旺，月事时下而有子，故真阴之盛，必由真阳之实。**若使结阴阳气绝，疝瘕崩带腹前殃**。任脉病，非阴自病，实由阴中无阳，故疝瘕崩带，皆结阴之故。

冲

不论左右手，其脉来寸口中央坚实，径至关者是也

冲俱督任起胞中，独主先天精血充，冲脉亦起胞中，夹脐而行，直冲于上，为诸脉冲要，故曰十二经脉之海，又为先天精血之主，故又曰血海。**本病须分寒火逆**，冲脉病，一曰寒逆，阳不足也。一曰火逆，阴不足也，**更传肝肾患无穷**。经云：冲病传肝肾，发为痿厥。

带

不论左右手，脉来关部左右弹者是也

约持诸脉遍腰环，带脉起少腹侧、季胁下，环身一周，络腰而过，如束带状，所以总约诸脉。**肝肾心脾上下安**，带之上心脾，带之下肝肾。**湿热滞留中间断，淫淫白物下无端**。心脾上郁，肝肾下虚，停湿为热，留滞中分，必病作而流白物。

附录：运功规法

余辑《杂病源流》，凡脉症方药，所以讲明调治之者，似已详备。然刘海蟾云：医道通仙道，则修炼家导引运功之法，所以却病延年者，未始不可助方药所不逮。盖既已却病，自可延年。在修炼家固以延年为主，而欲求延年，必先却病，在医药家则以却病为主也。故《杂病源流》中，于每病方论后，有导引运功之法，可以却此病，即附载于末，总期医者、病者，展览及之，以备采用，庶获万病回春也。但其法有专治一病者，既分载于各病之后，而又有总法数条，不必每病皆为遵用。而时有必采取者，亦不必一病全用总法。而或有此病则用何法，彼病又用何法者，既不得赘列于各病之末，而又无处可以混入，故特附于此，如于各病运功中，见有宜用归元、周天、艮背、行庭，及绦法、通关、涤秽等法者，查明此处所载诸法，应如何引运，遵而行之，无漏无遗，自可却病，且可延年也。

南北规中引

诸法皆本《保生秘要》，系明俞俞道人曹士珩元白氏所著

凡人妄念奔驰，不思回头，盖不知有己。然学道初入门，及乎却病初下手，每云先要筑基炼己者，何也？己者，意中之土也，时时返念守中。然昆仑至于涌泉，周身前后之窍，虽各家传授，各取其善，若能精守其一，皆可起病，不必得一望二，持两可之见，而辨孰是孰非。余诀云：总之摄心归一，专其一处，皆可止念，故取身中前后二窍为则，其归元取用父母生人受气之初，而能聚气之原，运动周天，可参艮背通关之效。然艮背者，昔林子阐教为最，余受之家传捷径而更妙。若夫运动，则贯彻任督二脉，兼以导引，则神功烁见矣。

南　旋　式

【归元诀窍】　归元者，父母生人受气之初，剪断脐带，一点落根元也。有生

之后，情欲雕琢，未免精耗气散，不能返本，须求安土敦仁之法。盖土者归元也，人者仁也，以一点仁心，敦养于土，六根皆归于元，心有所注，久久凝定，便觉真种常在，方可用意运行。行之之法，提意出上，斡旋造化，从左而右，先运脐轮，收而放，放而复收，以还本位，不离这个，念自归真矣。

【周 天】 先立安土守中，得诀纯熟，后行周天，流通一身，散彻四肢滞气。其法从前运于脐轮，由小而大，大而收小，依次而上，至璇玑穴向左臂打圈而下，至曲池，经内关溯掌心及指尖，圈出手背外关，而上肘后肩井，及大椎而下，运于尾闾，由上复下过玉枕，逾昆仑泥丸面部，上鹊桥，降重楼，达胃口过脐，至玉柱，复气海，行于右腿，历膝关，由鞋劳穴穿足背，至指尖转涌泉踵后，上运过阴谷，通尾闾，又圈至顶门，如前下鹊桥，依次送左腿，似右法而落涌泉，又升泥丸及璇玑穴右行，照左手转过肩背，贯昆仑而下摄元海，如此将周身经脉宣畅，徐徐回转，但意至而气相随，是为有作之周天法，亦可与造化参。

北 旋 式

【艮背诀窍】 易曰：艮其背。艮者，止也，其象属土。背从北方水，属于阴。心从南方火，属于阳。人能以南火而投于北水之中，得以水火交而既济，所谓洗心退藏于密也。盖五脏六腑根蒂，皆系于此。所谓止者，先立内念之正，而止外念之邪也。然大道贵无念，虽立正念亦是念也。当明内外两忘，以妄而离妄，必先忘其外者，而后定其心，自忘其内也。故初学之士，静坐片时，将万虑扫除，凝神定志于本穴之中，背之腔子里，平心元虚处，初起口念太乙救苦咒四，而渐归于心、归于背，存无守有，念兹在兹，有复冥于无，神自虚而灵矣。

【行 庭】 吾身一小天地也，周身三百六十骨节，七孔八窍。一窍相通，窍窍光明，而乾旋坤转。前属于天，后属于地。前从左旋，后运右转。前后相通，周乎其天，则知人与天一矣。其法，从艮背守念，念而提出腔子，行其背数十回，复收归腔，稍空，又运行至两肾之间，念刻许，从肾中意想，溯尾闾，起运上泥丸，经明堂、人中接下承浆，降重楼至于心脐之间，约以脐上三指为则，不前不后，不左不右之中，而为立极定枢。悬一斗杓行于脐下一寸三分，斡旋上升，左转于心之后，右旋下降于肾之前，循环不息，上行由背之北，下行由脐之南，如北极定枢，斗柄推旋者，若转则以意随之，不转则以意引之，久而炼度，所以混其气，且所以和其神也。

【通 关】 从北极定枢，斗柄大旋三遍，天地包罗，行于脐下，分开两路，旋下两腿之前，联络不绝，双行转脚底，向后绕元海，上至命门会合，从右转左，大旋三遍，从椎骨下分行两肩，经肘后外关达掌心，循内关过肩井，由项后透泥丸，行明堂，渐落双瞳，自面部下胸膈，会心窝，从左转下降，大旋三遍，如前脐下分开，循环遍体，周流运行。卯酉二辰行之，或九度，或二十一度而止，慎勿执着，若有若无，此所谓炼其形和其气也。

【绦 法】 从归元注念起用意左边，运绦过腰，从右旋上，至左肩膊，绦至胸前行旋过右膊，后下旋至腰，如法运数十回，而又复绦上行，周而复始，不必计筹，使前后融洽。或从艮背起手，转绦而前，左右次序，会意行之。

【涤 秽】 其法，在胃口旋入，凭虚而行，运入大肠，由左绕右，回旋九曲，以真气涤垢，转出谷道，嘘往吸回，自右而左，旋出胃口，收归元海，静念刻许，以还本位。此法不宜轻用，凡送浊气出谷道外，即随念吸转，慎泄真气。丹法有云，勿使尾闾坠，盖谓此也。

【运规十二则】 身若安和，气不必运，宜当守静定息，节饮除欲，则百病不生。若身稍有丝毫不快，宜速行运动，免气久滞，积成大病。故设调养之功，用之须得其宜。然运法如风车样，不疾不徐，皮里膜外，挨次运去，可大可小，任意收而放，放而复收，男左女右，阴阳之分，一动一静，天之行也。

行功之时，目视顶门，微露一线，迎天地之光，返照内景，勿全下视，免致昏沉驰念。

却病坐功，不比真修磨炼，每按时坐香后，欲睡即睡，睡则病者精神完足。若心血少不寐，可定意想归元，或依法运转，神自安而寐矣。

开关之说，学者不必用意，候到自然通透。盖静中运用，无念自是水升，不然则为火矣。或腹中响声，或两肾微动，或背或眉端隐隐如蚁行，手足似一线冷风，皆现真境也。亦有阳火冲病根，肠内有声，即用真意逐响运旋，撤而散之。

凡行气过峡处或昆顶，须多旋绕数十匝，令气浸灌为妙。闲时如不守前后二窍，悬心于空虚地，四大皆空，无人无我，极为养火之法。又名休息以养其气。若运法无时度，则神敝疲，譬如伐兵劳顿，而又遇劲敌，岂不危乎？

观灯玩月，目向外射则伤神，返照于我，多益于我，其他自可以类推。

却病工夫，须立课程，逐日检点，勿失其时，日日如是，提醒缜密，自不间断而效。

运气当由后而前，以取西北方水而灌东南方火，不可逆此。或有传法，各关节处，不必打圈，直行亦可，行后定要收归元位。退欲火法，注念气海，记数斡旋，或记运尾闾升降之法，邪火自散，大固元阳。

入定看书，易于通悟，坐下止念为先，定神元海，不以目睹，而以心视，不以心视，而以内观，盖神有所敛，不至散于外，受益自无穷尽矣。

嘻笑场中，最易耗神，令人疲倦，得以内敛音声，言语少减，或气穴中发，神气亦不觉其耗。

上丹田穴，最可养性，亦可注念，为藏神之府。运法，旋至鼻柱七窍之宗，斡行入内些些，则耳目口三宝，皆有灵矣。

想涌泉穴，最能健步行动，略得运法，血脉自可以渐渐流通，而不伤筋，省气。

杂病源流犀烛

清·沈金鳌　撰

《杂病源流犀烛》序

余弟芊绿，博古明经，一生笃学，大约四十以前专志儒书，四十以后专攻医学，故著作甚富，于儒则有《芊绿草堂稿》若干种，于医则有《沈氏尊生书》若干种。余于所著儒书能读之，以余所知也，于所著医书，虽读之，实不能知也。然不知者医之理，犹能知者医之文，兹读《杂病源流犀烛》，共计长短一百七十余篇，篇各一法，法各宗诸《左》、《史》，无一散乱，无一重复，于所著儒书，知其能独发心裁，成一家言，则于所著医书，即文法之变妙，亦可知其能独发心裁，成一家言也。此余不知其医书，而犹能即所知者以知之也，特书此以弁《杂病源流犀烛》云。

愚兄岵瞻书

《杂病源流犀烛》自叙

极天下能烛幽者，犀之角而已。角何能烛？以犀性之通灵也。犀之神力，全注于角，其通灵之性亦全聚于角，是以燃之而幽无弗烛也。夫人得天地最秀最灵之气，失其灵者，私汩之耳，私汩其灵，必是非莫辨，矧能烛幽？若是者，吾于医有感焉。人之有病，或感七情，或染六淫，皮毛肌肉，经络脏腑，受其邪即成病，而病即发于皮毛肌肉经络脏腑之间，故曰杂也。杂者，表里易蒙，寒热易混，虚实易淆，阴阳易蔽，纷形错出，似是实非，欲于易蒙易混易淆易蔽中，确定为勿蒙勿混勿淆勿蔽之症，非本通灵之性，洞彻精微，安能如犀之无幽弗烛？秦越人视病，洞见人脏腑癖结，能烛幽也，能本通灵之性，以烛乎至幽也。夫医何能尽如秦越人？然切脉辨症，就症合脉，反复推究，从流溯源，纵不能洞见癖结，当必求昭悉于皮毛肌肉、经络脏腑之间，或为七情所伤，或为六淫所犯，知其由来，审其变迁，夫而后表里不相蒙，寒热不相混，虚实不相淆，阴阳不相蔽，皆通灵之为用也。悉皆通灵之用，原本于性生者也，虽不燃犀，奚翅幽之能烛乎？亦何忧病之纷形错出于皮毛肌肉、经络脏腑间乎？书既成，因名之曰《杂病源流犀烛》。

乾隆癸巳清明前一日锡山沈金鳌芊绿氏自书

凡 例

一是书之成，每病各著源流一篇，便记诵也。每篇之中，无不究其原委，悉其形症，考其方治，与夫病情之变幻，病势之缓急，病体之轻重，一一推极而详言之，或有奇变百出，篇中所未之及，是在医者随时审量焉。

一每篇正文，余所自撰，其中援引古人论说，必载明书目，如《灵枢》曰、《内经》曰之类。而古人之论，有精当不磨，篇中却不及援引，而其义又足补篇中之未逮也，则采录于每篇之后，仍各冠名目，使人晓然知谁氏之语。

一每病必有病脉，而脉法准的，莫备于古人，故每篇之后，必于第一条先录脉法，盖欲知病必先知脉，既知脉，方可识病也。

一书中如春温、夏热、瘟疫、眼目、咽喉、跌扑闪挫等篇，皆采取前人议论而成，各于本篇后注明，不敢掠美也。

一一病之成，或脏腑，或六淫，要各有所因之处，因于每篇首句即为提明。如咳嗽，肺病也；霍乱，胃虚病也之类。其有兼及他因者，则于篇中分析言之，以宾主不可紊也。

一每病既各有因，其病即隶于所因之脏腑，或所因之六淫，及内伤外感，与身形、面部之所属，阅者庶益晓然于病所由来矣。

一脏腑，内因也，六淫，外因也。既详脏腑六淫之病，而又必立内伤外感一门者，以所属病伤于内者，并不专由脏腑，感于外者，亦不专主六淫，故必另立此一门也。

一脏腑先后之次，则以脏腑经脉之连属为主，如肺脉注于手阳明大肠，大肠脉注于足阳明胃，胃脉注于足太阴脾，故以为次也，余悉仿此。

一面部、身形之病，亦由脏腑六淫，然症既现于面部、身形，则必立此二门，从部位也。

一奇经八脉，所以总持十二经，不明乎此，并不知十二经之纲维、十二经之出入。如肝藏血，其人本血病，治其肝而勿愈，必求其原于冲，冲为血海也；肺主气，其人本气病，治其肺而勿愈，必求其原于督，督为气海也。其任带跷维六经，可以类推。

一古人治病，温凉补泻，各有偏主。是书所引诸方，惟祈有当于病，当温则温，当凉则凉，当补则补，当泻则泻，因病用方，不敢稍存成见。

一导引、运功，本养生家修炼要诀，但欲长生，必先却病，其所导所运，皆属却病之法，今各附于篇末，病者遵而行之，实可佐参药力所不逮。

一疮疡之病，无不传染六淫而发于脏腑，虽症之未成，脉必先现，若不审此，有诊其脉而不知所由，且误认为内症而错治者，古名家内外必兼及，良有以也。

—跌扑闪挫，古谓之伤科，虽伤于外，必致侵及于内，有害于脏腑经络，今列为篇，庶不至临时束手，并详金疮、杖伤、诸疮、诸伤等，以类及也。

沈金鳌志

目　　录①

① 原有子目录，今删。

杂病源流犀烛 卷一　脏腑门

肺病源流肺胀　肺萎　肺痈　息贲

手太阴肺脉，起于中焦，下络大肠，还循胃口，上膈到肺，从肺系横出胁下，下循臑内，行少阴心主之前，下肘中，循肾内骨上廉，入寸口，上鱼际，出大指之端，少商穴止。其支者从腕后直出次指内廉之端，次注于手阳明大肠经。每日寅时，周身气血俱荟萃而注于肺。手太阴肺经，多气而少血。

肺主气，上连喉系，下通心肝之窍，司呼吸出入。居上以镇诸脏，而压糟粕，以行于大肠，出纳清气，以出浊物。所受者太阳之阴，以固阳气。所司者太阴之阳，以行阴物。又与足太阴脾，同行气以给众脏，故亦名太阴。其属则位西方金，其配则为秋令。秋则气化清肃，万物赖以成遂。金则为水之母，其气恒下行，静时下澄于肾宫，与水相通，经所谓母隐子胎是也。但肾为真水，天一所生，肺既为其母，故居华盖之顶，犹据天河之上源以注昆仑，而入龙门以汇于海也。其输精脏腑，犹在天之雨露，广沛群生也。然尝病燥与寒热，以输精布众，或太过未及滋化，或邪乘不得行令，故反病燥宜滋燥饮，反病寒热也寒宜紫苏饮子，热宜泻肺汤，古人娇脏之名所由来矣。夫肺主皮毛，而皮毛则纯属太阳之部，太阳之伤风伤寒，汗出中风，与形寒饮冷，皆能伤肺，故其现症，如鼻塞、声重、喘咳、气逆、肩背痛、嚏喷、胸满、烦心，亦与太阳同。五志之火上炎，阴虚内烁，肝火挟心而刑金，亦能伤肺，故其现症，如肺萎、肺痈、痿躄、吐血、声嘶、息有音、衄衄、掌热、喘不休、口血出、皮毛焦，皆由火燥焦卷之故。若虚，则有少气不能报息、耳聋、嗌干诸症。而此诸症，或由外伤，治与足太阳所感病同法。或邪盛郁塞，必于足太阳泻之。若伤于内者，正气衰，金被残贼，必于足少阴养之，使子能助母，而金气不至耗泄，于足太阴培之，使母能生子，而金气得以涵育。昔人云：补水培土，是养金善法，洵有然也，抑犹有进者。金性下沉，隐于子胎，肾家水火两病，肺俱能受其害，故有时肾水上泛为痰，肺受之，则喘壅而嗽。有时肾火上凌其母，肺受之，则喘息而鸣。皆肾气上逆而为病也。要不外足太阳、足太阴、足少阴三经，从而治之。

【脉　法】《脉经》曰：肺伤者，其脉细紧浮数，其人劳倦咳唾血。

【肺病症】　经曰：风寒入舍于肺，名曰肺痹，发咳上气。又曰：大骨枯，大肉陷，胸中气满，喘息不便，其气动形，期六月死，真脏脉见，乃与之期日①。注曰：肺之脏也。《难经》曰：外症，面白善嚏，悲愁欲哭；内症，右有动气，按之牢若痛，其病喘咳，洒淅而寒热也。《灵枢》曰：肺气虚则鼻息不利，少气，实则喘咳，胸频伸息。

【肺病间甚】　经曰：肺病者，下晡慧，日中甚，夜半静。

【肺病治法】　经曰：肺苦气上逆，急食

① 期日　清抄本、清同治十三年刻本无此二字。

苦以泄之。注曰：此肺气有余也，肺欲收，急食酸以收之，用酸补之，辛泻之。又曰：肺病禁寒饮食，寒衣。

【肺绝候】 经曰：手太阴气绝则皮毛焦。太阴者，行气温于皮毛者也，故气不荣则皮毛焦。皮毛焦则津液去、皮节伤，皮节伤则爪枯毛折。毛折者，毛先死，丙日笃，丁日死。又曰：肺绝，三日死，何以知之？口张，但气出而不返。一云口鼻虚张，短气。仲景曰：汗出发润，喘不休者，此为肺绝。

【肺气滞涩保养法】《保生秘要》曰：凡人气旺则血荣而润泽，气绝则血枯而灭形，故气虚弱滞涩而成病。如涩于肺，则肺气不清，液凝滞而为痰。诸痰膹郁，皆属肺。上焦之疾，或传于大肠。秋月金旺，宜常呬吸，以和其气，慎勿用诸肺，则不厌其魄。时秋初夏末，热气酷甚，宜少贪风凉一切行立坐卧饮食衣服，皆慎之，免伤背之腧穴。中风之症，盖感此也。肃杀之天，杀中有生。秋分之日，戒伤生命。大抵时至万物收敛，人心更要持守，勿为驰逞发扬，以散其气。

肺胀 肺家气分病也。仲景曰：咳而上气烦躁者，为肺胀，欲作风水，发汗自愈。又曰：咳而上气，此为肺胀，其人喘，目如脱状，脉浮大者，越婢加半夏汤主之。又曰：肺胀咳而上气，烦躁而喘，脉浮者心下有水气，小青龙汤加石膏主之。丹溪曰：肺胀而嗽，或左或右，不得眠，此痰挟瘀血碍气而病，宜养血以流动乎气，降火疏肝以清痰，四物汤加桃仁、诃子、青皮、竹沥之类。据二家说，可知肺胀本为肺经气分之病，故宜以收敛为主宜诃子青黛丸、清化丸。即挟痰挟血者，亦不离乎气，不得专议血，专议痰也。

肺萎 久嗽气虚而热在上焦病也。其症之发，必寒热往来自汗，气急，烦闷多唾，或带红线脓血，宜急治之宜举肺汤、元参清肺饮，切忌升散辛燥温热。仲景云：或有患此症吐涎沫而咳者宜生姜甘草汤，有吐涎沫而不咳者，其人不渴必遗尿，小便数，所以然者，以上虚不能制下故也，此为肺中冷，必眩，多吐涎必温之宜甘草干姜汤。又有火盛者宜人参平肺散，有喘急而面浮者宜葶苈汤。大约此症总以养肺、养气、养血，清金降火为主。若肺萎将变为痈，又必兼理脓毒宜紫菀散。

【脉　法】《脉经》曰：左寸脉数虚涩，肺萎也。

【肺萎之因】 仲景曰：热在上焦者，因咳为肺萎。此从何得之？盖以或从汗出，或从呕吐，或从消渴，小便利数，或从便难，又被快药下利，重亡津液，故得之。又曰：寸口脉数，其人渴，口中反有浊唾涎沫者，此为肺萎之病。《脉经》曰：肺萎咳唾，咽燥欲饮水者，自愈。自张口者，短气也。

肺痈 肺热极而成病也。其症痰中腥臭，或带脓也总治宜清金饮，皆缘土虚金弱不能生水，阴火烁金之败症，故补脾亦是要着。而其条治之法，如初起，咳嗽气急，胸中隐痛，吐脓痰，急平之宜麦冬平肺饮。或咳吐脓痰，胸膈胀满，喘气，发热，急清之宜元参清肺饮。或病重不能卧，急安之宜宁肺桔梗汤。或已吐脓血，必以去脓补气为要宜排脓散，勿论已成未成，总当清热涤痰，使无留壅，自然易愈宜金鲤汤。凡患肺痈，手掌皮粗，气急脉数，颧红鼻煽，不能饮食者，皆不治。

【脉　法】《脉经》曰：右寸脉数实，肺痈也。但色白而脉兼短涩者生，色赤而脉兼浮大者死。

【肺痈之因】 仲景曰：寸口脉数，若口中辟辟燥咳，胸中隐隐痛，脉反兼滑，此为肺痈。

息贲 肺积病也，在右胁下，如覆盆状，令人洒洒寒热，背痛，呕逆，喘咳，发肺痈，脉必浮而长，皆由肺气虚，痰热壅结也宜调息丸、息贲丸，当以降气清热，开痰散结为主。

治肺病诸药要品及方五

肺实宜降气清润苏子　桑皮　天冬　贝母　枇杷叶　杏仁　前胡　白前　知母　瓜蒌根　竹茹　石膏　黄芩　麦冬　车前子　竹叶　桑叶　牛蒡子　葶苈

肺虚宜顺气清热苏子　贝母　百部　沙参　枇杷叶　百合　桑皮　杏仁　天冬　五味子　麦冬　梨肉　柿子　无热可加人参

滋燥饮　〔肺燥〕　天冬　麦冬　生地　花粉　白芍　秦艽

加蜜、童便服。

紫苏饮子　〔肺寒〕　苏叶　桑皮　青皮　杏仁　麻黄　陈皮　甘草　五味子各一钱　人参　半夏各六分　姜三片

泻肺汤　〔肺热〕　山栀　黄芩　薄荷　枳壳　杏仁　连翘　桑皮　桔梗　甘草　酒大黄各七分

泻白散　〔肺实〕　地骨皮　桑皮各二钱　甘草一钱

或加知母、贝母、桔梗、山栀、生地、麦冬亦可。

补肺散　〔肺虚〕　阿胶二钱　牛蒡　炒糯米各一钱　马兜铃七分　杏仁麸炒，九个　甘草五分

治肺胀方五

越婢加半夏汤　〔总治〕　麻黄　石膏　甘草　半夏　姜　枣

小青龙汤　〔水气〕　桂枝　麻黄　干姜　酒白芍　炙甘草　细辛　半夏　五味子

四物汤　〔挟瘀〕　川芎　当归　白芍　生地

诃子青黛丸　〔收敛〕　诃子　青黛　杏仁　海粉　便香附　瓜蒌仁　半夏曲　姜汁

蜜丸，含化。

清化丸　〔总治〕　贝母一两　杏仁五钱　青黛二钱

姜汁、砂糖丸，含化。

治肺萎方七

生姜甘草汤　〔吐咳〕　生姜五钱　炙甘草三钱　人参二钱　枣五枚

甘草干姜汤　〔吐而不咳〕　炙草四钱　炮干姜二钱

人参平肺散　〔火盛〕　桑皮二钱　知母　人参　地骨皮　炙草各一钱　天冬　赤苓各八分　陈皮　青皮各五分　五味子二十粒　姜三片

葶苈汤　〔喘急面浮〕　炒葶苈为末，大枣十枚，煎汤去枣，调末二钱服。

举肺汤　〔总治〕　桔梗　甘草　天冬　竹茹　阿胶　沙参　贝母　百合

元参清肺饮　〔又〕　元参　柴胡　桔梗　陈皮　地骨皮　茯苓　麦冬　苡仁　人参　甘草　槟榔

加童便一小杯，冲服。

紫菀散　〔肺萎成痈〕　紫菀　人参　知母　五味子　桔梗　贝母　甘草　茯苓　阿胶　姜

治肺痈方六

清金饮　〔总治〕　苡仁　橘叶　黄芩　花粉　贝母　桑皮　桔梗　牛蒡　白蒺藜

麦冬平肺饮　〔初起〕　麦冬　人参　赤芍　槟榔　甘草　赤苓　陈皮　桔梗

元参清肺饮　〔吐脓〕　方详上。

宁肺桔梗汤　〔不卧〕　桔梗　贝母

当归　黄芪　枳壳　桑皮　防己　瓜蒌仁　甘草节　五味子　百合　苡仁　葶苈　杏仁　地骨皮　知母

咳甚倍百合，身热加柴胡，便秘加大黄。

排脓散　〔已成〕　人参　黄芪　白芷　五味子等分

金鲤汤　〔总治〕　鲤鱼重四两者，去肠，勿见水，入贝母末二钱缝好，童便半碗浸之，重汤煮至睛出，去鳞骨，将肉仍浸童便内顿热，一日分三次，便肉俱食之，其效至速。

治息贲方二

调息丸　〔总治〕　陈皮　蔻仁　射干　紫菀　桑皮　桔梗　石咸　海浮石　旋覆花

水泛丸。

息贲丸　〔又〕　川连一两三钱　厚朴八钱　干姜　茯苓　紫菀　川椒各钱半　人参二钱　桂枝　桔梗　三棱　天冬　陈皮　川乌　蔻仁各一钱　青皮五分　巴霜四分　茯苓另研

余为末，筛出，和茯苓末研匀，再入巴霜研匀，蜜丸，梧子大，初服二丸，每日加一丸，渐加至大便微溏，再从两丸加服，积去大半，便勿服。

咳嗽哮喘源流

咳嗽，肺病也，然虽为肺之主病，五脏六腑皆有之。盖肺不伤不咳，脾不伤不久咳，肾不伤火不炽，咳不甚其大较也。而咳与嗽异，先不可不辨，有声无痰曰咳，非无痰，痰不易出也，病在肺，肺主声，故声先而痰后。有痰无声曰嗽，非无声，痰随嗽出，声不甚响也，病在脾，脾藏痰，故痰出而嗽止。二者总因心火困土克金所致。因咳有痰，重在咳，肺为主，急宜顺气，肺恶温燥，橘红、贝母、桔梗、桑皮、知母、麦冬、紫菀为要药。因痰致嗽，重在痰，脾为主，速宜消痰，脾恶寒润，二术、南星、半夏为要药，清火兼之，最是要法。而致咳之由，则有两大头脑，一曰内伤，七情饥饱是也；一曰外感，风寒暑湿是也。而风寒暑湿所感，竟有不咳者，感太重径伤脏腑，不留于肺，故不咳。不然，先中皮毛以次传及五脏，故亦不复咳。七情饥饱所伤，竟有不嗽者，病尚浅，止在本脏，不上干于肺，故不咳。否则，脏气受伤以次病及上焦，故一时不遽咳。所以伤寒以有嗽为轻，七情之咳，必久而后见也。自表入者病在阳，若用寒凉收敛，必连绵不解，变生他症，故宜辛温宁嗽汤，或二陈汤加防风紫苏之属，以求其属，散其邪，肺清而嗽自愈。自内生者伤其阴，阴虚阳浮，水涸金燥，喉痒而咳，最忌辛香助阳，故宜甘润宜保和汤、滋阴清化丸，以滋养肺，水旺气畅，而咳自愈。然外治虽宜散，若病气形气俱虚，又当补益以温解，如参苏饮之用参，桂枝汤之用甘芍，实脾也，脾实则肺金得养，前邪易出，后邪难入矣。内治虽宜润，若命门火衰气不化水，不得概执滋阴之说，而参羌附桂不妨酌用也。

然则内伤外感之殊，不可先悉其源流乎，而其发于五脏移于六腑者，可更条析言之。经曰：肺咳之状，喘息有音，甚则唾血宜以肺经药治之，如桔梗、贝母、瓜蒌、桑皮、苏子、花粉等。咳不已，大肠受之，咳则遗尿引上加升麻，引下加大黄。主治余粮汤。心咳之状，心痛，喉中介介如梗状，甚则咽肿喉痹宜以心经药治之，如黄连、细辛、郁金、麦冬、远志等。咳不已，小肠受之，咳则失气，气与咳俱失引上加桔梗，引下加木通、小茴。主治芍药汤。脾咳之状，右胠下痛引肩背，甚或不可动，动则咳剧宜以脾经药治之，如半夏、二术、陈皮、腹皮之属。咳不已，胃受之，咳则呕，或长虫出引上加升麻，引下加石膏、益智、厚朴。主治乌梅丸。肝咳之状，左胁下痛，甚则不可以转，转则两胠下满宜以肝经药治之，如柴胡、前胡、川芎、青皮、青黛等。咳不已，胆受之，咳则呕胆汁引上加川芎，引下加青皮。主治黄芩汤。肾咳之状，腰背相引痛，舌本干，咽作咸，甚则咳涎宜以肾经药治之，如独活、天冬、山萸、故纸等。咳不已，膀胱受之，咳则遗溺引上加羌活，引下加橘核。主治茯苓汤。久嗽不已，三焦又受之，咳则腹满，不欲饮食引上加川芎，引下加青皮。主治木香顺气散。心包络咳，心胸间隐隐作痛宜以心经药治之，如丹皮、山栀、肉桂等。此经言脏腑相因之咳，所当分别而治者也。其余又有肺胀，痰挟瘀血，或左或右，不得眠，动则喘急者宜四物汤加山栀、红花、诃子、青皮、竹沥、姜汁等。不得卧者不治。又有肺劳热，生虫如蚕，咳逆气喘，谓之膏肓病，针灸不至者宜驱二竖丸。又有脾胃先虚，不能制水，水泛为痰，水冷金寒而咳者宜六君子汤加减。又有过服凉冷，脾胃受伤，寒水挟木势而上侵肺胃，前病未除，新病更甚，若进寒凉，必至危殆者，急补土母宜八味丸、六君子汤加炮附。又有因火烁肺金而咳者，清金降火，谁不知之，芩连二冬知柏误用，必至更甚，急补北方以泻南方宜六味丸、桔梗汤。补阴后，随用参芪救肺，使金土相生，方可谓识先后着，若用参芪于壮水之先，阳火愈旺，金愈伤矣。以上皆脏腑余症，未可忽视者也。且夫咳之为病，有新久虚实之殊。新咳者，肺有实邪，风则散之宜参苏饮，寒则发之宜二陈汤加紫苏、葛根、杏仁、桔梗，热则清之宜金沸草散去麻黄、半夏，加薄荷、五味、杏仁、桑皮、贝母、茯苓、桔梗、枇杷叶之属，火则泻之宜清火止咳汤，湿则除之宜白术汤，痰则涤之宜加味二陈汤。有久病忽咳，病虽久而咳则暴，亦为新咳，必新伤风食也，风则疏之宜消风宁嗽汤，食则消之宜大安丸去连翘、黄连，加桔梗、枳实等，即愈矣。久咳者，属虚属郁。有由气虚者宜补中益气汤。有由血虚者宜阿胶四物汤。有由血虚火盛，喘咳声嘶者宜芩连四物汤。有气血两虚者宜宁肺汤。有虚劳嗽，痰热渴汗者宜滋阴清化丸。有虚劳咳血痰喘者宜五汁膏。有虚劳嗽一二声，无痰，夜则发热，过则冷，睡多梦者宜劫劳散。有火郁于肺，咳则有声无痰者宜桔梗汤。有湿痰内郁，痰出则咳少止，少顷又咳者宜加味二陈汤。而又有咳久伤脾，满面生疮者宜人参蛤蚧散。有久咳失音者宜杏仁膏、清肺汤。有久咳失气者宜劫嗽丸。有久咳面目浮肿者宜葶苈散。有久咳不止，诸药不效者宜噙化丸、立效方。有久咳成痨者宜保和汤。有久咳经年百药不效，余无他症，与劳嗽异者宜百部膏、乌梅膏。有痰郁火邪在中，成干咳嗽者，此症极难治，先用开剂宜逍遥散重加桔梗，后用补阴之品宜本事鳖甲丸加熟地、当归、白芍、麦冬、阿胶、茯苓之属。咳之为病，又有四时昼夜之异：春嗽，春气上升也，宜清气宜二陈汤加川芎。凡咳遇春即发，为脾病，健脾为主宜异功散加止嗽药。夏嗽，炎火逼肺也，无黄连不愈宜桔梗汤加石膏、黄连。秋嗽，燥金用事也宜二陈汤加桑皮、天冬。秋末发嗽，交夏方愈，乃寒包热也，还须解表宜二陈汤加柴胡、葛根。冬嗽，风寒外束也，亦须发散宜二陈汤加麻黄、杏仁、羌活、防风。五更嗽，或五更痰多，或清晨痰多，总皆脾虚所致宜六君子汤加炮姜。日夜不咳，但朝晨咳几声，火空则发也宜二陈加黄芩、桔梗、桑皮。日夜亦嗽，惟早晨嗽更甚，胃中有食积，至此时火气流入肺中也宜泻白散加知母，或二母散，五更嗽同。上半日咳，痰稠黄，胃火也宜二陈汤加竹茹、贝母、石膏。午后咳，痰黑粘滞，阴虚火动也宜六味作汤，加止嗽药。黄昏咳，肾经阳衰阴弱，虚火上炎也，当补脾肺，生肾水，不可专用嗽药宜六味丸、六君子汤间服。不论大人小儿，黄昏熟睡中忽咳两三声，食积痰也，消其痰而咳自止宜二陈汤加山楂、神曲、麦芽。后半夜嗽，风也宜二陈汤加防风。日轻夜重咳，血少也宜二陈汤多加当归即止。凡黄昏五更，上半夜咳属实，后半夜咳属虚，此又不可不知者。

总而言之，咳嗽之因，共十有六：一曰风嗽，风乘肺也，其脉浮，必兼鼻塞，流涕声重，口干喉痒，憎寒发热，自汗恶风，烦躁，语未竟而咳宜款冬花散、金沸草散。二曰寒嗽，脾肺皆受寒邪也，其脉弦微，必兼面白口甘，水反侮土，寡于畏也，腹中大寒，痰白作泡，口甘涎沫者，胃寒不和，必以辛甘热去之宜紫苏饮子、半夏温肺汤。或有遇寒即发者，乃寒包热也，解表则热自除宜桔梗汤加麻黄、防风、杏仁、陈皮、紫苏、木通、黄芩。大概寒伤肺而咳者，其脉紧，必兼鼻塞声重，憎寒发热，无汗，烦躁，不渴胸紧，甚至音哑宜二陈汤加麻黄、杏仁、桔梗。三曰热嗽，伤于暑热而得嗽也，其脉数，必兼口燥，声嘶，烦热引饮，或吐涎沫，甚至咯血宜洗肺散、芩半丸、黄连化痰丸。须知咳嗽面赤，胸腹胁常热，惟足乍有时冷，其脉洪滑者，必热痰留滞于内，故嗽而胸满也宜半黄丸、小陷胸汤。四曰湿嗽，湿伤脾也，其脉濡细，必兼骨节烦疼，四肢沉重，或有汗，小便不利，痰多宜白术汤、白术丸。五曰郁嗽，即火嗽也，其脉数，必兼面赤，或肺胀喘急，睡不安，痰少，甚者干咳而无痰，乃肾水枯涸，邪火独炎所致宜清化丸、清金降火汤。六曰劳嗽，虚劳咳嗽也，其脉细数，必兼盗汗出，痰多，作寒热，火升喘促，盖缘酒色过度，虚劳少血，津液内耗，心火上炎，遂使燥热乘肺，唾咯脓血，上气涎潮，其嗽连续不已也宜人参清肺汤、诃黎勒丸、人参芎归汤。七曰食积嗽，伤食生痰，久积发咳也，其脉数硬，必兼胸满噫酸，发热，或稠痰壅滞喘满，皆由胃火上炎，冲逼肺气，久而不愈也，此非青黛、瓜蒌不除瓜蒌丸、二母宁嗽汤。总之，凡有食积者，必面青黄白不常，面上如蟹爪路，一黄一白者，此又可望色而知也。八曰气嗽，七气积伤成咳也，其脉浮洪滑数，必兼上气喘急，痰涎凝结，或如败絮，或如梅核，滞塞咽喉，吐不出，咽不下，多因七情郁结，或劳伤脾肺，甚而多吐脓血，渐成肺萎，将作劳瘵也。然气嗽一症，妇人多有之宜团参饮子、苏子降气汤、星香丸。九曰痰嗽，嗽动便有痰声，痰出即嗽止也，其脉浮滑，必兼胸膈满，痰涎多，或寒热交作，面浮如盘，缘湿痰在胃，上干于肺也宜半瓜丸、滴油散、澄清饮。其有一种发咳时，直至顿吐饮食，痰物俱尽，方小安者，此乃肝木克脾土，风痰壅盛所致也宜白圆子。十曰干嗽，肺中无津液也，其脉细涩，必兼气弱或促，乃痰郁火邪于肺中，轻则连咳数十声，方有痰出，重则虽多咳亦无痰，故为干咳嗽，极难治，始宜用苦桔梗以开之，再用补阴降火之剂，不已，则成劳瘵，在不得志者多患此宜干嗽补肺膏、加味二母丸、琼玉膏。十一曰血嗽，嗽而多唾瘀血也，其脉浮芤而数，必兼喉中有腥气，或因上焦有热，血瘀沉闷，嗽声连并，气不得透宜桑皮散，或因打扑损伤肺气作咳，多吐黑血宜当归散。十二曰酒嗽，伤酒而成也，盖酒大热有毒，或冷热兼饮，日久渐伤胃脘，其气结聚不流，致成湿痰作嗽宜瓜蒌青黛丸、瓜蒌杏连丸、蜂姜丸。十三曰久嗽，诸般嗽久也，盖积痰留聚肺脘，粘滞如胶，以致气不升降，或上气喘急宜蜂姜丸、贝母汤、加味百花膏。并有至数十年不愈者宜马兜铃丸、润肺除嗽饮。十四曰火嗽，火热嗽也，其脉洪数，必兼面赤，烦渴引饮，有声痰少。或由肺家积热宜清肺饮。或由伤寒潮热，痰盛，胸胁痛宜柴胡枳桔汤。或由火郁肺胀，气急息重宜海青丸。盖以肺肾二经，乃人身之化源，二经有亏，则化源绝，故痰火益盛，而嗽发不止也宜滋阴清化丸。十五曰夜嗽，阴虚嗽也，多属肾气亏损，火炎水涸或津液壅而为痰，故夜间属阴分，阴气相感，故咳声不绝，至晓方缓，或兼口苦，胸痞，胁痛，多吐涎沫，不进饮食，故夜咳必用知母，切忌生姜，以其辛散，恐复伤阴也。古人多以六味丸加知、柏、天冬、贝母、橘红治之，所以滋化源也宜滋阴清化丸、麻黄苍术汤。十六曰天行嗽，感时行之气作咳也，盖因时令不正，人多感冒，以致痰盛，寒热，或鼻塞声重宜人参饮子、一服散。而亦有四时感受风寒作嗽，不尽由一时天行之气者宜参苏饮。由是以治诸咳，庶几用药皆有关窍，而罔弗奏功矣。

【脉　法】　咳嗽、哮喘、肺萎、肺痈。《内经》曰：喘鸣肩息者，脉实也，缓则生，急则死也。《脉诀》曰：咳嗽所因，浮风紧寒，数热细湿，房劳涩难。右关濡者，饮食伤肺。左关弦短，疲极肝衰。浮短肺伤，法当咳嗽。五脏之嗽，各视本部。浮紧虚寒，沉数实热，洪滑多痰，弦涩少血。形盛脉细，不足以息，沉小伏匿，皆是死脉。惟有浮大而嗽者生。外证内脉，参考调停。《正传》曰：关上脉微为咳，脉弦或紧为寒，脉浮为风，脉细为湿，脉数为热，脉沉为留饮，沉数为实热，洪滑为多痰，脉浮软者生，沉小伏匿者死。又曰：喘脉滑而浮者生，涩而数者死，大抵宜浮迟，不宜急数。又曰：咳逆脉浮而缓者易治；弦急而按之不数者难治；脉急或促或微皆可治；脉代者死；右关脉弦者，木乘土位，难治。仲景曰：咳唾脓血，脉数虚，为肺萎；数实，为肺痈。《脉经》曰：喘脉滑而手足温者生，脉涩而手足寒者死，数者亦死，为其形损故也。又曰：肺痈唾血，脉紧强者死，滑者生。《回春》曰：喘急脉沉，肺胀停水，气逆填胸，脉必沉取，沉而实滑，身温易愈，身冷脉浮，尺涩难补。《入门》曰：咳逆上气，脉散者死。散即数也，咳逆脉数，为火刑金，故必死。

【咳嗽之因】《内经》曰：人感于寒，微则为咳，甚则为泄、为痛。河间曰：经云秋伤于湿，冬生咳嗽者，盖伤湿积于脾也。大抵秋气宜清肃，若反动之，气必上冲为咳嗽，甚则动脾湿而为痰也，是知脾无留湿，虽伤肺气，亦不为痰。若有痰而寒少热多，故咳嗽。是咳嗽非专主于肺病，以肺主皮毛，而司于外，故风寒先能伤之也。经云：五脏六腑皆能使人咳，非独肺也。各以其时主之而受病焉，非其时，则传以与之也，所病不等。风寒燥湿火，皆能令人咳，惟湿病痰饮入胃，留之而不行，上入于肺则为嗽。假令湿在心经，谓之热痰；湿在肝经，谓之风痰；湿在肺经，谓之气痰；湿在肾经，谓之寒痰。各随症用药。又曰：无痰有声曰咳。肺气伤而不清也。无声有痰曰嗽，脾湿动而为痰也。有痰又有声则曰咳嗽耳。

【喘咳由肾家虚】《直指》曰：肾虚不能纳气归元，故气逆。咳喘痰盛，或喘或胀，髓虚多唾，足冷骨痿，胸腹百骸俱为牵掣，咳愈重，声愈干，当于受病之处图之。又曰：肺出气，肾纳气，凡咳嗽暴重，动引百骸，自觉气于脐下逆奔而上，此肾虚不能纳气也，当以补肾为主，毋徒宁肺。

【咳嗽不治症】《灵枢》曰：咳而羸瘦，脉坚大者死；咳而脱形发热，脉小坚急者死。《入门》曰：凡咳喘至肺胀有咽疮，失音者必死。脉数有热，喘嗽吐血上气不得卧者死。《正传》曰：久嗽不止，成痨声哑，或喉中生疮者不治。《丹溪》曰：咳嗽肺胀，郁遏不得眠者，为难治也。

【禁忌法】《入门》曰：凡久嗽，忌用人

参、半夏、陈皮等燥药，久喘亦忌人参。凡气嗽，忌罂粟壳、肉豆蔻等涩药。丹溪曰：凡咳嗽，口干咽燥而有痰者，忌南星、半夏，宜瓜蒌仁、贝母。若有饮水者，又忌瓜蒌，恐腻膈。

【导　引】《保生秘要》曰：伸足坐定双捏儿诀，用力撑起，低头躬身渐下，以两手扳足尖三次，随原诀用力仰起，次咽津下降幽阙。如此躬法二十四回，养静半香效。

【运　功】《保生秘要》曰：此症有三种：或感风寒而嗽，或因心火妄动，灾于肺窍，但用归元凝神一法封固，火不上行，肺窍不痒，其嗽自止。却寒嗽持守微用闭法，却火嗽但用封固取静，后引肾水浇灌肺火，周旋度数，肺得水润，嗽自然止。

哮肺病也，当先辨哮与喘与短气三症之相似而不同。李氏士材曰：喘者，促促气急，嗡嗡痰声，张口抬肩，摇身撷肚。哮者，与喘相类，但不似喘开口出气之多，而有呀呷之音。呷者口开，呀者口闭，开口闭口，俱有声音，呀呷二音，合成哮字，以痰结喉间，与气相击，故呷呀作声。短气者呼吸虽急，而不能接续，似喘而无痰声，亦不抬肩，但肺壅而不能下。按士材分别三症，至为精细，临症时所当详察。哮之一症，古人专主痰，后人谓寒包热，治须表散宜陈皮汤，冬加桂枝。窃思之大都感于幼稚之时，客犯盐醋，渗透气脘，一遇风寒，便窒塞道路，气息急促，故多发于冬初，必须淡饮食，行气化痰为主宜千金汤能治一切哮。禁凉剂恐风邪难解也，禁热剂恐痰火易升也，苏子、枳壳、青皮、桑皮、桔梗、半夏、前胡、杏仁、山栀皆治哮必用之药。士材谓先于八九月未寒时，用大承气下其热，至冬寒无热可包，此法大妙。而又有食哮宜清金丹，有水哮宜水哮方，有风痰哮宜千缗导痰汤，有年久哮宜皂荚丸、青皮散，若服青皮散愈后，宜用半夏八两，石膏四两，苏子二两，丸服。皆当随症治之，无不可以断其根也宜定喘汤。

【哮病证治】《入门》曰：哮以声响言，喘以气息言。《纲目》曰：哮喘遇冬则发者有二症，一由内外皆寒，须用东垣参苏温肺汤，一由寒包热，须用越婢加半夏汤表散之。《正传》曰：喘促喉中如水鸡声者谓之哮，气促而连续不能以息者谓之喘。

喘，肺病也。《内经》论喘之因甚多，独诸病喘满，皆属乎热一语，足为纲领。王海藏云：气盛有余便是火，气盛当作气衰，有余当作不足，肺气果盛有余，则清肃下行，岂复为喘，皆以其火入肺，炎烁真阴，气衰不足，故喘。所谓盛有余者，非肺之气，肺中之火也。海藏诚发千古之精奥，而犹未究火所由来。火之有余，即水之不足，诸逆冲上，皆缘壮火食气，销烁肺金。真阴虚，故火益旺，其症多自小腹下火起而上，左尺大而虚，非四物阴血之剂可疗。下焦龙火，亦非寒凉可降。其挟痰者，乃水挟木火而上，非竹沥枳半能消，必当补泻兼行宜六味作汤，加麦冬、五味子，大剂浓煎服之，则水自升，火自降，痰自消。若六脉俱沉实，遍身痰气火气，坐卧不得，则又不在此例宜黄连膏。总之，喘因虽多，而其原未有不由虚者，元气衰微，阴阳不接续，最易汗脱而亡，一时难救。古人言诸般喘症，皆属恶候是也。盖人身气血阴阳，如连环式样一般，ↀↀ两圈交合之中，一点真阳，命也。牵扯和匀即呼吸调息也，若不接续，即见鼻扇唇青，掀胸抬肚，张口摇肩等状，脉亦不续，无神即死，故凡喘皆不可忽视也。试条列之：火郁喘，六脉俱涩，或沉伏，四肢厥冷，拂拂气促而喘，以为有余，脉却不紧数，以为阴虚，尺脉又鼓指，寒热俱难投，惟当宣散蓄热宜逍遥散加黄连、吴萸，使之发汗，既愈，再养阴和阳宜六味丸乃佳。水气喘促，乃水气逆行乘肺，肺得水而浮，喘不能卧，气不宜通，当从小便去之宜桂苓甘术汤、肾气丸。风寒外束喘，喘必有力，其气粗，有余之喘也宜三拗汤。劳碌气虚喘，必呼吸急促宜六君子汤。胃虚喘，抬肩撷肚，喘而不休宜五味子汤。食喘，凡病初起即喘急，多食，或放屁，或咬人，或见壮脉，皆食重之故，消其食自愈宜资生丸。痰喘，动作便有痰声宜先服定喘汤加瓜蒌三剂，次照痰症治。痰甚喘，痰声更甚，喘不休宜神仙住喘汤。气喘，呼吸急促无痰声宜定喘汤。火喘，乍进乍退，食则减，已则发宜桔梗二陈汤。暑喘，遇暑热即病宜清暑益气汤。湿喘，不论内蒸外感，皆胸满，张口促急，以利水为要宜渗湿汤。阴虚喘，火自脐下上冲，便喘不休宜四物汤加知柏、麦冬、五味，间服六味丸。肺痈喘，必口燥，胸中隐隐痛，吐脓，右寸脉数实，以保金化毒为主宜桔梗汤加防风、橘红、金银花、麦冬。肺萎喘，唾有脓血，或浊痰宜紫菀散。肺胀喘，上气烦躁，目如脱状，脉浮而大宜越婢加半夏汤，脉浮，心下必有水气宜小青龙汤加石膏。药后喘，或其人素来劳倦气虚，或当病后用攻伐药太过，以致喘不能收宜补中益气汤。忽作喘，必因感风感气，或多食饮酒而然，须兼所感治之宜以定喘汤为主，各加所感药。似喘非喘之喘，由阳明之气下行，胃络不和，逆而上出也宜六君子汤。似火非火之喘，真元耗极，肾气上奔，四肢厥冷，面赤烦躁恶热，此非邪火，乃命门真火离宫不归，两寸浮数，两尺微弱，用凉药似稍快，少顷依然，此当细求其绪，与以助元接真镇坠之品宜六味丸、肾气丸，生脉散送下，觉气稍定，复用大剂以镇于下，或可回生宜大剂参、芪，加故纸、牛膝、阿胶。小儿行走气急作喘，必是食，食喘必兼感，如感风疏风，感气开气，受惊镇惊，加入消食药中自愈宜以平胃散为主，各加所感药。老人动即作喘，皆由虚衰，必用补益，不可专任定喘之剂宜嵩崖脾肾丸。喘遇秋冬即发，寒包热也，解表则愈宜陈皮汤。喘不休，汗出如油，气脱也，不治，惟独参汤浓煎多服，或可少延时日。种种喘症，皆当详察治之，至用药，通忌敛涩升发燥热酸咸之品，降气清火润肺，方为治喘平和之法宜通用苏子、桑皮、枇杷叶、前胡、乌药、枳壳、半夏、山栀、元参、知母、青黛、黄芩、梨肉、贝母、杏仁、花粉、桔梗、橘红、天冬、麦冬等。孙庆曾先生云：凡喘，皆不可轻视，言易治，旨哉言乎，诚见乎喘病之重，而治喘之难也，临症者慎旃。

【喘急形症】《内经》曰：肺主气，形寒饮冷则伤肺，故其气逆而上行，冲冲而气急，喝喝而息数，张口抬肩，摇身掀肚者是为喘。丹溪曰：喘急者，气因火郁，而成稠痰在肺胃也。《入门》曰：呼吸急促者谓之喘，喉中有声响者谓之哮，虚者气乏身冷，痰如冰，实者气壮胸满，身热便硬。又曰：有起居如故，而息有音者，乃肺之络脉逆，而不得随经上下也。又曰：喘非风寒伤肺，则痰火胀急，风寒则祛散，痰火则疏导，但火热者亦不可纯用苦寒，宜温以劫之。又曰：凡喘未发，以扶正为主，已发以散邪为主。

【喘由肾虚】《得效》曰：下元虚冷，肾气不得归元，上喘气急，安肾丸、八味丸主之。

【喘嗽声嘶】　丹溪曰：声嘶者，由血虚受热也，蛤粉、青黛，蜜丸，时常含化。

【喘病不治症】　仲景曰：凡喘，烦躁无脉，身冷神昏者死。发汗如油，汗出如珠不流，抬肩撷肚，喘而不休，及膈前高起，手足厥冷，脉散及数者，皆死。《直指》曰：汗出发润喘者为肺绝，身汗如油喘者为命绝，直视谵语喘满者不治。诸有病笃，正气欲绝之时，邪气盛行，都壅逆而为喘。然则喘之危急，又何可以寻常小症目之哉！

【导　引】　哮喘同。《保生秘要》曰：

用手法于十一椎下脊中穴，掐之六十四度，擦亦如数，兼行后功，喘自然安。

【运　功】哮喘同。《保生秘要》曰：以手摩擦两乳下数遍，后擦背，擦两肩，定心咽津降气，以伏其喘。

治咳嗽方八十三

宁嗽汤　〔表病嗽〕　桔梗　半夏　枳壳　陈皮　前胡　葛根　桑皮　茯苓　苏叶　杏仁　甘草

加姜、葱。　冬加麻黄取汗。服此方后，再用加味二陈汤一剂，全愈，不必多服。

二陈汤　〔寒嗽〕　半夏　陈皮　茯苓　甘草

保和汤　〔内伤咳〕　贝母　知母　天冬　麦冬　款冬花　苡仁　杏仁　五味　炙草　紫苏　薄荷　马兜铃　紫菀　桔梗　百合　阿胶　当归　百部　饴糖

加姜。失血加蒲黄、生地、小蓟；痰多加橘红、茯苓、瓜蒌仁；喘者，去紫苏、薄荷，加苏子、桑皮、陈皮。

滋阴清化丸　〔内伤咳〕　天冬　麦冬　生地　熟地　知母　贝母　茯苓　山药花粉　五味子　甘草

蜜丸弹子大，含化。

芍药汤　〔小肠咳〕　白芍、甘草各四钱煎。

余粮汤　〔大肠咳〕禹余粮　赤石脂

乌梅丸　〔胃咳〕　乌梅　细辛　炮附　桂枝　人参　黄柏　干姜　黄连　当归蜀漆

饭丸。

黄芩汤　〔胆咳〕黄芩　生姜　半夏　甘草

茯苓汤　〔膀胱咳〕　茯苓　桂枝　生姜　炙甘草

木香顺气散　〔三焦咳〕　木香　香附　青皮　陈皮　厚朴　苍术　枳壳　砂仁　甘草

四物汤　〔肺胀〕　川芎　当归　白芍　地黄

驱二竖汤　〔肺劳生虫〕　麦冬　炮姜　川椒　黄芪　人参　肉桂　百部　白术　远志肉　细辛　炙甘草　杏仁

蜜丸含化。

六君子汤　〔水冷金寒咳〕　人参　茯苓　白术　甘草　半夏　广皮

八味丸　〔过服寒凉〕地黄　萸肉　山药　茯苓　丹皮　泽泻　附子　肉桂

六味丸　〔火烁肺金〕　地黄　山药　萸肉　丹皮　泽泻　茯苓

桔梗汤　〔火郁于肺〕　桔梗　香附　山栀　黄芩　前胡　贝母　知母

参苏饮　〔风嗽〕　人参　紫苏　葛根　半夏　前胡　桔梗　枳壳　广皮　茯苓　甘草　木香

金沸草散　〔热嗽〕　金沸草　麻黄　前胡　荆芥　甘草　半夏　赤苓　细辛

加姜、枣。

清火止咳汤　〔火嗽〕　枳壳　杏仁　黄芩　石膏　山栀　瓜蒌霜　桔梗　桑皮　知母　贝母　前胡　甘草

加生姜。

白术汤　〔湿嗽〕　白术三钱　半夏　橘红　茯苓　五味各一钱半　甘草五分　姜五片

人参饮子　〔天行嗽〕　人参　桔梗　五味子　赤苓　半夏各一钱半　枳壳　甘草各七分

加姜。

麻黄苍术汤　〔夜嗽〕　麻黄　苍术　黄芪　草蔻仁　柴胡　羌活　防风　归尾　炙草　生草　黄芩　五味子　姜

加味二陈汤　〔痰嗽〕　茯苓　陈皮　半夏　甘草　枳壳　桔梗　瓜蒌仁　杏

仁　黄芩　前胡　山栀

消风宁嗽汤　〔新风嗽〕　桔梗　枳壳　半夏　陈皮　前胡　葛根　茯苓　紫苏　杏仁　桑皮　甘草

大安丸　〔食嗽〕　白术　山楂　橘红　半夏　神曲　麦芽　茯苓　苏子　连翘　黄连

补中益气汤　〔气虚嗽〕　人参　黄芪　甘草　陈皮　白术　归身　升麻　柴胡

阿胶四物汤　〔血虚嗽〕　阿胶　川芎　当归　白芍　地黄

芩连四物汤　〔声嘶〕　黄芩　黄连　麦冬　川芎　当归　白芍　地黄

宁肺汤　〔气血两虚〕　人参　当归　白芍　桑皮　阿胶　麦冬　茯苓　白术　熟地　炙甘草　五味子　川芎

五汁膏　〔虚劳咳血〕　天冬　麦冬各二钱半　生地　薄荷各二钱　贝母　丹皮各一钱　茯苓八分　犀角　羚羊角各五分　梨汁　藕汁　莱菔汁　蔗汁　人乳汁各二杯

水八杯，将诸药煎至三杯，去渣，入五汁炼成膏，收蜜二两，重汤炖半日。

劫劳散　〔虚劳嗽〕　白芍　黄芪　人参　甘草　熟地　麦冬　茯苓　当归　五味　阿胶　半夏

人参蛤蚧散　〔久嗽生疮〕　人参　蛤蚧　杏仁　甘草　茯苓　桑皮　知母　贝母

杏仁膏　〔失音〕　杏仁三两　姜汁　砂糖　白蜜各一两五钱　桑皮　木通一两二钱半　紫菀　五味各一两

将后四味先熬三炷香，去渣，入前四味炼成膏，含化。

清肺汤　〔又〕　五味子　五倍子　黄芩　甘草等分

劫嗽丸　〔久嗽失气〕　诃子　百药煎　荆芥

蜜丸含化。

葶苈散　〔浮肿〕　葶苈隔纸炒　郁李仁　桑皮各一钱　旋覆花　槟榔　木通各八分　大腹皮七分半

加生姜。

噙化丸　〔久嗽〕　熟地　阿胶　五味子　贝母　款冬花　杏仁　人参　炙草

蜜丸。

立效方　〔又〕　五味子四钱　贝母　瓜蒌各五钱　杏仁　苏梗　天冬各一两　款冬花八钱　葱白七根　川椒每岁一粒

共为末，入猪肺中，荷叶包，蒸熟，五更作一次食尽，大妙，否则留第二日五更再食，同淡烧酒食，食完另饮陈酒少许，安卧至晓。

百部膏　〔经年咳〕　百部只一味，煎膏，每含化。

乌梅膏　〔又〕　乌梅，只一味，煎膏，每含化。

逍遥散　〔干咳〕　白术　白芍　当归　柴胡　茯苓　丹皮　薄荷　麦冬　山栀　牛膝　甘草

本事鳖甲丸　〔补阴〕　鳖甲　五味　地骨皮

蜜丸，食前盐汤下。

异功散　〔春嗽复发〕　人参　白术　茯苓　甘草　陈皮

泻白散　〔晨嗽〕　桑皮　地骨皮　甘草　粳米　人参　茯苓　知母　黄芩

款冬花散　〔风嗽〕　麻黄　贝母　阿胶　杏仁　炙草　知母　桑皮　半夏　款冬花

加姜。

紫苏饮子　〔寒嗽〕　苏叶　杏仁　桑皮　青皮　陈皮　五味　麻黄　甘草　人参　半夏　姜

半夏温肺汤　〔胃虚冷嗽〕　半夏

细辛　桂心　旋覆花　陈皮　人参　桔梗　白芍　甘草各一钱　赤苓六分

加姜五片。

桔梗汤　〔寒包热嗽〕　桔梗　去白陈皮各一两　半夏八钱　枳实二钱

为粗末，每三钱，姜五片煎。

洗肺散　〔热嗽〕　半夏三钱　黄芩　天冬　麦冬各二钱　五味　杏仁各一钱　甘草五分　姜五片

芩半丸　〔又〕　黄芩　半夏各一两

姜汁糊丸，每姜汤下五七十丸。

黄连化痰丸　〔又〕　黄连　梨汁　藕汁　莱菔汁　生薄荷汁等分

入砂糖，细火熬膏，以匙挑服。

半黄丸　〔热痰嗽〕　黄芩一两半　南星　半夏各一两

姜汁打糊丸，姜汤下三五十丸。

小陷胸汤　〔又〕

白术丸　〔湿嗽〕　白术一两半　南星　半夏各一两

姜汁糊丸，姜汤下五七十丸。

清化丸　〔郁嗽〕　贝母一两　杏仁五钱　青黛三钱

姜汁、砂糖丸，含化。

清金降火汤　〔肺胃痰火〕　陈皮　杏仁各一钱半　赤苓　半夏　桔梗　贝母　前胡　瓜蒌仁　黄芩　石膏各一钱　枳壳八分　甘草三分　姜一片

水煎，食后服。

诃黎勒丸　〔劳嗽〕　诃子皮五钱　海粉　瓜蒌仁　青黛　便香附　杏仁　贝母各二钱半

姜汁和蜜丸，樱桃大，含化。

人参芎归汤　〔嗽血〕　当归　川芎　白芍各一钱半　赤苓　人参　陈皮　半夏　阿胶　细辛　五味　甘草各七分

加姜三片，枣二枚。

瓜蒌丸　〔食嗽〕　瓜蒌实　山楂　半夏曲　神曲等分

瓜蒌瓤、竹沥和丸，姜汤下。

二母宁嗽汤　〔又〕　石膏二钱　知母　贝母各一钱半　山栀　黄芩各一钱二分　瓜蒌仁　赤苓　桑皮　陈皮各一钱　枳实七分　甘草二分　五味子十粒　姜二片

团参饮子　〔肺萎痨瘵〕　人参　半夏　紫菀　阿胶　百合　天冬　款冬花　杏仁　桑叶各一钱　细辛　甘草各五分　五味子十五粒　加姜二片

苏子降气汤　〔气嗽〕　橘红　半夏　当归　前胡　厚朴各一钱　炙甘草　沉香各五分　姜

星香丸　〔又〕　南星　半夏　去白陈皮各三两　香附二两　皂角水浸一伏时，晒干

姜汁糊丸。

半瓜丸　〔痰嗽〕　半夏　瓜蒌仁各五两　贝母　桔梗各二两　枳壳一两半　知母一两

姜汁糊丸。

滴油散　〔又〕　蚌壳煅，一两　青黛二钱

研和，淡齑水滴入麻油数点，调服三钱。

澄清饮　〔痰嗽他药不效〕　蚌粉　南星　半夏　知母　贝母　白矾各一钱　姜五片

水煎，澄清。

干嗽补肺膏　〔干嗽〕　生地二斤　杏仁二两　生姜　白蜜各四两

捣如泥，饭上蒸五七度，每于五更挑三匙咽下。

加味二母丸　〔又〕　知母、贝母，同巴霜十粒炒黄色，入明矾、白及，四味等分，姜汁蜜丸，含化。

琼玉膏　〔又〕　生地十六斤，捣，绞取汁　人参细末二十四两　白茯苓细末，四十八两　白蜜炼，去渣，十斤

一方加天冬、麦冬、地骨皮各八两，名益寿永真膏。制法、治法，详在喘病方后。

桑皮散　〔血嗽〕　甘草一钱半　薄荷　桔梗　川芎　防风　桑皮　黄芩　前胡　柴胡　苏叶　赤苓　枳壳　川贝母各八分

加姜三片，枣二枚。

当归饮　〔又〕　川大黄　苏木　生地　当归　赤芍等分

为末，每三钱，温酒调服。

瓜蒌青黛丸　〔酒嗽〕　瓜蒌仁一两　青黛三钱

蜜丸，含化。

瓜蒌杏连丸　〔又〕　瓜蒌仁　杏仁　黄连等分

竹沥、姜汁丸。

蜂姜丸　〔又〕　便香附　白僵蚕　蛤粉　瓜蒌仁　蜂房　杏仁　神曲等分

姜汁、竹沥加蜜和丸，噙化。一方无便香附，有茜根。

贝母汤　〔久嗽〕　贝母姜制　干姜　五味子　陈皮　半夏　柴胡　肉桂各五钱　黄芩　桑皮各二钱半　木香　甘草各一钱二分半

共为粗末，每五钱，入杏仁七枚、姜五片煎。

加味百花膏　〔久咳不愈〕　紫菀　款冬花各一两　百部五钱

每用末三钱，姜三片、梅一枚煎汤下。

马兜铃丸　〔又〕　马兜铃　杏仁　半夏各一两

另研巴豆二十一粒，去皮、心、油，皂角煎膏和丸，雄黄为衣，每用十丸，空心，乌梅二个煎汤送下，以能利为度。

润肺除嗽饮　〔又〕　款冬花　紫菀　麻黄　陈皮　石膏　半夏　桔梗　桑皮　枳壳　乌梅肉　罂粟壳各七分　杏仁　薄荷　甘草各五分　五味子九粒　加姜三片　茶叶三分

清肺饮　〔火嗽〕　前胡　荆芥　桑皮　枳壳各一钱　知母　贝母　薄荷　赤苓桔梗　苏叶　阿胶　杏仁　天冬　甘草各七分　姜三片　梅一个

柴胡枳桔汤　〔又〕　麻黄　杏仁　枳壳　桔梗　柴胡　黄芩　半夏　知母　石膏　葛根各一钱　甘草五分

加生姜三片。

海青丸　〔又〕　海蛤粉　青黛　瓜蒌仁　诃子皮　便香附　半夏各一两

姜汁糊丸，姜汤下三十丸。

滋阴清化丸　〔又〕　生地　熟地并酒浸　天冬　麦冬各二两　黄柏盐酒炒，一两半　酒白芍　茯苓　山药　杞子　元参　苡仁各一两　五味子七钱　甘草五钱

蜜丸，弹子大，空心含化下一丸。如痰嗽太甚，加入陈皮、贝母各一两。

一服散　〔天行嗽〕　大半夏三个　杏仁七个　罂粟壳二个　乌梅二个　阿胶一钱　生姜十片　紫苏十叶　甘草一钱

治哮方九

陈皮汤　〔表散〕　陈皮　半夏　茯苓　甘草　枳壳　紫苏　桔梗　苍术　黄芩

冬加桂枝。

千金汤　〔总治〕　麻黄　桑皮　苏子　杏仁　白果　黄芩　半夏　甘草　款冬花

清金丹　〔食哮〕　萝卜子蒸晒为末，一两　猪牙皂角烧，存性，三钱

姜汁糊丸。

水哮方　〔水哮〕　芫花　大水上浮萍　米粉

三味搜为膏[1]，清水煮熟，恣意食之。

---

① 膏　清抄本为“米果”。

皂荚丸　〔久哮〕　皂荚去皮、子、弦，蜜丸，二钱　明矾　杏仁　白丑头末，各一钱　紫菀　炙甘草　桑皮　石菖蒲　半夏各二钱　胆星一钱半　百部一两二钱

煎膏丸前药。

千缗导痰汤　〔风痰哮〕　半夏七个，泡，切四片　南星　陈皮　赤苓　枳壳各一钱　皂角　甘草各一寸，并蜜炙

加姜五片，煎服。

参苏温肺汤　〔内外皆寒〕　人参　紫苏　木香　肉桂　五味子　桑皮　陈皮　半夏　白术　茯苓各一钱　甘草五分

加姜三片。

越婢加半夏汤　〔寒包热〕　石膏四钱　麻黄二钱　半夏一钱半　甘草一钱　姜五片　枣二枚

定喘汤　〔除根〕　麻黄八分　杏仁一钱半　黄芩　半夏　桑皮　苏子　款冬花　甘草各一钱　白果二十一粒，去壳，炒黄色

治喘方二十四

六味丸　〔总治〕　地黄　山药　山萸　丹皮　茯苓　泽泻

黄连膏　〔喘难坐卧〕　川连四两，金银各一锭，水九碗，煎二碗，再用水六碗，煎一碗，再用水二碗，煎半碗，共成膏，入人乳一碗、童便一碗、姜韭拍田螺汁各一碗，薄蜜收，贮瓷器中，渐渐服。

逍遥散　〔火郁〕　当归　茯苓　白术　白芍　柴胡　甘草

桂苓甘术汤　〔水气〕　茯苓四钱　桂枝　白术各三钱　甘草二钱

金匮肾气丸　〔又〕　地黄　萸肉　山药　丹皮　泽泻　茯苓　附子　肉桂　牛膝　车前子

三拗汤　〔风寒〕　麻黄不去节　杏仁不去尖　甘草不炙，等分

加姜取汗。

六君子汤　〔劳碌〕　人参　茯苓　白术　甘草　半夏　陈皮

五味子汤　〔胃虚〕　五味子　人参　杏仁　麦冬　陈皮　白术

加姜、枣。

资生丸　〔食喘〕　人参　白术　茯苓　橘红　山楂　神曲　川连　白蔻仁　泽泻　桔梗　广藿香　白扁豆子　建莲肉　薏苡仁　山药　芡实　麦芽

定喘汤　〔痰喘〕　紫菀　五味子　橘红　炙甘草　苏子　桑皮　苏叶　杏仁　半夏　枳壳

加生姜。甚者加葶苈子、厚朴、陈皮、前胡。

神仙住喘汤　〔痰甚〕　黑丑头末，一钱　明矾三分　皂角四分　木香三分　人参一分

共为末，用莱菔汁调下十服，无不愈者。

桔梗二陈汤　〔火喘〕　茯苓　陈皮　半夏　甘草　桔梗　枳壳　黑山栀　黄芩　黄连

清暑益气汤　〔暑喘〕　人参　黄芪　苍术　白术　升麻　陈皮　神曲　泽泻　当归　青皮　麦冬　葛根　甘草　五味子

渗湿汤　〔湿喘〕　苍术　白术　甘草　干姜　茯苓　橘红　丁香

加姜、枣。

四物汤　〔阴虚〕　川芎　当归　白芍　地黄

桔梗汤　〔肺痈〕　桔梗　贝母　当归　瓜蒌仁　枳壳　苡仁　桑皮　黄芪　汉防己　甘草节　杏仁　干百合

紫菀散　〔肺萎〕　紫菀　知母　贝母　人参　桔梗　甘草　茯苓　阿胶　五味子

越婢加半夏汤　〔肺胀〕　麻黄　石膏　生姜　甘草　半夏　大枣

先煮麻黄去沫，再入诸药合煎。

小青龙汤　〔水气〕　麻黄　桂枝　白芍　细辛　甘草　干姜　半夏　五味子

补中益气汤　〔药后喘〕　人参　黄芪　归身　白术　甘草　陈皮　升麻　柴胡

生脉散　〔似火非火〕　人参　麦冬　五味子

平胃散　〔小儿〕　苍术　厚朴　陈皮　甘草

加姜、枣。

嵩崖脾肾丸　〔老人〕　熟地　山萸　山药　补骨脂　益智仁　砂仁　丹皮　茯苓　泽泻　桂　附子　车前子　牛膝

蜜丸。

琼玉膏　〔干咳〕　生地十六斤，捣，绞取汁　人参末一斤半　茯苓末三斤　白蜜炼，去渣，十斤

上和匀，入磁缸内，以油纸五重，厚布一重，紧封缸口，置铜锅内水中，悬胎令缸口出水上，以桑柴火煮三昼夜，锅内水减，用暖水添之。日满取出，再用蜡纸紧封缸口，纳井中浸一日夜，取出，再入旧汤内煮一日夜，以出水气，乃取出，先用少许祭天地神祇，然后每取一二匙，温酒调服。如不饮酒，白汤下，日进二三服。如夏热天置阴凉处，或藏水中，或埋地中，须于不闻鸡犬声幽静处，不令妇女丧妇人见之。制时终始勿犯铁器，服时忌食葱、蒜、莱菔、醋、酸等物。此膏填精补髓，调真养性，返老还童，补百损，除百病，万神俱足，五脏充溢，发白还黑，齿落更生，行如奔马。日进数服，可免饥渴，功效不可尽述。一料分五剂，可救瘫痪五人。一料分十人，可救劳瘵十人。

杂病源流犀烛 卷二

诸气源流

诸气，肺病也。经曰：肺主气。又曰：诸气皆属于肺。凡人清纯元气，与血流行，循环无端，若冲击横行于脏腑间，而为痛、为痞满、为积聚等病者，气失其平也。下手脉沉，便知是气极则伏。若感气，肺脉必洪大。若动怒，肝脉亦必洪。轩岐分九气，喜怒劳思悲恐惊寒暑，喜则气缓，怒则气逆，劳则气耗，思则气结，悲则气沮，恐则气凝，惊则气乱，寒则气收，暑则气泄。又喜恐惊属心肾胆，过则耗散真气，怔忡、健忘、失志，不足诸证作。怒忧思属肝脾肺，过则郁抑邪气，癫狂、噎膈、肿胀、疼痛，有余诸证作以上诸症治法，各详本条内。法宜高者抑之，下者与之，寒者温之，热者清之，惊者平之，劳者和之，然后诸气可得而治也。古人云：人有病在七情，非药可治也，还即以情治之。此旨甚微。医者亦所宜审，如恐可治喜，以遽迫死亡之言怖之。悲可治怒，以怆悴苦楚之言感之。喜可治忧，以谑浪亵狎之言调之。怒可治思，以污辱欺妄之言触之。思可治恐，以虑彼忘此之言夺之。此足救医药之所不逮者。丹溪云：气有余便是火。盖言邪气有余，非言元气也。经云：壮火食气。亦谓邪气之实而壮者，能耗元气，宜稍清之，使有余之邪，不为元气之害宜黄芩、山栀、黄连、生地、黄柏、连翘等。但苦寒之药，施于邪气有余者方可，若元气不足，邪气有余，苦寒之品，最伤脾胃，切勿妄投。总之，用药有四法：气虚当补宜人参、黄芪、白术、茯苓、河车、炙草。气升当降宜苏子、橘红、乌药、枇杷叶，重则降香、沉香。气逆当调宜木香、白蔻仁、砂仁、香附、陈皮。气实当破宜枳壳、枳实、青皮、槟榔、厚朴。循是四法，再能各因病症而治之，自无不效矣。所谓病因若何？有病人自觉冷气从下而上者，非真冷也，上升之气，自肝而出，中挟相火，阳亢阴微，火极似寒者宜六味丸。有气结，痰在喉间吞吐不得，膈痞呕恶者宜四七汤。有气虚，胸中虚痞喜按者宜补中益气汤。有气逆，上盛下虚，痰盛胸嗌者宜苏子降气汤。有气逆，肋满积聚胀痛者宜沉香化气丸。有气收，胸寒上喘，腹胀不和者宜分气紫苏饮。有气不宣流，成疮疖并挫闪腰肋痛者宜复元通气散。有气聚而不得散者宜大七气汤。有昏迷痰塞，牙紧似中风，但身冷无汗者，急以苏合丸灌之。再依次服药次宜顺气散，再次宜调气散。如余痰未平，再换方药治之宜星香散。一切气郁，总宜以化滞为主宜木香化滞汤。

【脉　法】　仲景曰：脉浮而汗出如珠者，卫气衰也。又曰：寸口脉微而涩，微者卫气衰，涩者荣气不足。又曰：趺阳脉微而紧，紧则为寒，微则为虚，微紧相搏，则为短气。《脉经》曰：寸口脉瞥瞥如羹上肥[①]者，阳气微；萦萦如蜘蛛丝者，阴气衰。又曰：代者气衰，细者气少，浮而绝者气欲绝。

---

① 肥　清抄本、清同治十三年刻本为“肌”。

《脉经》曰：下手脉沉，便知是气。沉极则伏，涩弱难治。其或沉滑，气兼痰饮。又曰：脉沉细动，皆气痛症。心痛在寸，腹痛在关，下部在尺，脉象显然。

【气为诸病】　子和曰：诸病皆生于气。诸痛皆因于气。《回春》曰：风伤气者为疼痛，寒伤气者为战栗，湿伤气者为肿满，燥伤气者为闭结。《直指》曰：人有七情，病生七气，气结则生痰，痰盛则气愈结，故调气必先豁痰，如七气汤以半夏主治，官桂佐之，盖良法也。又曰：七气相干，痰涎凝结，如絮如膜，甚如梅核，窒碍于咽喉之间，或中满艰食，或上气喘急，曰气膈，曰气滞，曰气秘，曰气中，以至五积六聚，疝癖癥瘕，心腹块痛，发则欲绝，殆无往而不至矣，当治以七气汤、四七汤。

【气逸则滞】　《入门》曰：凡人逸则气滞，亦令气结。轻者行动而愈，重者橘皮一物汤。

【气不足病】　《灵枢》曰：邪之所在，皆为不足。故上气不足，脑为之不满，耳为之鸣，头为之倾，目为之瞑。中气不足，溲便为之变，肠为之鸣。下气不足，乃为痿厥心悗。

【气绝候】　《灵枢》曰：五阴气俱绝则目系转，转则目运。目运者，为志先死，志先死则远一日死矣。六阳气俱绝，则阴与阳相离，离则腠理发泄，绝汗乃出，故旦占夕死，夕占旦死。又曰：六腑气绝于外者，上气脚缩。五脏气绝于内者，下利不禁，甚者手足不仁。又曰：阳气前绝，阴气后竭者，其人死，身色必青。阴气前绝，阳气后竭者，其人死，身色必黄，胁下温，心下热。

中气　暴病也。凡人暴喜伤阳，暴怒伤阴，忧愁怫意，气多厥逆，皆能致中气之病，要惟忿怒为尤甚。盖怒则气惟一往，有升无降，便觉痰涎壅塞，牙关紧闭，一时昏倒，不省人事，若以姜汤急灌之，立时可醒。既醒之后，随症调治，当无不痊。非若中风之病，猝难为之救治也宜八味顺气散、木香顺气散。

【脉　法】　《得效》曰：中风，脉浮、身温、口多痰涎。中气，脉沉、身凉、口无痰涎。

【中气非中风可比】　《得效》曰：中风而以中气药治之，亦无所伤；中气而以中风药治之，祸不旋踵。《入门》曰：中气，虚者八味顺气散，实者四七汤。《医鉴》曰：《内经》云，无故而喑，气不至，不治自已，谓气暴逆也，气复则已。审如是，虽不服药亦可。

上气　肺病也。经曰：邪在肺，则寒热上气。又曰：肺藏气，气有余，则喘咳上气。盖由肺经受邪，气道窒塞，呼多吸少，其息促急也。经言气有余，只邪气耳宜苏子降气汤、沉香降气汤、快气汤。

【上气不治症】　《正传》曰：上气而面浮肿，肩息，脉浮大者不治。如又加胀，则更甚矣。

下气　肠胃郁结病也。盖惟郁结，则肠胃之气不能健运，所纳谷食之气，从内而发，不得宣通，往往上行则多噫气。上行不快，还而下行，因复下气也。此下气之常症也。经云：夏脉者心也，心脉不及，下为气泄。此言下气之原由于脏病者。又云：癫痫痨瘵，若气下泄不止，必死。以真气竭绝，肠胃腠理闭塞，故气不能宣通于肠胃之外，故从肠胃中泄出。此言下气之原由于真元虚者。经所言，俱非常病也宜七气汤。

【伤寒亦有下气】　仲景曰：伤寒阳明病，胃中有燥屎者，必转矢气，下之即愈。转矢气者，气下泄也。

短气　元气虚乏病也，当补气，不可泻肺，治法无二宜加味生脉散。其气出多入少者，最为难治宜拯阴理痨汤加黄芪、白术。

【脉　法】 仲景曰：趺阳脉微而紧，微为虚，紧为寒，微紧相搏，为短气。《脉经》曰：趺阳脉浮而涩，涩则卫气虚，虚则短气。又曰：寸口脉沉，胸中短气也。

【短气症治】 仲景曰：平人寒热，短气不足以息者，实也。又曰：短气有微饮，当从小便去之。《入门》曰：短气者，呼吸不相接续也，有结胸者，有停水怔忡者，有风湿相搏者，有素弱气虚者。大抵心腹胀满者，为实，为邪在里。心腹濡满者，为虚，为邪在表。又曰：气散则中虚，倦怠无力，短气不足以息，当补中益气。

少气 肺肾二经病也。经曰：肾生气，肾虚则少气，力言吸吸，骨酸懈惰，不能举动。又曰：肺藏气，肺不足则息微少气。以是知肾虚则气无所生，既不克壮气之原，肺虚则气无由藏，又不克充气之府。曰少者，犹言所剩无多，虚虚怯怯，非如短气之不相接续也。知此，则少气可得而治矣宜四君子汤、人参黄芪汤、益气丸。

【少气症状】 东垣曰：内伤脾胃，致中气虚少。易老曰：真气虚耗，脉弱懒语。《纲目》曰：少气者，气少不足以言也。

气逆 火病也。故《内经》曰：诸逆冲上，皆属于火也。又曰：何谓逆而乱？曰：清气在阴，浊气在阳，荣气顺脉，卫气逆行，清浊相干。乱于胸中，是为太悗闷，故气乱于心，则烦心密默，俯首静伏。乱于肺，则俯仰喘喝，按手以呼。乱于肠胃，则为霍乱。乱于臂胫，则为四厥。乱于头则为厥逆，头重眩仆。则知逆乱之故，皆由火热上冲，气不得顺之所致也。然则治逆惟有散火，而散火必先降气，气降则火自清，火清而逆自平也宜退热清气汤。若火盛者，必当以清火为重，兼以理气，自合治法宜滋阴降火汤加便香附、茯神、沉香。

【气逆症】 丹溪曰：病人自言冷气从下而上者，此上升之气自肝而出，中挟相火，其热为甚，自觉其冷，非真冷也。又曰：气之上逆属阳，无寒之理，觉恶寒者，乃火极似水也。

气郁 内外因俱有之病也。其始或因七情，或因饮食，或因六淫，虽其端甚微，而清浊相干，往往由气成积，由积成痰，痰甚则气不得宣而愈郁，或痞或痛，盖有必至者矣宜交感丹、木香匀气散、降气汤、上下分消导气汤。

【脉法】 《千金方》曰：诸气逆上，脉必沉涩。

【气郁症】 《正传》曰：气郁而湿滞，湿滞而成热，故气郁之病，多兼浮胀满也。此气郁条，当与诸郁篇参看。

气滞涩 五脏俱有病也。凡人之生，不外气血，而此气血，五脏皆兼有之。但气为先天之用，阳也，无形而有影；血为后天之用，阴也，有形而成质。阳常足以统阴，故血之荣枯，一随乎气之盛衰，气盛则血亦荣而润泽，气衰则血必枯而灭形。甚哉！人生之重乎气也，盖气苟衰弱，渐必滞涩，气既滞涩，每各随乎所滞之脏腑而成病。治之者，宜先其滞涩宜调气散、木香化滞汤，俟宜通后，再加补益宜补中益气汤、益气丸。

【五气滞涩】 《保生秘要》曰：气涩于肝，则肝气不顺，或搠胁而疼，或成疸症，或成目疾，或成风患。诸风掉眩，皆属于肝也。春月木旺，常宜嘘吸为补泻之法，和其肝气，勿食诸肝，以免死气入肝伤其魂也，宜烧苍术香，清晨饮屠苏酒、马齿苋，以祛一年不正之气。大抵阳春初升，景物融和，当眺览园林，寻春郊外，以畅春生之气。气涩于心，心为一身之主，统领血海，故心血少则神不定，寝不安，百病集作。诸痛痒疮疡，皆属心火，当常呵以泄其火，吸以和其心，诸心切勿食，秽气伤我灵。夏至夜半后，地气一阴生，大热勿食冷，受寒霍乱侵，更忌房中事，元气离命门。大抵甚暑天，善于养心则无秋患，时当饮六一灯心汤、草蔻香茹水，饱醉勿顶风前卧，慎此则无患矣。气涩于肺，则肺气不清，液凝滞而生痰。诸痰膹郁，皆属肺上焦之疾，或传于大肠。秋月金旺，宜常呬吸，以和其肺气，慎勿食诸肺，则不厌其魄。时秋初夏末，热气酷甚，少贪风凉，免伤背之腧穴。中风之症，盖感此也。肃杀之天，杀中有生。秋分之日，戒伤生命。大抵万物收敛，人心更要时守，勿为驰逞发扬。气涩于肾，诸寒收引，皆属肾水，气弱或作腰疼，水枯瞳人昏暗，两耳难察律音。冬月水旺，常吐纳，按节吹气调和，会意掌心，所忌须避寒冷，最宜早卧迟升。大抵冬月敛藏气闭，至阴已极，宜节欲养一阳之初生，盖阴阳交精，子午合璧，万物气微，在下不可动摇，守此则保寿无疆。气涩于脾，则胃口凝滞，不克饮食，而多泻泄。久不疏通，则成中满之症。诸湿肿满，皆属于脾。四季脾居土，轻呼稍宽胸，大病须服气，能伏养谷神。盖脾为一身之主，气滞于内，却内五脏之患，滞于外，防疖疥之忧。皮里隔膜有积热，而内外相感，犹防疽毒，所感者七情六欲而生也。

鳌按：《保生秘要》论五气滞涩篇，本与医道无关，然明乎此，亦可知百病之生，皆由气之滞涩。药物之外，更加调养，则病可却而生可延。况古云，医道通仙道，修仙之术，端由炼气炼形入手，以至变化生神。而《素问》首卷，亦曰恬淡无为，敛神内守，实以静功调养真气。《灵枢》用针灸，亦是以行气之法，起膏肓之疾。可见上古医经专从理气治患，非徒恃土石草木之药物已也。微哉此旨，凡医者病者安可略而不论，徒恃方药乎？故附录于此。

气痛　三焦内外俱有病也。人身之气，周流不息，本无停止，多因七情六气、饮食劳役所郁，以致凝滞上焦，则为心胸痞痛宜枳橘汤、清膈苍莎丸；凝滞中焦，则为腹胁刺痛宜木香破气散、撞气阿魏丸；凝滞下焦，则为疝瘕腰痛宜四磨汤、木香槟榔丸；凝滞于内，则为癖积疼痛宜化积丸、三棱散；凝滞于外，则为遍身刺痛，或浮肿，或膜胀宜流气饮子、木香流气饮。总而言之，何莫非气之为病哉？

【气痛症治】《入门》曰：人身元气，与血循环，彼横于脏腑之间，而为疼痛、积聚痃癖，壅逆胸臆之上，而为痞满、刺痛等症，皆由气结甚，为痰饮初起，宜辛温开郁行气，豁痰消积，久则宜用辛寒降火以除根。

鳌按：本条气痛与气滞涩条相类，而有虚实之别，气滞涩为病，由于气之虚，气痛为病，由于气之实。

治诸气方十三

六味丸　〔火极似寒〕　地黄　山药　山萸　丹皮　茯苓　泽泻

四七汤　〔气结〕　半夏　茯苓　厚朴　苏叶　姜

七气汤　〔又〕　半夏二钱　人参　肉桂　炙草各七分　姜二片

补中益气汤　〔气虚〕　人参　当归　黄芪　白术　柴胡　升麻　陈皮　炙草

苏子降气汤　〔气逆〕　苏子　半夏　前胡　炙草　当归　陈皮　沉香

虚加黄芪，冷加肉桂。

沉香化气丸　〔又〕　淡黄芩　大黄　白术　沉香

竹沥、姜汁丸，朱砂为衣，每服一钱。

分气紫苏饮　〔气收〕

复元通气散　〔气不宣通〕　大茴香　穿山甲　延胡索　白丑　木香　炙甘草　陈皮

大七气汤　〔气聚〕　三棱　莪术　青皮　陈皮　桔梗　香附　藿香　甘草　肉桂　益智仁

顺气散　〔痰塞〕　人参　茯苓　白

术　白芷　青皮　陈皮　乌药各一钱　香附二钱　炙草五分

调气散　〔又〕　白蔻仁　丁香　檀香　木香各二分　藿叶八分　砂仁四分　炙草七分　盐少许

星香散　〔又〕　南星　木香　姜

木香化滞汤　〔总治气郁〕　枳实　当归　柴胡　木香　陈皮　草蔻仁　香附　甘草　半夏　红花

胸满加枳壳、桔梗、砂仁，腹胀加厚朴、枳实，小腹痛加青皮、尖槟榔，易怒加黑山栀、柴胡，气痛加乌药，热加黑山栀。

治中气方三

八味顺气散　〔中气〕　人参　白术　白芷　茯苓　陈皮　青皮　乌药各七分　甘草三分

木香顺气散　〔又〕　陈皮　青皮　乌药　香附　半夏　枳壳　厚朴各一钱　木香　砂仁各五分　肉桂　干姜　炙甘草各三分

加生姜三片。

四七汤　〔又〕　半夏二钱　赤苓一钱六分　厚朴一钱二分　苏叶八分　姜三片　枣二枚

治上气方三

苏子降气汤　〔上气〕　半夏曲　苏子各一钱　肉桂　陈皮各七分半　当归　前胡　炙甘草　厚朴各五分

加生姜、大枣、苏叶。

沉香降气汤　〔又〕　香附四两　炙甘草一两二钱　砂仁五钱　沉香四钱

共末，每二钱，苏叶、盐汤下。

快气汤　〔又〕　香附三两五钱　砂仁八钱　炙甘草四钱

共末，每一钱，盐汤下。

治下气方一

七气汤　〔下气〕　半夏三钱　人参　肉桂　炙草各七分　姜三片

治短气方二

加味生脉散　〔短气〕　人参　麦冬　五味子　阿胶　白术　陈皮

拯阴理痨汤　〔又〕　酒姜汁　炒生地　归身　麦冬　五味　人参　白芍　炙草　莲子　薏苡仁　牡丹皮　橘红

治少气方三

四君子汤　〔少气〕　人参补肺扶元　白术健脾燥湿　茯苓渗湿降气　甘草补胃和中

人参黄芪汤　〔又〕　人参二钱　黄芪　白术　陈皮各一钱　当归　茯苓　炙草各五分　姜三　枣二

益气丸　〔又〕　人参　麦冬各七钱　陈皮　炙草各五钱　五味二十一粒

水浸和油烧饼丸。

治气逆方二

退热清气汤　〔气逆〕　柴胡　陈皮　赤苓各一钱　半夏　枳壳各八分　香附七分　川芎　砂仁各五分　木香　炙草各三分

滋阴降火汤　〔又〕　白芍一钱三分　当归一钱二分　熟地　天冬　麦冬　白术各一钱　生地八分　陈皮七分　蜜炒知母　蜜炒黄柏　炙甘草各五分　姜三　枣二

治气郁方四

交感丹　〔气郁〕　香附一斤，长流水浸三日，炒　茯神四两

蜜丸，弹子大，每丸细嚼，煎降气汤下。

降气汤　〔又〕　香附　茯神　甘草各一钱

木香匀气散　〔又〕 藿香　炙草各八钱　砂仁四钱　沉香　木香　丁香　檀香　蔻仁各一钱

共为末，每用二钱，加生姜三片、紫苏叶五片、食盐少许，煎汤调下。

上下分消导气汤　〔又〕 枳壳　川芎　桑皮　桔梗　赤苓　厚朴　青皮　香附各二两　半夏　泽泻　木通　槟榔　麦芽　瓜蒌仁　姜汁炒黄连各一两　炙甘草三钱

共末，每一两加姜三片煎服。或神曲糊丸，白汤下七八十丸亦可，名分消丸。

治气滞涩方四

调气散　〔先调〕 蔻仁　丁香　檀香　木香各二分　藿叶八分　砂仁四分　炙草七分　盐少许

木香化滞汤　〔又〕 枳实　当归　柴胡　木香　陈皮　草蔻仁　香附　甘草　红花　半夏

补中益气汤　〔后补〕

益气丸　〔又〕 人参　麦冬各七钱　陈皮　炙草各五钱　五味二十一粒

水浸油饼丸。

治气痛方十

枳橘汤　〔上焦痞痛〕 枳壳一钱半　陈皮八钱　姜四片

煎服。郁甚，加姜黄少许。

清膈苍莎丸　〔上焦湿热郁痛〕 苍术二两　便香附一两半　黄连　黄芩各五钱

共为末，用红熟瓜蒌同捣为丸，梧子大，每服五七丸。

木香破气散　〔中焦气痛〕 香附四两　乌药　姜黄各二两　炙甘草　木香各五钱

每末二钱，盐汤下。

撞气阿魏丸　〔又〕 莪术　丁香　青皮　陈皮　川芎　炙草　茴香各一两　砂仁　肉桂　白芷各五钱　胡椒二钱半　阿魏二钱半，酒浸一夜，打糊　生姜四两，切片，用盐一两，淹一夜，炒至褐色

共为末，以阿魏糊丸，芡子大，朱砂为衣，每取三丸，空心细嚼，姜、盐汤下。亦治一切气痛。

四磨汤　〔下焦气痛〕 枳实　乌药　槟榔　沉香

虚者以人参代枳实。

木香槟榔丸　〔又〕 大黄四两　黑丑　黄芩各二两　木香　槟榔　黄连　当归　枳壳　青皮　便香附　陈皮　莪术　黄柏各一两

水泛丸，开水下五七十丸。亦治湿热痞痛。

化积丸　〔内痛〕 三棱　莪术　阿魏　海浮石　瓦楞子　香附　雄黄　五灵脂　苏木

水丸。

三棱散　〔又〕 三棱八钱　川芎四钱　酸煨大黄一钱

流气饮子　〔外痛〕 大腹子一钱　陈皮　赤苓　当归　白芍　川芎　黄芪　半夏　枳实　甘草　防风各七分半　苏叶　乌药　青皮　桔梗各一钱半　木香二分半　姜三　枣二

木香流气饮　〔又〕 陈皮一钱　藿香　木香　厚朴　青皮　香附　麦冬　沉香　白芷各七分半　白术　肉桂　木通　槟榔　苏叶各六分　草蔻仁　甘草各五分　大腹皮　人参　莪术　半夏　丁香皮　赤苓　石菖蒲各三分

姜三、枣二，水煎服。

痧子源流

痧子，肺经病也。脾为肺之母，风邪热

毒，感受最易，感之久，则毒邪凝聚于脾也，且移其祸于肺。又以脾主肌肉，肺主皮毛，疹子之发，由肌肉以越皮毛，肺之受制独甚，故曰肺病也。观其未出之先，咳嗽鼻涕嚏喷可验矣。其有眼胞浮肿，目泪汪汪者，肺乘所克，毒侵于肝也。其有恶心干呕烦闷者，肺与心连，毒邪熏灼于心也。故前人云，疹子一症，四脏俱受其伤，惟肾无忌，而肺则病之所由以发者也。惟病发于肺，故极疹之变，亦以毒邪陷入于肺而致弊。惟病发于肺，故治疹大法，亦必以清肺消毒为主，此疹之原也。或云疹子之发，为时行疠气传染，故沿门遍及，而要必因冬温太过，其反常之气，郁于脏腑，留于经络，故当春夏发泄之期，感此一时风热之疠气，发为疹也。夫冬温之气，人人中之，一时风热，又人人受之，故疹毒之发泄，亦人人患之。其曰传染者，以疹发毒泄，一种热蒸秽气，随汗而出，即随风而流，在他人曾中冬温之气，又适感一时之风热者，今触此随风而流之秽气，随亦发疹，固不啻由此传彼，由寡传众也。其元气壮，未曾受感者，则不发。且以疹之盛于今也，向来惟婴儿患之，今则毋论男妇壮老，皆患疹矣。向来之疹，不至死生交关，今则治稍不善，往往而死矣，岂尽天道使然欤，良由人禀受日薄，元气虚衰，邪气之相袭益深也。故向来疹科独少全书，间有言及者，多附于痘书中，略而未备，兹试详而论之，凡旧说之得当者，即参录焉。

疹即痧也，北方谓之疹，南方谓之痧。未出两三日前，即憎寒壮热，鼻流清涕，身体疼痛，呕吐泄泻，咳嗽气急，腮红眼赤，干呕恶心，目泪嚏喷，便是疹候宜苏葛汤、加味升麻汤。及其既出，则有颗粒绽起于皮肤之外，必自头至足，无一处不有，而尤以头面多出为吉。自出至没，约以三日为准，或出一日即没者，乃为风寒所冲，必至毒邪内陷宜羚羊散、大青汤、元参解毒汤，倘不早治，胃烂而死宜犀角解毒汤。已过三日不没者，乃内有湿热之故宜四物汤加犀角汁。然所谓三日渐没，第以手摸之无痕耳，肌肤之内隐隐红点，虽至五六日亦有。至疹子之色，则以鲜明红润为佳，赤紫干燥晦暗，皆火盛毒炽，急治始无变症宜六一散，或四物去地黄加炒黄芩、番红花等类。若浑身如锦纹，则为夹斑疹宜化斑汤。若色白，则为血不足宜养血益荣汤。若黑色，则九死一生矣急与大青汤。既没之后，必慎风寒，戒劳碌，静养三七日。至色欲一事，非七七日后断不可犯，盖疹虽已痊，余邪万不能一时即尽，使伤精丧血，欲火煽动，恐邪复乘虚肆横，致生别症。设有此患，急宜大补气血，仍兼消毒清火宜十全大补汤加减。饮食禁忌，尤宜小心，五辛早，令生惊搐；盐醋早，令咳不止；鸡鱼早，令天行时即重出。此皆终身为患，故须切戒。总之，疹子出必贵速，没必贵渐。速出则毒得尽泄，不致停留于中，渐没则自无冲遏，而余毒亦解。故出不速者，必用药以开其腠理，而催发之宜麻黄散、消毒饮。凡用方剂，必要参合岁气时令。没不渐者，必用药以清其实热，而和解之宜犀角消毒散。至于发热时有汗自出者，有鼻衄血者，皆不得遽止之，以毒能随汗衄泄也。然衄血者少，而自汗者多，以衄必其人阳素盛，复因热毒熏灼而伤血分，故上溢而从鼻出，鼻为肺窍，疹又为肺病故也。然其症必重，衄太过，亦须止之宜茅花汤。汗者，乃心之液，疹家之汗，则不尽出于心，而出于肺，盖肺之气化，本下输于脏腑，滋灌于经络，兹为疹毒所蒸，遂越皮毛而出，毒亦因之以泄。是汗固疹家必不可无，故发热时或不得汗，必表散以出之也宜苏葛汤、升麻葛根汤、葱白汤。虽然，汗固宜矣，毕竟当以亡阳为戒。在无汗而以药发之者，既得之后，切不可再汗。在自有汗者，即不得轻用表药，追疹出既齐，汗犹外溢，须审其情势而止之宜黄连汤。此又于常法之外，曲防其变者也。大抵强壮人汗或多出，犹不妨，虚弱人则急宜斟酌耳。

夫疹之根由既悉，则疹之变故宜参。疹之情状既明，其疹之治法宜备。大约发热之时，审知必是出疹，急与疏散透肌，固已，但必明乎岁气所属，辨乎时令所宜，而后用之以配君臣佐使。盖所谓岁气所属者，人中黄属土甲己年为君，黄芩属金乙庚年为君，黄柏属水丙辛年为君，黄连属火戊癸年为君，栀子黄属木丁壬年为君，既以其年所属为君，即以余年所属为臣，而荆、防、苏、翘、苦参、牛蒡、山豆根，皆其佐也、使也。所谓时令攸宜者，如温暖时必用辛凉宜防风解毒汤，喧热时必用辛寒宜黄连解毒汤，大寒时必用辛温宜桂枝解毒汤，时寒时暖必用辛平宜升麻解毒汤，不得妄施汗下，此即师韩飞霞修造五瘟丹之意。出齐之后，风邪之宣散，已十去八九，热毒之未泄者正多，急与清金降火清金，知母、石膏、麦冬、牛蒡、花粉之属；降火，芩、连、山栀、连翘、元参、大青之属而毒自解矣，此即遵胥门施氏疗治之法。收没之后，则以滋阴养血为主，而兼带清凉。昔人云：麻疹出六腑，先动阳分，而后归于阴经，故当发热，必火在荣分煎熬，以至血多虚耗，又必内多实热，故须用养阴退阳之剂宜四物汤加黄连、防风、连翘。凡一切燥热升阳动气者，皆在禁例如参、术、半夏等。此即采支氏录本之遗，斯为三大纲领，治疹之总要也，诚能按法治之，宁虑其有变端乎！而亦有不能免者，在透发前，或皮肤干，毛孔闭，淹延难出，是毒邪怫郁于内也宜麻黄散。或依岁气时令，用表散解毒药，仍不能出，应再服前药，更用外治法宜胡荽酒之类。如此三四次，仍不出，反见腹胀疼痛，上气喘急，昏眩闷乱，烦躁不安，此必死，可勿药。或发热时多渴宜人参白虎汤、绿豆灯心炒糯米汤等，过于饮水，定生水蓄之症。水入肺，必喘必咳宜葶苈丸；水入脾，必肿必胀，必自利；入胃，必利，必呕哕俱宜二苓泽泻汤；水入心，必惊必悸宜赤苓木通汤；水入肝，必胁痛宜芫花等；水入肾与膀胱，必小便不利宜车前子、通草等。务各以对经之药，宣泄五脏之水。或咽喉肿痛，不能饮食，毒邪怫郁，激而上熏也宜甘桔汤加元参、连翘、牛蒡。或咳嗽口干，心烦，毒邪在心肺，透发未尽也宜泻白散加翘、葛、元参、花粉以泻肺，导赤散加翘、葛、黄连、竹叶以泻心。或发热时吐利滞下，毒邪内迫，上则吐，下则利，甚则里急后重而滞下也吐宜竹茹石膏汤，自利宜猪苓汤，滞下宜黄芩汤。或初出时频泻稀水，最为恶候。但疹出稠密，或色紫赤太甚者，反不妨，由毒邪郁遏大肠，惟泻斯解宜平胃散加翘、葛等。追疹发透收没，自然泻止，若既收仍泻，毒必未尽，急须分利解毒宜平胃散加翘、葛、黄连、木通、牛蒡、泽泻，万万不可止涩，以致痞胀喘急，便为不治之症。凡此皆收没以前之患，所当于三大纲领外，随症调治者也。

至于疹后四大症，其害尤为不小，医者更宜着急。一曰疹后痨，疹既收没，毒邪犹郁于肌肉间，昼夜发热，渐至发焦肤槁，羸瘦如柴，变成骨蒸痨瘵，急须调治宜金花丸、清火消毒汤加当归、连翘、川芎、芦会、使君子、龙胆草等，胃弱兼用胃苓汤，迟则口鼻气冷，睡卧露睛，手足厥冷搐掣，必至不救。即未羸瘦，而遍身壮热，瘈疭烦躁，实由阴亏血耗，至余毒入肝而传于心，故如此宜当归养荣汤、金花丸、清火消毒汤、黄连安神丸加朱砂、枣仁以清其毒。一曰疹后疳，余毒未尽，陷入胃家，忽发走马疳，牙根臭烂，血出颊肿，环口青黑，久则腮穿齿落，唇缺鼻坏，急救勿缓，内治以速清胃火为主宜金花丸、清胃汤，外治以散毒去腐为主宜文蛤散、雄黄散。如疮色白者，其胃已烂，必死。一曰疹后痢，疹前曾作泻痢，调解未清，至是变成休息痢，日夜无度，里急后重，余毒流入大肠也，不论赤白，总应养血行气宜黄芩汤，盖血和而痢自止，气行而后重除也。然须分虚实，实者不妨微利宜三黄汤，虚者只可调和宜香连丸。一曰疹后嗽，气喘息高，连声不止，甚至咳血，或呛出饮食，此毒归于肺，肺焦叶举也，名曰顿嗽宜麦冬清肺饮加连翘。而或体实宜宁肺汤，或神虚宜清肺饮，亦当分别。如胸高肩耸，手摆头摇，口鼻出血，面色青赤，或枯白，或晦黯，皆不可治。而亦有肺气极虚，毒遏发喘，不至呛食咳血者，不得泥乎肺热，专为解毒清肺也宜麦冬清肺饮倍加人参。此四者，皆为疹后坏病，关乎生死，切勿妄治。而此四证之外，容有烧热不退者，血虚血热也，只须滋阴补血，其热自除宜四物汤为主，渴加麦冬、犀角，嗽加瓜蒌霜，痰加贝母、陈皮，切忌参、术、半夏。有身热不退呕吐而烦者，毒犹未尽，留连于肺胃间也宜化斑汤。有大便秘者，余火内结也宜于清火药中少加大黄。有泄泻者，积热移于大肠也宜四苓散加芩、连、木通。久则心伤脾或酌用木香、砂仁、诃子、肉豆蔻。有疹退热除不能食者，胃气弱也宜四物汤加砂仁、神曲，或酌加地黄。有疹后出入动作如常，忽然心腹绞痛死者，气虚中恶也，盖因元气虚弱，或曾受疫疠之气，外虽无病，内实亏损，故一发而死。有疹没后三四日又出，至五六次不止者，由发热时风寒侵袭，邪郁肌肉，前虽藉药发出，终属勉强，故留连不散而屡发也宜照前治疹之法治之。以上七症，亦属余邪为患，所当急治者。

然而疹类不一，其源流形似处，更不可不辨。今人多曰麻斑瘾疹，大约相似，不知麻为太阳经病，其经感受深山邃谷毒风积热，因发为麻，形如心经痘子一般，头不尖锐，较疹稍稀疏，西北人常患之，南方不多见。斑则有阴阳之别，阳斑乃少阳相火与风热相搏之病，如温毒发斑、冬温夏热发斑之类皆是，其形焮肿，如蚊蚤所啮，或成片如锦纹云霞宜大青汤、化斑汤、羚角散。若伤寒发斑，全由胃热，当从伤寒门治。吐泻发斑，全由胃虚，治法可补不可泻，可温不可凉。二者皆不在此例，故本论不列方。阴斑则如阴证发斑，伏寒在下，迫其无根失守之火，聚于胸中，热上蒸肺所致宜麻、桂、芎、芷、羌、芍、苍、夏、藿、桔、陈皮、枳壳、砂仁、甘草、生姜。又如内伤寒物发斑，先由伤暑，次食生冷冰水，并睡卧凉处，内外皆寒，逼暑火于外，故色微红，或带白，与阳斑不同宜藿香正气散，多于暑月见之，或婴儿肌肤脆薄，亦常有之。若疹则脾家湿火郁结，复感外邪，互煽烙肺，肺热挟痰，遂生是症，其形色已详前文。或有皮肤尽赤者，为夹斑疹方已见前。有根窠微肿者，为兼瘾疹宜照岁气时令加减用药。瘾者由脾家蓄热，更兼风湿，故隐隐然不发胖，无颗粒，似肿非肿，多发痒，或不仁宜消风散，以其隐见肌肉，故曰瘾，以亦憎寒壮热而发，与疹相同，故人皆混称曰瘾疹，其实是二症也。此外又有风疹，由脾虚血热，感受风邪而作宜调中汤，切不可专用治风药，其形浮肿，成片成块，愈搔愈盛。又有痱疹，即夏月痱子之极盛者，其粒大如粟米，皮肤尽赤，多生项下、夹窝、内胯。凡皮肉相贴处，外科书谓之暑毒宜苦参汤洗，若抓破皮，易变成脓疮宜鹅黄散扑之。又有冻疹，寒冬天地之气闭塞，交春东风发动，其气流散而东风袭入毛孔，此恶气即乘以入，遂有形如鱼子而色白者，头面胸腹手足不拘，发见一处，不至遍及一身，极飒淅难忍，周时收没即无点痕宜消风散加减。三者亦疹之流派也。至如孕妇有出疹者，由于内虚，故腹中有胎，易为热毒所伤，治宜安胎清热，使胎不动，则疹亦易痊宜四物汤多加白术、砂仁、黄芩。如胎气上冲，则已为毒所伤矣宜急用苎根、艾叶浓煎汤，磨槟榔浓汁急服之，并多服四物汤为妙。产妇亦有出疹者，当血液大亏之后，复得耗血损液之症，又恐热毒煎熬，恶露干结不行，惟以败毒清火与去瘀生新之剂，相兼用之，庶乎可疗宜当归、川芎、丹参、玄参、丹皮、赤芍、荆芥、桔梗、益母草。婴儿之疹，有夹痘出者，因毒气壮盛，击动脏腑，毒趋百窍，血有余而气不足，不能密护脉络，血遂夹毒外浮，乘势而与痘齐出也宜升麻葛根汤、荆芥解毒汤加丹参、赤芍、当归、牛蒡，使疹散去，痘亦自出。又有结痂后出疹者，痘之余毒未尽，又加血热故也宜犀角解毒汤。嗟乎！疹之关人性命若此，果能医治无失，又自善保养，自然安稳无事，精神充足。万一事故难辞，不免劳顿，气虚血弱，致多不足之象，急应补救宜十全大补汤加减。然则操人生死之柄，可勿兢兢详慎，以求无误哉。

【脉　法】《金镜录》曰：足冷不温其脉洪，要知总是斑疹候。《医旨》曰：疹发之脉，浮大而数，右寸关更甚也。

【疹子之原】《入门》曰：太古无痘，周末秦初乃有之。海藏曰：瘢疹之为病，皆由子在母腹中浸渍，食母血蕴而成毒，皆太阴湿土壅滞，君相二火之所作也。

【疹子形症】《正传》曰：有色点而无颗粒者曰斑，浮小而有颗粒者曰疹也。又曰：疹如粟米微红，隐隐皮肤不出作痒，全无肿满。又曰：麻子最小，隐隐如麻子，顶平软不碍指，即有清水痘，多挟疹同出，麻亦多挟疹同出，故曰痘疹麻疹。陆南旸曰：痘之发触于天行时气，疹之发中于时气风寒，痘当从外解，疹当从内解。又曰：麻疹多属于肺，故嗽而始出，起而成粒，匀圆而小，阳气从上，故头面愈多者为佳。《金镜录》曰：心热盛移于小肠，故小便多黄而赤。然小便之行，由于肺气之降下而输化也，若肺受火克则失降下之令，故小便短而涩。当痘疹之时，不必利水，治当清金降气，用凉药以泄其热，而小便自利矣。

【疹子看法】《金镜录》曰：凡看麻疹之法，多于耳后、项上、腰眼里先见也。《辨疑赋》曰：根窠若肿兮，疹而兼瘾；皮肤加赤兮，疹尤夹瘢。似锦而明兮，不药而愈；如煤而黑兮，百无一痊。

【疹子治法】《入门》曰：麻疹杂症与痘疮略同，但始终药宜用清凉。《医鉴》曰：麻疹当以葱白汤饮之葱白连须，不拘多少，煎取汁服，其麻自出。如渴只用葱白汤，以滋其渴，使毛窍中常微汗润泽可也。过三日不没，内有实热，犀角地黄汤解之。

【疹子轻重难治不治症】《金镜录》曰：或热或退，五六日而后出者轻，淡红滋润，头面匀净而多者轻，发透三日而渐没者轻，头面不出者重，红紫暗燥者重，咽喉肿痛不食者重，冒风早没者重，移热大肠而变者重。黑暗干枯，一出即没者不治；鼻煽口张，目无神者不治；鼻清粪黑者不治；气喘心前吸者难治；疹后牙疳臭烂者不治。《入门》曰：麻疹不出而喘者死；变成黑斑者死；没后余毒内攻，循衣摸床，谵语神昏者死。

治疹子方五十二

苏葛汤　〔初起〕　紫苏　葛根　甘草　赤芍　陈皮　砂仁　前胡　枳壳　生姜　葱白

加味升麻汤　〔又〕　升麻　甘草　元参　柴胡　赤芍　条芩　葛根　独活

此麻疹表药，邻家已有出者，预服一二帖亦可。非如上苏葛汤，专为初热见点发表之方也。

四物汤　〔内热〕　川芎　当归　生地　芍药

羚角散 〔毒邪内陷〕 羚羊角 甘草 防风 麦冬 元参 知母 黄芩 牛蒡子

大青汤 〔又〕 大青 木通 元参 桔梗 知母 山栀 升麻 石膏

水煎，调路东黄土末二三钱服之。如大便结闭，口干腹胀，身热烦躁者，此热秘也，加酒炒大黄。无大青以青黛代之。

元参解毒汤 〔又〕 元参 葛根 山栀 黄芩 桔梗 甘草 生地 荆芥

入茅根、京墨汁服。

犀角解毒汤 〔胃烂〕 犀角 连翘 桔梗 生地 当归 薄荷 防风 黄芩 甘草 赤芍 牛蒡 荆芥穗

六一散 〔色紫黑〕 滑石 甘草

冬日温水下，夏日新汲水下。

十全大补汤 〔补气血〕 人参 白芍 茯苓 熟地 黄芪 白术 炙甘草 肉桂 川芎 当归 糯米

麻黄散 〔出迟〕 蜜酒炒麻黄 焙蝉退 酒炒升麻 炒牛蒡子

消毒饮 〔又〕 防风 荆芥 甘草 炒牛蒡子 姜

茅花汤 〔止衄〕 茅花 归尾 生地 山栀 元参 黄芩

调百草霜服。

升麻葛根汤 〔表散〕 升麻 葛根 赤芍 甘草 姜

葱白汤 〔又〕 连须葱白

黄连汤 〔止汗〕 黄连 黄柏 黄芩 黄芪 生地 归身 麦冬 浮麦

调蒲扇灰服。

防风解毒汤 〔辛凉〕 防风 甘草 荆芥 连翘 薄荷 枳壳 石膏 知母 桔梗 木通 淡竹叶 牛蒡子

黄连解毒汤 〔辛寒〕 黄连 防风 元参 甘草 桔梗 黄芩 木通 知母 荆芥 石膏 大青 山栀 酒黄柏

桂枝解毒汤 〔辛温〕 桂枝 甘草 人参 赤芍 防风 荆芥 川芎 羌活 桔梗 牛蒡 酒麻黄

升麻解毒汤 〔辛平〕 升麻 桔梗 荆芥 连翘 防风 羌活 赤芍 甘草 淡竹叶 牛蒡子

胡荽酒 〔外治〕 滚酒入胡荽略煎三四沸，合定勿泄气，候温，远远喷之，从项至足，勿喷头面。

人参白虎汤 〔热渴〕 人参 知母 石膏 花粉 葛根 麦冬 竹叶 粳米

绿豆灯心炒糯米汤 〔又〕 绿豆一酒杯 灯心三十根 炒糯米一撮

葶苈丸 〔喘咳〕 炒葶苈 煨杏仁 酒防己 炒莱菔子 炒白牵牛 茯苓

食后服。

甘桔汤 〔咽肿痛〕 甘草 桔梗

若加牛蒡、连翘、射干、升麻、山栀、黄连、黄芩，名牛蒡甘桔汤。

泻白散 〔泻肺〕 蜜桑皮 地骨皮 炒黄芩 酒黄连 马兜铃 淡竹叶 桔梗 山栀 灯心 大青 元参 连翘

导赤散 〔泻心〕 生地 木通 甘草 淡竹叶

竹茹石膏汤 〔吐多〕 竹茹 石膏 陈皮 半夏 茯苓 甘草

猪苓汤 〔自利〕 猪苓 茯苓 滑石 泽泻 升麻 甘草 黄连

黄芩汤 〔滞下〕

平胃散 〔邪遏大肠〕 苍术 厚朴 陈皮 甘草 姜 枣

金花丸 〔疹痨〕 黄连 黄柏 黄芩 大黄

水泛丸。去大黄加山栀名栀子金花丸。

清火消毒汤 〔又〕 黄芩 黄连 山栀 郁金 龙胆草 雄黄 地骨皮

灯心

胃苓汤　〔胃弱〕　茯苓　猪苓　白术　泽泻　苍术　陈皮　甘草　姜厚朴　官桂少许

当归养荣汤　〔疹痨〕　当归　山栀　川芎　生地　麦冬　甘草　竹叶　灯心

便结，少加大黄。

黄连安神丸　〔又〕　黄连　当归　龙胆草　全蝎去毒　石菖蒲　茯神

蒸饼和猪心血丸，朱砂为衣，用灯心汤下。

清胃汤　〔疹疳〕　升麻　生地　黄连　当归　丹皮

文蛤散　〔又〕　雄黄　枯矾各五分　文蛤一钱　蚕退纸灰，三分

米泔洗疮敷，日三四次，以平为度。

雄黄散　〔又〕　雄黄一钱　黄柏二钱　麝香五分

艾叶汤洗敷，以平为度。

三黄汤　〔疹痢〕　炒黄连　炒黄芩　蒸大黄

以微利为度。

香连丸　〔又〕　黄连一两，用吴萸五钱同炒，去萸　木香三钱，忌火

醋糊丸，空心米汤下。

麦冬清肺饮　〔疹嗽〕　麦冬　人参　甘草　赤芍　桔梗　陈皮　槟榔　赤苓

宁肺汤　〔又〕　黄芩　桑皮　贝母　知母　枇杷叶　杏仁　花粉　天冬　沙参

化斑汤　〔毒留肺胃〕　人参　甘草　知母　石膏　桔梗　连翘　升麻　竹叶　炒牛蒡　地骨皮

四苓散　〔热移大肠〕　茯苓　猪苓　泽泻　炙甘草　苍术

治新泻、热泻。

消风散　〔脾热风湿〕　茯苓　蝉退　川芎　僵蚕　人参　藿香　防风　荆芥　甘草

茶酒煎。

调中汤　〔风疹〕　藿香　枳实　砂仁　甘草　苍术　茯苓　陈皮　青皮　半夏　厚朴

苦参汤　〔痱疹〕　苦参四两　菖蒲二两

水五碗，煎数沸，添水二碗，盖片时，临洗入猪胆汁四五个，三五次无不愈。

鹅黄散　〔又〕　绿豆粉一两　滑石五钱　黄柏三钱　轻粉二钱

搽之即愈。

荆芥解毒汤　〔疹夹痘〕　荆芥　赤芍　牛蒡　连翘　元参　桔梗　防风　前胡　木通　归尾　甘草梢　天花粉

养血益荣汤　〔色白〕　赤芍　人参　甘草　酒当归　酒炒红花

藿香正气散　〔伤寒发斑〕藿香　白术　茯苓　半夏　陈皮　桔梗　白芷　甘草　姜厚朴　紫苏　大腹皮

犀角地黄汤　〔解热〕　犀角　生地　黄芩　黄连　大黄

附录：石氏治疹经验良方十五

透肌散　治疹初出隐隐淹在肌肉内，以出即没者乃瘾疹也。

炒牛蒡二钱半　葛根二钱　荆芥钱二分　蝉退三十个

酒一小杯，水一大杯，半煎六分温服。一次本方加羌活五分，二次本方加紫苏、枳壳六分，三次本方加牛膝五分。

清心汤　治疹出痕如朱点，或赤或紫，烦躁不宁者，乃斑疹也。

黄连　连翘　生地各钱半　山栀二钱　黄芩一钱　归尾三钱　黄柏　丹皮　甘草各

五分　赤芍八分　甘菊七分　灯心三分　川芎六分

温服。如衄血即随血解。

和解散　治疹已出，遍身形如蚕种，色黑黯，皮肉僵硬，此十死一生症也，急用后二方。

麻黄去节取头末，绿豆取生粉隔纸焙熟各七分，共为细末又用新蒲公英二两干者七分，条芩、生地各一钱，煎好，调前二味末，春冬温服，夏秋凉服，兼用下外治方。

外治方　仰天皮二斤，即凹地上卷皮也　嫩柳皮半斤　星星草四两　蝉退二百个

水十杯，煎三沸，去渣，乘热气熏洗遍体，黑疹变为鲜色，十有九生之妙。

清肺解毒汤　治疹收之后胸胀、喘急、咳嗽、闷乱、狂言谵语、手足动摇，此余毒入肺也。

黄芩　陈皮各一钱　麦冬二钱　贝母一钱半　赤苓七分　蜜桑皮　甘草各五分　酒炒黄连七分

蒲公英三钱，煎好，再用大黄三钱切片，开水泡一时，澄汁一小杯冲服。

敛肺汤　治疹收之后，喘急闷乱，头折眼吊，胸膛高陷，角弓反张，目睛直视，唇白面黄，口鼻歪斜，名曰肺气耗散，正气不归原也。急以此方治之，缓则无救。如唇反而黑紫，鼻眼俱黑，必死。

北五味三钱　黄芩二钱　麦冬三钱　甘草节五分

小灵丹　治疹后余毒壅遏在咽喉，肿痛，咽物不下。或结一切余毒，牙齿破烂。

白官硼二钱　朴硝三钱　辰砂钱半　乳香去油　没药去油，各三分

吹敷俱可。

天绿散　治疹后余毒壅遏在眼疱，烂如癣，或小儿木耳等疮，皆效。

铜绿一两研极细末，黑透熟天茄打汁，量末调稀糊于黑碗内，上用黑碗盖之，盐泥封固，文火煨二炷香取出，丸绿豆大，或用散，每五厘入乳汁小半酒杯，再研如茶汤，以鸡翎蘸敷二三次即愈。

金黄散　治疹后重舌，并两颊骨疙瘩。

硼砂三钱　雄黄钱半　朱砂七分

鲜薄荷打汁调敷，数次愈。

铁箍散　治疹后余毒流注肌肉之间，结成痈疽肿痛。

白及　白蔹各一两　黄柏二两　山豆根　连翘　黄芩　乳香　没药各五钱　川乌六钱　地骨皮七钱　射干三钱

共为末，茶酒调敷。

清咽汤　治疹后热毒在胃，攻冲喉咽疼痛，日夜饮水不止。

升麻　元参　射干　连翘　山栀　黄芩　石膏　归尾　麦冬　生地　薄荷　大黄　金银花　甘草节

一匙金　治疹后风并痘脱痂风，一服立效。

白花蛇去骨刺三分炒褐色，人指甲一分半炒黄色，共为末，再用透骨草、麻黄各三钱，入水酒各半杯，煎三沸，去渣，调上二味末服之，盖卧，微汗即愈。如儿小，分三服。

治水痘方　凡水痘初出，每痘根周围紫硬，顶陷色黑，令儿啼多，烦躁蒸热，名凹痘疔。

新人屎尖七个，瓦上焙如褐色，研细，可重一二分，酒调下，遍身臭汗即效。

又　方　治水痘收后，余热不退，咳嗽微喘，多睡，眼涩多眵。

蒲公英二两，水煎服，一帖即愈。

又　方　治水痘收后，心胸胀，胁满，食即呕吐，久不治，结为痰痞者。

大黄一钱　牙皂　皮硝　火硝各五分

共为末，水丸黍米大，三岁服六十丸，十岁一百丸，毒自与积俱化而愈。如儿小不能服丸，蜜调末服亦可。

杂病源流犀烛 卷三

大肠病源流大肠痈 脏毒附

手阳明大肠脉，起于次指内侧之端，循指上廉出虎口两骨之间，上入手背外侧两筋陷中，循臂上廉入肘外廉，行臑外前廉，上肩，出髃骨前廉，上出于柱骨之会上，下入缺盆，络肺，下膈，属大肠。其支者从缺盆上颈贯颊，入下齿，还出挟口，交人中，左之右，右之左，上挟鼻孔，次注足阳明胃经。每日卯时气血俱注大肠。手阳明大肠经，血气俱盛。

为胃化物之器，惟大肠耳，故经曰：大肠者，传道之官，变化出焉。其经与足阳明相接，故亦谓手阳明也。是固为阳明胃所器使，止属供役动用之物，其腑无灵，亦非当阳之用，岂谓其能有阳明之职事乎？又以营气之隧道，与肺相接，故经络得与肺为表里，岂谓其能与肺为互用乎？经又曰：脾胃大小肠三焦膀胱者，仓廪之本，营之居也。名曰器，能化糟粕转味，而以为出入者也。是皆至阴之类，通乎土气，则经固指大肠等为阴矣。以其为阳者，不过以脏腑之内外言之，以脏居内故为阴，腑居外故为阳耳。然则以脏内腑外而分阴阳，只以地分为分别，使人晓然于脏腑之有异。若经以为至阴之类，则就其职任言之，以阳为主，而阴为从，大肠等皆效用于阳明胃，故其实为阴也。固知读书者，当不以词害志矣。乃王氏叔和必以其脉定为阳，在寸口肺脉上。罗氏澹生又必以肺在上为阳，主诸关前，主秋令而谓不可以大肠当之。且以《脉经》并无脉状，而谓知其无加于肺脉之浮涩。夫大肠所由隧道，既与肺相接，而与肺为表里，则其营气相通。而肺脉既浮涩，大肠脉亦因相通而无异也。且天下惟灵者能自主，大肠之腑既无灵，其何能自主而别为脉状乎？其无加于肺脉之浮涩亦宜矣。故叔和《脉诀》，诚属伪撰而多穿凿，澹生诋之，而其说亦未甚圆灵也。要之，大肠所由之隧道，虽与肺相属而为表里，大肠之络实与阳明胃接经，故其病亦与胃同，与肺无涉，即经络自病，延及于肺，亦止在经络，不与伤寒之传经必及于脏腑相似也。故大肠实，则病耳后肩臑肘臂外皆痛，脐腹或腹胀不通，气满，皮肤坚，便硬，肠风下血宜泻白散。若虚则耳鸣耳聋，虚热，或便闭不通，或腹痛而泄利肠鸣，脱肛宜实肠散，然则大肠之为器，亦概可见矣。

【大小肠连系】 《入门》曰：大小肠之系，自膈下与脊膂连，心肾膀胱相系，脂膜筋络，散布包裹，然各分纹理，罗络大小肠与膀胱，其细脉之中，乃气血津液流走之道也。

【大肠外候】 《灵枢》曰：鼻隧以长，以候大肠。又曰：肺主皮，皮厚大肠厚，皮薄大肠薄，皮缓腹裹大者大肠大而长，皮急者大肠急而短，皮滑者大肠直，皮肉不相离者大肠结。又曰：天枢以下至横骨长六寸半，过则回肠广大，不满则狭短。

【大肠病症】　《灵枢》曰：大肠病者，肠中切痛而鸣濯濯，冬日重感于寒即泄，当脐而痛，不能久立。又曰：肠中寒则肠鸣飧泄，肠中热则出黄如糜。《素问》曰：肠痹者，数饮而出不得，中气喘急，时发飧泄。仲景曰：大肠有寒，多鹜溏，有热，便肠垢。《入门》曰：肠虚则鸣，又寒气相搏，则为肠鸣。《灵枢》曰：胃恶热而喜清冷，大肠恶清冷而喜热，两者不和，调之以饮食衣服，寒温中适，乃不致邪僻也。

【大肠绝候】　《脉经》曰：大肠绝，不治，何以知之？泄利无度，知绝则死矣。

大肠痈　因七情饮食，或经行产后瘀血留积，以致大肠实火坚热所生病也。经云：关元穴属小肠，天枢穴属大肠，丹田穴属三焦，其穴分隐痛者为疽，上肉微起者为痈，是古人之分大小肠痈，只以发现于本部位者名之，而其为病则相似，故古人之书，概曰肠痈也。仲景云：肠痈为病，小腹肿而强，按之则痛，小便数似淋，时时汗出，发热而复恶寒，身皮甲错，腹皮急如肿状，甚者腹胀大，转侧有水声，或绕脐生疮，脓从疮出，或有出脐者，惟大便下脓血者自愈。仲景之言，虽统大小肠痈皆然，其中有当分辨者，如小便数似淋，惟小肠痈有之，大便下脓血，则又大肠痈症居多。盖小肠痈竟有脓血从小便中出者，若大肠痈，脓血断无出自小便者也。其致病之由，总因湿毒郁积肠内，却又有寒热之分。其腹皮急，按之濡，身不热者，乃阴寒所成宜牡丹散，内托十宣散加茯苓。其小腹痞坚，按之痛，身发热者，乃结热所成宜大黄牡丹汤、黄黑散。固不可不辨也。然所谓寒，要是湿邪寒冷之气蕴结。所谓热，亦是湿邪郁热之气淹留耳。而其治之之方，当分先后，或脉迟紧，则脓尚未成，急解毒，使无内攻，兼须止痛宜通肠饮或大黄汤下之。或脉滑数，则脓已成，以下脓为主宜太乙膏。或脉洪数，小腹疼，尿涩，则为脓滞，以宣通为要宜牡丹散。或腹濡痛，时时下脓，则由元虚，当于下脓药中兼补益宜丹皮散。或溃后疼痛过甚，淋沥不已，则为气血大亏，须用峻补宜参芪地黄汤。而其尤要者，凡患大小肠痈，切不可使病人着惊，惊则肠断而死，坐卧转侧，皆宜徐缓，尝少进稀粥，静养调摄，饮食不可过饱，庶可保生。

【脉　法】　仲景曰：趺阳脉滑而数，知当尿脓也。《脉经》曰：肠痈之脉滑而数，滑则为实，数则为热，滑则为荣，数则为卫，卫数下降，荣滑上升，荣卫相干，血为败浊。《脉诀》曰：肠痈难知，脉滑可推，数而下热，肠痈何疑，迟紧未脓，下以平之，洪数脓成，不下为宜。叔和云：关内逢芤肠里痈。

【肠痈症治】　丹溪曰：肠痈，大肠有积热死血流注，宜桃仁承气汤加秦艽、连翘下之。《疡科选粹》曰：肠痈小腹坚肿，按之则痛，肉色如鼓，或亦微肿，小便如淋，汗出憎寒，其脉迟紧，脓未成者，急服大黄汤神效。其腹中痛，烦躁不安，或腹胀不食，小便涩者，薏苡仁汤。瘀血肠痈，小腹硬痛者，四物延胡汤。小腹胀，脉滑数，或里急后重，时时下血者，排脓散。

【肠痈不治症】　《疡科选粹》曰：大便或脐间出脓者，不治。

脏毒　专由大肠血热，或平素喜食辛燥煎煿之物，而成病也。生在肛门内大肠尽处，往往溃烂至肛门外。治法大约与肠痈相仿，而主药必以忍冬藤、麦冬为主，并多加地榆、蒲黄，庶乎有瘳。

治大肠病诸药要品及方二

大肠实宜凉血清热生地 黄连 槐花 大黄枳壳 桃仁 黄芩 石膏 知母 芒硝 槟榔 地榆 生甘草 白芍 葛谷 防风 荆芥 炒红曲 蒲黄 麻仁 猪胆汁 侧柏叶 郁李仁 白头翁 忍冬藤

大肠虚宜补气生津人参 黄芪 麦冬 白芍蜂蜜 炙草 芝麻 麻仁 天冬 生地 当归 芦荟 白术 升麻 莲子 吴萸 肉果 木瓜 扁豆 葛谷 柴胡黄柏 防风 连翘 五味 肉苁蓉 补骨脂 赤石脂

泻白散 〔大肠实〕 生地二钱 赤苓 芒硝各一钱 陈皮 竹茹 山栀 黄芩 黄柏各五分 姜三片 枣二枚

实肠散 〔大肠虚〕 厚朴 肉果 诃子皮 砂仁 陈皮 苍术 赤苓各一钱 木香 炙草各五分 姜三 枣二

附载：仲景分别标本方药

标石膏 葛根

本槐花 白芍 麻仁

治肠痈方十三

通肠饮 〔未成〕 忍冬藤 归尾 白芷 皂角刺 乳香 没药 甘草 苡仁 花粉

或用矾一两，黄占一两为丸，大妙。

大黄汤 〔又〕 大黄 朴硝各一钱 丹皮 白芥子 桃仁各二钱

空心温服，下后以参芪补之。

太乙膏丸 〔已成〕 元参 白芷 生地 当归 赤芍 肉桂 大黄各一两 净黄丹十二两

丹皮散 〔下脓〕 人参 丹皮 白芍 茯苓 黄芪 苡仁 桃仁 白芷 当归 川芎各一钱 甘草五分 木香三分

参芪地黄汤 〔补益〕 人参 黄芪 茯苓 熟地 山药 丹皮 山萸 姜 枣

牡丹散 〔因寒〕 人参 丹皮 天麻 茯苓 苡仁 黄芪 桃仁 白芷 当归 川芎各一钱 官桂 甘草各五分 木香三分

内托十宣散 〔又〕 人参 黄芪盐水浸，焙 酒当归 姜厚朴 桔梗 肉桂 川芎 防风 白芷 甘草各等分

为末，每三钱，温酒调服。不饮酒，木香汤调下。一方加白芍。

大黄牡丹汤 〔因热〕 大黄 芒硝各钱半 瓜蒌仁 丹皮 桃仁各二钱半

服此有脓即下脓，无脓即下血。一方有冬瓜仁，无瓜蒌仁。神效。

黄黑散 〔又〕 大黄一两，取末四钱半 破故纸一两，取末二钱 牛蒡子一两，取末一钱 黑牵牛一两，取末二钱

上和匀，分二服，每取一帖，蜜水调，空心服，以利为度。

桃仁承气汤 〔积热死血〕

薏苡仁汤 〔烦躁〕 苡仁 瓜蒌仁各三钱 丹皮 桃仁各二钱

四物延胡汤 〔瘀血〕 当归 延胡索各一钱 川芎 白芍 生地各五分 桃仁 红花 牛膝各七分

空心服。大便秘加大黄。

排脓散 〔排脓〕 黄芪 当归 金银花 白芷 穿山甲 防风 瓜蒌仁 连翘 甘草各一钱

肠鸣源流

肠鸣，大肠气虚病也。惟大肠之气先虚，故一切病俱凑之，而成是症。大小肠部位，小肠在胃之左。胃下口曰幽门，即小肠上口。小肠盘十六曲，至下口曰阑

门，主别清浊，即大肠上口。大肠即回肠，当脐之右，亦盘十六曲，至广肠。广肠者，即直肠，至肛门。其所以鸣者，一由中气虚，若用破气药，虽或暂止，亦不愈宜补中益气汤加炮姜；一由脏寒有水宜理中汤加肉桂、茯苓、车前；一由火欲上升，击动其水宜二陈汤加黄连、黄芩、山栀；一由泄泻宜升阳除湿，智半汤；一由下气，暂止复响宜益中汤；一由疾行，如囊裹水之声宜河间葶苈丸。其症虽不同，而其鸣或空或实，或上或下，或高或低，可按而知也。

【肠鸣病症】　《灵枢》曰：大肠病者，肠中切痛，而鸣濯濯。又曰：腹痛肠鸣，气上冲胸，喘不能久立，邪在大肠也。又曰：肠中寒，则肠鸣飧泄。《入门》曰：肠虚则鸣，又寒气相搏，则为肠鸣。

治肠鸣方六

补中益气汤　〔元气虚〕　人参　黄芪　当归　白术　柴胡　升麻　陈皮　炙甘草

理中汤　〔脏寒〕　人参　白术　甘草　干姜

二陈汤　〔火击水〕　茯苓　陈皮　半夏　甘草

智半汤　〔泄泻〕　益智仁　半夏各五分　苍术四钱　防风二钱　白术　茯苓　白芍各一钱　姜

益中汤　〔下气〕　人参　白术　黄连　黄芩　枳壳　干姜　甘草

河间葶苈丸　〔疾行〕　甜葶苈　泽泻　杏仁　椒目　桑白皮　猪苓各五钱

蜜丸，葱汤下，取利。

脱肛源流肛门痒痛附

脱肛，大肠气虚病也。大肠之气，虚衰下陷，又或兼有湿热，故成此症。虽治不同，要以升提为主宜人参、白术、升麻、炙甘草。李士材云：脱肛一症，最难用药，热则肛门闭，寒则肛门出，宜内外兼治。诚哉是言也内宜服磁石散，外宜用铁铧汤[①]洗。总之，脱肛或由于气虚者，补益为急宜补中益气汤重用参、芪、升麻；或由于胃家之热，移注大肠者，兼宜清热宜四君子汤兼黄连、黄柏；而外以涩剂煎汤洗之自平。又或脱肛而痛，由热留于下者，当清理大肠宜槐花、木香；由于寒者，急用温剂宜理中汤。此治脱肛之大法也。至其虚实寒热，变迁不同，是在临症按脉时，神而明之，庶无差误。

【脱肛之由】　《回春》曰：脱肛者，肛门翻出也。肺与大肠为表里，肾主大便，肺肾虚者，多有此症，参芪汤升之。

【脱肛症治】　《直指》曰：脱肛一症，气聚不散也，里急而不得出，外胀而不得入，先以枳壳散糁敷，则气散肿消矣。又曰：《难经》云，病之虚实，出者为虚，入者为实，肛门之脱，非虚之故然哉，其有产妇用力过多，及小儿叫号弩气，并久痢不止，风邪袭虚，亦有此病据此，则脱肛之症，《回春》专以肠痔当之，非也，肠痔只脱肛中一症耳。《入门》曰：脱肛者，气下陷也，肺主魄门，肺热则肛门缩入，肺寒则肛门脱出，必须温肺补胃，如补中益气汤加诃子、樗根皮少许，或猬皮散俱可。其血热者，四物汤加黄柏、升麻，虚热者，缩砂散。

肛门痒痛　湿与火病也。大肠有湿，流注于肛门，则作痒宜秦艽羌活汤。甚或生虫，其痒难当，治法与虫痔相同宜神应黑玉丹、萹蓄汤，外以苦楝根煎汤熏洗。大肠有火，郁闭不宣，则肛门作痛宜七圣

① 铁铧汤　清抄本作“铁销汤”。

丸、秦艽白术丸。甚或大便燥硬弩出，肠头下血宜当归郁李仁汤。皆当分别。

【肛门名象】《入门》曰：肛门者，大肠之下截也。一曰广肠，言其广阔于大小肠也。又曰魄门，言大肠为肺之府，肺藏魄，故曰魄门也。肛者，言处似车肛形也。

【肛门痒痛症治】丹溪曰：凡人醉饱行房，忍泄，前阴之气归于大肠，木乘火热而侮燥金，故火就燥也，大便必秘。其疾甚者，必以苦寒泻火，以辛温和血燥润，疏风止痛，是其治也。宜秦艽白术丸、七圣丸、宽肠丸、当归郁李仁汤。

治脱肛方七

磁石散 〔总治〕 磁石煅研极细，食前米饮下。

补中益气汤 〔气虚〕 人参 黄芪 当归 白术 升麻 柴胡 陈皮 炙草

四君子汤 〔胃移热〕 人参 茯苓 白术 炙甘草

理中汤 〔挟寒〕 人参 白术 干姜 炙草

猬皮散 〔温补〕 猬皮 鳖甲各一个，烧存性 磁石醋淬七次，五钱 桂心三钱

共为末，每二钱，空心米饮下。仍用草鞋底炙热按入。忌房事。

四物汤 〔血热〕 川芎 生地 当归 白芍

缩砂散 〔虚热〕 砂仁 黄连 木贼草等分

为末，每二钱，米饮调下。

治肛门痒痛方六

秦艽羌活汤 〔治痒〕 羌活钱半 秦艽 黄芪各一钱 防风七分 升麻 麻黄 柴胡 炙草各五分 藁本三分 细辛 红花各一分

此方兼治痔漏成块下坠，不任其痒者。

神应黑玉丹 〔虫痒〕 猬皮四两 猪悬蹄二十五只 牛角鳃三两 乱发 败棕各二两 槐角两半 苦楝根两二钱半 雷丸 芝麻各一两

锉碎，磁器内煅存性，为末，入乳香去油五钱，麝香二钱，和匀，酒糊丸。先嚼胡桃肉一枚，以温酒吞下三五十丸，空心、食前、晚三服除根。兼治诸痔。

萹蓄汤 〔又〕 萹蓄一握，水一升煮取五合，去渣，隔夜先不食，明晨空心饮之，虫即下。小儿同法。

七圣丸 〔治痛〕 郁李仁泥一两半 羌活一两 煨大黄八钱 桂心 槟榔 木香 川芎各五钱

蜜丸，白汤下三五十丸，微利即愈，切不可快利，其痛更甚。《脉诀》曰：积气生于脾脏旁，大肠疼痛阵难当，此药主之。

宽肠丸 〔便闭〕 黄连 枳壳等分

面糊丸，米饮下五十丸。

当归郁李仁汤 〔肠出下血〕 郁李仁 皂角仁煨，各一钱 枳实七分 秦艽 麻仁 归梢 生地 苍术各五分 煨大黄 泽泻各三分

胃病源流胃痈 胃痛

足阳明胃脉，起于鼻孔交頞中，傍纳太阳之脉，下循鼻外入上齿中，还出挟口环唇，下交承浆，却循颐后下廉出人迎，循颊车，上耳前，过客主人，循发际，至额颅。其支者从人迎循喉咙入缺盆，下膈，属胃络脾。其直者从缺盆下乳内廉，下挟脐，入气街中。其支者起于胃口，下

循腹里，下至气街中而合，以下髀关，抵伏兔，下膝膑中，下循胫外廉，下足跗，入中指内间。其支者入中指外间。其支者别跗上，入大指间出其端，次注于足太阴脾经。每日辰时，周身气血俱注于胃。足阳明胃经，多气复多血。

脾与胃俱属土，脾内而胃外，以脏腑言之也。脾阴而胃阳，以表里言之也。脾主运而胃主化，以气化言之也。故脾与胃相连，顾胃当相火居正之地，而其地又为太阳少阳部位相合而明之处，故曰阳明。凡三焦胆之所游部，心包络之所总司，皆与胃同，有腐熟水谷之妙。经曰：阳明者，午也。午为夏之中，相火之本职。又三阳之合气，故于十二经气独盛，血独旺，热极多，而心包络之，代心以主相火者，皆与胃同其功用也。故就胃言之，实营卫之大主，五脏之宗主，其气腾而上盛，则脉倍见于人迎，其精充而下输，则脉涌盛于趺阳。仲景治病必三部候脉，两手之外，必兼诊两夹喉动脉之人迎，两足趺之趺①阳，良有以也。盖以肾为先天之根，胃为后天之本，胃强则后天强，而先天于以补助，胃绝则后天绝，虽先天足恃，七日不食亦死。故胃虽属腑，其脉能大见于寸口，而五脏亦待以养也。夫胃之腑既气独盛，血独旺，热独多，故其为病，亦皆实热有余之症。试观狂虐温淫，汗出鼽衄，口㖞唇胗，腮肿喉痹，斑黄狂乱，谵妄潮热，登高而呼，弃衣而走，骂詈不避亲疏。凡其在经、在络、在腑，无不以气实血热为显症，非以其腑为两阳合明之故乎。仲景曰：阳明之为病，胃家实也。是实固指气独盛、血独旺、热独多所发之病，皆属有余而言，非仅燥满便硬、下焦坚实之谓也。虽然胃家病虽属有余，而亦时形不足，譬如相火既虚，不能为胃蒸化，胃气即不能旺，气不旺，即怯而不支，故亦有虚寒之症。试观洒洒振寒，善伸数欠，颜黑，恶人与火，闻水声惕然而惊，心欲动，独闭户牖而处，身以前皆寒栗，胃中寒䐜胀，阳明之虚寒有如此者，安得泥胃家实之一言，概从有余治之哉？凡此症病，为实、为虚，皆可按《内经》而绎之者也。

【胃病虚实】　《内经》曰：胃脉实则胀，虚则泄。　东垣曰：胃中元气盛，则能食而不伤，过时而不饥。脾胃俱旺，则能食而肥，脾胃俱虚，则不能食而瘦，或食而肥，虽肥而四肢不举。

【胃病症治】　《灵枢》曰：饮食不下，隔塞不通，邪在胃脘也。又曰：胃中寒，则手鱼际之络脉多青，胃中热，则手鱼际之络脉多赤。又曰：面热者足阳明病，两跗之上脉竖坚者，足阳明症，此为胃脉也。　《入门》曰：脾胃不和，不思饮食，心腹胀痛，呕哕恶心，噫气吞酸，面黄肌瘦，怠惰嗜卧，常多自利，或发霍乱，及五噎八痞，膈气反胃等症，皆宜平胃散。《千金》曰：脾胃虚弱，饮食不进，面黄肌瘦，胸膈痞闷，食不消化，或噫气吞酸，以养胃进食汤治之。东垣曰：胃实宜平胃散，胃虚宜异功散，不进饮食宜养胃进食汤。

【胃绝候】　《内经》曰：胃终者，口目动作，善惊，妄言，色黄，其上下经盛不仁，则终矣。《脉经》曰：胃绝五日死，何以知之？脊痛，腰中直，不可反复。

胃痈　胃阳遏抑病也。《圣济总录》云：胃脘痈，由寒气隔阳，热聚胃口，寒热不调，血肉腐坏，气逆于胃，故胃脉沉细，阳气不得上升，人迎热甚，令人寒热如虐，身皮甲错，或咳嗽，或呕脓血。若

---

① 趺　清抄本作“卫”。

脉洪数，脓已成也，急用排脓之剂。脉迟紧，属瘀血也，急当议下，否则毒气内攻，肠胃并腐，其害不小。但此症又不比肺痈之可认，苟不呕脓血，未免他误矣，疡家可不知方脉之理乎。据此，则知胃痈之症，端由胃阳之遏。然其所以致遏，实又有因，不但寒也，必其人先有饮食积聚，或好饮醇醪，或喜食煎煿，一种热毒之气，累积于中。又或七情之火，郁结日久，复感风寒，使热毒之气，填塞胃脘，胃中清气下陷，故胃脉沉细，惟为风寒所隔，故人迎紧盛也。若有此二脉，非胃痈而何？然症之成也必以渐，而治之之法，亦不可混施，如初起寒热如疟，咳唾脓血宜射干汤，后必有风热固结，唇口瞤动者宜薏苡仁汤。有因积热结聚者宜清胃散、芍药汤。有胸乳间痛，吐脓血腥臭者宜牡丹散。宜各因其症，而以药瘳之也。

【脉　法】　《内经》曰：诊此者，当候胃脉，其脉当沉细。沉细者，气逆也。逆者，人迎甚盛，甚盛则热。人迎者，胃脉也，逆而盛，则热聚于胃口而不行，故胃脘为痈也。

【胃痈症治】　《灵枢》曰：中脘穴属胃，隐隐痛者，胃脘痈也。　《入门》曰：外证寒热如疟，胃浊，则肺益失养，故身皮甲错，或咳或呕，或唾脓血，射干汤主之，千金内消散、内消沃雪汤、东垣托里散，皆可服。

胃痛　邪干胃脘病也。胃禀冲和之气，多气多血，壮者邪不能干，虚则着而为病，偏寒偏热，水停食积，皆与真气相搏而痛。惟肝气相乘为尤甚，以木性暴，且正克也，痛必上支两胁，里急，饮食不下，膈咽不通，名曰食痹，谓食入即痛，吐出乃止也宜肝气犯胃方。盖以肝木相乘为贼邪，肾寒厥逆为微邪，挟他脏而见症，当与心痛相同。但胃经本病，或满或胀或呕吐吞酸，或不食，或便难，或泻痢，或面浮黄，四肢倦怠。此等本病，必与客邪参杂而见。盖胃病有因外吸凉风，内食冷物，卒然痛者宜二陈汤加草蔻仁、干姜、吴萸。有因寒者宜草果、厚朴、良姜、菖蒲，寒且甚者宜荜澄茄一粒纳去核枣中，水草纸包煨存性，或酒或米汤下，日一枚，七日愈。有因火者宜清中汤。有因瘀血者宜桃仁承气汤。有因气壅者宜沉香降气汤。有因酒者宜干姜、蔻仁、砂仁。有因痰者宜南星安中汤，如甚，加白螺蛳壳煅过一钱，且有痰火者宜白矾、朱砂，醋糊丸，姜汤下。有因诸虫者宜剪红丸。有因食而按之满痛者宜大柴胡汤。有因虚寒者宜理中汤。胃痛形症，有可历举如此。总之，七情之由作心痛，食积痰饮瘀血作胃脘痛，二语正是分明，曷言乎尔？如食积痰饮瘀血，皆储于胃中者，故其为病而痛，为胃脘痛也。然胃痛必有虚实，总以按之痛止者为虚宜参术散，按之痛反甚者为实宜栀萸丸，其大较也。至于痛甚者脉必伏，是又不可不知。其用药之法，凡痛必须温散，切不可补气，以气旺不通，则痛反甚也，顾安可忽视乎哉？

【脉　法】　《脉诀》曰：沉弦细动，皆是痛症。心痛在寸，腹痛在关，下部在尺，脉象显然。

【胃痛症治】　丹溪曰：凡心胃痛须分新久，明知身受寒、口吃冷而得者，初得时，即温散，或温利，稍久则郁，郁久则热，热久生火，便不可用温，必以山栀为热药向导。又曰：凡痛，宜分寒、热、虫、血四条，寒温之，热清之，血散之，虫杀之。又曰：心胃痛，须用劫药，痛方止，如仓卒散、愈痛散，皆能治之。又曰：心胃痛，用山栀劫药，又发，前药必不效，加元明粉一钱即止。又曰：心胃痛时，虽数日不吃饭不死，若痛止便吃物，即复发，必三五日服药方可吃。

治胃病诸药要品及方三

胃实宜清热散结大黄 枳实 知母 石膏 淡竹叶 葛根 青黛 大青 甘草 夏枯草 神曲 连翘 山楂 麦牙 麦门冬 黄连 陈皮 木瓜 竹茹 金石斛 通草 茯苓 芦根

胃虚宜清热益气人参 白术 莲肉 陈皮 扁豆子 茯苓 白芍 木瓜 石膏 金石斛 滑石 香薷 厚朴 麦冬 炒泽泻 葛根 兼寒加生姜、砂仁、白蔻仁，兼热加芦根、蔗浆、竹茹、枇杷叶。

平胃散 〔胃实〕 苍术二钱 陈皮一钱四分 厚朴一钱 甘草六分 姜三片 枣二枚

异功散 〔胃虚〕 人参 茯苓 白术 甘草 陈皮 姜 枣

养胃进食汤 〔不食〕 人参 茯苓 白术 炙草 苍术 陈皮 厚朴 神曲 麦芽

附载：仲景分别标本方药

标 葛根 升麻 犀角 石膏 知母 升麻葛根汤 白虎汤

标之本 调胃承气汤

本 调胃承气汤

本之标 人参白虎汤

实 能食 大黄 芒硝 巴霜 轻粉

虚 不能食 白术 苍术 生姜 干姜 神曲 麦芽草蔻仁 大枣 甘草

烦 阳，栀子；阴，香豉。阳，肉桂、附子；阴，吴萸、乌头

不得眠 烦，山栀、知母；躁，枣仁

食制则吐谓之呕 生姜木通汤

食入则吐谓暴吐 生姜葳蕤汤

食已则吐谓呕吐 橘红半夏汤

食久则吐谓反胃 水煮金花丸

食再则吐谓翻胃 易老紫沉丸

旦食不能暮食则吐 半夏生姜大黄汤

胃实肠虚能食能便 枳实 厚朴 赤石脂 余粮丸

胃虚肠实不食不便 枳实 枳壳 白术 蜜 理中丸

胃实肠实能食不便 大黄 巴豆 牵牛

胃虚肠虚不食能便 白术 厚朴 枳实 理中汤

关则不得小便 关者甚热之气 关无出之由故曰关 关者阳气太盛阴气不得营也

格则壅而吐逆 格者甚寒之气 格无入之理故曰格 格者阴气太盛阳气不得营也

关格 阴阳俱盛不能相营故曰关格 关格者不得尽其命而死矣

口苦 寒则补胃 热则泻胆

舌干 水多沉液，四君子汤、五物厚肠汤；火多枯燥，麦冬饮子

治胃痈方八

射干汤 〔初起〕 射干去毛 山栀 赤苓 升麻各一钱 赤芍钱半 白术五分

薏苡仁汤 〔风热〕 苡仁 防己 赤小豆 炙草等分

清胃散 〔积热〕 归身 生地 丹皮 黄连各钱半 升麻三钱 石膏二钱 细辛三分 黄芩一钱二分

芍药汤 〔又〕 赤芍 石膏 犀角 麦冬 木通 朴硝 荠苨 升麻 元参 甘草

牡丹散 〔臭脓〕 丹皮 地榆 苡仁 黄芩各钱半 赤芍 桔梗 升麻 甘草 败酱各一钱

千金内消散 〔痈未成〕 大黄三

钱 金银花二钱 酒归尾钱半 木鳖子 赤芍 白芷 乳香 没药 角刺 僵蚕 瓜蒌仁 花粉各一钱 甘草节五分 穿山甲三片 蛤粉炒

水酒煎。

内消沃雪汤 〔又〕 归身 白芍 甘草节 黄芪 射干 连翘 白芷 贝母 陈皮 角刺 花粉 穿山甲 金银花 木香 青皮 乳香 没药各五分 酒大黄钱半

水酒煎。

东垣托里散 〔又〕 金银花 当归各二钱 大黄 牡蛎 花粉 角刺 连翘 朴硝各六分 赤芍 黄芩各四分

水酒煎。

治胃痛方十三

肝气犯胃方 〔食痹〕 乌药汁七匙 枳壳汁五匙 白芍汁二十匙 木香汁五匙 灶心土一钱 炒砂仁三分

将二味煎汤，冲诸汁服。

二陈汤 〔因风〕 茯苓 陈皮 半夏 甘草

清中汤 〔因火〕 黄连 山栀 陈皮 茯苓 半夏 草蔻 甘草 姜

桃仁承气汤 〔因瘀〕

沉香降气汤 〔因气〕 沉香 香附 乌药 砂仁 甘草

加盐。

南星安中丸 〔因痰〕

剪红丸 〔因虫〕 雄黄 木香 槟榔 三棱 莪术 贯仲 干漆 陈皮 大黄

大柴胡汤 〔因食〕

理中汤 〔虚寒〕 人参 白术 甘草 干姜

参术散 〔因虚〕

栀萸丸 〔因实〕

仓卒散 〔劫药〕 山栀四十九个，连皮炒 大附子一个，炮，去皮、脐

为粗末，水一杯，酒半杯，煎七分，入盐少许服，加川芎一钱尤妙。

此方能治气自腰腹间挛急疼痛，不可屈伸，痛不可忍，自汗如洗，手足冰冷垂死者。

愈痛散 〔劫药〕 五灵脂 元胡索 莪术 良姜 当归等分

为末，每二钱，淡醋汤调服。

此方兼治急心痛。

霍乱源流

霍乱，胃虚病也。《内经》有水湿火热，肝木胜土，厥气上逆之不同，推而广之，风寒暑毒之由于外因，饮食郁结之由于内因者，皆能致病。其症心腹胀痛，呕吐泄泻，憎寒壮热，头痛眩晕，先心痛则吐，先腹痛则泻，心腹俱痛则吐泻交作，或手足冷，或自汗，甚而转筋入腹则死。要皆由中气素虚，或内伤七情，或外感六气，或伤饮食，或中邪恶污秽气，及毒气。往往发于夏秋，阳热外逼，阴寒内伏，使人阴阳否隔，卒然而病。偏于阳者多热，偏于阴者多寒。治法惟以祛脾胃之湿为主，复察所感诸邪之气而散之。然脾胃有虚实，感邪有阴阳，尤当熟审。向来论治者不一，须参究而归于的是：如刘河间主火热。孙思邈主饮食积。朱丹溪极赞为先哲谛论，而复申其说，以为内有积，外有感，阳不升，阴不降。张子和主风、湿、暍三气合而为邪，其意以湿土为风木所克，又为炎暑蒸郁，故呕吐者暑热之变，泄泻者土湿之变，转筋者风木之变。李士材兼主湿热风暑虚实而分别治之。罗谦甫专主气不和，故以地浆为治，使气和而吐泻自止，其法最妙。古复庵则随病之

缘感，人之虚实，分晰施治，而大旨则重痰，故其法必用苏合丸以通否塞，次进藿香正气散加木香吞来复丹以控痰涎；若泻已甚，不用来复丹；泻而不吐，胸膈痞闷，必用浓盐汤探吐；不论已未吐，并服藿香正气散，间服苏合丸；吐而不泻，心腹大痛，频欲登圊，苦于不通，则以木香、枳壳煎汤饮之；若隔而不下，仍须来复丹引导下行；若吐泻不止，元气耗散，或水粒不入，或口渴喜冷，或恶寒战掉，手足逆冷，或发热烦躁，揭去衣被，此并非热，由内虚阴盛也，则用附子理中汤或四逆汤，俱冷服；霍乱已透，余吐余泻未止，腹有余痛，一味扁豆叶煎服。按罗古两家之法，诚能得治霍乱之三昧者，医者遵守之可也。然其病因，亦有当细审者：手足厥逆，气少神清，不渴不热，小水清白，因于寒也宜四逆汤加盐少许。身热烦渴气粗，口苦齿燥，小水短赤，因于暑也宜黄连香薷饮冷服。四肢重着，骨节烦疼，胸膈满闷，因于湿也宜除湿汤。腹痛下浊物，因于多食寒冷也宜六和汤倍用藿香，加木香、紫苏。腹痛不可近，因于食积停滞也宜香砂枳术丸加木香、蔻仁。心胸迷闷，气结不舒，因于七情内郁也宜七气汤。霍乱而兼转筋，因于肝木克脾土也，却与肝经血虚转筋不同宜平胃散加桂枝、木瓜、柴胡。以上皆霍乱之兼症所形，即其兼症，遂可知其所感以为治也。总之，邪在上必当吐，即已吐，仍使吐之，以提其气宜盐汤探吐法。邪在下，必当泻，量其人之气禀，病之轻重以投药宜于霍乱药中加大黄。至霍乱已，只须米汤调养，慎勿便与谷食。若吐泻过多，四肢逆冷，不省人事，急用制南星末三钱，姜五片煎极热服，一服可救，或半夏末姜汁服，或白矾一钱沸汤下亦效，然后以药治之宜加味姜附汤，虽至几死，但有一点胃气存者，亦可救先用前南星末等法，再服回生散。又如吐泻既多，津液暴亡，以至烦渴引饮不止宜麦门冬汤、茯苓白术散。又如吐泻后虚烦不得眠宜既济汤、参胡三白汤，皆宜察治。至如霍乱后阳气衰绝，或遗尿不知，气脱不语，膏汗如油如脂，燥欲食水，四肢不收，或脉微细而舌卷囊缩，皆属死候。盖霍乱轻者，手足温和，脉来洪大，自然易治。重者厥逆，脉脱，脐腹绞痛，举体转筋，尚未入腹，犹有可治，急当温补以回阳复脉宜附子理中汤、建中汤。至妊娠霍乱，先吐，或腹痛吐泻，必由于热宜香薷散或加苏梗，头痛体疼发热，必挟风宜藿香正气散去厚朴，加防风、苏梗，患此者防损胎。产后霍乱，脏腑虚微，饮食不消，触冒风冷所致也，其有热而欲饮水者宜五苓散，有寒而不欲饮水者宜理中汤，有虚冷者宜附子理中汤或来复丹，皆宜分别。异乡人初到他方，不伏水土，亦吐利兼作宜加减正气散。若干霍乱，即俗云绞肠痧，亦由胃气虚，猝中天地邪恶污秽之气，郁于胸腹间，上不得吐，下不得泻，以致肠胃绞痛异常，胸腹骤胀，遍体紫黑，头顶心必有红发，急寻出拔去之，急以三棱　针刺委中，挤出热血，可立苏，更用新汲凉水入盐两许恣饮，得吐泻即止，委中穴在两膝下湾横纹中间两筋之中，刺入一分，然后用药治之宜苏合香、藿香、檀香、乳香、芒硝、童便、川芎、白芷、苍术及二陈汤、藿香正气散，必效，切不可用凉药，但药必冷服，切忌火酒姜蒜谷气米饮热汤，入口即死，慎之慎之！更有进者，乘船坐车，发晕呕吐，亦属霍乱之类宜大半夏汤，其大吐泻，渴欲饮水者，往往至于死，急饮童便或已便，可救，或以白矾末一钱，百沸汤点稍温服，亦可。

【脉　法】　《得效》曰：霍乱脉浮

洪可救；微迟而不语，气少，难治。丹溪曰：脉多尖或绝。《医鉴》曰：脉代者霍乱，代而乱者亦霍乱。又关脉滑为霍乱吐利，又滑而不匀，必是霍乱吐利，脉代勿讶。《脉诀》曰：滑数为呕，代者霍乱，微滑者生，涩数凶断。《正传》曰：脉微涩或代散，或隐伏，或虚大，或结促，不可断以死，脉乱故也。又曰：浮大而洪者为可救，微弱而迟者为难救。

【霍乱所由】 经曰：五郁之发，民病呕吐，霍乱注下。又曰：太阴所至为中满，霍乱吐下。又曰：岁土不足，风乃大行，民病飧泄，霍乱体重腹痛，筋骨摇并。启元子曰：皆脾热所生也。《入门》曰：霍乱多责于热，故夏秋为盛，寒月亦由伏暑。

【霍乱症治】 《入门》曰：邪在上焦，吐而不利；邪在下焦，利而不吐；邪在中焦，吐利并作。轻者只曰吐利，重者乃曰霍乱，以挥霍变乱也，甚则转筋入腹必死。《得效》曰：人之脏腑，冷热不调，饮食不节，生冷过多，起居失宜，露卧当风，使风冷之气归于三焦，传于脾胃，脾胃得冷，不能消化水谷，致令真邪相干，饮食变乱于肠胃之间，心腹疼痛，发作吐利，或兼发热，头疼体痛，心腹刺痛，虚烦，或转筋拘急疼痛，或呕而无物，或四肢逆冷，烦闷昏塞而欲死。海藏曰：凡霍乱，渴为热，不渴为寒。《千金方》曰：阳明属胃大肠，以养宗筋，吐泻津液暴亡，宗筋失养，轻者两脚转筋而已，重者遍体转筋入腹，手足逆冷，危甚风烛矣，仓卒间，急以盐填脐中，炮艾不计壮数，虽已死，而胸中有暖气者立省，急用木萸散，木瓜、食盐、吴萸各五钱同炒，加茴香、苏叶、甘草煎服，再研蒜涂两足心，虽昏危入腹者亦效。

【霍乱不治症】 《纲目》曰：霍乱转筋入腹，四肢厥冷，气欲绝，如脉洪大可治，脉微而舌卷囊缩不治。《得效》曰：兼喘烦躁者不治，脉微迟气少不语难治。《入门》曰：大渴大躁大汗遗尿者死，回生散救之。《回春》曰：干霍乱吐泻不得，胸腹胀硬，而唇青黑，手足冷过腕膝，六脉伏绝，气喘急，舌短囊缩者死。

治霍乱方二十六

苏合丸 〔总治〕 白术 青木香 犀角 香附 安息香 朱砂 诃子 檀香 沉香 麝香 丁香 冰片 荜拨 薰陆香 苏合香各一两

共为末，用安息香熬膏，并苏合香油炼蜜丸，弹子大，蜡封。

藿香正气散 〔又〕 藿香 白芷 紫苏 茯苓 大腹皮 厚朴 陈皮 白术 桔梗 半夏 甘草

来复丹 〔又〕 倭硫黄 硝石 青皮 陈皮 元精石 五灵脂

醋糊丸，每三十丸，空心米汤下。

附子理中汤 〔阴盛〕 附子 人参白术 甘草 干姜

四逆汤 〔又〕 附子 干姜 甘草

黄连香薷饮 〔因暑〕 黄连 香薷 扁豆 厚朴 甘草

除湿汤 〔因湿〕 苍术 藁本 羌活 防风 升麻 柴胡

六和汤 〔食冷〕 香薷 砂仁 半夏 人参 杏仁 赤苓 甘草 木瓜 厚朴 扁豆 藿香

香砂枳术丸 〔食滞〕 木香 砂仁 枳壳 白术

七气汤 〔情郁〕 半夏 厚朴 白芍 茯苓 人参 桂心 紫苏 橘红

平胃散 〔转筋〕 苍术 厚朴 陈皮 甘草

建中汤　〔回阳〕　白芍　桂枝　生姜　甘草　黑枣　饴糖

香薷散　〔妊娠〕　黄连　香薷　厚朴　甘草

五苓散　〔产后〕　茯苓　猪苓　白术　泽泻　肉桂

理中汤　〔又〕　人参　白术　甘草　生姜

二陈汤　〔干霍乱〕　茯苓　半夏　陈皮　甘草

回生散　〔吐泻过多〕　藿香　陈皮各五钱

加味姜附汤　〔又〕　炮姜　附子　人参各一钱半　炙草七分

麦门冬汤　〔烦渴〕　麦冬二钱　陈皮　半夏　白术　茯苓各一钱　小麦半合　人参　甘草各五分　姜三片　乌梅一个

一名九君子汤。

茯苓白术散　〔又〕　滑石一两　寒水石　石膏　泽泻　甘草各五钱　白术　茯苓　人参　桂枝各二钱半

每末三钱，开水下，姜汤亦可。

此方兼治中暑霍乱。

参胡三白汤　〔虚烦〕　人参五分　柴胡　白术　白茯苓　白芍　当归　陈皮　麦冬　山栀　甘草各八分　五味子十粒　姜二片　乌梅一个　灯心一圈

既济汤　〔又〕　麦冬二钱　人参　竹叶　炙甘草　半夏　附子各一钱　姜五片　粳米百粒

加减正气散　〔不伏水土〕　苍术二钱　厚朴　藿香　陈皮　砂仁　香附　半夏　甘草各一钱　姜二片　枣一枚　灯心十根

大半夏汤　〔船车晕〕　半夏　陈皮　赤苓各二钱半　姜五片

盐汤探吐法　〔吐法〕　用极咸盐汤三碗，热饮一碗，指探令吐，不吐再服一碗，吐讫仍饮一碗，三吐乃止。此法极良，不伤人。

地浆法　〔总治〕　于墙阴掘地约二三尺许，入新汲水搅之，澄清服一杯，既取土气安养中宫，又取墙阴无燥热气，又取新汲水能解热郁，盖阴中之阴，能治阳中之阳也。

诸痿源流

诸痿，热伤血脉病也。盖火热之邪伤及血脉，皆能发为经筋、骨髓、血脉、肌肉、皮毛之痿。然其病之源，则以肺为主，以肺燥居上，主气畏火，而行治节，必金清而后气行，充于一身之筋骨血肉皮毛间，何至于痿？若起居失度，嗜欲无端，饮食非宜，以致火动，热邪乘金，肺先受克，内则叶焦，外则皮毛虚弱，由是而着于筋脉骨肉，则病生痿躄。所以然者，肺为诸脏之长，又为心盖，一切起居嗜欲饮食，皆足伤气，气伤即肺受之而亦伤，且心火上乘肺气虚而受其乘，必金病为喘鸣，金失清肃，火留不去，故肺热叶焦，五脏因肺热自病，气不行，发为痿躄也。乃古人治痿独取阳明者，何也？经云：真气与谷气并而充身。又云：阳明为脏腑之海，阳明虚，则五脏无所禀，不能行气血濡筋骨利关节，故肢体中随其不得受水谷气处而成痿。又云：冲为十二经之海，主渗灌溪谷，与阳明合于宗筋，而阳明为之长，皆属于带脉络于督脉，阳明虚则宗筋缓，故足痿不用。统观经旨，欲除肺热，必先除阳明之热，而养其阴，调其虚实，和其逆从，斯宗筋润，筋骨束，机关利，而病已也。试举五脏所生痿病言之，经曰：肺气热，叶焦，则皮毛虚弱急薄，而生痿躄。盖肺痿者，皮毛痿也；躄者，足弱不能行也宜犀角桔梗汤。经又曰：心气热则下脉厥而上，上则下脉虚，虚则生脉痿，枢折挈，胫纵而不任地，盖心痿者，脉痿也。下脉指三阴在下之脉。枢折挈者，四肢关节之处，如枢纽之折而不能提挈。胫纵者，纵缓也宜铁粉丸。经又曰：胆气热，则胆泄口苦，筋膜干，筋膜干则筋纵而挛，发为筋痿。盖肝痿者，筋痿也。胆附于肝，肝热则胆泄，故口苦。筋膜受热则血液干，故拘挛而为筋痿也宜紫葳汤。经又曰：脾气热，则胃干而渴，肌肉不仁，发为肉痿。盖脾痿者，肉痿也。脾与胃以膜相连，而开窍于口，故脾热则胃干而渴，且精耗而肌肉不仁也宜二陈汤加人参、黄芪。经又曰：肾气热，则腰脊不举，骨枯而髓减。盖肾痿者，骨痿也。腰者肾之府，腰贯脊主髓，故肾热而见症若此也宜金刚丸。此五痿者，必外征之色，肺热色白而毛败，心热色赤而络脉溢，肝热色苍而爪枯，脾热色黄而肉濡，肾热色黑而齿槁，必然之理也。而五痿之外，又有属湿热者宜加味二妙丸，有属湿痰者宜二陈汤加二术、黄柏、竹沥、姜汁，有属血虚者宜四物汤、二妙丸合用，有属气虚者宜四君子汤、二妙丸合用，再加当归、地黄、龟板、虎骨，有属食积者宜木香槟榔丸，有属死血者宜归梢汤，有属脾气太过者，必四肢不举宜大承气汤下之，有属土气不及者，亦四肢不举宜四君子汤加当归，有热而痿厥者宜虎潜丸，有痿发于夏者，即俗名疰夏，另详疰夏条宜清暑益气汤。以上十症，皆痿之属，非可混治也。昔东垣治痿，总以黄柏为君，黄芪为佐，而无一定之方，随其症之为痰、为湿、为热、为寒、为气、为血，各加增药味，活泼制方，其真善于治痿者乎。然必其人能休息精神，淡泊滋味，尤是顶门一针。另有阴痿，则由命门火衰，下焦虚寒之故，另详本条宜鹿茸散。

【脉　法】　《内经》曰：脾脉缓甚为痿厥。《脉经》曰：诊人痿躄，其脉虚者生，紧急疾者死。《脉诀》曰：尺脉虚弱，缓涩而紧，病为足痛，或是痿病。子和曰：痿脉多浮而大。

【痿病症治】　河间曰：痿谓手足痿弱，无力以运动也。由肺金本燥，燥之为病，血衰不能养荣百骸，故手足痿弱，不能运动。犹秋金旺，则草木痿落，病之象也，痿犹萎也。子和曰：痿之作也，皆五月六月七月之时，午者少阴君火之位，未者湿土庚金伏火之地，申者少阳相火之分，故病痿之人，其脉浮大。丹溪曰：肺金体燥而居上，主气，畏火者也。脾土性湿而居中，主四肢，畏木者也。火性炎上，若嗜欲无节，则水失所养，火寡于畏，而侮所胜，肺得火邪而热矣。木性刚急，肺受热则金失所养，木寡于畏而侮所胜，脾得木邪而伤矣。肺热则不能管摄一身，脾伤则四肢不能为用，而诸痿之病作矣。泻南方，则肺金清而东方不实，何脾伤之有？补北方，则心火降而西方不虚，何肺热之有？阳明实则宗筋润，能束骨而利机关矣，治痿之法，无出于此。又曰：痿病切不可作风治，用风药。《正传》曰：苍术、黄柏，治痿之圣药也。又曰：肝肾俱虚，筋骨痿弱，宜加味四斤丸、五兽三匮丸。湿热痿弱，宜神龟滋阴丸、三妙丸、加味二妙丸。长夏暑湿成痿，宜健步丸、四制苍柏丸、清燥汤。

治痿方二十一

犀角桔梗汤　〔肺痿〕　黄芪　石斛天冬　麦冬　百合　山药　犀角　通草　桔梗　黄芩　杏仁　秦艽

铁粉丸　〔心痿〕　铁粉　银屑　黄连　苦参　石蜜　龙胆草　龙齿　牛黄　秦艽　丹皮　白鲜皮　地骨皮　雷丸

犀角

紫葳汤　〔肝痿〕　紫葳　天冬　百合　杜仲　黄芩　黄连　萆薢　牛膝　防风　菟丝子　白蒺藜

二陈汤　〔脾痿〕　茯苓　陈皮　半夏　甘草

金刚丸　〔肾痿〕　萆薢　杜仲　肉苁蓉　菟丝子等分

酒煮猪肾，打泥为丸。

加味二妙丸　〔因湿〕　归梢　防己　萆薢　苍术　黄柏　牛膝　龟板

四物汤　〔血虚〕　川芎　白芍　当归　生地

二妙丸　〔又〕　苍术　黄柏

四君子汤　〔气虚〕　人参　茯苓　白术　甘草

木香槟榔丸　〔食积〕　木香　槟榔　白术　枳实　陈皮　香附

归梢汤　〔死血〕　归梢　赤芍　莪术　桃仁　红花

大承气汤　〔脾太过〕　大黄　芒硝　厚朴　枳实

虎潜丸　〔痿厥〕　龟板　黄柏各四两　熟地　知母各二两　牛膝三两半　陈皮七钱　干姜五钱　白芍一两半　锁阳　虎骨　当归各一两

加附子更妙。酒糊丸。治痿厥如神。

清暑益气汤　〔疰夏〕　黄芪　升麻　苍术　白术　人参　神曲　泽泻　陈皮　黄柏　当归　麦冬　干姜　青皮　五味子　炙甘草

加味四斤丸　〔肝肾虚〕　酒牛膝两半　川乌　虎胫骨　肉苁蓉各一两　乳香　没药各五钱

蒸熟木瓜一个，捣如泥，和酒糊丸，温酒或淡盐汤下七十丸。

五兽三匮丸　〔又〕　鹿茸酥炙、血竭、虎胫骨酥炙、牛膝酒浸、金毛狗脊烧去毛各一两，共为末，即五兽也。另用附子一个去皮脐，去中心，入朱砂细末一两填满，木瓜一个，去皮去中心，入附子于内，以附子末盖口，即三匮也。却以三匮正坐于磁缸内，重汤蒸极烂，和五兽末捣丸，木瓜酒下。血竭一名麒麟竭。

神龟滋阴丸　〔湿热〕　龟板酥炙，四两　盐黄柏　盐知母各二两　五味子　杞子　锁阳各一两　干姜五钱

酒糊丸，盐酒下。此治膏粱之人湿热伤肾，脚膝痿弱。

三妙丸　〔又〕　制苍术六两　酒黄柏四两　牛膝二两

此治湿热下流两脚，麻木痿弱，或如火烙之热，皆湿热也。

健步丸　〔长夏暑湿〕　防己一两　羌活　柴胡　滑石　酒花粉　炙甘草各五钱　防风　泽泻各三钱　苦参　川乌各一钱　肉桂五分

酒糊丸，葱白、荆芥汤下。

四制苍柏丸　〔又〕　黄柏二斤，以人乳、童便、米泔各浸八两，酥炙八两，浸炙各宜十三次，苍术八两用川椒、补骨脂、川芎、五味子各炒二两，拣去诸味，只取柏术蜜丸，早酒、午茶、晚白汤，各下三五十丸。

清燥汤　〔又〕　黄芪　白术各钱半　苍术一钱　陈皮　泽泻各七分　赤苓　人参　升麻各五分　生地　当归　猪苓　麦冬　神曲　甘草各三分　黄连　黄柏　柴胡各二分　五味子九粒

水煎服。

杂病源流犀烛 卷四

脾病源流痞气

足太阴脾脉，起大指端，循指内侧过核骨后，上内踝前廉，上腨内，循胫骨后，交出厥阴之前，上膝股前廉入腹，属脾络胃，上鬲，挟咽，连舌本散舌下。其支者复从胃别上鬲，注心。　每日巳时气血注脾。　足太阴脾经，血少气旺。

脾也者，心君储精待用之府也。赡运用，散精微，为胃行精液，故其位即在广明之下，与心紧切相承。其职掌太仓之运量，而以升为德。其部当水谷之海，故患湿。其属土，配资生坤元，故为十二经根本。其势居中央孤脏，以灌四旁，注四末，故为六经内主。其所以为脾如此，古人谓为后天之本，信然也。盖脾统四脏，脾有病，必波及之，四脏有病，亦必待养于脾，故脾气充，四脏皆赖煦育，脾气绝，四脏不能自生。昔人云，后天之本绝，较甚先天之根绝，非无故也。凡治四脏者，安可不养脾哉？然经曰：腹满䐜胀，支膈胠胁，下厥上冒，以为过在脾与胃者，岂尽脾胃之过哉？皆由中气不足，为病甚而入脾，致脾经不运，阳明之气亦不腾，是以不能出营卫，升达上下也。惟不升上，故肺气不行而上冒；惟不达下，故肾气独沉而下厥耳。至若本经为病，不外湿淫热郁两端：湿由水气，病则壅，壅则伤气，气虚而不运，必腹胀、胃痛、肠鸣飧泄、身重、食不化；热由火气，病则不濡，不濡则伤血，血枯而燥，必胃气厚、善饥、肉痿、足不能行、善瘈、脚下痛、口干、舌本强、食即吐、食不下、烦心、水闭、黄疸、脾约，皆脾经病也。治之者，务使三焦之气流转和通，则土润而升，不忧其燥，而火气不得病之。土健而运，不忧其湿，而水气亦不得病之矣。

【脉　法】《脉诀》曰：脾脉实兼浮，消中脾胃虚，口干饶饮水，多食亦肌虚，单滑脾家热，口气气多粗，涩即非多食，食不作肌肤，微浮伤客热，来去乍微疏，有紧脾家痛，仍兼筋急拘，欲吐不即吐，冲冲未得苏，若弦肝气盛，妨食被讥吁，大实心中痛，如邪勿带符，溢关涎自出，风中见羁孤羁，伤也，脾为孤脏，而受风伤，故曰羁孤。又曰：右手第二指连脾，四十五动无诸疑，急动名为脾热极，食不能消定若斯，欲知疾患多因冷，指下寻之慢极迟，吐纳不定经旬日，胃气忡心得几时。

【脾病症治】《灵枢》曰：有所击仆，若醉饱入房，汗出当风，则伤脾。又曰：脾藏营，营舍意，脾气虚则四肢不用，五脏不安，实则腹胀，大小便不利。又曰：邪在脾胃，则病肌肉痛。阳气有余，阴气不足，则热中，善饥；阳气不足，阴气有余，则寒中，肠鸣腹痛。《素问》曰：肝传之脾，病名曰脾风，发瘅，腹中热，烦心，出黄。又曰：脾热者，腹黄而肉瞤动。又曰：大骨枯，大肉陷，胸中气满，喘息不便，内痛引肩项，身热脱肉，真脏见，十月之内死。又曰：脾病者日晡慧，日出甚，下晡静。又曰：脾苦湿，急食苦以燥之，脾欲缓，急食甘以缓之，苦湿是有余，欲缓是不足。又曰：脾病禁温食饱食，湿地濡衣。《难经》曰：饮食劳倦则伤脾。又曰：外症面黄，善嘻，善思，善味，内症当脐有动气，按之牢若痛，其病腹胀满，食不消，体重节痛，怠惰嗜卧，四肢不收。有是者脾也，无是者非也。

【脾绝候】《灵枢》曰：足太阴气绝，则脉不荣肌肉。唇舌者，肌肉之本也，脉不荣则肌肉软，肌肉软则舌痿人中满，人中满则唇反，唇反者肉先死，甲日笃，乙日死。又曰：太阴终者，腹胀闭不得息，善噫善呕，呕则逆，逆则面赤，不逆则上下不通，上下不通则面黑皮毛焦而终矣。仲景曰：环口黧黑，柔汗发黄者，此乃为脾绝。

【脾气滞涩保养法】《保生秘要》曰：凡人气旺则血荣而润泽，气绝则血枯而灭形，故气虚弱则滞涩而成病。如涩于脾，则胃口凝滞，不克饮食，而多泻泄。久不疏通，则成中满之症。诸湿肿满，皆属于脾，四季脾居土，轻呼稍宽胸，大病须服气，能伏养谷神。盖脾为一身之主，气滞于内，却内五脏之患；滞于外，防疖疥之忧。皮里隔膜有积热，而内外相感，尤防疽毒。所感者，七情六欲而生也。

【导　引】臞仙曰：可大坐，伸一脚，屈一脚，以两手向后反掣各三五度，亦可跪坐，以两手拒地，回顾，用力虎视各三五度，能去脾藏积聚风邪，喜食。

【修　养】《养生书》曰：常以季夏之月朔旦，并四季之末十八日旭旦，正坐中宫，禁气五息，鸣天鼓十二通，吸坤宫之黄气入口，十二咽之，闭气五十息。

治脾病诸药要品及方二

脾实宜除湿清热白术　山栀　猪苓　泽泻　车前子　茯苓　滑石　防风　葛根　白豆蔻　枳实　黄连

脾虚宜甘温辛酸人参　大枣　黄芪　山药　扁豆子　建莲　砂仁　茯苓　橘红　白豆蔻　藿香　木瓜　白芍　枣仁　炙甘草

益黄散　〔脾虚腹痛泄利〕　陈皮一两　诃子肉煨　青皮　炙甘草各五钱　丁香二钱

共为末，每用二钱或三钱，煎服。一名补脾散。

泻黄散　〔脾热口疮口臭〕　黑山栀钱半　藿香　甘草各一钱　石膏八分　防风六分

共用蜜、酒拌，微炒，水煎。一名泻脾散。

附载：仲景分别标本方药

标不渴脉浮桂枝汤　湿胜濡泄理中汤

本渴欲引饮四逆汤　亡液燥渴理中汤

实有余为湿气，茯苓、干姜、人参、陈皮、青皮、甘草；血，白术、肉桂、吴萸

虚不足为燥气，沙参、益智、麻仁、郁李仁、参、芪；血，木瓜、乌药、白芍、枣、盐

腹胀满虚，芍药；实，厚朴

心腹痛虚寒，人参、芍药；实热，大黄、黄芩

脐腹痛白术

少腹痛男，四物汤加阿胶、茯苓；寒，小茴、延胡索。女，四物汤加延胡、川楝子；热，大黄、黄芩

飧泄胃泄承气汤　白术调中汤

洞泄脾泄建中汤　理中汤

寒中大肠泄干姜　附子

寒小肠泄承气汤

脏毒下血有鲜血不可下宜解化

溏泄鹜泄天麻　吴萸　附子　干姜

一法，土郁则夺之，谓下之使无壅碍也。

脾之积曰痞气。经云：在胃脘，覆如盆大，久则令人四肢不收，黄疸，饮食不为肌肤，心痛彻背，背痛彻心，脉必浮大而长宜痞气丸、增损五积丸，皆由脾气虚及气郁所致，治法宜健脾，兼散结滞。

治痞气方二

痞气丸　〔痞气〕　黄连八钱　厚朴五钱　吴萸三钱　黄芩　白术各二钱　茵陈草　砂仁　干姜各钱半　茯苓　人参　泽泻各一钱　川乌　川椒各五分　桂心　巴霜各四分

丸法、服法同息贲丸。

增损五积丸　〔又〕　黄连肝积，五钱；脾肾积，七钱；心肺积，一两半　厚朴肝心肺积，五钱；脾肾积，八钱　川乌肝肺积，一钱；心肾脾积，五分　干姜肝心积，五分；肺脾肾积，一钱半　人参肝心脾肺积，二钱；肾积，五分　茯苓钱半　巴霜五分

蜜丸，梧子大，初服二丸，渐加，以微溏为度。治积块，不拘脐上下左右，通用。

肝积加柴胡一两，川椒四钱，莪术三钱，皂角、昆布各二钱半。

心积加黄芩三钱，肉桂、茯神、丹参各一钱，菖蒲五分。

肺积加桔梗三钱，天冬、陈皮、青皮、白豆蔻各一钱，紫菀、川椒各一钱半。

脾积加吴萸、黄芩、砂仁各二钱，泽泻、茵陈各一钱，川椒五分。

肾积加元胡索三钱，苦楝肉、全蝎、附子、独活各一钱，泽泻、菖蒲各二钱，肉桂三分，丁香五分。

呕吐哕源流

呕、吐、哕，脾胃虚弱病也。以气血之多少而分，东垣云：呕属阳明，其腑多血多气，气血俱病，故有声有物而为呕，气逆者散之，故以生姜为主药。吐属太阳，其腑多血少气，血病，故有物无声而为吐，以橘红为主药。哕属少阳，其腑多气少血，气病，故有声无物而为哕，以半夏为主药。是三者皆本于脾虚，或为寒气所客，或为饮食所伤，或为痰涎所聚，皆当分其经络，察其虚实以治之宜丁香、半夏、藿香、陈皮、茯苓、生姜。又有无物无声者，曰恶心干呕，乃胃家气血两虚所致也宜橘红汤入姜汁、蔗浆细呷之。虽洁古从三焦分治三因，然三焦皆胃之地分，故或胃口有热而干呕宜栀子竹茹汤，或胃口有痰而干呕宜二陈汤，或干呕而手足厥冷，总皆不离乎胃病者是。试进究之，邪在上脘之阳，必气停而水积，故汤水之清浊混乱，则为痰为饮，为涎为唾，变而为呕。邪在下脘之阴，必血滞而食不消，故食物之清浊不分，则为噎塞，为痞满，为痛为胀，变而为吐。邪在中脘之气交者，尽有二脘之病。然上脘非不吐食也，设阳中之阴亦病，则食入即吐，非若中脘之食已而为吐，下脘之食久而吐耳宜生姜半夏汤。下脘非不呕也，设阴中之阳亦病，则吐呕齐作，然呕少于吐，非若上脘之呕多于吐耳脉沉无力宜理中汤，脉滑而实宜半夏生姜大黄汤下之。中脘则当食毕之时，亦呕亦吐，谓之呕吐宜橘红半夏汤。则上中下脘三因虽各有别，何尝有外于胃乎？而尤所宜辨者，中脘之呕吐，固均属胃虚，而必分寒热。其虚而挟寒者，喜热恶

冷，肢冷，脉必细而滑宜理中汤冷服，如服而仍吐，去术、草之壅，加丁、沉立止。其虚而挟热者，喜冷恶热，烦渴，小便赤涩，脉必洪而数宜二陈汤加山栀、黄连、竹茹、枇杷叶、葛根、姜汁、芦根。其中脘素有痰积，遇寒即发者，脉必沉而滑宜丁香、白蔻、砂仁、干姜、陈皮、半夏，加姜汁、白芥汁至盏许，如痰满胸喉，汤药到口即吐，必先控其痰涎宜来复丹，俟药可进，然后治之宜二陈汤加枳实、砂仁、桔梗、厚朴、姜汁，虚加人参。或素本中寒，用热药太过，亦至呕逆宜二陈汤加沉香、白蔻仁。此皆呕吐哕之大概也。其所由正自多端，有由七情得者宜理中汤加乌药、木香、沉香。有由阴虚火逆者宜姜汁炒熟地加槟榔、黄柏、沉香，导之使下。有由上焦气壅而表实者宜半夏、生姜。有由怒中饮食呕吐，胸满膈胀，关格不通者宜二陈汤加木香、青皮，如不效，加丁香、沉香、砂仁、蔻仁、厚朴、藿香、神曲、姜、枣。有由气滞者，身热臂痛，食久则先呕后泻，此上焦伤风，开其腠理，经气失道，邪气内着也宜麦冬汤。有食已暴吐，脉浮而洪者，此上焦火逆也，气降则火自消，吐渐止宜桔枳汤加人参、白芍。有下闭上呕者，亦因火在上焦宜桔梗、陈皮、厚朴、木香、大黄以下之。有由下焦实热，二便闭，气逆呕吐者，名曰走哺宜人参汤。有由脾胃久伤而虚者宜焦米、神曲、陈皮、人参、姜、枣以和之。有恶心，心下怏怏，欲吐不吐者，多由胃虚宜半夏、陈皮、茯苓、白术、生姜。有由客寒犯胃者宜理中汤。有由肝火出胃者宜左金丸。有由胃本经火盛者，必面赤，小便短赤或涩，大便燥，口苦，或干渴宜大黄、葛根、枳实、石膏、麦冬、竹茹、木瓜、芦根、陈皮、通草、枇杷叶。有由病久胃虚呕吐者宜比和饮、藿香安胃散。有由大病后胃热虚烦而呕者宜竹叶石膏汤加姜汁服即止。有由痰饮呕吐者宜茯苓半夏汤。有由水停心下而呕者，必心下怔忡，若先渴后呕宜赤茯苓汤，若先呕后渴宜猪苓散。所当分别。总之，胃寒之脉沉迟微涩，胃火之脉浮大而数，痰膈之脉滑而兼数，可凭脉辨之耳。若夫食已心下痛，隐隐不可忍，吐出痛方止，症名食痹，吐食由胃气逆而不下也。亦有寒邪客于肠胃，厥逆上出者，亦有肝胜于脾，风痰羁绊脾胃间，脉弦而吐食者。俱为食痹症宜茯苓半夏汤、麦天汤。吐酸一症，皆由胃湿郁而生，热从木化，而为酸味，法宜清之宜调气平胃散。若久而不化，必至木盛土衰，经云，木欲实，辛当平之，辛为肺金之味，故辛可胜酸，金克木也，辛则必热，辛以制肝实，热以扶胃衰，若浊气不降，但以寒药投之，非其治矣。而或有宿食滞于胃脘，以致吐酸者宜苍、朴、陈、甘，或有停饮积于胸中，以致吐酸者宜苍、半、陈、苓。呕苦水则由邪在胆，胆上乘胃，故逆而吐胆汁，以致所呕为苦水也宜吴萸、黄连、干姜、茯苓、黄芩。呕清水则渴欲饮水，水入即吐，名为水逆宜神术丸、五苓散。吐涎沫则以脾虚不能约束津液，故涎沫自出宜六君子汤加益智仁、生姜，或以半夏、干姜等分为末。吐脓，仲景云，呕家虽有痈脓，不必治，脓尽自愈或用地黄丸煎汤服。吐蛔则为胃中冷，大凡蛔见苦则安，见椒则伏，见酸则不能咬也，另详诸虫条宜理中汤加槟榔、黄连、川椒、乌梅。然而呕吐又有总治之法宜白豆蔻汤。

【脉　法】　仲景曰：病人脉数，数为热，当消谷引食，而反吐者，何也？以过发其汗，令阳气微，膈气虚，脉乃数，数为客热，不能消谷，胃中虚冷故也。《脉经》曰：寸口脉数，其人即吐。寸口脉细而数，数则为热，细则为寒，数为呕吐。又阳脉紧，阴脉数，其人食已即吐。又寸紧尺涩，其人胸满不能食而吐。又脉紧而涩，其病难治。又脉弦者，虚也，胃气无余，朝食暮吐。《回春》曰：呕吐无他，寸紧滑数，微数血虚，单浮胃薄，芤则有瘀，最忌涩弱。

【呕吐症治】 仲景曰：呕家虽有阳明症，慎不可下，逆之故也。又曰：呕吐宜服薤白粥。丹溪曰：刘河间谓呕者，火气炎上，此特一端耳，有痰隔中焦食不得下者，有气逆者，有寒气郁于胃口者，有食滞心肺之分，新食不得下而反出者，有胃中有火与痰而呕者。《医鉴》曰：呕家圣药是生姜，《千金》之说信矣，然气逆作呕生姜散之，痰水作呕半夏逐之，生姜于寒症最佳，若遇热呕不可无乌梅也。

【吐病有三】 易老曰：吐有三因，乃气积寒也。皆从三焦论之：上焦吐皆从于气，气者，天之阳也，其脉浮而洪，其症食已暴吐，渴欲饮水，大便燥结，气上冲胸而发痛，其治当降气和中。中焦吐者，皆从于积，有阴有阳，食与气相假为积而痛，脉浮而弦，其症或先吐而后痛，或先痛而后吐，治法当以小毒药去其积，木香、槟榔和其气。下焦吐者，皆从于寒，地道也，脉沉而迟，其症朝食暮吐，小便清利，大便闭而不通，治法当以毒药去其闭塞，温其寒气，大便渐通，复以中焦药和之，不令大腑闭结而自安也。中焦去积，宜紫沉丸。

【呕吐哕宜通大便】 《直指》曰：阳明之气，下行则顺，今逆而上行，谨不可泄，固也。然呕吐者，每每大便闭结，上下壅遏，气不流行，当思有以利导之。东垣曰：阴虚，邪气上逆，窒塞呕哕，不足之症也。此地道不通，当用生地、当归、桃仁、红花，兼用甘草，少加大黄、芒硝，以通其秘，大便利，呕吐哕自止矣。

【呕吐哕不治症】 《脉经》曰：呕吐脉弱，小便自利，身微热而厥者，虚极难治。《入门》曰：凡吐如青菜汁者死，此是乍然呕吐，非反胃比也。

【伤食呕吐导引】 《保生秘要》曰：按寅卯辰时，空心披衣起床，正身直立，双手用力挈两肘膊，脚尖着地，脚跟双悬，起倒力春二九之数，醉饱勿行，恐伤脏腑。

【运　功】 《保生秘要》曰：先呼浊，次吸清，归脐闭目，存心下丹田半晌，运脐自安然。

治呕吐哕方二十七

橘红汤 〔干呕〕 橘红一味，不拘多少，煎服。

栀子竹茹汤 〔胃热〕 山栀三钱 陈皮二钱 竹茹钱半

加姜汁。

生姜橘皮汤 〔厥冷〕 生姜八两 橘皮四两

水七盏，煎三盏，逐渐微温呷下。

生姜半夏汤 〔上脘吐〕 半夏 生姜各三钱

此即小半夏汤。

理中汤 〔下脘吐〕 人参 白术 甘草 生姜

二陈汤 〔挟热〕 茯苓 陈皮 半夏 甘草

麦冬汤 〔气滞〕 麦冬 芦根 人参 竹茹 陈皮 白术 茯苓 甘草 玉竹 生姜

桔枳汤 〔暴吐〕 桔梗 枳壳 陈皮 厚朴 木香

或加大黄利之。

左金丸 〔肝火〕 黄连 吴萸等

分

粥丸，白术陈皮汤下。

调气平胃散 〔吐酸〕 木香 檀香 砂仁 蔻仁 乌药 厚朴 陈皮各一钱 苍术钱半 藿香钱二分 甘草五分

平胃散 〔又〕 苍术 厚朴 陈皮 甘草

五苓散 〔呕清水〕 茯苓 猪苓 白术 泽泻 肉桂

六君子汤 〔涎沫〕 人参 白术 茯苓 甘草 陈皮 半夏

地黄丸 〔吐脓〕

人参汤 〔走哺〕 人参 黄芩 玉竹 知母 芦根 竹茹 白术 陈皮 栀子 石膏

白豆蔻汤 〔总治〕 白蔻 藿香 半夏 陈皮 生姜

比和饮 〔胃虚〕 人参 白术 茯苓 神曲 藿香 陈皮 砂仁 甘草 陈米

先以顺流水三升，泡伏龙肝末，澄取一升半煎药，加姜、枣，稍冷服，日二三逐纳而不吐，另以陈米煎汤，时呷。

藿香安胃散 〔又〕 橘皮五钱 人参 丁香 藿香各二钱半

每末二钱，加姜三片煎。

竹叶石膏汤 〔胃热〕

茯苓半夏汤 〔痰饮〕 赤苓 半夏 陈皮 苍术 厚朴

赤茯苓汤 〔停水〕

猪苓散 〔又〕 猪苓 赤苓 白术等分

为末，每二钱水调下。

薤白粥 〔治呕〕 薤白二茎 鸡子白三枚 粟米三合

神术丸 〔吐清水〕

茯苓半夏汤 〔食痹〕 麦芽 茯苓 半夏 白术 神曲 橘红 天麻 姜

麦天汤 〔又〕 麦冬 天麻 茯苓 白术 半夏 神曲 陈皮 姜

紫沉丸 〔去积〕 陈皮五钱 半夏曲 代赭石 乌梅肉 砂仁各三钱 丁香 槟榔各二钱 沉香 木香 杏仁 白术各一钱 蔻仁 巴霜各五分

醋丸黍米大，每五十丸，姜汤下。

此丸能治中焦吐食，由食积与寒气相格，吐而疼痛者。一法，去白橘皮一个，煨姜一块，煎汤下百丸，日二服，俟大便通，不吐则止。

噎塞反胃关格源流

噎塞，脾虚病也。反胃，胃虚病也。经云：三阳结谓之膈。三阳者，大肠、小肠、膀胱也。结者热结也。小肠结则血脉燥，大肠结则后不便，膀胱结则津液涸，三阳俱结，前后秘涩，下既不通，必反而上行。所以噎食不下，即下而复出，乃阳火上行而不下降。据此，则噎塞、反胃，二者皆在膈间受病，故通名为膈也。洁古分吐症为三，云上焦吐者，皆从于气，食则暴吐，此即噎塞病也。中焦吐者，皆从于积，或先吐而痛，或先痛而吐，此病在中脘者，另详呕吐条内。下焦吐者，皆从于寒，朝食暮吐，暮食朝吐，此即反胃病也。王太仆亦以噎塞为食不得入，是有火，属热；反胃为食入反出，是无火，属寒。然其属寒属热，不可尽拘。士材云：脉大有力，当作热治；脉小无力，当作寒治。色黄而枯者为虚寒；色红赤而泽者为实热。以色合脉，以脉合症，庶乎无负，斯为通论。盖二症由于脾胃，均有寒热，各异阴阳。或阴伤火旺，法宜养血；或脾伤阴盛，法当温补；或健脾理痰，不得偏任辛燥，有妨津液；或滋阴养血，不得偏任清润，有害中州。此临症权衡之要也。

兹试为分列之，噎塞原于脾家气血两虚，而多半由血液枯干，盖人脏腑之津液流行，灌溉百脉，皆赖脾胃运行，稍不运行，即津液壅滞，而阴血不荣，故患噎塞。推其原，或起忧郁，至气结胸中而生痰，痰久成块，胶于上焦，道路窄狭，饮可下，食难入，病之初起有如此者宜香砂宽中丸。又或有脾气亏败，血液俱耗，胃脘干枯，小便闭，大便如羊粪，隧道涩而成病宜参用补气运脾丸、滋血润肠丸。此皆病之所由来也。至有由火热之气冲逆者宜酌用四生丸，脉必数大。有由痰饮阻滞者，脉必结涩宜先用来复丹控其痰，再用大半夏汤加茯苓、枳壳、竹沥等。有由七情郁结者，脉必沉涩宜香砂宽中丸。有由瘀血积滞，阳无阴不能施化，阴失位，阳伏其中，传化不变，反行上者，脉必芤涩宜滋血润肠丸。有因噎而声不出者宜竹茹、五味、生姜。有挟寒者，脉必沉迟宜加用附、桂。有挟热者，脉必洪数宜黄连、木通。有饮食才下，痰涎聚住不得入，或虽入而涎沫随出者二症皆宜先用来复丹控去痰涎，再用大半夏汤加茯苓、枳壳、竹沥、皂角、枯矾，以姜汁为丸；有大便燥结，粪如栗块者宜开关利膈丸。惟噎而白沫大出，粪如羊屎，为不治之症。总之，因气从气治，因血从血治，因痰导之，因火壮水制之，不可专投辛香燥热之品，以火济火，至津液愈耗，大便愈结，甚而幽门不通，上冲吸门，便不可救矣。惟有一种胃阳火衰，不能运化者，可暂以辛温开其结滞，继仍以益阴养胃为主。又有一等酒徒，日日狂饮，以致酒发热，热生痰，痰因火煎，胶结不开，阻塞道路，水饮下咽，亦觉痛涩，此便不得如液槁津枯之病，投以当归地黄濡润之品，恐血未必润，反助痰而难愈也。其余无论血液耗，胃脘枯，隧道闭，津液结为痰，脏腑不得津液之润而成噎症者，治法始终以养血润燥为主，而辛香燥热之品，概勿轻下，且噎必兼塞。东垣云：堵塞咽喉，阳气不得上出者名曰塞。五脏之所生，阴也、血也，阴气不得下降者名曰噎。六腑之所生，阳也、气也，夫咽塞于胸膈之间，令诸经不行，口开目瞪，气闷欲绝，当先用辛甘气味升阳之品宜人参、黄芪、升麻、柴胡、当归、益智仁、草豆蔻，引胃气以治其本，加通塞之药以治其标宜木香、麦芽、青皮、陈皮。寒月盛阴当泻阴寒之气宜干姜、吴萸，暑月盛阳当散寒气，泄阴火之上逆宜益智仁、川柏、青皮、陈皮。冬三月，阳气内藏，外助阳气，不得发汗，内消阴火，勿令泄泻，此闭藏固密之大要也宜以吴萸汤。夏三月，阳气在外，阴气在内，噎病值此时，天助正气而挫其邪气，不治自愈，或不愈者，阴气太盛，正气不伸耳宜以四君子汤送利膈丸。凡饮食入胃，便吐涎沫如鸡子白，盖脾主涎，脾虚不能约束津液，故涎沫自出，非参术益智不能摄也。有梅核膈者，喉中如有物，膈间痛死，血居多宜昆布、当归、桃仁、韭汁、童便，甚加大黄，亦或因痰结宜涤痰丸。《医鉴》谓或结于咽喉，时觉有所妨凝，吐之不出，咽之不下，由气郁痰结而然者，正指此也。然此症总属有形之物，故非血即痰，若气则无形，其非梅核膈可知矣。反胃原于真火衰微，胃寒脾弱，不能纳谷，故早食晚吐，晚食早吐，日日如此，以饮食入胃，既抵胃之下脘，复返而出也宜理中汤，甚加附子。若脉数为邪热不杀谷，乃火性上炎，多升少降也宜异功散加连、沉、归、地。若口吐白沫，粪如羊屎则危，必须养气扶阳，滋血益阴，则肺无畏火，肾渐生水，津液自能荣润肠胃，而上亦能纳，下亦能通矣。如咽喉闭，胸膈满，暂宜开疏结滞，然亦忌破气过多，中气至不能运宜异功散加香、砂、枳、朴。痰涎壅满胸膈急先控之宜来复丹，然后从中治之宜涤痰丸。亦有瘀血阻滞者宜代抵当汤作丸，如芥子大，每三钱，去枕仰卧，细咽之。亦有虫聚而反出者宜牵牛丸。亦有火衰不能生土，其脉沉迟者宜八味丸加沉香、砂仁。李绛治反胃久闭不通，攻补兼施，每用小青龙丸，渐次加之，关局自透，再用人参利膈丸，然或服通剂过多，血液耗竭，转加闭结，宜另治之宜猪脂丸。此外又有翻胃，或痰或热壅阻膈间，故食入即翻而出，非如反胃之早食必晚吐，晚食必早吐也宜清热二陈汤。

【脉　法】　《脉经》曰：趺阳脉浮而涩，浮则为虚，涩则伤脾，脾伤则不磨食，朝食暮吐，暮食朝吐，完谷不化，名曰胃反。《医鉴》曰：噎膈反胃脉，浮缓者生，沉涩者死，沉涩而小血不足，脉大而弱气不足。《入门》曰：大小肠膀胱三阳结热，脉必洪数有力。

【噎膈反胃症治】　丹溪曰：血液俱耗，胃脘干槁。其槁在上，近咽之下，水饮可行，食物难入，间或可入，入亦不多，名之曰噎。其槁在下，与胃相近，食虽可入，难尽入胃，良久复出，名之曰膈，亦曰反胃。大便秘少，若羊屎然，名虽不同，病出一体，其槁在贲门。食入则胃脘当心而痛，须臾吐出，食出痛乃止，此上焦之噎膈也。或食物可下，难尽入胃，良久复出，其槁在幽门，此中焦之噎膈也。其或朝食暮吐，暮食朝吐，其槁在阑门，此下焦之噎膈也。又曰：张鸡峰云，噎当是神思间病，惟内观有养可以治之，此言深中病情。《医林》曰：噎膈之症，不属虚，不属实，不属冷，不属热，乃神气中一点病耳。《纲目》曰：噎病皆生于血枯，血枯则燥矣，得病情，合经旨者，丹溪一人而已。《医鉴》曰：噎膈俱有五，五膈者，忧、恚、寒、食、气也，在心脾之间，上下不通或结咽喉，时觉有所妨碍，吐不出，咽不下。五噎者，忧、食、劳、气、思也，饮食卒然阻滞而不下。丹溪又曰：胃脘干枯，古方用人参以补肺，御米以解毒，竹沥以消痰，干姜以养血，粟米以实胃，蜜以润燥，姜以去秽，正是此意。又曰：噎膈反胃药，必和以童便竹沥姜汁韭汁，多饮牛羊乳为上策，但不可用人乳，以有七情烹饪之火也，切不可用香燥药，宜薄滋味，饮酒人加砂糖驴屎入内服，以防生虫。

鳌按：噎塞反胃病，虽服药痊愈，一年内切禁房欲，若犯之，必复发旧症而死，此所屡见者，非虚言也。

【噎膈反胃宜通大便】　丹溪曰：呕吐而大小便不秘，利药所当忌也。若大小肠膀胱热结不通，上为呕吐膈食，若不用利药，开通发泄，则呕吐何由止乎？古人用三一承气汤正是此意。

【噎膈反胃不治症】　丹溪曰：噎膈反胃，年高者不治。下如羊屎者不治。不淡饮食，不断房室者不治。气血俱虚者，则口中多出沫，但见沫多出者，必死。

鳌按：反胃病但吐白沫犹可治也，若吐黄沫必不可治矣。

【噎膈导引】　《保生秘要》曰：行功宜带饥，以双手悬梁，将身下坠，微纳气数口，使气冲膈盈满，两脚踏步二九一度之数，郁隔气逆，胃口虚弱，不药而愈。

【运　功】　《保生秘要》曰：此症始行调息而坐，按周天计筹，咽神水一斤，意坠丹田，次守艮背，斡运绦胸，或㧑或散，坐卧可行，有动有静百日成功。

关格，即内经三焦约病也。约者不行之谓，谓三焦之气不得通行也。惟三焦之气不行故上而吐逆曰格，下而不得大小便曰关。其所以然者，由寒气遏绝胸中，水浆不得入，格因以成，热气闭结丹田，二便不得出关，因以成也。若但为寒遏而吐逆，病止曰格，以下不为热秘也。但为热秘而无便，病止曰关，以上不为寒遏也。若寒既在上，热又在下，病则曰关格，以上下俱病也。此症危急，法难缓治，宜先投辛香通窍下降之药以治其上宜沉香、丁香、藿香、苏合香、蔻仁、苏子、冰片、生姜、陈皮，次用苦寒利气下泄之药以通二便宜大黄、黄柏、知母、牛膝、木通、滑石、车前子。盖症既危急，纵有里虚，亦须通后再补也。而洁古、云岐、士材辈，则又单以不得小便为关。夫不得小便且为关，大小便俱不得，非关病之尤甚者乎宜调中益气汤加槟榔以升降之。宜丹溪兢兢于此，而以为此症多死也。然而古人竟用荡涤下行之法，诚为尽善宜芒硝汤、大承气汤。其或元气素虚，当于补益中以升降之宜调中益气汤加槟榔。其有痰涎壅塞者，又当于渗利中开散之宜枳缩二陈汤。此皆当细察而酌治之者也。

【脉　法】　《内经》曰：人迎脉大于气口四倍，名曰格。气口脉大于人迎四倍，名曰关。又曰：关格宜吐泻。

【关格原由】　《灵枢》曰：邪在六腑则阳脉不和，阳脉不和，则气留之而阳脉盛矣。邪在五脏，则阴脉不和，阴脉不和，则血留之而阴脉盛矣。阴气太盛，则阳气不得相营，故曰格。阳气太盛，则阴气不得相营，故曰关。阴阳俱盛，不得相营，故曰关格。关格者，不得尽其命而死矣。

治噎塞反胃方二十二

香砂宽中丸　〔初起〕　木香　白术香附　陈皮　蔻仁　砂仁　青皮　槟榔　茯苓　半夏　厚朴　甘草

加姜，炼蜜丸。

补气运脾丸　〔脾虚〕　人参　白术　茯苓　橘红　黄芪　砂仁　半夏　甘草　姜　枣

滋血润肠丸　〔血枯〕　当归　白芍　生地　红花　桃仁　枳壳　大黄

冲韭汁。

四生丸　〔火逆〕　大黄　黑丑　皂角各一两　芒硝五钱

每服二三十丸。

来复丹　〔痰饮〕　硝石、硫黄各一两，为末，同入磁器内微火炒，柳条搅，火盛恐伤药力。再研极细，名曰二气末。再用水飞元精石一两，五灵脂去砂，青皮去白，陈皮去白各二两，醋糊丸，豌豆大，每三十丸空心米饮下。此又名养正丹，又名黑锡丹，又名二和丹。

大半夏汤　〔痰滞〕　半夏　人参　白蜜

开关利膈丸　〔粟粪〕　人参　大黄　当归　枳壳　木香　槟榔

吴萸汤　〔闭藏〕　吴萸　陈皮　人参　草蔻　升麻　黄芪　姜黄　僵蚕　当归　泽泻　甘草　木香　青皮　半夏　麦芽

四君子汤　〔阴盛〕　人参　茯苓　白术　炙草

利膈丸　〔又〕　木香　槟榔各七钱半　大黄　厚朴各二两　人参　当归　藿香　甘草　枳实各一两

水丸。

理中汤　〔反胃〕　人参　白术　甘草　生姜

异功散　〔火热〕　人参　茯苓　白术　甘草　陈皮

涤痰丸　〔痰壅〕　南星　半夏　枳壳　橘红　菖蒲　人参　茯苓　竹茹

甘草

代抵当汤　〔瘀血〕

牵牛丸　〔虫聚〕　牵牛　大黄　槟榔　雄黄

八味丸　〔火衰〕　熟地　山药　山萸　丹皮　茯苓　泽泻　附子　肉桂

猪脂丸　〔血耗〕　杏仁　松仁　白蜜　橘饼各四两

猪油熬净一杯，同捣，时时食之。

小青龙丸　〔开关〕

人参利膈丸　〔总治〕　木香　槟榔各七钱　人参　当归　藿香　甘草　枳实各一两　大黄　厚朴各二两　砂仁五钱

清热二陈汤　〔翻胃〕　半夏　陈皮　赤苓　甘草　人参　白术　砂仁　竹茹　山栀　麦冬各一钱　姜三片　枣二枚　乌梅一个

和中桔梗汤　〔又〕　半夏曲二钱　桔梗　白术各钱半　陈皮　厚朴　枳实　赤苓各一钱　姜三片

水煎，取清调木香、槟榔末各一钱，空心服。三服后吐渐止。又除木香、槟榔末，再加白芍二钱，黄芪钱半，煎服。

三一承气汤　〔泄利〕

泄泻源流

泄泻，脾病也。脾受湿不能渗泄，致伤阑门元气，不能分别水谷，并入大肠而成泻，故口渴，肠鸣，腹痛，小便赤涩，大便反快，是泄固由于湿矣。然经曰：春伤于风，夏生飧泄，泄不有由于风者乎。又曰：暴注下迫，皆属于热，泄不有由于热者乎。又曰：诸病水液，澄澈清冷，皆属于寒，泄不有由于寒者乎。又曰：清气在下，则生飧泄，泄不有由于虚陷者乎。惟曰湿盛则飧泄，乃独由于湿耳，不知风寒热虚，虽皆能为病，苟脾强无湿，四者均不得而干之，何自成泄？是泄虽有风寒热虚之不同，要未有不原于湿者也，故为列论之。其湿兼风者，飧泄也，肝受风邪，煽而贼土，至夏湿气蒸郁，故脉弦腹鸣，下利清谷宜平胃散加羌、独、升、柴。其湿兼热者，下肠垢也，肠胃有热，传化失常，而火性急速，熏动湿邪，故脉数溲赤涩，所下皆稠粘垢秽宜六一散，或胃苓汤加黄连。其湿兼寒者，鸭溏也，湿为水气，又感寒邪，则寒水之气合从而化，故脉沉迟，溲清白，所下澄澈清冷，如鸭屎宜附子理中汤加肉果，或以二术、陈皮、干姜、吴萸、砂仁、紫苏主之，挟风者亦可参用，但寒泄必早暮服药，盖早服暖药，至暮药力已尽，无以敌一宿阴气，故不效，故夜必再服。其湿兼虚者，虚泄也，人之清气本上升，虚则陷下，又为湿所侵遏，湿胜气脱，故脉细而濡，困倦少力，遇饮食即泻，或腹不痛，所下不禁，多完谷不化宜四君子汤加升柴，升阳除湿汤。惟濡泄一症，又名洞泄，乃为湿自甚，即脾虚泄也，由土虚不能制湿，肠胃不固，湿反胜而成病，故脉迟而缓，小便不利，身重，腹不痛，肠鸣漉漉，所下多水宜四苓汤加二术、胃苓汤加草蔻。士材云：水液去多，甚而转筋，血伤筋急也，据此又濡泄之变症宜升阳除湿汤。以上《内经》所言诸泄，可得而审者也。《难经》又有五泄，实与《内经》之症约略相似，盖曰胃泄者，饮食不化色黄，即风乘湿也宜胃风汤。曰脾泄者，腹胀满，肢体重着，中脘有妨，面色萎黄，泄注，食即呕逆，即暑乘湿也宜香薷汤对桂苓甘露饮，大加生姜治之。曰大肠泄者，食已窘迫，大便色白，肠鸣切痛，即燥乘湿也宜五苓散。曰小肠泄者，溲而便脓血，小腹痛，即火乘湿也宜大承气汤下之，再以黄连解毒汤加归、芍治之，次以芍药柏皮丸止之。曰大瘕泄者，里急后重，数至圊而不能便，茎中痛，即寒湿而变为热泄也宜八正散加木香、槟榔通之，次以天水散顿服之。是《难经》所言，虽定属六气，而其以湿为主，不与《内经》相合乎。此外又有风泄，恶风自汗，或带清血，由春伤风，夏感湿，故其泻暴宜胃风汤，或泻而风邪内缩，必汗之宜桂枝麻黄汤。又有食泄，脉弦紧，腹痛则泄，泄后痛减宜治中汤酌加木香、砂仁、枳壳、白术、山楂、麦芽、谷芽、陈皮等味，仍烧所伤之物服。又有痰泄，脉滑类弦，溲少而赤，肺闷食减，久而神瘁，此积湿成痰，留于肺中，故大肠不固也宜二陈汤加浮石、青黛、黄芩、神曲、姜汁、竹沥等味，或用吴萸汤温服碗许，探吐痰涎，泄自两日内愈。又有水泄，肠鸣如雷，一泄如注，皆是水宜石膏、补骨脂、干姜、草乌等，或车前子汤。又有火泄，即热泄，脉数实，腹痛肠鸣，口干喜冷烦渴，小便赤涩，后重如滞，泻水，痛一阵，泻一阵，泻后尚觉涩滞，仲景谓之协热自利是也宜黄芩芍药汤。又有暑泄，因受暑邪，烦渴，尿赤，自汗面垢，暴泻如水宜薷苓汤、桂苓甘露饮，或以生姜炒黄连为君，葛根、升麻佐之。若暑邪留伏于中，以致久而成泄，其病更甚宜玉龙丸。若盛暑伤于外，阴冷伤其中，则为内外受迫宜连理汤。又有伤酒泄，素嗜酒而有积，或一时酒醉而成病，其症骨立，不能食，但饮一二杯，经年不愈宜葛花解酲汤。又有滑泄，其泄不禁，泻久不止，大孔如竹筒，日夜无度宜固肠丸，其或滑由气虚陷下者宜补中益气汤，或大肠滑泄而小便精出者宜万全丸，皆不可忽。又有飧泄，夕食曰飧，食之难化者尤重于夕，故此之飧泄，专主夕食不化而泄言之，与前所列诸飧泄不同，盖此症惟夺其食，则一日可止，再以药滋养元气宜八仙糕。又有肾泄即五更泄，一名晨泄，又名瀼[①]泄，固由于肾虚失守藏之职宜补骨脂、五味子、山萸、肉桂、茴香、山药、茯苓等，每日清晨用大栗十枚煮食，神效，而亦有由于食者宜香砂枳术丸，有由于酒者宜葛花解酲汤，有由于寒者宜理中汤夜饭前服。又有脾肾泄，由二经并虚，朝泄暮已，久而神瘁肉削宜四神丸。又有暴泄，太阳传太阴，大肠不能固禁，卒然而下，大便如水，其中有小结粪硬物，欲起又下，欲了不了，小便多清，或身冷自汗，气难布息，脉微呕吐，此寒也，急以重药温之宜浆水散。又有久泄，厥阴经动，下利不止，脉沉迟，手足厥逆，涕唾脓血，此症不易治，大法以为风邪缩于内，宜汗之是也宜桂枝麻黄汤。亦有由真阴虚损，元气下陷而成者，若非滋其本原，则必胸痞腹胀，小便淋涩，多致不救宜四神丸、补中益气汤。凡泄泻之病，止于此矣，而治法亦靡有遗者。士材九种治泄之法，亦当参看，盖升提、淡渗、清凉、疏利、甘缓、酸收、燥脾、温肾、固涩，皆治泄者所不能外，惟在酌其轻重缓急以用之耳。总之，此症不论新久，皆太阴受病，不可离白术、白芍、甘草，若四时下利者，于前三药外，春加防风，夏加黄芩，秋加厚朴，冬加附桂。又必详外症寒热，如手足逆冷，自汗气微，虽暑亦可量投姜桂。如燥渴烦热，闷乱脉实，虽冬亦可酌用硝黄。此又当权衡于临时者也。若老人诸泄，则又不得拘渗泄分利之法，以人生五十后，升气少，降气多，渗泄分利，是降而益降，益其阴而重竭其阳也，必用升提阳气之品宜升麻、柴胡、独活、防风、甘草，佐以白术、附子、补骨脂，所谓湿寒之胜，以风平之。

---

① 瀼（nǎng）　水流貌。

又曰，下者举之是也。至如饭后即便，乃脾肾交虚之故耳，盖人惟脾与肾相济，所以有水谷之分，若脾虽强盛能食，而肾气不足，真火不能上行，为胃腐熟水谷，故饮食下咽，不能消化，留滞大腑，因成飧泄，治之者惟使脾肾之气交通宜二神丸空心盐汤送下，则水谷自然克化，而此患除。

【脉　法】　《灵枢》曰：病泄脉洪而大者为逆。《素问》曰：泄而脱血脉实者难治。《正传》曰：泄泻脉缓，时小结者生，浮大数者死。《医鉴》曰：泄泻脉多沉，伤风则浮，伤寒则沉细，伤暑则沉微，伤湿则沉缓。《回春》曰：泻脉多沉，沉迟寒促，沉数火热，沉虚滑脱，暑湿缓弱，多在夏月。

【泄泻症治】　经曰：犯贼风虚邪者，阳受之。食饮不节，起居不时者，阴受之。阳受入六腑，阴受入五脏。入腑则身热，不时卧，上为喝吁；入脏则填满闭塞，下为飧泄，久为肠澼。又曰：大风人中，则为肠风飧泄。又曰：仓廪不藏者，是门户不要也。仲景曰：大肠有寒，则多鹜溏，有热则便肠垢。《入门》曰：肠垢，言湿热滞于肠中，故亦曰滞下。又曰：凡泄皆兼湿，初宜分利中焦，渗利下焦，久则升举，必滑脱不禁，然后用涩药止之。又曰：治泄补虚，不可纯用甘温，甘则生湿，清热亦不可用太苦，苦则伤脾，惟淡渗利窍为妙。济生曰：治泻之法，先当分利水谷，车前子煎汤调五苓散，次则理正中焦，理中汤、治中汤治之，二汤不效，然后方可断下，用固肠丸、石脂余粮丸。《正传》曰：治泻诸药，多作丸子服之。《原病》曰：泄症，凡谷肉消化，不论色及他症，便断为热。夫寒泄而谷肉消化者，未之有也；或火性急速，传化失常，完谷不化，而为飧泄者，间亦有之。仲景谓邪热不杀谷，然热得湿，则为飧泄也。《医鉴》曰：暴泻非阳，久泻非阴，通治用三白汤及燥湿汤、辰砂益元散。

【泄泻宜升阳】　东垣曰：暑月淋雨，人多泄泻，乃湿多成五泄也。经云：在下者引而竭之。又曰：治湿不利小便，非其治也，法当以淡渗之剂利之。然客邪寒湿之胜，自外入里而甚暴，若用利小便药，则是降之又降，复益其阴而重竭其阳也，滋以升阳之药，是为宜耳，羌活、独活、升麻各一钱半，防风、炙甘草各一钱，煎服，即愈也。

【泻与痢不同】　丹溪曰：泄泻之症，水谷或化或不化，并无努责，惟觉困倦，若痢不然，或脓或血，或脓血相杂，或肠垢，或无糟粕，或糟粕相杂，虽有痛不痛之殊，而皆里急后重，逼迫懔懔，赤白交下为异。

【久泄成痢】　《集略》曰：太阴受湿而为水泄，虚滑身重微满，不知谷味，久则传变而为脓为血，是脾传肾，谓之贼邪，故难愈。若先痢后泄，是肾传脾，谓之微邪，故易愈。《灵枢》曰：腹鸣而满，四肢清而泄，脉大，是逆也，不过十五日死。又曰：腹大而胀，四末清，脱形泄甚，是逆也，不及一时死。《脉经》曰：飧泄脉大，手足冷，难已；脉小，手足温，易已。

【便　色】　《灵枢》曰：肠中寒，则肠鸣飧泄，热则出黄如糜。东垣曰：泻白为寒，青黄红赤色皆热也，或以青为寒者误也。伤寒少阴病下利纯青水者热在里也，利色红者为热，心火之色或赤者热之甚也，色黑火热亢极，反兼水化也。《入门》曰：湿多成五泄，如水倾下也。

治泄泻方三十四

平胃散　〔风泄〕　苍术　厚朴　陈皮　甘草

六一散　〔热泄〕　滑石　甘草

胃苓汤　〔又〕　苍术　厚朴　陈皮　甘草　白术　茯苓　猪苓　泽泻　肉桂

附子理中汤　〔寒泄〕　附子　人参　白术　甘草　干姜

四君子汤　〔虚泄〕　人参　茯苓　白术　炙甘草

四苓汤　〔濡泄〕　茯苓　白术　猪苓　泽泻

升阳除湿汤　〔又〕　苍术　柴胡　防风　羌活　神曲　陈皮　猪苓　泽泻　麦芽　升麻　炙甘草

胃风汤　〔胃泄〕　人参　白术　茯苓　当归　白芍　肉桂

香薷汤　〔脾泄〕　香薷　厚朴　黄连　扁豆子

桂苓甘露饮　〔暑泄〕　滑石二两　赤苓　泽泻　石膏　寒水石　甘草各一两　白术　肉桂　猪苓各五钱

每末一钱，加蜜汤下。

浆水散　〔暴泄〕　半夏二两　炮姜　肉桂　附子　炙甘草各五钱　良姜二钱半

每末五钱，煎服。

大承气汤　〔小肠泄〕　大黄　芒硝　厚朴　枳实

去芒硝，即小承气汤。

黄连解毒汤　〔又〕　黄连　黄柏　黄芩　山栀

芍药柏皮丸　〔又〕　黄连　黄柏　当归　白芍

八正散　〔大瘕泄〕　瞿麦　萹蓄　木通　山栀　车前子　大黄　滑石　甘草　灯心

治中汤　〔食泄〕　人参　白术　甘草　生姜　青皮　陈皮

二陈汤　〔痰泄〕　茯苓　甘草　半夏　陈皮

吴茱萸汤　〔又〕　吴萸　生姜　人参　大枣

车前子汤　〔水泄〕　厚朴　泽泻　车前子

黄芩芍药汤　〔火泄〕　黄芩　芍药　甘草

玉龙丸　〔暑泄〕　硫黄　硝石　滑石　明矾

连理汤　〔又〕　人参　白术　甘草　干姜　黄连　茯苓

茹苓汤　〔又〕　泽泻二钱二分　猪苓　赤苓　白术　扁豆子　姜黄连　香薷　厚朴各一钱　甘草三分

八仙糕　〔飧泄〕　枳实　白术　山药各四两　楂肉三两　茯苓　陈皮　莲肉各二两　人参一两　粳米五升　糯米一升半

共为末，蜜三斤和蒸作糕，焙干。

万全丸　〔滑泄〕　赤石脂　炮姜各一两　胡椒五钱

醋糊丸，空心，米饮下五七丸。

补中益气汤　〔久泄〕

葛花解酲汤　〔酒泄〕　葛花　青皮　木香　橘红　人参　茯苓　猪苓　神曲　泽泻　白术　干姜

香砂枳术丸　〔肾泄〕　木香　砂仁　枳壳　白术

四神丸　〔脾肾泄〕　肉果　补骨脂　吴萸　五味子

石脂余粮丸　〔断下〕

固肠丸　〔滑泄〕　龙骨　附子　诃子　枯矾　丁香　石脂　良姜　蔻仁　砂仁　木香

糊丸。

三白汤　〔通治〕　白术　白芍　茯苓　炙草

此为治泻要药。

燥湿汤　〔又〕　白术　白芍　茯

苓　陈皮　炙草

此即三白汤加陈皮一味也。

二神丸　〔饭后便〕　补骨脂四两　肉豆蔻生，二两

共为末，肥枣四十九个，生姜四两切片，同枣煮，去姜，枣肉丸，空心盐汤下三五十丸。一方肉蔻煨熟。

杂病源流犀烛 卷五

肿胀源流痞满

肿胀，脾肺肾三经病也。考《内经》，五脏六腑，五运六气，司天在泉，胜复淫郁，无不成肿胀之病。而张介宾以为未有不干于脾肺肾三脏者，其意以脾主运化精微，肺主气行治节，肾主五液而行水，凡五气所化之液，悉属于肾，五液所行之气，悉属于肺，输转二脏，利水，生金，悉属于脾，所以肿胀之生，无不由三者失职，旨哉！洞本之论也。然又必先肾气不足，下气厥上，三合而成。经曰：厥气在下，营卫留止，寒气逆上，真邪相攻，两气相搏，乃合为胀。又曰：五脏阳已竭。又曰：合之于真，三合乃得，夫厥气在下，此病根也。人身上下，阳布阴生，则肺行而肾纳，于何有厥？厥气在下，则肺不行而肾失纳矣。至气已厥，必营卫之流行经络者留止，无根之阴气，于是逆上，与真气相搏，寒留而不行，乃合为胀也。况脏阳即元运之气，脏阳竭，诸停而不行可知。其曰合之于真，三合乃得者，人之胀，虽由卫逆于营，而既在血脉，则合经络、合脏、合腑，阴阳俱有，故曰三合乃得。特厥气在下，究为胀之本耳，故经又以诊之而其脉大坚以涩者为胀。盖大者，邪气盛也。坚者，邪气实也，两气相攻，胀势已成，故其脉大坚，以厥于阳而实也。涩者，气血虚而不流利也，是为阴气衰，阴气衰即真气衰，此厥于阴而虚也。阴虚阳坚，中气已损，能勿胀乎？是以涩而坚者，其病在阴，即胀在脏，经故曰：阴为脏。大而坚者，其病在阳，则胀在腑，经故曰：阳为腑。于是有脉胀、有肤胀、有五脏胀、有六腑胀，而又有水胀、有鼓胀、有蛊胀、有单腹胀、有石水，种种之症。而其为症，又虚实不伦，虚中有实，实中有虚，行实当顾虚，补虚无忘实，而其要惟大补脾肾，以培根本，则得之矣。至于辨验虚实，莫善于士材，其说云：阳症必热，热者多实，阴症必寒，寒者多虚。先胀于内而后肿于外者为实，先肿于外而后胀于内者为虚。小便黄赤，大便秘结者为实，小便清白，大便溏泄者为虚。脉滑数有力者为实，脉浮弦细涩者为虚。色红气粗者为实，色瘁声短者为虚。凡实，或六淫外客，或饮食内伤，阳邪急速，其至必暴，每成于数日之间。凡虚，或情志多劳，或酒色过度，日积月累，其来有渐，每成于经月之后。故治实易，治虚难。士材之言，当奉以为则，而于虚实疑似之间，复能察脉审形，辨别毫厘，庶无实实虚虚之害。试先即胀病条分之，经曰：五脏六腑，各有畔界，病各有形状，营气循脉，卫气逆之，为脉胀，盖清者为营，营行脉中，其气专精，未即致胀，浊者为卫，卫行脉外，其气慓疾滑利，而行肉分，此必由卫气之逆，而后病及营而为脉胀也，是知凡病胀皆发于卫。经又曰：卫气并脉，循分为肤胀，盖卫气逆而并于脉，复循肉分之间，故为肤胀，然胀无常所，既胀皮肤，即排脏腑而廓胸胁，凡膻中心主之宫城，脾之太仓，咽喉小肠之传送，胃之五窍闾里门户，廉泉玉英之津道，应无不受胀者。又曰：心胀者，短气烦心，卧不安。肺胀者虚满而喘咳。肝胀者，胁下满而痛引少腹。脾胀者，善哕，四肢烦冤，体重不能胜衣，卧不安。肾胀者，腹满引背，央央然腰髀痛。胃胀者，腹满，胃脘痛，鼻闻焦臭，妨于食，大便难。大肠胀者，肠鸣濯濯而痛，冬日重感于寒，则飧泄不化。小肠胀者，少腹䐜胀，引腰而痛。膀胱胀者，少腹满而气癃。三焦胀者，气满于皮肤中，轻轻然而不坚。胆胀者，胁下痛胀，口中苦，善太息。以上经言脏腑之胀，总以治胀药为主宜藿香正气散、木香调气散、苏子汤等，各加引经之剂疗之心，黄连、细辛；肺，桔梗、升麻、白芷；肝，柴胡、川芎、青皮、吴萸；脾，升麻、苍术、葛根、白芍；肾，独活、知母、细辛、肉桂；胃，白芷、升麻、葛根、石膏；大肠，白芷、升麻、黄芩、石膏；小肠，黄柏、藁本、赤苓、木通；膀胱，滑石、羌活；三焦，柴胡、连翘；下焦，地骨皮；胆，柴胡、青皮、连翘，方为正治。经又曰：肤胀者，寒气客于皮肤之间，鼕鼕然不坚，腹大，身尽肿，皮厚，按其腹窅而不起，腹色不变，此其候也。盖以寒客皮肤间，阳气不行，病在气分，故有声若鼓，气无形，故不坚，气无不至，故腹大身尽肿。凡肿，因水则皮泽而薄，因气故皮厚。气在肤腠，故按散之猝不起，腹皮厚，故色不变。此肤胀乃气病也宜加味枳术丸。前文言肤胀，以胀必见于肤，乃总言致胀之由，此则专为一症也。经又曰：鼓胀者，腹胀，身皆大，大与肤胀等，色苍黄，腹筋起，此其候也。此鼓胀亦气分病，故与肤胀相似，惟腹有筋起为异，但肤胀病根在肺，鼓胀病根在脾，由脾阴受伤，胃虽纳谷，脾不运化，或由怒气伤肝，渐蚀其脾，脾虚之极，故阴阳不交，清浊相混，隧道不通，郁而为热，热留为湿，湿热相生，故其腹胀大，中空无物，外皮绷急，旦食不能暮食也，但脐突出，肚见青筋，皮光如油，皆不治。脉亦喜浮大，忌虚小，盖鼓有土败木贼之象，湿热相兼，犹馒头得火与汤乃发胖。治者先令却盐味，厚衣衾，断妄想，禁忿怒，以调和气血，药必大补脾土，养肺金，使金能制木，脾无贼邪之害宜调中健脾丸。更审虚实，权轻重，辨其所因，而以苏梗、厚朴、木通、陈皮、柴胡、白芍、大腹皮、延胡索为主，寒加热，热加寒，虚加补，皆制为大剂，服数十帖，亦有生者。久服药忽手足肿，病为自内达外，不久愈。若自手足肿至腹，病为从外入内，难治。其或朝宽暮急，或朝急暮宽，或先胀后喘宜治脾二陈汤，或先喘后胀宜治肺宁肺汤。虽多分别，大法不外乎此。曷言乎辨其所因也？盖同属鼓胀，有因六气而成者宜藿香正气散。有因七情而成者宜沉香降气散。有因饮食伤而成者，必呕吐嗳嘻而胀宜香砂调中丸。有因蓄血而成者，必青紫筋见，小便仍利宜代抵当汤。有因忧思太过而成者，必二便不利，脉虚涩，肠鸣而胀宜苏子汤。有因血热而胀者，必喘燥，虚汗，肢厥，溲赤屎黑而胀宜人参芎归汤。有因气为痰所隔而成者，必心下坚满而胀宜加味枳术汤。有因积聚痞塞而成者，必膈满呕吐，口苦吞酸而胀宜枳壳散。有因泻久而成者，必多虚羸状而胀宜六君子汤。有因老人虚寒而成者，必气弱，恶寒，不善食而胀宜先服香朴丸，再服人参养荣汤，或二方参用。有因妇人产后败血入胞而成者，必胞不下而胀，血消即下宜夺命丹。其或素虚弱，或过服峻剂而患鼓症，必补之宜朝服金匮肾气丸，晚服补中益气汤。或壮实人而患鼓症，不妨攻之宜先服五痹散二剂，再按法服石斡散。凡诸鼓胀之因如此。至如蛊胀，又是一症，不得混蛊为鼓，乃由脾胃家湿热积滞，或内伤瘀血而成，盖人之腹中，虽长蛔寸白，皆赖以消宿食，然太多即为病，况如白蛲、三尸、食肛、应声、赤九种、肠疰、疳痨瘕等虫，为类不一，皆能使心腹作痛而胀，甚则面青口涎，治以补脾健胃为主，兼用消导。其或因跌扑闪挫，负重努力，致血瘀于内而成胀痛，亦以补脾健胃为主，兼用去瘀生新之品宜参用参术健脾丸、士材新制阴阳攻积丸。盖所谓蛊者，若虫侵蚀，有蛊坏之义。而蛊与鼓之脉亦相反，蛊脉必实，鼓脉必浮。蛊与鼓之形更相异，蛊之胀，以手按腹，随手而起，以其为虫血之积而实也。鼓之胀，以手按腹，凹而不起，以其为气而虚也。二者皆非轻病。此外更有胀满之病，虽亦腹胀，却不至肿，不如鼓胀之生死相关，或因伤食，消导可已宜香砂调中丸，或因气滞，行气即痊宜木香顺气散，有久有暂，实者峻下之宜承气汤，上郁则夺之也，蓄血者，用破血药宜桃仁承气汤，病后气虚作胀，惟补益元气宜补中益气汤，使元气归元即愈。又有单腹胀，即俗名蜘蛛鼓，其症四肢不肿，但腹胀，其原皆由脾气虚而伤风与食宜调中健脾丸。至若腹胀经久，忽泻数升，日夜不止，服药不效，为气脱，最难救治，惟浓煎益智仁汤服之，立愈。且夫胀与肿，内因则各殊，而外形多相似，要有其易辨者。如先腹大，后四肢肿，为胀病。先头足肿，后腹大，是水也。但腹肿，四肢竟不肿，为胀病。脐腹四肢悉肿，是水也。皮厚色苍，或一身皆肿，或自上而下，为胀病，皮薄色白，或自下而上，是水也。至若胀病有肿有不肿，肿病有胀有不胀，皆当分辨。

兹更即肿病而条分之，肿不一，而为害莫有大于水肿者。经曰：水始起也，目窠上微肿，如新起之状，其颈脉动，时咳，阴股间寒，足胫肿，腹乃大，其水已成矣，以手按其腹，随手而起，如裹水之状，此其候也。颈脉者，足阳明人迎，阳明胃脉自人迎下循腹里，水邪乘之，故颈脉动。水之标在肺，故时咳。阴邪结阴分，故阴股间寒也。又曰：三阴结，谓之水。三阴者，太阴脾也，太阴为六经之主。三阴邪结，则坤土不能运精，如是而二阴肾独主里，而气更盛，反来侮土，故气盛阳不得入。阳不得入，则肺气不得通调，斯寒水不行而壅，故成水肿之病。盖中州结则气壅，而关门不利，不利，则水聚而从其类，类者，本在肾，标在肺也，此言肾与肺之水，因脾虚而类聚者。又曰：肺移寒于肾，谓之涌水。涌水者，水气客于大肠，如囊裹浆者，形寒饮冷，肺气不足，则肺寒。母病传子，则寒可移于肾，肾本寒水，以寒济寒，故水气不升而为涌。涌不于肾而于大肠，大肠为肺下流，故如囊裹不能散也。此言肺肾之寒之水相移，而由脏归腑者。以上皆致水之原也。由是观之，水之为病，有不由脾土虚弱，不能制水，水逆上行，干及于肺，渗透经络，流注溪谷，灌入隧道，血亦因而化水，精亦因而化水者乎。顾尝反复究之，水虽制于脾，实主于肾。肾，水脏也，元气寓焉。若土阳虚则命门火衰，既不能自制阴寒，又不能温养脾土，阴阳不得其正，则化而为邪。盖气即火，阴即水，阳旺则化，而精能为气，阳衰则不能化，而水即为邪也。夫火盛水亏则病燥，水盛火亏则病湿，故火不能化，则阴不从阳，而精气亦皆化为水，所以水肿又未有不由于阳虚。肾为胃关，不惟肾气不化而闭，即胃亦能令关闭，故水之聚，不待肾水后成，即所饮汤水，亦聚而为患。盖胃主中焦，为水谷之海，胃和，则升降出纳之气行，水谷从其道而输泄。胃不和，则出纳之关滞，水谷之液皆积而成水。故经言：胃所生病，大腹水肿，膝膑肿痛。又言：五谷精液，因阴阳不和，则并于肠胃中，留于下焦，不得沁入膀胱，则下焦水溢而为水胀。又言：肾者牝脏，勇而劳甚，则肾汗出，遇于风，内不得入脏腑，外不得越皮肤，客于元府，行于皮里，传于跗踵，本之于肾，名曰风水，所以水肿又未有不由于胃虚。经又曰：肝肾脉并浮，为风水。盖肝肾同居下焦，肾为阴，主静，脉常沉，肝为阳，主动，脉常浮，二脏俱有相火，动于肾者犹龙火出于海，动于肝者犹雷火出于泽，龙起而火随，风发而水随，今水从风，是以肾与肝并浮，犹言肾脉本沉，因从肝化而与之俱浮也，所以水肿又未有不由于肝盛。经又曰：三焦为决渎之官，水道出焉者，气化也，气即是火，三焦病，气满，小腹光坚，不得小便，溢则水流作胀，以火衰则水胜也，所以水肿又未有不由于三焦病。夫既明其水之所由来，当必稔乎水之所由治，其一为水肿之常法，肿在腰以上者，宜发汗，即经所谓开鬼门也鬼门，即腠理，宜麻黄、羌活、防风、柴胡、牛蒡子、葱白、忍冬藤以开之，或用柳枝煎汤洗。肿在腰以下者，宜利小便，即经所谓洁净府也净府，即膀胱，宜泽泻、木通、香薷、甘草、灯心、冬葵子、蜀葵子、葶苈、防己、昆布、海藻、海金沙、赤小豆、茯苓、猪苓、青蛙、海蛤、白螺、鲤鱼、鲫鱼、白鱼、鲈鱼、绿头鸭，秋石代盐，以洁清之。上下分消，使阴阳平治，水气可去，即经所谓去菀陈莝是也菀者积也，陈者久也，莝者腐也，宜甘遂、芫花、大戟、牵牛子、续随子，同大麦面作面食，或商陆同赤粳米作饭，日食大效，或郁李仁酒服七七粒，或末之和面作饵食，或老丝瓜巴豆拌炒，又同陈粳米炒，去巴豆丸服。然皆治其标而已，尤当理气养脾，以治其本治本宜参术健脾丸，使脾气实而健运，则水自行，故宜 以参术为君，更视水之所属，或为阴，或为阳，加减治之。盖病水者，脾必虚故必健脾为主也，其一治水肿太甚者，权宜之法，大抵水肿，多由肝盛脾弱之人，肝盛则触怒益胀而干于脾，脾弱则食伤不化而生湿，湿郁甚则化为水，上至头，下至足，中满身之前后，浮肿如匏，寒冷如石，行坐卧起不安，本宜专利小水以除其肿，但肿势太甚，内而膀胱，外而阴囊，相连紧急，道路阻塞，即欲利小便，苦无一线之通，惟宜权开大便以逐水，随下而随补逐水宜硝黄等，补救宜参术等，渐渐调理可痊。若肿不极甚，只宜利小水以治标，养脾胃以治本。而水有阴阳之别，阳水多外因，或涉水冒雨，或感风寒暑湿，其肿先现上体，其脉沉数，其症兼发热烦渴，溲赤便秘轻则四磨汤、五苓散，重则疏凿饮子。阴水多内因，因饮水及茶酒，饥饱劳役房劳，其肿先现下体，其脉沉迟，其症兼身凉不渴，溲清便利或溏宜实脾饮，或小便照常，时赤时不赤，晚则微赤却不涩，亦属阴也宜先用木香、香附、乌药、茯苓、猪苓等，次进复元丹，未可骤补，宜分次第治之。有一身惟面与足肿，早则面甚，晚则足甚，面肿为风宜白蒺藜、益母草、杏仁、葶苈、防风、昆布、甘遂、郁李仁，足肿为水宜防己、香附、麻黄、赤小豆等，或败荷叶同藁本煎汤洗，或杏叶、葱白、楠木、桐木煎洗。更须察二便通秘，别其阴阳治之即用前文阳水阴水之药。水之胀肿，又有内外之别，先胀于内，后肿于外者，小便赤涩，大便秘结，色泽红亮，声音高爽，脉滑数而有力，实热也，宜以治脾为主宜木香、沉香、砂仁、枳实、厚朴、苍术、大腹皮，兼理肺宜桑皮、葶苈、枳壳、蔻仁、桔梗、苏子、陈皮，专利小便宜木通、通草、茯苓、防已、车前子、泽泻、猪苓，或发汗宜麻黄、防风、羌活、川芎、桂枝。如气壮年少新病者，必泻其实热硝黄亦可酌用。先肿于外，后胀于内者，小便淡黄，大便不实，气色枯白，语音低怯，脉微细而无力，虚寒也，宜以补脾为主宜陈皮、白术、茯苓、甘草，兼补肺理气补肺宜人参、黄芪、桔梗、苡仁，理气宜沉香、木香、陈香橼、佛手，专利小便宜五苓散，或发汗宜升麻、柴胡。如虚甚多寒，必须大剂频投，方可救援宜多用参、术，即桂、附、干姜、吴茱萸，亦可选用。古人以金匮肾气丸治水，诚为切要，至其他药品，有与本病相关者，亦须研核其所以然。如白芍能于土中泻木，忍冬藤能和缓下气，木瓜、赤豆利水下气交长，片脑、雄鸡金温中与宽膨并用，牙皂夹烧灰存性，神曲为丸取利甚捷，鸡屎白炒热，袋盛浸酒，空心饮，下水大奇，青蛙入猪肚烹为馔，皆奇方立效。水之胀肿，在女科又有气分血分之别，先病水胀，经水后断，因而心胸坚大，病发于上者，属气分宜木香调气散。经水先断，后病水胀，因而血结胞门，病发于下者，属血分宜代抵当汤。而又有上半身肿太甚者宜羌活、防风、升麻、白芷、苏叶。有下半身肿太甚者宜五苓散加苍术、木通。有肿而心腹坚胀喘满者宜当归散。有头身俱肿，腹前胀疼者宜蟠桃丸。有肿而不能食，不能卧，小便秘者宜白术木香散。有大病后肿，明属脾虚不能通调水道者宜补中益气汤，送六味丸。有肾水不足，虚火烁金，小便不生而患肿者，急补之宜补中益气汤、六味丸互用，久服自效，误与疏风行水，将贻性命之忧宜急投金匮肾气丸，尚可救。有血热生疮，变为肿病，烦渴，小便少者，经曰：纯阳者肿四肢，此热症也，如便闭更须和气宜消风败毒散。有遍身水肿，喘满，小便闭涩，诸药不效者宜导水茯苓汤。有肿而因于风者宜黄芪防已汤。有肿而因于寒者宜中满分消汤，有热者忌。有肿而因于热者宜中满分消丸，有寒者忌，或神芎导水丸。有肿而因于湿者宜二蛟散，如虚，宜间服加味胃苓丸，此二方百发百中，无不效。有孕妇遍身浮肿，腹胀满，小便不利者宜防已汤，葶苈散。有产后肿满，喘息而渴，小便不利者宜大调经散。凡此皆水病之支分派委，所可溯流以穷源者也。

吾因举水之发源于五脏者而分言之。大凡水肿，必有目胞上下浮胖，肢体沉重，咳嗽怔忡，腰间清冷，小便黄涩，皮肤光亮诸状。今若心水病，必兼身重，少气不得卧，烦而躁，其阴必大肿。肝水病，必腹大不能转侧，胁肠痛，时时津液生，小便续连。肺水病，必身肿，小便难，时鸭溏。脾水病，必腹大，四肢重，津液不生，少气，小便难。肾水病，必腹大脐肿腰痛不得卧，阴下湿，足逆冷，面黄瘦，大便反坚。皆当审形辨脉，知其水从何经而来，于治水药中，各加引经之品以开导之各引经药已详在前。五脏之外，又有九种水，其根缘症状治法，有可一一明之者：一曰青水，先从两胁肿起，根在肝主治大戟。二曰赤水，先从舌根肿起，根在心主治葶苈。三曰黄水，先从腰腹肿起，根在脾主治甘遂。四曰白水，先从足肿起，根在肺主治桑皮。五曰黑水，先从阴上肿起，根在肾主治连翘。六曰元水，先从面颊肿起，根在外肾主治芫花。七曰风水，先从四肢肿起，根在膀胱主治藁本。八曰高水，先从少腹肿起，根在小肠主治巴霜。九曰气水，或盛或衰，根在三焦主治赤小豆。上九种药等分配合，主治某经者倍之，蜜丸，赤茯苓汤下三丸，日三服，忌盐二三十日，自愈。凡患水肿者，皆自此推之，可知其所从来而治之不差矣。大约水肿之病，唇黑伤肝，缺盆平伤心，脐突伤脾，背平伤肺，足心平伤肾，五伤者必死，不可不知之也。血肿一症，尤为奇害，其为状，四肢浮肿，皮肉间必有红痕赤缕，皆由血溢离经，留滞于中，与水湿相化，因变为水也宜调荣饮，或酌用代抵当汤。而产妇败血留滞，以致化水，亦能成肿，必四肢浮，面皮黄宜小调经散。不论妇人女子，经水为患，亦能化水，四肢肿，小便不通，此血不归经之故宜椒目丸。三者皆不易治，皆水肿病之类也。石水一症，《内经》虽有其名，却无明文，然本章虽未详言，而阴阳别论篇曰阴阳结邪，多阴少阳，曰石水，少腹肿，以既见于阴阳篇，故不必重出也，并非阙文，其理自可互参。邪应作斜，阳结肿四肢，是在阳之发处。阴结便血，是在阴之聚处，今邪交人阴阳，而交结之势，必结于阴阳之所共生处矣。生阴惟肾，生阳惟胆，皆根原下焦，而肾职行水，胆职泌水，若两家交壅，正所谓不能通调水道也。然阴多阳少，则肾病为多，肾病则阴之真水沉寒，而无阳以化气，此病固不在膀胱而在肾，肾既留水，不能化精，故石坚一处，惟见少腹，而不及他所也。水蛊一症，因水毒之气，结聚于内，遂令其腹渐大，动摇有声，常欲饮水，皮肤粗恶，其原多因他病，久而变成，盖亦有蛊败之义焉，故亦名蛊，其为症治，有可指陈者，或因雨湿而浮肿宜平胃散加白术、赤苓、草蔻仁，或饮水过多而浮肿宜胃苓汤，或久喘后积水气而浮肿宜葶苈丸，或久疟变水气而浮肿宜黄甲丸，或久痢变水气而浮肿宜补中益气汤加附子。此等皆水症之别也。而水症之外，又有结阳症。《内经》曰：结阳者，肿四肢。注曰：素尝气疾，湿热加之，气湿热，故为肿也。邪气渐甚，正气渐微，阳气衰少，致邪伐正气，不能宣通，故四维发肿，诸阳受气于四维也。今人见手足关节肿痛，概以为风症治者，误矣宜犀角汤。嗟乎！胀肿之为患，重且大如此，倘忽视之，不几委人命于草莽乎！业师孙庆曾先生尝谓余曰：胀肿门，惟水病难治，其人必真火衰微，不能化生脾土，故水无所摄，泛溢于肌肉间，法惟助脾扶火，足以概之。而助脾扶火之剂，最妙是五苓散。肉桂以益火，火暖则水流。白术以补土，土实则水自障，茯苓、猪苓、泽泻以引水，则水自渗泄而可不为患。每见先生治人水病，无不用五苓散加减，无不应手而愈，如响应者。可见无人不知五苓散，而不能用治水病，以致决溃而死者，皆未明病之根源，方之奥妙，而尊之信之，加减以收功也。然其加减，则必有神明乎药物之性，洞悉乎病根所在者，而后所加所减，悉与原方配合，悉与本病无乖，故可投之立效，否亦无益也。

【脉　法】　《内经》曰：其脉大坚以涩者，胀也。又曰：脉盛而紧曰胀。《脉诀》曰：胀满脉弦，脾制于肝，洪数热胀，迟弱阴寒，浮为虚满，紧则中实，浮则可治，虚则危急。《得效》曰：关上脉虚则内胀，迟而滑者胀，虚而紧涩者胀，或弦而迟或浮而数皆胀也。又曰：诸气胀满，浮大可治，虚小难治。此系胀满之脉。

仲景曰：脉得诸沉，当责有水，身体肿重。《脉经》曰：水病脉大者可治，微细者不可治。水病腹大如鼓，实者生，虚者死。东垣曰：水气得沉脉则逆，此阴脉也。《得效》曰：水气浮大则宜，沉细则愈而复作。又曰：上气浮肿，浮滑可安，微细难治。《正传》曰：水肿脉多沉伏。又曰：病阳水，兼阳症，脉必沉数。病阴水，兼阴症，脉必沉迟。《三因》曰：阳虚阴实，为水必矣。此系浮肿之脉。

【胀满为真脏病】 丹溪曰：胀满由脾虚之极，乃真脏病。如反胃痨瘵，亦皆真脏受病。凡人真脏不病，则五行相生相制，以适于平，虽不服药而自愈，如火极伤金，有水以制之，有土以生之之类，所谓亢则承，害乃制也。虽然亦有恶药忌医而误之者，盖正气与病邪不两立，一胜则一负，久则病剧正脱，而不免于死。然则有病不服药，可乎？不延医，可乎？

【胀满症治】 《内经》曰：饮食不节，起居不时者，阴受之，阴受之则入五脏，入五脏则填满闭塞。又曰：腹满䐜胀，支膈胠胁，下厥上冒，过在足太阴、阳明。又曰：胀者皆在于脏腑之外，排脏腑，廓胸胁，胀皮肤，故命名胀。《内经》注曰：寒气在上，聚而不散，则成胀。《脉经》曰：胃中寒则胀满。仲景曰：腹满，按之痛者为实，不痛者为虚。又曰：腹胀时减，复如故，此为寒，宜温之。又曰：胀满不减，减不足言，须当利之。

《入门》曰：凡胀初起是气，久则成水，治比水肿更难。盖水肿饮食如常，鼓胀饮食不及，每病根深痼，必三五年而后成。治肿补中行湿足矣，治胀必补中行湿，兼以消导，更断盐酱、音乐、妄想，不责速效，乃可万全。又曰：胀有虚实，虚胀阴寒为邪，吐利不食，时胀时减，按之则陷而软。实胀阳热为邪，身热咽干，常胀内痛，按之不陷而硬。《医鉴》曰：中满腹胀者，其面目四肢不肿，而肚腹胀起，中空似鼓者是也。《本事》曰：脐腹四肢悉肿者为水。但腹胀，四肢不甚肿者为蛊，蛊即胀也。《回春》曰：胀病亦谓鼓胀，其胁痛面黑，是气鼓。胁满少腹满，身上有血丝缕，是血鼓。嗳气作酸，饱闷胀腹，是食鼓。恶寒，手足厥冷，泻水，是水鼓。胸腹胀满，有块如鼓者，是痞散成鼓。

【胀病有七】 《医旨》曰：一曰寒胀，腹满濡，时减，吐利厥冷，宜温之。二曰热胀，以阳并阴，则阳实阴虚，阳盛生外热，阴虚生内热，脉必浮数。浮为虚，数为实，阴虚不能宣导。饮食如故，腹中胀满者，为实胀。三曰谷胀，即食胀，失饥伤饱，痞闷停酸，朝则阴消阳长，谷气易行，故能食，暮则阴长阳消，谷气难化，故不能食，是为谷胀。四曰水胀，脾主水湿，水浸肠胃而溢皮肤，漉漉有声，怔忡喘息者是。五曰气胀，七情郁结，气道壅塞，上不得降，下不得升，身体肿大，四肢瘦削。六曰血胀，烦躁漱水，迷忘惊狂，痛闷呕逆，小便多，大便黑，妇人多有之。七曰蛊胀，但腹胀而四肢头面不肿是也。而此症之类，又有名蜘蛛蛊胀者，单腹肿大，四肢极瘦，皆由脾气虚极，真脏已伤病也。古方虽有诸蛊保命丹，用肉苁蓉三两，红枣、青矾各一斤，入罐内煅烟尽，为末，再将香附一斤，便制麦芽一斤半炒为末，和前末糊丸，食后酒下二三十丸以治之者，然为死症，未必尽效也。

【胀满不治症】 《灵枢》曰：腹胀，身热，脉大，一逆也。腹鸣而满，四肢清泄，脉大，二逆也。腹大胀，四末清，脱形，泄甚，三逆也。腹胀，便血，四逆也。并不治。《得效》曰：腹胀未久，或胀或消，腹皮稍软，不泄不喘，此则随治随瘥。若脐心突起，利后腹胀急，久病羸乏，喘息不得安，名曰脾肾俱败，不治。

又曰：腹满咳逆，不得小便，不治。腹大满而下泄，不治。《纲目》曰：腹满或兼身热，或兼如疟，皆不治。《直指》曰：久病羸乏，卒然腹满，喘息不得，与夫脐心突起，或下利频频，未见一愈者矣。

【浮肿微兆】　《内经》曰：诸有水气者，微肿先见于目下，以水者阴也，目下亦阴也。腹者，至阴之所居，故水在腹也，必使目下先肿也。鳌按：如男子阴囊、女人阴户两傍，亦必先微肿。又曰：腰脊者，身之大关节也。肢胫者，人之管以趋翔也。茎垂者，身中之机，阴精之候，津液之道也。故饮食不节，喜怒不时，津液内溢，乃下流于睾，血道不通，日夜不休，俯仰不便，趋翔不能，此病荣然有水也。

【浮肿形症】　《内经》曰：水病，下为胻肿大腹，上为喘呼不得卧者，标本俱病，故肺为喘呼，肾为水肿，肺为逆不得卧。又曰：湿胜则濡泄，甚则水闭跗肿。仲景曰：水病有五种：一风水，其脉自浮，外症骨节疼痛，恶风。二皮水，脉亦浮，外症跗肿，按之没指，不恶风，其腹如鼓，不渴，当发其汗。三正水，脉沉迟，外症自喘。四石水，脉沉，外症腹满不喘。五黄汗，脉沉迟，身发热，胸满，四肢头面肿，久不愈，必生痈脓。又曰：久则肌肉溃烂，阴囊足肿水出。《直指》曰：其状目胞上下微肿如裹水，通身浮肿，喘咳怔忡，股间清凉，小便涩黄，皮薄而光，手按成窟，举手即满，此浮肿也。

【浮肿可治不治症】　《入门》曰：凡浮肿阴囊软者，可治。又曰：男从脚下肿而上，女从头上肿而下，皆为逆，不治。《得效》曰：浮肿善症，男从上而下，女从下而上，所患未久，旋利，肿退喘定，则愈矣。又曰：凡水肿大喘，气粗不食，乃肾水盈溢上行，旁侵于肺也，不治。《直指》曰：大凡肿病，先起于腹而后散于四肢，可治。先起于四肢而后入于腹，不治。又曰：蛊胀而肚上有青筋，或腹满而大便滑泄，或久疟而变作虚浮，与夫肝伤而唇黑，心伤而缺盆平，脾伤而脐突，肾伤而足心平，肺伤而背平，皆不治之症。又曰：卒唇肿而苍黑者死，掌肿无纹者死，脐肿凸出者死，阴囊阴茎俱肿者死，脉绝口张足胀者死，足跗肿胀如斗者死。

【水肿禁忌】　《入门》曰：凡水肿，极忌甘药，助湿作满。《本草》曰：病嗽及水，全宜忌盐。

【胸腹胀闷导引】　《保生秘要》曰：双手交叉，低头观脐，以两手贴胸口，将身往下，不论数推沸，能宽胸胀，止腹疼，兼后功效。

【运　功】　《保生秘要》曰：先定归元，后行斡旋，至胸前拨撤散法，左右分开，如未通畅，以艮背佐之，无不效矣。

【臌胀导引】　《保生秘要》曰：坐定擦手足心极热，用大指节仍擦摩迎香二穴，以畅肺气，静定闭息，存神半晌，次擦手心，摩运脐轮，按四时吐故纳新，从玄雍窍转下至丹田，扪气面，撮谷道，紧尾闾，提升泥丸，下降宫，复气海，周天一度，如此七七，身心放下半炷香许，如久病难坐用得力人扶背，慎勿早睡，恐气脉凝滞，神魂参错，效难应期，手足可令人摩擦，患轻者，一七能取大效，重则二七、三七，五臌尽消，屡屡取验，妙入神也。

【运　功】　《保生秘要》曰：反瞳守归元，念四字诀，定后斡旋，推入大肠曲行，提回抱守，能清鼓胀。气胀加推散四肢，时吐浊吸清，饮食宜少，降气安心，而食自然加。或病酒过用汤水而成，宜通其二便，摩脐轮、肾轮二穴，吹嘘其气，或开腠理，以泄微汗，其胀自效。血胀加运血海效。

痞满 脾病也。本由脾气虚及气郁不能运行，心下痞塞填满，故有中气不足，不能运化而成者，有食积而成者，有痰结而成者，有湿热太甚而成者。虚则补其中气宜调中益气汤，实则消食宜资生丸，豁痰宜豁痰丸，除湿宜二陈汤加猪苓、泽泻，有湿热清热宜当归拈痛汤。而消导之，亦不可用峻剂，致伤元气。又有伤寒下早，因而成痞结胸，则从伤寒门治之。夫痞与胀不同，痞则内虽觉其痞闷，而外无胀急之形，痞只见于胸胁脘膈间，胀则连腹少腹都急也。

【脉 法】 仲景曰：凡痞，关脉须沉。若关脉沉者，三黄泻心汤。

【痞满症治】 仲景曰：心下满而不痛，此为痞。陶节庵曰：胸满者，胸膈间气塞满闷也，非心下满。胁满者，胁肋下气填胀满也，非腹中满。盖邪自表传里，必先胸胁以至心腹入胃，是以胸满多带表症，宜发汗，惟胁满多带半表半里，小柴胡汤加枳实和之。

治肿胀方五十六

藿香正气散 〔总治〕 藿香 紫苏 白芷 厚朴 桔梗 茯苓 半夏 陈皮 甘草 腹皮 姜 灯心

木香调气饮 〔又〕 白蔻仁 木香 藿香 砂仁 甘草

苏子汤 〔又〕 大腹皮 苏子 草果 半夏 厚朴 木香 陈皮 木通 白术 枳实 人参 甘草

加味枳术丸 〔肤胀〕 枳壳 肉桂 紫苏 陈皮 槟榔 桔梗 白术 木香 黄芩 半夏 甘草 五灵脂 加姜

调中健脾丸 〔鼓胀〕 人参 苍术 黄芪 吴萸 茯苓 白术 沉香 陈皮 半夏 香附 楂肉 苡仁 黄连 白芍 苏子 泽泻 草蔻 菔子 五加皮 全瓜蒌 川椒 碱

荷叶腹皮汤打黄米粉糊丸。此方分量合法，详后痞满方内，查之可也。

二陈汤 〔胀喘〕 茯苓 陈皮 半夏 甘草

宁肺肠 〔喘胀〕 黄芩 桑皮 贝母 花粉 杏仁 知母 天冬 沙参 枇杷叶

沉香降气散 〔七情〕 沉香 香附 乌药 砂仁 甘草

加盐。

香砂调中丸 〔食伤〕 藿香 砂仁 茯苓 苍术 半夏 厚朴 青皮 陈皮 枳实 甘草

便泻，去枳实、青皮，加麦芽、山楂、黄连、肉果。

代抵当汤 〔蓄血〕 桃仁 蓬术 大黄 芒硝 当归 生地

人参芎归汤 〔血热〕 人参 肉桂 乌药 蓬术 木香 砂仁 炙草 川芎 当归 半夏 苏叶 五灵脂

枳壳散 〔气痞〕 三棱 蓬术 枳壳 陈皮 槟榔 肉桂 厚朴 干姜 青皮 甘草 木香 肉蔻 益智仁

六君子汤 〔泻虚〕 人参 茯苓 白术 炙草 陈皮 半夏

香朴丸 〔老人〕 厚朴二钱 附子七分 木香三分

人参养荣汤 〔又〕 肉桂心 人参 黄芪 陈皮 白芍 当归 白术 熟地 炙草 茯苓 远志 五味子

夺命丹 〔血败〕 丹皮 干漆炒烟尽 大黄各一钱 附子五分

金匮肾气丸 〔误药〕 熟地 山

萸　山药　丹皮　茯苓　泽泻　附子　肉桂　牛膝　车前。

补中益气汤　〔病虚〕　人参　黄芪　当归　白术　陈皮　甘草　柴胡　升麻

五痹散　〔壮盛〕　人参　茯苓　当归　白芍　川芎　细辛　白术　甘草　五味子　姜

石斡散　〔又〕　石斡　槟榔　黑丑头末　海金沙各一钱　葶苈八分　西珀　沉香　木香各五分

共为末，先服五痹汤二帖，后以葱白汤空心送此末一钱，隔日再服，轻者二服，重亦不过三服，愈后服健脾药。忌食盐酱，晕腥。

参术健脾丸　〔蛊胀〕　人参　白术　陈皮　茯苓　当归　白芍　炙草　大枣

阴阳攻积丸　〔又〕　吴萸　干姜　官桂　川乌各一两　延胡索　黄连　半夏　橘红　茯苓　槟榔　厚朴　枳实　菖蒲　人参　沉香　琥珀　桔梗各八钱　巴霜另研，五钱　皂角六两

煎汁泛丸，每服八分，渐加至一钱半，姜汤下。

木香顺气散　〔气滞〕　丁香　檀香　木香　蔻仁各二两　藿香　炙甘草各八两　砂仁四两

每服二钱，滚汤入盐少许下。

承气汤　〔实胀〕　大黄　芒硝　厚朴　枳实

此大承气汤去芒硝，名小承气汤。

桃仁承气汤　〔蓄血〕　大黄　芒硝　桃仁　肉桂　甘草

四磨汤　〔阳水〕

五苓散　〔下肿〕　肉桂　白术　茯苓　猪苓　泽泻

疏凿饮子　〔阳水〕　泽泻　商陆　羌活　椒目　木通　秦艽　槟榔　茯苓皮　大腹皮　赤小豆

实脾饮　〔阴水〕　厚朴　白术　木瓜　附子　木香　草果　干姜　茯苓　大腹皮

加姜。

复元丹　〔又〕　附子二两　木香　茴香　川椒　厚朴　独活　白术　橘红　吴萸　肉桂各一两　泽泻二两　肉果　槟榔各五钱

当归散　〔心腹坚〕　当归　肉桂心　木香　木通　赤苓　赤芍　丹皮　陈皮　白术　槟榔

蟠桃丸　〔身肿〕　沉香　木香　没药　乳香各三钱　琥珀一钱半　生白丑头末，六分　黑丑头末，牙皂汁浸半日，半生半焙熟，八分　槟榔一钱半，半用生，半用皂角汁浸，焙熟

皂角水打糊丸，每服二钱半，五更砂糖汤下，神效。此专治水肿，若治鼓胀不效。

白术木香散　〔不食〕　白术　槟榔　赤苓　猪苓　泽泻各一钱半　木香　甘草各一钱　官桂七分　滑石三钱　陈皮八分

加姜。

六味丸　〔病后〕　熟地　山萸　山药　丹皮　茯苓　泽泻

消风败毒散　〔血热〕

导水茯苓汤　〔诸药不效〕　赤苓　麦冬　泽泻　白术各二两　桑皮　紫苏　槟榔　木瓜各一两　大腹皮　陈皮　砂仁　木香各七钱半

共为粗末，每五钱加灯草七根煎，连进三服，小水自利。

黄芪防己汤　〔因风〕　黄芪　防己　白术　甘草　姜　枣

中满分消汤　〔因寒〕　黄芪　吴萸　厚朴　草蔻　黄柏各五分　半夏　茯苓　木香　升麻　益智仁各三分　人参

青皮　当归　黄连　荜澄茄　泽泻　生姜　干姜　麻黄　柴胡　川乌

中满分消丸　〔因热〕　黄芩　黄连　姜黄　白术　人参　炙草　茯苓　猪苓　干姜　砂仁　半夏　枳实　知母　泽泻　厚朴　陈皮

蒸饼为丸，每百丸白汤下。

神芎导水丸　〔又〕　黑丑头末　川芎　薄荷　黄连　黄芩　大黄　滑石

有血积加肉桂。

二蛟散　〔因湿〕　三年老黄米炒为末　芒硝各三两

将硝锅内熔化，炒干为末，和米研细，大人服三钱，小儿一钱半，黑糖调服，至午便一次，晚再便一次。病久虚者，间服加味胃苓丸。

加味胃苓丸　〔因虚〕　白术　白芍　陈皮　茯苓　人参　藿香　山楂　厚朴　猪苓　泽泻　半夏　甘草

女人加香附。本方总加姜、灯心，至重不过五服。此二方，百发百中，无不愈者。

防己汤　〔孕娠〕　防己　桑皮　赤苓　紫苏　木香

葶苈散　〔又〕　郁李仁　葶苈　茯苓　白术　桑皮

大调经散　〔产妇〕　大黑豆五钱　茯苓三钱三分　西珀三分半

每末三钱，紫苏汤下，日三服。

调荣饮　〔血肿〕　蓬术　川芎　当归　白芷　槟榔　陈皮　延胡索

小调经散　〔又〕　没药　西珀　桂心　白芍　当归各一钱　细辛　麝香各五分

酒、姜汁调下。

椒目丸　〔经水〕　椒目　甘遂　附子　千金子　郁李仁　黑牵牛　五灵脂　吴萸　当归　延胡索各五钱　芫花一钱　蚖青十枚，去头、翅、足，同米炒　斑蝥十枚，制同蚖青　胆矾一钱　石膏二钱

糊丸芡实大，橘皮汤下一丸。

平胃散　〔水蛊〕　苍术　厚朴　陈皮　甘草

胃苓汤　〔又〕

葶苈丸　〔又〕　葶苈　防己　木通　杏仁　川贝各一两

枣肉丸，桑皮汤下，治肺气喘促，面目浮肿。

黄甲丸　〔又〕

犀角汤　〔结阳症〕　犀角　元参各一钱　升麻　木通各八分　连翘　柴胡各六分　沉香　射干　甘草各五分　芒硝　麦冬各四分

铺脐药饼　〔外治〕　真轻粉二钱　巴豆四两　生硫黄一钱

研匀成饼，先用新棉铺脐上，次铺药饼，外以帛紧束之，约人行五七里许，自然泻下恶水，待下三五次，即去药，以温粥补之，一饼可治一二十人，久患者，隔日取水。一方，治水蛊，商陆根赤者，杵烂贴脐上，以帛缚定，水从小便出。

敷　药　〔又〕　大戟　芫花　甘遂　海藻等分

醋糊，和面少许，摊绢上，贴肿处，口吮甘草，不过三五时，水即下矣。

灸　法　〔又〕　水分穴，在脐上一寸，宜灸如年数壮。中脘穴，在脐上四寸，上下一寸，居岐骨与脐之分中，灸二七壮。灸神阙，以盐满脐中灸之。

以上外用三方，皆专治水肿。凡患水肿者切忌用刺，刺之水尽即死。

附载：嵩崖水肿神方

回生丹　〔专治〕　青皮　陈皮　三棱　蓬术各三钱　连翘三钱，用巴豆一两五钱，同炒，去豆　木香　甘遂　商陆　木通

泽泻　干漆炒至烟尽　莱菔子各三钱　赤苓　桑皮　椒目各五钱　胡椒一钱　黑丑一两

醋糊丸，初服酒葱汤五更下十五丸，二服陈皮桑皮汤下十八丸，三服射干汤下二十丸。凡患水肿，忌食盐、鱼、肉、鸡、面、羊、汤七件并房事。

治痞满方八

调中益气汤　〔中气虚〕　人参　黄芪　白术　甘草　五味子　当归　升麻　柴胡　陈皮　白芍

资生丸　〔消食〕　人参　白术　茯苓　橘红　楂肉　扁豆　黄连　神曲　泽泻　桔梗　藿香　甘草　蔻仁　苡仁　山药　莲肉　麦芽　芡实

豁痰丸　〔导痰〕　南星　半夏　赤苓　枳实　橘红　甘草　加姜

二陈汤　〔除湿〕　方详上。

当归拈痛汤　〔湿热〕　黄芩　羌活　甘草　茵陈　人参　葛根　升麻　苍术　苦参　当归　防风　知母　白术　猪苓　泽泻

三黄泻心汤　〔脉浮〕

小柴胡汤　〔和解〕

调中健脾丸　〔单腹胀〕　五加皮　苍术　人参　黄芪　茯苓各二钱　陈皮　半夏　香附　楂肉　苡仁各三钱　吴萸　白芍　黄连各二钱半　莱菔子　草蔻仁　泽泻　苏子各一钱半　沉香六分

用瓜蒌一个，挖一孔，入川椒三钱，碱二钱，外用纸糊，盐泥封固，晒干火煅，去泥，并药共为末，荷叶、大腹皮煎汤打黄米粉糊丸，每服百丸，汤下，日三服。

杂病源流犀烛 卷六

心病源流伏梁 心痛 心痈

手少阴心脉，起心中，出属心系，下鬲络小肠。其支者从心系上挟咽，系目系。其直者复从心系上肺，下出胁下，下循臑内后廉，行太阴心主之后，下肘内循臂内后廉，抵掌后锐骨之端，入掌内后廉，循小指之内出其端，次注于手太阳小肠经。每日午时，周身气血俱注于心。手少阴心经少血多气。

十二经皆听命于心，故为君，位南方，配夏令，属火，故为君火。十二经之气皆感而应心，十二经之精皆贡而养心，故为生之本，神之居，血之主，脉之宗。盖神以气存，气以精宅，其理洵不诬也。惟心精常满，故能分神于四脏。惟心气常充，故能引精于六腑。此所以为心之大概也。心与肾连，经曰：心舍脉，其主肾经，不以其克而反以为主，故必肾水足而后心火融，肾水不足，必至心火上炎，而心与肾百病蜂起矣。故心当无病时，养之之法有二：一从本经以养其气，勿过思抑志，或事未至而迎，事已往而恋，使神明耗散。若过用其心，则伤其气，气伤，并伤其精，而神无以为守。试观孔子毋意、毋必、毋固、毋我，孟子必有事焉，勿正、勿忘、勿助，养心之法，至孔孟为已极，孔孟并未尝言医，其所以养心，曷尝有外于是哉！一从肾经以养其精，勿纵情房欲，勿贪恋女色，致相火常炎，不能握固。若守肾无节，则伤其精，精伤遂伤其气，而水不能制火，阴不能为阳宅，而水气因以凌心矣。是以象川翁曰：精能生气，气能生神，荣卫一身，莫大于此，养生之士，先宝其精，精满则气旺，气旺则神旺，神旺则身健，身健则少病。朱丹溪曰：主闭藏者肾，司疏泄者肝，二脏皆有相火，而其系上属于心，心君火也，感则动，心动则相火亦动，而精自走。可知精之走泄，固由于肾累于肝伤于心，一病则俱病。象川、丹溪明揭其旨，固可为千古养心家炯戒也。然则心失所养而心病，肾失所养而心不亦病乎？且夫心主血，血即精也，心气原自有余，特精伤而失血，心便不足，故血盛则神明湛一，血衰则志气昏蒙。凡火之有余，皆由血之不足，而血之不足，又能使火益就衰也。然则心病之有余不足，讵得与运气司天之火淫火郁，徒属乎火者同视哉？亦惟握精以固其气，养阴以凝其神，以调剂其有余不足，使归于和而已。以上皆言心之所由致病，与养其心所以至于无病也，然而病不能已。试据经以观心之病，经曰：心病者，胸中痛，胁支满，胁下肩背胛间痛，两臂内痛，虚则胸腹痛大，胁下与腰相引痛。就经所言病，皆在血脉，而不在心，何也？以心为血脉之主，故其实其虚，皆不见本脏而在血脉，其在血脉，必先于在经络者病之也。若胸腹腰胁间，皆心与心包之所在，故先病于本经也。其虚而腹胸大，则缘脾胃不上纳气于心而然。虚而胁下与腰相引痛，又缘肝肾不上贡精于心而然。此其病非止于本经络，可由本经络而推者也。经又曰：若心经络病者，动则嗌干，心痛，渴而欲饮，以及所生病目黄，胁痛，臑臂内后廉痛厥，掌中热痛，其皆为本经络病固已，而其病却能及心，盖支脉挟咽病，则通于心，故嗌干者心火必炎，故心痛火炎，则阴耗而心液干，故必渴。且心部在阳明，心痛而热及阳明，阳明亦必热，故渴而欲饮，目黄等症，皆心脉热逆之故，所谓经络病而及心者如此。经又曰：精气并于心，则喜惊而夺精，汗出于心。又曰：忧思则伤心。何谓欤？喜者，心之浮阳，心好胜，精气并于心，则心有余，故阳浮动而喜。惊者，肝胆虚怯之气，肝胆失利，不能卫心，故心气内空而夺精，神不守荣而汗出。思者，心之神明，思而弗遂则忧，忧思不已，心神明内扰，而往来憧憧，故伤心。凡诸心病，皆由于不能养精以驭气，而使神以气存，气以精宅也，欲求心无病者，可不于此加之意哉。

【脉　法】　《脉诀》曰：心脉芤阳气作声，或时血痢吐交横，溢关骨痛心烦躁，更兼头面赤骍骍，大热由来面赤风，燥痛面色与心同，微寒虚惕应寒热，急则肠中痛不通，实大相兼并有滑，舌滑心惊语话难，单滑心热别无病，涩无心力不多言，沉紧心中逆冷痛，弦时心急又心悬。又《脉诀》曰：五脏不同，各有本脉，左寸之心，浮大而散。仲景曰：心伤者其脉弦。

【心病缘由症治】　《灵枢》曰：邪在心，则病心痛，善悲，时仆眩。又曰：心藏脉，脉舍神，心气虚则悲，实则笑不休。《素问》曰：肾传之心，病筋脉相引而急，病名曰瘈。又曰：心热者，色赤而络脉溢也。又曰：大骨枯，大肉陷，胸中气满，喘不休，内痛引肩项，期一月死，真脏脉见，乃与之期日。又曰：心病者，日中慧，夜半甚，平旦静。又曰：心苦缓，急食酸以收之。注曰：苦缓，心气虚也。又曰：心欲软，急食咸以软之，用咸补之，甘泻之。又曰：心病禁温食热衣。《难经》曰：忧愁思虑则伤心。仲景曰：心家阴气衰者为癫，阳气衰者为狂。又曰：心伤者劳倦，则头面赤而下重，心中痛，而自烦发热，脐上跳，其脉弦，此为心脏伤所致也。《难经》曰：外症面赤，口干善笑，内症脐上有动气，按之牢若痛，期病烦心，心痛，掌中热而啘，有是者心也，无是者非也。

【手少阴无腧】　《灵枢》曰：少阴者，心脉也，五脏六腑之大主也，其脏坚固，邪不能容，容则伤心，心伤则神去而死。故诸邪在于心者，皆在心包，心包者，心主之脉也，故少阴无腧。又曰：其外经病而脏不病，故独取其经于掌后锐骨之端，即神门也。

【心绝候】　《灵枢》曰：手少阴气绝，则脉不通，脉不通，则血不流，血不流，则色不泽，故其面黑如漆柴者，血先死，壬日笃，癸日死。仲景曰：形体烟煤，直视摇头者，此为心绝。《脉经》曰：心绝一日死，何以知之，肩息回视，立死，一云二日死。

【心气滞涩保养法】　《保生秘要》曰：凡人气旺则血荣而润泽，气绝则血枯而灭形。故气虚弱滞涩而成病，如滞于心，心为一身之主，统领血海，故心血少则神不定，寝不安，百病集作。诸痛痒疮痍，皆属心火，当常呵以泄其火，吸以和其心，诸心切勿食，秽气触我灵，夏至夜半后，地气一阴生，大热勿食冷，受寒霍乱侵，并忌房中事，元气离命门，大抵当甚暑，人善于养心，则无秋患，时当饮六一灯心汤，豆蔻香薷水，醉饱勿顶风前卧，慎此则无患矣。

【心脏修养】 《养生书》曰：常以四月五月朔望清旦，面南端坐，叩金梁九，漱元泉三，静思注想吸离宫赤色气入口，三吞之，闭气三十息。

【心脏导引】 臞仙曰：可正坐，以两手作拳，用力左右互相筑各六度，又可正坐，以一手按腕上，一手向下托空如重石，又以两手相叉，以脚踏手中各五六度，能去心胸间风邪诸疾，闭气，为之良久，闭目，三咽津，三叩齿而已。

心之积曰伏梁，起脐上，大如臂，上至心下，久则令人烦心，身体胫股皆肿，环脐而痛，脉沉而芤，皆由心经气血两虚，以致邪留不去也，治宜活血凉血，散热通结宜伏梁丸，斯得之矣。

【伏梁有二症】 《内经》曰：帝曰：病有小腹盛，上下左右皆有根，此为何病，可治否？岐伯曰：病名曰伏梁，裹大脓血，居肠胃之外，不可治，治之每切按之致死矣。帝曰：人有身体股胻皆肿，环脐而痛，是为何病？岐伯曰：病名伏梁，此风根也，其气溢于大肠，而着于肓肓之原，在脐下，故环脐而痛，不可动之，动之为尿涩之类。此二病，同名而实异也。

心痛 包络病，实不在心也。心为君主，不受邪，或君火衰盛，大寒触犯心君，亦或汗血冲心，素无心病，卒然大痛无声，咬牙切齿，舌青气冷，汗出不休，手足青过节，冷如冰，是为真心痛，旦发夕死，夕发旦死。若不忍坐视，或使心经寒散，亦可死中求活宜用猪心煎汤去渣，煎麻黄、肉桂、附子、干姜。如但爬床搔席，面无青色，四肢不厥，痛亦不至无声，即非真心痛，由包络捧心，或寒或痰，或虫或食，上干包络，脂膜紧急作痛，宜各从其类，审脉用药总治宜必应汤。夫心主诸阳，又主阴血，故因邪而阳气郁者痛，阳虚而邪胜者亦痛，因邪而阴血凝注者痛，阴虚而邪胜者亦痛。其痛分九种：曰食，必饱闷，噫败卵气，由食生冷，或食物过多也宜青皮丸。曰饮，必恶心烦闷，时吐黄水，甚则摇身作水声，由伤水饮，痰涎积聚也宜小胃丹、胃苓汤，热饮加黄连、甘遂，寒饮加肉桂、茯苓、苍术、半夏，水饮流注胸膈痛宜三花神佑丸。曰风，因伤风冷，或肝邪乘心，两胁引痛也宜羌活、荆芥等。曰寒，外受寒，当温散，内受寒，当温利，久则寒必郁，当疏解总治宜术附汤，虚寒当温补宜归脾汤加干姜、肉桂、菖蒲，肾寒乘心，痛则心悬如饥，泄利下重宜五积散，寒气客背俞之脉，则血脉涩，血脉涩，则血虚，血虚则痛，其俞注于心，故相引而痛宜桂枝四七汤、神效散。曰热，必身热，烦躁，掌热，口渴，便秘，面目赤黄，大热作痛，由积热攻心，或暑热入心也宜金铃子散、剪红丸，甚者宜大承气汤，痛不止，热未清也宜清中汤。曰悸，劳役则头面赤而下重，自烦发热，脉弦，脐上跳，心中痛，由心伤也宜辰砂妙香散、加味四七汤。曰血，脉必涩，壮盛人宜下宜代抵当汤，虚弱人须补而带行宜四物汤加桃仁、穿山甲、肉桂心、蓬术、降香，饮下作呃，亦须行之宜手拈散。曰虫，必面色青黄有白斑，唇红，能食或食后即痛，或痛后即能食，或呕哕涎沫，或吐青水，凡吐水者虫痛，不吐水冷心痛也，虫心痛小儿多有之上半月虫头向上，易治，先以鸡肉汁或蜜糖饮之，随服妙应丸或剪红丸。曰疰，鬼疰也，必心痛，神昏卒倒，昏愦妄言，或口噤，由卒感恶也宜苏合丸。此所谓九种心疼也。顾经言心痛，未有不兼五脏者。经曰：厥心痛，与背相控，善瘈，如从后触其心。伛偻者，肾心痛也宜神保元、神圣复气汤。腹胀胸满，胃脘当心痛，上支两胁，咽膈不通，胃心痛也宜草豆蔻丸、清热解郁汤。如以锥针刺其心，心痛甚者，脾心痛也宜诃子散、复元通气散。色苍苍如死状，终日不得太息，肝心痛也宜金铃子散。内外邪犯心之包络，或他脏之邪犯心之支脉，故心亦痛，此厥心痛也。谓之厥者，诸痛皆肝肾二经气逆上冲，又痛极则发厥也。但分寒热二种，手足厥逆，冷汗尿清，不渴，气微力弱而心痛，则寒厥心痛也宜术附汤，身热足冷烦躁，脉洪大而心痛甚，则热厥心痛也宜金铃子散、清郁散。经又曰：阳明有余，上归于心，滑则病心疝。心痛引少腹满，上下无定处，溲便难者，取足厥阴肝。心痛腹胀啬然，大便不利，取足太阴脾。心痛短气，不足以息，取手太阴肺；心痛引背，不得息，取足少阴肾。以上皆他脏之病干之而作痛者，非心本经自病也，治法当兼用各脏药。经又曰：邪在心则病心痛，喜悲，时眩仆，此则包络受邪，痛在腑不在脏者也。经又曰：手少阳三焦脉动，则病嗌干心痛，渴而欲饮。此则别络受邪，痛在络不在经者也。二者之痛，皆因怵惕思虑，伤神涸血而然宜补心汤。而亦有卒心痛，脉洪数者宜黄连一两，煎汤顿服。如按之痛减则为虚，宜酸收，不应辛散宜归脾汤加干姜、肉桂、菖蒲。有心膈大痛，呕逆发厥，药不纳者，趁势以鹅毛探吐，痰尽而痛自愈，内服药宜南星安中汤。有蛔虫啮心者，痛有休止，或吐蛔，蛔动则恶心呕吐宜乌梅丸、芜荑散。心痛之不同如此。总之，七情之由作心痛，食积痰饮瘀血作胃痛，二语正是分明，曷言乎心痛由七情也？经云：喜则气散，怒则气上，忧则气沉，思则气结，悲则气消，恐则气下，惊则气乱，除喜之气能散外，余皆足令心气郁结而为痛也。然心痛亦有虚实，按之痛止者，虚也宜参术散；按之痛反甚者，实也宜栀萸丸。凡痛，多用温散之药，独不可用补气血药，以气旺不通则痛愈甚也。

【脉　法】　《脉诀》曰：心腹痛脉沉细宜，浮大弦长命必殂。又曰：沉弦细动，皆是痛症，心痛在寸，腹痛在关，下部在尺，脉象显然。丹溪曰：心痛左手脉数，热多也，脉涩，有死血也。右手脉紧实，是痰积也，脉大，必是久病也。两手脉坚实不大，便可下之，痛甚者，脉必伏。《正传》曰：心脉微急为痛，微大为心痹，引背痛，短而数或涩者心痛。

【心痛症治】　《入门》曰：心痛引背，多属风冷。心痛呕泻，难以俯仰，多属热。丹溪曰：凡心胃痛，须分新久，若明知身受寒冷，口吃寒物而得者，于初得之时，当与温散，如桂枝四七汤之类，或温利之，如九痛丸之类。若得之稍久，则成郁，郁久必生热，热久必生火，若温散温利，则助火添邪，由是方中多以山栀为热药之向导，则邪易除，正易复，痛易安。又曰：心胃痛，须用劫药，痛乃止。如仓卒散：山栀四十九枚连皮炒，附子一个炮去皮脐，共为粗末，每三钱，水一盏，酒半盏，煎七分，入盐少许服，加川芎一钱尤妙，能治气自腰腹间挛急疼痛，不可屈伸，痛不可忍，自汗如洗，手足冷而垂死者。又如愈痛散：五灵脂、延胡索、蓬术、良姜、当归等分，共为末，每二钱，醋汤调服，能治急心痛胃疼。又曰：心胃痛，用山栀劫药止之，又复发，前药必不效，可加元明粉一钱服之，即止矣。

【饮食禁忌】　丹溪曰：心胃痛，日数多，虽不吃饭，不死，若痛止便吃物，即复发，必须三五日服药，方可吃物。

【导　引】　《保生秘要》曰：于足

三里掐之九九，擦也九九，运行后功，痛气降而愈。

【运 功】 《保生秘要》曰：行归元逐痛处，流行胃火，自然发散此导引、运功二法，不但治心痛，兼治胃口痛。

心痈 心热病也。经曰：诸痛痒疮疡，皆属心火。其发于他经者，且莫不由于心火，况本经积热，而即发于本经部位者乎。其所以致热之故，则必其平日好饮酒，或嗜食辛辣热物，以致日久凝聚，而生此症也。宜先用凉血饮，次服加味十奇散。

【心痈症治】 《灵枢》曰：巨阙穴名隐隐而痛者，心疽。上肉微起者，心痈也。《入门》曰：心痈者于胸乳间生蜂窠痈发。《灵枢经》所谓一名井疽，状如豆大，三四日起，不早治则入于腹，七日死，急用疏导心火之药，宜用清心丸、清心散、内固清心散、泻心汤。《疡科选粹》曰：心痈发胸乳间者，名井疽。若在鸠尾者，最紧要，系心热极盛者，当导心火，缓则不救。小便涩者，清心散，或凉膈散去硝黄，加白芷、花粉、木通、瞿麦。大便秘者，内固清心散，凉膈散去硝加白芷、花粉、生地。发于膺，名甘疽，其色青，状如谷实、瓜蒌，常苦寒热，不急治，十日死，死后出脓。

治心病诸药要品及方五

心实宜降火清热黄连 石膏 甘草 麦冬 牡丹皮 犀角 滑石 竹叶 灯心 童便 如大便结燥，须大黄、芒硝，发狂谵语亦如之。

心虚宜益气补血人参 炙草 圆眼 茯神 金石斛 生黄 枣仁 丹参 远志 五味子 鹿茸 丹砂 炒盐 琥珀 柏子仁 龙齿 金箔 牛黄 麦冬 代赭石 桔梗 竹沥 贝母 郁金 陈胆星 钩钩 白芍 黄连 元参 北沙参 竹茹 当归 黄芪 枸杞子 黄芩 黄柏 牡蛎 天冬 紫石英

钱氏安神丸 〔补虚〕 水飞朱砂一两 麦冬 牙硝 寒水石 茯苓 山药 甘草各五钱 冰片二分半

蜜丸，每两作三十丸，每丸砂糖水化下。

醒心散 〔心虚热〕 人参 麦冬 远志 茯神 五味子 石菖蒲 生地等分

水煎。

泻心汤 〔泻心热〕 黄连不拘多少，为极细末，每服二分半，或五分，或一钱，温水调下。

导赤散 〔心热〕 生地 木通 甘草各一钱 竹叶七片

此虽治心热，实小肠之药也。

十味导赤散 〔实热〕 黄连 黄芩 麦冬 半夏 茯苓 赤芍 木通 生地 甘草 地骨皮各用五分 姜五片

此治心脏实热，一切口舌生疮、惊悸、烦渴诸症。

附载：仲景大法及分别标本方药

有余为热气，牛黄、黄连、冰片、天竺黄；血，朱砂、生地、黄柏

不足为寒气，人参、茯苓、干姜、菖蒲；血，地黄、当归、肉桂

心盛则生热子能令母实，实则泻其子

心虚热收内母能令子虚，虚则补其母

逆则多盛大黄 川黄连

大则病进熟地黄 朱砂

心悸汗多，桂枝；少阴，柴胡；阴症，茯苓；杂病，朱砂

痞闷虚，半夏；寒，白术、干姜；湿，茯苓、泽泻；实，枳实；热，大黄、

黄连；燥，木瓜、芍药

痞心下有水，枳实、泽泻、白术；心下无水，木瓜、芍药、旋覆花

下之心下痞杂病，半夏、芍药；伤寒，甘草泻心汤

下之胁下痛虚，芍药、柴胡；实，牡蛎、柴胡

一法，火郁则发之，谓汗之令疏散也。

标黄连，子能令母实，实则泻其子

本地黄，生者，自病丁与丙同治

治伏梁方二

伏梁丸　〔总治〕　黄连一两半　人参　厚朴各五钱　黄芩　桂枝　丹参　茯苓各一钱　干姜　菖蒲　巴霜　川乌各五分　红豆蔻二分

蜜丸，服法详息贲症。

增损五积丸　〔通治〕　黄连　厚朴　川乌　干姜　人参　茯苓

药品分量加减、制法，俱详息贲症。

治心痛方三十九

必应汤　〔类心痛〕　延胡索　香附　艾灰　归身　砂仁　姜

青皮丸　〔食痛〕　青皮　山楂　神曲　麦芽　草果

小胃丹　〔饮痛〕　芫花　甘遂　大戟　大黄　黄柏　白术

煎膏丸菔子大，临卧汤下一钱。欲利，空心服之。

胃苓汤　〔又〕　苍术　厚朴　陈皮　甘草　白术　茯苓　猪苓　泽泻　肉桂　姜　枣

术附汤　〔寒痛〕　白术　附子　甘草

归脾汤　〔虚弱〕　人参　黄芪　当归　白术　茯神　枣仁　远志　桂圆　木香　甘草　姜　枣

金铃子散　〔热痛〕　金铃子　延胡索

痛止，当与香砂枳术丸。

剪红丸　〔又〕　蓬莪术　京三棱　雄黄　木香　尖槟榔　贯仲　干漆　陈皮　大黄

糊丸，每五十丸，米汤下。

清中汤　〔大热〕　黄连　山栀　陈皮　茯苓　半夏　甘草　草豆蔻　姜

加味归脾汤　〔悸痛〕　人参　黄芪　当归　白术　茯神　枣仁　远志　桂圆　木香　甘草　姜　枣

加菖蒲、肉桂。

代抵当汤　〔血痛〕

四物汤　〔虚弱〕　川芎　当归　白芍　生地

手拈散　〔呃痛〕　延胡索　五灵脂　草果　没药等分

为末，每三钱，热酒下。

妙应丸　〔虫痛〕　槟榔一两二钱　黑牵牛头末，三钱　大黄　雷丸　锡灰　芜荑　木香　使君子肉各一钱

葱白煎浓汤，露一宿，和丸粟米大，每四钱，五更葱汤下。如取寸白虫，以石榴根皮煎汤下，小儿服一钱或五分，天明取下虫物。此丸不损真气，有虫则下虫，有积即下积，有气即消气，一服见效。

苏合丸　〔疰痛〕　白术　犀角　诃子　朱砂　荜拨　香附　木香　檀香　沉香　丁香　麝香　安息香　薰陆香　苏合香油

补心汤　〔络痛〕　人参　当归　茯神　远志　地黄　甘草　柏子仁

南星安中汤　〔膈痛〕

乌梅丸　〔蛔痛〕　乌梅十五个　黄连七钱半　当归　川椒　细辛　附子　人参　肉桂　黄柏各三钱

醋浸乌梅取肉，打和为丸，米饮下一

二十丸。

芜荑散 〔又〕 芜荑 雷丸各五钱 干漆一钱

共为末，温水调下二钱，小儿服五分。

三花神佑丸 〔因饮〕

五积散 〔因寒〕

桂枝四七汤 〔因寒〕 桂枝 半夏各二钱 酒白芍一钱半 茯苓 厚朴 枳壳各七分 人参 紫苏叶 炙甘草各五分 姜三 枣二

九痛丸 〔因冷〕 附子三两 吴萸 人参 干姜炮 巴霜各一两 狼毒五钱

蜜丸，梧子大，温酒下三五丸。

神效散 〔又〕 木香 青皮 陈皮 麦芽 枳壳 三棱 蓬术 神曲 肉桂 白芷 白芍 甘草 延胡索 补骨脂各七分 荜澄茄 丁香各三分 姜三 枣二

辰砂妙香散 〔悸痛〕 黄芪 山药 茯苓 茯神 姜远志各一两 人参 桔梗 甘草各五钱 辰砂三钱 木香二钱半 麝香一钱

每末二钱，莲肉汤下。

加味四七汤 〔又〕 半夏二钱 赤苓 厚朴各钱二分 茯神 苏叶各八分 姜远志 炙甘草各五分 姜三 枣二 石菖半寸

大承气汤 〔实热〕

神保元 〔肾心痛〕 全蝎七个 巴霜十粒 木香 胡椒各二钱半 朱砂钱半，为衣

蒸饼丸，姜汤下五七丸。

神圣复气汤 〔又〕 先一日用酒柏、酒连、酒生地、枳壳，俱用新水浸，再用新水浸川芎、蔓荆子、细辛，以上七味各三分，又羌活、柴胡各一钱，藁本、甘草各八分，半夏、升麻各七分，当归六分，郁李仁、防风、人参各五分，附子、炮姜各三分，白葵花三朵去心碎，水五盏煎至二盏入黄芪、草蔻各一钱，橘红五分，煎至一盏，乃入前浸两药，连水倾入，煎至一盏，去渣热服。

参术散 〔因虚〕 人参 白术 炮姜 白豆蔻 缩砂仁 丁香 陈皮 甘草各一钱 姜三片

加炒蚌粉二钱，尤妙。

栀萸丸 〔气实〕 山栀两半 吴萸 香附各二钱半

蒸饼丸，生姜、生地煎汤下二三十丸。

草豆蔻丸 〔胃心痛〕 枳实二两 草蔻煨 白术各一两 麦芽 神曲 半夏各五钱 干姜 青皮 陈皮各二钱 炒盐五分

蒸饼丸，白汤下。

清热解郁汤 〔又〕 山栀一钱半 枳壳 川芎 香附各一钱 炒黄连 苍术各七分 陈皮 姜炭 炙草各五分 姜三片

煎服，戒饮食半日，一服即止。

诃子散 〔脾心痛〕 炮诃子 厚朴 炮姜 草果 陈皮 炒良姜 茯苓 神曲 麦芽 炙草等分

为末，每三钱，入盐少许，痛时煎服。

复元通气散 〔又〕 白丑头末，二两 穿山甲炙 炒茴香各一两五钱 去白陈皮 延胡索 炙草各一两 木香五钱

共为末，每二钱，姜汤下。

清郁散 〔厥心痛〕 半夏 陈皮 苍术 茯苓 便香附 神曲 姜黄连 姜栀子各一钱 川芎六分 姜炭五分 炙草三分 姜三片

仓卒散 〔劫药〕 黑山栀四十九个 大附子一个，炮

为粗末，每三钱，水酒盐少许煎服。

愈痛散　〔又〕　五灵脂　延胡索　蓬术　炒良姜　当归等分

为末，每二钱，醋汤调服。

心头痛方　〔总治〕　歌曰：三个乌梅三个枣，七粒杏仁一处捣，麝香一粒用酒煎，永不心疼直到老。乌梅枣子俱去核，杏仁泡去皮尖，麝香如小绿豆许，共捣如泥，黄酒一杯，煎两沸，温服，正痛时服之，妇人尤神效，当时即止。

治心痈方七

凉血饮　〔总治〕　木通　瞿麦　荆芥　薄荷　白芷　花粉　赤芍　麦冬　生地　山栀　连翘　车前　甘草各八分

加灯心、竹叶。一名引兵先锋，能退潮止渴解热，令毒内消。

加味十奇散　〔又〕　人参　黄芪　当归　肉桂　川芎　白芷　防风　桔梗　厚朴　甘草　乳香　没药

共为末，每三钱温酒调服，不饮酒麦冬汤下。此即十宣散加乳香、没药也，一名固垒元帅，不论已成未成，服之内消。年衰气弱者尤宜。

清心丸　〔又〕　黄连一两　茯神　赤苓各五钱

蜜丸米汤下。诸痛痒疮疡，皆属心火，此药主之。

清心散　〔又〕　远志　赤苓　赤芍　生地　麦冬　知母　甘草各一钱　姜三　枣二

加黄连尤效。

泻心汤　〔又〕　大黄钱半　黄连　黄芩　山栀　漏芦　泽兰　连翘　苏木各七分

内固清心散　〔又〕　白豆蔻　人参　朱砂　赤苓　雄黄　绿豆　朴硝　甘草　皂角各一钱　冰片　麝香各一分

共为末，每一钱，蜜水调下。

凉膈散　〔又〕　连翘　山栀　大黄　薄荷　黄芩各七分　甘草一钱八分　朴硝四分　竹叶十片

怔忡源流卑惵[①]

怔忡，心血不足病也。人所主者心，心所主者血，心血消亡，神气失守，则心中空虚，怏怏动摇，不得安宁，无时不作，名曰怔忡。或由阳气内虚宜人参、黄芪、白术、炙甘草、茯神。或由阴血内耗宜人参、麦冬、当归、地黄、圆眼。或由水饮停于心下，水气乘心，侮其所胜，心畏水不自安宜茯苓、茯神、白术、半夏、橘红。或急急富贵，戚戚贫贱，或事故烦冗，用心太劳，甚至一经思虑便动，皆当以养心血，调心气，清热豁痰为主宜酌用清镇汤，如心火炽，又须安神宜安神丸。或由汗吐下后，正气孱弱宜人参、黄芪、白术、白芍。或由荣卫俱涸，脉来结代，而心惕不宁宜养心汤。或由虚弱怔忡，而卧不安宜枣仁汤。或思虑多而怔忡，兼不寐、便浊宜养荣汤。或心虚怔忡而兼自汗宜参归腰子。或由痰为火动，而时作时止宜二陈汤。或由忧愁悲苦，致心虚而动宜归脾汤。或由气郁不宣而致心动宜加味四七汤加姜汁、竹沥。或阴火上冲，怔忡不已，甚至头晕眼花，齿发脱落，或见异物，或腹中作声，急应滋阴降火，加养心之品宜四物汤加知母、黄柏，如久服降火药不愈，为无根失守之火宜八味丸。或由所求不遂，或过纵自悔，吁嗟夜语，真若有失宜温胆汤加人参、柏子仁，朱砂为衣，日进三服。以上皆怔忡所致之由也。若心澹澹动，此系包络所生病宜镇胞汤，盖心为君火，包络为相火，火阳主动，君

---

① 卑惵（diē 碟）　证名。指自怯畏惧证。

火之下，阴精承之，相火之下，水气承之，则为生气而动得其正。若乏所承，则烦热而为心动，法当补其不足以安神气，未瘥，则求其属以衰之。若由于痰饮者，当用逐水消饮之剂宜二陈汤、芎夏汤。况乎各脏有痰，皆能与包络之火合动而为怔忡，随所犯而补泻之，更须调乎包络。若各脏移热于心，以致包络火动者，治亦如之。然则怔忡固由于虚，所以致此怔忡之症，则各有异，亦安可不察之哉？

【脉　法】　《灵枢》曰：手厥阴之脉甚动，则心中澹澹大动。

【怔忡形症】　《内经》曰：胆病者，亦心中澹澹，如人将捕。又曰：太阳司天，寒淫所胜，则病心澹澹大动，寒伤心主也。注曰：澹澹，水摇貌，此属水病。《直指》曰：心虚而停水，则胸中渗漉，虚气流动，水既上升，心火恶之，心不自安，使人有怏怏之状，是为怔忡。又曰：怔忡，因惊悸久而成也。《纲目》曰：怔忡，惕惕然心动而不宁，无时而作者是也。又曰：心澹澹动者，因痰动也，谓非惊怕而心自动也。《资生》曰：《内经》谓胃络名虚里，贯膈络肺，出左乳下，其动应衣，虚而有痰则动，更须臾发一阵热者是也。

【怔忡治法】　《入门》曰：怔忡，因惊悸久而成也。痰在下，火在上，参胡温胆汤加黄连、栀子、当归、贝母。气郁者，金箔镇心丸。停饮者，二陈汤加茯苓、槟榔、沉香、麦冬。《直指》曰：心下有水气怔忡，宜五苓散。《医鉴》曰：怔忡，亦曰怔忪，与惊悸同看，宜益荣汤、姜术汤、四物安神汤、朱雀丸、加味宁神丸、天王补心丹。

卑惵　心血不足病也。与怔忡病一类，其症胸中痞塞，不能饮食，如痴如醉，心中常有所歉，爱居暗室，或倚门后，见人即惊避无地，每病至数年，不得以癫症治之也宜天王补心丹、人参养荣汤、古庵心肾丸。

治怔忡方二十二

清镇汤　〔劳心〕　茯神　枣仁　远志　菖蒲　石莲　当归　生地　贝母　麦冬　柏子仁

如犀角、朱砂、西珀、龙齿、牛黄、麝香等，病深者方可酌加之，不得概用也。

安神丸　〔心火〕　黄连六钱　朱砂五钱　生地二钱半　炙甘草　当归各二钱

养心汤　〔脉结代〕　黄芪　当归　茯神　茯苓　川芎　半夏各钱半　远志　枣仁　人参　五味子　柏子仁各一钱　炙甘草五分

如觉胸中有声，便是停水，加赤苓、槟榔。

枣仁汤　〔虚弱〕　黄芪　枣仁　茯苓　远志　莲子各钱二分　人参　当归　茯神各一钱　炙甘草　陈皮各五分

养荣汤　〔思虑〕　当归　小草　黄芪　枣仁　茯神　木香　人参　白芍　麦冬　炙甘草　柏子仁各一钱

参归腰子　〔虚弱〕　人参　归身各五钱　猪腰一只，去筋膜，细切

同煎，并腰子药汁食之。

二陈汤　〔痰火〕　茯苓　陈皮　半夏　甘草

芎夏汤　〔心动〕

加味四七汤　〔气郁〕　半夏二钱　赤苓　厚朴各钱二分　苏叶　茯神各八分　姜远志　炙甘草各五分　石菖蒲半寸　姜七片　枣二枚

归脾汤　〔忧愁〕　人参　黄芪　当归　白术　茯神　远志　枣仁　龙眼　木香　炙草　姜　枣

四物汤　〔阴火〕　川芎　当归　白芍　生地

八味丸　〔游火〕　熟地　山萸　山药　丹皮　泽泻　茯苓　肉桂　附子

温胆汤　〔包络动〕　人参　茯神　远志　朱砂　金石斛　生地　麦冬　枣仁　甘草　五味子　柏子仁

参胡温胆汤　〔痰火〕　香附二钱四分　橘红钱二分　半夏　枳实　竹茹各八分　人参　茯苓　柴胡　麦冬　桔梗各六分　甘草四分　姜三　枣二

此即加味温胆汤，能治心胆虚怯，触事易惊，涎与气搏，变生诸症。

金箔镇心丸　〔气郁〕　胆星一两　朱砂　西珀　天竺黄各五钱　牛黄　雄黄　珍珠各二钱　麝香五分

蜜丸，每两作三十丸，金箔为衣，薄荷汤下一丸。兼治癫痫、惊悸、怔忡，一切痰火之疾。

五苓散　〔水气〕　肉桂　白术　茯苓　猪苓　泽泻

益荣汤　〔总治〕　黄芪　当归　小草　枣仁　麦冬　茯神　白芍　柏子仁　紫石英各一两　木香　人参　甘草各五钱

上锉，每七钱加姜五枣二煎服。此方专治思虑过度，耗伤心血，恍惚怔忡一切之症。

姜术汤　〔又〕　白姜　生白术　赤苓　半夏曲各二钱　桂皮　甘草各二钱

上锉，每五钱加姜三枣二煎服。此治虚人停饮怔忡。

四物安神汤　〔又〕　当归　白芍　生地　熟地　人参　白术　茯神　枣仁　黄连炒　柏子仁炒　麦冬　竹茹各七分　枣二枚　炒米一撮　乌梅一个

另研，辰砂五分，冲服。此治心中无血，如鱼无水，怔忡跳动之症。

朱雀丸　〔又〕　茯神二两　沉香五钱

蒸饼丸，辰砂五钱为衣，人参汤下五十丸。此治心神不定，恍惚健忘，火不下降，时复振跳之疾。

加味宁神丸　〔又〕　生地两半　当归　白芍　茯神　麦冬　陈皮　贝母各一两　姜远志　川芎各七钱　枣仁　黄连　甘草各五钱

蜜丸，辰砂为衣，枣汤下五七十丸。此治心血不足，惊悸怔忡，健忘恍惚，一切痰火之疾。

天王补心丹　〔又〕　酒生地四两　酒黄连二两　石菖蒲一两　人参　酒当归　天冬　麦冬　五味子　枣仁　柏子仁　元参　丹参　茯神　桔梗　远志各五钱

蜜丸，辰砂为衣，临卧竹叶灯心汤下。此能宁心保神，令人不忘，除怔忡，定惊悸，养育心神。

治卑惵方三

人参养荣汤　〔总治〕　白芍钱半　人参　黄芪　陈皮　肉桂　当归　白术　炙甘草各一钱　熟地　五味子　茯苓各八分　远志五分　姜三　枣二

天王补心丹　〔又〕　见上。

古庵心肾丸　〔又〕　熟地　生地　山药　茯神各三两　当归　泽泻　盐酒炒黄柏各一两半　山萸　杞子　醋炙龟板　牛膝　黄连　丹皮　酥炙鹿茸各一两　生甘草五钱

蜜丸，朱砂一两为衣，空心盐汤或温酒下。此治劳损心肾虚，而乍热、惊悸、怔忡、遗精、盗汗、目暗、耳鸣、腰痛、脚痿之疾。久服乌须黑发，令人有子。

惊悸悲恐喜怒忧思源流

惊者，心与肝胃病也。《内经》言：

惊属之肝胃，但心气强者，虽有危险，触之亦不为动，惟心气先虚，故触而易惊也。然则因所触而发为惊者，虽属肝胃，受其惊而辄动者，心也，故惊之为病，仍不离乎心。其由乎肝者，何也？肝属木、属风，风木多震动，故病惊骇也。其由乎胃者，何也？胃多气、多血，血气壅则易热，热故恶火而易惊。且胃气厥，则为忧惧，故恶人之烦扰而惊。阳明属土，土畏木，故闻木声而惊也。大抵惊之因，多由于外，或耳闻大声，或目见异物，遇险临危，当其外有所触，心忽一虚，神气失守，神去则舍空，舍空则液与痰涎着于包络之间宜控涎丹加朱砂、远志，多致目睛不转，不能言，短气，自汗体倦，坐卧不安，多异梦，忽惊觉多魇宜温胆汤、独活汤、琥珀养心丹。与悸恐不同，若因大惊而病者，脉必动如豆粒寸脉止而复来曰动脉，而无头尾，急当镇定之宜黄连安神丸。有由肾虚而惊者宜人参、黄芪、当归、白术、元参、陈皮、黄柏。有由胆虚而惊者宜人参、枳壳、肉桂、五味子、枣仁、熟地、杞子、柏子仁。有由肝胆俱虚，百药不效者，须补肾宜酒化鹿角胶，空腹下五钱，极效。古人谓肝无虚，不可补，补肾正补肝也。有被物所惊，心跳不宁者宜秘方。有心气不足，神不定而惊者宜妙香散。有肝虚受风，卧若惊状者宜珍珠母丸。有血虚而惊者宜朱砂安神丸。有由痰盛而惊者宜加味定志丸。有思虑过度者宜清心补血汤。有气血俱虚者宜养心汤。皆当求其端而治之，而惊始可安矣。

【脉　法】　《脉诀》曰：心中惊悸，脉必结代。《正传》曰：寸口脉动而弱，动为惊，弱为悸。又曰：肝脉动暴，有所惊骇。《得效》曰：惊则脉颤，颤者动也。《入门》曰：惊伤胆，则脉动。

【惊病形症】　《内经》曰：血并于阴，气并于阳，故为惊狂。《纲目》曰：惊者，心卒动而不宁也。《三因》曰：因事有所大惊而成者，名曰心惊胆摄，病在心胆经，其脉必大动。丹溪曰：惊悸者，有时而作，大概属血虚与痰，瘦人多是血虚，肥人多是痰饮，时觉心跳者亦是血虚。

《入门》曰：惊悸因思虑过度及大惊恐而作，甚则心跳欲厥。又曰：惊悸当补血安神，宜静神丹、宁志丸，若气郁惊悸，宜交感丹、加味四七汤。《正传》曰：心虚而痰郁，遇险临危，触事丧志，使人有惕惕之状，是为惊悸。

悸者，心痹病也。非缘外有所触，自然跳动不宁，其原由水衰火旺，故心胸躁动宜天王补心丹。或水停心下，心为火而恶水，故筑筑跳动不自安宜茯苓饮子、半夏麻黄汤。或汗吐下后，正气虚而悸不得卧宜温胆汤。此皆悸病之由也。总而论之，要不外乎心伤火动、火郁痰生二语，其为症状，舌强，恍惚，善悲。丹溪以血与痰概之虚宜天王补心丹，痰宜辰砂远志丸，可以识其端矣。

【悸病形症】　仲景曰：心悸者，水惧火也，惟肾欺心，故为悸。伤寒饮水多，必心下悸。又曰：食少饮多，水停心下，甚者则悸，微者短气。《三因》曰：五饮停蓄，闭于中脘，使人惊悸，属饮家。《纲目》曰：水饮为症，必头眩心悸。

悲者，心肝两虚病也。凡人心气虚，神失所守，肝虚又不能生之，则志不能伸，已无畅遂之致，而金来乘木，肺气复与相并，肺本主悲，故遂生悲病也。所谓善悲者，不必实有可悲之事，心中只是快悒不快，虽遇可喜，亦只强为欢笑而已宜加味温胆汤、安神补心汤。

【脉　法】　《得效》曰：悲则脉结，或云紧。《入门》曰：悲伤心包，则脉必紧。

【悲病原由】　《内经》曰：肺在志为悲。又曰：心虚则悲，悲则忧。又曰：精气并于肺则悲。又曰：悲则气消。又曰：肺主杀，故其志为悲。《灵枢》曰：悲哀动中则伤魂。又曰：悲哀动中者，竭绝而失生。

恐者，心肾肝胃病也。心藏神，神伤则心怯而恐，火伤水也。胃属土，肾属水，土邪伤水则为恐。肝者，肾之子，水强则胆壮，水衰则血虚，故易恐。而恐者，又肾之情志，故心肝胃三经，皆有恐病，其原莫不由于肾也。此则《内经》之旨也。故恐病由心者，宜镇其神宜定志丸加金银箔、琥珀、犀角、龙齿等。恐病由胃者，宜壮其气宜四君子汤倍茯苓。恐病由胆与肝者，宜养其阴宜酸枣仁汤去黄芪、莲肉，加山萸、丹皮、白芍。恐病由肾本经伤者，宜壮其水宜人参散去肉桂，加牛膝、远志。

【脉　法】　《得效》曰：恐则脉沉。《入门》曰：恐伤肾，则脉必沉。《脉经》曰：人恐怖，其脉何状？师曰：脉形如循丝累累然，其面白脱色也。又曰：人愧者，其脉何类？师曰：脉浮而面色乍白乍赤也。

【恐病原由】　《内经》曰：肾在志为恐。又曰：胃为恐。注云：胃热则肾气微弱，故为恐。又曰：精气并于肾则恐，由心虚而肾气并之，故为恐。

《灵枢》曰：足少阴之脉病，善恐。又曰：恐惧而不解，则伤精。又曰：恐者，神散荡而不收。又曰：恐则气下。注云：上焦固禁，下焦气还，故气不行矣。子和曰：肝藏血，血不足则恐。《纲目》曰：恐与惊相似，然惊者，为自不知也；恐者，为自知也。盖惊者，闻响乃惊；恐者，自知如人将捕之状，及不能独自坐，不能独自卧，或夜必用灯者是也。

喜者，心肺二经病也。凡人心有所乐则动，动而其气达于外为喜。其气，即肺气也，肺气舒鬯，喜乃以成，然是喜也。或触乎事，或因乎境，为情之正。《中庸》所谓喜怒哀乐，发而皆中节，谓之和者是也。若过其节，则情荡而不能收，心肺二脏俱伤矣。二脏既伤，而病于是作矣宜定志丸加天冬、麦冬。顾安可逞情恣志为哉？

【脉　法】　《得效》曰：喜则脉散。《入门》曰：喜伤心，则脉虚。

【喜病原由】　《内经》曰：心在志为喜。又曰：心实则笑，笑则喜。鳌按：心实者，邪气实于心也，邪气，或痰或火是也。又曰：暴喜伤阳。又曰：喜怒伤气。又曰：喜怒不节，寒暑过度，生乃不固。又曰：喜则气缓，盖喜则气和志达，荣卫通利，故气缓矣。《灵枢》曰：喜乐者，神荡散而不藏。又曰：喜乐无极则伤魄，魄为肺神也。

怒者，肝胆病也。怒本情之正，惟发不中节，则肝胆之气横逆，而二经遂伤，且木盛克土，久必伤脾，怒所以为病也。程子云：因是人有可怒之事而怒之，圣人之心本无怒，如此用怒，便是情之正，便是发而中节之和，岂至成病？今所谓怒者，以肝胆属木，木性本直，木势必伸，稍有所郁，不能遂其直达之性，不能顺其上伸之势。因激而成怒，则此怒已非情之正，已非中节之和，即其怒已是病。况木郁则激，激则横，横则变生诸症，有不可意计测者矣。程子又云：治怒为难，惟克己可以治怒，此圣贤治怒之法也。余亦云：治怒为难，惟平肝可以治怒，此医家治怒之法也，言肝而胆在其中宜香甘散。

【脉　法】　《得效》曰：怒则脉激。《入门》曰：怒伤肝，则脉必濡。

【怒病原由】　《内经》曰：肝在志为怒。又曰：暴怒伤阴。又曰：大怒则气绝而血菀于上菀，郁也，使人薄厥。又曰：血并于上，气并于下，心烦惋善怒。又曰：怒则气逆，甚则呕血及飧泄矣。又曰：胆为怒。《纲目》曰：怒在阴阳，为阴闭遏而不得伸也。

忧者，肺与脾病也。肺居华盖之顶，下通心肝之气，心有所愁苦而不乐，则上搏乎肺而成忧，故忧为肺病。肺与脾同称太阴，同行气以给众脏，肺既成忧病，则闭结不解，气固于内而不通，气不通，则大小便闭而伤脾，故忧又为脾病宜静神丹、归脾汤。

【脉　法】　《得效》曰：忧则脉涩。《入门》曰：忧伤肺则脉必涩。

【忧病原由】　《内经》曰：肺在志为忧。又曰：忧则气沉。《灵枢》曰：愁忧不解则伤意，意为脾神也。又曰：忧则隔塞否闭，气脉断绝，而上下不通也。

思者，脾与心病也。脾之神为意。意者，心之所发也。由发而渐引焉曰思，则当其发属在脾，及其思属在心。故玄晏先生曰：思发于脾而成于心也。《中庸》曰：有弗思，思之弗得弗措。《论语》曰：君子有九思。孟子曰：心之官则思。是思固不可不用者，然思之太过，则流荡失节，必至伤神，神伤，百病蜂集矣。其何以堪？故或有劳心思虑，损伤精神，致头眩目昏，心虚气短，惊悸烦热者宜清心补血汤。有思虑伤心，致心神不足，而不能寐者宜养心汤。有忧思过度，令人惕然心跳动而不自安者宜静神丹。有思虑太甚，致心气不足，忽忽善忘，恐怯不安，梦寐不详者宜定志丸。有思虑太甚，心血耗散，竟至怔忡恍惚者宜益荣汤。有因思劳伤心脾，致健忘失事，言语颠倒如痴者宜归脾汤。有思力太猛，心神失守，致痰涎聚于心包，渐成痴癫者宜加味茯苓汤。凡此皆思之病也，皆过用其思之病也。乃若过用其悲忧恐惧，亦有类于此者，治法大约可以相参。

【脉　法】　《得效》曰：思则脉沉，一云结。《入门》曰：思伤脾，则脉必结。又曰：凡七情之脉，惟气口紧盛而已，细分之，乃有如此等项之不同也。

【思病原由】　《内经》曰：脾在志为思。又曰：思则气结。注云：聚心不散，故气亦停留而结也。《灵枢》曰：因志而存变谓之思，因思而远慕谓之虑。又曰：怵惕思虑则伤神，神伤则恐惧流淫而不止也。

治惊方十四

控涎丹　〔去痰〕　甘遂　大戟　白芥子等分

糊丸，淡姜汤下七丸。

温胆汤　〔惊魇〕　半夏　枳实　竹茹　陈皮　茯苓　甘草　姜　枣

黄连安神丸　〔大惊〕　黄连　朱砂　生地　甘草　归头

秘　方　〔物惊〕　猪心一个，劈开，入朱砂于内，纸包火煨熟，食之大效。

朱砂安神丸　〔血虚〕　黄连六钱　甘草　生地各三钱半　当归二钱半　朱砂一钱半

蒸饼丸，黍米大，津唾咽二三十丸。

加味定志丸　〔痰盛〕　茯苓三两　远志　石菖蒲各二两　人参一两　琥珀　郁金各五钱　朱砂为衣

清心补血汤　〔思虑〕　人参　当归　茯神　白芍　枣仁　麦冬　川芎　生地　陈皮　山栀　炙草　五味子

妙香散　〔神虚〕　麝香一分　木香二分半　远志肉　黄芪　山药　茯苓

茯神各一钱　人参　桔梗　甘草各五分　朱砂三分

珍珠母丸　〔肝虚受风〕　珠母　熟地　当归　人参　枣仁　犀角　茯苓　沉香　龙齿　柏子仁

朱砂为衣，蜜丸，薄荷、金银器煎汤下三钱。

养心汤　〔气血虚〕　茯苓　茯神　当归　生地　姜远志　黄芪各八分　柏子仁　川芎　枣仁各七分　半夏曲六分　炙甘草　肉桂各三分　五味子十四粒

停水怔忡加赤苓、槟榔。

静神丹　〔养血〕　酒当归　酒生地　姜远志　茯神各五钱　石菖蒲　黄连各二钱半　朱砂二钱　牛黄一钱　金箔十五片

猪心血和丸，黍米大，金箔为衣，灯心汤下五十丸。

宁志丸　〔又〕　人参　茯苓　茯神　山栀　琥珀　当归　枣仁　酒远志各五钱　乳香　朱砂　石菖蒲各二钱半

蜜丸，枣汤下三十丸。

交感丹　〔气郁〕　香附一斤，长流水浸三日，炒　茯神四两

蜜丸，弹子大，每一丸细嚼，再以制香附、茯神、甘草各一钱水煎，名降气汤送下。

加味四七汤　〔又〕　半夏二钱　赤苓　厚朴各一钱二分　茯神　苏叶各八分　姜远志　炙甘草各五分　姜七片　枣二枚　石菖蒲半寸

治悸方五

天王补心丹　〔水衰火旺〕　人参　当归　天冬　柏子仁　五味子　麦冬　丹参　元参　茯苓　枣仁　远志　桔梗　生地　黄连

蜜丸。

茯苓饮子　〔水停〕　茯神　麦冬　赤苓　半夏　橘红　槟榔　沉香　甘草

半夏麻黄丸　〔又〕　半夏　麻黄等分

蜜丸，日三服，每服一钱。

温胆汤　〔正虚〕　方详上。

辰砂远志丸　〔痰涎〕　辰砂　远志　人参　茯神　石菖蒲各五钱　川芎　山药　铁粉　麦冬　半夏曲　细辛　天麻　白附子　南星各一两

生姜五两打汁，入水煮糊丸，朱砂为衣，临卧姜汤下一钱。

治悲方二

加味温胆肠　〔总治〕　半夏　枳实　竹茹各八分　香附二钱四分　陈皮一钱二分　人参　茯苓　柴胡　麦冬　桔梗各六分　甘草四分　姜三片　枣二枚

此即参胡温胆汤。

安神补心汤　〔又〕　当归　生地　茯神　黄芩各一钱三分　麦冬二钱　白芍　白术各一钱　远志　枣仁各八分　川芎七分　元参五分　甘草三分

治恐方四

定志丸　〔心恐〕　人参　菖蒲　茯苓　茯神　远志　白术　麦冬　朱砂

四君子汤　〔胃恐〕　人参　茯苓　白术　甘草

酸枣仁汤　〔肝恐〕　枣仁　远志　黄芪　莲肉　人参　当归　茯苓　茯神　陈皮　甘草　姜　枣

心经有热加黄连、生地、麦冬、木通。

人参散　〔肾恐〕　人参　枳壳　桂心　甘菊　茯神　山萸　五味子　杞子各七钱半　柏子仁　熟地各一两

共为末，酒下二钱。

治喜方一

定志丸 〔总治〕 方详上。

治怒方一

香甘散 〔总治〕 香附 甘草各一两

共为末，每三钱，白汤下。

治忧方二

静神丹 〔总治〕 方详上。

归脾汤 〔又〕 当归 龙眼 枣仁 远志 人参 黄芪 茯神 白术各一钱 木香五分 甘草三分 姜五 枣二

治思方七

清心补血汤 〔损伤〕 人参一钱二分 当归 白芍 茯神 枣仁 麦冬各一钱 川芎 生地 黑山栀 炙甘草 陈皮各五分 五味子十五粒

此方一名补血汤，又名当归饮。

养心汤 〔不寐〕 茯苓 茯神 当归 生地各一钱 蜜黄芪 姜远志各八分 柏子仁 川芎 枣仁各七分 半夏曲六分 人参五分 炙甘草 肉桂各三分 五味子十四粒 姜三片

怔忡加槟榔、赤苓。

静神丹 〔心跳〕 方详上。

定志丸 〔恐怯〕 人参 茯苓 茯神各三两 菖蒲 姜远志各二两 朱砂一两半，为衣

蜜丸。

益荣汤 〔恍惚〕 黄芪 当归 小草 枣仁 柏子仁 麦冬 茯神 白芍 紫石英各一两 木香 人参 甘草各五钱

每用末七钱，加姜五枣二煎服。

归脾汤 〔伤心脾〕 方详上。

加味茯苓汤 〔痰聚〕 人参 半夏 陈皮各一钱半 益智仁 茯苓 香附各一钱 甘草五分 姜三片 乌梅一个

烦躁健忘源流

烦躁，心经热火病也。内热心烦曰烦。故烦者，但心中郁烦也。外热身躁曰躁。故躁者，并身外热躁也。内热属有根之火，其原本于热，凡但烦不躁，及先烦后躁者，皆易治。外热属无根之火，其原本于寒，凡但躁不烦，及先躁后烦者，皆难治。伤寒亦有烦躁症，其所主属肺肾二经，与此心经主病者不同。故伤寒之烦，气也，火入于肺也。伤寒之躁，血也，火入于肾也。若诸虚烦热，又与伤寒相似但不恶寒，身头皆不痛，脉不紧数耳，切不可汗下，误攻必害。兹即心经所主烦躁而历言之：有身不热，头昏口干不寐者，是心虚烦宜人参竹叶汤。有烦热误汗，热益甚，致呕者宜陈皮汤。有内热头痛，气短心闷乱者宜竹茹汤。有烦热，睡卧不宁者宜远志汤。有忧思成虚烦劳病者宜小草汤。有肾虚心躁烦，下部瘦弱，小便痛者宜八味丸。其不得一例视之也，明矣。若夫伤寒烦躁，另详本条。

【烦躁原由】 《内经》曰：夏脉者，心也，不及则令人烦心。又曰：肝虚肾虚脾虚，皆令人体重烦冤。

健忘，心肾不交病也。心不下交于肾，则浊火乱其神明。肾不上交于心，则精气伏而不用。火居上，则因而为痰。水居下，则因而生躁。故惟补肾而使之时上，养心而使之善下，则神气清明，志意常治，而自不健忘矣。其为症，可枚举也：或思虑过度而病在心脾宜引神归舍丹、归脾汤。或素多痰饮宜茯苓汤。或痰迷心窍，言语如痴而多忘宜导痰汤送下寿星丸。或精神短少宜人参养荣汤。或上盛下虚宜养心汤。或上虚下盛宜龙眼汤。或

心火不降，肾水不升，神志不宁宜朱雀丸。或勤政劳心，读书刻苦宜安神定志丸。或禀赋阴魄不足，神志虚扰宜定志丸、孔圣枕中丹。或年老神衰而善忘宜加减固本丸。健忘之故，约略尽矣。而世俗相传，有治健忘秘法，用菖蒲、远志等分，为末，戊子日服二钱，令人不忘。又一法，择丁酉日，密自至市买远志，着巾角中，为末服之，勿使人知，能不忘。未知何如，姑记以备采择。

【健忘原由症治】　《灵枢》曰：上气不足，下气有余，肠胃实而心肺虚，虚则荣卫留于下，久之不以时上，故易忘也。又曰：肾盛而不止则伤志，志伤则渐忘其前言。《内经》曰：血并于下，气并于上，乱而善忘。丹溪曰：健忘精神短少者多，亦有痰者。《入门》曰：怔忡久则健忘，由心脾血少神亏也。《医鉴》曰：健忘者，陡然而忘其事，尽心力思量不来也，主心脾二经，治法必先养心血理脾土，以宁神定志药调理之。

治烦躁方六

人参竹叶汤　〔心虚〕　竹叶　人参　甘草　熟半夏　麦门冬　石膏　粳米

或去石膏，加茯苓、淮小麦亦可。

陈皮汤　〔误汗〕　陈皮　甘草　人参　竹茹

竹茹汤　〔内热〕　麦冬　小麦　炙甘草　人参　熟半夏　茯苓　竹茹

远志汤　〔烦热〕　远志　黄芪　当归　麦冬　人参　金石斛　茯神各七分　甘草五分

甚者加竹叶、知母。

小草汤　〔忧思〕　小草　黄芪　当归　麦冬　金石斛各一钱　人参　枣仁各钱二分　炙甘草五分

加竹叶。

八味丸　〔肾虚〕　熟地　山萸　山药　丹皮　茯苓　泽泻　肉桂　附子

治健忘方十三

引神归舍丹　〔心脾〕　胆星二两　朱砂一两　附子七钱

猪肉血丸，黍米大，每五十丸，萱草根汤下。

归脾汤　〔又〕　龙眼　人参　黄芪　当归　白术　茯神　枣仁　远志　木香　甘草　姜　枣

茯苓汤　〔痰饮〕　半夏　陈皮　茯苓　甘草　香附　益智仁　人参各一钱　乌梅一个　竹沥二匙　姜汁二匙

导痰汤　〔痰迷〕　半夏　南星　赤苓　枳实　陈皮　甘草　姜

寿星丸　〔又〕　姜远志　人参　黄芪　白术　甘草　当归　生地　白芍　茯苓　陈皮　肉桂　胆星　琥珀　朱砂　五味子

猪心血、姜汁糊丸。

加减固本丸　〔老人〕　熟地　天冬各一两半　麦冬　炙甘草　茯苓各一两　人参　石菖蒲　远志　朱砂各五钱

蜜丸。此方兼治中风后善忘。

人参养荣汤　〔神短〕　白芍一钱半　人参　黄芪　陈皮　肉桂　炙甘草　当归　白术各一钱　五味子　熟地　茯苓各八分　远志五分　姜　枣

养心汤　〔上盛〕　天冬　麦冬　菖蒲　远志　白术　熟地　人参　茯神　牛膝　当归　黄芪　木通

龙眼汤　〔上虚〕　龙眼　丹参　人参　远志　麦冬　茯神　黄芪　甘草　升麻　柴胡

朱雀丸　〔心肾不交〕　沉香一两　茯神四两　人参三两

蜜丸。

安神定志丸　〔劳心〕　人参　白术　茯苓　茯神　菖蒲　远志　麦冬　枣仁　牛黄　朱砂

龙眼熬膏加蜜丸，日三服。

定志丸　〔禀弱〕　人参　茯苓　茯神各三两　菖蒲　远志各二两　朱砂一两半为衣

蜜丸。

孔圣枕中丹　〔又〕　鳖甲　龙骨　远志　菖蒲

不寐多寐源流梦魇

不寐，心血虚而有热病也。然主病之经，虽专属心，其实五脏皆兼及也。盖由心血不足者，或神不守舍，故不寐宜归脾汤、琥珀养心丹。有由肝虚而邪气袭之者，必至魂不守舍，故卧则不寐，怒益不寐，以肝藏魂、肝主怒也宜珍珠丸。有由真阴亏损，孤阳漂浮者，水亏火旺，火主乎动，气不得宁，故亦不寐，何者？肺为上窍，居阳分至高，肾为下窍，居阴分最下，肺主气，肾藏气，旦则上浮于肺而动，夜则下入于肾而静，仙家所谓子藏母胎，母隐子宫，水中金也，若水亏火旺，肺金畏火，不纳肾水，阴阳俱动，故不寐，法宜清热宜六味丸加知、柏。有由胃不和者，胃之气本下行，而寐亦从阴而主下，非若寤之从阳主上，今胃气上逐，则壅于肺而息有音，不得从其阴降之道，故亦不寐宜橘红、甘草、金石斛、茯苓、半夏、神曲、山楂。总之，不寐之由，在肝则不快之状多见左，在肺则不快之状多见于右，在心则不快之状多见于上部之中，在胃则不快之状多见于胸腹之中，在肾则不快之状多见于下部之中，须分经而治。若因杂症所致，及传经移邪，又当细究。试详言之：劳心之人多不寐宜养心汤治之。年高之人多不寐宜六君子汤加黄芪、枣仁。痰多之人多不寐宜温胆汤。虚烦之人多不寐宜酸枣仁汤。此其大较也。而亦有通宵不寐者宜安卧如神汤。有寐即惊醒者宜鳖甲羌活汤。有喘不得寐者宜苏子竹茹汤。有虚劳烦热不寐者宜枣半汤。有肝虚惊悸不寐者烦不寐者宜二陈汤加芡实、竹茹。有方卧即大声鼾睡，少顷即醒，由于心肺有火者宜加味养心汤。有不能正偃，由于胃不调和者宜和胃汤。兼肺气盛，必泻肺宜参用泻白散。有劳心胆冷，夜卧不寐者宜定志元加枣仁、柏子仁，朱砂、乳香为衣，或加味温胆汤。有癫狂病发，火盛痰壅不寐者宜辰砂散。有伤寒吐下后，虚烦不寐者宜酸枣汤。有心胆俱怯，触事易惊，梦多不祥，虚烦不寐者宜温胆汤。有失志郁抑，痰涎沃心，怔忡不寐者宜温胆汤、加味温胆汤、加味二陈汤。有思虑过度，因脾主思，致脾经受邪，两手脉缓，经年累月不寐者宜益气安神汤。有神气不宁，每卧则魂魄飞扬，觉身在床而神魂离体，惊悸多魇，通夕不寐者，此名离魂症，由肝藏魂，肝虚邪袭，魂无所归，故飞扬离体也宜前后服珍珠母丸、独活汤。不寐之症状，固如此其多矣，盖可忽乎哉。总之，怔忡以下诸病，都缘痰涎沃心，心气不足，以至变生种种。若凉心太过，则心火愈微，痰涎愈盛，渐至难治，故必以理痰顺气、养心安神为第一义。

【不寐原由形症】　《灵枢》曰：壮者之气血盛，其肌肉润，气道通，荣卫之行不失其常，故昼精而夜瞑。老者之气血衰，其肌肉枯，气道涩，五脏之气相搏，其荣气衰少而卫气内伏，故昼不精而夜不眠。《内经》曰：人有卧而有所不安者，脏有所伤，及精有所倚，人不能知其病，则卧不安。又曰：肺者藏之盖也，肺气盛则肺大，不能偃卧。又曰：胃不和则卧不安，夫不得卧而喘也，是水气之害也。郑康成曰：口鼻之呼吸为魂，耳目之聪明为魄，以耳目与口鼻对言，则口鼻为阳，耳目为阴。以耳目口鼻与脏腑对言，则耳目口鼻为阳，脏腑为阴。故阳气行阳分二十五度于身体之外，则耳目口鼻皆受阳气，所以能知觉视听动作而寤矣。阳气行阴分二十五度于脏腑之内，则耳目口鼻无阳气运动，所以不能知觉而寐矣。《回春》曰：伤寒及杂病多睡者，阳虚阴盛也。无睡者，阴虚阳盛也。喜明者属阳，元气实也。喜暗者属阴，元气虚也。睡向外者属阳，元气实也。睡向壁者属阴，元气虚也。《纲目》曰：人卧则血归于肝，今血不静，卧不归肝，故惊悸而不得卧也。

多寐，心脾病也。一由心神昏浊，不能自主。一由心火虚衰，不能生土而健运。其原有如此者，试言其症状：体重或浮而多寐，湿胜也宜平胃散加防风、白术。食方已，即困倦欲卧，脾气弱，不胜食气也，俗名饭醉宜六君子汤加山楂、神曲、麦芽。四肢怠惰而多寐，气弱也宜人参益气汤。长夏懒怠，四肢无力，坐定即寐，肺脾两经之气本弱，复为炎暑所逼也宜清暑益气汤。病后多眠，身犹灼热，余邪未清，正气未复也宜沈氏葳蕤汤。狐惑症舌白齿晦，面目乍白乍赤乍黑，变异无常，四肢沉重，默默多眠，大病后肠胃空虚，三虫求食，食人五脏，食其喉则为惑，其声哑，上唇必有疮宜三黄泻心汤。食其肛则为狐，其咽干，下唇必有疮宜雄黄锐散。此症杀人甚急，当急治也通用宜黄连犀角汤、治惑桃仁汤。风温阳脉浮滑，阴脉濡弱，发热，咽干口苦，微恶寒，闭目欲眠，少阴伏邪发出，更感太阳客邪也宜黄芩汤加桂枝、石膏，甚则葳蕤汤加减。亦有阴阳俱浮，具如前症，太阳受邪误发汗也宜麻黄升麻汤去二麻、姜、桂，取汗即愈。热病得汗后，脉沉细身冷喜卧，脉沉细昏沉不省，阳气遏也，急与药令四肢温暖，不尔，有熟睡死者宜四逆汤。伤寒诸般多寐症，各详本条，兹不赘。惟汗下后酣眠者，为正气已复，可勿药也。医者察其由，治其症，神而明之，其庶几矣。

【多寐原由形症】　《灵枢》曰：足太阳有通项入于脑者，正属目本，名曰眼系，在项中两筋间入脑，乃别阴跷阳跷，阴阳相交，阳入阴，阴出阳，交于目内眦，阳气盛则瞋目，阴气盛则瞑目。又曰：肠胃大则卫气行，留久皮肤湿，则分肉不解，其行迟。夫卫气者，昼行于阳，夜行于阴，故阳气尽则寐，阴气尽则寤，故肠胃大则卫气行，留久皮肤湿，分肉不解则行迟。留于阴也久，其气不精，则目瞑，故多卧矣。《入门》曰：卫气不得入于阴，常留于阳，留于阳，则阳气满，阳气满，则阳跷盛，不得入于阴，故目不瞑。卫气留于阴，不得行于阳，留于阴，则阴气盛，阴气盛，则阴跷满，不得入于阳，故目闭。

梦魇　梦者，神与魂魄病也。心藏神，中虚不过径寸，而神明居焉。故心者，神明之舍，而神即精气之所化成。《灵枢经》曰：两精相搏谓之神，随神往来谓之魂，并精出入谓之魄，是神魂魄三者，固非判然不相属者也。自人心多欲，神明外驰，因而气散于内，血随气行，荣卫纷乱，魂魄不安，于是乎百疾作。疾作者，神离故也。故太上贵养神，其次才养形。凡欲神之存乎舍也，凡欲神之存乎舍，而百疾不作也。若夫梦者，亦神不安之一验耳。凡人形接则为事，神遇则为梦，神役乎物，则魂魄因而不安，魂魄不安，则飞扬妄行，合目而多梦，又况七情扰之，六淫感之，心气一虚随感而应。谚云：日之所接，夜之所梦，洵有然也宜别离散、益气安神汤。若古之真人，其寝不梦，非神存之故哉？梦而魇，则更甚者，或由心实，则梦惊忧奇怪之事而魇宜静神丹。或由心虚则梦恍惚幽昧之事而魇宜清心补血汤。甚有精神衰弱，当其睡卧，魂魄外游，竟为鬼邪侵迫而魇者，此名鬼魇宜雄朱散，另详邪祟条中。甚矣，梦非细故也，其如太上之养神而可哉！

【五脏虚实为梦】　《内经》曰：肝气虚则梦菌香生草，实则梦伏树下不敢起。心气虚，则梦救火阳物，实则梦燔灼。脾气虚，则梦饮食不足，实则梦筑垣盖屋。肺气虚，则梦见白物，见人斩血藉藉，实则梦兵战。肾气虚，则梦舟船溺人，实则梦伏水中，若有所畏恐。

【淫邪成梦】　《灵枢》曰：阴气盛则梦涉大水而恐惧，阳气盛则梦大火而燔灼，阴阳俱盛则梦相杀，上盛则梦飞，下盛则梦堕，甚饥梦取，甚饱梦与，肝盛梦怒，肺盛梦哭泣，心盛梦善笑恐畏，脾盛梦歌乐身体不举，肾盛梦腰脊两解不属。又曰：厥气客于心，则梦邱山烟火。客于肺则梦飞扬，见金铁奇物。客于肝，则梦山林树木。客于脾，则梦邱陵大泽，壊屋风雨。客于肾，则梦临渊没居水中。客于膀胱，则梦游行。客于胃，则梦饮食。客于大肠，则梦田野。客于小肠，则梦聚邑街衢。客于胆，则梦讼斗自刳。客于阴器，则梦接内。客于项，则梦斩首。客于胫，则梦行走而不能前，及居深地窌苑中。客于股肱，则梦礼节起拜。客于胞腹，则梦溲与便。

【魂魄为病】　仲景曰：邪客使魂魄不安者，血气少也。血气少者属于心，心气虚者其人多畏，合目欲眠，梦远行而精神离散，魂魄妄行。

治不寐方二十五

归脾汤　〔心血少〕　人参　黄芪　当归　白术　茯神　龙眼　远志　枣仁　木香　甘草　姜　枣

琥珀养心丹　〔又〕　琥珀　龙齿　菖蒲　远志　人参　茯神　枣仁　当归　柏子仁　黄连　生地　朱砂　牛黄

猪心血丸，黍米大，金箔为衣，灯心汤下二钱。

珍珠丸　〔肝虚〕　珍珠　麝香各三钱　熟地　当归各两半　枣仁　人参　柏子仁各一两　犀角　茯神　沉香各五钱　冰片一钱　虎睛一对

蜜丸，朱砂、金箔为衣，日午夜卧各用薄荷汤下五十丸。

六味丸　〔阴亏〕　熟地八两　山药　山萸各四两　丹皮　茯苓　泽泻各三两

养心汤　〔劳心〕　当归　黄芪　茯苓　茯神　川芎　半夏　远志　炙草　人参　肉桂　五味　柏子仁　姜　枣

六君子汤　〔高年〕　人参　茯苓　白术　炙草　半夏　陈皮

温胆汤　〔痰多〕　陈皮　半夏　茯苓　甘草　枳实　竹茹　姜　枣

酸枣仁汤　〔虚烦〕　石膏二钱半　人参　枣仁各钱半　知母　赤苓　甘草各一钱　肉桂五分　姜

安卧如神汤　〔通宵〕　茯苓　茯神　白术　山药　寒水石煅　枣仁各一钱　远志　炙草各七分　朱砂五分　人参四分

鳖甲羌活汤　〔惊醒〕　鳖甲　枣仁　羌活　独活　川芎　防风　人参　甘草　黄芪　牛膝　五味　蔓荆子

苏子竹茹汤　〔喘气〕　苏子　竹茹　橘皮　桔梗　甘草

六一散　〔烦躁〕　滑石　甘草

枣半汤　〔虚烦〕　枣仁二两，研

极细，入水二杯取汁，半夏二合，煮烂，入地黄汁一合更煮，时时呷之。

四君子汤　〔肝虚〕　人参　茯苓　白术　甘草

二陈汤　〔病后〕　茯苓　陈皮　半夏　甘草

加味养心汤　〔心肺火〕　茯苓　茯神　黄芪　半夏　归身　川芎各二钱半　炙甘草二钱　柏子仁　远志　肉桂　人参　五味子　枣仁各一钱二分　姜　枣

加羚羊角、犀角俱磨冲。

和胃汤　〔胃不和〕

泻白散　〔肺盛〕　桑皮　地骨皮　黄芩　灯心　马兜铃　山栀　黄连　桔梗　竹叶　大青　元参　连翘

定志丸　〔胆冷〕　人参　茯苓　茯神各三两　菖蒲　姜远志各二两　朱砂一两，半为衣

蜜丸。

辰砂散　〔癫狂〕　上好辰砂一两　乳香光莹者　炒枣仁各五钱

共为细末，先量病人酒量几何，置病人静室中，以药作一服，温酒调下，饮至沉醉，但勿令吐。如不饮，随量取醉，服讫令卧，盖好。病浅者半日至一日，病深者三日熟睡，令家人潜伺之，勿惊勿唤，待自醒，即神魄定矣。万一惊觉，不可复治。

加味温胆汤　〔失志〕　香附二钱四分　橘红一钱二分　半夏　竹茹　枳实各八分　人参　茯苓　柴胡　麦冬　桔梗各六分　甘草四分　姜三片　枣二枚

加味二陈汤　〔又〕

益气安神汤　〔伤脾〕　当归　茯苓各一钱　生地　麦冬　枣仁　远志　人参　黄芪　胆星　竹叶各八分　甘草　黄连各四分　姜三　枣二

珍珠母丸　〔离魂〕　珍珠母七钱半　熟地　当归各一两半　人参　枣仁　柏子仁　犀角　茯神各一两　沉香　龙齿各五钱

蜜丸，朱砂为衣，每四五十丸，薄荷汤下，日二服。此方珍珠母为君，龙齿佐之。珍珠母入肝经为第一，龙齿与肝同类。龙齿、虎睛，人皆以为镇心药，不知龙齿安魂，虎睛定魄，龙能变化，故魂游而不定，虎能专静，故魄止而有守，魄不宁者宜用虎睛，魄飞扬者宜用龙齿。

独活汤　〔又〕　独活　羌活　人参　前胡　细辛　半夏　沙参　茯苓　枣仁　甘草　五味子各七分　姜三片　乌梅一个

治多寐方十

平胃散　〔湿胜〕　苍术　厚朴　陈皮　甘草

六君子汤　〔脾弱〕　方详上。

人参益气汤　〔气弱〕　黄芪一钱半　人参　防风　升麻各七分　熟地六分　生地　白芍各五分　生草一分　炙甘草三分　五味子二十粒　肉桂二分

清暑益气汤　〔暑倦〕　蜜炙黄芪一钱　人参六分　姜炒白术　麻油炒苍术　醋炒升麻　神曲　陈皮各五分　炙草　当归　麦冬　黄柏各三分　五味子九粒　酒煨葛根　泽泻　青皮各二分

徐徐服。

沈氏葳蕤汤　〔病后〕　葳蕤　茯苓　枣仁　石膏各一钱　人参七分

热服。此余自制方也，用之颇效。

三黄泻心汤　〔狐惑〕　大黄　黄连各二钱　黄芩一钱

共作粗末，以麻沸汤一盏浸之良久，去渣，分温再服。

雄黄锐散　〔又〕　雄黄　青葙子　苦参　黄连各二钱　桃仁一钱

共为末，以生艾汁和如枣核大，丝绵

裹纳下部，如无生艾，即以干艾五钱煎浓汁代之。

黄连犀角汤 〔又〕 黄连 犀角 乌梅 木香 桃仁各一钱

空心服。

治惑桃仁汤 〔又〕 桃仁 生槐子碎 艾叶各二钱

四逆汤 〔热病〕

治梦方五

别离散 〔总治〕 白术一两 天雄 肉桂 干姜 茜根各五钱 茵芋叶 桑寄生各五钱 细辛 菖蒲各二钱

共为末，每取二钱，空心白汤下。热者去天雄、姜、桂，加知母、黄柏各三钱，当归、生地各五钱。此方能治心风，男梦见女，女梦见男，用此去邪，使不复见，故曰别离。

益气安神汤 〔又〕 当归 茯神各一钱 生地 麦冬 枣仁 远志 人参 蜜黄芪 胆星 竹叶各八分 甘草 黄连各四分 姜三 枣二

清心补血汤 〔梦魇〕 人参一钱二分 当归 白芍 茯神 枣仁 麦冬各一钱 川芎 生地 陈皮 山栀 炙甘草各五分 五味子十五粒

水煎服。

静神丹 〔又〕 酒当归 酒生地 姜远志 茯神各五钱 菖蒲 黄连各二钱半 辰砂二钱 犀黄一钱 金箔十五片

猪心血丸，黍米大，金箔为衣，灯心汤下五十丸。

雄朱散 〔鬼魇〕 牛黄、雄黄各一钱，朱砂五分，每取一钱，床下烧之，再取一钱，酒调灌下。

杂病源流犀烛　卷七

癫狂源流

癫狂，心与肝胃病也，而必挟痰挟火。癫由心气虚，有热。狂由心家邪热。此癫狂之由。癫属腑，痰在包络，故时发时止；狂属脏，痰聚心主，故发而不止。此癫狂之属。癫之患虽本于心，大约肝病居多；狂之患固根于心，而亦因乎胃与肾。此癫狂兼致之故。经曰：癫疾始生，先不乐，头重痛，视举目赤，啼呼喘悸，反僵，而及骨与筋脉皆满，若脉大滑，久自已，脉小坚急，死不治。盖不乐者，肝乘心也。头重痛，肝气上颠也。视举，肝之目系急也。目赤，肝火上炎于窍也。啼呼喘悸，肝满乘心而惑志失神也。反僵，急在筋也。及骨与筋脉皆满，则与痫瘛同，但无止时也。脉大滑，久自已，阳搏于阴而脉滑，阴犹盛也。小坚急，死不治，肝之真脏见也。惟及骨与筋脉皆满，故骨筋脉皆能患癫，而症状各异。故经曰：骨癫疾者，颐齿诸腧分肉皆满而骨居，汗出烦冤。筋癫疾者，身拳挛急。脉癫疾者，暴仆，四肢之脉皆胀纵，脉满。若呕多，沃沫，气下泄者，不治，盖骨筋脉之癫，皆癫病之所统而及。呕多、沃沫、气下泄，总承诸癫言之，凡患癫者，皆以如此而不治也。呕多、胃气逆、沃沫，脾运已弛，气下泄，肾关不守，且二者俱无胃气，故不治也。经曰：狂之为病，先自悲也，喜忘，善怒，善恐，少卧，不饥，已而自高贤也，自辩智也，自尊贵也。善詈骂，日夜不休，又好歌乐，妄行不休，多食，善见鬼神，此言心疾，或由于有所大恐大喜，大忧大惊，以至失神之为患也。然而邪并于阳明，亦能发狂，上屋，登高呼，弃衣走，骂詈不避亲疏。盖邪者，热邪也，阳明之部，心君所居，其部热势必及心，是以亦失神也，此言热病也。若夫心肾不交，二阴二阳两伤之，气交至则肾水空而龙火逆，上与阳明之热交并，亦能惑志失神，而癫狂骂詈，所谓肾精不守，不能主理，使心火自焚也，此言虚病也。又有所谓怒狂者，阳气因暴折而难决，少阳胆木，挟三焦相火、太阳阴火而上升也，古人治法，先夺其食，使不长气于阳，饮以生铁落饮，使金以制木，木平则火降也，此言阳厥病也。此癫狂之症候，王叔和云：阴附阳则狂，腰以上至头热，腰以下寒也，盖阴气不能治于内，则附阳而上升，阳无承而不下降，故上热而下寒。阳附阴则癫，腰以下至足热，腰以上寒也，盖阳气虚，不能卫于外，则附阴而下陷，故下热而上寒，此癫狂阴阳相附之异。癫因谋望失志，抑郁无聊而成，狂因阳气遏抑，不能疏越而得，要必由心神耗散，气虚不能胜敌，故痰与火得猖狂犯上，而为是二疾，此癫狂之原本相同。癫为久病，狂为暴病，癫病多喜，狂病多怒，癫有时人不之觉，是癫之轻者，狂有时人不及防，是狂之骤者，癫病痰火一时忽动，阴阳相争，亦若狂之状，狂病痰火经久煎熬，神魂迷瞀，亦兼癫之状，此癫狂之形势宜辨。治癫先以吐剂涌去痰涎宜控涎丹，次进安神之剂宜琥珀散。治狂先夺其食，次下其痰泻其火下痰宜山楂丸，泻火宜生铁落饮。此治癫狂之大要。而癫之病，有因惊得者宜抱胆丸。有因怒得者宜宁神导痰汤。有因心脏虚损气血不足者宜清心温胆汤。有因痰迷心窍者宜金箔镇心丸。有因痰火俱盛者宜甘遂散吐下之。有因思虑过度者宜归脾汤。有因心经蓄热，或时烦躁，眼鼻觉热者宜芩连清心丸。有因阴亏，不时晕倒，痰壅搐搦者宜滋阴宁神汤。有因心气不足，神不守舍者宜归神丹。有因大病后心虚神散，元气羸弱者宜归神丹。有因痰为骤壅，发为怪异状者宜清心滚痰丸。有因久年癫疾，气血俱耗者宜活虎丹。有癫疾愈而复发，作止无常者宜断痫丹。若妇人而患癫，皆由血分不调宜加味逍遥散，或心风血迷之故宜甘遂散。狂之病，有因上焦实者宜生铁落饮。有因阳明实者宜承气汤。有因热入血室，狂不知人者宜牛黄解热丸。有因火盛而为佯狂奔走者宜当归承气汤。有因心经邪热狂乱，而精神不爽者宜牛黄泻心汤、黄连泻心汤。有因惊忧得之，痰涎久留于心窍者宜郁金丸。有因风涎暴作，气塞倒仆者宜通泄散。有因失魄，状若神灵所凭者宜镇心丹。有因失心失志，或思虑过多，积成痰涎，留在心包者宜叶氏雄朱丸。有因劳神太过，致伤心血，惊悸不宁，若有人捕，渐成心疾癫狂者宜辰砂宁志丸。有因悲哀动中而伤魂，魂伤则狂妄不精，不精则不正，当以喜胜之，以温药补魂之阳者宜惊气丸。有因喜乐无极而伤魄，魄伤则狂，狂者意不存人，当以恐胜之，以凉药补魄之阴者宜郁金丸、苦参丸。有癫狂初起者宜宁志化痰汤。有癫狂久不愈者宜郁金丸。此治癫狂之详法。或缘痰火郁结而癫狂宜清心滚痰丸、牛黄清心丸。或缘风痰迷心窍而癫狂宜铁粉散、郁金丸。或缘癫狂而不得睡卧宜辰砂散。其或癫或狂，均可审其原而以方治之。此治癫狂之通略。

【脉　法】　《内经》曰：癫疾脉搏大滑，久自已；脉小坚急，死不治。又曰：癫疾脉，虚则可治，实则死。《灵枢》曰：凡脉急甚，皆为癫狂厥疾。《脉诀》曰：癫痫之脉，浮洪大长，滑大坚实，痰蓄心狂。又曰：大坚疾者癫狂。《得效》曰：恍惚癫狂，实大为顺，沉细为逆。

【癫病原由】　《内经》曰：癫得之于母腹中，名为胎病，其母有所大气，上而不下，精气并居，故令子发为癫疾也。又曰：厥成为癫疾。又曰：邪搏阳为癫疾。《纲目》曰：痰邪逆上，头中气乱，脉道闭塞，孔窍不通，故昏眩而倒仆也，以其病在头巅，故曰癫疾。又曰：大人曰癫，小儿曰痫，其实一也。鳌按：大人亦有患痫者，另详诸痫条中。《纲目》以大人小儿分癫痫，而以为实属一症，恐非是。

【癫与痫不同】　《纲目》曰：癫者，异常也。若平日能言，癫则沉默。平日不言，癫则呻吟。甚而僵仆直视，心常不乐，言语无伦，如痴如醉。痫则卒然晕倒，咬牙作声，吐涎沫，不省人事，随后醒。

【癫痫又与中风不同】　《纲目》曰：癫痫仆时，口中作声，将醒，吐涎沫，省后又发，时作时止，而不休息。中风、中寒、中暑、尸厥之类，则仆时无声，省时无沫，后不时发。

【狂病原由】　《内经》曰：怒狂，生于阳也，阳气者，因暴折而难决，故善怒也，病名曰阳厥。又曰：阳明病甚，则登高而歌。盖以四肢为诸阳之本，阳盛则四肢实，故能登高也。弃衣而走，以热盛于身，故欲弃衣也。妄言骂詈，以阳盛则使人骂詈不避也。不欲食，故妄走也。又曰：邪入于阳则狂。又曰：阴不胜其阳则狂。

【癫病异处】《内经》曰：多喜曰癫，多怒曰狂。《难经》曰：重阴者癫，重阳者狂。《入门》曰：癫者，异常也，精神痴呆，言语失伦；狂者，凶狂也，轻则自高自是，好歌好舞，重则逾垣上屋，又甚则不避水火，且欲杀人，此痰火壅盛而然也。《直指》曰：阳虚阴实则癫，阴虚阳实则狂。《纲目》曰：癫，谓僵仆不省也；狂，谓妄言妄走也。经有言狂癫疾者，又言癫病为狂者，是癫狂为兼病也。《医鉴》曰：癫者，颠倒错乱，于痫于狂，皆兼病也，故有癫痫、癫狂之名。

治癫方十六

控涎丹　〔总治〕　甘遂去心　大戟去皮　白芥子等分

糊丸，姜汤下七丸，壮者可十余丸。

琥珀散　〔又〕　琥珀　人参　茯神　远志　菖蒲　乳香　枣仁　朱砂为衣

甘遂散　〔因痰〕　甘遂末一钱，猪心血和匀，将猪心切开，入末于内，合以线缚，湿纸包煨熟取药，入辰砂末一钱和匀，分作四丸，每一丸，将所煨猪心煎汤化下，如大便下恶物即止。如不效，再下一丸。

宁神导痰汤　〔因怒〕　南星　半夏　枳实　赤苓　橘红　甘草　远志　菖蒲　黄连　黄芩　朱砂

抱胆丸　〔因惊〕　水银二两　朱砂　乳香各一两　黑铅一两半

将铅入锅，令化入水银，结成珠子，次下乳香、朱砂，乘热和匀，丸芡实大，空心井花水下一丸。此丸亦治狂病。

金箔镇心丸　〔痰迷〕　胆星一两　天竺黄　琥珀　朱砂各五钱　牛黄　雄黄　珍珠各二钱　麝香五分

蜜丸，金箔为衣，薄荷汤下。

清心温胆汤　〔心虚〕　陈皮　半夏　茯苓　枳实　竹茹　白术　菖蒲　香附　当归　白芍　姜黄连各一钱　麦冬八分　川芎　远志　人参各六分　甘草四分　姜三片

归脾汤　〔思虑〕　龙眼　枣仁　黄芪　白术　人参　茯神　木香　炙草　远志　当归　姜　枣

芩连清心丸　〔心热〕　黄芩　黄连　花粉　茯神　麦冬　丹参　牛黄　菖蒲　远志

承气汤　〔胃实〕　大黄　芒硝　枳实　厚朴

滋阴宁神汤　〔阴亏〕　当归　川芎　白芍　熟地　人参　茯神　白术　远志　南星各一钱　枣仁　甘草各五分　酒黄连四分　姜三片

归神丹　〔病后〕　大块朱砂二两，入猪心内，灯草扎好，酒蒸二炊，久取出，另研　枣仁　茯神　人参　当归各二两　西珀　姜远志　龙齿各一两　金箔各二十片，为衣

酒糊丸，每九丸至二九丸，麦冬汤下。甚者，乳香、人参汤下。多梦不卧，枣仁汤下。

清心导痰丸　〔痰火〕　酒大黄　黄芩各四两　青礞石同焰硝煅如金色　犀角　皂角　朱砂各五钱　沉香二钱半　麝香五分

水丸，朱砂为衣，水下六七十丸。

活虎丹　〔久癫〕　活蝎虎一个，剪取四足爪，细研，入朱砂、冰片、麝香各少许研匀。先用礞石散控下痰涎，次用薄荷汤调此药，作一服化下，勿令病人知之，恐不肯服也。此药能补心神，心全则病瘥。

断痫丹　〔复发〕　黄芪　钩藤　细辛　甘草各五钱　蛇退一条，烧存性　蝉壳全者，四枚　牛黄一匙

枣肉丸，梧子大，小儿服者绿豆大，每二十丸，人参汤下。

加味逍遥散　〔妇人〕　柴胡　酒当归　酒白芍　白术　茯苓各一钱　炙甘草五分　丹皮　山栀各八分　姜　薄荷叶

治狂方十九

山楂丸　〔总治〕

生铁落饮　〔又〕　先煮铁落水入石膏三两　龙齿　茯神　防风各一两半　元参　秦艽各一两

煎好入竹沥。

承气汤　〔胃实〕　大黄　芒硝　枳实　厚朴

惊气丸　〔补魂〕　附子　木香　橘红　僵蚕　麻黄　天麻　葛根　白花蛇各五钱　苏叶一两　冰片　麝香各五分　朱砂一钱，为衣

蜜丸，圆眼大，薄荷汤下一丸。

通泄散　〔风涎〕　瓜蒂末三钱，加轻粉一匙、水半合，调匀灌之，良久涎自出。如未出，含砂糖一块，下咽涎即出。

郁金丸　〔补魄〕　朱砂　郁金　白矾

苦参丸　〔又〕　苦参一味，蜜丸，每十丸，薄荷汤下。

牛黄解热丸　〔热入血室〕　牛黄钱半　朱砂　郁金　丹皮各三钱　冰片　甘草各一钱

蜜丸。

当归承气汤　〔火盛〕　当归　大黄各一两　芒硝七钱　甘草五钱

共为末，每一两加姜五片、枣十枚煎。

黄连泻心汤　〔又〕　黄芩二两　黄连　生地　知母各一两　甘草五钱

共为末，每五钱，水煎。

牛黄泻心汤　〔又〕　生大黄一两　牛黄　冰片　朱砂各一钱

共为末，每三钱，姜汁、蜜水调下。一名南极延生汤。

清心滚痰丸　〔痰结〕　此即上清心导痰丸。

铁粉散　〔痰迷〕　真铁粉　半夏　南星　白附子　羌活各二两　生川乌一两半　朱砂　琥珀　白僵蚕各一两　枯矾五钱　全蝎五十个　金箔三十片

共为末，每四钱，姜汁调下，或水调亦可。《本事方》曰：铁粉不但化痰镇心，至于摧抑肝邪特异，若多恚怒，肝邪本盛，铁粉能制伏之也。

镇心丹　〔失心〕　朱砂　枯矾等分

水丸，芡子大，每一丸，参汤下。

叶氏雄朱丸　〔又〕　朱砂　雄黄各一钱半　白附子一钱

猪心血丸，另用朱砂为衣，每五丸、七丸、九丸，人参、菖蒲汤下。无人参，黄芪代之。

辰砂宁志丸　〔劳神〕　辰砂二两，用酒二升，煮酒，存二盏留用　姜远志　菖蒲　枣仁　乳香　当归　茯苓　茯神各七钱　人参五钱

猪心一个研如泥，并酒丸，临卧枣汤下。

宁志化痰汤　〔又〕　胆星　半夏　陈皮　茯苓　姜黄连　天麻　人参　枣仁　菖蒲各一钱　姜五片

煎服，再服养血清心汤。

养血清心汤　〔又〕　当归　生地各一钱半　人参　白术　姜远志　茯神　枣仁　川芎各一钱　甘草五分

辰砂散　〔不卧〕　块朱砂一两　枣仁　乳香各五钱

服法详上不寐方中。

通治癫狂方五

清心滚痰丸　〔痰火〕　方详上。

牛黄清心丸　〔又〕　方详上。

铁粉散　〔风痰〕　方详上。

郁金丸　〔又〕　方详上。

辰砂散　〔不寐〕　方详上不寐方中。

诸汗源流涕泪涎唾

睡则汗出，醒则倏收，名曰盗汗。不分寤寐，不因劳动，自然汗出，名曰自汗。

诸汗，心虚病也。汗者，心之液，故其为病，虽有别因，其原总属于心。然肾又主五液，心阳虚不能卫外而为固，则外伤而自汗。亦肾阴衰不能内营而退藏，则内伤而盗汗。故汗之病专属心，汗之根未有不兼由心与肾。且肾阴既衰，心血必不足，以精即是血，心虚必本于肾虚，肾虚必至于心虚也。而自汗盗汗，二者又有冷热之分。寒气乘阳虚而发汗，必冷。热气乘阴虚而发汗，必热。又有热火过极，反兼胜己之化者，汗亦冷。此不可不细辨也。夫汗固为心与肾二经之虚，其实五脏虚衰，皆能致汗。其专由心虚而汗者，法当益其血脉宜当归六黄汤。其专由肾虚而汗者，法当助其封藏宜五味子汤。若由肺虚而汗，则必固其皮毛宜黄芪六一汤。由脾虚而汗，则必壮其中气宜补中益气汤。由肝虚而汗，则必禁其疏泄宜白芍汤。五脏所致之汗，各有治法如此，然此皆五脏之气先虚，而后汗出，非汗之出，分属于五脏也。经云：惊而夺精，汗出于心宜远志、柏子仁。持重远行，汗出于肾宜人参、肉桂。疾走恐惧，汗出于肝宜枣仁、山药。摇体劳苦，汗出于脾宜人参、白术。饮食过饱，汗出于胃宜陈皮、白术。则又当因乎汗之由，以分治其脏腑。至若肺主气，又主皮毛，肺虚则表不能卫，而汗从肺自出宜玉屏风散。思虑太过，当心一片津津，而汗从心自出宜天王补心丹，名曰心汗。胃家虚，水谷气脱散，而汗从胃自出宜补气运脾丸。邪在内，玄府不闭，而汗从肾自出宜无比山药丸。邪在表，腠理不闭，而汗从经络出宜调荣活络饮。又皆脏腑兼及之余症也。而阴阳气血之际，尤不容不察。盖阴虚者阳必凑，故发热自汗宜当归六黄汤。阳虚者阴必乘，故发厥自汗宜黄芪建中汤。肌肤涩而尺脉滑，荣血自涸者，必多汗宜当归六黄汤。气虚而阳弱者，必体倦自汗宜芪附汤。气不顺者必多汗宜小建中汤加白芍、肉桂、木香、甘草、姜、枣。阴阳偏胜者必多汗宜黄芪汤。阴火盛者必多汗宜正气汤。脏腑之阴，拒格卫气，浮散于外无所依归者，必多汗宜玉屏风散。诸虚不足，羸瘠枯瘦，心忪惊惕者，必多汗宜牡蛎散。病后气血俱虚者，必多汗宜十全大补汤。审乎此，而阴阳气血，各得其理矣。他如津脱者汗大泄宜调卫汤。痰盛者汗自流宜理中降痰汤。火气上蒸冒湿者，必作汗宜凉膈散。表虚者汗出溱溱宜丹溪治汗汤。湿胜者汗渗肌肉宜调卫汤。胃热者，多于食后汗下如雨宜二甘汤。饮酒中风者，恶风少气，汗出如浴，《内经》谓之漏风，其状或多汗，常不可单衣，食则汗出，甚则身热喘息，衣常濡，口干善渴，不能劳事者宜白术散。以上七症，悉自汗之患，所当治者也，惟汗出如珠如油如胶，淋漓而揩拭不逮者，皆不可治。人有汗出额上偏多者，以头为诸阳所会，故蒸热而汗，此就无病者言之也。又以左颊属肝，右颊属肺，鼻属脾，颏属肾，额属心，三焦之火，涸其肾水，沟渠之水，迫而上属于心，故血虚而偏多汗，此就有病者言之也宜额汗方。若头汗出，齐颈而还，则为血症宜四物汤加减。湿邪搏阳，亦汗出头额宜参用胜湿汤、调卫汤。水结胸无大热亦汗出头额宜小半夏汤加茯苓。阳明胃实，亦汗出头额宜调胃承气汤。而又有手足汗者，液自胃府旁达于外，则手足自汗。有热聚胃府，逼而出之者，此阳明病也，必当下宜大柴胡汤。有手足汗，用凉药补药俱不效者，此阴阳不和，经络不调也宜八物汤加半夏、茯苓为君，川乌、白附子为佐使，即止。有两腋汗，脚心汗，久不愈者，此湿热流注也宜牡矾丹。而又有阴囊汗者，则为肾虚阳衰宜安肾丸、小安肾丸。有阴囊汗出，久而生疮，其痒甚苦，搔之不足，后必自痛者，则为湿热流注宜牡矾丹。而又有血汗者，汗出污衣，甚如苏木水湔染，即《内经》之衊症，则由胆经受热，血遂妄行，又与手少阴气并，故成此症宜定命散。亦或由大喜伤心者，则以喜必气散，血随气行，故成此症宜黄芪建中汤，兼用小麦、麦门冬，金银器煎汤调下妙香散。亦或有产妇血汗者，则以气血亏耗也宜猬皮散。而又有黄汗者，则以汗出时，入水澡浴，湿热内郁之故宜芪陈汤，另详黄疸门。若乃汗多不止，真阳亡脱，名曰亡阳症，其身体必冷，多成痹寒或四肢拘急宜桂枝附子汤。又阳虚亡阳，汗不得出，亦名曰亡阳症，必致头眩身栗宜陶氏再造散。以上总指自汗言。经曰：肾病也者，寝汗出，憎风。盖肾伤则阳衰，阳衰则卫虚，所虚之卫行于阴分，当目瞑之时，无气以固其表，则腠理开而盗汗出，醒则行阴之卫气复于表，而盗汗止，法当益气补阴降火，则自愈宜当归六黄汤、四制白术散、牡蛎散或盗汗良方，此其大较也。或有缘阴火盛者宜正气汤，或有缘肝热甚者宜龙胆散，或有缘气血两虚者宜当归地黄汤，或有缘诸虚不足者宜参芪汤，其病虽同，而源则异。以上总指盗汗言，然则自汗盗汗，乌容忽视之也哉？

【脉　法】　《内经释》曰：尺肤涩而尺脉滑，此自汗而血涸津脱也。《脉诀》曰：汗脉浮虚，或涩或濡，软散洪大，渴饮无余。又曰：肝脉浮虚，或濡或涩，自汗在寸，盗汗在尺。仲景曰：寸脉微尺脉紧，其人虚损，多汗，知阴常在，绝不见阳也。又曰：伤寒脉浮而迟，面热赤而战惕者，当汗出解也。脉迟者为无阳，不能作汗，其身必痒。《脉经》曰：男子平人脉虚微细者，喜盗汗出。

【汗即津液】　《内经注》曰：腠理发泄，汗出溱溱，是为津。津渗于孔窍，留而不行者，是为液。《资生》曰：津脱者，腠理开，汗大泄。液脱者，骨属屈伸不利，色夭，脑髓消，胫瘦，耳数鸣。东垣曰：大肠主津，小肠主液，二肠受胃之荣气，乃能行津液于上焦，灌溉皮毛，充实腠理。若饮食不节，胃气不足，二肠无所禀受，故津液涸竭也。

【汗因湿热】　《内经注》曰：阳气上搏，阴能固之，则蒸而为汗。《难经》曰：肾邪入心为汗。《正传》曰：心为君火，脾胃为湿土，此湿热相搏，而为汗明矣。《纲目》曰：卫气虚则多汗，荣血虚则无汗矣。《丹溪》曰：风病多汗，风散气故也。痰症亦多汗，头眩呕逆也。火气上蒸，胃中之湿亦作汗。

【诸汗症治】　《内经》曰：汗出偏沮，使人偏枯。《正传》曰：盗汗者，阴虚荣血之所主也，宜补阴降火。《明理》曰：头者，诸阳之会，邪搏诸阳，津液上凑，则汗见于头。《本事》曰：头者，三阳之会，盖三阴之脉，至胸而还，凡有头汗出，自是阳虚，故曰汗出为阳微，是阴不得有汗也。《得效》曰：凡心腋汗，大人乃心血溢盛，而常发赤者是也，小儿因惊得之。有人患心腋盗汗久不止，用参归腰子，以收敛心血，遂愈。其方，人参、当归各五钱，猪心一个，破作数片，并心内血，以水二碗，先煮猪心至一碗半，乃入二药，同煎至八分，取清汁，即吃猪心，以汁送下令尽。《入门》曰：凡发汗过多，则阳虚不固，汗出多，则津液亡而小便难。四肢者，诸阳之本，液脱者，骨属屈伸不利，是以四肢拘急也。仲景曰：柔汗发黄为脾绝。释云：柔为阴柔，柔汗，即冷汗也。一云油汗，即黏汗也。《医鉴》曰：《内经》言绝汗，注谓汗出如珠不流，复旋转也。盖以六阳气俱绝，绝汗乃出，朝占夕死，夕占朝死。东垣曰：凡内伤，及一切虚损之症，自汗不止者，总用补中益气汤，少加附子、麻黄根、浮小麦，其效如神。但升柴必用蜜水制炒，以杀其升发勇悍之性，又欲其引参芪等药至肌表也。又曰：仲景桂枝汤，治外感风邪自汗之圣药也。黄芪建中汤，治外感气虚自汗之神剂也。补中益气汤，治内伤气虚自汗之妙方也。

【汗出凶症】　《直指》曰：伤寒热病，汗出发润，一不治也。汗出如油，二不治。汗凝如珠，三不治。《入门》曰：伤寒热病，头汗如珠不流者，阳脱即死。《活人书》曰：伤寒阳病自汗有九症，皆有治法，阴病不得有汗，惟阴毒则额上手背有冷汗，甚者如水洗，此是阳虚阴盛，亡阳而将脱也，其死必矣。

鳌按：汗出凶症，一切病皆然，不特伤寒热病为忌也。因前人只于伤寒热病详言之，兹故虽非言伤寒，亦借录其语于此，以为凡病有自汗凶症者，亦知所忌也。

【禁忌法】　《活人书》曰：冬月天地闭，血气藏，纵有病，亦不宜多出汗。鳌按：不宜多出汗，言不宜用药使之多汗也。丹溪曰：自汗，大忌生姜，以其开腠理故也。又曰：凡有汗，一切辛辣之味、五辛之属，并忌食之。

涕泪涎唾　五脏所出，或为病，或不为病也。《难经》曰：肾主五液，分化五脏，入肝为泪，入心为汗，入脾为涎，入肺为涕，自入为唾，然则汗、涕、泪、涎、唾五者，虽皆由肾灌施，而既灌施各脏，则即为各脏之液也。入心之汗，已详言之。若夫涕者，由肺所出，或清或浊，皆肺之病也。如肺伤风，则流清涕宜川芎茶调散。肺伤热，则流黄浊涕如脓状，甚或大如弹丸，从鼻中出，不出，损肺而死宜黄连清肺散。肺伤寒则流厚浊涕宜参苏饮。肺兼伤风热，亦流浊涕宜荆防泻白汤。肺气冷亦流清涕宜半夏温肺汤。然而肺系上通于脑，故鼻渊一症，则为脑病，其原皆由肺经感受风寒，久而凝入脑户，太阳湿热又为蒸郁宜辛夷消风散。或好饮热炽，风邪相乘，而风与热交结不散宜辛夷荆芥散。皆能成此症，以致浊涕下不止。经又云：胆移热于脑，则辛頞鼻渊，是病更兼属乎胆者也宜奇授藿香散。其款另详于鼻门。泪者，由肝所出，其因悲哀愁哭，而泪出不为病者，无论已。至如迎风泪出宜加味地黄丸，隐涩泪出宜芎归明目丸，羞明泪出宜羞明立胜散，皆肝之病也。盖肝发窍于目，《灵枢》谓目者肝之所聚，上液之道，则使宗脉有所感而成病，必液道开，液道开而泪于是出矣。其缘乎迎风者，肝阴亏血，不能荣及乎睛，故为风邪所搏而泪出也。其缘乎隐涩者，肝经热邪上壅于本窍，而乌珠正属肝，其热邪遂由本窍而攻击乎所属，故本经之气不胜而泪出也。其缘乎羞明者，肝属木，木本生火，肝主风，风势更疾，今在内之风木为外来之风火所触，故反受其制而泪出也。肝与胆相表里，故胆热者亦泪出宜汤泡散。老人火盛水亏，胆汁悭者，哭则无泪，笑反有泪宜养肝丸、明目四神丸，是病亦兼属乎胆者也，其款另详于目门。涎者，由脾所出，从口角流溢而不禁者是也。涎与痰同为火盛所生，故曰痰涎。涎与沫同为水湿所聚，故曰涎沫。而痰也、沫也、涎也，同伏于脾，脾与胃相表里，故伏于脾者溢于胃，口为胃之门户，故溢于胃者流于口，由内出外，自相连属，其或时吐清水，冷涎自下涌上，脾热所致也宜二陈加白术、白芍土炒、升麻、芩、连、山栀、神曲、麦芽、干姜，或煎或丸服。其或涎自两腮流出而不自知，睡则更甚，气弱不能管摄也宜六君子汤倍茯苓、半夏，加瓜蒌霜。其或涎流不已，脉洪大，甚兼喜笑舌喑，土病而反伤乎母也宜沈氏止涎汤。其或始而口角流涎，渐至口眼㖞斜，木不能克土，致受脾热反伤，而肝风转助为灾也宜用通天愈风汤送下清心导痰丸五十丸。夫脾与胃相表里，如《灵枢》谓饮食入于胃，胃中有热则虫动，虫动则胃缓，胃缓则廉泉开而涎下宜乌梅丸去人参、附、桂，合平胃散服。是病更兼乎胃也，而不得专取脾。唾者，由肾所出，凡人口曰华池，口中津唾曰玉泉，舌曰灵根。《黄庭经》谓玉泉清水灌灵根，审能修之可长存。修炼家以舌抵上腭，则津唾满口，咽之足以灭火，足以养心，此唾之无病，且可却病者也。若胃中有寒则多唾宜理中丸加益智仁。阳明正府有积冷则多唾宜理中丸加半夏。胃家有湿滞则多唾宜胜湿汤。胃中有宿食则多唾宜平胃散加神曲、伏苓、半夏、麦芽。大病新愈胃阳未复，则喜唾不休宜理中丸加益智仁。虫症往来痛，五更心嘈，牙关硬，面色青黄，则多唾，或吐清水宜追虫取积散。其或肚大青筋，时痛时止，人中鼻唇，一时青黑亦多唾宜万应丸。又或往来痛无休，腹中有块起，以手按之不见，钟聚痛则咬心，亦多唾宜芜荑散，另详虫门，兹撮其略。以上皆病之兼乎胃者，以唾为肾液，而肾为胃关，故肾家之唾为病，必见于胃也。若乃肾寒则多唾宜温肾丸，肾虚亦多唾宜虎潜丸，则肾本经病。然则此五者，固即五脏之津液，而犹不免于病焉，谨身之士，盍亦加之意也夫。

【涕泪涎唾原由形症】　《直格书》曰：积液生气，积气生液。《朱子语类》曰：或问曰，天一生水，有可验乎？曰：人身可验矣。贪心动则津生，哀心动则泪生，愧心动则汗生，欲心动则精生，方人心寂然不动时，则太极也，此心之动，则太极动而生阳，所以心一动而水生，即可以为天一生水之证也。《资生》曰：水谷入于口，输于肠胃，其液则为五。天寒衣薄则为尿与气，天热衣厚则为汗，悲哀气并则为泣，中热胃缓则为唾，邪气内逆，则气为之闭塞而不行，不行则为水胀。《灵枢》曰：液者，所以灌精输孔窍者也。故上液之道开则泣泣，泪也，泣不止，则液竭，液竭则精不灌，精不灌，则目无所见矣，命曰夺精。《内经》曰：泣涕曰脑也，脑者阴也，脑渗为涕。《延寿书》曰：真人曰：当习不唾地，盖口中津液，是金浆玉醴，能终日不唾，尝吞而咽之，令人精气常流，面目有光。盖人身以津液为本，在皮为汗，在肉为血，在肾为精，在口为津，伏脾为痰，在眼为泪，曰汗、曰血、曰泪、曰精，已出则皆不可回，惟津唾则独可回也，回则生生之意又续矣。有人喜唾，液干而体枯，遇至人教以回津之术，久而体复润。

治汗方四十一

当归六黄汤　〔总治〕　当归　熟地　生地　黄芩　黄柏　黄连各一钱　黄芪二钱

五味子汤　〔肾汗〕　五味　山萸　龙骨　牡蛎　首乌　远志　五倍子　地骨皮

黄芪六一汤　〔肺汗〕　黄芪六钱　炙草一两

共为末，每五钱，煎服。

补中益气汤　〔脾汗〕　人参　黄芪　归身　白术　升麻　柴胡　陈皮　甘草

白芍汤　〔肝汗〕　白芍　枣仁　乌梅

天王补心丹　〔心汗〕　人参五钱　当归　五味子　天冬　麦冬　枣仁　柏子仁各一两　茯苓　远志肉　丹参　元参　桔梗各五钱　熟地四两　黄连二两

蜜丸，朱砂为衣，灯心、竹叶汤下三钱。

玉屏风散　〔卫气汗〕　防风　黄芪各一两　白术二两

共为末，每服五钱，加姜三片煎。

补气运脾丸　〔胃汗〕　人参二钱　白术三钱　茯苓　橘红各一钱半　黄芪一钱　砂仁八分　炙草四分　半夏一钱，无痰不用　姜三　枣二

无比山药丸　〔肾虚〕　赤石脂　茯神　山萸　熟地　巴戟肉　牛膝　泽泻各二两　菟丝子　杜仲　山药各三两　苁蓉干一两　五味子两半

蜜丸，酒下三钱。

调荣活络饮　〔经络汗〕　大黄　当归　牛膝　杏仁泥各二钱　赤芍　红花　羌活　生地各一钱　川芎钱半　桂枝三分

黄芪建中汤　〔阳虚〕　黄芪　肉桂各钱半　白芍三钱　炙甘草一钱　煨姜三片　枣二枚　饴糖一茶匙

若呕及便溏，不用饴糖。

芪附汤　〔气虚〕　黄芪　附子各二钱　姜十片

十全大补汤　〔病后〕　肉桂　炙草　黄芪　白芍　当归　川芎　人参　白术　熟地　茯苓　姜　枣

调卫汤　〔津脱〕　麻黄根　黄芪各一钱　羌活七分　归尾　生甘草　黄芩　半夏各五分　麦冬　生地各三分　猪苓二分　苏木　红花各一分　五味子七粒

理中降痰汤　〔痰盛〕　人参　白术　茯苓　甘草　半夏　干姜　苏子

凉膈散　〔火蒸〕

白术散　〔酒风〕　牡蛎三钱　白术一两二钱半　防风一两半

四物汤　〔头汗〕　川芎　当归　地黄　白芍

额汗方　〔额汗〕　丹参　当归　茯神　地黄　枣仁　黄芪　白芍　圆眼

黄芪汤　〔阴阳偏胜〕　蜜黄芪二钱二分　生地　麻黄根　茯苓　天冬各一钱半　当归二分　麦冬一钱　五味子　浮麦　甘草各七分　防风五分

正气汤　〔阴火〕　炒知母　黄柏各钱半　炙草五分

二甘汤　〔胃热〕　生甘草　炙甘草　五味子　乌梅等分

共为末，每五钱，加姜二片、枣二枚煎。

丹溪治汗汤　〔表虚〕　防风　黄芪　白术　牡蛎粉　麻黄根等分

胜湿汤　〔湿邪〕　苍术　厚朴　半夏各钱半　藿香　陈皮各七分半　甘草五分　姜七　枣二

小半夏汤　〔水结胸〕

调胃承气汤 〔胃实〕

八物汤 〔手足汗〕

牡矾丹 〔又〕 牡蛎粉 黄丹各二两 枯矾四两

共为末，遇夜用手捏药擦汗处，数次愈。

夺命散 〔血汗〕 朱砂 寒水石 麝香等分

为末，每五分，新汲水调下。又名定命散。

妙香散 〔又〕 茯苓 茯神 山药 黄芪 姜远志各一两 人参 桔梗 甘草各五钱 朱砂三钱 木香二钱半 麝香一钱

共为细末，每二钱，莲肉煎汤调下，酒亦可。

猬皮散 〔又〕 刺猬皮烧灰，每米饮调下二三钱，肉煮食之，更妙。

芪陈汤 〔黄汗〕 石膏二钱 黄芪 赤芍 茵陈草 麦冬 豆豉各一钱 甘草五分 姜五片

大柴胡汤 〔手足汗〕 柴胡 黄芩白芍 大黄 枳实 半夏 姜 枣

安肾丸 〔囊汗〕 葫芦巴 补骨脂 川楝肉 茴香 续断各一两半 杏仁 桃仁 山药 茯苓各一两

蜜丸，盐汤下。又有三味安肾丸，补骨脂、茴香、乳香等分，蜜丸，盐汤下。

桂枝附子汤 〔亡阳〕 桂枝 附子 白芍 炙草 姜 枣

陶氏再造散 〔又〕 人参 黄芪 桂枝 附子 细辛 羌活 防风 川芎 炙草各一钱 姜三 枣二

煎至半，入炒芍药一钱，再煎二三沸温服。

四制白术散 〔盗汗〕 白术四两分四包，以黄芪、石斛、牡蛎、小麦麸各一两，各炒白术为黄色，只取白术为末，每三钱，粟米汤调下，尽服为妙。

牡蛎散 〔又〕 煅牡蛎 黄芪 麻黄根等分

锉，每五钱，浮麦百粒同煎服。又方，牡蛎粉、白术、防风等分为末，酒服三钱，盗汗即止。

参芪汤 〔又〕 人参 黄芪 白术 茯苓 白扁豆 山药 陈皮 葛根 半夏曲 甘草各一钱

当归地黄散 〔又〕 当归 熟地 生地 酒白芍 白术 茯苓 蜜黄芪各一钱 蜜黄柏 蜜知母 陈皮各八分 人参五分 甘草三分 枣一枚 浮小麦一撮

龙胆散 〔又〕 龙胆草 防风等分

为末，每一钱，临卧米汤调下。

治涕泪涎唾方二十八

川芎茶调散 〔风涕〕 川芎 薄荷 羌活 荆芥 甘草 白芷 防风 细辛

为末，茶调下。

黄连清肺散 〔热涕〕

参苏饮 〔寒涕〕 人参 紫苏 葛根 半夏 前胡 桔梗 枳壳 陈皮 木香 甘草 姜 枣

荆防泻白散 〔风热涕〕 荆芥 防风 连翘 桔梗 金银花 元参 赤芍 甘草 生地 黄芩 桑皮 青黛 葛花

亦名荆防泻白汤。

半夏温肺汤 〔肺冷〕 半夏 细辛 旋覆花 陈皮 肉桂心 人参 桔梗 白芍 甘草各一钱 赤苓六分 姜五片

辛夷消风散 〔风湿蒸〕 辛夷 黄芩 薄荷 甘菊 川芎 荆芥 桔梗 防风 甘草 生地 赤芍

辛夷荆芥散 〔酒涕〕 辛夷一钱 荆芥 黄芩 神曲 南星 半夏 白芷

苍术各八分

奇授藿香散　〔胆热涕〕　广藿香五钱水一碗，煎七分，加猪胆汁一个和服。若将胆汁熬膏，入藿香末一两丸，汤下二钱亦可。

加味地黄丸　〔迎风泪〕

芎归明目丸　〔隐涩〕　川芎　当归　白芍　生地　牛膝　甘草　杞子　天冬　甘菊

外障加木贼草，内障加珍珠。

羞明立胜散　〔羞明〕　川连　秦皮　防风　黄芩

汤泡散　〔胆热泪〕　赤芍　当归　黄连各一钱

汤泡，时洗。

养肝丸　〔老人〕　当归　防风　川芎　楮实　蕤仁　熟地　白芍　车前子

明目四神丸　〔又〕

二陈汤　〔脾热涎〕　茯苓　甘草　半夏　陈皮

六君子汤　〔气弱〕　人参　茯苓　白术　炙草　半夏　陈皮

沈氏止涎汤　〔心热涎〕川连四分　黄柏八分　茯苓　茯神各一钱半　白术　苍术　半夏各一钱　姜炒陈皮五分

加竹沥、姜汁各三匙。此余自制方也。

通天愈风汤　〔肝风〕　白术钱半　人参　南星　贝母各一钱　连翘　防风　荆芥　威灵仙　甘草各五分　瓜蒌仁十五粒，去壳，打如泥

锉作一帖，加姜三片，水煎好，入荆沥一呷，生姜自然汁少许，温服。即以此汤送下清心导痰丸亦可。

清心导痰丸　〔又〕　姜南星　姜半夏各二两　花粉　白附子姜制，各一两　炒黄连　郁金各七钱半　炒僵蚕　天麻　羌活各五钱　盐制川乌二钱

姜汁打糊丸。

乌梅丸　〔虫动〕　乌梅十五个　黄连七钱半　当归　川椒　细辛　附子　人参　肉桂　黄柏各三钱

醋浸乌梅，取肉捣如泥，研匀丸，米饮下二三十丸。

平胃散　〔又〕　苍术　厚朴　陈皮　甘草

理中丸　〔寒唾〕

胜湿汤　〔湿滞〕

追虫取积丸　〔虫唾〕　芜荑　雷丸　锡灰　使君子肉　槟榔　牵牛子头末　大黄鹤虱　木香等分

蜜丸，麻子大，茶清下二三十丸。

万应丸　〔又〕　大黄八两　槟榔五两　黑牵牛头末，四两

共为末，以皂角十锭、苦楝根皮一斤同熬膏，和丸梧子大，先用沉香末为衣，次用雷丸末为衣，又用木香末为衣，五更时，以砂糖水吞下七丸、九丸。

芜荑散　〔又〕　芜荑　雷丸各五钱　干漆炒，令烟尽，一钱

共为末，温水调下二钱，小儿五分。

温肾丸　〔肾寒〕　熟地钱半　牛膝　肉苁蓉　巴戟　五味子　麦冬　炙草各八分　茯神　炒杜仲　干姜各五分

虎潜丸　〔肾虚〕　龟板　黄柏各四两　熟地　知母各三两　白芍　当归　锁阳各二两　陈皮　虎骨各一两　干姜五钱

酒糊丸。如加人参、牛膝、山药、破故纸、杜仲、五味子、菟丝子、杞子、猪脊髓丸，名加味虎潜丸，大补心肾虚劳。

小肠病源流小肠气　小肠痈

手太阳小肠脉，起于小指之端，循手外侧上腕出踝中，直上循臂骨下廉，出肘内侧两筋之间，上循臑外后廉，出肩膊绕

肩胛，交肩上，入缺盆，络心，循咽，抵膈，至胃，到小肠。其支者从缺盆循颈上颊，至目锐眦，却入耳中。其支者，别颊上䪼抵鼻，至目内眦，斜络于颧，次注足太阳膀胱经。每日未时，气血至小肠。手太阳小肠经，少气多血。

经曰：小肠者，受盛之官，化物出焉。其为器亦止为胃役使，特以与心络并行隧道，又与足太阳膀胱连经，故亦以三阳归之，非谓其职能与足太阳并列也，倘一括太阳，即以小肠膀胱并举，不知要矣。所以小肠之职任，与大肠相仿。大肠之腑无灵，小肠亦无灵。大肠之经，非当阳之用，小肠亦非有巨阳之用。经故俱以器目之也。惟小肠与大肠，皆为胃化物之器，故其病亦与胃同。惟本经与心络并行隧道，故本经病亦延及于心，然亦止在经络而已，无与于心之脏也。其为病，实则嗌痛颔肿，不可以顾，肩似拔，臑似折，节弛肘废，小水不利，及赤或涩痛，尿血。虚则遗尿，面白苦寒，耳前热。小肠气生疣，小者患指痂疥。虚实之病，各有别矣。至遗溺闭癃，更有由肝所生病，及膀胱不约者，固不尽由小肠也，各详本症。

【小肠形质】　《灵枢》曰：唇厚，人中长，以候小肠。又曰：心应脉，皮厚者脉厚，小肠亦厚。皮薄者脉薄，小肠亦薄。皮缓者脉缓，小肠大而长。皮薄而脉小者，小肠小而短。诸阳经脉皆多纡曲者，小肠结。《入门》曰：凡胃中腐熟水谷，其滓秽自胃之下口，传入于小肠上口，自小肠下口，分别清浊，水液入膀胱上口，滓秽入大肠上口。《难经》以大小二肠之会为阑门，言关阑分隔也。

【小肠症治】　《灵枢》曰：中气不足，肠为之苦鸣。又曰：小肠病者，小腹痛，腰脊控睾而痛，时窘之后，当耳前热。《内经》曰：小肠为泄。《入门》曰：小肠有气，则小腹痛。小肠有血，则小便涩。小腹有热，则茎中痛。又曰：小肠者，心之府也，有病宜通利。

【小肠绝候】　《脉经》曰：小肠绝，六日死，何以知之？发直如干麻，不得屈伸，自汗不止。

小肠气　小肠经病也。小腹引睾丸连腰脊而痛，小肠虚，风冷乘间而入，邪气既实，则厥而上冲肝肺，控引睾丸，上而不下也宜楝实丸、葫芦巴散。《千金方》以为㿗疝有四种，其一肠㿗，即小肠气吊，外肾偏坠肿痒，故《纲目》等书多因其说，并云得之于地气卑湿，亦当备参。而其为症，有甚而热痛，小便不通者宜加味通心饮。有年久不愈者宜橘核丸。有茎囊抽痛，不可忍耐者宜立效散、杨氏麝香元、四味茴香散。各宜详究。

【脉　法】　《正传》曰：肝脉滑甚，为㿗疝，小肠气痛。

【小肠气症治】　《纲目》曰：大抵小肠气属湿多，故江淮间多有之，宜以去湿之剂下之，以苦坚之，不可温之、补之。

小肠痈　小肠火热病也。或因七情饮食，或因经行产后瘀血留积，其症发热恶寒，脉芤而数，肤皮错纵，腹急渐肿，按之内痛，大便重坠，小便涩滞若淋，或小腹隐痛坚硬，如掌而热，肉色如故，亦或焮赤微肿，甚者脐突腹胀，转侧有水声宜大黄汤。如瘀血去尽，则安矣。若体虚脉散，不敢轻下，用轻剂可也宜活血散瘀汤。痈已成，则腹痛腹满不食，便淋刺痛宜苡仁汤。腹濡痛，小腹急，必时时下脓宜丹皮散。㿗后疼痛淋沥不已，必见诸虚症宜参芪地黄汤。此病亦不可惊，防肠断，坐卧转侧皆宜徐缓，尝少进稀粥，静养调理为要。但古方书但载肠痈，无大小之别，故其治法，亦约略相仿，参考可也。

【脉　法】　《脉诀》曰：关内逢芤肠里痈。

【小肠痈症治】　《疡科选粹》曰：若小腹硬痛，脉迟紧者未有脓也，用大黄汤下之。不敢下者，用败毒散加秦艽、连翘。脉芤涩者，四物汤加桃仁、红花、延胡索、木香。小腹软痛，脉洪数者，已有脓也，用薏苡仁汤排之，或三仁汤、神效瓜蒌汤。小腹疼痛，小便不利，脓壅滞也，牡丹皮散主之。若大便或脐间出脓者，不治。

治小肠病诸药要品及方二

小肠实宜渗利　茯苓　甘草　知母　黄连　麦冬童便　木通　黄柏　牛膝　黄芩　生地　灯心　琥珀　瞿麦　石膏　滑石　山栀　紫菀　陈皮　车前　赤豆　扁豆海金沙

小肠虚宜补气　人参　黄芪　山萸　麦冬　金樱子肉　五味　牡蛎　茯苓　茴香　益智仁肉　白芍　粳米溲而便脓血，加赤石脂。

导赤散　〔小肠热〕　生地　木通　甘草各一钱　竹叶七片

此治小肠热而小便不利者。

赤茯苓汤　〔又〕　赤苓　木通　生地　槟榔　黄芩　赤芍　麦冬　甘草各一钱　姜五片

附载：仲景分别标本方药

标　茯苓　石膏

本　导赤散　淡竹叶　木通　甘草

治小肠气方七

楝实丸　〔总治〕　川楝子　茴香　吴萸　陈皮　马兰花　芫花

醋糊丸，每服一钱，渐加至二钱，温酒送下。如不用酒，淡姜汤下。

胡芦巴散　〔又〕　胡芦巴　益智仁　大茴　蓬术　牵牛子　山萸肉　酒牛膝　川断　川芎　防风　甘草

共为末，每二钱酒下。

加味通心饮　〔热痛〕　瞿麦　木通　山栀　黄芩　连翘　枳壳　甘草　川楝子各一钱　灯心二十茎　车前草五叶

橘核丸　〔久痛〕　炒橘核　盐酒炒海藻　盐酒炒昆布　盐水洗海带　麸炒桃仁　炒川楝子各一两　酒炒延胡索　厚朴　枳实　肉桂　木香　木通各五钱

酒糊丸，或酒或盐汤下六七十丸。如久不消，加醋煮硼砂二钱。此方总治。一切㿗疝，卵核肿胀，偏有大小，或硬如石，或小腹绞痛，甚则囊肿溃烂出黄水，无不效。

如小肠气新发者，不必此方，只用橘核一钱半，桃仁十五个，山栀一钱，炮川乌、吴茱萸各五分，各炒为粗末，水煎。此名橘核散。橘核单止痛，川乌散寒郁，山栀除湿热，又引川乌速下，不令胃中停留，用之甚捷。

立效散　〔抽痛〕　全蝎七个　砂仁三七枚　茴香一钱

共为末，分三服，热酒调下，空心即效。

杨氏麝香元　〔又〕　木香　胡椒各一两　炒全蝎　巴霜各四钱　麝香一钱

蒸饼丸，麻子大，朱砂为衣，热水下五七丸。

此方能寻诸处痛，凡小肠气及膀胱气胁下痛，最难治，此药主之。

四味茴香散　〔又〕　乌药酒浸一宿，焙　高良姜　青皮　茴香各一两

共为末，每二钱，发时酒下。

治小肠痈方十

大黄汤 〔初起〕 熟大黄 芒硝各一钱 丹皮 白芥子 桃仁各二钱

活血散瘀汤 〔又〕 川芎 当归 赤芍 苏木 丹皮 枳壳 木瓜 桃仁各一钱 槟榔六分 炒大黄二钱

苡仁汤 〔已成〕 苡仁 瓜蒌仁各三钱 丹皮 桃仁各二钱 白芍一钱

丹皮散 〔下脓〕 人参 丹皮 白芍 茯苓 苡仁 黄芪 桃仁 白芷 当归 川芎各一钱 肉桂 甘草各五分 木香三分

参芪地黄汤 〔补益〕 人参 黄芪 茯苓 熟地 山药 丹皮 山萸 姜枣

败毒散 〔下毒〕

四物汤 〔下瘀〕 川芎 当归 白芍 地黄

三仁汤 〔下脓〕 苡仁二钱半 冬瓜仁 桃仁 丹皮各一钱半

神效瓜蒌汤 〔又〕 瓜蒌一个 当归 甘草各五钱 乳香 没药各一钱

此是重剂，勿轻用。

牡丹皮散 〔又〕 丹皮 人参 天麻 茯苓 薏苡仁 黄芪 桃仁 白芷 酒当归 川芎各一钱 炙甘草七分

膀胱病源流膀胱气　转胞症

足太阳膀胱脉，起于目内眦，上额交巅。其支者从巅至耳上角。其直者从巅入络脑，还出别下项，循肩膊内挟脊，抵腰中，入循膂，络肾，属膀胱。其支者从腰中挟脊贯臀，入腘中，其支者从膊内左右别下贯胛挟脊内，过髀枢，循髀外从后廉，下合腘中，以下贯踹内，出外踝之后，循京骨至小指外侧，次注足少阴肾经。每日申时，周身气血俱注于膀胱。足太阳膀胱经，少气而多血。

膀胱，本州都之官，藏津液。州都者，下邑也，远于京师，且津液必待气化而后能出，则其为器，有不得与诸阳并者，乃其经反纳太阳何也？以太阳起于少阴，今归之以阳，故借纳于此也。其实太阳为三阳之主，膀胱乃必待气化而后能出，则太阳岂膀胱能为之耶？后人不明经旨，此谓膀胱为太阳寒水，以主寒令，不知六气之寒水，惟肾能主之，人身太阳之经既非寒令，而膀胱之水亦非寒水，固不可混也，则膀胱之所以为腑，有可识矣。试进详之，人身太阳之经，起于足，上于巅脑及额颅内，下于膺中包心肺，皆太阳经所贯。太阳居六经之盛，故为巨阳，而为诸阳主气。然以同卫气起于少阴，乃以其阳借纳膀胱，而膀胱虽居卑贱，所以得称太阳也。膺中为心肺所居，肺主皮毛，心主血脉，太阳之经，既下膺中则皆与太阳合，是以寒邪一犯太阳，遂伤肺及心，以犯皮毛血脉，为心肺之所合，如皮毛懔懔，鼻塞声重，畏寒无汗，以及心烦，皆太阳病，而肺与心皆为之变也。仲景治太阳伤寒，设麻黄汤发汗以疏肺，设桂枝汤和表止烦以宁心，岂非治太阳即以治太阴少阴，且治太阴少阴正所以治太阳乎，是太阳一经，实兼摄手二阴矣。故其为病，实则鼻窒，头痛，目似脱，泪出，项似拔，腰似折，髀不可以曲，腘如结，腨如裂是为踝厥，痔、疟、癫、狂，脐反出，下肿便脓血，肌肉痿，少腹胀痛，按之欲小便不得。若虚则鼽衄，小便不禁，遗尿，膀胱气，皆其候也。古人谓太阳病并有时连及阳明，经曰：肝胆同归津府。所以太阳厥阴，同为一治。又曰：膀胱肾合为津液。肾所以主二便之难，此膀胱所以连及诸经而为病也，故膀胱病，小便秘，不得任用热药。经又曰：胞移热于膀胱，则为遗溺闭癃。又曰：小腹膀胱，按之内痛，若沃以汤，涩于小便，上为清涕，则为胞痹。注云：胞内居之，则知胞居膀胱之内也。其胞痹之症，由风寒湿邪客于胞中，气不能化出，故胞满而水道不通，以致小腹膀胱俱痛，而涩于小便也宜肾着汤、肾沥汤、巴戟丸。而胞与膀胱，皆有上口，无下口。至胞之为患，有转胞症，另详于后。然转胞为胞本病，而患之所及，又能令目病。如能远视，不能近视，有其火无其水也，当补肾宜地芝丸、六味地黄丸。能近视，不能远视，有其水，无其火也，当补心宜定志丸加茯苓。通及心肾，而近视不能远视宜空心服四物汤加泽泻、茯苓、牡蛎，临卧服远志丸加甘菊、密蒙花。皆胞所致病也。总之，凡目病，血胜则痛，血胜则痒，又能致头风宜川芎、瓜蒂，又能致头汗，亦皆胞所致病也。

【膀胱形质】　《内经》曰：水液自小肠泌，则汁渗入膀胱之中，胞气化之，而为尿以泄出也。东垣曰：膀胱虽为津液之府，至于受盛津液，则又有胞居膀胱之中。《类纂》云：膀胱者，胞之室也。《灵枢》曰：鼻孔在外，膀胱泄漏。又曰：肾应骨，密理厚皮者，三焦膀胱厚；粗理薄皮者，三焦膀胱薄；疏腠理者，三焦膀胱缓；皮急而无毫毛者，三焦膀胱急；毫毛多而粗者，三焦膀胱直；稀毫毛者，三焦膀胱结。

【膀胱症治】　《内经》曰：膀胱不利为癃，不约为遗尿。《入门》曰：膀胱病者，热结下焦，小腹苦满，胞转，小便不利，令人发狂，冷则湿痰上溢，而为多唾，小便淋沥，故遗尿。

鳌按：小便不禁，由膀胱气虚，加减八味丸倍山萸，加乌药、益智仁、补骨脂，是主药也。小便不通，由膀胱邪热，五苓散、益元散，是主药也。

【膀胱绝候】　《内经》曰：遗尿狂言，目反直视，此膀胱绝也。又曰：膀胱绝者，戴眼反折、瘈疭，其色白，绝汗乃出，绝汗出，则死矣。

膀胱气　膀胱经病也。其症小腹肿痛，必小便秘涩宜五苓散加茴香、葱白、盐。服药后，若下小便如墨汁，膀胱之邪去矣，邪去而便通痛止矣宜随用硼砂丸。《入门》以㿗疝有四种，其一种水㿗，外肾肿大如升如斗，不痛不痒，为即膀胱气，宜备参究。而其为症，有由膀胱肾虚，结成肿痛者宜茱萸内消丸。有膀胱气连胁下痛者宜杨氏麝香丸。有由蕴热，阴囊肿胀，大小便不通者宜三白散。有膀胱气痛不可忍者宜蠲痛丸、金铃散、三疝汤。有症由新得者宜橘核散。有年久不愈者宜橘核丸。

【膀胱气症治】　《纲目》曰：小腹痛者三：肝病，小腹引胁痛。小肠病，小腹引睾丸腰脊痛。膀胱病，小腹肿痛，不得小便。又曰：神保丸治膀胱气胁下痛，最妙。通用橘核丸、橘核散。

【导　引】　《保生秘要》曰：用手紧鼎幽阙，纳气数口，而紧紧顶闭纳之，立效。

【运　功】　《保生秘要》曰：因欲火积滞，外肾复感冷气，故作胀痛，不可胜言，注意从外肾提气至内肾，右运二七遍，即从内肾想一火，提至顶门，略凝，而后行吹吸之法。

转胞症　水逆气迫病也，亦作转脬症。《直指》曰：此症皆由强忍小便，或尿急疾走，或饱食走马，或忍尿入房，使水气上逆，气迫于脬，故屈戾而不得舒张也，脬落即殂。又曰：此症孕妇多有之，患在忍缩小便，或醉饱入房，使小肠之气逆而不通，大肠之气与之俱滞，外水不得入膀胱，内水不得出膀胱，淋沥急数，每欲尿时如不可言，大便亦里急频并，似痢非痢，必以手按脐下，庶可立出，小便甚者，因此腹胀浮肿。治法，用凉药疏利小肠中热，仍与通泄大肠，迨其腹中搅痛，大便大下，则尿脬随即归正，小便自然顺流。丹溪曰：胎妇转脬之症，禀受弱者，忧闷多者，性急躁者，食厚味者，大率有之，古方用滑利疏导无效，因思脬为胎所堕，展在一边，脬系了戾不通尔。胎若举起，悬在中央，脬系得疏，水导自行。一妇患此，诊之两手似涩，重取则弦，此得之忧患，涩为血少气多，弦为有饮，遂以参术饮空心煎服，遂以指探喉中，吐出药汁，俟少顷，又与一帖，次早亦然，如是与八帖而安。此法恐偶中，后历用数人皆验。据此二说，一用泻，一用吐，皆所以疏通其气，而使之流注也。至转脬之候，必脐下急痛，小便不通，此所以与寻常溺闭有异。若老人有脬转困笃欲死者，又与少年不同治宜六味丸倍泽泻，盖少年不须补益，只与利导足矣宜蒲黄散、滑石散。又有惊忧暴怒，气乘膀胱郁闭，而脬系不正，遂至小便卒暴不通，小腹膨胀，气上冲心，闷绝欲死者，此其治法，必当兼气分宜葱白汤。即如孕妇转脬，治法虽不同，要必兼补气血宜参术饮、参术汤。此皆胞之为病，所当从胞而治者也。

【胞为尿器】 东垣曰：膀胱虽为津液之府，至于受盛津液，则又有脬而居膀胱之中焉。故《内经》云：脬移热于膀胱。《灵枢》云：膀胱之脬薄以濡。《类纂》云：膀胱者，脬之室。夫脬之居于膀胱也，有上口而无下口，津液既盛于脬，无由自出，必因乎气化，而后能渐渍浸润于胞外，积于胞下之空处，遂为尿以出于前阴。若使脬下无空处，则人尿急时，至厕安能即出乎？夫惟积满脬下之空处，而不可再容，故急，急则至厕即出矣。

治膀胱病诸药要品及方十

膀胱实宜润渗　黄柏　知母　滑石　木通　瞿麦车前子　旋覆花　茯苓　猪苓　泽泻

膀胱虚宜补气　人参　山萸　天冬　麦冬　牛膝益智仁　金樱子　五味　杞子　柏子仁　虚加牡蛎、鹿茸、桔梗、桑螵蛸、鸡肶皮

既济丸　〔膀胱虚〕　菟丝子　益智仁　肉苁蓉　茯苓　韭子　当归　熟地各五钱　牡蛎　盐黄柏　盐知母　酒山萸去核，各三钱　五味子一钱

面糊丸，空心盐汤下百丸，治小便不禁。

葵子丸　〔膀胱实热〕　冬葵子　赤苓　猪苓　枳实　瞿麦　滑石　木通　黄芩　甘草　车前子各一钱　姜五片

治小便不通。

巴戟丸　〔胞痹〕　巴戟两半　桑螵蛸麸炒　姜远志　酒生地　山药　附子　酒川断　酒苁蓉各一两　杜仲　金石斛　鹿茸　龙骨　菟丝子　五味子　山萸　官桂各三钱

蜜丸，空心酒下五七十丸。治胞痹小便涩而不通。

肾着汤　〔又〕　炒干姜　茯苓　炙甘草　白术各二两

共为末，每服用四钱，水一盅，煎七分，空心温服。此方兼治肾虚伤湿，腰极重极冷而痛，不渴，小便自利，此名肾着症。

肾沥汤　〔又〕　麦冬去心　五加皮　犀角镑，各一钱半　姜汁炒杜仲　桔梗　煨赤芍　木通各一钱　桑螵蛸一个

水二盅，入羊肾少许，煎八分，食前

服。

地芝丸　〔补肾〕　熟地　天冬各四两　枳壳　甘菊各二两

蜜丸。

六味地黄丸　〔又〕　熟地　山药　山萸　丹皮　茯苓　泽泻

蜜丸。

定志丸　〔补心〕　茯苓　茯神各三两　石菖蒲　远志各二两　朱砂一两，内半为衣

蜜丸。

四物汤　〔近视〕　川芎　当归　白芍　生地

远志丸　〔又〕　麦冬　石菖蒲　甘菊　远志各五钱　杞子　熟地各四钱

蜜丸。

附载：仲景分别标本方药

标　麻黄　桂枝　黄芪　白术　防风　防己　制苍术　羌活

本　五苓散　白术　肉桂　茯苓　猪苓　泽泻　加滑石。

治膀胱气方十

五苓散　〔溺闭〕　肉桂　白术　茯苓　猪苓　泽泻

硼砂丸　〔药后〕　木香　沉香　巴霜　青皮　铜青　硼砂

茱萸内消丸　〔肾虚〕　山萸　吴萸　川楝子　马兰花　茴香　青皮　陈皮　山药　肉桂各二两　木香一两

酒糊丸。此方兼治膀胱肾虚，致成寒疝，偏坠引痛，及小肠奔豚、痃癖等症。

杨氏麝香丸　〔胁痛〕　木香　胡椒各一两　全蝎　巴霜各四钱　麝香一钱

蒸饼丸，麻子大，朱砂为衣，汤下五七丸，能寻诸处痛。凡膀胱气、胁下痛，最难治，此方主之。神保丸，即此方无麝香，亦是治膀胱气痛要药。

三白散　〔蕴热〕　白丑头末，一两　桑白皮　白术　木通　陈皮各二钱半

共为末，每一钱，姜汤下。

蠲痛丸　〔痛甚〕　延胡索一两　川楝肉　茴香各五钱　白丑头末　当归　高良姜　青皮　木香　乌药各二钱半　全蝎七个

姜汁浸，蒸饼糊丸，烧绵灰调酒，送下三五十丸。

三疝汤　〔又〕　车前子二钱四分　茴香一钱六分　葱白一钱二分　沙参八分

橘核散　〔新病〕　橘核钱半　桃仁十五粒　山栀一钱　川乌　吴萸各五分

各炒为粗末，水煎。

金铃散　〔又〕　金铃子三十枚，巴豆肉三十枚，各切片同炒焦色，去巴豆，以茴香炒，与金铃肉等分，并入木香一钱半，共为末，每二钱，水酒各半，煎葱白汤调下。

橘核丸　〔久病〕　橘核炒　盐酒炒海藻　盐酒炒昆布　盐水洗海带　麸炒桃仁　炒川楝肉各一两　酒炒延胡索　厚朴　枳实　肉桂　木香　木通各五钱

酒糊丸，温酒或盐汤下。

治转胞症方六

六味丸　〔老人〕　熟地　山萸　山药　丹皮　泽泻　茯苓

蒲黄散　〔总治〕　蒲黄　滑石等分

为末，每三钱，鸡子清调下。

滑石散　〔又〕　寒水石二两　滑石　乱发灰　车前　木通各一两　冬葵子一合

葱白汤　〔惊忧〕　陈皮三两　冬葵子一两　葱白三茎

水五升，煎三升，分三服。

参术饮　〔孕妇〕　川芎　当归　白芍　地黄　人参　白术　半夏　陈皮　甘草　姜三　枣二

服后探吐。

参术汤　〔又〕　人参　白术　当归　白芍　半夏　陈皮　甘草

服后探吐。

小便闭癃源流

小便黄赤　遗溺　饮后即便　交肠症

小便闭癃，肝与三焦及督脉病也。言三经而不及膀胱者，以膀胱但主藏溺，而不主出溺也。经云：肝脉过阴器，病闭癃。又云：女子督脉入系廷孔廷孔，正中直孔，即溺窍也，男子循茎下至篡阴茎之端也，病不得前后。又云：三焦下腧并太阳正脉入络膀胱，约下焦，实则闭癃，虚则遗溺。据经观之，闭癃之症，舍三经何属哉？虽然，其致病之由，实各有异，膀胱藏溺，气化则出，而主气化者，肺也，若燥则不能生水，气化不及膀胱，法当清金润肺宜紫菀、麦冬、车前、丹皮、茯苓。如脾湿不运，水谷不精，不能上输于肺，使肺得行其津液以生水，法当燥湿健胃宜茯苓、半夏、白术、苍术。如肾水燥热，以致膀胱不利，法当滋肾涤热宜知母、黄柏、茯苓、通草、泽泻。又或水液只渗大肠，小肠因而燥竭，宜以淡渗之品分利之宜茯苓、猪苓、通草、泽泻。又或气滞，不能通调水道，下输膀胱，必以顺气为急宜枳壳、木通、橘红、苏子。又或心火盛，以致小肠多热，急当清心宜黄连、犀角、天冬、麦冬。又或由乎大虚，须与温补以行其水宜金匮肾气丸。又或忿怒气结，闭遏不通，须开郁破气宜郁金、槟榔、桔梗、枳实。至若三焦实热，则惟用纯阴之品，以化其阳而已上焦热，宜山栀、黄芩；中焦热，宜黄连、黄芩；下焦热，宜知母、黄连。此治闭癃之大法也。乃丹溪独以吐法通小便，盖亦犹滴水之器，上窍通，下窍自出之意，其旨微妙，有可参用。其法，气虚者，先服药宜补中益气汤，后用吐。血虚者，亦先服药，后用吐宜芎归汤。痰多者，亦先服药宜二陈汤，后吐。气闭者，用药为探吐宜香附、木通。血瘀小便闭者，则以牛膝、桃仁为要药。尝采其法，用之颇效。虽然，闭癃之异，究何如哉？新病为溺闭，点滴难通也，久病为溺癃，屡出而短少，《纲目》谓即癃病也。此二症之实也。若夫溺有余沥，全由于肾气之虚，须当补益为要宜覆盆子、菟丝子、五味子、沙蒺藜、益智仁、莲须、山萸、牡蛎、龙骨、芡实。

【脉　法】　仲景曰：肾脉滑实为癃閟[①]。《脉诀》曰：便血则芤，数则赤黄，实脉癃闭，热在膀胱。《医鉴》曰：少阴微者，气闭膀胱。《纲目》曰：癃病脉细，不治。

【小便不利】　仲景曰：阴虚，则小便难。丹溪曰：小便涩者，血因火烁，下焦无血，气不得降，而渗泄之令不行也，宜补阴降火。《入门》曰：小便难者，出不快也。经曰：阳入阴分，则膀胱热而小便难。《直指》曰：肾虚，小便数而沥，如欲渗之状，宜温补。《纲目》曰：小便数而不利者有三：若大便泄泻，而津液涩少，一也，宜利而已。热搏下焦，津液不能行者，二也，必渗泻乃愈。若脾胃气涩，不能通调水道，下输膀胱而化者，三也，可咽气令施化而出，如茯苓琥珀散，用泽泻、滑石、赤苓、白术、猪苓、琥珀、肉桂、炙草者是也，不得混治。

【小便不通】　《内经》曰：胞移热

---

① 閟　清抄本作“痹”。

于膀胱则癃，尿血。元素曰：热在下焦，填塞不通，其症小便闭塞而不渴，时见躁者是也。东垣曰：小便不通，有气血之异，如渴而小便不通者，热在上焦气分，宜清肺。如不渴而小便不通者，热在下焦血分，宜滋肾。又曰：血涩致气不通而窍塞，宜导气除燥。《纲目》曰：小便不通脐下状如覆碗，痛闭难忍，治法有二：如气不能化而不通，则用陈皮茯苓汤调木香、沉香末二钱空心服，兼用吐法以提之。如血瘀于下而不通，则用桃仁承气汤之类。《回春》曰：呕哕而小便不通者，难治。中满鼓胀，病小便不通者，难治。《正传》曰：老人气虚短，作小便不通，为下焦血气干者死鼻头色黄者，小便必难。

【闭癃宜吐泻】　丹溪曰：水道不通，属气虚、血虚，有实热，有痰气闭塞，皆宜吐之，以提其气，气升则水自降，盖气承载其水也。又曰：实热癃闭，用八正散，盖大便动，则小便自通矣。《直指》曰：水道不行，其本在肾，合用牵牛、泽泻，其末在肺，合用葶苈、桑皮，更以木通、滑石佐之，又能透达。虽然，大便小便，脉络相贯，人有多日小便不通，但使大泻数行，则小便自通。

【尿　色】　《内经》曰：水液浑浊，皆属于热。《资生》曰：小便有五色，惟赤白色者多，赤色多因酒得之，白色乃下元虚冷。

【导　引】　《保生秘要》曰：搓小纸捻入鼻中，俟打嚏喷，小水自通，此治闭塞。若迟塞，多搓掌心及涌泉穴，退火安静，或再行运功法，自效。

【运　功】　《保生秘要》曰：及小肠症同法，从归元法旋运，而下旋至病处，多运数十回，复绕而上，撤而散之，周而复始，如法渐行谷道，去浊，提回守静。

小便黄赤　实热病也。凡脏腑皆能为之，而下焦更甚。经曰：肝热病者，小便先黄宜火府丹。又曰：胃气盛，则身以前皆热，消谷善饥，溺色黄宜凉胃汤。此二条言肝胃有实热，故黄赤也。又曰：肺气虚，则肩背痛寒，少气不足以息，溺色变宜加味补中益气汤。又曰：冬脉不及，令人眇[①] 清脊痛，小便变宜温肾汤。此二条言肺肾虚寒，故黄赤也。又曰：厥阴之胜，胁气并，化而为热，小便黄赤宜青皮、赤芍、防风、柴胡。此一条言气运之属风而黄赤者也。又曰：少阴司天，热淫胜，病溺色变宜黄柏、山栀。又曰：少阳之胜，溺赤，善惊宜山栀、黄芩。又曰：阳明司天，燥气下临，暴热至，阳气郁发，小便变宜黄芩、石膏。此三条言运气之属热而黄赤者也。又曰：中气不足，溲便为之变宜加味补中益气汤。此一条言脾家虚，故黄赤也。又曰：小便黄者，小腹中有热也。此则言下焦之热，不可不清之利之者宜四苓散。然下焦之热，岂但是哉，或由肾虚有火宜补阴丸，或由膀胱蓄热宜葵子汤，亦或由小肠燥结宜赤茯苓汤，固当分别治之。

【小便黄赤形症】　《得效》曰：上盛下虚，小便赤涩，必致成淋。

【尿　色】　《内经》曰：足阳明之脉病，气盛则尿色黄。仲景曰：疸症小便如黄柏汁。《正传》曰：下焦无血，小便涩数而黄色。

遗溺　肾小肠膀胱三经气虚病也。而经又推及肺肝督脉，缘肺主气以下降生水，输于膀胱，肺虚则不能为气化之主，故溺不禁也宜补中益气汤，不愈，当以黄柏、生地、麦冬清其热。肝督二经之脉，

---

① 眇（miǎo 秒）　季肋下方挟脊两旁空软处。

并循阴器系廷孔，病则营卫不至，气血失常，莫能约束水道之窍，故遗溺不止也肝病宜川芎、归身、泽泻、白芍，督脉病宜荆芥、黄连、防风。若夫肾上应于肺为子母，母虚子亦虚，其遗数宜也宜菟丝子散。小肠主传送，故其气虚，亦患遗溺也宜茯苓、泽泻、赤石脂、白芍、生地。膀胱者，水泉所藏，虚则不能收摄，而溺自遗也宜菟丝子散、固脬丸，如挟寒，宜家韭子丸，挟热白薇散，滑脱牡蛎丸。以上皆小便不禁之由于诸经者也。至如小儿睡中遗尿，多由于实热，而间或因寒宜沈氏漻[①]泉丸，挟寒，去山栀，加萸肉、巴戟、干姜。老人淋漓不禁，多由于虚寒，而间亦有热宜大菟丝子丸为主，酌其寒热以为治，不可不审也。妊妇尿出不知，或由脬热宜加味逍遥散，或由脾肺气虚宜补中益气汤，或由肝肾阴虚宜六味丸，不可不审也。产后小便不禁，或由脬损宜沈氏固胞汤，或用八珍汤、补脬饮，或由膀胱气虚宜加味补中益气汤，或由膀胱阴虚宜补肺肾，不可不审也。果如是，遗溺之病，亦何足虑哉？

【遗溺原由症治】 《内经》曰：膀胱不约为遗尿。又曰：水泉不止者，是膀胱不藏也。《直指》曰：肾与膀胱俱虚，内气不充，故脬中自滑，所出多而色白，是以遇夜而阴虚愈多。又曰：下焦蓄血，与虚劳内损，则便尿自遗而不知。又曰：下焦虚寒，不能温制水液，则尿出不禁。又曰：经云水之本在肾，其末在肺，则知天一之水自上而下，相为贯通也。丹溪曰：小便不禁，属热、属虚，热者五苓散合黄连解毒汤，虚者五苓散合四物汤加山萸、五味子。又曰：下虚内损而不禁，宜补膀胱阴血，泻火邪为主。《入门》曰：伤寒热病，及风温狂言直视遗尿者，不治。

【尿　色】 丹溪曰：小便不禁，赤者有热，白者气虚。

饮后即便　精气耗散病也。《内经》曰：饮入于胃，游溢精气，上输于脾，脾气散精，上归于肺。《灵枢》曰：人饮酒，酒入胃，谷未熟而小便独先下。盖酒者，熟谷之液，其气悍以清，故后谷而入，先谷而液出焉，以是知饮入胃而遽觉至脐下，即欲小便者，皆精气衰耗，不能输于脾、归于肺也。东垣以为不输脾归肺，心火必上攻，使口燥而咽干，旨哉言矣宜补中益气汤。

【便溺原委】 东垣曰：溲尿者，水也，水之下流，其性则然也。饮入于胃，其精气虽上升，其本体固不能上升，则岂可谓小便独为气化所成哉？

交肠症　阴阳失度病也。此症惟妇人多有之，或因病后，或因嗜酒，血枯气耗，阴阳失于传送，故大小肠错乱，往往小便中出大便，亦大便中出小便，而成此症也宜五苓散，如不愈，以旧袱头烧灰酒服。

【交肠症治】 丹溪曰：一妇人嗜酒，常痛饮，忽糟粕出前窍，溲尿出后窍，六脉皆沉涩，与四物汤加海金沙、木香、槟榔、桃仁、木通，服之而愈。此人酒多，气升不降，阳极虚，又酒湿积久生热，煎熬其血，阴液大虚，阴阳俱虚，而暂时活者，以其形实，而酒中谷气尚在故也，三月后必死，果然。《回春》曰：一妇人病愈后小便出屎，先服五苓散二剂，又用补中益气汤而愈。

治闭癃方六

金匮肾气丸　〔大虚〕　熟地　山萸　山药　丹皮　茯苓　泽泻　附子　肉

---

① 漻　清抄本作“闷”。后同。

桂　牛膝　车前子

补中益气汤　〔气虚〕　人参　黄芪　当归　白术　升麻　柴胡　炙草　陈皮　姜　枣

芎归汤　〔血虚〕　川芎　当归

二陈汤　〔痰多〕　茯苓　甘草　半夏　陈皮

桃仁承气汤　〔血瘀〕

八正散　〔实热〕　大黄　木通　瞿麦　萹蓄　滑石　山栀　甘草　车前　灯心各一钱

治小便黄赤方七

火府丹　〔肝热〕　黄芩钱半　生地三钱　木通四钱

空心服。

凉胃汤　〔胃热〕　黄连　甘草　陈皮　茯苓

食远服。

加味补中益气汤　〔肺寒〕　人参　黄芪　当归　白术　升麻　柴胡　甘草　陈皮　茯苓　车前　姜　枣

温肾汤　〔肾寒〕　附子　肉桂　熟地　牛膝　茯苓　生姜

空心服。

补阴丸　〔肾火〕　黄柏　知母　龟板　杞子　杜仲　侧柏叶　砂仁　五味子　甘草

猪脊髓、地黄膏为丸。

四苓散　〔下热〕　茯苓　猪苓　泽泻　白术

葵子汤　〔膀胱热〕　冬葵子　赤茯苓　猪苓　枳实　瞿麦　滑石　木通　黄芩　车前子　甘草各一钱　姜五片

治遗溺方十七

补中益气汤　〔肺虚〕　方详上。

加味补中益气汤　〔膀胱虚〕　方详上。

菟丝子散　〔肾虚〕　菟丝子　五味子　肉苁蓉　杜仲　牡蛎　鸡肫去黄皮，微炒

共为末，每服二钱。

固脬丸　〔膀胱虚〕　茴香　附子　戎盐　桑螵蛸　菟丝子

酒糊丸。

家韭子丸　〔挟寒〕　韭子　鹿茸　牛膝　熟地　归身　肉苁蓉　菟丝子　金石斛　巴戟　杜仲　肉桂　干姜

酒糊丸。

白薇散　〔挟热〕　白薇　白蔹　白芍等分

牡蛎丸　〔滑脱〕　牡蛎　赤石脂

酒糊丸。

沈氏滲泉丸　〔小儿〕　益智仁　茯苓　白术　白蔹　黑山栀　白芍

此余自制方也，用之颇效。

大菟丝子丸　〔老人〕　菟丝子　泽泻　鹿茸　石龙芮　肉桂　附子　金石斛　熟地　茯苓　牛膝　山萸　川断　肉苁蓉　杜仲　防风　补骨脂　荜澄茄　沉香　巴戟　茴香　川芎　五味子　桑螵蛸　覆盆子

加味逍遥散　〔脬热〕

六味丸　〔肝肾虚〕

沈氏固胞汤　〔脬损〕　酒炒桑螵蛸二钱　酒黄芪五钱　沙苑子　萸肉各三钱　酒炒全当归　茯神　茺蔚子各二钱　生白芍钱半　升麻二钱

羊小脬子一个，洗净，煎汤代水煎药。此余自制方也，屡用神效。

八珍汤　〔又〕　人参　茯苓　白术　甘草　生地黄　川芎　当归　白芍

补脬饮　〔又〕　生黄绢一尺，剪碎　白牡丹根皮一钱　白及一钱

将二味为末，水一碗，煮至绢烂如

饴，空心顿服。服时不得作声，如作声，即不效。

五苓散 〔因热〕 肉桂 白术 茯苓 猪苓 泽泻

黄连解毒汤 〔又〕 黄连 黄柏 黄芩 山栀等分

四物汤 〔因虚〕 川芎 当归 白芍 地黄

治饮后即便方一

补中益气汤 〔总治〕 方详上。

治交肠症方三

五苓散 〔总治〕 方详上。

补中益气汤 〔又〕 方详上。

四物汤 〔又〕 方详上。

杂病源流犀烛　卷八

肾病源流

奔豚　肾痈　肾俞发　土龙疽

足少阴肾脉，起于足小指之下，斜趍足心，至然谷之下，循内踝之后，别入跟中以上踹内，又出腘内廉，上股内后廉，贯脊，到肾，络膀胱。其支者从肾上贯肝膈，入肺中，循喉咙，挟舌本。其支者从肺出络心，注胸中，次注手厥阴心包络经。每日酉时，周身气血俱注于肾。足少阴肾经，多气而少血。

少阴者，阳气初转，阴气乍生之谓。太阳寒水司气，独归于肾，故肾为阳初转、阴乍生之少阴，盖以肾之气，主蛰伏，主归藏，天地敛藏之气，必归于此，是以肾得主寒水也，是以为先天根柢与心火相对待也。然肾虽主寒水，而与心火南北对待，而先天有真火亦涵于此，是火也，乃命门真阳之火，安身立命之主，即坎中一画乾阳，以运化生长收藏之原也。是肾固以寒为位，以水为体，以火为本，故其坚滑者，水之体也，其流行者，火之本也，所以诸脏各一，独肾有水火两具，而命门真火，与蛰藏真水两相并见。然坎中一阳，要即藏于两阴之中，故命门之火，亦即涵于真水之内，初非火是火，水是水，截分为二者，殆如天地之阴阳动静然，静极而动，阳生阴中，遂能升阴精以上奉心主，此升坎填离，水火既济，皆先天之神妙，不可思议者也。先辈云：肾之脏，水犹海，火犹龙，水暖则龙潜，水寒则龙起，是肾火炎炽为患，皆由肾水虚寒。而肾既虚寒，益为脾土所克，其病自日生矣。此言水火不能相济，因为致病之由也，而不但已也。肾家本有水火两病，火病者，龙火腾炽，上烁为害也，其症有口热咽干，烦心，心如悬，喝喝而喘，面如漆柴，咳唾有血等类；水病者，寒湿之淫，所胜为灾也，其症有跗肿骨痛阴痹，时眩清厥，腹大胫肿，喘咳身重，寝汗，头项痛，饥不欲食，寒气自伤，意不乐等类，是则肾之病有可指数者。虽然，水由地中行，克水者固为土，而为水所藏者，亦即土也。试观江湖河海，未有不载于土上，行于土中者，故其水得土之冲气，而足为蛟龙之所潜藏。若涧壑之水，非不清澈，要皆寒冷沁骨，故虽鱼虾之细，亦不能养，明乎此，亦可知肾之蛰藏，必藉土封之力，《内经》所以谓肾合精，其主脾，不曰克而反曰主也。罗淡生亦云：水藏土中，此前人补肾用六味，当知其入茯苓、山药之妙是已。但脾药甚多，而必用此二味者，实因补水故补土，水本湿土，又易生湿，故必须此二味，能渗土中之湿，则土既无湿淫之患。而水之藏土中者，亦自若其性，而不至湿与湿并，多溃溢之病矣，此六味不用其他脾药，而必用茯苓、山药者，其旨更自深微不可不知也。况乎先哲之言曰：肾家水不足，勿扑其火，须滋阴之真源以配火；肾家火不足，勿伤其水，须益火之源以配水。果能知其所以然以治瘳之，肾家水火两病，吾知免矣。

【脉　法】　《脉经》曰：男子脉，微弱而涩，为无子，肾经不足，精气清冷也。《脉诀》曰：遗精白浊，当验于尺，结芤动紧，二症之的。又曰：涩脉为精血不足之候，丈夫脉涩号伤精。

【两肾同归一腑】　《入门》曰：小便清利，脉沉迟，是冷气归肾；小便赤涩，脉沉数，是热气归命门。是肾与命门脉同者，谓其所受之病，同归于膀胱一腑也。

【肾病症治】　《灵枢》曰：有所用力举重，若入房过度，汗出浴水则伤肾。又曰：邪在肾，则病骨痛阴痹，阴痹者按之而不得，腹胀腰痛，大便难，肩背颈项痛，时眩。《内经》曰：脾传之肾，病名曰疝瘕，少腹冤热而痛，出白，一名曰蛊。注云：出白，溲出白液也。又曰：肾热者，色黑而齿枯。又曰：大骨枯，大肉陷，肩髓内消，动作益衰，真脏见肾脏也，期一岁死。又曰：肾苦燥，急食辛以润之，开腠理，致津液，通气也；肾欲坚，急食苦以坚之，用苦补之，咸泻之。又曰：肾病禁焠烪，热食，温炙衣。《难经》曰：久坐湿地，强力入水，则伤于肾。又曰：外症善恐，数欠，面黑；内证脐下有动气，按之牢若痛，其病逆气，少腹急痛，泄痢下重，足胫寒而逆。

【肾气间甚】　《内经》曰：肾病者，夜半慧，四季甚，下晡静。

【肾绝候】　《灵枢》曰：足少阴气绝，则骨枯。少阴者，冬脉也，伏行而濡骨髓者也。故骨不濡，则肉不能着也。骨肉不相亲，则肉软却。肉软却，故齿长而垢，发无泽。发无泽者，骨先死，戊日笃，己日死。《脉经》曰：肾绝四日死，何以知之？齿为暴枯，面为正黑，目中黄色，腰中欲折，自汗如流水。一云：人中平，十日死。仲景曰：溲便遗矢，狂言，目反直视者，此为肾绝也。脉浮而洪，身汗如油，喘不休，水浆不下，形体不仁，乍静乍乱者，此为命门绝也。

【肾气滞涩保养法】　《保生秘要》曰：凡人气旺，则血荣而润泽；气绝，则血枯而灭形。故气虚弱，则滞涩而成病。如涩于肾，诸寒收引，皆属肾水气弱，或作腰疼，水枯瞳人昏暗，两耳难察律音。冬月水旺，宜吐纳按节，吹气调和，会意掌心。所忌须避寒冷，最宜早卧迟升。大抵冬月敛藏气闭，至阴已极，宜节欲，养一阳之初生。盖阴阳交精，子南合璧，万物气微，在下不可动摇，守此则保寿无疆。

肾之积曰**奔豚**，发小腹，上至心，如豚奔走状，上下无时，久则喘逆，骨痿，少气，脉沉而滑宜奔豚丸、增损五积丸，皆由肾虚，脾家湿邪下传客肾所致，治法宜补气健脾，辛温散结。

【脉　法】　《脉诀》曰：五积属阴，沉伏附骨，肝弦心芤，肾沉急滑，脾实且长，肺浮喘卒。《医鉴》曰：腹中有积，脉忌虚弱。《纲目》曰：内有积不见脉，难治；见一脉相应，为易治。

【肾积证治】　《永类钤方》曰：经云：治积聚，有化积、消积、挨积、磨积，而无下积之说，盖不可直便取下，以伤胃气也。《得效》曰：治肾积，有奔豚丸，又有奔豚汤。

肾痈　肾气衰败病也。其发处正与内肾相对。大抵突起皮赤者易安，陷入皮黑者难愈宜加减八味丸、加味十奇散、十六味流气饮，托里散加山栀、黄芩、杏仁、连翘，盖不可视为轻症也。而肾痈之外，又有**肾俞发**，亦为肾脏虚证。其疮起于脊骨十四椎肾俞穴，及肾俞下之腰俞穴，此两处，皆属至虚地位，不拘痈疽，但发此两处者，皆宜防毒气内攻，急当补益内气令实，方可开破，以内气实，则毒气不能内攻，且易得溃，此皆治于未成之前者也。若已成溃破，犹宜峻补已未成补药俱宜参、芪、归、术，勿使淹滞，久不收口，至成漏管，此则治于已成之后者也。大约补益之药，以补肾为主，补脾次之，补气、补血又次之。而尤不可犯者，是房欲，若犯，必至不救，男女皆然。又有一症名**土龙疽**，亦发肾俞及胃俞两处。其发也，必寒热大作十数日，大汗展颈，身热如火。陈文治云：九日可刺，脓青黑者死，血脓者不死，失而不刺，其上下亦黑，二十日死，亦言其症之重且急，医者所当详察而理之也宜消毒散，防风通圣散去大黄、麻黄、芒硝。

【肾痈等症治】　《灵枢》曰：京门穴名隐隐而痛者，肾疽。上肉微起者，肾痈也。《内经》曰：肾痈胠下至小腹满。《入门》曰：五脏痈疽，俱宜十六味流气饮、仙方活命饮。肾俞发，宜千金内消散、仙传化毒汤、连翘败毒散。

治肾病诸药要品及方六

肾无实，故无泻法，因不列肾实之药。

肾虚宜滋阴除热生精补血　地黄　杞子　牛膝　人乳　胡麻　杜仲　天冬　麦冬　肉苁蓉　黄柏　知母　五味　川断　山药　丹皮　柏子仁　山萸　车前　龟甲　青蒿　童便　干漆　沙蒺藜　朱砂　磁石　莲须　甘草　砂仁　龙骨　金石斛　鱼鳔　莲肉　牡蛎　远志　韭子　薤白　菟丝子　阿胶　茅根　戎盐　蒲黄　茯苓　萆薢　地骨皮　苡仁　桃仁　红花　白胶　桑椹　鹿茸　胡黄连　侧柏　枣仁　苏子　降香　通草　益智　覆盆子　人参　沉香　郁金　陈皮　木香　黄芪　鹿角霜　橘核　巴戟　仙茅　白术　河车　雀卵　鹿角胶　木瓜　茴香　附子　肉桂　蚕蛾　肉蔻　川楝子　补骨脂　蛇床子　狗阴茎　桑螵蛸　金樱子　荔枝核

六味地黄丸　〔肾水不足阴虚〕
地黄　山药　山萸　丹皮　茯苓　泽泻

此方如血虚阴衰，熟地黄为君；滑精，山萸为君；小便或多或少，或赤或白，茯苓为君；小便淋涩，泽泻为君；心气不足丹皮为君；皮肤干涩，淮山药为君。按此《纲目》所载法也，可知此方之妙，四通八达，随用皆宜，固不必拘于地八、山山四、丹苓泽泻三之说，以为止宜于血虚阴衰之人矣。

补肾丸　〔又〕　酒龟板四两　酒黄柏　酒知母各三两　干姜一两

粥丸，空心盐汤下。

滋阴降火汤　〔肾水不足阴虚火动〕　白芍钱三分　当归钱二分　熟地　白术　天冬　麦冬各一钱　生地八分　陈皮七分　蜜知母　蜜黄柏　炙甘草各五分　姜三　枣二

八味丸　〔命门火不足阳痿〕　即六味丸加肉桂、附子各一两。再加车前子，名金匮肾气丸。

加减八味丸　〔水火兼补〕　熟地二两　山药　山萸各一两　酒蒸泽泻　丹皮　茯苓各八钱　五味子一两半　肉桂五钱

蜜丸，五更未言语时，酒或盐汤下，晚间空腹再服。

温肾散　〔肾命虚寒腰脊重痛〕
熟地钱半　肉苁蓉　牛膝　巴戟　麦冬　五味子　炙甘草各八分　茯神　干姜　杜仲各五分

煎服，为末酒下二钱亦可。

附载：仲景大法及分别标本方药

有余为寒　气，天雄、附子、山萸、补骨脂、阳起石；血，熟地、肉桂、巴

戟、肉苁蓉

不足为热 气，山药、远志、五味子；血，牡蛎、生地、蛤粉

肾温则实 猪苓 车前 泽泻 滑石

肾虚则寒动于中 肉苁蓉 补骨脂

盛则寒 附子 肉桂

虚则燥 天冬 当归 益智仁 生地 砂仁

咽痛 咽物无妨不肿为寒，炙甘草汤、半夏干桔汤、肉桂、苦酒；咽物有妨肿痹为热，紫河车散、矾石散、尤重者速下之，下迟即咽闭也。《内经》曰：喉气通于天，咽气通于地，伤于风上先受之，伤于湿下先受之也

消渴 益火之源使溺有余，乌附；壮水之主使渴不想饮，蛤蚧

消中 调中，人参、五味子、茯苓、枸杞子

消肾 益火消阴，八味丸加五味子；壮水制阳八味丸加五味子、地黄

干寒 人参、菖蒲、茯苓、朱砂；热，山萸、芡实、苁蓉、补骨脂

精滑 黄连 远志 牡蛎 益智仁 黄柏 地黄 蛤粉 缩砂仁

涩脉 男子失血亡精，女子半产漏下。因寒天麻，因热远志

命门 有余，生地、朱砂、黄柏、知母、寒水石；不足[①]，天雄、附子、肉桂、川乌、硫黄、阳起石。实，车前子、天冬、元参、黄柏、知母、麦冬、生地黄、丹皮、木通、泽泻、甘草、黄芩、白茯苓、牛膝、童便；虚，紫河车、人参、鹿茸、白胶、杞子、苁蓉、菟丝子、巴戟、五味、山萸、附子、仙茅、覆盆子、蚕蛾、雀卵、山药、莲肉、肉蔻、阳起石、砂仁、木香、吴萸、故纸、肉桂、蛇床子、狗阴茎、白马阴茎

阴囊湿痒 黄芪 羌活 白蒺藜 白附子 共为末，汤酒任调，空心服，即将四味加吴萸、盘龙子煎汤洗。

一法，郁则折之，谓抑之制其冲逆也；过者折之，则以其畏也过，太过也，太过者，以其味泻之，以咸泻肾，酸泻肝，辛泻肺，苦泻心，甘泻脾，泻故畏，谓泻为畏也。

标 麻、黄附子细辛汤 麻黄附子甘草汤 细辛味辛温热以润肉，寒主头痛脑痛，百节拘挛，风湿痹痛，汗不出，血不行，所以主足少阴连及足厥阴也

标之本 猪苓汤

本 寒，四逆汤；热，大承气汤。厚朴、枳实，虽治大实大满，本治伤寒头痛，大风在皮，与大黄、芒硝同用，白膏而下无所通，与酒浸大黄同为佐使，仲景之法，可谓极矣

本之标 白虎汤 姜附汤 通脉四逆汤

本之本 承气汤 抵当汤 抵当丸 桃仁承气汤

治奔豚方三

奔豚丸 〔总治〕 厚朴七钱 黄连五钱 川楝子三钱 茯苓 泽泻 菖蒲各二钱 延胡索一钱半 全蝎 附子 独活各一钱 川乌 丁香 巴霜各五分 肉桂二分

蜜丸，盐汤下，服法照息贲丸。

奔豚汤 〔又〕 半夏二钱 川芎 当归各钱半 甘李根皮 干葛各一钱 黄芩 白芍 甘草各七分 姜三 枣二

增损五积丸 〔又〕 黄连 厚朴 川乌 干姜 人参 茯苓

增损法详息贲条。

治肾痛方五

加减八味丸 〔总治〕

---

① 不足 清抄本“不足”二字在“天雄”后。

加味十奇散　〔又〕当归　肉桂　人参　黄芪　川芎　白芷　防风　桔梗　厚朴　甘草　乳香　没药等分

为末，酒服三钱，不饮酒，麦冬汤下。一名固垒元戎，即十宣散加乳香、没药也。

十六味流气饮　〔又〕　人参　当归　黄芪　桔梗　防风　木香　川芎　枳壳　白芍　白芷　肉桂　槟榔　厚朴　苏叶　乌药　甘草各六分

托里散　〔又〕　人参　黄芪各二钱　陈皮　白术　熟地　当归　茯苓　白芍各钱半　甘草一钱

此方治痈疽溃后，久未敛，以此补托。另有神效托里散，是治痈疽肿毒能托里排脓者，其方用黄芪、忍冬藤各三钱，当归二钱，甘草一钱，水酒煎服。

仙方活命饮　〔又〕　大黄五钱　金银花三钱　归尾　皂角刺　陈皮各钱半　乳香　贝母　花粉　白芷　甘草节　赤芍各一钱　防风七分　没药五分　穿山甲三片，烧，另研

好酒入瓦罐内，封口煎熟，随疮上下饮之，服后再饮酒二三杯，侧卧而睡，忌酸物锡器。如在背皂角刺为君，在腹白芷为君，在四肢金银花为君。

此方通治一切痈疽毒肿，未成者内消，已成者即溃，排脓、止痛、消毒之圣药也。

治肾俞发方三

《千金》内消散　〔总治〕　大黄三钱　金银花二钱　酒归尾钱半　木鳖子去壳　赤芍　白芷　乳香　没药　皂角刺　僵蚕　瓜蒌仁　花粉各一钱　甘草节五分　穿山甲三片　蛤粉炒

酒水煎服。此方通治一切痈疽，及肠痈、肚痈、便毒，初起即消，已肿即溃，血从大便中出也。此方与仙方活命饮略同。

仙传化毒汤　〔又〕　金银花　花粉各钱二分　甘草节　防风　黄芩　白芍　赤苓　贝母　连翘　白芷各一钱　半夏七分　乳香　没药各五分

酒水煎。

此方通治一切痈疽、发背、乳痈、无名肿毒，未成立消，已成立溃。

连翘败毒散　〔又〕羌活　独活　柴胡　前胡　金银花　桔梗　川芎　赤苓　枳壳　连翘　薄荷　防风　荆芥　甘草各七分　姜三片

水煎。

此方治一切痈疽初发，憎寒壮热，甚者头痛拘急，状似伤寒，四五日前二三服，轻者自消。若不消，宜服仙方活命饮。

治土龙疽方二

消毒散　〔总治〕　皂角刺　金银花　防风　当归　瓜蒌实　甘草节　大黄等分

水酒煎，食前温服，仍提掣顶中发立效。

此方症发三四日者可消。

防风通圣散　〔又〕　赤芍　芒硝　滑石　川芎　大黄　桔梗　石膏　荆芥　麻黄各四分半　山栀　白术　连翘　当归　薄荷　甘草　防风　黄芩各八分

此方非表里俱实，大小便秘者，未可轻用。

虚损痨瘵源流

五痨六极七伤　煎厥症　解㑊证　食㑊证　二阳病

虚损痨瘵，真元病也。虚者，气血之虚。损者，脏腑之损。虚久致损，五脏皆有。损肺伤气，毛槁皮焦，急宜养气宜四

君子汤。损心伤神，血脉不荣，急调荣卫宜八珍汤。损肝伤筋，筋缓不收，急当缓中宜牛膝丸、八味丸。损肾伤精，骨髓消减，急须益精宜金刚丸、煨肾丸。损脾伤仓廪，饮食不为肌肤，急应时饮食，适寒温宜十全大补汤。五脏之气，有一损伤，积久成痨，甚而为瘵。痨者，劳也，劳困疲惫也。瘵者，败也，羸败凋敝也。虚损痨瘵，其病相因，其实由于五脏如此。然五脏虽分，而五脏所藏，无非精气，其所以致损者有四，曰气虚，曰血虚，曰阳虚，曰阴虚。阳气阴血，精又为血本，不离气血，不外水火，水火得其正则为精为气，水火失其和则为寒为热。此虚损之大概。而气血阴阳，各有专主，认得真确，方可施治。气虚者，脾肺二经虚也，或饮食，或劳倦，气衰火旺，四肢困热，无气以动，懒于言语，动作喘乏，自汗心烦，必温补中气宜补中益气汤。血虚者，心肝二经虚也，吐血泻血，女人产后，或崩漏，或诸血失道妄行，眼花头晕，渐至吐血不止，或干血痨宜四物汤、当归补血汤。而阳虚阴虚，则又皆属肾。阳虚者，肾中真阳虚也，真阳即真火，审是火虚，右尺必弱，只宜大补元阳，亦不可伤阴气，忌凉润，恐补阴邪也，尤忌辛散，恐伤阴气也，惟喜甘温益火之品，补阳以配阴宜八味丸，沉阴自敛，阴从乎阳矣，所谓益火之原以消阴翳也。阴虚者，肾中真阴虚也，真阴即肾水，审是水虚，脉必细数，只宜大补真阴，亦不可伐阳气，忌辛燥，恐助阳邪也，尤忌苦寒，恐伐元阳也，惟喜纯甘壮水之剂，补阴以配阳宜六味丸加杞子、鱼鳔，虚火自降，而阳归于阴矣，所谓壮水之主，以镇阳光也。而二者之为病亦各有异，阳虚所生病，为热痨，口干咽痛，舌疮，涕唾稠粘，手足心热，大便燥，小便赤。然至咽疮失音，或尪羸，阳不举，脉细无根，脉数不伦渐已成瘵而难救宜逍遥散、坎离既济丹。阴虚所生病，为虚痨，吐痰白色，胃逆不思饮食，恶食，食不化，遗浊，便溏泄。然至泄不已，神瘁肉削，渐已成瘵而难救宜人参养荣汤、三白广生汤。二病之原，皆由劳心好色，以至真阳衰惫，邪火盛炽，真阴亏损，虚火炎烁，由是火蒸于上，则为咳血宜五汁膏，为潮热宜清骨散，火动于下，则为精浊宜龙齿丸，为泄泻宜归脾汤、三白广生汤，诸症蜂起矣。

然病之原，虽属阴阳之虚，而其症必各见于一经，就其症之所见，以审知为何经，而因以辨乎阴阳之所属，然后可与疗治。何言之？如现患精浊，又兼胫酸腰背拘急，知其病在肾也宜大菟丝子丸、补中地黄丸。现患喘咳嗽血，又兼皮枯，鼻塞声重，知其病在肺也宜保和汤。现患咯血多汗又兼惊惕，口舌疮，知其病在心也宜圣俞汤。现患梦遗，又兼胁疼，善怒，项强，知其病在肝也宜补肝汤、柴胡疏肝散，两方参用。现患溏泄，又兼腹痛痞块，饮食无味，四肢倦怠，知其病在脾也宜调中益气汤。此皆由阴阳之虚，以致病成于五脏者也。而犹不止此也，有杂病久不愈，病久必虚，虚久成痨者宜调荣养卫丸。有思虑过度，心气不舒，郁热熏蒸胸中，因生内热，而成痨者宜归脾汤。有房劳精损困乏，虚火目晕，耳聋遗精，步履攲邪，而成痨者宜鹿胎丸。有饥饱伤脾，而成痨者宜补中益气汤加柴胡、山药。有积劳虚损，体瘦气短，好卧，寒热，而成痨者宜十四味建中汤。有负重受伤，而成痨者宜补中益气汤，如病久再为加减。有盛暑劳碌受伤，而成痨者宜清暑益气汤。有纵酒伤脾，而成痨者宜葛花解酲汤。有老人气血两亏，下体痿弱，不善食，而成痨者宜嵩崖脾肾丸，常服神仙延寿酒。有童男女禀受母胎之气，骨蒸黄瘦，口臭肌热，而成痨者宜麦煎散。有妇人女子经闭，或血热血枯而成痨者宜逍遥散、补血养阴丸。有情窦初开，有其心而无其事，邪火煎耗真阴，而成痨者宜清离滋坎丸。种种病因，难更仆数，而治之之法，要不外温补滋补两端，以阳虚即宜温，阴虚即宜滋也。然即用温不得偏任辛香丁附之属，即用滋不得偏任苦寒知柏之属，此士材所必谆谆告诫也。由是推之，阳为气，阴为血，即阴阳之须补，益可知气血之应补矣。然古人云阳生则阴长，又云血脱者补气，实以气药有行血之功，血药无益气之理也。又况血药滞腻，非痰多食少者所宜，血药清润，久用必多泄滑之患乎。夫虚痨之症，疑难不少，阴虚火动，内热烁金，必致损肺，寒热内炽，多服寒凉，必致伤脾，补脾必碍肺，须知燥热能食而不泄者，急当润肺，兼补脾宜滋阴清化丸加白术、建莲。若虚羸食少而肠滑者，虽喘嗽不宁，但当补脾，而清润宜戒宜三白广生汤，以土能生金，金不能培土，故补脾尤要也，古人谓痨病多死于泄泻，职是故耳。又如脾肾法宜兼补，但甘寒补肾不利于脾，辛温快脾益伤于肾，即两者而衡之，土能生金，金为水母，即肾虚宜补，当更扶脾，即欲壮脾，不忘养肾可耳或滋肾，而佐以沉、术、砂、莲。或快脾，而佐以菟丝、五味。故许学士有补肾不如补脾，孙真人有补脾不如补肾之说，两家虽似相反，要皆为虚痨家指示要法，医者当必辨症察脉，或补脾，或补肾，各当其施，庶无偏之弊。盖以血之原在肾，气之原在脾，故肺气受伤，而土为金母，必求助于脾，肝血受伤，而水为木母，必借资于肾，此二脏乘，则百疾作，二脏安，则百脉调，而病自息也。

且夫虚痨之由，有寒有热，皆由虚而感，感乎寒者阳伤，伤则虚，阳虚必阴盛，故受损自上而下，由肺而心而胃，治宜辛甘淡宜二术、当归、茯苓、茯神、桑皮、橘皮，过于胃，则不可治也；感乎热者阴伤，伤则虚，阴虚必阳盛，故受损自下而上，由肾而肝而脾，治宜甘缓温宜地黄、丹皮、白芍、知母、山萸、石斛、麦冬，过于脾，则不可治也。经曰：阳虚生外寒，阴虚生内热，阳盛生外热，阴盛生内寒，而寒与热二者常相因，而热为甚，故治之者必以热为凭，而寒为验。盖痨病必发热，其发热之由不一，有气虚热，必兼少气自汗，体倦心烦宜八珍汤加减。有血虚热，必兼燥渴，睡卧不安宜圣愈汤、人中白丸，两方参酌用。有往来潮热，必兼自汗食少，膝软骨节疼宜参苓建中汤。有骨蒸热必兼肌瘦，舌红颊赤宜龟甲散、河车丸、二仙胶。有五心热必兼体疼，口干颊赤发热宜逍遥散、十全大补汤。有遍体发热，必兼瘦削神困宜十四味建中汤。有病久结痰成积，腹胁常热，惟头面手足于寅卯时乍凉宜六君子汤送滚痰丸二钱，先以润肠丸分三次投之，使其徐化，六君子汤中加姜汁、竹沥尤妙。此热之见于身体显而可验者也。若五脏之热，尤不可不审。大约肺热轻手即得，略重全无，肺主皮毛也，日西尤甚，必兼喘咳，洒淅，善嚏，善悲，缺盆痛，胸中及肩臂皆痛，脐右胀痛，小便数，皮肤痛及麻木宜茯苓、麦冬、五味、山药、紫菀、百合以补之，桑皮、葶苈、枳壳、苏子以泻之，干姜、豆蔻、木香、款冬花以温之，二母、沙参、元参、山栀、黄芩、花粉、马兜铃以凉之。心热微按之，皮毛之下，肌肉之上乃得，心主血脉也。日中尤甚，必兼烦心，掌热而呕，善笑，善忘，善惊不寐，筑筑然动，舌破，消渴，口苦，心胸间汗宜丹参、龙眼、茯神、归身、麦冬、山药以补之，黄连以泻之，菖蒲、益智以温之，竹叶、犀角、连翘、朱砂、牛黄、天冬以凉之。脾热轻重按俱不得，热在不轻不重间，脾主肌肉也，夜尤甚，必兼怠惰嗜卧，四肢不收，无气以动，泄泻溺闭，面黄口甘，舌强痛，吐逆，不贪食，不化食，抢心，善味，善饥，善噫，当脐痛，腹胀肠鸣，肉痛足肿宜参、苓、术、草、陈皮、扁豆、山药、苡仁以补之，姜、附、丁桂以温之，石膏、滑石、元明粉以凉之。肝热按至肌肉之下，骨之上乃得，肝主筋也，寅卯时尤甚，必兼多怒多惊，便难，转筋挛急，四肢困热，满闷，筋痿不能起，头痛，耳聋，颊肿，面青，目肿痛，两胁小腹痛，呕逆作酸，睾疝，冒眩，多瘈宜阿胶、山药、木瓜、枣仁以补之，青皮、青黛、柴胡、白芍、黄连、木通、龙胆草以泻之，木香、吴萸、肉桂以温之，甘菊、车前子、柴胡、山栀以凉之。肾热极重按至骨乃得，肾主骨也，亥子时尤甚，必兼腰膝脊臂股后痛，耳鸣，遗泄，二便不调，骨痿不能起，眇中青，面黑，口干，咯血，饥不欲食，腹大，胫肿，少腹气逆急痛，下肿，肠澼，阴下湿痒，手指青黑厥逆，足下热，嗜卧，坐而欲起，善怒，四肢不收宜地黄、杞子、山药、桑螵蛸、龟板、牛膝、山萸、杜仲、五味子以补之，知母、泽泻以泻之，鹿茸、肉桂、附子、鹿角胶、补骨脂、沉香、肉苁蓉以温之，知母、黄柏、丹皮、地骨皮以凉之。以上皆痨成于五脏，其热之发，因而各异者也。然五脏虽皆有痨，而心肾尤多，固有不可不知者。盖心主血，肾主精，天下之人，大抵劳心好色者众，精伤血耗，痨自成也。诚察乎此，惟当温养滋补，调心益肾宜还少丹、坎离既济丹，一切热药凉药安可偏任哉？

痨病多吐血，吐血之原，未有不由五脏来者。咳嗽血出于肺，因悲忧所致也宜二冬、二母、桔梗、黄芩。痰涎血出于脾，因思虑所致也宜生地、石斛、葛根、丹皮、甘草、茯苓、陈皮、黄芪。吐血出于心，因惊恐所致也宜丹参、山药、麦冬、茯神、当归、生地。吐血多块出于肝，因恚怒所致也宜柴胡、芍药、山栀、丹皮、枣仁、生地、沉香。咯血出于肾，因房欲所致也宜生地、丹皮、茯苓、远志、阿胶、知母、黄柏。呕血出于胃，中气失调，邪热在中所致也宜犀角、地黄、丹皮、甘草、元明粉。其余致血之由正多，而止血之法，又必各从其类。有由酒伤者，用解止之宜葛根、蔻仁、侧柏、茅花。有由食积者，用消止之宜白术、陈皮、山楂、神曲。有由血热者，用凉止之宜山栀炭、黄连炭。有由血寒者，用温止之宜血余灰、干姜炭。有由血滑者，用涩止之宜棕灰、荷叶灰。有由血虚者，用补止之宜发灰、地黄灰。有由怒伤肝木，血菀于上者，必令人搏厥，用平止之宜沉香、木瓜、青皮、丹皮、白芍。有由血瘀在中者，必脉沉实，腹中满痛，用行止之宜当归、降香、木香、蓬术、桃仁、延胡索、赤芍药。有由血溢者，被触伤破，泉涌不止，用补止之宜十全大补汤频频多服。有由血脱者，九窍齐出，亦用补止之宜急用发灰、大蓟汁，人参汤调服。此外有积劳吐血，久病后吐血，多而久不止者并宜独参汤。或内多干血，肌肤甲错，两目暗黑宜大黄䗪虫丸。皆当加意治之。是知血宜静宜下，七情妄动，形体疲劳，阳火相迫错行，必脉洪口渴便结，用凉药救之宜黄芩、黄连、生地、竹叶、麦冬、丹皮。若气虚挟寒，阴阳不相为守，血亦妄行，必有虚冷之状，盖阳虚阴必走是也宜八味丸，或理中汤加乌药、木香。而古人谓血以下行为顺，上出为逆，吐血初起，宜食大黄下之，又谓亡血失血，虚家禁下，非两言之相背也，须知宜行者蓄妄之初，禁下者亡失之后，固不可混视也。总之，治血之法，不外治肝，而治肝之余，必兼补水顺气。盖气有余即是火，血随气上，补水则火自降，顺气则血不升也补水宜熟地、牛膝、丹皮等，顺气宜苏子、沉香、橘红等。童便能使浊阴归下窍，兼能行瘀，藕汁能达血无滞，兼能止涩。若《内经》云：凡风寒暑湿燥火，六气之变，皆能失血，若不察其所因，概与凉折，必生变，医者不可不知。古人治血，多以胃药收功，如乌药、沉香、炮姜、姜、枣，称为虚家神剂，医者又不可不知。以上治血之大凡也。痨病必咳嗽，或由阴伤阳浮，水涸金燥喉痒而咳，宜用甘润养肺，水旺气复而咳自已宜麦冬、花粉、生地、杏仁、橘红、阿胶、桔梗。或由脾胃先虚不能制水，水泛为痰，水冷金寒而咳宜立效方加羌活、陈皮、白术。或由火烁肺金而咳宜六味丸。或由命门火衰，气不化水而咳宜于治咳药中加附子、肉桂、人参、羌活。至痨嗽失音，肺气郁也宜杏仁膏。痨嗽兼喘，痰涎涌也宜五汁膏。痨嗽痰热渴汗，心脾伤也宜滋阴清化丸。以上治咳之大凡也，参看咳嗽门更详。虚痨之属，有桃花疰，其症面色不衰，肌肤不瘦，外如无病，内实虚伤，须审现在何症，及伤在何脏以治之大概宜用紫金锭、苏合丸、或回春避邪丹等方。又有传尸痨，乃鬼作虫而为祟，其症沉沉默默，不知所苦，经时累月，渐渐羸顿，至于死亡，治法以固本为先，祛虫为次固本宜人参养荣汤、八味丸，祛虫宜十疰丸、桃奴丸、紫金锭。嗟乎！虚劳为病，亦既甚矣，苟非洞其源，彻其流，何以云治乎？故知治痨之法，不可偏热，不可偏凉，不可偏补，务在察其脉症，斟酌用药，庶乎有疗。丹溪云：一水既亏，不胜五火，虚症蜂起，先当和解微下，次用调补，若邪未除，便行补剂，邪入经络，深为可悲，惟无积人，脉举按无力者方可补之。此诚治虚损痨瘵之要道也。

【脉　法】　《灵枢》曰：气虚则脉弦，阴虚则脉大。仲景曰：平人脉大为劳，脉极虚亦为劳。又曰：脉虚细弱者，劳也。又曰：脉弦而大，弦则为减，大则为芤，减则为寒，芤则为虚，虚寒相搏，此名为革，妇人则半虚漏下，男子则亡血失精。又曰：寸口脉微而涩，微者卫气衰，涩者荣气不足。卫气衰，面色黄。荣气不足，面色青。荣为根，卫为叶，荣卫俱微则根叶槁枯，而寒栗，咳逆，唾胶，吐涎沫。《脉经》曰：脉来软者为虚，缓者为虚，微者为虚，弱者为虚，弦者为中虚，细而微者气血俱虚，小者气血俱少，大而芤者脱血，血虚脉大如葱管，脉沉者迟者脱气。《脉经》曰：平脉弦大，劳损而虚。大而无力，阳衰易扶。数而无力，阴火难除。寸弱上损，浮大里枯。尺寸俱微，五劳之躯。血羸左濡，气惟右推。左右微小，气血无余。丹溪曰：男子久病，气口脉弱则死，强则生。女子久病，人迎脉强则生，弱则死。《直指》曰：虚劳之脉，大抵多弦，或浮大，或数大者，易治。血气未定，可药而正也，弦者难治。血气已耗，未易调补也。若带双弦，则为贼邪侵脾，尤为难治。加数极，则殆。

【虚劳原由症治】　《回春》曰：百病皆生于肾。盖精伤则肾水空虚，不能平其心火，火炎伤其肺金，是绝水之源，金水衰弱，不能胜其肝木，木盛则克脾土，而反生火，火独旺而不生化，故阳有余，阴不足，独热而不久矣。《纲目》曰：虚者，皮毛、肌肉、筋脉、骨髓、气血、津液不足是也。《入门》曰：凡饮食减少，精神昏短，遗精梦泄，腰背胸胁筋骨引痛，潮热自汗，痰盛咳嗽，是虚痨常症也。又曰：虚损皆由水火不济，但以调和心肾为主，兼补脾胃，则饮食加，而精神气血自生矣。《直指》曰：皮虚则热，脉虚则惊，内虚则重，筋虚则急，骨虚则痛，髓虚则堕，肠虚则泄，三阳实三阴虚汗不出，三阴实三阳虚汗不止。又曰：虚劳之疾，百脉空虚，非滋润粘腻之物以养之，不能实也，切不可妄施金石燥热等药。东垣曰：肺损益其气，心损调其荣卫，脾损调其饮食，适其寒温，肾损益其精，肝损缓其中。缓中者，调血也，宜四物汤，以其中有白芍也。《得效》曰：虚损之症，峻补者，乌、附、天雄、姜、桂等；润补者，鹿茸、当归、苁蓉等；清补者，二冬、人参、地黄等。

【阴阳气血虚辨】 《入门》曰：虚脉多弦，弦而濡大为气虚，沉微无力为气虚甚，弦而微为血虚，涩而微为血虚甚，形肥而面白者为阳虚，形瘦而面仓黑者为阴虚。又曰：房劳思虑伤心肾，则阴血虚；饥饱劳役伤胃气，则阳气虚。此伤症之至要也。海藏曰：呼吸少气，懒言语，动作无力，目无精光，面色㿠白，此兼气血虚也。《保命》曰：右脉浮而大，或大而弦，皆为虚劳，盖阳盛阴虚之症，暮多见之。右脉虚微细弦为虚劳者，乃阴阳俱虚也，晨多见之。丹溪曰：人之一身，阳常有余，阴常不足，气常有余，血常不足，故滋阴补血之药，自幼至老，皆不可缺。

【虚痨五败九死十绝候】 《千金方》曰：手足肿无交纹，心败。唇反黑无纹，肺败。面黑有疮，肝败。阴肿囊缩，肾败。脐突肿满，脾败。又曰：九死候者，一手足青，二手足久肿，三脉枯齿干，四语声散鼻虚张，五唇寒冷宣露，六唇肿齿焦，七手循衣缝，八汗出不流，九舌卷卵缩。又曰：气短，目视亭亭无精光，心绝。鼻虚张，气复短，肺绝。面青，眼视人不直，数出泪，肝绝。面黑，眼睛黄，素汁流，肾绝。泄涎唾不觉，时时妄语，脾绝。爪甲青，恶骂不休，胆绝。背脊酸痛，腰重反覆难，骨绝。面无精光，头目自眩，血绝。舌卷缩，如红丹，咽唾不得，足踝小肿，肉绝。发直如麻，汗出不止，肠绝。

【虚痨脉代及生死症】 仲景曰：虚痨不足，汗出而闷，脉结代，心动悸，行动如常，不出百日死，急者十余日死，宜用炙甘草汤救之。《正传》曰：《难经》言七传者死，间脏者生，何谓也？然七传者，传其所胜也；间脏者，传其子也。何以言之？假令心病传肺，肺病传肝，肝病传脾，脾病传肾，肾病传心，一脏不再传，故言七传者死也。间脏者，传其所生也，假令心传脾，脾传肺，肺传肾，肾传肝，肝传心，是子母相生，周而复始，如环无端，故言生也。今考之经文，所谓七传者，只六传而已，谓一脏不再传，按其数，乃有四脏不再受伤也，夫此条言虚痨之症也。其所谓七传者，心病上，必脱去肾病传心一句，其一脏不再伤，当作三脏不再伤，皆传写之误耳。盖虚痨之症，必始于肾经，五脏从相克，而逆传已尽，又复传于肾与心，则水绝灭而火太旺，故死，而不复再传于彼之三脏矣。其有从相生而顺传者，有生生不息之义，故间脏者生也。《回春》曰：虚痨之疾，不受补者难治。喉中生疮，声音哑者不治。久卧生胝者不治。虚极之病，火炎面红，发喘痰多，身热如火，跗肿溏泄，脉紧不食者死不治。

【虚痨导引】 《保生秘要》曰：掌心无事任擦搓，早晚摩两胁肾俞耳根涌泉，令人搓百四十回，固精多效。朝煅人乳酒，饮清洁童便或服循环水，用姜枣以暖脾宫，或用秋石代盐，取其滋阴降火。若虚损无力服参者，宜依方进气，取效天然。至危漏底，诸药难治者，用好脐带数条燥为末，每服二钱，好酒谅意调服，神验也。戒恼怒，绝思欲，忘言守静，能踵息，起死回生。

【运　功】　《保生秘要》曰：一指归元，三提三咽，念四字咒，于分寸虚虚抱守，妄念返复，持一死字，世事尽归于空，抱守二七，痰涎稍清，运功周天，借督脉，按四时进退，有神功。呕红起念艮背，运行庭归元合用，百日功夫，勿使间断，骨蒸盗汗，痰嗽尽愈。

五痨六极七伤　皆虚损之属病也。盖虚损之病，由五脏之劳而生，其病既成，即生六极，渐至七伤，是五劳者虚损之原。而六极七伤，则皆虚损病之流极也，其患有相因，其势有必至，虽皆虚损之属，而其症状调治，实有不容混者，故复举而详之。《金匮》曰：五劳者，心劳神损，肝劳血损，脾劳食损，肺劳气损，肾劳精损也心宜大五补丸，肝宜黑丸，脾宜橘皮煎丸，肺宜人参黄芪散，肾宜肾气丸。然则知五劳之症治，即可以杜痨瘵之原。《入门》曰：数转筋十指爪甲皆痛，为筋极宜并服滋补养荣丸、酒煮木爪粥。牙痛，手足痛，不能久立为骨极宜茸珠丸。面无血色，头发堕落，为血极宜补荣汤。身上往往如鼠走，体上干黑，为肉极宜参苓丸。气少无力，身无膏泽，翕翕羸瘦，目无精光，立不能久，身体若痒，搔之生疮，此为精极宜巴戟丸。胸胁逆满，恒欲大怒，气少不能言，此为气极宜益气丸。然则知六极之症治，即可以拯痨瘵之深。《入门》曰：七伤，一阴寒，二阴痿，三里急，四精漏，五精少，六精清，七小便数也总治宜锁阳丹、九龙丹。然则知七伤之症治，即可以培痨瘵之根。

【劳伤形症】　孙思邈曰：忽喜怒，大便苦难，口内生疮，此为心劳。短气面肿，鼻不闻香，咳嗽唾痰，两胁胀痛，喘息不定，此为肺劳。面目干黑，精神恍惚，不能独卧，目视不明，频频泪下，此为肝劳。口苦舌强，呕逆醋心，气胀唇焦，此为脾劳。小便黄赤，兼有余沥，腰痛耳鸣，夜间多梦，此为肾劳。《入门》曰：曲运心机，为心之劳，其症血少，面无色，惊悸，盗汗，梦遗，极则心痛，咽肿。尽力谋虑，为肝之劳，其症筋骨拘挛，极则头目昏眩。意外过思，为脾之劳，其症胀满少食，极则吐泻肉削，四肢倦怠。预事而忧，为肺之劳，其症气乏，心腹冷痛，极则毛焦津枯，咳嗽烘热。矜持志节，为肾之劳，其症腰脊痛，遗精白浊，极则面垢，脊如折。又曰：心劳则口舌生疮，语涩肌瘦；肝劳则胁痛，关格不通。脾劳则气急，肌瘦多汗。肺劳则气喘面肿，口燥咽干。肾劳则尿赤阴疮，耳鸣面黑。《医鉴》曰：七伤者，一阴汗，二精寒，三精清，四精少，五囊下湿痒，六小便涩数，七夜梦阴人，其病皆小便赤热，或如针刺。

煎厥症　阳虚病也。《内经》曰：阳气者，烦劳则张，精绝，辟积于夏，使人煎厥，目盲不可以视，耳闭不可以听，溃溃乎若坏都，汩汩乎不可止。注曰：以煎迫而气逆，因以煎厥为名。厥，谓气逆也。盖阳虚之人，其气本浮，为外热所迫，气遂逆而不止，甚至昏冒，故成此症也。然其原虽本阳虚，以由热邪煎迫而成，仍禁用辛热之品，医者固不可不知也宜加味补阴丸、加减补阴丸。

【煎厥症治】　《入门》曰：煎厥而至目盲所视，耳闭厥听，大矣哉！房之为患也，治法宜与阴虚火动同。

解㑊　肝肾虚病也。《内经》言：尺脉缓涩，谓之解㑊。释云：尺为阴部，肝肾主之，缓为热中，涩为无血，故谓之解㑊。解㑊者，寒不寒，热不热，弱不弱，壮不壮，俜不可名，谓之解㑊也。据此则知解㑊一症，洵由肝肾二经之虚。盖肝主筋，肾主骨，肝虚则筋软缓，而无力以束，无力以束则周身之肌肉，皆涣散而若解。肾虚则骨萎㑊，而不能自强，不能自强则遍体之骨节，皆松懈而多㑊，惟其然，故恹恹悒悒，㑊㑊[①]闷闷。若有不可以为人，并不自知所以为人者，则肝肾二经之虚为已极矣宜遐龄万寿丹、神仙既济丹。此则《内经》之旨也。然而李氏梴则又兼内伤外感言之，细详其症，诚非混杂之论也。李云：解者肌肉解散，㑊者筋不束骨，其症似寒非寒，似热非热，四肢骨节解散，怠惰烦疼，饮食不美，或因酒伤宜葛花解酲汤，或中湿宜加味术附汤，或感冒风寒宜羌活冲和汤，或房事过多宜鹿胎丸，或妇人月水不调宜加味逍遥散，以此得病，宜通其气血疏其腠理，以内伤兼外感药调之，则又医者所当详察。总之，《内经》之言解㑊，本症也；李梴之言解㑊，兼症也。由本症论为虚痨已极，由兼症论为虚痨派别，固不可一例视也。且由李氏之言推之，如大肠移热于胃，胃移热于胆，皆成食㑊症，皆多饮食，皆食易饥，皆不生肌肉，应亦为解㑊兼症之流派也宜参苓丸。病千变而不穷，治随机而难执，必审乎此，乃可与言医。

【解㑊症状】　《灵枢》曰：髓伤则消烁，胻酸体解，㑊然不去矣，不去者谓不能行去也。

二阳病　血虚精少症也。《内经》言：二阳之病发心脾，有不得隐曲，女子不月，其传为风消，其传为息贲者，死不治。夫所谓二阳者，手阳明大肠、足阳明胃也。盖以肠胃发病，心脾受之。心主血，今受病，则失所主而血不流，脾主化食作味，输于脏腑而成精，今受病，则失所主而味不化，致男子少精，不得为隐蔽委曲之事。然则二阳之病，非由精少血衰而何？古人谓为症属血劳，洵有然也。盖以女子不月，固属血病宜逍遥散、加味逍遥散，精即是血，男子不得隐曲，亦即血病也宜菟丝子丸、鹿胎丸。

附载：陈藏器诸虚用药例

虚痨头痛身热　杞子　玉竹　虚而欲吐人参

虚而多气微嗽　麦冬　五味子　虚而不宁人参

虚而腰胁不利　杜仲　磁石煅　虚而多梦龙骨

虚而痰又有气　半夏　生姜　枳实　虚而大热黄芩　天冬

虚而小肠不利　茯苓　泽泻　虚而多热地黄　地肤子　牡蛎　甘草

虚而小肠自利　龙骨　桑螵蛸　虚而口干　麦冬　知母　天冬

虚而惊悸兼冷　小草　紫石英　虚而惊怖沙参　龙齿

虚而吸吸　胡麻　覆盆子　柏子仁　虚而多忘　茯神　远志

虚而客热　沙参　地骨皮　龙齿　虚而大冷　肉桂　附子

虚而髓竭　熟地　当归　虚而溺白　厚朴

虚而溲赤　黄芩　虚而损　苁蓉　巴戟

虚而冷　川芎　干姜　当归　虚而

---

① 㑊㑊　清抄本作“淳淳”。

昏　茯神　朱砂

心虚　人参　茯苓　石菖蒲　鳌按：心虚者，心家气血不足，致成虚痨也，宜古庵心肾丸、大五补丸，方附后

肝虚　川芎　防风　天麻　鳌按：肝虚者，肝家受损，面无血色，筋缓目暗也，宜拱辰丸、滋补养荣丸，方附后

脾虚　白术　白芍　益智仁　鳌按：脾虚者肌肉消瘦，饮食不进也，宜橘皮煎丸、大山芋丸，方附后

肺虚　天冬　麦冬　五味子　鳌按：肺虚者，咳嗽痰盛，气急或唾血也，宜人参黄芪散、补肺散，方附后

肾虚　熟地　丹皮　远志　鳌按：肾虚者，水火不足也，水虚宜太极丸、无比山药丸，方附后。火虚宜增益归茸丸、玄菟固本丸，方附后

胆虚　枣仁　细辛　地榆　鳌按：胆虚多惊多畏，不能独处，如人将捕之也，宜仁熟散、温胆汤，方附后

附载：李士材治虚痨法

苡仁、茯苓扶胃，且有降下之功效。桑皮、贝母止痰嗽。桔梗、陈皮行气，且有健脾之力。莲心、山药止泄泻。麦冬、五味保肺，而能滋化之源。人乳、梨汁解燥结。地骨、丹皮治蒸，而无寒冷之累。童便、藕汁能止血。以上皆以甘凉之品，行收降之令，为初起者设也。若久病百脉空虚，虚火炎亢，非甘温不能复真元，异功散是也人参、茯苓、白术、炙草、陈皮。非粘腻不能润枯朽，地黄丸是也人参、黄芪、当归、白芍、地黄、防风、远志、茯神、鹿茸、黄芩、石韦、滑石、蒲黄、戎盐、炙草、车前子、瓜蒌。

治虚损痨瘵方五十六

四君子汤　〔养气〕　人参　茯苓　白术　炙甘草

八珍汤　〔虚热〕　人参　茯苓　白术　炙草　川芎　当归　白芍　地黄

十全大补汤　〔调卫〕　人参　茯苓　白术　炙草　川芎　当归　白芍　地黄　黄芪　肉桂

牛膝丸　〔缓肝〕　牛膝　萆薢　杜仲　防风　苁蓉　肉桂　蒺藜　菟丝子

八味丸　〔补火〕　地黄　山药　山萸　丹皮　茯苓　泽泻　肉桂　附子

金刚丸　〔益精〕　萆薢　杜仲　苁蓉　菟丝子

酒煮猪腰子丸。

煨肾丸　〔又〕　白蒺藜　牛膝　萆薢　杜仲　防风　肉桂　苁蓉　菟丝子　破故纸　葫芦巴

酒煮猪腰子，和蜜丸

补中益气汤　〔温补〕　人参　黄芪　当归　白术　甘草　陈皮　升麻　柴胡

四物汤　〔诸血〕　川芎　当归　白芍　生地

当归补血汤　〔又〕　荆芥穗　当归　生地　熟地　川芎　赤芍　黄芪　陈皮　枣二　乌梅一

六味丸　〔补水〕　地黄　山药　山萸　丹皮　茯苓　泽泻

逍遥散　〔阳虚〕　当归　白芍　柴胡　黄芩　白术　甘草　薄荷　煨姜

坎离既济丹　〔又〕　肉苁蓉　生地　麦冬　山萸　杞子　五味　川柏　归身　白芍　天冬　熟地　远志　茯苓　茯神　丹皮　枣仁　人参　泽泻

蜜丸。

人参养荣汤　〔阴虚〕　人参　茯苓白术　甘草　当归　白芍　地黄　黄芪　陈皮　远志　肉桂　五味子

三白广生汤　〔又〕　地骨皮　白

术 白芍 茯苓 甘草 陈皮 枣仁 山药 贝母 丹皮 芡实 莲肉 乌梅

五汁膏 〔咳血〕 天冬 麦冬 生地 薄荷 贝母 丹皮 阿胶 茯苓 犀角 梨汁 藕汁 蔗汁 人乳 萝卜汁

羚羊角水八杯，煎三杯去渣，入五汁再熬，以入水不化为度，又入蜜二两，重汤炖半日。

清骨散 〔潮热〕 秦艽 鳖甲 知母 青蒿 甘草 银柴胡 地骨皮 胡黄连

龙齿丸 〔精浊〕 茯神 远志 人参 龙齿 菖蒲 知母 黄柏

归脾汤 〔泄泻〕 人参 黄芪 当归 白术 茯神 枣仁 远志 龙眼 木香 甘草 姜 枣

大菟丝子丸 〔肾病〕 鹿茸 泽泻 附子 肉桂 熟地 牛膝 茯苓 山萸 川断 防风 杜仲 巴戟 沉香 茴香 五味 川芎 苁蓉 菟丝子 破骨纸 荜澄茄 桑螵蛸 覆盆子 石龙芮去尖

补中地黄汤 〔积劳〕 人参 黄芪 当归 白术 茯苓 地黄 山萸 山药 泽泻 丹皮 升麻 姜 枣

保和汤 〔肺病〕 贝母 知母 天冬 麦冬 苡仁 杏仁 甘草 紫苏 薄荷 紫菀 百合 桔梗 当归 阿胶 百部 饴糖 款冬花 五味子 马兜铃 生姜

失血加炒黑蒲黄、生地、小蓟，痰加瓜蒌仁、茯苓、橘红，喘去紫苏、薄荷，加苏子、桑皮。

圣愈汤 〔心病〕 人参 黄芪 川芎 当归 生地 熟地

补肝汤 〔肝病〕 山萸 甘草 肉桂 桃仁 茯苓 细辛 防风 大枣 柏子仁

柴胡疏肝散 〔又〕 炒香附 柴胡 陈皮 川芎 白芍 枳壳 甘草

调中益气汤 〔脾病〕 人参 黄芪 当归 白术 白芍 甘草 升麻 柴胡 陈皮 五味子

调荣养卫丸 〔久痨〕 人参 黄芪 当归 白术 白芍 茯苓 山药 麦冬 远志 山萸 陈皮 熟地 生地 五味子 鸭血

蜜丸。

鹿胎丸 〔房欲〕 鹿胎去秽，煮烂 熟地八两，用人乳、粉山药各一两，拌蒸九次 菟丝子十两，酒煮 杞子八两，乳浸 制过首乌十两，乳浸，日晒夜露九次 金石斛六两，酒炒 巴戟肉五两，酒炒 黄芪酥炙，五两 人参四两

黄蒿膏丸。

十四味建中汤 〔积痨〕 人参 黄芪 当归 白术 甘草 白芍 茯苓 地黄 川芎 麦冬 附子 肉桂 苁蓉 半夏 姜 枣

清暑益气汤〔暑痨〕 人参 黄芪 白术 甘草 当归 苍术 升麻 陈皮 神曲 泽泻 麦冬 青皮 葛根 五味子

葛花解酲汤 〔酒痨〕 葛花 人参 茯苓 白术 青皮 木香 橘红 猪苓 泽泻 神曲 干姜 砂仁 蔻仁

嵩崖脾肾丸 〔老人〕 熟地 山药山萸 茯苓 丹皮 泽泻 附子 肉桂 牛膝 砂仁 车前 补骨脂 益智仁

神仙延寿酒 〔又〕 补骨脂 熟地生地 天冬 麦冬 人参 川芎 当归 白芍 茯苓 木香 砂仁 菖蒲 远志 柏子仁

煮酒三十斤。

麦煎散 〔童痨〕 赤苓 当归 干漆 鳖甲 常山 大黄 柴胡 白术 生地 石膏 甘草 小麦

补血养阴丸 〔女痨〕 生地 丹

皮　麦冬　白芍　当归　牛膝　杞子　青蒿　茯苓　鳖甲　川断　五味子

益母膏为丸。咳加蜜炙枇杷叶。咳甚，加贝母、沙参、百部。痰加橘红。热甚，加胡黄连、银柴胡。食少泄泻，去归、地、杞、鳖，加莲肉、山药、陈松花。

清离滋坎丸　〔情痨〕　熟地　生地　天冬　麦冬　当归　白芍　知母　黄柏　白术　山药　山萸　茯苓　丹皮　泽泻　甘草

吐血，加童便调陈墨。痰加竹沥、姜汁。汗加黄芪、枣仁。痰加贝母、瓜蒌仁。热加地骨皮。嗽加五味。怔忡加远志、枣仁。遗精加龙骨、牡蛎。膈碍加陈皮。咽疮加桔梗、元参。痰喘加苏子、白芥子、莱菔子。久咳加阿胶、五味、紫菀、麦冬。

滋阴清化丸　〔痰热〕　熟地　生地　天冬　麦冬　当归　鳖甲　阿胶　白芍　茯苓　山药　贝母　花粉　甘草　五味

蜜丸，含化。

人中白丸　〔血热〕　生地　当归　阿胶　白术　白芍　鳖甲　熟地　青蒿子　羚羊角　人中白　百部

膏丸，男服四钱，女服三钱。

参苓建中汤　〔潮热〕　人参　茯苓　当归　白芍　肉桂　甘草　前胡　细辛　麦冬　陈皮　半夏

鳖甲散　〔骨蒸〕　柴胡　鳖甲　知母　秦艽　当归　青蒿　乌梅　地骨皮

早晚服。

河车丸　〔又〕　人中白　河车　秋石　五味　人参　乳粉　阿胶　鳖甲　地骨皮　银柴胡　百部　青蒿　童便　陈酒

熬膏丸。

二仙胶　〔又〕　鹿角胶　龟胶　人参　杞子

共为末，酒调服，亦治遗精。

六君子汤　〔痰结〕　人参　茯苓　白术　甘草　陈皮　半夏

润肠丸　〔又〕火麻仁　羌活　归尾　大黄　桃仁

还少丹　〔温补〕　山药　山萸　牛膝　远志　茯苓　五味　巴戟　苁蓉　菖蒲　楮实　杜仲　茴香　杞子　熟地

蜜同枣肉丸。

独参汤　〔久血〕　人参，一味浓煎。

大黄䗪虫丸　〔干血〕

理中汤　〔阳虚〕　人参　白术　甘草　干姜

杏仁膏　〔喘嗽〕　杏仁泥　姜汁　蜜　砂糖　桑皮　木通　紫菀　五味子

后四味先煎，去渣，入前四味熬膏，含化。

立效方　〔痰嗽〕　贝母　杏仁　瓜蒌仁　五味子　款冬花　桔梗　天冬　葱白川椒每岁一粒　共为末，纳猪肺中，荷叶包，蒸熟，五更作一次用薄烧酒食，食完再吃陈酒少许，安卧至晓。

紫金锭　〔桃花疰〕　五倍子去虫、土，三两　山茨菇去皮，焙，二两　大戟洗，焙，一两半　千金子去皮、油，一两　麝香三钱

糯米粥和杵千下，每一料分作四十锭，每服半锭，重者一锭，薄荷汤下。修合此药宜用五日七夕重九或天德月德日，在静室焚香斋戒，勿令妇女、孝服人、鸡犬见之。一名太乙紫金丹。

苏合香丸　〔又〕　木香　沉香　麝香　丁香　檀香　安息香　白术　犀角　香附　朱砂水飞，半为衣　荜拨各二两　乳香　冰片各一两

苏合油入安息膏内为丸，每一两分作

四十丸，每取二三丸，姜汤、白汤任下。

回春辟邪丹 〔又〕 虎头骨二两 朱砂 雄黄 鬼白 芫荑 藜芦 鬼箭羽 雄黄各一两

蜜丸，弹子大，囊盛一丸，系男左女右臂上，又于病者户内烧之，一切邪鬼不敢近。与鬼交者亦治。兼治瘟疫。

十疰丸 〔传尸痨〕 雄黄 巴霜各一两 人参 北细辛 麦冬 附子 桔梗 皂角 川椒 甘草各五钱

蜜丸，梧子大，每五丸，温水化下。

此药并治一切鬼气。

桃奴丸 〔又〕 桃奴七个另研，玳瑁镑细末一两，安息香去渣一两，上三味，同入银石器中熬成膏，朱砂、犀角各五钱，琥珀、雄黄各三钱，麝香、冰片、牛黄各二钱，桃仁麸炒十四个，安息膏丸，芡子大，阴干封固，安静室，每一丸，人参汤下。

炙甘草汤 〔脉代〕

附载：葛可久治痨十方

保真汤 当归 生地 人参 白术 黄芪各一钱 赤芍 炙草各八分半 天冬 麦冬 陈皮 白芍 知母 黄柏 五味子 柴胡 地骨皮 熟地各三分半 莲肉 白茯苓 赤茯苓各六分 姜三 枣二

惊悸，加茯神、枣仁、远志。尿浊，加猪苓、泽泻、萆薢。尿涩，加木通、石韦、萹蓄。遗精，加牡蛎、莲须。燥热，加石膏、滑石、青蒿、鳖甲。盗汗，加浮麦、牡蛎、麻黄根。各因症之轻重，而量加之可也。

此方专治虚痨骨蒸，潮热盗汗等症。

保和汤 天冬 麦冬 知母 贝母 款冬花各一钱 苡仁 杏仁 花粉 五味子各七分 马兜铃 炙甘草 紫菀 百合 桔根① 阿胶 当归 酒生地各三分半 苏叶 薄荷各二分 姜三片

煎至半，去渣，入饴糖一匙，食后服，日三次。

此方专治虚痨咳嗽，肺痿，唾脓血。血甚，加蒲黄、茜根、藕节。痰盛，加南星、半夏、陈皮、枳壳、瓜蒌仁。喘急，加桑皮、陈皮、葶苈。热盛，加栀子、黄芩、连翘。风盛，加防风、荆芥、金沸草。寒盛，加人参、桂枝。

太平丸 天冬 麦冬 知母 贝母 款冬花 杏仁各二两 当归 生地 熟地 阿胶各一两半 蒲黄 京墨 桔梗 薄荷各一两 白蜜四两 麝香一钱

用银石器先炼白蜜，再下诸药末，搅匀，再上火，入麝末熬数沸作丸，弹子大，每日二服，食后细嚼一丸，薄荷汤缓缓送下，次噙一丸。痰盛，先用饴糖拌消化丸吞下，却噙此丸，仰卧，使药入肺窍，则肺清润，其嗽退除，七日病痊。

此方专治虚痨久嗽，肺萎。

消化丸 青礞石煅如金色 明矾 皂角 炮南星 制半夏 茯苓 陈皮各二两 枳实 枳壳各一两半 薄荷一两 沉香 黄芩各五钱

姜汁浸神曲末作糊丸，二药相攻，痰嗽自然除根矣。

此方专治虚痨肺萎咳嗽，热痰壅盛。

润肺膏 羊肺一具 杏仁另研 柿霜酥 真蛤粉各一两 白蜜一两二钱

先洗净肺，次将水拌诸药，入肺中，白水煮熟，如常法食之，与上药相间服亦可。

此方专治虚痨久嗽，肺痿。

白凤膏 黑嘴白鸭一只 黑枣三升 参苓平胃散末一升 陈酒一瓶

将鸭头割开，取血将热酒随量和血饮

① 桔根 诸本同，疑"桔梗"之误。

之，能直入肺经润补，却将鸭干去毛，于胁边开一孔，去肠杂拭干，将枣去核每个纳参苓平胃散填入鸭腹中，麻扎定，以大沙罐置鸭及酒，四围用火慢煨，将酒作二次添入，煮干为度，然后食之。其枣阴干，任意去药食用，参汤送下。或将枣研烂，为丸服亦可。服此药后，随服补髓丹。

此方专治虚痨肺萎，嗽血。

补髓丹　雄猪脊髓一条、羊脊髓一条、鳖鱼一个、乌鸡一只，将四样制净，去骨取肉，用酒一大碗，沙锅内煮熟，打烂，再入大山药五条、建莲肉半斤、大枣百个、柿饼十个，将四味修净，用井华水一大碗，于沙锅内煮烂，与前肉合一处，慢火熬之，再下明胶四两、黄蜡五两，上二味，逐渐添下，与前八味和打成膏，和平胃散末、四君子汤末、知母黄柏末各一两，共十两，如干，入蜜同熬，取起，于青石上以木捶打如泥，为丸，每百丸，不拘时，枣汤下。

此方专治虚痨羸瘦，能补髓生精，和血顺气。

十灰散　大蓟　小蓟　侧柏　荷叶　茅根　茜根　大黄　栀子　棕皮　丹皮等分

烧存性，出火毒，研细，用藕汁或莱菔汁磨京墨半碗，调服五钱，即止。

此方专治虚痨，心肺损，大吐血，及咯血、唾血不止，宜服此以止之。如不效，用花蕊石散以消之，无不愈。

花蕊石散　花蕊石，煅，研极细，童便一杯，煎温，调下三钱或五钱服之，或男用酒一半、女用醋一半与童便和服亦可。

此方专治虚痨吐血，五内崩损，涌出升斗者，宜服此，使瘀血化为黄水，继服独参汤以补之。

独参汤　人参加枣一二枚，以长流水浓煎服。

此方专治虚痨，吐血后羸弱气微。

治五劳六极七伤方十四

大五补丸　〔心劳〕　天冬　麦冬　茯神　菖蒲　人参　杞子　远志　熟地　益智仁　地骨皮

黑丸　〔肝劳〕　酒当归　鹿茸各一两

乌梅肉为膏丸，酒下五七十丸。

橘皮煎丸　〔脾劳〕　橘皮五两　甘草三两三钱　当归　萆薢　苁蓉　吴萸　厚朴　肉桂　巴戟　石斛　附子　牛膝　鹿茸　杜仲　干姜　阳起石　菟丝子各一两

酒一升半，沙锅内入橘皮末熬如饴，再入诸药末搅匀为丸，空心，温酒、盐汤任下五七十丸。

人参黄芪散　〔肺劳〕　鳖甲钱半　天冬一钱　秦艽　地骨皮　柴胡　生地各七分　桑皮　半夏　知母　紫菀　黄芪　赤芍　甘草各五分　人参　茯苓　桔梗各三分

肾气丸　〔肾劳〕　熟地八两　山药　山萸　五味子各四两　丹皮　茯苓　泽泻各三两

此乃水泛为痰之圣药，血虚发热之神剂，又能补肝，盖肝肾之病，同一治也。

滋补养荣丸　〔筋极〕　远志　白芍　黄芪　白术各两半　熟地　人参　五味　川芎　当归　山药各二两　陈皮八钱　茯苓七钱　生地五钱　山萸四钱

蜜丸。此方专补肝血，并治虚劳，气血不足，精神短少，脾胃虚弱。

酒煮木瓜粥　〔又〕　大木瓜，酒水煮烂，研作膏，热裹转筋处，冷即易，一宿三五度，即瘥。此方并治脚膝筋急痛。

茸珠丸　〔骨极〕　鹿茸　鹿角霜　鹿角胶　熟地　当归各两半　苁蓉　枣仁　柏子仁　黄芪各七钱　附子　阳起石　朱砂各三钱

酒糊丸。此方专治肾损，兼补命门阳衰。

补荣汤　〔血极〕　当归　白芍　生地　熟地　赤苓　山栀　麦冬　陈皮各一钱　人参　甘草各五分　枣二　乌梅一

参苓丸　〔肉极〕　人参　菖蒲　远志　赤苓　牛膝　地骨皮各一两

蜜丸，米饮下。

巴戟丸　〔精极〕　五味子　巴戟　苁蓉　菟丝子　人参　白术　熟地　骨碎补　茴香　牡蛎　龙骨　覆盆子　益智仁等分

蜜丸，每三十丸，米汤下，日二服。虚甚，八物汤下。此方专治面色白而不泽，悲愁欲哭，脉空虚，是为脱精脱神，宜峻补肝肾，收敛精气，补益元阳。

益气丸　〔气极〕　人参　麦冬各七钱　陈皮　桔梗　炙草各五钱　五味二十一粒

水浸油饼丸，芡子大，每一丸，细嚼津唾咽下。

镇阳丹　〔七伤总〕　桑螵蛸三两　龙骨　茯苓各一两

糊丸，茯苓盐汤下。专治脱精滑泄。

九龙丹　〔又〕　金樱子　杞子　山楂　莲子　莲须　熟地　芡实　茯苓　当归等分

酒糊丸。如精滑便浊者，服二三日尿清如水，饮食倍常，行步轻健。

治煎厥症方二

加味补阴丸　〔煎厥〕　黄柏　知母各四两　牛膝　杜仲　熟地　巴戟　山萸各三两　苁蓉　茯苓　杞子　远志　山药　鹿茸　龟板各二两

蜜丸，盐汤下八九十丸。

此方极能补阴虚，泻阴火。

加减补阴丸　〔又〕　熟地八两　菟丝子　牛膝各四两　白芍　当归　锁阳　龟板各三两　虎骨　黄柏　山药　杜仲　人参　黄芪各二两　补骨脂　杞子各两半

猪脊髓入蜜和丸，每百丸，盐汤下。

治解㑊方八

遐龄万寿丹　〔解㑊〕　茯神　赤石脂　川椒微炒出汗，各二两　飞朱砂　乳香　灯心同研，各一两

用鸡子二个，去清黄，只将朱砂、乳香各装一卵内，纸糊七重，青绢袋盛之，令精壮女人怀于肚上，常令温暖，朱砂怀三十五日，乳香怀四十九日，再出，再研前三药亦为细末，和匀，以蒸枣肉丸，绿豆大，每三十丸，空心温酒下，或人参汤下，一月外加至四十丸。以甲子庚申夜修合，忌妇人鸡犬见之。一名五老还童丹。诗曰：遐龄万寿丹，服食魂魄安，养药鸡抱卵，日期要周全，修合深室宜，一切人勿见。甲子庚申夜，为丸不见天，一还增六十，二还百廿年，服药非凡骨，寿同天地间，秘之深秘之，元之更又元。

神仙既济丹　〔又〕　酒炒黄柏四两　酒蒸山药　酒洗牛膝各三两　人参　姜杜仲　巴戟　五味子　酒洗杞子　茯苓　盐炒茴香　酒苁蓉　酒山萸　甘草　水浸远志　菖蒲　熟地　酒知母　酒生地　酒菟丝子　麦冬　黑山栀　酒洗甘菊　去白陈皮各一两

蜜和，蒸枣肉丸，空心，温酒、盐汤任下。一方有天冬、酒当归各二两，无甘菊、山栀、陈皮。

此方专补诸虚百损，五劳七伤，滋肾

水，除心火，益脾土，添精补髓，益气和血，壮筋骨，润肌肤，聪耳明目，开心定智，强阴健阳，延年益寿，性味温而不热，清而不寒，久服则坎离既济，阴阳浃和，火不炎而神自清，水不渗而精自固，乃平补之圣药也。

葛花解酲汤　〔酒伤〕　葛花　砂仁　蔻仁各五钱　青皮三钱　白术　干姜　神曲　泽泻各二钱　人参　茯苓　猪苓　陈皮各钱半　木香五分

共为末，每三钱，白汤下，得微汗则酒病去矣。此盖不得已而用之，岂可恃赖日日饮酒，若频服之，损人天年。

加味术附汤　〔中湿〕　附子二钱　白术　赤苓　甘草各钱半　姜七　枣二

水煎，日再服，才见身痹，三服后当如冒状，勿怪，盖术附并行脾中，逐水气故耳。

羌活冲和汤　〔感冒〕　羌活　防风　苍术　甘草　川芎　白芷　生地　黄芩　细辛　姜　枣

渴加葛根、石膏。

鹿胎丸　〔房事过多〕　鹿胎　熟地　菟丝子　杞子　制首乌　金石斛　巴戟　黄芪　人参

黄蒿膏丸。

本方制法及分量，详在虚痨条内。

加味逍遥散　〔月病〕　白芍　白术各钱二分　地骨皮　知母　当归各一钱　茯苓　麦冬　生地各八分　山栀　黄柏各五分　桔梗　甘草各三分

参苓丸　〔食㑊〕　方详上。

治二阳病方四

逍遥散　〔不月〕　白术　白芍　茯苓　柴胡　当归　麦冬各一钱　甘草　薄荷各五分　姜三片

加味逍遥散　〔又〕　白术　白芍各钱二分　知母　当归　地骨皮各一钱　茯苓　麦冬　生地各八分　山栀　黄柏各五分　桔梗　甘草各三分

菟丝子丸　〔精少〕　菟丝子　山药　莲肉　茯苓　杞子

鹿胎丸　〔又〕　菟丝子　杞子　鹿胎　熟地　首乌　石斛　巴戟　人参　黄芪黄蒿膏丸。

本方制法及分量，详在虚痨条内。

杂病源流犀烛 卷九

遗泄源流

遗泄，肾虚有火病也。肾元虚，虚火流行，以致精海脱滑。遗于夜而不遗于昼者，昼阳夜阴，惟阴虚，故遗于阴分也。昼亦有遗者，阳亦虚也。求其所属，则由心肝肾之火相挟而成。盖心藏神，肝藏魂，肾藏精。梦中所主之心，即心之神也。梦中所见之形，即肝之魂也。梦中所泄之精，即肾之精也。要之，心为君，肝肾为相，未有君火动而相火不随之者，故寐时神游于外，欲为云雨，则魂化为形，从而行焉，精亦不容不泄矣。治法当先治其心火，而后及其余宜黄连清心饮、茯神汤加减。此遗泄之大旨也。而其实五脏皆能致病，五脏所致之病，亦各有异。如心病而遗，必血脉空虚，本纵不收。肺病而遗，必皮革毛焦，喘急不利。脾病而遗，必色黄内消，四肢倦怠。肾病而遗，必色黑髓空。肝病而遗，必色青筋痿。各有所见之症，参以六脉，自然无误。至于病之所因，更可历举：有因思想无穷，神气浮游者宜朱砂、龙骨、磁石镇之。有因思久成痰，迷于心窍者宜猪苓丸。有因思想伤阴者宜大凤髓丹。有因思想伤阳者宜鹿茸益精丸。有阴阳俱虚者宜茯神远志丸。有因用心过度者宜远志、莲肉、龙齿、茯神、山药。有因思欲不遂者宜妙香散。有因色欲过度，下元虚惫，滑泄不禁者宜六味丸加鹿茸、牡蛎、肉苁蓉、龙齿、五味、菟丝子。有因壮年盛满流溢者宜生地、黄柏、知母、莲子、黄连、茯神、石菖、远志。有因脾胃湿热，气化不清，而分注膀胱者，亦混浊稠厚，阴火一动，精随而出，此则不待梦而自遗者宜二陈汤加二术、知、柏。有因饮酒厚味太过，痰火为殃者宜二陈汤加二术、升、柴。有因经络热而得之，至夜必脊心热而遗者宜猪苓丸、清心饮。有因真有鬼魅相感者，由正气本虚，欲心妄动之故，脉息必乍大乍小，乍有乍无，或两手如出两人，或寸尺各为一等，或绵绵无度数，而颜色不变宜人参、茯神、远志以养其正，生地、当归、枣仁以安其神，朱砂、雄黄、沉香、麝香、安息香、鬼箭羽、虎头骨以辟其邪，移房于向阳处，令多人伴之，此为正治。以上种种所因既各不同，其为遗为泄亦异，或小便后出，多不可禁，或不小便而自出，或茎中痒痛，常如欲小便状，或梦与女交，皆当分别施治。大约阳虚者急补气宜增损乐令汤、鹿茸大补汤，阴虚者急益精宜大补阴丸、大造丸、补天大造丸，阳强者急泄火而已宜补阴泻火汤、滋阴降火汤。至仲景治手足烦热，咽干口燥，或悸衄而遗者，此阳上升而不降，阴独居内而为梦失，用小建中汤和之，此世俗所不易知也。总而言之，大凡精滑易泄，宜涩之；涩之无功，当泻心火清理之；而又无功，宜以补中益气为主，兼用升、柴、羌、独以升举之，甘草、枣肉以缓之，山萸、五味、乌梅、枣仁以收之。

【脉　法】《脉诀》曰：遗精白浊，当验于尺，结芤动紧，二症之的。《正传》曰：两尺洪数，必便浊遗精。

【遗泄属心】 丹溪曰：主闭藏者肾，主疏泄者肝，二脏皆有相火，而其系上属于心。心，君火也，为物感则动，心动则火亦动，动则精自走，虽不交会，亦暗流而疏泄矣。《直指》曰：精之主宰在心，精之藏制在肾，心肾气虚，不能管摄，因小便而出者曰尿精，因见闻而出者曰漏精。《入门》曰：初因君火不宁，久则相火擅权，精元一于走而不固，甚则夜失连连，日亦滑流不已，黄连清心饮治之。《千金》曰：邪客于心，神不守舍，故心有所感，梦而后泄也。

【遗泄属郁】 《纲目》曰：梦遗属郁滞者居大半，若但用涩剂固脱，必愈涩而愈郁，其病反甚，必先以神芎丸或沉香和中丸大下之，然后以加减八味汤吞滋肾丸百丸自愈，或以导赤散煎服之亦可。

【遗泄导引】 《保生秘要》曰：用出头葫芦一个，口上安带得法，套行具而如意睡法，如阳物每夜觉起时，勿失其候，急起暖衣，提运三十六足数，运胸散四肢，照此勤心行之，永无患矣。

【运　功】 《保生秘要》曰：常要守静，存心念脐，勿令弛放，后意想一条水下膀胱，绕尾闾，分行二路，上两肾，分左右运收脐轮，临卧时摩擦足心，及肾俞穴，曲一足而侧卧，精自固矣。

治遗泄方二十三

茯神汤 〔总治〕 茯神　远志　枣仁　人参　菖蒲　茯苓　黄连　生地　当归　甘草　莲子

猪苓丸 〔痰迷〕 半夏一两，猪苓一两，同炒黄色而退去火气，单取半夏糊丸，候干，另用猪苓一两同炒微裂，盐汤下。

大凤髓丹 〔伤阴〕 川柏二两　砂仁一两　炙草五钱　半夏　猪苓　茯苓　莲须　益智仁各二钱半

芡实糊丸。

鹿茸益精丸 〔伤阳〕 鹿茸　肉苁蓉　桑螵蛸　巴戟肉　杜仲　菟丝子　益智仁　禹余粮　川楝子　当归各二两　韭子　补骨脂　山萸　赤石脂　龙骨各五钱　乳香

酒煮糯米糊丸，食前，茯苓汤下五七十丸。

茯苓远志丸 〔两虚〕 人参　龙齿　茯神　远志　菖蒲　知母　黄柏

妙香散 〔思欲〕 山药　茯神　远志　黄芪各一两　人参　炙草　桔梗各五钱　木香二钱半　朱砂三钱　麝香一钱

熔黄蜡四两，茯苓四两，作块同煎。

六味丸 〔色欲〕 熟地　山药　山萸　丹皮　茯苓　泽泻

二陈汤 〔湿痰〕 陈皮　半夏　茯苓　甘草

小建中汤 〔仲景法〕 白芍二钱　桂枝　生姜　甘草　饴糖各一钱

补中益气汤 〔总治〕 人参　黄芪　当归　白术　陈皮　甘草　升麻　柴胡

黄连清心饮 〔精滑〕 黄连　生地　甘草　当归　人参　茯神　枣仁　远志　莲子

神芎丸 〔郁滞〕

沉香和中丸 〔又〕 黑牵牛头末，二两三钱　滑石二两　大黄一两二钱　木香　黄芩　槟榔　枳壳　青礞石　青皮　陈皮各五钱　沉香二钱

水丸，茶清下。

加减八味汤 〔又〕 熟地二钱　山萸　山药各一钱　酒泽泻　茯苓　丹皮各八分　五味子钱半　肉桂五分

此方用蜜丸，名加减八味丸。

滋肾丸 〔又〕 黄柏　知母并酒炒，各一两　肉桂五分

水丸，空心下。一名泄肾丸。

导赤散 〔又〕 生地　木通　甘草

各一钱　竹叶七片

增损乐令汤　〔阳虚〕　半夏钱半　人参　黄芪　陈皮　茯苓　当归　肉桂　细辛　前胡　麦冬　白芍　甘草各七分　附子　熟地各三分半　远志二分　姜三　枣二

鹿茸大补汤　〔又〕　肉苁蓉　杜仲各一钱　白芍　白术　附子　肉桂　人参　五味子　金石斛　半夏各七分　鹿茸　黄芪　茯苓　当归　熟地各五分　甘草二分半　姜三　枣二

大补阴丸　〔阴虚〕　酒黄柏　酒知母各四两　熟地　龟板各六两

猪脊髓和炼蜜丸。此方乃降阴火，滋肾水之要药。

大造丸　〔又〕　紫河车一具，如法洗净，盛竹器，长流水中浸一刻，以回生气，盛小瓦盆，于木甑或瓦甑内蒸极熟如糊，先倾取自然汁将河车于石臼中捣千下，同汁和匀，生地四两，龟板、杜仲、天冬、黄柏各两半，牛膝、麦冬、归身各两二钱，人参一两，五味子五钱，河车泥加米糊丸，盐酒温酒任下，日再服。

补天大造丸　〔又〕　河车一具，照前法制　熟地　酒当归　酒茴香　酒黄柏　白术各二两　生地酒炒　酒牛膝　天冬　麦冬　杜仲各两半　五味子　杞子各七钱　陈皮　干姜各二钱　侧柏叶向东枝者，焙，二两

河车泥丸，米饮温酒任下百丸，日再服。

鳌按：前大造丸能治六脉虚微，血气衰弱，乃滋阴补阳之圣药也。此补天大造丸专能壮元阳滋肾水，有天地交泰之妙。如房室过度，五心烦热者，服之神效，虽至虚痨亦宜。久久服之，并能延年益寿。

补阴泻火汤　〔阳强〕　白芍　白术　当归各一钱三分　熟地　川芎　蜜知母　天冬各一钱　蜜炒黄柏　陈皮各七分　酒生地　炙草各五分　炒干姜三分　生姜三片

滋阴降火汤　〔又〕　白芍钱三分　当归钱二分　熟地黄　麦冬　白术各一钱　酒生地八分　陈皮七分　盐黄柏　盐知母　炙甘草各五分　姜三片　枣二枚

五淋二浊源流胞痹　尿血　白淫

五淋二浊，皆肾病也。淋者，滴沥涩痛。浊者，小便混浊而不清。凡人肾有二窍，一出溺，一出精，淋病则由溺窍，浊病则由精窍，二者绝不可以相蒙。近医不能分辨，淋病以浊药治之，浊病以淋药治之，宜其难愈。古方书列五淋之名，曰热、曰气、曰虚、曰膏、曰沙石，以揭其概。宋元后，又分石、劳、血、气、膏、冷六症，至为详尽。而究其原，则皆由阴阳乖舛，清浊相干，或膀胱蓄热，由水道瘀塞，所以欲通不通，滴沥涩痛，为溺窍病也。丹溪以赤浊属血，白浊属气。或又以赤为心虚有热，由思虑而得，白为肾虚有寒，因嗜欲而得，皆非定论。盖皆出于精窍，其白者为败精流溢，其赤则由虚滑，精化不及，赤未变白，此虚之极也。兹分列而款举之：淋病之原，大约由肾虚，膀胱有湿热，盖膀胱与肾为表里，俱主水，水入小肠与胞，行于阴为溲便，若肾虚而膀胱有湿热，则因肾虚致小便涩数，因膀胱湿热致小便涩，数而且涩，则淋沥不宣，小腹弦急，痛引于脐，此石劳、血气、冷所由成也。盖石淋者，膀胱蓄热积成，如汤在瓶中，日久结成白碱也，治须清积热，涤去沙石，则水道自利宜如圣散、神效琥珀散。劳淋者，多思虑，负重远行，劳于脾也宜补中益气汤与五苓散分进。专由思虑者亦伤脾宜归脾汤。若强力入房，施泄无度，劳于肾也宜生地黄丸、黄芪汤。亦有纵欲强留不泄，淫精渗下而作淋者宜益元固真汤。血淋者，小腹硬，茎中痛欲死，血瘀也，以一味

牛膝煎膏，大妙。但虚人恐损胃耳宜四物汤加桃仁、牛膝、通草、红花、丹皮。而亦有因血虚者，应以养荣为主宜六味丸加侧柏、车前，或八珍汤送益元散。如血色鲜红，脉数而有力，心与小肠实热也宜柿蒂汤。血色黑黯，面色枯白，尺脉沉迟，下元虚冷也宜金匮肾气丸。亦有血热过极，反兼水化而色黑者，非冷也宜赤豆、绿豆、麻仁、干柿、黄连、侧柏、竹叶、葛根、藕汁、黄柏、生地、丹皮。当以脉症辨之。气淋者，气实则滞而不通，脐下妨闷而痛也宜沉香散、瞿麦汤。或由气虚，急须补益宜八珍汤倍茯苓，加牛膝、杜仲。膏淋者，似淋非淋，小便如米泔如鼻涕，此精溺俱出，精塞溺道，故欲出不快而痛也宜鹿角霜丸、沉香丸、大沉香散、海金沙散。冷淋者，必先寒战，小便涩数，窍中肿痛，盖冷气与正气交争，冷气胜则寒战成淋，正气胜则寒战解而得便也，大约多由肾虚宜金匮肾气丸、肉苁蓉丸。沙淋者，茎中有沙涩痛，尿卒不易出，有细沙沉在缸底，乃膀胱阴火煎熬，津液凝结也，轻则为沙，重则为石宜二神丸。以上诸证治法，悉本古人，最为不易。此外又有过服金石，入房太甚，败精强闭，流入胞中而成淋病者宜海金沙散。又有湿痰日久，注渗而成淋病者宜渗湿汤加减。又有淋而小腹胀甚者宜泻肾汤。又有妇人产后成诸淋者宜白茅汤，不论膏石淋皆治。皆当分治。另有一症，名胞痹，风寒湿邪客胞中，气不能化出，故胞满而水道不通，小腹膀胱皆痛，且痛而涩于小便也，详在膀胱篇。浊病之原，大抵由精败而腐者居半，由湿热流注者居半，其症茎中皆如刀割火灼，而溺自清利。惟窍端时有秽物，如米泔，如粉糊，如疮脓，如目眵，淋沥不断，与便溺毫不相混，故曰是精病，非溺病也。而脏腑所主，则各有异，大约血虚而热甚者为赤浊，此属火，心与小肠主病。气虚而热微者为白浊，此属金，肺与大肠主病。其致浊之由，有因思虑过度，心虚有热者宜地骨皮汤、金莲丸、辰砂妙香散。有由心经伏暑者宜四苓散加香薷、麦冬、人参、莲肉。以上皆赤浊症所由。有因嗜欲过度，肾虚有寒者宜清心莲子饮。有因脾精不敛者宜苍术难名丹。有因湿痰流注者宜苍术二陈汤。有因肾虚下陷者宜补中益气汤。有小便如常，少顷即澄浊物，或如米泔色者宜萆薢分清饮。有稠粘如膏，茎中涩痛，为精塞窍道，而非热淋者宜加味清心饮。有茎中不痛，脉来无力，为下元虚冷者宜鹿茸补涩丸。有茎中大痛，便赤口渴，脉来滑数者宜二苓清利饮。有挟寒者，小便必清白宜萆薢分清饮、内补鹿茸丸。有挟热者，便必黄赤宜清心莲子饮、香苓散。以上皆白浊症所因。有赤白浊，小腹痛不可忍者，当作寒治宜东垣酒煮当归丸。

【脉　法】《脉诀》曰：遗精白浊，当验于尺，结芤动紧，二症之的。又曰：便血则芤，数则赤黄，实脉癃闭，热在膀胱。《正传》曰：两尺洪数，必便浊遗精。《脉经》曰：淋脉盛大而实者生，虚细而涩者死。《医鉴》曰：淋病之脉，细数何妨，少阴微者，气闭膀胱，女人见之，阴中生疮，大实易愈，细涩则亡。

【淋病原由症治】　丹溪曰：淋症所感不一，或由房劳，阴虚火动也；或由忿怒，气动火生也；或由醇酒厚味，酿成湿热也。积热既久，热结下焦，所以淋沥作痛，初则热淋血淋，久则煎熬水液稠浊，如膏如沙如石也。夫散热利小便，只治热淋血淋而已，其膏沙石淋，必须开郁行气，破血滋阴方可也。古方用琥珀、郁金开郁也，木香、青皮行气也，蒲黄、牛膝破血也，黄柏、生地滋阴也。东垣治小腹痛，用黄柏、青皮。夫青皮疏肝，黄柏滋肾，小腹乃肝肾部位也。

【浊病原由症治】　《得效》曰：先正有

言，夏则土燥而水浊，冬则土坚而水清，此其理也。水火既济，则土自坚，其流清矣。小便白浊，盖脾有虚热而肾不足，土邪于水也。《入门》曰：赤白浊，皆因脾胃湿热，中焦不清，浊气渗入膀胱也。丹溪曰：小便浊主湿热，有痰有虚，赤属血，白属气，与痢疾带下同治。又曰：凡便浊治法，大概宜燥湿降火，兼升举之，如二陈汤加二术升柴白芍。《医旨》曰：赤白浊，肥人多湿痰，瘦人又多虚火。又曰：凡便浊，必兼服加减珍珠粉丸。《回春》曰：赤白浊，其状漩面如油，光彩不定，漩脚澄下，凝如膏糊，或如米泔赤脓，皆湿热所伤也。

【淋浊导引】《保生秘要》曰：于肾俞、照海、气海掐之九九，擦亦九九，兼用后功。

【运　功】《保生秘要》曰：用双手抱两膝，吹吸，念脐下，绦尾闾，升气降回，吸而咽之。

尿血　溺窍病也。其原由于肾虚，非若血淋之由于湿热，其分辨处，则以痛不痛为断，盖痛则血淋，不痛则为尿血也，而以尿血亦为有火者非宜太极丸、无比山药丸。

【尿血分辨】《直指》曰：大凡小肠有气则小便胀，小肠有血则小便涩，小肠有热则小便痛，痛者血淋，不痛者尿血。

白淫　热郁病也。一名蛊。《内经》曰：脾传之肾，病名曰疝瘕，小腹冤热而痛，出白，一名曰蛊。注云：肾脉贯脊，属肾，络膀胱，故小腹冤热而痛，溲出白液也。据此，则脾受风邪而传于肾，风能煽热，故邪热内结，真精不守，而白物游淫而出，此所以名白淫。又邪热既结，则火能消烁脂肉，如蚕之蚀物然，此所以又名蛊病白淫也。经又曰：思想无穷，所愿不得，意淫于外，入房太甚，宗筋弛纵，发为筋痿，及为白淫。据此，则为淫欲过度，肾伤所致，即子和所谓茎中作痛，痛极则痒或阴茎挺纵不收，或出白物如精，随溲而下，得之于房劳及邪术者是也，治以降心火为要宜半苓丸、清心莲子饮。此外又有精伤白浊，亦名白度，盖由房失节，以致伤精流出，一似白浊宜清心莲子饮，甚且小便中推出髓条也宜治小便白浊流出髓条方。凡诸白淫总治宜金箔丸、白龙丸，非皆精窍病乎，故附于此。

【白淫所属】戴人曰：遗尿闭癃，阴痿脬痹，精滑白淫，皆男子之疝也。血涸不月，腰膝上热，足躄嗌干闭癃，小腹有块，或定或移，前阴突出，后阴痔核，皆女子之疝也，但女子不谓之疝而谓之瘕也。

鳌按：尿血淋病之属，白淫溺病之属，不得相混。

治淋病方二十六

神效琥珀散　〔石淋〕琥珀　桂心　滑石　大黄　腻粉　磁石　木通　木香　冬葵子等分

为末，每二钱，灯心、葱白汤下。

如圣散　〔又〕马兰花　白茅根　甜葶苈　车前子　麦冬　檀香　连翘等分

渴加黄芩。

补中益气汤　〔劳淋〕人参　黄芪　归身　白术　升麻　柴胡　陈皮　甘草

五苓散　〔又〕肉桂心　猪苓　茯苓　白术　泽泻

归脾汤　〔又〕圆眼肉　黄芪　白术　枣仁　茯神各一两　木香五钱　炙草二钱半

咀片，每用五钱煎，加姜枣。

生地黄丸　〔又〕生地　黄芪各两半　防风　鹿茸　茯神　远志　瓜蒌仁　黄芩各一两　人参一两二钱半　当归五钱　赤芍　蒲黄　戎盐各七钱半　炙草七钱　车前子　滑石末各二两

蜜丸。

益元固真汤　〔又〕甘草梢二钱　山药　泽泻各钱半　人参　茯苓　莲须　巴

戟　升麻　益智仁　酒黄柏各一钱

黄芪汤　〔又〕人参　黄芪　茯苓　磁石　旱莲草　五味子　滑石末各一两　桑皮七钱半　枳壳　黄芩各五钱

四物汤　〔血淋〕川芎　当归　白芍　地黄

六味丸　〔又〕地黄　山药　山萸　丹皮　泽泻　茯苓

八珍汤　〔又〕人参　茯苓　白术　甘草　川芎　当归　白芍　生地

益元散　〔又〕甘草　滑石

柿蒂汤　〔又〕柿蒂　黄柏　黄连　生地　侧柏叶　丹皮　白芍　木通　茯苓　泽泻

金匮肾气丸　〔冷淋〕熟地　山萸　山药　丹皮　茯苓　泽泻　附子　肉桂　牛膝　车前子

沉香散　〔气淋〕沉香　石苇　滑石　当归　瞿麦　赤芍　白术　甘草　冬葵子　王不留行

瞿麦汤　〔又〕瞿麦穗　木通　大黄　黄连　桔梗　当归　枳壳　羌活　肉桂　射干　腹皮　延胡索　牵牛子

鹿角霜丸　〔膏淋〕鹿角霜　茯苓　秋石

糊丸。

大沉香散　〔又〕沉香　陈皮　黄芪　榆白皮　韭子　瞿麦　滑石　黄芩　甘草

沉香丸　〔又〕肉苁蓉　沉香　滑石　荆芥　黄芪　磁石

海金沙丸　〔又〕海金沙　滑石各一两　甘草二钱半

每末二钱，麦冬、灯心汤下。

肉苁蓉丸　〔冷淋〕肉苁蓉　熟地　山药　牛膝　金石斛　官桂　槟榔　甘草　附子　细辛　黄芪　黄连

二神散　〔沙石〕海金沙七钱半　滑石五钱

共为末，每二钱入蜜少许，以木通、麦冬、车前子汤下。

琥珀散　〔又〕琥珀　滑石各二钱　木通　木香　郁金　当归　萹蓄各一钱

共为末，每次三钱，竹叶汤下，芦叶汤更妙。

渗湿汤　〔湿痰〕苍术　白术　茯苓　猪苓　陈皮　泽泻　川芎　香附　厚朴　砂仁　甘草　生姜　灯心

泻肾汤　〔胀满〕大黄二钱，切片，水浸一宿　磁石钱六分　石菖　生地各一钱　元参　细辛各八分　芒硝　赤苓　黄芩各六分　甘草四分

煎至半，入大黄，煎好去渣，入硝搅匀，空心服。

白茅汤　〔产后〕白茅根五钱　瞿麦　茯苓各钱半　冬葵子　人参各钱二分半　蒲黄　桃胶　滑石各七分　甘草五分　紫贝二个，煅　江鱼牙四个，煅

分二帖，加姜三片、灯心二十茎煎服。或为末，木通汤下二钱。

治浊病方十六

地骨皮汤　〔心虚热〕生地　麦冬　黄芪　山药　五味子　地骨皮　淡竹叶

四苓散　〔伏暑〕茯苓　猪苓　白术　泽泻

金莲丸　〔思虑〕石莲肉　茯苓　龙骨　天冬　柏子仁　麦冬　当归　枣仁　远志　紫石英　乳香　龙齿等分

蜜丸，朱砂为衣。

辰砂妙香散　〔又〕山药　茯苓　茯神　黄芪　姜远志各一两　人参　桔梗　甘草各五钱　朱砂三钱　木香二钱半　麝香一钱

每末二钱，莲肉汤下。

苍术难名丹　〔脾不敛〕制苍术四

两　金铃子　茴香各七钱半　破故纸　川乌　茯苓　龙骨各一两

酒糊丸，朱砂为衣。

东垣酒煮当归丸　〔小腹痛〕

清心莲子饮　〔肾虚寒〕　黄芪　麦冬　甘草　车前子　地骨皮　莲肉　茯苓　人参　黄芩　远志　菖蒲

苍术二陈汤　〔湿痰〕　苍术　白术　茯苓　陈皮　甘草　半夏

补中益气汤　〔肾虚陷〕　人参　黄芪　归身　白术　陈皮　甘草　升麻　柴胡

萆薢分清饮　〔泔浊〕　萆薢　乌药　菖蒲　益智仁

入盐少许。一方加茯苓、甘草。

加味清心饮　〔窍塞〕　石莲　茯苓　菖蒲　人参　远志　车前子　麦冬　白术　益智仁　泽泻　甘草

有热加薄荷少许。

鹿茸补涩丸　〔下虚冷〕　人参　黄芪　菟丝子　桑螵蛸　莲肉　茯苓　肉桂　山药　附子　鹿茸　桑皮　龙骨　补骨脂　五味子

二苓清利饮　〔茎痛〕　生地　麦冬　茯苓　牡蛎　泽泻　甘草　猪苓　黄芩　黄柏　车前子

内补鹿茸丸　〔挟寒〕　鹿茸　刺蒺藜　沙蒺藜　肉苁蓉　菟丝子　蛇床子　桑螵蛸　阳起石　肉桂心　嫩黄芪　炮附子　紫菀

香苓散　〔挟热〕　茯苓　茯神　远志　山药　人参　黄芪　桔梗　甘草　木香白术　朱砂　麝香　猪苓　泽泻　肉桂

加减珍珠粉丸　〔通治〕　黄柏半生半炒　蛤粉各三两　滑石二两　樗皮一两　青黛　干姜各五钱

炒神曲打糊丸，空心酒下五七十丸。

黄柏降阴火除湿热，蛤粉咸补肾，滑石利窍，樗皮大燥湿热，青黛解郁火，干姜敛肺气下降生阴血，盐炒微黑用之。

治尿血诸药要品及方二

总治尿血药　阿胶　茅根　地黄　床子　戎盐　蒲黄　牛膝　人乳　苁蓉　胡麻　杜仲　川断　天冬　麦冬　五味　山萸　山药　丹皮　车前　知母　黄柏　鳖甲　青蒿　白芷　人参　当归　苎根　鹿茸　荷叶　乌梅　郁金　香附　地榆　韭子　泽泻　棕灰　竹茹　琥珀　山栀　槐花　乳香　荆刺　陈墨　侧柏叶　延胡索　菟丝子　旱莲草　龙胆草　鹿角胶　鹿角霜　毛鹿角　杞子　沙苑子　柏子仁　地骨皮　益母草　淡豆豉　专治小便血条。

太极丸　〔总治〕　黄柏二两六钱，属木　知母一两四钱，属水　补骨脂二两八钱，属火　胡桃肉一两二钱，属金　砂仁五钱，属土

蜜丸，空心盐汤下三五十丸。

无比山药丸　〔又〕　五味子六两　肉苁蓉四两　菟丝子　杜仲各三两　山药二两　赤石脂　茯神　山萸　巴戟　牛膝　泽泻　熟地各一两

蜜丸，酒或米汤下。

治白淫诸药要品及方六

房劳过度　鹿茸　附子　官桂　紫菀　地黄　黄芪　杞子　牛膝　杜仲　川断　山萸　天冬　麦冬　山药　丹皮　知母　黄柏　车前　菟丝子　蛇床子　刺蒺藜　沙苑子　桑螵蛸　肉苁蓉　阳起石　五味子　地骨皮

思想无穷　黄连　麦冬　茯苓　远志　石莲　当归　龙骨　枣仁　龙齿　天冬　乳香　茯神　菟丝子　柏子仁　紫石英

肉苁蓉丸　〔蛊淫〕　苁蓉　茯苓　黄芪　泽泻　牡蛎　龙骨　当归　五味子

等分

蜜丸，酒下。

半苓丸　〔肾伤〕　半夏一两，破如豆大，猪苓末二两，先将一半炒半夏，令色黄，不令焦，出火毒，只取半夏为末糊丸，候干，更用前猪苓末一半同炒微裂，入砂瓶养之，空心，酒、盐汤任下三五十丸。

清心莲子饮　〔精伤〕　黄芪　麦冬　甘草　车前子　地骨皮　莲肉　茯苓　黄芩　人参　远志肉　菖蒲

白浊流出髓条方　〔髓条〕　枣仁　白术　人参　茯苓　茴香　补骨脂　益智仁　煅牡蛎等分

青盐酒糊丸，空心，酒或米汤下三十丸。

金箔丸　〔总治〕　晚蚕蛾炒　补骨脂　韭子　酒浸牛膝　酒浸肉苁蓉　酒炙桑螵蛸　酒浸菟丝子　山萸　龙骨各一两

蜜丸，空心酒下三十丸。此方亦治梦泄。

白龙丸　〔又〕　鹿角霜　牡蛎各二两　生龙骨一两

酒糊丸，空心，酒或盐汤下三十丸。

此方不但白淫，且能固精壮阳。

诸厥源流

诸厥，真元虚病也，手足逆冷为厥。经曰：阳气衰于下，则为寒厥，四肢逆冷，身冷面青，蜷卧，手指甲青暗，腹痛，不渴，小便自利，大便溏，完谷不化，不省人事，脉微迟。阴气衰于下，则为热厥，四肢厥逆，身热，面赤，唇燥，口干，舌苦，目闭或不闭，烦渴，小便短涩，大便燥结，不省人事，脉滑数。夫寒厥者，即阴厥，宜急补阳宜理中汤，或附、桂、干、姜、吴萸，俱可酌用。热厥者，即阳厥，宜急补阴宜芩、连、山栀、石膏、知母、童便，甚者可用硝黄下之。盖以人之阴阳元气，皆起于下，故少阴之上，名为太阳，以真阳之主，本于阴也。太冲之地，名曰少阴，以真阴之归根在肾也。夫阳气自上而下，今衰于下，是不下矣，是寒独胜也。阴气自下而上，今衰于下是不上矣，是阳独胜也，乃阳盛而必起于下者，足五指之表，为三阳之所起，而足下足心，又为三阴之所聚，足心又少阴肾之涌泉，阴气既衰而阳胜，阳乘阴位，故热厥必从足下也。故凡人病阴虚者，足心必热也。寒厥起于足下，又必从五指而上于膝者，以阴气起于五指之里，集于膝下，而聚于膝上，阳气衰则阴气胜，阳不胜阴，其厥反从阳分而上，故必起于五指而上寒至膝，然寒非外入，而由内生，故凡病阳虚者，手足必多寒，皆自指端始。故二厥之成，皆以阴虚。溯寒厥之由，必其人壮，秋冬夺于所用，既于阴盛时多欲不休，以夺肾中精气，则精虚于下，其气取足于上，是以下气上争，下而不上，故不能复阳气，于是气去则阳虚，寒气因而上逆，又以精虚无火，不能固脾元而气衰于中，中气不能渗荣其经络，于是阳气日损，阴气独存，手足为之寒也。溯热厥之由，必酒入胃而伤脾阴，至阳气入而精气竭，不能荣其四肢，又数醉饱入房，使气聚脾中不得散，酒气谷气相搏，热盛于中，故热遍于身，内热而溺赤也。要此二厥，惟伤真元，乃有是病，后人不明，但以手足寒，或以脚气为厥，反以此二症谬为中风。夫风病多经络受伤，厥病由真精内夺，如指厥为风，因以风治厥，亦大谬矣。

夫厥逆分阴阳，皆《内经》之精旨，余即详论之如上。而阴阳不从，则气逆而上，凡十二经寒热之厥，亦可据经以析其义也。经曰：太阳之厥，肿首头重，足不能行，发为眴仆。盖以太阳根起少阴，其气得阴故下行于足，虚则逆上而上盛，故肿首头重。逆上则不能下行，故不能行而眴仆也。又曰：阳明之厥，癫疾欲走呼，腹满不得卧，面赤而热，妄言妄见。盖以阳明本气盛血多，今气胜其血，则阳邪实而神明乱，故癫欲走呼。气盛不行在腹，故腹满胃逆，故不得卧。阳明脉在面，故赤热。神明乱极，故妄言见也。又曰：少阳之厥，暴聋颊赤胁痛，胻不可以运。盖以少阳与厥阴并行而起于下，故经和而无病，今相火上炎而无阴，其脉入耳下颊车，故聋而肿，为火壅也，胁痛，其部气逆不和，胻不运，少阳气不能及下也。又曰：太阴之厥，腹满䐜胀，后不利，不欲食，食则呕不得卧。盖以阴为阳根，阳为阴使，三阴不副阳则三阳厥，三阳不为阴使则三阴亦厥。太阴虽阴盛，常秉少阳之气以为和，故无病，今太阴独阴无阳，不能下行，且逆上，脾既不运，胃气亦阻，故满而胀，不能行气于三阴，则肾气亦不效用，故不利不食，中气壅也。食则呕，气壅愈逆也。不得卧，胃不和也。又曰：少阴之厥，口干溺赤，腹满心痛。盖以少阴兼水火阴阳二气，若失所涵蓄，其气必偏发而上，故少阴恒兼寒热二厥，且又为十二经厥逆之主也，今此厥，阴虚火厥也。本脉循喉咙络膀胱，故口干溺赤。不为胃关而上行，故腹痛。不贡精于心而反上乘心，故心痛。经又言：少阴不至者，厥不至，亦兼水火也。又曰：厥阴之厥，少腹肿痛，腹胀，泾溲不利，好卧，屈膝，阴缩肿，胻内热。盖以厥阴本阴绝，不绝者，为阳生也。今虚而为纯阴，则无气，是以当其部位，肿痛而胀。纯阴结而不舒，则下焦气不化，故泾溲不利。肝主筋，筋无气，故好卧而屈膝。脉环阴器，故阴缩肿。当所过脉不行，故胻内热，郁则热也。又曰：手太阴厥逆，虚满而咳，善呕沫。盖以肺为元气之主，虚则不能治节而气上逆，故咳。虚满者，上焦之满虚而无实也，满则咳矣。本脉循中焦胃口，逆则精不能散，故呕沫也。又曰：手少阴、厥阴厥逆，心痛引喉，身热，死不可治。二经属火，皆神明之治也，其主血脉，而俱厥，则阴精无以承阳矣，阳独亢则自焚，故心痛。其系上挟喉，故引喉。身热者，血脉鸱张也。心为脏腑之大主，逆之，故死也。又曰：手太阳厥逆，耳聋泣出，项不可以顾，腰不可以俯仰。盖以小肠为心之下流，属带脉之间，其气逆，必使其经俱逆。本脉入耳，至目内外眦，故耳聋泣出。从缺盆循颈，故项强。小肠连睾属脊，故腰病也。又曰：手阳明、少阳厥逆，发喉痹，嗌肿，痓。盖以手阳明大肠为胃下流，手少阳三焦为胃孔道，其气皆逆，必从其经上逆。大肠脉上颈贯颊，三焦脉出缺盆上项，故皆发喉痹嗌肿。曰痓者，手臂肩背强直也。以上十二经之厥，亦《内经》之要旨也。

然而《内经》言厥，更岂止是哉？又曰：有厥逆而病在太阴，盛在胃，颇在肺者，太阴脉细如发，而身热如炭，颈膺如格，人迎躁盛，喘息气逆，一日数十溲，其为病死不治。盖以脉如发，又多溲，必脏气不足，中气不摄，故溲为之变也。乃热留在胃，阳明方盛，见于人迎，身膺则如炭如格，此阳不入阴，故盛在胃。阳不入阴，故太阴细微，喘息气逆颇在肺也，欲泻邪则阴虚于里，欲补虚又阳实于外，所谓不表不里，阳症阴脉之类也，安得不死？又曰：厥有腹满，暴不知人者。盖以阴气盛于上，则不守于下，而脾肾肝三经之气不化，故腹满胀。阳气盛于上，则阳气上并而邪气逆，逆则阳气乱而神明失守，故不知人也。又曰：有厥逆而为头痛，数岁不已者。盖以所犯大寒，内至骨髓，髓以脑为主，故寒逆而至于脑，今头痛齿亦痛，是邪之逆于上，亦名厥逆也。又曰：有病膺肿颈痛胸满腹胀者，此厥逆也。治之须其气并而治之。盖以肿痛胀满，皆在上中二焦，此以阴并于阳，下逆于上，正所谓厥逆也，故治之不可灸，灸必为喑，不可石，石必为狂，惟以其气并者，以既逆之后，必渐通，然后随其盛衰而调之，可无偏绝之患也。此四条，经皆以发明厥逆之余疾，故复列而论之。

乃后人复标寒、热、尸、痰、气、食、暴七厥之名，虽其为病，不外乎《内经》之所及，然其症状疗治，有不可不备者。大约手足寒者为寒厥宜附子理中汤。而寒厥又有因气虚者宜参芪益气汤。又有手足冷，表热里寒，下利清谷，食入即吐，脉沉者宜四逆汤。又有独指尖冷者，则名清厥宜理中汤。以上寒厥所统。手足独热者为热厥宜火郁汤。而热厥又有兼游赤者宜升阳散火汤。又有便秘者宜大柴胡汤。又有谵语身冷，遗溺自汗者宜白虎汤。又有烦渴躁妄，失下而手足冷甚，但不过肘，或身冷而反见阴象者，正为热极似寒，俗工妄谓变成阴症，急用热药助阳，十无一生矣宜白虎汤。又有妇人热入血室因而发厥者宜以童便为君，加赤芍、生地、牛膝、丹皮、桃仁。以上热厥所统。尸厥者，由胃犯不正之气，或因吊死登冢，飞尸鬼击，致阴气上盛，下部空虚，手足冷，肌肤起粟，头面青黑，错言妄语，不省人事宜苏合丸、藿香正气散。或有身脉不动，形体无知，状如死尸者，须先用药令其苏苏宜返魂丹灌之，然后随其脏气以治，寒则热之，热则寒之，闭则通之。以上尸厥所统。若夫痰厥，则由寒痰迷心，队道不行，故四肢厥冷，僵仆卒倒，咽作声，口吐沫，不省人事，气喘脉弦也宜导痰汤。有暴不知人，类于卒中，但未卒仆如一切中状，喉中痰如曳锯者，必先用药探吐其痰宜瓜蒂散，然后治之宜清气化痰丸、导痰汤。以上痰厥所统。气厥则缘暴怒伤阴，四肢冰冷，卒然而仆，口出冷气，其脉必浮宜苏子降气汤。且有暴怒气逆，昏晕痰塞，牙紧似中风者宜顺气散。以上气厥所统。至如暴厥者，由于伤血，其脉芤，先用药灌醒宜姜汁调苏合丸，然后察脉治之。如冷过臂膝，唇与指甲青黑者，皆不治。或遇暴厥，可用急治之法宜蒲黄酒。以上暴厥所统。又如食厥者，醉饱后感风寒，或着恼，而饮食填塞，胃气不行，变为异常急猝之症宜和保丸。或因酒而得，亦名酒厥宜二陈汤加青皮、葛根。以上食厥所统。总之，凡治气、食、尸、痰四厥，皆以降痰顺气温中为要，今拟加减之法，四厥可治矣。其法以茯苓、甘草、枳壳、半夏、桔梗、陈皮六味为主药，如遇尸厥，宜加苍术、雄黄、远志、菖蒲、檀香、沉香、乳香、木香等。古人以忍冬藤叶一味煎膏治尸厥，大妙，可采用。遇痰厥，宜加南星、姜汁、瓜蒌霜等。遇气厥，宜加乌药、木香、香附、青皮、砂仁等。遇食厥，本宜吐，若不吐宜加厚朴、枳实、山楂、麦芽、苍术等。依此治之，自无不效。然此寒、热、尸、痰、气、食、暴七厥之外，更有气虚厥，有所劳伤，气弱不能运行之故也宜补中益气汤。更有血虚厥，或吐溺崩漏，产后所致也宜芎归养荣汤。更有风厥，手足搐搦是也宜小续命汤。更有骨厥，骨枯爪痛者是也宜四七汤。更有骭厥，身立如椽者是也宜四七汤。更有痹厥，即脚气顽麻肿痛是也，初发时，必身痛，肢节肿痛宜羌活导滞汤，后用当归拈痛汤。更有蛔厥，由于胃寒，蛔虫攻胃，故手足厥冷而必吐蛔也宜安蛔散，互详诸虫门。厥之为类，不一如是，独热厥一症，竟有变成痿者，或由肾肝虚，阴血失养，而又房欲不绝，以致自踝以下，常觉热痛宜五兽三匮丸、养血壮筋健步丸。或由醇酒膏粱，滋火于内，逼阴于外，致相火炽而乘阴位，两脚痿弱，甚且脐膝尻阴皆冷，精滑不固，法当泻相火而复真阴，使阴复其位，则病自痊矣宜滋肾丸、神龟滋阴丸。若误投热剂，反泻其阴，而助其阳，立毙之道也，此则厥症之变出者。

业师孙庆曾论厥之说曰：厥症有数种，总在肝风痰火，龙雷之火上冲作厥；相火上冲，阳明气塞作厥；胆怯心虚，痰火气闭作厥；元虚气逆作厥；风邪寒闭作厥。古人又有尸厥、痰厥、风厥、寒厥、痉痓、痫、角弓反张皆似厥，极惊人，极难辨识得真，勿惊忙，候脉息面色，看清动作厥状而治之。大指掐拳内凶，掐拳外轻，脉大浮洪有力易醒，脉细沉伏数急不连贯凶，面青、环口青、唇白、鼻青孔黑、人中吊危。此论极为秘要，故书于此。

【脉　法】《内经》曰：脾脉缓甚为痿厥。又曰：脉至如喘，名曰暴厥，暴厥者，不知与人言。又曰：厥逆连脏则死，连经则生。注云：连脏死者，神去故也。丹溪曰：痰病得涩脉，必费调理，盖痰胶固，脉道阻塞，必至卒厥也。仲景曰：寸口脉沉大而滑，沉则为实，滑则为气，实气相搏，血气入脏即死，人腑即愈，此为卒厥不知人，何谓也？师曰：唇青身冷为入脏即死；身温和，汗自出，为入腑即愈。《脉经》曰：尸厥呼之不应，脉伏者死。脉大反小者死。又曰：卒厥腹大，四肢满，脉大而缓者生，紧而浮者死，紧细而微者亦生。

鳌按：诸厥之脉，大约沉微不数是寒，沉伏而数是热，细是气虚，芤大是血虚，浮是风浮，数而滑是痰，脉至如喘是气，沉滑紧疾是食，浮涩而紧是痹，洪大而滑是蛔，察其脉，合其症，厥病虽繁，宁有遁形乎？

【诸厥原由症治】《内经》曰：肾虚则清厥，意不乐。又曰：下虚则厥。又曰：邪客于手足少阴、太阴、足阳明之络，此五络皆会于耳中，上络左角，五络俱竭，令人身脉皆动，而形无知也，其状若尸，名曰尸厥，以竹管吹其两耳即苏。《纲目》曰：厥论寒热，皆由肾之精气内竭而然也。又曰：王太仆云：厥者，气上逆也，世谬传为脚气。《内经》谓寒厥者，手足寒也，热厥者，手足热也。盖阳衰于下则为寒厥，阴衰于下则为热厥，阴阳之气不相接续则为厥。仲景曰：尸厥者，脉动而无气，气闭不通，故静如死也，还魂汤主之。又曰：卒然不省人事，全如死尸，但气不绝，脉动如故，或脉无伦次，乍大乍小，或微细不见而心胸暖者是也。《入门》曰：厥症多以不胜乘其所胜，如肾移寒于脾则为寒厥，心移热于肾则为热厥，寒厥宜十全大补汤加附子或当归四逆汤，热厥宜升阳散火汤、火郁汤。又曰：尸厥之症，卒死，脉犹动，四肢逆冷，腹中气走如雷鸣，听其耳中如微语声者是也，急用硫黄散、朱犀散；如无，用姜汁半盏，酒一盏，煎百沸灌下。又曰：凡尸厥、郁冒、卒死、卒中之类，皆当发表。仲景所谓郁冒欲解，必大汗出是也。又曰：凡卒厥者，口张目开手撒遗尿为虚，宜补气；目闭口噤手拳为实，宜发表。《遗录》曰：凡暴厥，不出一时可救之，虽气闭绝，四肢冷，若心腹温，鼻微温，目中神彩不转，口中无涎沫，卵不缩者，皆可活也，备急丸治之。《灵枢》曰：清气在阴，浊气在阳，荣气顺脉，卫气逆行，清浊相干，乱于臂胫，则为四厥；乱于头，则为厥逆，头重眩仆。丹溪曰：气上厥逆，属阳，无寒之理，觉恶寒者，乃火极似水也，急与退热清气汤。《医旨》曰：痰厥者，皆因内虚受寒，痰气阻塞，手足厥冷，麻痹，晕倒，脉沉细，宜服加味二陈汤、鹤顶丹。又曰：蛔厥者，胃寒所生，胃中冷则吐蛔，不可用冷药，宜理中汤加炒川椒、槟榔煎水，吞下乌梅丸。《得效》曰：经云：虫贯心则杀人，欲验之，心腹大痛不可忍，或吐青汁黄水，出涎沫，或吐虫，发有休止，宜芜荑散。《类聚》曰：风厥者，四肢絷习也，四肢絷习者，四肢动而不止也，似瘈疭而无力，不得伸缩者也。《回春》曰：凡人卒然晕倒，口噤不能言，目不识人，四肢不举等症，多因饮食过度，变为异常之疾，必须审问，若果饮食之后，或着气恼，用姜盐汤多灌，探吐之，后服加味六君子汤即愈。

治诸厥方四十一

理中汤　〔寒厥〕　人参　白术　甘草　干姜

附子理中汤　〔又〕　附子　人参　白术　甘草　干姜

十全大补汤　〔又〕　人参　茯苓　白术　炙草　川芎　当归　白芍　生地　黄芪　肉桂　姜三　枣二

当归四逆汤　〔又〕

参芪益气汤　〔气虚〕　人参　黄芪　白术　五味　麦冬　附子　陈皮　甘草

四逆汤　〔寒厥〕　附子　干姜　甘草

升阳散火汤　〔热厥〕　升麻　柴胡　羌活　独活　葛根　白芍　防风　生草　炙草

火郁汤　〔又〕　羌活　升麻　葛根　白芍　人参　柴胡　甘草各一钱　防风五分　葱白三寸

大柴胡汤　〔便秘〕　柴胡　黄芩　半夏　白芍　大黄　枳实　姜　枣

白虎汤　〔谵语〕　石膏　知母　甘草　粳米

苏合丸　〔尸厥〕　犀角　白术　香附　朱砂　诃子　荜拨　木香　檀香　沉香　麝香　丁香　安息香　薰陆香　龙脑

苏合香油丸。

藿香正气散　〔又〕　藿香　白芷　茯苓　紫苏　厚朴　白术　陈皮　甘草　半夏　桔梗　大腹皮

返魂丹　〔又〕　朱砂　雄黄　玳瑁　麝香　白芥子

安息香熔为丸，黍米大，每服五分。

硫黄散　〔又〕　硫黄一两　焰硝半两

研极细，分三服，好酒一盏同煎，觉焰起，倾于盏内，盖着，候温灌服之，如人行五里，又进一服，不过三服即苏。

朱犀散　〔又〕　犀角五钱　朱砂　麝香各二钱半

每末二钱，新汲水调灌。

导痰汤　〔痰厥〕　南星　半夏　枳实　赤苓　陈皮　甘草　姜

加味二陈汤　〔又〕　半夏　陈皮　当归　茯苓　枳实　桔梗　杏仁各一钱　良姜　砂仁各五分　木香　肉桂　甘草各三分　姜五片

鹤顶丹　〔又〕　明矾一两　猩红五钱，或黄丹亦可

每取末一匙，入磁器内熔化，乘热作丸，樱桃大，每一丸，薄荷汤下。

清气化痰丸　〔又〕　半夏、南星、白矾、皂角、干姜各四两，先将白矾三味，水五碗，煎三碗，却入星、夏，浸两日，再煮至星、夏无白点，晒干，同橘红、青皮、苏子、菔子、山楂、神曲、杏仁、葛根、麦芽、香附各二两，蒸饼丸。

此丸专治膏粱厚味人脑满痰盛之症。若脾胃虚者，必受害，切不可轻用。

苏子降气汤　〔气厥〕　苏子　半夏　前胡　炙草　当归　陈皮　沉香

虚加黄芪，冷加肉桂。

八味顺气汤　〔又〕　茯苓　白术　白芷　香附　青皮　陈皮　乌药　甘草

退热清气汤　〔又〕　柴胡　陈皮　赤苓各一钱　半夏　枳壳各八分　便香附七分　川芎五分　木香　炙草各三分　砂仁七粒　姜三片

蒲黄酒　〔暴厥〕　蒲黄一两，炒褐色，清酒十杯沃之，温服。

备急丸　〔又〕　大黄　干姜　巴霜各二两

蜜和，捣千杵，丸小豆大。卒厥者，取三丸热酒吞下，口不开，酒化灌之，下咽即

活。此方专治诸卒死、暴疾百病及中恶客忤、鬼击鬼打、面青口噤、奄忽气绝。张易老名独行丸，乃急剂也。

还魂汤　〔尸厥〕　麻黄三钱　杏仁二十五粒　肉桂　甘草各一钱

水煎，灌服。噤口者斡开口灌之，药下立苏。

保和丸　〔食厥〕　山楂　神曲　半夏　橘红　麦芽　茯苓　菔子　连翘　黄连

加味六君子汤　〔又〕　香附钱半　白术　茯苓　陈皮　半夏各一钱　人参七分　木香　砂仁各五分　甘草三分　姜三片　枣二枚　苏叶十片

二陈汤　〔总治〕　茯苓　半夏　甘草　陈皮

补中益气汤　〔气虚〕　人参　黄芪　当归　白术　升麻　柴胡　甘草　陈皮

芎归养荣汤　〔血虚〕　川芎　当归　熟地　白芍　麦冬　杞子　黄柏　知母　甘草。

小续命汤　〔风厥〕　麻黄　人参　黄芩　白芍　甘草　川芎　杏仁　官桂　附子　防风　防己　姜①

四七汤　〔骨厥〕　半夏曲　茯苓　苏叶　厚朴　姜　枣

羌活导滞汤　〔痹厥〕　羌活　独活　当归　防己　大黄　枳实

当归拈痛汤　〔又〕　当归　羌活　炙草　黄芩　人参　茵陈　升麻　葛根　苦参　苍术　知母　泽泻　猪苓　防风　白术

安蛔散　〔蛔厥〕

乌梅丸　〔又〕　乌梅十五个　黄连七钱半　当归　川椒　细辛　附子　肉桂　人参　黄柏各三钱

醋浸乌梅取肉，捣极烂，和匀作丸，每米饮下一二十丸，或二三十丸。

芫荑散　〔又〕　芫荑　雷丸各五钱　干漆炒烟尽，一钱

每末二钱，温水调服，小儿半钱。

五兽三匮丸　〔变痿〕　鹿茸　血竭　虎胫骨　酒牛膝　金毛狗脊燎去毛，各一两，即五兽也，如法为末

另用附子一个去皮，剜去中心，入朱砂细末一两填满，又用木瓜一枚去皮，剜去中心，入附子于内，以附子末盖口，即三匮也。却以三匮坐于瓷器内，重汤蒸至极烂，取出，和五兽末打丸芡子大，木瓜酒下。

养血壮筋健步丸　〔又〕　熟地四两　酒牛膝　姜杜仲　酒当归　盐黄柏　苍术各二两　酒白芍一两半　盐黄芪　盐补骨脂　山药　五味　杞子　人参　菟丝子　白术　虎胫骨　龟板各一两　防风六钱　酒防己五钱　酒羌活三钱　猪脊髓七条

入炼蜜丸，盐汤下。

神龟滋阴丸　〔又〕　酥炙龟板四两　盐黄柏　盐知母各二两　杞子　五味子　锁阳各一两　干姜五钱

酒糊丸，盐汤下。

滋肾丸　〔又〕　酒黄柏　酒知母各一两　肉桂半钱

水丸，空心白汤下。

诸痫源流

诸痫，肾经病也。《内经》专主肾经失职，而河间则以为热甚，风燥乃其兼化，丹溪又主痰与热，士材又兼主肝肾，而或兼风火，要当据《内经》为的，诸家之说当参考，以为酌治之法，庶诸痫无遁情。经曰：二阴急为痫厥。二阴者，足少阴肾也。盖其症在肾气之厥，而邪伤在阴与筋，以肾气主少阴与枢，少阴逆而枢失，则气塞于经而上

---

①　姜　清抄本、清同治十三年刻本无“姜”。

行。少阴脉系舌本，故塞喉，音隘不容发，若兽鸣然也。经时必止者，气复反则已，是以不与癫同也。又曰：心脉满大，痫瘈筋挛。肝脉小急，痫瘈筋挛。足少阴筋病，主痫瘈及痓。盖心脉满而痫瘈者，肾逆而心火郁也。逆于肝者，肝阴先不足。而肾气逆之，故肝脉小急，亦痫瘈筋挛也。凡痫必兼瘈，少阴厥而后痫也。又曰：阳维从少阴至太阳，动苦肌肉痹，及下部不仁，又苦颠仆羊鸣，甚者失音不能言。盖阳维维于诸阳，而从少阴至诸阳，是阴为阳根也，故能维诸阳，而少阴阴邪从而至诸阳，故能塞诸阳之会，而患肌痹等症。羊鸣失音者，少阴气不至，则为喑也。又曰：阴维从少阳斜至厥阴，动苦颠痫僵仆，羊鸣失音。盖阴维从少阳至厥阴，是阳为阴鼓也，动在少阳，故能鼓诸阳而为维，而少阳既衰，阴邪遂壅，亦能全塞诸阴之会，而筋络相引，故亦患颠痫等症。此虽不拈少阴，而厥阴之方阖，亦少阴之失枢也。观《内经》之言，则诸痫为患，可识其皆由于肾矣。若河间主热，故专以清凉为主。丹溪主痰与热，故以星、半、芩、连为主，而热多者清心，痰多者行吐，然后用安神平肝，如归、地、牛黄、朱砂、青黛、柴胡、川芎、金银箔之类。士材兼主肾肝，故以为痫症之发厥，由肾中龙火上升，而肝家雷火相从而助，惟有肝风，故搐搦，搐搦则通身脂液逼迫而上，随逆气以吐出于口也。诸家之可参考如此。总而论之，诸痫之原，虽根于肾，而诸痫之发，实应五脏。如马痫之张口摇头作马嘶者，则应乎心；牛痫之目正直视腹胀作牛吼者，则应乎脾；猪痫之喜吐沫作猪叫者，则应乎肾；鸡痫之摇头反折喜惊作鸡鸣者，则应乎肝；羊痫之扬目吐舌作羊声者，则应乎肺。须各对其经而治之。而所发之候，亦可据以辨验经络。如晨朝发者，病在足厥阴肝；黄昏发者，病在足太阴脾；平旦发者，病在足少阳胆；日中发者，病在足太阳膀胱；亥时发者，病在足阳明胃；中夜发者，病在足少阴肾。须务加引经药肝，柴胡、吴萸；脾，升麻、葛根、白芍；胆，柴胡、青皮；膀胱，羌活；胃，白芷、石膏；肾，肉桂、知母、独活。《千金方》又云：先身体热，瘈疭惊啼而后发，脉浮洪者，为阳痫，病在六腑肌肤之间，易治宜妙香丸。先身冷，不惊掣啼叫，病发脉沉者，为阴痫，病在五脏骨髓之内，难治宜五生丸、引神归舍丹。此又以阴阳辨验，其法较为便捷。总之，五痫之应五脏，所以识其由。发时之分六经，所以审其病。症状之别阴阳，所以异其治。固非有矛盾也。故阳痫必由痰热客心胃，闻惊而作，甚则不闻惊亦作，宜用寒凉药。阴痫亦本痰热，缘医用寒药太过，损伤脾胃，变而成阴，宜用温补燥湿药。此施治之不可混也。然而为标为本，亦更有辨。盖痫症之成，有从标而得者，止在经脉不通；有从本而得者，必深入两肾动气。夫两肾动气，是脏腑之根，呼吸之门，生气之本也。生气者，阳从阴极而生，即苍天之气所自起之分也。故经曰苍天之气清净，则意志治，顺之则阳气固，虽有贼邪不能害，或经脉引入外感，内伤深入于根本，伤其生化之原，则命门相火，自下逆上，塞其音声，迫出鸟兽之音，遍身之液，与脾之涎沫，迫而上涌，流出于口，涎潮于心，故卒倒不知人也。小儿又有胎痫，得之母腹中，其母孕时，有所大惊，气上而不下，精气并居，故子生即发为痫疾宜烧丹丸。而从古疗痫，惟子和法最善，其法，汗吐下并施，若虚而不胜吐下者，则以豁痰清火为主如南星、木香、竹沥、菖蒲、全蝎、人参、黄芩、麦冬，所用方药无不取效宜龙脑安神丸、五痫丸、参朱丸，师其意而用之可也。至嵩崖则专取二跷治之，亦属径路可寻，其法，以昼作者为阳跷宜升阳汤，夜作者为阴跷宜四物汤加柴胡、瓜蒌、半夏、南星、黄柏、知母、远志、枣仁、菖蒲是也。此皆前人之可取以为则者也。然而痫病日久,必成窠囊宜厚朴丸,窠囊日久,中必生虫宜妙功丸,或与行痰宜追风祛痰丸,涤热宜清心温胆汤,除惊宜惊气丸,宁神宜归神丹。痫病已愈,须防再发宜断痫丹,或十全大补汤加枣仁、远志、朱砂、麦冬、金箔、银箔,必经年峻补,才保无虞,然后再加调养宜六味丸,庶乎可耳。

【脉 法】《脉诀》曰:癫痫之脉,浮洪大长。鳌按:诸痫之脉,大约沉实弦急者,皆不可治。

【诸痫症治】《纲目》曰:痰在膈间,则眩微不仆。痰溢膈上,则眩盛仆倒。鳌按:凡痰病皆然,不独痫也。而不知人,名之曰癫痫。大人曰癫,小儿曰痫,其实一也。又曰:仆倒不省,皆由邪气逆上阳分,而乱于头中也。癫痫者,痰邪逆上也,痰邪逆上,则头中气乱,头中气乱,则脉道闭塞,孔窍不通,故耳不闻声,不识人,而昏眩仆倒也。又曰:凡癫痫仆时,口中作声,将省时吐涎沫,省后又复发,时作时止,而不休息。中风、中寒、中暑、尸厥之类,则仆时无声,省时无涎,后不再发。《入门》曰:痫有五,肝曰鸡痫,心曰马痫,脾曰牛痫,肺曰羊痫,肾曰猪痫,以病状偶类故为名,其实不外乎痰火与惊,三者而已。诸方曰:胎痫宜烧丹丸。身热脉浮为阳痫,宜妙香丸。心凉脉沉为阴痫,宜五生丸。肥人多痰,宜加味寿星丸。瘦人火盛,宜清心滚痰丸。痰迷心窍,宜金箔镇心丸。痰火俱盛,宜甘遂散吐下之。因惊者,宜抱胆丸。因怒者,宜宁神导痰汤。心脏虚损,气血不足,宜滋阴宁神汤、清心温胆汤。妇人痫,宜加味逍遥散、朱砂膏。五痫,通治宜五痫丸、六珍丹、钱氏五色丸。痫愈再发,宜断痫丹。

治诸痫方二十九

龙脑安神丸 〔总治〕 冰片 麝香 牛黄各三钱 犀角 茯苓 人参 麦冬 朱砂各二两 金箔二十五方 牙硝二钱 地骨皮 桑皮 甘草各一两

蜜丸,芡子大,日三服。

五痫丸 〔总治〕 白附子五钱 半夏 南星 乌蛇 全蝎各二两 皂角二两,打碎,用水半碗,浸透,揉汁,去渣,同白矾二两煎干 蜈蚣半条 僵蚕一两半 朱砂 雄黄各一钱半 麝香三分

姜汁糊丸,每服三十丸。

此方不问新久癫痫皆治。

参朱丸 〔又〕 人参 蛤粉 朱砂等分

猪心血丸,金银汤下三十丸。

升阳汤 〔阳跷〕 连节麻黄 防风各八钱 苍术一两半 炙甘草五钱

空心服。

四物汤 〔阴跷〕 川芎 当归 白芍 熟地

厚朴丸 〔窠囊〕 黄连二两半 厚朴 川椒 川乌各两半 柴胡 吴萸 紫菀 菖蒲 桔梗 茯苓 官桂 干姜 皂角 人参各一两 巴霜五钱

蜜丸,每五六十丸,姜汤下。春夏再加黄连二两。秋冬再加厚朴二两,人参、菖蒲各两半。

妙功丸 〔生虫〕 丁香 木香 沉香 胡黄连各五钱 乳香 麝香 熊胆 大黄各两半 白丁香三百粒 轻粉四钱半 雄黄 青皮 黄芩 黄连各五钱半 黑丑 三棱 蓬术 陈皮 甘草 雷丸 鹤虱各一两 赤小豆三百粒 巴豆七粒 荞麦两六钱

作糊丸,每丸重一钱,朱砂为衣,阴干,水化服。

追风祛痰丸　〔行痰〕　半夏末二两，分二份，一皂角汁浸作曲，一姜汁浸作曲　南星三两，一半白矾水浸一日夜，一半皂角水浸一日夜　防风　天麻　僵蚕　白附子煨，皂角同炒，各一两　全蝎　枯木香　白矾各五钱

姜汁糊丸，朱砂为衣，姜汤下七八十丸。

清心温胆汤　〔涤热〕　陈皮　半夏　茯苓　枳实　姜黄连　竹茹　白术　菖蒲　香附　当归　白芍各一钱　麦冬八分　川芎　远志　人参各六分　甘草四分

分二帖，加姜三片。

惊气丸　〔除惊〕　苏子一两　附子　木香　白花蛇　僵蚕　橘红　天麻　南星各五钱　全蝎二钱半　冰片　麝香各五分　朱砂二钱半，半为衣

蜜丸，龙眼大，每一丸，薄荷汤或酒下。若去附子加铁粉，尤妙。此方专治因惊失心，遂成癫疾，发则涎潮昏塞，醒则精神若痴之症。

归神丹　〔宁神〕　块朱砂二两，入猪心内，灯草扎，酒蒸二炊久，取出另研　枣仁　茯神　人参　当归各二两　西珀　姜远志　龙齿各一两　金银箔各二十片

酒糊丸，梧子大，初服九丸，渐至二九丸，麦冬汤下。癫痫甚者，乳香、人参汤下。多梦不睡，枣仁汤下。

断痫丹　〔止痫〕　黄芪　钩藤　细辛　甘草各五钱　蛇壳一条，烧存性　蝉壳全者，四枚　牛黄一钱

枣肉丸，每二十丸，参汤下。

十全大补汤　〔又〕　人参　白术　茯苓　甘草　川芎　当归　白芍　地黄　黄芪　肉桂

加糯米。

六味丸　〔保养〕　地黄　山萸　山药　茯苓　丹皮　泽泻

烧丹丸　〔胎痫〕　元精石　轻粉各一钱　粉霜　硼砂各五分

研细，入寒食面一钱，水丸成饼，再用面裹煨黄，去面再研，水丸如米大，一岁儿五丸，二岁十丸，温水下，取下恶物为度。先服此丹，继必以四物汤入黄连再随时令加减，且令淡味，以助药力，须数月方愈。

妙香丸　〔阳痫〕　朱砂九钱　牛黄　冰片　麝香　腻粉各三钱　巴霜三十五粒　金箔九方

炼黄蜡六钱，入蜜少许和匀，每两作三十丸，每用一丸，米汤下，取利下一切恶毒痰涎为度。如要药力速行，以针刺一眼，冷水浸少时服，其效更速。此疏抉肠胃，制伏水火之剂也。

五生丸　〔阴痫〕　南星　半夏　川乌　白附子　黑豆各生用一两

姜汁糊丸，每三丸或五丸，淡姜汤送下。

引神归舍丹　〔又〕　胆星二两　朱砂一两　便附子七钱

猪心血丸，每五十丸，萱草根汤下。

加味寿星丸　〔去痰〕　姜半夏六两　南星三两　朱砂一两　西珀　枯矾各五钱　母珍珠一钱

姜汁糊丸，朱砂为衣，姜汤下三五十丸。

清心滚痰丸　〔火盛〕　酒蒸大黄　黄芩各四两　礞石同焰硝煅　犀角　皂角　朱砂各五钱　沉香二钱半　麝香五分

水丸，朱砂为衣，温水下七十丸。

金箔镇心丸　〔痰迷〕　胆星一两　朱砂　西珀　天竺黄各五钱　牛黄　雄黄　珍珠各二钱　麝香五分

蜜和，每两作三十丸，金箔为衣，每一丸，薄荷汤下。

甘遂散　〔痰火〕　甘遂末一钱，猪心血和匀，将猪心批两片，入药于内，

合，以线扎，皮纸湿包，煨熟取药出，入朱砂末一钱匀和，分作四丸，每一丸，将所煨猪心煎汤化下，如大便下恶物即止。不效，再服一丸。

抱胆丸 〔因惊〕 黑铅二两，先入铫熔化，次下水银二两，候结成砂子，再下朱砂、乳香末各一两，乘热用柳木槌研匀，丸如芡子大，每一丸，空心，井水下，病者得睡，切莫惊动，觉来即安，再服一丸，可除根矣。

宁神导痰汤 〔因怒〕 姜半夏二钱 制南星 橘红 枳壳 赤苓 甘草各一钱 姜五片

水煎。此即导痰汤也。加远志、菖蒲、黄芩、黄连、朱砂，名曰宁神导痰汤。若加香附、乌药、沉香、木香，名顺气导痰汤。加黄芩、黄连，名清热导痰汤。加羌活、白术，名祛风导痰汤。

滋阴宁神汤 〔心虚〕 川芎 当归 白芍 熟地 人参 茯神 白术 远志 南星各一钱 枣仁 甘草各三分 酒黄连四分 姜三片

加味逍遥散 〔妇人〕 白芍 白术各一钱二分 地骨皮 知母 当归各二钱 茯苓 麦冬 生地各八分 山栀 黄柏各五分 桔梗 甘草各三分

朱砂膏 〔又〕 枣仁 人参 赤苓各一两 西珀二钱半 朱砂 乳香各五钱

每末一钱，灯心、大枣汤调下，或蜜丸，薄荷汤下亦可。

钱氏五色丸 〔通治〕 珍珠另研 雄黄熬，各一两 铅三两 水银二钱半，同铅熬结砂子 朱砂五钱

再共研极细，面糊丸，小麻子大，薄荷汤下三四丸。

六珍丹 〔又〕 水银两半，用黑铅一两，同熬成屑 雄黄 雌黄 珍珠各一两 丹砂水飞，五钱

为极细末，蜜和，杵二三万下，丸梧子大，姜枣汤下五丸。

大便秘结源流大便不通 脾约症

大便秘结，肾病也。经曰：北方黑水，入通于肾，开窍于二阴。盖以肾主五液，津液盛则大便调和。若为饥饱劳役所损，或素嗜辛辣厚味，致火邪留滞血中，耗散真阴，津液亏少，故成便秘之症。此其原可按经而得之者也。若条分之，则有由胃实者，善饮食，小便赤宜七宣丸。有由胃虚者，不能饮食，小便清利宜厚朴汤。有由大肠实者，腹满，屎硬宜麻仁丸。有由血虚者，液枯发渴宜益血润肠丸。有由热秘者，面色赤，六脉数实，胀闷，口舌疮，时欲得冷宜四顺清凉饮，参用木香槟榔丸，重者承气汤。有由冷秘者，面色白而黑，六脉沉迟，小便清白，时欲得热宜藿香正气散加官桂、枳壳。有由风秘者，风搏肺脏，而肺与大肠表里，因传大肠宜润肠丸，小续命汤去附子，倍芍药，加竹沥。有由气秘者，气不升降，谷气不行，善噫宜苏子降气汤加枳壳。有由相火游走脏腑者宜大黄牵牛散。有由血热者宜当归润燥汤。有由风热郁滞者宜疏风润肠丸。有由血分枯燥者宜润麻丸。有由津液亡失，或枯竭者宜苁沉丸、五仁丸。有由幽门不通者宜通幽汤。有由三焦不和，气不升降，胸膈痞满者宜搜风润肠丸。有由气壅滞而兼有热者宜四磨汤、六磨汤。有由本有风病而大便秘者宜皂角丸。有由病后血气未复，或产后去血过多，及发汗利小便者宜八珍汤倍当归加肉苁蓉、苏子。有妇人风秘者宜大麻仁丸。至老人便秘，亦各有故，不可概施方剂。如由肠胃积热，致二便燥涩宜疏风顺气丸。如专由风秘宜小皂角丸。如由虚而兼

风秘宜二仁丸。如由虚而兼气秘宜橘杏丸。如由虚而兼血秘宜苏麻粥、三仁粥。皆当分别。然总之老年气血虚津液往往不足，切不可轻用硝黄，恐重竭其津液，致秘结更甚也总治宜八珍汤倍当归加肉苁蓉、苏子、杏仁、陈皮。倘或阴寒，脉却实，又微觉躁，宜于温暖药中略加苦寒，以去热躁，躁止即勿加。如阴躁，刻欲就冷，两尺虚，或沉细而迟，不得用寒药宜理中汤极冷服。如或不效，则用外导之法宜蜜煎，加盐、皂角各五分，冷秘宜酱瓜姜，热秘宜猪胆汁。

【脉　法】　《医鉴》曰：大便秘结，脾脉沉数，下连于尺，为阳结。二尺脉虚，或沉细而迟，为阴结。右尺脉浮为风结。又曰：老人虚人秘结，脉雀啄者难治。《回春》曰：燥结之脉，沉伏勿疑，热结沉数，虚结沉迟，若是风燥，右尺浮肥。

【秘结症治】　仲景曰：脉浮而数，能食不大便，此为实，名曰阳结，期十七日当剧。脉沉而迟，不能食，身体重，大便反硬，名曰阴结，期十四日当剧。《入门》曰：燥属少阴津液不足，以辛润之。结属太阴有燥屎，以苦泄之。易老曰：实秘者，物也，虚秘者，气也。丹溪曰：实秘宜涤荡肠胃，开结软坚，如硝、黄、枳实、厚朴、承气汤之类是也。虚秘宜滋养阴血，润燥散结，如归、地、桃仁、麻仁、黄芩、润燥汤之类是也。海藏曰：桃杏仁俱治大便秘，当以气血分之。昼则便难，行阳气也，宜杏仁；夜则便难，行阴血也，宜桃仁。老人虚人大便燥秘，脉浮在气，宜杏仁、陈皮；脉沉在血，宜桃仁、陈皮。所以俱用陈皮者，以手阳明大肠与太阴肺为表里也。东垣曰：血燥，以桃仁、酒大黄通之；气燥，以杏仁、枳实通之；风燥，以麻仁、大黄利之；气涩不通，以郁李仁、皂角仁润之；气壅便秘，以人参、归身、麻仁、大黄开之。

【秘结导引】　《保生秘要》曰：以舌顶上腭，守悬痈，静念而液自生，俟满口，赤龙搅动，频漱频吞，听降直下丹田，又守静，咽数回，大肠自润，行后功效。

【运　功】　《保生秘要》曰：左手抚脐，用意推旋开五脏，向后落大肠，九曲行去，或升肾水洗润大肠，九曲而通泻之。

大便不通　亦肾病也。盖秘结者，不过时常燥结，艰于下利而已。若不通，则往往十日半月不便，闭塞阻隔，甚至胸腹胀满，气闷欲绝。而其原则各有由：大约热邪入里，则胃有燥屎，三焦伏阳，则泽液中干。此固由大肠之挟热者也宜润肠丸。虚人阴冷而血干枯，老人阳衰而气道塞，此则由大肠之挟冷者也宜润肠汤。腹胀痛闷，胸痞咳呕，此又由宿食留滞者也宜脾积丸。肠胃受风，干燥涸涩，此又由风气燔灼者也宜大麻仁丸。肺气壅蔽不能下降大肠，而诸气之道路因以闭塞，噫逆泛满，此又由气失升降之常者也宜桔梗枳壳汤。然则大便之不通，夫岂可与秘结之症，同焉混视哉？

【大便不通症治】　《正传》曰：久病腹中有实热，大便不通，润肠丸微利之，不可用峻利之药。《医鉴》曰：大便闭，服承气汤之类不通者，四物汤加槟榔、枳壳、桃仁、红花。又曰：大便不通，宜灵宝丹、大黄饮子。老人虚人，宜润肠丸、润肠汤。妇人宜通神散，产前后宜调导饮，外治宜宣积丸、提盆散。丹溪曰：古方通大便，皆用降气之剂。盖肺气不降则大便难于传送，用杏仁、枳壳、沉香、诃子等是也。老人虚人风人，津液少而秘者，宜以药滑之，用麻仁、脂麻、阿胶等是也。若妄以峻剂逐之，则津液走，气血耗，虽暂通而即复秘，或更生他病矣。

脾约 液枯症也。仲景论阳明伤寒自汗出，小便数，则津液内竭，大便必难，其脾为约，脾约丸主之。盖液者，肺金所布，肺受火烁，则津液自竭，而不能行清化之令，以输于脾，是肺先失传送之职，脾亦因爽转输之权，而大便有不燥结者乎？但仲景以脾约丸主之，恐只宜于古，而不尽宜于今，盖古人壮实，开泄犹可，今人气血多有不充。此丸以大黄为君，当大病后，或东南人虚羸，恐虽热甚，而偶误服此，必脾愈弱而肠愈燥也。故本病只宜以滋养阴血，使阳火不炽为上宜当归润燥汤、苁沉丸、润肠丸。必审知其人强壮，或热结太甚，或西北充实之人，犹可以脾约丸投之，否则宜谨慎也。

【脾约症治】 成无己曰：胃强脾弱，约束津液不得四布，但输膀胱，故小便数而大便难，制脾约丸以下脾之结燥。丹溪曰：脾约症，在西北以开结为主，在东南以润燥为功。

治大便秘结方三十一

七宣丸 〔胃实〕 大黄一两 木香 槟榔 诃子皮各三钱 桃仁十二粒

蜜丸，水下五十丸，以利为度。

厚朴汤 〔胃虚〕 厚朴 陈皮 白术 甘草 枳实 半夏曲 姜 枣

麻仁丸 〔大肠实〕 麻仁 杏仁 厚朴 枳实 赤芍药 大黄

蜜丸，每二十丸，临卧服，取利。

益血润肠丸 〔血虚〕 当归 熟地 荆芥 枳壳 麻仁 杏仁 苁蓉 苏子

将熟地、麻仁、杏仁同杵千下，加蜜丸，空心下五六十丸。

木香槟榔丸 〔热秘〕 木香 槟榔 枳壳 杏仁 青皮 皂角 郁李仁 半夏曲

四顺清凉饮 〔又〕 大黄 甘草 当归 赤芍各一钱

加薄荷十叶。

承气汤 〔又〕 大黄 芒硝 厚朴 枳实 姜

藿香正气散 〔冷秘〕 茯苓 白芷 紫苏 藿香 厚朴 白术 陈皮 桔梗 半夏 大腹皮 甘草

润肠丸 〔风秘〕 麻仁另研 羌活 大黄 归尾 桃仁另研

蜜丸。

小续命汤 〔又〕 麻黄 人参 黄芩 赤芍 川芎 甘草 杏仁 官桂 防己 防风 附子 姜

苏子降气汤 〔气秘〕 苏子 半夏 厚朴 前胡 陈皮 甘草 当归 沉香 姜

虚加肉桂、黄芪。

八珍汤 〔病后〕 人参 茯苓 白术 炙草 川芎 当归 白芍 熟地

理中汤 〔阴躁〕 人参 干姜 白术 甘草

大黄牵牛散 〔相火〕 大黄一两 黑牵牛头末，五钱

共为末，每三钱，手足冷者酒调下，手足热者蜜汤下。

当归润燥汤 〔血热〕 当归 大黄 熟地 甘草 桃仁 麻仁各一钱 生地 升麻各七分 红花二分

先取七味煎至半，入桃仁、麻仁再煎至半，空心服。

疏风润肠丸 〔风热〕 麻仁二两半 桃仁二两 皂角烧，存性，两三钱 大黄 羌活各一两 防风 当归各三钱

蜜丸，白汤下。

皂角丸　〔风人〕　羌活　防风　牙皂　枳壳　桑皮　槟榔　杏仁　麻仁　白芷　陈皮等分

蜜丸，汤下三五十丸。有热加大黄。

润麻丸　〔血燥〕　麻仁　桃仁　生地　当归　枳壳各一两

蜜丸，白汤下。

苁沉丸　〔亡津〕　肉苁蓉二两　沉香一两

麻仁汁打糊丸，空心，米饮下。

五仁丸　〔又〕　橘红四两，另研　桃仁　杏仁各一两　柏子仁五钱　郁李仁二钱　松子仁一钱二分半

各另研，蜜丸，空心，米饮下。

通幽汤　〔幽门秘〕　升麻　桃仁　归身各钱半　生地　熟地各七分　炙草　红花各二分

煎好，调槟榔末五分服。

搜风润肠丸　〔三焦〕　郁李仁一两　木香　槟榔　青皮　陈皮　沉香　槐角　枳壳　枳实　三棱　煨大黄各五钱

蜜丸，空心米饮下。一方加莱菔子五钱，更妙。

四磨汤　〔气滞〕　槟榔　乌药　木香　沉香等分

各浓磨水，共取盏中七分，煎三五沸，微温服。

六磨汤　〔兼热〕　即上四磨汤加大黄、枳壳等分，磨浓汁服。

大麻仁丸　〔妇人〕　木香　槟榔　枳壳各一两　麻仁　炒大黄各三钱

蜜丸。

疏风顺气丸　〔肠胃热〕　大黄酒蒸七次，五两　车前子二两半　郁李仁　槟榔　麻仁　酒菟丝子　酒牛膝　山药　萸肉各二两　枳壳　防风　独活各一两

蜜丸。

此方专治大便秘结，真良方也。久服精神康健，百病不生，尤宜老人。

小皂角丸　〔风秘〕　皂角炙　枳壳炒，等分

蜜丸。

二仁丸　〔又〕　杏仁　麻仁　枳壳　诃子肉等分

橘杏丸　〔气秘〕　橘皮　杏仁等分

蜜丸。

苏麻粥　〔顺气〕　苏子　麻仁

不拘多少，等分水浸，研滤取汁，和粳米作粥食。

三仁粥　〔老虚〕　桃仁　海松子仁各一合　郁李仁一钱

捣烂取汁，和米作粥服。

治大便不通方十四

润肠丸　〔挟热〕　当归　生地　枳壳　桃仁　麻仁等分

蜜丸。

鳌按：此方酌加大黄、黄芩亦可。

润肠汤　〔挟冷〕　麻仁盏半，水研，滤去皮，取汁　脂麻半盏，水研，取汁　桃仁研泥，一两　荆芥穗为末，一两

共合和，入盐少许煎，代茶饮之，以通利为度。

半硫丸　〔冷甚〕　姜半夏末　硫黄研极细，等分

姜汁浸蒸饼丸，姜汤或酒下三五十丸。

大麻仁丸　〔风秘〕　方详上。

桔梗枳壳汤　〔气壅〕

四物汤　〔润血〕　川芎　当归　白芍　生地

灵宝丹　〔推积〕　木香　沉香　乳香各五分　巴霜二钱

大枣三枚，蒸取肉打丸，绿豆大，每服二丸，或三丸，凉水送下。如欲利三

行，先吃凉水三口，然后用凉水送下。如欲五行、六行，依数吃水。

大黄饮子　〔热燥〕　生地二钱　煨大黄　杏仁　栀子　升麻　枳壳各一钱　人参　黄芩　甘草各五分　姜五片　豉二十一粒　乌梅一个

润肠汤　〔久闭〕　蜂蜜一两　香油五钱　朴硝一撮

水一杯，煎数沸。

通神散　〔妇人〕　大黄　芒硝　桃仁　郁李仁各一两　木香五钱

每末二钱，米汤下。

脾积丸　〔宿食〕蓬术一两半　三棱一两　青皮五钱　良姜以醋煮，切片，焙干　木香　百草霜　巴霜各二钱半

面糊丸，麻子大，陈皮汤下五七十丸。

调导饮　〔产前后〕　当归　川芎　防风　枳壳各一钱二分　甘草三分　姜三　枣二

空心，煎服。

宣积丸　〔外治〕　巴豆去壳　干姜　韭子　良姜　硫黄　甘遂　槟榔等分

饭丸，如鸡子黄大，早朝先以椒汤洗手，麻油涂手，掌握药一丸，移时便下。欲止，则以冷水洗手。

提盆散　〔又〕　草乌为极细末，葱白一枚，切去根，其头上有汁湿，蘸草乌末纳肛门中即通。此即霹雳箭，能治大小便不通。

治脾约症方四

脾约丸　〔总治〕　大黄蒸，四两　枳实　厚朴　赤芍各二两　麻仁两半　杏仁一两二钱半

蜜丸，空心，汤下五十丸。

炊沉丸　〔又〕　方详上。

润肠丸　〔又〕　杏仁　麻仁　枳壳　陈皮各五钱　阿胶珠　防风各二钱半

蜜丸，每五十丸，老人苏子汤下，壮者荆芥汤下。

当归润燥汤　〔又〕　当归　大黄　熟地　甘草　桃仁　麻仁各一钱　生地　升麻各七分　红花二分

先将七味煎至半，入桃仁、麻仁煎至半，空心服。一名润燥汤。

杂病源流犀烛　卷十

心包络病源流

手厥阴心包络之脉，起于胸中，出属心包络，下膈，历络三焦。其支者循胸，出胁，下腋三寸，上抵腋下，循臑内行太阴少阴之间，入肘中，下臂行两筋之间，入掌中，循中指出其端。支者别掌中，循小指次指出其端，次注手少阳三焦。每日戌时，周身气血俱注于心包络经。手厥阴心包络经，少气而多血。

《灵兰秘典》论十二官无心包络，但曰：膻中者，臣使之官，喜乐出焉。按：心包络在心下横膜之上，竖膜之下，其与横膜相粘，而黄脂裹者，心也。脂膜之外，有细筋膜如丝，与心肺相连者，心包也。其地正值膻中，且位居相火，代君行事，实臣使也。然则《秘典》之言膻中，其即为心包无疑矣，故心为君火，居广明以建极，以照临十二官。经曰：君火不用，尊之极也。然火为地二所生，君火虽不用，有奉天行职。又不得同于君火者，心包所以主相火也。夫相火本属少阳胆，相火之用，专属阳明胃腐熟水谷，何以心包主之也？盖以人之相火，起于少阳胆，遂游行于三焦，而督署之以为阳明腐水谷之正者，实心包也。故经曰：阳明居午以阳明当相火夏令，不言心包，而心包之能督署自见矣。此以知阳明之经之职，总摄于心包，而胆也、胃也、三焦也，总与心包同一职矣。所以《难经》曰：手心主少阳火，生足太阴阳明土，右尺巳午，即其位也。盖手心主者，心包之别名，去腕二寸曰内关，出于两筋之间，循经以上系于心包。心系气实，则病心痛，心中大热，手心热，面黄，目赤，笑不休，臂肘挛急，腋肿，甚则胸胁支满；虚则烦心，手心热，心澹澹大动，然虚不可补，此皆取之两筋间也。古人云：心包络痛，必连及少阳、少阴。夫亦可以知其故矣。

【心包症治】　《灵枢》曰：少阴者，心脉也。心者，五脏六腑之大主也，为帝王精神之所舍，其脏坚固，邪不能容，容之则伤心，心伤则神去，神去则死矣。故诸邪在于心者，皆在心之包络，包络者，心主之脉也，故少阴无输也。《正传》曰：心包络，实乃裹心之膜，包于心外，故曰心包络也。《医旨》曰：包络虚，宜钱氏安神丸。虚而挟热，醒心散。包络实热，宜犀角地黄汤、十味导赤散。

治心包络病诸药要品及方四

心包络虚宜养心当归　川芎　血竭　没药　茯神

心包络实宜泻火朱砂　丹皮　犀角　生地　山栀子　当归　黄芩　黄连　黄柏

钱氏安神丸　〔因虚〕　朱砂一两　麦冬　牙硝　茯苓　山药　寒水石　甘草各五钱　冰片二分

蜜和，一两作三十丸，每丸，砂糖水化下。

醒心散　〔虚热〕　人参　麦冬

远志　五味　茯神　生地　菖蒲等分

犀角地黄汤　〔实热〕　犀角　生地　黄芩　黄连　大黄

十味导赤散　〔又〕　地骨皮　黄连　黄芩　麦冬　半夏　茯神　赤芍　木通　生地　甘草各五分

加姜五片。

附载：仲景分别标本方药

标泻心汤　犀角地黄汤

本桃仁承气汤

三焦病源流

手少阳三焦脉，起于小指次指之端，上出二指之间，循手表腕，出臂外两骨之间，上贯肘，循臑外，上肩，而交出足少阳之后，入缺盆，布膻中，散络心包，下膈，循到三焦。其支者，从膻中上出缺盆，上项，系耳后直上，出耳上角，以屈下颊至頔顯。其支者从耳后入耳中，出走耳前，过客主人前交颊，至目锐眦，次注足少阳胆经。每日亥时，周身气血俱注于三焦。手少阳三焦经，少血而多气。

经曰：上焦出胃口，并咽，以上贯膈而布胃中。中焦亦并在胃中，出上焦之后。下焦别回肠注于膀胱。而于阳明胃之脉，则曰循喉咙，入缺盆，下膈属胃。其直者，从缺盆下乳内廉。其支者，起胃口，下循腹里，下至气街。此与三焦同行在前，故知三焦者，实胃部上下之匡廓。三焦之地，皆胃之地。三焦之所主，即胃之所施，其气为腐熟水谷之用，与胃与太阴脾之前，为相火所居所游之地。故焦也者，固以熟物为义也。然则三焦虽有上中下之分，而所由以分者，不俱从胃言之欤，何则？人之心下为膈膜，膈下为胃，其上口曰贲门，在脐上五寸上脘穴分，是为上焦。脐下四寸为中脘穴，即中焦，肺脉起中焦在此。脐上二寸为下脘穴，即胃下口传入小肠处，曰幽门者，是为下焦。论三焦地分，虽不过四寸之间，而论三焦所主部位，则上焦之胃上口，承接心肺，其所主部位自在膈以上一段。下焦之胃下口，下输水谷于小肠，而小肠之水液，渗入膀胱以注前阴，小肠之滓秽，转输大肠以注后阴，则下焦所主部位，自在脐腹以下一段。若膈之下，脐腹以上，中间一段胃实居之，则胃之正中，正中焦所主之部分也。古人云：上焦如雾者，状阳明化物之升气也。云中焦如沤，又云如沥者，状化时沃溢之气也。云下焦如渎者，状挤泌流水之象也。古人诚见乎三焦之气化，一皆胃之气化，一皆相火之所成功耳，乃后以三焦为无状，空有名，皆不知其为匡廓于阳明也。故其病而燥，实则有耳鸣，喉痹肿痛，耳后连目锐眦痛，肩臑痛，内外皆疼，头面赤热，赤白游风等症虚则有腹寒，短气，少气等症。如或板滞窒塞，则三焦之气滞也，急当调之，使一气流通。

【三焦传受】　《灵枢》曰：上焦出于胃上口，并咽以上，贯膈而布胸中，走胁循太阴之分而行，还至阳明，上至舌下，足阳明常与荣俱行于阳二十五度，行于阴亦二十五度，为一周，而复大会于手太阴，命曰卫气也。中焦亦并胃中，出上焦之后，此所受气者，泌糟粕，蒸津液，化其精微，亦注于肺脉，乃化而为血，以奉生身，莫贵于此，故独得行于经隧，命曰荣气也。下焦者，别回肠，注于膀胱而渗入焉，故水谷者，常并居于胃中，成糟粕而俱下于大肠，而成下焦，渗而俱下，挤泌别汁，循下焦而渗入膀胱焉。《入门》曰：心肺若无上焦，何以宗主荣卫？脾胃若无中焦，何以腐熟水谷？肝肾若无下焦，何以疏决津液？无形而有用，主持诸气，三焦水谷之道路，气之所终始也。

【三焦症治】　《灵枢》曰：鼻柱中央起，三焦乃约。又曰：小腹肿痛，不得小便，邪在三焦约也。海藏曰：上焦如雾，雾不散，则为喘满，此出而不纳也。中焦如沤，沤不利，则为留饮不散，久为中满，此上不能纳，下不能出也。下焦如渎，渎不利，则为肿满，此上纳而下不出也。《入门》曰：三焦为丙火之府，故其发也，为无根之相火。《内经》曰：三焦为上中下水谷之道路，其病宜通利二便。《医鉴》曰：三焦病，宜三和散、枳壳丸、木香槟榔丸。

治三焦病诸药要品及方七

实宜清热凉血　苏子　知母　元参　黄芩　童便　贝母　麦冬　黄柏　山栀　黄连　射干　甘草　犀角　天冬　白芍　生地　蒲黄　牛膝　桔梗　薄荷　花粉　丹皮　连翘　赤芍　苎根　蓝汁　红蓝花　牛蒡子　山豆根　山茨菰　千金子　枇杷叶　五味子　甘蔗汁　梨　柿　三焦实兼宜降气

虚宜补中益气　人参　白术　黄芪　麦冬　沉香　益智仁　五味子

滞宜调气通塞　木香　香附　苍术　砂仁　白蔻仁　紫苏根

三和散　〔总治〕　川芎一钱　沉香　紫苏叶　大腹皮　羌活　木瓜各五分　木香　白术　槟榔　陈皮　炙草各三分

此方兼治诸气郁滞，或胀或痛。

枳壳丸　〔又〕　枳壳二两　陈皮一两　槟榔五钱　木香二钱半　黑牵牛子四两，一半生用，一半炒熟，捣取头末，一两半，余不用

蜜丸。

此方专治三焦约，大小便不通。

木香槟榔丸　〔又〕　半夏曲　皂角去弦、子，酥炙　郁李仁去壳，另研，各二两　木香　枳壳　杏仁　槟榔　青皮各一两

共为末，另以皂角四两，打碎浸浆水，去渣，揸揉熬膏，入蜜少许和丸，空心，姜汤下。

此方疏导三焦，快气顺肠。

凉膈散　〔上焦热〕　连翘二钱　大黄　芒硝　甘草各一钱　薄荷　黄芩　山栀各五分　竹叶七片　蜜少许

煎至半入硝。

桃仁承气汤　〔中焦热〕

立效散　〔下焦热〕瞿麦四钱　山栀二钱　甘草一钱　姜　灯心

导赤散　〔又〕　生地　木通　甘草各一钱　竹叶七片

附载：仲景大法及分别标本方药

上焦不归噫而吞酸上焦之脉不归也

中焦不归不能消谷引食荣卫皆虚中焦之脉不归也，三焦无倚，寸口微濡

下焦不归则遗溺　下焦之脉不归也

三焦实　麻黄　元参　山栀　黄芩　连翘

三焦虚　附子　硫黄　肉苁蓉　补骨脂　阳起石

三焦大热　石膏

三焦大寒　肉桂

标　有汗，桂枝、黄芪、白术、石膏、地骨皮；无汗，麻黄、荆芥、薄荷、金沸草

本　肉桂　黄芪　熟地　益智仁

胆病源流

足少阳胆脉，起于目锐眦，上抵头角，下耳后，循颈行手少阳之前，至眉上却交出手少阳之后，入缺盆。其支者，从耳后入耳中，出走耳前，至目锐眦后。其

支者，别锐眦，下大迎，会于手少阳，抵于䪼，下加颊车，下颈合缺盆，以下胸中贯膈，络肝，属循胁里，出气街，绕毛际，横入髀厌中。其直者从缺盆下胁，循胸，过季胁，下合髀厌中，以下循髀阳，出膝外廉，下外辅骨之前，直下抵绝骨之端，下出外踝之前，循足跗上，入小指次指之间。其支者别跗上，入大指之间，循大指歧骨内出其端，还贯爪甲，出三毛，次注足厥阴肝经。每日子时，周身气血注于胆。足少阳胆经，多气少血。

胆为中正之官，决断出焉。又为中清之府，主藏而不主泻。则其所主，异于他脏腑矣。其府之气，直得先天甲气，而起于少阴，发于厥阴，乃二阴之真精所生，以为一阳之妙运也。经曰：少阳连肾，肾上连肺。夫少阳起于夜半之子，为肾之天根，其气上升，以应肺之治节。为肾天根，则通乎下，应肺治节，则通乎上。其所以能通乎上下者，以其为中和之极也。惟通乎上下，故得游行三焦。且即三焦之所治，以致用阳明，故十一经皆藉胆气以为和。经曰：少火生气。以少阳即嫩阳，为生气之首也。是以肝之为用，能起九地而升地德，亦能出三阳而布天德，皆少阳之妙运也，亦十一经所以取决于胆之故也，岂特为中正之官，为五神之决断已哉？然其为腑，有独居于清静宁谧，而出其冲和之气，以温养诸脏者，宜其有中清之目矣。若夫动而为病，实则口苦，耳聋，鼻渊，善太息，心胁痛，不能转侧，甚则面尘，体无膏泽，足外热，头额痛，目锐眦痛，缺盆中肿痛，腋下肿痛，马刀挟瘿，胸中胁肋髀膝，外至胫绝骨外踝前及诸节皆痛，汗出，振寒疟。虚则易惊，或不得眠，身寒潮热。而潮热在平旦，由气中之火实，上主于肺。潮热在日晡，由血中之火实，下主于肾。察其在气在血，有汗无汗，咸佐以柴胡、丹皮、地骨皮，大实更加大黄下之，得其治矣。卮言曰：胆者，澹也，清净之府无所受输，澹澹然者也。士材曰：胆者，担也，中正之官，决断出焉，犹人之正直无私，有力量善担当者也。二家释胆字，俱有义理，耐人寻味。

【胆病症治】 子和曰：胆者，敢也，惊怕则胆伤矣。又曰：面青脱色，胆腑受怖也。《入门》曰：胆候咽门，故热壅则生疮肿痛。又曰：胆病多寒热。又曰：胆虚则恐畏不能独卧，实则易怒。又曰：胆虚则不卧，胆实则多睡。又曰：小柴胡汤，乃少阳经之药，水煎，澄清温服，则能入胆。

【胆绝候】 《灵枢》曰：胆绝者，耳聋，百节皆纵，目直视如惊，绝系。绝系者，一日半日死。其死也，色先青，白乃死矣。《脉经》曰：胆绝七日死，何以知之？眉为之倾。

治胆病诸药要品及方十

胆实宜用和解 柴胡 黄芩 半夏 生姜 甘草陈皮 天冬 甘菊 生地 沙参 元参 薄荷 知母 山萸 白蒺藜 龙胆草 丹皮

胆虚宜补胆气 人参 当归 甘草 竹茹 竹叶谷精草 决明子 白芍 枣仁 陈皮 木贼草 茯神

半夏汤 〔胆实〕 生地 枣仁各五钱 半夏 生姜各三钱 远志 赤苓各二钱 黄芩一钱 黍米二合

长流水煎，澄清服。

此方专治胆经实热烦闷。

十味导赤散 〔又〕 地骨皮 黄连 黄芩 麦冬 半夏 茯神 赤芍 木通 生地 甘草各五分 姜五片

此方能治胆热，兼治心脏实热烦渴，

惊悸，口疮。

当归龙荟丸　〔又〕　龙胆草　当归　山栀　黄连　黄柏　黄芩各一两　大黄　芦荟　青黛各五钱　木香二钱半　麝香五分

蜜丸。

此方专治肝胆实热胁痛。

泻青丸　〔又〕　龙胆草　当归　川芎　山栀　大黄包煨　羌活　防风等分

蜜丸，芡子大，每一丸，竹叶汤同砂糖温水化下。

此方治胆实。

清肝凉胆汤　〔又〕　白芍一钱半　川芎　当归各一钱　柴胡八分　山栀　丹皮　龙胆草各四分

此方专治肝血虚，胆汁少，有怒火。

仁熟散　〔胆虚〕　柏子仁　熟地各一钱　人参　五味子　枳壳　山萸　肉桂　甘菊　茯神　杞子各七分半

煎服。或为末，酒下二钱。

此方专治胆虚恐畏，不能独卧。

加味温胆汤　〔又〕　香附二钱四分　橘红一钱二分　半夏　枳实　竹茹各八分　人参　茯苓　柴胡　麦冬　桔梗各六分　甘草四分　姜三　枣二

一名参胡温胆汤。

此方专治心胆虚怯，触事易惊，涎与气搏，变生诸症。

加减温胆汤　〔又〕　茯神　半夏　枳实　陈皮　山栀　白术　黄连　麦冬各一钱　当归　枣仁　竹茹各八分　人参六分　甘草三分　姜三　枣二　乌梅一个

水煎，和竹沥半盏，调朱砂末五分服。

此方专治胆虚惊疑，如人将捕，神不守舍。

琥珀定志丸　〔又〕　南星八两，先掘地作坑，置炭十八斤，烧红去灰净，好酒十余斤倾坑内，瓦盆盛南星安其中，盖覆，以炭火拥定，勿令泄气，次日取出为末，人乳粉姜制、人参、茯苓、茯神各三两，块朱砂纳公猪心内，线扎，悬砂罐中，入好酒二碗煮，菖蒲猪胆汁炒、远志肉猪胆汁拌炒，再用姜汁制，各二两，西珀一两，蜜丸，卧时服，姜汤下。

此方专能扶肝壮胆，管辖神魂，治一切惊战虚弱气乏之疾。

十四友丸　〔又〕　龙齿另研，二两　熟地　枣仁　茯苓　茯神　人参　肉桂　远志　阿胶　当归　黄芪　柏子仁　紫石英煅，另研，各一两　朱砂五钱

蜜丸，枣汤下。

此方能补心肝虚，神志不宁。

附载：仲景分别标本方药

标　柴胡

标之本　柴胡葛根汤

本　花粉

本之本　大柴胡汤

肝病源流

肥气　胠胁肋痛　腋臭、漏腋

足厥阴肝经脉，起于大指丛毛之际，上循足趺上廉，去内踝一寸，上踝八寸交出太阴之后，上腘内廉，循股阴，入毛中，过阴器，抵小腹，挟胃到肝络胆，上贯膈，布胁，循喉咙之后，上入颃颡，连目系，上出额，与督脉会于巅。其支者从目系下颊里，环唇内。其支者复从肝别贯膈，上注肺，次仍还注手太阴肺经。每日丑时，周身气血俱注于肝。足厥阴肝经，少气而多血。

肝于五脏为独使，为将军之官，合少阳胆为游部，居脾之下，肾之前，微偏左。其位在少腹。其地在血海。其部在两胁两胠。其经起于足指，通于巅顶。其脏

为太少二阴之交尽处。其表为少阳胆，故一阳发生之气，起于厥阴，而一身上下，其气无所不乘。肝和则生气，发育万物，为诸脏之生化，若衰与亢，则能为诸脏之残贼，故又与胆同为少阳。而厥阴兼乎少阳之肝，与少阳根乎厥阴之胆，相为表里，是以其脏主春，其德属木，惟其地为血海，故其脏为血脏，其部为血部，而其职主藏血而摄血，其主又在筋，能任筋骨劳役之事，为罢极之本，其精上荣于目，而兼通于耳。惟其德属木，故其体本柔而刚，直而升，以应乎春。其性条达而不可郁，其气偏于急而激暴易怒，故其为病也多逆，逆则头痛耳聋，颊肿目瞑，两胁下痛引少腹，善怒善瘈，四肢满闷；虚则目无见，耳不聪，善恐，如人将捕之。经病则腰痛不可俯仰，丈夫㿉疝，妇人少腹肿，甚则嗌干，面尘，色脱，遗溺癃闭。其郁与胜，必侵及乎脾，脾受木邪，则胸满，呕逆，飧泄。总而计之，其为寒热虚实，邪气侵克，本经自病，与经气相加，种种诸症，其由肝之不足者，固可勿论，即属有余，亦由肝之阴不足，故有郁胜所生病也。夫肝气之逆，因肝志之郁，然虽郁，不可用攻伐，故经曰以辛散之，以辛补之也。肝火之实，因肝血之虚，然既虚，则不得废滋养，经故曰：以酸收之，以甘缓之也。然则肝无补法一语，不且遗千古之祸哉！至若阴邪犯入，必阴厥，阴厥宜温，是补肝之气也。阴虚不荣，必阳厥，阳厥宜清，是凉肝之血也。气则温补，血则清凉，尚何有肝木之病哉？薛氏清肝火，补肝血两言，洵足为医林炯鉴。

【肝病原由症治】　《灵枢》曰：有所坠堕，恶血留内，有所大怒，气上不下，积于胁下则伤肝。又曰：邪在肝，则两腋中痛，寒中，恶血在内。又曰：肝藏血，血舍魂，肝气虚则恐，实则怒。《内经》曰：肝病者，两腋下痛引少腹，令人善怒。又曰：肺传之肝，病名肝痹，一名厥，胁痛，出食，肝热者，色苍而爪枯。又曰：大骨枯，大肉陷，胸中气满，腹内痛，心中不快，肩耸身热肉脱，目眶陷，真脏见，目不见人，立死。其见人者，至其所不胜之时死。注云：不胜之时，庚辛月也。又曰：肝藏血，血有余则怒，不足则恐。又曰：肝病者，平旦慧，下晡甚，夜半静。又曰：肝苦急，急食甘以缓之。注云：肝苦急，是其气有余也。又曰：肝欲散，急食辛以散之。又曰：肝病忌当风。《难经》曰：外症面紫而青，善怒。内症脐左有动气，按之牢若痛，其症四肢满闭，脉涩，便难，转筋。有是者肝也，无是者非也。《入门》曰：人动则血运于诸经，静则血归于肝脏，肝主血海故也。

【肝绝候】　《灵枢》曰：足厥阴气绝则筋绝。厥阴者，肝脉也。肝者，筋之合也。筋者，聚于阴器而络于舌本也。故脉不荣则筋急，筋急则引舌与卵，故唇青舌卷卵缩，则筋先死，庚日笃，辛日死。又曰：厥阴绝者，中热嗌干，心烦善尿，甚则舌卷卵缩而终矣。仲景曰：唇吻反青，四肢伸缩，汗出者，肝绝也。《脉经》曰：脉绝八日死。何以知之？面青，但欲伏眠，目不见，汗如水不止。

【肝气滞涩保养法】　《保生秘要》曰：凡人气旺则血荣而润泽，气绝则血枯而灭形，故气虚弱滞涩而成病。如滞于肝，则肝气不顺，或挪胁而疼，或成疸症，或传目疾，或成疯患，诸风掉眩，皆属于肝也。春月木旺，宜常嘘吸为补泻之法，和其肝气，勿食诸肝，以免死气入肝，伤其魂也。宜烧苍术香，清晨饮屠苏酒、马齿苋，以祛一年不正之气。大抵阳春初升，景物融和，当眺览园林，寻春郊外，以畅春生之气。

【肝脏修养法】　《养生书》曰：常以正二三月朔旦，东面平坐，叩齿三通，吸震宫青气入口，九吞之，闭气九十息。

【导引法】　臞仙曰：可正坐，以两手相重按胠下，徐缓身左右各三五度，又可正坐，两手拽相叉，翻覆向胸三五度，此能去肝家积聚风邪毒气。

肝之积，曰**肥气**。在左胁下，状如覆杯，有足，似龟形，久则发咳呕逆，脉必弦而细，宜肥气丸、增损五积丸，皆肝家气血两虚，肝气不和，逆气与瘀血相并而成，治法宜和肝散结。

【脉　法】　《纲目》曰：肝有积，其脉弦长。

胠胁肋痛　肝经病也。盖肝与胆二经之脉，布胁肋，肝火盛，木气实，故流于胠胁肋间而作痛。凡人肩下曰髆。髆下曰臑。臑对腋，腋下为胠。胠下为胁。胁后为肋。肋下为季肋，俗名肋梢。季肋之下为腰。部分如此。今胠胁肋痛，固由于肝邪之实。而所谓肝邪者，不越气、血、食、痰、风寒五端，试先言五者之由，再详症之所属。一曰气郁，由大怒气逆，或谋虑不决，皆令肝火动甚，以致胠胁肋痛宜沉香降气散、枳壳煮散、枳壳散、桂枝汤、小龙荟丸。一曰死血，由恶血停留于肝，居于胁下，以致胠胁肋痛，按之则痛益甚宜小柴胡汤合四物汤，加桃仁、红花、乳香、没药，或桃仁承气汤、复元活血汤。一曰痰饮，由痰饮流注于厥阴之经，以致胠胁肋痛，痛则咳嗽气急宜控涎丹加南星、川芎、苍术，再用二陈汤煎水吞下，又芎夏汤、调中顺气丸。一曰食积，由食停胁下，有一条扛起，以致胠胁肋痛宜神保丸，以枳实汤吞下，又当归龙荟丸。一曰风寒，由外感风寒之邪，留着胁下，以致胠胁肋痛宜芎葛汤、小柴胡汤加枳壳、桔梗。此五者，皆足致痛，而惟怒气瘀血居多也。治法，先分左右，再审虚实。大约左痛多留血，或大怒伤阴，或跌扑斗殴伤血，致死血阻滞，或胁下有块，皆作痛。右痛为肝邪入肺，恼怒郁结不伸，是为气痛。痰痛亦在右，走注痛而有声。食痛亦在右，即前所云一条扛起者是。此以左右分气血也。故左属血，痰气亦有流于左者，然必与血相搏而痛，不似右胁之痛，无关于血也。右属气，亦有血适瘀于右而痛者，然必与气相阻而后痛，不似左胁之痛，无关于气也。如是，则左痛不专属血，右痛不专属气，气血将安辨哉？盖瘀血按之痛，不按亦痛，痛无时息而不膨。气痛时止而膨，嗳即宽，旋复痛。以此辨验气血更快。至胠胁肋地分，本近一处，故其为痛，亦不必细分何部，只以胁痛概之。而胁之痛，要即俗名肝气痛，由肝家邪实所致，非胠胁肋之自生痛而自作痛也，故不入于身形门中，与腰腹等并列，而特附于肝也。试更论之，胁痛多半是实，不得轻于补肝，能令肝胀也。治实大忌柴胡，若川芎则必用。暴怒伤血，必和血宜当归、香附、山栀、甘草。死血阻滞，必日轻夜重，午后发热，脉短涩，当去瘀宜桃仁、红花、没药、香附、赤芍、苡仁根，有块必消块宜牡蛎。以上左病。气痛须调气宜和胁饮，有痰须导痰宜苍术、半夏、白芥子、陈皮，食积当消导宜砂仁、枳实、黄连、吴萸。以上右病。此气血食痰分见于左右者也。若风寒，则不论左右皆有，稔知外感之邪，必表散宜川芎、葛根、桂枝、防风。有两边俱痛者，则于前药加减参用。痛甚，加醋少许。此皆治实之法也。亦有痛时目䀮䀮无见，耳无闻，善恐，如人将捕之者，其脉必虚，切不可作实治，须看大便。大便通和，咳嗽，肝火侮肺金也宜小柴胡汤加山萸、橘叶。若连胸腹胀痛，大便不通，为瘀血停滞，须先通之宜归尾、红花、香附、延胡索、苏木、橘叶、大黄，随即用补益宜参用归脾汤、加味逍遥散。又或酒色过度，当胁一点痛不止，名干胁痛，甚危，惟大补气血而已宜补肝散。此皆治虚之法也。而又有左痛由肝实火盛者宜枳壳疏肝散。左痛不移处，由死血菀结者宜桃仁承气汤。右痛由痰积气滞兼有者宜推气汤。右痛而气喘者宜分气紫苏饮。右痛由怒气所伤者宜香附汤。右痛由痞塞者宜沉香导气散。跌扑胁痛，由气血凝滞者宜复元活血汤。右痛由悲伤肺气者宜推气汤。胁痛由受暑，皮黄发泡者宜大瓜蒌散，或兼清肝破气之品。胁痛由伤寒者宜小柴胡汤，不便加枳壳。或不由伤寒，身体微热者宜枳壳散，枳壳为胁痛的药，故诸方皆用之也。此皆挟有五邪，分见左右，一切零星之病之治法也。至于胁梢之部，在肝下胆之位，若甚痛牵连小腹，亦是死血，不外胠胁肋痛治瘀血方药。痛不甚，止于一处，痰也，亦不外胠胁肋痛治痰方药宜二陈汤加柴胡、青皮、白芥子、乌药。

【脉　法】　《内经》曰：肝脉搏坚而长，色不青，当病坠若搏，因血在胁下，令人喘逆。　仲景曰：寸口脉弦者，即胁下拘急而痛，其人啬啬恶寒也。《正传》曰：脉双弦者，肝气有余，两胁作痛。又曰：肝脉沉之而急，浮之亦然。若胁下痛，有气支满，引小腹而痛，时小便难，若目眩头痛，腰背痛，得之少时有所坠堕。　丹溪曰：气郁，胸胁痛，看其沉涩，当作郁治也。

【肾邪上搏胁痛】　《入门》曰：一人患胁痛，众以为痈，阳脉弦，阴脉涩，投诸香姜桂之属益甚。项昕见之曰：弦者，痛也，涩者，肾邪有余也，肾上搏于胁，不能下，且肾恶燥，今服燥药过多，非泻不愈。先用神保丸下黑溲，痛止，更服神芎丸。或疑其太过。昕曰：向用神保丸者，肾邪透膜，非全蝎不能引导，然巴豆性热，非得硝黄荡涤，后遇热必再作，乃大泄数次，遂愈。

【胠胁肋痛症治】　丹溪曰：肝苦急，是其气有余，急食辛以散之，宜用川芎、苍术、青皮。又曰：肝火盛，两胁痛，不得伸舒，先以琥珀膏贴患处，却以生姜汤吞下蜜丸当归龙荟丸最妙，此药丸乃治胁痛。又曰：龙荟丸亦治饮食大饱，劳力行房胁痛，乃泻肝火之要药也。又曰：咳引胁痛，宜疏肝气，用青皮、枳壳、香附、白芥子之类。两胁走痛，可用控涎丹。《正传》曰：凡胁痛，皆肝木有余，小柴胡汤加青皮、川芎、芍药、龙胆草，甚者入青黛、麝香调服。又曰：性急多怒之人，时常腹胁作痛，小柴胡汤加川芎、芍药、青皮，吞下龙荟丸甚捷。《入门》曰：肝热郁，则胁必痛。又曰：发寒热，胁痛，似有积块，必是饮食太饱，劳力所致，须用当归龙荟丸治之。又曰：肝气实胁痛者，手足烦躁，不得安卧，小柴胡汤加川芎、白芍、当归、苍术、青皮、龙胆草。肝气虚胁痛者，悠悠不止，耳目䀮䀮，善恐，四物汤加柴胡、青皮。两胁下痛引小腹，善怒，是肝气实也，当归龙荟丸以姜汁吞下。气弱之人，胁下痛，脉弦细，多从劳役怒气得之，八物汤加木香、青皮、肉桂煎服，或用枳实。《医鉴》曰：凡胁痛者，必用青皮，而青皮必须醋炒，煎服末服并佳，盖青皮乃肝胆二经之药。人多怒，胁下有郁积，固宜用此以解之。若二经气血不足，则当先补血，少用青皮可也。

腋臭、漏腋　皆先天湿郁病也。腋臭者，秽气从腋下出，如狐狸膻臊，令人不可相近，俗因名狐臭。患此疾者，腋下必有毛空如针细，即出秽处，耳内必有油湿。治法，于五更时，先取精猪肉两大片，以甘遂末一两尽数拌之，挟腋下，天明以甘草一两煎汤饮之，良久，泻出秽物。但此秽气，恐或传人，须于荒僻处出大便。如此三五次即当愈。其他密陀僧、胡粉之类，皆塞窍以治其末耳宜蜘蛛散。漏腋者，腋下或手掌足心，阴下股里，常如汗湿之衣也宜六物散。二症因腋与胠胁肋相连，故附详于此。

【腋臭治法】　丹溪曰：治腋臭法，用大田螺一个，水中养之，候靥开，以巴豆肉一粒针挑放在螺内，仰顿盏内，夏月一宿，冬则五七宿，自然成水，取搽腋下，绝根。一方，先用胭脂涂腋下，其出狐臭之处，黄色，就将前巴豆田螺去靥掩于狐臭之上，绢帛扎紧，其狐臭从大便出则绝根矣。《回春》曰：以自己小便洗一次，米泔洗二次，生姜自然汁每日擦十次，日日如此，一月之后，可断矣。

治肝病诸药要品及方五

肝实宜清热降气　橘皮　青皮　黄连　黄芩　杜苏子　柴胡　甘草　青黛　竹叶　赤芍药　郁金　香附　砂仁　木通　羚羊角　麦冬　童便　甘菊　荆芥　龙胆草大黄　生地　连翘　元参　延胡索　黄柏　山栀

肝虚宜辛散甘缓　当归　生姜　甘菊　胡麻　杜苏子　陈皮　地黄　甘草　郁金　谷精草　降香　通草　橘红　白芍　鹿角胶　木瓜　川断　牛膝　杞子　金石斛天冬　麦冬　黄柏　西珀　五味子　珍珠　丹皮　犀角　蝉退　木贼草　枣仁　人参　黑丑　茶叶　密蒙花　黄芪乌梅　黄芩　石膏　忍冬藤　山药　山楂　干姜　红曲　刺蒺藜　决明子　沙蒺藜　女贞实　土茯苓　因郁而虚者，加细辛、木香、缩砂仁、沉香、川芎、香附

泻青丸　〔肝实〕　当归　川芎　山栀　羌活　防风　煨大黄　龙胆草等分

蜜丸，芡子大，每一丸，竹叶汤同砂糖汤化下。　一名凉肝丸。

洗肝散　〔又〕　当归　羌活　薄荷　防风　大黄　黑山栀　川芎　甘草各一钱

加龙胆草一钱妙。

当归龙荟丸　〔实热〕　龙胆草　当归　山栀　黄连　黄柏　黄芩各一两　芦荟　大黄　青黛各五钱　木香二钱半　麝香五分

蜜丸，小豆大，姜汤下二三十丸。

清肝汤　〔肝虚〕　白芍一钱半　当归　川芎各一钱　柴胡八分　山栀　丹皮各四分

补肝丸　〔又〕川芎　当归　白芍　生地　防风　羌活

蜜丸。

附载：仲景大法及分别标本方药

有余则聚，聚宜通　气，薄荷、荆芥、羌活、防风、蔓荆子、雄黄、皂荚、川芎、独活、龙胆草；血，红花、三棱、木香、鳖甲、鲮鲤甲、虻虫、水蛭

不足则燥，燥宜润　气，吴萸、甘菊、杞子、天麻、柏子仁、密蒙花；血，当归、川芎、牛膝、杜仲、菟丝子、白芍、熟地、没药、血竭、细辛、槐角

风实则泄　羌活　独活　细辛　雄黄　大黄　牵牛子　皂荚　首乌

风虚则补　川乌　牛膝　僵蚕　川断　南星　白花蛇　蝉退　天麻　杜仲　川芎　半夏　菟丝子　白术　萆薢　土茯苓　白附子

风经则镇　珍珠　金箔　银箔　夜明沙　代赭石　石决明

一法，木郁则达之，谓吐之令条达也。

标　初病为标，渴欲饮者，少少与之则愈，此虽在里，即是标也，囊缩，四逆汤、吴茱萸汤

本　烦满当归，脉沉滑脉力皆倍者，当下之。此即大小二便闭，虽用承气汤，不若四物汤加大黄尤嘉。胸烦满，囊缩自下，不治自愈。厥阴本无下症，大概言伤寒传入里可下之。

又一转厥阴症　标，亦为初病，宜甘温；本，宜用热

无汗　麻黄　旋覆花　苍术　葱头

有汗　桂枝　地骨皮　白术　黄芪

汗之而发　麻黄

清凉为汗　细辛

和之而汗　柴胡

下之而汗　大黄

吐之而汗　瓜蒂　防风

治肥气方二

肥气丸　〔总治〕　柴胡二两　黄连七钱　川椒一两　厚朴五钱　甘草二钱　广皮　昆布　人参各钱半　川乌钱二分　皂荚　茯苓各一钱六分　干姜　巴霜各五分

春、夏再加黄连五钱。丸法、服法，同息贲丸。

增损五积丸　〔又〕　黄连　厚朴　川乌　干姜　人参　茯苓　柴胡　川椒　蓬术　皂角　昆布

增减法及分量，详在息贲条内。

治胠胁肋痛方三十

沉香降气散　〔气郁〕　姜黄　陈皮　甘草各一钱　煨山棱　煨蓬术　益智仁　厚朴各七分　白术　苏叶　香附　神曲　麦芽　乌药各五分　大腹皮　人参　诃子各二分半

此方专治气滞胁肋刺痛，胸膈痞塞。

枳壳煮散　〔又〕　枳壳二钱　细辛　桔梗　川芎　防风各一钱　葛根七分　甘草五分　姜三　枣二

煎服。

此方专治悲哀伤肝，两胁痛，又治七情伤肝，两胠两胁牵痛。

枳壳散　〔又〕枳壳两二钱半　炙草三钱七分半

每末二钱，浓煎葱白汤调下。

此方专治胁痛如有物刺之，乃气实也。

桂枝汤　〔又〕　小枳壳一两　桂枝五钱

每末二钱，姜枣汤下。

此方专治惊伤肝，胁骨里疼痛。

小龙荟丸　〔又〕　当归　山栀　黄连　川芎　大黄　龙胆草各五钱　芦荟三钱　木香一钱　麝香少许

粥丸，姜汤下五七十丸，仍以琥珀膏贴患处。

琥珀膏　〔外贴〕　大黄　朴硝各一两

为末，大蒜捣为膏，和匀，作片贴之。一方加麝五分，名硝黄膏。

此方兼贴一切积块痞块。

小柴胡汤　〔死血〕

四物汤　〔又〕　川芎　当归　白芍　地黄

桃仁承气汤　〔又〕　桃仁　大黄　芒硝　桂枝　甘草

加鳖甲、青皮、柴胡、当归、川芎。

复元活血汤　〔又〕　柴胡　花粉　当归　红花　穿山甲　甘草　大黄　桃仁

十枣汤　〔痰饮〕　甘遂　炒大戟　芫花微炒，等分

为末，别取大枣十枚，水一盏，煎半

盏调下，壮人一钱，弱人半钱，大便利下，以粥补之。　此方有毒，不可轻用。

控涎丹　〔又〕　甘遂　大戟　白芥子等分

糊丸，临卧温水下七丸至十丸。

二陈汤　〔又〕　茯苓　陈皮　半夏　甘草

芎夏汤　〔又〕　半夏　赤苓各一钱　陈皮　青皮　枳壳各五分　白术　炙草各二分　姜五片

调中顺气丸　〔又〕　姜半夏　大腹子各一两　木香　蔻仁　青皮　陈皮　三棱各五钱　砂仁　尖槟榔　沉香各二钱半

粥丸，陈皮汤下。

神保丸　〔食积〕　全蝎全者，七个　巴豆十粒　木香　胡椒各二钱半　朱砂一钱半，为衣

蒸饼丸，麻子大，每五七丸，枳实汤下。

当归龙荟丸　〔又〕　当归　龙胆草　山栀　黄连　黄柏　黄芩各一两　大黄　芦荟　青黛各五钱　木香二钱半　麝香五分

蜜丸，姜汤下二三十丸。

芎葛汤　〔风寒〕　川芎　葛根　桂枝　细辛　枳壳　人参　麻黄　芍药　防风各一钱　甘草五分　姜三片

和胁饮　〔气痛〕　枳壳　青皮　姜黄　香附　甘草

归脾汤　〔补益〕　人参　黄芪　当归　白术　茯神　枣仁　远志　龙眼　木香　甘草　姜　枣

加味逍遥散　〔又〕　白芍　白术各钱二分　知母　当归　地骨皮各一钱　茯苓　麦冬　生地各八分　山栀　黄柏各五分　桔梗　甘草各三分

补肝散　〔又〕　川芎　当归　白芍　地黄　防风　羌活

共为末。

枳壳疏肝散　〔肝实〕　枳壳　枳实　川芎　柴胡　陈皮　香附　白芍　炙草

推气汤　〔痰气〕　姜黄　枳壳　肉桂　甘草　陈皮　青皮　木香　穿山甲

分气紫苏汤　〔气喘〕　紫苏　桑皮　桔梗　甘草　茯苓　陈皮　五味子　大腹皮　姜　盐

香附汤　〔怒伤〕　香附　川芎　当归　柴胡　青皮

沉香导气散　〔痞塞〕　沉香　人参　槟榔　白术　乌药　麦芽　神曲　紫苏　厚朴　香附　姜黄　橘红　甘草　红花　三棱　蓬术　益智　大腹皮　诃子皮

大瓜蒌散　〔受暑〕　大瓜蒌一个，捣烂　加红花少许　甘草

枳壳散　〔微热〕　枳壳　桔梗　细辛　川芎　防风　葛根　甘草

八物汤　〔怒劳〕

治腋臭漏腋方二

蜘蛛散　〔腋臭〕　大蜘蛛一个，盐泥包，煅红放冷，去泥研细，入轻粉一字，醋调成膏，夕敷腋下，明日登厕，必泻下黑汁臭秽，于僻处埋之。

六物散　〔漏腋〕　枸杞根　干蔷薇根　甘草各二两　商陆根　胡粉　滑石各一两

为末，以苦酒少许和涂，当微汗出，易衣更涂，不过三着愈。

杂病源流犀烛 卷十一　奇经八脉门

冲脉病源流

冲脉起于会阴，夹脐而行，直冲于上，为诸脉之冲要，故曰十二经脉之海。此与任脉主身前之阴。

经曰：冲脉为病，气逆而里急。又曰：上冲作躁热。又曰：咳唾，手足厥逆，气从少腹上冲胸咽，面翕然热如醉，下流阴股，小便难持。又曰：暑月病甚，则传肾肝为痿厥，四肢如火，或如冰，心烦。仲景曰：寒气客脉不通，气因鸣动应手，起关元，随腹直上，疝瘕遗溺，胁支满烦。女子绝孕，动气在上下左右，不可发汗与下。合此数条观之，冲脉既为十二经之海，而下为血海，又与督脉为十二经之道路，及与任脉、阳明脉会于气街，则督任二脉皆可谓之冲，故古人不分冲任督，而总名曰太冲。如经云：广明之后，即为太冲是也。盖太冲云者，以一身之精气上升言之，不止为血海言之也。然冲任督虽同起下极，毕竟三脉分行。故冲则独主血海，而其所以主血海，以其为先天精气之主，能上灌诸阳，下渗诸阴，以至足跗，故其治常在血海也。若阴阳和而精气足，则阳和之精，升运于一身之间，自然无病，稍有不调，必逆而上僭①。而其为病，一曰寒逆，阳不足也，脉来中央实坚，径至关，尺寸俱牢，直上直下，症见胸中寒，少腹痛，中满暴胀，疝瘕，遗溺，胁支满烦，女子绝孕宜理中汤去白术，或加肉桂。一曰火逆，阴不足也，脉来阴阳俱盛，两手脉浮之俱有阳，沉之俱有阴，症见咳唾，躁热上抢心，眩仆，四肢如火，心烦，恍惚痴狂宜加味补阴丸。此等脉症，皆冲之病。仲景以动气在上下左右，俱不可发汗与下者，凡以冲气逆，则阴精虚，阴精虚，则阳气竭，故不可汗下也。况乎发汗与下，必右犯肺，左犯肝，上犯心，下犯肾，诸经皆受害矣。犯肺则奈何？汗之气躁而逆，故衄渴，苦烦，气隔，饮水即吐。下之津液内竭而不下，故咽燥鼻干，头眩心悸，皆冲气犯肺，肺受其害所见之症也宜五苓散。犯肝则奈何？汗之伤血而引肝上逆，故头眩，汗不出，筋惕肉瞤。下之伤气，故腹内拘急，食下动气反剧，身虽有热，卧则欲蜷。皆冲气犯肝，肝受其害所见之症也宜防风白术牡蛎汤。犯心则奈何？汗之气逆上冲，正在心端。下之掌握热烦，身上浮冷，热汗自泄，欲得水自灌。皆冲气犯心，心受其害。且汗下则心液泄，故见如是等症也宜甘李根汤。犯肾则奈何？汗之必寒起，无汗，心中大烦，骨节苦疼，目晕恶寒，食则反吐，谷不能进。下之腹胀满，卒起头晕，食则清谷不化，心下痞。皆冲气犯肾，肾受其害。肾主五液，汗下则五液耗，故见如是等症也宜大橘皮汤。以是知冲治则血海治，脐之上下左右皆无犯，而病自愈也。此则仲景之微旨，仲景

---

① 僭（jiàn 箭）　超越本分。

之良法也。然其气实起于少阴，发于厥阴，若三阴之开合失职，则本原之真水真火两虚，而为患种种，必犯于冲。经言冲病传肝肾而为痿厥者，三阴之患犯冲，则又不止于痿厥二症，为冲之自致矣。

【奇经八脉总说】　濒湖曰：凡人身有经脉络脉，直行曰经，旁支曰络。经凡十二，手三阳、三阴，足三阳、三阴是也。络凡十五，十二经各有别络，而脾又有大络，并任督二络为十五也。共二十七气。相随上下，如泉之流，不得休息，故阳脉营于五脏，阴脉营于六腑，阴阳相贯，莫知其纪，终而复始。其流溢之气，入于奇经，转相灌输，内温脏腑，外濡腠理。奇经凡八脉，不拘制于十二正经，无表里配合，故谓之奇。盖正经犹沟渠，奇经犹湖泽，正经之脉隆盛，则溢于奇经。故秦越人比之天雨降下，沟渠溢，流湖泽。此发《灵》、《素》未发之秘也。八脉散在群书者，可考而悉也。

【冲脉经行诸穴】　《内经》曰：冲为经脉之海，又名血海。其脉与任脉皆起于少腹之内胞中，其浮而外者起于气冲一名气街，在少腹毛中两旁各二寸，横骨两端动脉宛宛中，足阳明穴也，并足阳明、少阴二经之间，循腹上行，至横骨足阳明去腹中行二寸，少阴去腹中行五分，冲脉行于二经间，横骨在阴上横骨中，宛如半月，去腹中行一寸半，夹脐左右，各五分，上行历太赫横骨上一寸、气穴即胞门，太赫上一寸，少阴冲脉之会、四海气穴上一寸、中注气穴上一寸、肓俞中注上一寸、商曲肓俞上一寸、石关商曲上一寸、阴都石关上一寸、通谷阴都上一寸、幽门通谷上一寸，凡二十四穴。

【脉法】　《脉经》曰：两手脉浮之俱有阳，沉之俱有阴，阴阳皆盛，此冲督之脉也。冲督之脉为十二经之道路也，冲督用事，则十二经不复朝于寸口，其人苦恍惚狂痴。又曰：脉来中央坚实，径至关者，冲脉也。又曰：尺寸俱牢，直上直下，此乃冲脉，胸中有寒疝也。

【冲脉经行原委】　《灵枢》曰：冲任皆起胞中，上循背里，为经络之海。其浮而外者，循腹右上行，会于咽喉，别而络唇口。血气盛则充肤热肉，血独盛则渗灌皮肤，生毫毛。妇人有余于气，不足于血月下，数脱血，任冲并伤，脉不荣其唇口，故髭须不生。宦者去其宗筋，伤其冲脉，血泻不复，皮肤内结，唇口不荣，故须亦不生。天宦不脱于血，而任冲不盛，宗筋不强，有气无血，唇口不荣，故须亦不生。又曰：冲脉者，五脏六腑之海也。其上者出于颃颡，渗诸阳，灌诸精。其下者，注于少阴之大络，起于肾下，出于气街，循阴股内廉斜入腘中，伏行䯒骨内廉，并少阴之经，下入内踝之后，入足下。其别者，并于少阴，渗三阴，斜入踝，伏行出属跗，下循跗上入大指之间，渗诸络而温足胫肌肉，故其脉常动。别络结，则跗上不动，不动则厥，厥则寒矣。《内经》曰：三阴之所交结于脚也，踝上各一行者，此肾脉之下行也，名曰太冲。王启玄曰：肾脉与冲脉并下行，循足行而盛大，故曰太冲。一云：冲脉起于气街，街直而通，故谓之冲。又曰：心脏在南，故前曰广明。冲脉在北，故后曰太冲。足少阴肾与冲脉合而盛大，故曰太冲。两脉相合为表里也。冲脉在脾之下，故曰其冲在下，名曰太阴。

【冲脉相通诸经】　王海藏曰：手少阴三焦相火为一腑，右肾命门为相火，心包主亦名相火，其脉同诊，肾为生气之门，出而治脐下，分三岐，上冲夹脐过天枢，上至膻中两乳间，元气所系焉。又足三焦太阳之别，并足太阳正路入络膀胱约下焉。三焦者，从头至心，心至脐，脐至足，为上中下三焦，其实真元一气也，故曰，有脏无腑。《脉诀》云：三焦无状空有名，寄在胸中膈相应。一云：其腑在气街中，上焦在胃上口，治在膻中。中焦在胃管，治在脐旁。下焦在脐下膀胱上口，治在脐。经曰：原气者，三焦之别使也。肾间动气者，真原一气，分为三路，人之生命也，十二经之根本也。濒湖曰：三焦即命门之用，与冲任督相通者。

【人身四海】　《内经》曰：海有东西南北，人亦有四海以应之。胃者水谷之海，其输上在气街，下至三里。冲脉者为十二经之海，其输上在于大杼，下出于巨虚之上下廉。膻中者为气之海，其输上在于柱骨之上下，前在人迎。脑为髓之海，其输上在于盖，下在风府。气海有余，气满胸中，悗息面赤；气海不足，则气少不足以言。血海有余，则常想其身大，怫然不知其所病；血海不足，常想其身小，狭然不知其所病。水谷之海有余，则腹满；水谷之海不足，则饥不受食。髓海有余，则轻劲多力，自过其度；髓海不足，则脑转耳鸣，胫酸眩冒，目无所见，懈怠安卧。

【冲病症治】　《内经》曰：治痿独取阳明者，何也？曰：阳明者，五脏六腑之海也，主宗筋，宗筋主束骨而利机关。冲脉者，经脉之海，主渗灌溪谷，与阳明合于宗筋，会于气街。而阳明为之长，皆属于带脉，络于督脉，故阳明虚则宗筋纵，带脉不引，故足痿不用，治之当各补其营，而通其俞，调其虚实，和其逆顺，筋脉骨肉各以其时受月则病已谓肝甲乙，心丙丁，脾戊己，王气法时月也。李东垣曰：秋冬之月，胃脉四道，为冲脉所逆，胁下少阳脉二道，而反上行，名曰厥逆，其症气上冲咽，不得息，而喘息有音，不得卧，宜调中益气汤加吴萸五分，随气多少用之。夏月有此乃大热之症，用黄连、黄柏、知母各等分酒洗，炒为末，白汤和丸，每服一二百丸，空心，白汤下，即以美膳压之，不令停留胃中，直至下元，以泻冲脉之邪也。盖此病随四时寒热温凉治之。又曰：凡逆气上冲，或兼里急，或作躁热，皆冲脉逆也。若内伤病此，宜补中益气汤加炒黄连、黄柏、知母，以泄冲脉。又曰：凡肾火旺，及任督冲三脉盛者，宜用酒炒黄柏、知母，亦不可久服，恐妨胃也。又曰：或腹中刺痛，或里急，宜多用甘草。或虚坐而大便不得者，皆属血虚，血虚则里急，宜用当归。又曰：气逆里急，膈咽不通，大便不行者，宜升阳泻热汤主之。又曰：麻木，厥气上冲，逆气上行，妄闻妄见者，宜神功丸主之。又曰：暑月病甚则传肾肝为痿厥。痿乃四肢痿软，厥乃四肢如火，或如冰。心烦，冲脉气逆上，甚则火逆，名曰厥逆。故痿厥二病，多相须也。经曰：下气不足，则痿厥心悗，宜以清燥去湿热之药，或生脉散合四苓散，加酒洗知、柏，以泄其湿热。李濒湖曰：湿热成痿，乃不足中有余也，宜渗泻之药。若精血枯涸成痿，乃不足中之不足也，全要峻补之药。《千金方》曰：咳唾手足厥逆，气从小腹上冲胸咽，其面翕热如醉，因复下流阴股，小便难，时复冒者，寸脉沉，尺脉微，宜茯苓五味子汤，以治其气冲，胸满者去桂。

治冲病诸药要品及方十三

冲逆宜降气泄热　陈皮　当归　沉香　木香　吴茱萸　黄芪　地黄　槟榔　白术　川黄连　黄芩　黄柏　知母

理中汤　〔寒逆〕

加味补阴丸　〔火逆〕　黄柏　知母各四两　牛膝　杜仲　巴戟　熟地　山

萸各三两　苁蓉　茯苓　杞子　远志　山药　鹿茸　龟板各二两

蜜丸，盐汤下八九十丸。此方补阴虚泻阴火。

五苓散　〔右动〕

防风白术牡蛎汤　〔左动〕　防风　白术　牡蛎粉等分

每末二钱，酒或米饮下，日二三服。

此方专治动气误发汗，筋惕肉瞤者。

甘李根汤　〔上动〕　李根皮五钱　桂枝钱半　当归　白芍　茯苓　黄芩各一钱　半夏　甘草各五分　姜三片

大橘皮汤　〔下动〕　陈皮三钱　竹茹二钱　人参　甘草各一钱　姜五片　枣三枚

调中益气汤　〔厥逆〕　黄芪二钱　人参　苍术　炙甘草各一钱　陈皮　升麻　柴胡各四分　木香二分

水煎服。

补中益气汤　〔内伤〕　黄芪　人参　当归　白术　陈皮　甘草　升麻　柴胡

升阳泻热汤　〔气冲〕　柴胡　陈皮　升麻　赤苓　枳壳　香附　甘草　白芍

神功丸　〔又〕

生脉散　〔燥热〕　人参　麦冬　五味子

四苓散　〔又〕　茯苓　猪苓　白术　泽泻

茯苓五味子汤　〔气逆〕　茯苓　五味子各二钱　肉桂　甘草各一钱

任脉病源流

任脉起于中极之下，以上毛际，循腹里，上关元，至咽喉，上颐，循面，入目。此与冲脉主身前之阴。

古人以任脉为阴沉之海，以其起于中极之下会阴也。按其脉之所到，既上中极，即与足厥阴、太阴、少阴之脉并行，循关元，历石门、气海，又会足少阳冲脉于阴交，历建里，再会手太阳、少阳、足阳明之脉于中脘，以上喉咙，再会阴维之脉于天突、廉泉，至目下之中央承泣而终。是任脉固起于真阴，而阴无阳不生，犹地之统于天，而地气之上通，必由天气之下降，两相济而后能通。不然，窍阴沍寒，必至成痞闭也。人身之有天癸，乃天之元气，降则为精气以充于地，则真阴自生，既生而渐至于充，然后地气通，太冲脉由是始旺，月事以时下，而易于有子。若无子者，必其任脉虚，以致冲衰血竭地气不通故也。然而真阴最难充满，非年岁既至，谷气充实，天元必不坚定，故天癸亦不至，然则真阴之盛，有不由于真阳之实者乎？经曰：年四十而阴气自半。言乎阳极而衰，为阴所袭，故曰阴半。盖此阴已为窍阴，非真阴也。此虽真阴衰，实真阳衰也。故任脉为病，非阴之自病，实由于阴中无阳。如经云：男子内结七疝，女子带下瘕聚，皆原结阴之故耳。若经又云：脉来丸丸横于寸口者，为任脉。此脉已为阴气所袭，故动苦少腹绕脐下，引横骨，阴中切痛宜夺命丹、一捏金散。又苦腹中有气如指，上抢心，拘急不得俯仰也宜木香顺气散、和气汤。则此虽为无阴之症，何莫非无阳之症乎？所谓真阴之盛，必由于真阳之实，益可见矣。

【任脉经行诸穴】　《脉经》曰：任为阴脉之海，其脉起于中极之下，少腹之内，会阴之分在两阴之间，上行而外出循曲骨横骨上毛际陷中，上毛际至中极脐下四寸，膀胱之募，同足厥阴、太阴、少阴并行腹里，循关元脐下三寸，小肠之募，三阴为任脉之会，历石门即丹田，一名命门，在脐下二寸，三焦之募、气海脐下一寸半宛宛中，男子生气之海，会足少阳、冲脉于阴交脐下一寸，当膀胱上口，三焦之募，循神阙脐中央、水分脐上一寸，当小肠下口，会足太阴于下脘脐上二寸，当胃下口，历建里脐上三寸，会手太阴、少阳、足阳明于中脘脐上四寸，胃之募也，上上脘脐上五寸、巨阙鸠尾下一寸，心之募也、鸠尾蔽骨下五分、中庭膻中下一寸六分陷中、膻中玉堂下一寸六分、玉堂紫宫下一寸六分、紫宫华盖下一寸六分、华盖璇玑下一寸、璇玑天突下一寸，上喉咙，会阴维于天突、廉泉天突在结喉下四寸宛宛中，廉泉在结喉上，舌下中央，上颐循承浆与手足阳明、督脉会唇下陷中，环唇，上至下龈交复[①]出，分行，循面系两目下之中央，至承泣而终目下七分，直瞳子陷中二穴。凡二十七穴。按：《难经》、《甲乙经》却无循面以下之说。

【脉法】　《脉经》曰：寸口脉来，紧细实长至关者，任脉也。又曰：横寸口边脉丸丸者，任脉也。

【任病原由症治】　杨氏曰：任者，妊也。此是人生养之本，故曰任脉起中极之下。《内经》曰：女子二七而天癸至，任脉通，太冲脉盛，月事以时下。七七任脉虚，太冲脉衰，天癸竭，地道不通，故形坏而无子。又曰：上气有音者，治其缺盆中。

鳌按：此言治，谓针灸之也，与《脉经》言动苦少腹绕脐下，引横骨，阴中切痛，取关元穴治之之治同。

《灵枢》曰：缺盆之中，任脉也，名曰天突。其侧动脉人迎，足阳明也。濒湖曰：任冲之别络，名曰尾翳，下鸠尾，散于腹，实则腹皮痛，虚则痒搔。

治任病方四

夺命丹　〔阴袭〕　吴萸一斤，一分酒浸，一分醋浸，一分童便浸，一分白汤浸，并焙干，泽泻二两，酒面糊丸，空心，盐汤下。

此方兼治奔豚、疝气上冲、小腹引痛。

一捏金散　〔又〕　延胡索　川楝肉　全蝎　茴香

每末二钱，酒下。

此方亦治奔豚、疝气上冲及小肠气、脐腹大痛。

木香顺气散　〔气痛〕　木香　香附　槟榔　青皮　陈皮　厚朴　苍术　枳壳　砂仁　炙草

和气汤　〔又〕　木香　紫苏　槟榔　陈皮　半夏　香附　青皮　甘草　乳香　没药

七疝源流

七疝，任脉病也。经曰：任脉为病，男子内结七疝，女子带下瘕聚。七疝者，狐、冲、癞、厥、瘕、癀癃、癀是也。凡内外邪所感，皆能使阴阳不和，阴偏胜则寒气冲击，阳偏胜则热气内壅，皆致任脉为疝。而肝则佐任脉以生化者，故疝病原于任，必及于肝。若专主肝而不及任，背《内经》矣，非也。专主任而不及肝，昧乎病之源流矣，亦非也。盖疝病在中极之中，少腹之间，总诸阴之会，而上于关元，无不由任脉为之，以任总诸阴之所聚也。乃其症或由于热，或由于寒，或由于劳，或由于虚，而犯阴伤筋则同，故其病皆在阴，其伤皆在筋，其动为风，其聚如

① 复　清抄本、清同治十三年刻本作“循”。

山，所以有疝之名也。经又曰：少阴脉滑，病肺风疝。太阴脉滑，病脾风疝。阳明脉滑，病心风疝。太阳脉滑，病肾风疝。少阳脉滑，病肝风疝。历观经旨，虽各经皆病，非俱从任脉起，然各经所受之邪，必与任脉相犯，故心肝脾肺肾五经，皆统系之曰疝。言风者，肝之阳气为风，任之阴气为疝，肝既佐任以生化，故病必相及，而以风与疝并称也。惟肝佐任，故其病曰少阳有余病，筋痹。肝风疝者，此少阳之相火，犯阴伤筋，而动肝木之风，因聚肝而为疝也。太阳与肾，风寒合邪，伤阴而聚于肾，故肾亦有疝。又厥阴位下焦，总诸筋，其气壅而不升，则亦病疝。故经有厥阴有余，病阴痹，滑则病狐风疝之语。总之，内外邪所感，攻于脏腑则为腹中之疝，会于阴器则为睾丸之疝，正自有辨。士材云：疝之为病，受热则挺纵不收，受寒则腹内牵引作痛，受湿则肿胀累垂，虚亦肿坠，血分不移，气分多动。睾丸有两，左属水，生肝木，木生心火，三者皆司血，统纳左之血者，肝也。右属火，火生脾土，土生肺金，三部皆司气，统纳右之气者，肺也。是故诸寒收引，则泣而归肝，下注于左丸，诸气愤郁，则湿聚而归肺，下注于右丸。且睾丸所络之筋，非尽为厥阴、太阴、阳明之筋，亦入络也。故患左丸者，痛多肿少，患右丸者，痛少肿多，其论甚确，可据而依也。

试详七疝之症。经曰：从少腹上冲心而痛，不得前后，为冲疝。盖既上冲心，又二便不通，能上而不能下也宜木香散。经又曰：肝所生病为狐疝。盖上抵少腹，下环阴器，皆肝部分，受疝之处。一切疝病，非肝木受邪，即肝自病，狐疝乃其自病，曰狐者，以出入不常也宜二香丸、蜘蛛散。经又曰：三阳为病，发寒热，其传为㿗疝。盖三阳者，小肠、膀胱、胆也。小肠、膀胱皆在下体，胆与肝为表里，故皆能致疝。曰㿗者，丸肿大如升如斗，顽㿗不仁也宜蠲痛丸、杨氏麝香元、茱萸内消丸、金铃散。若木肾则不痛，另详前阴条。《内经》又曰：黄脉之至也，大而虚，积气在腹中，有厥气，名曰厥疝。盖肝木乘脾，故大而虚，肝木主上升，怒则气上逆。曰厥者，脾受肝邪，气逆有积也宜蟠葱散、乌头桂枝汤、四神丸。经又曰：脾传之肾，病名疝瘕，少腹冤热而痛，出白。盖脾受肝邪，又传于肾，则脾失运化之常，入遇寒水之脏，则留而成形。曰瘕者，状如黄瓜是也，气不得申曰冤宜二香丸、加味通心饮。丹溪云：阳明受湿热，传入太阳，发热恶寒，小腹闷痛，此亦疝瘕之属宜沈氏散瘕汤。经又曰：足阳明之筋，病㿉疝，腹筋急。又曰：肝脉滑甚为㿉疝。盖以肝木乘胃，故既曰阳明之病，又曰肝之病也。曰㿉者，以必裹脓血，甚则下脓血也宜橘核丸、橘核散、荔枝橘核汤。经又曰：脾脉微大为疝气，滑甚为㿉癃。又曰：肾脉滑甚为㿉癃。盖以内裹脓血，外小便秘，由脾邪传肾之故也宜加味通心散、加味通心饮。此《内经》七疝，有可考而得之者也。后张氏又立寒、筋、血、气、狐、水、㿉七名。内惟狐疝一名与《内经》同，然其言症，则主寒湿下注囊中宜丁香楝实丸、四炒川楝丸，亦或由于痰饮下注宜二陈汤加青皮、香附、苍术，名虽同，而实与《内经》肝自为病之旨有异。至其曰寒疝，则囊冷结硬如石，阴茎不举，或控睾丸而痛，此盖得之坐卧湿地，或寒月涉水，或值雨雪，或坐卧风冷也宜青木香丸、当归四逆汤。其曰水疝，则囊肿痛，或肿如水晶，或湿痒出黄水，或按小腹有水声，此盖得之于饮水醉酒入内，适遇风寒之气，聚于囊中也宜腰子散、秘传茱萸内消散。其曰筋疝，则阴茎肿胀，或下脓，里急筋缩，或茎中痛，痛极则痒，或挺纵不收，或随溲下白物如精，此盖得之于房劳及邪术所使也宜加减柴苓汤、龙胆泻肝汤。其曰血疝，则状如黄瓜，在小腹两旁，横骨两端，约纹中，俗名便痈者，此盖得之盛暑入房，气血渗入脬囊，留而不去，结成痈肿，脓少血多，或情欲太浓，当泄不泄所致也宜复元通气散、神圣代针散。其曰气疝，则上连肾俞，下及阴囊，偏坠而痛，或不痛，此盖得之忿怒号哭，气郁而胀，号怒罢，气即散者是也宜气疝饮，聚香饮子。其曰㿗疝，则阴囊如升斗，不痒不痛者是，此盖得之地气卑湿，故江淮间多有之。女人阴户凸出，亦名㿗疝。小儿亦有生成如此者，乃胎中宿疾。然而㿗疝不一，有玉茎肿硬引脐绞痛，甚则阴缩肢冷，囊上生疮，名曰卵㿗，出水不止者死。有素多湿热，因怒激火，昏眩，手搐，面黑，睾丸能左右相过，名曰气㿗者。而膀胱气名曰水㿗。小肠气名曰肠㿗。此四者皆㿗疝也，治之之法同宜橘核丸、橘核散、天台乌药散。总之，后世之人，嗜欲纷而病日多，即疝气一症，有不止于《内经》名目者，故张氏增立七疝，实足补《内经》之未备，兹因按其名而详参症治，庶医者不至临时束手。若巢氏强分厥、癥、寒、气、盘、胕、狼，自附《内经》之七疝，则适见其支离矣，曾何益于经旨乎？

且经以疝症属肝任，理固然已。而犹有未尽者，必其人肾虚寒，湿邪乘虚客之，遂成疝病。丹溪谓与肾经绝无相干者，误也。设使精气充实，安得有疝？故有此病者，必宜补气，通肾气，除湿宜人参、黄芪、橘核、合欢子、荔枝核、川楝子、牛膝、木瓜、杜仲、萆薢、巴戟。若阴虚有热，兼宜清热宜生地、石斛。虚寒而痛，必温肾宜小茴、仙茅、补骨脂。虚热而痛，必清火宜黄柏、车前子。湿盛，必除湿宜茯苓、苍术。若夫先因湿邪为病，后成湿热者，用药亦宜分寒热先后二途。此疝由于肾，又所宜知也。丹溪又云：睾丸连小腹急痛，或有形或无形，或有声或无声，人皆以为经络得寒，收引而痛，不知其始于湿热壅遏，又因此感，湿热被郁，故作痛也，宜枳实、桃仁、山栀、吴萸、山楂、生姜以治之，湿胜成㿗疝加荔枝，痛甚加盐炒大茴香，痛处可按，加桂枝。丹溪此言，更足备前人未备之旨。此外又有奔豚疝气，少腹控睾而痛，上冲心腹者，夫奔豚，本肾之积也，今曰奔豚疝气，乃其人素有肾积，复因伤寒之邪，冲突下焦，致其发动，如江豚之奔冲，皆由真气内虚，水结不散，气与之搏，故发奔豚，虽有当表当攻之症，然切不可汗下。丹溪谓宜用理中汤加肉桂、赤茯苓，去白术主之。又谓桂能泄奔豚，茯苓能伐肾邪。若白术助土克水，燥肾闭气，是以去之，言诚是也宜夺命丹、胡芦巴丸、一捏金散。有受寒重，腹痛里急者宜当归羊肉汤。有因虚而成疝痛，按之少减者宜乌头栀子汤加桂枝，姜糊丸，以川乌治外束之寒，山栀子治内郁之热也。有疝气久不愈者宜木香楝子散。种种诸疝病，其由来既各不同，而其为症，亦自有异，能依法治之，曷弗瘳欤？

【脉　法】　《内经》曰：心脉搏滑急为心疝，肺脉沉搏为肺疝，肾脉肝脉大急沉皆为疝。又曰：肝脉滑甚为㿗疝，心脉微滑为心疝，肾肝滑甚为癃㿗。又曰：脉急者曰疝瘕，小腹痛。又曰：三阳结为癃，三阴急为疝。注云：太阳受寒，血聚为瘕；太阴受寒，气聚为疝。《脉诀》曰：疝脉弦急，积聚在里，牢急者生，弱急者死，沉迟浮涩，疝瘕寒痛，痛甚则伏，或细或动。《正传》曰：寸口脉弦而紧，弦紧相搏，则为寒疝。《入门》曰：《内经》皆以滑脉为疝。《脉经》曰：疝瘕积聚，脉弦急者生，虚弦小者死。

【疝病原由症治】　《灵枢》曰：疝者，寒气结聚之所为也。《内经》曰：病在小腹，腹痛，不得大小便，名曰疝，得之寒。又曰：小腹控睾引腰脊，上冲心，甚出清水，及为哕噫，邪在小肠也。丹溪曰：疝者，睾丸连小腹急痛也，有痛在睾丸者，有在五枢穴边者，皆足厥阴之经也。自《素问》以下，皆谓之寒，予思之，此病始于湿热在经，郁而至久，又感寒气外束，故痛。若只作寒论，恐为未备。人有踢冰涉水，终身不病此者，无热故也。盖大怒则火起于肝，醉饱则火起于胃，房劳则火起于肾，火积久，母能生子虚，湿气便盛。厥阴肝木，其性急速，火性又暴，为寒所束，宜其痛之太暴也，有以乌头栀子汤服之，其效亦敏。然湿热又须分多少而治，湿甚肿多，㿗病是也。又曰：疝痛属湿热痰积注下作病，因寒郁而发也。又曰：疝痛之症，或因风寒外袭，或因怒气上冲，小腹作痛，上连胁肋，甚则搐搦反张，咬牙战掉，冷汗交流，须臾不救。《纲目》曰：疝名虽七，寒疝即疝之总名也，水疝即㿗疝之属，气疝即狐疝之属，血疝即痈疖之属，惟筋疝罕见之，亦下恶疮之属也。又曰：小腹痛有三，肝病小腹引胁痛，小肠病小腹引睾丸腰脊痛，膀胱病小腹痛肿，不得小便。《直指》曰：疝之为病，外肾小腹作痛，或攻刺腰胁，或走游背膂，或冷气抢心，或手足厥冷，有壮热恶寒者，有洒淅寒热者，有不得大小便者，有下泄者，有自汗者，有积聚如杯、如臂、如盘、如桃李。其于阴间，则卵有大小，而上下不常，囊有肿胀，而痛止无定。挟冷触怒，则块物上冲心胸，心平气和，则块物归入囊中。又曰：治法大要，以流行疏利为先，毋曰肾虚得病，不敢疏泄。盖肾为邪气所干，若不逐去病根，病何由愈？倘或姑息补住，使大小便秘而不通，邪气入腹冲心，危殆必矣。又曰：甚或挟虚而发，脉不甚沉紧，而豁大无力者是也。其痛亦轻，惟觉重坠牵引耳，当以参术为君，疏导药佐之。疏导即桃仁、山楂、枳实、栀子、茱萸、川楝、延胡索、丁香、木香之类是也。又曰：诸疝以手按之，大痛者为实，不痛者为虚。又曰：惟是逆气长嘘，中脘停酸，躁闷烦扰，甚至呕吐，最为恶候。盖脾土不济肾水上乘，必为酸汁，或为痰涎，遂成暴吐，大小二便关格闭塞，而肾汁胃汁皆自其口出也，如此者，大抵不救。方广曰：疝症，古方用辛温以散之，是治其标也。丹溪以为痰饮食积死血流注，归于肝经，用辛平以豁痰，消积去瘀，是治其本也。夫疝痛有定处，是有形之积也，非痰食血相聚而何？若无形之气，则走注满腹，流散遍体矣。《本事》曰：此疾虽因虚而得，不可以虚骤补。经云：邪之所凑，其气必虚，留而不去，其病即实。故必先涤去所蓄之邪，然后补之，诸药多借巴豆气者，盖谓此也。《入门》曰：四气七情疝，通用五苓散。盖猪苓、泽泻，分阴阳以和心、小肠，白术利腰脐间湿与死血，茯苓利膀胱水，木得桂则枯，用以伐肝木。又曰：通治宜葫芦巴丸。又曰：疝病虚甚，上为呕吐，下有遗精者危。《正传》曰：劫疝痛药，乌头、栀子并炒，研细，顺流水入姜汁调服。栀子以降湿热，乌头以破寒郁，皆下焦之药，而乌头为栀子所引，其性急速，不容胃中停留也。又方，桂枝、山栀炒、川乌姜炒，姜汁糊丸，姜汤下三四十丸，大能劫痛。《三因》曰：凡疝病，非痛断房事与厚味，不可用药。

【疝痛导引法】　《类聚》曰：坐舒两脚，以两手捉大拇指，使足上头下，极挽五息止，引腹中气遍行身体，去疝瘕病。

【又导引】　《保生秘要》曰：用手紧鼎幽阙，纳气数口，而紧紧顶闭纳之，立效。

【运　功】　《保生秘要》曰：因欲火积滞，外肾复感冷气，故作胀痛，不可胜言，注意从外肾提气至内肾，右运二七遍，即从内肾想一火提至顶门外，略凝，而后行吹吸之法。

治七疝方三十七

木香散　〔冲疝〕　木香　陈皮　干姜　良姜　诃子　枳实　川芎　草蔻仁　黑牵牛

蜘蛛散　〔狐疝〕　蜘蛛十四枚，微炒　肉桂五分

每服用末一钱。

二香丸　〔又〕　木香　香附各三两　楂肉二两　三棱醋炒　蓬术醋炒　姜黄　南星各一两　黄连与吴萸同炒　萝卜子　橘核　桃仁　山栀各五钱

姜汁糊丸。

蠲痛丸　〔癞疝〕　延胡索一两　川楝肉　茴香各五钱　白丑头末　当归　良姜　青皮　木香　乌药各二钱半　全蝎七个

姜汁糊丸，烧棉灰调酒，送下三五十丸。

此方兼治小肠气，膀胱气，一切疝痛。

杨氏麝香丸　〔又〕　木香　胡椒各一两　全蝎　巴霜各四钱　麝香一钱

蒸饼丸，麻子大，朱砂为衣，熟水下五七丸。

此方无麝香即神保丸。

此方能寻诸处痛。凡膀胱气胁下痛最难治，此药主之。

茱萸内消丸　〔又〕　山萸　吴萸　川楝子　马兰花　大茴香　青皮　陈皮　山药　肉桂各二两　木香一两

酒糊丸，酒下五十丸。

此方治肾虚寒疝，偏坠引痛，奔豚痃癖等症。

金铃散　〔又〕　川楝肉三十枚切片，巴豆肉三十枚切片，同炒色焦，去巴豆，茴香炒等分，再入木香一钱半，每末二钱，水酒各半煎，葱白汤冲服。

此方兼治膀胱小肠气肿痛。

蟠葱散　〔厥疝〕　苍术　甘草各一钱　三棱　蓬术　茯苓　青皮各七分　丁香皮　砂仁　槟榔各五分　延胡索　肉桂　干姜各三分

共为粗末，加葱白一茎煎。

此方专治脾胃虚冷，心腹攻刺，连胸胁膀胱小腹，肾气作痛。

乌头桂枝汤　〔又〕　大川乌一个，蜜一盏，同煎减半，取出，炒肉桂、白芍各三钱三分，甘草二钱半，分作二帖，入姜三片、枣二枚及前蜜煎。去乌头代附子名蜜附汤。

此方专治风寒疝气，入腹刺痛，阴缩，手足逆冷。

四神丸　〔又〕　吴萸醋酒各半分，浸焙　荜澄茄　青木香各五钱　香附一两

糊丸，盐汤下。

加味通心饮　〔疝瘕〕　瞿麦　木通　栀子　黄芩　连翘　枳壳　甘草　川楝子各一钱　灯心二十长茎　车前草五叶

此方兼治小肠疝气热痛，小便不通。

沈氏散瘕汤　〔又〕　桃仁　枳实　山栀　山楂　泽泻　木通　赤苓

此余自制方也，用治疝瘕及小肠膀胱气痛，不得小便者，无不效。

荔枝橘核汤　〔㿉疝〕　荔枝　橘

核　桃仁　甘草　茯苓　白术　枳壳　山楂　延胡索

橘核丸　〔又〕　炒橘核　盐酒炒海藻　盐酒炒昆布　盐水洗海带　麸炒桃仁　炒川楝子各一两　酒炒延胡索　厚朴　枳实肉桂　木香　木通各五钱

酒糊丸，酒或盐汤下六七十丸。久不消，加醋炒硼砂二钱。

此方专治四种㿉疝，卵核肿胀，偏有大小，或硬如石，或少腹绞痛，甚则囊肿，溃烂出黄水。

此方治四种㿉疝之久者。

橘核散　〔又〕　橘核一钱半　桃仁十五枚　山栀子一钱　川乌　吴萸各五分

各炒为粗末煎。橘核单止痛。乌头散寒郁。山栀除湿热，又引乌头速下，不令胃中停留，用之甚捷。

此方亦治四种㿉疝肿痛。

此方治四种㿉疝之新者，二方各别。

加味通心散　〔㿉癃〕　木通　山栀　连翘　黄芩　甘草　瞿麦　枳壳　归尾　桃仁　山楂　川楝　灯心　车前草

丁香楝实丸　〔狐疝〕　当归　附子　川楝肉　茴香各一两

上锉，好酒三升，煮干焙为末。每药末一两，入丁香、木香各二钱，全蝎十三个，延胡索一两。上并为末，与前末拌匀，酒糊丸，空心酒下百丸。凡男子七疝，女子带下，皆属于风。全蝎治风圣药，川楝、茴香皆入小肠经，当归、延胡和血止痛。疝气带下，皆积寒邪在小肠之间，故以附子佐之，丁香、木香为引导也。

四炒川楝丸　〔又〕　川楝肉一斤，作四分，一用麸皮一合、斑蝥四十九枚炒黄，一用麸皮一合、巴戟一两炒，一用麸皮一合、巴豆四十九粒炒，一用盐一两、茴香一合炒，并以麸皮黄色为度。只取川楝肉，再加木香、破故纸各一两。酒糊丸，每五十丸，盐汤下，日三服。

此方兼治一切疝气肿痛、缩小，久服断根。

二陈汤　〔又〕　茯苓　陈皮　半夏　甘草

青木香丸　〔寒疝〕　黑丑头末，三两　补骨脂　荜澄茄　槟榔各二两　青木香一两

水丸，盐汤下。

当归四逆汤　〔又〕　当归一钱二分　附子　肉桂　茴香各一钱　白芍　柴胡各九分　延胡索　川楝子　茯苓各七分　泽泻五分

腰子散　〔水疝〕　黑丑、白丑并炒，等分，取头末，猪腰子批开，入药末三钱，川椒五十粒，小茴香百粒，以牵牛末遍掺之，湿纸包扎好，煨令香熟，空心，温酒嚼下，取下恶物便愈。

秘传茱萸内消散　〔又〕　吴萸半酒半醋浸一宿，焙　山萸　马兰花醋浸，焙　川楝肉　肉桂　黑丑头末　盐炒茴香　延胡索　去白青皮　去白陈皮　海藻　白蒺藜　桃仁　木香各五钱

酒糊丸，盐汤或酒下。

此方专治阴㿉偏大，或生疮出黄水。

加减柴苓汤　〔筋疝〕　柴胡　泽泻各一钱　半夏　赤苓　猪苓　白术　山楂　山栀　荔枝核各七分

无荔枝核，以橘核代之。

此方兼治诸疝因湿热，肿痛出水。

龙胆泻肝汤　〔又〕　龙胆草　柴胡　泽泻各一钱　车前子　木通　赤苓　酒洗生地　酒拌当归　山栀　黄芩　甘草各五分

复元通气散　〔血疝〕　白丑头末，二两　茴香　穿山甲各两半　去白陈皮　延胡索　炙甘草各一两　木香五钱

每末二钱，酒或姜汤下。

神圣代针散　〔又〕　乳香　没药　当归　白芷　川芎　制芫青各一钱

共为末，每服一分，甚者五分，先点好茶一盏，次糁药末在茶上，不得吹搅，立地细细呷之。

此方兼治诸疝刺痛。

气疝饮　〔气疝〕　黄连以吴萸煎水浸炒，二钱　人参　白术各一钱　白芍　陈皮各七分　甘草三分　姜三片

聚香饮子　〔又〕　乳香　沉香　檀香　木香　藿香　丁香各八分　姜黄　乌药　桔梗　肉桂　甘草　延胡索各四分　姜三　枣二

此方专治七情所伤，结成疝气。

天台乌药散　〔㿗疝〕　川楝子十个，将巴豆十四粒同麸炒黑色，去麸、豆　乌药　木香　茴香　良姜　青皮各五钱　槟榔三钱

每末一钱，酒下。痛甚，炒姜、热酒下。

理中汤　〔奔豚〕

夺命丹　〔又〕　吴萸一斤，作四分，一酒浸，一醋浸，一白汤浸，一童便浸，并焙干。泽泻二两。酒糊丸，盐汤，空心下。一名四制茱萸丸。

胡芦巴丸　〔又〕　白丑头末　茴香各二两　川乌　巴戟肉　吴萸各两半　川楝子　胡芦巴各一两

酒糊丸，空心，酒下二三十丸。

一捏金散　〔又〕　延胡索　川楝肉　全蝎　茴香

每末二钱，热酒下神效。

此方兼治小肠气脐腹痛。

当归羊肉汤　〔寒痛〕　羊肉一斤　生姜五两　当归二两

水八升，煮三升，每服七合，日三服。

乌头栀子汤　〔因虚〕　川乌头末　山栀子

木香楝子散　〔久疝〕　石菖蒲　青木香　荔枝核　萆薢　川楝子

每末二钱，入麝少许，茴香炒盐，用热酒冲调下。

督脉病源流

督脉起于会阴，循背而行于身之后，为阳脉之总督，故曰阳脉之海。其别与厥阴脉同会于巅。此主身后之阳。

人身阴阳原气，皆起于下。经曰：广明之后，即为太冲。太冲之地，属之少阴，少阴之前，乃为厥阴。其部有血海，尝与太冲腾精气而上，灌渗阴阳。可知元气固起于下，精气亦起于下矣。尝按精气之自下而上也，实分三道：其阳者，起胞中，从少阴之后，行太阳夹脊之中道上巅，历百会、都庭，以统宗诸阳，其名曰督。其阴者，起中极之下胞中，由前阴地道而上行阳明之表，中循关元，历承浆，上与督脉会，以统宗诸阴，其名曰任。其中央一道，起胞中，循血海，腾精气而上，上行伏脐，积于胸中，为宗气以司呼吸，会于咽喉，其名曰冲。是三脉者，同起于胞中，一源而三歧，故古人统三者而总名之曰太冲。且三者之气，与阳明胃气同住中州，亦与营俱行于十二经，故三者之气，能贯于一身也。而督之所以为督，从可识矣。杨氏曰：督之言邮也，是人阳脉之都纲。吕氏亦曰：阳脉之海下极者，长强也。长强乃督脉之别名。下极者，尾骶骨也。以其循脊上项散头，故实则脊强而厥，虚则头重。夫脊强者，五痉之总名，其症卒口噤，背反强而瘈疭也。而督之所以为病，又从可识矣。

【督脉经行诸穴】　《内经》曰：督乃阳脉之海，其脉起于肾下胞中，至于少腹，乃下行于腰横骨围之中央，系溺孔之

端，男子循茎下至篡，女子络阴器合篡间，俱绕篡后屏翳穴前阴后阴之间也，别绕臀，至少阴与太阳中络者，合少阴上股内廉，由会阳在阴尾尻骨两旁，凡二穴贯脊，会于长强，穴在骶骨端，与少阴会，并脊里上行，历腰俞二十一椎下、阳关十六椎下、命门十四椎下、悬枢十三椎下、脊中十一椎下、中枢十椎下、筋缩九椎下、至阳七椎下、灵台六椎下、神道五椎下、身柱三椎下、陶道大椎下、大椎一椎下，与手足三阳会合，上痖门项后入发际五分，会阳维，入系舌本，上至风府项后入发际一寸，大筋内宛宛中，会足太阳、阳维，入脑中，循脑户枕骨上、强间百会后三寸、后顶百会后一寸半，上巅，历百会在头中央旋毛中、前顶百会前一寸半、囟会百会前三寸，即囟门、上星囟会前一寸，至神庭囟会前二寸，直鼻上，入发际五分，为足太阳督脉之会，循额中，至鼻柱，经素髎鼻准头也、水沟人中也，会手足阳明，至兑端唇上端，入龈交上齿缝中，与任脉足阳明交会而终，凡三十一穴。督脉别络，自长强走任脉者，由小腹直上贯脐中央，上贯心，入喉，上颐，环唇，上系两目之下中央，会太阳于目内眦睛明穴见阴跷下，上额，与足厥阴同会于巅，入络于脑，又别自脑下项，循肩胛，与手足太阳、少阳会于大杼，第一椎下两旁，去脊中一寸五分陷中。内挟脊抵腰中，入循膂，络肾。

【脉　法】　《脉经》曰：尺寸俱浮，直上直下，此为督脉，腰脊强痛，不得俯仰，大人癫病，小儿风痫。又曰：脉来中央浮，直上下动者，督脉也，动苦腰背膝寒。

【督病原由症治】　《灵枢》曰：头中央之脉，督脉也，名曰风府。《内经》曰：风气循风府而上，则为癫痫。风入脑户，则为风目眼寒。注云：脑户乃督脉、足太阳之会故也。又曰：督脉生疾，从小腹上冲心而痛，不得前后，为冲疝。女子不孕，癃闭遗溺，嗌干，治在骨上谓横骨上毛际中，曲骨穴也，甚者在脐下营脐下一寸阴交穴。注云：此乃任冲二脉之病，不知何以属之督脉。李厥明云：督脉虽行于背，而别络自长强走任脉者，则由小腹直上贯脐中，贯心入喉，上颐环唇，而入于目之内眦，故显此诸症。王注盖未深考尔。又曰：督脉实则脊强反折，虚则头重。《难经》曰：督脉为病，脊强而厥。海藏云：此病宜用羌活、独活、防风、荆芥、细辛、藁本、黄连、大黄、乌头、附子、苍耳子之类。张洁古曰：督者，都也，为阳脉之都纲。任者，妊也，为阴脉之妊养。王海藏曰：阴跷、阳跷同起跟中，乃气并而相连。任脉、督脉同起中极之下，乃水沟而相接。滑伯仁曰：任督二脉，一原而二歧，一行于身之前，一行于身之后，人身之有任督，犹天地之有子午，可以分，可以合，分之见阴阳之不离，合之见浑沦之无间，一而二，二而一者也。李濒湖曰：任督二脉，人身之子午也，乃丹家阳火阴符升降之道，坎水离火交媾之乡。魏伯阳《参同契》云：上闭则称有，下闭则称无，无者以奉上，上有神德居，此两孔穴法，金气亦相须。崔希范《天元入药镜》云：上鹊桥，下鹊桥，天应星，地应潮，归根窍，复命关，贯尾闾，通泥丸。大道三章直指云：修丹之士，身中一窍，名曰玄牝，正在乾之下，坤之上，震之西，兑之东，坎离交媾之地，在人身天地之正中，八脉九窍，十二经，十五络联辏，虚间一穴，空悬黍珠，医书谓之任督二脉，此元气之所由生，真息之所由起。修丹之士，不明此窍，则真息不生，神化无基也。俞琰注《参同契》

云：人身血气，往来循环，旦暮不停，繄有任督二脉，人能通此二脉，则百脉皆通。《黄庭经》言：皆在心内运天经，昼夜存之自长生。天经，乃吾身之黄道，呼吸往来于此也。鹿运尾闾，能通督脉。龟纳鼻息，能通任脉。故二物皆长春。此数说，皆丹家河车妙旨也。

治督脉病诸药要品及方四

总治羌活　荆芥　秦艽　细辛　黄连　附子

苏合丸　〔强厥〕　白术　犀角　香附　朱砂　诃子　荜拨　冰片　木香　檀香沉香　麝香　丁香　安息香　薰陆香　苏合香油

藿香正气散　〔又〕　大腹皮　茯苓　白芷　紫苏　厚朴　白术　陈皮　藿香　桔梗　甘草

川芎茶调散　〔头重〕　薄荷　川芎　荆芥　羌活　白芷　甘草　防风　细辛

每末二钱，食后，茶清下。

白芷丸　〔又〕　白芷二两，萝卜汁浸，晒干为末，蜜丸，弹子大。每一丸，细嚼，茶清或荆芥汤下。

带脉病源流

带脉横围于腰，状如束带，所以总约十二经脉，及奇经中七脉者也。

按《内经》冲、任二脉，与阳明合于宗筋，会于气街，皆属于带脉，而络于督脉。则太冲所以能上养心肺者，须赖带脉之持之。一身二十七气之上下流行，亦赖带脉为之关锁。且其气整齐坚固，有以牢持于上下之间。而一身之强力，亦赖带脉以出。盖力出于膂，膂在季胁之下，即带脉所在也。故经云：身半以上，天气主之，身半以下，地气主之，中为天枢，天枢在气交之分，正指带脉而言也。故人苟上而心脾抑郁，气不运行，下而肝肾虚败，真阴不荣，必致停湿为热，下注于小肠血海之间，其病自作矣。何言之？中分不运，必病腹满。阴阳两虚，中分弱而不能镇定，必病腰溶溶如坐水中。心脾上郁，肝肾下虚，邪热留连而为淋淫，必病赤白带。阳不能胜，不能固守于天枢，阴气得以袭之，必病左右绕脐腰脊痛冲心腹。邪客于太阴之络，必病腰痛引小腹控䏚季胁下空软处，不可以养息。此皆带脉所生病也。是知一身上下，机关全在于带，带不能自持其气，其症皆陷下而不上矣，可不知带之为病，求其源而升降补泻哉。

【带脉经行诸穴】　《内经》曰：带脉者，起于季胁厥阴之章门穴在季胁骨端肋尖尽处，为足厥阴、足少阳二经之会，同足少阳循带脉穴在季胁下一寸八分陷中，属足少阳经，围身一周，如束带然，又与足少阳会于五枢带脉下三寸、维道章门下五寸三分，凡四穴。

【脉　法】　《脉经》曰：脉来关部左右弹者，带脉也。

【带病原由症治】　《灵枢》曰：足少阳之正，至腘中，别走太阳而合，上至肾，当十四椎，出属带脉。注云：带脉总束诸脉，使不妄行，如人束带而前垂，故名。妇人恶露，随带脉而下，故谓之带下。张洁古曰：带脉之病，太阳主之，可灸章门三壮。仲景曰：大病瘥后，腰以下有水气，牡蛎泽泻散主之，若不已，灸章门穴。海藏曰：小儿癞疝，可灸章门三壮而愈，以其与带脉行于厥阴之分，而太阳主之也。子和曰：十二经与奇经七脉，皆上下周流，惟带脉起少腹之侧，季胁之下，环身一周，络腰而过，如束带状。而冲任二脉，循腹胁夹脐旁，传流于气冲，属于带脉，络于督脉。冲任督三脉，同起而异行，一源而三歧，皆络带脉。因诸经上下往来，遗热于带脉之间，客热郁抑，白物随溲而下，绵绵不绝，是为白带，皆从湿热治之，与痢同法。赤白痢乃邪热传于大肠，赤白带乃邪热传于小肠也。刘宗厚曰：带下多本于阴虚阳竭，营气不升，经脉凝涩，卫气下陷，精气积滞于下焦奇经之分，酝酿而成，以带脉为病得名，亦以病形而名。白者属气，赤者属血，多因醉饱入房，服食燥热所致。亦有湿痰流注下焦者，肾肝阴淫湿胜者，或惊恐而木乘土位，浊液下流，或思慕无穷，发为白淫。所谓二阳之病发心脾也。或余经湿热，屈滞于少腹之下，或下元虚冷，子宫湿淫，治之之法，或下或吐，或发中兼补，补中兼利，燥兼升发，润兼温养，或收涩，或温补，诸例不同，亦病机之活法也。巢元方曰：肾着病，腰痛冷如水，身重腰如带五千钱，小便利，因劳汗出，衣里冷湿而得，久则变为水也，《千金方》用肾着汤，《三因方》用渗湿汤，东垣用独活汤主之。

附载：仲景大法诸药要品及方九

血崩久而成枯　四物汤　崩者涩剂收　白芍　白垩　艾叶　黄芩

血闭久而成竭　四物汤　闭者破剂通　三棱　牛膝　桃仁　红花　黄芪　鲮鲤甲炙　肉桂

破血三法：初治四物汤加红蓝花调肉桂、黄芪，次治四物汤加红蓝花调鲮鲤甲、桃仁、肉桂、童便、酒煮尤佳，三治四物汤加红蓝花调没药散

四物汤春加川芎，风胜也；夏加白芍，火胜也；秋加当归，金胜也；冬旺水胜，又加熟地以益之。若血旺必无服四物之理，以其血衰而烦，以此补之，故加熟地也。既可服四物，知其血衰之甚也，故用加之耳。

丁香脾积丸　〔腹满〕　三棱　蓬术　青皮　丁香　木香　醋煮高良姜　巴霜　皂荚烧存性　百草霜少许

糊丸，麻子大，白汤下二三十丸。

壮本丹　〔腰冷〕　酒杜仲　盐补骨脂　茴香各一两　酒苁蓉　酒巴戟　青盐各五钱

每用猪腰子二个，批开，入药末五钱，扎好，纸包煨熟，以黄酒一顿送下。

秘传带下方　〔带下〕　青葙子　菟丝子各二钱　棉子肉炒令烟尽，四钱

共为细末，分作十服。清晨将壮生鸭蛋一个，挖一小孔入药在内，搅和黄白中，将纸封孔，饭上蒸熟，以黄酒食之，轻者八九服，重者一二十服，无不效。如赤带，每料加熟石膏一钱。愈后再服丸药以补之。

加味龙虎散　〔阴袭〕　苍术一两　全蝎三钱　草乌　附子各二钱　天麻三钱

每末一钱，空心，豆酒调下。

此方兼治风寒腰痛，筋骨拳挛。

速效散　〔邪客〕　川楝肉巴豆五粒，同炒，去豆　盐炒茴香　蜜炒补骨脂各一两

每末一钱，热酒下。

牡蛎泽泻散　〔水气〕

肾着汤　〔肾着〕　白术二钱半　炮姜　赤苓各钱半　炙草五分

渗湿汤　〔腰重〕　茯苓　猪苓　白术　泽泻　苍术　陈皮　黄连　山栀　秦艽　防己　葛根

独活汤　〔又〕　当归　连翘各钱半　羌活　独活　防风　泽泻　肉桂各一钱　防己　黄柏　大黄　甘草各五分　桃仁留尖九粒

酒、水各半煎。

此方兼治闪挫劳役，腰痛如折。

阳维阴维脉病源流

阳维脉起于诸阳之会，由外踝而上行于卫分。阴维脉起于诸阴之交，由内踝而上行于营分。所以为一身纲维也。

人身阳脉既统于督，阴脉既统于任矣，而诸阳诸阴之散见而会者，又必有以维系而主持之，故有阳维以维诸阳，阴维以维诸阴。要其所以能维者，必从阴阳根柢之处以发其气，气之极盛而后能维之。盖阳维则从少阴斜至太阳，发足太阳之金门，而与手足少阳、阳明会于阳白，是其所从起者少阴，而所会者皆阳也。所会皆阳，则所维自皆阳矣。阴维从少阳斜至厥阴，发足少阴之筑宾，至项前而终，是其所从起者少阳，而所发所至者皆阴也。所发所至皆阴，则所维自皆阴矣。然阳维既为诸阳之维，而反起于少阴，阴维既为诸阴之维，而反起于少阳者，何也？少阴为诸阴根柢之气，维于阳者必起于此，是阴为阳根也。少阳为诸阳根柢之气，维于阴者必起于此，是阳为阴根也。所谓互为其根者是也，故二脉又为营气之纲领。仲景云：病常自汗，荣卫不相和谐，宜桂枝汤。反烦不解，先刺风池、风府，却与桂枝汤愈。此二穴，乃阳维之会也。以病寒热自汗，本桂枝汤症，服之而不愈者，乃阳维脉病也，故必先针阳维诸会之穴，以刺受病之处，然后再服桂枝汤，自无不愈也。其曰荣卫不和者，是卫气不与荣血和也。洁古云：阴维为病，若心痛者，其治必在足少阳三阴交，此其处乃阴维所起也。按仲景法，太阴症则用理中汤，少阴症则用四逆汤，厥阴症则用当归四逆汤、吴茱萸汤，参其法，酌其剂，以治阴维之病，乃洁古所以治足少阳三阴交之意也。如是而二维之病，何忧弗愈哉？

【阳维经行诸穴】　《内经》曰：阳维起于诸阳之会，其脉发于足太阳金门穴在足外踝下一寸五分，上外踝七分，会足少阳于阳交，为阳维之郄在外踝上七寸，斜属二阳之间，循膝外廉上髀厌，抵少腹侧，会足少阳于居髎在章门下八寸，监骨上陷中，循胁肋斜上肘，上会手阳明、手足太阳于臂臑在肘上七寸，两筋罅陷中，肩髎下一寸，过肩前，与手少阳会于臑会、天髎臑会在肩前，去肩端三寸宛宛中，天髎在缺盆中间，上毖骨际陷中央，却会手足少阳、足阳明于肩井在肩上陷中，缺盆上大骨前一寸五分，入肩后，会手太阳、阳跷于臑前在肩后大骨下，胛上廉陷中，上循耳后，会手足少阳于风池在耳后发际陷中，上脑空承灵后一寸半，夹玉枕骨下陷中、承灵正营后一寸半、正营目窗后一寸、目窗临泣后一寸、临泣在瞳人直上发际五分陷中，下额，与手足少阳、阳明五脉会于阳白眉上一寸，直瞳人相对，循头入耳，上至本神而止本神在直耳上入发际中，凡经共三十二穴。

【阴维经行诸穴】　《内经》曰：阴维起于诸阴之交，其脉发于足少阴筑宾穴在足内踝上五寸腨肉分内，为阴维之郄，上循股内廉上行，入小腹，会足太阴、厥阴、少阴、阳明于府舍在腹哀下三寸，去腹中行四寸半，上会足太阴于大横、腹哀大横在腹哀下一寸五分，腹哀在日月下一寸五分，并去腹中行四寸半，循胁肋会足厥阴于期门直乳下一寸半，上胸膈，挟咽，与任脉会于天突、廉泉天突在结喉下四寸半宛宛中，廉泉在结喉下二寸中央是穴，凡一十四穴。

【脉　法】　《脉经》曰：寸口脉从少阴斜至太阳，是阳维脉也，动若肌肉痹痒，皮肤痛，下部不仁，汗出而寒，又若癫仆羊鸣，手足相引，甚者失音不能言。又曰：寸口脉从少阳斜至厥阴，是阴维脉也，动若癫痫僵仆羊鸣，又若僵仆失音，肌内痹痒，应时自发，汗出恶风，身洗洗然也。

【二维病原由症治】　《难经》曰：阳维阴维者，维络于身，灌溉诸经者也。阴阳不能自相维，则怏然失志，溶溶缓慢貌不能自收持。又曰：阳维为病苦寒热，阴维为病苦心痛。张洁古曰：卫为阳主表，阳维受邪，为病在表，故苦寒热。营为阴主里，阴维受邪，为病在里，故苦心痛。阴阳相维，则营卫和谐矣。营卫不谐则怏然失志，不能自收持矣。何以知之？仲景云：病常自汗，是卫气不与营气和也，宜桂枝汤和之。又云：服桂枝汤反烦不解，先刺风池、风府，却与桂枝汤。此二穴，乃阳维之会也。谓桂枝后尚自发热恶寒，其脉寸浮尺弱而反烦，为病在阳维，故先针此二穴。又曰：阴维为病，主心痛，治在三阴之交，太阴症则理中汤，少阴症则四逆汤，厥阴症则当归四逆汤、吴茱萸汤主之。李濒湖曰：阳维之脉，与手足三阳相维，而足太阳、少阳则始终相联附者，寒热之症，惟二经有之，故阳维为病，亦苦寒热。盖卫气昼行于阳，夜行于阴，阴虚则内热，阳虚则外寒。邪气在经，内与阴争而恶寒，外与阳争而发热，则寒热之在表而兼太阳症者，有汗当用桂枝，无汗当用麻黄。寒热之在半表半里而兼少阳症者，当用小柴胡汤加减治之。若夫营卫惵卑而病寒热者，黄芪建中及八物汤主之。洁古独以桂枝一症属之阳维，似未扩充。至于阴维为病主心痛，洁古独以三阴温理之药治之，则寒中三阴者宜矣。而三阴热厥作痛，似未备矣。盖阴维之脉，虽交三阴而行，实与任脉同归，故心痛多属少阴、厥阴、任脉三气冲上而然。暴痛无热，久痛无寒，按之少止者为虚，不可按近者为实。凡寒痛，兼少阴及任脉者四逆汤，兼厥阴者当归四逆汤，兼太阴者理中汤主之。凡热痛兼少阴及任脉者金铃散、延胡索散，兼厥阴者失笑散，兼太阳者承气汤主之。若营血内伤，兼夫任、冲、手厥阴者，则宜四物汤、养荣汤、妙香散之类，因病药之。如此则阴阳虚实，庶乎其不差矣。

鳌按：洁古据仲景法以桂枝方治阳维，理中三方治阴维，举其要也，故余前论亦据之。濒湖于阳维增黄芪建中三方，于阴维增金铃散七方，备其用也，余故附录之。

又曰：叔和以癫痫属阳维阴维，《灵枢》以癫痫属阳跷阴跷二说文异旨同，盖阳维行卫分诸阳之会，阴维行营分诸阴之交，阳跷行一身左右而主阳，阴跷行一身左右而主阴。邪在阴维阴跷则发癫，邪在阳维阳跷则发痫。痫动而属阳，阳脉主之。癫静而属阴，阴脉主之。大抵二疾，当取之四脉之穴，分其阴阳而已。王叔和曰：诊得阳维脉浮者，暂起目眩，阳盛实，若肩息，洒洒如寒。诊得阴维脉沉大而实者，若胸中痛，胁下支满，心痛。其脉如贯珠者，男子两胁下实，腰中痛，女子阴中痛，如有疮状。

治二维病方十五

桂枝汤　〔阳维〕　桂枝　白芍　甘草　姜　枣

麻黄汤　〔又〕

黄芪建中汤　〔又〕

八物汤　〔又〕　人参　茯苓　白术　甘草　川芎　当归　白芍　地黄

理中汤　〔阴维〕　人参　白术　甘草　干姜

四逆汤 〔又〕 附子 干姜 甘草

当归四逆汤 〔又〕 当归 桂枝 白芍 细辛 甘草 通草 大枣

吴茱萸汤 〔又〕 吴萸 人参 姜枣

金铃散 〔又〕 金铃子 延胡索各一两

每末二钱，酒下，痛止。与枳术丸去其余邪。

延胡索散 〔又〕 延胡索 当归 蒲黄 赤芍 官桂各一钱 姜黄 木香 乳香 没药各七分 炙草五分 姜三片

此方兼治女人血结胸，心腹作痛，连腰胁脊膂，上下攻刺，甚作搐搦。

失笑散 〔又〕

承气汤 〔又〕 大黄 芒硝 枳实 厚朴

养荣汤 〔又〕 当归 白芍 生地熟地 赤苓 山栀 麦冬 陈皮各一钱 人参 甘草各五分 枣二枚 乌梅一个

四物汤 〔又〕 川芎 当归 白芍 熟地各一钱二分半

一方，春倍川芎，夏倍芍药，秋倍熟地，冬倍当归。春加防风，夏加黄芩，秋加天冬，冬加桂枝。

按：此方通治血病，当归和血归经，白芍凉血补肾，生地生血宁心，熟地补血滋肾，川芎行血通肝。

妙香散 〔又〕

阳跷阴跷脉病源流

阳跷脉起于跟中，循外踝，上行于身之左右，主一身左右之阳。阴跷脉起于跟中，循内踝，上行于身之左右，主一身左右之阴。所以使机关之矫捷也。

跷以矫举为义。其脉之剽悍，同于卫气，而皆上出目内眦。然皆有孔道，与卫不同。按其脉，则阴出阳而交于足太阳，阳入阴而交于足少阴。其气之行每从根柢，阴阳和合，以为跷举，而上荣大会于目，故目之开合皆宜。若目气不荣，则目不合矣。经曰：阴脉荣其脏，阳脉荣其腑者，言乎入阴则荣脏，入阳则荣腑也。又曰：跷脉有阴阳，何者当其数？男子数其阳，女子数其阴者，男子阳用事，其跷在阳，故数其阳。女子阴用事，其跷在阴，故数其阴也。至其为病，阳跷则阴缓而阳急，阳急则狂走，目不昧。洁古云：里和表病，为阴不病而阳病。阳病则寒，其治风池、风府。若在阳表，当汗，桂枝汤、麻黄汤。若在阴里，当下，承气汤。阴跷病，阳缓而阴急，阴急则阴厥，足胫直，五络不通。洁古云：表和里病，为阳不病而阴病，阴病则热，甘草干姜汤。二跷之病异，治二跷之法亦异也。要而论之，奇经八脉，惟带脉横束于膂，不与七脉同，而七脉则皆起于太阳、少阴，虽或统宗众会，孔道之各有殊，其实皆自下而上，源不甚远，古人止言太冲，不分督任跷维，盖有分之而不尽可分者，固即谓太冲之义也，此又不可不知也夫。

【阳跷经行诸穴】《内经》曰：阳跷者，足太阳之别脉。其脉起于跟中，出于外踝，下足太阳申脉穴在外踝下五分陷中，容爪甲白肉际，当踝后绕跟，以仆参为本在踝骨下陷中，拱足得之，上外踝上三寸，以附阳为郄在外踝上三寸，足太阳穴也，直上循股外廉，循胁后胛上会手太阳、阳维于臑俞在肩后大骨下，胛上廉陷中，上行肩膊外廉，会手阳明于巨骨在肩尖端上行两叉骨罅间陷中，会手阳明、少阳于肩髃在膊骨头肩端上两骨罅陷宛宛中，举臂取之有孔，上人迎，夹口吻，会手足阳明、任脉于地仓夹口吻旁四分外，如近下有微脉动处，同足阳明上而行巨窌夹鼻孔旁八分，直瞳子，平水沟，复会任脉于承泣在目下七分，直瞳子陷中，至目内眦，与手足太阳、足阳明、阴跷会于睛明穴见阴跷下，从睛明上行入发际，下耳后，入风池而终风池在耳后，夹玉枕骨下发际陷中。凡共经二十二穴。

【阴跷经行诸穴】　《内经》曰：阴跷者，足少阴之别脉。其脉起于跟中，足少阳然谷穴之后然谷在内踝前下一寸陷中，同足少阴循内踝下照海在内踝下五分，上内踝之上二寸，以交信为郄交信在内踝骨上，少阴前，太阴后，廉筋骨间，直上循阴股入阴，上循胸里入缺盆，上出人迎之前，至咽咙交贯冲脉，入胻内廉，上行入目内眦，与手足太阳、足阳明、阴跷会于睛明而上行睛明在目内眦外一分宛宛中。凡经行八穴。张紫阳《八脉经》云：八脉者，冲脉在风府穴下，督脉在脐后，任脉在脐前，带脉在腰，阴跷脉在尾间前阴囊下，阳跷脉在尾间后二节，阴维脉在项前一寸三分，阳维脉在项后一寸三分。凡人有此八脉，俱属阴神，闭而不开，惟神仙以阳气冲开，故能得道。八脉者，先天大道之根，一气之祖，采之惟在阴跷为先，此脉才动，诸脉皆通。次督、任、冲三脉，总为经脉造化之原。而阴跷一脉，散在丹经，其名颇多，曰天根，曰死户，曰复命关，曰酆都鬼户，曰死生根，有神主之，名曰桃康，上通泥丸，下透涌泉。倘能如此，使真气聚散，皆从此关窍，则天门常开，地户永闭，尻脉周流于一身，贯通上下，和气自然上朝，阳长阴消，水中火发，雪里花开，所谓天根月窟闲来往，三十六宫都是春。要知西南之乡乃坤地，尾间之前膀胱之后，小肠之下，灵龟之上，此乃天地逐日所生气根，产铅之地也，医家不知有此。李濒湖曰：丹书论及阳精河车，皆往往以冲、任、督脉、命门、三焦为说，未有专指阴跷者。而紫阳《八脉经》所载经脉，稍与诸家之说不同。然内景隧道，惟返观者能照察之。其言必不相谬也。

【脉　法】　《脉经》曰：寸口脉前部左右弹者，阳跷也，动苦腰背痛，又为癫痫，僵仆羊鸣，恶风，偏枯瘰痹，身体强。又曰：微涩为风痫，并取阳跷，在外踝上三寸直绝骨是穴跗阳穴也。又曰：寸口脉后部左右弹者，阴跷也，动苦癫痫寒热，皮肤淫痹，又为少腹痛里急，腰及髋窌下相连，阴中痛，男子阴疝，女子漏下不止。髋，髀骨也。窌，腰下穴也。又曰：阴跷脉急，当从内踝以上急，外踝以上缓；阳跷脉急，当从外踝以上急，内踝以上缓。《难经》曰：阴络者，阴跷之络；阳络者，阳跷之络。

【二跷脉原由症治】　《灵枢》曰：目中赤痛，从内眦始，取之阴跷交信穴也。又曰：风痉反折，先取足太阳及腘中，及血络出血。若中有寒邪，取阴跷及三毛上，及血络出血。濒湖所谓足太阳，京骨穴也，在足外侧小指本节后，大骨下赤白际陷中，针三分，灸七壮。腘中，委中穴，在曲膝后横文中，针三分。阴跷取交信穴，在内踝骨上，少阴前，太阴后。廉筋骨间，三毛，大敦穴也，在足大指外侧三毛中，肝脉之井也，针三分，灸三壮。血络者，视其处有络脉盛满者，出其血也。又曰：阴跷阳跷，阴阳相交，阳入阴，阴出阳，交于目锐眦。阳气盛，则瞋目。阴气盛，则瞑目。又云：五谷入于胃也，其糟粕精液宗气，分为三队。故宗气积于胸中，出于喉咙，以贯心肺而行呼吸焉。营气者，泌其津液，注之于脉，化而为血，以荣四脉，内注五脏六腑，以应刻数焉。卫气者，出其悍气之疾，而先于四末分肉皮肤之间，而不休焉。昼行于阳，夜行于阴，常从足少阳分间行于五脏六腑。今厥气客于脏腑，则卫气独卫其外，行于阳不得入于阴，行于阳则阳气盛，阳气盛，则阳跷陷。不得入于阳，则阴气虚，故目不瞑也。治当补其不足，泻其有余，以通其道而去其邪，饮以半夏汤一剂，阴阳已通，其卧立至。《甲乙经》曰：人病目闭不得视者，卫气留于阴，不得行于阳，留于阴则阴气盛，阴气盛则阴跷满，不得入于阳，则阳气虚，故目闭也。病目不得瞑者，卫气不得入于阴，常留于阳，留于阳则阳气满，阳气满则阳跷盛，不得入于阴，则阴气虚，故目不瞑也。濒湖曰：《灵枢》有云，足太阳之筋，为目上纲。足阳明之筋，为目下纲。寒则筋急，目不合。热则筋纵，目不开。又云：壮者血气盛，肌肉滑，营卫不失其常，故昼精而夜瞑。老人气血衰，气道涩，卫气内伐，故昼不精而夜不瞑。又云：多卧者，肠胃大而皮肤涩，分肉不解，卫气行迟故也。张子和云：思气所至为不眠，为嗜卧。巢元方云：脾病困倦而嗜卧，胆病多烦而不眠。王叔和云：水流夜疾有声者，土休故也，人亦应之，人夜卧则脾不动摇，脉为之数疾也。一云：脾之候在睑，睑动则知脾能消化也，脾病则睑涩嗜卧矣。数说皆言目闭、目不瞑，虽不言及二跷，盖亦不离乎阴阳营卫虚实之理，可互考也。张洁古曰：跷者，捷疾也。二脉起于足，使人跷疾也。阳跷在肌肉之上，阳脉所行，通贯六腑，主持诸表，故名为阳跷之络。阴跷在肌肉之下，阴脉所行，通贯五脏，主持诸里，故名为阴跷之络。阴跷为病，阴急则阴厥胫直，五络不通，表和里病。阳跷为病，阳急则狂走，目不昧，表病里和。阴病则热，可灸照海、阳陵泉在膝下一寸外廉陷中，足少阳之合也。筋病治此。阳病则寒，可针风府、风池风府在项后入发际一寸，大筋内宛宛中，督脉、太阳、阳维之会也。又曰：在阳表者当汗之，在阴里者当下之。又癫痫昼发，灸阳跷，夜发，灸阴跷。

治二跷病方五

桂枝汤 〔阳跷〕 桂枝 白芍 甘草 姜 枣

麻黄汤 〔又〕 麻黄 桂枝 甘草杏仁 姜 枣

承气汤 〔又〕

半夏汤 〔又〕 长流水八升，扬万遍，取其清五升煮之，炊以苇薪，火沸，置秫米一升、治半夏五合，徐炊令至一升半，去其滓，饮汁一小杯，日三，稍益，以知为度。故其病新发者，覆杯则卧，汗出则已。久者三饮而已。

甘草干姜汤 〔阴跷〕 甘草 干姜

杂病源流犀烛 卷十二　六淫门

风病源流毒风论

经曰：诸暴强直，支痛软戾，里急筋缩，皆属于风。此厥阴风木，为肝胆之气，乃脏气所主之风也。若八方之风不正，则为邪气，故中于人而为病，而其中人，有四时之胜气而袭之者，如春胜长夏为木克土，长夏胜冬为土克水，以所胜入也。有随时随脏而为病者，以内气不守，外邪得入也。故春病在头，善鼽衄；夏病在脏，善病胸胁；长夏病在脾，积风为寒，善洞泄寒中；秋病在肩背，暑汗不出，风袭腠肤，善风疟；冬病在四肢，善痹厥。原其然者，人之精为真阴，为元气之本。惟冬藏精则内实，虽夏之暑邪亦汗出而不得入。若冬不藏，又暑汗不出，闭藏疏泄之道俱失，则春温、夏热、秋疟，随时随脏而病矣，此风邪所化之由也。然风入五脏，其症状固各不同。肺受风，多汗恶风，色皏然白，善咳短气，昼犹与卫气和而少差，暮则与阴入内而剧。诊在眉上，白色。心受风，多汗恶风，善怒赫，色赤，风火相搏，木火交炽，神志昏乱故也。心病则舌本强，必言不快，其诊在口。肝受风，多汗恶风，色微苍。肝本为风，风反胜之，则内气不胜，故多悲本气动，又多怒，阴器病则妒阴。妒阴者，时憎女子也，其诊在目下。脾受风，多汗恶风，色微黄。土为风木所克，必身体怠惰，四肢不欲动。风胜土疏，必不化食，其诊在鼻。肾受风，自汗恶风，面痝然浮肿，以邪入肾，挟水气上升，故肿也。脊痛不能正立，以肾在其部也。炲气见，以肾枯也。隐曲不利，以肾气伤也，其诊在肌上。五脏受风不同，病由以异如此。然风之中人，治必当早，迟则五脏相传，以至于死。如人初感风，毫毛直，皮肤闭而为热，是时当汗，发之即已。即或痹不仁，肿痛，可汤熨火灸之。惟弗治，病遂入舍于肺，以自表入里，必先于肺，风寒闭于此而不行，故为肺痹，发咳而喘急也。然此犹在可发之时，又弗治，即从所克而传于肝，为肝痹，胁痛而出食也，然此犹可治也。又弗治，再从所克而传于脾，风热相乘而为脾痹，内则中热烦心，外则肌体出黄，然此犹可药之、浴之，以解表里之风热也。又弗治，再从所克而传于肾，为疝瘕。疝瘕者，聚气而痛之名，少腹冤热而痛，出白而烦热也。邪聚下焦，溲出白浊，以热结不散，亏蚀真阴，如蛊之吸血，故名曰蛊此浊病名，非蛊胀病也。然此犹可治也，又弗治，再从所克而传于心，筋脉相引而急，病名曰瘈。以心主血脉，心病则血燥，筋脉相引，则手足挛掣，是以名瘈也。夫邪气至心，其病已极，五脏气皆息，能无死乎？此五脏相传之次也。有内伤而适与风邪会，因加而发者，此必尝有所伤。或伤湿而留于分肉[①]血脉；或坠跌打扑，恶血留而不去；

① 肉　诸本均作“内”，误。据文义改，后同。

或卒然喜怒不节，气有所逆；或饮食失宜，内有所伤；或寒温不时，腠理闭而卫气不通。其开而冒露于风寒，则邪在前，风寒继之。二者相值，则血气凝结而为寒痹。其或因热而汗出受风，虽非外感之邪风，邪气因加而发，所谓合邪也。夫邪之中人，虽各有所入，要归于三部。喜怒不节则伤脏，脏伤病起于阴，一也。清湿袭虚，则病起于下，二也。风雨袭虚，则病起于上，三也。至于淫佚不可胜数，然受病之始，只在此三部。故风雨寒湿，不得虚邪不能独伤人。总之，风善行而数变，其伤人为病，变态不一。如风藏皮肤之间，内不得通，外不得泄，又善行数变，腠理开则卫失守而洒然寒，玄府闭，则阳内壅而热烦闷，其病则为寒热矣。至寒能衰饮食，热能消肌肉，又寒热交作之剧者矣。又如风袭阳明入胃，胃居中焦，其脉上至目内眦，其人肥，邪不得正，则目黄而留为热中宜三黄丸加连翘、栀子、薄荷。其人瘦，外泄而寒，则变为寒中矣宜加减白通汤。又如风与太阳俱入行诸脉俞，散行分肉之间，与卫相犯，能使肌肉䐜而生疡。气凝不行，能使肌肉不仁，或胕热。其气不清，能使鼻柱坏而色败。皮肤疡溃，客于脉而不去，其病则为疠风矣。夫病至疠风，风之入也深矣宜消风散、追风散、磨风丸、换肌散，毒疮说附后。若风中五脏六腑之俞，则亦各入其门户，随俞左右而偏中，其病则为偏风矣宜全生虎骨散、舒筋保安散。以至循风府而上入脑户，其病则为脑风矣宜太阳丹、神圣散。饮酒后玄府易开而中之，其病则为漏风矣宜白术散、葛花解酲汤。入房汗出，内耗其精而中之，其病则为内风矣宜加味大补汤。新沐后毛孔开而中之，其病则为首风矣宜白芷丸、大川芎丸。风不散，传变而入大肠，其病则为肠风，而热则下血宜清脏汤、加减四物汤，寒则飧泄矣宜附子理中汤、八仙糕。且在腠理，汗泄不止，其病则为泄风矣宜玉屏散、小建中汤。病虽异名，皆风之变。然首风、漏风、泄风三症，状尤奇特。首风则因沐而风中头面，故多汗恶风，止作无时。凡于风气所发，必先一日而甚，头极痛，以阳性先而速也。先至必先衰，故次日少愈。漏风则常多汗，不可单衣，食则汗出。以风邪挟酒，则阳气散越，故多汗也。阳胜则身热不恶寒，故不可单衣也。食长阳气，故食则汗出也。甚或阳独盛于上而喘息，汗出不止而衣濡，阳盛阴虚而口干善渴，身不能劳，皆患漏风者所必见之状。泄风则表既不固，而汗出如渍。津涸，故口干液涸。血虚，故不能劳而身尽痛。且汗多亡阳，故令人寒也。此风所部而受病之状有不同也。要之，风为百病长，凡寒、暑、湿、燥、火五者，皆从风而入。而风之为邪，又有寒热刚柔之不一，则治之岂易事哉？然古人云：治风先治血，血行风自灭。固为治风疾者一定之法也。

【脉　法】　仲景曰：脉浮而大者曰风。又曰：脉浮而数，中风使然。《脉诀》曰：浮脉主表，腑病所居。有力为风，无力血虚。浮迟表冷，浮数风热。浮紧风寒，浮缓风湿。

【风病原由症治】　《内经》曰：邪风之至，疾如风雨。故善治者治皮毛，其次治肌肤，其次治筋脉，其次治六腑，其次治五脏。治五脏者，半死半生也。又曰：邪之所凑，其气必虚，留而不去，其病则实。《入门》曰：伤风则涕流鼻塞声重。又曰：伤风症，入肺者居多，宜辛温或辛凉之剂散之，宜参苏饮、冲和散、防风冲和汤。又曰：有汗而恶风此真感风症也。《医说》曰：邪之中人，或中于阴，或中于阳，上下左右，无有恒常。人方虚时及新用力饮食，汗出腠理开，而中于邪。中于面则下阳明，中于项则下太阳，中于颊则下少阳，其中于膺背两胁亦中其经。鳌按：以上言外感之风病。河间曰：风病多因热盛。热者，风之体也。风生于热，以热为本而风为标也。凡有风者，即风热病也。《内经》曰：风者，百病之长也。至其变化，乃为他病。丹溪曰：凡湿生痰，痰生热，热生风。鳌按：以上言本气之风病。

【诸风病名】　《医说》曰：头风多白屑。毒风面上生疮。刺风状如针刺，腰痛如锥。痫风急倒作声，发搐急缓。顽风不识痛痒。疬风颈项斑剥。暗风头旋眼黑，不辨东西。瘖风面生米点。肝风鼻闷眼瞤，两睑赤烂。偏风口眼㖞斜。节风肢节续断，指甲脱落。脾风心多呕逆。酒风行步不前。肺风鼻塞项疼。胆风令人不睡。气风肉如虫行。肾风耳内蝉鸣，阴间湿痒，寒湿脚气。瘫风半身不遂。痪风手足拳挛。胃风不伏水土。虚风风寒湿痒。肠风脱肛泻血。脑风头旋偏痛。贼风发声不响。产风四肢疼痛。骨风膝肿如槌。膝风腿寒骨痛。心风健忘多惊。盛风言语謇塞。髓风臂膊酸疼。脏风夜多盗汗。血风阴囊湿痒。乌风头面肿块。皮风赤白癜癣。肌风遍体瘙痒。体风身生肿毒。闭风大便燥涩。软风四肢不举。绿风瞳人开大。青风吐极青盲。虎风发吼羊叫。大风成片烂疮。

附录：毒风论

起潜大弟妇患毒风一载有余，医药罔效，商所以治之者，故为论其源流，并酌方剂。

论曰：遍考方书，疯癣疠癞，天泡杨梅棉花等疮，总皆有毒，不但杨梅为毒疮已也。其独称杨梅为毒疮，一切疯癣等不加以毒之名者，亦世人传习之故耳。一切疯癣等所受之毒，或感天地沴戾之气，或感山溪郁遏之气，或感蛇虺蛊厉之气。此等气由风飘荡，壮盛人触之不侵，虚弱人触之即受。而所受之处，何经虚，即何经受之。当时不觉，积久郁于经络，沦及筋骨，侵及肌肉，则为一切疯癣等恙。发时又各因所发之经，各有见症处。且不特天地山溪蛇虺有毒也，即寻常风寒暑湿之气，人受之久，亦郁为毒，故有风毒、寒毒、暑毒、湿毒之名。受之轻者，不过疥疮等类，受之重者，即为一切疯癣等恙，无足怪也。更不特风寒暑湿有毒也，即如药饵中草根树皮，及一切饮食之物，亦皆有毒，故又有药毒、食毒之名。人有病，偶服药，用之的当，病即当之，虽毒而人不受害。若用违其性，即病不能去，而毒反留于身中，久必发现为一切疯癣等恙。饮食不能节省，不能顾忌亦然。此一切疯癣等恙为必有毒，无足疑，更无足怪也，不知者每因传习杨梅为毒疮一语，专以毒之一字归于杨梅疮，其他疯癣等皆不敢以毒字加之，一若提起毒字，即如生杨梅疮者，故在医家必讳而传会之，在病家必违而隐瞒之，在旁人闻毒之一字，亦且惊且怪，以为何来此恙，总皆不明之故也。夫杨梅毒，有由感受者，有由传染者。一切疯癣等恙亦能传染人，若非有毒，何由传染乎？且非有毒，何至筋骨胀急肌肉疼痛乎？胀急疼痛，既皆为毒，宁有可不去之者乎？然而去之未易矣，其胀于筋骨者，匪朝伊夕，欲去之，非使筋骨一清不可。疼痛于筋骨者，匪朝伊夕，欲去之，非使肌肉一松不可。清之松之，计惟有泻之一法。虽然，泻又难言之，千金子乎？巴豆霜乎？恐泻之不胜，血气愈耗，精神愈败也。且用此等泻，只可暂时，不可久行。暂时之泻，毒之郁于经络。沦及筋骨侵及肌肉者，断不能一时尽去，既不能一时尽去，亦徒耗其血气，徒败其精神。虽因一泻，毒亦稍去，而余毒仍郁经络也，仍沦筋骨也，仍侵肌肉也。且稍去之时，筋骨之胀急亦暂缓，肌肉之疼痛亦暂止，迨又久焉，郁于经络者必更甚，沦于筋骨者必更甚，侵于肌肉者必更甚，何也？以未泻之前，血气还充，精神还实，所谓郁经络，沦筋骨，侵肌肉者，犹有血气精神以御之，其为毒犹可言。既泻之后，血气耗，精神败，所谓郁经络，沦筋骨，侵肌肉者，更无血气精神以当之。毒之浸灌横决，恐非言语可罄也。虽然，暂泻尚不可，可久泻乎？夫久泻诚不可也。计惟有泻而不泻之一法，庶得血气弗耗也，庶得精神弗败也。血气弗耗，精神弗败，虽泻无伤也。虽久泻无伤也，何也？泻而不泻也。且泻则可使毒去，久泻则可使毒尽去，毒去而病自痊矣。既不耗血气，既不败精神，毒去病痊，而身可安矣。况乎泻而不泻之时，不但不耗其血气，并须养其血气也，不但不败其精神，并须助其精神也。夫苟于泻之时，反能养其血气，助其精神，亦何畏何疑，而不泻乎？何畏何疑，而不久泻乎？而又非行泻之药，即能养其血气，助其精神也。夫行泻之药何药？曰大黄。行泻而可久用之药何药？曰九制大黄。盖大黄为将军，性猛速，九制则将军之性已除，能使经络筋骨肌肉间之积毒逐渐扫除，而又无泄利之患。且大黄虽泻，只行胸以下之积，九制则自胸臆上至巅顶，皆能追而去之，以所制大黄以酒为主，而酒气上升故也。且大黄行泻，有排山倒海之能，用酒九制，则性和缓，不见其排倒，而自觉其消磨。故熟思病情病势，非用泻而不泻，不泻而泻之九制大黄，断必不为功。盖以病者之性情，日常多胶执，十余年来，偏信无识、无能、说鬼话、赚钱财之草头郎中，非挑箭风，即针寒湿，挑之针之之外，又多服草头药，已经十有余载。前所云，草根树皮皆有毒者，在官料且然，况于山野间采来，《本草》不载之物，有不毒者乎？在采之者，不计其毒不毒，止欲为赚钱之计，在服之者，亦不问其毒不毒，止欲冀其有益于身，故积久服之，而毒之凝聚不散者，遂发为此症也。此余历年来，在家庭间亲见情势，而直可断为毒盛者也。此症既由于毒，而发现之初，仅生顶发中，以后渐及遍体，今春病剧，至卧不起，浑身肿痛，四肢不仁，可见毒发以渐，至此已为沉重，非谋所以治之之方，势将为难疗也。春初，脉象右寸关洪数弦大，余俱涩滞。二月尽以来，独左关洪数，余皆濡弱。近日愈多烦躁，火性太甚，肝风煽烈，毒气焮腾，更可即脉即症而知之者也。至于疮形，或大，或小，或成粒，或成片，其色紫而带黑，其形稍肿而浮，既非若杨梅之焮红湿烂，如鼓钉，如葡萄，如棉花，更非若疠风之溃癞零落，如白雪，如紫云，而又兼似葡萄、紫云等样，则谓之杨梅疮固不可，竟谓之紫云疯亦不可。而古人有毒祲成疯之语，盖指如此症而言之也。因古人有毒祲成疯之号，后世即约之为毒疯二字，此不在麻疯、癞疯等例之内。参考前贤治法，惟丹溪最善，其要虽分上下，开手总以追取恶物虫积为始，然后随症轻重，因人强弱，而调治之。然犹谆谆致诫曰：此疾虽治难愈，若不绝嗜断欲，皆不免再发，而终于不救。可见此症之不可轻视而治之矣。兹因病者谊关骨肉，他人尚且医救，何况一家，故积日夜思维，总必以泻而不泻为主，特制大黄，再酌余品，成剂以治之。以口舌所及，一时难悉，听者又不能详，故特笔而书之，以付起潜大弟。其细审余言，庶于此病得救，而亦不负吾拯治之心也。所酌前后服方，开附于后。

戊子春三月再平沈金鳌书。

治风病诸药要品及方二十四

升提发散　升麻　川芎　防风　葛根　羌活　香白芷　柴胡　紫苏　荆芥　前胡　独活　北细辛　生姜　藁本　葱白　薄荷　甘菊

辛温发散　桂枝　麻黄　羌活　防风　白芷　吴茱萸　干姜　细辛　独活　藁本　川芎　杜苏子　葱白　橘皮

清凉发散　薄荷　麦冬　知母　竹叶　甘菊　金石斛　石膏　连翘　蝉退　牛蒡子

三黄丸　〔热中〕　黄连　黄柏　大黄

加减白通汤　〔寒中〕　附子　干姜肉桂　人参　白术　半夏　炙草　草豆蔻

此方兼治沉寒痼冷，脐腹冷疼，大便自利，足胫寒而逆。

消风散　〔疠风〕　白芷　全蝎　人参各一两

每末二钱，勿食晚饭，次日空心温酒调下，身上微燥为效。

此方第一日服。

追风散　〔又〕　大黄六两，郁金两六钱，皂角刺两半，共为末，初服五钱或六钱，入大风子油一钱半，朴硝少许，温酒一碗调化，五更空心服。直待辰时，又调药酒一碗，入熟蜜少许，勿令患人知先，以水盥漱净，然后服药，必以蜜解口，切不可卧，良久，痛泻数次，以稀粥补之。

此方第二日服。

此药老弱者难治，五十以下者可治。精神壮旺者，十日内三服。谓如初一日服消风散，初二日服追风散，初三日服磨风丸，又如此周而复始。瘦弱者十日内一服。

磨风丸　〔又〕　当归　川芎　羌活　独活　天麻　细辛　防风　荆芥　威灵仙　麻黄　首乌　蔓荆子　牛蒡子　车前子　豨莶草　苍耳草各一两

晒干为末，酒糊丸，温酒下五十丸。

此方第三日服。日二帖，用熏洗、敷糁药。

熏洗药：地骨皮、荆芥、苦参、细辛各二两，河水煎，用大桶盛浸浴，熏洗通身，出血为度。

敷糁药：寒水石、枯矾、硫黄各二两，蛇床子一两，朴硝五钱，共为末，腊猪油调敷。

熏洗敷糁，二能治满身疮烂如神。

换肌散　〔又〕　乌蛇　白花蛇　地龙各一两　当归　细辛　白芷　天麻　蔓荆子　威灵仙　荆芥穗　甘菊　苦参　紫参　沙参　木贼草　不灰木　炙草　白蒺藜　天冬　赤芍　赤箭　首乌　石菖蒲　胡麻子　草乌　苍术　木鳖子　川芎各二钱半

每末五钱，温酒调下，酒多为妙。如无紫参，不灰木亦可。

此方专治大风年深，毛脱鼻塌深重者，如神。

全生虎骨散　〔偏风〕　当归两半　赤芍　续断　白术　藁本　虎骨各一两　乌蛇肉五钱

每末二钱，食后温酒调下。骨中疼痛加生地一两。

此方专治半身不遂，肌肉干瘦，名曰偏枯。

舒筋保安散　〔又〕　木瓜五两　草薢　五灵脂　白僵蚕　牛膝　川断　乌

药　松节　白芍　天麻　威灵仙　黄芪　当归　防风　虎骨各一两

以好酒一升，浸瓶中，封口二七日，取药焙干，为细末，每二钱，以所浸药酒半盏调服。如酒完，以米饮下。

此方能治左瘫右痪，筋脉拘挛，走注疼痛。

神圣散　〔脑风〕　葛根半生半炒　麻黄　细辛　藿香叶各等分

每末二钱，荆芥、薄荷酒下。

太阳丹　〔又〕　石膏二两　川芎　川乌　白芷　甘草各一两　冰片二钱

炼蜜同面糊丸，每两作十八丸，黄丹为衣，食后，葱茶嚼下二三丸。

脑寒之病，皆因邪攻上焦，令人头痛，昼夜不宁也，惟此药主之。

白术散　〔漏风〕　防风二两半　白术两二钱　牡蛎三钱

每末二钱，温水下。

葛花解醒汤　〔又〕　葛花　砂仁　白豆蔻各五钱　青皮三钱　白术　干姜　神曲　泽泻各二钱　人参　茯苓　猪苓　陈皮各一钱半　木香五分

每末三钱，白汤下，得微汗则酒病去矣。

加味大补汤　〔内风〕　蜜黄芪　人参　白术　酒当归　茯苓　白芍　熟地各七分　酒牛膝　乌药　酒杜仲　木瓜　防风　羌活　独活　苡仁各五分　附子　肉桂　木香　沉香　甘草各三分　姜三　枣二

此方兼治气血大虚，左瘫右痪。

大川芎丸　〔首风〕　川芎四两　天麻一两

蜜和，每两作十丸，每丸，细嚼，茶酒任下。

白芷丸　〔又〕　白芷不拘多少，萝卜汁浸，晒干为末，蜜丸，弹子大，每丸，细嚼，茶或荆芥汤下。

此方专治沐浴后眩晕头痛，或头风眩痛，令人目明。凡暴寒乍暖，神思不清，头目昏晕，皆宜服。

清脏汤　〔肠风〕　生地一钱　酒当归　黑地榆各八分　黄芩　黄柏　山栀各七分　白芍　黄连　阿胶　侧柏叶各六分　炒槐角　川芎各五分

加减四物汤　〔又〕　川芎　当归　生地　侧柏叶各一钱　枳壳　荆芥　槐花　炙甘草各五分　姜三片　乌梅一个

此方能治肠风，兼治便血。

附子理中汤　〔又〕　附子　人参　白术　干姜　炙草

八仙糕　〔又〕

玉屏风散　〔泄风〕　白术二钱半　黄芪　防风各一钱二分

防风、黄芪实表气，白术燥内湿，故效。

小建中汤　〔又〕　白芍五钱　桂枝二钱　炙草二钱　姜五片　枣四枚

煎至过半，去渣，入饴糖一两，煎化服之。芍药味酸，于土中泻木为君。饴糖、甘草之温，补脾养胃为臣，水挟木势，亦来侮土，故或脉弦而腹痛。桂枝辛热，佐白芍以去寒水。姜、枣甘辛温，发散阳气行于经络皮毛为使。建中之名，始于此焉。

此方兼治虚劳，里急腹痛，梦寐失精，四肢酸疼，手足烦热，咽干口渴。

黄芪建中汤，即本方加黄芪也。治虚劳自汗及病后热不退。

当归建中汤，即本方加当归一两也。治血虚自汗。

桂枝附子汤，即本方用桂枝五钱，加附子半枚也。治自汗漏不止，每服七钱，姜七、枣二，煎服。

参苏饮　〔外感〕　人参　苏叶

葛根　半夏　前胡　桔梗　枳壳　陈皮　茯苓　甘草　木香

冲和散　〔又〕　苍术四钱　荆芥二钱　甘草一钱

此方专治四时感冒风寒。

防风冲和汤　〔又〕　羌活　防风各钱半　白术　川芎　白芷　生地　黄芩各一钱　细辛　甘草各五分　姜三片　葱白三个

一名加减冲和汤。

此方专治春夏秋感冒风寒，头痛身热，自汗恶寒，脉浮缓。

附录：沈氏毒风方五

此皆余自制方也

沈氏毒风第一方　〔始服〕　九制大黄三钱　姜制川乌六分　炒全蝎三枚，去毒　蝉退十枚，去翅、足　皂角刺二分　苦参一钱　白蒺藜炒，三钱　川连五分　羌活七分　独活七分

加猪胰子一两，服四帖后，再服第二方。

忌食鸡鸭鱼虾，鸡子鸭子，韭笋葱蒜，一切生冷腥腻辛辣之物，不忌则服药不效。最切房欲，慎之慎之！

沈氏毒风第二方　〔次服〕　九制大黄三钱　全当归酒洗，二钱　赤芍三钱　防风钱半　羌活七分　蝉退去翅、足，七枚　荆芥穗钱半　川连三分　犀角四分　黄芩一钱　草薢钱半　木通七分

加猪胰子六钱，服十帖，再服第三方。或八帖或六帖，总视病势之轻减与否可也。

沈氏毒风第三方　〔又次服〕　九制大黄一钱　当归钱半　川连二分　羌活五分　白蒺藜三钱　防风一钱　生首乌二钱　木香三分

加猪胰子四钱，服十帖。或八帖或六帖，看病势若能减去过半，便服下丸药。

沈氏毒风丸　〔后服〕　九制大黄三两　大生地二两　制首乌　白蒺藜　川山甲　木瓜　全当归　羌活　牛蒡子　胡麻　便香附　威灵仙　钻地风　络石各一两　豨莶草　皂角刺　天麻　苦参　赤芍　白芷　丹参　防风　川芎　荆芥　独活　大风子肉　川断　地骨皮　秦艽各八钱　茯苓皮　桂枝　陈皮　柴胡　蔓荆子　元参　沙参　汉防己　木通各七钱　石菖蒲　红花　远志各五钱　川乌　草乌　白花蛇各四钱　木香　瓜蒌仁　生郁金各三钱　细辛　白蔻仁各二钱

共制为末，枣肉为丸，空心，米汤下二钱。壮盛人加至三钱。如服一料未全愈，即两料三料亦可。

此方共用药四十九种，取七七之数也。加枣肉为丸，共成五十，又符大衍之数也。大衍之数五十，其用四十有九，今选四十九药，合丸共五十，则体用兼备，元气浑沦，又得少阳生长之气，以之治病，何患不痊乎？金鳌自志。

又此方不但治毒风，并可治大麻疯须眉俱落者。紫云疯遍身腐烂者，亦无不效。

沈氏洗风方　〔常洗〕　桃枝　柳枝　槐枝　忍冬藤　地骨皮　松毛　苦参　皂荚各一两　皮硝二钱

以河水煎汤，盛桶内熏洗，始则数日一次，至后则半月或二十日一次。将洗时，务必先进饮食，切不可空腹，恐精神惫乏也。

感冒源流即伤风

感冒，肺病也，元气虚而腠理疏也。经曰：虚邪贼风，阳先受之。盖风者，天之阳气，其乘于人则伤卫，卫者，阳也，故曰阳先受之。卫又即气也，肺主气，脾

生气，故伤风虽肺病，而亦有关于脾，以脾虚则肌肉不充，肺虚则玄府不闭，皆风邪之所由以入也。盖以风为百病长，善行数变，无微不入，十二经、十五络、五脏六腑皆能受风而为病。或经络受之，由皮毛而入肌肉、入腑。或由口鼻受之，而入胃、入肠。或入骨空肢节。而心火与风易合，肝木与风易引，肺金在至高尤易感。又况头顶招风，眼招风，四肢受风湿。古人云：避风如避箭。虽风之正者，犹须避之，况其为厉为邪者乎？是故风感人于不觉，初治则易散，久则渐入于内，六淫之邪，每因缘以作难，风固不可不慎治，风亦不可不审也。吾故论之，风邪袭人，不论何处感受，必内归于肺，其症或头疼身热，轻则否，鼻必塞，兼流清涕，必恶风恶寒，或声重，或声哑。甚者痰壅气喘，合口不开，咳嗽，咽干。自汗脉浮而缓，此外感也。春夏治以辛凉宜茶调散、柴胡升麻汤，秋冬治以辛温宜参苏饮、人参败毒散，则肌表解而邪从汗散矣。或素有痰热，壅遏于太阴、阳明之间，内有窠囊，风邪易入，若为之招引者，昔人所谓风乘火势，火借风威，互相鼓煽者，此内因也，治必以辛凉外发，甘苦内和宜羌活冲和汤、防风通圣散，斯正不伤而邪自去矣。又有重衣厚被，肺因壅热生风，而在外风邪，又适与之相袭，其症亦声重鼻塞，咳嗽，咽干音哑，此内外因也，治以甘苦辛凉兼升散之品宜桔梗汤、上清散、菊花散，邪自由内达外而解矣。至有风热兼伤者，或先感风又受热，或先受热又感风，一时交发，贵审其轻重而治之宜桔梗汤、上清散、菊花散，或加味二陈汤。若久而不愈，其人必虚，固不得专用疏散也阳虚宜加参术，阴虚宜加地黄、五味，倍门冬、白芍。然则感冒之症，虽若轻微，而要岂可忽视者乎！

【脉　法】　仲景曰：脉浮而大者曰风。又曰：脉浮而数，中风使然。《脉诀》曰：浮数风热，浮紧风寒，浮缓风湿。

【伤风症治】　《入门》曰：伤风症，属肺者多，宜辛温或辛凉之剂散之。戴氏云：新咳嗽，鼻塞声重是也。又曰：有汗而恶风，此真感风症也。陶节庵曰：恶风者，风邪伤卫，腠理不密，由是恶风，悉属于阳，非比恶寒，乃有阴阳之别者。有汗恶风脉浮缓者，当解肌，随时用药。恶风发热兼喘者，羌活冲和汤。若发汗太过，卫虚亡阳，遂漏不止。恶风脉浮者，桂枝汤加术附。恶风小便难，四肢拘急，难以屈伸者，同上。若风湿恶风，不欲去衣，骨节痛，汗出短气，小便不利，身微肿者，甘草附子汤。汗后七八日不解，表里俱热，时时恶风，大渴，舌干燥而烦者，人参白虎汤。仲景曰：太阳伤风，其脉阳浮而阴弱，阳浮者热自发，阴弱者汗自出，啬啬恶寒，淅淅恶风，翕翕发热，鼻鸣干呕，桂枝汤主之。又曰：太阳两伤风寒，其脉浮紧，发热恶寒身痛，不汗出而烦躁者，大青龙汤主之。《活人书》曰：发热恶寒烦躁，手足温，为伤风候。脉浮紧，为伤寒脉，是伤风见寒脉也。若寒多热少，不烦躁，手足微厥，为伤寒候，脉浮缓，为伤风脉，是伤寒见风脉也。盖脉似桂枝，反无汗，症似麻黄，反烦躁是也。

【导引法】　《保生秘要》曰：先擦手心极热，按摩风府百余次，后定心以两手交叉紧抱风府，向前拜揖百余，俟汗自出，勿见风，定息气海，清坐一香，饭食迟进，则效矣。

【运　功】　《保生秘要》曰：凡头疼、目胀、背胀、腰胀、膝酸、发热者，当先守艮背，入定后用行庭，运至风府，用意绕回百度，直行泥丸，亦旋百度，后分两路，旋眼胞，渐入瞳人百度，至鼻柱合行，亦旋入深处，多旋一会，接上鹊桥，经重楼，行胸腹，止于气海。睡时以两手捻孩儿印，两脚屈指，咬紧牙关，意在气海旋绕。或绕入黄庭注念，炼至心纯，不觉真意自旋一贯，前后间行，邪气无不散者，疼胀自止。或以手指于脑上着力分两边摩之，及耳根处，以指甲捻之至疼，有导引之功。

治感冒方十五

柴胡升麻汤　〔春夏〕　柴胡　前胡　升麻　赤芍　桑皮　黄芩　葛根　荆芥　石膏

茶调散　〔又〕　茶叶　川芎　黄芩　白芷　薄荷　荆芥

参苏饮　〔秋冬〕　人参　苏叶　葛根　半夏　前胡　桔梗　枳壳　陈皮　茯苓　甘草　木香

人参败毒散　〔又〕　人参　羌活　桔梗　柴胡　前胡　独活　川芎　枳壳　陈皮　茯苓　甘草

羌活冲和汤　〔内因〕　羌活　防风　苍术　甘草　白芷　生地　川芎　黄芩　细辛　姜

防风通圣散　〔又〕　防风　连翘　川芎　麻黄　薄荷　白芍　当归　大黄　黄芩　桔梗　石膏　荆芥　山栀　白术　滑石　甘草

桔梗汤　〔内外因〕　桔梗　香附　山栀　黄芩　川贝母　知母　前胡

热郁汤　〔又〕　连翘　薄荷　黄芩　麦冬　瓜蒌实　甘草　竹叶　郁金

上清散　〔风热〕　元参　薄荷　荆芥　甘草　大黄　归尾　桔梗　陈皮　黄芩　枳壳　川芎

菊花散　〔又〕　甘菊　防风　羌活　枳壳　石膏　蔓荆子　旋覆花

加味二陈汤　〔又〕　半夏　陈皮　当归　茯苓　枳实　桔梗　杏仁各一钱　砂仁五分　黄芩　山栀各七分　苏子　甘草各六分

桂枝汤　〔过汗〕　桂枝　白芍　甘草

甘草附子汤　〔风湿〕　甘草　附子

人参白虎汤　〔汗后〕　人参　石膏　知母　甘草　粳米

凡用此方，先煎石膏数十沸，再入米及药，以米熟为度，温服。

大青龙汤　〔两伤〕　麻黄去节　桂枝　炒杏仁　石膏　甘草　姜三片　枣二枚

此方专治太阳中风，脉浮紧，恶寒发热，身疼痛，不汗出而烦躁，此伤风见寒脉者。亦治伤寒脉浮数，身不痛，但重，乍有轻时，无少阴症，此伤寒见风脉者。陶节庵曰：热盛而烦，手足自温，脉浮而紧，此伤风见寒脉也。不烦少热，四肢微厥，脉浮而缓，此伤寒见风脉也。二者为营卫俱病，法虽用大青龙汤，此汤峻险，不可轻用，须风寒俱甚，又加烦躁，方可与之，不若羌活冲和汤为神药也。一法，用桂枝麻黄各半汤。

附桂枝麻黄各半汤：桂枝　白芍　甘草　麻黄　杏仁　姜　枣

中风源流

中风，风乘虚而为病也。向来惟东垣主虚，而河间则主火，丹溪则主痰，似乎各异，不知惟虚也，故无根之火发焉。惟虚也，故逆上之痰生焉。特东垣举其本，河间、丹溪各举其标耳，未有痰与火之发，不由于虚者也。且即河间主火，而其论曰：中风瘫痪，非外中风邪，亦非肝风独盛，由将息失宜，心火暴盛，肾水虚衰，不能制之，则阴虚阳盛，而热气怫郁，心神昏冒，筋骨不用，卒倒无所知。则其言肾水虚衰，言阴虚阳盛中主乎火，而论火之自发，何尝不以为由于虚乎？丹溪主痰，而其论曰：西北气寒，为风所中，诚有之矣。东南气温多湿，有风病者非风病也，皆湿土生痰，痰生热，热生风也。夫人身之气，根于脾，主于肺，苟脾气充盛，自能健运，内因之湿何自生，外来之湿何自感，痰即不能为患矣。然则痰之壅逆，非由气之虚弱不能健运乎，亦可知曰火曰痰，总由于虚，虚固为中风之根也。惟中风之病由于虚，故腑虚则中腑，脏虚则中脏，血脉虚则中血脉，而其症各别。盖中脏者病在里，多滞九窍，有六经形症。如唇缓、二便闭属于脾，不能言属于心，耳聋属于肾，鼻塞属于肺，目瞀属于肝。邪之中较深，治宜下之宜三化汤、麻仁丸，然亦不可过下以损荣血。中腑者病在表，多着四肢，其症半身不遂，手足不随，痰涎壅盛，气喘如雷，然目犹能视，口犹能言，二便不秘，邪之中犹浅，且有六经形症。如头疼，身热，项脊强，属于太阳。目痛，鼻干不得卧，属于阳明。口苦，胁痛，耳聋，寒热，呕吐，属于少阳。腹满，自利，咽干，属于太阴。舌干，口燥，属于少阴。烦满，囊缩，属于厥阴。而又有太阳经症无汗恶寒者宜麻黄、防风、杏仁、甘草。或有汗恶风者宜桂枝、防风、白芍、甘草。有阳明经症无汗身热不恶寒者宜白芷、石膏、知母、甘草。或有汗身热不恶风者宜桂枝、葛根、黄芩、甘草。有太阴经症无汗身凉者宜麻黄、防风、干姜、附子。有少阴经症有汗不热者宜麻黄、桂枝、杏仁、防风、附子、甘草。若无此四经之症，在少阳、厥阴二经，则从二经治之宜柴胡、黄芩、连翘、羌活、甘草。然以上种种形症，不独中腑为然，即中脏中血脉者，亦往往有之，当临时参酌为治。惟中腑者必面加五色，脉浮弦而多恶风，大法，必当汗之宜疏风汤、小续命汤，然亦不可过汗以损卫气。至如中血脉者病在半表半里，其症口眼㖞斜，沉沉欲睡，外无六经症状，内无便溺之危，既不可汗，又不可下，惟以静胜其躁，以养血为主宜大秦艽汤、养荣汤、羌活愈风汤。其有痿痹瘫痪顽麻，或因痰而中宜滚痰丸、三生饮、龙星丹，或因火而中宜凉膈散、清气宣风散，或因暑而中宜香薷饮、沈氏中暑汤，或因湿而中宜行湿流气散、渗湿汤，或因寒而中宜附子汤、附子麻黄汤，或因虚而中宜万金汤、八宝回春汤，或因气而中宜木香调气散、顺气匀风散，或因恶而中宜桃奴丸、调气平胃散，虽所中之因不一，皆为类中风。盖类中者，卒倒偏枯，语言謇涩，痰涎壅盛，皆与中脏腑血脉之真中风相类，但无六经形症为异耳。由中气虚惫，血液因而泣逆，故虚风内煽，至此生病也，治必于补益药中，加治风之品宜以参、芪为君，归、地佐之，加秦艽、茯神、竹沥、姜汁、梨汁、人乳，最为稳妥。虽然，类中诸症既不可不别于真中风，亦不得混于脱绝之症。脱绝者何？经曰：口开者心绝，手撒者脾绝，眼合者肝绝，遗尿者肾绝，声如鼾者肺绝，皆由虚极而阳脱也。若五症不全现者急用大剂参芪术附进之，或可救十中之一。若误服苏合丸、牛黄丸、至宝丹、活命金丹之类，即不可救。盖古人制此等方药，皆辛香走窜，为斩关夺门之将，原为牙关紧塞、两手握固、中脏之闭症而设，故用牛黄入脾治肉，麝香入肾治骨，冰片入肝治筋，惟邪气深入者，乃能驱出。若施于中腑脱绝之症，反掌杀人矣。夫真中、类中、脱绝，其各有别如此。而士材于真中风，又有分表里分阴阳之说，于中腑又有多兼中脏之说，至为精审。兹试撮其略曰：真中风须分表里，病在表者，照前六经形症治之。在里者，便溺阻隔，须下之宜三化汤。若表里俱见，先解表，后攻里。若内外邪已解，而犹语言謇涩，半身不遂，未能骤愈，则以六君子汤为主，加羌活、防风、秦艽、当归、生地、白芍，久久服之，荣卫自和。此即古所称大药加麻黄即一旬之微汗，加大黄即一旬之微利者是也。如望春大寒之后，则加人参、半夏、柴胡、木通，迎而夺少阳之气。望夏谷雨之后，则加石膏、黄芩、知母，迎而夺阳明之气。季夏湿土主令，则加防己、白术、茯苓，胜脾土之湿。望秋大暑之后，则加厚朴、藿香、官桂，迎而夺太阴之气。望冬霜降之后，则加桂、附、当归，胜少阴之寒。又曰：治中风须分阴阳，阴中者，或青或白或黑，痰喘，昏乱眩冒，多汗，甚者手足厥冷；阳中者，面赤唇焦，牙关紧闭，上视强直，掉眩烦渴。又曰：中腑者，多兼中脏，如左关脉浮弦，面目青，左胁痛，筋脉拘急，肉瞤，头目眩，手足不收，坐踞不得，此中胆兼中肝也宜犀角散。左寸脉浮洪，面赤，汗多恶风，心神颠倒，语言謇涩，舌强口干，忡悸恍惚，此中包络兼中心也宜加味牛黄散。右关脉浮缓，或浮大，面黄，汗多恶风，口㖞语涩，身重，怠惰嗜卧，肌肤不仁，皮肉瞤动，腹胀不食，此中胃兼中脾也宜防风散。右寸脉浮涩而短，鼻流清涕，面白，多喘，胸中冒闷，短气自汗，声嘶，四肢痿弱，此中大肠兼中肺也宜五味子汤。左尺脉浮滑，面目黑，腰脊痛引小腹，不能俯仰，两耳虚鸣，骨节疼痛，足痿善恐，此中膀胱兼中肾也宜独活散。士材之分晰施治如此，讵非司命者所当加意哉？总之，治中风大法，猝然昏倒，必先顺气，然后治风宜苏合丸，用竹沥、姜汁调灌，如口不开，急用吹鼻散吹入，有嚏可治，无则死。亦须辨明气血之所属。气虚者，右手足必不仁宜六君子汤加钩藤、姜汁；血虚者，左手足必不仁宜八珍汤加竹沥、钩藤、姜汁。此其要法也。若夫禀赋不齐，七情异起，六气殊伤，又难执一，神明参活可也。

今将中风条款根由方治开列于后。一曰口噤不开，足阳明颔颊之脉急则口噤，肝风乘胃故也，急将皂荚、乳香、黄芪、防风煎汤熏之，然须大作汤液，如蒸如雾乃得力。南星、冰片为细末，擦牙龈。或藜芦、郁金末搐鼻。或明矾一两、飞盐五钱擦牙，更用钱许棉裹安牙尽处。甘草五寸截五段，麻油浸透，火炙，抉口令咬之，约人行十里许，又换一段，从此灌药甚便。二曰口眼歪邪，耳鼻常静，故风不作。口眼常动，故风易生。风摇则血液衰耗，无以养筋，故筋脉拘急，而口目为僻，眦急不能卒视宜疏风饮，急以桂枝三两，酒煎浓汁，以旧布浸之，右歪拓左，左歪拓右，乳香二两、皂荚一两，烧烟熏之。三曰语言謇涩。经曰：足太阳脉贯舌本，散舌下，病则舌强。又曰：足少阴脉之正者系舌本。又曰：内夺而厥，则为喑痱。可见中风之正，皆由肾脉之气不能上循喉咙，挟舌本，故不能言。脾土不足，痰涎涌盛而謇涩，故亦不能言也肾不足宜地黄饮子，脾不足宜六君子汤。至其所兼，有缘风痰者宜涤痰，有缘湿痰者清脾热，有缘迷心窍者清心火，有缘风热者清肝火，有缘虚火上炎者壮水之主，有缘虚寒厥逆者益火之原，各随症兼治之宜神仙解语丹、涤痰汤、八味丸、加味转舌膏，随所当用而施治。四曰四肢不举，脉缓大有力者，土太过也宜平胃散、五苓散。脉细小无力者，土不及也宜补中益气汤。而或为血枯筋急宜四物汤，或为水旺风淫宜四物汤加防风、钩藤、秦艽，或为痰多宜六君子汤加秦艽、天麻、竹沥、姜汁。五曰身体疼痛。诸阳之经，皆起手足循行于身体，风寒客于肌肤，始痹而痛宜蠲痹汤，若挟湿热宜当归拈痛汤、挟寒宜铁弹丸、挟虚皆是宜十全大补汤。六曰痰涎壅盛，肥人多中，以气盛于外，而歉于内也。人肥必气急而肺盛，肺金克肝木，故痰盛宜星香散、二陈汤。其有挟虚者宜上二方加参、芪、竹沥，有挟寒者宜上二方加桂、附、姜汁，有实者宜木香汤送星香散，有虚者宜六君子汤送星香散，皆随症酌治。七曰遗尿不禁，皆由脾虚下陷宜补中益气汤加益智仁，肾虚不能收摄也宜地黄饮子同生脉散。八曰小便不利，中风便不利。盖由自汗，则津液外亡，小便自少，清热止汗，小便自行矣宜凉膈散、当归六黄汤。九曰善饥善食，风木太过，凌虐中州，脾土受攻，求助于食，法当泻肝安脾，则复其常矣宜青皮白芍汤。十曰自汗盗汗。或由于风多者宜桂枝汤，或由于表虚者宜玉屏风散，或由于阳气虚者宜芪附汤，皆宜顺时审症。至如盗汗，更宜变通宜补中益气汤送六味丸，或当归六黄汤作丸。十一曰神气昏瞀，盖由痰气逆冲，心主被障，故昏不知人，此系中脏而非中腑，闭症而非脱症煎剂宜六君子汤加南星、木香、菖蒲、远志、竹沥、姜汁，丸剂宜至圣保命丹、加减牛黄清肺心汤。十二曰左瘫右痪，盖瘫痪及四肢顽麻，骨节酸痛，一切寒湿风气，与肾虚足膝无力，治法皆同宜史国公酒。其条款根由方治，各各不同如此。而前人又据经文分列中风四大法，虽不外乎脏腑肢体间症治，然其法亦不可不知。一曰偏枯，即半身不遂，由血气偏虚，邪气留着于所虚之半边，阻隔脉道，故手足枯瘦，骨间疼痛。经言：虚邪客于身半，其人深，内居荣卫，荣卫稍衰，则真气去，邪气独留，发为偏枯是也。而仲景又言：言不变，智不乱，病在分腠之间。则知经之荣卫，乃病所发之由。仲景之分腠，乃病所寄之处也宜加减润燥汤以治左偏，祛风除湿汤以治右偏。二曰风痱，身无痛，缓者四肢不举，或一臂不遂，或左瘫右痪，急则一身皆仰，大约言变智乱者居多，若言变甚、智乱甚者难治。而东垣却以痱病为即邪入于里而中脏者，偏枯为即邪在分腠之间而中腑者。然则痱与偏枯，虽是两疾，其实痱即偏枯之邪气深者也宜换骨丹、疏风顺气丸、八宝回春汤。三曰风懿，亦名风癔，其病亦在脏腑间，由痰水制火，闭塞心窍，故猝然昏倒，舌强不言，喉中窒塞，噫噫有声是也。但此症有汗身软者可治，无汗身直者不易治。前人断为七日死，良然。总之，风痱病有由脾实者，由膏粱过甚之故，故用疏风顺气丸以导之，有由脾虚者，由饮食失节之故，故用八宝回春汤以调之。风懿病有由于热者，则以痰火郁积而然，非清火不可宜牛黄清心丸。有由于虚者，则以元弱痰横之故，非化痰不可宜导痰汤。皆当分治。四曰风痹。经曰：邪之所凑，其气必虚，留而不去则为痹，卫气不行则为不仁。又曰：风之为病，当半身不遂，或但臂不遂者，此为痹是也。大约皆由汗出风吹，血凝于肤之故，另详诸痹条内，兹不细载。

四大法之外，又有暴仆、暴喑、蒙昧及中风热、中风虚等症，皆中风之流派，而与中风症同而异，异而同者也。暴仆维何？或因虚，或因火，或因痰，忽然仆地，精神恍惚，口噤涎潮，与卒中风相似，惟不搐搦遗尿为异耳，宜审其为虚宜人参黄芪汤加竹沥、姜汁、为痰宜省风汤、为火宜防风通圣散，而切治之亦可参用嚏法、吐法、开噤法。暴喑维何？其人平素肾必虚，又为厉风所伤，故语言謇涩而喑症，其所以与中风之语涩异者，以此必足胻枯细缓弱，或耳聋，或腰背相引痛，经所谓肾气内夺，则舌喑足废者是也宜肾沥汤、地黄饮子、清神解语汤、资寿解语汤。蒙昧维何？凡风中脏者，其人必昏冒，神情不爽，若有物蒙蔽者，然并有风犯于心，心神不守，致健忘惊悸者宜牛黄定志丸、四白丹、二参丹、祛风至宝丹。中风热维何？风因热生，热胜则风动，甚有风毒上攻，头面肿痒，痰涎闭塞，心胸烦热，大小便秘，下注腰脚，肿痛生疮者不治，亦能致瘫痪宜透冰丹、天麻丸、防风通圣散。中风虚维何？人至五六十岁，气血就衰，乃有中风之病，少壮无是也。然肥盛之人，或兼平日嗜欲太过，耗其精血，虽甚少壮，无奈形盛气衰，往往亦成中风，此即经所云中风虚症。言本非中风之时，乃因虚，故亦中风也。法当和气活血，补虚去风为主宜万金汤、八宝回春汤。审此求之，中风之为病，宁有或遗也哉！要之，中风之人气必虚，气道必多滞。《直指》曰：治风良剂，小续命为上，排风汤次之，然二药主风不主气，须以人参顺气散、乌药顺气散佐助，气一流行则风疏散矣。据此，可知单用风药为非宜也。然人参顺气散所以补气虚，乌药顺气散所以宣气滞，临时调剂，又不可混用。中风之人又必能食，而其能食有二因：一由肝木盛，木盛克脾土，土受制，求助于食，故多食，泻肝治风则脾安，脾安则食自少，而病可以治。一由脾气盛，盛则下克肾水，水亏不能制火，故食益多而病益剧，急服安土滋水之药，不必多食，则食自少，而病可以治。此又治中风者两大端，不可不知者也。又有小中，小中者何？其风之中人，不至如脏腑血脉之甚，止及手足者是也。若遇小中症，切不可用正风药深切治之，或至病反引而向里，只须平和之剂调理，虽未必为完人，亦不至有伤性命也。若风病既愈，而根株未能悉拔，隔一二年，或数年，必再发，发则必加重，或至丧命，故平时宜预防之，第一防房劳，暴怒郁结调气血，养精神，又常服药以维持之宜定风饼子，庶乎可安。故丹溪云：宜常服小续命汤以防喑症。易老亦云：如觉风动，便服愈风汤以免倒仆。盖皆有见乎预防之为要也。若男妇寻常涎潮于心，卒然昏倒，未即为中风者，当即扶入室中正坐，用醋炭熏之，令气冲口鼻，其涎自归经络，即自能省，惟不可用姜汤及滴水入咽，汤水一入，痰涎永系于心，必成痼疾。

【脉　法】　仲景曰：寸口脉浮而紧，紧则为寒，浮则为虚，虚寒相搏。邪在皮肤，络脉空虚，贼邪不泻，或左或右，邪气反缓，正气独急，正气引邪，㖞僻不遂。邪在于络，肌肤不仁。邪在于经，即重不胜。邪入于腑，即不识人。邪入于脏，口即难言，口吐涎沫。又曰：脉浮而大者曰风。又曰：脉浮而数，中风使然。《得效》曰。凡中风之脉，无不大者，非热也，是风脉也。《脉诀》曰：中风口噤浮迟吉，急实大数三魂孤。又曰：中风脉浮，滑兼痰气，其或沉滑，勿以风治，或浮或沉，而微而虚，持危消痰，风未可疏。丹溪曰：中风脉迟浮可治，大数而极者死。《脉经》曰：大而浮迟者吉，急而且疾者凶也。

【似中真中论】　缪仲淳曰：凡中风，有真假内外。西北地高风烈，虚人猝为所中，中脏死，中腑成废人，中经络可治，必先解散风邪，次再补养气血，此治真中风法，以小续命汤、桂枝、麻黄、附子、羌活、独活、防风、白芷、南星、甘草为本。若江浙闽粤川滇等处，无刚风，多湿热，人皆柔脆，多热多痰，真阴既亏，内热弥甚，煎熬津液，凝结为痰，壅塞气道，热极生风，亦猝然僵仆，类中风症，或不省人，或语言謇涩，或口眼歪斜，或半身不遂。将发，必先内热，口干舌苦，便秘溺赤。河间谓是水不胜火，丹溪谓是湿热相火，中气中痰是也。此即内虚暗风，确系阴阳两虚，而阴虚为多，与外来风邪迥别，法当先清热二冬、甘菊、白芍、茯苓、花粉，顺气苏子、橘红、郁金、枇杷叶，开痰贝母、竹沥、白芥子、瓜蒌仁，以救其标，次用治本，益阴二冬、菊花、生地、白芍、归身、杞子、五味子、牛膝、白胶、人乳、黄柏、白蒺藜，补阳人参、黄芪、鹿茸、巴戟、大枣。若气血两虚，则阴阳兼补。

【似中问答】　缪仲淳曰：或问有似中风，眠不竟夕，易醒，心脉弦而不洪，多怒，肝脉弦而不长，语謇涩，多痰，身重，溲速不能忍，有余沥，大便结，左尺浮洪，食少难化，此何故？答曰：眠不竟夕、易醒，心血不足，故脉弦不洪。东垣云：胃虚者多怒，多怒肝气必不和，故脉弦不长。弦为血少，必自养，药未易瘳。肾脉本沉，浮者肾水不足，肾有火则真阴亏，津液耗，不能养舌络，舌络劲急，故言不利。火性急，故小便大便皆见前症，脉亦反浮洪也。肺喜清肃，恶烦热，热则液枯，无以下滴而通水道，或煎熬成痰，故声重多痰，气道塞也，不可用人参。脾胃，后天元气之本，脾阴亏则不能消，胃气弱则不能纳，饮食少则后天元气无自生，精血愈不足。经曰：脾损调饮食，节起居，适寒温。此至论也，否则脾阴难复。然其要又在戒暴怒，使肝无不平之气，肝和则不贼土矣。命门乃先天真阳所寄，其壮也，一由禀气厚，二由精不妄泄，三由志无所郁，则年虽老而尤壮，否则子后一阳不升，不能熏糟粕，化精微，是火不生土，脾胃益弱，法当降气、和肝、滋肾。降气则阳交于阴，和肝则不贼土，后天元气日长，肾足则真阴生，津液足，舌络荣养，则语言自利矣。且世无不阴虚而中风者，第须拨去一切，使心火不炎，则肾亦不燥，此又治之之本也。

【肥人多中风】　河间曰：人肥则腠理致密而多郁滞，气血难以通利，故多卒中也。《医鉴》曰：肥人多中风者，以其气盛于外，而歉于内也。肺为气出入之道，人胖者气必急，急则肺邪盛，肺金克木。胆为肝之腑，故痰涎壅盛。治法，先须理气为急。

【脏腑血脉之异】　易老曰：中腑者，面显五色，有表症，而脉浮，恶风寒，拘急不仁，或中身之前，或中身之后，或中身之侧，皆曰中腑，其病多易治。中脏者，唇吻不收，舌不转而失音，鼻不闻香臭，耳聋而眼瞀，二便秘结，皆曰中脏，其病多难治。大抵中腑多着四肢，中脏多滞九窍。东垣曰：中血脉，则口眼㖞斜，中腑则肢节废，中脏则性命危，三者治各不同。

【中风症治】　《正传》曰：中血脉而外有六经形症，则从小续命汤加减及疏风汤治之。中腑者，先以加减续命汤随症发其表。如兼中脏，则内有便尿之阻隔，宜三化汤、滋润汤。内无便尿阻隔，外无六经形症，宜养血通气，大秦艽汤、养荣汤。中脏者痰壅昏冒，至宝丹之类，或牛黄定志丸。又曰：风中五脏，舌喑眼瞀，宜排风汤、加减排风汤。但手足不遂，语言謇涩，当从愈风汤以从中道，久服大风悉去。《保生秘要》曰：因腠理不密，风邪乘虚而入，始于中风，或起四肢麻木，或不觉疼而时疼者，皆因受风湿之过耳，其有口眼歪斜。风中经络，左身不遂。死血为瘫，右身不遂。痰湿气弱为痪，而左右瘫痪，为气血两虚也。口㖞语涩，皆因血虚火盛，而心气不润，宜当养心运动。

《纲目》曰：初中倒时，随即苏者，宜治。若不省者，宜掐人中。若痰壅，宜吐，口噤亦宜吐。若口开手撒遗尿者，为阳暴绝，速宜大料参芪补接之。丹溪曰：气虚卒中，浓煎参、芪加竹沥姜汁服。又曰：凡中风，多是老年因怒而成。盖怒火上升，所以昏仆不省，痰涎上壅，治宜豁痰降火。豁痰宜省风汤，降火宜防风通圣散。又曰：风从汗散，故治风多用发汗之药。又曰：续命、排风、越婢，悉能治风，而《千金》多用麻黄，以风邪非大汗不能除也。若自汗更用麻黄，反为大害。

鳌按：中风多由气血虚衰，故多自汗者，《千金》用麻黄，或指壮盛人但为风痰所闭者言之，未可概施于虚弱人也。丹溪治风，用续命煮散，以为能复荣卫，却风邪所不可缺，良然，而换骨丹亦可参用。

《直指》曰：卒中即用开噤喷嚏法，次用摄生饮煎汤调苏合香丸三丸灌下，痰盛者加全蝎。

【中风绝症】　《得效》曰：口开，心绝也。遗尿，肾绝也。手撒，脾绝也。眼合，肝绝也。鼻鼾，肺绝也。皆不治。五症中见一症尤可治。盖初中则眼合者多，痰上则鼻鼾者多，惟遗尿、口开俱见为恶，以心为五脏主，肾为五脏根也。《纲目》曰：卒中风，若面赤时黑，主阳气上散，肾反克心也，兼遗尿、口开、气喘者，不治。又曰：中五脏之络者，口眼俱闭，可治，如口开、眼合、手撒、鼻鼾、遗尿及大吐大泻、下血吐血，皆死。丹溪曰：肉脱筋痛，发直头摇上窜，面赤如斑，汗缀如珠，吐沫直视者皆不治。又曰：动止筋痛，名曰筋枯，无血滋筋故也，不治。又肝木克脾土，大便洞泄者，亦不治。

【偏枯与痿病异】　《纲目》曰：偏枯者，手足为邪气阻塞脉道而然。痿病则阳明虚，宗筋纵，带脉不引而然。痱病有言变、志乱之症，痿病则无之。盖痱病发于击仆之暴，痿病发于怠惰之渐，明是两疾也。

【瘫痪导引法】　《保生秘要》曰：如患右手，以右手指右回头，目左而视，左患亦如之，各运气二十四口。如患左足，坐平凳子上，以左足踏右膝上，左手托脚跟，右手扳脚尖，转头向左，患右亦如之，用力扳之，能除风寒暑湿，远近瘫痪之症无不验。

【运　功】　《保生秘要》曰：三提三咽，返念归元，气积一元，斡旋周天。左边气永不通，于右手行功着意，引在左手，右亦如之，各运五口专气，须百日，候到气脉全。

【偏风导引法】　《保生秘要》曰：左偏，于左内关穴掐之九九，擦之九九，次掐五指尖。右亦如之。

【运　功】　《保生秘要》曰：取效全用周天通关法。

治中风方九十二

三化汤　〔中脏〕　厚朴　大黄　枳实　羌活各三钱

水二碗，急火煎至一碗服。

麻仁丸　〔又〕　厚朴　白芍　枳实各四两　大黄八两　麻仁三两，另研　杏仁三两

蜜丸。

疏风汤　〔中腑〕　麻黄三两　益智仁　杏仁各一两　升麻五钱

每用末五钱，水煎。

大秦艽汤 〔血脉〕 秦艽 石膏 甘草 川芎 当归 白芍 羌活 独活 防风 黄芩 白术 白芷 熟地 生地 茯苓 细辛

天寒加生姜，春夏加知母。

养荣汤 〔又〕 当归 川芎 白芍 生地 石菖 麦冬 远志 陈皮 乌药 茯苓 枳实 黄连 防风 羌活 秦艽 半夏 南星 甘草各六分 竹茹一钱 姜三片

羌活愈风汤 〔又〕 羌活 炙草 防风 黄芪 川芎 独活 人参 麻黄 细辛 枳壳 知母 甘菊 薄荷 白芷 当归 杜仲 秦艽 柴胡 半夏 厚朴 熟地 前胡 杞子 地骨皮 蔓荆子各二两 茯苓 黄芩各三两 生地 苍术 石膏 白芍各四两 肉桂一两

大寒后多加半夏、人参、柴胡、木通。谷雨后多加石膏、黄芩、知母。季夏加防己、白术、茯苓。大暑加厚朴、藿香、肉桂。霜降后加当归、肉桂、附子。

此方治风中腑中脏，先以本药，之后用此方调理。凡中风内邪尽外邪除，当服此方以行导诸经，久则大风悉去，清浊自分，荣卫自和矣。易老云：此方疗肝肾虚，筋骨弱，精神昏，语言难，或瘦而偏枯，或肥而不遂，或恐而健忘，或喜而多思，思忘皆精不足也，能安心养神，调阴阳，使无偏胜。

滚痰丸 〔因痰〕 大黄 黄芩 沉香 青礞石 百药煎

水丸。

三生饮 〔又〕 生南星 生白附子 生川乌各一钱 木香五分 姜十片

一名顺气散。

此方治卒中风痰塞，昏仆不省，脉沉无热者。

龙星丹 〔又〕 陈胆星 朱砂各三钱 黄连 黄芩各二钱 全蝎 防风 薄荷各一钱 冰片 牛黄 麝香各三字

加青黛一钱，蜜丸，樱桃大，别以朱砂为衣，不拘时，每噙化一丸。

凡中风多是湿土生痰，痰生热，热生风，此方既治风热，又兼理痰，凡风、热、痰，无不治也。

凉膈散 〔因火〕 连翘二钱 大黄 芒硝 甘草各一钱 薄荷 黄芩 栀子各五分 竹叶七片 蜜少许

煎至半入硝。

清气宣风散 〔又〕 当归 白术 白芍各一钱 川芎 羌活 半夏 生地 僵蚕各八分 蝉退 赤苓各六分 防风 甘菊 枳壳 陈皮 荆芥 升麻 黄连 山栀各五分 甘草生三分 姜三 枣二

此方兼治风热。

香薷饮 〔因暑〕 香薷 厚朴 扁豆子 甘草

沈氏中暑汤 〔又〕 川连六分 吴萸五粒，泡水一二匙，拌 知母一钱 干姜一分，泡水，一二匙，拌 远志一钱 石菖蒲汁四五匙，拌 川贝母二钱 熟艾半分，泡水，一二匙，拌 枳实磨汁，八分 羚羊角一钱 瓜蒌仁三钱 麦冬二钱 西瓜翠衣五钱

此金鳌自制方也。

此方专治暑邪直中心肝二经，不头疼，不发热，时躁烦，舌短，手足牵搐者。

附子麻黄汤 〔因寒〕 麻黄 白术 人参 附子 干姜 甘草

附子汤 〔又〕 生附子 白芍 肉桂 人参 甘草 茯苓各一钱 白术钱半 姜七片

渗湿汤 〔因湿〕 苍术 白术 茯苓 陈皮 猪苓 泽泻 香附 川芎 砂仁厚朴 甘草 灯心 生姜

行湿流气散　〔又〕苡仁二两　茯苓两半　苍术　羌活　防风　川乌各一两

每末二钱，酒或葱白汤调下。

此方兼治风寒湿痹，麻木不仁，手足烦软。

万金汤　〔因虚〕　川断　杜仲　防风　茯苓　牛膝　细辛　人参　肉桂　甘草　当归各八分　川芎　独活　熟地　秦艽各四分

此方专能治风补虚，及手足风，累验。若手指无力，不半剂可愈。

木香调气散　〔因气〕　木香　丁香　檀香　藿香　砂仁　蔻仁　甘草

加盐少许。

顺气匀风散　〔又〕　白术二钱　乌药一钱半　人参　天麻各一钱　沉香　青皮　白芷　木瓜　紫苏叶　甘草各五分　姜三片

一方有枳壳一钱。一名匀气散。

此方专治中风，气虚不遂。

调气平胃散　〔因恶〕　木香　檀香　蔻仁　砂仁　乌药　藿香　苍术　厚朴　陈皮　甘草　加姜

桃奴丸　〔又〕　桃奴七个，另研　玳瑁镑，细末，一两　安息香去渣，一两

上三味，同入银石器熬成膏，再用朱砂、犀角各五钱，琥珀、雄黄各三钱，麝香、冰片、牛黄各二钱，桃仁十四粒麸炒，共为末。安息香膏和丸，芡实大，阴干，密器封固，安放静室，每一丸，人参汤下。

犀角散　〔胆肝〕　犀角　石膏　甘菊　川芎　天麻　人参　羌活　独活　黄芪　白术　黄芩　枳壳　当归　防风　枣仁　白芷　甘草　羚羊角

此以下至独活散五方，皆须察病人气血之虚，加补气血药。

加味牛黄散　〔包络心〕　羚羊角　白鲜皮　牛黄　麝香　犀角　龙齿　防风　天麻　独活　人参　沙参　茯神　升麻　远志　甘草　冰片　朱砂　铁粉　麦冬　天竺黄

防风散　〔胃脾〕　防风　麻黄　人参　川芎　附子　肉桂　黄芪　赤苓　枣仁　白术　桑皮　独活　甘草　羚羊角

五味子汤　〔大肠肺〕　五味子　杏仁　肉桂　炙甘草　防风　赤芍　川芎　川椒

独活散　〔膀胱肾〕　川菊　独活　防子　当归　石菖蒲　防风　天麻　川芎　肉桂　山萸肉　枳壳　丹参　牛膝　萆薢　甘草　细辛　白术

以上五方，皆中腑而兼中脏者。

摄生饮　〔初服〕　南星　半夏各钱半　木香　苍术　细辛　菖蒲　甘草各一钱　姜七片

此方治卒中不省，无热者。

苏合丸　〔又〕　犀角　白术　香附　朱砂　诃子　荜拨　木香　檀香　麝香　丁香　安息香各二两　龙脑香　熏陆香　苏合香各一两

六君子汤　〔气虚〕　人参　茯苓　白术　炙草　半夏　陈皮

四物汤　〔血虚〕　川芎　当归　白芍　地黄

八珍汤　〔气血虚〕　人参　茯苓　白术　炙草　川芎　当归　白芍　地黄

疏风饮　〔口眼〕　人参　黄芪　当归　白芍　秦艽　升麻　防风　葛根　苏木　钩藤　红花

加酒。

地黄饮子　〔语言〕　熟地　巴戟　山萸　附子　茯苓　菖蒲　远志　麦冬　官桂　肉苁蓉　金石斛　五味子　姜三　枣二　薄荷五叶

此方治中风舌喑，足废，肾虚，其气

厥不至舌下。

神仙解语丹 〔又〕 白附子 菖蒲 远志 全蝎 羌活 南星 天麻 僵蚕等分

蜜丸，姜汤下五七十丸。一名解语丸。

涤痰汤 〔又〕 南星 半夏 枳实 橘红 人参 菖蒲 竹茹 茯苓 甘草

加姜。

八味丸 〔又〕 熟地 山药 山萸 丹皮 茯苓 泽泻 附子 肉桂

加味转舌膏 〔舌喑〕 连翘 远志 柿霜 薄荷 菖蒲 山栀 防风 桔梗 黄芩 甘草 犀角 大黄 川芎 元明粉

朱砂为衣，蜜丸，食后、临卧各二钱，薄荷汤下。

平胃散 〔肢废〕 苍术 厚朴 陈皮 甘草

五苓散 〔又〕 白术 肉桂 茯苓 猪苓 泽泻

蠲痹汤 〔体疼〕 当归 白芍 羌活 姜黄 黄芪 甘草 姜 枣

当归拈痛汤 〔又〕 葛根 升麻 防风 羌活 茯苓 猪苓 知母 甘草 人参 苦参 茵陈 泽泻 白术 苍术 当归

铁弹丸 〔又〕 五灵脂二两 川乌一两 乳香 没药各五钱 麝香一钱

水丸，弹子大，每一丸，薄荷酒下。

此方专治中风喎斜，瘫痪，涎潮语涩，筋挛骨痛，应是风疾，无不治之。

十全大补汤 〔又〕 人参 茯苓 白术 甘草 川芎 当归 白芍 地黄 黄芪 肉桂

星香散 〔痰涎〕 南星 木香

加姜。

二陈汤 〔又〕 茯苓 陈皮 半夏 甘草

生脉散 〔遗尿〕 人参 麦冬 五味子

当归六黄汤 〔易汗〕 当归 生地 熟地 黄柏 黄芩 黄连 黄芪

青皮白芍汤 〔善饥〕 青皮 白芍 柴胡 山栀 人参 白术 茯苓 甘草

桂枝汤 〔风邪〕 桂枝 白芍 甘草 姜 枣

玉屏风散 〔表虚〕

芪附汤 〔气虚〕

六味地黄丸 〔盗汗〕 熟地 山萸 山药 丹皮 泽泻 茯苓

加减牛黄清肺心汤 〔神昏〕 人参 茯神 麦冬 山药 胆星 白术 雄黄 甘草 犀角 朱砂 牛黄 冰片 麝香 金箔 羚羊角

枣肉加蜜丸。

至圣保命丹 〔又〕 贯众一两 生地七钱 大黄五钱 板蓝根 青黛各三钱 朱砂 牛黄 蒲黄 薄荷 珍珠 冰片各钱半 麝香一钱

蜜丸，金箔为衣。

史国公酒 〔瘫痪〕 当归 虎骨 羌活 鳖甲 防风 萆薢 牛膝 秦艽 蚕沙 杜仲各二两 杞子五钱 茄根八两 无灰酒十斤

加减润燥汤 〔左偏〕 酒白芍二钱 当归钱二分 川芎 茯苓 白术 南星 半夏 天麻各一钱 酒生地 熟地姜汁炒 盐炒陈皮 酒炒牛膝 酒黄芩 枣仁各八分 桃仁 羌活 防风 薄桂各六分 酒红花 炙草各四分 酒黄柏三分

加竹沥、姜汁。一名愈风润燥汤。

此方专治左半身不遂，属血虚与死血。

祛风除湿汤　〔右偏〕　白术钱二分　酒当归　茯苓　酒黄连　酒黄芩　陈皮　赤芍　半夏　苍术　乌药　枳壳　羌活各一钱　人参　川芎　桔梗　防风各八分　白芷七分　炙甘草五分　姜五片

此方专治右半身不遂。

换骨丹　〔风痱〕　苍术　槐实　桑皮　川芎　白芷　人参　防风　首乌　威灵仙　蔓荆子各一两　苦参　五味子　木香各五钱　冰片　麝香各五分

以麻黄煎膏，和捣万杵，每两作十丸，朱砂为衣，每取一丸，磨温酒半盏，以物合定，不透气，食后、临卧各呷咽之，衣覆取汗，即自瘥。合此药切勿令阴人鸡犬见之。

此方专治中风㖞斜瘫痪及暗风、风痫。

疏风顺气丸　〔又〕　制大黄五两　车前子二两半　槟榔　郁李仁　火麻仁　菟丝子　牛膝　山药　萸肉各二两　枳壳　防风　独活各一两

蜜丸。

此方兼治大便秘结，真良方也。久服精神康健，尤宜老人。

八宝回春汤　〔又〕　白芍钱二分　黄芪八分　白术六分　茯神　半夏各五分　附子　人参　麻黄　黄芩　防己　香附　杏仁　川芎　当归　陈皮　防风　肉桂　干姜　甘草　熟地　生地各四分　沉香　乌药　川乌各三分　姜三　枣二

此方八味去风，八味和气，八味活血，盖气血和平，荣卫调顺，则风症自去，故治一切风虚症。

牛黄清心丸　〔风懿〕　山药七钱　甘草五钱　人参　蒲黄　神曲各二钱半　犀角二钱　大豆黄卷　肉桂　阿胶各钱七分半　白芍　麦冬　黄芩　当归　防风　朱砂　白术各钱半　柴胡　桔梗　杏仁　茯苓　川芎各钱二分半　牛黄钱二分　羚羊角　冰片　麝香各一钱　雄黄八分　白蔹　炮姜各七分半　金箔一百二十方，内四十方为衣

大枣肉二十枚，蒸研膏，和炼蜜丸，每重一钱，温水下。

此方专治卒中风不省人事，痰涎壅，精神昏，语言塞，口眼㖞斜，手足不遂等症。

导痰汤　〔又〕　半夏　南星　赤苓　枳实　橘红　甘草

本方加香附子、乌药、沉香、木香，名顺气导痰汤。加黄芩、黄连，名清热导痰汤。加羌活、白术，名祛风导痰汤。加远志、菖蒲、朱砂、黄芩、黄连，名宁神导痰汤。

此方专治中风痰盛，语涩眩晕。

防风通圣散　〔暴仆〕　滑石钱七分　甘草钱二分　石膏　黄芩　桔梗各七分　防风　当归　川芎　赤芍　大黄　麻黄　连翘　薄荷　芒硝各四分半　白术　荆芥　山栀各三分半　姜五片

此方治风、热、燥三者之总剂也。

肾沥汤　〔暴喑〕　羊肾一具　生姜二两，切　磁石两七钱

水一斗，煮取五升，再入元参、白芍、茯苓各两二钱半，黄芪、川芎、五味子、肉桂、当归、人参、防风、甘草各一两，再煮取一升，分二服。

此方专治肾脏风，语音謇涩。

清神解语汤　〔又〕　南星　半夏各一钱　当归　川芎　白芍　生地　麦冬　远志　菖蒲　陈皮　茯苓　乌药　枳实　黄连　防风　羌活　甘草各五分　竹茹钱半

加姜汁、童便、竹沥冲服。

此方专治中风痰迷心窍，语言謇涩，不省人事。

资寿解语汤　〔又〕　羚羊角　桂

枝各一钱 羌活 甘草各七分半 防风 附子 枣仁 天麻各五分 竹沥五匙 姜汁一匙

此方专治风中心脾，舌强不语，盖心之别脉，系于舌本，脾脉亦挟咽，连舌本，散舌下也。

牛黄定志丸 〔蒙昧〕 朱砂 半夏各二两 雄黄 天麻 甘草 乌蛇肉各一两 西珀七钱半 牛黄 冰片 全蝎 僵蚕 附子 牛膝 南星各五钱 麝香二钱半

蜜丸，芡子大，人参、薄荷汤嚼下一丸。

此方专治心脏中风昏冒，精神不守，此药压惊镇心，化涎安神。

祛风至宝丹 〔又〕 滑石两半 川芎 当归各两二钱半 甘草一两 白芍 防风各七钱半 白术六钱半 石膏 黄芩 桔梗 熟地 天麻 人参 羌活 独活各五钱 栀子三钱 连翘 荆芥 薄荷 麻黄 大黄 芒硝 黄连 黄柏 细辛 全蝎各二钱半

蜜丸，弹子大，细嚼，茶、酒任下。此即通圣散加味。

此方专治风中脏，昏冒及风热。

二参丹 〔又〕 丹参 熟地 天冬各两半 茯苓 甘草 麦冬各一两 人参 远志 朱砂 菖蒲各五钱

蜜丸，清晨以羌活愈风送，或临卧再以羌活愈风汤送下四白丹。

此方专治中风后健忘，能养神、定志、和血。

四白丹 〔又〕 甜竹叶三两 白芷一两 白术 白茯苓 砂仁 香附 防风 人参 川芎 甘草各五钱 薄荷 羌活 独活各二钱半 细辛 知母各二钱 白檀香 藿香各一钱半 牛黄 冰片各五分 麝香一字

蜜丸，每丸重一钱。临卧，以羌活愈风汤下。

此方专治中风昏冒，能清肺气，养魂。

透冰丹 〔风热〕 制川乌二两，再盐炒，去盐 威灵仙 大黄 山栀 茯神 茯苓 蔓荆子 益智仁 仙灵脾 天麻 白芷各五钱 京墨醋煅，细研 麝香各一钱二分

蜜和，捣千杵，丸桐子大，薄荷汁同温酒下二三丸。

此方专治风热毒，上攻头面，肿痒，痰涎壅塞，口干胸烦，下注腰脚，肿痛生疮，大小便秘及瘫痪等症。

天麻丸 〔又〕 生地四两 羌活三两半 当归二两半 天麻 牛膝 萆薢 元参 杜仲 独活各两半 附子五钱

蜜丸。

小续命汤 〔又〕 防风钱半 防己 肉桂 杏仁 黄芩 白芍 人参 川芎 麻黄 甘草各一钱 附子五分 姜三 枣二

一方无附子、防己，有当归、石膏。

此方专治卒中风不省人事，㖞斜瘫痪，喑痖麻木，眩晕，初中无汗表实等，及治一切诸风症。凡中风，六脉浮紧，风气太盛，心火爆升，痰涎壅遏于经络之中，宜小续命汤。用附子以其禀雄壮之资，而有斩关夺将之势，能引人参辈并行于十二经，以追复其散失之元阳，又引麻黄、防风、杏仁辈散表，开腠理，以驱其在表之风寒，又引当归、川芎辈入血分，行血养血，以滋养其亏损之真阴。或加石膏、知母，以降胃火。或加黄芩，以清肺金。若病势稍退，精神稍复，辄当改用丹溪之法，以补气血消痰之剂，以调养其本气，此急则治其标，与夫标而本之之治也。

排风汤 〔又〕 麻黄 独活 赤

苓各一钱　白术　肉桂　川芎　杏仁　白芍　防风　当归　甘草各八分　白鲜皮五分　姜三　枣二

人参顺气散　〔气虚〕　麻黄　人参川芎　陈皮　白芷　白术　厚朴　桔梗　甘草各一钱　干葛七分半　人参　干姜各五分　姜三片　枣二枚　薄荷七叶

乌药顺气散　〔气滞〕　麻黄　陈皮　乌药各钱半　川芎　僵蚕　枳壳　桔梗各一钱　干姜五分　甘草三分　姜三　枣二

此方专治一切风疾，先服此疏通气道，然后进以风药，又治瘫痪及历节风。

定风饼子　〔防再发〕　天麻　川乌　南星　半夏　僵蚕　川芎　茯苓　生甘草等分

姜汁丸，芡子大，作饼子，朱砂为衣，每一饼，细嚼，姜汤下。

此方亦能预防风疾。

滋润汤　〔中脏〕　当归　生地　枳壳　厚朴　槟榔　大黄　麻仁　杏仁各一钱　羌活七分　酒焙红花三分

此方治风中脏，二便闭涩，先服此药，后以羌活愈风汤调理。

至宝丹　〔又〕　犀角　朱砂　雄黄　西珀　玳瑁各一两　牛黄五钱　冰片　麝香各钱半　金箔五十片，半为衣　银箔三十片　安息香酒滤去沙土，净一两

熬膏和匀，一两作四十丸，每丸人参汤下，日二三服。安息香性硬难化，仓卒难用，如欲急用，炼蜜丸亦可。

此方兼治卒中，急风不语，不省人事。

加减排风汤　〔又〕　天麻二钱　苍术一钱　防风　川芎　羌活　独活各八分　麻黄七分　白鲜皮　当归　白芍　白术　半夏　赤苓　黄芩　杏仁　甘草各四分　姜三片

加减续命汤　〔中腑〕　防风钱半　防己　桂枝　杏仁　黄芩　人参　白芍　川芎　麻黄　甘草各一钱　附子五分　姜三　枣二

此小续命汤方也。凡风中腑，今人不分表里虚实，故张易老授东垣以六经加减之法。如太阳中风，无汗恶寒，麻黄续命主之，本方倍麻黄、防风、杏仁也。有汗恶风，桂枝续命主之，本方倍桂枝、白芍、杏仁也。阳明中风，无汗身热，不恶寒，白虎续命主之，本方倍桂枝、黄芩，加葛根一钱四分也。太阴中风，无汗身凉，附子续命主之，本方倍附子、甘草，加干姜七分也。少阴中风有汗无热，桂枝续命主之，本方倍桂枝、附子、甘草也。六经混淆，系之于少阳、厥阴，或肢节挛痛，或麻木不仁，羌活连翘续命主之，本方一两，加羌活一钱、连翘钱半也。

省风汤　〔去痰〕　防风　南星各二钱　半夏　黄芩　甘草各一钱　姜十片

此与导痰汤相合，煎服尤妙，可以散风、豁痰、降火。

此方专治卒中风不省有热者。

续命煮散　〔风虚〕　桂皮七分半　防风　独活　人参　当归　细辛　葛根　白芍　川芎　熟地　远志　半夏　甘草　荆芥穗各五分　姜三片

开关散　〔开噤〕　南星末五分　冰片一字

研和，以中指蘸药末揩齿二三十度，其口自开，每用半钱至一字，端午日合尤佳。一法，以乌梅肉和南星、细辛末擦牙，口自开，便可下药。三阳之筋并络入颔颊，挟于口，诸阳为风寒所客，则筋急，故口噤不开。

巴豆熏法　〔又〕巴豆去壳，纸包捶油，去豆，以纸捻作条，送入鼻内，或加皂角末尤良，或烧烟熏鼻内亦可。

通关散　〔取嚏〕　细辛　皂角

薄荷　雄黄各一钱

为末，每少许，吹入鼻中，有嚏可治，无嚏不可治。一方南星、半夏、皂角等分为末，用如上法。

此方专治卒中风，口噤不省，气寒，用以吹鼻。

通顶散　〔又〕　石膏二钱　藜芦　川芎　细辛　人参　甘草各四分

共为末，每取一字吹鼻，即提起顶中发即苏，有嚏可治，无嚏不可治。

搐鼻通天散　〔又〕　川芎　细辛　藜芦　白芷　防风　皂角　薄荷等分

为末，用如上法。

皂角散　〔取吐〕　皂角　莱菔子等分

为末，每二钱，水煎，尽服即吐。

巴豆丸　〔又〕　巴豆二枚，去皮、膜　白矾如拇指大一块，为末

上二味，瓦上煅令豆焦赤为度，蜜丸，芡实大，每一丸，棉裹，放患人口中近喉处，良久，吐痰立愈。

此二方专治中风痰塞，吐之立愈，虽垂死者亦效。

熏　法　黄芪防风汤，浓煎数斛，置于床下，令气如烟雾熏之，口噤自能渐开。

此方许胤宗治王太后中风法也。丹溪曰：中风脉沉口噤，非大补不可。若用有形汤药，缓不及事，熏以黄芪防风汤，使口鼻俱受之，此非智者通神之法不能也。盖人之口通乎地，鼻通乎天，口以养阴，鼻以养阳。天主清，故鼻不受有形而受无形。地主浊，故口受有形而兼受无形也。

杂病源流犀烛　卷十三

诸痹源流白虎历节风

诸痹，风、寒、湿三气，犯其经络之阴而成病也。故经曰：病在阳曰风，病在阴曰痹。痹者，闭也。三气杂至，壅蔽经络，血气不行，不能随时祛散，故久而为痹，或遍身或四肢挛急而痛，或有不痛者，病久入深也。入于骨，则重而不举为骨痹；入于血，则凝而不流为脉痹；入于筋，则屈而不伸为筋痹；入于肉，则肌肉不仁为肉痹；入于皮，则寒在皮毛为皮痹。盖筋骨皮脉肉间，得邪则气缓，故虽痹而不痛。然痹之为病，每各以时遇。如冬气在骨，遇三气故成骨痹；春气在筋，遇三气故成筋痹；夏气在脉，遇三气故成脉痹；季夏气在肉，遇三气成肉痹；秋气在皮，遇三气故成皮痹。皆各以主时受之也。而筋骨皮肉脉又各有五脏之合，苟五者受而不去，则必内舍于合，而五脏之痹起。何言之？骨痹久，复感三气内舍于肾，则善胀，尻以代踵，脊以代头。盖胃气下行，而肾为胃关，肾既痹，则肾气不行，是阳明逆也，故善胀。肾为作强之官，痹则足挛而不能伸，故尻代踵，身偻而不能直，故脊代头也。筋痹久，复感三气，内舍于肝，则多饮溲数，夜卧易惊，上为引如怀。盖肝内热，脾不淫精于肝，故渴而多饮。肝热下乘膀胱，故溲数。肝藏魂，肝痹则气血两衰，故魂不归而易惊。经络有气无血，故上下相引而血不得赴，若结于中而如怀也。脉痹久，复感三气，内舍于心，则脉不通，烦则心下鼓暴，上气，咽干善噫，厥气上而恐。盖心合脉而痹入之，故脉不通，不通则心气郁，故鼓暴。鼓暴则气逆而喘，故上气。心脉起心中，上挟胃挟咽，故咽干善噫。厥为阴气，心火衰而邪乘之，故神怯而恐也。肉痹久，复感三气，内舍于脾，则四肢怠惰，发咳呕汁，上为大塞。盖肢惰者肉痹之验，脾痹则本脏不足，不能散精，反上壅肺，故发咳。上焦不通，故呕汁，甚则否塞也。皮痹久，复感三气，内舍于肺，则烦满喘而呕。盖痹既入肺，则脏气闭而不通，本气不能升举。肺职行治节，痹则上焦不通，而胃气逆，故烦满喘而呕也。此五脏之痹，各以其症显者，脏症显，便不易治宜五痹汤各加本经药。以复感云者，既已成痹，又各以其主时，重受风、寒、湿之邪气，为病而深也。经又曰：淫气喘息痹聚肺，淫气忧思痹聚心，淫气溺涩痹聚肾，淫气乏竭痹聚肝，淫气饥饱痹聚脾，则不特三气入舍于其合而后成痹，即七情过用，亦能伤脏气而为病，以气淫，则燥能消阴故也。由五脏而推六腑，亦以饮食居处为病本，而后邪中其腧而内应之，是以循其腧，各舍于其腑也。即如肠痹，经言数饮而出不得，中气喘争，时发喘息者，以肠兼大小而言。二肠患痹，则下焦之气热郁不行，故饮虽多而水不得出。水不出则本末俱病，故与中气喘争，且清浊不分而飧泄也。又如胞痹，经言少腹膀胱，按之内痛，若沃以汤，涩于小便，上为清涕者，以胞者膀胱也，气闭故按之痛。水闭不行，故蓄热若沃汤，且溲涩。太阳之脉，从巅络脑，故上为清涕也肠痹宜五苓散加木通、桑皮、麦冬，胞痹宜肾沥汤。即经言二痹，凡六腑可推矣。经又言十二经筋之病，支转筋痛，皆曰痹，何也？以其经筋在外，其病不及经隧之荣气，故于脏腑无涉，惟三气得以病之，故按四季之痹，以见其所感之由。然手足三阴之筋，皆内结胸腹肓膜间，其为病自有异。如足少阴筋主痫瘛及痉，足厥阴筋主阴器不用与不起不收，手少阴筋主舌卷，手太阴筋主息贲胁急吐血，手少阴筋主伏梁唾脓血，虽筋痹而动脏腑气矣总宜蠲痹汤。

总之，诸痹不已，益入内而伤脏气，然有六经应之而为有余不足者。经曰：厥阴有余病阴痹，不足病热痹，滑则病狐风疝，涩则病少腹积气滑与涩者，其脉之见于其部而知其有余不足也。盖厥阴位下焦，总诸筋，有余则木壅不升，邪郁阴分，故病阴痹。不足则虚而生热，故病热痹。若其脉见滑，是邪有余。狐风疝者，其疝如狐，而数变如风也。疝在前阴少腹间，当肝部，肝郁于此，即阴痹也。脉见涩，是气血虚滞，邪留则为积，即热痹也。经又曰：少阴有余病皮痹、瘾疹，不足病肺痹，滑则病肺风疝，涩则病积、溲血。盖少阴君火之气，有余则克金，肺合皮，故瘾疹。不足则不能温金，故肺痹。若脉见滑，心火不胜水邪，便郁而实于肺，风则肺动，疝则肺聚也。脉见涩，仍为心血不足，火收于内而入小肠包络，故积与溲血也。经又曰：太阴有余病肉痹、寒中，不足病脾痹。滑病脾风疝，涩病积，心腹时痛。盖脾主肉，邪有余则湿郁而不运，故为肉痹。中气湿，则阳明之火不能扬，故寒中。不足则脾自受而成痹，本气不行也。若脉见滑，水湿壅土，亦病在湿。脉见涩，积而不流，故中州满也。经又曰：阳明有余病脉痹，身时热，不足病心痹，滑病心风疝，涩病积，时善惊。盖阳明燥金之气，应脉燥，有余则伤血脉，故脉痹。燥侮阴，故肉痹。脉为心行血脉者也，肺不足心脉反窒，故心痹。若脉见滑，则风燥合邪，伤肺伤血，将心气抽掣而不得散，故成心风疝。脉见涩，则金敛不舒，脉为不行而积，善惊，木侮金也。经又曰：太阳有余病骨痹，身重；不足病肾痹。滑病肾风疝。涩病积、癫疾。盖肾气应太阳，太阳时气有余，则浸淫及骨而痹。水邪盛而作强之官弛，故身重。不足则本脏先受而痹，将足缓脉酸，精不坚固。若脉见滑，太阳之风寒合邪，而为肾风疝。涩则邪痹。太阳经脉，而有积癫疾者，阳气不通巅顶，故常风痛也。经又曰：少阳有余病筋痹、胁满。不足病肝痹。滑病肝风疝。涩病积，时筋急目痛。盖相火之气犯阴，则肝受之，若邪有余则火伤筋而痹。胁满，肝部在胁也。不足是肝木虚而痹，肝痹者，邪郁而血不荣筋之症也。若脉见滑，风热合邪，淫气聚筋，而寒热往来，抽掣相引，而为肝风疝。脉见涩，则血滞而积，筋急目痛，皆肝病也。以上皆六气犯阴、犯阳之痹症也。人身阴阳，天地之六气应，故六气亦有时而内淫。且因脏腑阴阳之有余不足，而外邪得以留之，此于气运之外，又有所留，为阴阳之痹也。脉滑为邪有余，故留滞为风疝，风谓其动，疝谓其聚也。涩为本气不足，故不能胜邪而成积，疝与积，概指其聚而积者，非特前阴少腹之病也。

虽然，《内经》之言痹，固可阐而明之矣，而仲景书又有所谓血痹者，曰尊荣人骨弱，肌肤盛重，因劳疲汗出，卧不时动摇，加被微风，遂得之，大抵此症原于质虚劳倦之故。盖以尊荣者，素安闲，故骨弱。素膏粱，故肌肤盛。一旦疲劳汗出，则气竭表虚，因而卧则神不敛，或时动摇而微风乘之。此时本气弱疲，劳又耗气，汗则阳气泄，卧则阳气伏，则外之阳气不能固闭，荣气又复动摇，风虽微而易入，故风与血相搏而成痹也。然风搏于中上二焦，寸口关上，脉必微涩。而邪之前锋，早及下焦，尺中必见小紧，得如此脉，而又身体不仁，如风痹状，故知为血痹症也宜黄芪桂枝五物汤。仲景书又有所谓胸痹者，其为症状不一，曰胸痹之病，喘息咳唾，胸背痛短气，寸口脉沉而迟，关上小紧数，此则胸痹实症的脉，凡患胸痹者皆然宜瓜蒌薤白白酒汤。至其症状，又有杂出者，曰胸痹以下凡言胸痹，皆具有喘息、咳唾、胸背痛、短气等状，而又及有他症，不得卧，胸背彻痛，则症兼支饮矣。盖不得卧，由于有饮，饮原不痛，饮由胸痹，故心痛彻背也宜瓜蒌薤白半夏汤。曰胸痹心中痞，留气结在胸，胸满，胁下逆抢心，乃上焦阳微，而客气动鬲，故有心痞胸满之象。其言留气，即客气，至胁下逆抢心，则不特上焦虚，而中焦亦虚，阴邪得以据之也宜枳实薤白桂枝汤、人参汤。曰胸痹胸中气塞，短气，夫胸既痹，而又言气塞、短气，是较喘息等，更觉幽闭不通，邪气之有余，实甚也宜茯苓杏仁甘草汤、橘枳生姜汤。曰胸痹缓急者，乃胸痹之邪，淫及于筋，故肢节之筋，有缓有急也宜薏苡附子散。曰心中痞，诸逆心悬痛，曰心痛彻背，背痛彻心，二节俱不贯胸痹字，是不必具有胸痹实症，而各自成病耳。盖阴邪凝结，心中乃痞，心中之痞，因初时气逆，迨至心痛如悬，则前因逆而邪痞心中者，后乃邪结心中而下反如空也宜桂枝生姜枳实汤。心与背本两处，中有空窍，乃正气所贮，以通上下者。今痛则相彻，是正气之虚，寒邪乘虚而相搏结也宜乌头赤石脂丸。然则仲景言血痹、胸痹二症，固均属阳虚之疾，不与他痹症相同，故于血痹谓宜针引阳气，于胸痹谓当全责阳虚也。此又于《内经》脏腑阴阳诸痹之外，所可详及者。

然而风、寒、湿三气之相胜，其为病亦在可枚举者。风胜为行痹，游行上下，随其虚处，风邪与正气相搏，聚于关节，筋弛脉缓，痛无定处，古名走注，今名流火，俗有鬼箭风之说，亦此类宜防风汤。而其所统之病，有湿伤肾，肾不生肝，肝风挟湿，走注四肢肩髃者宜苡仁散。有肢节肿痛，日夜无已时者宜没药散、虎骨丸，控涎丹亦可。寒胜为痛痹，四肢挛痛，关节浮肿，痛有定处，是名痛风，又名白虎历节风宜加减五积散。而其所统之病，有兼风者宜加减乌药顺气散。有兼湿而天阴即发，身体沉重者宜除湿捐痹汤，在上加桂枝、桔梗、威灵仙，在下加防己、木通、牛膝。有兼痰者宜豁痰汤。有兼火者宜四物汤多加酒柏、竹沥、姜汁。有兼湿热者宜二妙散。有兼血瘀者宜桃红饮子。有昼静夜发痛如虎咬，此正名白虎历节风。大约掣因多寒，肿因多湿，汗因多风，特以其原由症状之繁，另详条款于后。湿胜为着痹，病而不移，汗多，四肢缓弱，精神昏塞，皮肤不仁宜茯苓川芎汤。而其所统之症，不外麻木，另详麻木条中。大约风胜之脉必浮，寒胜之脉必涩，湿胜之脉必缓，三痹各有所胜，治药则以胜者为主，然亦不可举一废二，以三气本杂合成病也。三痹之外，更有热痹，由脏腑移热，复遇外邪，故身热，唇口反裂，皮肤色变也宜升麻汤。更有周痹，由犯三气遍及于身，故周身俱痛也宜蠲痹汤。更有支饮，夫支饮本痰饮中症，此则兼有痹病，故复详于此，仍列其名为支饮，其原由受三气兼挟痰涎宿饮，故手足麻痹，臂痛不举，多睡眩冒，忍尿不便，膝冷成痹也宜茯苓汤。以上三症皆痹之属，而痹症多兼麻木，盖麻犹痹也，虽不知痛痒，尚觉气微流行，非若木之痛痒不知，即气亦不流行者，而麻木原委，另详本篇。痹又与风与痿相类，《灵枢》曰：病在阳曰风，病在阴曰痹，阴阳俱病曰风痹。阳者，表与上。阴者，里与下也。总之，痹本气闭不通，或痛或痒，或顽麻，或手足缓弱，与痿病相似。但痿因血虚火盛，肺焦而成。痹因风、寒、湿气侵入而成也。痹又为中风之一，然虽一例，而受病各异，痹兼三气，因阴受之。中风则阳受之也。学医者能神而明之，类而推之，切而治之，可以司人之命矣。

【脉　法】　《脉经》曰：脉涩而紧为痹痛。《脉诀》曰：风寒湿气合而为痹，浮涩而紧，三脉乃备。《玉机》曰：脉大而涩为痹，脉来急亦为痹也。

【诸痹原由症治】　《内经》曰：汗出而风吹之，血凝于肤者则为痹。又曰：风之为病，当半身不遂，或但臂不遂者，此为痹。又曰：虚邪中人，留而不去，则为痹。卫气不行，则为不仁。又曰：痹病痛者寒气多，有寒故痛也。不痛不仁者，病久入深，荣卫之行涩，经络时疏，故不痛。皮肤不荣，故不仁。其或寒者，阳气少，阴气多，与病相益，故寒也。其或热者，阴气少，阳气多，病气胜阳乘阴，故为痹热，其多汗而濡者，此其逢湿盛也。阳气少，阴气多，两气相感，故汗出而濡也。《类聚》曰：不仁者何以明之？仁者，柔也。不仁，谓不柔和也。痛痒不知，寒热不知，灸刺不知，是谓不仁也。《入门》曰：痹之初起，骤用参芪归地，则气郁滞而邪不散，只以行湿流气药主之。《玉机》曰：三气袭入经络，久而不已，则入五脏，或入六腑，随其脏腑之俞、合，以施针灸，仍服逐三气发散等药，自愈。又曰：痹症因虚而感，三邪既着体不去，则须制对症之药，日夜饮之，虽留连不去，能守病禁，不令入脏，亦可扶持也。《入门》曰：痹病虽守禁忌，凡味酸伤筋则缓，味咸伤骨则痿，令人发热，变为痛痹、麻木等证。慎疾者，须戒鱼腥面酱酒醋。肉属阳大能助火，亦宜量吃，痛风诸痹皆然。

鳌按：痹症有手足缓弱者，有筋挛不伸者，有偏枯不遂者，有肌肉不仁者，其形症往往与风痿相似，而后世医治之法，亦往往与风痿相混，此千古之大误也。

总之，风则阳受，痹则阴受，此二语实为风痹病之炯鉴，益可见治法不当混施。且痹病多重痛沉着，一时未易得去，其不可轻视也明矣。

白虎历节风　痛痹之一症也。以其痛循历遍身百节，故曰历节。以其痛甚如虎咬，故曰白虎历节。其原皆由风、寒、湿入于经络，致气血凝滞，津液稽留，久而怫郁、坚牢，荣卫之气阻碍难行，正邪交战，故作痛不止也。而所以致三气作患之故，则或饮酒当风，或汗出入水，或坐卧湿地，或行立寒冰，或体虚肤空，掩护不谨，而此三气，乃与血气相搏，遍历关节，遂成此症。日久不治令人骨节蹉跌，固未可轻视也。试言其症状，必短气，自汗，头眩欲吐，手指挛曲，身瘣瘰其肿如脱，渐至摧落，其痛如掣，不得屈伸，须当大作汤丸，不可拘以寻常之剂。然其方药又必各因病之原由轻重。如由血虚、血热、血瘀，则必调血行血宜趁痛散。或由风湿相搏，肢节肿痛，不可屈伸，则必疏风理湿宜大羌活汤。或由风湿麻痹，走注疼痛，为偏枯，为暴喑，则必散郁开结宜防风天麻丸。或由风湿与痰与死血，致走注刺痛，其痛处或肿或红，则必宣邪通气宜疏风活血汤。或由血虚阴火而痛，及腰以下湿热注痛，则必养阴清热宜潜行散。或由风冷侵入气血，气滞血凝，周身麻痛，则必祛寒散邪宜五灵丸。或由风毒攻注皮肤骨髓之间，痛无定所，午静夜剧，筋脉拘挛，屈伸不得，则必解结疏坚宜定痛散。或由痰注百节，痛无一定，久乃变成风毒，沦骨入髓，反致不移其处，则必搜邪去毒宜虎骨散、加减虎骨散。或由风气游行，痛无常处，如虫行遍体，日静夜剧，则必宣风利气宜麝香丸。或由火甚而肢节痛，湿甚而肌肉肿，并受风寒而发动于经络之中，湿热流注于节腠之际，则必排解内外宜灵仙除痛饮。或由湿痰流注，痛及肩背，则必豁痰开结宜半夏苓术汤。其余三气所伤，或犹轻浅，总必以疏风、驱寒、除湿为主宜龙虎丹、活络丹、捉虎丹、乳香定痛丸。盖以其痛如掣者为寒多，其肿如脱者为湿多，其肢节间或黄汗出者为风多，而三气之为患，固变幻若斯之甚也。

【历节风原由症治】　丹溪曰：此症大率因血受热，已自沸腾，其后或涉水，或坐湿，或当风，热血得寒，淤浊凝涩，所以作痛，夜则痛甚，行于阴也，治宜辛温疏散，开发腠理，血行气和，其病自安。又曰：治痛风大法，苍术、南星、川芎、白芷、当归、酒芩，在上加羌活、威灵仙、桂枝、桔梗，在下加牛膝、防己、黄柏、木通。又曰：薄桂能横行手臂，领南星、苍术等至痛处。《医鉴》曰：白虎历节，亦是风、寒、湿三气乘之也。东垣曰：痛风多属血虚，血虚然后寒热得以侵之，多用芎、归，佐以桃仁、红花、薄桂、威灵仙，或用趁痛散。《纲目》曰：丹溪治法，主血热、血虚、血瘀，或挟痰，皆不离四物汤、潜行散、黄柏、牛膝、生甘草、桃仁、陈皮、苍术、姜汁，随症加减，可谓发前人所未发也。

治诸痹方三十

五痹汤　〔总治〕　人参　茯苓　当归　白芍　川芎　白术　细辛　甘草　五味子　姜

如肝、心、肾三痹，当倍用川芎。

此方专治风寒湿气，客留肌体，手足缓弱，麻痹。

五苓散　〔肠痹〕　白术　茯苓　肉桂　猪苓　泽泻

肾沥汤　〔胞痹〕　麦冬　犀角　杜仲　桔梗　赤芍　木通　桑皮　桑螵蛸　五加皮　羊肾

蠲痹汤　〔周痹〕　当归　赤芍　黄芪　防风　姜黄　羌活各钱半　甘草五分　姜五片　枣二枚

此方专治手冷痹。一云冷痹者，身寒不热，腰脚沉重，即寒痹之甚者。

黄芪桂枝五物汤　〔血痹〕　黄芪　桂枝　白芍各三钱　姜六　枣二

日三服。一方加人参。

瓜蒌薤白白酒汤　〔胸痹〕　瓜蒌一枚，捣　薤白半升　白酒七升

三味煎取二升，分温再服。

瓜蒌薤白半夏汤　〔又〕　瓜蒌一枚，捣　薤白三两　半夏半升　白酒一斗

煎取四升，温取一升，日三服。

枳实薤白桂枝汤　〔又〕　枳实二两　薤白半斤　桂枝一两　厚朴四两　瓜蒌一枚，捣

水五升，煎取二升。

人参汤　〔又〕　人参　甘草　干姜　白术各三两

水八升，煎三升，温服一升，日三服。

续断丸　〔肌肉〕　川断　当归　防风　附子　萆薢　天麻各五钱　乳香　没药各一钱　白芍二钱

蜜丸，酒下。

黄芪酒　〔痹甚〕　黄芪　防风　细辛　独活　川芎　牛膝各两半　附子　川椒　炙草各一两　川乌　山萸　秦艽　葛根各七钱

浸酒，日、午、夜服三次，虚加肉苁蓉，下利加女萎，多忘加石斛、菖蒲。

沈氏桑尖汤　〔指尖〕　嫩桑枝尖五钱　汉防己三钱　归身酒炒，二钱　黄芪　茯苓各钱半　威灵仙　秦艽各一钱　川芎　升麻各五分

此金鳌自制方也，用之屡效。加人参亦可。

止麻消痰饮　〔口舌〕　黄连　黄芩　茯苓　半夏　桔梗　枳壳　陈皮　天麻　南星　细辛　甘草　瓜蒌仁

血虚加当归，气虚加人参。

四物汤　〔痰血〕　川芎　当归　白芍　地黄

散滞汤　〔疙瘩〕　防风　荆芥各四分　羌活　独活　归身　生地　苍术　连翘　槟榔　元参　牛蒡子　忍冬藤　升麻　防己各五分　木瓜六分　木香三分　黄连四分　乌药　牛膝各七分　茯苓　白蒺藜各八分　赤芍　陈皮　萆薢各一钱　半夏二钱

加姜二，葱白二，温服取汗。初服加麻黄一钱，二三服加当归一钱，四服加酒大黄钱半，五服即愈。

开结舒筋汤　〔因气〕　紫苏　陈皮　香附　乌药　川芎　羌活　苍术　南星　半夏　当归各八分　桂枝　甘草各四分

冲和补气汤　〔合目麻〕　黄芪二钱　苍术　陈皮各钱半　人参　白术　白芍　猪苓　泽泻各一钱　羌活七分　升麻　甘草各五分　当归　独活　黄柏各三分　柴胡　神曲　木香　麻黄　草豆蔻　黄连各二分

上锉，分作二帖，水煎服。

双合汤　〔痰血并〕　当归　川芎　白芍　生地　白芥子　茯苓　半夏　陈皮各一钱　桃仁八分　酒红花　甘草各三分

入竹沥、姜汁。

麻骨方　〔头足麻〕　人粪烧灰，豆腐浆调服即止。又方，用楝子烧灰为末，每三五钱，酒调下。

破伤风源流痉痓

破伤风，外因病也。其原有四：一由卒暴伤损肌肤，风邪相袭而发。一由诸疮汤洗艾灸火毒之气，内逼妄行而发。一由疮口不合，贴膏留孔，风气相袭而发。一由热郁，遍身白痂，疮口闭塞，气难通泄，传播经络而发。此四因发时，寒热间甚，或口噤目斜，身体强直，角弓反张，不急治，必死。然四因之发，虽皆由风邪外袭，要必其血衰，不能荣养乎筋，然后邪得袭之，故《三因方》以为伤寒汗下过多，与夫病疮人及产后，多致斯病，良有然也。而古人于痉痓，通称为破伤风。窃按痉者，筋劲强直而不柔和。痓者，口噤角弓反张，破伤风症。有至筋劲强直角弓反张者，非痉痓之止于破伤风。盖痉痓多是气血两虚，风痰壅盛而成，或伤寒杂病，汗、吐后感风亦成，大发湿家汗亦成，产后去血多亦成，惟跌磕打伤，疮口未合，贯风而成者，乃为真破伤风。《三因》言伤寒产后云云者，以痉痓之状，与破伤风症相似而言之，即古人通称痉痓为破伤风之故，非真破伤风一症也。特汗后、产后之痉痓，有专由血液少而成者，亦有血液既少，复中风邪而成者，以其复中风邪，故亦云破伤风也。但血液内虚，

复中乎风，因成痉痓。而所中有不止于风者，如中乎寒，则筋患紧缩；中乎热，则筋患弛张；中乎湿，则筋患弛缓；中乎风，则筋患弦急也。惟所中不止于风，故风能散气，必有汗而不恶寒者，亦寒能涩血，必无汗而又恶寒也。热能消气，必为瘈疭也。湿能溢血，必为缓弱也。经所谓大筋软短，小筋弛长者，非是之谓乎。兹特条列其症治：凡破伤风有口噤身强直者宜玉真散。有发热红肿风邪，欲传经络而未深入者宜水调膏。有腰脊反张，四肢僵直，牙噤口㖞，遍身冷，不知人者宜全蝎散、大蜈蚣散。有风邪入里，发搐，目直视，二便秘结，当下者宜左龙汤、羌麻汤。有痰涎极盛者宜乌蛇散。有手足掉战不已者宜朱砂指甲散。有血凝昏闷者宜乌鸦散。有不论新久诸疮，传变而为破伤风者宜急风散。有发汗过多，变成破伤风者宜防风当归散。有亡血过多，变成破伤风者宜当归地黄汤。当各随其症以施治。虽然，有要法焉，不可不急讲也。盖破伤风之发痉痓，当先识为何经受病。如身热足寒，项强，头摇口噤，背反张而搐者，太阳也，无汗则急汗之宜防风汤、羌活防风汤、小续命汤；若本有汗或过多，宜止之宜白术汤、白术防风汤。如头低视下，手足牵引，肘膝相摇而身前搐者，阳明也，急下之宜左龙丸、小芎黄汤、大芎黄汤。如或左右一目视，或左右一手一足搐搦者，少阳也，急和之宜羌麻汤、防风通圣散。河间、海藏辈，皆本此以为治，故无不中病。不及三阴者，以病既入阴，而现有胀满自利，咽干口燥，舌卷卵缩等象，俱不能生，故古人不立方治，而今亦不多赘也。嗟乎！汗、下、和，治伤寒法也，即可移以治破伤风，讵不贵人之灵明哉！

【脉　法】　《正传》曰：破伤风脉，浮而无力，太阳也。长而有力，阳明也。浮而弦小，少阳也。

【破伤风原由症治】　《纲目》曰：破伤风者，诸疮久不合口，因热甚郁结，而荣卫不得宣通，怫热因之遍体，故多白痂。是时疮口闭塞，气难宣通，故热甚而生风也。又曰：疮口平无汁者，中风也，边自出黄水者，中水也，并欲作痓，须急治之。又痛不在疮处者，风伤经络，亦死症也。初觉疮肿起白痂，身寒热急，用玉真散贴之。伤在头面，急用水调膏和雄黄敷疮上，肿渐消为度。若腰脊反张，四肢强直，牙噤，通身冷，不知人，急用蜈蚣细末擦牙，吐出涎沫立苏。河间曰：背后搐者，太阳也。身前搐者，阳明也。两旁搐者，少阳也。太阳宜汗，阳明宜下，少阳宜和，若明此三法，而不中病者，未之有也。又曰：破伤风在表，宜以辛热发散之，防风汤、羌活防风汤、九味羌活汤。在半表半里，宜以辛凉和解之，羌活汤、防风通圣散。在里则以寒药下之，小芎黄汤、大芎黄汤。又曰：破伤风虽宜发汗，若自汗多，则宜用白术汤、白术防风汤。《入门》曰：破伤风多死，宜用防风、全蝎之类，全蝎散最妙。丹溪曰：大凡破伤风在头面，则白芷为君，防风头佐之。在身体及四肢，则以防风为君，随身梢用。在下部以独活佐之。《医鉴》曰：诸疮欲变痓，宜急风散；发汗多成痓，宜防风当归散；亡血多成痓，宜当归地黄汤。《回春》曰：破伤风，宜早治，若入脏则难治。有四死症：一头面青黑色，二额上有汗珠不流，三眼小目瞪，四身汗如油。缪仲淳曰：凡闪脱折骨诸疮，慎不可当风用扇，中风则发痓，口噤项急，杀人，急用苏木为末三钱，酒服立效，名独圣散。或用生蟾二两半，切剁如泥，入花椒一两，同酒炒熟，再入酒二盏半，热服之，少顷，通身汗出，神效。或用威灵仙半两、独头蒜一个、香油一钱，同捣烂，热酒冲服，汗出即愈。其或打扑金刃伤，及破伤风伤湿发病，强直如痫状者，用南星、防风等分为末，水调敷，疮上出水为妙，仍以温酒调服一钱。已死心尚温者，热童便调灌三钱，名夺命散，即玉真散。斗殴内伤坠压者，酒和童便，连灌三服即苏，亦可煎服。其或破伤风有表症未解者，用江鳔五钱炒焦，蜈蚣一对炙，研为末，以防风、川芎、羌活、独活等分煎汤，调服一钱。其或破伤风病，传入里者，用左蟠龙即野鸽粪、江鳔、僵蚕各炒五分，雄黄一钱，蒸饼丸梧子大，每十五丸，酒下取效。其或破伤风湿如疟者，以黄蜡一块，热酒化开服，立效，与玉真散对用尤妙。

痉痓　风寒湿热俱有病也。痉者，筋劲强直而不柔和。痓者，口噤而角弓反张。二者虽各有症状，其原则由血气内虚，痰涎壅盛，其症则寒热交作，绝似伤寒，但脉沉迟弦细，摇头，露眼，噤口，手足搐搦，项强，背反张，如发痫，终日不醒为异。其因则缘伤寒杂病，汗下过多，或大发湿家、疮家汗，产家亡血太甚，故作痓。仲景以太阳病发热无汗，反恶寒为刚痓。太阳病发热汗出，不恶寒为柔痓。海藏据之，亦以无汗为刚痓，有汗为柔痓。河间因以刚痓无汗为风，性劲；柔痓有汗为湿，性缓。亦可见刚柔所由分矣。刚柔既分，治法亦异。故但搐搦，强直反张而为柔痓者，不必汗宜小续命汤去麻黄，有热桂枝减半，冬去黄芩。若加胸满，脚挛急，卧不着席，齘齿而为刚痓者，急须下宜大承气汤。刚柔不分者，概与解散宜九味羌活汤，或小续命汤加生附子。其风痰发痓宜参归养荣汤，痰火发痓宜瓜蒌枳实汤，均与导痰。审乎此，而痉痓之病无难矣。夫痉痓病，凡伤寒杂症皆有之，不独破伤风湿也，特破伤风湿尤易发痉痓耳，故附于破伤风之后。

【脉　法】　仲景曰：痓脉，按之紧如弦，直上下行。《三因》曰：痉痓脉皆伏沉弦紧。《入门》曰：凡痓脉如雨溅，散出指外者立死。《回春》曰：凡痓脉弦，或沉细些，汗后欲解，脉至如蛇，弦紧尚可，伏坚伤嗟。

【痓痫相似】　丹溪曰：痓与痫相似而不同，痫病身软时苏，痓病身强直反张，不时苏，甚有昏冒而遂亡者。又曰：痓痫相似，但痫病为虚，切不可作风治而纯用风药，须带补益，多是气虚有火兼痰，宜用参、芪、芎、归、竹沥之类。

【痉痓原由症治】　《回春》曰：若眼牵嘴扯，手摇足战，伸缩者，是风痰痓，若身冷、手足冷，脉沉细，名为阴痓，俱宜参归养荣汤。身热喘嗽生痰，脉洪数名痰火痓，用瓜蒌枳实汤，不可全用风药散气。《入门》曰：痓病戴眼反折，瘈疭，汗出如珠，或反张，离席一掌许，小儿离席二指许者，皆死。《直指》曰：太阳风痓之症，始则发热，腹鸣，喘息，脉浮，次则牙紧头摇，十指微摇，渐加项背强直，转侧不仁，甚者昏困失音，目暗直视，滑泄不禁，身腰反张，如此则十不救一。徐忠可曰：痓即痉，强直之谓也，痓病必有背项强直等的症，但治痓病，刚柔之辨，最为吃紧，故无汗为刚，有汗为柔，为辨症之要领。夫发热无汗恶寒，本伤寒家症，若痓而项强背直者见之，乃卫阳与肾中真阳气本相通，今太阳经寒湿相搏，而气侵少阴，真阳不达，故反恶寒也，寒性劲切故曰刚。发热有汗不恶寒，本伤风而并阳明症，若痓而项强背直者见之，是太阳、阳明伤湿而兼风，非寒邪内侵之比也。风性温和故曰柔，非止项强，而身体则软，为柔痓也。仲景以葛根汤为刚痓主方，所以杜太阳项强，渐成阳明胸满之势也。以瓜蒌桂枝汤为柔痉主方，所以大润太阳经既耗之液，使经气流通，风邪解，湿气行，而筋不燥而痉愈也。以大承气汤为由表入里主方，又因痉病内入而胸满，太阳之邪仍不解，而口噤，角弓反张，而卧不着席，于是邪入内必热，阳热内攻，而脚挛、齿龂。盖太阳之邪并于阳明，阳明脉起于脚而络于齿也，故直攻其胃，使太阳、阳明之邪，一并而散，此下其热，非下其食也。又曰：诸痉项强，皆属于湿，乃仲景论痉前后，未尝重湿，即方药亦不专主湿，仅寒湿相得一语，略露机倪，其立三方，仍治风寒，或内驱热，可知痉症之说，非湿流关节之比，彼乃浸淫为病，燥湿为主，此则风寒为微湿所搏，故仍以治本为急也。曰：然则痉症之湿，从何来乎？不知痉之根原，由亡血阴虚，其筋易强，而痉之湿，乃即汗余之气，搏寒为病也，故产后血虚多汗则致之，太阳病汗太多则致之，风病原有汗，下之而并耗其内液则致之，疮家发汗则致之，此仲景明知有湿而不专治湿，谓风寒去而湿自行耳。

治破伤风方二十一

玉真散　〔强直〕　防风　南星等分

每末一钱，姜汁和酒调服，以渣敷疮口。口噤者，童便调下。南星为防风所制，服之不麻，可以开关定搐。一名定风散。

水调膏　〔邪传经络〕　杏仁泥　白面等分

新汲水调成膏，涂肿处，即消肿退热，神效。

全蝎散　〔身冷〕　蝎梢七个为末，热酒服，日三次。凡患破伤风，非此不除。

大蜈蚣散　〔又〕　大蜈蚣二条，鱼鳔炒，左蟠龙即野鸽粪炒烟尽，各五钱，共为末，每取二钱，防风汤下。服此不解，觉转入里，当服左龙丸。一方蜈蚣一条，鱼鳔三钱，共为末，每取一钱，防风羌活汤调下。一方治口噤，身反张，不省人，蜈蚣一条，全蝎二个，炒为末，擦牙或吹鼻中，名小蜈蚣散。

左龙丸　〔入里搐〕　左蟠龙　鱼鳔烧　僵蚕各五钱　天麻二钱　雄黄一钱　蜈蚣二条

共为末，分三帖，先将二帖饭丸，梧子大，朱砂为衣，次将一帖加巴霜五分饭丸，梧子大，每用朱砂丸子二十丸，加巴豆丸子一丸。第二服加二丸，酒下，至便利为度。只服朱砂丸，病愈即止，若搐痉不已，宜服羌麻汤。一名江鳔散。

羌麻汤　〔半表里〕　羌活　麻黄　川芎　甘菊　蔓荆子　石膏　防风　前胡　黄芩　细辛　枳壳　茯苓　甘草各七分　白芷　薄荷各五分　姜三片

乌蛇散　〔痰盛〕　乌蛇六钱　麻黄一两　川乌　白附子　附子　川芎　干姜　天麻各五钱　蝎梢二钱半

每末一钱，酒下，日三服。

朱砂指甲散　〔手足战〕　朱砂　姜南星　独活各二钱　人手足爪甲六钱烧，存性

为末，分三帖酒下。

乌鸦散　〔血凝〕　乌鸦翎烧灰，酒服一钱，服后饮酒一二杯，以助药力。

急风散　〔传变〕　麝香一字　朱砂一两　生黑丑二钱半　草乌三两，半生半焙，存性，醋淬

每末五分，酒下。

防风当归散　〔汗多〕　防风　当归　川芎　生地各钱半

当归地黄汤　〔亡血〕　当归　地

黄 白芍 川芎 防风 藁本 白芷各一钱 细辛五分

防风汤 〔无汗〕 防风 川芎 羌活 独活各钱二分半

水煎，调小蜈蚣散服之，大效。小蜈蚣散方，详在大蜈蚣散方后。

羌活防风汤 〔又〕 羌活 防风 川芎 白芍 当归 藁本 甘草各一钱 地榆 细辛各五分

小续命汤 〔又〕 防风钱半 防己 杏仁 肉桂 黄芩 白芍 人参 川芎 麻黄 甘草各一钱 附子五分 姜三 枣二

一方无防己、附子，有当归、石膏。

白术汤 〔有汗〕 白芍三钱 白术 葛根各二钱 升麻 黄芩各一钱 甘草三分

白术防风汤 〔又〕 防风四钱 白术 黄芪各二钱

小芎黄汤 〔阳明〕 川芎三钱 黄芩二钱 甘草五分

此方治破伤风入里，犹有表热，二三帖后，用大芎黄汤。

大芎黄汤 〔又〕 川芎二钱 大黄 羌活 黄芩各一钱

此方专治破伤风入里，大便秘，小便赤，自汗不止，以微利为度。

防风通圣散 〔少阳〕 滑石钱七分 甘草钱二分 石膏 黄芩 桔梗各七分 防风 川芎 当归 赤芍 大黄 麻黄 薄荷 连翘 芒硝各四分半 荆芥 白术 山栀各三分 姜五片

此方治风、热、燥三者之总剂也。《宣明》云：能治诸风热，中风不语，暴喑。或洗头风，破伤风，诸般风搐，小儿惊风、积热。或疮疹黑陷将死。或伤寒疫疠，不能辨明。或风热疮疖。或头生白角。或面鼻生紫赤风刺瘾疹，肺风疮。或大疯癫疾。或风火郁甚，为腹满涩痛，烦渴喘闷。或热极生风，为舌强口噤，筋惕肉瞤。或大小疮肿恶毒。或热结大小便不通，并解酒伤热毒。按此方治法甚广，姑即《宣明》之言附记于此，医者能神而明之，其所治并不止此也。

九味羌活汤 〔和解〕 羌活 防风各钱半 川芎 苍术 白芷 黄芩 生地各钱二分 细辛 甘草各五分 姜三 枣二 葱白二

此解表神方也，能不犯三阳禁忌。《正传》曰：羌活治太阳肢节痛，乃拨乱反正之主；防风治一身尽痛，听将军命令而行；苍术雄壮上行之气，除湿气而下安太阴；甘草缓里急和诸药；川芎治厥阴头痛在脑；生地治少阴心热在内；黄芩治太阴肺热在胸；白芷治阳明头痛在额；细辛治少阴肾经头痛。故为解表散邪之妙方也。一名羌活冲和汤。

治痉痓方七

小续命汤 〔治柔痓〕 防风钱半 防己 肉桂 杏仁 黄芩 白芍 人参 川芎 麻黄 甘草各一钱 附子五分 姜三 枣二

一方无防己、附子，有当归、石膏。

大承气汤 〔刚痓〕 大黄 芒硝 厚朴 枳实

九味羌活汤 〔刚柔不分〕 防风 羌活各钱半 苍术 川芎 黄芩 白芷 生地各钱二分 细辛 甘草各五分 姜二 枣二 葱白一

参归养荣汤 〔风痰〕 人参 当归川芎 白芍 熟地 白术 茯苓 陈皮各一钱 甘草五分 姜三 枣二

瓜蒌枳实汤 〔痰火〕 瓜蒌仁 枳实 山栀子 川贝母 桔梗 黄芩 陈皮 茯苓 麦冬 人参 当归 苏子各八

分　甘草三分　姜三片

煎，冲竹沥姜汁服。

瓜蒌桂枝汤　〔柔痉〕　瓜蒌根　桂枝　炙甘草　白芍　生姜　大枣

葛根汤　〔刚痉〕　葛根　麻黄　桂枝　炙草　白芍　姜　枣

杂病源流犀烛 卷十四

寒病源流恶寒发热 痼冷 寒厥暴亡

经曰：诸病上下，所出水液，澄澈清冷，癥瘕㿗疝坚痞，腹满急痛，下利清白，食已不饥，吐利腥秽，屈伸不便，厥逆禁固，皆属于寒。经云然者，以足太阳寒水，乃肾与膀胱之气，肾阳既虚，则寒水之气益泛，而一值天地杀厉之气，则两相感召，而诸寒病生焉，是寒之为病，未有不由于阳虚者也。夫寒病莫大于伤寒，亦莫险于伤寒，以其为生死攸关也，余别著《伤寒论纲目》，故兹不赘及。外此则有感寒症，亦头疼，亦发热，亦恶寒，探其舌本，必从喉咙内干出于外，多兼烦躁，不烦躁即感寒之轻者，又或不头疼而发热，不发热而头疼，虽渴而不欲引饮，至夜或偶得寐，遇食不好亦不恶，居处虽若尫怯，而神气安静，凡若此者，皆属感寒之候，与伤寒不同，宜解表散寒宜桂枝、干姜、麻黄、柴胡、前胡、川芎、葱白、升麻、紫苏、葛根、羌活、独活、生姜、细辛、吴萸，随症选用，又宜沈氏葛朴汤。又有中寒症，身体强直，口噤不语，四肢战掉，卒然眩晕，身无汗者，此寒毒所中也，其脉必沉而细，或紧涩，或阴阳俱盛，其为症定当无汗，有汗反不治宜姜附汤、麻黄附子汤。或有眩晕口噤，昏迷肢冷，身不热，脉迟紧者宜附子理中汤。若肢冷，腹绞痛，唇青，宜用灸法宜以半夏、皂角、麝香各一分半，为末，填脐中，生姜切薄片贴之，放艾火于上灸之。又有杂中寒，或乘冷、多食生冷，致头疼身热，项背拘急，呕吐腹痛者，却不似真中寒之猛急宜五积散，若感寒脉浮，亦宜服之。有因色欲后受寒，手足冷，脐腹痛者宜健阳丹。有急阴病，腹痛，肢冷，甲青者宜太乙还元丹。要皆寒之为病也。

【脉 法】 《脉经》曰：紧脉为寒。又曰：弦紧为寒邪。《脉诀》曰：伤寒有五，脉非一端，阴阳俱盛，紧涩者寒，阳浮而滑，阴濡而弱，此名伤风，勿用寒药。阳濡而弱，阴小而急，此非风寒，乃湿温脉，阳脉浮滑，阴脉濡弱，或遇于风，变成风温。阳脉洪数，阴脉实大，更遇温热，变成温毒。阳脉濡弱，阴脉弦紧，更遇湿气，变为湿温。阴阳俱盛，重感于寒，变为温疟。同病异名，阴阳俱盛，病热之极，浮之而滑，沉之散涩。《回春》曰：中寒紧涩，阴阳俱盛，法当无汗，有汗伤命。《医鉴》曰：中寒之脉，虚而微细。

【寒病原由症治】 东垣曰：仲景论伤寒矣，未及乎中寒，前人治冒大寒而昏中者，用附子理中汤，其议药则得之。然曰伤曰中，未有议其异同者。夫伤寒有即病，有不即病，必大发热，病邪循经而行，以渐而深；中寒则仓卒感受，其病即发而暴，一身受邪，难分经络，无热可发，温补自解，此气太虚也，不急治则死。《得效》曰：寒温不节，将理失宜，乍暖脱衣，甚热饮冷，坐卧当风，居处暴露，冲冒霜雪，凌晨朝起，呼吸冷气，久晴暴暖，忽变阴寒，久雨积寒，致生阴湿，如此之候，皆为邪厉，侵伤肌肤，入于腠理，使人身体沉重，泪出气壅，胸膈凝滞，肢节酸疼，项背拘急，头目不清，鼻塞声重，饮食不入。凡此之症，若不便行解利，伏留经络，传变无已。此不过四时感寒，若传变，必至成伤寒矣。又曰：中寒则口噤，四肢强直，卒然晕倒。《局方》曰：寻常感冒，有表症宜羌活冲和汤、防风冲和汤、芎芷香苏散。寒毒入里吐利者，宜藿香正气散。挟食停痰，宜人参养胃汤。时令感冒，宜升麻葛根汤。又曰：大抵感冒，古人不敢轻发汗者，正由麻黄能开腠理，用或不得其宜，则导泄真气，因而致虚，变生他症。若人参养胃汤，乃和平之剂，止能温中解表而已，不致妄扰也。丹溪曰：杂病与伤寒相类者极多，凡有感冒轻症，不可便认为伤寒而妄治之，其或可者，盖亦因其不敢放肆，多用和解平和之药散之尔。《医鉴》曰：中寒者，寒邪直中三阴，卒然昏不省人，口噤，四肢强直，拘急疼痛，不急治，死在旦夕，先用热酒、姜汁各半盏灌服，次用回阳救急汤、附子理中汤、术附汤、回阳汤。又曰：中寒虽燥热烦渴，可煎附子理中汤浸水中冷服之，不可热服。又曰：凡感冒风寒，通谓之四时伤寒，宜冲和散、正气散、沃雪汤、十味芎苏散。《入门》曰：冷极唇青，厥逆无脉，阴囊缩者，急用葱熨法、吴茱萸熨法，并艾灸脐中、气海、关元各三五十壮，而手足不温者死。

恶寒发热　阴阳二气相乘胜病也。成无己《明理论》云：寒邪为阴，热邪为阳，里分为阴，表分为阳，邪之客于表也，为寒邪与阳争则为寒矣，邪之入于里也，为热邪与阴争则为热矣。若邪在半表半里之间，外与阳争而为寒，内与阴争而为热，表里之不拘，内外之无定，由是寒热且往且来，日有至而三五发，甚者十数发也。若以阴阳二气相胜，阳不足则先寒后热，阴不足则先热后寒，此则杂病阴阳自相胜然也。无己之论良为精切，余窃思焉，恶寒发热二症，当分言之，而后合参之，何则？恶寒者，寒邪客于荣卫，故洒淅而然也。盖寒之所客，虽不见风，而亦恶寒，虽居暖室，无寒气相袭，亦不欲去衣被，故无他症，但觉恶寒，阴胜也宜理中汤。或呕或心下痞，而恶寒，中寒也宜五苓散。汗后恶寒，阳微也宜芍药附子甘草汤。下症悉具，而微恶寒，表未解也宜先用羌活冲和汤解表，后用承气汤攻里。下后渴而恶寒，阳邪内搏也宜白虎汤加荆、防。一身不恶寒，但背恶寒，表未解也宜葛根汤。腹满背恶寒，邪入里也宜小承气汤。汗后不解，反背恶寒，虚也宜芍药甘草附子汤。口中和，背恶寒，阴气盛也宜附子汤。口干燥，心烦，背微恶寒，阳气内陷也宜人参白虎汤。身无他症，但面恶寒，胃虚寒也宜升麻附子汤。身无他症，但足膝恶寒，下元衰也宜菟丝子丸。发热者，邪气之入，不能宣泄，故郁而为热也。其热有表有里，有阴有阳。如翕翕而热，表热也，是风寒客于皮肤，怫郁于中，表热而里不热也。无汗脉浮紧，宜发表宜参苏饮去人参。有汗脉浮缓，宜解肌宜柴葛解肌汤。蒸蒸而热，里热也，是阳邪入陷于阴中，里热而表不热也。脉沉实而渴者，宜下之宜大柴胡汤。若表里未罢，邪气传里，表里俱热，脉必弦数，宜和解宜小柴胡汤。如脉沉反发热，是未离于表也宜麻黄附子细辛汤。发热烦渴，小便赤，脉浮大，是为表里发见也宜五苓散。若阴阳俱虚，热不止，若汗下后复大热，脉躁乱，若下利热不止，皆死症。以上皆分言之者。又有发热恶寒，一齐俱作，属乎阳也宜羌活冲和汤。下后不渴，发热而渴，又恶寒，阴阳郁而未和也宜白虎汤。背恶寒而复潮热，阳邪实于胃中，且有燥屎也宜柴胡加桂汤。背恶寒，又潮热，腹满，胃中实热也宜小承气汤。发热恶寒，兼之头痛脊强，脉浮紧，邪入太阳，表症也宜麻黄杏仁饮。汗后七八日不解，表里俱热，时时恶风恶寒，大渴，舌干燥而烦，阴虚阳郁未散也宜人参白虎汤。以上皆可合参之者。然则恶寒发热见于杂病者，奚可混于伤寒也哉？

【恶寒发热原由症治】 经曰：人伤于寒，而传为热。何也？曰：夫寒盛则生热也。寒气外凝，阳气内郁，腠理坚致，六腑闭封，致则气不宣通，封则湿气内结，中外相搏，寒盛热生，故人伤于寒转而为热也，汗之而愈，则外凝内郁之理可知矣。斯乃杂病数日者也。《活人书》曰：恶寒者，不当风而自憎寒。恶风者，必当风而后憎寒。《本事方》曰：发热恶寒，近似伤寒者有五种：脉浮而紧，发热恶寒者，伤寒也。脉浮而数，发热恶寒，或有痛处，是欲作痈疽也。脉浮而涩，发热恶寒，或胸膈呕吐，此伤食也。脉浮而滑，发热恶寒，或头眩呕吐，是风痰也。脉浮而弦，发热恶寒，或欲思饮食，此欲作疟疾也。缪仲淳曰：凡肌热躁热，困渴引饮，目赤面红，昼夜不息，其脉洪大而虚，重按全无力，此血虚发热也，得于饥困劳役，像白虎症，但脉不长实为异耳。若误服白虎汤，即死，宜用归身酒洗二钱，黄芪蜜炙一两，日二服。又曰：脾劳发热者，有虫在脾中为病，令人好呕也。取东行茱萸根大者一尺，大椿子八升，橘皮二两，酒一斗，浸一宿，微火薄暖之，绞去渣，平旦空腹服一升，取虫下，或死或半烂，或下黄汁。凡作药时，切忌言语。又曰：肺热身如火燎，烦躁引饮，而昼盛者，气分热也，宜黄芩一两，水煎顿服，以泻肺经气分之火，次日身热尽退，而痰嗽皆愈。又曰：心经实热，用黄连七钱，水一盏半，煎一盏，食远温服，小儿减之，名泻心汤。又曰：三焦积热，用元参、大黄、黄连各一两，蜜丸，每三四十丸，白汤下，小儿丸粟米大。又曰：膈上烦热，多渴，滑石末二两，煎水去渣，入粳米煮粥食。

痼冷 寒邪久伏病也。凡人或冒雨雪，或涉冰渊，或晨行旷野，或夜深露坐，或衣被一时不及，或饮食耐冷强吞，而一股寒冷之邪，自外入里，又一时不即透发，以致辗转深陷，或伏于经络，或伏于脏腑。及其发也，或腹痛，或遍身肢节拘急痛宜附子理中汤。或身痛腹痛，兼下利清谷，恶寒不汗，四肢厥冷宜四逆汤。或寒入脏腑，四逆不温，或咳或悸，或小便不利，或腹痛，或泄利下重宜四逆汤。或脐腹冷疼，口吐清水，大便自利，足胫寒而逆宜加减白通汤。或因久寒痼冷，吐利日久，身冷脉微宜金液丹。或心腹冷痛，脏腑虚滑，既吐又泻，脉微欲绝宜至圣来复丹。或寒冷之邪伏于太阳，筋惕肉瞤，振振欲擗地，气寒恶寒宜真武汤。或寒冷之邪伏于阳明，心胸中大寒痛，呕不能饮食，腹中寒气上冲，皮高起，痛不可触近宜大建中汤。或寒冷之邪伏于少阳，口苦耳聋，胸满胁痛干呕，不能食宜小柴胡汤。或寒冷之邪伏于太阴，脉沉无力，腹中急痛，吐呕，粪溏，或厥冷拘急，或结胸吐蛔宜理中汤。或寒冷之邪伏于厥阴，脉细欲绝，手足厥冷，干呕，吐涎，头痛宜当归四逆汤加吴萸、生姜。肝邪疝气牵引脐腹疼痛宜天台乌药散。或寒冷之邪伏于少阴，下利，厥逆无脉，干呕而烦宜白通加人尿猪胆汁汤。腹痛，四肢沉重痛，下利，小便不利宜真武汤。或烦躁欲死宜吴茱萸汤。或五更泄泻宜四神丸。或阴疝疼痛宜导气汤。痼冷之为患，其款类纷繁若此，苟非详求审察，奚自治之哉？

【痼冷症治】　《医鉴》曰：痼冷者，谓痼久而冷也。痼者，固也。冷者，寒之甚也。《纲目》曰：脏腑之中，停寒不散，谓之沉寒，积冷不解，谓之痼冷，宜用代灸涂脐膏。

寒厥暴亡　亦积寒病也。与中寒异，盖中寒之寒，非尽积久，随中随发。寒厥之寒，乃由久伏寒邪于内，而复有新寒以触之，遂厥而暴亡。故其症状，虽皆口噤，四肢强直，昏不知人，而其原，实一为即发之病，一为久而触发之病，此其原异。且发之之时，中寒则卒然僵仆，人不及防，寒厥则先四末逆冷，而后昏冒强直，其间少需时候，此其病作亦异。且中寒仓卒间，一身受邪，难分经络，寒厥则邪之所积早入脏腑，内陷已深，此其病所自发又异宜回阳救急汤、附子理中汤。然则寒厥暴亡四字，谓其因寒致厥而后暴亡，非如中寒、中暑、中恶、中气等，卒中而亡之暴亡意也，每一病，古人立一名，夫岂徒哉，夫岂徒哉！

【寒厥症治】　《类聚》曰：一妇人病伤寒暴亡，脉绝，有一道人见之曰，是寒厥耳，不死也，令人速掘地作坑，以薪炭烧之，俟极暖，施荐覆坑，舁病人卧其上，厚被覆之，少顷，大汗沾衣即苏。

鳌按：凡患寒厥者，必先行此法，令其苏，然后以药与服，非若中风等病口噤不语，难进汤药，可用开关法也。

治寒病方二十一

沈氏葛朴汤　〔感寒〕　葛根　厚朴枳壳　甘菊　藿梗　神曲　秦艽各钱半

加桑枝一尺。

此金鳌自制方也。凡遇四时感受寒邪，头疼项强，身热体痛者，以此治之，无不神效。如有风，加荆芥、薄荷；有湿，加茯苓，猪苓；有痰，加半夏、广皮；有热，加黄芩、丹皮；大热，加花粉、石膏；湿火，加黑山栀、泽泻；食重，加菔子、山楂。虽兼病甚多，不能尽为立法，神而明之，在乎临时酌剂耳。

姜附汤　〔中寒〕　干姜　附子等分

麻黄附子汤　〔又〕　麻黄　附子　人参　白术　炙甘草　干姜等分

附子理中汤　〔又〕　附子　干姜　人参　白术　炙甘草

五积散　〔类中寒〕　白芷　当归　茯苓　半夏　白芍　川芎　桔梗　炙甘草　枳壳　麻黄　陈皮　桂枝　干姜　厚朴　苍术　姜　葱

健阳丹　〔房寒〕　胡椒十五粒　母丁香十粒　黄丹一钱　生矾三分

醋调涂脐，被盖出汗，自效。

太乙还元丹　〔急阴病〕　人参　白术　炮姜　附子　半夏　陈皮各一钱　白蔻仁　沉香　丁香　茯苓各八分　神曲六分　姜三　枣二　盐少许

热服，脐上用炒葱热贴，冷则易之。

羌活冲和汤　〔感冒〕　羌活　川芎　生地　苍术　细辛　甘草　白芷　防风　黄芩

此方专治春夏秋感冒风寒，恶寒发热，头痛项强，或无汗，或有汗，以代桂枝麻黄青龙各半汤，治太阳经表热之神药也。此药独治四时风寒，春可治温，夏可治热，秋可治湿，并治杂病，亦有神也。

防风冲和汤　〔又〕　防风　羌活各钱半　白术　川芎　白芷　生地　黄芩各一钱　细辛　甘草各五分　姜三　葱白二

一名加减冲和汤。

芎芷香苏散　〔又〕　香附　苏叶各二钱　苍术钱半　陈皮　川芎　白芷各一钱　甘草五分　姜　枣

藿香正气散　〔寒毒〕　大腹皮　紫苏　甘草　桔梗　陈皮　茯苓　白术　厚朴　半夏曲　白芷　姜三　枣二

人参养胃汤　〔痰食〕　苍术钱半　陈皮　厚朴　半夏各钱二分半　茯苓　藿香各一钱　人参　炙甘草　草果各五分　姜三　枣二　乌梅一

煎服，微汗出自愈。若有余热，以参苏饮调理。

此方兼治伤寒阴症，及外感风寒，内伤生冷，憎寒壮热，头痛身疼。

升麻葛根汤　〔时令〕　葛根二钱　白芍　升麻　甘草各一钱　姜二　葱二

此方兼治春温。

回阳救急汤　〔中寒〕　人参　白术　茯苓　半夏　陈皮　干姜　附子　肉桂　炙草　五味子各一钱　姜七片

此方兼治伤寒阴症及阴毒，四肢厥冷，脉沉细，唇青面白。

术附汤　〔又〕　白术三钱　炙甘草钱半　附子一钱　姜十片

水煎，调苏合丸服之亦可。

回阳汤　〔又〕　智仁　青皮各二钱　生附子　生川乌各一钱　炮姜五分　姜十片　枣二枚

冲和散　〔感寒〕　苍术四钱　荆芥二钱　甘草一钱

沃雪汤　〔又〕　苍术三钱　厚朴钱半　川芎　当归　防风　白芍　陈皮　葛根　甘草各七分

此方解利四时伤寒，以此温和表里，通顺阴阳，大效。

十味芎苏散　〔又〕　川芎钱半　半夏钱二分　赤苓　紫苏叶　柴胡　葛根各一钱　陈皮　枳壳　甘草各七分　桔梗五分　姜三　枣二

此方兼治湿热瘟疫。

葱熨法　〔中寒〕　连根葱白切　小麦麸各三升　盐二升

水和匀，分二包，炒令极热，绢包，互换熨脐上，冷则用水拌湿，更炒熨之。

吴茱萸熨法　〔又〕　吴茱萸二升炒热，分二包互熨。

治恶寒发热方十九

理中汤　〔阴胜〕　人参　白术　甘草　干姜

五苓散　〔中寒〕　肉桂　白术　茯苓　猪苓　泽泻

芍药附子甘草汤　〔阳微〕　白芍　附子　炙甘草

羌活冲和汤　〔表未解〕　羌活　防风　川芎　白芷　制苍术　细辛　甘草　生地　黄芩

大承气汤　〔又〕　大黄　芒硝　厚朴　枳实

白虎汤　〔阳邪〕　石膏　知母　甘草　粳米

葛根汤　〔表邪〕　葛根　麻黄　桂枝　白芍　炙草　姜　枣

小承气汤　〔里邪〕　大黄　厚朴　枳实

附子汤　〔阴盛〕　附子　白术　白芍　茯苓　人参

人参白虎汤　〔阳陷〕　人参　石膏　知母　甘草　粳米

升麻附子汤　〔胃虚〕　升麻　附子　葛根　白芷　蜜黄芪各七分　人参　草蔻仁　炙甘草各五分　益智仁三分　葱白二

此方乃阳明经主药也，加黄连、犀角、川芎、薄荷、荆芥，治面热，盖面热、面寒，皆本于胃也。

菟丝子丸　〔下元衰〕　鹿茸　泽

泻　菟丝子　附子　肉桂　熟地　牛膝　茯苓　山萸　川断　防风　杜仲　肉苁蓉　破故纸　荜澄茄　巴戟　沉香　茴香　五味子　川芎　桑螵蛸　覆盆子　石龙芮去尖

参苏饮　〔发表〕　人参　苏叶　葛根　半夏　前胡　桔梗　枳壳　陈皮　茯苓　甘草　木香　姜　枣

柴葛解肌汤　〔解肌〕　柴胡　葛根　黄芩　芍药　羌活　石膏　升麻　白芷　桔梗各一钱　甘草五分　姜三　枣二

一名葛根解肌汤。

此方治阳明经病，目疼鼻干，不得卧。

大柴胡汤　〔里热〕　柴胡　黄芩　半夏　芍药　大黄　枳实

小柴胡汤　〔和解〕　柴胡　黄芩各二钱　人参　半夏各一钱　甘草五分　姜三　枣二

一名三禁汤，以其禁发汗、禁利小便、禁利大便，故只用此药，乃和解之剂也。

此方专治少阳病半表半里，往来寒热，能和其内热，解其外邪，伤寒方之正道也。兼治汗下后不解，过经不解，时气瘟疫，妇人热入血室等症。其间有五症尤为的当：伤寒五六日，心烦喜呕者，一也。寒热往来者，二也。耳聋胸结者，三也。发潮热者，四也。产后发热者，五也。此五症尤为可服。

麻黄附子细辛汤　〔未离表〕　麻黄　附子　细辛

无热恶寒，本阴经病也，阴病当无热，今反发热，但头不疼为异，邪仍在表也，脉虽沉，犹宜用温剂以发汗。

柴胡加桂汤　〔阳实胃〕　柴胡　黄芩　半夏　甘草　肉桂

麻黄杏仁饮　〔表症〕

治痼冷方十五

附子理中汤　〔总治〕　白术　人参　干姜炮　炙甘草　附子

入肝加木瓜，入脾多加术，入肺加桑皮，入心加茯苓。腹痛甚加木香，下利多加白术，渴者亦多加白术，蜷卧沉重多加附子，腹满去甘草，呕吐去白术加半夏、姜汁，脐下动气去术加桂心，悸加茯苓，寒积结胸加枳实。

四逆汤　〔又〕　附子　干姜炮　炙甘草

加减白通汤　〔又〕　附子　炮姜　肉桂　草蔻仁　半夏　人参　白术　炙甘草　姜各一钱

或附子多加一钱亦可。

金液丹　〔又〕　硫黄十两，研细，飞过，盛磁器内，赤石脂封口，盐泥固之，先掘地坑埋小罐子，盛满水，安磁器在上，泥固，慢火养七日，夜加顶火一斤煅，取出放冷，研细末，每末一两，蒸饼一两汤浸去水和丸，梧子大，空心，米汤下三十丸。

至圣来复丹　〔又〕　硫黄、硝石各一两，共为细末，入铫内微火慢炒，柳木箸不住搅，令阴阳气相入，再研极细，名曰二气砂，乃入水飞五灵脂，青皮、陈皮各二两，为细末，次入太阴元精石末一两，和匀，醋糊丸，豌豆大，空心，米汤下三十丸或五十丸。

此铁瓮城八角杜先生方。

此方兼治荣卫不交养，心神不升降，上实下虚，气寒痰厥，一切急危之症，但有胃气，无不获安。此药配类二气，均调阴阳，可冷可热，可缓可急，功效殊胜。一名正乙丹。

真武汤　〔太阳〕　附子　白术　茯苓　白芍　生姜

水寒相搏而咳，加五味子、细辛、干姜，小便利去茯苓，下利去芍药加干姜，呕去附子加生姜一倍。

大建中汤　〔阳明〕　川椒　干姜　人参

煎去渣，入饴糖。

小柴胡汤　〔少阳〕　柴胡　黄芩　人参　半夏　甘草

理中汤　〔太阴〕　人参　白术　甘草　干姜

加减法同附子理中汤。

当归四逆汤　〔厥阴〕　当归　桂枝　白芍　细辛　炙草　木通　大枣

天台乌药散　〔又〕　高良姜　乌药　木香　茴香　青皮各五钱　槟榔二个　川楝子十个　巴豆七十一粒

先以巴豆微打破，同川楝麸炒黑，去麸及巴豆，将川楝同余药为末，酒下一钱。

白通加人尿猪胆汁汤　〔少阴〕　葱白　干姜　附子　人尿　猪胆汁

加生姜。

吴茱萸汤　〔又〕　吴茱萸　人参　姜　枣

四神丸　〔又〕　破故纸四两，酒浸一宿，炒　五味子炒，三两　肉豆蔻面裹，煨，二两　吴萸盐汤泡淡，炒，一两

用大枣百枚，生姜八两，切，全煮烂取枣肉丸，每服二钱，临卧盐汤下。若平旦服之，至夜药力已尽，不能敌一夜之阴寒也。

导气汤　〔又〕　川楝子四钱　木香三钱　茴香二钱　吴萸一钱

长流水煎。

治寒厥暴亡方二

回阳救急汤　〔总治〕　人参　附子　甘草　白术　茯苓　干姜　陈皮　肉桂　半夏　五味子

附子理中汤　〔又〕　附子　人参　白术　炙甘草　干姜

一方加吴萸、肉桂、当归、陈皮、厚朴各等分，作一帖，水煎服，亦名附子理中汤。

积聚癥瘕痃癖痞源流息积病

积聚、癥瘕、痃癖，因寒而痰与血食凝结病也。经曰：积之始生，得寒乃生，厥乃成积，厥气生足悗，足悗生胫寒，胫寒则血脉凝涩，血脉凝涩，则寒气上入于肠胃，入于肠胃，则䐜胀，䐜胀则肠外之汁沫迫聚不得散，日以成积。又曰：卒然多饮食则胀满，起居不节，用力过度则阳络脉伤，阳络伤则血外溢，阴络伤则血内溢，血内溢则后血，肠胃之络伤则血溢于肠外，肠外有寒，汁沫与血相搏，则并合凝聚不得散，而积成矣。又曰：内伤忧恐，则气上逆，逆则六腧不通，温气不行，且外中寒，与此偕厥，凝血蕴裹，不散津液，涩着不去，而积皆成。据经之言，可知经络之气，得寒则厥，寒与厥先逆于下，必肢节痛，而不便利，至成足悗，于是胫寒，血气凝涩，渐而入于肠胃，阳不化气，而肠外汁沫迫聚不散，兼多食而不及运化，汁又溢肠外，与血相搏，起居用力过度，络伤血瘀，得寒则食积血积所必不免，此积之所由成也。夫分言之，有积聚癥瘕疝癖之不一，总言之，则止曰积。盖以积者，停蓄之总名，而欲施治，有不得不分者。大抵积在脏，聚在腑，惟在脏，故脏有五，而因有五积之名肝曰肥气，心曰伏梁，脾曰痞气，肺曰息贲，肾曰奔豚，各详五脏本论中。惟在腑，故腑有六，而因有六聚之号。脏阴故积亦属阴，腑阳故聚亦属阳，

积脉沉细附骨，聚脉浮动带结，此积与聚切脉而显然可别者也。且《难经》曰：积者阴气，聚者阳气，气之所积名曰积，气之所聚名曰聚。积者五脏所生，其始发有常处，其痛不离其部，上下有所终始，左右有所穷处。聚者六腑所成，其始发无根本，上下无所留止，其痛无常处。据《难经》之言，而积与聚不又按症而显然可别乎？然壮盛之人，必无积聚，必其人正气不足，邪气留着，而后患此，故易老云：养正积自除，譬如满座皆君子，纵有一小人，自无容地而出，令人真气实胃气强，则积自消，更能断厚味，节色欲，戒暴怒，正思虑，庶乎万全而无害。斯言良是也。然细思之，日进攻伐固不可，全用补益亦未必效，盖既有是积是聚，而积聚之凝结日久者，不为消磨，恐未必能自尽，譬之一室中，既有小人在内，纵使满座皆君子，未必不恬然自安处于其侧，虽此时断不敢与君子相抗为难，然终自处于室中也，惟以威屈，或以言激，或以势凌迫而逐之，方能去耳，故治积聚者，计惟有补益攻伐，相间而进补益以补中益气汤等为主，随症加减，攻伐以攻积丸等为主，随症加减，方为正治。病深者伐其大半即止，然后俟脾土健运，积聚自消。且夫积聚必成块，治块宜丸，不宜煎，煎药如过路之水，徒耗元气，无损于块，盖块者有形之物，气不能成块，必成于痰食死血，大法贵察其所痛，以知其病之有余不足而攻补之。东垣谓当详脏腑之高下，而高者越之，结者散之，客者除之，留者行之，坚者削之，强者夺之，咸以软之，苦以泻之，全真气药补之，随所利而行之，节饮食，慎起居，和其中外，可使必已，斯诚千古治积聚之良法也五积宜五积丸，增损五积丸尤妙，通治诸积聚，宜化积丸。又按《大全》分癥瘕、食癥、血癥、痃癖诸气、疝瘕、八瘕、腹中瘀血凡七门。经云：男子为七疝，女子为瘕聚，则知疝瘕既已同经，男女亦有同病。且癥瘕、痃癖诸病，亦属男女皆有之，特腹中瘀血为女子之病耳此条另详《妇科玉尺》，兹不赘。且《大全》所谓七门者：一曰癥，食癥、血癥即统在内。二曰瘕。三曰痃。四曰癖。五曰疝。六曰瘕，八瘕即统在内。七曰腹中瘀血。其门类显然可证。但诸积聚皆属痰食死血，《大全》特于癥之一门，复申食癥、血癥二条，其余则否，且即癥，亦但申言食与血而不及痰，何也？须知诸积中未尝无痰，并未尝无食与血，即血癥、食癥之内，更未尝无痰，且诸积之痰食死血，又未尝不先因气病也，故治积者，必兼行气涤痰，去瘀消食，而后可耳。夫七疝，余另立论，瘀血，另详妇科，兹故皆不之及。

试详言癥、瘕、痃、癖、痞。癥者，征也，以腹中坚硬，按之应手，其病形有可征验也，往往见脐下。其原由饮食失节，胃气衰，脾元弱，邪正相搏，积于腹中，牢固不动，故名曰癥，医者当审其病机，或由脾胃虚宜六君子汤加消积药，或由肝脾虚宜归脾汤加消积药，或由肝火郁宜芦荟丸，详察进药。其有脏腑虚弱，好食生冷粘滞之物，因脾胃虚不能克化，遂与脏气相搏，结积成块，日渐长大，坚固不移，此谓之食癥。若体气充实，当先疏导，而佐以补脾健胃，否则必以培土为主，而兼用消导也。或有气壅血滞而不易愈者，散之可也宜乌药散。其有脏腑虚弱，寒热失节，或风冷内停，饮食不化，周身运行之血气，适与相值，结而生块，或因跌扑，或因闪挫，气凝而血亦随结，经络壅瘀，血且不散成块，心腹胠胁间苦痛，渐至羸瘦，妨于饮食，此之谓血癥。薛立斋云：气主嘘之，血主濡之，脾统血，肝藏血，故郁结伤脾，恚怒伤肝者，多患血癥，腹胁作痛，正属肝脾病也宜沈氏血癥丸。薛氏此言，乃血癥病之原于七情所伤者。瘕者，假也，假血成形，腹中虽硬，其实聚散无常也，亦往往见于脐下。其原由寒暖失宜，饮食少节，脏腑之气先虚，又复多所劳伤，外而感受风寒，停蓄于内，是故正虚邪实，正不能胜邪，邪遂挟其力，反假游行之血，相聚相结，而成颗块，推之而动，按之而走，故名曰瘕，医者当审其病机，果属肝脾两伤宜四物汤加柴胡、青皮、木香、延胡索，而三棱、鳖甲，亦专治癥瘕二症，以药投之，自无不效。然瘕为总病，所统八瘕，皆有名可稽，有形可按。一青瘕，聚在左右胁下，藏于背膂，上至肩胛，其苦腰下急痛，腹下气冲，面色黄，四肢肿，二便难，喜唾涎，不可多食。二黄瘕，左胁下有气牢结，不可抑，其苦腰背相引痛，小腹常急，下引阴中如刺，不得小便，或溺黄赤，时发寒热。三燥瘕，状如半杯，上下腹中不定，其苦痛连两胁，上下引心而烦，胸及腹中不得太息，腰背重，足酸削而久立痛，遗尿失精，便难盗汗，妨于饮食，时欲呕吐。四血瘕，留着肠胃之外，及少腹间，其苦横骨下有积气，牢如石，因而少腹急痛，阴中若有冷风，亦或背脊疼，腰疼不可俯仰。五脂瘕，在脂膜间，猝难踪迹，其苦腰背如刺，左右走腹中而切痛，少腹沉重，身体解㑊，大小便血，时甚时止此症妇人独患之，男子无是疾也。六狐瘕，出入少腹间，或隐或见，男子即为狐疝，女子乃名狐瘕，其苦阴酸涩，小便难，少腹瘀痛，胸膈腰背上冲而痛，其瘕甚有手足成形者，乃不治症。七蛇瘕，其形长大，在脐上下，或左右胁，上食心肝，其苦不得吐气，腰背痛，难以动作，少腹热，膀胱引阴挛急，小便黄赤，两股胫间时痛。八鳖瘕，形大如杯，若存若亡，持之应手，其苦小腹内切痛，恶气左右走，上下腹中痛，腰背亦痛，不可以息，面目黄黑，脱声少气，甚亦有头足成形者，乃不治症。此八瘕，皆瘕之属也。痃者，悬也，悬于腹内，近脐左右，各有一条筋脉扛起，大者如臂如筒，小者如指、如笔管、如弦，其原皆由阴阳之气不和，常多郁塞，又时忿怒，动气偏胜，或适当饮食，与气缠裹，适受寒冷，与气停蓄，且忿怒则肝火盛，而血随气结，痰亦缘火相附而升，遂合并而成形质，悬于脐之左右，故名曰痃。医者当审其病机，选药定剂，自获奇功宜麝香丸、积块丸、三棱散、獖猪肝丸。癖者，匿也，潜匿两肋之间，寻摸不见，有时而痛，始觉有物，其原皆由荣卫失调，经络闭隔，而又起居饮食无度，伤脾伤胃，有所劳力，强忍作劳，以致精伤血铁，邪冷之气搏结不散，藏于隐僻之所，故名曰癖。医者当审其病机，针对发药，癖结自解宜香棱丸、大硝石丸、木香硇砂丸。痞者，闭也，痞必有块，块则有形，总在皮里膜外，其原皆由伤于饮食，脾胃亏损，抑且邪积胸中，阻塞气道，气不宣通，为痰为食为血，皆得与正相搏，邪既胜，正不得而制之，遂结成形而有块。丹溪云：凡痞块，左为血积，右为食积，中为痰饮。此言诚然。夫左关肝胆之位，主藏血液，右关脾胃之位，主藏饮食，中间为水谷出入之道路，所以左为血积，右为食积，中为痰饮，其理昭然，观丹溪之言，亦可知痞所由成矣。然虽有痰饮血食之异质，左右与中之殊位，总能闭塞气分，故名曰痞，医者当审其病机以治之宜连萝丸、消块丸、开怀散、消积保中丸。而又必察其形质，不能移动者类于癥，上下左右能移者类于瘕俱宜溃坚丸、溃坚汤。或缘有所惊恐而成宜妙应丸加穿山甲各三钱，延胡索、蓬术各四钱。或缘忧思郁结而得宜入门六郁汤。或缘气分之火壅遏而致宜解郁调胃汤。或缘心腹块痛，每至䐜胀寒热而盛宜柴香散。或缘三焦闭格，胸膈楚闷，气不流通，蕴结而积宜助气丸。或缘日耽曲蘖，脾湿气滞，胸中闷满，气促不安，呕吐清水而生宜胜红丸加茯苓、白术、葛根。其致痞不同，治痞因异，而痞焉有不除者乎？总之，积聚瘕痃癖痞，分隶三焦，断难混视。痞癖见于胸膈间，是上焦之病。痃积聚见于腹内，是中焦之病。癥瘕见于脐下，是下焦之病，按其症，分其部，方得头绪。故积聚痃癖痞，多生于男子，而女子偶患之，癥瘕多生于女子，而男子偶患之，理固当然也。是以前叙八瘕，亦以为女子常生之病，男子偶或一见。故但详形症，而其原由则详于《妇科玉尺》中，此则从略也。然积聚等七者虽详，而痰食死血之为病，有与此相类，而不得竟谓之积聚癥瘕痃癖痞，亦有是此七病，而各有形症不同，即各当用药调治者。如积聚腹胀如鼓，青筋浮起，坐卧不便宜蒜红丸。如寒气结块，腹大坚满，痛楚之极宜木香通气散。如左肋下痞满，气逆息难，有形，但不妨饮食宜推气汤。如痞积气块，口内生疳宜化痞膏。如心下坚大如盘，由于水饮所作宜枳术汤。如腹中痃癖，致成鼓胀宜乌牛尿膏。如痃癖不瘥，胁下坚硬如石宜大黄散。如腹满癖坚如石，积年不损宜杨枝酒。如小腹冷癖，有形如卵，上下走痛不可忍宜茴香丸。如久患涎沫，遂成积块宜青黛丸。如卒暴癥疾，腹中如石刺痛，日夜啼呼，不治百日死宜牛膝酒。如误食菜中蛇精，或食蛇肉致成蛇瘕，腹内常饥，食物即吐宜赤蜈蚣散。如好吃生米成瘕，不得米则吐清水，得米即止，米不消化，久亦毙人宜鸡屎米煎。如食发成瘕，心腹作痛，咽间如有虫行，欲得油饮宜香泽油。如平时嗜酒，血入于酒，而成酒鳖，平时多气，血凝于气，而成气鳖，虚劳痼冷，败血杂痰而成血鳖，摇头掉尾，如虫之行，上侵人咽，下蚀人肛，或附胁背，或隐胸腹，大则如鳖，小则如钱宜芜荑汤。如老人小儿痃癖，往来疼痛宜星附丸。以上种种，皆积聚等七病之类，所当一一详审者也。他如脾胃虚弱，或饮食过常，或生冷过度，不能克化，又或起居无节，寒暖不调，致随其所食之物，及所伤寒热之气结成积聚，或有块，或无块，面色青，肌体瘦，心腹胀满，噫气吞酸者，又当条款而列陈之。一曰食积，食物不能消化，成积痞闷也宜青礞石、鸡内金、枳实、巴豆、香附，方用保和丸、连萝丸、佐脾丸。二曰酒积，饮酒受伤成积，面黄黑，腹䐜胀，时呕痰水也宜麦芽、神曲，方用曲蘖丸、酒积丸、乌白丸。三曰面积，食面太多，或受寒，或懊侬，以致成积，胸胃饱闷也宜麦芽、莱菔子，方用阿魏丸。四曰糍糕积，食之过伤成积，噫气吞酸，心腹作痛也宜白芍、谷芽、神曲，方用青木香丸加增法。五曰素粉积，食之失度而成积，胸腹间若有所梗也宜枳实、莱菔子，方用紫苏汤。六曰茶积，好饮茶成癖积，或喜吃干茶叶而成积，面黄，胸膈或空或胀，无常也宜姜黄、吴茱萸、苍术、白术、炮姜、川椒，方用星术丸、磨积丸。七曰果菜积，多食果菜成积，不时泻利，腹中若有傀儡也宜丁香、麝香、肉桂，方用妙应丹、桂香丸、平胃散加丁、麝。八曰水积，饮汤水成积，胸胁引痛，沥洛有声也宜牵牛子、甘遂、茯苓、猪苓，方用五苓散、十枣汤、破积导饮丸。九曰肉积，食肉过多成积，腹多膨胀，泄泻疼痛也宜楂肉、阿魏、硇砂、硝石，方用阿魏丸、小阿魏丸、三棱煎丸。十曰鱼鳖蟹积，食此过多成积，腹中疼痛，胸中满闷，或吐或泻也宜紫苏、陈皮、木香、姜汁，方用妙应丸、遇仙丹。十一曰蛋积，食蛋不消成积，即嗳败卵气，作酸坚痛也宜白蔻仁、橘红、豆豉、姜汁，方用妙应丸。十二曰狗肉积，食狗多而成积，满腹中觉热胀闷也宜杏仁、山楂，方用三棱煎丸。十三曰虫积，饮食积聚，变化生虫，时呕清水苦水，常在腹中咬痛也宜雄黄、白矾、槟榔、雷丸、芜荑、榧子、使君子肉，方用妙应丸、温白丸。十四曰血积，瘀血成积，或因打扑，或因堕跌，瘀血蓄于脾腹，面黄粪黑也宜三棱、蓬术、五灵脂、红花、延胡索、桃仁、丹参、大黄，方用桃仁承气汤、三棱煎。十五曰痰积，痰涎凝聚成积，结在胸膈，吐咯不出，咽门至胃脘窄狭如线，疼痛，目眩头旋，腹中累累有块也宜青礞石、海粉、南星、半夏、瓦楞子，方用竹沥化痰丸、竹沥达痰丸、开气消痰汤。十六曰疟积，疟疾不善调理而成积，经汗吐下日久，荣卫亏损，邪气伏藏胁腹，结为癥癖，坚痛，名为疟母也宜常山、鳖甲、三棱、蓬术、草果，方用十将军丸、鳖甲丸、消癖丸。十七曰寒积，感伤寒冷成积，腹中疼痛，必以手重按，或将物顶住稍可，口吐清水也宜干姜、柴胡、丁香、肉桂、附子，方用附子理中汤、沈氏棉子丸。十八曰热积，伤热成积，或吐或泻，头晕腹痛，心中烦躁也宜黄芩、黄连、黄柏、石膏，方用清心汤、地骨皮散。共十八条，病皆由积，勿论其块之有无也，且诸积之成，莫不由痰食死血，固夫人而知之矣。庸讵知痰食死血，乃成积之质，而非成积之本乎？盖使痰伏其位，食化其液，血顺其经，病何自作而积何自生。夫惟气郁而湿滞，湿郁而热生，热郁而痰结，痰郁而血凝，血郁而食不化，食郁而积成，此六者，实相因致病，古人所以云六郁为诸积之本也，故当积之未也，必先有以解其郁，而使当升者升，当降者降，当变化者变化，不致传化失常宜入门六郁汤、越鞠保和丸、加味越鞠丸，斯气血冲和，而百疾不作。若积之既成，又当调荣养卫，扶胃健脾，使元气旺，而间进以去病之剂，从容调理，俾其自化，夫然后病去而人亦不伤。乃今之治积者，动议吐下，竟谓非此不除，不知吐与下，只治病之卒暴作者，若积之成，必匪朝伊夕，其所由来者渐矣，故积之治法，必匪朝伊夕，其所由去者，不可不以渐也。不然，《内经》何但有化积、消积、挨积、磨积之文，而并无吐积、下积之说乎？盖直吐直下，皆足以伤胃气而损元气，积必不去也。凡病者医者，其皆体念毋忽。

【脉　法】　《难经》曰：病在右胁，有积气，得肺脉结，结甚则积甚，结微则积微，肺脉虽不见，右手脉当沉伏。《脉诀》曰：五积为阴，沉伏附骨，肝弦心芤，肾沉结滑，脾实且长，肺浮喘卒，六聚成结，痼则沉结。《正传》曰：郁脉多沉伏，或促或结或代。丹溪曰：郁脉沉涩，积脉弦坚。《纲目》曰：心肺有积，其脉皆喘数。肝有积，其脉弦长。脾胃有积，其脉皆大。《脉经》曰：脉弦紧为积，弦紧而微细者癥也。夫癥瘕积聚之脉皆弦紧，在心下即寸脉弦紧，在胃脘即关脉弦紧，在脐下即尺脉弦紧。又曰：内有积不见脉，难治，见一脉相应易治。又曰：诊积，其脉坚强急者生，虚弱者死。又曰：脉弦而伏者，腹中有癥，不可转也，必死不治。《回春》曰：有癥瘕，其脉多弦，弦急瘕疾，弦细癥疾。《医鉴》曰：腹中有积，脉忌虚弱。又曰：诊女人疝瘕积聚之脉，弦急者生，虚弱小者死。

【诸积原由症治】　《灵枢》曰：喜怒不节则伤脏，脏伤则虚。风雨袭虚，则病起于上，留着于脉，稽留不去，息而成积。着于阳明之经则挟脐而居，饱食则益大，饥则益小。着于缓筋也，是阳明之积，饱食则痛，饥则安。着于肠胃之膜原，痛而外连于缓筋，饱食则安，饥则痛。着于膂筋，在肠后者，饥则积见，饱则积不见，按之不得。又曰：人之善病肠中积聚者，皮肤薄而不泽，肉不坚而淖泽，如此则肠胃恶，恶则邪气留止，积聚乃成，肠胃之间，寒温不次，邪气犹至，蓄积留止，大聚乃起。《内经》曰：寒气客于小肠膜原之间，络血之中，血涩不得注于大经，血气稽留不得行，故宿昔而成积矣。仲景曰：病有积有聚有谷气，谷气者，胁下痛，按之则愈，复发为谷气。《入门》曰：治五积古有肥气等五方，今增损五积丸更妙。又曰：积初为寒，宜辛温消导，大七气汤、乌白丸。久则为热，宜辛寒推荡，木香槟榔丸、通元二八丹。又曰：壮人无积，虚人则有之，皆由脾胃怯弱，气血两衰，四时有感，皆能成积，若遽以磨积破结之药治之，疾似去而人已衰矣，法当先补虚，使气血壮，则积自消，宜木香枳壳丸。《本事方》曰：治积要法，大抵以所恶者攻之，所喜者诱之，则易愈。《得效》曰：宿血滞气，凝结为癥瘕，腹中痞块坚硬作楚，当以破气药伐之，或以类相从，如败梳治虱瘕，铜屑治龙瘕，曲蘖治米瘕，石灰治发瘕。丹溪曰：凡攻击之药，有病则病受之，无病则胃气受伤，胃气者，清纯冲和之气也，惟与谷肉菜果相宜，盖药石皆偏胜之气，虽参芪性亦偏，况攻击者乎？又曰：医为病所困，首惟阴虚之难补，久积之难除，玉山自倒，阴虚之谓也，养虎遗患，久积之谓也，人之罹此二患者，可不惧哉！仲景曰：积聚癥瘕，不转动者难治，必死。又曰：五积中奔豚症最为难治，奔豚从小腹起，上冲咽喉，发作欲死，复还止，皆从惊恐得之。越人曰：惊者，神上越也，盖奔豚病上冲咽喉者，随神上越故也。

【外贴法】　《千金方》曰：凡积聚癥瘕，用药外贴，亦可令消散，宜三圣膏、琥珀膏、贴痞膏。

【握药宣积法】　《得效》曰：凡积聚服药，畏难者可用握药法，能令积散，宜握药丸。

【痞块导引法】　《保生秘要》曰：以左手向前上伸，以右手向后下伸，闭气一口，扭身转项，左右转换各十七回，俟后内微觉响声身热乃止，兼行后功。

【运　功】　《保生秘要》曰：注脐发运，患处撤散，或想刀劈破气块，推之四旁，又灌火烧之，或用梭法。

息积　气分病也。人身之气，周流运行，无时或息，故经络宣通，荣卫调和，机关顺利，而呼吸出入，气以息宣，息随气运，百疾不生。有所怫郁，则气为之壅，壅则不通，升不得升，降不得降，必致腹满肋痛，气逆上冲，故知息调于气。气郁则息亦郁，气郁而积，息亦郁而积也。且《灵枢》曰：何谓逆而乱？曰清气在阴，浊气在阳，荣气顺脉，卫气逆行，清浊相干，乱于胸中，是为太悗闷。夫至太悗闷，则其息之积而不调可知矣。是故息积之病，偏胀膨满，未有不原于气郁者宜化气汤、木香调气散。亦或肠胃因虚，气癖于肓膜之外，流于季胁，气逆息难，经年累月，医所难治，久则荣卫停凝，一朝败浊，溃脓为痈，多至于不救宜磨积丸、万病丸，则息积之病，盖有不容忽视者。

【息积症治】　《内经》曰：帝曰：

人有病胁下满气逆，二三岁不已，是为何病？岐伯曰：病名曰息积，此不妨于食，不可灸刺，为导引服药，药不能独治也。

【导引法】　《得效》曰：以两手拇指压无名指本节作拳，按髀趺坐，叩齿三十六，屏气二十一息，咽气三口，再屏息，再咽，如是三作，以气通为效。遇子午卯酉时则行。

治积聚癥瘕痃癖痞方九十一

补中益气汤　〔补益〕　人参　黄芪　当归　白术　升麻　柴胡　陈皮　甘草

攻积丸　〔攻伐〕　吴萸　干姜　官桂　川乌各一两　黄连　橘红　槟榔　茯苓　厚朴　枳实　菖蒲　人参　沉香　桔梗　琥珀另研　延胡索　半夏曲各八钱　巴霜另研，五钱　皂角六两

煎汁泛丸，每八分，加至一钱，姜汤下。

肥气丸　〔肝积〕　柴胡一两　黄连七钱　厚朴五钱　川椒四钱　甘草三钱　人参　蓬术　昆布各二钱半　皂角　茯苓各钱半　干姜　巴霜各五分　川乌二分

蜜丸，初服二丸，二日三丸，以后每日加一丸，至大便溏，又每日减少一丸，仍至二丸，再日加增，周而复始，块减半即勿服。伏梁、痞气、奔豚、息贲四方，服法俱照此增减。

伏梁丸　〔心积〕　黄连两半　人参　厚朴各五钱　黄芩　桂枝　茯神　丹参各一钱　干姜　菖蒲　巴霜　川乌各五分　红豆蔻三分

蜜丸，黄连汤下，服法照肥气丸。

痞气丸　〔脾积〕　黄连八钱　厚朴四钱　吴萸三钱　黄芩二钱　砂仁钱半　茯苓　人参　泽泻各一钱　茵陈　干姜各钱半　川乌　川椒各五分　肉桂　巴霜各四分　白术二钱

蜜丸，甘草汤下。服法照肥气丸。

息贲丸　〔肺积〕　黄连两三钱　厚朴八钱　川乌　桔梗　白蔻仁　陈皮　三棱　天冬　人参各二钱　干姜　茯苓　川椒　紫菀各钱半　青皮　巴霜各五分

蜜丸，姜汤下。服法照肥气丸。

奔豚丸　〔肾积〕　厚朴七钱　黄连五钱　川楝子三钱　茯苓　泽泻　菖蒲各二钱　延胡索一钱半　全蝎　附子　独活各一钱　川乌　丁香　巴霜各五分　肉桂二分

蜜丸，淡盐汤下。服法照肥气丸。

增损五积丸　〔总治五积〕　黄连肝积五钱，脾、肾积七钱，心、肺积两半　厚朴肝、心、肺积五钱，脾、肾积八钱　川乌肝、肺积一钱，心、肾、脾积五钱　干姜肝、心积五分，肺、脾、肾积钱半　人参肝、心、脾、肺积二钱，肾积五分　茯苓钱半　巴霜五分

蜜丸，服法亦照五积丸。

如肝积，另加柴胡一两，川椒四钱，蓬术三钱，皂角、昆布各二钱半。

如心积，另加黄芩三钱，肉桂、茯神、丹参各一钱，菖蒲五分。

如肺积，另加桔梗、三棱、天冬、青皮、陈皮、蔻仁各一钱，紫菀、川椒各钱半。

如脾积，另加吴萸、黄芩、砂仁各二钱，泽泻、茵陈各一钱，川椒五分。

如肾积，另加延胡索三钱，苦楝肉、全蝎、附子、独活各一钱，泽泻、菖蒲各二钱，肉桂三分，母丁香五分。

此方兼治一切积块，不拘脐上下左右通用。

化积丸　〔通治诸积〕　三棱　蓬术　阿魏　海浮石　香附　雄黄　槟榔　苏木　瓦楞子　五灵脂

水丸。

六君子汤　〔脾胃虚〕　人参　白术　茯苓　炙甘草　陈皮　半夏

归脾汤　〔肝脾虚〕　人参　黄芪　当归　白术　茯神　杏仁　远志　龙眼　木香　甘草　姜　枣

芦荟丸　〔肝火〕　芦荟　黄连　胡黄连　木香　青皮　芜荑炒，各五钱　当归　茯苓　陈皮各一两半　炙甘草七钱

米糊丸，米饮下七八十丸。

乌药散　〔食癥〕　乌药　蓬术醋炒　肉桂　当归　桃仁　青皮　木香等分

为末，每二钱酒下。

沈氏血癥丸　〔血癥〕　五灵脂　大黄　甘草梢　桃仁泥各五钱　生地七钱　牛膝四钱　官桂二钱　延胡索　归身各六钱　三棱　蓬术　赤芍　川芎各三钱　琥珀　乳香　没药各一钱

酒糊丸，每服一钱，壮盛人钱半，消过半即止，再随病体立方服药。此金鳌自制方也。

四物汤　〔瘕〕　川芎　当归　白芍　生地

麝香丸　〔痃〕　麝香五钱　阿魏面煨，二钱半　三棱　五灵脂各七钱半　桃仁七钱　醋炒芫花三钱　槟榔　蓬术　肉桂　没药　当归　木香各五钱

饭丸，梧子大，每十丸，醋汤下，无时。

积块丸　〔又〕　醋三棱　醋蓬术　自然铜醋煅　蛇含石各二钱　雄黄　蜈蚣各钱二分　木香钱半　铁华粉醋炒，一钱　沉香八分　冰片五分　芦荟　天竺黄　阿魏　全蝎各四分

雄猪胆汁加蜜丸，消即止。

三棱散　〔又〕　三棱八钱　川芎四钱　醋煨大黄一钱

獖猪肝丸　〔又〕　獖猪肝一具，可十两者，以巴豆五十粒，去皮，扎在肝内，米醋三碗，煮肝极烂，去巴豆，入京三棱末和得所，丸梧子大，每服五丸，食前酒下。

香棱丸　〔癖〕　三棱　槟榔各三两　楂肉二两　萝卜子　香附　枳实　枳壳　陈皮　青皮　蓬术各一两　黄连　神曲　麦芽　鳖甲　干漆　桃仁　硇砂　砂仁　归尾　木香　甘草各一钱

醋糊丸，白汤下三五十丸。

此方通治五积六聚，气块。

又方：木香　丁香各五钱　枳壳　酒三棱　莪术以巴豆三十粒，去壳，同炒，巴豆黄色去之　青皮　川楝肉　茴香等分

醋糊丸，朱砂为衣，每三十丸，淡盐汤下，无时。此方亦治一切积聚，破痃癖，消癥块。

大硝石丸　〔又〕　硝石三两　大黄四两　人参　甘草各一两　陈醋三升

铜器内先微火煎大黄数沸，常搅不息，至七分，入诸药熬成膏，至可丸即丸，每服三十丸，米汤下，三日一服，或下如鸡肝，或米泔赤黑等物，多至二三升，后忌风冷。

此方通治七癥八瘕，聚结痞块，及妇人带下绝产，腹中有癥瘕者，当先下。此药妙在但去癥瘕，令人不困。

木香硇砂丸　〔又〕　木香　硇砂另研　丁香　官桂　没药另研　附子　干漆　细黑　乳香另研　青皮　大黄末　三棱　猪牙皂角　干姜各等分　巴霜减半

上除硇砂、乳香、没药外，同为末，以醋一升，化硇砂去渣，银石器中慢火熬，次下巴霜、大黄熬成膏，将前药末和膏为丸，如麻子大，每服三五十丸，食后温酒下，加至大便利为度。此药乃攻伐之剂，全无补益，虚人禁用，即壮实者，亦须以四君子汤、四物汤兼服。

此方专治男女痃癖积聚，血块刺痛，脾胃虚寒，饮食不消，久不瘥者。

连萝丸　〔痞块〕　黄连一两五钱，半以吴萸五钱同炒，去吴萸，半以益智仁五钱同炒，

去益智　白芥子　莱菔子并炒，各两半　山栀　川芎　京三棱　蓬术　桃仁　香附　楂肉　神曲各一两　青皮五钱

蒸饼和丸，白汤下五六十丸。一名白芥丸，又名消积丸。

消块丸　〔又〕　大黄四两　硝石三两　人参　甘草各两半

各为末，用陈醋三升，磁器内先同大黄末煎，不住手搅，使微沸尽一升，下余药末熬至可丸，如梧子大，米饮下三十丸，当利如鸡肝恶物。一名硝石丸。

此方通治痞块癥瘕，上连萝丸专治食积死血，痰饮成块，在两胁作痛，雷鸣嘈杂，眩晕，与此方俱灵效之至。

开怀散　〔又〕　柴胡　草豆蔻各一钱　醋三棱　醋蓬术　青皮　陈皮　半夏　茯苓　香附　槟榔　枳实　红花　甘香各七分　姜三片

此方专治心下积块痞闷，或发热。

消积保中丸　〔又〕　白术三两　去白陈皮二两　半夏　茯苓　醋香附　莱菔子　白芥子　姜黄连　姜栀子　神曲各一两　槟榔七钱　醋三棱　醋蓬术各八钱　麦芽六钱　干漆五钱　青皮香油炒　砂仁各四钱　木香　阿魏各三钱

姜汁酒糊和丸，白汤下四五十丸。

溃坚汤　〔又〕　当归　白术　半夏　陈皮　枳实　楂肉　香附　厚朴　砂仁各一钱

磨木香五分冲服。

溃坚丸　〔又〕　前方加海粉、瓦楞子、鳖甲、醋化阿魏，加姜汁糊丸，每五七十丸，酒下。

此汤丸二方，通治五积六聚，诸般痞块。

妙应丸　〔又〕　附子四个，七钱重者，去皮、脐刓作瓮入硇砂，共一两七钱，面裹，煨熟，去面　荜拨　破故纸　青皮各三两半

糊丸，生姜、陈皮汤下三十丸。

入门六郁汤　〔又〕　香附二钱　川芎　苍术各钱半　制半夏　陈皮各一钱　赤苓　山栀各七分　砂仁　甘草各五分　姜三片

兼气加木香、槟榔、乌药、苏叶，兼湿加白术、羌活、防己，兼热加黄连、连翘，兼痰加南星、海粉、瓜蒌仁，兼血加桃仁、韭汁、丹皮，兼食加山楂、神曲、麦芽。

解郁调胃汤　〔又〕　盐水炒山栀　酒当归各一钱二分　白术　陈皮　茯苓各一钱　酒赤芍　酒洗生地姜汁炒　香附各八分　神曲　麦芽各七分　川芎六分　生甘草　桃仁各四分　姜三片

煎服。

柴香散　〔又〕　地骨皮　枳实　三棱　蓬术各一钱　柴胡　黄芩各七分　赤芍　厚朴　香薷　黄连　延胡索各五分　甘草三分

助气丸　〔又〕　三棱　蓬术俱用湿纸包，煨透，切片，各二斤　去白青皮　去白陈皮　白术各十五两　枳壳去穰，麸炒　槟榔　木香各十两

糊丸，每服五十丸，开水下。

胜红丸　〔又〕　醋三棱　醋蓬术　炮干姜　青皮　陈皮　良姜各一两　香附二两

醋糊丸，每三十丸，姜汤下。虚者以补药下之。一方加神曲、麦芽。

蒜红丸　〔腹胀〕　丁香　木香　沉香　砂仁　青皮　陈皮　槟榔　蓬术　牵牛子　草豆蔻各五钱　肉豆蔻五分　人参　茯苓各二钱半

蒜一百瓣，捣汁和药丸，每服十五丸，秋石汤下。服此药只可服白粥。

木香通气散　〔寒癥〕　木香　三棱　青盐各一钱　厚朴二钱　炙甘草　枳实各六分　炮姜　蓬术各四分

推气汤　〔肋痞〕　砂仁　肉桂各二分五厘　木香三分　炙草　茴香　丁香　陈皮　青皮　干姜各五分　蓬术四分　胡椒　沉香各一分

化痞汤　〔痞积〕　秦艽　三棱　蓬术　黄柏　当归各五钱　大黄三钱　全蝎十四个　穿山甲十四片　蜈蚣五条　木鳖子七个

共入菜油二斤四两内，浸二日夜，煎焦黄色，去渣熬，略冷，下炒紫黄丹一斤二两，不住搅，黑烟起滴水不散，离火，下阿魏一两，乳香、没药各五钱，风化硝三钱，摊贴。

此方加琥珀末一钱，临用入麝少许，狗皮摊贴，兼治马刀瘰疬。

枳术汤　〔水饮〕　枳实七枚　白术三两

水一斗，煎三升，分三服，腹中软即消也。

乌牛尿膏　〔鼓胀〕　乌牛尿一升，微火煎如饴糖，空心服少许，当鸣转病出，隔日更服之。

大黄散　〔胁如石〕　三棱一两，炮　大黄一两

共为末，醋熬成膏，每日空心姜橘皮汤下一匙，以利下为度。

杨枝汤　〔腹癖〕　白杨木东枝去粗皮，避风锉细五升，炒黄，以酒五升淋讫，用绢袋盛渣，还酒中，密封再宿，每服一合，日二服。

茴香丸　〔小腹癖〕　胡芦巴八钱　茴香六钱　巴戟　川乌各二钱　川楝肉四钱　吴萸五钱

酒糊丸，每服十五丸，小儿五丸，盐酒下。

青黛丸　〔涎积〕　千金子三十枚　腻粉二钱　青黛炒，一钱

糯米饭丸，芡子大，每服一丸，打破，以大枣一枚，蒸熟去皮核，同嚼，冷茶送下，半夜后取下积聚恶物为效。

牛膝酒　〔卒癥〕　牛膝二斤，酒一斗浸之，密封于灰火中，温令味出，每服五合至一升，随量饮。

赤蜈蚣散　〔蛇瘕〕　赤脚蜈蚣一条，炙研酒服。

鸡屎米煎　〔米瘕〕　白米五合　鸡屎一升

同炒焦为末，水一升煎，顿服，少顷吐出瘕，如研米汁或白沫淡水，乃愈也。

香泽油　〔发瘕〕　香油一升，入香泽煎之，盛置病人头边，令气入口鼻，勿与饮之，疲极眠睡，虫当从口出，急以石灰粉手捉取，抽尽即是发也，初出，如不流水中浓菜形。

芜荑汤　〔诸鳖〕　芜荑炒，不拘多少，煎水代茶，兼用暖胃、益血、理中之药，乃可杀之，若徒事雷丸、锡灰之类，无益也。

星附丸　〔痃癖〕　南星　香附等分

为末，姜汁糊丸，每姜汤下二三十丸。

保和丸　〔食积〕　楂肉　姜半夏　黄连　陈皮各五钱　神曲三钱　麦芽二钱

即将神曲打糊丸，白汤下五七十丸。

一方山楂五两，神曲、半夏各三两，茯苓、陈皮、菔子、麦芽、连翘各一两，别以神曲五两作糊丸。

此方兼治酒积。

佐脾丸　〔又〕　楂肉　莱菔子　连翘　陈皮各五钱　赤苓　半夏各二钱

粥丸，水下。

酒积丸　〔酒积〕　黄连酒浸一宿　乌梅肉各一两　半夏曲七钱　枳实　砂仁各五钱　杏仁三钱　巴霜一钱

蒸饼丸，白汤下八九或十丸。

乌白丸　〔又〕　乌梅肉　生姜各

四两　白矾　半夏各二两

捣匀，以新瓦夹定，火焙三日夜，入神曲、麦芽、青皮、陈皮、蓬术、丁香皮、大腹子各一两，酒糊丸，姜汤下五十丸。

此方兼消痰积食积。

阿魏丸　〔面积〕　阿魏酒浸化　肉桂　蓬术　麦芽　神曲　菔子　青皮　白术　干姜各五钱　百草霜三钱　巴霜三七粒

糊丸，姜汤下二三十丸，面伤或用面汤下亦可。

此方兼治食生果大多不能克化成积，腹痛呕恶，亦治肉积。

青木香丸　〔糍糕积〕　黑丑头末，三两　破故纸　槟榔　荜澄茄各二两　青木香一两

水丸，梧子大，用此丸三百粒，入丁香十粒，神曲二钱，巴霜三粒，蒸饼丸，绿豆大，陈皮汤下二三十丸，滞下自安。

此方不用加法，亦治寒疝膀胱气。

紫苏汤　〔索粉积〕　紫苏　杏仁泥等分

浓煎汤服，即散。

磨积丸　〔茶积〕　陈仓米半升　巴豆七粒

同炒令米赤，去巴豆，入青皮、橘红各二两，醋丸，姜汤下二三十丸。

星术丸　〔又〕　白术一两　南星　青皮　陈皮各三钱

糊丸。

妙应丹　〔果菜积〕　方见前。

此方兼治饮食中蛊毒，或食水陆果瓜，子卵入腹而生虫蛇鱼鳖，或宿食留饮，结为癥瘕。

桂香丸　〔又〕　肉桂一两　麝香一钱

饭丸，白汤下十五丸。

平胃散　〔又〕　苍术　厚朴　陈皮　甘草

五苓散　〔水积〕　白术　肉桂　茯苓　猪苓　泽泻

十枣汤　〔又〕

破积导饮丸　〔又〕　木香　尖槟榔　青皮　陈皮　枳壳　枳实　三棱　蓬术　半夏　神曲　麦芽　茯苓　干姜　泽泻　甘草各五钱　白丑头末，六钱　巴豆二十粒

姜汁糊丸，姜汤下三五十丸。

此方兼治痰饮积。

小阿魏丸　〔肉积〕　阿魏醋化　山楂各一两　黄连六钱半　连翘五钱

醋糊为丸。

此方兼治一切食积成块。

三棱煎丸　〔又〕　三棱细锉，八两，以醋三升，石器内熬膏　神曲　麦芽各三两　莱菔子　青皮　干漆各二两　杏仁　硇砂飞研，各一两

三棱膏丸，姜汤下二三十丸。

遇仙丹　〔鱼鳖蟹积〕　黑牵牛子半生半炒，取头末，四两　三棱　蓬术　茵陈　槟榔俱生用，各五钱

共为末，每药末四两，用皂角五钱浸揉汁煮，将白面一两打糊丸，每三钱，五更茶清送下。病浅者一服见效，病深者再服，必候恶物下尽为度。

此方专治虫积，所下之虫曰穿心虫，曰血鳖虫，曰传尸虫，曰肺虫，曰疾心虫，曰马尾虫，曰积血虫，曰细虫，曰长虫、寸白虫，其状不一，或作五色，或如鱼冻，此乃王经略赴广东，偶染山岚瘴气，肚腹胀满，百药无效，遇一道人，付此药服之，下虫一条如蛇，长三寸余，病乃愈，因乞其方。

温白丸　〔虫积〕　炮川乌二两半　吴萸　桔梗　柴胡　菖蒲　紫菀　黄连

炮姜　肉桂心　川椒　巴霜　赤苓　炙皂荚　厚朴　人参各五钱

蜜丸，姜汤下三丸，或五丸至七丸。又名万病紫菀丸。

此方通治积聚，癥瘕痃癖，黄疸鼓胀，十种水气，八种痞塞，五种淋疾，九种心痛，远年疟疾，及七十二种风，三十六种尸疰，癫狂邪祟，一切腹中诸疾。兼治妇人腹中积聚，有似怀孕，羸瘦困惫，或歌哭如邪祟，服此自愈。久病服之，则皆泻出虫蛇恶脓之物。

桃仁承气汤　〔血积〕　桃仁　大黄　芒硝　桂枝　甘草

三棱煎　〔又〕　三棱　蓬术各四两　芫花一两

用醋五盏，磁器内浸之，封口，文火煅令干，取出棱术，将芫花以余醋炒令微焦，共焙干，为末醋糊丸，姜汁汤下十五丸。一方，三棱、蓬术各二两，青皮、半夏、麦芽各一两，醋六升，同煮干焙为末，制法、服法同上。

此方兼治食瘕酒癖气块。

竹沥化痰丸　〔痰积〕　芫花醋浸一宿，炒黑　甘遂面裹煨熟，水浸半日，晒干　大戟长流水煮，晒干，各五钱　大黄湿纸包煨，再用酒浸，炒熟，一两　黄柏炒，二两

粥丸，麻子大，此名小胃丹。如单服此每十丸，临卧津唾咽下，能取上膈湿痰热积，下可利肠胃之痰，惟胃虚少食者忌用。若用小胃丹一料，加南星、半夏俱用白矾、皂角、姜汁水煮十五次，各三两半，苍术用米泔、白矾、皂角水浸一宿炒二两，桃仁、杏仁俱用白矾水浸半日，去皮尖炒，红花酒蒸，陈皮、枳实并用白矾水泡半日炒，白术土炒，白芥子炒各一两，竹沥姜汁煮神曲糊丸，绿豆大，每服二三十丸，姜汤下，故名竹沥化痰丸。又名加味小胃丹，又名导痰小胃丹。

此方专治风痰痞积，眩晕喉痹，瘫痪不语，腹中痞块等症，神效。

竹沥达痰丸　〔又〕　姜半夏　去白　陈皮　白术微炒　大黄酒浸，蒸，晒干　茯苓　酒黄芩各二两　炙甘草　人参各两半　青礞石一两，同焰硝一两，火煅金色　沉香五钱

以竹沥一大碗半，姜汁三匙，拌匀晒干，如此五六度，因以竹沥、姜汁和丸，小豆大，每百丸，临卧米饮下。一名竹沥运痰丸。

此方能运痰从大便出，不损元气。丹溪曰：痰在四肢非竹沥不开，此药是也。

开气消痰汤　〔又〕　桔梗　便香附　僵蚕各一钱　陈皮　片芩　枳壳各七分　前胡　半夏　枳实　羌活　荆芥　槟榔　射干　威灵仙各五分　木香　甘草各三分　姜三

此方专治胸胃咽门窄狭如线，疼痛及手足俱有核如胡桃者。

十将军丸　〔疟积〕　砂仁　槟榔　常山　草果各二两　三棱　蓬术　青皮　陈皮　乌梅　半夏各一两

先将常山、草果酒醋各一碗浸一宿，后入八味同浸至晚，煮干为末，酒醋各半，打糊丸，白汤下三四十丸，日二服，服至八两即除根。

鳖甲丸　〔又〕　醋鳖甲一两　三棱　蓬术　香附　青皮　桃仁　红花　神曲　麦芽　海粉各五钱

醋糊丸，白汤下三五十丸。本方加芎、归、赤芍，治夜发疟，名阴疟丸。

消癖丸　〔又〕　芫花炒　朱砂等分

蜜丸，每十丸，枣汤下，去癖须用芫花破水之剂。

此方专治痎疟弥年，经汗吐下，荣亏卫损，邪气伏藏胁间，结为疟癖，腹胁坚

痛。此三方治疟母与疟疾条参看。

附子理中汤 〔寒积〕 附子 人参 白术 炮姜 甘草

沈氏棉子丸 〔又〕 棉子八两 升麻 炮姜各四钱 白术一两 半夏八钱

砂糖炒烊和丸，每服二钱，米汤空心下，服至半月许，当有寒积如稀痰一般随大便下，以下尽为度，即勿服，再服健脾温中暖腹之剂。此余自制方也，神效。

清心汤 〔热积〕 甘草钱七分 连翘 栀子 酒蒸大黄 薄荷 黄芩 黄连各七分 朴硝五分 竹叶七片 蜜一二匙

地骨皮散 〔又〕 石膏二钱 黄芩 知母 生地各一钱 羌活七分半 赤苓 地骨皮各五分

越鞠保和丸 〔预解郁〕 白术三两 楂肉二两 便香附 苍术 川芎 神曲 陈皮 半夏 茯苓 枳实 酒黄连 酒当归 山栀 莱菔子 连翘 木香各五钱

姜汁糊丸，姜汤下五十丸。

此方开郁行气消积散热。

加味越鞠丸 〔又〕 姜苍术 川芎 便香附 神曲 山栀各四两 陈皮 白术 黄芩各两半 楂肉一两

糊丸，白汤下五六十丸。

大七气丸 〔初积〕 三棱 蓬术 青皮 陈皮 桔梗 藿香 益智肉 香附 肉桂 甘草各一钱

一方加大黄、槟榔各一钱，治诸般痞积，面色黄萎，四肢无力，皆由内有虫积，或好食生米壁土茶炭等物，只一服除根，水煎露一宿，空心温服，不得些少饮食，不然，则药力减而虫积不行矣。服后心痛，当下恶物如鱼冻虫鳖，至日午下积尽，方用温粥止之。

木香槟榔丸 〔久积〕 大黄四两 黑丑头末 黄芩各二两 木香 槟榔 黄连 当归 枳壳 便香附 青皮 陈皮 蓬术 黄柏各一两

水泛丸，温水下五六十丸。

通元二八丹 〔又〕 黄连八两 芍药 当归 生地 乌梅各五钱

雄猪肚一个，入药末于内，线缝，铺韭菜二斤于锅内，蒸一日，以药熟为度，取出捣丸，空心，姜汤下七十丸，或泻一二次，以粥补之。

木香枳壳丸 〔总治〕 黑丑头末，微炒 大黄各二两 茯苓 白术 厚朴 半夏曲 人参 木香 青皮 陈皮 三棱 蓬术 槟榔 神曲 麦芽各一两 干姜 枳实各五钱

姜汁糊丸，姜汤下七十丸。

凡人有积病，则气滞而馁，此方攻补兼施，真得古人养正积自除之理。

三圣膏 〔外贴〕 风化石灰半斤，为末，瓦器炒令淡红色，提出，候热稍减，次下大黄末一两，就炉外炒，候热减，再入桂心末五钱略炒，入米醋熬成膏，厚纸摊贴。

琥珀膏 〔又〕 大黄 朴硝各一两，为末

大蒜捣膏，和匀作片贴之。 一方加麝香五分，名硝黄膏。

贴痞膏 〔又〕 水红花子二钱 大黄 朴硝 山栀 石灰各一钱 酒酵鸡子大一块

共捣成膏，用布摊贴块上，再用汤瓶熨，手帕勒之，三日后揭起肉黑如墨，是其效也。

握药丸 〔握药〕 巴豆 干姜 良姜 白芥子 硫黄 甘遂 槟榔等分

饭丸，如中指大，清早先以川椒汤洗手，麻油涂手，掌中握药一圆，少时即泻，欲止泻，以冷水洗手。

治息积病方四

化气汤　〔气郁〕　蓬术　干姜　青皮　陈皮　丁香　茴香　炙甘草各五钱　肉桂　木香各二钱半　胡椒　沉香各一钱一分

每末二钱，生姜、苏叶、盐少许，煎汤下。

木香调气散　〔又〕　乌药　香附　枳壳　青皮　陈皮　厚朴　川芎　苍术各一钱　木香　砂仁各五分　肉桂　甘草各三分　姜三片

磨积丸　〔虚气〕　胡椒一百五十粒　全蝎十个　木香二钱半

粟米饭丸，橘皮汤下十五丸。

万病丸　〔又〕芍药　川椒　肉桂　川芎　干姜　防风　巴霜　当归　犀角　桔梗　赤苓　人参　黄芩　黄连　桑皮　蒲黄　前胡　大戟　葶苈　麝香　细辛　雄黄　朱砂　紫菀　醋芫花　醋淬禹余粮研，水飞　甘遂　牛黄各一两　蜈蚣十二节，去头、足，炙　芫青二十八个，糯米同炒黄为度，去翅、足　蜥蜴去头、尾、足，炙，四寸

蜜丸，温水或姜汤下三丸，以吐利为度。

此方专治七种癖块，八种痞病，五种癫痫，十种疰忤，七种飞尸，十二种虫毒，五种黄疸，十二种疟疾，十种水病，八种大风，十二种湿痹，及积聚胀满，及久远心腹痛，疳蛔寸白诸虫，久积痰饮，消瘦疲困，或妇人子脏中瘀血凝滞，因而断产，服此药，以三丸为一剂，不过二剂，其病悉除，说无穷尽，故名为万病丸。

杂病源流犀烛　卷十五

暑病源流伏暑　暑风　暑泻　疰夏

经曰：诸病喘呕，暴注下迫，霍乱转筋，身热瞀郁，小便浊赤，皆属于热。经言热不言暑者，固以热即是暑。而此数病皆伤暑之见症，故前人言中暑，亦混言中热也。然而暑与热，毕竟有辨，试观仲景特申夏月热病之旨，谓本伏寒所发，而《金匮》复出中暍之条，正恐人误认为热病之自内而发，不知中暍之自外来而入也。其皆治以白虎汤者，以中暑之发热，大渴齿燥，汗出而喘，与热病无异，故皆以甘寒去热，苦寒降火。甘温益中，必加人参，因津液耗也。其不宜辛温表散者，以夏月则人身内阴外阳，暑之中人，必伤气分。昔人所谓风寒必显有余，有余为邪，暑气必显不足，不足为正是也，所以香薷辛散，止宜乘凉饮冷，遏抑阳气，或致霍乱者可用，非强力作劳，内伤重而受暑者之所宜也宜以白虎汤为主，清暑益气汤为辅，甘露饮、天水散皆可酌用。盖以凡暑病，多生于元虚气弱之人，气本虚，暑复伤气，无气以动，故治暑急补气，惟肺虚有火者，乃忌参术也。试先即仲景书推阐之。仲景曰：太阳中暍，发热恶寒，身热而疼痛，其脉弦细芤迟，小便已洒洒然毛耸，手足逆冷，小有劳身即热，口开，前板齿燥，若发其汗，则恶寒甚，加温针，则发热甚，数下之，则淋甚。盖以此属阴阳俱虚，阳虚故脉弦细，阴虚故脉芤迟，若汗之不益伤阳，温针不益伤阴乎，甘寒之剂所宜用也。仲景又曰：太阳中热者，暍是也，汗出恶寒，身热而渴，白虎加人参汤主之。盖以此为火令烁金，肺伤而气虚，以致膀胱不足而表亦虚，盖膀胱太阳经，主表也，宜以救肺为急，故用本汤也。仲景又曰：太阳中暍，身热疼痛，而脉微弱，此以夏月伤冷水，水行皮中所主也，一物瓜蒂汤主之。盖以此因夏月暑热，以水盥洗，水邪郁遏，令火而成中暍也，瓜蒂能使胸中邪气皆吐下之。喻嘉言云：《金匮》治暍，一以白虎治热，以夏热必犯上伤肺，耗津液，用以救肺，孙思邈之生脉散，李东垣之清暑益气汤，皆祖之矣。一以瓜蒂治湿，以湿淫上甚，亦先伤肺，故外渍之水，得以乘毛孔而聚皮间，皮者，肺之合也，用瓜蒂或吐或下，则肺气不壅，皮间之水得以下趋，何后如河间通苓散，子和桂苓甘露饮，但宗仲景五苓之例，以为导湿消暑，竟不能祖瓜蒂之制，以治上焦湿热，清肺金，而别制一方也。喻氏发明二方之妙如此，然亦止就中暍之方治言之，于暑病则未尽也。且中暍与暑，病固有异，欲以中暍尽概暑病，不可也，盖伤暑之脉必虚，中暍之脉则微弱，故有异也。故夫暑病大端，先分两项，一曰伤暑，一曰中暑。伤暑者，静而得者也，阴症也。或纳凉广厦，起居不节，汗出烦躁，面垢，背微恶寒，手足微厥，甚则洒然毛耸，腠理开则洒洒然寒，闭则蒸蒸热闷，此心包之火不胜时火，故反微恶寒也，倘坐卧阴凉，表虚不任风寒，若误以外感作治，必害宜清暑益气汤。或凉亭水阁，密树浓阴，过受凉快，为寒所袭，头疼，恶寒发热，肢体拘急，是感寒之类，脉必弦紧宜消暑十全散。或脾气虚弱，汗多恶寒宜十味香薷饮。或过伤饮食生冷，泄泻呕吐霍乱者宜六和汤、藿香正气散。此概治伤暑之法也。而其所及之症，有吐利，腹痛气逆，发热，头疼烦渴，肢冷疼，前板齿寒，无汗，脉虚或迟或伏，昏闷者宜香薷饮。有身热小便不利者宜益元散。有吐泻寒热，喘咳痞满，体肿倦卧，便赤者宜六和汤。有发热呕血者宜黄连二钱，酒煎服。有暑天身热头疼燥渴者宜麦冬汤。有暑天发渴者宜生津丸。以上皆伤暑之属，所当分别而治之者也。中暑者，动而得者也，阳症也。或远行劳役，大热而渴，阳气内伏，热合于肾，为水不胜火，发热烦渴，气息喘促，日晡病减，此脾胃大虚也宜补中益气汤去升麻，加五味子、麦冬、黄连、黄柏、泽泻。或农夫田野，及惯于役力之人，过受燔灼，头角额痛，发热，大渴引饮，脉洪大宜地浆水煎苍术白虎汤。或年老及虚汗之人，不宜用寒凉，宜稍加温药行之宜竹叶石膏汤少加熟附子。或平昔阴虚多火，不可用温药宜白虎加人参竹叶汤。凡以中暑皆太阳经分之症，甚或卒倒不省人事，切忌香薷等温散之品，盖既中热，复以辛温伤其气，如火益热矣，故香薷只可治伤暑，不可治中暑，此概言中暑之法也。而其所及之症，有夏月劳苦，卒然昏晕，甚而若死者，少与冷水即死，亦禁卧冷地、湿地，急移其人于阴处，再以热土放脐上，拨开作窍，令人尿其中，以生姜或蒜捣汁和童便或热汤送下，外用布蘸立苏，后徐用药宜麦冬汤、人参白虎汤，此急救法也。又有烦渴口燥闷乱者，先以布蘸热水熨脐中气海，或掬土放脐，令人更溺之，俟苏，以米汤徐灌之，然后随症调治宜六和汤、清暑益气汤随症加减。凡中暑者必伤气宜清暑益气汤，伤暑亦可用。以上皆中暑之症所当分别而治者也。

夫伤暑、中暑，皆暑病之重且大者，故伤暑则暑热之邪伤在肉分，中暑则暑热之邪伤及脏腑。而又有寻常感受暑气，致腹痛水泻者，乃胃与大肠感邪之故，或恶心呕吐者，乃胃口有痰饮，而又感邪之故，此皆名冒暑，是暑病之轻且小者宜黄连香薷散、清暑十全饮、解暑三白汤治之，亦当分别而治。然则暑病亦有无汗脉弦细者，此虽是暑，亦必由过袭阴凉，身中阳气为其所遏，故心烦，肌肤火热，无汗，非暑邪也，不可全用表药宜消暑十全饮。暑月腠理易开，香薷热服，便能汗出，故不必用表也。倘人迎脉紧，而气口反大，咳嗽目疼，鼻流清涕，额与眉棱骨痛，此又被风矣宜选奇汤。至有内伤夹暑者，暑月房劳，兼膏粱水果杂进，至周身阳气不伸，脉沉细，或弦紧，面垢，无汗恶寒，四肢厥逆拘急，霍乱呕吐宜冷香饮子。或吐利兼作，脉微欲绝，或虚浮而散，此为紧病，急当救之毋缓宜浆水散。或冒暑伏热，引饮过多，及恣啖生冷，致脾胃受寒，必腹痛呕泄，水谷不分，脉沉而紧宜大顺散。又有夹水伤暑者，汗出当风，浴起当风，或冷水浸澡，或坐卧于地，以至水湿蓄于身中，适又感受暑邪生病，非全由暑伤也宜香薷饮，必温散之。又有暑瘵者，暑月火能烁金，不禁辛酒，脾火暴盛，劳热躁烦，火动心脾，以致喘咳，忽吐衄，头目不清，胸膈烦渴不宁，即老稚亦有此病，昧者以为劳瘵，不知此由火载血上，非真阴亏损而为虚劳也宜归身、生地、防风、黄连、知母、山栀、荆芥、黄芩、桔梗、木通、元参、甘草、贝母、白茯苓、陈皮、薄荷、麦冬、五味等酌为一帖，煎服黄连香薷饮亦可。又有暑痿者，暑天膏粱之人阳事顿痿，此不可全用热药，亦不可全用凉药宜黄连解毒汤合生脉散。又有搅肠痧者，暑月不头疼发热，但觉小腹痛或心腹俱痛，胀痞，不能屈伸，皆水火流注脏腑，故先小腹后及心腹俱痛，非阴症也宜六和汤、藿香正气散，大抵此症以探吐痰涎为主宜二陈汤加厚朴、山栀，或用炒盐汤探吐。又有霍乱者，暑气入腹，恶心腹痛，上吐下泻，泻水如注，此暑火暴发，升降不利，清浊不分，所泻者皆五脏津液，宜速止之宜胃苓汤，甚者桂苓甘露饮，此症有挟食积者，切不可下，总当立止为上，再商食积。若吐泻无物，或上下关闭竟不吐泻，但心腹绞痛，令人立毙，此为干霍乱，亦即绞肠痧宜急以盐汤探吐，或探吐得通可救，即定后，周时勿进米气，得食又发，戒之。又有暑疡者，夏月头面外项赤肿，或咽喉肿痛，或腿足焮肿，长至数寸，不能步履，而头痛内燥，日夜发热不止，与凡痈毒发热，晡甚旦止者不同宜败毒散及石膏、黄连等，盖热一解肿自消，全无脓血，非外科症也。又有暑疮者，周身发泡，如碗如杯，如桃如李，光亮脆薄，中有臭水，由湿热之水泛于皮肤也宜黄连香薷饮、黄连解毒汤，甚者内实便闭，口疳臭秽，外以鲜荷花瓣贴之，中药周时可平宜凉膈散或承气汤。以上种种皆暑病之兼及者也。要之，暑病所由之经，固属太阳，亦有由阳明者。发热，汗大出，微恶寒，为太阳矣。面赤大汗，烦渴喘急，即阳明也。甚者脉洪大，昏不知人，有似热症，但忽轻忽重为异耳太阳宜五苓散去桂加香薷，阳明宜消暑丸。故平人偶然被暑，必身热，背恶寒，汗出，口渴烦躁闷乱，痰逆恶心，或吐泻转筋，小便闭涩，指头微寒宜五苓散去桂，合益元散用。若脾胃素弱，上焦不足，暑湿郁蒸，肢体困倦，头重心烦，饱闷喘促，早晚寒，日午热，此气血俱虚也宜清燥汤、清暑益气汤。或夏月汗太多，风犯汗孔，身体重痛，肢节麻，或渴或不渴，或小便黄涩，此风郁汗，湿与暑相搏也宜益元散加葱头。故人当湿热盛时，如梅天夏雨，体倦神疲，胸满促，肢冷，或气高喘，身烦热，溺黄赤，大便溏，自汗不食，须预防暑病宜清暑益气汤加渗湿药。虚弱人当暑，体倦神疲，胃不和，食无味，须预防暑病。安乐人当暑，恶寒身重，昏眩寒热，呕吐腹痛，乃夏月感寒，非暑病也宜温辛散。辛苦人劳甚暑病，须培其气宜人参白虎汤。总当分别而治之者也。而治法大要，惟以清心利小便，解暑毒，补真气为主，即脉虚喘促，逆冷，卒昏晕，此热伤阴气，切不可用温药，以助阳而耗阴。

【脉　法】　仲景曰：伤暑脉虚。又曰：脉虚身热，得之伤暑。《脉诀》曰：暑伤于气，所以脉虚，弦细芤迟，体状无余。《三因》曰：中暑之脉阳弱阴虚，微迟似芤。《本事》曰：暑脉弦细芤迟，何也？盖寒伤形，热伤气，气伤则气消而脉虚弱，所以弦细芤迟，皆虚脉也。《正传》曰：暑脉虚而微弱，或浮大而散，或隐而不见，夫微弱隐伏，皆虚类也。《活人书》曰：中暑与热病相似，但热病脉盛，中暑脉虚，以此辨之。张凤逵曰《脉理论》：刘复真云，暑脉虚而微弱，按之无力，又脉来隐伏，弦细芤迟，皆暑脉也。脉虚身热，得之伤暑中暍，脉虚而微者是也。寒病传经，故脉日变，温热不传经，故不变。寒病浮洪有力易治，芤细无力难治，无脉不治。温热不然，温有一二部无脉者，暑热有三四部无脉者，被火所逼而伏，非绝无也，于病无妨，攻之亦易，照经用辛寒，火散脉起，病愈矣。盖温热病发在一二经，始终在此，更不传递别经者，其一二经或洪数，则别经弱且伏，依经络调之，伏者起，洪者平，乃愈征也。

鳌按：此篇言热病即指暑病而言，非谓伏寒夏发之热病也。

【暑病原由症治】 节斋曰：夏至日后病热为暑。暑者，相火行令也。夏月人感之，自口齿而入，伤心包络经，其为症烦则喘渴，静则多言，身热而烦心，大渴引饮，头痛自汗，倦怠少气，或下血发黄，甚者火热制金，不能平木，搐搦不省人事。东垣曰：夏至阳尽阴生，气浮肌表，散于皮毛，腹中之阳虚矣。世言夏月伏阴在内，此阴字有虚之义，若作阴冷，误甚，火盛之时，流金烁石，何阴冷之有？孙真人制生脉散，令人夏月服之，非为虚而何？《直指》曰：伤暑之症，面垢自汗，身热背寒，烦闷大渴，倦怠少气，毛耸恶寒，或头疼，或霍乱，或四肢厥冷，或身体无痛。中暑之症，则六脉沉伏，冷汗自出，闷绝而昏，不知人矣。

伏暑症 暑久伏病也。盖人受暑邪，当时即发谓之暑病。若热毒之气既已受之，或为些小风寒所固，此毒遂渐渐入内，伏于三焦肠胃之间，或秋或冬，久久而发，此暑毒伏于人身之内者也宜消暑丸、香薷饮。亦有夏月，曝书曝衣，暑气未散，随即收藏，至秋冬近之，其气亦从口齿而入，入而即发，此暑毒伏于物而触于人者也。故伏之一字虽同，其所以伏则异。然此二端，其变生之病，或霍乱吐泻，或泄痢腹痛，或疟发寒热，皆能致之，皆当细询其因以为治宜香薷饮、藿香正气散。甚或有身热足冷者，其势则甚危矣宜五苓散下来复丹。

【伏暑症治】 仲景曰：伏暑之症，背寒面垢，少有劳，身即热，口开，前板齿燥，小便已洒洒然毛耸。《入门》曰：每于夏月后发者，为伏暑也。又曰：伏暑者，即冒暑久而藏伏者也。其呕渴恶心下血，及年深暑毒不瘥者，宜酒蒸黄连丸。其烦渴引饮或泄利者，宜桂苓甘露散。其肠澼下痢赤白癃闭者，宜益元散。其暑邪伏久伤肺，喘咳烦渴气促者，宜清肺生脉饮。其大烦大渴及霍乱后渴者，宜濯热散。

暑风 因暑而感生风病也。病人忽手足搐，昏迷不省，脉浮而虚，急先以温水化苏合丸灌之，俟醒再用药宜黄连香薷饮加羌活二钱，大效。若呕吐宜加陈皮、藿香，小便不利宜加茯苓、猪苓、泽泻、滑石，有痰宜加生姜，大渴宜去半夏加花粉，泻利不止宜加白术，转筋宜加木瓜，腹满身重，难以转侧，口不仁，面垢，谵语，遗尿，此热兼暍也宜白虎汤，各当加减为治。或更病势重，搐搦，厉声吟呻，角弓反张，如中恶之状，亦或先病热，服表散药后，渐成风病，谵语，狂呼乱走，气力百倍，此亦暑风，与阴风不同，宜解散化痰，不可汗下宜竹叶石膏汤去参、米，加黄连、知母。日久脾胃弱，必兼温补。若脉实，必须吐之。若欲预却，则以壮元为主宜四君子汤，生脉散。凡患暑风，误作痫治必不救。

【暑风症治】 《得效》曰：中暑复伤风，搐搦不省人事，曰暑风。《入门》曰：暑风、暑厥者，但以手足搐搦为风，手足逆冷为厥，并宜二香散，或人参羌活散合香薷饮服之。《医鉴》曰：夏月感寒者，乃取凉之过也，或纳凉致风寒以伤其外，或食生冷以伤其内故也。若感暑风，痰塞喘急，六和汤倍半夏加羌活、川芎。又曰：感冒暑风，身热头痛，或泄泻呕吐，以二香散主之。又曰：凡暑月伤风、伤寒，悉以二香散解表发散。

暑泻 专受暑而成泻利病也。其原有新有久。新者，暑毒入于口齿，伤于肠胃，数日间其邪即发，或挟食，或挟湿，以致烦渴尿赤，自汗面垢腹痛，所泻如水直注，日夜无度宜以炒黄连为君，葛根、升麻佐之，或桂苓甘露饮。久者，暑邪留于三焦肠胃之间，以致久而成泄，所泻亦是水，但不如新者之暴迫直注，其兼症亦相同宜玉龙丸。此新久之别也。而其症之所现虽同属暑泻，其为治又有当分辨者。如暑伤心脾，呕吐泄泻，或霍乱转筋，及浮肿疟痢宜六和汤。如暑热引饮过多，致水暑交并，而上吐下泻宜解暑三白散。如伤暑上吐下泻，而兼烦乱宜香朴饮子。如暑月烦渴，引饮过多，脾胃停积冷湿，致成吐泻宜大顺散。以上数条，皆难混治。若过受暑而泻，别无他故，则惟清暑足已宜消暑十全饮、香薷汤。其或有盛暑伤于外，阴冷伤于内，为内外受迫者，此症更重，非可易视矣宜连理汤、桂苓丸、缩脾饮。此暑泻诸症，当与泄泻条参看。

【暑泻症治】 《医鉴》曰：腹痛水泻者，胃与大腹受暑。恶心呕吐者，胃口有痰饮而又受暑也。宜消暑十全饮。

疰夏 脾胃薄弱病也。然虽由脾胃薄弱，亦必因胃有湿热及留饮所致。昔人谓痿发于夏，即名疰夏。以疰夏之症，必倦怠，四肢不举，羸瘦，不能食，有类于诸痿故也。然疰夏与痿，其原毕竟有异，且痿为偶患之疾，此为常有之事，凡幼弱人多有之，故必以清暑益气，健脾扶胃为主也。故前既列夏痿之症于暑病篇，而此又详及疰夏宜参归益元汤、生脉散为主，酌加白术、半夏、陈皮、茯苓、扁豆子、白芍、木瓜、泽泻、炙甘草亦可。

【疰夏症治】 仲景曰：平人脉大为劳，极虚亦为劳。夫劳之为病，其脉浮，又手足烦热，寒精自出，脚酸削，不能行，小腹虚满，春夏剧，秋冬瘥，谓之疰夏病。东垣曰：仲景言脉大者，极虚者，气损也。春夏剧者，时助邪也。秋冬瘥者，时胜邪也，黄芪建中汤治之可也。丹溪曰：人遇春末夏初，头痛脚弱，食少身热，世俗谓之疰夏病，属阴虚元气不足，宜补中益气汤去升、柴，加黄柏、白芍、麦冬、五味子，有痰加南星、半夏。又曰：疰夏病宜服生脉散、参归益元汤。东垣曰：暑夏宜补气。盖以夏至阳尽阴生，腹中之阳虚也，今人夏月服生脉散为此故耳。

治暑病方四十

白虎汤 〔总治〕 石膏煅 知母 甘草 粳米

桂苓甘露饮 〔又〕 茯苓 猪苓 白术 滑石各二两 寒水石 炙甘草 泽泻各一两 肉桂三钱

共为末，水下。一方有人参、香薷，共为末，水下。

此方兼治伏暑，烦渴引饮。

天水散 〔又〕 滑石六两 甘草一两

此即六一散之别名也。

瓜蒂汤 〔中暍〕 瓜蒂十四个，水一升，煮五合，顿服。

解暑三白汤 〔冒暑〕 茯苓 泽泻 白术各二钱 姜三片 灯草二十茎

消暑十全饮 〔寒袭〕 香薷一钱半 扁豆 厚朴 苏叶 白术 赤苓 藿香 木瓜 白檀香各一钱 甘草五分

此方兼治伤暑吐泻。

十味香薷饮 〔脾虚〕 香薷钱半 厚朴 扁豆 人参 白术 茯苓 黄芪 木瓜 甘草各七分

六和汤 〔食伤〕 香薷 厚朴各钱半 赤苓 藿香 扁豆 木瓜各一钱 砂

仁　半夏　人参　杏仁　甘草各五分　姜三　枣二

一方加麸炒黄连一钱，名清暑六和汤。

藿香正气散　〔生冷〕　白术　白芷　茯苓　厚朴　桔梗　紫苏　藿香　炙草　陈皮　半夏　大腹皮　姜　枣

香薷饮　〔伤暑〕　香薷　扁豆　厚朴　甘草

益元散　〔小便少〕　滑石　甘草

麦冬汤　〔燥渴〕　石膏　知母　白芍　茯苓　山栀　竹茹　麦冬　白术　扁豆　人参　陈皮　乌梅　莲肉　甘草

生津丸　〔发渴〕　白糖　乌梅　薄荷　柿霜　硼砂

蜜丸，噙化。

补中益气汤　〔脾胃〕　人参　黄芪　当归　白术　升麻　柴胡　陈皮　甘草

苍术白虎汤　〔役劳〕　石膏　苍术　知母　甘草　粳米

竹叶石膏汤　〔虚汗〕　人参　竹叶　麦冬　石膏　半夏　甘草　粳米　姜汁

白虎加人参竹叶汤　〔虚火〕　石膏　知母　粳米　甘草　人参　竹叶

人参白虎汤　〔昏晕〕　人参　石膏　粳米　甘草　知母

选奇汤　〔被风〕　羌活钱半　防风　黄芩各一钱　甘草八分

食后，稍热服。

冷香饮子　〔内伤〕　生附子　草果　橘红　甘草各一钱　姜五片

冷服。

浆水散　〔又〕　附子　肉桂　干姜　甘草各五钱　良姜　半夏各二钱半

浆水即淡醋，每八分，多至一钱调下。如虚热喘乏加人参。汗多加黄芪、五味子。

桂苓甘露饮　〔霍乱〕　滑石二两　茯苓　泽泻　寒水石　石膏　甘草各一两　白术　猪苓　肉桂各五钱

每末一钱，姜汤或开水下。一方加人参、香薷。

大顺散　〔夹暑〕　甘草　干姜　杏仁　官桂等分

先将甘草用白砂炒，次入姜，再次入杏仁炒，然后筛去砂，入桂，共为末，每三钱开水下。

五苓散　〔身热〕　白术　肉桂　泽泻　茯苓　猪苓

来复丹　〔又〕　倭硫黄　元精石　硝石　青皮　陈橘皮　五灵脂

醋糊丸，绿豆大，每三十丸，空心，米汤下。

黄连香薷散　〔暑风〕香薷二钱　厚朴钱半　黄连七分半

水煎，入酒少许，冷服。

四君子汤　〔壮元〕　人参　茯苓　白术　甘草

生脉散　〔又〕　人参　麦冬　五味子

黄连解毒汤　〔暑痿〕　黄连　黄柏　黄芩　山栀

二陈汤　〔绞肠痧〕　茯苓　半夏　陈皮　甘草

胃苓汤　〔霍乱〕　苍术　厚朴　陈皮　甘草　白术　茯苓　猪苓　泽泻　肉桂

败毒散　〔暑疡〕　茯苓　甘草　枳壳　桔梗　柴胡　前胡　薄荷　羌活　独活　川芎　连翘　防风　荆芥　金银花　姜三片

一名连翘败毒散。

此方兼治一切痈疽初发，憎寒壮热，甚者头痛拘急，状似伤寒。

凉膈散 〔暑疮〕 大黄 芒硝 山栀 连翘 黄芩 甘草 薄荷

为末，竹叶、生蜜汤下。

承气汤 〔又〕 大黄 芒硝 厚朴 枳实

消暑丸 〔阳明〕 半夏一斤，醋煮 茯苓 甘草各半斤

姜汁糊丸，每二钱，水下。

清燥汤 〔气血虚〕 黄芪 黄连 神曲 五味子 柴胡 猪苓 甘草 白术 苍术 麦冬 生地 陈皮 茯苓 泽泻 人参 当归 升麻 黄柏

温辛散 〔保养〕 木香 陈皮 羌活 苍术 紫苏 厚朴 姜 葱

朱砂安神丸 〔又〕 黄连六钱 甘草 生地各三钱半 当归钱半 朱砂五分

蜜丸，黍米大，津下三十丸。

清肺生脉饮 〔暑伤肺〕 黄芩二钱 人参 麦冬 当归 生地各一钱 五味子十粒

清暑益气汤 〔总治〕苍术一钱半 黄芪 升麻各一钱 人参 白术 陈皮 神曲 泽泻各五分 酒黄柏 当归 青皮 麦冬 葛根 甘草各三分 五味子九粒

此方以苍、曲、青、陈、泽泻五种理脾，余十味清暑补气。

李东垣清暑益气汤变症加减法附后：

其法曰：如心火乘脾，乃血受火邪而不升发，阳气伏于地中，地者，脾也，必用当归和血，少用黄柏以益真阴。如脾胃不足之症，须少用升麻，乃足阳明太阴引经药也，使行阳道，自脾胃左达少阳行春令，生物之根也，更少加柴胡，使诸经右迁生发阴阳之气，以滋春之和气也。如脾虚，缘心火亢盈，而乘其土也。其次肺气受邪，为热所伤，必多用黄芪，甘草次之，人参又次之，三者皆甘温阳药也。脾始虚，肺气先绝，故用黄芪以益皮毛之气，而填腠理，不令自汗而损元气也。上喘气短懒言，必用人参以辅之。心火乘脾，必用炙草以泻火热，而补脾胃中元气，甘草最少，恐湿满也。若脾胃之急痛，并脾胃太虚，腹中急缩，腹皮急缩者，却宜多用。经曰：急者缓之，若从权，必用升麻以引之，恐左迁之坚邪盛，卒不肯退，反致项上及臀尻肉添而反行阴道，故引以行阳道，使清气他出右迁而上行，以和阴阳之气也。若中满，去甘草，咳甚去人参，口干嗌干加干葛。如脾胃既虚，不能升浮，为阴火伤其生发之气，荣血大亏，荣气伏于地中，阴火煎熬，血气亏少，且心包与心主血之血减则心无所养，致心乱而烦，病名曰悗，悗者，心惑而烦闷不安也，是由清不升，浊不降，清浊乱于胸中，使周身血气逆行而乱。经曰：从下上者，引而去之，故当加辛温甘温之剂以生阳，阳生而阴长。或曰：甘温何能生血，又非血药也？曰：仲景之法，血虚以人参补之，阳旺则能生阴血也，更加当归和血，又宜稍加黄柏以救肾水。盖甘寒泻实火，火减则心气得平而安也。如烦乱犹不能止，少加黄连以去之。盖将补肾水，使肾水旺而心火降，扶持地中阳气也。如气浮心乱，则以朱砂安神丸镇之，得烦减，勿再服，以防泻阳气之反陷也。如心中痞，亦少加黄连。气乱于胸，为清浊相干，故以陈皮理之，能助阳气之升，而散滞气，又助诸甘辛为用，故长夏湿土客邪火旺，可从权加二术、泽泻，上下分泻其湿热之气。湿热太盛，主食不消化，故食减，不知谷味，加炒曲以消之，更加人参、麦冬、五味泻火，益肺气，助秋损也，此乃伏中长夏正旺之时药也。

鳌按：东垣加减法，极精当，极周密，良为本方变化之妙。但血气虚弱者，固用无不效。若壮盛人，不但无功，恐反

助湿火，则又不可不斟酌也。

治伏暑方十

消暑丸　〔治伏暑〕　半夏八两　赤苓　甘草各四两

用醋二升煮半夏，醋干，共炒为末，姜汁糊丸，每四五十丸，开水下，药下即苏。

香薷饮　〔又〕　方详上。

藿香正气散　〔又〕　方详上。

五苓散　〔又〕　方详上。

来复丹　〔又〕　方详上。

酒蒸黄连丸　〔又〕　黄连四两，酒七合，浸一夜，蒸干为末，面糊丸，每二三十丸，热水下，以胸膈凉不渴为验，一名小黄龙丸。

桂苓甘露散　〔又〕　滑石一两　石膏　寒水石　泽泻　葛根　白术　赤苓　甘草各五钱　人参　桂皮　藿香各二钱半　木香一钱二分半

每末二钱，白汤下。

益元散　〔又〕滑石六两　炙甘草一两

一名六一散。又名天水散。又名神白散。本方加干姜五钱，名温六丸，治因寒吐泻反胃。本方加红曲五钱，名清六丸，治湿热泄泻，俱以饭丸。

清肺生脉饮　〔又〕黄芩二钱　当归　生地　人参　麦冬各一钱　五味子十粒

濯热散　〔又〕白矾　五倍子　乌梅肉　甘草各一两

共为末，入白面四两拌匀，每二钱，新汲水调下。一名龙须散。

治暑风方九

黄连香薷饮　〔暑风〕　香薷三钱　厚朴钱半　黄连七分半

入酒少许，水煎冷服。一名黄连香薷散。

白虎汤　〔又〕　方详上。

竹叶石膏汤　〔又〕　人参　竹叶　麦冬　石膏　半夏　甘草　粳米

四君子汤　〔又〕　方详上。

生脉散　〔又〕　方详上。

二香散　〔又〕　香薷　香附各二钱　苍术　苏叶　陈皮各一钱　厚朴　扁豆　甘草各五分　姜三片　木瓜二片　葱白二茎

人参羌活散　〔又〕　羌活　独活　柴胡　前胡　枳壳　桔梗　人参　赤苓　川芎　甘草各六分　天麻　地骨皮各三分　薄荷三叶

香薷饮　〔又〕　香薷　厚朴　扁豆子　甘草

六和汤　〔又〕　香薷　厚朴各钱半　赤苓　藿香　扁豆　木瓜各一钱　砂仁　杏仁　半夏　人参　甘草各五分　姜三　枣二

本方加麸炒黄连一钱，名清暑六和汤。

治暑泻方十一

桂苓甘露饮　〔暑泻〕　滑石二两　茯苓　泽泻　寒水石　石膏　甘草各一两　白术　猪苓　肉桂各五钱

每末二钱，姜汤调下。

玉龙丸　〔又〕　硫黄　硝石　滑石　明矾

水丸。

六和汤　〔又〕　方详上。

解暑三白汤　〔又〕　方详上。

香朴饮子　〔又〕　香薷钱半　厚朴　扁豆　赤茯苓　泽泻　陈皮　木瓜　半夏　人参　乌梅肉　苏叶各七分　甘草五分　姜三　枣二

大顺散　〔又〕甘草切，长一寸，二两　干姜　杏仁　肉桂各四钱先将甘草以白砂同炒，次入姜同炒，次入杏仁同炒，筛去砂，入桂，为末，每二钱，水煎温服。如烦躁，井水调下。

消暑十全饮　〔又〕　香薷一钱半　厚朴　扁豆子　苏叶　白术　赤苓　藿香　白檀香　木瓜各一钱　甘草五分

香薷汤　〔又〕　香薷三钱　厚朴　扁豆子　赤苓各一钱半　甘草五分

水煎服。或为末汤点二钱服，他暑药皆不及此。

连理汤　〔又〕　人参　白术　干姜　茯苓　黄连　炙甘草

桂苓丸　〔又〕肉桂　赤苓等分

蜜丸，每两作八丸，每一丸，井水化下。

缩脾饮　〔又〕　砂仁钱半　草果　乌梅肉　香薷　甘草各一钱　葛根　扁豆子各七分　姜五

治疰夏病方四

参归益元汤　〔疰夏〕　当归　白芍　熟地　茯苓　麦冬各一钱　陈皮　酒黄柏　酒知母各七分　人参五分　甘草三分　五味子十粒　枣二枚　米一撮

生脉散　〔又〕　方详上。

黄芪建中汤　〔又〕　白芍　桂枝　生姜　甘草　大枣　饴糖　黄芪

补中益气汤　〔又〕　方详上。

附录：服药总法

周禹载曰：伤暑伤寒温凉诸症，皆邪气欺正气也，用药如对敌，药入则邪渐退，药力尽而邪又渐炽，必一服周时，即详势诊脉，药对则日夜连进三五服，以邪退病安为主。此法惟仲景《伤寒论》、孙思邈《千金方》中载之。孙曰：夏天日五夜三服，冬天日三夜五服，必期病退而后止，如御敌者，愈驱愈逐，加精锐荡平而后班师，此万全之胜算也。自宋以后，此法不传，故取效寡，而活人之功疏，愚用此法，屡获神奇之效。

疟疾源流

诸疟，暑病也。邪入于阴，则阴实阳虚而发寒；邪入于阳，则阳实阴虚而发热。经故曰：寒热更作，阴阳相移也。盖暑邪伤，或舍皮肤之内，与卫气并居，因随日行阳夜行阴之卫气并行，而得阳则外出，得阴则内搏，是以有日作之疟。或邪舍深而内搏于阴，则邪在脏矣，在脏者其行迟，不能随卫气之行阳行阴，以准外出内搏之候，故阴常与阳争不得出，而有间日一作之疟。或邪与卫气会于六腑，有时相守，不能相争，因又有休数日一作之疟。此《内经》论疟之精蕴，有可悉其源流者也。然疟虽原于暑热，而疟之发实因于寒与风。经曰：夏伤于暑，汗大出，腠理开发，因凄沧之水寒藏皮肤中，秋伤风则病成。夫所谓水者，因浴而受水之气也。所谓寒者，因暑乘凉而反受寒也。是水寒之气，当盛夏之时，与暑热之邪并伏皮肤之内，迨秋风外束，而新凉之阴欲入，暑阳从内拒之，暑阳欲挟水寒之气而出，新凉之阴又从外遏之，阴阳相搏而成疟。此疟所以原于暑，而发必因于寒与风也。特风寒之感，必有重轻，有先后。经曰：先伤寒，后伤风，故先寒后热，病名寒疟。固已，其曰先伤风，后伤寒，故先热后寒，病名温疟者，其先伤之风，乃由盛暑汗出当风所感之风言，非指新秋外束之风言也。既当风而受风，复因贪凉而反受寒，此风与寒之邪，均伏于皮肤内，至秋重又感风而作也。其曰：肺素有热，气盛于身，发则阳气盛，其气不及于阴，而但热不寒者，又名瘅疟。凡此皆指应暑之疟言之，其实四季之气，寒热相劫，皆能为疟，经所云秋病者寒甚，冬病者寒不甚，春病者恶风，夏病者多汗是也。故于温疟复申之曰：温疟者，得之冬中于风，寒气藏于骨髓，至春阳大发，邪不能自出，因遇大暑，腠理发泄，兼有所用力，邪与汗皆出，此病藏于肾，自内而出之外者，据是推之，四时皆能为疟益信矣。至发之时，有或晚或早者，以邪必客风府，风府者，项骨第一节之位。项骨有三节，脊骨二十一节，共二十四节，下为尾骶骨。邪自风府，日下一节，故发晚，二十五日直至骶骨，二十六日邪复自后而前，入于脊内，以注伏膂之脉，由是邪在伏膂，循脊上行，为自阴就阳，却无关节之阻，其邪亦日退，九日即出缺盆，而发渐早，故疟之发，无论日与间日，其邪随经络以内搏者，必俟卫气相会合，病乃发也。总之，邪之浅者，日随卫气为出入，卫气一日一夜与邪气会于风府，疟即相应而发。邪之深者，即留着于内，不能日随卫气出入，须俟卫气周流，适与邪气相值，而相值之候，或间日，或休数日，相值之时，或早或晚，既不能拘，故病亦不能日发，且不能有定时耳。疟之为义，如是尽矣。

试进详治之之法。古人云：有汗欲其无汗，养正为先宜参、苓、芪、术等，秋冬加桂枝。无汗欲其有汗，散邪为急宜柴胡、葛根、石膏、羌活、姜皮、人参、苍术等。其大旨也。要而论之，疟之发，如冰冷，如火热，如风雨骤至，猝不可当，其病为逆，殊不易治。而究其故，要皆中气不足，脾胃虚弱，暑邪与风寒乘虚客之而作，故治之者，莫先于清暑益气，祛风消痰，兼理脾胃，而又随经随症，投药解散之，则庶几其有济矣。何则？疟之作，六经皆有现症。足太阳症，腰痛头疼且重，遍身骨痛，小便短赤，寒从背起，先寒后热，热止，汗出难已。盖邪在三阳盛于表，故汗出不收也宜羌活黄芩汤加减。足阳明症，头疼鼻干，渴欲引饮，不得眠，先寒，洒淅寒甚，久乃热，甚则烦躁，畏日月火光，热去汗出。盖以阳明为热甚之腑，寒胜之故先寒，久乃热也。畏日月火光者，热腑而为阴邪所掩，故触乎热反畏之也宜大剂竹叶石膏汤加减。足少阳症，口苦，耳聋，胸胁痛，或呕，身体解㑊，见人惕惕然，寒不甚，热不甚，热多，汗出甚，盖以病在半表里，故寒热俱不甚。邪在胆而怯，故心惕。少阳主木火，故热多，且汗出甚。解㑊者，倦怠不耐烦也宜小柴胡汤加减。以上三阳经疟，大约多热多渴，亦易得汗，急宜大剂以逐暑邪，除热渴，去头疼宜辛寒如石膏、知母、柴胡，甘寒如葛根、麦冬、竹叶、粳米，苦寒如黄芩为君，兼寒甚者用辛温如姜皮、桂枝，脾胃虚弱饮食不消者，补以参术，佐以蔻仁、砂仁、草蔻、麦芽、枳壳、陈皮、山楂、神曲以为消导。下午或空日，兼服扶脾开胃之药，大补元气宜参术健脾汤，自然易瘳。士材李氏云：在太阳曰风疟，宜汗；阳明曰热疟，宜下；少阳曰风热疟，宜和。其法亦可临时酌用。足太阴症，不乐，善太息，不嗜食，先寒后热，或寒多。若脾疟，必寒从中起，善呕，呕已乃衰，然后发热，热过汗出，乃已。热甚者或渴，否则不渴，喜火。盖以脾喜乐，病则否，上焦痞塞，故好太息而不嗜食。太阴主里，邪不易解，故多寒热。脾病及胃，故善呕也宜桂枝汤加减，参用建中汤，脾寒诸疟宜橘皮散。足厥阴症，腰痛，少腹满，小便不利如癃状，意恐惧，易太息，先寒后热，甚者色苍苍如欲死，或头疼而渴。盖以厥阴之脉环阴器，抵少腹，布胁肋，故多腰腹小便之病。凡小水不利为癃，如癃者，病不在小水，而在邪之陷，急数欲便也。肝气不足，故恐惧而太息宜先用三黄石膏汤以祛暑邪，次用鳖甲牛膝汤加减。足少阴症，腰痛脊强，口渴，呕吐甚，小便短赤，欲闭户牖而处，寒从下起，寒热俱甚，热多寒少，其病难已。盖以少阴主里，则阴气上冲，故呕吐甚。肾病则阴虚，阴虚故热多寒少。病在阴，故欲暗处。肾阴脏，而邪居之，故难已也宜先用人参白虎汤，次用鳖甲牛膝汤加减。以上治六经诸疟，悉本缪仲淳法。是知三阳疟其邪浅，发在夏至后处暑前。三阴疟其邪深，发在处暑后冬至前。其大较也。三阴三阳疟，俱有日作间作之症，前辈谓三阳疟定日作，三阴疟定间日者非也。独三日疟，即经所云休数日作者，乃必发于三阴耳。故必审其脉症，知为何经，然后决经治之。丹溪谓为作于子午卯酉日者，少阴经疟；作于寅申巳亥日者，厥阴经疟；作于辰戌丑未日者，太阴经疟。亦是审验三阴经法宜以鳖甲牛膝为君，加入引经药，作于夜而便燥者加当归，脾胃弱者勿加，佐以姜皮，热甚勿入，大剂与之。既审知何经而施治。其或有痰兼去痰宜加槟榔、半夏。有癖兼除癖宜加常山。经络阻碍，兼透经络宜加穿山甲。若止暑结荣分，则槟榔等俱无所用宜鳖甲、香薷、生姜。此治三日疟之大法也。邪气深伏，并能为五脏疟。如肺疟则心寒，寒甚则热，热时善惊，如有所见。盖以肺为心覆，寒邪乘所不胜，故心寒。心气受伤，故善惊也宜桂枝加芍药汤。心疟则烦心甚，欲得清水，反寒多而不甚热。盖以邪在心，故烦欲得水以解，心阳脏，而邪居之，则阳虚阴盛，故反寒多不甚热也宜桂枝黄芩汤。肝疟则面青太息，状若死。盖以肝气苍，肝郁则气逆，故太息。木病则强，故若死也宜四逆汤。脾疟则寒时腹痛，热时腹鸣，鸣已汗出。盖以脾至阴，而邪居之，故寒而腹痛。寒已而热，脾气得行，故腹中鸣。鸣已，阳气外达，故汗出而解也宜小建中汤、橘皮散。肾疟则腰脊痛，大便难，目眴眴然，手足寒。盖以肾脉贯脊，开窍于二阴，故腰脊大便病。目不明，水亏也。手足寒，阴厥也宜桂枝加归芍汤。但前既言六经疟，而此又言五脏疟者，以前就经言，邪只中诸脏之经，此就部言，邪并中诸脏之部，故非重复也。

此外又有风、寒、暑、湿、痰、食、血、劳、瘴、疫、鬼、牝、疟母等症，士材谓为疟之兼病，非因而成疟者是也。然既有此等兼病，则必有其所由然，与其所以治。风疟者，自感风而得，风为阳邪，故其症先热后寒，恶风自汗，头疼烦躁宜川芎、白芷、细辛、青皮、槟榔、紫苏。寒疟者，自感寒而得，与经言寒疟不同，寒为阴邪，故先寒后热，且寒多热少，恶寒无汗，挛痛而惨宜姜、桂、厚朴、草果等，附子亦可酌用。暑疟者，专受暑而得，与凡疟之因暑而反受风寒以成者不同，故但热不寒，或多热，里实不泄，烦渴而呕，肌肉消削宜益元散、香薷饮、小柴胡汤参用之，或加竹沥。湿疟者，感受湿气而成，其症寒热相等，小便不利，身体重痛，肢节烦疼，呕逆胀满宜参用胃苓汤、除湿汤、五苓散、加味二陈汤。痰疟者，痰结胸中，与凡疟所挟之痰更甚，故寒热乍已，胸中满闷不退，或头疼肉跳，吐食呕沫，甚则昏迷卒倒，皆是痰涎强聚之故宜二陈汤、导痰汤。食疟者，饮食不节，食滞痰生所致，故寒已复热，热已复寒，寒热交并，饥不能食，食则胀满呕逆，腹痛，亦名胃疟宜青皮、陈皮、砂仁、蔻仁、麦芽、草果、山楂、神曲。血疟者，或衄血，或便血，或女人月事适来，皆是血症宜于治疟药中加桃仁、蓬术、延胡索等。劳疟者，以真元不足，表里俱虚，或作劳，或房劳所致，故病发于阴，即久疟也，其症寒热甚微，寒中有热，热中有寒，最难调治宜补中益气汤酌加鳖甲、牛膝、首乌。瘴疟者，感受山岚湿涧之毒气，以至败血瘀心，瘀涎聚脾，故乍寒乍热，迷困发狂，或哂而不言，岭南最多此症宜小柴胡汤加大黄、木香。疫疟者，一方长幼相似，因染时行不正之气，变成寒热，须参气运用药宜五瘟丹、不换金正气散。鬼疟者，亦感时行不正之气，以至成疟，寒热日作，或甚或不甚，每发必胡言乱语，见神见鬼，多生恐怖宜苍术、白芷、桃仁、雄黄。牝疟者，阳气素虚，又久受阴湿，阴盛阳虚，故但寒不热，气虚而泄宜柴胡姜桂汤，或加黄芩。至于疟母者，缘治之失宜，营卫亏损，邪伏肝经，挟血挟痰挟食，胁下结成块是也，必以补虚为主，不可轻用攻剂宜参用小柴胡汤、四君子汤加鳖甲、肉桂、射干、牡蛎、砂仁、三棱、青皮。而犹有未尽者，更陈列之。疟必由中气虚，若用破气药，则中气愈伤，邪不得解，甚则中满不思食，作泄，恶寒，口干，种种变生，急难医治，如或遇此，速宜培补真气宜六君子汤。疟病必挟痰，所谓无痰不成疟是也，然痰有寒热之分，不容概治热痰以贝母为君，竹茹、竹沥、橘红、茯苓、瓜蒌霜佐之，寒痰发疟，寒多不渴，以半夏、白术、橘皮为君，姜皮佐之。疟病必挟风，有风者先治其邪宜以首乌为君，白术、橘皮为臣，葛根、羌活、姜皮为佐，不头疼去羌活。疟有暑湿热之邪内伏，百药不效者，尤宜详审，或稍下之亦可宜青蒿、苍术、枳实。疟有寒甚而因于虚者，治必兼补兼散宜以甘温如参、芪、术为君，辛甘如姜皮、桂枝为佐。疟发在阴分者，不得概用阳分药宜以当归、牛膝为君，佐以干姜，如热甚而渴，去姜，加知母、麦冬、竹叶、鳖甲等。疟发日久，多热不解者，必本阴虚，当益阴除热宜鳖甲、牛膝为主。疟发日久，多寒不解者，必本阳虚，当补中益气宜以参、芪、术为主。疟发日久，并寒与热不歇者，为有根，根者何？水饮败血结癖是也。盖水饮皆能生寒热，败血为暑热之毒，结癖为疟母，而有结癖者胁必痛，以癖必结于胁下也。凡此皆为寒热不歇之根，故挟水饮者当逐水饮，挟败血者当消暑毒，有结癖者当攻其癖，能随症疏利之，寒热自除矣。《直指》云：疟多用常山，以水在上能吐之，水在中下能破其结而下其水。斯言良是也，此皆治疟之要法，不可不知者。若疟后变症，惟痢最为危急，而其变痢之由，有因暑邪太盛，解散不早，即或解散，不能通畅，以至陷入于里，变而为痢者，急用表里分消之法以治之宜以芩、连、芍、草、滑石、红曲以消里，葛根、升、柴以治外，脾胃弱加人参、扁豆、莲肉，连进大剂，以痢愈为度，痢愈疟亦止，即不止，其发亦轻，仍随经随症施治。有因误下邪气隐于内，变而为痢者，则必兼腹满、肿胀、呕恶、不思食等症，法宜逐邪去滞以培土宜芩、连、芍、草、滑石、红曲、葛根、柴胡、人参、莲肉等，及陈皮、藿香、厚朴、姜皮，亦以痢愈为度。此二因者，症之最急，治之之药，必宜大剂，若胆小，虽用药不谬，终不去病，以致迁延不救。其次疟劳，或素有弱症，而又患疟，以致旧病更深，或因疟煎熬日久顿惫，精神衰耗，内热不清，肌肉消削，渐至往来潮热，致成痨瘵，急宜察其何经受病，以补益调理之宜补中益气汤、八味丸为主。其次厥疟，总由气血亏虚，调理失宜，或因寒而厚衣重被，至发热不去，过伤于暖，或因热而单衣露体，虽过时犹然，至又感寒，遂成厥疟，治者当分别寒热，不得混施汤剂热厥宜升阳散火汤，寒厥宜建中汤，及附、桂、吴萸，俱可酌用，或兼气虚，参用参芪益气汤，或兼血虚，参用四物汤。以上种种诸法，固合疟之症变为治矣，宁患有未瘳乎。至如似疟非疟一症，亦恶寒，亦发热，亦或连日作，或间日作，而其与疟分别处，惟在乎脉不必弦，皆由感冒风寒，忽觉毛寒股栗，百骸鼓撼，呕不能食，未几而发热，有似疟状也，其或有热多者宜小柴胡汤，或有寒多者宜人参养胃汤，或有内伤虚者宜补中益气汤加山楂、麦芽、蔻仁以扶脾胃，皆宜随症施治，自止矣。然伤寒痨病，各有如疟，各宜从本病施治，即痰饮癫疝，积聚伤食，暑湿燥火，痈疽疮毒等症，俱有寒热似疟者，须细问其原，不得概认为疟。

【脉　法】　《要略》曰：疟脉自弦，弦数多热，弦迟多寒，弦小紧者宜下之，弦迟者可温之，弦而紧者可发汗，浮大者可吐之，弦数者风发也，以饮食消息止之。《脉经》曰：疟脉自弦，微则为虚，代散则死。丹溪曰：疟脉多弦，但热则带数，寒则带迟，亦有病久而脉极虚微无力，似乎不弦，然必于虚数之中见弦，但不搏手耳，细察之可也。《医鉴》曰：弦短者伤食，弦滑者多痰，虚微无力为久疟。《回春》曰：疟脉迟缓者，病自愈。

【疟疾形症】　《内经》曰：阴阳交争，阳并于阴，则阴实而阳虚。阳明虚则寒栗鼓颔。太阳虚则腰背头项痛。三阳俱虚则阴气胜，阴胜则骨寒而痛，寒生于内，故中外皆寒。阳盛则外热，阴虚则内热，内外皆热，则喘而咳，故欲饮冷。《入门》曰：卫虚则先寒，营虚则先热，表邪多则寒多，里邪多则热多，表里相半则寒热相等。丹溪曰：人之荣卫昼行于阳，阳表也，夜行于阴，阴里也，荣卫行到，病所不通，乃作寒栗鼓振，头颔中外皆寒，腰脊俱痛，此邪气入于内也。寒战俱已，内外皆热，头痛如破，渴欲饮冷，烦满欲吐，自汗，此邪气发于外也。《三因》曰：暑疟则单热，湿疟则多寒，寒疟则先寒后热，风疟则先热后寒，余皆先寒后热。又曰：阳不足，则阴邪出表而与阳争，乃阴胜而为寒。阴不足，则阳邪入里而与阴争，乃阳胜而为热。若邪入而正气不与之争，则但热而无寒。阳不足，则先寒，阴不足，则先热。东垣曰：身后则为太阳，太阳者，膀胱水寒也；身前为阳明，阳明者，大肠金燥也；少阳之邪在其中，近后膀胱水则恶寒，近前阳明金则发热，故往来寒热而为疟。

【疟发日数】　丹溪曰：三日一发者，受病一年，间日一发者，受病半年，连日发者，受病一月，二日连发住一日者，气血俱受病也。又曰：三日一发，阴经受病最重。《入门》曰：阳为腑，邪浅与荣卫并行，一日一作。阴为脏，邪深横连膜原，不能与正气并行，故间日蓄积乃作，或三四日一作，久则必为疟母。

【疟发时刻】　《保命》曰：从卯至午作者，邪在外也。从午至酉作者，邪在内也。从酉至子作，或至寅作者，邪在血分也。《入门》曰：阳为子时至巳，阴为午时至亥，如作寅卯而退于未申，或作未申而退于子丑，皆谓之阴阳不分，须用药趱早，或移时分，定阴阳，然后阳疟截住，阴疟升散。

【疟发昼夜宜分治】　《医鉴》曰：气虚则日发，宜补中益气汤加半夏、黄芩，六君子汤。血虚则夜发，宜麻黄黄芩汤，柴胡芎归汤。

【疟疾治法】　《保命》曰：太阳曰

寒疟，宜汗；正阳明曰热疟，宜下；少阳曰风疟，宜和。三经皆谓暴疟。在三阴俱曰温疟，宜汗下和。痎疟者，老疟也，故曰久疟，又曰太阳疟，宜桂枝羌活汤、麻黄羌活汤。阳明疟，宜柴苓汤、人参白虎汤。少阳疟，宜柴胡桂枝汤、柴胡加桂汤。三阴疟，总宜白虎桂枝汤、麻黄白术汤。太阳阳明合疟，宜桂枝芍药汤、桂枝石膏汤。三阳合疟，宜桂枝黄芩汤以和之。《正传》曰：伤寒余热未尽，重感于寒而变疟，名曰温疟，亦名风疟，此为伤寒坏症，其症先热后寒，不得作正疟疾治。《入门》曰：桂枝汤治太阳，白虎汤治阳明，小柴胡汤治少阳，意甚明白。挟痰合二陈汤，挟食合平胃散，尿涩合五苓散，便闭合大柴胡汤，无汗加葛根、苍术，有汗加黄芩、白术，气虚加人参、白术，热甚加芩、连，寒多加草果，口渴加乌梅，夜作加桃仁、赤芍，日久加常山、槟榔吐之，治疟之法尽矣。又曰：疟无汗，宜用柴胡、升麻、川芎；多汗，宜用白术、乌梅。《得效》曰：疟疾者，阴阳交争，寒热互作，用药须半生半熟、半冷半热，乃收十全之功，盖所以分阴阳，解寒热也。《直指》曰：凡疟方来，与正发时，不可服药，恐药病交争，转为深害，须未发两时之前，或发日清晨与服，仍节饮食，避风寒，远酒色，慎起居，无不愈。《医鉴》曰：如疟疾寒热大作，此太阳阳明合病也，谓之大争，寒作则必战动，热发则必汗泄。经曰：汗出不愈，知为热也，不治之，恐久而传入阴经，故宜用桂枝芍药以解之。若服此汤后，寒热转甚者，知太阳阳明少阳三经合病也，故又宜桂枝黄芩汤以和之。

【疟疾难治不治症】　《灵枢》曰：寒热脱形，脉坚搏逆也，死不治。《得效》曰：久疟复作，虚浮不食者，难治。久疟腰脊强急瘈疭者，必不治。

【疟疾导引法】　《保生秘要》曰：平身坐定，双手擦掌抚肾囊，两肘靠膝，以声势向前躬而后抑，如此用力起五九之数，约汗透身，轻爽而自愈，慎风邪。

【疟疾运功】　《保生秘要》曰：定艮起念，运上风门穴，多着工夫，盖风感此透也，渐运入内，又散出外，上泥丸，降心头推开，或吐而愈，不吐亦愈。

治疟方四十六

羌活黄芩汤　〔太阳疟〕　羌活　黄芩　陈皮　前胡　猪苓　甘草　知母

如口渴，即兼阳明，宜倍知母，加麦冬、石膏。渴而汗少或无汗，加葛根。如深秋或冬无汗，加姜皮。因虚汗少或无汗，加人参、麦冬、姜皮。因虚汗多，加黄芪、桂枝，汗止即去桂枝。若素有热，勿入桂枝，代以白芍、五味子。若发于阴加当归。小便短赤或涩，加六一散，春温以茯苓、猪苓代之。

桂枝羌活汤　〔又〕　桂枝　羌活　防风　甘草各一钱半

此方能治太阳疟，自汗，头项痛，腰脊强。

麻黄羌活汤　〔又〕麻黄　羌活　防风　甘草

此方能治太阳疟无汗，即前方去桂枝用麻黄也。

柴苓汤　〔阳明疟〕柴胡一钱六分　泽泻一钱三分　赤苓　猪苓　白术各七分半　半夏七分　黄芩　人参　甘草各六分　桂心三分　姜三片

竹叶石膏汤　〔又〕　竹叶　石膏　人参　麦冬　甘草　生粳米

无汗或汗少不呕者，加葛根。虚而作劳，加人参。汗多加白术。痰多加橘红、贝母，得汗即解。寒热俱甚，渴甚，汗多，寒时指甲紫黯者，加桂枝。

小柴胡汤　〔少阳疟〕　柴胡　黄芩　人参　半夏　甘草　姜　枣

渴者去半夏，加石膏、麦冬。肺热去人参，倍麦冬，加知母。有痰不渴，加贝母、白术、茯苓、姜皮。阴虚有热，虽呕吐，忌用半夏、生姜，恐损津液。至声哑，加竹茹、橘皮、茯苓、乌梅、麦冬。

柴胡桂枝汤　〔又〕　柴胡二钱　桂枝　黄芩　人参　白术　半夏各一钱　甘草五分　姜三　枣二

此方能治少阳疟，寒热乍往乍来。

柴胡加桂汤　〔又〕　柴胡三钱　黄芩　桂枝各二钱半　半夏一钱　甘草四分　姜三　枣二

桂枝芍药汤　〔二阳疟〕　桂枝一钱　赤芍　知母　石膏　黄芩各二钱

桂枝石膏汤　〔又〕　石膏　知母各三钱　黄芩二钱　桂枝一钱

桂枝黄芩汤　〔三阳疟〕　柴胡二钱　石膏　知母各一钱半　人参　黄芩　半夏　甘草各一钱二分　桂枝一钱

参术健脾汤　〔凡疟总服〕　人参　橘红　茯苓　白蔻仁　山楂　麦芽　藿香　白术　白芍　山药

肺火去参、术，加麦冬、石斛、乌梅。停食必恶食，倍山楂，加神曲。伤肉食加黄连、红曲。伤谷食加枳实、草果。伤面食加莱菔子，食消即已，单用本方。胃家素有湿痰，其症不渴，寒多，方可用半夏、橘红、苍术、白术，大剂与之。呕甚加姜皮。

白虎桂枝汤　〔三阴疟〕　石膏四钱　知母二钱　桂枝　甘草各一钱　粳米一合

三阴疟其脉如平，无寒但热，骨节烦疼，时便难，朝发暮解，暮发朝解，此方治之。

麻黄白芍汤　〔又〕　麻黄　桂皮　青皮　陈皮　半夏曲　白芷　苏叶　赤苓　白术　桔梗　细辛　槟榔　甘草各七分　姜三片　枣二枚

桂枝汤　〔太阴疟〕　桂枝　芍药　甘草　姜　枣

有痰加陈皮、白术。

建中汤　〔又〕

橘皮散　〔脾寒诸疟〕　广皮八两去白切，姜汁浸过一宿，砂罐内重汤煮干，焙，研末，每服三钱，大枣十枚去核，水一碗，煎至半碗，发前服，即以枣下之。

此方非寒极甚者，勿与服。

三黄石膏汤　〔厥阴疟〕

鳖甲牛膝汤　〔又〕　鳖甲　牛膝　当归　陈皮　柴胡

热甚而渴，倍鳖甲，加花粉、麦冬、知母。脾胃弱或溏泄，去当归，加人参。寒甚，寒多指甲青黯，加人参、姜皮、桂枝。肺火忌用参，止多服本方。

人参白虎汤　〔少阴疟阳明疟〕　人参　石膏　知母　甘草　粳米

凡少阴疟，先用本方加桂枝以祛暑邪，后加鳖甲、牛膝。热甚，倍知母，加麦冬。寒甚加桂枝。热甚而呕，加竹茹、人参、陈皮。用桂枝、牛膝者，肝肾同一治也。

桂枝加芍药汤　〔肺疟〕　桂枝　芍药　甘草　姜　枣

芍药倍用。

桂枝黄芩汤　〔心疟〕　桂枝　芍药　甘草　黄芩　姜　枣

四逆汤　〔肝疟〕　附子　干姜　甘草

小建中汤　〔脾疟〕　桂枝　芍药　甘草　饴糖　姜　枣

桂枝加归芍汤　〔肾疟〕　桂枝

芍药　甘草　当归　姜　枣

芍药倍用。

益元散　〔暑疟〕　滑石　甘草　朱砂

香薷饮　〔又〕　香薷　厚朴　扁豆子　甘草

胃苓汤　〔湿疟〕　苍术　厚朴　陈皮　甘草　白术　肉桂　茯苓　猪苓　泽泻

除湿汤　〔又〕　苍术　厚朴　陈皮甘草　白术　茯苓　半夏　藿香

加味二陈汤　〔又〕　半夏　陈皮　茯苓　甘草　黄芩　羌活　苍术

二陈汤　〔痰疟〕　半夏　陈皮　茯苓　甘草

导痰汤　〔又〕　半夏　南星　赤苓枳实　广橘红　甘草　生姜

不换金正气散　〔又〕　苍术二钱　厚朴　陈皮　藿香　半夏　甘草各一钱　姜一片　枣二枚

五瘟丹　〔疫疟〕　黄连火戊癸年为君　黄柏水丙辛年为君　黄芩金乙庚年为君　甘草土甲己年为君　香附木丁壬年为君　紫苏叶各一两

为君者倍入，皆生用，冬至日制为末，用锦纹大黄三两熬成膏，为丸，弹子大，朱砂、雄黄为衣，再贴金箔，每一丸，井华水磨服。

补中益气汤　〔劳疟昼发疟〕　人参　黄芪　白术　甘草　陈皮　归身　升麻　柴胡

柴胡姜桂汤　〔牝疟〕　柴胡　干姜　桂枝　黄芩　花粉　牡蛎　甘草

六君子汤　〔疟母昼发疟〕　人参　白术　茯苓　甘草　半夏　陈皮

调中益气汤　〔疟痨〕　人参　黄芪　白术　甘草　当归　白芍　柴胡　升麻　陈皮　五味子

归脾汤　〔疟痨〕　人参　黄芪　当归　白术　枣仁　远志　茯神　圆眼　木香　甘草　姜　枣

八味丸　〔疟痨〕　熟地　山药　山萸　丹皮　茯苓　泽泻　附子　肉桂

升阳散火汤　〔热厥疟〕　升麻　柴胡　羌活　独活　葛根　白芍　防风　甘草

理中汤　〔寒厥疟〕　人参　白术　炮姜　炙草

参芪益气汤　〔气虚疟〕　人参　黄芪　白术　五味　麦冬　陈皮　炮附子　炙甘草

四物汤　〔血虚疟〕　川芎　当归　白芍　熟地

麻黄黄芩汤　〔夜发疟〕　麻黄三钱　黄芩二钱　桂心一钱　甘草一钱半　桃仁十五个

临卧服。桃仁味甘苦辛，肝者，血之海，血受邪则肝气燥，经所谓肝苦急，急食甘以缓之，桃仁散血缓肝。谓邪气深远而入血，故夜发，乃阴经有邪，此汤乃发散血中风寒之剂也。

柴胡芎归汤　〔又〕　柴胡　葛根　川芎各一钱　桔梗　当归　赤芍药　人参　厚朴　白术　白茯苓　陈皮各七分　红花　甘草各三分　姜三片　枣二枚　乌梅一枚

此方能治夜发之疟，引出阳分而散，后再服人参截疟饮，自愈矣。

人参截疟饮　〔截一切疟〕　人参　白术　茯苓　当归　青皮　厚朴　柴胡　黄芩　知母　酒常山　草果　醋鳖甲各八分　肉桂　甘草各三分　姜三片　枣三枚　乌梅一个　桃仁七粒

水煎，露一夜，五更空心服，渣再煎，朝服，糖拌乌梅下药。忌鸡、鱼、豆腐、面食、辛辣物。此方虚人尤妙。

截疟饮　〔又〕　黄芪二钱　人参　白术　茯苓各钱半　砂仁　草果　橘红各一钱　五味子八分　甘草六分　乌梅三个　姜三片　枣二枚

此方治虚人久疟不止，极效。

截疟方　〔又〕　人参自四钱至一两，姜皮或生姜相配，露一夜，发日五更服，必止。甚者连进二服或三服。如贫，以白术代参。夜发者加当归，无不应手取效。此必久疟料无外邪内滞，方可服。

人参养胃汤　〔似疟非疟〕　人参　白术　橘红　半夏曲　丁香　木香　藿香　神曲　麦芽　茯苓　砂仁　厚朴　建莲　甘草各七分　姜三片

附载：倪涵初治疟四方

第一方　广皮　姜半夏　茯苓　威灵仙各一钱　制苍术　姜厚朴　柴胡　黄芩各八分　青皮　槟榔各六分　炙甘草三分

头痛加白芷，加姜三片，上咀片，如法炮制，河井水各一杯，煎九分，饥时服，渣再煎服。此方平胃消痰，理气除湿，有疏导开先之功，受病轻者，二帖即愈，勿再药可也。若二帖后病势虽减而不全愈，必用第二方，少则三帖，多则五帖而已。

第二方　生首乌三钱　知母　醋鳖甲各二钱　白术　威灵仙　当归各一钱　茯苓　枯黄芩　柴胡　陈皮各八分　炙甘草三分　姜三片

井水、河水各一杯，煎八分，加无灰酒五分，再煎一沸，空心服，渣再煎服。此方补泻互用，虚实得宜，不用人参、黄芪，屏去常山、草果，平平无奇，却有神效，即极弱之人犯极重之病，十帖后，立有起色，功奏万全，所云加减一二即不灵应者，正此方也。

第三方　黄芪　当归各一钱二分　人参　白术各一钱　柴胡　陈皮各八分　升麻四分　炙甘草三分

或加首乌二钱，炒知母一钱。或又加麦芽一钱，青蒿子八分皆可。姜一片，枣二枚，水二杯，煎八分，半饥时服三五帖，元气充实，永不发矣。方虽有三，第二实为主方，既不刻削，亦可峻补，功独归之。其第三方专为有力者设，若贫家，只多服第二方可也。疟之为害，南人患之，北人尤甚，弱者患之，强者尤甚，虽不至遽伤人命，然不治则发无已时，治之不得其道则邪恶内伏，正气日虚，久而久之，遂不可治。予所定三方，甚为平易无奇，绝不入常山、草果等劫剂，且不必分阳疟阴疟，连日间日三日，及非时疟，人无分老幼，疾不论久近，此三方不用加减，惟按次第服之，无不应手而愈也。

久疟全消方　威灵仙　醋莪术　炒麦芽各一两　生首乌二两　金毛狗脊八钱　青蒿子　黄丹　穿山甲水煮，切细，炒成珠　醋鳖甲各五钱

如小儿，加炙鸡肫皮五钱。用山药粉一两，饴糖一两，水一小碗为糊丸，每半饥时，姜汤下二三钱。凡处暑后冬至前，或间日，或非时，缠延日久，须治疟母，予尝酌定此方以治人，服不半料，无不全愈收功。

附载：缪仲淳治疟诸法及诸药要品

热多　贝母　麦冬　葛根　竹叶　知母　黄芩　柴胡　乌梅　首乌　鳖甲　牡蛎　石膏　橘红　滑石　牛膝　茯苓

寒多　桂枝　姜皮　人参　白术　苍术　黄芪　归身　炙草　半夏　橘红　蔻仁　草蔻仁

汗多　人参　白术　黄芪　秋冬加桂枝

无汗　葛根　柴胡　石膏　羌活　姜

皮　人参　苍术

疟母　鳖甲　射干　牡蛎　三棱　砂仁　肉桂　人参　青皮　陈皮　甘草

痢疾源流

诸痢，暑湿病也。大抵痢之病根，皆由湿蒸热壅，以至气血凝滞，渐至肠胃之病。惟由湿热，故多偏于燥，里急后重，小便赤涩，皆其症也。惟由气血郁滞，故血主于心，而热郁伤血者，心亦由是而病。气生于肺而凝滞伤气者，肺亦由是而病。至心之表为小肠，肺之表为大肠，二经出纳水谷，转输糟粕，而胃又为二经之总司，故心移病小肠，则血凝而成赤痢，肺移病大肠，则气结而成白痢，而血与气之凝结，必挟饮食痰涎，始成积滞。其饮食痰涎，皆贮于胃，故痢之病，不离乎胃，此病起心肺而及于胃者也。亦有胃家本经湿热，传染于大小肠者，则以大小肠为出纳转输之官，而胃家饮食痰涎之积滞，必由大小肠出，故病又从胃而及二经，其所痢又必兼黄，盖以黄为土色也。则就所痢之色，其或是赤，可知病因于血，即病根于心；其或是白，可知病因于气，即病根于肺；其或是黄，可知病因于饮食痰涎，即病根于胃。从其根而治之，各投以引经之药为向导心，黄连、细辛；肺，桔梗、升麻、白芷、葱白；胃，白芷、升麻、葛根、大黄，岂可概从肠胃之说乎哉？特所谓从根而治者，伤气分则调气益气宜导气汤、异功散、四七汤、木香化滞汤，伤血分则和血补血宜阿胶四物汤，四物地榆汤加山栀、槐花等，伤胃分则安胃养胃宜胃苓汤、香砂枳术丸、保和丸，固各有所主矣。而要法则必先祛暑邪兼渗湿宜茹苓汤、胜湿汤，虽病在气血，亦必兼理脾胃为主，经云：安谷则昌，绝谷则亡，此之谓也。至于痢久则伤肾，则以肾为胃关，开窍于二阴，病既或由心肺而及胃，以注于二经，或专由胃以及大小肠而注于二经，总未有不伤肾者，故治必当补肾宜熟地炭、丹皮、沉香、山药、远志、黄柏，使命门之火旺，有以生土，将饮食自进，垢滞自化矣。此各经致痢之原，不可不别而治也。若但拘痢无止法一言，概行攻伐，必愈损血耗气，或又拘初则行、久则涩之语，每至固涩之后，壅滞气血，变为肿胀喘急宜木香调气汤、苏子降气汤，非不审其经以治其根而及其流之过哉。总之，痢之由于气者，必疏通之。由于血者，必调和之。由于饮食痰涎者必推荡之。以至由气血而伤及脾胃，必培补中宫宜归脾汤、六君子汤。由气血与脾胃而伤肾，必峻补元阳如附、桂、五味、补骨脂、赤石脂、禹余粮等，俱可选用。此治痢之大凡也。然而病之由来不一，更变无穷，固不得不求其详也。试条举之：或发痢冒暑而成，自汗发热面垢，呕渴，腹痛，小便不通，此暑湿积滞皆有之宜香薷饮、五苓散，藿香正气散中加木香、黄连、香薷。或初发时即里急后重，所下无多，才起腹又痛，此湿热凝滞之故宜藿香正气散加木香、黄连、枳壳，或檀香、乳香、冰片、麝香。或里急，登圊反不出，则由于气滞宜苏子降气汤、木香化滞汤，重者承气汤。或里急而频见汗衣，则为气脱宜理中汤，补中益气汤去当归加肉果。或后重而至圊稍减，则为火迫宜治痢方中加黄连为主。或后重而至圊不减，则为虚滑宜真人养脏汤。或后重而至圊转甚，则为下陷宜治痢方中加升麻举之，甘草缓之。或腹中疼痛不止，则由肺邪郁在大肠宜桔梗、苏子为君，白芍、甘草、陈皮、木香、当归以佐之；恶寒加干姜，恶热加黄连，虚弱用建中汤。一方，枳壳、黄连等分，槐花一两拌炒，去槐花，用二味，煎好入乳香、没药各八分，为治腹痛神妙之品。或大孔痛，宜分寒热为治热治于下，宜芩、连、槐花、木香、槟榔；挟寒，理中汤，外以炒盐熨之。或痢已止，但虚坐努责不得解，则由血虚宜四物汤去川芎，加红花、陈皮、甘草。或老人深秋患痢呃逆，最宜小心宜黄柏末，米饮丸，参、苓、米汤下。或胎前作痢，不可轻用伤胎药宜芩、连、白芍、炙草、橘红、枳壳、红曲、莲肉，略用升麻亦可，未满七月，勿用滑石。或产后作痢，积滞虽多，腹痛虽极，不可轻用荡涤药如大黄、芒硝之类，恐伤胃气，致不可救宜人参、白术、当归、红曲、升麻、炙甘草、滑石、益母草。恶露未尽者兼治之宜加乳香、没药、砂仁。血虚者稍清理之宜加阿胶。以上总言治痢之法也。

而赤白之分，亦有宜别者。赤则如下脓血，由脾经受湿也宜苍术地榆汤。下血不止，热毒凝滞也宜郁金散。纯下血而色鲜红，心家伏热也宜犀角丸。赤痢久而百法不效，脉沉弦而左为甚，秽物甚少，但有紫黑血水，此瘀血也宜乳香、没药、归尾、桃仁、木香、槟榔，甚者加大黄。白则如鼻涕，如冻胶，此由气分致病，亦名冷痢宜先用沉香、木香、蔻仁、砂仁，次用理中汤加木香。甚有不能食者宜肉果、陈米。赤白痢则赤白各半，此由冷热不调也宜小驻车丸。又有水谷痢，由脾胃气虚，不能消化水谷，糟粕不聚，变而为水谷痢也。飧泄亦曰水谷痢，当参看宜保和丸。又有脓血痢，凡脓血稠粘，里急后重，皆属于火，故《内经》曰：溲涩而便脓血。言病因也。又曰：知气行而血止。言治法也。故易老云：行血则便脓自愈，调气则后重自除，重剂则以大黄汤下之，轻剂则以芍药汤和之。然而所便脓血，自有三部：如脉沉恶寒，或腰痛脐下痛，此中部血也，非黄芩不能治。如烦躁，先便脓后见血，此上部血也，非黄连不能治。如脉沉恶寒，先见血，后便脓，此下部血也，非地榆不能治。但此便脓血，与前赤痢下如脓血者不同，以前则湿病，此则火病也。又有风痢，恶风，鼻塞身重，色青或纯下清水宜苍术防风汤。或所下似痢非痢，似血非血宜仓廪汤。或纯下清血宜露风汤。又有寒痢，所下白如鸭溏，肠鸣，痛坠不甚宜理中汤、诃子肉汤。日久则宜补肠宜黄连补肠汤。又有湿痢，腹胀甚，身重，下如黑豆汁，或赤黑混浊，此危症也宜加味除湿汤。又有热痢与暑痢，似同而异，背寒，齿干面垢，烦冤，燥渴引饮，皆暑症，不宜轻用热药。其冷热蕴积肠胃间，滑泄垢腻者，名肠垢，即为热痢宜芩连芍药汤。又有气痢，状如蟹渤，拘急独甚宜气痢丸。又有疫痢，一方一家之内，上下大小传染相似，是疫毒痢也，当察运气之相胜以治之宜人参败毒散加芍药。至噤口一症，食不得入，到口即吐，尤为危急，以胃气绝，或毒气上冲心肺，症兼头疼心烦，手足温热，不易治也宜仓廪汤。而其致噤之故，又各有异。有因宿食未化噎而不下者宜加山楂、麦芽、神曲、枳实。有因邪留胃中，脾气因滞涩者宜加黄连、枳壳、厚朴。有因水饮痰涎积聚者宜加二术、二苓、半夏，重者加甘遂。有因火炎气冲者宜加芩、连、枳壳、茯苓、桔梗、橘红、菖蒲等。有因胃家虚冷呕逆者宜加桂、姜、苓、术。有因积腻太多，恶气熏蒸者宜加香、连、枳、朴、大黄等。有因肝邪乘脾而呕吐者宜加香、连、白芍、吴萸、青皮、陈皮。各以所因治之。仲景用参、连、石菖、粳米煎汤细呷，大妙。又有休息痢，所谓屡止屡发久而不愈者。或因补涩太早，积滞未清宜香连丸加茯苓、枳实。或因饮食不节宜香连丸加白术、枳壳、神曲、山楂。或因房欲不戒宜补中益气汤加木香、肉果。或因虚滑太甚，却无积滞宜粟壳、椿白皮、人参、白术、木香、粳米。亦各以所因治之。又有五色痢，所下五色俱有，乃脾胃食积及四气相并，或湿毒甚盛故也，当先通利宜秘方养脏汤。又有毒痢，或痧毒内陷，致有脓血，各药不效，此险症也宜忍冬藤为君，地榆、丹砂、犀角汁佐之。至如下后痢已减，但久而不能全愈，此由虚也，然不可骤用涩药，恐因涩而肠胃不利，反作痛宜白芍、茯苓、木香、甘草、升麻、陈皮，或应用涩药，须倍加砂仁、陈皮和之，香参丸亦可。久痢已成坏病，变态百出，当勿拘脉症，概用补益以治之宜参、附、香、砂、芪、术，亦或得生。久痢变成痛风，皆调摄失宜之故宜补中益气汤加羌、独、虎骨、松节、乳香、黄柏、苍术、桃仁。总之，痢之为患，艰涩难出者，急与疏通，滑润易出者，酌为兜涩。然或疏通而误用巴豆、牵牛等味，以致洞泄肠开而毙，或兜涩而误投诃子、粟壳、亚芙蓉、肉豆蔻等味，以致便闭腹胀，或湿热上攻，肢节肿胀，拘挛作痛而死，罪皆由医者之妄耳，可不慎乎哉！

【脉　法】　仲景曰：下痢脉微弱数者，为欲自愈，虽发热不死，下痢脉大者为未止，下痢日十余行，脉反实者死。《脉经》曰：肠澼下脓血，脉沉小留连者生，数疾且大有热者死。《脉诀》曰：下痢微小却为生，脉大而浮洪，却无瘥日。又曰：无积不痢，脉宜滑大，浮弦急死，沉细无害。丹溪曰：凡痢，身凉脉细者生，身热脉大者死。

【辨便色】　《入门》曰：热痢紫黑色，寒痢白如鸭溏，湿痢下如黑豆汁，风痢纯下清水，气痢状如蟹沫，积痢色黄或如鱼脑，虚痢白如鼻涕、冻胶，蛊疰痢黑如鸡肝。又曰：血寒则凝，痢色必紫黑成块，或杂脓血。盖脓为陈积，血为新积也。

【痢疾原委】　《医鉴》曰：滞下之症，《内经》所载有血溢、血泄、血便、泄下，古方则有消脓血及泄下，近世并呼为痢疾，名虽不同，其实一也。

【痢疾宜从六淫例治】　缪仲淳曰：滞下者，俗呼为痢疾，皆由暑湿与饮食之积滞，胶固而成，其症类多里急后重，数登圊而不便，或发热，或口渴，或恶心不思食，何莫非暑之标症也，必用六一散，黄连、芍药为主，而后随其所苦为之增损，伤气分则调气益气，伤血分则行血和血，然未有不先治暑而可获效者矣。治病必求其本，其斯之谓欤。

【痢疾四大忌】　倪涵初曰：痢为险恶之症，生死所关，不惟时医治之失宜，而古今治法千家，多不得其道，是以不能速收全效。今立方何以为奇倪氏三方附后，不泥成法，故奇也。立论何以为妙即此四大忌论，不胶成说，故妙也。然其药品，又不外乎常用之味，有识者切不可更张，勿为庸医所误，遵而用之，百试百效者也。又曰：古今治痢，皆云热则清之，寒则温之，初起盛热则下之，有表症则汗之，小便赤涩则分利之，此五者举世信用，如规矩准绳之不可易。予谓惟清热一法无忌，余则犯四大忌，不可用也。何谓四大忌？一曰忌温补，痢之为病，由于湿热蕴积，胶滞于肠胃中而发，宜清邪热，导滞气，行瘀血，而其病即去，若用参、术等温补之药，则热愈盛，气愈滞，而血亦凝，久之，正气虚，邪气盛，不可疗矣，此投温补之剂为祸最烈也。二曰忌大下，痢因邪热胶滞肠胃而成，与沟渠壅塞相似，惟用磨刮疏通则愈，若用承气汤大下之，譬如欲清壅塞之渠，而注狂澜之水，壅塞必不能清，无不岸崩堤塌矣，治痢而大下之，胶滞必不可去，徒伤胃气，损元气而已，正气伤损，邪气不可除，壮者犹可，弱者危矣。

鳌按：此条之论，应为凡治痢而必用大下者戒，固不可不遵。若邪积滞，壅遏太甚，三焦不能宣通，饮食不能容纳，并有气闭不得升降者，痢下虽多，终不能一时通，而正气为邪气遏塞日久，亦不免伤残，如此等症，非用大黄等推荡之，亦未易奏效，总在临时酌剂，不可固执耳。但即用下药，亦惟大黄一味为无弊，不得已佐以元明粉亦可，其余如牵牛、巴豆等，慎勿轻投也。

三曰忌发汗，痢有头痛目眩，身发寒热者，此非外感，乃内毒熏蒸，自内达外，虽有表症，实非表邪也，若发汗，则正气已耗，邪气益肆，且风剂燥热，愈助热邪，表虚于外，邪炽于内，鲜不毙矣。四曰忌分利，利小便者，治水泻之良法也，以之治痢，则大乖矣。痢因邪热胶滞，津液枯涩而成，若用五苓等剂，分利其水，则津液愈枯而滞涩更甚，遂至缠绵不已，则分利之为害也。若清热导滞，则痢自愈，而小便自清，又安用分利为哉？

鳌按：此诚百试百效之良法。

余于此一症，素畏其险恶，用心调治，经今二十余年，百试百验，既而身自患之，试验益精，然后能破诸家之迷障，而为奇妙之方论，是用述其颠末，以拯人之疾苦，而悉登诸寿域也。

【八痢危症】　《入门》曰：一冷痢白积；二热痢赤积；三冷热不调，积下赤白；四疳痢黄白积，或见五色；五惊痢青积，不臭；六休息痢，屎黑如鱼肠；七脓痢，腹胀肛痛便臭；八蛊疰痢，下紫黑血如猪肝。总以小驻车丸、真人养脏汤治之。

【白痢变症】　《直指》曰：凡泄利无已，变作白脓，点滴而下，用温脾药不愈，法当温肾。盖肾主骨髓，白脓者，骨髓之异名也，其症面色微黑，骨力羸弱，的见肾虚，当为用破故纸、当归、木香、肉桂、干姜之属。

【治痢用药大法】　《入门》曰：色黑大黄，色紫地榆，色红黄芩，色淡生姜，色白肉桂，色黄山楂，痛甚木香、山栀。

鳌按：生姜、肉桂二味，虽痢色淡白，亦当斟酌用之，未可遽定为金针也。

【痢疾吉凶辨】　《脉经》曰：下痢有发热而渴，脉弱者，自愈。下痢脉数，有微热，汗出，今日愈。《内经》曰：下痢如鱼脑髓者，半生半死。身热脉大者，半生半死。下痢如尘腐色者死。下纯血者死。仲景曰：下痢手足厥冷，无脉者，灸之，灸之不温，脉不还，反微喘者死。下痢脉绝，手足冷，晬时脉还，手足温者生，脉不还者死。《入门》曰：下痢谵语直视，及厥躁不得眠，汗不止，无脉者死。《得效》曰：下痢身凉能食，小便通，易愈。身热多汗，渴甚，小便不利，手足厥冷，灸不温，兼微喘，不食者死。《永类钤方》曰：痢不治症，脉大身热，鸭屎，发渴，咳逆，五色，红水，噤口，唇红，手足冷，气喘，皆是也。痢后烦渴欲饮为心绝，小便绝不通为胃绝。又曰：下痢小便不通，或绝无者，此毒气并归一脏，胃干者必死。省翁曰：小儿之痢，重伤胃气，全不饮食，名曰噤口。肛门宽大，深黑可畏，腹肚疼痛，里急后重，鲜血点滴，名曰刮肠。日夜频并，饮食直过，名曰滑肠。皆为恶候。又曰：小儿痢，谷道不闭，黄汁长流者，不治。

治痢方四十二

导气汤　〔调气益气〕　大黄　黄连　木香　江枳壳　槟榔　黄芩　当归　白芍

异功散　〔又〕　人参　白术　茯苓　甘草　陈皮

四七汤　〔又〕　茯苓　半夏　厚朴　苏叶　姜

木香化滞汤　〔又〕　当归　柴胡　木香　陈皮　草蔻仁　香附　甘草　红花　半夏

胸满加枳壳、桔梗，腹胀加厚朴、枳实，小腹痛甚加青皮、槟榔，热加山栀，气痛加乌药，怒倍柴胡。

阿胶四物汤　〔和血补血〕　阿胶　川芎　当归　白芍药　地黄

四物地榆汤　〔又〕　川芎　当归　白芍　地榆

胃苓汤　〔又〕　苍术　厚朴　陈皮　甘草　白茯苓　猪苓　白术　泽泻　肉桂

香砂枳术丸　〔又〕　木香　砂仁　枳壳　白术

保和丸　〔又〕　山楂　神曲　半夏　陈皮　莱菔子　麦芽　黄连　茯苓　连翘

小驻车丸　〔赤白痢〕　黄连三两　阿胶一两半　当归一两　干姜五钱

醋糊丸，米汤下四五十丸。

大承气汤　〔气滞〕　大黄　芒硝　厚朴　枳实

小承气汤　〔又〕　生大黄　厚朴　枳实

薷苓汤　〔祛暑〕　香薷　黄连　厚朴　扁豆　茯苓　猪苓　白术　泽泻　甘草

胜湿汤　〔除湿〕　苍术　羌活　防风　甘草　黄柏　黄连　猪苓　泽泻

苏子降气汤　〔气滞〕　苏子　半夏　前胡　炙草　陈皮　当归　沉香

木香调气汤　〔胀喘〕　木香　藿香　砂仁　蔻仁　甘草

归脾汤　〔补中〕　人参　黄芪　当归　白术　茯神　枣仁　炙草　桂圆　远志　木香　姜　枣

六君子汤　〔又〕　人参　白术　茯苓　甘草　广橘皮　半夏

香薷饮　〔暑湿〕　香薷　厚朴　扁豆　甘草

五苓散　〔又〕　茯苓　猪苓　泽泻白术　肉桂

藿香正气散　〔又〕　藿香　紫苏　白芷　茯苓　大腹皮　厚朴　白术　半夏　陈皮　桔梗　甘草

理中汤　〔气脱虚寒房欲〕　人参　白术　炮姜　甘草

补中益气汤　〔又〕　人参　黄芪　白术　归身　炙甘草　陈皮　升麻　柴胡

真人养脏汤　〔虚滑〕　人参　诃子　白术　白芍　当归　木香　肉桂　甘草　肉果　粟壳

建中汤　〔肺郁〕　白芍　桂枝　甘草　饴糖　姜　枣

苍术地榆汤　〔脾湿〕　苍术　地榆

郁金散　〔热毒〕　郁金　槐花　甘草

食前，豉汤下。

犀角丸　〔心热〕　犀角　朱砂各二钱　牛黄　人参各三钱

丸如麻子大，灯心、龙眼汤下二钱。

仓廪汤　〔噤口风痢〕　人参　枳壳　茯苓　炙甘草　前胡　川芎　羌活　独活　桂枝　柴胡

加姜、陈米。

香连丸 〔总治〕 黄连吴萸炒，去吴萸 木香等分

醋糊丸。

香参丸 〔久痢〕 木香四两 苦参酒炒，六两 甘草一斤

熬膏丸，每服三钱。白痢姜汤下，赤痢甘草汤下，噤口痢砂仁、莲肉汤下，水泻猪苓、泽泻汤下。此方必痢久方可用，早服不得。

大黄汤 〔脓血痢〕 大黄一两切，好酒二盏，浸半日，煎一盏半，去渣，分二次顿服，以利为度。此方用酒煎者，欲上至颠顶，外彻皮毛也。

芍药汤 〔又〕 白芍二钱 黄连 黄芩 归尾各一钱 大黄七分 木香 槟榔 甘草各五分 桃仁五粒，去皮、尖

行血则便脓愈，调气则后重除，此方是也。

苍术防风汤 〔风痢〕 苍术 防风麻黄 生姜

露风汤 〔又〕 杏仁七粒 樗根皮掌大一块 乌梅一个 草果一个 石榴皮半个 青皮二个 甘草一寸 姜三片

煎好去渣，露一宿，次早空心温服。

黄连补肠汤 〔寒痢〕 黄连四钱 赤苓 川芎各三钱 石榴皮 地榆各五钱 伏龙肝二钱

锉作末，每服八钱，煎服自效。

加味除湿汤 〔湿痢〕 半夏 厚朴 苍术各一钱二分 广藿香 陈皮 赤苓各七分 木香 肉桂 甘草各五分

加姜三、枣二。

芩连芍药汤 〔热痢〕 白芍二钱 黄芩 黄连 广木香 枳壳各一钱半 陈皮一钱 炙甘草三分

气痢丸 〔气痢〕 诃子皮 陈皮 厚朴各五钱

蜜丸，米汤下三十丸。

羚羊角丸 〔蛊疰痢〕 黄连二两 羚羊角 黄柏各一两五钱 茯苓一两

蜜丸，茶下。

茜根丸 〔又〕 茜根 犀角 丹皮 当归 黑地榆 黄连 枳壳 白芍等分

醋糊丸。

秘方养脏汤 〔五色痢〕 粟壳一钱半 陈皮 枳壳 黄连 木香 乌梅 厚朴 杏仁 炙草 枣二枚 黑豆三十粒

附载：倪涵初治痢三方

初起第一方 川连一钱二分 黄芩 白芍 楂肉各一钱二分 枳壳 厚朴 槟榔 青皮各八分 当归 地榆 甘草各五分 红花酒炒，三分 桃仁一钱，去皮、尖，研如粉 木香二分

水二碗，煎一碗，空心服，渣再煎服。

此方不拘红白噤口，里急后重，身热头痛皆可服。如单白者，去地榆、桃仁，加橘红四分，木香三分。滞涩甚者，加酒炒大黄二钱，服一二剂，仍去之。若用一剂滞涩已去，不必用第二剂。用大黄于壮盛之人，亦不可拘二钱之数。此方用之于痢起三五日，神效，用之于旬日亦效，惟十日半月外，则当加减矣，另详于下。

加减第二方 川连酒炒，六分，生用四分 黄芩酒炒，六分，生用四分 白芍酒炒，六分，生用四分 山楂一钱 桃仁六分 当归五分 广橘红 青皮 槟榔 地榆各四分 甘草炙，三分，生用二分 红花三分 木香二分

煎服法照前。如延至月余，脾胃弱而虚滑者，法当补理，其方另具于下。

补理第三方 川连 黄芩各酒炒，六分 白芍酒炒，四分 广皮六分 白术土炒 当归 人参 炙甘草各五分

煎服法照前。以上三方，如妇人有孕，去桃仁、红花、槟榔。以上三方，随用随效，其有不效者，必初时服参术补剂太早，补塞邪气在内，久而正气已虚，邪气益盛，缠延不止，欲补而涩之则助邪，欲清而疏之则愈滑，遂至不可救药，虽有奇方，无如之何，则初起即投温补杀之也。

附载：缪仲淳治痢诸法及诸药要品

腹痛宜和　黄连四钱，白芍三钱，炙甘草一钱半，黄柏一钱，升麻七分，煎服。

胃弱宜和　前方去黄柏，加人参三钱，橘红二钱，莲子四十粒。

里急宜解　前方加当归二钱。

后重宜除　前方加枳壳、槟榔各一钱半，木香汁七匙。

口渴小便赤涩短少或不利宜利　前方加枳壳、槟榔、滑石各一钱半。

身重宜除湿　茯苓、泽泻。

脉弦宜去风　秦艽、防风。

风邪内闭宜汗　麻黄、白芷、葛根。

身冷自汗宜温　附子、干姜。

赤多宜清　山楂、红曲、乌梅。

脓血稠粘宜重药竭之　大黄、芒硝。

白多宜温　吴茱萸。

鹜溏为利宜温　木香、肉桂。

恶心饮呕即噤口痢宜清胃　人参、扁豆、白芍，以绿色升麻六七分佐之。

久痢不止宜敛　人参三钱，茯苓二钱，砂仁一钱五分，肉果煨一钱。

杂病源流犀烛　卷十六

湿病源流

经曰：诸湿肿满，皆属脾土。此言土湿过甚，则痞塞肿满之病生。经故又曰：诸痉强直，积饮痞膈，中满吐下霍乱，体重胕肿，肉如泥，按之不起，皆属于湿也。盖太阴湿土，乃脾胃之气也。然则湿之为病，内外因固俱有之。其由内因者，则本脾土所化之湿，火盛化为湿热，水盛化为寒湿，其为症状，发热恶寒，身重自汗，筋骨疼，小便秘，大便溏，腰疼胕肿，肉如泥，脚如石坠，其为脉必缓，浮缓湿在表，沉缓湿在里，弦缓风湿相搏，治法则以燥脾利溲为主宜五苓散加苍术、半夏、厚朴。其由外因者，则为天雨露，地泥水，人饮食，与汗衣湿衫，其为症状，头面如裹滞重，骨节疼，手足酸软，腿膝胕肿，挟风痰则麻，兼死血则木，动邪火则肿疼，或疝气偏坠，目黄，其为脉亦必缓，治法则以燥湿祛风为主宜除温羌活汤，虚者独活寄生汤。湿病之因，内外不同如此，然不论内外，其熏袭乎人，多有不觉，非若风寒暑热之暴伤，人便觉也。至病之为患于身者，其部分尤不可不辨：如湿在上，宜防风，风能燥湿，犹湿衣悬透风处则干也；湿在中，宜苍术，犹地上有湿，灰多则渗干也；湿在下，宜利小便，犹欲地干，必开水沟也；湿在周身，宜乌药、羌活等；湿在两臂，宜桑条、威灵仙等；湿在两股，宜牛膝、防己、萆薢等。分其部位而治之。而一身之患，有不尽去者乎。且同一湿也，而有中湿、寒湿、风湿、湿痹、湿热、湿温、酒湿及湿痰、破伤湿之不齐焉。中湿者，其脉沉而微缓，腹膜胀，倦怠，且湿喜归脾，流于关节，四肢疼痛而烦。或一身重着，久则浮肿喘满，昏不知人。挟风则眩晕呕哕，挟寒则挛拳掣痛。《内经》曰：面色浮泽，是为中湿。此尤显而可验者也宜除湿汤、加味术附汤。寒湿者，虽夏月亦觉清凉，多中于血虚之人，发则关节不利，牵掣作痛宜虎骨、官桂、当归。若腰下冷重或痛，便为肾着，宜肾着汤。前辈云：凡湿，以尿赤而渴为湿热，以尿清不渴为寒湿，是其验也。风湿者，太阳经感风，与湿相搏，其骨节酸疼，不能转侧者，湿气也。其掣而不能屈伸者，风也。其汗出身寒，脉沉微，短气，小便清而不利者，寒闭也。其恶风者，表虚也。其或微肿者，阳气不行也。然虽恶风寒，宜微汗之，不得用麻黄、葛根辈，使其大汗，若使大汗，则风去湿留，反能为患宜除湿羌活汤。湿热者，肢节疼，肩背重，胸满身疼，流走胫肿作疼宜当归拈痛汤，疼甚加倍服之。或有气如火从脚下起入腹，此亦湿郁成热而作宜二妙丸加牛膝、防己。湿痰者，痰涎流注肌肉间，时作酸疼宜祛湿痰汤。湿温者，两胫逆冷，胸腹满，多汗，头痛妄言，必其人尝伤于湿，因而中暑，暑湿相博，则发湿温，其脉阳濡而弱，阴小而急，治在太阳，不可发汗，汗出必不能言，耳聋，不知痛所在，身青，面色变，名曰重暍，如此死者，乃医杀之宜苍术白虎汤。酒湿者，亦能作痹症，口眼㖞斜，半身不遂，浑似中风，舌强语涩，当泻湿毒，不可作风病治而汗之宜苍术汤。破伤湿者，因破伤皮肉，而入水湿，口噤身强直者是也宜用甘草汤调服煅牡蛎末二钱，仍取末敷疮口。湿痹详在风门。此风寒暑等当各因所兼而治之者也。至其伤湿之故，则有缘肾虚者，必身重腰冷，如坐水中，不渴，小便利宜肾着汤。有由体气虚弱者，必身重，或便溏宜清燥汤。有因坐卧湿地，当风凉，致腰背足膝疼，偏枯拘挛者宜独活寄生汤。有因年老衰惫，及女人肾虚血竭，致腰脚疼者宜独活寄生汤。有由下焦冷湿，致身重腰冷，却能饮食者宜干姜散。有缘风湿相搏，夏月身重如山者宜胜湿汤。所由既异，为治亦殊，辨之诚宜切矣。若夫湿流关节一症，身体烦疼，为病尤剧。其夹风者，必加烦热，流走拘急。其夹寒者，必加挛痛浮肿湿症，宜茯苓川芎汤；夹风宜防风汤；夹寒，宜加减五积散。三者合则成痹矣，另详痹症。此皆不可不知者也。总之，湿之中人，必原于虚，强壮者无虑也。治湿之法，惟当渗利小便，别无他法也。古书有加减二陈汤法，以之治湿，颇极神效，奉为蓍蔡可也。

【脉　法】　《难经》曰：湿温之脉，阳濡而弱，阴小而急。《脉经》曰：伤湿之脉细濡，湿热之脉缓大。《脉诀》曰：脉浮而缓，湿在表也，脉沉而缓，湿在里也。《活人书》曰：身痛脉沉为中湿，脉浮为风湿。《入门》曰：寸口阴脉紧者，雾露浊邪中于少阴之分，名曰浑阴；寸口阳脉紧，或带涩者，雾露清邪中于上焦太阳之分，名曰洁阳，中雾露之气也。阴阳脉俱紧者，上下二焦俱中邪也，必吐利后，脉不紧，手足温则愈。若阴阳脉俱紧，口中气出，唇口干燥，蜷卧足冷，涕出，舌苔滑，勿妄治也。

【暑湿异处】　《内经》曰：地之湿气感人，害人皮肉筋脉，盖湿伤形，形伤故痛。仲景曰：湿伤关节，则一身尽痛。《活人书》曰：风湿相搏，则骨节烦疼，湿则关节不利，故痛。《入门》曰：暑病多无身痛，盖伤气而不伤形故也。

【湿病类伤寒】　《活人书》曰：中湿、风湿、湿温，皆类伤寒。中湿之由风雨袭虚，山泽蒸气，湿流关节，一身尽痛。风湿者，其人先中湿，又伤风也。其人中湿，因又中暑，名曰湿温。又曰：伤寒有五，其一为中湿，盖风湿之气中人为病，发热与温病相类，故曰湿温。故《难经》曰：湿温之脉，阳濡而弱，阴小而急也。

【湿病原由症治】　《内经》曰：因于湿，首如裹，大筋软短，小筋弛长。注云：受热则缩而短，得湿则引而长。《钩元》曰：湿病本不自生，因火热怫郁，水液不能宣通，停滞而生水湿也。仲景曰：太阳病，关节疼痛而烦，脉沉而细者，此名中湿，亦曰湿痹。又曰：病者一身尽疼，发热，日晡所剧者，此名风湿。丹溪曰：湿本土气，火热能生湿土，故夏热则万物润，秋凉则万物燥也。夫热郁生湿，湿生痰，故用二陈汤加酒芩、羌活、防风去风行湿，盖风能胜湿也。又曰：湿者，土浊之气。头为诸阳之会，其位高，其气清，其体虚，故聪明得以系焉。湿气熏蒸，清气不行，沉重而不爽利，似乎有物蒙冒之，失而不治，湿郁为热，热留不去，热伤血不能养筋，故大筋为拘挛。湿伤筋不能束骨，故小筋为痿弱。又曰：湿上甚而热，治以苦温，佐以甘辛，平胃散主之。湿在上，宜微汗而解，不欲汗多，故不用麻黄、干葛，宜微汗，用防己黄芩汤。湿在中下，宜利小便，此渗淡治湿也，五苓散主之。《入门》曰：雾露浊邪中下焦，名曰浑阴。气为栗，令人足胫逆冷，小便妄出，或腹痛下利，宜理中汤、四逆汤。雾露清邪中于上焦，名曰洁阳，令人发热头痛，项强颈挛，腰痛胫酸，宜九味羌活汤、藿香正气散。《正传》曰：湿家治法，大概宜发微汗，利小便，使上下分消，是其治也。《医鉴》曰：太阳发汗太多，因致痓，湿家大发汗，亦作痓。盖汗太多则亡阳，不能养筋，故筋脉紧急而成痓，其症身热足冷，项颈强急，时头热，面赤目赤，独头面摇，卒口噤，背反张者是也。缪仲淳曰：伤于暑湿而成瘫痪，四肢不能动，宜用自然铜烧红酒浸一夜，川乌头炮、五灵脂、苍术酒浸各一两，当归二钱酒浸，为末，酒糊丸，每七丸，酒下，觉四肢麻木即止，只虚人有火未宜轻用。其有中湿骨痛者，白术一两，酒三盏，煎一盏，顿服，不饮酒以水代之。至如寻常湿气作痛，则取白术熬膏，白汤点服。叶天士曰：时令湿热之气，触自口鼻，由募原以走中道，遂至清肃不行，不饥不食，但湿乃化热之渐，致机窍不为灵动，与形质滞浊有别，此清热开郁，必佐芳香以逐秽为法，宜用瓜蒌皮、桔梗、香豉、黑山栀、枳壳、郁金、降香末。又曰：本人体壮有湿，近长夏，阴雨潮湿，着于经络，身痛自利发热。仲景云：湿家大忌发散，汗之则变痓厥。脉来小弱而缓，湿邪凝遏阳气，病名湿温。湿中热气，横冲心包络，以致神昏，四肢不暖，亦手厥阴见症，非与伤寒同法也，药用犀角、连翘心、元参、石菖蒲、野赤豆皮、金银花煎送至宝丹。又曰：仲景云：小便不利者，为无血也；小便利者，血症谛也。此症是暑湿气蒸，三焦弥漫，以致神昏，乃诸窍阻塞之兆。至小腹硬满，大便不下，全是湿郁气结，彼夯医犹以滋味呆钝滞药与气分结邪，相反极矣，当用甘露饮法，猪苓、浙茯苓、寒水石、晚蚕砂、皂荚子去皮。又曰：厥阴为病，必错杂不一，疟痢之后，肝脏必虚，发症左胁有痞，腹中傀儡外坚，胁下每常汩汩有声，恶虚就实，常有寒热，胃中不知饥，而又嘈杂吞酸，脉长而数，显然厥阴阳明湿热，下渗前阴，阳缩而为湿热症也，须用升发阳明胃气，渗泄厥阴湿热，其症自愈，苍术、半夏、茯苓、橘红、当归、通草、茴香、柏子仁、沙蒺藜、川楝子，即为丸方。

治湿病方二十三

五苓散 〔内因〕 肉桂 白术 茯苓 猪苓 泽泻

除湿羌活汤 〔外因〕 苍术 藁本 羌活 防风 柴胡 升麻

独活寄生汤 〔外因虚〕 独活 桑寄生 熟地 牛膝 杜仲 秦艽 白芍 细辛 人参 茯苓 当归 防风 甘草 姜

加味术附汤 〔中湿〕 附子二钱 白术 炒甘草 赤苓各钱半 姜七 枣二

水煎，日再服。才见身痹，三服后当如冒状，勿怪，盖术附并行皮中，逐水气故耳。

除湿汤 〔又〕 半夏 苍术 厚朴各钱半 陈皮 藿香各七分半 甘草五分 姜七 枣二

当归拈痛汤 〔湿热〕 羌活 茯苓 人参 葛根 升麻 当归 苍术 知母 苦参 防风 泽泻 猪苓 白术 茵陈草 炙甘草

祛湿痰汤 〔湿痰〕 茯苓 胆星 半夏 羌活 独活 当归 黄芩 白术

苍术　陈皮　薄荷　甘草　香附　防己　威灵仙

肾着汤　〔肾虚〕　炮姜　茯苓　白术　炙甘草

如小便赤，大便泄，加苍术、陈皮、丁香。

清燥汤　〔体气虚〕　黄芪　黄连　神曲　猪苓　五味子　柴胡　甘草　白术　苍术　麦冬　陈皮　生地　茯苓　人参　泽泻　当归　黄柏　升麻

干姜散　〔下焦〕　干姜　茯苓　白术　甘草

胜湿汤　〔风湿〕　羌活　防风　苍术　甘草　黄连　黄柏　猪苓　泽泻

茯苓川芎汤　〔湿症〕　茯苓　桑皮　防风　苍术　麻黄　赤芍　当归　官桂　甘草　川芎　枣

防风汤　〔夹风〕　防风　葛根　羌活　秦艽　桂枝　甘草　当归　杏仁　黄芩　赤苓　姜

水煎，入酒少许服。

加减五积散　〔夹寒〕　茯苓　白芷　半夏　川芎　当归　陈皮　甘草　干姜　桔梗　赤芍　苍术　麻黄　厚朴

加味二陈汤　〔总治〕　陈皮　半夏　茯苓　甘草

加制苍术、羌活、黄芩。

因症加减法附后：

如或湿在上，头重呕吐，倍苍术。湿在下，足胫胕肿，加升麻。湿在内，腹胀中痞，加猪苓、泽泻。湿在外，身重浮肿，倍羌活取汗。肥人湿，沉困怠惰，是气虚，加人参、白术。瘦人是湿热，倍黄芩，加白术、白芍。瘦白亦是气虚，照肥人治之。

防己黄芪汤　〔湿在上〕　防己　黄芪各三钱　白术二钱　甘草钱半　姜三　枣二

平胃散　〔又〕　苍术　厚朴　陈皮　甘草

单苍术膏　〔又〕　苍术一味熬膏。

二陈汤　〔热生湿〕　茯苓　甘草　半夏　陈皮

藿香正气散　〔清邪〕　霍香　白芷　茯苓　紫苏　厚朴　白术　陈皮　桔梗　半夏　甘草　大腹皮

九味羌活汤　〔又〕　羌活　白芷　细辛　生地　防风　苍术　甘草　川芎　黄芩　姜

四逆汤　〔浊邪〕　附子　干姜　甘草

理中汤　〔又〕　人参　白术　炙草　干姜

痰饮源流

痰饮，湿病也。经曰：太阴在泉，湿淫所胜，民病饮积。又曰：岁土太过，时雨流行，甚则饮发。又曰：土郁之发，太阴之复，皆病饮发。《内经》论痰饮，皆因湿土，以故人自初生，以至临死，皆有痰，皆生于脾，聚于胃，以人身非痰不能滋润也。而其为物则流动不测，故其为害，上至巅顶，下至涌泉，随气升降，周身内外皆到，五脏六腑俱有。试罕譬之，正如云雾之在天壤，无根底，无归宿，来去无端，聚散靡定，火动则生，气滞则盛，风鼓则涌，变怪百端，故痰为诸病之源，怪病皆由痰成也。然天之云雾，阳光一出，即消散无踪，人身之痰，若元阳壮旺，亦阴湿不凝，而变灭无迹，其理固相同也。兹即痰之在一身者言之：在肺曰燥痰，其色白，咯出如米粒，多喘促，寒热，悲愁，脉必涩宜利金丸。在心曰热痰，其色赤，结如胶而坚，多烦热，心痛，口干，唇燥，喜笑，脉必洪宜半黄丸。在脾曰湿痰，其色黄，滑而易出，多倦怠，软弱喜卧，腹胀食滞，脉必缓宜白术丸，或挟虚宜六君子汤，挟食宜保和丸，挟暑宜消暑丸，挟惊宜妙应丸，各宜从脾分治。在肝曰风痰，其色青，吐出如沫，多泡，四肢闷满，躁怒，二便闭，脉必弦宜川芎丸加半夏、南星，防风丸。在肾曰寒痰，其色有黑点，吐出多稀，多小便急痛，足寒逆，心恐怖，脉必沉宜胡椒理中丸或加星、半。此痰之由于五脏者也。若由于外感而生者，一曰风痰，多瘫痪奇症，头风眩晕，暗风闷乱，或搐搦瞤动宜青洲白丸子。二曰寒痰，即冷痰也，骨痹，四肢不举，气刺痛，无烦热，凝结清冷宜温中化痰丸、温胃化痰丸。三曰湿痰，身重而软，倦怠困弱宜山精丸、三仙丸。四曰热痰，即火痰也，多烦热燥结，头面烘热，或为眼烂喉闭，癫狂嘈杂，懊侬怔忡，其色亦黄宜清气化痰丸、清热导痰汤。五曰郁痰，即火痰郁于心肺间，久则凝滞胸膈，稠粘难咯，多毛焦，咽干，口燥，咳嗽喘促，色白如枯骨宜节斋化痰丸。六曰气痰，七情郁结，痰滞咽喉，形如败絮，或如梅核，咯不出咽不下，胸膈痞闷宜清火豁痰丸。七曰食痰，饮食不消，或挟瘀血，遂成窠囊，以至痞满不通宜黄瓜蒌丸。八曰酒痰，因饮酒不消，或酒后多饮茶水，但得酒，次日即吐，饮食不美，呕吐酸水等症宜瑞竹堂化痰丸。九曰惊痰，因惊痰结成块在胸腹，发则跳动，痛不可忍，或成癫痫，在妇人多有此症宜妙应丸。以上如风寒湿火等痰，虽与五脏所发者或有相似，然内因与外因毕竟有别。此外，又有相火咳血痰宜滋阴清化丸。胃热郁结臭痰宜清胃汤加减用。郁气凝聚成块痰宜清气化痰丸。脾气不运柔痰宜参术健脾丸。骨节空处结核痰宜滚痰丸。风气发涌所生白沫潮痰宜生铁落汤。郁火凝结，久成痰毒宜先服舟车神佑丸，次服导痰汤。劳损所生，如鸡蛋白痰，即俗所谓白血宜金匮肾气丸加消痰药。心胆被惊，神不守舍，或痰迷心窍，妄言妄见宜寿星丸。风痰注痛，或在腰脚，或在手臂宜踯躅花丸。上膈风热痰实宜桔梗芦散。顽痰壅遏胸膈，久而不化宜青绿丸。胸胃中有痰，头痛不欲食宜矾吐法。痰血凝聚，致成结胸宜紫芝丸。阴虚火动生痰，不堪用燥剂宜五味天冬丸。中脘气滞，痰涎烦闷，头目不清宜三仙丸。种种不一，总由气血阴阳，升降怫逆而成。虽然同焉是物，稠粘者为痰，清稀者即为饮。饮有八：一曰留饮，水停心下，背冷如手掌大，或短气而渴，四肢历节痛，胁痛引缺盆，咳嗽转甚，脉沉是也，久则骨节蹉跌，恐致癫痫也宜导痰汤。二曰痰饮，水走肠中，辘辘有声是也宜苓桂术甘汤。三曰癖饮，水癖在两胁下，动摇有声是也宜十枣汤、三花神祐丸。四曰溢饮，水流四肢，当汗不汗，身体疼重是也宜大青龙汤。五曰悬饮，饮后水流胁下，咳唾引痛是也宜十枣汤。六曰伏饮，膈满呕吐，喘咳寒热，泪出，恶寒，腰背痛，身瞤惕是也宜倍术丸。七曰支饮，咳逆，倚息，短气，不得卧，形如肿是也宜五苓散。八曰流饮，饮水流行，遍体俱注无定在是也宜三花神佑丸。此外又有饮食胃寒，或饮茶过多，致成五饮及酒癖宜姜桂丸。或患支饮，时苦冒眩宜泽泻汤。饮癖，呕酸嘈杂，胁痛食减宜苍术丸。冷饮过度，遂令脾胃气弱，不能消化，饮食入胃，皆变成冷水，反吐不停宜赤石脂散。种种不一，总由饮食水浆，乖时失度而成。虽然，曰痰曰饮之外，又有非痰非饮，时吐白沫，不甚稠粘者，脾虚不能摄液，故涎沫自出也宜六君子汤加生姜、益智仁或以半夏、干姜等分，为末服之。又有时吐酸水，非关食滞者，必由停饮所致也宜苍半苓陈汤。又有呕清水者，渴欲饮水，水入即吐，此名水逆也宜五苓散。又有痰极腥臭，或带脓血者，必肺胃痈也肺宜清金饮，胃宜葵根汤。凡此皆痰饮之属也，要之，治痰治饮，不外理脾理气两法。盖脾胃健运自无痰，故曰治痰先理脾胃。气道顺，津液流通亦无痰，故曰治痰必理气。但昔人云：脾喜温燥，恶寒润，宜以二术、星、夏为要药矣。肺喜凉润，恶温燥，宜以二母、二冬、地黄、桔梗为要药矣。旨哉斯言，其诚有不可混治者乎！然而土能生金，金不能助土，脾痰断不可用肺药，肺痰稍助脾以生肺，痰自益消也，是在临症时消息之可耳。

【脉　法】　仲景曰：脉双弦者，寒也；偏弦者，饮也。又曰：肺饮不弦，但苦喘短气。又曰：脉沉而弦者，此悬饮内痛。又曰：脉浮而细滑者伤饮。《提纲》曰：痰脉弦滑。《三因》曰：饮脉皆弦微沉滑。丹溪曰：久得涩脉，必费调理，以痰胶固，脉道阻塞也。《医鉴》曰：脉沉弦细，谓大小不匀，俱痰饮为病也。

【痰涎饮不同】　《直指》曰：伏于包络，随气上浮，客肺壅嗽而发动者痰也。聚于脾元，随气上溢，口角流出而不禁者涎也。惟饮生于胃腑，为呕为吐，此则胃家之病。又曰：水与饮同出而异名，人惟脾土有亏，故所饮水浆，不能传化，或停心下，或聚胁间，或注经络，或溢膀胱，往往因此成疾。又曰：饮者，因饮水不散而成病。痰者，因火炎熏灼而成疾。故痰稠浊，饮清稀。

【痰饮药宜分治】　缪仲淳曰：夫痰之生也，其出非一，药亦不同。由于阴虚火炎，上迫乎肺，肺气热，则煎熬津液，凝结为痰，是谓阴虚痰火，痰在于肺，而本于肾，治宜降气清热，益阴滋水，法忌辛温燥热补气等药。由于脾胃寒湿生痰，或饮啖过度，好食油面猪脂，以致脾气不利，壅滞为痰，甚至流于经络，皮里膜外，或结块，或不思食，或彻夜不眠，或卒然眩仆，不知人事，或发癫痫，或昔肥今瘦，或叫呼异常，或身重腹胀，不便行走，或泄泻不止，或成瘫痪，种种怪症，皆痰所为。故昔人云：怪病多属痰，暴病多属火，有以夫此病在脾胃，无关肺肾，治宜燥脾行气，散结软坚，法忌滞腻苦寒湿润等药，及诸般厚味。由于风寒之邪，郁闭热气在肺，而成痰嗽齁喘，病亦在肺，治宜豁痰除肺热药中加辛热辛温，如麻黄、生姜、干姜之属以散外寒，则药无格拒之患，法忌温补酸收等药。病因不齐药亦宜异，利润，利燥及利发散，各有攸当，非可混而施也。夫世每以痰饮混称，药亦混投，殊不知痰之与饮，其由来正自有别，其状亦殊，痰质稠粘，饮惟清水，特其色有异，或青或黄，或绿或黑，或如酸浆，或伏于肠胃，或上支胸胁，刺痛难忍，或流于经络四肢，则关节不利。支饮上攻，为心痛，为中脘痛，甚则汗出，为呕吐酸水、苦水、黄水等。种种各异，或发寒热，不思饮食，及不得安眠，皆其候也。此症多因酒后过饮茶汤，则水浆与肠胃中饮食湿热之气凝而为饮，或因情抱抑郁，饮食停滞，不得以时消散，亦能成饮。总之，必由脾胃有湿，或脾胃本虚，又感饮食之湿，则停而不消，此饮之大略也，治宜燥湿利水，行气健脾为主，乃为得也。其药大都以半夏、茯苓、白术、人参为君，佐以猪苓、泽泻以渗泄之，白豆蔻、陈皮以开散之，苏梗、旋覆以通畅之，东垣五饮丸中有人参，其旨概可见矣。

【痰病似邪祟】　东垣曰：血气者，

人之神也，神气虚乏，邪因而入，理或有之，若夫血气两虚，痰客中焦，妨碍升降，不得运用，致十二官失职，视听言动，皆有虚妄，以邪治之，必死，先宜多饮姜盐汤探吐，或多灌竹沥、香油，次服消痰药饵。

【辨痰色】 《入门》曰：寒痰清，湿痰白，火痰黑，热痰黄，老痰胶。

【痰饮原由症治】 丹溪曰：凡有痰者，眼皮及眼下必有烟灰黑色。又曰：凡病百药不效，关脉伏而大者，痰也，控涎丹下之。又曰：脾虚不能克制肾水，多唾痰，唾而不咳者，宜八味丸。又曰：大病后多唾痰，此胃冷也。又曰：病人多唾白沫，乃胃口上停寒也。又曰：凡病久淹延，卒不死者，多因食积痰饮所致。所以然者，因胃气亦赖痰积所养，饮食虽少，胃气卒不便虚故也。又曰：痰在膈上必用吐法，泻亦不能去，脉浮者宜吐，胶固稠浊者必用吐。又曰：痰在经络中，非吐不可，此中就有发散之意，不必在出痰也。又曰：凡用吐药，升提其气，便吐也。又曰：气实痰热结者，难治。《入门》曰：一切痰症，食少，肌色如故。一切水症，胁硬，心下怔忡。又曰：痰新而轻者，味淡色清白稀薄，久而重者，黄浊稠粘凝结，咯不出，渐成恶味，酸辛腥臊咸苦，甚至带血而出。但痰症初起，头痛发热，类外感表症，久则潮咳夜重，类内伤阴火，痰饮流注，支节疼痛，又类风症。但痰症胸满食减，肌色如故，脉滑不匀不定为异耳。又曰：俗云十病九痰，诚哉斯言。又曰：痰厥者，皆因内虚受寒，痰气阻塞，手足厥冷麻痹，晕倒，脉沉细也。《回春》曰：凡臂难，遍身骨节痛，坐卧不宁，痰入骨也。又曰：眼黑而行步呻吟，举动艰难，入骨痰也，其症必遍身骨节痛，眼黑，面土色，四肢痿痹。屈伸不便者，风湿痰也。眼黑气短促者，惊风痰也。眼黑颊赤，或面黄者，热痰也。咯之不出者，痰结也。胁下痛，作寒热，咳嗽气结亦痰结。《局方》曰：胸中有寒，则喜唾痰。《资生经》曰：痰涎病不一，惟痨瘵有痰为难治，最宜早灸膏肓、四花穴。《全婴方》曰：肺胃虚则生粘痰，痰涎滞咽喉，如曳锯声，时或瘈疭。或因吐泻所致，脾虚肺亦虚，痰涎流溢，变成癫痫，尤为难治。《得效》曰：有痰饮流注者，人忽胸背手脚腰胯隐痛不可忍，连筋骨牵引钓痛，坐卧不宁，时时走易不定，不可便用风药，及妄施针灸。亦不可疑为风毒结聚欲为痈，乱用药帖，此乃痰涎伏在心膈上下，变为此疾，能令人头痛难举，神昏意倦，多睡，食少味，痰唾稠粘，夜间喉中如锯声，多流睡涎，手足冷痹，气脉不通。亦不得误认为瘫痪，凡有此疾，只服控涎丹，其疾如失。丹溪曰：有痰核块者，人身上中下，有块如肿毒，多在皮里膜外，此因湿痰流注，作核不散，问其平日好食何物，用药吐下之，方用消痰散核之剂，如二陈汤，加大黄、连翘、柴胡、桔梗、姜黄连、白芥子，水煎，入竹沥，多服自消。《医鉴》曰：痰饮流注于胸背头项腋胯腰腿手足，聚结肿硬，或痛或不痛，按之无血潮，虽或有微红，亦淡薄不热，坚如石，破之无脓，或有薄血，或清水，或如紫汁。又有坏肉如败絮，或如瘰疬，在皮肉间如鸡卵可移动，软活不硬，惟觉咽喉痰结，作寒作热。《回春》曰：浑身有肿块，或骨体串痛，都湿痰流注经络也。

【痰火导引】 《保生秘要》曰：伸足坐定，以双手掐儿诀撑起，用力低头，躬身而下，扳足尖三次，如诀，用力而起，咽津下降幽阙，躬起二十四回，守运后功。

【运　功】　《保生秘要》曰：取静千晌，用十六字提咽指腰存想，念兹在兹，次运尾闾八九度，入静，自然痰火自降。

治痰饮方五十一

利金丸　〔燥痰〕　桔梗　贝母　陈皮　枳壳　茯苓　甘草　姜

半黄丸　〔热痰〕　南星　半夏　黄芩等分

姜汁浸蒸饼研丸，姜汤下四五十丸。

白术丸　〔湿痰〕　南星　半夏　白术

汤浸蒸饼丸，食后姜汤下。

六君子汤　〔挟虚〕　人参　茯苓　白术　炙草　半夏　陈皮

保和丸　〔挟食〕　山楂　神曲　半夏　橘红　茯苓　麦芽　连翘　黄连　莱菔子

水泛丸。

消暑丸　〔风挟暑〕　茯苓　半夏　甘草

姜汁糊丸，忌见生水，每五十丸，姜汤下，入夏后不可缺也。

妙应丸　〔湿挟惊〕　甘遂　大戟　白芥子

糊丸，梧子大，卧时姜汤下七丸至十丸。气实痰猛者，量加丸数，或加朱砂为衣。痛甚加全蝎，酒痰加雄黄，惊痰成块加穿山甲、鳖甲、蓬术、延胡索，即控涎丹。

防风丸　〔风痰〕　防风　川芎　甘草　天麻

蜜丸，重一钱，朱砂为衣，荆芥汤化下一丸。

川芎丸　〔又〕　川芎　薄荷　桔梗　甘草　防风　细辛

蜜丸，每丸重三分，食后、卧时，茶清嚼一丸。

胡椒理中丸　〔寒痰〕　胡椒　甘草　荜拨　良姜　细辛　陈皮　干姜　白术　款冬花

蜜丸，每服三十丸至五十丸。

青州白丸子　〔寒痰〕　半夏七两　南星三两　白附子二两　川乌五钱

上为细末，水浸，春五、夏三、秋七、冬十，朝夕换水。日数足，取绢袋中滤过，其渣再研滤，以尽为度，澄清去水，晒干，又为末，糯米粥清和丸，绿豆大，姜汤下三五十丸。

温中化痰丸　〔又〕　青皮　陈皮　良姜　干姜等分

醋糊丸，米饮下五十丸。

温胃化痰丸　〔又〕　半夏三两　炮姜　陈皮　白术各二两

姜汁糊丸，姜汤下二三十丸。

山精丸　〔湿痰〕　苍术二斤，黑桑椹一斗取汁，将苍术收浸九次，晒干，入杞子、地骨皮末各一斤，蜜丸，温汤下百丸。

三仙丸　〔又〕　半夏、南星各一斤，为末，姜汁调作饼，放筛中，将艾叶盖发黄色，造成曲收之。此须三四月造，每曲四两，入香附末二两，姜汁糊丸，姜汤下五十丸。

清气化痰丸　〔热痰〕　半夏二两　陈皮　赤苓各一两半　黄芩　连翘　山栀　桔梗　甘草各一两　薄荷　荆芥各五钱

姜汁糊丸，姜汤下五十丸。

此方乃二陈汤合凉膈散也。

清热导痰汤　〔又〕　瓜蒌仁　黄连　黄芩　南星　半夏　陈皮　赤苓　桔梗　白术　人参各七分　枳实　甘草各五分　姜三　枣二

冲竹沥、姜汁。

节斋化痰丸　〔郁痰〕　天冬　黄

苓 橘红 海粉 瓜蒌仁各一两 芒硝 盐水炒香附 桔梗 连翘各五钱 青黛二钱

蜜入姜汁少许，丸芡子大，细嚼一丸，开水下。

清火豁痰丸 〔气痰〕制大黄二两半 白术 枳实 陈皮各二两 山栀 半夏 酒黄连 酒黄芩 南星各两半 贝母一两二钱 连翘 花粉 茯苓 神曲 白芥子各一两 元明粉七钱 青礞石以焰硝一两，同煅，如金色 青黛 甘草各五钱 沉香二钱

竹沥为丸，茶清下五七十丸。

黄瓜蒌丸 〔食痰〕 瓜蒌仁 神曲 半夏曲 楂肉等分

瓜蒌汁丸，姜汤、竹沥下五十丸。

瑞竹堂化痰丸 〔酒痰〕 半夏 南星 生姜 白矾 皂角各四两

同入砂锅内水煮，以南星无白点为度，去皂角不用，再入青皮、陈皮、葛根、苏子、神曲、麦芽、楂肉、莱菔子、香附、杏仁各一两，姜汁糊丸，食后、临卧，茶、酒任下五七十丸。

滋阴清化丸 〔相火痰〕 天冬 麦冬 生地 熟地 知母 贝母 茯苓 山药 花粉 五味子 甘草

蜜丸，噙化。

清胃汤 〔胃痰〕 升麻 当归 黄连 丹皮 生地

清气化痰丸 〔郁气痰〕 半夏 南星 白矾 皂角 干姜

先将白矾等三味，用水五碗，煎三碗，入星、夏浸二日，再煮至星、夏无白点，晒干，又用莱菔子、橘红、青皮、杏仁、葛根、山楂、神曲、麦芽、香附，蒸饼丸，每六七十丸茶汤下。如素厚味，胸满痰盛，内多积热郁结者，无不愈。如脾胃虚弱切忌。

参术健脾丸 〔脾不运〕 人参 白术 茯苓 陈皮 炙甘草 白芍 当归 姜 枣

滚痰丸 〔结核〕 大黄 黄芩 青礞石 沉香 百药煎

水丸，空心，白汤下三钱。此药但取痰积自肠中次第而下，并不刮肠大泻，为痰家圣药。

生铁落汤 〔潮痰〕 生铁落先煮水入石膏三两，龙齿、茯苓、防风各两半，元参、秦艽各一两，煎好，再加竹沥半小杯。

此方专取生铁落重坠之性，能降痰热之郁结于肠胃经络者。

舟车神佑丸 〔痰毒〕 甘遂 芫花 大戟 大黄 青皮 黑牵牛头末 陈皮 木香 槟榔 轻粉

水丸，椒子大，空心服五丸，日三服。如痞闷者，多服反烦满，宜初服二丸，每服加一丸，以快利为度。

导痰汤 〔又〕 半夏 南星 赤苓 枳实 橘红 甘草

食后，姜汤下三四钱。水煎亦可。

金匮肾气丸 〔白痰〕 熟地 山药 山萸 丹皮 茯苓 泽泻 附子 肉桂 牛膝 车前子

寿星丸 〔被惊〕 天南星一斤，先掘土坑一尺，以炭火三十斤烧赤，入酒五升，渗干，乃安南星在内，盆覆定，以灰塞之，勿令走气，次日取出为末，朱砂二两，琥珀一两，共为末，姜汁糊丸，每三十丸至五十丸，人参、菖蒲汤下，日三服。

踯躅花丸 〔注痛〕 踯躅花、南星并生时捣作饼，甑上蒸四五遍，以稀葛囊盛之，临时取焙为末，蒸饼丸，每服三丸，温酒下。腰脚骨痛空心服，手臂痛食后服，大良。

桔梗芦散 〔上膈〕 桔梗芦生研末，白汤调服一二钱，探吐。

青绿丸　〔顽痰〕　石青一两　石绿五钱

水飞为末，曲糊丸，绿豆大，每服十丸，温水下，吐去痰一二碗，能不损人。

矾吐法　〔痰澼〕　白矾一两，水二升，煮一升，纳蜜半合，频服，须臾大吐。不吐，饮少热汤引之。

紫芝丸　〔痰血〕　五灵脂飞　半夏汤泡，等分

姜汁糊丸，每饮下二十丸。

五味天冬丸　〔阴虚〕　天冬一斤，浸洗去心，净肉十二两。五味子，水浸去核，取肉四两。并晒干，不见火，捣丸，每茶下二十丸，日三服。

苓桂术甘汤　〔痰饮〕　桂枝　白术　茯苓　甘草

大青龙汤　〔溢饮〕　麻黄　桂枝　甘草　杏仁　石膏　姜　枣

十枣汤　〔悬饮〕　芫花　甘遂　大戟

水杯半，先煎大枣十枚，取八分，入药末七分，平旦温服，病不除，再服五分。

五苓散　〔支饮〕　茯苓　白术　猪苓　泽泻　肉桂

三花神佑丸　〔流饮〕

苍半苓陈汤　〔酸水〕　苍术　半夏　茯苓　陈皮

清金饮　〔肺痈〕　刺蒺藜　苡仁　橘叶　黄芩　花粉　牛蒡子　贝母　桑皮　桔梗

葵根汤　〔胃痈〕　葵根一两　黄芪　白术各三钱

倍术丸　〔伏饮〕　肉桂　干姜　白术

蜜丸，每三十丸，米饮下。

八味丸　〔不咳〕　熟地　山萸　丹皮　茯苓　泽泻　附子　肉桂

姜桂丸　〔五饮〕　白术一斤　炮干姜　肉桂各八两

蜜丸，每服二三十丸。

泽泻汤　〔支饮〕　泽泻五两　白术二两

水二升，煮一升，分二服。

赤石脂散　〔吐水〕　赤石脂一斤捣筛服方寸匕，酒饮任下，稍加至三匕，服尽一斤，终身不吐痰水，又不下痢，补五脏，令人肥健。有人痰饮诸药不效，用此遂愈。

苍术丸　〔饮癖〕　苍术一斤，去皮，切片，为末　油麻五钱，水二钱，滤，研汁　大枣五十枚，煮去皮、核

捣丸，每空心汤下五十丸，增至一二百丸。忌桃、李、雀肉，服三月而疾除。若再常服，不呕不痛，胸膈宽利。初服时必觉微燥，以山栀末汤解之，久服自不觉燥。

诸疸源流黄胖

诸疸，脾湿病也。疸有五：曰黄疸，曰谷疸，曰酒疸，曰女劳疸，曰黄汗，其名各别。仲景谓当以十八日为期，治之十日以上瘥，反剧为难治，其故何也？盖疸病既成，则由浅而深，当速治，曰十八日者，五日为一候，三候为一气，若其病延至十五日，又加三日，则一气有余，虽未满四候，而愈则竟愈，故曰为期，过此则根渐深而难拔。曰治之十日以上瘥者，言至十日外必宜瘥，倘不瘥而反剧，必不若初治之可取效，而为难治矣，此仲景言诸疸之期也。古人谓黄疸之为病，如罨曲罨酱，湿热郁蒸变色，大抵湿胜则所蒸之色若熏黄黑晦，热胜则所蒸之色若橘黄鲜亮，最宜分别。而熏黄黑晦一症，若兼一身尽疼，乃是湿病，非疸，当从湿治宜除

湿羌活汤、茯苓渗湿汤。疸则身未有疼者。试即五疸形症治法详言之：如遍身面目悉黄，寒热，食即饥，黄疸也。经言目黄者曰黄疸，以目为宗脉所聚，诸经之热上熏于目，故目黄，可稔知为黄疸也宜茵陈五苓散连服，以小便清为度。若无汗则汗之宜桂枝黄芪汤。腹满，小便涩，出汗，则斟酌下之宜酌用硝黄汤。腹满欲吐，但以鸡翎探吐之，呕则止之宜小半夏汤。如食已头眩，寒热，心中怫郁不安，久则身黄，谷疸也。因饥饱所致，亦名胃疸，以胃气蒸冲得之。经曰：已食如饥者，胃疸是也宜茵陈汤。如身目黄，腹如水状，心中懊侬，不食，时欲吐，足胫满，小便黄赤，面黄而有赤斑，酒疸也，因酒后胃热，醉卧当风，水湿得之宜栀子大黄汤、加味柴胡汤。若但心满不食，尿赤，则不用前剂宜当归白术汤。或变成腹胀，渐至面足肿及身，急须培土宜藿香扶脾饮。如薄暮发热恶寒，额黑，微汗，手足热，腹胀如水，小腹满急，大便时溏，女劳疸也，实非水湿，因房事后醉饱而成。经所云溺黄赤安卧者黄疸，《正理论》谓得之女劳者是也宜加味四君子汤。若兼小便不利，解之宜滑石散。兼身目黄赤，小便不利，清理之宜肾着汤。如不渴，汗出同栀子水染衣，黄汗也，因脾热汗出，用水澡浴，水入毛孔而成宜黄芪汤。以上五疸之异，所可分按者也。然而五疸之中，惟酒疸变症最多，盖以酒者，大热大毒，渗入百脉，不止发黄而已，溢于皮肤，为黑为肿，流于清气道中，则胀，或成鼻痈，种种不同也黑疸详在后。其余又有阴黄，乃伤寒兼症，四肢重，自汗，背寒身冷，心下痞硬泻利，小便白，脉紧细空虚，此由寒凉过度，变阳为阴，或太阳太阴司天之岁寒湿太过，亦变此症宜茵陈四逆汤。又有虚黄，口淡，怔忡，寒热，溲白，耳鸣，脚软，怠惰无力，凡郁不得志人，多生此症宜人参养荣汤。又有风黄，身不黄，独目黄，其人肥，风不外泄故也宜青龙散。又有瘀血发黄，身热，小便自利，大便反黑，脉芤而涩，常用药下尽黑物为度宜桃仁承气汤。又有天行疫疠，以致发黄者，俗谓之瘟黄，杀人最急宜茵陈泻黄汤、济生茵陈汤。五疸之外，又有可历举者如此。大约疸症渴者难治，不渴者易治。治之之法，上半身宜发汗，下半身宜利小便，切不可轻下，惟有食积当用消导宜茵陈汤，余则以利水除湿，清热养胃为主。总治诸疸，宜化疸汤、茯苓泽泻汤。故丹溪以为五疸不必细分，但以湿热概之也。夫丹溪之言虽若太简，其实五疸之因，不外饮食劳役，有伤脾土，不能运化，脾土虚甚，湿热内郁，久而不泄，流入皮肤，彻于周身，故色若涂金，溺若姜黄耳，则是不可不辨者。诸疸之症，而治之有要者，丹溪之言极为真切也。特治之之时，既概以湿热，复能察各症之由，加药以瘳之，更为对症无误耳。至于治疸之药，不宜多用寒凉，必君以渗泄，佐以甘平，斯湿可除，热易解。若太寒凉，重伤脾土，恐变为腹胀，此防于未然者也。若既成腹胀者，治法必须疏导湿热于大小二便之中。总之，新起之症，惟通用化疸、渗湿二汤，及久病则宜补益宜参术健脾汤，色疸久，加黄芪、扁豆子。若疸病久而口淡咽干，发热微寒，或杂见虚症，赤白浊，又当参酌治之宜当归秦艽散。久而虚，必温补宜人参养荣汤，或四君子汤下金匮肾气丸。若素虚弱，避渗泄而过滋补，以致湿热增甚，又不在久病调补之例。而亦有服对症药不效，耳目皆黄，食不消者，是胃中有干粪也，宜饮熬猪油，量人气禀或一杯，或半杯，日三次，以燥粪下为度，即愈。

夫诸黄之为病，其源流症治，亦既详言之矣。若夫黑疸，为症尤重，故特表而出之。大约黑疸专由女劳，亦兼由于酒，惟此二者有以致之。其他疸病，虽有变症，必不致黑。试举仲景之言以证之。《金匮》曰：额上黑，微汗出，手足中热，薄暮即发，膀胱急，小便自利，名曰女劳疸。腹如水状，不治。盖言黄，虽必由伤脾，而致伤之原，有因肾者，额为心部，黑为水色，肾邪重则水胜火，而黑见于额也。手劳宫属心，足涌泉属肾，水火不相济，故热。又以暮交于酉，酉主肾，因原有虚热，卫气并之，即发于手足而热也。膀胱为肾腑，脏虚则腑急，然虽急而非热流膀胱之比，故小便仍利也。迨至腹如水状，则脾精不守，先后天俱绝矣，其可治乎？此女劳之所以成黑疸也。又曰：黄家日晡所发热，而反恶寒，此为女劳得之。膀胱小腹满，身尽黄，额上黑，足下热，因作黑疸，其腹胀如水状，大便必黑，时溏，此女劳之病，非水也。腹满者难治，消矾散主之。仲景为立方，因详辨女劳疸症，其初亦未遽即黄，故如日晡发热，反恶寒，少腹满，身尽黄等症，皆与他疸病相类，惟额黑、足热、膀胱急、小便利，为女劳所独，以正愈亏而邪愈肆，故曰因作黑疸。盖至是而肾邪遍于周身，不独额上见黑，而周身渐黑，且肾邪遍于肠胃，不独周身黑，而大便亦黑。腹胀如水状者，水肆则土败。时溏泄者，土败则不坚。然曰似水，则非真水，故曰此女劳之病，非水也。至于腹满，则土之败已极，肾邪益不能制，而何可治乎？然则黑疸之为病，固自有由，而黑疸之云黑，所以专属女劳之伤肾者言也宜沈氏黑疸方。其又曰：酒疸，下之，久久为黑疸，目青面黑，心中如啖蒜齑状，大便正黑，皮肤爪之不仁，其脉浮弱，虽黑微黄，故知之者，以酒疸始亦本黄。或因误下，则阳明病邪从支别入少阴，故积渐而肾伤，肾伤，故亦从肾色而变为黑疸也。惟其然，肝肾同原，故肝亦病而目青，肾气上乘而面黑。且肾邪乘土，故大便俱黑。土伤则痹，故皮肤不仁，肾邪盛而正气虚，故脉浮弱。似此种种，竟同女劳之疸，何以辨其为酒疸？不知肾元虽病，而其实酒热未除，故心中如啖蒜齑，皆酒积之为味也。虽误下伤肾而黑，然实因酒而脉终浮，故黑色中犹带微黄，不如女劳疸之纯黑也。然则酒疸之黑，虽亦由伤肾，而要与女劳有别矣宜沈氏黑疸方。余故曰：黑疸专由女劳，兼由于酒，曰专曰兼，其亦可知矣。虽然，疸至于黑，危险极矣，虽立治之之法，亦未必尽效，毋徒咎医之不良也。

【脉　法】　《脉诀》曰：五疸实热，脉必洪数，其或微涩，悉属虚弱。《直指》曰：疸脉缓大者顺，弦急而坚者逆。

【诸疸原由症治】　仲景曰：寸口脉浮而缓，浮则为风，缓则为痹，痹非中风，四肢苦烦，脾色必黄，瘀热以行。《入门》曰：经云湿热相交，民病瘅，瘅即黄疸，阳而无阴也。又曰：诸发黄，皆小便不利，惟瘀血发黄，小便自利。盖热结下焦，则热伤下焦而小便不利，血结下焦，则热但耗血而不耗津液，故小便自利也。海藏曰：凡病，当汗而不汗，当利小便而不利，皆生黄。盖脾主肌肉，四肢寒湿，与内热相合故也。《正传》曰：五疸同是湿热，终无寒热之异。仲景曰：脉沉，渴欲饮水，小便不利者，必发黄。丹溪曰：凡时行感冒，及伏暑未解，宿食未消，皆能发黄。时行疫疠，亦能发黄，杀人最急。又曰：黄疸因食积者，下其食积，其余但利小便为先，小便利，黄自退。《千金方》曰：伤寒病遇太阳太阴司天，若下之太过，往往变成阴黄。寒水太过，土气不及，往往变成此疾。缪仲淳曰：凡黄有数种，伤酒黄，误食鼠粪亦作黄。因劳发黄，多痰涕，目有赤脉，益憔悴或面赤恶心者是也，用秦艽五钱，酒半升浸，绞取汁，空腹服，或利便止，就中饮酒人易治，屡用得效。又法，黄疸、谷疸，用龙胆苦参丸。酒疸用茵陈蒿酒、猪项肉丸。甚至心下懊痛，足胫满，小便黄，饮酒发赤黑黄斑者，由大醉当风，入水所致，用黄芪散。女劳疸，因大热大劳，交接后入水所致。身目俱黄，发热恶寒，小腹满急，小便难，用二石散。其气短声沉者，用月经灰酒。其体重不眠，眼赤如朱，心下块起若瘕者，十死一生之症，宜烙舌下，灸心俞、关元二七壮，以妇人内衣烧灰，酒服二钱。时行黄疸，用小麦汤。走精黄疸，多睡，舌紫甚，面裂，若爪甲黑者，多死，用豉五钱，牛脂一两煎过，棉裹烙舌，去黑皮一重，浓煎豉汤饮之。急黄欲死，用雄雀粪汤化服之，立苏。痫黄如金，好眠吐涎，用白鲜皮汤。妇人黄疸，经水不调，因房事触犯所致，用蜡矾丸。徐忠可曰：仲景言黄疸初时由风，兼挟寒湿，后则变热，然其立方，虽有谷疸茵陈蒿汤主之、女劳疸消矾散主之、酒疸栀子大黄汤主之、正黄疸发汗，桂枝加黄芪汤；谷气实，猪膏发煎；两解表里，茵陈五苓散；有里无表，大黄消石汤；真寒假热，小半夏汤；无表里而虚，小建中汤之别，未尝专于治风，专于治寒，专于治湿，惟清热开郁。而为肺为胃，为脾为肾，分因用药，绝不兼补，岂非治黄疸法以清热开郁为主，虽亦有汗下之说，而破气与温补，大汗及大下，皆非所宜乎！

黄胖 宿病也。与黄疸暴病不同，盖黄疸眼目皆黄，无肿状，黄胖多肿，色黄中带白，眼目如故，或洋洋少神，虽病根都发于脾，然黄疸则由脾经湿热蒸郁而成，黄胖则湿热未甚，多虫与食积所致，必吐黄水，毛发皆直，或好食生米、茶叶、土炭之类宜四宝丹。有食积用消食之剂宜神曲、红曲、山楂、谷芽、麦芽、菔子。针砂消食平肝，其功最速，不可缺，又须带健脾去湿热之品治之，无不愈者宜二术、茯苓、泽泻。力役人劳苦受伤，亦成黄胖病，俗名脱力黄，好食易饥，怠惰无力宜沈氏双砂丸，此又在虫食黄病之外者。

【黄胖症治】 《得效》曰：食劳疳黄，一名黄胖。夫黄疸者，暴病也，故仲景以十八日为期，食劳黄者，久病也，至有久而终不愈者。《正传》曰：绿矾丸、褪金丸二方，治黄胖病最捷。缪仲淳曰：脾病黄肿者，用青矾四两煅成赤珠子，当归四两酒醅浸七日焙，百草霜三两，为末，以浸药酒打糊丸，梧子大，每服五丸至七丸，温水下，一月后黄去，立效。又脾劳黄病，针砂四两醋淬七次，干漆烧存性二钱，香附三钱，平胃散五钱，为末，蒸饼丸，汤下。又好食茶叶面黄者，每日食榧子七枚，以愈为度。《入门》曰：黄病爱吃茶叶者，用苍术、白术各三两，石膏、白芍、黄芩、南星、陈皮各一两，薄荷七钱，砂糖煮神曲糊丸，空心，砂糖水吞下五七十丸。又黄病吃生米者，用白术一钱半，苍术一钱三分，白芍、陈皮、神曲、麦芽、山楂、茯苓、石膏各一钱，厚朴七分，藿香五分，甘草三分，砂糖末一匙冲服。

治黄疸病方三十七

除湿羌活汤 〔湿似疸〕 苍术 藁本 羌活 防风 升麻 柴胡

茯苓渗湿汤　〔诸疸〕　茵陈　茯苓　猪苓　泽泻　白术　苍术　陈皮　黄连　山栀　秦艽　防己　葛根

食后服。

茵陈五苓散　〔黄疸〕　苍术　猪苓　赤苓　泽泻　官桂　茵陈　车前　柴胡　木通

伤酒成疸，加葛根、灯芯。

桂枝黄芪汤　〔又〕　桂枝　白芍　甘草　生姜　大枣　黄芪

此治无汗须热服，须臾，饮滚水以助之即汗，如无汗再服。

硝黄汤　〔又〕　大黄　硝石　黄柏　山栀

小半夏汤　〔又〕　半夏　生姜

茵陈汤　〔谷疸〕　茵陈　山栀　大黄

栀子大黄汤　〔酒疸〕　山栀　大黄　枳实　淡豉　葛根

加味柴胡汤　〔又〕　茵陈草　柴胡　黄芩　半夏　黄连　淡豉　葛根　大黄

当归白术汤　〔又〕　茵陈草　当归　白术　黄芩　甘草　半夏　枳实　前胡　茯苓　枣仁

藿香扶脾饮　〔又〕　炙甘草　厚朴半夏　藿香　木香　陈皮　麦芽

日二服。

加味四君子汤　〔女劳〕　人参　黄芪　茯苓　白术　炙草　白芍　扁豆　姜　枣

滑石散　〔又〕　滑石钱半　枯矾三分

为末，大麦汤下。

肾着汤　〔又〕　升麻　防风　苍术　白术　羌活　独活　茯苓　猪苓　柴胡　葛根　甘草　泽泻　人参　神曲　黄柏

又方，四苓合四物，去川芎，加茵陈、麦冬、滑石。

黄芪汤　〔黄汗〕　黄芪　赤芍　茵陈　石膏　麦冬　淡豉　甘草　生姜　竹叶

茵陈四逆汤　〔阴黄〕　茵陈　附子甘草　干姜

济生茵陈汤　〔疫疸〕　茵陈四钱　大黄二钱　山栀一钱

茵陈泻黄汤　〔又〕　茵陈草　葛根　姜黄连　山栀　白术　赤苓　白芍　人参　木通　木香　姜　枣

人参养荣汤　〔虚黄〕　人参　当归　白芍　陈皮　黄芪　肉桂　白术　炙草　熟地　茯苓　远志　五味　姜　枣

青龙散　〔风黄〕　防风　荆芥　首乌　生地　威灵仙

每末一钱，食后开水下，日三次。

桃仁承气汤　〔血黄〕　大黄　芒硝　厚朴　枳实　桃仁

化疸汤　〔总治〕　茵陈　苍术　木通　山栀　茯苓　猪苓　泽泻　苡仁

停滞加神曲、麦芽、山楂，酒疸加葛根、苜蓿，女劳加当归、红花，瘀血加琥珀、丹皮、红花、红曲、蒲黄、桃仁、五灵脂、延胡索。

参术健脾汤　〔久疸〕　人参　白术　茯苓　当归　陈皮　白芍　炙草　大枣

当归秦艽散　〔又〕　川芎　当归　白芍　熟地　茯苓　秦艽　白术　陈皮　半夏　炙草

四君子汤　〔又〕　人参　茯苓　白术　炙草

金匮肾气丸　〔又〕　熟地八两　山萸　山药各四两　丹皮　茯苓　泽泻各三两　附子　肉桂各一两　牛膝　车前子各两半

硝矾散　〔黑疸〕　硝石　矾石烧，等分

为末，大麦粥汁服方寸匕，日三服，病随大小便去，小便正黄，大便正黑，是其候也。

硝能散虚郁之热，为体轻脱，而寒不伤脾。矾能却水，而所到之处，邪不复侵，合而用之，散郁热，解肾毒，其于气血阴阳汗下补泻等治法，毫不相涉，所以为佳。

沈氏黑疸方　〔又〕　茵陈蒿四两，捣取汁一合，瓜蒌根一斤，捣取汁六合，冲和，顿服之，必有黄水自小便中下。如不下，再服。

此金鳌自制方也，简便方单用瓜蒌根汁以泄热毒，为黑疸良方。余复加茵陈汁以为湿邪引导，较为真切，故用之辄效也。

龙胆苦参丸　〔谷疸劳疸〕　龙胆草一两　苦参三两

牛胆汁丸，梧子大，食前，以生大麦苗汁或麦饮下五丸，日三服，不减，稍增。谷疸照原方。劳疸再加龙胆一两、山栀子三七枚，更妙，猪胆汁丸亦可。

茵陈蒿酒　〔酒疸〕　茵陈蒿四根　山栀七枚　大田螺一个，连壳打烂

以百沸白酒一大盏，冲汁饮之。

猪项肉丸　〔又〕　猪项肉一两，剁如泥　甘遂末一钱

和作丸，纸包，煨香食之。酒下，当利出酒布袋也。

黄芪散　〔又〕　黄芪二两　木蓝一两

每末方寸匕，酒下，日三服。

二石散　〔女劳〕　滑石　石膏等分

为末，每方寸匕，大麦汁服，日三次，小便大利愈。腹满者不治。

月经灰酒　〔又〕　女人月经和血衣烧灰，酒服方寸匕，日二服，三日瘥。

小麦汤　〔时行〕　小麦七升　竹叶五升，切　石膏三两

水一斗半，煮取七升，细服，尽剂愈。

白鲜皮汤　〔痫黄〕　白鲜皮　茵陈蒿等分

水二盅，煎服，日二服。

蜡矾丸　〔妇人〕　白矾　黄蜡各五钱　陈皮三钱

化蜡作丸，每服五十丸，以调经汤下。

治黄胖方四

四宝丹　〔黄胖〕　使君子肉二两　槟榔　南星制，各一两

以此三味为主，如吃米，加麦芽一斤。如吃茶叶，加细茶一斤。如吃土加垩土一斤。如吃炭，加黑炭一斤。蜜丸，空心，砂糖水送下五十丸。

绿矾丸　〔又〕　五倍子炒黑　神曲炒黄，各八两　针砂炒红，醋淬　绿矾姜汁炒白，各四两

姜汁煮枣肉丸，温酒下六七十丸，米饮下亦可。终身忌食荞麦面，犯之必再发不治。

褪金丸　〔又〕　针砂醋淬　便香附各六两　白术　苍术各二两半　陈皮　神曲　麦芽各两半　厚朴　甘草各一两

面糊丸，米汤下五七十丸。忌鱼腥湿面生冷等物。有块加醋三棱、醋蓬术各一两半。

沈氏双砂丸　〔脱力黄〕　针砂四两，炒红，醋淬至白色　砂仁一两，生研　香附便浸炒，五钱　皂矾白馒头包，煅红，一两　广木香生研，一两　大麦粉三升

胡桃肉四两，生捣如泥，同黑枣一斤

煮烂，去皮核为丸，每服一钱半。脱力劳伤陈酒下，一切黄病米饮下，每病不过服四两，多至六两，无不愈。

此金鳌自制方也，用以治脱力黄及一切黄，神效。

附载：杨氏黄病方二

余粮丸　〔总治脱力劳伤黄病，及一切黄胖病仙方也〕　余粮石醋煅，一斤　海金沙醋炒，二两　皂矾浮麦醋炒，四两　豨莶草酒炒，二两　益母草蜜、酒炒，二两　百草霜醋炒，二两　香附便浸，盐、酒炒，四两　茵陈酒炒，二两　乌龙尾醋、酒炒，二两　广皮焙，二两　砂仁姜汁炒，二两　白蔻仁烘，二两　松萝茶焙脆，二两　木香晒，二两　生地酒煮，晒，二两　归身炒，二两　白芷晒，二两　陈香橼切片，晒，二两　川贝母去心，晒，二两　川椒晒，二两　延胡索酒炒，二两　漆渣炒烟尽，二两

大枣六斤煮，取肉作丸，豌豆大，朝七暮八，开水送下，以病愈为度。

香附丸　〔治同上〕　香附童便浸炒，一斤　针砂醋煅，一两　厚朴姜汁炒，五两　甘草炒，一两　陈皮去白，炒，三两　白芍炒，五两　制苍术五两　山楂肉炒黑，五两　茯苓乳蒸，晒，焙，三两　青皮炒，六两　苦参炒，春夏二两，秋冬一两　白术土炒，三两

醋糊丸，每一钱，米饮下，弱者七八分，白术汤下。忌一切生冷油腻腥发磁硬之物，服过七日，手心即凉，内有红晕起，调理半月即愈矣。虚弱人宜佐以四君子汤。

杂病源流犀烛 卷十七

燥病源流

经曰：诸涩枯涸，干劲皴揭，皆属于燥。夫阳明燥金，乃肺与大肠之气也，故燥之为病，皆阳实阴虚，血液衰耗所致，条分之，虽有风燥、热燥、火燥、气虚燥之殊，要皆血少火多之故，是以外则皮肤皴揭，中则烦渴，上则咽鼻干焦，下则溲赤便难。阳有余而阴不足，肺失清化之源，肾乏滋生之本，痿消噎挛，皆本于此，治法惟以滋金养血为主宜滋燥饮。所谓热燥，病在里者也，耗人津液，故便秘，消渴生焉宜大补地黄丸。所谓风燥，病在表者也，肌肤枯，毛发槁，故干疥爪枯生焉宜养荣汤。所谓火燥，病亦在里者也。东垣云：饥饱劳役，损伤胃气，及食辛辣厚味而助火，邪伏于肺中，耗散真阴，津液亏少，故大便燥结，而其燥结，又有风燥热燥、阳结阴结之殊，治法总惟辛以润之，苦以泻之宜大黄、黄芩、黄连、黄柏、连翘、山栀、元参、知母、石膏、童便、当归、木通、麻仁、甘菊、柏子仁、蔗浆、梨汁。而此热燥、风燥、火燥，其原总不外气血之虚燥。盖惟气血之虚，先有致燥之由，故风热火相感而成病也。然气虚之燥，其症则为痿痹，以肺热不能管摄一身也。血虚之燥，其症则为噎嗝，以胃槁不能收纳饮食也气虚燥宜以黄芪为君，黄柏为臣，黄芩为使；血虚燥宜以归身为君，白芍为臣，生地为佐。其本病亦有易见者，至于燥病之发不一，疗治之法亦不一。试列举之，一切燥热，可概治也宜大补地黄丸。咽干鼻燥，必清上部也宜清凉饮。大肠风秘燥结，必理中焦也宜镇风润气丸、辛润汤、元戎四物汤。皮肤皴裂，血出肌肉燥痒，是火刑金，必清肺以保金也宜加减四物汤。筋燥爪枯，必滋养其荣血也宜养荣汤。皮肤拆，手足爪甲枯，搔之屑起，血出痛楚，必养血以泽肤也宜生血润肤饮、琼指膏、天门冬膏。肠胃枯燥，大便秘结，必清燥以润肠也宜当归承气汤。如是而燥病有不愈者哉？

【脉 法】 《入门》曰：伤燥脉涩。《正传》曰：脉紧而涩，或浮而弦，或芤而迟，皆燥脉也。

【燥病原由症治】 《类聚》曰：燥者肺金之本，燥金受热化以成燥涩。由风能胜热，热能耗液而成燥也。燥于外则皮肤皴揭而瘙痒，燥于中则精血枯涸，燥于上则咽鼻干焦，燥于下则便尿闭结，故曰：燥为肺金病也，宜当归承气汤。《正传》曰：火热胜，则金衰而风生。缘风能胜湿，热能耗液而为燥，阳实阴虚，则风热胜于水湿而为燥也。盖肝主筋而风气自甚，又燥热加之，则筋太燥也。燥金主于收敛，故其脉紧涩，而为病劲强紧急而口噤也。夫燥之为病，血液衰少，不能荣养百骸故也。《入门》曰：经云，燥者润之，养血之谓也，积液固能生气，积气亦能生液，宜服琼玉膏。又曰：皮肤皴揭拆裂，血出大痛，或皮肤搔痒，爪甲浮起干枯，皆火烁肺金，燥之甚也，宜以四物汤去川芎合生脉散，加天冬、花粉、知母、黄柏、酒红花、生甘草之类。东垣曰：荣卫枯涸，湿剂所以润之，二冬、人参、杞子、五味，同为生脉之剂。《叶氏医案》曰：燥有由心阳过动伤液者，一老人舌腐肉消肌枯，心事繁冗，阳气过动，致五液皆涸而为燥，冬月无妨，夏月深处林壑，心境凝然，每早服牛乳一杯。又曰：上燥治气，下燥治血，此定评也。今阳明胃腑之虚，因久病呕逆，投以辛耗破气，津液劫伤，胃气不主下行，致肠中传送失司，经云六腑以通为补，半月小效，全在一通补工夫，岂徒理燥而已。议甘寒清补胃阴，用生地、天冬、人参、甜梨肉、生白蜜。又曰：阳津阴液重伤，余热淹留不解，临晚潮热，舌色若赭，频饮，救亢阳焚燎，究未能解渴，形脉俱虚，难投白虎，当以仲景复脉一法，为邪少虚多，使少阴厥阴二脏之阴少苏，冀得胃关复振，因左关尺空数不藏，非久延所宜耳，此亦治热劫阴液之法也，用人参、生地、阿胶、麦冬、桂枝、炙草、生姜、大枣。华岫云曰：燥为干涩不通之候，内伤外感宜分。外感者，由于天时风热过胜，或因深秋偏亢之邪，始必伤人上焦气分，法以辛凉甘润肺胃为先，喻氏清燥救肺汤是也；内伤者，乃人之本病，精血下夺而成，或因偏饵燥剂所致，病从下焦阴分先起，法以纯阴静药，柔养肝肾为宜，大补地黄丸、六味丸是也。要知是症大忌苦涩，最喜甘柔，若气分失治，则延及于血，下病失治，则槁及乎上，喘咳痿厥三消噎嗝之萌，总由此致。大凡津液结而为患者，必佐辛通之气味。精血竭而为患者，必藉血肉之滋填。在表佐风药而成功，在腑以缓通为要务。古之滋燥养荣汤、润肠丸、五仁汤、琼脂膏、牛羊乳汁等法，各有专司也。

治燥病方十九

滋燥饮　〔总治〕　秦艽　花粉　白芍　生地　天冬　麦冬

加蜜、童便服。人乳、牛乳、梨汁、蔗汁，时时可服。

大补地黄丸　〔热燥〕　熟地　当归　杞子　山药　山萸　白芍　生地　元参　酒知母　酒黄柏　肉苁蓉

蜜丸，盐汤下。

养荣汤　〔风燥〕　当归　白芍　熟地　生地　秦艽　黄芩　防风　甘草

清凉饮　〔清上部〕　黄连　黄芩　薄荷　当归　元参　白芍　甘草

便少加大黄。

镇风润气丸　〔风秘〕　大黄　麻仁山萸　山药　牛膝　槟榔　枳壳　独活　防风　车前子　菟丝子　郁李仁

辛润汤　〔又〕　熟地　生地　升麻　红花　炙甘草　槟榔　归身　桃仁

元戎四物汤　〔又〕川芎　当归　白芍　生地　煨大黄　桃仁

加减四物汤　〔保肺〕　当归　白芍　生地　麦冬　元参　花粉　甘草　黄柏　五味子

生血润肤饮　〔润肤〕　天冬一钱半　生地　熟地　麦冬　当归　黄芪各一钱　酒芩　桃仁泥　瓜蒌仁各五分　升麻二分　酒红花一分　五味子九粒

天门冬膏　〔又〕　天门冬去心，生捣绞汁，滤去渣，砂锅熬成膏，酒服一二匙。

当归承气汤　〔润肠〕　当归　大黄各二钱　芒硝七分　甘草五分

水煎，临时入芒硝搅和服。

四物汤　〔燥甚〕　川芎　当归　白芍　熟地

生脉散 〔又〕 人参 麦冬 五味子

炙甘草汤 〔热劫〕 炙草 阿胶 生地 麦冬 人参 麻仁

清燥救肺汤 〔伤气〕 桔梗 黄芩 麦冬 花粉 桑皮 生地

六味丸 〔伤血〕 生地 山药 山萸 丹皮 茯苓 泽泻

滋燥养荣汤 〔总治〕 熟地 生地 黄芩 甘草 白芍 当归 秦艽 防风

润肠丸 〔又〕 归尾 羌活 桃仁 麻仁 大黄

一方加秦艽、防风、皂角子。

五仁汤 〔又〕 桃仁 杏仁 柏子仁 松子仁 郁李仁

琼脂膏 〔又〕 生地二十斤，打汁，去渣 白蜜二升，煎沸，去沫 鹿角胶 真酥油各二斤 生姜二两，取汁

先以慢火熬地黄汁数沸，棉滤取净汁，又煎二十沸，下胶，次下酥蜜，同熬至如饴，磁器收贮，每服一二匙，温酒下。

三消源流消瘅

三消，燥病也。三消之症，分上中下。上消者，舌赤裂，咽如烧，大渴引饮，日夜无度。中消者，多食易饥，肌肉燥，口干饮水，大便硬，小便如泔。下消者，烦躁引饮，耳轮焦，便溺不摄，或便如胶油。三消之由：上消肺也，由肺家实火，或上焦热，或心火煅炼肺金。中消脾也，由脾家实火，或伏阳蒸胃。下消肾也，由肾阴虚，或火伏下焦。经曰：心移寒于肺，为肺消，肺消者，饮一溲二，死不治。又曰：心移热于肺，传为鬲消。又曰：奇病有消渴，皆上消也，多饮而渴不止者也。盖肺主气，其能通调水道而有制者，赖心君火，时与以温气而为之主，以润燥金，故肺之合皮，其主心也，若心火不足，不能温金，而反移以寒，寒与金化，则金冷气沉而不得升，犹下有沟渎，上无雨露，是以饮一溲二也，是肺气以下而枯索也，故曰肺消，死不治，此因于寒者也。肺本燥金，心腹以热移之，为火燥相即，因而鬲上焦烦，饮水多而善消，此因于热者也。可见上消之由，有阴有阳，不可不辨。而多饮易消，火气炎郁，所以为奇病也。经又曰：瘅成为消中。又曰：胃中热则消谷，令人善饥。又曰：二阳结，谓之消，皆中消也。此盖结于本气，阳明气盛热壮，然以血多津守，未尝有所结，今言其结，则阳邪盛而伤阴，枯其津液，故结在中焦。阳明亢甚，故消谷善饥。又热亢能消，精液不荣肌肉，故名曰消也。经又曰：溲便频而膏浊不禁，肝肾主之，此下消也。盖缘肾水亏损，津液枯竭，水亏火旺，蒸烁肺金，肺被火邪，又不能生肾，故成下消也。赵献可言三消之症，总由煎熬既久，五脏燥烈，能食者必发胸疽背痈，不能食者必发中满鼓胀，治者不必分上下，概用清肺滋肾之药，上消小剂，中消中剂，下消大剂宜概用六味丸加麦冬、五味子。其或命门火衰，火不归元，游于肺为上消，游于胃为中消，必用引火归元之法，渴病若失矣宜八味丸，冷水服之。若过用寒凉，恐内热未除，中寒又起。献可此言诚能于消病中寻源讨流，但必切脉合症，确然审是命门火衰，然后可用桂附，若由热结所致，下咽立毙矣，慎之谨之。大约善治三消者，必补肾水真阴之虚，泻心火燔灼之势，除肠胃燥热之邪，济心中津液之衰，使道路散而不结，津液生而不枯，气血利而不涩，则消症无不愈矣。夫三消之成，总皆以水火不交，

偏胜用事，燥热伤阴之所致，而要之五行之气相成，阳胜固能消阴，阴胜亦能消阳，如经言二阳之病，传为风消。二阳者，阳明也，阳明既病，木邪起而胜之，既胜，则精血不荣，肌肉风消也，故由燥阳伤阴，而气不化水固为消。由阴邪偏胜，而阳不帅阴，其水不化气亦为消，其消一也总治三消，宜人参白术散、桑白皮汤、活血润燥生津饮、大黄甘草饮子。又有中消而口甘者，由脾热；中消而口苦者，由胆热，此二种《内经》谓之瘅症，与消病一类而却非即消病。盖口甘者，脾瘅，肥美之所发。肥令人内热，甘令人中满，中满热郁，其气上溢，久亦转为消渴也。经则治之以兰草，除陈气也。兰性味甘寒，能利水道，其清气能生津止渴，除陈积蓄热也。口苦者，胆瘅。肝取决于胆，而数谋虑不决，胆气虚，其气上溢，而口为之苦，以胆之脉会于咽也。治法俱同三消，特各加引经药使归于肝脾。

至三消分治之方，可详举之：有烦渴能食者宜人参白虎汤。有消渴胸满心烦，无精神者宜人参宁神汤。有消渴便干，阴头短，舌白燥，口唇裂，眼涩而昏者宜止消润燥汤。有消渴后身肿者宜紫苏汤。有消渴面目足膝肿，小便少者宜瞿麦饮。有消渴咽干面赤烦躁者宜地黄饮。有消渴盛于夜者宜加减地黄丸。有消渴由心火上炎，肾水不济，烦渴引饮，气血日消者宜降心汤。有心火炽热，口干烦渴，小便赤涩者宜清心莲子饮。有消渴小便数，舌上赤脉，肌体枯瘦者宜和血益气汤。有消渴而上焦烦热，为膈消者宜人参石膏汤。有消渴不能食者宜麦门冬饮子。有老人虚人大渴者宜人参麦冬汤。以上皆上消之属通治上消宜生津养血汤、黄芩汤。有消中饮食多，不甚渴，小便数，肌肉瘦者宜加减白术散。有消谷善饥者宜加减白术散。有能食而瘦，口干自汗，便结溺数者宜清凉饮。有消中而瘦，二便秘者宜兰香饮子。有消中由胃热者宜藕汁膏。有消中而中焦燥热，肌肉瘦削，大便硬，小便数而黄赤者宜生津甘露饮。有消中后腿渐细，将成肾消者宜茯苓丸。以上皆中消之属通治消中，宜调胃承气汤、加减三黄丸、黄连猪肚丸、顺气散。有肾消大渴饮水，下部消瘦，小便如脂液者宜元菟丹。有肾虚水涸燥渴者宜双补丸。有肾消大渴便数，腰膝疼者宜肾沥丸。有肾消尿浊如膏者宜人参茯苓散。有肾消口燥烦渴，两脚枯瘦者宜加减肾气丸。有肾虚消渴，小便无度者宜鹿茸丸。有肾消茎长而坚，精自出者，此孤阳无阴，即强中症也，最难治，盖此亦由耽好女色，或服丹石以恣欲，久则真气脱而热气盛，故饮食如汤沃雪，肌肤削，小便如膏油，阳易兴而精易泄也宜六味丸、石子荠苨汤、黄连猪肚丸。以上皆下消之属通治下消，宜补肾地黄丸、加减八味丸。消症之不同如此。此外又有食㑊症。经曰：大肠移热于胃，善食而瘦，谓之食㑊。胃移热于胆，亦名食㑊。注云：㑊者，易也。饮食移易而过，不生肌肉也，治之与消中同。而又有酒渴症，由平日好酒，热积于内，津液枯燥，烦渴引饮，专嗜冷物也宜乌梅木瓜汤。而又有虫渴症，由虫在脏腑之间，耗其精液，而成消渴也宜苦楝汤。而又有类消症，其人渴欲求饮，饮一二口即厌，不比消渴之无厌，此由中气虚寒，寒水泛上，逼出浮游之火于喉舌间，故上焦欲得水救，水到中焦，以水遇水，故厌也宜理中汤送八味丸。又经云：二阳之病发心脾，有不得隐曲，女子不月。阳明位太阴之表而居中，于腑则胃当之，非若手阳明大肠之以经络为阳明比也。其病发心脾者，胃与心为生土之母子，而脾与胃为行津之表里。发者，发足之义。人之情欲，本以伤心，劳倦忧思，本以伤脾，脏既伤，则必连及于腑，又必从其能连及者，如母病必及子。故凡内而伤精，外而伤形者，皆能病及胃，此二阳之病，发自心脾也。然阳明为生化之本，其气盛，其精血下行，化荣卫而润宗筋，化源既病，则阳道外衰，故不得隐曲而枯涩，女子则不月。盖心脾为真阴之主，胃为真阳之主，伤真阴必使真阳无守，二阳既病，仓廪空而饷道绝，为生死之关，然必自真阳之伤为之，故曰发心脾也。治亦同三消，参其症而用方主之可也。至于消渴既久，其传变之症，在能食者必发痈疽背疮，不能食者必至中满鼓胀，何也？津液竭则火邪胜，故发痈脓，且痛甚而或不溃，或流赤水也。又如上中二消，制之太急，寒药多而胃气伤，故成中满，甚而水气浸渍，溢于皮肤，则为肿胀，所谓上热未除，中寒之症复生也。夫至痈疽胀满，亦与强中等症，皆为传变而不易治矣。

【脉　法】　《内经》曰：消渴脉实大，病久可治。脉悬小坚，病久不可治。仲景曰：趺阳脉数，胃中有热，即消谷引饮，大便必坚，小便即数。《脉经》曰：消渴脉，当得紧实而数，反得沉涩而微者死。又曰：心脉滑为渴，滑者，阳气胜也。心脉微小为消瘅。又曰：脉数大者生，沉小者死。

【消渴与脚气反】　《本事》曰：消渴脚气，虽皆为肾虚所致，其为病则相反。脚气始发于二三月，盛于五六月，衰于七八月。消渴始发于七八月，盛于十一二月，衰于二三月。其故何也？盖脚气，壅疾也。消渴，宣疾也。春夏阳气上，故壅疾发，则宣疾愈。秋冬阳气下，故宣疾发，则壅疾愈。审此二者，疾可理也。

【消渴原由症治】　《本事》曰：消渴之症，全由坎水衰少。何也？肺为五脏华盖，若下有暖气蒸，则肺润。若下冷极，则阳不能升，故肺干而渴。譬如釜中有水，以火暖之，又以板覆，则暖气上腾，故板能润。若无火力，则水气不能上升，此板终不能润。火力者，腰肾强盛，常须暖补肾气，饮食得火力则润上而易消，亦免干渴之患，宜肾气丸。又曰：消渴者肾虚所致，每发则小便必甜。以物理推之，淋饧醋酒作脯法，须臾即甜，足明人之食后，滋味皆甜，流在膀胱。若脾肾气盛，则上蒸炎气，化成精气，下入骨髓，其次为脂膏，又其次为血肉，其余则为小便，故小便色黄，血之余也。五脏之气咸润者，则下味也。若腰肾既虚冷，则不能蒸化谷气，尽下为小便，故味甘不变，其色清冷，则肌肤枯槁也。《直指》曰：自肾消而析之，又有五石过度之人，真气既尽，石势独留，阳道兴强，不交精泄，名曰强中。消渴，轻也。消中，甚焉。消肾，又甚焉。若强中，则毙可立待。《类聚》曰：五脏六腑，皆有津液，热气在内，则津液竭少，故为渴。夫渴者，数饮水，其人必头目眩，背寒而呕，皆因里虚故也。《入门》曰：饮水而安者，实热也。饮水少顷即吐者，火邪假渴耳。丹溪曰：三消多属血虚不生津液，宜以四物汤为主。上消加人参、五味、麦冬、花粉煎，入藕汁、地黄汁、牛乳。酒客生葛根汁冲服。中消加知母、石膏、寒水石、滑石。下消加黄柏、知母、熟地、五味子。又曰：养肺降火生血为主，分上中下治之。又曰：消渴症，小便反多，如饮水一斗，小便亦一斗，宜肾气丸。徐忠可曰：仲景云：厥阴之为病消渴，气上冲心，心中疼热，饥而不欲食，食即吐，下之不肯止。夫厥阴之为病消渴七字，乃消渴之大原，然或单渴不止，或善食而渴，或渴而小便反多，后人乃有上中下之分，不知上中下虽似不同，其病原总属厥阴。厥阴者，风木之脏也，与风相得，故凡中风，必先中肝。然风善行而数变，故在经络，在血脉，在肌肉，各各不同。而又有郁于本脏者，则肝得邪而实，因而乘其所胜。阳明受之，乘其所生，少阴受之，于是上中下或有偏胜，现症稍殊，皆为消渴，皆由厥阴风郁火燔，故曰厥阴之为病消渴。《内经》亦有风消二字，消必兼风言之，亦此意也。又曰：《内经》云，二阳结，谓之消。仲景独言厥阴，似乎互异，不知邪气浸淫，病深肠胃，气聚不散，故曰结，其使肠胃之气不能健运而成三消，则厥阴实为病之本。如果病专肠胃，则下之为中病，消渴宜无不止矣。然多食而饥不止为中消，此又云饥不欲食，则知消渴之病，亦有不欲食者，但能食而渴者，全重二阳论治。饮一溲二，重在肾虚论治。其不能食而气冲者，重在厥阴论治。此又临症时微细之辨乎。缪仲淳曰：三消渴疾，以鲇鱼涎和黄连末为丸，每五七丸，乌梅下，日三服取效。又曰：用白芍、甘草等分为末，每一钱，水煎，日三服。有人患消渴九年，服药止而复作，得是方服之，七日顿愈。古人处方，殆不可晓，不可以平易而忽之。又方，用瓜蒌根、黄连各三两，为末蜜丸，每三十丸，麦冬汤下，日二服。其饮水无度，小便数者，用田螺五升，水一斗浸一夜，渴即饮之，每日一换水及螺，或煮食饮汁亦妙。其饮水无度，小便赤涩者，用秋麻子仁一升，水三升，煮三四沸饮，不过五升瘥。其肾消饮水，小便如膏油者，用茴香、苦楝子等分炒，为末，每食前酒服二钱。其消渴饮水，骨节烦热者，用芭蕉根捣汁，时饮一二合。其消渴不止，下元虚损者，用牛膝末五两，生地汁五升浸之，日晒夜浸，汁尽为度，蜜丸，空心酒下三十丸，久服壮筋骨，驻颜色，黑须发，津液自生。其胃虚消渴者，羊肚煮烂，空腹服之。其消渴烦乱者，干冬瓜瓤一两水煎服。其消渴羸瘦，小便不禁者，兔骨和大麦苗煮汁服极效。其消中易饥者，用苁蓉、山萸、五味，蜜丸，每盐酒下二十丸。其三消骨蒸者，以冬瓜自然汁浸晒黄连末七次，又以冬瓜汁和丸，每三四十丸，大麦汤下。寻常口渴，只一服见效。其强中消渴者，用猪肾一具，荠苨、石膏各三两，人参、茯苓、磁石、知母、葛根、黄芩、花粉、甘草各二两，黑大豆一升，水一斗半，先煮猪肾大豆取汁一斗，去渣，下药再煮三升，分三服，名猪肾荠苨汤，后人名为石子荠苨汤。

消瘅　肝心肾三经之阴虚而生内热病也。即经所谓热中，与三消异。《灵枢经》言：五脏皆柔弱者，善病消瘅。夫皆柔弱者，天元形体不充也。其本大气不足，五脏气馁，阴虚生内热，自是内热不解，而外消肌肉，故五脏之脉，皆以微小者为消瘅，是五脏之气，不能充满于荣分，而内有郁热以烁之也。故法以脉实大者为顺，虽病可治。若脉悬小而坚，则精枯血槁，必不能耐久矣。是知消瘅之病，本起于不足，必以滋阴平肝清热为主也宜生地黄饮子、玉泉丸。

【消瘅症治】　《内经》注曰：瘅，谓消热病也。多饮数溲，谓之热中。多食数溲，谓之消中。《内经》曰：凡消瘅，肥实人则膏粱之疾也。此人因数食甘美而多肥，故其气上溢，转为消渴。注曰：食肥则腠理密，而阳气不得外泄，故肥令人内热。甘者，性气和缓而发散逆，故甘令人中满。然内热则阳气炎上，炎上则欲饮而嗌干，中满则阳气有余，有余则脾气上溢，故转为消渴。《入门》曰：消者，烧也，如火烹烧物者也。

鳌按：消为肌肉烁，瘅为内郁热，二字连读，为一症之名，非如《内经》言瘅成为消中，消为三消，瘅为瘅病也。即《内经》言肥甘之病，亦消渴之类，非消瘅，姑附于此。

治三消方四十四

六味丸 〔总治〕 地黄 山药 山萸 丹皮 茯苓 泽泻

八味丸 〔又〕 熟地 山药 山萸 丹皮 茯苓 泽泻 附子 肉桂

人参白术散 〔又〕 人参 白术 当归 白芍 山栀 大黄 连翘 泽泻 花粉 葛根 茯苓各一钱 官桂 木香 藿香各五分 甘草六分 寒水石四钱 石膏八钱 磁石 芒硝各六钱

共为末，每取五钱，加蜜少许服，渐加至两许，日二三服。

桑白皮汤 〔又〕 桑白皮新生者，二钱 茯苓 人参 麦冬 葛根 山药 肉桂各一钱 甘草五分

水煎服。

大黄甘草饮子 〔又〕 大黄两半 甘草大者，四两 黑豆五升，另煮三沸，去苦水

另用井水一桶同煮，豆烂，令病人食豆饮汁，无时，不三剂病去。

活血润燥生津饮 〔又〕 天冬 麦冬 五味子 瓜蒌仁 火麻仁 生地 熟地 花粉 当归 甘草各一钱

水煎服。

人参宁神汤 〔上消〕 人参 生地 甘草 葛根 茯神 知母 花粉 竹叶 五味子

人参白虎汤 〔又〕 人参 石膏 甘草 知母

止消润燥汤 〔又〕 升麻钱半 杏仁 桃仁 麻仁 归身 荆芥 知母 黄柏 石膏各一钱 熟地二钱 柴胡七分 甘草五分 川椒 细辛各一分 红花二分半

热服。

紫苏汤 〔又〕 紫苏 桑皮 赤苓各一钱 郁李仁二钱 羚羊角七分半 槟榔七分 肉桂 木香 独活 枳壳各五分

瞿麦饮 〔又〕 瞿麦 泽泻 滑石各一钱 防己一钱半 黄芩 大黄各五分 桑螵蛸三个

地黄饮 〔又〕 熟地 生地 天冬 麦冬 人参 枇杷叶 枳壳 石斛 泽泻 黄芪 甘草

加减地黄丸 〔又〕 熟地 山药 山萸 丹皮 五味子 百药煎

降心汤 〔又〕 花粉二钱 人参 远志 当归 熟地 茯苓 蜜黄芪 五味子 甘草各一钱 枣二枚

清心莲子饮 〔又〕 莲子二钱 赤苓 人参 黄芪各一钱 黄芩 麦冬 车前子 地骨皮 甘草各七分

人参石膏汤 〔又〕 人参钱七分 石膏四钱 知母二钱三分 甘草钱三分

和血益气汤 〔又〕 酒黄柏 升麻各一钱 酒生地 酒黄连各八分 杏仁 桃仁 石膏各六分 知母 羌活 防己各五分 归梢四分 生甘草 炙甘草 麻黄根 柴胡各三分 红花分半

麦门冬饮子 〔又〕 麦冬二钱 知母 花粉 人参 五味子 葛根 茯神 生地 甘草各一钱 竹叶十片

人参麦冬汤 〔又〕 人参 茯苓 甘草 杞子 五味子 麦冬

生津养血汤 〔通治上消〕 当归 白芍 生地 麦冬各一钱 川芎 黄连各八分 花粉七分 蜜知母 蜜黄柏 莲肉 乌梅肉 薄荷 甘草各五分

黄芩汤 〔又〕 片芩 山栀 桔梗 麦冬 当归 生地 花粉 葛根 人参 白芍各一钱

乌梅一个，水煎服。

清凉饮 〔中消〕 甘草冬用梢 防风梢 羌活 龙胆草 柴胡 黄芪 茯苓 生地 酒知母 防己 桃仁 杏仁 当归 黄柏 石膏

兰香饮子 〔又〕 石膏三钱 知母钱半 生甘草 防风各一钱 炙甘草 人参 兰香叶 连翘 白豆蔻 桔梗 升麻各五分 半夏二分

蒸饼糊调成饼，晒干为末，每二钱，淡姜汤下。

生津甘露汤 〔又〕 石膏 龙胆草 黄柏各一钱 柴胡 羌活 黄芪 酒知母 酒黄芩 炙甘草各八分 归身六分 升麻四分 防风 防己 生地 生甘草各三分 杏仁六个 桃仁五个 红花少许

水煎，加酒一匙，不拘时，稍热服。一名清凉饮子。

藕汁膏 〔又〕 藕汁、生地汁、牛乳和黄连末、天花粉末，佐以姜汁，白蜜为膏，挑取留舌上，徐徐以白汤送下。日三四次。

加减白术散 〔又〕 葛根二钱 人参 白术 茯苓各一钱 木香 知母 黄柏 甘草各五分 五味子九粒

茯苓丸 〔又〕 茯苓 黄连 花粉 熟地 覆盆子 萆薢 人参 元参 石斛 蛇床子 鸡肫皮

磁石汤下。

调胃承气汤 〔通治中消〕

加减三黄丸 〔又〕 大黄 黄芩 黄连 生地

黄连猪肚丸 〔又〕 雄猪肚全具 黄连五两 麦冬 瓜蒌根 知母各四两

将四味为末，入肚内线封口，蒸烂捣，入蜜少许丸，每百丸米饮下。

顺气散 〔又〕 大黄 芒硝各二钱 炙甘草一钱

元菟丹 〔下消〕 菟丝子酒浸，通软，乘湿研，焙干，别取末，十两 五味子酒浸，别为末，净，七两 茯苓 莲肉各三两，别研 干山药末六两

将所浸酒添酒打糊丸，空心，食前米饮下。

双补丸 〔又〕 鹿角胶 人参 茯苓 苡仁 熟地 苁蓉 归身 石斛 黄芪 木瓜 五味 菟丝子 覆盆子各一两 沉香 泽泻各五钱 麝香一钱

肾沥丸 〔又〕 鸡肫皮 人参 黄芪 肉桂 泽泻 熟地 远志 茯苓 归身 龙骨 桑螵蛸各一两 麦冬 川芎各二两 五味子 元参 炙草各五钱 磁石二两，研，淬去赤水

每末五钱，用羊肾煮汤代水煎，日二服。

加减肾气丸 〔又〕 熟地二两 丹皮 茯苓 山萸 五味子 泽泻 山药 鹿茸各一两 肉桂 沉香各五钱

蜜丸，空心下七八十丸。

人参茯苓散 〔又〕 滑石 寒水石各钱半 甘草七分 赤苓 葛根 黄芩 薄荷 大黄各五分 连翘三分 人参 白术 泽泻 桔梗 天花粉 山栀 砂仁各二分

一名人参散。

鹿茸丸 〔又〕 麦冬二两 鹿茸 熟地 黄芪 五味子 鸡肫皮麸炒 酒浸肉苁蓉 破故纸 酒牛膝 山萸 人参各七钱半 地骨皮 茯苓 元参各五钱

蜜丸，空心米饮下。

石子荠苨汤 〔又〕 荠苨 石膏各钱半 人参 茯苓 花粉 磁石 知母 葛根 黄芩 甘草各一钱

先以水三盏，煮猪腰一个、黑豆一合

至半，去渣入药，煎七分，食后服，次服黄连猪肚丸。

补肾地黄丸　〔通治下消〕　黄柏一斤，切　生地半斤，酒浸二日，蒸烂，研膏，与黄柏拌，晒干　茯苓四两　天冬　熟地　人参　甘菊各二两　酒条芩　生片芩　当归　枳壳　麦冬各一两

水丸，空心盐、酒下七八十丸。

加减八味丸　〔又〕　熟地二两　山药　山萸各一两　酒蒸泽泻　茯苓　丹皮各八钱　五味子略炒，一两半　肉桂五钱

蜜丸，五更初未言语时，盐汤下五六十丸，临卧再服。此方有五味，最为得力，不惟止渴，亦免生痈疽，久服永除渴疾，气血加壮。

乌梅木瓜汤　〔酒渴〕　乌梅打碎　木瓜各二钱　炒麦芽　草果　甘草各一钱　姜五片

苦楝汤　〔虫渴〕　苦楝根皮一握，切，焙　麝香少许

水煎，空心饮之。

金匮肾气丸　〔补气〕　熟地　山药　山萸　丹皮　茯苓　泽泻　附子　肉桂　牛膝　车前子

四物汤　〔补血〕　川芎　当归　白芍　地黄

治消瘅诸药要品及方二

滋阴清热平肝　地黄　元参　麦冬　鳖甲　沙参　山药　黄柏　枣仁　丹皮　知母　白芍　川续断　青蒿　牛膝　五味　山萸　阿胶珠　沙蒺藜　柏子仁　地骨皮　杞子　金石斛　车前子

玉泉丸　〔消瘅〕　花粉　葛根各两半　麦冬　人参　茯苓　乌梅　甘草各一两　生黄芪　蜜黄芪各五钱

蜜丸，弹子大，每一丸，温水嚼下。

生地黄饮子　〔又〕　人参　黄芪　生地　熟地　金石斛　天冬　麦冬　枳壳　枇杷叶　泽泻各一钱　甘草五分

此方乃二黄丸合甘露饮也，生精补血，润燥止渴，佐以泽泻、枳壳，疏导二府，使心火下行，则小便清利，肺金润泽，火府流畅，宿热既消，其渴自止，造化精深，妙无伦比。

火病源流

火有三：一曰君火，一曰相火，一曰龙雷之火。人之心为君，以照临为德，故居神之物，惟火为之，所谓君火也。君火不以火用，惟建极于广明。广明即膻中，为神明喜乐之官。广大清明之地，君主居之，以照临十二官，为生之本，荣之居，初非以燔灼为令也。经故曰：君火以明。以明者，言照临之不爽也。后人昧乎明字之义，因改曰君火以名，亦可发一笑矣。然君火虽不用，有时无精以养，则神空飞而有自焚之患，则亦有灼热之时。相火者，心包代君行事，在三焦之中，处两阳合明之地，所以应天之夏令，而主乎腐熟水谷。故经曰：阳明者，午也。经以阳明当相火夏令，不言心包，而心包在其中矣。盖人之相火，起少阳胆，游行三焦，督署于心包，为阳明胃腐熟水谷之主。故曰少阳相火，火之能相在少阳耳。丹溪诸公，乃以龙雷之阴火为相火，后人多承袭其讹，其不知相火，先不知龙雷之阴火矣。所谓龙雷者何？昙氏曰：性火真空，性空真火，遍满法界。阴符曰：火生于木，祸发必克。盖阳隧真形，即在阴物奠宅之中，故此火则隐胎坎水，朕兆风木，实在乎君相有形之外。是谓龙雷，无故则不现，虽激之亦不起，惟水涸木枯，气逆血沸，则势将焚巢燎原而不可止。此火若起，则反君灭相，岂君相治平之火乎？缘

此火不起于子半，不循行于少阳胆，猝犯之而猝起，所谓火生于木，祸发必克者也。何前人竟谓之相火哉？然而相火之为害亦大矣。甚则为元气之贼，又能煎熬真阴，阴虚则病，阴绝则死，皆相火之为也。夫火主动，凡动皆属火，醉饱胃火动，恚怒肝火动，悲哀肺火动，房劳肾火动，心火能自焚，是五脏又皆有火也。且火动即身热，其因于五脏者各不同。如按至肌肉之下，至骨上，乃肝之热，寅卯时尤甚，其症必兼四肢满闷，便难，转筋，多怒多惊，筋疲，不能起于床宜柴胡饮子。如按至皮肤之下，肌肉之上，轻手乃得，微按至皮毛之下，则热，少加力按之，则全不热，是热在血脉也，乃心之热，日中尤甚，其症必兼烦心，心痛，掌中热而哕宜导赤汤。如轻手按不热，重按至筋骨亦不热，在不轻不重间，此热在肌肉也，乃脾之热，夜尤重，其症必兼怠惰嗜卧，四肢不收，无气以动，宜分虚实虚宜补中益气汤，实宜泻黄散。如轻按不热，重按至骨，其热炙手，乃肾之热，亥子时尤甚，其症必兼骨苏苏然如虫蚀，其骨因热不任，亦不能起于床宜滋肾丸。如轻手乃得，略按全无，此热在皮毛也，乃肺之热，日西尤甚，宜分轻重轻者泻白散，重者凉膈散。是五脏之热所宜审也。且火动则热壅，其见于三焦者又各不同。如热在上焦，因咳而为肺萎，或口舌生疮，眼目赤肿，头项肿痛宜凉膈散加减、凉膈散、清心汤。如热在中焦，大便坚结，或胸膈烦躁，饮食不美宜四顺清凉饮、桃仁承气汤。如热在下焦，尿血淋闭，或小便赤涩，大便秘结宜立效散、防风当归饮子。是三焦之热所宜审也。然而火之虚实又宜辨，如遇发热，脉沉实而大者为实，浮而虚数者为虚也。火之燥湿又宜辨，燥火疼而不肿，湿火肿而不疼；又燥火筋缩而疼，湿火肿胀而疼；又燥火口渴便闭，湿火口不渴而大便滑也。痰与火又宜辨，如病之有形者总是痰，红肿结核，或疼或不疼是也；病之无形者总是火，但疼不肿是也。火变病又宜辨，如睡觉忽腰背重滞，转侧不便；如隆冬薄衣不冷，非关壮盛；如平时筋不缩，偶直足一曲即缩；如食时有涕无痰，不食时有痰无涕；如弱症左侧睡，心左坠一响，右侧睡，心右坠一响；如心中滴滴当当若有响声；如头眩耳鸣目晕，皆火之变幻也。治火之药又宜辨，如心火宜黄连、生地、麦冬、木通。小肠火宜赤苓、木通。肝火宜柴胡、黄芩。胆火宜连翘、龙胆草。脾火宜白芍、生地。胃火宜石膏、葛根、大黄。肺火宜山栀、黄芩、桑皮、石膏。大肠火宜大黄、黄芩。肾火宜黄柏、知母。膀胱火宜黄柏、滑石。三焦火上宜山栀，中宜连翘，下宜地骨皮。心包络火宜麦冬、丹皮。燥火宜生地、当归、麦冬。湿火宜苍术、木通、茯苓、猪苓。实火宜大黄、芒硝。实火热甚宜黄连、黄柏、黄芩、山栀，如欲下之，宜加大黄。虚火宜姜皮、竹叶、麦冬、童便、甘草、生姜。虚火宜补宜人参、黄芪、白术、炙草、生姜。郁火宜青黛。郁火重按烙手，轻按不觉，此热在肌肉之内，取汗则愈宜升麻、葛根、羌活以发热郁之火，青黛以宣五脏郁火，山栀以利小便而解郁火。血中火宜生地。血虚发热宜当归、生地、熟地。气如火从足下起入腹，为虚热之极，十不救一宜六味加肉桂，大剂作汤，外用附子末，津调涂涌泉穴，或愈。无根之火，游行作热宜元参、麦冬。肾水受伤，为真阴失守宜六味加元参作汤服。痰结热火宜竹茹、竹沥、花粉、天冬。过食生冷，遏抑少阳之火于脾部宜加减发郁汤。是皆火之为病，所当悉心究之者。火之见症又宜辨，二便忽闭，火也，以利小便为先宜赤苓、猪苓、泽泻、通草、车前子、滑石、海金沙、防已、扁蓄、瞿麦。气逆冲上，火也，以降气清热为先宜郁金、苏子、麦冬、枇杷叶。躁扰狂越，詈骂惊骇，火也，以清镇凉解为先宜牛黄、黄连、黄芩、山栀、滑石、知母、童便、石膏，大便秘加大黄，不行再加芒硝。猝眩仆，九窍流血，火也，以降折清凉为先，然多不治宜犀角汁、童便、竹沥、盐汤、蓝汁、梨汁、蔗汁。猝心痛，火也，以凉心解毒为先宜山栀、白芍、生甘草、延胡索、苏子、盐汤。目暴赤肿痛甚，火也，以凉血清热为先宜生地、赤芍、黄柏、荆芥、山栀、木通、黄连、大黄、元参、连翘、龙胆草、童便。头面忽然赤肿或痛，火也，以清热消毒为先宜甘菊、牛蒡子、连翘、荆芥、石膏、竹叶、薄荷、蝉退、元参、知母、甘草、大黄。口干舌苦，忽大渴思冰水，火也，以清润生津为先宜石膏、知母、元参、麦冬、竹叶、花粉、五味子、梨汁、蔗汁、童便。暴喑，火也，以降气发音为先宜苏子、贝母、桔梗、百部、竹沥、天冬、麦冬、薄荷、元参、桑皮、梨汁、枇杷叶。暴注，火也，以利水泄热为先宜茯苓、黄连、黄芩、滑石、白芍、葛根、木通、甘草。禁栗如丧神守，火也，以清热镇神为先宜朱砂、黄芩、山栀、知母、牛黄、黄连、童便、石膏。瞤瘈瞀乱，火也，以和肝涤热为先宜白芍、竹叶、元参、黄连、石膏、黄柏、知母、甘菊、生地、麦冬。症状不同，而各有所以治之如此。总之，治火切不可久任寒凉之品，重伤脾胃，便不可救，故化而裁之因乎变，神而明之存乎人。

【脉　法】　《脉经》曰：火脉洪数，虚则浮。《脉诀》曰：骨痿劳热，脉数而虚，热而涩小，必捐其躯，加汗加咳，非药可治。丹溪曰：脉实数者有实热。《正传》曰：脉浮而洪数，虚火。沉而实大，实火。洪数见左寸，心火。右寸肺火。左关肝火。右关脾火。两尺肾经命门之火。男子两尺洪大，必遗精，阴火盛也。

【火论四条】　缪仲淳曰：夫火者，阳也，气也，与水为对待者也。水为阴精，火为阳气，二物匹配，名曰阴阳和平，亦名少火生气，如是则诸病不作矣。倘不善摄养，以致阴亏水涸，则火偏胜阴，不足则阳必凑之，是谓阳盛阴虚，亦曰旺火食气，是知火即气也，气即火也。东垣亦曰火与元气不两立，亦指此也。譬诸水性本流，过极即凝为冰，解则复常，非二物也。盖平则为水火既济。火即真阳之气，及其偏，则即阳气而为火也，始与元气不两立矣。故戴人曰：莫治风，莫治燥，治得火时风便了。正指火之变态多端，为病不一，了此，则皆可辨也。人身之有阴阳，水一而已，火则二焉，是禀受之始，阳常有余，阴常不足也。故自少至老，所生疾病，由于真阴不足者恒也。若真阳不足之病，千百中一二矣。阳者，气也、火也、神也。阴者，血也、水也、精也。阴阳和平，是为常候。若纵恣房室，或肆情喜怒，或轻犯阴阳，或嗜好辛热，以致肾水真阴不足，不能匹配阳火，遂使阳气有余，气有余即是火，故火愈盛而水愈涸，于是而吐血、咳嗽、吐痰、内热、骨蒸、盗汗，种种阴虚之病。医者又不明，凡见前症，不分阴阳，概施温补，参芪二术，还佐姜桂。倘遇急剧，辄投附子，死犹不悟，良可悯也。虽然，亦病家不明有以致之，何则？难成易亏者，阴也。益阴之药，必无旦夕之效，助阳之药，能使胃气一时暂壮，饮食加增，或阳道兴举，有似神旺。医者病者，利其速效，宜乎服药者多毙，勿药者反得存也。

人身以阴阳两称为平，偏胜则病，此大较也。水不足，则火有余，阴既亏，则阳独盛。盖阴阳之精，互藏其宅，是阳中有阴，阴中有阳也。故心，火也，而生赤液。肾，水也，而藏白气。赤液为阴，白气为阳，循环不息，此常度也。苟不知摄养，亏损真阴，阳无所附，而发越上升，此火空则发，周身之气并于阳也。并于阳则阳盛，故上焦热而咳嗽生痰，迫血上行，而为吐衄，为烦躁，为头痛，为不得眠，为胸前骨痛，为口干舌苦，此其候也。阳愈盛，则阴虚，阴愈虚则为五心烦热，为潮热骨蒸，为遗精，为骨乏少力，为小水短赤，丹田不暖，则饮食不化，为泻泄，为卒僵仆，此其候也。治之之要，当亟降气，当急益精。气降则阳交于阴，是火下降也。精血生，则肾阴来复，是水上升也。此坎离而既济也。至此则阴阳二气复得其平矣。经曰：形不足，补之以气。人参、黄芪、人胞、羊肉、红铅之属是已，益阳气也，乃可以却沉寒。经曰：精不足，补之以味。人乳、鳖甲、地黄、黄柏、杞子、牛膝、天冬之属是已，补阴精也，乃可以除伏热。

【火病原由症治】　《内经》曰：心热病者，颜先赤。颜即额也。脾热病者，鼻先赤。肝热病者，左颊先赤。肺热病者，右颊先赤。肾热病者，颐先赤。《纲目》曰：心肺居胸背，心热则胸热，肺热则背热。肝胆居胁，肝胆热则当胁热。肾居腰，肾热则当腰热。胃居脐上，胃热脐以上热。肠居脐下，肠热则脐以下热。以上言脏腑发热部分。东垣曰：凡病，昼病在气，夜病在血。昼发少而夜发多者，足太阳膀胱血中浮热，微有气也。有时发，有时止，知邪气不在表，不在里，而在经络中也。夜发多者，是邪气下陷之深，当从热入血室而论之，宜泻血汤、退热汤。海藏曰：昼热则行阳二十五度，宜柴胡饮子。夜热则行阴二十五度，宜四顺清凉饮。平旦发热，热在行阳之分，肺气主之，故宜白虎汤以泻气中之火。日晡潮热，热在行阴之分，肾气主之，故宜地骨皮散以泻血中之火。《入门》曰：气分实热，白虎汤。血分实热，四顺清凉饮。气分虚热，清心莲子饮。血分虚热，滋阴降火汤。以上言昼夜发热之异。丹溪曰：火能消物，凡烁金亏土，旺木涸水者，皆火也。河间曰：火之为病，其害甚大，其变甚速，其势甚张，其死甚暴。人身有二火，一君火，一相火，在气交中，多动少静，凡动皆属火化，动之极也，病则死矣。又有脏腑阴阳之火，根于五志之内，六欲七情激之，其火随起。东垣曰：相火易起，五性厥阳之火相扇，则妄动矣。火起于妄，变化不测，无时不有煎熬真阴，阴虚则病，阴绝则死。又曰：火者，元气、谷气、真气之贼也。以上言火为元气贼。丹溪曰：病人自言冷气从下而上，非真冷气也，此上升之气自肝而出，中挟相火，自下而上，其热为甚。自觉其冷者，火极似水，积热之甚也，阳亢阴微，故见此症。冷生气者，高阳生之谬言也。又曰：气从左边起，肝火也，宜回金丸。气从脐下起，阴火也，宜黄柏丸、坎离丸。气从足下起，入腹，乃虚之极也，宜滋阴降火汤，外用津调附子末涂涌泉穴，引热下行。盖火起于九泉之下，十不救一。以上言上升之气属火。东垣曰：能食而热，口舌干燥，大便难者，实热也，以辛苦大寒之剂下之，泻热补阴，脉洪盛而有力者是也。不能食而热，自汗气短者，虚热也，以甘寒之剂泻热补气，脉虚而无力者是也。海藏曰：五脏阴也，所主皆有形，骨肉筋血皮毛是也。此五脏皆阴足，阴足而热反胜之，是为实热。若骨痿肉烁，筋缓血枯，皮聚毛落者，阴不足。阴不足而有热，乃虚热也。丹溪曰：实火可泻，黄连解毒汤之类。虚火可补，四君子汤之类。以上言火热有虚实。《内经》曰：阴虚则发热，阳在外为阴之卫，阴在内为阳之守。精神外驰，嗜欲无节，阴气耗散，阳无所附，遂致浮散于肌表之间而恶热，当作阴虚治之。又曰：恶寒战栗，皆属于热。又曰：病热而反觉自冷，实非寒也。古人遇战寒之症，有以大承气汤下燥粪而愈者，明是热症耳。丹溪曰：恶热非热，明是虚症；恶寒非寒，明是实症。仲景曰：其人亡血，必恶寒，后乃发热无休止，其阴脉必迟涩，或微涩。以上言恶热恶寒。阳虚外寒，阳盛外热者，《内经》曰阳受气于上焦，以温皮肤分肉之间。今寒气在外，则上焦不通。上焦不通，则寒气独留于外，故寒栗。又曰：上焦不通利，则皮肤密致，腠理闭寒，玄府不通，卫气不得泄越，故外热。阴虚内实，阴盛外寒者，《内经》曰：有所劳倦，形气衰少，谷气不盛，上焦不行，下脘不通，胃气热，热气熏胸中，故内热。又曰：厥气上逆，寒气积于胸中而不泻，不泻则温气去，寒独留而血凝涩，涩则脉不通，其脉盛大以涩，故中寒。以上言阴阳虚盛而致内外寒热。方广曰：阴虚阳虚，丹溪辨之明矣，何则？日夜发热，日重夜轻，口中无味，阳虚症也。午后发热，夜半则止，口中有味，阴虚症也。阳虚之症责在胃，阴虚之症责在肾。盖饥饱伤胃，则阳虚矣。房劳伤肾，则阴虚矣。以药论之，甘温则能补阳气，苦寒则能补阴血。如四君子补阳气，四物补阴血是也。若气血两虚，但以甘温补气，气旺则能生血也。若只血虚而气不虚，亦用甘温补气，气旺而阴血愈作矣。故阳虚与阴虚，甘药与苦药，不可不慎也。《入门》曰：气虚热，升阳以散之，宜补中益气汤、益胃升阳汤。血虚热，滋阴以降之，宜滋阴降火汤、坎离丸。气血俱虚热，升阳滋阴兼用之，宜十全大补汤、人参养荣汤加知母、黄柏。以上辨阴虚阳虚。丹溪曰：饮酒人发热者难治，不饮酒人因酒发热者，亦难治也。仲景曰：饮酒发热，黄连解毒汤加葛根主之。以上言饮酒发热。《直指》曰：其人血滞而发热者，脉涩，必有漱水之症，必有呕恶之症，必有两足厥冷之症，必有小腹结急之症，或吐血，或鼻衄，宜用柴、芩，佐以川芎、白芷、桃仁、五灵脂，更加大黄、蜂蜜，使滞血宣通，黑物利去，则热不复作矣。以上言滞血发热。《入门》曰：火不妄动，动由于心。静之一字，其心中之水乎。又曰：神静则心火自降，欲断则肾水自升。以上言制火有方。丹溪曰：退热之法，全在清心，必用麦冬、灯心、白术、茯苓。盖心者，一身之宰，心不清，则妄动而热不退。热能伤血，血滞则气郁，而热愈不退。退热之法，又在调血，宜用芎、归。若阳浮于外，则当敛以降之，宜参苓白术散。《直指》曰：凡壮热烦躁，用柴、芩、大黄解利之。其热不退，宜用黄芩、川芎、乌梅作剂，入黄连、生地、赤苓、灯草煎汤，其效甚速。盖芎地皆能调血，心血一调，其热自退。骆隆古曰：风火既炽，当滋肾水可耳。以上言退热有法。海藏曰：君火者，心火也，可以湿伏，可以水灭，黄连之属可以制之。相火者，龙火也，不可以水灭，惟从其性而伏之，黄柏之属可以降之。又曰：上焦热，栀子、片芩；中焦热，黄连、白芍；下焦热，黄柏、大黄。东垣曰：黄连泻心火。黄芩泻肺火。白芍泻脾火。柴胡泻肝火，黄连佐之。知母泻肾火。木通泻小肠火。条芩泻大肠火。柴胡泻胆火，黄连佐之。鳌按：泻胆火，龙胆草为最。石膏泻胃火。黄柏泻膀胱火。《入门》曰：主治各经热药，肝之气柴胡，血黄芩；心之气麦冬，血黄连；脾之气白芍，血大黄；肺之气石膏，血栀子；肾之气元参，血黄柏；胆之气连翘，血柴胡；胃之气葛根，血大黄；大肠之气连翘，血大黄；小肠之气赤苓，血木通；膀胱之气滑石，血黄柏；心包之气麦冬，血丹皮；三焦之气连翘，血地骨皮。以上言脏腑泻火清热药。丹溪曰：除热泻火，非甘寒不可。有大热脉洪大，服苦寒剂而不退者，加石膏。火妄动，夏月用益元散镇坠之。虚热用荆芥、薄荷、山栀、黄芩，实热用大黄、芒硝。实火可泻，黄连解毒汤之类；虚火可补，参、术、甘草之类。火盛者不可骤用寒凉，必兼温散。火急甚者必缓之，生甘草兼泻兼缓，参术亦可。火盛发狂，人壮气实者，可用正治，冰水之类饮之。虚者用生姜汤，若投冰水立死。补阴则火自降，黄柏、生地之类。又曰：芩、连、白芍、知母、柴胡，皆苦寒能泻五脏有余之火。若内伤劳倦，为阳虚之病，以甘温除之，如参、芪、甘草之属。相火炽盛，日渐煎熬，为血虚之病，以甘寒降之，如归、地之属。心火亢极，为阳强之病，以咸冷折之，如硝、黄之属。肾水受伤，真阴失守，为阴虚之病，以壮水之主制之，如生地、元参之属。命门火衰，为阳脱之病，以温热济之，如附、桂之属。胃虚食冷，遏抑阳气，为火郁之病，以升散发之，如升麻、葛根之属。以上言通治火热之药。

治火病方四十八方

六味丸　〔虚热〕　熟地　山萸　山药　丹皮　茯苓　泽泻

加减发郁汤　〔火遏〕　升麻　葛根　羌活　柴胡　细辛　香附　葱白

泻血汤　〔夜热〕　酒生地　柴胡各一钱　熟地　蒲黄　丹参　酒当归　酒防己　羌活　炙甘草各七分　桃仁泥二分

退热汤　〔又〕　黄芪钱三分　柴胡一钱　酒黄连　黄芩　甘草　赤芍　地骨皮　生地　苍术各七分　归身　升麻各五分

柴胡饮子　〔昼热〕　柴胡　黄芩　人参　当归　赤芍　大黄　甘草各一钱　姜三片

四顺清凉饮　〔积热〕　蒸大黄　赤芍　当归　炙草各一钱二分　薄荷汁

白虎汤　〔朝热〕　石膏　知母　甘草　粳米

地骨皮散　〔骨蒸〕　石膏二钱　柴胡　黄芩　知母　生地各一钱　羌活　麻黄各七分半　赤苓　地骨皮各五分　姜三片

清心莲子饮　〔心火〕　莲子二钱　赤苓　人参　黄芪各一钱　黄芩　麦冬　地骨皮　车前子　甘草各七分

滋阴降火汤　〔血热〕　白芍钱三分　当归钱二分　熟地　麦冬　白术各一钱　酒生地八分　陈皮七分　盐知母　盐黄柏　炙草各五分　姜三片　枣二枚

黄连解毒汤　〔实火〕　黄连　黄芩　黄柏　山栀各钱二分半

加连翘、柴胡、赤芍各一钱。

四君子汤　〔虚火〕　人参　茯苓　白芍　甘草

凉膈散　〔积热〕　连翘二钱　大黄　芒硝　甘草各一钱　薄荷　黄芩　山栀各五分　竹叶七片　蜜少许

煎至半入硝。

清心汤　〔上焦热〕　甘草钱七分　连翘　山栀　酒蒸大黄　薄荷　黄连　黄芩各七分　朴硝五分　竹叶七片　蜜少许

加减凉膈散　〔又〕　连翘二钱　甘草钱半　山栀　黄芩　桔梗　薄荷各五分

竹叶七片

桃仁承气汤 〔中焦热〕 桃仁 大黄 芒硝 甘草 桂枝

立效散 〔下焦热〕 瞿麦四钱 山栀二钱 甘草一钱 姜 灯心

防风当归饮子 〔又〕 滑石三钱 柴胡 人参 赤苓 甘草各一钱 大黄 当归 赤芍 防风各七分 姜三片

此方乃专治风热、燥热、湿热，补虚之妙剂。

五蒸汤 〔诸蒸〕 石膏二钱 生地 葛根各钱半 知母 黄芩 赤苓各一钱 甘草五分 竹叶七片 粳米一撮 小麦二撮

五蒸丸 〔又〕 青蒿童便浸 地骨皮 生地 石膏各一两 当归七钱 胡黄连五钱 醋鳖甲一片

蜜丸，小麦汤下七十丸。

荆蓬煎丸 〔骨蒸〕 三棱 蓬术俱酒浸三日，夏一日，同巴豆二十八粒炒，去豆，汤浸，去白，各二两 木香 枳壳 青皮 茴香 槟榔各一两

糊丸，姜汤下三五十丸。

清骨散 〔又〕 生地 柴胡各二钱 熟地 人参 防风各一钱 薄荷七分 胡黄连 秦艽 赤苓各五分

柴前梅连散 〔又〕 柴胡 前胡 乌梅 黄连各一钱 童尿二盏 猪胆一个 猪脊髓一条 韭白五分

煎至一盏，服。

此劫剂也，胃虚人忌用。

加减小柴胡汤 〔五心热〕 柴胡 黄芩 人参 甘草

加香附、黄连、前胡。

升阳散火汤 〔又〕 升麻 葛根 羌活 独活 人参 白芍各一钱 柴胡 甘草各七分 防风五分 甘草三分

火郁汤 〔又〕 羌活 升麻 葛根 白芍 人参 银柴胡 甘草各一钱 防风五分 葱白

四七汤 〔骨厥〕 半夏曲 茯苓 苏叶 厚朴 姜 大枣

补中益气汤 〔潮热〕 黄芪钱半 人参 白术 炙草各一钱 归身 陈皮各五分 升麻 柴胡各三分

茯苓补心汤 〔劳心〕 白芍二钱 熟地钱半 当归一钱二分 川芎 茯苓 人参 前胡 半夏各七分 陈皮 枳壳 葛根 桔梗 苏叶 甘草各五分 姜三 枣二

加减逍遥散 〔又〕 当归 白芍 柴胡 茯苓 白术 甘草 煨姜 薄荷

加胡黄连、麦冬、地骨皮、黄芩、秦艽、木通、车前子，等分，入灯心。

四物二连汤 〔又〕 川芎 当归 白芍 熟地 胡黄连 黄连

参苏饮 〔又〕 人参 苏叶 葛根 半夏 前胡 桔梗 枳壳 陈皮 茯苓 甘草 木香 生姜 大枣

三黄丸 〔积热〕 煨大黄 黄芩 黄连等分

蜜丸，热水下三五十丸。

三黄汤 〔又〕 取三黄丸料，每用一钱半，水煎服。

洗心散 〔又〕 麻黄 大黄 当归 荆芥穗 赤芍 甘草各一钱 白术五分 薄荷七叶

回金丸 〔肝火〕 黄连六两 吴萸一两

蒸饼丸，空心，白汤下三五十丸。一名左金丸，又名萸连丸。

黄柏丸 〔阴火〕 黄柏一味，炒为末，水丸，空心服。

坎离既济丸 〔又〕 酒当归二两 熟地 酒生地 山萸 酒牛膝 天冬 麦冬各四两 酒白芍 五味子 山药 酥

炙龟板各三两　酒知母　盐知母各二两　酒川柏　盐川柏各三两　川芎一两

蜜丸，盐汤下三五十丸。

四物汤　〔阴虚血〕　川芎　当归　白芍　地黄

益胃升阳汤　〔内伤〕　白术一钱半　人参　神曲各七分半　黄芪一钱　归身　陈皮　炙甘草各五分　升麻　柴胡各三分　黄芩二分

十全大补汤　〔升阳滋阴〕　人参　白术　茯苓　甘草　川芎　当归　白芍　地黄　黄芪　肉桂各一钱　姜三　枣二

人参养荣汤　〔又〕　酒白芍二钱　人参　当归　黄芪　白术　陈皮　肉桂　炙草各一钱　五味子　熟地　防风各七分半　远志五分　姜三　枣二

橘皮汤　〔虚损〕　橘皮三钱　竹茹　甘草各一钱　人参五分　姜三　枣二

人参竹叶汤　〔又〕　石膏　麦冬各二钱　半夏一钱　炙甘草　人参各五分　竹叶七片　粳米一撮　姜三片

淡竹茹汤　〔又〕　麦冬　小麦各二钱　半夏钱半　白茯苓　人参各一钱　甘草五分　竹茹一钱二分　姜三　枣二

既济汤　〔又〕　竹叶　人参　麦冬　半夏　甘草　生姜　粳米　附子

此即竹叶石膏汤去石膏加附子。

竹叶石膏汤　〔又〕　竹叶　石膏　人参　麦冬　半夏　生甘草　生姜　粳米

阴虚生内热汤　〔又〕　川芎　当归　苍术　陈皮各八分　白术　麦冬　沙参各七分　白芍　花粉各六分　元参五分　黄柏三分　甘草二分　姜三片

久服去川芎，冬月加补骨脂。

诸血源流蓄血症　脱血症

诸血，火病也。血生于脾，统于心，藏于肝，宣布于肺，根于肾，灌溉于一身，以入于脉，故曰血者，神气也。其入于脉，少则涩，充则实。生化旺，诸经赖以长养。衰耗竭，百脉由此空虚。盖血属阴，难成而易亏，人非节欲以谨养之，必至阳火盛炽，日渐煎熬，真阴内损，而吐衄妄行于上，便溺渗泄于下，精神损而百病生矣。故经曰：心主血而不能藏，夜则复归于肝，肝藏血而不能主，昼则听令于心。心为君，肝为相，君火动，相火从之。相火动，六经之火从之。火动则血随以动，迫至六经受伤，血液流迸，聚于两胁胸膈之间，从火而升，为吐为咯。伤重者从夹脊而上如潮涌生，法当任其出，不得强遏，以所出皆败血，即遏之亦不归经也，必与以消瘀之品，佐以润下之剂，使败血下行，乃服止血药以归其经，再服补血药以还其元，此正治也。试与诸血症详言之：吐血者，吐出全血也。阳症血色鲜红，阴症血色如猪肝紫黯。或由七情妄动，形体疲劳，阳火相迫错行。脉洪口渴便结者，须用凉药宜二冬、二母、生地、丹皮、山栀、白芍、黄柏、犀角。若气虚挟寒，阴阳不相为守，血亦妄行，必有虚冷之状，盖阳虚阴必走也宜理中汤加木香、乌药。血症久，古人多以胃药收功，如乌药、沉香、炮姜、大枣，此虚家神剂也。而其条分缕判，则有伤酒食醉饱，低头掬损肺脏，吐血汗血，或口鼻妄行，但声未失者宜槐花散。有劳瘵而吐血者宜神传膏。有劳心而吐血者宜米莲散。有肺痿而吐血者宜黄明胶散。有阳虚而吐血者宜生地黄膏。有忧恚吐血，烦满少气，胸中疼痛者宜柏叶散。有气郁而吐血者宜香附散。有心热而吐血者宜蒲黄汤。有吐痰夹血，心烦骨蒸者宜人中黄散。有坠跌瘀血，积在胸腹，吐血无数者宜干藕节散。有忽然吐血一二口，或心衄，或内崩者宜阿胶汤、茜根煎。皆当治。而古人试血之法，又不可不知。如吐在水碗内，浮者，肺血也；沉者，肝血也；半浮半沉者，心血也。各随所见。以羊肺、羊肝、羊心煮熟，蘸白及末，日日食之。咯血者，痰中咯出血疙瘩，与吐血症相类，轻则身凉脉微，重则身热脉大，急则治标宜十灰散、花蕊散，缓则治本宜四物汤、犀角地黄汤，当斟酌行之。而其条分缕判，则有由肺热者宜青饼子。有由肺损者宜薏苡仁散。皆当治。咳血者，火乘金位，肺络受伤，故血从咳嗽出也。先痰嗽而后见红者，是积痰生热，宜急降痰火宜橘红、苏子、贝母、麦冬、黄连、瓜蒌霜。先见红而后痰嗽者，是阴虚火动，痰不下降，宜滋阴降火宜补阴丸加麦冬。而其条分缕判，则有肺家热郁而咳血者宜紫菀丸。有咳血而极甚不止者宜桑白皮散。有肺破而嗽血不止者宜海犀膏散。皆当治，而此条又当与咳嗽条互参。衄血者，劳伤元气，阴虚火动，邪火上冲，气归于肺也，宜清肺降火宜白虎汤加地黄、犀角、丹皮、白芍、山栀、扁柏。而其条分缕判，则有由肺经实热者宜青黄散。有由少小鼻破衄血，小劳辄出者宜桑耳塞鼻丹。有由病后常衄，小劳即作者宜石膏牡蛎丸。有衄至五七日不住者宜人中白散。有口鼻出血如涌，因酒色太过者宜荆芥散。有火热上升，而衄极甚，或不止者宜沈氏止衄丹。牙血者，阳明经热火上攻所致，或挟风或挟湿，或系血热，或系气实宜清胃汤加减，或大寒犯脑宜白芷散，须就脉症辨之总治宜用百草霜，擦牙立止。舌上无故出血者，全属心火，舌为心苗也宜槐花末擦之。而其条分缕判，则有舌硬而出血者宜木贼煎。有舌肿出血如泉者宜涂舌丹。有舌上出血，窍如针孔者宜紫金沙丸。溺血者，一因膀胱火，即血淋之属，溺出必痛宜小蓟饮子，或四物汤加发灰、山栀、牛膝。一因下元虚冷，即尿血，溺出不痛宜金匮肾气丸。而其条分缕判，则有由劳伤者宜茅根汤。有由阴虚者宜参芪萝卜散。有卒然尿血不止者宜龙胆草汤。有不问男妇患溺血者宜龙骨散、郁金散、二草丹。皆当治。肠风者，肠胃间湿热郁积，甚至胀满而下血也宜槐花散，或四物汤加阿胶、山栀、地榆。而其条分缕判，则有风入大肠，留滞不散，挟湿而成者宜加减四物汤。有阴分虚，血不循经而成者宜四物汤、地榆散合用。皆当治。便血者，《内经》谓之结阴病，由于阴气内结，不得外行，血无所禀，渗入肠间，遂成此症，与肠风不同。《内经》释云：其脉必虚涩者是也宜平胃地榆汤、结阴丹、清脏汤、榆砂汤。而其条分缕判，有先便后血，仲景谓之远血者宜黄土汤。有先血后便，仲景谓之近血者宜赤小豆当归散。有内伤下血，必有以解脉络之结者宜连壳丸。有实热积于内而便血者宜当归承气汤。有结阴下血，而腹痛不已者宜地榆甘草汤。有由脾湿便血者宜苍术地榆汤。有大便泻血，三代相传者宜砂仁末米汤热服二钱，以愈为度。有脏毒下血者宜大蒜丸、旱莲草散、干柿散。有痔漏脱肛泻血，面色萎黄，积年不瘥者宜白术丸。有五肿肠风痔漏泻血：粪前有血，名外痔。粪后有血，名内痔。大肠不收，名脱肛。谷道四面胬肉如奶，名举痔。头上有孔，名瘘疮。内有虫，名虫痔者宜槐角丸。有瘀血内漏者宜蒲黄散子。有下血虚寒，日久肠冷者宜熟附子丸。有便血及肠风，用寒药热药及脾虚药俱不效者宜山楂子散。有便血止后，但觉丹田元气虚乏，腰膝沉重少力者宜桑寄生散。有卒泻鲜血，喷出如竹筒者宜小蓟打汁，温服一升。有肠胃积热，及因酒毒下血，腹痛作渴，脉弦数者宜黄连丸、酒蒸黄连丸。有大肠素虚挟风，又饮酒过度挟热，下痢脓血，且痛甚，多日不瘥者宜乌梅丸、樗白皮散。有风邪入脏，或食毒积热，大便鲜血，疼痛肛出，或久患酒痢者宜木馒头散。皆当治。痰涎血者，脾家蓄热所致宜加味逍遥散、清肺汤。而痰唾中带有红丝红点，病尤为甚。其条分缕判，则有由六经之火者宜山栀地黄汤。有由思虑伤心伤肺者宜天门冬汤。有由于阴分虚弱者宜清火滋阴汤。呕血者，血从口涌出，多至成盆成碗者，始必大怒，以致肝气上逆，治以降气清热为主宜苏子、郁金、橘皮、甘草、降香、蒲黄、当归、青黛、麦冬、生地、赤芍、童便、天冬、麦冬。而其条分缕判，则有饮酒过多，积热涌盛，或至垂死者宜葛黄丸。有饮食过度，负重努力，伤胃而大呕者宜是斋白术散。有阳乘于阴血溢妄出者宜四生丸。有内伤心肺，血如涌泉，从口鼻出，须臾不救则死者宜侧柏散。有血出如泉，诸药不能效者宜七生汤。有因虚劳，五内崩损，涌出可升斗计者宜花蕊石散。皆当治。肠澼者，东垣谓为水谷与血，另作一派，如唧桶涌出也。长夏湿热太甚，正当客气盛而主气弱，故肠澼之病甚也。总之，肠风、脏毒、便血、肠澼四者，虽相似而各有辨。肠风由邪气外入，随感随见，所以下清血而色鲜，必在粪前。脏毒由蕴积热毒，久而始见，所以下浊血而色黯，必在粪后。便血兼由湿热风虚，所以下血或清或浊，亦不论粪前粪后。肠澼则客气盛而正气衰，所以血与水谷齐出。固不可不详审而治之也。然则肠澼之不得用肠风等药明矣宜凉血地黄汤、当归和血散、升阳除湿和血汤、加味香连丸。而其条分缕判，则有唧出之血，远散如筛，色紫黑，腰腹沉重，名曰湿毒肠澼者宜升阳补胃汤。有唧出血色紫黑，腹痛恶寒，右关脉按之无力，喜热物熨之，而由于内寒者宜益智和中汤。有因饱食发为肠澼者宜香壳丸。有下血作派，唧出有力，而远射四散如筛，腹中大痛者宜芍药黄连汤。皆当治。九窍出血者，因火盛之极，故卒然大惊，九窍皆出血也宜侧柏散、沈氏犀角汤。而其条分缕判，则有九窍四肢指岐间出血，乃暴怒所为者宜小蓟散，或以井华水卒噀其面，勿令病人先知。有指缝搔痒成疮，有窍出血不止者宜多年粪桶箍篾烧灰，傅之即止。有血自皮肤间溅出者宜以煮酒坛上纸揉碎如杨花，摊在出血处，按之即止。有腘中出血不止，乃血虚者宜十全大补汤。有遍身不论何处，无故出血者宜五花汤。皆当治。血汗者，或有病，或无病，汗出而色红染衣，亦谓之红汗，《内经》以为少阴所至，河间以为胆受热而血妄行，《本草》以为大喜伤心，喜则气散，而血随气行。其原虽不同，而治之则一宜黄芪建中汤兼服妙香散，以金银器、大小麦、麦冬煎汤调下，或定命散。薄厥症者，得于大怒气逆，阴阳奔并，不必素有病，而忽吐血以升斗计，脉弦急者是也宜六郁汤。唾血者，鲜血随唾出，其原本于肾也宜滋阴降火汤。而其条分缕判，有唾中带红丝者，乃是肺痿难治宜人参平肺散。有由热郁所致者宜河间生地黄散。有阴虚火动而唾血者宜清唾汤。有由劳心动火者宜元霜雪梨膏。皆当治。以上诸血症，或轻或重，或缓或急，其原各有所因，其症各有所见如此。然而一切去血过多，则必致眩晕闷绝，以虚故也宜大剂芎归汤煎服救之，全生活血汤、生地芩连汤亦佳。故凡吐衄太多不止者，当防其血晕，急取茅根烧烟，将醋洒之，令鼻嗅气，以遏其势。或蓦然以冷水噀其面，使惊则止。或浓磨京墨汁饮之，仍点入鼻中。如此预防，庶可免血晕之患。至妇人崩漏，及产后血症，俱详在《妇科》，兹不赘。

【脉　法】　《灵枢》曰：衄而不止，脉大者逆。《内经》曰：脉至而搏，血衄身热者死。又曰：腹胀便血，脉大时绝者死。《难经》曰：病若吐衄，脉当沉细，反浮大而牢者死。仲景曰：脱血而脉实者，难治。《脉经》曰：脉得诸涩濡弱，为亡血。《脉诀》曰：诸症失血，皆见芤脉，脉贵沉细，浮大难治。《正传》曰：芤为失血，涩为少血。又曰：亡血之脉，必大而芤，大为发热，芤为失血。丹溪曰：吐衄血，脉滑数者难治。又曰：吐唾血，脉细弱者生，实大者死。又曰：诸失血症，脉大且数者逆也。

【论治血三法药各不同】　缪仲淳曰：血虚宜补之，虚则发热，内热法宜滋益荣血，用甘寒甘平酸寒酸温之品宜熟地、白芍、牛膝、炙草、鹿角胶、杞子、人乳、肉苁蓉、生地、枣仁、龙眼、甘菊。血热宜清之凉之，热则为痈肿疮疥，为齿衄，为牙齿肿，为舌上出血，为舌肿，为赤淋，为血崩，为月事先期，为热入血室，为赤游丹，为眼暴赤肿痛，法宜酸寒苦寒咸寒辛凉以除实热宜童便、生地、犀角、茜草、山栀、青黛、大蓟、小蓟、荆芥、丹皮、赤芍、地榆、黄连、大黄、天冬、元参。血瘀宜通之，瘀必发热发黄，作痛作肿，及作结块癖积，法宜辛温辛热辛平辛寒甘温之剂，以入血通行，佐以咸寒，乃可软坚宜当归、红花、桃仁、苏木、肉桂、五灵脂、蒲黄、姜黄、郁金、三棱、花蕊石、韭汁、左牡蛎、芒硝、延胡索、䗪虫、干漆、童便、没药、丹参、乳香。盖血为荣，阴也，有形可见，有色可察，有症可审者也，病既不同，药亦各异，治之之法，要在合宜而已，谨之。

【论治吐血三要】　缪仲淳曰：吐血宜降气，不宜降火。盖气有余即是火，气降则火降，火降则气不上升，血随气行，无溢出上窍之患矣。降火必用寒凉之药，反伤胃气，胃气伤，则脾不能统血，血愈不能归经矣。今之疗吐血者，大患有二：一则专用寒凉之味，如芩、连、山栀、青黛、柿饼灰、四物汤、黄柏、知母之类，往往伤脾作泄，以致不救。一则专用人参，肺热还伤肺，咳逆愈甚。亦有用参而愈者，此是气虚喘嗽。气为阳，不由阴虚火炽所致，然亦百不一二也，宜以白芍、炙草制肝，麦冬、薄荷、橘红、贝母、枇杷叶清肺，苡仁、山药养脾，韭菜、降香、苏子下气，青蒿，鳖甲、丹皮、地骨皮、银柴胡补阴清热，枣仁、茯神养心，山萸、杞子、牛膝补肾，此累试效验之方。然阴无骤补之法，非多服药不效，病家欲速其功，医士张皇失主，百药杂试，以致损命而不悟，悲夫！宜行血，不宜止血。血不循经络者，气逆上壅也。夫血得热则行，得寒则凝，故降气行血，则血循经络，不求其止而自止矣。止之则血凝，血凝必发热恶食，及胸胁痛，病日沉痼矣，宜补肝不宜伐肝。经曰：五脏者，藏精气而不泻者也。肝为将军之官，主藏血，吐血者，肝失其职也。养肝则肝气平，而血有所归，伐之则肝不能藏血，血愈不止矣。

【辨验血色】　王海藏曰：初便褐色者重，再便深褐色者愈重，三便黑色者尤重。色变者，以其有火燥也，不可不辨。《纲目》曰：新血鲜红，旧血瘀黑。又曰：风症色青，寒症色黯，暑症色红，湿症如烟煤屋漏水。

【诸血原由症治】　《内经》曰：诸血者，皆属于心。又曰：大怒则形气绝，而血菀于上，使人薄厥。又曰：怒则气逆，甚则呕血。《入门》曰：暴喜动心，不能生血，暴怒伤肝，不能藏血，积忧伤肺，过思伤脾，失志伤肾，皆能动血。《正传》曰：暴喜伤心，则气缓而心不出血，故肝无所受。暴怒伤肝，则气逆而肝不纳血，故血无所归。又房劳过度，以致阴火沸腾，血从火起，故错经妄行。以上皆七情动血之病也。《直指》曰：凡热皆出于心，热甚则能伤血。《三因》曰：凡血，得热则洋溢，故鲜。得寒则凝滞，故瘀。瘀者黑色也，鲜者红色也。丹溪曰：诸见血皆热症，所谓知其要者，一言而终是也。又曰：血见热则行，见寒则凝，凡口鼻出血，皆系阳盛阴虚，有升无降，血随气上，越出诸窍，法当补阴抑阳，气降则血归于经也。以上皆言火热伤血之病也。《灵枢》曰：卒然多饮食，则胀满，起居不节，用力过度，则阳络脉伤，伤则血外溢而衄，阴络脉伤，则血内溢而后血。《内经》曰：血由上窍出，为血溢；由大小便出，为血泄。以上皆言内伤失血之病也。丹溪曰：血妄行于上则吐衄，衰涸于下则虚劳，妄返于下则便红，积热膀胱则癃闭尿血，渗漏肠间则为肠风，湿蕴热瘀则为滞下，热极腐化则为脓血，火极似水则紫黑，热胜于阴则发疮疡，湿滞于血则发痛痒，瘾疹皮肤则为冷痹，蓄之在上其人喜忘，蓄之在下其人喜狂，以上言诸失血病也。《入门》曰：凡血逆行难治，顺行易治，无潮热者轻，有潮热者重，潮盛脉大者死，九窍血身热不得卧者即死。东垣曰：诸血症，身热脉大难治，身凉脉静易治。又曰：血溢上行，或吐呕唾，逆也，凶也；若变而下行，为恶痢，顺也，吉也。故仲景云：蓄血症下血者，当自愈。无病人忽然下血利者，其病进也。今病血症上行，而复下行为恶痢者，其邪欲去，是知吉也。仲景曰：吐血咳逆上气，脉数有热，不得卧者死。《直指》曰：无故忽然泻下恶血，名曰心绝，难治。又曰：伤寒太阳症衄血者，病欲愈。热结膀胱，血自下者，亦欲愈。观此则他病伏热之人，上焦瘀热而作吐者，亦病之欲愈也。虽然，血既吐而自止，则可矣。以上皆言诸血病之吉凶也。丹溪曰：凡药治血，不可单行单止，及纯用寒凉，如用，须酒炒酒煮。又曰：血症久服药不效，以川芎为君乃效也。《入门》曰：若呕吐血出未多，必有瘀在胸膈，当先消瘀而凉之止之，消瘀宜犀角地黄汤。又曰：治血，防风为上使，连翘、黄连为中使，地榆为下使，不可不知。东垣曰：血不足用甘草，血瘀黑用熟地，血鲜红用生地，若脉洪实痛甚用酒大黄，和血止痛用当归。以上言治血药法也。

【咳红导引法】 《保生秘要》曰：坐定兀子上，以双手搭项，蹲身闭气三七口，如气稍急，微微放之，放而又闭，日行五次，兼用运法极妙。

【运　功】 《保生秘要》曰：艮念数日，絛胸前推开，次运涌泉水洗心，或封固脐凝守。

蓄血 瘀血郁积也。而瘀血之郁积，当有上中下之分。如衄呕唾吐血，皆属上部，苟蓄于此，其症必兼善忘宜犀角地黄汤。血结胸中，则属中部，苟蓄于此，其症必兼胸满身黄，漱水不欲咽宜桃仁承气汤。血凝下焦，又属下部，苟蓄于此，其症必兼发狂粪黑，小腹硬痛，须尽下黑物为效宜抵当汤、抵当丸。医者能分三部治之，蓄血之症，无遁情矣。而仲景云：伤寒热病，身黄屎黑，发狂喜忘者，为蓄血。仲景云然者，乃是伤寒热病亦有蓄血之症，非蓄血止属伤寒热病才有之也，治之之法，虽大略相同，而倘由伤寒热病者，则必随本症而调剂治之，与单病蓄血者应稍殊也。

【蓄血原由症治】　海藏曰：喜忘发狂，身黄屎黑，疾已甚也。但小腹满，小便不利者，轻也。《直指》曰：蓄血外症，痰呕燥渴，昏愦迷忘，常喜汤水沃口。《入门》曰：凡病日轻夜重，便是瘀血。又曰：通治三焦蓄血，生地黄汤。丹溪曰：生韭菜汁，善治胸膈间瘀血，甚效。《纲目》曰：瘀血燥结，宜用玉烛散。《直指》曰：下焦蓄血，宜桃仁、五灵脂、生地、大黄、甘草，利而逐之。《本草》曰：没药、苏木、水蛭、虻虫、桃仁留尖、五灵脂，皆破瘀血。

脱血　冲脉病也。《灵枢》曰：冲脉为血之海，血海不足，则身少血色，面无精光，是名血脱。又曰：血脱者，色白，夭然不泽，其脉空虚。然则据经之言，脱血之症，固由冲脉不足，但其所以不足之故，有由先天赋畀，本来衰弱，而后天又不能培养，以致尪然如不胜衣者。有先天赋畀，本来充盛，而或因思虑过伤，或因房劳过伤，或努力过伤，或因酒食过伤，皆能亏耗真阴，真阴既亏，血自消散而不泽者。且真阴既亏，火热愈炽，或致衄吐溺便，上下失血，而夭然血不华者。凡此皆脱血之所由来也，故附列此条于诸血之后宜四物汤、三才丸、补荣汤、加减四物汤。

【脱血原由症治】　《内经》曰：臂多青脉曰脱血。又曰：安卧脉盛，谓之脱血。东垣曰：六脉弦细而涩，按之空虚，其色必白而夭不泽者，脱血也。

鳌按：《灵枢》谓鼻头色白者，为亡血。身少血色，面无精光者，为脱血。则知亡血之色之白，仅在鼻头，而脱血之色之白，且由面而及于一身，此其所以异也。亡血者，即诸失血也，乃一时暴来之病，非若脱血为由内而渐致之病也。

治诸血方一百零三

理中汤　〔气虚〕　人参　白术　炙草　干姜

槐花散　〔吐血〕　槐花二两　百草霜五钱

每末二钱，茅根汤下。

神传膏　〔又〕　剪草一斤，洗净，晒为末，入生蜜二斤和为膏，忌铁器，盛磁瓶内，一日一蒸，九蒸九晒乃止。病人五更面东坐，勿言语，挑膏四匙食之，良久，以粥汤压之，药只冷服，米汤亦勿太热，或吐或否，总不妨。如久病肺损咯血，只一服愈。寻常嗽血妄行，每服一匙可也。上部血，须用剪草、丹皮、天冬、麦冬。许学士云：剪草治劳瘵吐血损肺，及血妄行。

米莲散　〔又〕　糯米五钱　莲子心七枚

为末，酒服多效，或以墨汁作丸服之。

黄明胶散　〔又〕　黄明胶炙干　花桑叶阴干，各二两

研末，每三钱，生地汁调下。

生地黄膏　〔又〕　生地一斤，打汁，入酒少许，以熟附两半，去皮脐，切片入汁，内石器煮成膏，取附片焙干，入山药三两研末，以膏捣丸，空心，米饮下三十丸。

柏叶散　〔又〕　柏叶为末，米饮调下二方寸匕。

香附散　〔又〕　香附为末，每服二钱，童便调下。

蒲黄汤　〔又〕　蒲黄末三钱，煎汤服。每日温酒或冷水调服亦可。

人中黄散　〔又〕　人中黄为末每服四钱或三钱，用茜根汁、姜汁、竹沥，和匀服之。

干藕节散　〔又〕　干藕节为末，酒服方寸匕，日二次。

阿胶汤　〔又〕　阿胶二两　蒲黄六合　生地三升

水五升，煮三升，分服。

茜根煎　〔又〕　茜根一两，为末，每末二钱，水煎冷服，亦可水调服。

十灰散　〔咯血〕　大蓟　小蓟　柏叶　荷叶　茅根　茜根　丹皮　棕皮　大黄　栀子黄等分

烧存性研末，或藕汁或莱菔汁磨京墨半匙下五钱，立止。

花蕊散　〔又〕　花蕊石研极细，童便一杯煎温，调服三钱或五钱，男用酒一半，女用醋一半与童便和服亦可，总使瘀化黄水再调治。

四物汤　〔又〕　川芎　当归　白芍　熟地各一钱二分半

水煎服。一方，春倍川芎，夏倍白芍，秋倍地黄，冬倍当归。又方，春加防风，夏加黄芩，秋加天冬，冬加桂枝。当归和血归经，白芍凉血补肾，生地黄生血宁心，熟地黄补血滋肾，川芎行血通肝。刘宗厚曰：欲求血药，其四物之谓乎？夫川芎，血中气药也，通肝经，性味辛散，能行血滞于气也。地黄，血中血药也，通肾经，性味甘寒，能生真阴之虚者也。当归分三治，血中主药也，通肝经，性味辛温，全用能活血，各归其经也。白芍，阴分药也，通脾经，性味酸寒，能凉血，又治血虚腹痛，若求阴药之属，必于此而取则焉。

犀角地黄汤　〔又〕　犀角　生地　黄连　黄芩　大黄

青饼子　〔又〕　青黛一两　杏仁以牡蛎粉炒过，一两

研匀，黄蜡化和，作三十饼子，每服一饼，以干柿半个夹定，湿纸包，煨香嚼食，粥饮送下，日三。

薏苡仁散　〔又〕　薏苡仁为末，以熟猪肺切蘸，空心食之，苡仁补肺，猪肺引经也。

补阴丸　〔咳血〕　龟板　杞子　黄柏　知母　杜仲　砂仁　甘草　五味子　侧柏叶

用猪脊髓、地黄膏为丸。

紫菀丸　〔又〕　紫菀　五味子等分

蜜丸，芡子大，含化。

桑白皮散　〔又〕　鲜桑根白皮一斤，米泔浸三宿，刮去黄皮，锉碎，入糯米四两，焙干为末，每一钱，米饮下。

海犀膏散　〔又〕　海犀膏即水胶一大片，炙黄，涂酥再炙，研末，每三钱，白汤化服。

白虎汤　〔衄血〕　石膏　知母　粳米　竹叶

青黄散　〔又〕　青黛　蒲黄各一钱

新汲水服之，或青黛、发灰等分，生地汁调下亦可。

桑耳塞鼻丹　〔又〕　桑耳炒焦捣末，每发时以杏仁大塞鼻中，数次即可断。

石膏牡蛎丸　〔又〕　石膏五钱　牡蛎一两

每末方寸匕，酒服，蜜丸亦可，日三次。

人中白散　〔又〕　人中白新瓦上焙干，入麝少许，温酒调服，立效。

荆芥散　〔又〕　荆芥炭，每二钱，研，陈皮汤下，不过二服也。

沈氏止衄丹　〔又〕　香附二两　川芎一两　黑山栀　黄芩各五钱

共为末，每服二钱，开水下，不过一服即止，重者亦止二三服。

此金鳌自制方也，用之无不验。

清胃汤〔牙血〕升麻 当归 黄连 生地 丹皮

白芷散〔又〕

木贼煎〔舌血〕木贼草煎水漱之，立止。

涂舌丹〔又〕乌贼骨 蒲黄等分

炒为细末，涂舌上。

紫金沙丸〔又〕紫金沙即露蜂房顶上实处，一两 贝母四钱 芦荟三钱

蜜丸，芡子大，每一丸，水一小杯，煎五分温服。如吐血，温酒调服。

小蓟饮子〔溺血〕藕节二钱 当归一钱 山栀八分 小蓟 生地 滑石 通草 蒲黄各五分 甘草三分 竹叶七片

金匮肾气丸〔又〕熟地八两 山药 山萸各四两 丹皮 茯苓 泽泻各三两 附子 肉桂 车前子 牛膝各一两

茅根汤〔又〕茅根 姜炭等分

入蜜一匙，水二杯，煎一杯。

参芪萝卜散〔又〕人参 盐黄芪等分

为末，用红皮大萝卜一枚，切四片，用蜜二两，将萝卜逐片蘸炙令干，再炙，勿令焦，蜜尽为度，每用一斤，蘸药食之，仍以盐汤送下，以瘥为度。

龙胆草汤〔又〕龙胆草一虎口，水五升，煮二升半，分五服。

郁金散〔又〕郁金、槐花各一两每末二钱，淡豉汤下。

龙骨散〔又〕龙骨煅为末，每服方寸匕，日三。

二草丹〔又〕金陵草即旱莲草、车前草各等分，捣汁，每空心服三杯，愈乃止。

槐花散〔肠风〕槐花二钱 苍术 厚朴 陈皮 当归 枳壳各一钱 乌梅肉 炙甘草各五分

加减四物汤〔又〕生地 当归 川芎 侧柏叶各一钱 枳壳 荆芥 槐花 炙草各五分 乌梅一枚 姜三片

地榆散〔又〕地榆、卷柏各五钱，砂瓶煮十余沸，温服。

平胃地榆汤〔便血〕苍术 升麻 炮附各一钱 地榆七分 葛根 厚朴 白术 陈皮 赤苓各五分 干姜 当归 神曲 白芍 益智仁 人参 炙草各三分 姜三 枣二

结阴丹〔又〕枳壳 威灵仙 黄芪 陈皮 椿根白皮 首乌 荆芥穗各五钱

米糊丸，每五七十丸，米汤少入醋下。

清脏汤〔又〕生地一钱 酒洗当归 地榆各八分 山栀 黄芩 黄柏各七分 白芍 黄连 阿胶 侧柏叶各六分 川芎 槐角各五分

榆砂汤〔又〕地榆四两 砂仁七枚 生甘草钱半 炙草一钱

黄土汤〔又〕灶中黄土三钱 熟地 白术 附子 阿胶 黄芩 炙草各一钱

赤小豆当归散〔又〕赤小豆五两，浸令芽出，晒干 当归一两

每末二钱，浆水调服，日三服。

连壳丸〔又〕黄连 枳壳各二两，锉

以槐花四两同炒，去槐花，蒸饼丸，白汤下五七十丸。

当归承气汤〔又〕当归二钱 厚朴 枳实 大黄各八分 芒硝七分

地榆甘草汤〔又〕地榆四两 炙甘草三两

每末五钱，水二盏，入砂仁末一钱，煎盏半，分二服。

苍术地榆汤　〔又〕　苍术二两　地榆一两

分二帖，水煎，食前温服。

大蒜丸　〔又〕　煨大蒜二枚，淡豉十枚，同捣丸，梧子大，香菜汤送二十丸，日二服，安乃止，永绝根本，无所忌。此药甚妙，大蒜九蒸更佳，仍以冷齑水送下。

旱莲草散　〔又〕　旱莲草瓦上焙，研末，每服二钱，米汤下。

干柿散　〔又〕　干柿烧存性，汤服二钱愈。有人患此半月，自分必死，服此方即愈。

白术丸　〔又〕　白术一斤土炒研末，生地半斤，饭上蒸熟，捣和，干则少入酒丸，每十五丸米饮下，日三。

槐角丸　〔又〕　槐角去梗，炒，一两　地榆　酒当归　麸炒枳壳　防风　黄芩各五钱

酒糊丸，米饮下五十丸。

蒲黄散子　〔又〕　蒲黄末二两，每方寸匕，水调下，服尽止。

熟附子丸　〔又〕　熟附子去皮　枯矾各一两

每末三钱，米饮下。又方，熟附一枚，生姜三钱半，水煎，或加黑豆一百粒。

山楂子散　〔又〕　山楂净肉为末，艾汤调下，应手而效。

桑寄生散　〔又〕　桑寄生为末，每服一钱，非时，白汤点服。

黄连丸　〔又〕　黄连四两，作四分，一生研，一炒研，一炮研，一水浸，晒，研　条芩一两　防风一两

面糊丸，每五十丸，米泔浸枳壳水送下。冬月加酒蒸大黄一两。

酒蒸黄连丸　〔又〕　黄连四两，酒浸一宿，晒干为末，酒糊丸，熟水下三五十丸。

乌梅丸　〔又〕　乌梅三两，烧，存性，醋煮米糊丸，每空心，米饮下二十丸，日三。

樗白皮散　〔又〕　樗白皮　人参各一两

每末二钱，空心，温酒调服，米汤亦可。忌油腻、湿面、青菜、果子、甜物、鸡、猪、鱼、羊、蒜、薤等。

木馒头散　〔又〕　木馒头烧，存性　棕灰　乌梅肉　炙甘草等分

每末二钱，水一盏，煎服。

加味逍遥散　〔痰涎〕　丹皮　白术各钱半　当归　赤芍　桃仁　贝母各一钱　山栀　黄芩各八分　桔梗七分　青皮五分　甘草三分

清肺汤　〔又〕　赤苓　陈皮　当归　生地　赤芍　天冬　麦冬　山栀　黄芩　紫菀　桑皮　阿胶珠各七分　甘草三分　枣二枚　乌梅一个

山栀地黄汤　〔又〕　山栀钱二分　生地　赤芍　知母　贝母　瓜蒌仁各一钱　花粉　丹皮　麦冬各五分

天门冬汤　〔又〕　天冬　远志　白芍　藕节　麦冬　黄芪　阿胶　没药　当归　生地各七分　人参　甘草各三分　姜三片

清火滋阴汤　〔又〕　天冬　麦冬　生地　丹皮　赤芍　山栀　黄连　山药　山萸　泽泻　甘草　赤苓各七分　加童便

葛黄丸　〔呕血〕　黄连四两　葛花三两，无则葛根代之

用大黄末，水熬成膏为丸，温水下百丸。

是斋白术散　〔又〕　白术二钱　人参　黄芪　茯苓各一钱　山药　百合各七分半　甘草五分　前胡　柴胡各二分半　姜三　枣二

四生丸　〔又〕　生荷叶　生艾叶　生侧柏叶　生地黄叶如无，以鲜生地代，等分

捣烂丸，如鸡子大，每取一丸，水一盏，煎服，或盐汤化服亦可。一方无荷叶，有生薄荷叶。

侧柏散　〔又〕　侧柏叶蒸干，二两半　荆芥穗炭　人参各一两

每末三钱，入白面二钱，新汲水调如稀糊服。

七生汤　〔又〕　生地　生荷叶　生藕节　生茅根　生韭菜各一钱　生姜五钱

上共捣取自然汁一碗，浓磨京墨同服。

凉血地黄汤　〔肠澼〕　知母　黄柏各钱半　熟地　当归　槐花　青皮各七分

当归和血散　〔又〕　当归　升麻各钱半　槐花　青皮　荆芥　白术　熟地各七分　川芎五分

共为末，每二钱，空心，米饮下。一名槐花散。

升阳除湿和血汤　〔又〕　白芍钱半　黄芪　炙草各一钱　陈皮　升麻各七分　生地　丹皮　生甘草各七分　当归　熟地　苍术　秦艽　肉桂各三分

加味香连丸　〔又〕　黄连　淡吴萸各一两　木香一钱　煨白豆蔻一钱半　乳香　没药各钱二分

水浸乌梅肉捣丸，每三十丸，甘草汤下。

升阳补胃汤　〔又〕　白芍一钱半　升麻　羌活　黄芪各一钱　生地　熟地　独活　柴胡　防风　丹皮　炙草各五分　当归　葛根各三分　肉桂二分

益智和中丸　〔又〕　白芍一钱半　当归　黄芪　升麻　炙草各一钱　丹皮　柴胡　葛根　半夏　益智仁各五分　桂枝四分　肉桂　炮姜各二分

香壳丸　〔又〕　黄连一两　枳壳　厚朴各五钱　当归四钱　荆芥穗　木香　黄柏各三钱　刺猬皮一个，烧灰

面糊丸，温水下五七十丸，日二服。一名加味连壳丸。

芍药黄连汤　〔又〕　白芍　黄连　当归各二钱半　炙草一钱　大黄五分　肉桂二分半

沈氏犀角汤　〔九窍血〕　犀角磨汁　黄连　荆芥炭　小蓟各一钱　龙骨生研，八分　黄芩钱半　人参五分

水二杯，煎一杯，入侧柏汁五匙服。

此金鳌自制方也，用之效。

小蓟散　〔又〕　小蓟　百草霜　香附　蒲黄炒各用五钱

为末，或掺或擦牙，立止。

五花汤　〔又〕　水芦花　红花　槐花　茅花　白鸡冠花等分

水煎服。

黄芪建中汤　〔血汗〕

妙香散　〔又〕

定命散　〔又〕　朱砂　寒水石　麝香等分

每末五分，新水调下。

六郁汤　〔薄厥症〕　香附　苍术　神曲　山栀子　连翘　陈皮　川芎　赤苓　贝母　枳壳　苏叶各一钱　甘草五分　姜三

滋阴降火汤　〔唾血〕　白芍钱三分　当归钱二分　熟地　麦冬　白术各一钱　酒生地八分　陈皮七分　盐知母　盐黄柏各五分　姜三　枣二

人参平肺散　〔又〕　桑皮二钱　人参　知母　地骨皮　炙草各一钱　天冬　赤苓各八分　陈皮　青皮各五分　五味子二十粒　姜三片

河间生地黄散　〔又〕　杞子　柴胡　黄连　地骨皮　天门冬　白芍　黄芩

黄芪　生地　熟地　生甘草各七分

清唾汤　〔又〕　知母　贝母　桔梗　黄柏盐水炒　熟地　元参　天冬　远志　麦冬各一钱　姜炭五分

元霜雪梨膏　〔又〕　雪梨六十个，去心，打，取汁，二十盅，酸者不用　生藕汁十盅　生地汁十盅　麦冬煎浓汁，五盅　生莱菔汁五盅　白茅根汁十盅

上汁合和，重滤去渣，火上煎炼，入炼蜜一斤，饴糖八两，姜汁半酒杯，火上再熬如稀糊，收好，每服三五匙，日三次，不拘时。

芎归汤　〔眩晕〕

生地芩连汤　〔又〕　生地　川芎　当归各钱半　赤芍　山栀　黄芩　黄连各七分　防风二钱

水煎，徐徐呷下。

此方兼治男子失血过多，女人崩漏过度，因而涸燥，循衣摸床，撮空，闭目不省，扬手掷足，错语失神，鼻干气粗，并及眩晕，皆危症也，以此救之。

全生活血汤　〔又〕　白芍　升麻各一钱　防风　羌活　独活　柴胡　归身　葛根　甘草各七分　川芎　藁本各五分　生地　熟地各四分　蔓荆子　细辛各三分　红花二分

此方兼治崩漏太多，昏冒不省，闭目无所知觉。盖因血暴亡也，血去则心神无所养，暴损气血，岂能久活？当补而升举之，以助其阳，则目张神不昏迷矣。此方补血养血，生血益阳，以补手足厥阴之不足。

治蓄血方五

犀角地黄汤　〔上部〕　生地三钱　赤芍二钱　犀角镑　丹皮各一钱

一方加当归、黄芩、黄连各一钱。

桃仁承气汤　〔中部〕　桃仁　甘草　桂枝　大黄　芒硝

抵当汤　〔下部〕

抵当丸　〔又〕

生地黄汤　〔总治〕　生地汁一升，无则用干生地二两　干漆五钱　生藕汁半升，无则用刺蓟汁升半　生蓝叶汁半升，无则用干末半升　虻虫二十个，炒　水蛭十个，炒　大黄一两　桃仁研，五钱

水一升，同熬至二升，放冷，分二服，先服至半日许，血未下再服之。此药比抵当汤丸甚轻，恐服抵当汤丸下血不止，故以此主之。

此方专治蓄血症，脉沉细微，肤冷，脐下满，或狂或躁，大便色黑，小便自利，老幼气弱者尤宜。

治脱血症方四

四物汤　〔总治〕　川芎　当归　白芍　生地

三才汤　〔又〕　熟地　天冬　人参

蜜丸，酒饮任下百丸。

加减四物汤　〔又〕　侧柏叶　生地　当归　川芎各一钱　枳壳　荆芥　槐花　炙草各五分　姜三　乌梅一

补荣汤　〔又〕　当归　白芍　生地　熟地　赤苓　山栀　麦冬　陈皮各一钱　人参　甘草各五分　枣二枚　乌梅一个

嗳气嘈杂吞酸恶心源流

嗳气嘈杂吞酸恶心，皆火病也。嗳气者，即《内经》之噫气。经云：五气所病，心为噫。又云：寒气客于胃，厥逆，从下上散，复出于胃，故为噫。窃按嗳气一症，总由胃弱不和，三焦失职。经云：寒气客胃者，必先有火郁于胃中，又为客寒所遏，清无所归而不得升，浊无所纳而

不得降。又或挟痰，或挟食，或挟气，故随胸中之气而上逆也宜香附散。而致嗳之原，更有由脾肺郁者，有由胃阳虚者脾肺郁，宜杏仁、桔梗、郁金、厚朴、半夏曲，胃阳虚，宜生白术、茯苓、益智、厚朴、半夏曲。皆当详察。嘈杂者，即心嘈。《内经》云：饮入于胃，游溢精气，上输于脾，脾气散精，上归于肺。又云：脾主为胃行其津液，则知胃阳易燥，必赖脾阴养之。脾阴易湿，必赖胃阳运之。若表里不和，则鲜冲和之气，致生嘈杂之病。其原有火动其痰者，必痰多，脉滑而数，当先治痰，次治火宜二陈汤加黄芩、黄连。有食郁作热者，必脉数实而大，当先治火，次消导宜生地、黄芩、木通、神曲、山楂、麦芽。有湿痰壅盛者，必脉沉而滑，当去湿消痰宜白术丸。有气郁胸膈者，必脉沉而涩，当开郁理气宜气郁汤。又有嘈杂至于醋心吐水者宜槟榔橘皮汤。有嘈杂醋心，上攻直至咽喉者宜吴茱萸汤。有嘈杂由心阳热，而心中烦，头汗泄者宜茯神、淮小麦、朱砂、柏子仁。有妇人时患嘈杂，皆血液汗泪，变而为痰。或言是血嘈，多以猪血炒食自愈。盖以血导血归原之意也。即或蛔虫作嘈杂，虫得血腥亦饱伏也。又有肝阴虚，经水十日半月一至，夜分多嘈杂者宜生地、阿胶、天冬、茯神、白芍、丹皮。皆当详察。吞酸者，郁滞日久，伏于脾胃间，不能自出，又咽不下。倘肌表复遇风寒，则内热愈郁，而酸味刺心。肌肤得温暖，则腠理开发。或得香热汤丸，则津液流通，郁热暂解宜二陈汤、左金丸。或有食已吞酸，则因于胃气虚冷宜吴萸、炮姜等分为末，汤服一钱或八分。另有吐酸，吐出酸水如醋，是津液郁积日久，湿中生痰，故从火化，遂作酸味随上升之气而吐也宜平胃散加木香、砂仁、楂肉、神曲。恶心者，由痰凝胃脘，或湿热壅遏膈中，故欲吐不吐，欲呕不呕，心中兀兀，如畏舟车者然宜橘红、半夏、山栀、黄连。此四者，皆胃家之病，而治之之法，固不离乎胃矣。而亦有时不专主胃者，盖胃司纳食，主乎通降，通降则无此四者之病，其所以不通降而生病之故，皆由肝气冲逆，阻胃之降也。古人胃病治肝实，有见于此，所以嗳气嘈杂吞酸恶心诸症，于理胃药中，必加平肝之品也。

【嗳气等原由症治】 《灵枢》曰：足太阳之脉病，是动，则病腹胀善噫。《内经》曰：太阴病，所谓上走心为噫者，阴盛而上走乎阳明，阳明终属心，故上走而噫也。《脉经》曰：寸脉紧，寒之实也，寒在上焦，胸中必满而噫。仲景曰：上焦受中焦之气未和，不能消，故能噫。又曰：上焦之气，不至其部，则物不能传化，故噫而吞酸。又曰：寸口脉弱而缓，弱者阳气不足，缓者胃气有余，噫而吞酸，食卒不下，气填于膈上。《活人书》曰：伤寒噫气，由中气不交故也。少阴经至胸中交于厥阴，水火相搏而有声，故噫气。《入门》曰：噫气，转出食气也。胃中郁火，膈上稠痰，饮食郁成，宜香附、石膏、半夏、南星、栀子治之，亦治嘈杂。又曰：气实噫者，食罢噫转腐气，甚则物亦然，湿热所致也。气虚噫者，浊气填胸也。不因饮食常噫者，虚也。盖胃有浊气，膈有湿痰，俱能发噫也。宜六君子汤加沉香为君，厚朴、苏叶为臣，吴萸为使以治之。亦有善饮酒，每朝常噫不吐者。《正传》曰：痰在中焦，作噫气吞酸，胃脘当心痛，或呕清水，恶心，以茯苓、陈皮、半夏、甘草、白术、苍术、神曲、麦芽、砂仁、川芎、草蔻仁、枳实、猪苓、泽泻、吴萸、黄连、槟榔、木香、山栀之类治之效。又曰：河间《原病式》言酸者，肝木之味，由火盛克金，不能平木，则肝木自甚，故为酸，是以肝热则口酸也。所以中酸不宜食粘胃油腻者，谓能令气郁不通畅也。丹溪曰：俗谓之心嘈，似饥不饥，似痛不痛，而有懊侬不自宁之况，其症或兼嗳气，或兼痞满，渐至胃脘作痛，皆痰火为患也，治法以半夏、橘红辈消其痰，芩、连、石膏、山栀、知母辈降其火，二术、芍药辈健脾行湿，壮其本元则安。又曰：此乃食郁有热，黑山栀、姜炒黄连必用之药。又曰：《内经》言诸呕吐酸，皆属于热，以为热，言其本也。东垣言作热攻之，必误，则又以为寒，言其末也。

【吞酸导引法】 《保生秘要》曰：于肝经肺经二穴，掐之九九，擦亦九九，行功后自效。

【运　功】 《保生秘要》曰：先服气凝定，归元半响，次行胃口，洗涤邪火，至转大肠散浊，复元，又凝定气自愈。

治嗳气嘈杂吞酸吐酸恶心方九

香附散 〔嗳气〕 香附 山栀 黄连 橘红 半夏

六君子汤 〔又〕 人参 茯苓 白术 炙草 陈皮 半夏

二陈汤 〔嘈杂〕 茯苓 半夏 陈皮 甘草

白术丸 〔又〕 白术 南星 半夏

气郁汤 〔又〕 香附 苍术 橘红 半夏 茯苓 贝母 川芎 山栀 甘草 紫苏 木香 尖槟榔

槟榔橘皮汤 〔又〕 槟榔四两 橘皮一两

每末方寸匕，空心，生蜜汤下。

吴茱萸汤 〔又〕 淡吴萸，水煎，顿服。有人心如蜇破，服此，二十年不发也，累用有效。

左金丸 〔吞酸〕 黄连 吴萸

平胃散 〔吐酸〕 苍术 厚朴 陈皮 甘草

呃逆源流

呃逆，火病也。经曰：诸逆冲上，皆属于火是也。呃逆一症，古名哕，后名咳逆，又名吃忒。其故有三：一曰热逆，胃火干气上逆，脉洪大而数，必口干舌燥，面赤便秘宜平胃散加清火药。阴火上炎而呃，其气从脐下逆上，盖上升之气至肝而出，中挟相火也宜山栀、黄连清火，木香理气，茯苓、半夏理脾。胃中停痰阻塞，致痰火郁遏，不得疏泄，亦呃宜参用二陈汤、半黄丸。温病发呃，乃伏热在胃，令人胸满而气逆，逆而呃，或大下，胃中虚冷，亦致呃宜茅葛汤。一曰气呃，劳役过度，努伤中焦，丹田之气，逆而上行，故呃，急调气宜调气平胃散、人参利膈汤。中气大虚，不时发呃，急补益宜补中益气汤。元气不足，胃虚而呃，非培元不可宜人参理中汤。肺气郁痹，面冷频呃，总在咽喉不爽，当开上焦之痹，盖心胸背部，须藉在上清阳舒展，乃能旷达也宜枇杷叶、川贝、郁金、射干、通草、淡豉。痢后发呃，极为险症宜六君子汤。伤寒汗吐下后，或泻利日久，或大病后气呃，为中气极虚宜十全大补汤，兼热加竹茹、丹皮，兼寒加丁香、附、桂，脉沉数大、便秘，宜稍加大黄。男女伤寒，及一切杂病，手足逆冷而呕且呃宜姜橘汤。呃逆之甚，至于短气，急疏导之宜紫苏二钱、人参一钱，煎服。食伤脾胃，复病呕吐，发呃下利，两脉微涩，是阳气欲尽，浊阴冲逆，急候也，舍理阳驱阴无别法宜干姜、吴萸、人参、茯苓、丁香、柿蒂、炮熟附子。病后气逆，不能归元，致呃呃连声不止，声闻屋外宜刀豆子烧存性，白汤调服二钱即止。温病饮水过多，气滞，呃逆不止宜枇杷叶、茅根各半斤煎水，徐徐服。呃而心下悸，盖缘水气停郁宜二陈汤加木香、竹沥、姜汁。痰气滞，其气从胸中起中州，元气郁也宜气郁汤。或脉小舌白，气逆吃忒，畏寒微战，胃阳虚，肝木上犯，必议镇肝安胃理阳法宜代赭石、人参、丁香、橘皮、茯苓、淡干姜、半夏。若无别症，忽然发呃，气从胃中而起，只是气不顺宜木香调气散。若痰结碍逆而吃忒，乃为痰呃宜先用盐汤探吐法，后服导痰汤。阴火从少腹上冲呃逆，夜分转甚，乃荣血亏伤之故宜四物汤加知母、黄柏、竹茹、陈皮、茯苓。呃而专由于火，则曰火呃宜干柿生姜煎服。呃而音高连声，尚为有力，为实，可治。若呃一二声而音低者，中气稍绝，而不能接续，则虚之极，旦发夕死。病后大发呃，亦由真元之气绝，不治。一曰胃寒，手足冷，呕吐，无热症，脉迟涩，为胃寒之候宜丁香柿蒂汤。胃虚寒，致胸满而发呃宜丁香柿蒂汤。胃家寒冷，久呃不能止宜沉香散。肾气自腹中赶上，筑于咽喉，逆气连属而不能出，或至数十声，上下不得喘息，此由寒伤胃脘，肾虚气逆，上乘于胃，与气相并。经云：病深者，其声哕也宜吴茱萸散。吐利后胃气虚寒，手足厥冷，必伤土气宜理中汤加丁香、白术、枳壳。或脉歇止，汗出呃逆，大便溏，此劳倦积伤，胃中虚冷，阴浊上干宜人参、茯苓、淡干姜、炒川椒、代赭石、炒乌梅肉。若为冷物所阻，或误投寒剂所遏，至阳不得上升而呃，阳症伤寒，胸中饮食未消，误服石膏、人中黄之类而呃，均宜散其寒，越其热，不使寒热抑遏宜丁香柿蒂散。以上三者，皆呃症之由也，故有谓呃证属寒多而热少者，又有谓呃症属热多而寒少者，皆一偏之见。盖呃之为症，总属乎火，即如胃寒诸症，亦必火热为寒所遏而然，若纯由乎寒，则必不相激而逆上矣。故人有寻常并无疾病，或一张口而寒气相袭，立时发呃者，俗名之曰冷呃，其得竟谓之冷病乎？盖相袭者寒气，而相袭之时，必阳气适当上升，故寒气一袭，阳即不得越而呃也。若阳当下降，而非上升之时，虽寒袭之，亦必不呃也。然此偶然感发，不足为病，非若前文三因之症，必须调治也。至如《活人书》所载呃逆阴症，胃寒脉细虚极宜丁香柿蒂散、羌活附子汤。呃逆阳症，发热口苦，胸满脉数宜橘皮竹茹汤，或小柴胡汤加橘皮、竹茹。《入门》所载痢后呃逆宜人参、白术煎汤，调益元散顿服，自止。痢后胃阳衰，气弱不相续而呃逆宜补中益气汤加竹茹、生姜、附子。饮食填塞胸中，或食物太甚，噎而不下，发为呃逆宜三香散或二陈汤加枳壳、砂仁、苏叶。《正传》所载痰闭于上，火动于下，无别症，忽发呃逆，从胸中起宜二陈汤加芩、连、桔梗、姜炒山栀。痰挟气虚而呃逆宜六君子汤。《纲目》所载胃中虚冷，不能食，饮水则呃逆，或饮水太过，或水结胸而呃逆宜小陷胸汤。或但饮水多而呃逆，别无恶候宜五苓散。《回春》所载过笑而呃逆宜灯草探鼻取嚏。皆所当究者也。总之，呃逆甚危，不得视为寻常易瘳之症，倘寻常视之，危毙立见。

【脉　法】　《医鉴》曰：呃逆之脉，宜浮缓，若弦促代急微结，难治，散大者必死。

【呃逆症治】　《入门》曰：呃逆当分有余不足：不足者，因内伤，及大病后发，其症胃弱面青，肢冷便软。有余者，因外感冒燥，及大怒大饱而发，其症面红体热，便闭。便软者泻心汤主之，便闭者大承气汤主之。《纲目》曰：《灵枢》云呕以草刺鼻令嚏而已，无息而疾迎引之立已，大惊之亦已。详此三法，正是治呃逆之法。今人用纸捻刺鼻取嚏，嚏则呃逆立止，或闭口鼻气，使之无息亦立已，或作冤盗贼大惊骇之亦立已，此以哕为呃逆，正得经旨也。谓之哕者，呃声之重也。谓之呃者，哕声之轻也。皆因病声之轻重而名之也。又曰：呃声频密相连者为实，可治。若半时呃一声者为虚，难治，多死，死在旦夕。呃至八九声气不回者，难治。呃逆小便秘涩，或腹满者，不治。脉见沉微散者死。泻痢后呃逆，及伤寒结胸发黄而呃逆，俱难治。

治呃逆方二十七

平胃散　〔热呃〕　苍术　厚朴　甘草　陈皮

二陈汤　〔痰呃〕　茯苓　陈皮　甘草　半夏

半黄丸　〔又〕　半夏　南星　黄芩

姜汁浸，蒸饼丸，食后姜汤下七十丸。

茅葛汤　〔热呃〕　茅根　葛根各半斤

水三升，煎升半，每温饮一盏，哕止即停。

调气平胃散　〔气呃〕　木香　檀香　乌药　蔻仁　砂仁　藿香　苍术　厚朴　陈皮　甘草

人参利膈汤　〔又〕　木香　槟榔　人参　当归　藿香　甘草　枳实　厚朴　大黄

补中益气汤　〔虚呃〕　人参　黄芪　归身　白术　陈皮　甘草　升麻　柴胡

人参理中汤　〔胃虚〕　人参　白术　甘草　干姜

六君子汤　〔痢后〕　人参　茯苓　白术　甘草　半夏　陈皮

十全大补汤　〔虚极〕　肉桂　炙草　白芍　黄芪　当归　川芎　人参　白术　熟地　茯苓　姜　枣

姜橘汤　〔病后〕　橘皮四两　生姜一两

水煎，徐呷乃止。

木香调气汤　〔忽呃〕　木香　藿香　砂仁　蔻仁　甘草

导痰汤　〔痰呃〕　南星　半夏　茯苓　枳实　陈皮　甘草

四物汤　〔血亏〕　川芎　当归　地黄　白芍

丁香柿蒂汤　〔胃寒〕　丁香　柿蒂　人参　茯苓　良姜　橘皮　半夏各五钱　甘草二钱半　生姜七钱半

共为粗末，每三钱，煎服，或调苏合丸服亦可。一方七味各一钱，甘草五分，煎服。

沉香散　〔久呃〕　沉香　紫苏　白蔻仁各一钱

共为末，每柿蒂汤服五七分。

理中汤　〔吐痢后〕　白术　干姜　炙草

气郁汤　〔郁呃〕　香附　茯神　藿香　桔梗　木香　枳壳　厚朴　砂仁

丁香柿蒂散　〔寒呃〕　丁香　柿蒂各二钱

共为末，生姜五片，煎汤调下。如治伤寒呃逆，每末一钱，人参汤下。本方洁古治虚人呃逆，加人参一钱。《三因方》加贝母、甘草等分。《卫生方》加青皮、陈皮。《易简方》加半夏、生姜。

羌活附子汤　〔胃寒〕　羌活　附子　茴香　炮姜　木香　丁香各一钱

入盐一撮，同煎服。

橘皮竹茹汤　〔阳症〕　橘皮三钱　人参二钱　竹茹四钱　甘草一钱　姜五片　枣二枚

加白术、枳壳尤妙。

小柴胡汤　〔又〕　柴胡　黄芩　人参　半夏　甘草

益元散　〔痢后〕　滑石　甘草

三香散　〔食呃〕　沉香　木香　蔻仁　苏叶　藿香

小陷胸汤　〔水结〕　黄连　半夏　瓜蒌实

生姜泻心汤　〔便软〕　生姜　黄连　黄芩　半夏　人参　甘草　干姜　大枣

大承气汤　〔便闭〕　大黄　芒硝　枳实　厚朴

杂病源流犀烛 卷十八　内伤外感门

内伤外感源流脱营失精

内伤外感，内外因所生病也。外感者，风寒暑湿燥火六淫之邪，感乎一身。内伤者，饮食劳役七情之逆，伤及五脏。外感当泻不当补，内伤当补不当泻，治法迥别。故外感有头疼发热之候，不可误敛。内伤亦有头疼发热之候，不可误汗。东垣云：左手人迎脉大于气口，为外感；右手气口脉大于人迎，为内伤。外感寒热齐作而无间，内伤寒热间作而不齐。外感恶寒，虽近火不除；内伤恶寒，则就温即解。外感恶风，乃不禁一切风；内伤恶风，惟恶些小贼风。外感显在鼻，故鼻气不利，壅盛而有力；内伤显在口，故口不知味，而腹中不得和。外感邪气有余，故发言壮厉，且先轻后重；内伤元气不足，故出言懒弱，且先重后轻。外感手背热，手心不热；内伤手心热，手背不热。外感头疼不止，至传里方罢；内伤头疼，则时作时止。外感起即着床，非扶不起，筋挛骨痛；内伤怠惰嗜卧，四肢不收。外感不能食，然口则知味而不恶食；内伤则恶食，而口不知味。外感三日后谷消水去，邪气便传里，必渴；内伤邪在血脉中有余，故不渴。若饥饿，内伤房劳太过，比之内伤饮食尤为不足，当大补回阳，尤恐或迟，切不可误作外感治。若伤寒温病热病湿病，比之寻常感冒，尤为险重，当按经对症，速去其邪，切不可误作内伤治。内伤外感之相反，而治法之不同如此，医者安可不先了然于心，以使了然于临症时哉。

【内伤脉法】　仲景曰：趺阳脉浮而数，浮伤胃，数伤脾，邪气独留，心中即饥，邪热不杀谷，潮热发渴。又曰：寸口脉弱而迟，弱者卫气微，迟者荣中寒。荣为血，血寒则发热。卫为气，气微者心内饥，饥而虚满不能食也。寸口脉弱而缓，弱者阳气不足，缓者卫气有余。噫而吞酸，食卒不下，气填于膈上也。注曰：胃中有未消谷，故噫而吞酸，寸口脉紧，胸中有宿食不化。又曰：脉紧如转索无常者，有宿食也。东垣曰：阳脉滑而紧，滑则胃气实，紧则脾气伤，待食不消者，此脾不和也。脉浮滑而疾者，此食不消，脾不磨也。《脉诀》曰：内伤劳役，豁大不禁，若损胃气，隐而难寻，内伤饮食，滑疾浮沉。《正传》曰：右寸气口脉急大而数，时一代而涩，此饮食失节，劳役过甚，太过之脉也。右关胃脉损弱，甚则隐而不见，但内显脾脉之大数浮缓，时一代，此饮食不节，寒温失所之脉也。右关脉沉而滑，此宿食不消之脉也。丹溪曰：宿食不消，则独右关脉沉而滑。经云：脉滑者，有宿食是也。

【外感脉法】　东垣曰：左手人迎脉紧盛，大于气口一倍，为外感之邪。李士材曰：左为人迎，辨外因之风，以左关乃肝胆脉，肝为风脏，故曰人迎紧盛伤于风，勿以外因，兼求六气。

鳌按：士材专论人迎，故但主风，若云外感，则统言六淫之邪自外相感者，其脉各详于诸杂病中，故兹不胪列。

【辨内外伤症】　方广曰：外感内伤，乃病之大关键，丹溪言内伤症，皆以补益为主，看所挟而兼用药。但先生之言，引而不发，予今补之。如内伤挟外感者，则于补中益气汤内，春加川芎、柴胡、防风、荆芥、紫苏、薄荷，夏加葛根、石膏、麦冬、薄荷、升麻、柴胡，秋加羌活、防风、荆芥，冬加麻黄、桂枝、干姜之类。《入门》曰：若显内症多者，则是内伤重而外感轻，当以补养为先。若显外症多者，则是外感重而内伤轻，宜以发散为主。

【内伤原由症治】　《入门》曰：饮食伤，食养阴，饮养阳，饮食无过，则入于口，达于脾胃，入于鼻，藏于心肺，气法相承，阴阳和调，神乃自生。盖精顺五气以为灵，若食气相恶，则伤其精。神受五味以成体，若食味不调，则伤其形也。又曰：劳倦伤，手按心口不痛。饮食伤，手按心口痛。王安道曰：劳倦伤，诚不足也。饮食伤，尤当于不足之中，分其有余不足。何者？饥饿不饮食，与饮食太过，虽皆失节，然饥饿不饮食者，胃气空虚，此为不足，固失节也。饮食自倍而停滞者，胃气受伤，此不足之中兼有余，亦失节也。东垣曰：劳倦伤亦有二焉，劳力纯伤气，劳心兼伤血，房劳伤肾，与劳倦相似，七情动气，脉与饮食无二。

鳌按：食伤与不能食，另详源流于后，此条特因前人言劳倦饮食二伤杂出，故类摘于此，以上言劳倦饮食二伤之异。

《内经》曰：劳则气散气短，喘促汗出，内外皆越，故气耗矣。又曰：阴虚生内热，奈何？曰：有所劳倦，形气衰少，谷气不盛，上焦不行，下脘不通，而胃气热，热气熏胸中，故内热。《入门》曰：经言阴虚生内热，劳倦伤之原也。盖此阴虚，指身中之阴气，与水谷之味耳。又曰：房劳伤肾，与劳倦相似，均一内伤发热症也。劳倦因阳气之下陷，宜补其气以升提之。房劳因阳火之上升，宜滋其阴以降下之。一升一降，迥然不同。又曰：七情动气，脉与饮食无二。盖饮食七情，俱能闭塞三焦，熏蒸肺胃清道，肺为气主，由是而失其传化之常，所以气口脉独紧且盛，其症呕泄痞满腹痛亦相似。但伤食则恶食，七情虽作饱，却不恶食。东垣曰：喜怒不节，起居不时，有所劳倦，皆损其气，气衰则火旺，火旺则乘脾土，脾主四肢，故困热，无气以动，懒于言语，动作喘乏，表热自汗，心烦不安，当息心静坐以养其神，以甘寒泻其热火，酸味收其散气，甘温调其中气。《正传》曰：经言劳者温之，损者益之。夫劳则动之太过，而神不宁矣，故温之，温者，养也，温之者，调其饮食，适其起居，从容以待其真气之复常也。东垣乃谓宜温药以补元气而泻火邪，又以温能除大热为《内经》所云，而遍考《内经》，并无此语，不能无疑也。又经言形不足者，温之以气，其温字，亦是滋养之义，非指温药也以上单言劳倦伤。《内经》曰：水谷之寒热，感则害人六腑。又曰：阴之所生，本在五味，阴之五宫，伤在五味。注曰：阴，五脏也。丹溪曰：伤食症，亦有头痛发热，但身不痛为异耳。又曰：补脾胃药内，必用心经药，以火能生土故也。古方用益智仁正是此意。又曰：张易老枳术丸，用白术二两补脾，枳实一两消痞，东垣加陈皮一两和胃，一补一泻，简而又当，故能治饮食不消，心下痞闷之症。盖以用药大法，所贵服之强人胃气，令益厚，虽重食、猛食、多食，亦不复致伤也。又曰：酒虽与水同体，然伤于肠胃，则升之不散，降之不下。郁于气分，逐气升降而半有消耗，如人饮醇酒，则小便少，此其可验，故治法宜汗，宜利小便为主，后世与伤饮食法同治，大谬。又曰：酒性喜升，气必随之，痰郁于上，尿涩于下，肺受贼邪，金体必燥，恣饮寒凉，其热内郁，肺气得热，必大伤耗，其始病浅，或呕吐，或自汗，或心脾痛，尚可发散而去之。及久而病深，则为消渴，为黄疸，为肺萎，为内癖，为鼓胀，为失目，为哮喘，为劳嗽，为癫痫，为难明之疾，可不慎乎！《得效》曰：久饮酒者，脏腑积毒，致令蒸筋伤神，腐肠损寿。东垣曰：饥饿胃虚为不足，故须补益。饮食停滞为有余，故须消导。又有物滞气伤，必须消补兼行者。亦有物暂滞而气不甚伤者，宜消导独行，不须兼补。亦有既停滞而复自化者，不须消导，但当补益以上单言饮食伤。《回春》曰：脾胃俱实，则过时而不饥，多食而不伤。脾胃俱虚，则不能食而瘦，与之食则少食，不与则不思食，饥饱不知。又曰：食少而肥者，虽肥而四肢不举，盖脾困邪胜也。食多而瘦者，胃伏火邪于气分，则能食，虽多食而不能生肌也以上言脾胃虚实。东垣曰：食入则困倦，精神昏冒而欲睡者，脾虚弱也。又曰：脾胃不节，损其胃气，不能克化，散于肝，归于心，溢于肺，食入则昏冒欲睡，得卧则食在一边，气暂得舒，是知升发之气不行也。《回春》曰：劳伤者，过于劳役，耗损元气，脾胃虚衰，不任风寒，故昏冒以上言食后昏倦。《入门》曰：凡内伤脾胃，始则四肢困热，无气以动，表热自汗，心烦不安，胃气热，热气熏胸中，为内热症，宜以甘温补中益气。东垣曰：凡脾胃症，调治差误，或妄下之，则末传为寒中，复遇时寒，则四肢厥逆，心胃绞痛，冷汗出。夫六气之胜，皆能为病，惟寒毒最重，阴主杀故也，宜温胃益中以上言内伤病，始为热中，终为寒中。《原病》曰：四方温凉不同，嗜欲因以成性，若移旧土，多不习伏，必以饮食入肠胃，肠胃不习，疾病必生，故有不伏水土病。《入门》曰：不伏水土病，与湿瘴同原，皆可随水土风气冷热，加减用药，然总宜以扶脾健胃为主，不可妄治以上言不伏水土病与内伤同。

脱营失精　失志病也。经曰：尝贵后贱，名曰脱营。尝富后贫，名曰失精。虽不中邪，病从内生，身体日减，气虚无精，病深无气，洒洒然时惊，病深者，以其外耗于卫，内夺于荣。注云：血为忧煎，气随悲灭，故外耗于卫，内夺于荣也。盖人如愤恨必伤肝，思虑必伤脾，悲哀必伤肺。若后贫后贱之人，忧愁思虑，愤恨悲哀，无一不有，故内伤脏腑，伤则各经火动，并伤元气，日渐日深，病发则饮食无味，神倦肌瘦也，治之可不察其由哉宜内服镇心丹、升阳顺气汤，外用香盐散，日擦牙齿，自愈。

【脱营失精治法】　东垣曰：心者，君主之官，神明出焉。凡恚怒悲忿，忧思恐惧，皆损元气。心者神之舍，心君不宁，化而为火，火者土神之贼也，故曰阴火太盛，经营之气不能颐养于神，乃脉病也。人心之神，真气之别名也，得血则生，血生则脉旺。脉者，神之舍，若心生凝滞，则七神离形，而脉中惟有火矣。善治病者，惟在调和脾胃，使心无凝滞，或生欢欣，或逢喜事，或天气暄暖，或居温和，或食滋味，或见可欲事，则爽然如无病矣，盖胃中元气得舒伸故也。

鳌按：东垣此论，虽未专主脱营失精病，而脱营失精病所以调治安养之者，亦当如是，故录之。

治内伤诸药要品

消导积滞　山楂　草果　槟榔　神曲　麦芽　京三棱　枳实　枳壳　红曲　厚朴　橘红　蓬莪术　砂仁　谷芽　藿香　莱菔子

开解郁结　青皮　陈皮　砂仁　蔻仁　枳壳　枇杷叶　枳实　郁金　苏子　乌药　木通　紫厚朴　木香　檀香　藿香　苍术　降香

补益虚衰　人参　白术　归身　山药　百合　菟丝子　黄芪　苍术　建莲　龙眼　熟地　肉苁蓉　茯苓　茯神　扁豆子

治外感诸药要品

发散风寒　川芎　藁本　甘草　白芷　桔梗　桑白皮　细辛　防风　荆芥　前胡　紫苏　苦杏仁　薄荷　石膏　升麻　柴胡　麻黄　川羌活　生姜　独活　细辛　葱白　桂枝　干姜

疏泄风热　石膏　知母　甘草　麦冬　前胡　淡竹叶　桔梗　薄荷　葛根　桑皮

治脱营失精方三

加减镇心丹　〔内服〕　天冬　黄芪　熟地　酒归身各一两半　麦冬　生地　山药　茯神各一两　五味子　远志肉　人参各五钱

蜜丸，朱砂为衣。

升阳顺气汤　〔又〕　黄芪二钱　人参　半夏各一钱　神曲七分半　当归　草蔻仁　陈皮　丹皮　升麻　柴胡各五分　黄柏　炙草各二分半　姜三片

香盐散　〔擦牙〕　大鼠骨一具，煅　炒川椒　乳香炙，各二两　白蒺藜　青盐各一两

伤食不能食源流

此篇当与内伤外感总论源流参看

伤食，脾虚病也。脾家之气虚，故所食之物，皆足为害。伤食之脉，左手平和，右手气口紧盛。伤食之症，必胸膈痞塞，嗳气如败卵总治宜保和丸、平胃散、胃苓汤为主。且伤食者必恶心吞酸宜加橘皮、半夏、山栀、黄连。伤食者必多吐泻宜焦术、神曲、陈皮、姜、枣。伤食者必恶饮食宜陈皮、山药、扁豆、莲子、茯苓、白芍、山楂、砂仁、谷芽、麦芽、草果、草蔻仁。伤食者必不能消化宜以谷芽、麦芽、肉豆蔻为主。伤食者必头疼发热宜石斛、柴胡、白术、炙甘草、麦芽、陈皮、白芍。凡此，皆其症之所兼及者也。至于所伤之物，既种种不同宜各用主治之药，详载于后。所伤之候，又有乍伤、宿食之各异乍伤宜平胃散，宿食宜大安丸。所伤之因，又有兼寒宜理中汤加丁香、蔻仁、兼湿宜除湿汤加麦芽、神曲，兼痰宜二陈汤加白术、神曲。兼气宜调气平胃散之各殊，皆当审所伤之轻重，元气之虚实，脏腑之强弱，时候之寒暖，或当消导，或当补益，或当以消导为主而兼补益，或当以补益为主而兼消导，且于消导补益之中，或当兼疏散，或当兼渗泄，或当兼下利，各随宜以治之，慎勿专任攻伐，致戕天和，有太过之弊，斯称王道。

不能食，脾胃俱虚病也。东垣云：脾胃旺，能食而肥；脾胃虚，不能食而瘦。此之谓也。故治之者必当知不食之故，由于脾胃之虚，急当补益宜补中益气汤，而不可用诛伐，使元气愈虚，斯为要着。或补之不效，更当兼补其母，使火以生土，土自健运宜八味丸、二神丸。补母不效更当兼顾其子，使金不窃母之气以自救，致脾胃益虚，则土自能保宜茯苓、人参、桔

梗、甘草。惟审知脾胃中，或有积滞，或有实火，或有寒痰，或有湿饮，而元气未衰，邪气方甚者，方可稍用消导，而仍以补益为主宜异功散、香砂枳术丸。其有挟郁者，开之宜育气丸。动气者，平之宜异功散加木香、沉香。上焦湿热阻气者，开提之宜枇杷叶、苏子、杏仁、黄芩、降香、土瓜蒌皮。胃伤恶食，络虚风动浮肿者，和解之宜人参、檀香泥、新会皮、炒荷叶蒂、炒粳米。心营热入，胃汁全亏，不饥不食，假寐惊跳者，调摄之宜鲜生地、竹叶心、金银花、火麻仁、麦门冬、生知母。脾胃虚，不能消化水谷，胸膈痞闷，腹胁膨胀，连年累月，食减嗜卧，口无味者，通快之宜消谷丸。腹中虚冷，不能食，食辄不消，羸弱生病者，温暖之宜苍术丸。时病后，胃气未和，知饥不纳者，调养之宜茯神、枣仁、川石斛、知母、鲜莲子、鲜省头草。夫然后脾胃益快，自然进食矣。

【脉 法】 《灵枢》曰：脉小而寒者，不嗜食。东垣曰：右手气口脉大于人迎一倍，为内伤饮食。

【伤食不食症治】 《灵枢》曰：善饥而不嗜食，以精气并于脾，热气留于胃，胃热则消谷，谷消故善饥，胃气上，则胃脘寒，故不嗜食也。《内经》曰：太阴所谓恶闻食臭者，胃无气故也。《入门》曰：恶闻食臭者，膀胱移热于小肠也。又曰：口多嗜味，阴虚火动故也。阴虚则口中有味，阳虚则口中无味也。丹溪曰：恶食者，胸中有物，宜导痰补脾。又曰：不进食，服脾药不效者，盖肾气虚弱，真元衰削，是以不能消化饮食，譬之釜中水谷，下无火力，终日米不熟，其何能化？黄鲁直日服菟丝子数匙，十日外，饮啖如汤沃雪，亦此理也。又曰：一室女因事忤意，郁结在脾，半年不食，但日食荞麦数口，或馒头弹子大，深恶粥饭，予意脾气实，非枳实不能开，以温胆汤去竹茹，与数十帖而安。《内经》注曰：思则气结者，系心不散，故气亦停留而为结也。《得效》曰：思伤脾者，脾在志为思，思则气化不行，精衰中脘，不得饮食，腹胀满，四肢怠惰。

治所伤诸物主治之药

伤酒　轻者，葛根、葛花、枳椇子、神曲、黄连、白蔻仁；甚者，甘遂、黑牵牛子

伤谷　轻者，麦芽、谷芽、神曲、砂仁；甚者，鸡内金

伤曲　莱菔子、姜，酒煎

伤茶　轻者，姜黄、芝麻；甚者，萸、椒、姜

伤肉　轻者，山楂、阿魏；甚者，硝石、硼砂

伤菜　丁香、麝香、肉桂

伤蛋　蔻仁、橘红、豆豉、姜汁

伤鱼鳖　紫苏、陈皮、木香、姜汁，白马尿专治鳖积

伤狗肉　杏仁、山楂

伤糯米　大麦曲，研末酒服

伤瓜　鲞鱼炙食，瓜皮煎汤

治伤食方七

保和丸　〔总治〕　楂肉二两　半夏　橘红　麦芽　神曲　茯苓各一两　连翘　莱菔子　黄连各五钱

胃苓汤　〔又〕　苍术　厚朴　陈皮　甘草　茯苓　猪苓　白术　桂心　泽泻　姜　枣

此方即平胃、五苓二散合用。又名对金锭子。

平胃散　〔乍伤〕　苍术　厚朴　陈皮　甘草

大安丸　〔宿食〕　山楂　神曲

半夏　橘红　茯苓　麦芽　连翘　菔子　黄连　白术

此即保和丸加白术一两也。

理中汤　〔兼寒〕　人参　白术　甘草　生姜

除湿汤　〔兼湿〕　苍术　厚朴　半夏各钱半　藿香　陈皮各七分半　甘草五分　姜七　枣二

调气平胃散　〔兼气〕　木香　檀香　藿香　砂仁　蔻仁　乌药　厚朴　苍术　陈皮　甘草

治不能食方八

补中益气汤　〔总治〕　人参　黄芪　当归　白术　陈皮　甘草　柴胡　升麻

八味丸　〔补火〕　地黄　山药　山萸　茯苓　丹皮　泽泻　附子　肉桂

二神丸　〔又〕　补骨脂四两　肉豆蔻二两

共为末，大枣四十九枚，生姜四两，同煮烂，枣去皮核，去姜，捣丸，盐汤下三钱。

异功散　〔消补〕　人参　茯苓　白术　甘草　橘红

温胆汤　〔脾结〕　陈皮　半夏　茯苓　甘草　枳实　竹茹　姜　枣

如心虚，加人参、枣仁。心内烦热，加黄连、麦冬。口燥舌干，去半夏，加麦冬、五味、花粉。表热未清，加柴胡。内虚大便自利，去枳实，加白术。内热心烦，加山栀。

育气丸　〔挟郁〕　木香　丁香　藿香　檀香　砂仁　蔻仁　人参　白术　茯苓　炙草　山药　橘红　青皮　荜澄茄

每末二钱，木瓜汤下。

消谷丸　〔通快〕　神曲六两　炒乌梅肉　炮姜各四两　麦芽三两

蜜丸，每米饮下五十丸，日三服。

苍术丸　〔温暖〕　制苍术二斤　神曲一斤

蜜丸，每三十丸，米汤下，日三服。大冷加干姜三两，腹痛加当归三两，羸弱加炙甘草二两。

诸郁源流

诸郁，脏气病也。其原本由思虑过深，更兼脏气弱，故六郁之病生焉。六郁者，气血湿热食痰也。诸郁之脉皆沉。六郁所挟，则兼芤涩数紧滑缓，或沉结促代，最宜细诊。盖郁者，滞而不通之义。百病皆生于郁，人若气血冲和，病安从作？有怫郁，当升不升，当降不降，当化不化，或郁于气，或郁于血，病斯作矣。治郁之法，不外《内经》所言木郁达之，火郁发之，土郁夺之，金郁泄之，水郁折之数语。后之解者，以吐训达，而以烧盐三两，温汤二升毕达之义。以汗训发，而以升麻、柴胡、羌活、防风毕发之义。以下训夺，而以槟榔、枳实、大黄、厚朴毕夺之义。以解表利小便训泄，而以橘红、苏子、桑皮、木通、猪苓、泽泻毕泄之义。以遏制冲逆训折，而以黄柏一味毕折之义。用之有应有不应，以五者仅为一偏之治，不知立言者原无过，解之者自误也。王安道、张介宾皆能扩充《内经》之旨，余因撮其要而为之论。夫达者，通畅之义。木郁风之属，脏应肝，腑应胆，主在筋爪，伤在脾胃，症多呕酸。木喜条鬯，宜用轻扬之药，在表疏其经，在里疏其脏，但使气得通行，均谓之达。若专用吐，谓肺金盛，抑制肝木，则与泻肺气、举肝气可矣，何必吐？谓脾浊下流，少阳清气不升，则与抑胃升阳可矣，又何必吐？木郁固有吐之之理，而以吐总该达字，则未也宜达郁汤。发者，越之也。火郁之病，为阳为热，脏应心，腑应小肠、三焦，主在脉络，伤在阴分。凡火之结聚敛伏者，不宜蔽遏，当因其热而解之散之，升之扬之。如腠理外蔽，邪热怫郁，则解表取汗以散之。如龙火郁甚，非苦寒沉降之剂可治，则用升浮之品，佐以甘温，顺其性而从治之，汗未足以概之也宜发郁汤。夺者，直取之谓也。湿滞则土郁，脏应脾，腑应胃，主在肌肉、四肢，伤在血分，当理其滞。滞在上宜吐，滞在中宜伐，滞在下宜泻，皆夺也，夺岂止于下哉宜夺郁汤。泄者，疏利之也。金郁之病，为敛闭，为燥塞，脏应肺，腑应大肠，主在皮毛、声息，伤在气分，或解表，或利气，皆可谓泄。利小便是水郁治法，与金郁无关宜泄郁汤。折者，调制之也。水之本在肾，标在肺。实土可以制水，治在脾。壮火可以制水，治在命门。自强可以帅水，治在肾。分利可以泄水，治在膀胱。凡此皆谓之折，非独抑之而已宜折郁汤。《内经》言五郁之旨，其有可阐明而得之者也。而丹溪又谓病之属郁者常八九，须视所挟以开导之，因分气血湿火食痰为六郁。又谓六者有相因之势，气郁则留湿，湿滞则成火，火郁则生痰，痰滞则血凝，血凝则食结，而遂成痞块，故著越鞠丸通治诸郁。以香附理气，川芎调血，苍术开湿，山栀治火，神曲疗食，痰郁加贝母，此以理气为主，不易之品也。若湿盛加白术、茯苓，血甚加桃仁、红花，火盛加黄芩、青黛，食甚加山楂、厚朴，痰盛加胆星、浮石，此又因病而变通之法。又春加防风，夏加苦参，秋冬加吴萸，乃经所云升降浮沉则顺之，寒热温凉则逆之也，此法最为稳当。虽然，丹溪以越鞠通治诸郁，固属不易，而既分为六郁，则其症其治，又有不可不详者。如求谋横逆，贫窘暴怒，悲哀思虑，皆致胸满胁痛，脉必沉涩，是气郁宜气郁汤，内香附、川芎、木香是要药，又木香调气散。胸胁痛者，兼血郁，盛怒叫呼，挫闪，饥饱劳役，致胸胁间常如针刺痛，或能食，小便淋，大便红，脉沉芤而涩，是血郁宜血郁汤，内桃仁、红花、香附，并加青黛、川芎为要药。雾露风雨，坐卧湿衣湿衫，皆致身重疼痛，首如物蒙，倦怠好卧，阴寒则发，脉沉涩而缓，是湿郁宜湿郁汤，内苍术、川芎、赤苓，并加白芷为要药，又渗湿汤。不发热，常觉自蒸不能解，目蒙口渴，舌燥便赤，脉沉而数，是热郁。或昏瞀，或肌热，扪之烙手，皆是热郁宜火郁汤，又青黛、香附、苍术、川芎、山栀为要药。酸嗳腹满，不能食，黄疸鼓胀痞块，脉紧实，是食郁宜食郁汤，内神曲、苍术、香附，并加山楂、醋炒针砂为要药。动则喘满或嗽，寸脉沉而滑，是痰郁宜痰郁汤，内香附、瓜蒌、南星、海浮石为要药，又升发二陈汤。且不特是也。经云：五郁之发，乃因五运之气，有太过不及，遂有胜复之变。由是推之，六气着人，皆能郁而致病。如风邪袭人而郁，头痛目胀，鼻塞声重者是宜神术散。寒之所郁，呕吐清水，腰腹痛，癫疝癥瘕，下利清白者是宜五积散。且如伤寒之邪，郁于卫，郁于营，或郁在经在腑在脏皆是，其方治详伤寒书，可参看。暑热或郁，必为阴寒所遏，阳气不得发越，头痛肢节痛，大热无汗者是宜六和汤、苍术白虎汤。湿气之郁，结在三焦宜正气散加防己、大豆黄卷。瘟疫之邪所郁，客于募原，其方治详温疫篇，可参看。风寒湿三气杂感而郁，致成痹症，其方治详诸痹篇，可参看。总之，结不解散，即谓之郁，此又外感六气而成者。要之《内经》之论五郁，是言脏气。论六气之郁，是言客气。丹溪论郁，是言病气。皆当稔悉。此外又有忧愁思虑之郁，先富后贫曰失精，先贵后贱曰脱荣，此郁开之极难，然究不外木达火发之义。赵献可则又谓东方生生之气，在木治木，诸郁自散，加味逍遥散最妙，柴胡、薄荷能升能清，逆无不达，兼以陈皮、川芎、白芍损肝之过，丹皮、山栀泻肝之实。木盛土衰，甘、术扶之。木伤血病，当归养之。木实火燥，茯神宁之。少加吴萸为反佐，取其气燥入肝，辛热疏利。散剂之后，继以六味丸加柴胡、白芍。前之用逍遥散者，风以散之也。继之用六味丸者，雨以润之也。献可之法，虽进一步，然消息得宜，亦有至理。治郁者惟以五郁为本，详察六气之害，参用丹溪、献可之论，庶乎得之矣。总之，凡治诸郁，均忌酸敛滞腻，宜开发志意，调气散结，和中健脾，如是止耳，否则非其治也。

【脉法】　《正传》曰：郁脉多沉伏，或促或结或代。丹溪曰：积脉弦坚，郁脉沉涩。

【诸郁原由症治】　《明理》曰：气血恬和，百病不生，一有怫郁，诸疾生焉。郁者，病结不散也。丹溪曰：治郁之法，顺气为先，降火化痰消积，分多少而治，苍术、川芎，总解诸郁。《正传》曰：热郁而成痰，痰郁而成癖，血郁而成癥，食郁而成痞满，此必然之理也。《医鉴》曰：六郁为积聚癥瘕痃癖之本。又曰：六郁治法，通用六郁汤、越鞠丸、加味越鞠丸、越鞠保和丸。缪仲淳曰：心气郁结，用羊心一具，同番红花水浸一盏，入盐少许，徐徐涂心上，炙热食之，令人心安多喜。若忧郁不伸，胸膈不宽者，贝母去心，姜汁炒研，姜汁面糊丸。每服七十丸，白蒺藜汤下。《叶氏医案》曰：郁损心阳，阳坠入阴为淋浊，由情志内伤，即为阴虚致病。盖心藏神，神耗如溃，诸窍失司，非偏寒偏热药可治，必得开爽，冀有向安，宜妙香散。又曰：悲泣乃情怀内起之病，病生于郁，形象渐入，按之坚硬，正在心下，用苦辛降，当先从气结治，宜黄连、干姜、半夏、姜汁、茯苓、连皮瓜蒌。又曰：惊惶忿怒，都主肝阳上冒，血沸气滞瘀浊，宜宣通以就下，误投止塞，旧瘀不清，新血又瘀络中，匝月屡屡反复，究竟肝胆气血皆郁，仍宜条达宣扬。漏疡在肛，得体中稍健，设法用旋覆花、新绛、青葱管、炒桃仁、柏子仁。

治诸郁方二十六

达郁汤　〔治木〕　升麻　柴胡　川芎　香附　桑皮　橘叶　白蒺藜

发郁汤　〔治火〕　丹皮　柴胡　羌活　葛根　远志　菖蒲　葱白　细辛

夺郁汤　〔治土〕　苍术　藿香　香附　陈皮　砂仁　苏梗　生姜　草蔻仁　省头草

泄郁汤　〔治金〕　柴菀　贝母　桔梗　沙参　香附　砂仁　白蒺藜

折郁汤　〔治水〕　白术　茯苓　猪苓　泽泻　肉桂　丁香　木通　白蔻仁

越鞠丸　〔总治〕　香附　苍术　川芎　山栀　神曲

水丸，或加陈皮、半夏、茯苓、砂仁、甘草、苏子、卜子。

气郁汤　〔治气〕　香附　苍术　橘红　半夏　贝母　山栀　茯苓　川芎　甘草　紫苏　木香　槟榔

血郁汤　〔治血〕　丹皮　红曲　通草　香附　降香　苏木　山楂　麦芽　桃仁　韭汁　穿山甲

湿郁汤　〔治湿〕　苍术　白术　厚朴　赤苓　半夏　川芎　羌活　独活　香附　甘草　生姜

火郁汤　〔治火〕　连翘　薄荷　黄芩　槐仁　麦冬　甘草　郁金　竹叶　全瓜蒌

食郁汤　〔治食〕　苍术　厚朴　川芎　陈皮　神曲　山栀　枳壳　炙草　香附　砂仁

痰郁汤　〔治痰〕　苏子　半夏　前胡　炙草　当归　陈皮　沉香

以上名苏子降气汤。今加瓜蒌净仁、胆星、枳实、香附、浮石。如虚加黄芪。寒冷加肉桂。

神术散　〔治风〕　苍术　藁本　白芷　细辛　羌活　川芎　甘草

五积散　〔治寒〕　当归　白芷　茯苓　半夏　川芎　白芍　甘草　枳壳　麻黄　桂皮　陈皮　桔梗　厚朴　苍术　干姜　姜　枣

正气散　〔治湿〕　藿香　柴苏　白芷　茯苓　白术　陈皮　厚朴　桔梗　甘草　半夏曲　大腹皮　姜　枣

六和汤　〔治暑〕　人参　白术　半夏　砂仁　茯苓　扁豆　藿香　厚朴　杏仁　木瓜　炙草　香薷　姜　枣

苍术白虎汤　〔又〕　制苍术　知母　石膏　甘草　粳米

加味逍遥散　〔总治〕　茯苓　白术　白芍　当归　柴胡　甘草

以上名逍遥散。加山栀、丹皮。

六味丸　〔又〕　熟地黄　山药　山萸　茯苓　丹皮　泽泻

木香调气散　〔治气〕　木香　乌药　香附　枳壳　青皮　陈皮　厚朴　川芎　苍术各一钱　砂仁五分　桂枝　甘草各三分　姜三片

升发二陈汤　〔治痰〕　半夏二钱　赤苓　陈皮　川芎各一钱半　柴胡　升麻　防风　甘草各一钱　姜三片

六郁汤　〔开泄〕　香附　苍术　神曲　山栀　连翘　陈皮　川芎　赤苓　贝母　苏叶　枳壳各一钱　甘草五分　姜三片

六郁汤　〔通治〕　香附二钱　川芎　苍术各一钱半　陈皮　半夏各五分　姜三片

附加减法：气郁，加木香、槟榔、乌药、苏叶。湿郁，加白术、羌活、防己。热郁，加黄连、连翘。痰郁，加南星、瓜蒌、海粉。血郁，加桃仁、丹皮、韭汁。食郁，加山楂、神曲、麦芽。

越鞠保和丸　〔又〕　白术三两　山楂二两　苍术　川芎　神曲　香附　陈皮　半夏　枳实　茯苓　酒黄连　酒当归各一两　山栀　莱菔子　连翘　木香各五钱

姜汁化蒸饼丸。

此方能开郁行气，消积散热。

加味越鞠丸　〔又〕　姜苍术　川芎　香附　神曲　山栀各四两　陈皮　白术　黄芩各两半　楂肉二两

糊丸。

妙香散　〔心阳〕

色欲伤源流

色欲伤，精气神病也。盖以三者相因，不能离贰，尝考养生家言，精能生气，气能生神，荣卫一身，莫大于此。养生之士，先宝其精，精满则气壮，气壮则神旺，神旺则身健，身健而少病，内则五脏敷华，外则肌肤润泽，容颜光彩，耳目聪明，老当益壮矣。此养生者以精气神为主，而尤以精为宝也。又按医家言，气者神之祖，精乃气之子，气者精神之根蒂也。又言，凡阴阳之要，阳密乃固，故曰：阳强不能密，阴气乃绝。阴平阳秘，精神乃治；阴阳离决，精气乃绝。此医者亦以精气神为主，而尤以精为宝也。然则欲神之旺，必先使气之充，欲气之充，必先使精之固。男女居室，虽生人之大欲所存，为圣王所不能禁，然使行之有节，保之有方，阴阳交接之间，亦何至受伤，何至受伤而成病？其所以受伤者，乃淫欲无充之故也。《灵枢经》曰：五谷之津液，和合而为膏，内渗入于骨空，补益髓脑，而下流于阴股。阴阳不和，则使液溢而下流于阴下，过度则虚，虚则腰背痛而胫酸。《真诠》云：五脏各有藏精，并无停泊于其所。盖人未交感，精涵于血中，未有形状。交感之后，欲火动极，而周身流行之血至命门，而变为精以泄焉。故以人所泄之精，贮于器，拌少盐酒，露一宿，则复为血矣。据此，则知血者，五谷之津液所充。而精者，又人身之血所由以化。精顾不甚重欤，而犹谓可或伤欤。且夫欲之不可纵也，良非无故。《养生书》曰：凡觉阳事辄盛，若一度制得，则一度火灭，一度增油。若不能制，纵欲施泻，即是膏火将灭，更去其油，不可不谨自防也。观于添油灭火之论，人苟精伤无度，而其为病，且有不可胜言者。讵第如《灵枢经》云胫酸腰痛而已乎？若梦遗，若滑泄，若尿精，若白淫，若漏精，种种名状，不可指屈，而其后必至尪然羸瘦，渐成痨瘵。若水流下，不可收挽。若火燎原，不可救灭。此无他，精伤则气馁，气馁则神散，合精气神而皆为病，故即精气神而不能葆也。即精气神而不能葆，故极精气神所生之病，益复戕其精气神而无不委顿，以至于死也。嗟乎！色欲之为害，一至于此。而其详有可得而言者，其或心火旺，肾水衰，心有所欲，速于感动，疾于施泄欤宜大凤髓丹、金锁思仙丹。其或君火偶动，相火随之，而妄思淫泄欤宜黄连清心饮。其或阴虚火动，夜必成梦，梦则多泄，泄则愈虚，虚则愈梦欤宜保精汤、鹿角散。其或少壮气盛，情欲动中，所愿不遂，意淫于外，致成梦泄欤宜猪苓丸。其或经络热而焚燎，心经热而恍惚，闭目即若有见，无夜不梦，无梦不泄欤宜清心丸。其或始由房劳太甚，精伤窍滑，无论梦与不梦，合目即遗欤宜樗根皮丸。其或肝肾两伤，精气衰弱，脉象空虚，悲愁欲哭，面色夭白，为脱精脱神欤宜巴戟丸、固精丸。其或阳虚精脱，未交先泄，或乍交即泄，滑泄不禁欤宜芡实丸、锁阳丹。其或无故精流不止，日夜皆然，其属危急欤宜秘元丹、约精丸。其或房劳邪术，损伤肾气，茎中时痛时痒，白物随溲而下，或阴茎挺纵不收，名为白淫欤宜先服泻心汤以降心火，次服白龙丸以补肾元。其或湿热伤脾，脾多痰积，下渗而遗泄欤宜樗根白皮丸。其或肾阳虚微，精关滑泄，自汗盗汗，夜多梦与鬼交欤宜猪肾丸。其或元气虚寒，精滑不禁，大腑溏泄，手足厥冷欤宜阳起石丸。其或茎强不痿，精流不住，常如针刺，捏之则痛，病名强中，为肾滞漏疾欤宜韭子煎。其或大吐大泄后，四肢厥冷，不省人事，或交接后，小腹肾痛，外肾搐缩，冷汗出，均为脱阳危症，须臾则不救欤宜先以葱白炒热熨脐，后服葱白酒。其或肾脏精气亏，相火易动难制，致梦遗精浊，烦劳即发，频年不愈欤宜潜阳填髓丸。其或肾中有火，精得热而妄行，频频精泄，不寐心嘈，久必成肾消之症欤宜清肾汤。其或阴气走泄，湿热乘虚下陷，坠自腰中，至囊环跳膝盖诸处，可见久遗八脉皆伤欤宜先服猪苓汤以清湿热，后服湖莲丸以固真元。其或神伤于上，精败于下，心肾不交，久伤精气不复欤宜先服参术膏，接服寇氏桑螵蛸散以宁神固精，收摄散亡，乃涩以治脱之法。其或暑湿热郁，脾胃受伤，色黄，神倦气馁，致成遗泄症欤宜归脾汤去黄芪、桂圆，加龙骨、益智仁。其或阴精走泄，阳不内依，欲寐即醒，心动震悸，气因精夺欤宜青花龙骨汤。其或读书夜坐，阳气上升，充塞上窍，痰多鼻塞，能食，上盛下衰，寐则阳直降而精下注，有梦而泄欤宜补心丹。其或真阴损伤，而五志中阳火，上燔为喉咙痛，下坠为遗，精髓日耗，骨痿无力，日延枯槁欤宜早服补心丹，晚服桑螵蛸散。其或知识太早，精血未满而泄，必关键不摄，始而精腐变浊，久则元精滑溢，口咸气胀欤宜六子丸。其或屡因嗔怒，肝阳升则上涌，气冲心热，呛咳失血，坠则遗精，暮热晨汗，脉象虚数，为阴阳枢纽失固欤宜摄真汤。其或肾气失纳，阳浮不肯潜伏，致诸气皆升，络血随气上溢，肉瞤心悸，头面热，四末汗，两足跗肿冷，走动吸短欲喘，多梦而遗，由精伤以及神离气怯欤宜葆真止泄丸。凡若此者，固皆色欲过度，少阴受伤，甚而连及各脏腑所生病也。虽然，色欲之伤虽先及肾，而其原实由于心与肝，何言之？丹溪曰：主闭藏者，肾也。司疏泄者，肝也。二脏皆有相火，而其系上属于心。心，君火也，为物所感，则易动，心动则相火亦动矣。丹溪此言，直窥乎好淫者之隐而言之也。盖人当交接之先，未尝不由心动者，心一动，相火遂翕然而起，相火起，精气之涵蓄于中者，亦一时暗动，迨至交接，则倾倒而出之。而精藏少减，于此知节，或隔许久再行，精藏之少减者，亦已充满，虽交无伤。若不知节，日日行，甚或日几度行之，则精之涵蓄于内者，有去无来，而精藏空虚矣。如是而肾有不伤者乎？肾既伤，则水之涸者火益盛，肾家龙火会合，肝家雷火燔灼，真阴煎熬血液，由是而潮热而骨蒸，而枯槁，而羸瘦，而尪怯，变生种种，年寿日促矣。且不特此也。初因君火不宁，久则相火擅权，精元一于走而不固，精藏中容或有留剩，及日夜所息，谷食所滋者，虽不交会，亦暗流而疏泄。或因梦寐而遗，或因小便而出，或因闻见而流，即精之受伤，益致精病，所谓伤者是也。盖至此，精遂涸而不能复，气遂馁而不能充，神遂涣而不能聚矣。吁，其可慨哉！是故知命惜身者，必当知精为一身之宝，而节欲以储之。经颂曰：道以精为宝，宝时宜秘密，施人即生人，留己则生己，结婴尚未可，何况空废弃，弃损不觉多，衰老而命坠。此言精之不可妄去也。欲不妄去其精，舍节欲何由哉？且夫欲之当节，自少至老，莫不皆然，而尤要者，则惟幼少与衰晚二候。孔子曰：少之时，血气未定，戒之在色。盖以人当十五六时，情窦乍开，欲火萌动，若有所遇，而此心之勃不能已者，乘其血气之初旺，往往有溺而不返之忧，由是而纵情逞意，日丧其宝，将初旺之血气，不但无极旺之时，且于是而日耗，而百疾生矣。故《养生书》曰：男子二八未泄之时，其一身之精，通有一升六合，此其时成数也，称得一升，积而满者至三升，损而丧之者不及一升。精与气相养，气聚则精盈，精盈则气盛，精盈气盛则神足。人年十六后精泄，凡交一次，则丧半合，有丧而无益，则精竭身惫。故欲不节则精耗，精耗则气衰神悴而病至，病至则身危。噫，精之为物，其人身之至宝乎！观于此言，益可知二八精通之后，即宜谨守其身矣。况于未至二八，精气尚涩，而可逞心淫荡乎？夫壮盛之年，其当谨慎色欲，不必言矣。《内经》曰：人生八八数，精髓竭，当节其欲。盖以人至五十始衰，六十则更衰，定当闭精勿泄，以养天和，由是生气强固而能长久，此至人之道也。倘宜节而不知节，当绝而不能绝，肾精不固，以至神气减少者，五脏皆有精，势必连及他脏。而肝精不守，目眩无光矣。肺精不足，肌肉瘦削矣。心精不充，昏冒恍惚矣。脾精不坚，齿发脱落矣。岂非以肾脏主水，受诸脏之精而藏之，为都会关司之所。故肾精耗，则诸脏之精亦耗。肾精竭，则诸脏之精亦竭欤。故《养生书》曰：人年四十以下，多有放恣，四十以上，即顿觉气力衰退，衰退既至，众病蜂起，久而不治，遂至不救。若年过六十，有数旬不得交合，而意中平平者，自可闭固也。观于此言，益可知年近衰晚，即当秘密其精而勿失矣，况推之七十八十，而可弗慎惜其身命乎！虽然，精之具足于身者，固贵节欲以保之矣。而所以保之之要，又当审乎炼精之诀，补精之味。《真诠》曰：炼精者，全在肾家下手，内肾一窍名玄关，外肾一窍名牝户，真精未泄，乾体未破，则外肾阳气至子时而兴。人身之气，与天地之气两相吻合，精泄体破，则吾身阳生之候渐晚。有丑而生者，次则寅而生者，又次则卯而生者，有终不生者，始与天地不相应矣。炼之之诀，须半夜子时，即披衣起坐，两手搓极热，以一手将外肾兜住，以一手掩脐，而凝神于内肾，久久习之，而精旺矣。又曰：《内经》言精生于谷，又言精不足者补之以味，然醲郁之味，不能生精，惟恬澹之味，乃能补精。《洪范》论味，而曰稼穑作甘，世间之味，惟五谷得味之正，但能淡食谷味，最能养精。凡煮粥饭，而中有厚汁滚作一团者，此米之精液所聚也，食之最能生精，试之有效。《真诠》之言炼精补精，是殆于节欲保精而外，又得所以养精生精之妙矣。人果遵而行之，亦何患精之不充乎？精之既充，更何患气之不壮，神之不固乎？然此皆艳冶当前，姣娆在侧，情投意洽，顿起淫心，因而云雨绸缪，真精施泄，虽此身殆毙，有所勿顾。即不然，或蓬婆相对，村丑相临，未免有情，因谐鱼水，以至为妻为妾，居室缠绵，衾枕言欢，匪朝伊夕。甚而掮兹闺阁，恋彼龙阳，有美婉童，心如胶漆。要皆实有其事，确有其人，兴之所到，情之所钟，所谓一旦相依，谁能遣此者？独可异者，即无彼美，终鲜狂且，形不必其相遇，目不必其相接，忽然而心动，忽然而火炽，独居无耦，宛如有女同衾，握手为欢，不啻伊人在御直身顿足，筋脉者摇，而且火则屏而上炎，精则罄而就下，其为伤损，较之实有其事，确有其人者，为尤甚焉矣。则其精气神有不归于竭者哉，故所治之病，与色欲伤者同，而治之之方药，亦与色欲伤者同。此篇当与遗泄淋浊虚痨等篇参看。

【脉　法】　《脉诀》曰：遗精白浊，当验于尺，结芤动紧，二症之的。《脉经》曰：涩脉为精血不足之候，丈夫脉涩，号曰伤精。《医鉴》曰：微涩伤精。

【色欲伤原由症治】　《灵枢》曰：恐惧而不解，则伤精，精伤则骨废痿厥，精时自下。又曰：精脱者耳聋。《内经》释曰：肾藏天一，以悭为事。志意内治，则精全而涩。若思想外淫，房室太甚，则固有淫佚不守，辄随溲尿而下。仲景曰：失精家，小腹弦急，阴头寒，目眩发落，脉极虚芤迟，为亡血失精，男子失精，女子梦交，桂枝龙骨牡蛎汤主之。《黄庭经》曰：急守精室勿妄泄，闭而宝之可长活。《集要》曰：西番人多寿考，每夜卧，常以手掩外肾令温暖，此亦一术也。《直指》曰：邪容于阴，神不守舍，故心有所感，梦而后泄也。《本事》曰：梦遗不可作虚冷，亦有经络热而得之。尝治一人，至夜脊心热，梦遗，用珍珠粉丸、猪苓丸，遗止，而终服紫雪，脊热始除，清心丸亦佳。又曰：肾藏精，盖肾能摄精气以育人伦者也。或育或散，皆主于肾，今肾气衰，则一身之精气，无所管摄，故妄行而出不时，猪苓丸一方，正为此设。《入门》曰：梦遗全属心。盖交感之精，虽常有一点白膜裹藏于肾，而元素以为此精之本者，实在乎心，日有所思，夜梦而失之矣，宜黄连清心饮。又曰：梦与鬼交而泄精，亦曰梦遗，专主于热，用知、柏、牡蛎、蛤粉。若损伤气血，不能固守而梦遗者，当补以八物汤吞樗根皮丸。又曰：其不御女漏者，或闻淫事，或见美色，或思想不遂，或入房太甚，宗筋弛纵，发为筋痿而精自出者，谓之白淫，宜乎渗漏而不止也，宜加减珍珠粉丸。又曰：欲心一动，精随念去，茎中痒痛，常如欲小便然，或从小便而出，或不从便出而自流者，谓之遗精，比之梦遗尤甚，八物汤加吞珍珠粉丸。又曰：少时欲过，阳脱而遗泄者，宜金锁正元丹。戴氏曰：梦遗精滑，皆相火所动，久则有虚而无寒也。又曰：不因梦而自泄者，谓之精滑，皆相火之所动也，宜巴戟丸、补真玉露丸、固精丸、锁阳丹。《正理》曰：日啖饮食之精熟者益气，此生于谷，故气从米。人身之中，全具天地阴阳造化之气，人年三十而气壮，节欲少劳，则气长而缓。多欲劳倦，则气少而短。气少则身弱，身弱则病生，病生则命危。《纲目》曰：梦遗属郁滞者居大半，庸工不知其郁，但用涩剂固脱，殊不知愈涩愈郁，其病反甚。尝有一男子梦遗，医与涩药反甚，先与神芎丸大下之，却服猪苓丸遂痊，可见梦遗属郁滞者为多也。又曰：一人虚而泄精脉弦大，服诸药不效，后用五倍子一两、白茯苓二两为丸，服之而愈。五倍涩泄之功，敏于龙骨、蛤粉等类也。《医鉴》曰：童男阳盛，情动于中，志有所慕而不得遂，成夜梦而遗精，慎不可补，清心乃安，朝服清心莲子饮，暮服定志丸，无不愈者。

治色欲伤方四十一

大凤髓丹　〔心火〕　炒黄柏二两　砂仁盐水炒，一两　甘草五钱　熟半夏　猪苓　茯苓　红莲须　益智仁各二钱五分

上为极细末，用盐水和丸，梧子大，空心，糯米饮吞下五十丸，或七十丸效。一名封髓丹。

金锁思仙丸　〔又〕　莲须　莲子　芡仁等分

金樱子膏丸，空心，盐汤下三十丸，月后见效，即不走泄。如久服，精神完固，能成地仙。

黄连清心饮　〔君相火〕　黄连　生地　当归　甘草　酸枣仁　茯神　远志　人参　莲肉等分

每粗末五钱，水煎。

保精汤　〔阴虚〕　川芎　当归　白芍　地黄姜汁炒　麦冬　酒黄柏　蜜知母　姜黄连　童便炒山栀　姜炭　熟牡蛎　萸肉各五分

鹿角散　〔又〕　鹿角屑　鹿茸各一两　茯苓七钱半　人参　茯苓　川芎　当归　桑螵蛸　补骨脂　煅龙骨　韭子酒浸一宿，焙，各五钱　柏子仁　甘草各二钱半

每服五钱，加姜五片，枣二枚，粳米百粒，水煎，空心服。

猪苓丸　〔少壮〕　半夏一两，猪苓末二两，先将一半炒半夏令色黄，不令焦，出火毒，只取半夏为末糊丸，候干，再用前猪苓一半同炒微裂，入砂锅内养之，空心，温酒或盐汤下三五十丸。盖半夏有利性，而猪苓导水，即肾闭导气使通之意。一名半苓丸。半夏用生而大者，矾水浸三宿，晒干，破如豆大。

清心丸　〔经络热〕　黄柏一两，为末，冰片一钱，蜜丸，每十五丸，空

心，麦冬汤下。

樗根皮丸 〔窍滑〕 樗根白皮炒为末，酒糊丸，然此性凉而燥，不可单服，以八物汤送下为佳。

八物汤 〔又〕 人参 白术 茯苓 甘草 川芎 当归 白芍 熟地各一钱二分

一名八珍汤。

巴戟丸 〔肝肾〕 巴戟 肉苁蓉 五味子 菟丝子 人参 白术 熟地 补骨脂 茴香 覆盆子 龙骨 牡蛎 益智仁等分

蜜丸，每三十丸，米饮下，日二服。虚甚八物汤下。

固精丸 〔又〕 黄柏 知母各一两 牡蛎 芡实 连须 茯苓 远志各三钱 龙骨二钱 山萸五钱

山药糊丸，朱砂为衣，空心盐汤下五十丸。

芡实丸 〔阳虚〕 芡实五百个 七夕莲花须 萸肉各一两 沙蒺藜五两 覆盆子二两 龙骨五钱

蜜丸，空心，莲肉汤下六七十丸。

锁阳丹 〔又〕 桑螵蛸三两 龙骨 茯苓各一两

糊丸，茯苓盐汤下七十丸。

秘元丹 〔精流〕 龙骨酒煮，焙 灵砂水飞，各一两 砂仁 诃子小者煨，取肉，各五分

糯米糊丸，温水下十五丸，加至三十丸。

约精丸 〔又〕 韭子霜后采者，一斤，酒浸一宿，焙 龙骨二两

酒调糯米粉丸，空心，盐汤下三十丸。

泻心汤 〔房劳〕 黄芩二两 黄连 生地 知母各一两 甘草五钱

每粗末五钱，水煎服。一名黄连泻心汤。

白龙丸 〔又〕 鹿角 牡蛎各二两 生龙骨一两

酒糊丸，空心，温酒或盐汤下三五十丸，大能固精。

樗根白皮丸 〔湿热〕 炒韭子一两，炒 白芍五钱 盐黄柏 盐知母 煅牡蛎各三钱 白术 枳实 茯苓 升麻 柴胡各二钱

神曲糊丸，空心，盐汤下五十丸。

猪肾丸 〔阳虚〕 猪肾一枚，去膜，入附子末一钱，湿纸包煨熟，空心食之，饮酒一杯，不过三五服效。

阳起石丸 〔虚寒〕 阳起石煅 钟乳粉各等分 酒煮附子末

面糊丸，空心，米饮下五十丸，以愈为度。

韭子煎 〔茎强〕 家韭子 破故纸各一两

每末三钱，水煎服，日三即住。

葱白酒 〔脱阳〕 葱白三七茎，打烂用酒煮灌之，阳气即回。

潜阳填髓丸 〔烦劳〕 熟地八两 川斛膏 线胶各四两 湖莲 芡实各三两 麦冬 茯神 五味 沙苑子各二两 远志一两

金樱膏丸。

清肾汤 〔肾火〕 焦黄柏 生地 天门冬 茯苓 煅牡蛎 炒山药

湖莲丸 〔固真〕 熟地 五味 芡实 茯苓 湖莲 山药

参术膏 〔心肾〕 人参 白术

熬膏，米饮送下。

桑螵蛸散 〔又〕 人参 茯神 远志 菖蒲 桑螵蛸 龙骨 龟板 当归

归脾汤 〔暑湿热〕 人参 白术 茯神 枣仁 龙眼肉 黄芪 当归 远志 木香 炙草 生姜 大枣

青花龙骨汤　〔气夺〕　龟板去墙，削光，一两　桑螵蛸壳　青花龙骨飞，各三钱　抱木茯神三钱二分　人参　当归各一钱

补心丹　〔读书〕　人参　丹参　元参　天冬　麦冬　生地　茯神　远志　枣仁　当归　朱砂　菖蒲　桔梗　柏子仁　五味子

六子丸　〔识早〕　生菟丝子粉　蛇床子　覆盆子　沙苑子　家韭子　五味子　鳇鱼胶丸

摄真汤　〔嗔怒〕　鱼鳔　生龙骨　桑螵蛸　芡实　茯苓　五味子

秋石冲服。

葆真止泄丸　〔阳浮〕　水煮熟地　人参秋石拌　龙骨　杞子　五味子　山药　茯神　牛膝炭

桂枝龙骨牡蛎汤　〔失精〕　桂枝　龙骨　牡蛎　白芍　生姜各三两　甘草二两　大枣十二枚

水七升，煮三升，分三服。

珍珠粉丸　〔梦遗〕　黄柏新瓦上炒赤　真蛤粉各一斤　珍珠三两

水丸，空心，温酒下百丸。法曰：阳盛乘阴，故精泄，黄柏降心火，蛤粉涩而补肾阴。易老方无珍珠。

紫　雪　〔又〕　黄金　寒水石　石膏　滑石　磁石　升麻　元参　甘草　沉香　木香　丁香　朴硝　硝石　朱砂　麝香　犀角　羚羊角

加减珍珠粉丸　〔又〕　黄柏半生半炒　蛤粉各三两　滑石二两　樗根皮一两　干姜炒褐色　青黛各五钱

神曲糊丸，空心酒下七十丸。

此方黄柏降心火除湿热。蛤粉咸补肾。滑石利窍。樗皮大燥湿热。青黛解郁降火。干姜敛肺气，下降生阴血，盐制，炒微黑用之。

金锁正元丹　〔少时〕

补真玉露丸　〔阳虚〕　茯苓　龙骨　韭子酒炒　菟丝子酒浸煮，等分

蜜丸，空心，酒或盐汤下五十丸，后以美膳压之，宜火日修合。

神芎丸　〔下药〕

定志丸　〔虚泄〕　人参　茯苓　茯神各三两　菖蒲　远志各二两　朱砂一两半为衣，蜜丸，米汤下五七十丸。

杂病源流犀烛　卷十九

春温病源流

春温，少阴病也。仲景何以言太阳，以太阳与少阴相表里，就其发热言之，故曰太阳，而邪之所伤者，实少阴也。经曰：冬伤于寒，春必病温。又曰：冬不藏精，春必病温。夫邪之所凑，其气必虚，不藏精矣，有不虚乎？少阴主精，其精不藏，则虚者非少阴乎？特以冬时寒水主令，少阴气旺，寒虽伤之，未便发泄，至春少阳司令，木旺水亏，不足供其滋溉，所郁之邪，向之乘虚而入者，今则乘虚而发，木燥火炎，乘太阳之气，蒸蒸而热，故所伤虽寒，所病则温。是以春温虽太阳、少阳、少阴三经俱有之病，而其原则专属少阴也。仲景复言太少合病，以发热不恶寒，兼耳聋胁满也。复言三阳合病，以脉大为阳明，多眠为热聚少阳也。其发热而不恶寒者，以寒郁营间，久则反热，热自内发，无表症也。然此其定理也。亦有寒邪将发之时，复感风邪者，必先头痛。或先恶寒而后热，此新邪引旧邪也。或往来寒热，头痛呕吐，稍愈后，浑身壮热，此正气又虚，伏邪更重也无外症宜黄芩汤为主，兼外症必加柴胡，或本经药以轻解，切不可汗。故仲景曰：发汗已，身灼热者，名曰风温。言误用辛热，既辛散以劫其阴，复增热以助其阳，故热甚脉浮，遂成危症也，误下误火亦危，总宜以凉解为主。夫所伤者寒，所发者热，而曰温，何也？盖冬之伤寒，必先天气温暖，开发腠理，忽然寒气袭之，故受伤。又以所伤不甚，故不即病，乘少阴之虚而伏于其经，至春木旺，其气温和，夏热尚远，故所发之病，不得仍谓之寒，不得遂谓之热，而谓之温也。适当春时，故谓之春温也。兹据仲景《伤寒论》中所及温病而条疏之。仲景曰：太阳病，发热而渴，不恶寒者为温病。盖以邪自内发，表里俱热，津液必耗，故渴。内方喜寒，故不恶寒。三四日后或腹满，或不利者，皆由热也。未显他经之症，故曰太阳，以与少阴为表里。邪之伏，既在少阴里，邪之发，自在太阳表也。仲景又曰：若汗发已身灼热者，名曰风温。风温为病，脉阴阳俱浮，自汗出，身重多眠睡，鼻息必鼾，语言难出。若被下者，小便不利，直视失溲。若被火者，微发黄，色剧，则如惊时瘈疭。若火熏之，一逆尚引日，再逆促命期。盖以此仍是太阳症而误汗者，虽与更感风者不同。然其症本温，复辛散以耗津增热，以使脉浮。风与温混，肾水不能独沉，故现肾之本病，若自汗至语言难出等症也。古律云：风温治在少阴，不可发汗，发汗者死。今虽太阳风温，亦同少阴之不可汗也，奈何误汗之乎？若不汗而误下，伤膀胱之气，其变直视等症，由腑脏两绝也。误火劫，微则热伤营气，而热瘀发黄，盛则热甚生风而惊瘈，是由神明乱筋脉扰也。一逆再逆，统指汗下火三者言之。仲景又曰：太阳与少阳合病，自利者，与黄芩汤；若呕者，黄芩加半夏生姜汤主之。盖以温病之为太少二阳，止据胁满头痛口苦引饮，不恶寒而即热断之，非如伤寒合病皆表症也。且不但无表，兼有下利之里症。又以内郁既久，中气已虚，邪不能一时尽泄于外，至下走即利，非如伤寒协热利必待传经也。故不用二经药，而但用黄芩汤。黄芩汤者，治温主方也。仲景又曰：三阳合病，脉浮大，上关上，但欲眠睡，目合则汗。盖以太阳脉浮，阳明脉大，关上又太阳部位，邪虽见于阳，少阴之源未靖，故显欲眠本症。然母虚子亦虚，目合而盗汗出，因显少阳本症，故曰三阳也宜小柴胡汤去人参、半夏，加芍药。仲景又曰：师曰：伏气之病，以意候之，今月之内，欲有伏气，假令伏气，当须脉之。若脉微弱，当喉中痛似伤，非喉痹也。病人云：实咽中痛，虽尔，今复欲下利，盖以微弱，少阴脉也。肾虚故不及于阳，而即发于阴，少阴脉循喉，故发则痛而似伤。肾司开合，虽阴热上升，而咽痛泄不尽必后陷，故下利可下。此一节，于伏气之时见伏气病也。仲景又曰：少阴病，二三日咽痛者，可与甘草汤。不差者，与桔梗汤。盖以甘草汤缓伏气上升之势也。桔梗汤开伏气怫郁之邪也。不用黄芩汤，以二三日为初发之时，无胸满、心烦、下利、呕渴等症，止咽痛耳。连举二方，倘服之痛止，邪即衰其大半，后可随所见而投药，亦不妄投之道也。仲景又曰：少阴病，得之二三日已上，心中烦而不卧，黄连阿胶汤主之。盖以此虽未至咽痛，而心烦不卧，血液已耗于伏邪未发时，故以清热滋阴为要也。以上皆仲景要法，治温之准则也。

总之，温症之发，必渴而烦，胁满口苦，恶热不恶寒，以自内发，无表症也。虽经络不同，必先少阳，以春行风木令也。若周禹载治春温诸法，可遵用之。其法，有治少阳、阳明合病里症多者宜大承气汤。有治三阳合病者宜大柴胡汤、双解散。有治少阳客邪发，脉弦，两额旁痛，寒热口苦者宜小柴胡汤去参、半、姜，加花粉，如呕但去人参。有治脉微紧，兼恶寒头痛者宜栀子豉汤或益元散加葱、豉、薄荷，热甚凉膈散去硝黄加葱豉。有治暴感外邪，头痛如破者宜葛根葱白汤，邪散后，用黄芩汤。有治热在上焦，脉洪大而数，外热谵妄者宜三黄石膏汤。有治应下症，下后热不去，或暂解复热，须再下者宜承气汤。有治下后热不止，脉涩，咽痛，胸满多汗，热伤血分宜吐者宜葶苈苦酒汤。有治里热已甚，阳邪怫郁作战，而不能汗出，虽下，症未全除者宜凉膈散。有治腹满烦渴，脉沉实者宜选用三承气汤，势极合用黄连解毒汤。以上皆春温症。有治病温，少阴伏邪发出，更感太阳客邪，名曰寒温，必阳脉浮滑，阴脉濡弱，发热咽痛，口苦，但微恶寒者宜黄芩汤加桂枝、石膏，或以葱豉先治其外，后用本汤，甚则用葳蕤汤加减。有治本太阳病发热而渴，误发汗，身灼热者，亦名风温，脉阴阳俱浮如前症宜麻黄升麻汤去二麻、姜、术。夫误汗风温一症，仲景不立方者，以太阳、少阴同时荐至，危于两感，去生甚远也。以上皆风温症。此外又有冬温病，冬行春令，天气温暖，实为非时之暖，不正之气，独冬不藏精之人，肾气外泄，腠理不固，温气袭入，感之成病，此为冬温。盖当冬而温，火胜矣。不藏精，水亏矣。水既亏，则所胜妄行，土有余矣。所生受病，金不足矣。所不胜者，反来侮之，火太过矣。火土合德，湿热相助，故成温病。是冬气温暖，感之而即病者也，非如春温之由于伏寒者也。故周氏又有治冬温之法，并条列而采用之。

有治寸脉洪，尺脉数，或实大，心烦呕逆，身热，不恶寒，或头痛身重，面肿咳嗽，咽痛下利，与春温无异，特时令不同者宜阳旦汤加桔梗、茯苓。有治寒食停滞者宜厚朴一味以温散，黄芩凉解其外，即仲景阴旦汤之意。有治先感温气，即被严寒逼抑，发热而微恶寒，汗不出而烦扰者宜阳旦汤加麻黄、石膏。有治本冬温，医误认伤寒，用辛热发汗，致令发瘢成毒者宜升麻葛根汤加犀角、黑参，或犀角黑参汤。有治误用辛热发汗，徒耗津液，里热益甚，胸腹满，又误用下药，反发热无休，脉来涩，为阴血受伤者，急宜探之宜葶苈苦酒汤，以收阴气。泄邪热，若服药后势转剧，神气昏愦，谵语错乱，必不救也。冬温为病，亦自不一，当各随见症治之。凡冬温之毒，大便泄，谵语，脉虚小，手足冷者，皆不治也。以上皆冬温症。而又有温疟者，是春温病未愈，适又感寒，忽作寒热者也。《阴阳例》云：脉阴阳俱盛，重感于寒，变为温疟。其症寒热交作，胸胁满，烦渴而呕，微恶寒，即是也宜小柴胡汤去参、半，加花粉、石膏。又有治无寒但热，其脉平，骨节烦疼，时呕者宜黄芩加生姜汤。至如《内经》所言先热后寒之温疟，乃得之冬，中于风寒，气藏于骨髓之间，至春阳大发时，邪气不能自出，因遇大暑，脑髓烁，肌肉消，腠理发泄。或有劳力，邪气与汗并出。此病固藏于肾，自内达外者也。惟其阴气阳邪盛，故为热。热甚必衰，衰则气反而复入。入则阳虚，阳虚则又寒。故先热后寒，亦名温疟宜人参白虎汤。又或有客邪内蕴，先微恶寒，继大热，热而复大寒者，此伏邪自发之温疟，与温病复感外邪之温疟不同宜人参白虎汤少加桂枝。以上皆温疟症。而又有温毒发斑者，夫发斑皆失于汗下之故，热毒内攻，不得散，蕴结阳明，而发出肌表。或汗下不解，足冷耳聋，胸烦闷，咳嗽呕逆，躁热，起卧不安，俱是发斑之候。春至，病温之人更遇时热，变为温毒。王氏叔和云：阳脉洪数，阴脉实大，更感温湿，变为温毒，伏温与时热交并，表里俱热，其为病最重也，其为脉浮沉俱盛也，其为症心烦闷，呕逆喘咳，甚则面赤身俱赤，狂乱躁渴，咽肿痛，狂言下利而发斑也，最为危候。周氏亦有治法，更条列之。有治斑如锦纹，身热烦躁而无燥结者宜黄连解毒汤。有治躁闷狂乱而无汗者宜三黄石膏汤。有治自汗烦渴而发斑，为胃热者宜人参化斑汤。有治烦热错语不眠者宜白虎汤合黄连解毒汤。有治斑不透者宜犀角大青汤。有治斑已透，热不退者宜犀角大青汤去升麻、黄芩，加人参、生地、柴胡。有治斑色紫而为危候者宜黄连解毒、犀角地黄二汤合用，必须与病家言过，而后用药，以此症虽药，十中仅救一二。若色黑而下陷，必死，可勿药。凡发斑虽禁下，若大便秘，躁渴色紫者，可微下之宜大柴胡汤。若发斑已尽，外热已退，内实不大便，谵语，微下之宜小剂凉膈散，或大柴胡汤。凡发斑，鲜红起发者吉，虽大不妨。稠密成片紫色者，半死半生。杂色青紫者，十不一生。总之，红赤者为胃热，紫为胃伤，黑为胃烂也。凡斑既赤，脉须洪数有力，身温足暖者，易治。脉小足冷，元气虚弱者，难治。狂言发斑，大便自利，或短气，燥结不通，而黑斑如果实黡者，皆不治。以上皆温毒发斑症，夏热发斑同此验治。至于脉象，或见浮紧，乃重感不正之暴寒，寒邪束于外，热邪结于内，故其脉外绷急而内洪盛也。若误认弦脉为紧，必谬。盖脉之盛而有力者多兼弦，不可误认为紧而以为寒也。夫温病之脉，多在肌肉之分，不甚浮，且右反甚于左者，怫郁在内故也。其左手盛或浮者，必重感风寒，否则非温病，是非时暴寒耳。温病亦有先见表症而后见里症者，怫郁自内达外，热郁腠理之时，若不用辛凉发散，邪不得外泄，遂还里而成可攻之症，非如伤寒从表而始也。或不明斯理，而于温病求浮紧之脉，亦疏矣。其脉法有如此者。夏热病脉，亦同此看法周氏禹载温病治法最善，故此篇多采用之。

【脉　法】　《灵枢》曰：尺肤热甚，脉盛躁者，病温也。《脉诀》曰：阴阳俱盛，病热之极，浮之而滑，沉之散涩，惟温病脉，散于诸经，各随所在，不可指名。《脉法》曰：温病二三日，身热腹满头痛，食饮如故，脉直而疾，八日死。温病四五日，头痛腹满而吐，脉来细而强，十二日死。温病八九日，头身不痛，目不赤，色不变，而反利，脉来涩，按之不足，举之却大，心下坚，十七日死。温病汗不出，出不至足者死。《医鉴》曰：温病穰穰大热，脉细小者死。温病下利腹中痛者，死症也。

【温病原由症治】　丹溪曰：夏至前发为温病，夏至后发为热病，谓之伏气伤寒，所谓冬伤于寒，春必病温是也。《正传》曰：温病初症，未知端的，先以荆防败毒散治之，看归在何经，随经施治。又曰：治法切不可作伤寒正治而大汗大下，但当从乎中治，而用少阳之小柴胡汤，阳明之升麻葛根汤，加减治之。陶节庵曰：问曰：伤寒温病，何以为辨？答曰：温病于冬时感寒所得也，至春变为温病耳。伤寒汗下不愈而过经，其症尚在而不除者，亦温病也。经云：温病之脉，行在诸经，不知何经之动，随其经之所在而取之。如太阳病头疼恶寒，汗下后，过经不愈，诊得尺寸俱浮者，太阳病温也。如目疼恶寒身热，汗下后，过经不愈，诊得尺寸俱长者，阳明病温也。如胸胁痛，汗下后，过经不愈，诊得尺寸俱弦者，少阳病温也。如腹满嗌干，过经不愈，诊得尺寸俱沉细者，太阴病温也。如口燥舌干而渴，过经不愈，诊得尺寸俱沉者，少阴病温也。如烦满囊缩，过经不愈，诊得尺寸俱微缓者，厥阴病温也。是故随其经而取之，随其症而治之。如发斑乃温毒也。又曰：治温大抵不宜发汗，过时而发，不在表也。已经汗下，亦不在表也。经曰：不恶寒而反渴者，温病也。盖其热自内达外，无表症明矣。又曰：温毒者，冬月感寒毒异气，至春始发也。表症未罢，毒气未散，故有发斑之候。心下烦闷，呕吐咳嗽，后必下利，寸脉洪数，尺脉实大，为病则重，以阳气盛故耳。通用元参升麻汤以治之。周禹载曰：二阳搏，病温者，死不治。虽未入阴，不过十日死。二阳者，少阳、阳明也。又曰：温病发于三阴，脉微足冷者，难治。又曰：温病大热，脉反细小，手足逆冷者死。又曰：温病初起，大热目昏谵语，脉小足冷，五六日而脉反躁急，呕吐昏沉，失血痉搐，舌本焦黑，脉促结代小者，皆死。又曰：温病汗后反热，脉反盛者死。又曰：温病误发汗，狂言不能食，脉反躁盛者，皆不治。华岫云曰：冬伤于寒，春必病温者，重在冬不藏精也。盖烦劳多欲之人，阴精久耗，入春则里气大泄，木火内燃，强阳无制，燔燎之势，直从里发，始见必壮热烦冤，口干舌燥之候矣。故主治以存精液为第一，黄芩汤坚阴却邪，即此义也。再者，在内之温邪欲发，在外之新邪又加，葱豉汤最为捷径，表分可以肃清。又曰：风温者，风为天之阳气，温乃化热之邪，两阳熏灼，先伤上焦，种种变幻情状，不外手三阴为病薮，头胀汗出，身热咳嗽，必然并见，当与辛凉轻剂清解为先，大忌辛温消散，劫烁清津。太阴无肃化之权，救逆则有蔗浆、芦根、玉竹、门冬之类也。又忌苦寒沉降，损伤胃口，阳明顿失循序之司，救逆则有复脉、建中之类也。大凡此症，骤变则为痉厥，缓变则为虚劳，其主治之方，总以甘药为要，或兼寒，或兼温，在人通变可也。

治春温病方二十八

黄芩汤 〔主方〕 黄芩三两 炙草 白芍各二两 大枣十二枚，擘碎

水一斗，煮三升，每服一升，日二服，夜一服。

黄芩加半夏生姜汤 〔呕吐〕 黄芩三两 炙草 白芍各二两 大枣十二枚，擘碎 半夏半升 生姜一两

照前煮法、服法。

此方用黄芩涤热，故为温利主药。用白芍者，酸寒入阴分。一泄一收，热去而利自止也。甘草、大枣和中也。膀胱与胆既病，胃岂能独安？若呕，则明有痰饮结聚，非姜、半不除，虽其性辛燥，非伏气所宜，而去呕则有殊功也。

甘草汤 〔咽痛〕 甘草二两，甘能治大热。

桔梗汤 〔又〕 桔梗一两 甘草一两

此方用桔梗开肺，以少阴之火上攻，并其母亦病也。

黄连阿胶汤 〔心烦〕 黄连 阿胶 黄芩 白芍 鸡子黄

小柴胡汤 〔三阳〕 柴胡 黄芩 人参 半夏 甘草

大柴胡汤 〔又〕 柴胡 黄芩 白芍 半夏 枳实 大黄 姜 枣

大承气汤 〔里症〕 大黄 芒硝 厚朴 枳实

双解散 〔三阳〕 麻黄 防风 川芎 连翘 薄荷 当归 白芍 大黄 芒硝各五钱 石膏 黄芩 桔梗各一两 炙甘草二两 白术 荆芥 山栀各二两 滑石三两

每取末三钱，加生姜三片煎。

栀子豉汤 〔恶寒头痛〕 山栀十四枚 香豉四钱，绵裹

益元散 〔又〕 滑石 甘草

凉膈散 〔热甚〕 连翘 山栀 白芍 黄芩 大黄 芒硝各二钱 葱白一茎 炙草五分 大枣一枚

葛根葱白汤 〔暴感〕 川芎二钱 葛根 白芍 知母各一钱半 葱白四个 姜十片

未止再服。

本方去知母，加甘草、大枣，名增损葛根葱白汤，能治感冒头痛。

三黄石膏汤 〔三焦热〕 黄连 黄芩 黄柏各二钱 山栀二十枚 石膏五钱 麻黄六分 豉三钱 姜三 葱白二

澄清地浆水煎服。半日许不出汗，再服。如脉数便闭，上气喘急，舌卷囊缩，去豉、麻黄，加大黄、芒硝。节庵杀车捶法，加细茶一撮。

葶苈苦酒汤 〔血热〕 葶苈三钱，捣研取汁 苦酒三合 生艾汁一合，如无干艾，浸捣汁

水煎，作三服服之，取汗为度。

小承气汤 〔腹满〕 大黄 枳实 厚朴

调胃承气汤 〔又〕 大黄 芒硝 厚朴 甘草

黄连解毒汤 〔烦渴〕 黄连 黄芩 黄柏 山栀各钱半

葳蕤汤 〔风温〕 葳蕤一钱半 石膏二钱 白薇 麻黄 川芎 葛根 羌活 炙甘草 杏仁 青木香各一钱

日三服。

麻黄升麻汤　〔误汗〕　麻黄　升麻　干姜　白术　当归　知母　黄芩　玉竹　天冬　白芍　茯苓　甘草　桂枝　石膏

此系正方，如欲借治误汗风温，须去二麻、姜、术，用以收汗愈。

阳旦汤　〔冬温〕　桂枝　白芍　甘草　黄芩　姜　枣

此亦正方，如欲借治冬温，有三种加法，一加桔梗、茯苓，一加麻黄、石膏，一加厚朴。

升麻葛根汤　〔发斑〕　升麻　葛根　白芍　炙甘草各一钱半

犀角黑参汤　〔又〕　犀角　黑参　升麻　射干　黄芩　人参　甘草

黄芩加生姜汤　〔温疟〕　黄芩　白芍　炙草　大枣　生姜

人参白虎汤　〔又〕

犀角大青汤　〔斑不透〕　犀角　大青　元参　升麻　黄连　黄芩　黄柏　山栀　甘草

如脉虚热甚，去升麻、芩、柏，加人参、生地、柴胡，名消斑青黛饮。

犀角地黄汤　〔斑色紫〕　犀角　生地　白芍　丹皮

加藕节汁、扁柏汁、磨金墨汁和服。

荆防败毒散　〔温病初起〕　羌活　独活　柴胡　前胡　人参　赤苓　桔梗　枳壳　荆芥　川芎　防风各一钱　甘草五分

夏热病源流

夏热，少阴病也。经曰：冬伤于寒，夏必病热。则知热病之由于伏寒，与春温同。热病之伏寒伏于肾，亦与春温同也。春温之寒，伤于冬而发于春。夏热之寒，伤于冬而发于夏。同一伏寒，而发有异时者，人有强弱，邪有重轻，感触有异故也。同一伏寒，发于春而病名温，发于夏而病名热者，以春气温，故病当其时亦曰温。夏气热，故病当其时亦曰热也。春温之伏寒，伏于少阴，而发必由于少阳，以当春而病，少阳司令，故少阳即为伏寒所出之途。夏热之伏寒，伏于少阴，而发则由于阳明，以当夏而病，阳明司令，故阳明即为伏寒所出之途也。至兼见之经不一，温与热病同。温病主方用黄芩汤，以热尚浅，不必大为涤荡也。热病主方用白虎汤，以热更炽，故必重为清肃也。春温之外，有不必尽由伏寒，由现感春时之邪而病亦名温者。夏热之外，亦有不必尽由伏寒，由现感夏时之邪而病亦名热者。春温本自内达外，无表症，有表者为重感风邪，治法必先撤外邪，而后用黄芩汤。夏热亦自内达外，无表症，有表者为重感热邪，治法亦必先撤外邪，而后用白虎汤。此春温夏热，固为异病而同源也。兹据仲景《伤寒》书之言热病者详为论。仲景曰：伤寒脉浮滑，此表有热，里有寒，白虎汤主之。盖以浮为风脉，知不独伤于寒矣。滑为里热，滑且浮，知不独热在里矣。故表有热，不言里而里之热可知，里有寒，乃所以发热之由，虽言里寒，而表里之皆热可知，故非白虎汤不能治也。仲景又曰：三阳合病，腹满身重，难以转侧，口不仁而面垢，谵语遗尿，发汗则谵语，下之则额上生汗，手足逆冷，若自汗出者，白虎汤主之。盖以腹满，热本病也。身重，又湿病也。口不仁等，又暍病也。此因中暑湿引动伏寒，齐出为病，故曰三阳也。如此热势自剧，故不可汗，而致津液外亡，不可下，而致阴竭于下，阳脱于上，故必仍自汗，方可用白虎。若误汗下而症如上，不得专用白虎也宜人参白虎汤。仲景又曰：伤寒脉滑而厥者，里有热也，白虎汤主之。盖以滑者，邪实也。而乃曰厥，是热深厥深之谓，故曰里有热。仲景又曰：伤寒脉浮，发热无汗，其表不解者，不可与白虎汤。渴欲饮水，无表症者，白虎加人参汤主之。盖以热病无不发热汗出者，今脉浮无汗，风邪袭表矣，故必先辛凉解表，然后热可治。渴欲饮，邪耗津液也。无表症，邪已解也。然其时元必虚矣，故必加人参。仲景又曰：伤寒无大热，口燥渴，心烦，背微恶寒者，白虎加人参汤主之。盖以热病无不燥渴且烦者。乃曰无大热，以背微恶寒也。背为太阳经位，恶寒必正气虚矣，故必加人参。仲景又曰：阳明病，脉浮而紧，咽燥口苦，腹满而喘，发热汗出，不恶寒，反恶热，身重。若发汗，则躁，心愦愦，反谵语。若加烧针，必怵惕烦躁不得眠。若下之，则胃中空虚，客气动膈，心中懊侬。舌上苔滑者，栀子豉汤主之。若渴欲饮水，口干舌燥者，白虎加人参汤主之。若脉浮，发热，渴欲饮水，小便不利者，猪苓汤主之。盖以热病而见伤寒浮紧之脉，以本由伏寒，止发于夏，故反恶热不恶寒，而为热病也。腹满等皆阳明症，以本由少阴之伏寒，故特见咽燥之本症也。紧而兼浮，其重袭风邪可知。若其时兼用栀子葱头解外，继用白虎治本，得其法矣。倘误汗以耗液，误烧针以燥血，误下以亡阴，自必变生诸症，渐至难救。观舌上苔滑，外邪尚在可知。渴而口干舌燥，外邪内入可知。故必用栀豉、白虎二汤也。其加人参，以误治必伤液也。若脉浮云云，则浮为虚，而热已入膀胱矣。治以猪苓汤者，此之小便不利。由于血分，故以阿胶补虚，滑石泄热，非如伤寒之小便不利，由于气分，必用白术等也。仲景又曰：阳明病，汗出多而渴者，不可与猪苓汤，以汗多胃中燥，猪苓汤复利其小便也。盖以汗多之故，而不用猪苓。因津液之耗，不可再泄也宜人参白虎汤。仲景又曰：伤寒病，若吐若下后，七八日不解，热结在里，表里俱热，时时恶风，大渴，舌上干燥而烦，欲饮水数升者，白虎加人参汤主之。盖以误为吐下，而热邪不但不衰，反为更甚，故阳外虚而恶风，阴内亡而躁烦大渴，故非本汤不可。仲景又曰：服桂枝汤，大汗出后，大烦渴不解，脉洪大者，白虎加人参汤主之。盖以误认为风，而妄投辛热之药，津液竭矣，故有如是之症，而必当用本汤也。以上皆仲景妙法，无可易者。其言热病，而皆冠以伤寒，何欤？盖以热病由于冬月伤寒之伏邪，虽发出而为热病，其原实由于寒，故冠以伤寒字，追其始也。其治法以白虎汤为主者，又以热病自下发上，自内发外，必经阳明，阳明必以石膏之辛凉，乘势升散，知母之苦寒，清少阴伏邪之原，甘草、粳米调养中州，良为妙法。今人不明此旨，误以白虎治伤寒，既非表药，又非下药，不大谬乎？总缘不知热病之为热病，伤寒之为伤寒，故冒昧若此也。盖所谓热病者，其时必夏至后，炎暑司令，相火用事之时也。其症则止发热身痛，而不恶寒，但大热，而不大渴之症也。伤寒之时，岂其时乎？伤寒之症，岂如是症乎？故益知仲景之法之妙也。然而热病之为症，更有可胪列者。如热病脉应洪大，反见浮紧，是又感夏时暴寒，其实内伏已发，故浮之则紧，若重按则应仍洪盛也宜通解散去麻黄、苍术，加葱白、香豉，或先以连须葱白香豉汤去姜以解外，次用白虎加人参法。如热病，凡客邪所感，不论脉浮脉紧，恶风恶寒，宜解不宜解者，有通治之法宜双解散去硝、黄，或再减白术、白芍、桔梗二三味，加葱、豉、知母最妥。如热病兼衄兼喘，药必兼治宜以白虎汤为主，衄加生地、丹皮，喘加花粉、厚朴、杏仁。如恶热烦渴腹满，舌黄燥或黑干，五六日不大便，须用下法宜凉膈散、三乙承气汤。如热病又兼暑湿，必兼清暑湿宜凉膈散合天水散用。并小便不利，兼利水宜竹叶石膏汤倍用石膏。如热病兼风痰，须先用探吐，再以凉药热饮，被覆取汗，百无一损之法宜双解散，煎好先以半碗探吐，再尽剂服之。如误用辛温药，致发斑，喘满，谵语昏乱，则解之宜黄连解毒汤加减用。如屡下后，热势独盛，不便再下，或诸湿内盛，小便黄涩，大便溏，小腹痛者，欲作利也，则解之宜黄连解毒汤。夫热病之症治，亦既备矣。若夫神明其间，勿致妄错，是在临症时悉心辨之，庶乎其可。此篇亦间采周禹载《热病论》。

【脉　法】　《灵枢》曰：热病脉静，汗已出，脉盛，一逆也，死不治。《医鉴》曰：热病得汗，脉安静者生，躁急者死，及大热不去者亦死。又曰：热病七八日当汗，反不得汗，脉绝者死。宜与春温脉法参看。

【夏热原由症治】　丹溪曰：夏至前发为温病，夏至后发为热病，谓之伏气伤寒。《正传》曰：治热病，切不可作伤寒正治。周禹载曰：热病七八日，脉微小，溲血，口干，一日半而死。脉代者一日死。热病七八日，脉不躁，或躁，不散数，三日中有汗，三日不汗，四日死。热病已汗，脉尚躁喘，且复热，喘甚者必死。热病不知痛处，耳聋，不能自收，口干，阳热甚，阴颇有寒者，热在髓，死不治。热病汗不出，大颧发赤，哕者死。热病泄甚，而腹愈满者死。热病目不明，热不已者死。热病汗不出，呕血下血者死。热病舌本烂，热不止者死。热病咳而衄，汗出不至足者死。热病热而痉者死。腰折瘈疭，齿禁龂也。陶节庵曰：冬月感寒不即病，至春夏时，其伏寒各随时气改变。为温为热者，因温暑将发，又受暴寒，故春变为温病。既变之后，不得复言其为寒矣。所以仲景有云：发热不恶寒而渴者，其理可兼温病也。暑病亦然，比之温病尤加热也。不恶寒，则病非外来，渴则明其热自内达，其无表症明矣。治温暑大抵不宜发汗，以过时而发，不在表也。其伏寒至夏，又感暴寒，变为暑病。暑病者，即热病也。取夏火当权而言暑字，缘其温热二症，从冬时伏寒所化，总曰伤寒。所发之时既异，治之不可混也。若言四时俱是正伤寒者，非也。此二者，皆用辛凉之剂以解之。若将冬时正伤寒药通治之，定杀人矣。辛凉者，羌活冲和汤是也。

【温热指归】　柯韵伯曰：《内经》论伤寒而反发热者有三义。有当时即发者，曰人伤于寒，即为病热也。有过时发热者，曰冬伤于寒，春必病温也。有随时易名者，曰凡病伤寒而成温者，先夏至日为病温，后夏至日为病热也。夫病温热，当时即病者不必论。凡病伤寒而成者，虽由于冬时之伤寒，而根实种于其人之郁火。《内经》曰：冬藏于精，春不病温。此是冬伤于寒，春必病温之源。先夏至为病温，后夏至为病热。申明冬不藏精夏亦病温之故。夫人伤于寒，则为病热，其恒耳。此至冬夏而病者，以其人肾阳有余，好行淫欲，不避寒冷，尔时虽外伤于寒，而阳气足御，但知身着寒，而不为寒所病。然表寒虽不得内侵，而虚寒亦不得外散，仍下陷入阴中，故身不知热，而亦不发热。所云阳病者，上行极而下也。冬时收藏之令，阳不遽发，寒愈久而阳愈匿，阳日盛而阴愈虚。若寒日少而蓄热浅，则阳火应春气而病温。寒日多而郁热深，则阳火应夏气而病热。此阴消阳炽，从内而达于外也。叔和不知此义，谓寒毒藏于肌肤，至春变为温病。夫寒伤于表，得热则散，何以能藏？设无热以御之，必深入脏腑，何以止藏于肌肤？且能藏者不能变，何以时换而变其所藏乎？不知原其人之自伤，而但咎其时之外伤，只知伤寒之因，不究热伤其本，妄拟寒毒之能变热。不知内陷之阳邪发见，其本来面目也。又谓辛苦之人，春夏多温热病，皆因冬时触寒所致，而非时行之气。不知辛苦，动摇筋骨，凡动则为阳，往往触寒即散。或因饥寒而病者有之，或因劳倦而发热者有之，故春夏因虚而感时行之气者不少矣。若夫春夏温热，由冬时触寒所致者，偏在饱暖淫欲之人，不知持满，竭津耗真，阳强不能密，精失守而阴虚，故遗祸至春夏也。《内经》论之脉症，治法甚详，学者多不得其要领，仲景独挈发热而渴，不恶寒为提纲，洞悉温病之底蕴。今《内经》冬不藏精之指热论，以口燥舌干而渴属少阴。少阴者，封蛰之本，精之处也。少阴之表，名曰太阳。太阳根起于至阴，名曰阴中之阳。故太阳病当恶寒，此发热而不恶寒，是阳中无阴矣。而即见少阴之渴，太阳之根本悉露矣。于此见逆冬气则少阴不藏，肾气独沉，孤阳无附，而发为温病也。温病症治，散见六经，如伤寒发热不渴，服汤已渴者，是伤寒温病之关。寒去而热罢，即伤寒欲解症。寒去而热不解，是温病发见矣。如服桂枝汤，大汗出后，大烦渴不解，脉洪大者，即是温势猖獗，用白虎加人参，预保元气于清火之时，是凡病伤寒而成温者之正法也。因所伤之寒邪，随大汗而解，所成之温邪，随大汗而发，焉得不虚？设不加参，则热邪因白虎而归，安保寒邪不因白虎而来耶？是伤寒者当补，治病必求其本耳。如服柴胡汤已渴者，属阳明也，以法治之。夫柴胡汤有参、甘、芩、枣，皆生津之品，服已反渴，是微寒之剂，不足以解温邪，少阳相火直走阳明也，是当用白虎加人参法。若柴胡加人参法，非其治矣。夫相火寄甲乙之间，故胆肝为发温之原。肠胃为市，故阳明为成温之薮。若夫温热不因伤寒而致者，只须扶阴抑阳，不必补中益气矣。且温邪有浅深，治法有轻重。如阳明病，脉浮发热，渴欲饮水，小便不利者，猪苓汤主之。瘀热在里不得越，身体发黄，刻欲饮水，小便不利者，茵陈汤主之。少阴病得之二三日，咽燥口干者，大承气汤急下之。厥阴病下利欲饮水者，白头翁汤主之。此仲景治温之大略也。夫温与热，偶感天气而病者轻，因不藏精者其病重，此为自伤。若再感风土之异气，此三气相合而成温疫也。温热利害，只在一人。温疫移害，祸延邻里。今人不分温热温疫，浑名温病，令人恶闻，以辞害义矣。吴又可《温疫论》，程郊倩热病注，俱有至理，愚不必复赘。

鳌按：此篇原本，温热俱作温暑，以热病当暑而发，故即言暑，非中暑、伤暑之暑病，其实夏热病也。今暑字俱改作热，欲令阅者不至混淆耳。

治夏热病方十一

白虎汤 〔主方〕 石膏 知母 甘草 粳米

人参白虎汤 〔通治〕 人参 石膏 知母 甘草 粳米

通解散 〔感寒〕 麻黄 石膏 滑石 黄芩 苍术 甘草

连须葱白香豉汤 〔又〕 连须葱白 香豉 生姜

水煎取汗，不汗加苏叶。

双解散 〔宣解〕 防风 麻黄

川芎　连翘　薄荷　当归　白芍　大黄　芒硝各五钱　石膏　黄芩　桔梗各一两　炙甘草二两　白术　荆芥　山栀各二两　滑石三两

每取末三钱，加生姜三片煎。

凉膈散　〔不大便〕　连翘　山栀仁　白芍　黄芩　大黄　芒硝各二钱　葱白一茎　炙草五分　枣一枚

三乙承气汤　〔又〕　大黄　芒硝　厚朴　枳实　甘草

天水散　〔暑湿〕

竹叶石膏汤　〔利水〕　竹叶　石膏　半夏　人参　麦冬　甘草　粳米

黄连解毒汤　〔误药〕　黄连　黄芩　黄柏　山栀各钱半

羌活冲和汤　〔总治〕　羌活　川芎　防风　生地　细辛　白芷　黄芩　苍术　甘草

湿温症源流

湿温，暑湿病也。《活人书》所谓先伤于湿，又中于暑是也。盖中暑则速，湿温则缓，固知先受湿而后中暑也。湿因暑邪遏抑阳气，故必胫冷腹满。暑挟湿邪，郁蒸为热，故必头痛妄言多汗。其脉阳濡而弱，阴小而急，浮为阳，沉为阴也。湿伤血，故沉，按之则阴脉小而急。暑伤气，故浮，候之则阳脉濡而弱也。凡湿温症，切不可发汗，汗之名重暍，必死宜苍术白虎汤。如有寒热外邪，必加辛凉解表之药一二味。如湿气胜，一身尽痛，小便不利，大便反快，急宜祛湿宜苍术白虎汤加香薷、茵陈。如有寒物停滞，及中寒，则宜温之，必小便清白然后可。如赤涩而少，断不可温宜十味香薷饮、清暑益气汤、天水散。王宇泰曰：昔人治湿温，通身皆润，足冷至膝下，腹满，不省人事，六脉皆小弱而急，问所服，皆阴病药，此非病本重，乃药令病重耳，以五苓合白虎十余剂，少苏，更与清燥汤调理而安。凡阴病厥冷，两臂皆冷，今胫冷臂不冷，则非下厥上行，故知非阳微寒厥，而合用祛热药也。

【脉　法】　仲景曰：太阳病，关节疼痛而烦，脉沉而细者，此名中湿，亦曰湿痹。其候小便不利，大便反快，但当利其小便。陶节庵曰：湿温之脉，寸濡而弱，尺小而急。

【湿温症治】　《活人书》曰：湿温与中暑同，但身凉不渴耳。《本事方》曰：一人季夏得病，胸项多汗，两足逆冷，谵语。予诊之，其脉关前濡，关后数，是湿温。盖先伤暑，后受湿也。先用人参白虎汤，次服苍术白虎汤，足渐温，汗渐止，三日而愈。方广曰：冒暑遭雨，暑湿郁发，四肢不仁，或半身不遂，或入浴晕倒，口眼歪斜，手足不仁，皆湿温类也，宜苓术汤、茯苓白术汤。陶节庵曰：素伤于湿，因时中暑，湿与热搏，即为湿温，其人胸腹满，身痛壮热，妄言自汗，两胫疼，倦怠恶寒，若发其汗，使人不能言，耳聋不知痛处，其身青，面色变，是医之杀人也。《叶氏医案》曰：病起旬日，犹然头胀，渐至耳聋，正如《内经》所云，因于湿，首如裹，此呃忒鼻衄，皆邪混气之象，况舌色带白，咽喉欲闭，邪阻上窍空虚之所，谅非苦寒直入胃中，可以治病，病名湿温，不能自解，即有昏痉之变，医莫泛称时气而已，宜连翘、银花、牛蒡子、马勃、射干、金汁。又曰：体壮有湿，近长夏，阴雨潮湿，着于经络，身痛自利发热。仲景言，湿家大忌发散，汗之则变痉厥。脉来小弱而缓，湿邪凝遏阳气，病名湿温。湿中热气，横冲心包络，以致神昏，四肢不暖，亦手厥阴见症，非与伤寒同法也，宜犀角、连翘心、元参、石菖、银花、野赤豆皮煎送至宝丹。

治湿温方二十二

苍术白虎汤 〔总治〕 苍术 石膏 知母 甘草 粳米

十味香薷饮 〔又〕 香薷 扁豆 厚朴 茯苓 甘草 木瓜 人参 黄芪 陈皮 白术

清暑益气汤 〔又〕 人参 甘草 黄芪 酒当归 麦冬 五味子 青皮 陈皮 神曲 酒黄柏 葛根 苍术 白术 升麻 泽泻 姜 枣

天水散 〔又〕 滑石六两 甘草一两

此即六一散。加薄荷少许名鸡苏散，能散肺。加青黛少许名碧玉散，能凉肝。加朱砂少许名益元散，能清心。

五苓散 〔又〕 肉桂 白术 茯苓 猪苓 泽泻

白虎汤 〔又〕 石膏 知母 甘草 粳米

清燥汤 〔又〕 苍术 白术 黄芪 人参 黄芩 黄连 黄柏 甘草 陈皮 猪苓 升麻 五味 神曲 生地 麦冬 柴胡 泽泻 茯苓

玉女煎 〔又〕 石膏 熟地 麦冬 知母 牛膝

苓术汤 〔又〕 赤苓 白术 干姜 泽泻 肉桂各一钱

茯苓白术汤 〔又〕 赤苓 白术 苍术 干姜 肉桂 甘草各一钱

至宝丹 〔又〕 犀角镑 朱砂飞 雄黄飞 琥珀研 玳瑁镑，各一两 西牛黄五钱 麝香 冰片各一钱 水安息香一两，无灰酒熬成膏，如无以旱安息香代之 金箔 银箔各十五片，研极细

将安息膏重汤煮，和入诸药，分作百丸，蜡护，人参汤下。

牛黄膏 〔逐秽〕 牛黄二钱半 朱砂 郁金 丹皮各三钱 冰片 甘草各一钱

蜜丸，如柏子大，每一丸，新水下。

紫雪 〔又〕 黄金 石膏 寒水石 滑石 磁石 升麻 元参 甘草 犀角 羚羊角 沉香 木香 丁香 朴硝 硝石 辰砂 麝香

两仪膏 〔扶虚〕 人参 熟地

熬膏，白蜜收。

犀角地黄汤 〔清营〕 犀角 生地 白芍 丹皮

三才汤 〔补营〕 天冬 熟地 人参

复脉汤 〔又〕

苍术石膏汤 〔遏热〕 苍术 石膏 知母 甘草

半夏泻心汤 〔治中〕 半夏 黄连 干姜 黄芩 人参 炙草 大枣

桂苓甘露汤 〔开下〕 生地 熟地 天冬 麦冬 石斛 茵陈 黄芩 枳壳 甘草 肉桂 茯苓 枇杷叶

河间桂苓甘露饮，滑石、石膏、寒水石、甘草、白术、茯苓、泽泻、猪苓、肉桂，每服五钱。

张子和就河间方去猪苓，减三石一半，加人参、葛根、藿香、木香，亦名桂苓甘露饮。

二陈汤 〔温气〕 茯苓 半夏 甘草 陈皮

藿香正气散 〔又〕 藿香 紫苏 白芷 茯苓 大腹皮 白术 陈皮 半夏曲 厚朴 桔梗 甘草 姜 枣

阳毒阴毒源流

阳毒发斑，阳邪亢极病也。亦或有误

服辛热而成者。《金匮》云：阳毒之为病，面赤斑斑如锦纹，咽喉痛，唾脓血，五日可治，七日不可治，升麻鳖甲汤主之。此阳毒之病，所以昭揭于千古也，盖以人伤寒，皆为热病，然邪在阳经，久而炽盛则为毒，故有阳毒之病。其始阳热之气，淫于荣卫之间，因而结聚于胃，上冲咽喉，上焦之热极矣。而肝脾之阴，于是不交，其发现也。面为阳明之气所注，火热盛，故面斑如锦。咽与喉虽有阴阳之分，为火热所冲，故痛则俱痛。心本主血，阳经热盛，心火并之，故化为脓唾者，因其病在上焦也。夫阳邪成毒，其为病本非伤寒传经之比，然经脉递运，五日经气未遍，犹为可治。至于七日，阴阳经气已周而再行矣，安可治乎？仲景用升麻合生甘草以升阳散热为君，雄黄解毒为臣，鳖甲、当归以理肝阴为佐，蜀椒以宣导热邪为使，其制方之法，实因热邪与气血相搏，不容直折，故病虽见于阳，反以阴法救之，并非阳毒起于阴经，而用鳖甲之阴药也。况古人云：病在阳者，必兼和其阴。此仲景于阳毒而用鳖甲之旨乎！然而病之由来，其端不一。又有虚热炽甚而毒不化者宜阳毒升麻汤，便结去射干加酒大黄，热甚去人参加青黛。又有吐下未当，邪陷于内，而壮热，头项强痛，躁闷不安。或狂言詈骂，妄见妄闻，或亦面生斑纹，口唾脓血。或并舌卷焦黑，鼻如烟煤。或更下利黄赤，六脉洪大而数者宜犀角黑参汤、黄连解毒汤。切不可用下药。势甚者，以青布浸冷水搭病人胸膛，必喜，热即易之，须臾得睡。

【阳毒症治】　《医鉴》曰：三阳病深，必变为阳毒，或有失于汗下，或本阳症误用热药，使热毒陷深，发为狂乱，面赤眼红，身发斑黄，宜黑奴丸、三黄石膏汤、消斑青黛饮。陶节庵曰：伤寒先观两目，或赤或黄赤为阳毒，脉洪大有力燥渴者，轻则三黄石膏汤、三黄巨胜汤，重则大承气汤下之。

鳌按：前源流论，是专言阳邪成病者，此引《医鉴》、节庵二则，皆是伤寒中之病，本各不同，然方药亦有可通用者，故亦附载于此。

阴毒发斑，阴邪深极病也。《金匮》曰：阴毒之为病，面目青，身痛如被杖，咽喉痛，五日可治，七日不可治，升麻鳖甲汤去雄黄、蜀椒主之。此又阴毒之病所以昭揭于千古也。盖阴毒云者，乃寒邪直中阴经，久而不解，斯成毒也。虽然，直中阴经，究何经欤，实中于肾也，中于肾，遂浸淫及于肝脾也，故面目为肝脾之精所布，土受寒侵，木乃乘之，是以色青，寒侵肌肉，寒至必疼痛。又与卫气相争，故痛如被杖。少阴脉上至咽，凡有伏寒者，咽必痛。喉虽属阳，似不宜痛，然咽与喉切近，咽之阴既为寒逼而痛，喉之阳亦因咽痛甚而气相应也。亦曰五日可治，七日不可治者，阴阳经气，总以周而再行，相传至深，则难治也。药即用阳毒方，而反去雄黄、蜀椒之温热者，以邪虽属阴，而既结成毒，则一种阴燥之气，自行于至阴之中。而阴既云燥，温之反有不可，即攻之亦罕有济，故与其直折而有过刚之患，不若辛平而得解散之功，此仲景所以单取鳖甲、当归走肝和阴以止痛，升麻、甘草从脾升散以化寒，而毋庸蜀椒之辛温，雄黄之辛锐，直而折之也。然而病之由来，其端不一。又有阴寒极盛而成阴毒者，与仲景言阴毒，自是两种，不可混也。盖惟阴寒至极，反大热燥渴，四肢厥逆，脉沉细而疾，或尺部短而寸口大，额上手背冷汗不止，其原由房后着寒，或内伤生冷寒物而犯房事，内既伏阴，又加外寒相搏，积寒伏于下，卫阳消于上，遂成阴盛格阳，阳气上脱之候也。后五六日，胸前发出红斑，其色淡，其点小，是为阴斑，虽盛暑，亦必须热药宜附子理中汤。甚至身重睛疼，额出冷汗，呕哕呃忒，或爪甲青，或腹绞痛，或面赤足冷，厥逆燥渴，不欲饮，或身发青黑色斑，口鼻灰色，舌黑而卷，茎与囊俱缩，脉沉细而迟，或伏而不出，或疾至八九至而不可数，急用葱饼子脐上熨之，内速服药宜附子散或人参三白合四逆汤。药之熨之，手足不和暖者死不治。总之，前一症纯阴之极，蓄热自深于内，法当如仲景之治。后一症则止阴寒凝结，非用回阳退阴之剂，内温正气，逼出外邪，断不能起死而回生也宜正阳散、复阳丹、还阳散、破阴丹、退阴散、回阳救急汤。赵以德又曰：古方书谓阳毒者，阳气独盛，阴气暴衰，内外皆阳，故成阳毒。阴毒者，阴气独盛，阳气大衰，内外皆阴，故成阴毒。二者或伤寒初得，便有是症，或服药后变而成。阳毒治以寒凉，阴毒治以温热，药剂如冰炭之异，仲景以一方治之，何也？且治阴毒去蜀椒、雄黄，反去其温热者矣，岂非一皆热毒伤于阴阳二经乎？在阳经络，则面赤如锦纹，唾脓血，在阴经络，则面青身如被杖，此皆阴阳水火动静之本象也。其曰七日不可治者，阴阳之津气血液，皆消灭也。伤寒七日经气已尽，而此加之以毒，至七日不惟消灭其阴，且火亦自灭矣。赵氏此说，是单就仲景所言之阳毒阴毒论之，但其曰一皆热毒伤于阴阳二经，虽于理不至大悖，究不免有语病。盖阴毒之由，乃是阴燥。阴燥者，阴极而反化燥，是其燥由阴出，非热邪伤及阴经之故也。若伤及阴经，则是外乘之热矣，而何能成阴毒之病乎？因益知医关生死，不可以躁心尝，不可轻心掉也，愿为医者勖之。

【阴毒症治】　《入门》曰：三阴经病深，必变为阴毒，其症四肢厥冷，吐利不渴，静蜷而卧，甚则目痛郑声，加以头痛头汗，眼睛内痛，不欲见亮，面唇指甲青黑，手背冷汗，心下结硬，脐腹筑痛，身如被杖，外肾冰冷，其脉附骨，取之则有，按之则无，宜甘草汤、正阳散。阳气乍复，或生烦躁者，破阴丹、复阳丹，不可用凉药。又云：此症多面青舌黑，肢冷多睡。《医鉴》曰：一人伤寒，四肢逆冷，脐下筑痛，身痛如被杖，盖阴毒也，急服金液丹、来复丹等药。其脉沉迟而滑，虽阴而有阳，脉可至，仍灸脐下百壮，乃手足温，阳回得汗而解。

鳌按：前阴毒源流，乃阴邪成病者，此引《入门》《医鉴》二说，亦是伤寒中之病。然症状方药，亦有相通者，故又附录于此。神而明之，化而裁之，是在医者。

治阳毒方九

升麻鳖甲汤　〔总治〕　升麻　鳖甲　蜀椒　雄黄　当归　甘草

阳毒升麻汤　〔又〕　升麻　犀角　射干　黄芩　人参　甘草

手足汗出则解，不解重作。

犀角黑参汤　〔又〕　升麻　犀角　射干　黄芩　人参　甘草　黑参

此即阳毒升麻汤加黑参一味也。

黄连解毒汤　〔又〕　黄连　黄芩　黄柏　山栀各一钱半

黑奴丸　〔又〕　麻黄　大黄各二两　黄芩　釜底煤　芒硝　灶突墨　梁上尘　小麦奴各一两

蜜丸，弹子大，新汲水化服，须臾，振寒汗出而解，未汗再服。

此方能治阳毒发斑，烦躁大渴，脉洪数者。阳毒及坏伤寒，医所不治，精魂已竭，心下尚暖，斡开其口，灌药下咽即活。若不大渴不可与此药。

三黄石膏汤 〔又〕 石膏三钱 黄芩 黄连 黄柏 山栀各钱半 麻黄六分 香豉半合 姜三片 细茶一撮

消斑青黛饮 〔又〕 黄连 甘草 石膏 知母 柴胡 元参 生地 山栀 犀角 青黛 人参 姜一 枣二

水煎，入苦酒一匙服。大便实者，去人参，加大黄。

此陶节庵方也，治热邪传里，里实表虚，血热不散，热气乘于皮肤，而为斑也。轻则如疹子，重则如锦纹，重甚则斑烂皮肤。或本属阳症，误投热药，或当下不下，或下后不解，皆能致此，不可发汗，重令开泄，更加斑烂也。然而斑之方萌，与蚊迹相类，发斑多见于胸腹，蚊迹只在于手足。阳脉洪大，病人昏愦，先红后赤者，斑也。脉不洪大，病人自静，先红后黄者，蚊迹也。其或大便自利，怫郁气短，燥屎不通，又如果实靥者，卢扁不能施巧矣。凡汗不解，足冷，耳聋，烦闷，咳呕，便是发斑之候。

三黄巨胜汤 〔又〕 石膏三钱 黄芩 黄连 黄柏 山栀各钱半 芒硝 大黄各一钱 姜一片 枣二枚

入泥浆清水二匙服。

大承气汤 〔又〕 大黄 芒硝 枳实 厚朴

治阴毒方十三

升麻鳖甲汤 〔总治〕 方详上。

附子理中汤 〔又〕 附子 干姜 甘草 人参 白术

附子散 〔又〕 附子 干姜 肉桂 当归 白术 半夏 生姜

人参三白合四逆汤 〔又〕 人参 白芍 白术 白茯苓 生姜 附子 干姜 甘草 大枣

正阳散 〔又〕 附子一两 炮姜 炙草各二钱半 皂角一挺 麝香一钱

每末二钱，水一盏，煎五分，连渣热服。一方用白汤调下。

此方兼治伤寒门之阴毒。

复阳丹 〔又〕 荜澄茄 木香 吴萸 全蝎 附子 硫黄各五钱 干姜一钱

酒糊丸，每二三十丸，姜汤下，复以热酒送之取汗。

此方治阴毒面青，肢冷脉沉。

还阳散 〔又〕 硫黄为末，每二钱，新汲水调下，良久，或寒一起，热一起，再服，汗出而瘥。

此方治阴毒面青，肢冷脉沉，心躁腹痛。

破阴丹 〔又〕 硫黄五两 硝石 元精石各二两 干姜 附子 肉桂各五钱

各为末，用铁铫先铺元精，次铺硝石各一半，中铺硫黄末，又铺硝石末，再铺元精末，以小盏盖着，用炭三斤，烧令得所，勿令烟出，急取瓦盆合着地上，候冷取出，入余药同为末，糊丸，每二十丸，艾汤下取汗。

此方治阴毒脉伏，及阳脱无脉，厥冷不省。

退阴散 〔又〕 川乌 干姜等分

为粗末，炒令转色，放冷，再研细末，每末一钱，盐一捻，水少许，煎温服。

回阳救急汤 〔又〕 人参 白术 茯苓 陈皮 半夏 干姜 附子 肉桂 炙草 五味子各一钱 姜七片

甘草汤 〔又〕 炙甘草 升麻 当归 桂枝各一钱 雄黄 川椒各钱半 鳖甲二钱

水煎服，毒从汗出，未汗再服。

金液丹　〔又〕　　　　　　　　硝石　五灵脂　陈皮　青皮

来复丹　〔又〕　元精石　硫黄

杂病源流犀烛　卷二十

瘟疫源流

瘟疫，时行病也。类于伤寒，春夏秋三时俱有，夏秋更甚，皆因天之风雨不时，地之湿热郁蒸，胔骼之气延蔓，人触之而病而死。于是更增一种病气死气相渐染，犯之者从口鼻入，抵脏腑，溷三焦，正闭邪盈，因而阳格于内，营卫运行之机阻于表。始必恶寒，甚而厥逆，迨阳郁而通，厥回而中外皆热，昏沉自汗，此时邪伏膜原，虽有汗热亦不解，必候伏邪溃，表气入内，精气达表，战栗大汗，邪气方出，脉静身凉。犹或伏邪未尽，亦必先恶寒，再发热。至于发出，方显变症，其症或从外解，或从内陷。外解者，发烦战汗。自汗内陷者，胸膈痞闷，心下胀满，腹中痛，燥结便秘，热结旁流，协热下利，或呕吐恶心，谵语，舌黄，及苔黑芒刺等症，脉则不沉不浮而数，日夜皆热，日晡更甚，头疼身痛，忌汗与下，宜透膜原之邪宜达原饮。若见各经，加引经药。感轻者舌苔薄，脉不甚数，此必从汗解，如不得汗，邪结膜原，表里不通，亦不可外逼强汗。感重者，舌苔如粉渍，药后反内陷，舌根先黄，渐至中央，邪渐入胃矣，须下之宜达原饮加大黄。若脉长洪而数大，此邪适离膜原，欲表未表也宜白虎汤。舌黄，兼里症，此邪已入胃也宜大小承气汤。邪之离膜原，每因元气厚薄为久暂，厚则邪易传化，薄则邪难传化。倘本有病又感邪，能感不能化，安望其传？不传则邪不得去，日久愈沉，切勿误进参芪。且疫之传有九，总不越表里之间。一为但表而不里，二为但里而不表，三为表而再表，四为表里分传，五为再表再里徊再表里分传，六为先表后里，七为先里后表，八为表里各偏胜，九为不论表与里，其初发必重。此九者之名目既审，而九者之症治可详。曷言乎但表而不里也？其症头疼身痛，发热，似畏冷，谷食如常，无里症，此邪传外由肌表出，或斑消，或汗解，为顺，轻剂可愈。有汗不透而仍热者宜白虎汤。有斑不透而仍热者宜举斑汤。有斑汗并行俱不透者宜参用白虎、举斑二汤。曷言乎但里而不表也？其症胸膈痞闷，欲吐不吐，吐亦不快宜瓜蒂散。若邪传里之中下，心腹胀满，不吐不呕，或燥结便闭，或热结旁流，或协热下利，或大肠胶闭，甚或有再发三发者俱宜承气汤。曷言乎表而再表也？所发未尽，膜原尚有隐伏之邪，故隔数日再发热，脉洪大而数，及其解也。斑者仍斑，汗者仍汗，甚至于三发四发者宜清热解肌汤。曷言乎表里俱传也？其始邪伏膜原，尚在半表里，二症俱现，必先令里邪去，自能达表，或斑或汗，随宜升泄之，病退而热未除，膜原尚有未尽之邪也宜三消饮。若分传至再三，照前治之。曷言乎再表再里，或再表里分传也？此亦病气如此，非医之疏于救治，病家之失于调养也宜酌用清热解肌汤、三消饮、普济消毒饮子。曷言乎先表后里也？其始但有表症宜达原饮，其继脉大且数，自汗而渴，此邪离膜原，未能出表耳宜白虎汤。迨邪既从汗解，三四日后仍发热宜达原饮。至后反加胸满腹胀，烦渴不食等症，复传里矣宜达原饮加大黄。曷言乎先里后表也？其始发热，有里症，下之便愈。后又发热，反加有头痛身重，脉浮，必当汗宜白虎汤。服之不得汗，液枯也宜白虎汤加人参即解。若大汗大下后，表里症悉去，继而一身尽痛，身如被杖，脉沉细，此汗出太多，阳气不周，骨寒而痛，非表症也，不必治，阳回自愈。曷言乎表里偏胜也？膜原伏邪发时，若表症多而里症少，当治其表，里症兼之宜达原饮加枳实、大黄。若里症多而表症少，但治其里，表症自愈宜大柴胡汤。曷言乎不论表里，初发必重也？盖以邪有行有伏，正伤寒行邪也，故依次传经，或汗或下立解。若疫邪，则先伏后行，始伏膜原，营卫所不关，药石所难治，及其发时，邪毒张炽，内浸于腑，外淫于经，营卫受伤，诸症渐显，然后得而治之，方其浸淫之际，邪毒在膜原，此时但可疏利，使伏邪易出宜香苏散。邪既离膜原，乃观其变，或出表宜达原饮，或入里宜白虎汤，然后可导邪而出，邪尽方愈。不得初发方张，即为惊愕无措也。古人云：瘟疫莫治头，痨怯莫治尾。其始但使邪毒速离膜原，便是治法，全在后段识得表里虚实，缓急重轻，不致错治，自可全愈。若久病后，老年人，酒色辈，又加瘟疫，自难支矣，此瘟疫九传症治也。

而其详更有可条分缕析者，盖疫邪为病，有从战汗解者，有从盗汗自汗解者，有无汗而全归胃者，有大汗热渴终得战汗解者，有胃气壅抑必从下而得战汗解者，有汗解未尽三四日复发热者，有发黄因下而复热发斑者，有发斑即愈者，有里症急虽斑不愈者，凡此皆寻常之变。又有局外之变，男子犯房事，热邪乘虚陷下焦，以致夜热，便淋涩，小腹胀，用导赤、五苓不效者宜大承气汤，便如注而愈。女子经适来适止，失血崩带，及心痛疝气，痰火哮喘。凡此皆非常之变，要之，因疫而来他病，但治疫为要。有一二日舌苔白，早服达原饮，舌色变黄，并胸膈满痛，大渴烦躁，此伏邪传里也宜达原饮加大黄，下之，烦热稍减，晚又热躁，舌全黑刺，鼻黑煤，此邪毒瘀胃也宜大承气汤。抵暮大下，夜半当热退，次早舌刺如失。一日三变，因其毒甚，故传变亦速，用药亦必紧，缓剂则无救矣。有初起脉数，未至洪大，邪尚在膜原止宜达原饮，误用白虎汤者，必不能破结使愈。或邪入胃必宜承气汤，误用白虎汤，徒伐胃气，反抑邪毒，致脉不行，反变细小，勿更误认阳症阴脉，妄言不治，因不敢下急宜承气汤。有表里传变无定者，不得拘先解表后攻里之说，盖邪在里，里气结滞，不得外达，即四肢未免微厥，虽发汗不得愈，必解其里宜承气汤。里气一通，多有自汗解者。设下后脉浮而微数，身微热，神思不爽，此邪止浮于肌表也宜白虎汤。便色清，便蒸蒸汗解。若下后脉数而空，此则虚也宜人参白虎汤补之即汗解。下后脉数而浮，原当解，至五六日无汗，脉症不改，此因数下，血液枯正气微也宜人参白虎汤，以凉解，即得汗。里症脉沉，下之改浮，今不得汗，二三日脉更沉者，此膜原之邪仍瘀到胃也，更宜下之。或又脉浮宜白虎汤，自愈。或里症下之愈，几日复热，非关饮食劳役，乃膜原之邪复聚，仍当下之，但制轻剂耳。有应下失下，口燥舌干而渴，反热减，四肢时厥，欲就暖，此阳气伏藏也，既下，厥回。脉大而数，舌上生津，不思水饮，此里邪去而郁阳暴伸也宜柴胡清燥汤去花粉、知母，加葛根。有下后二三日，舌又生苔，邪未尽也，再下之，苔刺去，烦热留，更下之。已愈数日，复热，复苔，更下之，勿忌。生疑失治，但其间或间日一下，或三四日一下，或下二日间一日，其后轻重缓急，或应用柴胡清燥汤，或犀角地黄汤，或承气汤，与多与少，亦皆治法，若不明，必误事。有下后已愈，腹中有块，按之痛，常作蛙声，气之升降不利，此邪虽除，宿结未清也，不可攻，须善调养，常食粥结块方下，或坚黑如石。又有病气促，月余块方消者，此无形之结也。有下后已愈，大便十数日不行，时呕，此名下膈，盖下不能通必及于上也，必使宿垢尽下宜调胃承气汤，呕自止，切不可补。总之，疫邪贵早下，但见舌黄，心腹胀满，乘气血未乱，津液未枯，即当下之宜承气汤。不得拘下不嫌迟之说，盖疫气多湿，未便即结，非如伤寒必俟结定而后攻也。凡疫邪传里，遗热下焦，小便不利，邪无输泄，经气郁滞，其传为疸，身目如金，或用茵陈五苓散不效，乃胃家移热，必以大黄奏功宜茵陈蒿汤。凡疫邪胸满喜呕，腹不满，欲吐不吐，欲饮不饮，此邪与痰饮结滞也，必吐之宜瓜蒂散。凡疫日久失下，自利纯黑水，昼夜十数行，口燥唇干舌裂，此热结旁流也宜承气汤，去其宿垢顿止。凡胃热失下，经气为热所郁而为黄，热更不减，搏血为瘀，是因发黄而为蓄血，非因蓄血而至发黄也，但蓄血一行，热随血泄，黄随泄减矣治黄宜茵陈蒿汤，治蓄血宜桃仁承气汤去桂枝、甘草，加丹皮、当归、白芍。凡疫邪留血分，里气壅闭不下则斑不出，出则邪解矣。如下后斑出，更不可下。设犹有下症，宜少与承气缓服，若大下，则元气损，斑陷则危矣，必当托里宜举斑汤。如下后斑隐，反见循衣撮空，脉微宜举斑汤加人参三钱，或得补复发出，可不死。凡胃移热下焦气分，小便不利，热结膀胱也。若移热于下焦血分，膀胱蓄血也。夫蓄血症在小便利不利也，故昼稍减，夜热谵语者，瘀血也未行宜桃仁承气汤下之，后用犀角地黄汤调之。凡失下，循衣摸床撮空，肉惕，目不了了，邪热愈甚，元气将脱者，不可竟下，又不可不下宜陶氏黄龙汤，既下，急用生脉散加生姜、当归、白芍、知母、陈皮、甘草，皆死中求生法也。凡疫病邪不入胃，必终始能食，勿绝其食，只少少与之耳。凡大下后，须善调理宜清燥养荣汤。或有表留余热者宜柴胡养荣汤。或有痰饮积而胸膈不清宜瓜贝养荣汤。凡舌苔白邪在膜原，变黄邪在胃，沉香色苔老白不可下，黄宜下，黑急下，下后苔不脱，舌刺，舌短，舌裂，舌硬，舌卷，白砂苔，黑硬苔，皆当下。苔虽白，倘别有下症宜达原饮加大黄，则下之。若大汗，脉洪大而渴未可下也宜白虎汤。惟目赤咽干，气喷如火，小便黄赤作痛，扬手掷足，脉沉数下之宜承气汤。有心下痛，腹胀满痛，头痛，下之立止。如初起，不可下，而有血液枯竭者，当用导法导之宜蜜煎法，以其为虚燥也。凡疫病，在现症或轻，虽有头疼身热自汗，而饮食不绝，力可行走，脉又不浮不沉而数，不得误认为劳倦伤脾，竟用补法，以致不救。凡疫痢相兼最危，疫属胃，痢属大肠，大肠病而失传送之职，故粪不行，下脓血，谷食俱留停在胃，直须大肠邪气退，胃气通。今大肠既病，粪尚不行，何能为胃载毒而出？毒既不行，最伤胃气，胃伤必死。凡遇疫痢兼病，在痢尤宜吃紧宜槟榔顺气汤。凡孕妇疫发，设用三承气，须随症施治，不可过虑，慎勿生疑掣肘，必致母子两伤。倘应下之症，误用安胎补剂，热毒愈炽，胎愈不安，急当下之，以逐其邪，当子母俱安，若腹痛腰痛，必坠无疑矣，须预为病家言之也。凡妇人病疫，惟经水适来适断，崩漏产后，与男子不同，盖经水适来，邪不入胃而入血海，勿以胃实攻之，热随血下自愈宜小柴胡汤加赤芍、丹皮、生地。如结胸状者，血因邪结也，宜刺期门。经水适断，血室乍空，邪乘虚入，难治。与适来者，有虚实之分也宜柴胡养荣汤。新产亡血，冲任空虚，与素崩漏经气久虚者，亦如前治宜柴胡养荣汤。若药不行，须和其性宜加生姜。气虚不运，须助宣行宜加人参。凡疫行，小儿目吊惊搐，十指钩曲，角弓反张，切勿误认惊风，当与大人疫病同治，但药剂须轻小耳。凡里症下后，卧几日，汗不止，身微热，此表有余邪，邪尽汗自止。若不能止，小柴胡汤加广皮。呕加半夏，虚加人参，不可用芪、术。如已愈几日后，反得盗汗，宜略用补法。虚实之分，在有热无热也。下后邪去呕止，若复呕，胃虚也，稍进粥饮调之。凡感冒兼疫，先治感冒宜上清散，后治疫。凡疟疫相兼，治疫而疟自已。凡方食肉，病停积在胃，因承气连下，惟下旁流臭水，其病不退，加人参一味，即三四十日停积顿行。应下失下，真气虚微，及投承气，少顷汗出，额上发际痒，手足冷，甚则战栗心烦，坐卧不安，如狂，此中气已亏不胜药力，名曰药烦。如遇此症，须多加生姜，匀两次服防呕。以上治疫之法，既详且尽，更无挂漏矣。

而疫与伤寒异同处，更有当辨者。伤寒必有感冒之因，恶风恶寒，身疼头痛，发热，无汗。脉浮紧为伤寒，有汗脉浮数为中风。若瘟疫，无感冒之因，始觉凛凛，后但热不恶寒，虽饥饱劳役，焦思怒郁，皆能触发其邪，然无所触而自发者居多。伤寒药一汗即解，疫发散虽汗不解。伤寒不缠染，疫则缠染他人。伤寒邪从毛窍入，疫邪从口鼻入。伤寒感而即病，疫感而后发。伤寒汗解在前，疫汗解在后，伤寒可使立汗，疫必俟其内溃，方自汗、盗汗、战汗。伤寒不易发斑，疫多发斑。伤寒邪感在经，以经传经，疫邪感在内，邪溢于经，经不自传。伤寒感发甚暴，疫却有淹缠几日，渐加重，或忽加重。伤寒初起，必先发表，疫初起，必先疏利。此皆其异焉者也。而亦有其同焉者，皆能传胃，故必皆用承气导邪而出，故始异而终同也。伤寒之邪自外传内，原无根蒂，惟传法有进无退，故下之皆愈。疫之邪始匿膜原，根深蒂固，时发与营卫交并，客邪由经之处，营卫无不被伤，故曰溃，不溃则不能传，不传则邪不出，不出则病不愈。乃疫下后，或有不愈者，何也？盖疫邪多表里分传，因有一半向外，邪传留于肌肉，一半向里，邪传留于胃。惟传胃故里气结，里结，表气亦不通，于是肌肉之表，不即达肌表，下后里气通，表气亦顺。向郁肌肉者，或斑或汗，然后可谋治。伤寒下后无此法。虽曰终同，实不同也。至伤寒似阴者，伤寒与疫皆有之。若阴症似阳，惟正伤寒为然，疫必无此症。夫阳似阴，虽外寒而内必热，故小便必赤涩。若阴似阳，隔阳之症也，上热下寒，故小便清白。但以小便清白为据，万不失一，此又宜辨也。凡四损不可治，大劳、大欲、大病、久病后，此四者，气血俱虚，阴阳并竭，正气先亏，邪气自陷者是也。

且夫瘟疫，有发于内者，亦有见于外者，兹更举其症条列于下。一曰大头瘟，俗呼为狸头瘟，又雷头风，亦谓之时毒，头痛肿大如斗，此天行厉气也，因湿热伤高巅之上。其症状发于鼻面耳项咽喉间，皆赤肿无头，或结核有根，令人多汗气蒸。初则憎寒壮热，肢体重，头面俱痛，目不能开，上喘，咽喉不利。甚则堵塞不能食饮，舌干口燥，或恍惚不宁，不速治，十死八九宜人中黄丸，普济消毒饮子，便硬加酒大黄一二钱，缓服，作丸噙化尤妙，沈氏头瘟汤。至于溃裂脓出，必反染人，所以谓之疫疠。大约冬温后多有此症。若额上面部，焮赤肿痛脉数者，属阳明病宜普济消毒饮子加石膏，内实加大黄。若发于耳之前后，并额角旁红肿，此少阳也宜普济消毒饮子加柴胡、天花粉，便实亦加大黄。若发于头脑项后，并耳后，赤热肿痛，此太阳也宜荆防败毒散去人参，加芩、连，甚则砭针刺之，沈氏头瘟汤。一曰捻头瘟，喉痹失音，项大腹胀，如蛤蟆状，故亦名蛤蟆瘟宜荆防败毒败。而《正传》则谓天行一种大头瘟，从耳前肿起名为蛤蟆瘟，从颐项肿起名为鸬鹚瘟，此可参考。一曰瓜瓤瘟，胸高胁起，呕血如汁是也宜生犀饮，便结加大黄，渴加花粉，虚加盐水炒人参，表热去苍术加桂枝、黄连，便脓血去苍术、倍黄土、加黄柏，便滑以人中黄代金汁。一曰杨梅瘟，遍身紫块，忽然发出霉疮是也宜清热解毒汤下人中黄丸，并宜刺块令出血。一曰疙瘩瘟，发块如瘤，遍身流走，旦发夕死是也急宜用三棱针刺入委中三分出血，服人中黄散。一曰绞肠瘟，肠鸣干呕，水泄不通，是此类绞肠痧急宜探吐之，服双解散。一曰软脚瘟，即湿温症，便清泄白，足肿难移是也，不可轻下宜苍术白虎汤。总之，盛夏湿温之症，即藏疫疠，一人受之为湿温，一方传遍即为疫疠，以春夏间湿热暑三气交蒸故也。盖春主厥阴肝木，秋主阳明燥金，冬主太阳寒水，各行其政，惟春分后秋分前，少阴君火、少阳相火、太阴湿土三气合行其事。天本热也，益以日之暑。日本烈也，益以地之湿。三气交动，时分时合。其分也，风动于中，胜湿解蒸，不觉其苦。其合也，天之热气下，地之湿气上，人在气交中无可避，故病之繁且苛者，惟夏月为最，以无形之热蒸动有形之湿，即无病人感之亦为患，况素有湿热，或下元虚人，安得不患湿热症乎？是以其症忌发汗，汗则湿热混一，中气尽伤，必死。惟宜分解，先扶中气，使中气徐领其表里上下分消，故多愈也。至若疫气则邪正混合，邪胜正衰，转眼立死。苦寒则伤胃，温补则助邪，如人中黄之类方合法。别有瘴疫，如岭南春秋时月，山岚雾瘴之毒，中于人，发为寒热温疟，此其瘴毒，亦从口鼻入也宜苍术升麻汤。即如南方疫疠，亦有挟岚瘴溪源蒸毒之气者，其状热乘上焦，病欲来时，令人迷困，甚则发躁狂妄，或哑而不能言语，皆由败血瘀于心，毒涎聚于脾故也宜加味柴胡汤、太无神术散。夫伤寒之邪，先行身之背，次行身之前，次行身之侧，由外廓而入。瘟疫之邪，直行中道，流布三焦，甚者三焦相混，上行极而下，下行极而上。伤寒邪行中外廓，一表即散。疫邪行中道，表之不散。伤寒邪入胃府，则腹满便硬，故可攻下。疫邪布中焦，散之不收，下之复合，此与治伤寒表里诸法，有何涉哉！吴又可《温疫论》，治法精详，千古莫易，虽论疫症者甚多，皆莫越其范围，故此篇即就其书而裁窜之。

【脉　法】　《灵枢》曰：尺肤热盛，脉盛躁者，病温也。又曰：热病脉静，汗已出，脉盛，一逆也，死不治。《脉经》曰：阳脉濡弱，阴脉弦紧，更遇温气，变为瘟疫。《脉诀》曰：阴阳俱盛，病热之极，浮之而滑，沉之散涩，惟有温病，脉散诸经，各随所在，不可指名。脉法曰：温病二三日，体热腹满头疼，食饮如故，脉直而疾，八日死。温病四五日，头痛腹满而吐，脉来细而强，十二日死。温病八九日，头身不痛，目不赤，色不变，而反利，脉来涩，按之不足，举之却大，心下坚，十七日死。温病汗不出，出不至足者死。温病厥逆，汗自出，脉坚强急者死，虚软者死。《得效》曰：时疫之脉无定据，随时审思才得，未可轻议。《医鉴》曰：温病穰穰大热，脉细小者死。温病下利，腹中痛甚者死。又曰：热病得汗，脉安静者生，躁急者死，及大热不去者亦死。热病八九日当汗，反不得汗，脉绝者死。

【瘟疫原由症治】 《三因》曰：凡时行病者，冬应寒反暖，春发温疫。其症发热，腰痛强急，脚缩不伸，胻中欲折，目中生花，或淅淅憎寒，复热。春合温反凉，夏发燥疫，其症身体战掉，不能自禁，或内热口干，舌破咽塞，声嘶。夏合热反寒，秋发寒疫，其症头重颈直，皮肉强痹，或蕴而结核，起于咽喉颈项之间，布热毒于皮肤分肉之中。秋合凉反阴雨，冬发湿疫，其症乍寒乍热，损伤肺气，暴嗽呕逆，或体热发斑，喘咳引气。《入门》曰：疫疾，如有鬼疠相似，故曰疫疠。又曰：春发瘟疫，宜葛根解肌汤。夏发燥疫，宜调中汤。秋发寒疫，宜苍术白虎汤。冬发湿疫，宜甘桔汤。表症，宜荆防败毒散。半表里症，宜小柴胡汤。里症，宜大柴胡汤。宜补、宜散、宜降，用人中黄丸治之。《医鉴》曰：感四时不治之气，使人痰涎壅盛，烦热头疼身痛，憎寒壮热，项强睛疼，或饮食如常，起居如旧，甚至声哑，或眼赤口疮，腮肿喉痹，咳嗽稠粘喷嚏。《正传》曰：瘟病初症未端的，先以败毒散治之，看归在何经，随经施治。又曰：九味羌活汤治瘟疫，初感一二日间服之，大效。又曰：凡治温疫，切不可作伤寒症治，而大汗大下，但当从乎中治，而用少阳、阳明二经药，少阳小柴胡汤，阳明升麻葛根汤，即二方加减以治之可也。

【瘟疫论】 喻嘉言曰：人之鼻气通于天，故阳中雾露之邪者为清邪，从鼻息而上入于阳，入则发热头痛，项强筋挛，正与俗称大头瘟、蛤蟆瘟符也。人之口气通于地，故阴中水土之邪者，从饮食浊味，从口舌而下入于阴，入则其人必先内栗，足膝逆冷，便溺妄出，清便下重，脐筑湫痛，正与俗称绞肠瘟、软脚瘟符也。然从鼻从口所入之邪必先注中焦，以次分布上下，故中焦受邪，因而不治。中焦不治，则胃中为浊，营卫不通，血凝不流，其酿变即现中焦，俗称瓜瓤瘟、疙瘩瘟等，则又阳毒痈脓，阴毒遍身青紫之类是也。此三焦定位之邪也。若三焦邪混一，内外不通，脏气熏蒸，上焦怫郁，则口烂龈肿。卫气前通者，因热作使，游行经络脏腑，则为痈脓。营气前通者，因召客邪，嚏出声哑咽塞，热壅不行，则下血如豚肝。然以营卫渐通，故非危候。若上焦之阳，下焦之阴，两不相接，则脾气于中难以独运，斯五液注下，下焦不合，病难全矣。治法，未病前预饮芳香正气药，则邪不能入，此为上也宜屠苏饮、太仓公辟瘟丹、七物赤散。邪即入，则以逐秽为第一义。上焦如雾升而逐之，兼从解毒。中焦如沤，疏而逐之，兼以解毒。下焦如渎，决而逐之，兼以解毒。营卫即通，乘势追拔，勿使潜滋延蔓可也。

【大头瘟症治】 王海藏曰：大抵足阳明邪火太盛为实，少阳相火为炽，湿热为肿，木盛为通，多在少阳，或在阳明。阳明为邪，首大肿。少阳为邪，出于耳之前后。《精义》曰：大头瘟初发状如伤寒，五七日之间，乃能杀人。又曰：大头瘟，俗谓之时毒，常搐通气散于鼻中，取十余嚏作放。若搐药不嚏，不治。如嚏出脓血，治之易愈。每日用嚏药三五次，以泄毒，此是良法。左右看病之人，亦日用搐药，必不传染。又曰：经三四日不解，宜荆防解毒散。七八日大小便通利，头面肿起高赤，宜托里消毒散，兼针砭出血，泄其毒气。十日外，不治自愈。若五日以前，精神昏乱，咽喉闭塞，语音不出，头面大肿，食不知味者，必死。丹溪曰：大头瘟，此热气在高巅之上，切勿用降药。《入门》曰：大头瘟治法，当先缓而后急。先缓者，邪见于无形之处，至高之分，当用缓缓徐徐服之，寒药则用酒浸酒炒皆是也。后急者，邪气入于中有形质之所，此为客邪，故须急急去之。又曰：服药俱仰卧，使药气上行。又曰：东垣普济消毒饮子最妙，人中黄丸亦妙。

【瘟疫热病不治症】　《灵枢》曰：此症不可治者有九：一汗不出，大颧发赤，哕者死；二泄而腹满甚者死；三目不明，热不已者死；四老人小儿，热而腹满者死；五汗不出，呕而下血者死；七咳而衄，汗不出，出不至足者死；八髓热者死；九热而痉者死。痉者，股折瘈疭齿噤龂也。

治瘟疫方四十七

达原饮　〔总治〕　槟榔二钱　厚朴　知母　白芍　黄芩各一钱　草果　甘草各五钱

白虎汤　〔未表〕　石膏　知母　甘草　粳米

大承气汤　〔入胃〕　大黄　芒硝　枳实　厚朴

举斑汤　〔透斑〕　当归　赤芍各一钱　穿山甲二钱　柴胡　白芷各七分　升麻五分

瓜蒂散　〔不吐〕　山栀二钱　赤小豆一钱二分　瓜蒂一钱，如无淡豉，二钱代

水煎分二服，缓下。

清热解肌汤　〔发表〕　葛根三钱　黄芩　赤芍各钱半　甘草一钱

三消饮　〔余邪〕

人参白虎汤　〔正微〕　人参　石膏　知母　甘草　粳米

大柴胡汤　〔治里〕

香苏散　〔疏利〕　香附三钱　苏叶二钱半　陈皮一钱半　苍术　甘草各一钱　姜三片　葱白二个

柴胡清燥汤　〔郁阳〕　当归　白芍　生地　陈皮　花粉　知母　甘草　柴胡　灯心

调胃承气汤　〔宿垢〕

茵陈蒿汤　〔胃热〕　茵陈二钱　大黄五钱　山栀一钱　姜三片

桃仁承气汤　〔瘀血〕　桃仁十八粒　大黄四钱　芒硝二钱　甘草　桂枝各一钱

犀角地黄汤　〔下血后〕　地黄一两　犀角　白芍　丹皮各二钱

黄龙汤　〔元脱〕　人参　大黄　芒硝　厚朴　枳实　甘草　当归

生脉散　〔又〕　人参　五味子　麦冬

清燥养荣汤　〔下后〕　知母　花粉　当归　白芍　生地　陈皮　灯心　甘草

柴胡养荣汤　〔余热〕　柴胡　黄芩　陈皮　甘草　生地　当归　白芍　厚朴　大黄　枳实　姜

瓜贝养荣汤　〔痰饮〕　瓜蒌　贝母　花粉　当归　白芍　知母　苏子　橘红　姜

小柴胡汤　〔邪入血海〕　柴胡　黄芩　人参　半夏　甘草　姜

槟榔顺气汤　〔疫痢〕　大黄　厚

朴　枳实　槟榔　白芍　生姜

上清散　〔感冒〕　元参　薄荷　荆芥　甘草　归尾　熟军　桔梗　陈皮　黄芩　枳壳　川芎

普济消毒饮子　〔大头瘟〕　酒黄连　酒黄芩各五钱　人参三钱　陈皮　桔梗　元参　柴胡　甘草各二钱　牛蒡子　马勃　板蓝根如无，用青黛　连翘各一钱　升麻　僵蚕各五分

共为末，取一半，白汤调和，时时呷之。一半蜜丸，弹子大，每丸，细嚼，白汤送下。或加防风、薄荷、川芎、当归，共锉，取末一两，水煎，分二三次服之亦可。肿甚宜砭刺出血。

泰和二年四月，民多疫疠，初觉憎寒，或发热，或不热身重，次传头面肿甚，目不能开，上喘，咽喉不利，舌干口燥。俗云：大头天行，染之多死。东垣曰：身半以上，天之气也。身半以下，地之气也。此邪热客于心肺之间，上攻头面，而为肿甚，遂制一方，名曰普济消毒饮子，服之皆愈，人谓之仙方。

沈氏头瘟汤　〔又〕川芎一钱　桔梗　防风　荆芥穗各一钱半　柴胡七分　黄芩　归尾各二钱

此余自制方也。用以治大头瘟初起一两日者，无不愈。阳明邪盛者，加葛根、厚朴各钱半。

荆防败毒散　〔捻头〕　羌活　独活　柴胡　前胡　人参　桔梗　枳壳　茯苓　川芎　荆芥　薄荷　人中黄　大力子各一钱　防风一钱半

缓服。加金汁一匙尤妙。

生犀饮　〔瓜瓤〕　黄土五钱　犀角二钱　川连　苍术各一钱　金汁半杯，冲　岕片茶叶一大撮

日三夜二服。

清热解毒汤　〔杨梅〕　人参　黄连　黄芩　白芍　生地各三钱　石膏　羌活　知母　生姜各二钱　甘草一钱半　升麻　葛根各一钱

水一斗，煎五升，每服一升，分日三夜二服。

人中黄丸　〔又〕　大黄三两　人中黄如无，坑垢代之　苍术麻油炒　桔梗各二两　人参　黄连　防风各五钱　香附姜汁拌，不用炒，一两半

神曲糊丸，气虚四君子汤下，血虚四物汤下，痰甚二陈汤下，热甚童便下，通用清热解毒汤下，二三服。

人中黄散　〔疙瘩〕　辰砂　雄黄各钱半　人中黄一两

每末二钱，薄荷、桔梗汤下，日三夜二服。

双解散　〔绞肠〕　麻黄　薄荷　白芍　当归　大黄　防风　芒硝　连翘　川芎各五钱　黄芩　桔梗　石膏各一两　甘草二两　荆芥　山栀　白术各五钱　滑石三两

以上名防风通圣散。

滑石六两　甘草一两

以上天水散。

将通圣、天水二散各一半，和为粗末，每用二两，水煎，加姜三片，葱白二个热服取汗，即名双解散。

九味羌活汤　〔初感〕　羌活　防风各钱半　苍术　川芎　黄芩　白芷　生地各钱二分　细辛　甘草各五分　枣二　葱白二

升麻葛根汤　〔总治〕　葛根二钱　升麻　白芍　甘草各一钱　姜二　葱白二

葛根解肌汤　〔春疫〕　葛根三钱　黄芩二钱　赤芍钱半　桂枝一钱　甘草八分　麻黄五分　姜　枣

调中汤　〔夏疫〕　大黄一钱半　黄芩　白芍　葛根　桔梗　赤苓　藁本

白术 甘草各一钱

苍术白虎汤 〔秋疫〕 苍术 石膏 知母 甘草 粳米

甘桔汤 〔冬疫〕 甘草 桔梗

大柴胡汤 〔里症〕

托里消毒散 〔大头瘟〕 金银花 陈皮各三钱 盐黄芪 花粉各二钱 防风 当归 川芎 白芷 桔梗 厚朴 角刺炒 穿山甲炙，各一钱

苍术升麻汤 〔瘴疫〕 苍术一钱半 半夏一钱 厚朴 陈皮 枳实 桔梗 川芎 升麻 柴胡 木通各七分 黄连 黄芩 木香 甘草各五分 姜三

加味柴胡汤 〔又〕 柴胡二钱 黄芩 人参 半夏 甘草 枳壳 大黄各一钱 姜三 枣二

太无神术散 〔又〕 苍术三钱 陈皮 厚朴各二钱 石菖蒲 藿香 甘草各一钱 姜三 枣二

一方无菖蒲，有香附，名神术散气散。此专主山岚瘴气之妙方也。

屠苏饮 〔预防〕 白术两八钱 大黄 桔梗 川椒 肉桂各两半 虎杖根两二钱 川乌六钱

共锉，盛绛囊，十二月晦，沉井中，正月朔日早取药，入一瓶清酒中煎数沸，东向饮之，从少至老饮一杯，其余还沉井中，取水饮之。

太仓公辟瘟丹 〔又〕 苍术八两 白术 乌药 黄连 羌活各四两 川乌 草乌 细辛 紫草 防风 独活 藁本 白芷 香附 当归 荆芥 肉桂 甘松 三奈 白芍 干姜 麻黄 皂角 甘草各二两 麝香三钱半

枣肉丸，弹子大，每取一丸，烧之。

七物赤散 〔又〕 丹砂另研 川乌炮，各一两 花粉七钱半 细辛 羊踯躅 炮姜 白术各五钱

每末五分，温酒下。取汗解，不解，再服一钱。

通气散 〔嗃鼻〕 延胡索钱半 皂角 川芎各一钱 藜芦五分 踯躅花二分半

用纸捻蘸药，嗃于鼻中取嚏，日三五次。

雄黄散 〔涂鼻〕 雄黄末水调，以笔浓蘸，涂鼻窍中，虽与病人同床，亦不相染。初洗面后，及临卧点之。

太乙流金散 〔佩烧〕 羚羊角一两 雄黄 矾石 鬼箭羽各七钱半

为粗末，三角绛囊盛一两，带心前，并挂户上。又青布裹少许，中庭烧之。

邪祟病源流

邪祟，内外因俱有病也。其因于内者，若癫邪、郁冒、卒死等症，皆缘自己元神不守，恍恍惚惚，造无为有，如有见闻，乃极虚之候，非真为鬼邪所侮也。其因于外者，若十疰、五尸、中恶、客忤、鬼击、鬼打、鬼排、鬼魅、鬼魇、尸厥等症，皆实有邪祟为患，不问其人虚实强弱，皆能犯之，性命悬于呼吸，不速救，俱能杀人。兹故条列之。何谓癫邪？凡人气血衰耗，元精不固，或挟痰火，瞀乱心神，遂至视听言动，悉乖常度，似癫非癫，似醉非醉，歌泣吟笑，不一其态，妄言妄见，多生恐怖，斯真元虚之极矣宜归神丹、加减镇心丹。何谓郁冒？凡人汗出太甚，或血少，气并于血，阳独上而不下，气壅滞而不行，虽平时无疾，身忽如死，不能引动，目闭口呆，不知人事，即微知人，亦恶闻声响，若有鬼神捕之，须臾气过血还，即便苏寤，若眩冒然者，妇人多有此症宜白薇汤、仓公散。何谓卒死？即《灵枢》三虚、三实之说是也。三

虚者，乘年之衰，逢月之空，失时之和，因为恶风所伤。逢年之盛，遇月之满，得时之和，虽有贼风邪气，不能危之。而三虚相搏者，必见有五色非常之鬼，遂致暴病卒亡，亦皆由元神不完之故。故其卒死之时，口张目开，手撒遗尿，皆虚象也，治必补气。间亦有壮实人而卒死者，必目闭口噤手拳，此为有异，治又当散表，不得用补药宜备急丸、清心丸、至宝丹。以上皆内因病。何谓十疰、五尸？气疰、劳疰、鬼疰、冷疰、食疰、尸疰、水疰、土疰、生人疰、死人疰，此谓十疰。飞尸、遁尸、沉尸、风尸、注尸，此谓五尸。十疰、五尸，为病相似，或因人死三年之外，魂神化作风尘，着人成病。或逢年月之厄，感魑魅之精，因而疠气流行身体，令人寒热交作，昏昏默默，不能的知所苦，积久委顿，渐成痨瘵，肌肉尽削，以至于死，死后复传疰他人，惨至灭门，可胜痛矣宜十疰丸、桃奴丸、八毒赤散、太乙神精丹。何谓中恶？凡人偶入荒坟古庙郊野冷厕，及人迹罕到之处，忽见鬼物，口鼻吸着鬼气，卒然昏倒，不省人事，四肢厥冷，两手握拳，口鼻出清血白沫，狂言惊忤，与尸厥略同，但腹不鸣，心腹俱暖为异耳。慎勿轻动其尸，速令众人围绕，打鼓烧火，烧麝香、安息香，俟苏方可移归，服药治之宜桃奴丸、太乙神精丹。何谓客忤？即中恶之类，多于道路得之，亦由感触邪恶之气，故即时昏晕，心腹绞痛胀满，气冲心胸，不速治，亦能杀人，当急取盐如鸡子大许，青布裹，烧赤，纳酒中，顿服，当吐出恶物，然后服药宜备急丸、太乙神精丹。何谓鬼击、鬼打、鬼排？卒着鬼气，如刀刃刺击，或如杖打之状，胸腹间痛不可按，排击处亦痛，甚则吐衄下血，此等病，皆来之无渐，卒然而死者也宜朱犀散、太乙神精丹。何谓鬼魅？或为邪祟附着于体，沉沉默默，妄言谵语，乍寒乍热，心腹满，手足冷，气短，不能食饮宜八毒赤散、苏合香丸。或为山林穷谷妖狐迷乱，精神减少，日渐羸瘦，能言未然祸福，毫发皆验，人有念起，即知其故宜辟邪丹、苏合香丸。或妇女与鬼邪相交，每与交时，神思昏迷，口多妄语，醒则依然如故，面色娇红，日久腹中作痞，如抱瓮然，名曰鬼胎，须服药下之宜先服紫金锭，再服回春辟邪丹。何谓鬼魇？人睡则魂魄外游，或为鬼邪魇屈，其精神弱者，往往久不得寤，至于气绝，此症于客舍冷房中得之为多，但闻其人梦中吃吃作声，便叫唤，如不醒，乃鬼魇也，不得近前急唤，但痛咬其足跟，及大拇指甲边，并多唾其面，若本有灯，不可灭，若本无灯，不可用灯照，如再不苏，移动处些子，徐唤之，以笔管吹两耳，以半夏、皂角末吹鼻中，苏后服药治之宜雄朱散。其有鬼魇及卒鬼击，血漏腹中，烦满欲死者，雄黄末吹鼻中，又酒调一钱服之，日三，能化血为水。又有梦中被鬼刺杀排击，忽吐衄下血，甚而九窍皆血者，急须治之宜独活散。何谓尸厥？凡人卒中邪恶，与脏气相逆忤，忽手足厥冷，头面青黑，牙关紧闭，腹中气走如雷鸣，听其耳中，如微语声者，即是尸厥。言如死尸，只脉动，心胸暖气不绝耳，急以菖蒲汁灌之，再服药宜还魂汤、朱犀散。以上皆外因病，然邪必乘虚而入，苟元精充足，阳气壮盛，亦未见邪祟之能为祸也。故凡遇此等症者，审知其虚，必以补元为主。审知其邪，必以通神明，去鬼恶为主。其有挟寒、挟火、挟食、挟痰者，又当兼治之，而自无弗愈矣。

【脉　法】　《内经》曰：厥逆连脏则死，连经则生。注云：连脏者，神去故也。《千金》曰：脉来迟伏，或如雀啄，乃邪脉也。若脉来弱，绵绵迟伏，或绵绵不知度数，而颜色不变，此邪病也。脉来乍大乍小，乍短乍长，为祸祟脉也。两手脉浮，浮细微，绵绵不可知，但有阴脉亦细绵绵，此为阴跷、阳跷之脉，此亡人为祟也。脉来洪大而弱者，此社祟也。脉来沉沉涩涩，四肢重者，土祟也。脉来如飘风，从阴趋阳者，风邪也。一来调，一来速者，鬼邪也。《脉经》曰：尸厥呼之不应，脉绝者死，反小者死。又曰：卒中恶，腹大，四肢满，脉大而缓者生，紧大而浮者死，紧细而微者亦生。《得效》曰：欲知祟害，心脉虚散，肝脉洪盛，或浮沉长短大小无定，或错杂不伦。《纲目》曰：疰脉浮大可治，细数难治。《精义》曰：若脉沉沉泽泽，四肢不仁者，亡祟也。或大而惆惆者，社祟也。脉来乍大乍小，乍短乍长者，则鬼祟也。《回春》曰：有人得病之初，便谵语发狂，六部无脉，然切大指之下，寸口之上，却有动脉，此谓之鬼脉，乃邪祟为之也。不须服药，但符咒治之。

【邪祟症治】　《内经》曰：邪客于手足少阴心、肾、太阴肺、脾、足阳明胃之络，此五络，皆会于耳中，上络左角，五络俱竭，令人身脉皆动而形无知也，其状若尸，名曰尸厥，以竹管吹两耳即苏。《纲目》曰：凡尸厥、郁冒、卒中、卒死之类，皆当发表。仲景云：郁冒欲解，必大汗出是也。《本事》曰：郁冒由血少气并者，亦名血厥。《遗篇》曰：凡暴亡，不出一时可救之，虽气闭肢冷，若心腹温，鼻微温，目中神彩不转，口中无涎，舌与阴卵不缩者，皆可治。立斋曰：鬼胎症，因七情相干，脾胃亏损，气血虚弱，行失常道，冲任乖违而致之者，乃元气不足，病气有余也。若见经候不调，就行调补，庶免此症，治法以补元气为主，而佐以雄黄丸之类行散之。《济阴纲目》曰：一妇人经闭八月，肚腹渐大，面色或青或黄，用胎症之药，不效。余诊视之曰：面青脉涩，寒热往来，肝经血病也。面黄腹大，少食体倦，脾经血病也。此郁怒伤脾肝之病，非胎也。不信，仍用治胎散之类不验，余用加味归脾、逍遥二药，各二十余剂，诸症稍愈。彼欲速效，遂服通经丸，一服下血昏愦，自汗恶寒，手足逆冷，呕吐不食，余用人参、炮姜二剂渐愈。

【却邪导引法】　《保生秘要》曰：用一指认真点尻尾穴，而行泄法，后二指由胸至胁分之。

【运　功】　《保生秘要》曰：守黄庭或关元，注念太乙救苦默咒，以正其心，邪自不见。

治邪祟方二十二

归神丹　〔癫邪〕　朱砂二两，入猪心内，灯草缚定，酒蒸二炊久，另研　人参　枣仁　茯神　当归各二两　琥珀另研　远志姜汁制　龙齿各一两　金箔　银箔各二十片

酒糊丸，每服九丸至二九丸，麦冬汤下。

此方兼治癫痫，乳香、人参汤下。又治多梦不睡，枣仁汤下。

加减镇心丹　〔又〕　蜜黄芪　天冬　酒当归　熟地各一两半　麦冬　生地　山药　茯神各一两　五味子　姜远志　人参各五钱

蜜丸，另将朱砂一钱为衣，酒或米饮下五七十丸。

白薇汤　〔郁冒〕　白薇　当归各一两　人参五钱　甘草二钱半

每粗末五钱，水煎，温服。

仓公散　〔又〕　藜芦　瓜蒂　雄

黄　白矾等分

为末，取少许吹入鼻中。

备急丸　〔卒死〕　大黄　巴霜　干姜各二两

蜜和，杵千下为丸，卒死者热酒化下三丸，口噤者灌之，温水亦可，能下咽即治。

此方乃急剂也，张易老名为独行丸。

牛黄清心丸　〔又〕　山药七钱　甘草五钱　人参　神曲　炒蒲黄各二钱半　犀角二钱　肉桂　大豆黄卷炒焦　阿胶各钱七分半　白芍　朱砂飞　麦冬　当归　黄芩　防风　白术各钱半　柴胡　桔梗　杏仁　茯苓　川芎各钱二分半　牛黄钱二分　羚羊角　麝香　冰片各一钱　雄黄八分　白敛　炮姜各七分半　金箔百二十方，留四十方为衣

蒸枣肉研，加炼蜜为丸，每丸重一钱，每服一丸，温水送下。

至宝丹　〔卒死〕　犀角　朱砂　雄黄　琥珀　玳瑁各一两　牛黄五钱　冰片　麝香各钱半　金箔五十片，以半为衣　银箔三十片

安息香酒滤去渣土一两，熬膏为丸，每重一钱，每服一丸，参汤下，日二三服。少加蜜丸亦可。

十疰丸　〔尸疰〕　雄黄　巴霜各一两　人参　麦冬　细辛　桔梗　附子　皂荚　川椒　甘草各五钱

蜜丸，每五丸，温水下。

此方并能治一切鬼气。

桃奴丸　〔中恶〕　桃奴七个，另研　玳瑁镑细末，一两　安息香去渣，一两

上三味，同入银石器熬成膏。朱砂、犀角各五钱，琥珀、雄黄各三钱，麝香、冰片、牛黄各二钱，桃仁十四个麸炒，安息膏和丸，芡实大，阴干，密器封固，安置静室中，每一丸，人参汤下。

八毒赤散　〔鬼附〕　雄黄　朱砂　矾石　丹皮　附子　藜芦　巴霜各一两　蜈蚣一条

蜜丸，小豆大，冷水吞下十丸。

此方能治人一切染着鬼病。

太乙神精丹　〔客忤〕　丹砂　曾青　雄黄　雌黄　磁石各四两　金牙二两半

将丹砂、二黄醋浸，曾青酒浸，纸封，晒百日，各研极细，醋拌干湿得宜，纳土釜中，六一泥固济，安铁脚环上，高揞起，以渐放火，其火勿靠釜底，一周时，候冷出之。其药精飞化，凝着釜上，五色者上，三色者次，一色者下，但如雪光洁者最佳。若飞不尽，再着火如前，以鸡翎扫取，枣肉和丸，黍米大。平旦空心服一丸，渐加一丸，以知为度。服此者，五日内必吐利，过则自安。初服如黍米，渐一丸，至小豆大而止，不得更大。若服药闷乱，木防己汤饮之即安。若欲解杀药，吃烂煮肥猪肉。作土釜法，取瓦盆二个，可受二斗许者，以甘土涂其内，令极干。作六一泥法，赤石脂、牡蛎、滑石、黄矾、蚯蚓泥各二两，以好醋和甘土裹石脂等四种，火煅一伏时，取出，与蚯蚓屎同为末，醋和如稠粥用之。凡合此药，以四时旺相日，天气明，斋戒沐浴合之，治一切鬼气病，无不应验。

久疟变肿垂死者，服一丸即吐瘥，亦治疟母。癥瘕积聚，服一丸，浆饮送下。

诸卒死，心下微温者，抉开口，以浆饮调一刀圭与服。

以绛囊盛九刀圭，系臂上，以辟瘴疫时邪，最妙。

朱犀散　〔鬼击〕　犀角五钱　朱砂　麝香各二钱半

每末二钱，新汲水调灌。

苏合香丸　〔鬼魅〕　木香　沉香　麝香　丁香　檀香　安息香熬膏　白术　犀角　香附　荜拨　朱砂半为衣，各二两

乳香　冰片　苏合油入安息膏内，各一两

安息膏丸，每两分作四十丸，每取二三丸，水酒任下。

辟邪丹　〔又〕　赤茯神　人参　鬼箭羽　菖蒲　远志肉　白术　苍术　当归各一两　桃奴五钱　朱砂　雄黄各三钱　牛黄　麝香各用一钱

酒糊丸，金箔为衣，每丸如龙眼大，临卧，木香汤下。

凡服此药者，诸邪鬼恶自然不敢近，若更以绛囊盛五七丸悬身上并床帐中，更妙。

紫金锭　〔鬼胎〕　五倍子去虫、土，三两　山茨菇去皮，焙，二两　大戟洗，焙，两半　千金子去皮、油，一两　麝香三钱

糯米粥杵千下丸，每一料分作四十锭，每服半锭，病重者一锭，薄荷汤下。凡合此药，用端午、七夕、重阳或天德月德日，在静室焚香斋戒，勿令妇女、孝服人、鸡犬见之。一名太乙紫金丹。

回春辟邪丹　〔又〕　虎头骨二两　朱砂　雄黄　鬼臼　芜荑　藜芦　鬼箭羽　雌黄各一两

蜜丸，弹子大，囊盛一丸，男左女右，系臂上，又于病者户内烧之，一切邪鬼不敢近。

此方兼治瘟疫，并治男妇与鬼交者。

雄朱散　〔鬼魇〕　牛黄　雄黄各一钱　朱砂五分

每末一钱，于床下烧之，再以一钱，酒调灌下。

独活散　〔又〕　独活　升麻　川断　地黄各五钱　桂皮一钱

每末二钱，白汤调下，日二服。

还魂汤　〔尸厥〕　麻黄三钱　杏仁二十五个，去皮、尖　肉桂　甘草各一钱

水煎，口噤者，抉开口灌之，药下即醒。一名追魂汤。兼治中恶客忤，鬼击，飞尸奄忽，口噤气绝。

雄黄丸　〔鬼胎〕　雄黄　鬼臼　莽草　丹砂　巴霜　獭肝各五钱　蜥蜴一枚，炙　蜈蚣一条，炙

蜜丸，梧子大，每服二丸，空心，温酒下，日二服，即当利。如不利，加至三丸，初下清水，次下虫如马尾状无数，病极者下蛇虫，或如蛤蟆卵、鸡子，或如白膏，或如豆汁，其病即除。

此方专治鬼胎腹痛。

又方名斑元丸，专治惑于妖魅，状如癥瘕，并治一切气血痛亦效。斑蝥去头、足、翅，炒，元胡索，炒，各三钱，糊丸，酒下，或为末温酒调下五分，以胎下为度。

加味归脾丸　〔又〕

加味逍遥散　〔又〕

杂病源流犀烛　卷二十一

痧胀源流

痧胀，风湿火三气相搏病也。夫痧胀之病，自古已有，痧胀之名，自古未立。考之方书，曰干霍乱，曰绞肠痧，曰青筋，曰白虎症，曰中恶，即皆痧胀之病也。特未专立痧胀之名，而其症亦偶一患之，未如近今之甚耳。故从古患此症者，北方多有，谓之曰青筋症，又曰马头瘟。今则南方遍行，谓之曰水痧，又曰水伤寒。江浙则为痧，闽广则曰瘴气，其实一而已矣。惟古已有此病，故凡方书所以治干霍乱、绞肠痧、青筋、白虎、中恶者，皆即治痧胀之方药。惟古未立此名，故凡后世焠刮刺等法，及所以治之之方剂，皆自古所未专详，后之医者，因得藉口以为古书之所无，今人自不能治，以致患此症者，俱束手以视其毙，亦可憾矣。虽然，皇古无医书，自轩岐创法，历代名人各有撰述，因而一切之病著，一切之治法亦备。痧胀之病，特古未遍行，故治法遂略耳，迨后世其病既盛，其法又何尝不有人详论之耶？且痧胀至今时而始有人详论，不犹之一切病症，亦为古略而后详耶，是亦理有固然，无足怪已。夫所谓今时详论痧胀者何人？王养吾是也。养吾名凯，毗陵人，精于医，尤善痧症，曾详列七十二种正变痧，于康熙间刻《痧症全书》行于世，而其板惜早湮没，其书不甚传。向余于痧胀一症，曾遍稽古方书言干霍乱等症者，参以己见著为论，后得养吾书读之，详尽无遗，仍复理精词达，虽其言兼症、变症、类症处，未免头绪太烦，然掘柢搜根，发前人所未发。直觉养吾未有书，痧症如隐烟雾中，养吾既有书，痧症如显日月临照中，而人皆得共见也。视余向之所论，殊为简而未该矣。乃即养吾之言最精确者，采辑而条贯之，以著斯篇，又恐人不知余斯篇之实本于养吾，而反没养吾也，因于此特申之，亦不敢掠人之美云尔。

且余前言痧胀为风湿火三气相搏之病者，何也？风为厥阴风木，湿为太阴湿土，火为少阳相火，三气杂揉，清浊不分，升降不利，遂至胸腹胀急，或痛或不痛，而痧胀之症以成，此则病因之由于内者也。其实内三经之因，其发必由外感，而外感必分表里。其始感于肌表，人自不知，则入半表半里，故胸闷、呕吐、腹痛也，用焠法可愈，不愈，以药治之宜四号否象方、五号观象方。或感于半表里，人自不知，则入于里，故欲吐不吐，欲泻不泻。痧毒冲心，则心胸大痛。痧毒攻腹，则盘肠吊痛。用放血法自愈，不愈，以药治之宜十四号丰象方、十九号大畜方。或中于里，人自不知，则痧气壅阻，恶毒逆攻心膂，立时发晕，气血不流，放之亦无紫黑毒血，即有亦不多，此痧毒入深，凶兆也。但当审脉辨症，风寒暑湿气血食积痰饮，辨其何因，治之使苏，令气血流动，然后扶起放痧，如不苏，急以药灌之宜二十一号睽象方、三十三号巽象方、四十五号蒙象方。如此重症，当立时连进汤丸，方能有救，迟则必死。凡痧胀服药，但由痧气壅盛，而无食积瘀血，宜冷服。若痧气壅阻食积，而无血瘀，稍冷服。若痧毒盛而血瘀，微温服。若痧入气分而毒壅，宜刮痧。若入血分而毒壅，宜放痧。其大较也。且痧症必分凉热，如痧犯太阳，则头疼发热；犯少阳，则耳旁肿胀，寒热往来；犯阳明，则但热不寒，面目如火；犯太阴，则腹痛身凉；犯厥阴，则少腹或胁胸痛，亦身凉；犯少阴，则腰痛，亦身凉。犯肺，则咳嗽痰喘微热，甚则鼻衄；犯心，则心痛，或心胀，头额冷汗如珠，而身或热或凉；犯膀胱，则小便血，甚则身热；犯大肠，则痢脓血，呕吐身热；犯肝，则沉重不能转侧，晡热内热，甚则吐血；犯三焦，则热毒内攻，口渴便结而身热。此痧犯六经脏腑，而寒热之外现者也。又有痧气壅盛，发为热症，或热而不凉，或日晡发热，或潮热往来，皆痧毒阻而不通，搏击肌表，发而为热。若误为外感传经热症，发汗温饮，虽慢痧迟缓，势必益盛，变出头汗发狂谵语种种重症。不知外感之脉浮数而紧，热症之脉洪数有力，痧症之脉终有不同，或有可疑，须看痧筋有无，辨之即明矣。而痧胀又必观其所起与其所伏。盖痧之发也，与中风、痰厥、昏迷相似。若脉不洪滑，便有可疑，非真痰矣。故症或口渴身热，而脉变为沉迟，症或不渴身凉，而脉变为紧数，皆为脉症不合，必取青紫筋色辨之，方有确见，不得误认为中风、痰厥、昏迷也。且其病源之起伏，更有显然者。如先吐泻而心腹绞痛，其痧从秽气而发为多也。先心腹绞痛而吐泻，其痧从暑气而发为多也。心胸昏闷，痰涎胶结，遍身肿胀，疼痛难忍，四肢不举，舌强不言，其痧从寒气久伏，郁为火毒而发为多也。则其源之所在，安可不详审哉？且夫治痧胀，与治他症之法异，欲治痧胀，必先明乎他症之所以异，何言之？如伤寒食未化，下之太早，反引寒邪入胃，变而为热，热邪固结，所食不能消化，乃成结胸。若痧症新食，固宜以吐为先，至所食既久，骤然痧胀，虽所食消化未尽，下之无害。盖痧胀非有寒邪入胃，变成热结之患，但因痧毒在肠胃部分，肌肉作肿作胀，盘肠绞痛，遍及脏腑，故外宜用刮放以泄毒于表，内可即下以攻毒于里，则肿胀自消，食积因之通利，原无结胸之可忧也。但下之必兼去食积，又宜以渐而进，中病即止。痧毒若犯咽喉，则痰喘如锯，先放其痧，急用薄荷、牛蒡、童便、山豆根之类以清之，兼用吹药宜二十号损象方。痧症危急，大便不通，急宜放痧，用药攻之宜润下丸。小便不通，亦急放痧，用药分利之宜四十四号未济方。枚举两三端，可见痧与他症之异也。即或有痧与他症相兼而发者，亦当首重治痧，兼医他症，以痧症急而他症缓也。惟胎前产后有痧，当并重处治。盖胎前宜补，痧症宜消，产后宜温，痧症宜凉也，此际最当斟酌。虽然，痧症之发，其表里寒热起伏，以及他症同异，固不可忽视。而痧气侵犯，要必先及十二经，故其发时，每随所犯之经而有十二经现症，必明乎此，方可随症寻经，因经设治。而十二经脉所起，及十二引经之药，俱不可不知，试条列焉。或腰背巅顶，连及风府，胀痛难忍，是足太阳膀胱经痧也，其脉起于足小指外侧之端，其引经药黄柏、藁本。或两目红赤如桃，唇干鼻燥，腹中绞痛，是足阳明胃经痧也，其脉起足次指外间，又一支入足中指外间，又一支入足大指端，其引经药葛根、厚朴、白芷少用。或胁肋肿胀，痛连两耳，是足少阳胆经痧也，其脉起足四指间，其引经药柴胡、青皮。或腹胀板痛，不能屈伸，四肢无力，泄泻不已，是足太阴脾经痧也，其脉起足大指端，其引经药酒炒白芍。或心胸吊痛，身重难移，作肿作胀，是足厥阴肝经痧也，其脉起足大指丛毛上，其引经药柴胡、青皮、川芎。或痛连腰与外肾，小腹胀硬，是足少阴肾经痧也，其脉起足小指下，其引经药独活、盐、酒。或咳嗽声哑，气逆发呛，是手太阴肺经痧也，其脉起手大指端，其引经药葱白、桔梗、白芷少用。或半身疼痛，麻木不仁，左足不能屈伸，是手太阳小肠经痧也，其脉起手小指端，循外侧上行，其引经药羌活，少用。或半身胀痛，俯仰俱废，右足不能屈伸，是手阳明大肠痧也，其脉起手食指端，其引经药白芷少用。或病重沉沉，昏迷不省，或狂言乱语，不知人事，是手少阴心经痧也，其脉起手小指内侧出其端，其引经药独活、细辛。或醒或寐，或独语一二句，是手厥阴心包络经痧也，又名手心主，其脉起中指端，其引经药柴胡、丹皮。或胸腹热胀，揭去衣被，干燥无极，是手少阳三焦经痧也，其脉起手无名指端，其引经药川芎少用。夫既因十二经现症而知何经之痧，即可因何经之脉所起之处以施针刺，再用药治之，宁患痧胀之不愈。或有谓针刺手足，无如指顶为妙者，法最简便，参用可也。

然而治痧莫要于手法，更有不可不明者。手法奈何，不外焠、刮、放三者而已。盖痧在肌表，有未发出者，以灯照之，隐隐皮肤之间，且慢焠，若既发出，有细细红点，状如蚊迹，粒如痞麸，疏则累累，密则连片，更有发过一层，复发两三层者。焠法，看其头额及胸前两边，腹上，肩腰照定小红点上，以纸捻条或粗灯草，微蘸香油，点灼焠之，即时暴响。焠毕，便觉胸腹宽松，痛亦随减。此火攻之妙用也，此焠法也。痧在皮肤之里，有发不出者，则用刮法。若背脊，颈骨上下，胸前，胁肋，两肩臂湾，用铜钱或碗口蘸香油刮之。若在头额项后，两肘臂，两膝腕，用棉纱线或苎麻绳，蘸香油戛，见红紫血点起方止。大小腹软肉内痧，用食盐以手擦之，既刮出，痛楚亦轻矣。此刮法也。古人云：东南卑湿之地，利用砭。所谓针刺出毒者，即用砭之道也。但今放痧，俱用铁针，轻者一针即愈，重者数刺不痊，盖因痧毒入深，一经铁气，恐不能解，惟以银针刺之，庶入肉无毒，又何惧痧患之至深乎。此刺法也。夫治痧之手法既明，而放痧之要处宜悉。放痧者，即刺痧也。其可放之处有十：一在头顶心百会穴，只须挑破，略见微血以泄毒气，不用针入。二在印堂，头痛甚者，用针锋微微入肉，不必深入。三在两太阳穴，太阳痛甚者用之，针入一二分许。四在喉中两旁，惟蛤蟆大头瘟可用。五在舌下两旁，惟急喉风喉鹅痧可用，急令吐出恶血，不可咽下。六在两乳，乳头垂下尽处是穴，此处不宜多用，不如看有青筋在乳上下者刺之。七在两手十指头，其法用他人两手，扐下不计遍数，捏紧近脉息处，刺十指尖出血；一法，用线扎住十指根，刺指背近甲处出血，随人取用，若刺指尖，太近指甲，常令人头眩。八在两臂湾曲池穴，臂湾名曲池，腿湾名委中，先蘸温水拍打，其筋自出，然后迎刺。九在两足十指头，与刺手指同法。十在两腿湾，看腿湾上下前后，有青筋所在，名曰痧眼，即用针迎其来处刺之。如无青筋，用热水拍打腿湾，直刺委中便是，惟此穴可深入寸许。或谓刺腿湾痧筋法，细看腿湾上下，有筋深青色或紫红色者，即是痧筋，刺之方有紫黑毒血。其腿上大筋不可刺，刺亦无血，令人心烦。腿两边硬筋上不可刺，刺之筋吊。臂湾筋色，亦如此辨之，此说参看可也。以上刺痧要处，皆当紧切牢记。总之，凡痧有青筋紫筋，或现于一处，或现于数处，必须用针刺之，去其毒血。然用针必当先认痧筋，医者不识，孟浪用药，药不能到血肉之分，或痧症复发，痧毒肆攻，轻者变重，病家不能明其故，归咎于医，医者之名，由兹损矣。故放痧必须令其放尽，然亦有不尽者，何也？盖痧者，热毒也，或误饮热汤，其青筋反隐不现，即略现，放之或毒血不肯流，刮痧亦不出，热汤为之害也，当急饮冷水解之，然后可再放而血流，再刮而痧出。又有毒痧方发，为食物积滞所阻，与痧毒凝结于中，即放之不尽，刮之不出者，食物积滞为之害也，当先消食积而再刮放。或有痧毒痧滞，热极血凝，瘀血不流，阻于胸腹，刮放不尽者，当先散瘀血而后刮放。又有痧毒方发，兼遇恼怒，气逆伤肝作胀，故痧气益盛，而刮放俱难尽，又当先用破气药而再刮放。如此，痧毒皆可渐消矣。然而痧筋不同，有现者，有微现者，有乍隐乍现者，有伏而不现者。其现者，毒入于血分为多。乍隐乍现者，毒入于气分为多。伏而不现者，毒结于血分为多。微现者，毒阻于气分为多。现者人知放刺，微现者乃毒阻于肠胃，痧筋不能自显，虽刺无血，即微有血，点滴不流，治疗之法，但宜通其肠胃，痧筋自现，从而刺之可也。乍隐乍现者，又必待现而放之矣。至伏而不现者，虽欲放而无可放，必从脉不合症辨之。孰为所发之病在缓，孰为所见症候甚急，即症与脉相合，又必细辨其何痧治法：结于血者散其瘀，结于食者消其食，结于痰积者消其痰积，迨结散之后，痧筋必然复现，然后刺放，病其可得而理也。治痧之手法，宁有可不讲求之者乎？如果善用手法，使痧毒得泄于外，则必再求用药之法，以扩清其内。而治痧之药，大约以克削为主，不可用补益。盖以痧者，天地间疠气也。入气分，则毒中于气，而作肿作胀。入血分，则毒中于血，而为蓄为瘀。凡遇食积痰火，气血因之阻滞，结聚不散，此所以可畏也。故壮实者有痧症，忽饮热酒热汤而变者固然。即虚弱者有痧症，忽饮热酒热汤而变者，亦无不然。至如人有杂症，兼犯痧胀，是为杂病变端，亦畏热汤热酒，人不知觉，遂遭其祸，则痧症之发，又何论人虚实乎？夫惟实者犯之，固当以有余治。虚者犯之，亦即以有余治。盖其有余者，非有余于本原，乃有余于痧毒也，故药虽克削，病自当之，中病即已，于本原依然无恙。可见治痧之药，绝无补法，痧之有实无虚也明甚。然则有手法以泄毒于外，有药剂以清毒于内，痧不既治矣乎？乃竟有放血不出，用药不效者，宁遂无法以治之？盖痧筋隐隐，放之而血不流，即昏迷不醒，势在危急，若审其无食积血痰阻滞于中，急用阴阳水，或泥浆水，或晚蚕砂水，或白沙糖梅水，或细辛水，择一种用之，俟其稍醒，然后扶起再行别法疗治。有因血瘀放之不出者，用桃仁、红花、童便之类。有因饭后便犯痧症，多用盐汤，或矾汤冷饮，以吐去新食。食久痧胀，用菔子、山楂、麦芽消之。有积痧阻，用大黄、槟榔驱之宜七号晋象方。或痰血凝结，昏迷欲死，不省人事，用菜油二两、麝香一钱调下立醒。如是先去食积血痰之阻滞者，则痧筋自然复现，痧气自然散行，而后可刮即刮，可放即放，当药即药，盖缘痧症初发，未攻坏脏腑故也。总之，肌肤痧，用油盐刮之，则毒不内攻。血肉痧，看青紫筋刺之，则毒有所泄。肠胃及脾肝肾三阴痧，须辨经络脏腑在气在血，则痧气内攻者，可消可散可驱，而除其病根也。且凡病用药得宜，断无不效，独痧症竟有得宜亦不效者何故？夫痧，热毒也，热毒宜凉不宜温，宜消不宜补，汤剂入口，必须带凉，凉则直入肠胃，而肌肤血肉之间，虽有良剂，安能得至？故治痧者，莫先于刮放也。如刮放而肌肤血肉之毒已除，后将肠胃肝脾肾之毒，用药驱之，未有不效者矣。然有刮放过，药仍不效奈何？盖虽刮而刮有未到，虽放而放有未尽，则肌肤血肉之毒犹在，故药有不效也。若刮已到，放已尽，而痧症犹在，则毒惟在肠胃及肝脾肾三阴经络，非药将何以治之耶？

虽然，痧之治法，既已精详，而痧之名称，又当枚举。盖痧各有受病之由，其原虽不离七情六气，然不尽关七情六气也。有因粪秽所触而发，有因饥饱劳役而发，有因传染时行瘟疫而发。痧本无定脉，凡脉与所患之症不相应者，即为痧之脉。痧亦无定症，或感风感食感劳感痰，而以本症治之不效者，皆为痧之症。有其症即应有其名，有其名即应有其治。故养吾于有所感而独发为痧者，定为正痧三十六症，而以三十六方治之。又以痧之发，或兼他症，或类他症，或变他症，皆有必然之势，故复即此而定为变痧三十六症，而以二十八方治之。总计痧症共七十有二，治痧方六十有四。又以一症有兼用数方者，有一方或可治数症者，有有症而不必用药，因无方者。其方难于立名，遂取六十四卦象，定名编次。盖以症皆已析，方皆已造，从古无七十二痧之名，亦无六十四方之治也，今得取其方症而列陈之。曰风痧，头疼腿酸，身热自汗，咳嗽腹痛，此因时邪所感，不可同伤风治法，纯用疏风，当用刮法，后服药宜第一号乾象方。曰暑痧，头眩恶心，自汗如雨，脉洪拍拍，上吐下泻，腹痛或紧或慢宜第二号姤象方。而亦有暑胀不已者宜第三号遯象方，如竹叶石膏汤、六一散俱可用。曰阴痧，腹痛而手足冷者是也，宜用火焠，或因秽气所触而致宜第四号否象方。曰阳痧，腹痛而手足暖者是也，出血即安，或因郁气不通之故宜第五号观象方。曰红痧，皮肤隐隐红点，如瘖疹相似，痧在肌表，感受虽浅，热酒热汤，亦不可犯，外用焠刮宜第五号观象方。曰斑痧，头眩眼花，恶心呕吐，身有紫斑，痧在血肉，急用刮放，迟则渐入于里，必生变症宜第六号剥象方。曰乌痧，满身胀痛，面目黧黑，身有黑斑，毒在脏腑，气滞血凝，以致疼痛难忍宜第七号晋象方。曰吐痧，汤水入口即吐，急用伏龙肝研碎，水泡澄清饮即定，若汤药亦以此水煎之宜第四号否象方。曰泻痧，水泻不计遍数，不可下，不可涩，惟分理阴阳，用五苓散去桂，白术换苍术，加车前、木通之类宜五苓散。曰紧痧，其痛急，霎时晕倒，不消半刻即死，故曰紧，若知之者，急为放血焠刮宜涤痧丸，或可救。曰慢痧，紧痧只在顷刻，慢者十日半月死，甚或一月三四月死，然亦必速治，盖其死虽迟，久则痧毒延蔓肠胃经络，正多凶险。如痧毒结滞于身，或左右，或上下，或表里。其在内者，先坏脏腑。在中者，先损经络。在表者，先溃肌肉。一不治，便成死症。夫痧之有紧有慢，人多不识，未能逐症详明。如初犯，邪气胜，元气衰，或十日半月一发，或一月二月一发，久之则日近一日。盖由胃气本虚，故尔数犯，当用药以充其胃气，则毒自解而痧自断矣宜六十四号归妹方。曰晕痧，一时头眩眼暗，昏迷跌倒，乃毒痧所攻，毒血一冲，必至败坏脏腑，其势甚急，不能少延。盖因毒血与食积痰气，结聚心腹胸膈，而经络不转，气血不通，虽放而血不流，虽刮而痧不显。治法视其食积痰血气阻，及暑热伏热秽气之类，消之散之。俟胸膈一松，则昏迷自醒，然后验其青紫筋以刺之宜第八号大有方、第九号坎象方。曰绞肠痧，心腹绞切大痛，或如板硬，或如绳转，或如筋吊，或如锥刺，或如刀刮，痛极难忍。轻者亦微微绞痛，胀闷非常，放血可愈。若不愈，必审脉证何因，辨明暑秽食积血痰气阻治之，须连进数剂，俟其少安，方可渐为调理。此症多有放血不愈，不肯服药，遂致痧毒攻坏肠胃而死者，良可惜哉！本症右手脉伏宜放血，用第十号节象方、第八号大有方、十一号屯象方，服下，能熟睡即愈。如昏沉绞痛，口吐痰涎，宜先刺指头出血，用十二号既济方，冷砂仁汤调下，并一号乾象方加山豆根、茜草、金银花、丹参、山楂、菔子服之安。如盘肠绞痛，脉俱伏，宜十三号革象方、十四号丰象方。或饮之稍愈后复绞痛非常，叫喊不已，宜十五号明夷方、十六号师象方，必愈。曰抽筋痧，两足筋抽疼甚，忽一身青筋胀起如箸粗，必须处处大放毒血宜十七号艮象方。曰暗痧，心闷不已，不食，行坐如常，即饮温热，不见凶处，心腹腰背不痛，但渐渐憔悴日甚，不治，亦大害。此痧之慢而轻者，放之愈。更有头痛发热，心中胀，似伤寒。亦有往来寒热似疟，闷闷不已。又有咳嗽烦闷，似伤风。有头面肿胀，面目如火。有四肢红肿，身体重滞，不能转侧。此痧之慢而重者，误吃热物，遂乃沉重，或昏迷不醒，或痰喘气急，狂乱。如遇此等，必当审脉辨症果系何因，在表者刮，在中者放，在里者或煎或散或丸，须连进数服，俟其少安，渐为调理。一妇忽不省，颜黑，左脉洪大，右脉沉微，此暗痧也，刺腿弯青筋出紫黑血，不苏，次日用十号节象方稍苏，至五日又刮痧，用十八号贲象方，乃大苏。一老人六月发热昏迷，舌上黑苔芒刺，狂骂不已，六脉伏，此痧之极重者，刺之血不流，用十号节象方、十九号大畜方，稍冷饮之，又用三号遯象方，次日痧退少苏，但身重如石，黑苔不退，用六号剥象方而痊。一妇怀孕，失火急下楼，坠仆绝声，以惊治不效，安胎又不效，明日胎下，儿已死，诊之脉伏，细按如有一丝，但四体温软，如熟睡状，急为刺手足血，便呻吟，投涤痧散遂苏，更用十九号大畜方并二十号损象方而痊。曰闷痧，痧毒冲心，发晕闷地，似中风中暑，人不知觉，即时而毙，此痧之急者，如略苏，扶起放痧，不愈，审脉用药急投涤痧丸，如发晕不苏，扶不起，必须辨症的确，用药数剂灌苏，再放痧，再调治宜十号节象方、九号坎象方。曰落弓痧，忽昏不省，或痰喘，目上吊，如小儿落弓症，此暗痧难识，必须审脉辨症是何痧毒，再看身之凉热，唇舌润燥何如，然后治之宜十五号明夷方。如痧气未尽，宜二十一号睽象方加银花、山楂、丹参、菔子。一人常身热口微渴，饮热茶，忽昏迷，左尺沉细，动止不匀，右寸浮芤，乃肾虚而痧犯之。肾水之痧逆行于肺，故痰气壅盛而发晕也，用二十二号履象方加贝母、牛膝，入童便饮之，更用二十三号中孚方，然后扶起放痧愈。曰噤口痧，不语，语亦无声，乃痧气郁盛，热痰上升，阻逆气管，咽喉闭塞而然，宜先放血，审肺肾脾三经脉，次之推详余经，则知病之所由来矣。一女为后母所詈，痧胀昏沉不语，左关有力，右脉沉伏，乃伤气之痧也，陈香橼一个，煎汤微冷服，稍有声，次日左关弦长而动。盖因怒气伤肝，痧气尚阻肝经之故。刺委中三针，血出如注。又刺顶心臂指十余针，乃用十八号贲象方、二十四号渐象方加延胡索、香附，微温服之，乃痊。曰扑鹅痧，痰涎壅盛，气急发喘，喉声如锯，此三焦命门之痧也，当放臂指腿湾青筋紫黑血，不愈，服药宜十三号革象方、二十一号暌象方，外吹二十五号震象方，再服二十六号豫象方自愈。盖此症痛如喉鹅状，但喉鹅喉内肿胀，痧只如喉鹅之痛，而不肿胀，形如急喉风，但喉风痛而不移，痧则痛无一定。且痧有痧筋，喉鹅则无可辨也。曰角弓痧，心胸胀极，痧毒内攻，故头项向上，形如角弓反张，是脏腑已坏死症也。然反复试验，又得一治法，胸腹胀闷，自不必言，身难转侧，或手足拘挛不能屈伸，有时蜷缩，有时反张，急将毛青布一块蘸油烧，抹其手足拘急处，再口含火酒，喷其通体，少顷，定觉舒展松动，然后用药，或可回生宜十号节象方、十八号贲象方之类。曰瘟痧，寒气郁伏肌肤血肉间，至春而发，变为瘟症，是名瘟痧。又暑热伤感，凝滞于肌肤血肉中，至秋而发，亦名瘟痧。但春瘟痧毒，受病者少，不相传染，时或有之。秋瘟痧毒，受病者多，老幼相传，甚至一家一方俱犯。其发也，恶寒发热，或腹痛，或不痛，似疟非疟，或气急发喘，头面肿胀，胸鬲饱闷，或变下痢脓血，轻者牵连岁月，重者危急一时，治宜放血消食积为主，然后和解清理宜九号坎象方、二十八号恒象方加大黄一二钱。曰满痧，初起跌倒，牙关紧闭，不省人事，捧心拱起，鼻煽耳鸣，急为大放毒血宜七号晋象方、九号坎象方、二十九号升象方。曰脱阳痧，小腹急痛，肾缩面黑气短，出冷汗，名为脱阳，有似发痧，用连须葱白三茎研烂，酒四碗，煮二碗，作三服，又炒盐熨脐下气海穴，令气热自愈。曰羊毛痧，腹胀连背心，或腰胯如芒刺痛宜用烧酒瓶头泥研细，将烧酒和成团，带潮随痛处，将团上滚少顷，即有细细羊毛滚在团上，疼即止，屡用皆验。曰羊筋痧，腹胀，浑身板痛，此与上羊毛痧症，或胸前，或腰背，当用小针穿皮，提出筋毛自愈，只拣疼处看其有毫毛聚起者便是宜涤痧丸、普济消毒饮。曰紫疱痧，痧症不内攻，则外溃，即如为肿为毒之外，又有发为紫疱血者，此真痧之异者也，宜刺腿弯及手指头，令出毒血宜三十号井象方。曰疯痧，曾见一人犯大麻疯症，眉发俱脱，面目颓败，手足蜷挛，遇一老者为之放痧三次，曰痧疯也，传一方，日日服之，以渐而痊。疯者，天地之疠气。盖恶毒之气缠于血肉，散于肌表，留于经络，以成疯症，最恶候也。痧亦时行恶毒之气所钟，变为大疯，又何疑乎？老人所传奇方，金银花六钱，苦参四钱，牛膝三钱，赤芍、红花、生地各二钱，黄芩一钱半，皂角刺一钱，水酒各半煎。附虱痧，手湾内钻痒无比，此症无药吃，亦不多见，惟有急破去虱剥去皮一法耳。曾见一人遍身起大疱，其痒无比，用热水洗之稍解，尝欲眠于盐蒲包上，疱若破，内藏虱一包，如此数月而死。曰血痧，胸中胀闷，饮食俱废，两胁疼甚，口中尝涌出淡红色血沫如西瓜瓤宜用薰陆香为君即丹阳零香，佐以茜草、刘寄奴之类，治之自愈。曰蛔结痧，痧毒攻胃故蛔死，入于大肠与宿粪相结，腹中大痛，是为蛔结。又有痧毒入胃，胃必热胀之极，蛔不能存，因而上涌，乘吐而出。或蛔结腹痛，不大便，或入大肠由大便而出，与伤寒吐蛔、伏阴在内者不同，法当清其痧胀为主，先用刮放，后服药宜二十六号豫象方、十五号明夷方、三十一号大过方。曰铜痧，浑身上下，头面眼珠，尽如姜黄色，直视，四肢僵直，六脉似有似无，一时又如沸羹，大小便闭，淹淹欲死，急投涤痧丸，刺指臂委中俱令出黑血宜三十二号随象方良。曰铁痧，头面手足十指如锅煤色，不治，以周身血凝聚也，急深刺委中，令多出黑血，用火酒擦身法。曰痧块，痧毒留于气分，成气痞块；留于血分，成血块痛；壅于食积，成食积块痛。盖因刮放稍愈，痧毒未尽，不用药消之故。治法，在气分者，用沉香砂仁之类。在血分者，用桃仁红花之类。由食积者，用槟榔菔子之类。或气血俱有余毒者，兼治之。更兼食积，并治之。又有痧症不忌食物，痧毒裹食，结成痧块，两胁下痛，其痧块变症多端，故难治。且治痧唯在初发，若不知，或饮温热，毒血凝结，即慢痧，不至杀人，亦成胁痛，瘀之日久，势必难散宜二十九号升象方，三十三号巽象方与九号坎象方加贝母、白芥子，七号晋象方，三十四号小畜方。曰身重痧，痧症初发，势虽凶暴，未必身重，若饮热汤热酒，痧毒即阻塞经络血肉之间，遍身重痛，不能转侧，或呕吐腹胀，脉伏，放痧之后，治先消瘀解毒宜三十五号家人方，如痧气渐减，再放痧，用三十六号益象方。曰心烦嗜睡痧，痧气冲于心胸，故心烦，或嗜睡，此等俱慢痧。若误以心烦嗜睡治之，必日甚。倘吃温热，必日凶，至不起，治法刺血为主，可不药而痊。曰遍身青筋痧，痧发，面色如靛，满身青筋胀起，粗如箸，痛自小腹起，攻上胸胁，困倦不堪，切不可误认作虚，急刺曲池、委中出黑血宜涤痧丸以火酒下。曰遍身肿胀痧，痧者，暑热时疫恶疠之气，攻于里，则为痰喘，为瘀血，昏迷不省。若元气实，内不受邪，即散其毒于肌肤血肉之表，为肿为胀。若误吃热汤酒，便成大害，此痧之暗者，宜从脉异处辨。一女手足俱肿，将及于腹，六脉弦细沉迟，此为慢痧变症，因不肯放血，数日愈肿，强之放二十余针，黑毒血出，用十号节象方，并散痧解毒消瘀顺气药十余帖安。一女久生疮，腹肿如鼓，手足肿，左脉微数，右脉歇止，夫疮毒脉必洪数，今脉症不合，此慢痧为患也，刺腿湾青筋五针，又刺指头十余针，用十号节象方并三十六号益象方，连进五服乃痊。以上三十六正痧也。试更即三十六变痧述之。曰伤寒兼痧，凡伤寒头痛寒热诸症，或当暑天，或触秽气，或感疫疠，忽犯痧胀，是惟认脉看筋辨之，必先治痧，痧退乃治伤寒。若误食温热汤酒生姜，立见凶危。一人伤寒发痧，昏沉，卧不能转。盖痧气冲心，故昏迷。痧毒入血分经络，故不能转侧。先放痧，用三十七号无妄方，痧退，治伤寒而痊。一女太阳伤寒，治之四日，面赤身热，心胸烦闷，六脉洪大无伦，此兼痧症也。刺青筋一针，流紫黑血。余有细筋隐隐，痧气壅阻之故，用三十四号小畜方二帖稍松，次日筋大见，刺九针，服二十三号中孚方少安。又早饮食，复发热面赤，又刺两足青筋，用小畜方二帖稍痊。偶饮温茶，立刻狂言，此痧未尽散，故又发耳，饮冷井水二碗，更服小畜方数帖，痧乃清，但病久身虚，服参芪始愈。曰痧症类伤寒，伤寒集中仅有四症类伤寒，至于痧症类伤寒，比四症尤凶暴，而方书不载，故医者不识。夫伤寒头痛，恶寒发热，是太阳经症，寒从肌表而入，故宜发散。若痧症头痛，是痧毒上攻头面三阳，不因外感，其恶寒发热，虽在肌表，是时行之气所感，由呼吸而入，搏击于肌表之中。作为毒热，内热则外寒，故亦恶寒。治宜先刺巅顶，放痧以泄其毒，用药惟以透窍解毒顺气为上。若误用麻黄、羌活，发表太甚，反助痧毒火邪，势必恶毒攻冲，作肿作胀，立时凶危。故痧与伤寒症虽同，而治各异。要知痧症宜清凉，则痧毒可内解。

伤寒宜辛散，则寒气可外舒。固不可以治痧症者治伤寒，更不可以治伤寒者治痧症也，急刺腿湾指臂及顶心宜十号节象方、三十八号噬嗑方、三十九号颐象方、四号否象方。曰伤风咳嗽痧，痧从时气所感，因而咳嗽，肺经受伤，不可同伤风治。盖伤风以疏风为主，痧则当以刮放为先。用药以清喉顺气，凉肺散痧为上宜四十号蛊象方加前胡、山豆根。曰咳嗽呕哕痧，痧毒之气，上凌肺金，故气逆，发呛而咳嗽，痰涎上涌，或呕哕恶心，或面目浮肿，或心胸烦闷，此热毒入于气分，痧筋往往不现，当刮之。间有入血分者，必待痧筋方刺之，急宜清理其痧毒。若从伤风治，误矣宜十号节象方加童便，微冷服，又二十号损象方或一号乾象方加贝母、薄荷、童便。曰霍乱痧，痛而不吐泻者，名干霍乱，毒入血分也，宜放痧。新食宜吐，久食宜消，食积下结宜攻。痛而吐泻者，毒入气分也，宜刮痧，有痧筋则放，宜调其阴阳之气，须知肠胃食积，宜驱不宜止，止则益痛。若吐泻而后痛者，此因泻粪秽气所触，宜用藿香正气散，须防食积血滞，或消或攻，或活血，山药、茯苓不可乱施，燥湿之品，温暖之药，俱在所禁。干霍乱盘肠大痛，先放痧，后即服药宜十号节象方与润下丸妙。若上腹大痛，吐泻数十次痛更甚，宿食虽吐泻尽，乃毒入血分，血瘀作痛也宜二十号损象方、三十三号中孚方。曰痧痢，夏伤于暑，秋必疟痢，痢疾初发，必先泄泻，泻则肠胃空虚，虚则易触秽气，即成痧痛。或天气炎热，时行疫疠，感动肠胃，因积而发，亦致痧痛。夫痢不兼痧，积去便轻，若一兼犯，必绞痛异常，止治其痢亦不效。或变痢如猪肝色，或如屋漏水，或惟红血水，或变噤口不食，呕吐，凶危。或休息久痢，惟先治痧兼治积，则痧消而积易去，积去而痧可清矣，急宜刮放宜九号坎象方，砂仁汤下，或三十号井象方。或更发热胀闷沉重，痢下紫血，六脉洪大不匀，此痧气不清，毒尚盛也，急刮放宜三十五号家人方入童便饮，次以苏木、红花、茜草、五灵脂、乌药、香附、当归，以导其瘀。曰痧类疟疾，痧有寒热往来似疟，或昏迷沉重，或狂言乱语，或痰喘不休，或心胸烦闷，叫喊不止，或呕哕吐痰，睡卧不安，或大小便结，舌黑生芒，如此重极，脉必有变，不与疟同，宜细辨之。一人日晡潮热，昏沉胀闷，大便不通，苔厚舌焦，左脉浮大而虚，右脉沉细而涩，若是疟脉，不应虚且涩，视其乳下有青筋，刺出黑血，用散痧消毒活血之药，诸症退，又用润下丸三钱，大便通，惟寒热未除，用小柴胡汤愈。曰疟疾兼痧，疟疾连朝间夕，多因暑热相侵，心中迷闷，或感疫气兼犯乎痧，疟因痧变，势所必至，不可慢以为疟而忽视之，疟犹可延，痧必伤人，自非先治痧，决难全愈，兼痧之祸，可胜道哉宜十号节象方、八号大有方。又或有本患疟疾，日晡寒热，七八日后，忽壮热不已，昏沉不醒，左脉不匀，右脉虚涩，此非疟脉，乃为疟之变症，非痧而何，刺臂出毒血，不愈，服药宜五号观象方加藿香、菔子、厚朴、槟榔，并四十一号离象方，次日再刺指头，即观象方加大黄、枳实，俟热退，再用十八号贲象方运动其气。曰头痛痧，痧毒中脏腑之气，闭塞不通，上攻三阳巅顶，故痛入脑髓，发晕沉重，名真头痛，旦发夕死，夕发旦死，急刺破巅顶出毒血以泄气，药则惟破毒清脏为主。痧毒中脏腑之血，壅瘀不流，上冲三阳头面肌肉，故肌肉肿胀，目闭耳塞，心胸烦闷，急刺破巅顶及其余青筋，药宜清血分破壅阻为要气分宜四十二号旅象方，血分宜先冷服红花膏子半盏，再用四十三号鼎象方。曰心痛痧，痧毒冲心，属之于气，则时疼时止，痰涎壅盛，昏迷烦闷，此其候也，治宜刺手臂，服顺气药为主。痧毒攻心，属之于血，则大痛不已，昏沉不醒，此其候也，治宜刺腿湾，服活血药为主，迟则难救宜十一号屯象方。曰腰痛痧，痧毒入肾，则腰痛不能俯仰，若误吃热汤酒，必烦躁昏迷，手足搐搦，舌短耳聋，垂毙而已。故凡痧中于肾，脉或左尺虚微，右尺洪实，或兼歇止者，急刺腿湾出黑血宜十二号既济方连服。曰大腹痛痧，痧毒入大小肠，则小腹大痛不止，形如扳推，绞切不已，治之须分左右，二股屈伸为验。如小腹大痛，每每左卧，左足不能屈伸，小肠经痧也。或痧筋不现，先服药宜四十四号未济方两三剂，俟筋现，刺左腿湾二三针，出紫黑血，再服药宜二十三号中孚方，冷服愈。如大腹大痛，每每右卧，右足不能屈伸，大肠经痧也，急刺右腿湾青筋三四针，出毒血，服药宜三十二号随象方冷服。如夏月不头疼发热，但觉小腹痛，或心腹俱痛，胀痞，不能屈伸，此皆暑火流注脏腑，故先小腹痛，遍及心腹，急用药宜六和汤清解之，或四苓散加木瓜、紫苏、香薷和散之。或藿香正气散加山栀。或用炒盐和阴阳水，探吐痰涎亦可。曰头眩偏痛痧，痧气慢者，上升于三阳头面，常觉头眩内热，或半边头痛，心烦不安，宜刮痧，不愈，用清热下气之剂治之。曰流火流痰痧，痧毒传遍，不待时日，朝发于足而足肿痛，夕发于手而手肿痛，朝发于肌肤而红肿，夕发于里而痰喘不休，此等痧乍隐乍现，乍来乍去，按脉而痧脉又不现，最难识认。如痧毒所流及之处，热者似流火而非流火，肿者似流痰而非流痰，或痒痛不已，或但痛之极，又痧之变者也。欲知此痧，须看病势凶暴，不比流火流痰轻且缓者，验于痧筋发现，刺之无疑，然后凭脉所犯风暑湿食痰血气阻分治之，斯能有效。一女人日间左足小腿红肿大痛，夜即腹痛，而足痛止，次日左足小腿红肿大痛，腹痛又止，来去不常，痛无一定，但六脉如常，难据为痧，委中有青筋三条，刺之血甚多，反加痰喘，放痧未尽也，用二十六号豫象方加土贝母三钱，二帖少愈，次日又刺左委中痧筋一条，巅顶一针，用前方加牛膝三钱，痧退，又用二十三号中孚方，肿痛俱痊。一人晚间右腿红肿，痛之已，喉旁肿痛，初不觉其为痧，只见时症犯此者甚多，细看两臂痧筋，刺出毒血，用十六号师象方倍山楂、菔子，加大黄一钱饮之，食消便下而安。曰痰喘气急痧，先痰喘气急，痧胀因之，先治痧后治痰气，无令痧为本病之助，先痧胀后痰喘，气急因之，但治痧而痰气自愈。若痧有寒热不清，痰喘气急者，兼和解。痧有但热无寒喘急者，兼消食顺气。有二便不利喘急者，有痢脓血或赤白喘急者，但急攻里。有瘀血凝滞小便利，大便黑喘急者，当防痧毒攻坏脏腑。不痛者可治，痛不已者难治，服药不应者必死。一人发热头疼，胀闷昏迷，痰喘气急，六脉无根，因放痧，用十三号革象方、二十号损象方，稍冷服，又用四十五号蒙象方，胀平，再用一号乾象方加青皮、连翘、山楂、菔子、熟大黄，病痊。一妇喘急胀闷，刺乳下二针，出紫黑血，用二十八号恒象方，二帖愈。一人喘急，发热身重，腹中绞痛，刮放不效，用四号否象方、十四号丰象方加大黄，服之愈。曰半身不遂痧。心主血，痧毒中血分，故易攻心，此痧症所以发昏也。若慢痧冲激迟缓，留滞经络，或左或右，半身疼痛，或麻痹不仁，遂成半身不遂，总因痧毒为害也。见有青筋，急宜刺破，乃用药散毒活血消瘀，始得愈宜四十六号涣象方。曰臌胀兼痧，先臌胀，忽痧气乘之，臌胀益甚，在臌不可先医，在痧自宜早治。一人腹胀如鼓，脐突筋青，心口将平，知为血鼓症，其指头黑色，兼痧无疑，刺二十余针，腿臂出血，略松，遂服药宜十九号大畜方，脐下青筋渐退，后用鼓胀药导去恶水，日服治鼓香橼丸，二月余，鼓症平，永不复发。曰痧变臌胀，痧者，毒也，慢痧之毒，迁延时日，留滞肌肤肠胃中，若不早治，即成真鼓。一人气急作胀，胸腹饱闷，脐下青筋突然起，心口将平，此慢痧成鼓也，出毒血二十余针，筋淡腹松，用十号节象方。曰老病兼痧，先患痰火咳嗽，忽喘急痰涎，喉声如锯，或头汗如油，喘而不休，心胸烦闷，莫可名状，虽是痰火危困，然有兼感时气，或触秽骤然势盛者，必宜察脉按症，先清痧，次治痰，渐补气血斯可耳。一妇素痰火，或痰壅喘急，六脉雀啄，此兼痧症，尚有救，刺出恶血，用散痧消毒豁痰顺气药，并用四十五号蒙象方，渐安，后惟大补气血愈。曰弱症兼痧，先患痨弱，或吐血，或干嗽，两颧唇口鲜红，或骨蒸热，一感时气或触秽，必兼痧症，或痰喘，或咽喉如哽，或心腹胀闷，烦躁发热，较之平时不足，益加沉重，此宜先治痧，令痧毒退尽，方治本症宜十号节象方，清茶下。曰内伤兼痧，人有内伤，讵无外感，外感不独风寒，即暑热时疫传染，秽恶触犯，一受之，亦如外感。然内伤，本病也。外感，标病也。内伤兼痧，宜先治痧，次治本病。一老妇夺产争殴，发热，咳嗽吐痰，胸中胀闷，知是内伤兼痧，刺痧筋二十余针，与十号节象方，少松，又用四十七号讼象方治其内伤，下黑粪瘀血，诸症除后，用六十二号谦象方，并前虚症亦除。曰痧变痨瘵，痧症有忌饮热汤者，有反喜热汤者，惟喜饮热，痧益难辨，慢痧所以渐成痨瘵也。原夫痧毒之始，入于气分，令人喘嗽吐痰，发热声哑。盖火毒伤肺，肺为娇脏，若不知治，变为百日紧痨，轻亦数年难愈，卒至危亡。入于血分，重者凶变在即，轻者岁月挨延。若乃毒瘀胃口，必须去毒而愈。毒瘀肝经，损坏内溃，吐血数发，势极凶危，毒瘀心包络，更加凶险，不待时日。毒瘀肾经，腰脊疼痛，嗽痰咯血，日甚难痊。凡痧毒遗患，总成痨瘵，治须识之于始，莫咎厥终。一人痧胀，不服药，但放痧三次，胃脘间成一块，嗽痰发热，不食日瘦，右关芤紧，余皆数，此内有瘀血，必吐出方解，用桃仁、苏木、泽兰、白蒺藜、香附、乌药，酒煎服，吐出紫黑血碗许，更用活血引下药，加童便酒服愈。曰痧变吐血衄血便红。痧毒冲心则昏迷。冲肺则气喘痰壅，甚则粪衄。入肝则胸胁疼痛不能转侧，甚则血涌吐出。流于大肠则大便血。流于小肠膀胱，则小便血。治宜先清痧毒，顺其所出之路，则气自顺而血自止矣。一人放痧不服药，变筋骨疼痛，十日后吐血甚多，疼痛不愈，脉芤，痧气已退，尚存瘀血，用三十六号益象方。一幼儿痧痛大便血，令放痧，用四十八号同人方。一女痧痛溺血，放痧不愈，用四十九号坤象方加益母草、金银花、牛膝、连翘。一人痧胀鼻衄，是痧气由衄而泄也，用六号剥象方。曰痧变发斑，痧粒不过红点而已，至有浑身成片斑斓，发热头晕者宜五号观象方。其有痧变发黄者，邪热攻乎脾胃，而土之本色见于外也。脾胃虽属土，又有湿热之分。盖脾阴脏属己土，主燥，观其纳甲于离宫可见。胃阳腑属戊土，主湿，观其纳甲于坎宫可知。一湿一燥，湿热熏蒸，如盦[①] 曲之状，故发黄也。其方治载铜痧条。曰犯痧小便不通，痧毒结膀胱，令便溺不利，小腹胀痛难忍宜四十四号未济方，并涤痧丸、润下丸。曰眼目怪症痧。痧者，火毒也。若犯痧症，适与心主之火相合，痧毒逆冲，须防攻心之患。今少阴心君不受邪，逆犯厥阴肝母，故两目红肿如桃，甚则眼珠突出。然他症患目，惟在于目。若因痧为患，必心中烦闷，而目疾因之，不早治，则痧毒已参阳位，其火炎极，轻则坏目，重则殒命，治宜先刺巅顶百会穴以泄毒气，用清火活血顺气药，加牛膝、石斛引火归原，良法也。若心中烦闷头眩，两目红肿大痛，眼珠挂出，左目尤甚，至晚即昏沉眩晕宜五十号复象方加童便服，眼珠始收。若两目通红，甚至起障生翳，此痧之余毒在肝宜五十一号临象方加灯心、白芙蓉叶，水煎温服。曰痧后牙疳，此痧毒入于胃也宜五十二号泰象方，神效。曰痧后胸膈痛，痧毒虽退，尚留瘀血在胸膈间，是积血作痛也宜失笑散。曰妇女倒经痧，经行之际，适遇痧发，经阻逆行，或鼻红，或吐红，肚腹肿胀，卧床不能转侧，肚腹不痛，亦为暗痧，若痧毒攻坏脏腑者不治，急放痧宜五十三号大壮方。曰胎前产后痧。孕妇犯痧，最易伤胎。产后犯痧，须防恶阻。较之平人更甚，当急救。若暗痧陡发，则胎前痧脉溷于有孕，产后痧脉杂于恶阻，又无心腹痛可据，须当究其症候，察其声色，看有痧筋，急宜刺破，肌肤痧壅，焠刮兼施，至若痧毒横行，肆攻脏腑，莫可挽回矣。曰胎前痧痛，毒气攻冲绞动，殒命伤胎，岂为细故？至如安胎用白术、当归、茯苓之类，痧所大忌，以痧胀所宜，惟是破气破血之味。又胎孕所忌，斟酌其间。活血解毒用金银花、益母、丹参、红花、寄生，消瘀而不伤胎元。顺气用香附、陈皮、厚朴、砂仁、乌药，行气而不伤胎气。散痧用防风、荆芥、细辛，透窍而不动胎孕。消食积用山楂、卜子、谷芽、麦芽，宽中而不伐胎性。采择于中，最为稳当。然此等药，势盛难于速效，权用一二味克药，恐于胎气有妨，不可不慎宜五十四号夬象方。曰产后痧痛，产后用药必须温暖，痧症用药惟重清凉，既属相反，而处治之方，毋执产后一于温暖，亦毋执痧症一于清凉也，今统制一方，为临症之法，散痧用独活、细辛，破血用桃仁、红花，顺气用香附、乌药、陈皮，解毒用金银花、紫花地丁，消食用山楂、卜子、神曲、麦芽。如产后常用姜炭、肉桂以温血，是痧症所忌。痧症必用荆芥、防风以散痧，连翘、薄荷以清热，又产后所不宜也。况痧症胀极，尤贵大黄、枳实、槟榔以通积滞，而产后更不可用。盖痧而用温胀者益胀，产而用凉瘀者益瘀，惟取微温之气，则两不相妨，更加童便以清热消瘀，岂非良法乎？一产妇三日，腹胀绞痛，恶露不通。夫产后痛当在小腹，今大腹绞痛，非产后本病。脉洪数有力，兼痧无疑，先饮童便一杯，少苏，刺出毒血，用二十二号履象方，痧尽，恶露行。一妇产八日，恶露太多，忽寒热，胸中胀闷，脉洪大无伦，今恶露去尽，此脉不宜，放红紫痧筋二条，便不洪大，又刺臂指十余针，用五十五号需象方，四帖病痊。一妇产六日，身痛，寒热如疟，昏闷，脉歇止，指甲黑，乃兼痧症也，刺指七针，舌底一针，稍缓，用五十六号比象方愈。曰小儿夹惊痧，小儿一时痰涎壅盛，气急不语，眼目上翻，手足发搐，肚腹胀满，误作惊治不效，看有痧筋，速为出血，额现痧粒，急为火焠，先

---

① 盦（ān 庵）盦《说文》：“　，覆盖也。”

令痧退，然后治惊宜四十五号蒙象方。曰痘前痧，痘本先天，因时而发，必由外感，如痧亦时疫之气所感，作胀作痛，而胎元之毒因之俱发。凡痘未见点之前痧胀，必心胸烦闷，痰涎壅塞，甚至昏迷不省，此其候也。小儿滑疾之脉，类于痧症，厥厥动摇之脉，虽若疑似难明，然有痧筋可辨，单用药清之，痧自退，痘自起矣。若痘点既形，触秽痘隐者，痘科自悉不载。一儿痘初发犯痧，腿弯有痧筋二条，余曰，两目少神，四肢战动，痘之候也。隐隐微点，痘之形也。口热如炉，红紫之色，热之盛也。但是痰喘气急，腿湾痧筋，必痘因痧胀而发。治宜先透痧，或兼发痘，用五十七号兑象方一帖，稍冷服，痘乃发，十二朝而痊。曰痘后痧胀，痘后中气多虚，有感必伤，一遇暑热及秽恶即成痧胀，往往忽然生变，人多认为恶痘所致，竟不知痧之为害有如此也宜二十六号豫象方，合二十八号恒象方。曰痘前痘后痧，论凡痘前后，见有痧筋，止可辨其为痧，用药治之，切忌针刺，非不可针也，痘变不常，若一差池，为害不浅，故切切不可用针也。曰疮症兼痧。疮痛者，心火血热所致，故火盛而脓肿作痛。然脓疮虽痛，必渐渐而来，非若兼痧之骤。故凡疮疡兼痧，其肿痛必多可畏处。况疮脉多洪数，兼痧脉固不同，筋色又可辨验，不容混也。急刺指头及头顶宜五十八号困象方、五十九号萃象方。曰痧变肿毒，痧毒不尽，留滞肌肉腠理间，即成肿毒，急先放痧，用解毒散痧药以除其根，然后审毒所发，照十二经络脏腑，分阴阳寒热处治，轻则消，重则拓，虚则补，实则泻。若红肿甚者属阳宜五十九号萃象方。白色平肿不起发者属阴宜六十号咸象方。毒又有半阴半阳者宜五十八号困象方。凡毒穿破后，护之宜贴太乙膏。若肿毒无脓，止有毒水流出，或脓少血多须拔去毒水脓血宜飞龙夺命丹，研碎些些，填太乙膏中，毒水尽，但贴膏。有毒口难收者，收之宜掺红玉散。一人发背，疽黑烂，脉沉微，指头黑色，恶热饮，此痧变恶毒，用冷围药而成此疽也，令去围药，放痧讫，俟痧气绝，用六十号咸象方温托之，外敷如前法，另有六十一号蹇象方选用。曰痧后调理，痧退之后，痧气已绝，气血虚弱者，急补之宜六十二号谦象方、六十三号小过方。若屡患痧症者，待痧气既清，调理之宜六十四号归妹方。以上三十六变痧也。列正变之名目，考正变之症状，备正变之方治，痧焉廋[①] 哉，痧焉廋哉！以是知养吾之书，实能发前人所未发，足为轩岐之功臣也，余能不祖其说而述之哉？

【脉法】　王养吾曰：痧症脉多微缓细涩，有时弦数，纵浮大亦虚而无力，疾徐不伦，或六脉俱伏，伏亦无妨。

鳌按：又有或左或右一手伏者，有一部两部伏者。

痧气一退，脉即渐还。假如头疼壮热，脉应洪实而反微迟者，痧也。如厥冷不语，脉应沉细，而反滑数者，痧也。大抵痧脉与他脉有异，脉症不符，便舍症而从脉。凡诊痧无过此两言尽矣。且痧之毒气，冲激于经络血肉之分，或脉多洪数，或沉紧，或大而无伦，或洪实有力，若症脉稍有不合，便审痧筋有无。有则俟刮放后，再诊脉之来复如何，以断病之寒热虚实从治。无则凭脉断其寒热虚实用药。如伤寒杂病，自有本脉，若一兼痧，其脉必变病，必凶暴。然兼痧之脉，自可细考而知也。伤食之痧，脉多紧实。伤血之痧，脉多芤滑。伤暑之痧，脉多洪滑而数疾。伤风之痧，脉多沉微。触秽之痧，脉多变

---

① 廋（sōu 搜）　隐藏。

异不常。伤气之痧，脉多沉伏，或形如雀啄。伤寒湿之痧，脉多沉细耳。或有痧脉一似阴症者，尤不可不辨。盖痧毒之气，阻抑于经络血肉间，故多沉伏，即有别病兼痧者亦然。如伤寒脉沉迟无力，是直中三阴经之脉也，治用热药，固无疑矣。惟伤寒兼痧，痧脉与阴症相似莫辨，一服温补热药，痧毒变幻，悔无及矣。凡临伤寒症，见有沉微或伏之脉，一似直中三阴经，其外视症候，稍有不合者，便取痧筋验之，有则为痧，无则为阴症施治，或凉或热，万不失一。且刮放服药之后，血肉经络之分，通而无阻，即按其脉，便不复如前之沉微或伏矣。然后按脉辨症，治其伤寒，未有不效者。至如杂病兼痧，有沉微或伏之脉，亦以此法验之，诚为至当不易。是故凡痧察脉，可决死生。脉微细者生。实大急数者重。脉洪大无伦者凶。一部无脉者轻。一手无脉者重。两手无脉者死。六脉无根，放血服药不应者，不治。诸怪脉现，放血服药不应者，死也。总之，治病欲辨明虚实寒热之法，斟酌轻重缓急之宜，惟脉是恃。若诸脉伏，不可推测，医者将何以断验乎？故必求他症以辨之，方有治法耳。当诸痛脉伏者，推验筋之青紫，识其为痧。即诸病不痛而脉伏者，亦必推验筋之青紫，识其为痧。盖因痧毒气壅血瘀于经络间，故尔脉伏。若刺放血流，气亦泄，毒无壅阻，而脉乃复其常。至于重痧，伤在三阴，针刺有所不到，血流有所不尽，惟从食积血痰所阻之毒以治之，脉且随药而复，乃知痧症脉伏，反为平常事耳。

【痧胀原由症治】　陶节庵曰：湿霍乱死者少，干霍乱死者多。以上不得吐，下不得利，上下不通，腹痛甚而头疼发热，此为干霍乱也。犯此死者多，因其所伤之邪不得出，壅塞正气，阴阳隔绝也，宜先用吐法，再服药。缪仲淳曰：绞肠痧属胃气虚，猝中天地邪恶秽污之气，郁于胸腹间，上不吐，下不泻，以致肠胃绞痛异常，胸腹骤胀，遍体紫黑，头顶心必有红发，急寻出拔去之。急以三棱鑱针刺委中，挤出热血，可立苏。次用新汲凉水入盐两许恣饮，得吐泻即止。委中穴在两膝下弯横纹中间两筋之中，刺入一分。王养吾曰：痛而绞动者，痧毒阻于食积之气分也。痛而不移者，痧毒壅于血分而有瘀也。发于头面上部者，痧之毒气上壅也。缠于手足下部者，痧之毒血下注也。上吐下泻者，痧气上下冲激也。烦闷气胀者，痧气壅塞于心膈也。恶寒发热者，痧气遏抑于肌表也。胸膈偏痛者，痧之毒血流滞于经络也。结滞肠胃者，食积瘀血为肿为胀也。吐血便血者，痧血泛溢而溃败也。咳嗽喘急者，痧毒壅于气分而生痰逆也。立时闷死者，痧之毒血攻心也。手足软而不能运者，痧入于血分，毒注下部也。腰胁俱痛者，毒阻于血分而有瘀也。半身偏痛者，毒阻于半身而血瘀也。身重不能转侧者，痧之毒血壅瘀，不能转运也。变成痈毒溃烂者，毒血凝滞，败坏肌表也。以上宜分表里。又曰：痧症之发，未有起于寒者，然亦有时为寒，非真寒也。盖因世人知痧之热，而服大寒之剂以致此。夫犯痧症，必其无食积血阻于中者，方可服寒饮而得效。若一有食积血阻而饮大寒，则食不消，血不散，积不行，痧毒反冰伏凝阻，未有得宁者。尝见高岩穷谷中，行旅感受暑气，渴饮涧水而即死者，是名寒痧。盖缘痧毒攻心，服寒饮太过，痧毒反凝结于心胸，多致不救也。若为放痧，毒血一行，便无阻滞，得有其命。故方书有服阴阳水者，不独取井水，以此故耳。是以久服凉饮之后，痧有未痊者，又当以微温之药施之，略用三香温和之剂，诚为权宜之术。若用桂附干姜吴萸参芪之属，则又误矣。又曰：治痧当辨身凉身热，身凉而内热者，宜攻其里，表热者，宜透其肌，用药随时活变，故不立主方。以上言宜分凉热。又曰：痧症危极，昏迷不醒，即扶不起，呼不应，虽欲刮放而不得，即当用药救之，以期必效。然痧症用药，必须带冷，虽未能即周于肌肤血肉间。其昏迷不省，乃痧之热毒冲于心胸，心即不能自主而昏迷。若药带冷入口，先从胸膈间顺流而下，则热毒之气在心膈间者，随药而消，故昏者复明，迷者复省，即有不省者，乃食痰血积所阻，若能攻而下之，未有不省者矣。以上用药法。又曰：痧胀有一等凶症，心胸高起如馒头者，不治。虽曾以升象方治活一妇人，胸前高突如拳大，坚如铁石者，亦偶也。背心一点痛者凶。角弓反张者死。腰肾一片痛者死。心胸左右有一点痛者不治。胁肋痛，四肢肿痛者难治。鼻如烟煤者死。舌卷卵缩者死。环口黧黑者死。头汗如珠，喘而不休者死。昏迷不省，放痧不出，服药不应者死。痧块大痛，服药不应者死。此皆实热为害固然耳。以上难治症。又曰：仲景《伤寒论》中，不及瘟疫，何况后世所云痧胀乎？夫伤寒原为传经热症，盖因六气阴阳同异不齐，风热火统乎阳，寒燥湿统乎阴，大抵六气由表及里，故云外感，乃肝脾胃肾与膀胱传变皆周，而病自解矣。至于痧，有由内而出者，有自外而入者，有无端而起者。或发于脏，何脏受之，或发于腑，何腑受之？或犯兼症，或犯变症，但止于一经而不传，原不拘拘经之手足也。故内受邪，则为绞刺，为胀急，为闷乱。外显于症，则为瘾疹，为斑黄，为吐泻。存中形外，自然之理耳。又曰：河间云，诸热瞀瘈暴喑，冒昧躁扰，狂越詈骂惊骇，胕肿疼酸，气逆冲上，噤栗如丧神守，嚏呕疮疡，喉痹耳鸣及聋，呕涌溢食不下，目眯不明，暴注卒泻，瞤瘈暴病暴死，皆属于火。已上诸症，今时痧胀十居八九。至如暴病暴死，河间但指中风痰厥，由今观之，暴病暴死者，于痧胀最为酷肖，想古时不立痧胀之名，未经说破故耳。则知痧之属火明甚。然火有君相之别。手少阴经君火也，右肾命门为手心主，乃手厥阴包络之脏，经言心之原出于太陵，凡刺太陵穴者，所以泻手心主相火之原耳。又有手少阳三焦合为表里，神脉同出，现于右尺一经，代君行令，故相火之为病居多，皆因火性最烈，其气上炎，以致三焦阻塞，六脉全乖，昏冒口不能言，痰喘声如曳锯。然相火作病，犹有可回。若犯少阴心君，确具死症，则殒在须臾，莫谓医工艺术之疏耳。又曰：事必师古，何况于医？丹溪治杂病，以气血痰三者为先，盖三者成疾，人身最多，能详审于三法之间，便可指下奏功。至于痧胀，又何能离此三者乎？痧有气塞者，为喘息，为胀满，为呕哕，为头目胀，其痛阵紧，脉必洪数，属阳。有气闭者，为昏冒不语，为口噤目翻，不省人事，上下厥冷，虽痛，口不能言，脉必沉伏属阴。痧有血热者，为烦躁，为紫斑，为头目赤，为衄，为口吐红沫，脉必实大，属阳。有血阻者，腰胁痛，攻心痛，手足青紫，脉必紧而牢，乍大乍小，属阴。痧有痰壅者，喉中沥沥有声，吐咯不出，呕吐酸水清涎，脉必弦滑，属阳。有痰厥者，卒倒僵仆，手足厥冷，肌肤芒刺，遍身青筋，坐卧不能转侧，脉必微细，似有似无，属阴。凡气血痰之为害于痧，有如此者，不得谓阳痧则生，阴痧则死也。即使阴痧，又不比伤寒直中阴经症，可用姜桂参芪也。痧胀有脉伏三日，亦得救活者。四肢厥冷，刺血投剂后，即时温暖者。目闭牙噤，刺血投剂后，即时睁眼认人，而言其所苦者。医工能识其窍则危者立安，失其机，虽得生全者亦死矣，可不深为究心，以救人生命乎？以上参集诸家名论。又曰：凡犯痧症，仰卧，将大公鸡一只，放肚上，鸡即伏好，疼止，即跳下而愈，此法试过亦验。又法，凡痧症属肝经者多，肝附于背第七骨节间，若犯痧，先循其七节骨缝中，将大指甲重掐入，候内骨节响方止，以盐涂之。如不响，必将盐重擦，必使透入，方能止疼。以上腹痛治法。又曰：治霍乱腹痛之甚，以新汲水百沸汤各半合饮之，甚效。盖上焦主纳，中焦腐化，下焦主出，三焦通利，阴阳调和，升降周流，则脏腑畅遂。一失其道，二气淆乱，浊阴不降，清阳不升，故发为呕吐霍乱之病。饮此汤即定者，分理阴阳，使得其平也。此即无病，凡夏月早起，或卧间，用一盏，亦能清暑调中消食。以上论阴阳汤之利益。凡痧症饮汤药，云稍冷者，九分冷一分温也。云微冷者，八分冷二分温也。云微温者，冷者四分之三，温者四分之一也。云冷服者，十分生冷也。云温者，四五分温也。以上汤药规则。又曰：痛时则不欲饮食，痛后亦有不喜食者，有食而作胀复痛者，或疑伤寒而饿坏者，其间饮食最要斟酌，宜忌不可不审也。夫发痧忌热汤热酒粥汤米食诸物，若饮热汤酒，轻必变重，重必至危。吃米物恐结成痧块，日久变生他疾，难于救治。如有食消不殒命者，亦幸耳。故痧病略松，胸中知饿，设或骤进饮食，即复痧胀，立能变重，必忍耐一二日，乃可万全。更见禅僧痧胀，愈后再不复发，以无荤腥故也。今后凡遇痧病得愈者，当知所戒，即无屡发之患。如伤寒不饮食至一候两三候不妨者，以邪气填胃口也。痧胀十日五日不饮食亦不妨者，以痧气满塞胸膈也。惟俟痧气尽，然后与之。生姜痧症大忌，切不可泡汤服，或作药引，犯之必死。今将宜忌食物开列，医家病家，各遵毋忽。食忌生姜、枣、圆眼、川椒、胡椒、辣酱、烟、茶、酒、滚汤、索粉、醋、面、面筋、猪肉、羊肉、鸡、鱼、葱、蒜、芥、菜瓜、茄、菱、糯米食、糖食、桃、梅、李、杏一切甜物。食宜黑沙糖、芋艿、食盐、荸荠、百合、藕、西瓜、灯心汤、山楂汤、莱菔子汤、芦根汤、陈香橼汤、阴阳水。然即所宜，亦必等痛止后，知饿方可吃。清水饭汤如米粥米糊亦宜少用，且须冷吃，不然，则复发。以上食物忌宜。

治痧胀忌宜诸药

忌药切勿犯人参　白术　山药　黄芪　熟地　白芍　甘草　茯苓　猪苓　半夏　白芷　苍术　升麻　肉桂　附子　吴萸　干姜　生姜　五味　木瓜　竹沥　杜仲　杞子　故纸　茯神　枣仁　苁蓉　巴戟　柏子仁

凡治吐症，用半夏、藿香。独痧症作吐，半夏性燥，须防益助火邪，切不可用。藿香惟取其正气，以治秽浊，倘肠胃中有食积瘀血，阻滞痧毒，骤用此以止吐，反有闭门逐盗之忧矣。

宜药须酌用　陈皮　枳壳　荆芥　柴胡　葛根　薄荷　青皮　枳实　防风　前胡　厚朴　紫苏　细辛　独活　桔梗　香附　郁金　木香　砂仁　乌药　连翘　秦艽栀子　贝母　天冬　杏仁　桑皮　赤芍　香橼　丹参　山楂　红花　苏木　桃仁　三棱　莪术　麦芽　神曲　麦冬牛膝　牛蒡　泽兰　菔子　茜草　银花　香薷　地丁　甘菊　青黛　乳香　阿魏　胆星　雄黄　天竺黄　蚕沙　没药　角刺　牛黄　麝香　明矾　石膏　龟甲　僵蚕　童便

梅花 板蓝根 小青草即血见愁 红蓼子 紫荆皮 火麻仁 刘寄奴 益母草 地骨皮 穿山甲 白芥子 延胡索五灵脂

痧症寒热，不由外感，其毒从鼻吸而入，搏击肌表，羌活、麻黄，俱在所禁。如荆芥、细辛善能透窍，盖恶毒之气由窍而入，故用以治痧，亦由窍而泄。若防风乃臣使之品，取为透窍之佐，不比麻黄、羌活专主发表，反有升发火毒之虑也。

忌宜相半药 羌活 藿香 檀香 当归 黄连 元参 川芎 沉香 丁香 生地 黄芩 花粉 木通 大黄

凡忌宜相半之药，如必不得已而欲用之，轻者止可用半分至三分，重者亦只可四五分至钱许。

治痧胀方六十四

一号乾象方 防风 细辛 陈皮 枳壳 旋覆花 荆芥穗等分

水煎，稍冷服。

头面肿，加薄荷、甘菊。口渴加天花粉。手足肿，加威灵仙、牛膝、金银花。腹胀，加大腹皮、厚朴。吐不止加童便。内热，加连翘、知母。血滞，加茜草、丹皮。痰多，加贝母、瓜蒌霜。小腹胀痛加青皮。寒热，加柴胡、独活。赤白痢加槟榔。食积腹痛，加山楂、菔子。喉肿，加射干、山豆根。心痛，加莪术、延胡索。触秽，加藿香、薄荷。瘀血面黑，加红花、苏木。放痧不出，加苏木、桃仁，倍细辛、荆芥。

以上加减法，大同小异，余可类推，后不具载。

此方专治感风成痧之剂。

歌曰： 乾象风痧腹痛频，嗽烦身热汗头疼，荆防细壳陈旋独，时气相干一服宁。

二号姤象方 香薷 薄荷 连翘各一钱 金银花 紫厚朴 木通各七分

水煎，冷服。此方专治伤暑成痧之剂。

歌曰： 暑痧姤象止头眩，自汗如倾吐泻兼，荷泽翘通车藿朴，香薷瓜豆是更须。此首歌内有加味。

三号遁象方 香薷 紫苏 厚朴 山楂 枳壳 菔子 陈皮 青皮等分

水煎冷服。汗多者本方去紫苏。此方专治暑热成痧之剂。

歌曰： 暑胀难当遁象名，香薷楂朴壳陈青，更加菔子苏随意，竹叶石膏汤亦灵。

四号否象方 藿香 香附各四分 薄荷叶七分 枳壳 连翘 山楂 延胡索各一钱

水煎，冷服。

此方专治阴痧之剂，腹痛而手足冷者是也。

歌曰： 否象阴痧手足凉，腹疼秽气触而成，延胡壳木楂香附，砂藿连翘薄荷增。此首歌内有加味。

五号观象方 防风 荆芥各一钱 川芎三分 连翘 陈皮 青皮各八分

水煎，稍冷服。

食不消，加山楂、菔子。有积加槟榔。心烦热，去川芎，加山栀子。痰多，加贝母、白芥子。气壅，加乌药、香附。血壅，加桃仁、红花。郁闷不舒加细辛。食积，加三棱、莪术。暑热，加香薷、厚朴。大便秘，加大黄、枳实。小便秘，加木通、泽泻。喉痛加薄荷、射干、牛蒡子，去川芎。咳嗽，加桑皮、马兜铃。

此方专治阳痧之剂，腹痛而手足暖者是也。

歌曰： 观象阳痧手足温，多因气郁痛相寻，荆防陈细槟翘郁，烦热栀香菔子青。

六号剥象方　地骨　薄荷　山栀　丹皮　天花粉　元参　细辛等分

水煎，稍冷服。

此方专退痧热之剂。

歌曰：　斑痧剥象是良方，呕吐头眩发紫斑，地骨栀元花粉细，丹皮薄荷便身凉。

七号晋象方　延胡索　苏木　五灵脂　天仙子各一两　莪术　广皮　三棱　枳实　厚朴　槟榔　姜黄各七钱　乌药五钱　降香　沉香各三钱　阿魏二钱　香附四钱　菔子一两

水泛丸，每十五丸，砂仁汤下。

此方专治食积壅阻痧毒，瘀痛难忍，头面黑色，手足俱肿，胸腹胀闷等症。

歌曰：　乌痧恶症痛难当，晋象丸方果是强，苏木延胡陈附朴，蓬棱阿魏菔槟榔，灵脂乌药天仙子，枳实姜黄沉降香，水泛为丸如绿豆，砂仁汤送月圆双。月圆双者，每服十五丸也。

八号大有方　沉香　槟榔各五钱　卜子　枳实　厚朴各七钱　山棱　蓬术　天仙子　广皮各六钱　蔻仁　乌药各四钱　木香三钱　姜黄五钱

水泛丸，每三十丸，砂仁汤稍冷服。

此方专治痧气急，胸腹胀痛，迷闷昏沉。

歌曰：　晕痧大有救昏迷，厚朴天仙卜广皮，白蔻姜黄槟枳橘，蓬棱乌药木香齐。

九号坎象方　五灵脂　广皮各一两　青皮　天仙子　三棱　蓬术　姜黄各七分　枳实六钱　蔻仁　乌药各五钱　木香　沉香各二钱　阿魏一钱

制法、服法，同八号。

此方专治痧症气壅血阻，昏迷不省，偏身沉重，不能转侧。

歌曰：　坎象同前气阻壅，青陈乌药实棱蓬，仙灵白蔻兼阿魏，更有姜黄沉木功。

十号节象方　郁金二钱　细辛一两　降香三钱　荆芥五钱

每末三匙，清茶稍冷服。

此方通治痧症之仙剂。

歌曰：　绞肠痧痛病非常，节象仙方效最良，郁细降香荆芥穗，三匙细末和茶浆。以下七方俱属此条。

十一号屯象方　三棱　蓬术　白芥子　延胡索　卜子各一钱　枳壳　青皮　乌药各八分　红花七分　香附四分

水煎，稍冷服。

此方专治痧气内攻之剂。

歌曰：　屯象祛痧气内攻，蓬棱白芥枳延红，卜青乌药同香附，任是盘肠一剂通。

十二号既济方　降香五钱　牛膝二两　大红凤仙花　红桃花　红花各七钱　白蒺藜一两

为末，砂糖调童便冲服。

此方专治痧毒中肾之剂。

歌曰：　既济方除中肾痧，降牛桃蒺凤仙花，红花共末同调和，童便冲来效可夸。

十三号革象方　郁金　沉香　木香各一钱　乌药三钱　降香二钱　细辛五钱

每末三钱，冷水服。

此方专治痧气寒凝之剂。

歌曰：　痧气寒凝革象方，郁沉乌降木辛将，共来为末三钱服，定使阴寒见太阳。

十四号丰象方　三棱　蓬术　卜子　青皮　乌药　槟榔　枳实各一钱

水煎服。

此方专治痧症因于食积者。

歌曰：　丰象多缘食积因，青乌卜实与蓬棱，楂槟神曲能消食，水二煎成取八分。

十五号明夷方 细辛 大黄 枳实 厚朴 桃仁 青皮 火麻仁等分

水泛丸，每服一钱，重者二钱，再重者三钱，灯心汤稍冷下。

此方专治痧症大便干结，气血不通，烦闷壅盛昏沉者。

歌曰： 明夷干结便难通，烦闷昏沉气血壅，蒌实将军辛厚朴，二仁水滴滞消融。此首歌内无青皮，有瓜蒌。

十六号师象方 三棱 蓬术 厚朴 山楂 枳实 卜子 连翘 青皮 陈皮 细辛等分

水煎，冷服。

此方专治痧症气食壅盛者。

歌曰： 师象连前有七方，绞肠痧内疗多般，青陈楂朴蓬棱实，卜子连翘与细看。

十七号艮象方 五灵脂 菔子 山楂 神曲 青皮各一两 蓬术 厚朴各八钱 三棱 槟榔各七钱 蔻仁 乌药 姜黄各五钱 沉香 木香各三钱 阿魏二钱 丁香一钱

水泛丸，每一钱，紫荆皮汤下。

此方专治痧症食积成块，痛而不已，推上移下，日久叫喊，筋脉抽掣之症。

歌曰： 艮象抽筋手足疼，青筋胀起筋粗痕，三香楂卜神灵蔻，乌药蓬棱朴实青，阿魏姜黄槟治块，丸吞十粒紫荆皮。三香，沉、木、丁也。

十八号贲象方 木香 檀香 沉香等分

为末，每服五分，砂仁汤微冷下。

此方专治过饮冷水痧不愈者。

歌曰： 贲象皆由饮冷过，三香末服暗痧多，皆因暑热寒冰受，凝结于中毒阻何？

十九号大畜方 白蒺藜二两 泽兰 姜黄 卜子 山楂 茜草 土贝母各一两 延胡索 五灵脂各两五钱 槟榔七钱 金银花八钱 乌药 青皮各六钱 桃仁一两二钱

每末一钱，温酒下。

此方专治食积瘀血，痧毒凝滞成块，日久不愈之症。

歌曰： 大畜能消积食瘀，毒凝成块久难除，泽兰白蒺姜黄菔，茜草青槟乌药俱，楂肉银花土贝母，桃仁胡索五灵脂。

二十号损象方 没药三钱 细辛四钱 白蒺藜 延胡索 桃仁各一两 降香三钱

每末一钱，酒下。

此方专治血郁不散之症。暗痧难识，为病亦多，故立贲、损、大畜三方。

歌曰： 损象血郁不能散，细辛没药桃仁降，延胡白蒺酒水调。已上三方痧属暗。又歌曰： 落弓痧胀最难医，痰喘昏迷不醒时，睽履中孚分辨治，放痧去血复何疑？

二十一号睽象方 枳实 菔子各一两 郁金二钱 乌药 连翘各八分

共为末，茶清稍冷下。

此方专治痧气郁闷之剂。

歌曰： 睽象方原开郁闷，翘乌菔实郁金施，丹参楂肉银花佐，共末茶清冷服之。此首歌内有加味。

二十二号履象方 刺蒺藜 独活 桃仁 蒲黄 红花 延胡索 乌药各一钱 枳壳七分 香附三分

水煎，微温服之。

此方专治痧症因于血郁者。

歌曰： 履象专攻血郁症，桃仁独活壳蒲黄，延胡白蒺乌香附，牛膝童尿贝母强。

二十三号中孚方 红花 青皮 蒲黄各一钱 香附四分 枳壳六分 贝母二分

水煎，温服

此方专治血痰之症。

歌曰：　中孚专治血痰疴，贝附青红枳壳蒲，已上落弓宜选用，昏沉发晕一时苏。

二十四号渐象方　陈皮　青皮　山楂　厚朴　乌药等分

水煎，冷服。

痰多，加贝母、白芥子。头汗，加枳实、大黄。口渴，加薄荷、花粉。血瘀，加香附、桃仁、延胡索。痧筋不现，加细辛、荆芥。

此方专治痧症因气阻者。

歌曰：　痰潮噤口语无声，气阻咽喉闭塞成，渐象青陈楂紫朴，延胡香附可回生。又歌曰：　痰涎壅盛扑鹅痧，莫认喉鹅药用差，震豫解方来救治，外吹内服妙堪夸。

二十五号震象方　天竺黄　硼砂各二钱　朱砂一分　元明粉八厘　冰片五厘

共为细末，吹喉中。

此方专治痧症咽喉肿痛。

歌曰：　震象咽喉肿痛频，朱硼冰片竺元明，细研吹入喉中好，拽锯之声一旦宁。痧胀之害，甚于喉风。

二十六号豫象方　刘寄奴　荆芥　红花　茜草　丹皮　赤芍各一钱　乌药五钱　香附三分　蒺藜八分

水煎，温服。

此方专治血滞之症。

歌曰：　豫象方医血滞凝，寄奴茜草蒺藜荆，红花赤芍丹皮共，香附还同乌药并。

二十七号解象方　牛蒡子　苏梗　薄荷　甘菊　贝母　金银花　连翘　枳壳各一钱　桔梗五分　乌药四分

水煎，微温，加童便服。

此方专治痧症咽喉肿痛。

歌曰：　解象咽喉属命焦，牛蒡枳壳桔连翘，菊花苏梗金银贝，乌药须添肿即消。

二十八号恒象方　大腹皮黑豆汤泡洗　广皮　细辛　菔子　前胡　麦芽各一钱

山楂二两，先煎汤，代水煎药，稍冷服。

此方专治痧气食结，胸中饱闷，腹中绞痛。

歌曰：　瘟痧为病有多端，恒象方中大腹前，细麦菔陈先六味，山楂浓汁更须煎。

二十九号升象方　苏木二两　刺蒺藜　延胡索　桃仁　红花各一两　独活三钱　降香　姜黄　赤芍各六钱　五灵脂七钱　大黄五钱　香附　乌药　三棱　蓬术　陈皮　青皮　角刺各四钱

每末二钱，酒下。

此方专治痧毒血瘀成块，坚硬突起不移者。

歌曰：　满痧跌倒最希奇，紧闭牙关事不知，升象血瘀坚突块，延苏独活降灵脂，桃红赤芍二黄附，乌药青皮角刺宜，更有三棱蓬术等，共研细末酒相资。二黄，姜黄、大黄也。

三十号井象方　蓬术　红花　泽兰　桃仁　乌药　桔梗　川芎　牛膝

水煎，温服。

此方专治紫疱痧之剂。

歌曰：　紫疱成痧怪异多，若求井象免沉疴，泽兰芎桔桃乌药，牛膝红花术用莪。

三十一号大过方　香附　菔子　槟榔　山楂　陈皮　薄荷　连翘各等分　木香磨二分

水煎，加砂仁末五分冲和，稍冷服之。

此方专治痧症食积气阻之剂。

歌曰：　大过方医蛔结伤，皆因气食痛难当，槟陈楂菔砂香附，薄荷连翘与木香。

三十二号随象方　赤芍　陈皮　桃仁　枳实　茵陈　黄芩　瓜蒌仁　金银花　山栀　连翘各一钱　大黄三钱

煎，微温服。

此方专治痧症毒结于大肠之剂。

歌曰：　铜痧遍体似姜黄，随象除瘀结大肠，青赤芩翘桃枳实，姜茵栀子大黄尝。

三十三号巽象方　木香　沉香各五钱　砂仁　卜子各八钱　檀香三钱　五灵脂六钱

水泛丸，每服五分，白汤下。

此方专治过服冷水痞满者。

歌曰：　痧块成形痞闷多，单求巽象莫能过，三香卜子砂仁共，再入灵脂胁痛瘥。三香，沉、木、檀也。

三十四号小畜方　香附　红花各四分　桃仁　大黄　贝母　山楂　赤芍　青皮　五灵脂各一钱

水煎，微温服。

此方专治痧症因于血实者。

歌曰：　小畜同前因血实，桃红贝附青楂赤，灵脂还共大黄煎，气滞血凝全没得。

三十五号家人方　归尾　枳壳　赤芍各一钱　山楂　菔子各二钱　厚朴八分

水煎，微冷服。

此方专能消食顺气和血。

歌曰：　身重消瘀解毒先，家人气顺食消兼，朴楂卜壳同归尾，赤芍相和用水煎。

三十六号益象方　苏木　桃仁　红花各一钱　青皮八分　乌药四分　独活六分　刘寄奴一钱　白蒺藜钱二分

水煎，微温服。

此方专治血结不散之剂。

歌曰：　益象同前因血结，桃仁苏木并红花，寄奴白蒺青乌独，转侧如常不用嗟。

三十七号无妄方　菔子二钱　槟榔　山楂　连翘　赤芍　金银花各一钱　防风　乌药　延胡索　炒枳壳　桔梗各七分

水煎，稍冷服。

歌曰：　无妄兼寒食血成，防延桔壳菔楂槟，翘乌赤芍银花共，沉暑冲心痧发昏。

三十八号噬嗑方　桃仁　苏木　乌药　香附　白蒺藜末　独活　泽兰　山楂

水煎，微冷服。

此方专治痧症类伤寒。

歌曰：　噬嗑头疼发热攻，类伤寒症最为凶，桃苏乌附泽兰蒺，独活山楂可奏功。

三十九号颐象方　柴胡　菔子　山楂　连翘　红花　枳实　荆芥　花粉　熟大黄二钱

水煎，冷服。

此方专治先因伤食，发热口干等症。

歌曰：　颐象方因伤食先，口干身热症同前，柴翘楂菔红荆粉，枳实将军酒制煎。

四十号蛊象方　射干　马兜铃　桑皮　桔梗　薄荷　天花粉　元参　贝母　枳壳　金银花　甘菊等分

水煎，温服。嗽甚加童便冲服。

此方专治痧似伤风咳嗽。

歌曰：　蛊象伤风咳嗽痧，兜铃桑桔贝银花，射干壳粉同甘菊，薄荷元参童便加。

四十一号离象方　青皮　厚朴　枳壳　柴胡　贝母　知母　藿香　槟榔　陈皮　葛根

水煎，温服。

此方专治痧症痰气壅盛。

歌曰：　离象之痧疟疾兼，热寒迷闷

壅痰涎，葛柴知壳青陈朴，槟藿祛除夏月天。

四十二号旅象方　贝母二钱　姜黄一钱　细辛　红花各八分　青皮　厚朴各七分　荆芥六分　乌药五分

水煎，冲砂仁末五分，微冷服。

此方专治痰气壅塞之痧。

歌曰：　旅象真头痛有方，橘红朴细贝姜黄，青荆乌药同煎后，冲服砂仁更是强。

四十三号鼎象方　牛膝二钱　独活　枳壳　桃仁　连翘　泽泻　赤芍　山楂　姜黄　蒲黄各一钱

水煎，微冷服。

此方专散瘀毒，引火下行。

歌曰：　鼎象同前瘀毒除，为因引火下行时，翘牛独枳楂桃泽，赤芍姜蒲次第施。

四十四号未济方　牛膝二钱　金银花　丹皮　连翘　细辛　延胡索　泽兰　白及　蒲黄　木通各一钱

水煎，冲童便微温服。

此方专治小肠经痧。

歌曰：　小腹疼痧伸屈难，方推未济泽蒲黄，通延牛膝银花细，白及连翘并用丹。

四十五号蒙象方　天竺黄　胆星各三钱　雄黄　朱砂各五分　麝香　牛膝各三分

甘草汤泛丸梧子大，每服三丸，白汤下。

此方专治痰涎喘急之痧。

歌曰：　蒙象痰涎喘急声，朱雄天竺胆南星，麝香研末牛黄共，甘草汤丸拔尽根。

四十六号涣象方　旋覆花　丹参　姜黄　橘红　延胡索　穿山甲　赤芍　泽兰　山楂　角刺

此方专治半身不遂痧。

歌曰：　半身不遂毒来攻，涣象丹延泽橘红，角刺穿山楂赤芍，姜黄旋覆气平胸。

四十七号讼象方　泽兰　延胡索　赤芍桃仁　陈皮　红花　乌药　独活　丹参

水煎，温服。

此方专治内伤兼痧。

歌曰：　讼象兼属痧内伤，丹乌延赤泽为兰，陈桃独活银花取，不畏烦劳咳嗽痰。此首歌内加金银花。

四十八号同人方　归身　山楂　红花　枳壳　赤芍　川断　青皮　茜草　丹参　连翘

微温服。

此方养血和中之剂。

歌曰：　同人吐衄便红增，养血和中此剂平，楂壳赤红翘茜草，归青续与共丹参。

四十九号坤象方　白蒺藜　荆芥炭　赤芍　薄荷叶　青皮　陈皮等分

水煎，微冷服。

此方专治痧症气血阻塞。

歌曰：　坤象同前血阻明，肝心肺部患非轻，蒺藜赤芍薄荷叶，荆芥青皮又用陈。

五十号复象方　连翘　山栀　茜草　枳壳　丹皮　赤芍　牛膝　金石斛　金银花　草决明

水煎，冲童便服。

此方专治眼目怪症痧。

歌曰：　眼目奇痧复象方，栀翘茜草决明当，银花石斛丹牛壳，赤芍还加童便良。

五十一号临象方　羚羊角　生地　黄连　木通　荆芥　谷精草　赤芍　生甘草　甘菊　大黄　木贼草　羌活　望月沙

水煎服。

此方专治痧毒在肝目生障翳。

歌曰： 临象同前用二生，连通菊贼芍羌荆，羚羊望月谷精草，一着将军眼倍明。

五十二号泰象方 人中白三钱 花粉 硼砂 青黛各一钱 生甘草 儿茶 薄荷叶 细茶叶 黄连各五分 冰片一分 牛黄 珠子各五厘

研至无声，先用浓茶洗去腐肉，吹之。

此方专治痧后牙疳。

歌曰： 痧后牙疳泰象神，儿茶花粉黛官硼，牛黄珠子人中白，薄荷黄连一片冰。

五十三号大壮方 桃仁 红花 山楂 独活 细辛 香附 青皮

水煎，冲童便服。

此方专能行经散痧。

歌曰： 倒经大壮妇人科，腹胀双红可奈何，独细青红香附米，楂桃多用便相和。双红，谓经水红及鼻红也。

五十四号夬象方 桑寄生 红花 香附 荆芥 菔子 益母草 细辛 神曲

水煎，冲砂仁末服。

此方专治胎前痧症。

歌曰： 夬象胎前痧所侵，寄生益母附红荆，细辛卜子兼神曲，冲服砂仁药更灵。

五十五号需象方 独活 细辛 丹参 柴胡 牛膝 乌药 山楂 陈皮 金银花 益母草 金石斛

水煎，温服。

此方专治产后痧症。

歌曰： 绞痛非常产后虚，消瘀需象独陈皮，柴丹益母辛牛膝，石斛楂乌即便除。

五十六号比象方 香附 姜黄 桃仁 苏木 山楂 丹参 牛膝 艾叶 柴胡 独活 金银花 益母草

水煎，稍温服。

此方专治产后痧症。

歌曰： 比象同前苏木姜，楂桃益母艾柴香，银花牛膝丹参独，纵有诸邪亦不妨。姜，姜黄也。

五十七号兑象方 荆芥 防风 连翘 红花 青皮 卜子 桔梗 枳壳 山楂 牛蒡子

此方专治小儿痘前痧症。

歌曰： 痘前痧胀用心专，兑象荆防桔梗看，青壳牛蒡楂菔子，红翘共剂自安痊。

五十八号困象方 羌活 红花 荆芥 木通 当归 牛膝 青皮 连翘 蝉退 牛蒡子

此方专治痧后热毒，流连不已，致成疮疡。

歌曰： 困象疮疡热毒攻，羌防归膝芥翘通，青皮暗退红花合，肿痛兼痧一旦空。

五十九号萃象方 甘菊 荆芥 红花 甘草 木通 连翘 土贝母 金银花 牛蒡子 紫花 地丁等分 胡桃肉一枚

水煎，温服。

此方专消痧后余毒，发为痈疡红肿，缘痧毒留滞肌肉骨腠间者。

歌曰： 萃象同前毒发红，金银土贝菊翘通，荆防甘草地丁紫，引用胡桃肉一宗。

六十号咸象方 人参 当归 黄芪 甘草 牛膝 红花 贝母 角刺 白芷 山楂 金银花

加胡桃肉一个，水煎，空心温服。

此方专治痧后余毒，流连气血不能即溃者。

歌曰： 咸象变成恶毒症，参芪归贝草银红，山楂角刺胡桃芷，莫使流连气血攻。

六十一号蹇象方　乳香　没药　贝母　雄黄　花粉　黄连各一钱　大黄半炒半晒　赤芍各二钱　牛蒡子钱二分　甘草七分　穿山甲土炒，七分

每细末五分，蜜汤下。

此方专治痧后热毒，发痈发疴，疼痛不已。

歌曰：　蹇象痈疔不可当，川连乳没贝雄黄，将军赤芍穿山甲，细末还调是蜜汤。

六十二号谦象方　人参　茯苓　当归　白术　白芍　黄芪　陈皮　川芎　熟地　甘草

空心服。

此方痧后调理之剂。

歌曰：　痧退调和谦象称，芎归熟地芍参苓，陈皮芪术生甘草，煎服空心气血平。

六十三号小过方　金银花　土贝母　牛蒡子　白扁豆子　山药　山楂　当归各一钱　人参四分　甘草三分　胡桃肉一枚　莲肉六枚

水煎，空心温服。

此方痧退后调理之剂。

歌曰：　小过同前调理清，银花土贝草归参，蒡楂扁豆兼山药，莲肉胡桃引用明。

六十四号归妹方　炒盐　枯矾各一两　炮川乌　甘草各五钱　干姜三钱

饭丸，每服一钱，白汤温服。新犯痧者，一二服即愈。久犯痧者，十服全愈。盖用甘草以助胃，用姜、乌以充胃，用枯矾以解毒，用食盐以断痧，五味之妙用，诚为千古之良方。若病人素本虚寒，必加倍多服，方能有效。

此方专治屡患痧症，必待全愈然后服之，以绝其根。若痧气未除，切不可服，恐甘者能作胀，热者反能助邪也。

歌曰：　归妹常沾要绝根，待他全愈断痧灵，矾盐乌草干姜共，米饭为丸汤送温。

治痧胀应用古方十七

玉枢丹　山茨菇去皮，焙，二两，此味不真则药不效　五倍子洗净，焙，三两　千金子霜一两　红芽大戟去芦，焙干，一两半　麝香另研，和入三钱

上除千金、麝香另研，三味为末，和入二味，研匀，糯米浓汤和木臼内杵千下，分为四十锭。宜端午、七夕、重九日，于净室焚香修合，勿令女人、孝子、鸡犬见，其效如神。孕妇忌服。每用一锭，生姜汁磨薄荷汤服，井华水磨亦可，通利两次无妨，用温粥补之。

此方所治诸病，开列于后：

一治痈疽发背未破时，用井华水磨涂患处，并磨服之，良久，觉痒即消。

一治阴阳二毒伤寒，心闷狂言乱语，胸膈壅滞，邪毒未发，并瘟疫，山岚瘴气，缠喉风，并痧胀腹疼，冷水入薄荷一叶，同磨下。

一治急中风癫邪，喝叫乱走，鬼胎鬼气，无灰酒送下。

一治自缢死，落水死，心头温者及惊死鬼迷未隔宿者，并冷水磨灌下。

一治蛇犬蜈蚣伤，冷水磨涂伤处，并服尤妙。

一治新久诸疟，临发，桃柳枝煎。

一治牙痛，含药少许，吞下。

一治汤火伤，东流水磨涂患处。

一治扑跌损伤，炒松节无灰酒煎数沸下。

一治年深日近头疼太阳痛，酒磨涂纸上，贴太阳穴。

一治诸般痫疾，口㖞斜，唇眼掣，及夜睡多涎，言语謇涩，卒中风口噤，牙关

紧急，筋脉挛缩，骨节风肿，手足疼痛，行立俱觉艰辛，风气疼痛，并用酒磨服。

一治小儿急慢惊风，五疳二痢，蜜水、薄荷叶同磨服。牙关急紧，磨涂并服。

普济消毒饮 酒黄连 酒黄芩各五钱 去白陈皮 生甘草 元参各二钱 牛蒡子三钱 连翘 板蓝根各二钱 马勃一钱 炒僵蚕 升麻 柴胡各七分 桔梗三分 薄荷五分 大青叶三钱 川芎 防风各八分

共为细末，半用汤调，时时服之，半用蜜丸，含化服尽良愈。

牛黄八宝丹 雄黄 元参瓦上焙，各五钱 炒羌活 土炒川连 羚羊角 犀角 炒贝母 乳香 没药各三钱 青黛二钱 珍珠四分 朱砂五钱 牛黄 冰片各二钱

共研细末，再将金银花、紫花地丁、甘菊各二两，甘草五钱，长流水五碗，砂锅内慢火煎至半取汁，渣绞干，桑柴火熬膏，入炼蜜盏许再熬粘箸，和丸，每丸重三分，幼者一丸，大人二丸，蜜汤服。

此方专治痧症发斑发狂，浑身赤紫，痧后恶毒疮疡，皆能消化。

仙方脑麝丸 黄药子 白药子各三钱 花粉二两 黄连一两，研末，筛，止用头末 木香三钱 沉香二钱 麝香五分 龙脑三分

猪胆汁丸，每丸重一分。

此方专治山岚瘴疠，解茶痰酒渴，除伏暑，退心热，止喉疼，开目雾，及赤白痢，一切火症，功效如神。并将兼治之症，开列于后：

一治瘴气痰渴，老年痰火，临卧含化三丸。

一三伏时行路，含一丸，口不渴，且消暑气。如感大热，用五丸或七丸，同好茶一撮，盐梅一个打碎，以井华水调服。

一治心热头疼，用三五丸含化。

一治赤痢，用七丸，茅根汁同捣服。白痢用七丸，同茶叶、盐梅捣服。

一治痧胀面赤身热，痰喘气急，不省人事，服之即愈。

郁金丸 醋炒五灵脂一两 延胡索八钱 木香 郁金真者，晒，研 雄黄各三钱 生矾 砂仁各五钱

神曲糊丸，每三十丸，或四十丸，用自己口中津唾咽下。

此方专治随常痧症腹痛，一服见效。兼治九种心疼。

润下丸 酒制大黄四两 黑丑头末，炒，二两

牙皂煎汁和丸，凤仙子大，每服一钱，或钱半至二钱，灯心汤服。

此方专治大肠燥实，二便秘结，痧毒壅盛者。

此丸不但润肠，兼利小便。

炼石丹 千年石即陈石灰，水飞，一两 松根石即真琥珀，三钱 水骨石即滑石，水飞，二钱

水泛为丸。表热躁烦者，青黛为衣。眩晕心闷者，朱砂为衣。每服二钱，垂头芦粟汤下。

如圣散 麸炒枳壳三两 微炒小茴三钱，盐砖铲上烧红，三分

每末二钱，温酒调下，如不能止，再服一钱。

此方可补痧胀方所不逮，兼治当心痛，遍身骨节牵疼，或呕吐恶心，不时发作者，并疝气劳根。

失笑散 五灵脂去砂土，炒 炒蒲黄等分

每末一二钱，温酒调服。

此方专治男妇惯发痧胀，服此永不再发。兼治血迷心窍，不省人事，妇人产后心腹绞痛，及腹瘀血作痛者。

白虎汤 熟石膏五钱 知母三钱 甘草一钱 粳米一撮

加竹叶，名竹叶石膏汤。

此方专治伤暑发痧，神效。兼治温病身热，自汗，口干，脉来洪大，及霍乱一切暑病。

解曰：病在阳明肌肉，则巨阳之表邪已解矣，故外不恶寒，又无头痛身疼之症，但自汗出而发热也。经曰：热淫所胜，佐以苦甘，以知母、甘草解热，盖热则伤气，用粳米、甘草之甘以益气，且治不得眠而烦躁也。烦者，肺也。躁者，肾也。以石膏为君，佐知母之苦以清肾之源。因石膏体坚而重坠，知母沉寒而走下，故用米草之甘以缓之，使不遽达于下焦也。名之曰白虎者，以白虎为西方金神，而司秋令，暑火之气，至秋而衰，且知母之苦寒，又能保太阴肺金之气，故名之曰白虎。以为三阳经一解表药耳，虽是三阳经解表，切记有汗当施，无汗当戒也。盖无汗者，必须柴葛升麻以解其表邪，不可见其身热，误用白虎以遏其热，而使之内陷也。

益元散　滑石六两　甘草一两

每末三钱，暑月凉水调服。加朱砂，名辰砂六一散。

此方专清暑热，利小便，止渴除烦，利窍之剂也。余治小儿身热咳嗽，微带惊风者，用灯心汤调服之，屡屡有效。

大羌活汤　防风　防己　羌活　独活　苍术　白术　黄芩　细辛　炙草各一两　川芎　知母　生地各二两

俱咀片，每用一两半，水煎，得清药一大盏热饮之，不解再服。

此解利两感神方也。若痧症与此相似，亦以此方加减而选用之。经曰：两感者，死不治。一日太阳与少阴俱病头痛，发热恶寒，口干，烦满而渴。太阳者，腑也，自背俞而入，人所共知。少阴者，脏也，自鼻息而入，人所不知也。鼻气通于天，故寒邪无形之气，从鼻而入。肾为水，水流湿，故肾受之。又曰：天之邪气，感则害人五脏，以是知内外两感，脏腑俱病，欲表之则有里，欲下之则有表，表里既不能一治，故死矣。然所禀有虚实，所感有浅深，虚而感深者必死，实而感浅者犹或可治，治之而不能救者有之矣，未有不治而得生者也。

治臌香橼丸　陈香橼四两　去白广皮　醋三棱　醋蓬术　泽泻　茯苓各二钱　醋香附三两　炒菔子六两　青皮去穰　净楂肉各一两

神曲糊丸，每服五六十丸米饮下。

此方或水或气或食俱治。

加味活命散　土炒穿山甲　金银花　大黄各三钱　去白陈皮　归尾各钱半　花粉　薄荷　赤芍　生地　白芷　乳香　甘草节　防风　贝母各一钱　没药　角刺各五分

水煎，空心服，忌醋并诸毒物。

此方专治痧后一切留滞热毒，发为肿毒，发背疔疽，其加法开列于后：

毒在背加皂角刺一钱半，毒在面加白芷一倍，毒在胸加瓜蒌仁二钱，毒在头项手足加金银花五钱。

此方之妙，即非痧后寻常发毒亦可用。

祛瘴辟瘟丹　厚朴　苍术　羌活　防风　陈皮　枳实　香附　牛蒡子各一钱　槟榔　白芷各八分　藿香　川芎各五分　细辛四分　甘草三分

加葱白。加减法，开列于后：

无汗加苏叶、薄荷。口渴加花粉、葛根。身重汗出加防己、石膏。温疟加柴胡、半夏。大便秘结加大黄。头疼加川芎。遍身疙瘩肿痛加蓝叶、僵蚕、大黄，肌肉发红黑紫斑加元参、青黛、连翘。先中热又中暑加白虎汤、香薷。咳嗽涕唾头目昏眩加旋覆花、荆芥。风温身体灼热加黄芩、黄连、黑山栀。

此本方专治感受时行不正之气，瘟疫痧瘴，男妇老幼皆同者。

加减圣效散 厚朴 藿香叶 防风 制苍术 藁本 柴胡 独活 泽泻 枳壳 石菖蒲 细辛各五钱 槟榔 陈皮 炒砂仁 炒菔子 延胡索各八钱 草蔻仁去壳，十枚

共为粗末，每服五钱，不计时，煎温服，取遍身微汗即愈。时气不和，空心饮之可辟邪疫。原名圣散子，即东坡守杭时，设剂疗疫，全活万人之方也。如有痧症相类者，用此以治之，亦无不效。

此方专治伤寒时行疫疠，阴阳两感，表里未辨，或外热内寒，或外寒内热，肢节拘急，头项腰脊疼痛，发热恶寒，呕逆喘咳，鼻塞声重，及饮食生冷，伤在胃脘，胸膈饱满，肠胁胀痛，心下痞结，手足逆冷，肠鸣泄泻，水谷不消，小水不利等症。

硫矾丸 明矾 硫黄各四两

先将二味用豆腐渣，在砂罐内煮一日夜，取去豆腐渣仍入罐慢火熬至干燥，罐盛二药，埋地深三尺，三日夜取出，矾硫化紫金色，再下一层有泥渣不用，然后再将茯苓、山药各三两同蒸晒露一宿，酒炒当归、酒炒白蒺藜各四两，乌药略炒，熟半夏三两，杏仁焙一两半，去白陈皮、炒小茴各一两，枣肉丸，清晨盐汤下一钱半，临卧白汤下一钱。

此方为断除痧根之神剂。有人病痧十年，或十日半月，或一季半年，发则痛不可忍，叫喊惊人，随即晕死，或用探吐，或用醋炭熏鼻，并用华佗危病方，略得解醒，后用此丸全愈，遂得除根。此病已入骨髓，百无一救，今幸而得此，且余屡用而多效，真神方也。

附：华佗危病方 吴萸 木瓜 食盐各五钱，同炒焦

用砂罐盛，水三杯，煮百沸，随病人冷热，任意服之，即苏。

又痧胀随宜便用救急小方十九

阴阳水，凉水、滚水各半，或井水、河水各半。

细辛为末，砂仁汤冷调服此治气阻受寒痧。

晚蚕沙为末，白汤冷服。

羊粪一把，滚水泡盖一时，取上面清汤，冷极服之。

白砂糖搅梅水服，黑砂糖亦可。

童便连饮数碗。

泥浆水路上受暑痧，用仰天皮水搅，澄清饮之。

绿豆汤稍温服，做绿豆粉泔水亦可。

麻油一盏，灌下，牙关紧，抉口灌之。

芦根汤微温服。

菜油二两，麝香一钱，昏迷不省欲死者，灌下立苏。

萝卜菜作汤饮。

伏龙肝泡水饮。

生豆腐浆服碗许。

丝瓜叶捣汁饮之亦可治霍乱。

生黄豆细嚼，不豆腥气，可用辨试是否痧症。

芋艿连皮毛生嚼，是痧便不麻口，可用辨试。

烧盐汤待冷，不拘多少，灌下探吐以下二方，乃吐新食阻隔痧毒之法，必多饮方吐。

明矾研末，阴阳水调服二钱，亦可探吐，多则用至三钱。

以上六十四方、古方十七、小方十九，皆录养吾原本。

杂病源流犀烛 卷二十二　面部门

面部病源流

人身之有面，犹室之有大门，人未入室，先见大门，人相对，先见其面。惟先见大门，故即其门之景象，可以知其家之贵贱贫富。惟先见面，故即其面之形色，可以知其病之虚实浅深。其理一也。何言之？面部地分，分隶五脏。额为天庭，属心。颏为地阁，属肾。左颊属肝。右颊属肺。鼻居面中，属脾。故察其色，可以辨其病之所在，此分隶而不可易者也。然而五色又可独决于明堂。明堂者，鼻也。明堂之色，青黑为痛，黄赤为热，白为寒。又两目内眦，又精明穴，就其穴而察五色，观五脏有余不足，六腑强弱，形之盛衰，可以参互决死生之变。又天中、天庭、司空、印堂、额角、方广，皆命门部位，可以占病之吉凶，此于分隶不易之外，又可相参而得者也。总之，面为诸阳之会，非他处可比。《灵枢》曰：手之三阳从手走至头，足之三阳从头走至足，窃考铜人图：手太阳之脉，从缺盆贯颈上颊至目锐眦；手少阳之脉，从缺盆上耳上角以屈下颊至𩓐；手阳明之脉，从缺盆上颈贯颊交人中，上挟鼻孔。皆从下而上走于面。足太阳之脉，起于目内眦，上额交巅上；足少阳之脉，起于目内眦，上抵头角；足阳明之脉，起于鼻，交频中，入齿，挟口环唇，倚颊车，上耳前，过客主人。皆从面而下走至足。此手足六阳之俱会于面也。若诸阴脉，则皆至颈项，无一上于面者，故人面独耐寒热。《素问》曰：人之十二经脉，三百六十五络，其血气皆上于面而走空窍，其精气上走于目而为睛，其别气走于耳而为听，其宗气上出于鼻而为臭，其浊气出于胃走唇口而为味，其气之津液皆上熏于面，而皮又厚，其肉坚，故大热大寒，不能胜之。此面所以为诸阳之会，而非他部之可比也。然六阳之经，虽皆至面，而手三阳则皆自下而上，面止为其经历之处。即足太阳少阳，亦皆起于目眦，而非居中以为主。独足阳明胃起于鼻，则既有居中驭外之势，而频、而齿、而口、而唇、而颊、而耳，凡面部所有之处，其脉俱有以维络之，故面病专属于胃。如或风热乘之，则令人面肿，或面鼻色紫，或风刺瘾疹，或面热，或面寒，一皆胃之为病也。盖面热因于胃家郁热，或饮食不节以致胃病，渐至气短，精神少，而生大热，有时湿火上行，独燎其面宜升麻黄连汤。面寒因胃中有寒湿，或胃气虚，故皆不能耐寒宜升麻附子汤。面肿为胃风症，必饮食不下，形瘦腹大，恶风头冷汗，或麻木，牙关紧急，口不得开，目内蠕动，频与颊车常[①]如糊硼牢，触则痛，脉右关弦而缓，带浮宜升麻胃风汤、犀角升麻汤，皆由阳明经络，受风热毒气，故若此也。而亦有肾风症者，面庞浮肿疼痛，其色炲黑，多汗恶风，或兼手

---

① 常清抄本作“当”。

热，口干苦渴，小便黄，目下肿如卧蚕，腹中鸣，身重难行，少气时热，热时从胸背上至头，此病虽由于肾虚，然亦肿于面，与胃风症同治宜升麻胃风汤加肾家引经药。又有面戴阳症，一因浮火所冲，一因阳气怫郁于表，一因下虚。其因下虚者，面虽赤而不红活，忌用凉药，恐气消而成大病。其因阳气怫郁者，当发表，不可攻里，火郁则发之是也，疮疡亦然。仲景言伤寒少阴症，面戴阳，由下虚之故，宜通脉四逆汤加葱白九茎。用葱白者，通阳气也。腮肿亦名痄腮，因风热乘胃，或膏粱久积而作，甚有出脓血者宜外用醋调石灰敷之，内服加味消毒饮。小儿胎毒攻腮发肿，尤可畏宜大连翘饮。面上紫块如钱大，或满面俱有，乃火热所滞也宜擦面神丹。妇人颊疮，甚或每年频发，亦属恶症宜甘家秘方，至于风刺、粉刺、鼾黯、痤痱、酒皶、肺风疮、热毒疮疖、鼻脸赤紫黑黡斑子、皮肤瘙痒等症，或由风客皮毛，或由痰渍脏腑，或由上焦火毒，或由脾肺风湿搏热，皆面上杂病也，治之俱当以阳明为主俱宜柏连散、清上防风汤、玉容散、连翘散、红玉散。然则面之为部，虽不盈尺，而所生病，不且烦多也哉！

【面见五色】　《灵枢》曰：足厥阴之脉病，面尘脱色。足少阳之脉病，面微尘。手厥阴之脉病，面赤。足少阴之脉病，面黑如炭色。足阳明之脉病，面黑。又曰：太阳病终者，面色白，绝汗出。少阴病终者，面黑，齿长而垢。太阴病终者，面黑，皮毛焦。《难经》曰：肝外症，面青善怒。心外症，面赤善笑。脾外症，面黄善噫。肺外症，面白善嚏。肾外症，面黑善恐善唾。仲景曰：寸口脉微而涩，微者卫气衰，涩者荣血不足。卫气衰，则面色黄。荣血不足，则面色青。又曰：阴阳俱虚，则面色青白。

【面部凶症】　扁鹊曰：病人面无光，齿龈黑者死。面肿色苍黑者死。病人荣卫竭绝，面浮肿者死。华佗曰：面黑唇青者死。面青唇黑者亦死。又曰：病人黑色，出于天中、天庭者死。丹溪曰：人有病，面上忽见红点者死。

【导引法】　《养性书》曰：热摩手心，频拭额上，谓之修天庭，连发际，二三七遍，面上自然光泽，所谓手宜在面是也。

治面部病方十三

升麻黄连汤　〔面热〕　升麻　葛根各一钱　白芷七分　白芍　甘草各五分　酒黄连四分　犀角　川芎　荆芥　薄荷各三分

食后，温服。忌酒面五辛。

升麻附子汤　〔面寒〕　升麻　附子葛根　白芷　蜜黄芪各七分　人参　草蔻仁　炙甘草各五分　益智仁三分

加葱白。

升麻葛根汤，乃阳明经主药也，加黄连、犀角、白芷、川芎、荆芥、薄荷以治面热，加附子、白芷、黄芪、人参、草蔻、益智以治面寒，良。以面热为胃热上熏，面寒为胃虚故也。

升麻胃风汤　〔胃风〕　升麻二钱　甘草钱半　白芷钱二分　当归　葛根　苍术各一钱　麻黄五分　柴胡　藁本　羌活　草豆蔻　黄柏各三分　蔓荆子二分　姜　枣

犀角升麻汤　〔又〕　犀角钱半　升麻　羌活　防风各一钱　白附子　白芷　川芎　黄芩　甘草各五分

加味消毒饮　〔腮肿〕　防风　荆芥　枳实　甘草　连翘　羌活各一钱

擦面神丹　〔紫块〕　野大黄四两，取汁　穿山甲十片，烧存性　川椒末五钱

生姜三两，取汁和研，生绢包擦。如

干入醋润湿，数次如初。此方屡效。

甘家秘方　〔颊疮〕　水银两半，猪脂揉擦令消尽，入黄矾石末二两，胡粉一两，再加猪脂，令和如泥，洗疮净涂之，别以胡粉涂膏上。

通脉四逆汤　〔少阴〕

柏连散　〔总治〕　炙黄柏　黄连　炒胡粉等分

为末，猪脂调涂。此治面上热毒恶疮。

清上防风汤　〔又〕　防风一钱　连翘　白芷　桔梗各八分　酒黄芩　川芎各七分　酒黄连　荆芥　山栀　枳壳　薄荷各五分　甘草三分

竹沥五匙，冲服。

此方专清上焦火，治头面生疮，疖风热毒。

玉容散　〔又〕　皂角一斤　升麻二两六钱半　楮实二两六钱半　白芷　白及　天花粉　绿豆粉各三钱三分半　甘松　砂仁　白丁香各一钱六分半　糯米三合半

共为细末，令匀，常用洗面。一方加樟脑二钱。

此方专治面上䵟黵，或生小疮，或生痤痱、粉刺之类，日日洗之，自然光泽。

连翘散　〔又〕　连翘　川芎　白芷　片芩　桑白皮　黄连　沙参　荆芥　山栀　贝母　甘草各七分

水煎，食后服。一名清肺散。

此方专治面生谷嘴疮，俗名粉刺，及面上肺火肺风疮。

红玉散　〔又〕　白芷　藿香叶　牙皂各二钱　甘松　三柰子　木泽　白丁香　细辛　密陀僧　杏仁各一钱　天花粉　白茯苓各一钱半　樟脑五分　白及三分

上共为细末，临卧时，用津唾调，或乳汁调敷面上，明早用温水洗去，其面如玉。木泽未详。

莲此方专治一切酒刺、风刺、黑靥斑子。

面部诸疡，俱热毒病也。虽各由于经络，大约阳明之症居多。如发眉生左右眉棱，或头或尾生疡，在眉头则易攻入眼目，在眉后则易攻入太阳，最宜谨慎。或眉心生疽，名面风毒，由膀胱风热壅结，阴阳相滞所致宜消毒散，或蟾酥丸汗之。而眉疔，又名发眉毒，寒热先作，或痒或麻木，然后色黑痛甚宜追疔夺命汤、二活散。然凡疔之发皆如此，不独在眉也，宜知之。又如左右额赤疽，夫额与太阳相近，皆属要害处，若额疽肿满，太阳即成虚损，故始发时，不拘大小，急宜以药贴破，见脓即无害，破后尤宜速敛初起宜黄连消毒散、仙方活命饮，敛口宜外贴长肌膏。倘外伤风水，即能杀人，若七日刺不得脓，十日不穴者死。又如左右太阳穴痈疽，亦宜于五七日内破之宜追毒万应针头丸，否则毒气攻眼，眼合不开，破更伤风水，必伤目。又如鼻柱上生疽，乃肺经风热，及上焦郁火所成也宜漏芦汤、仙方活命饮加山栀、木通、薄荷。又如鼻下人中两傍及承浆生疽，名发髭，此由摘髭，风入孔窍而成也宜仙方活命饮。又如地角上生疽，名髭毒，由阳明风热也宜仙方活命饮加芩、连、元参、山栀、桔梗。又如颧骨疽，亦名面风毒，多由上焦阳明郁火所致宜仙方活命饮加升麻、桔梗、葛根，酒煎，仍服夺命丹汗之。而亦有由于心病者，《灵枢》曰：心病者颧赤，察其色赤，且诊其脉，病果属心，则急降心火宜黄连安神丸清之。有由于肾者，《灵枢》曰：肾病颧骨而黑，察其色黑，且诊其脉，病果属肾，则急滋肾水宜六味地黄丸。固不得概泥为阳明郁火也。又如腮脸生毒，发于肌肉，浮而不着骨，此名痄腮，乃阳明风热相乘，或因积热所致也宜白芷胃风汤、犀角升麻汤。其间更自有辨：近于下为发颐，由阳明蓄热。近于耳后，又属少阳热毒上攻宜急用仙方活命饮加元参、芩、连。若老弱人，不可全用攻泻宜黄芪内托散。至于腮颊上生疮，亦属阳明热症宜仙方活命饮加桔梗、升麻，或犀角升麻汤。又如游风毒，生于面上，亦阳明胃病，由平日多食辛辣厚味金石药也宜黄连清毒饮去人参，加山栀、薄荷叶。又如面上风癣宜祛风白芷散。及耳鼻面上，与下部诸窍生疮随月盛衰，名月蚀疮宜月蚀疮散。眼胞上生疮冰瘤，名偷针眼宜偷针眼方。并小儿环口生疮，名羊须疮宜羊须散。小儿面上耳后生疮，多出水，名黄水疮宜药油、玉红膏。以上皆面疡之属也。虽然面生疮疽，其斑痕一时不易即退，宜用鲜橄榄切断，蘸麝香少许擦之，一二日即可无痕，此良法也，不然，面留疮疤，其何以使人见之哉？

【面疡症治】 薛立斋曰：痄腮属足阳明胃经，内热肿痛，宜升麻黄连汤、白芷胃风汤。外肿作痛，内热口干，犀角升麻汤。内伤寒凉，不能消溃者，补中益气汤。发热作渴，大便秘者，加味清凉饮。表里俱解而作肿痛者，欲成脓也，托里消毒散。脓成，托里散。其气虚血虚，倦怠恶食等症，照常用补中汤、六君子汤、十全大补汤、八珍汤选用，不可泥于风热，用克伐之剂。又曰：连耳上太阳部分，属风热，加羌活、防风。连耳下少阳部分，属怒火，加柴胡、山栀、丹皮。连耳后少阴部分，属相火，加知母、黄柏。齿牙俱肿，出血者，清胃散加石膏。陈文治曰：凡肿初起，宜黄连消毒散。若肿硬作痛，继以仙方活命饮一二剂。脉数而濡乃湿热壅盛，故用黄连消毒散。肿硬作痛，故用仙方活命饮，并以甘温补益阳气，托里而溃腐之，不宜纯用苦寒伤胃气，反致不得腐化。凡疮易消散，易腐溃，易收敛，皆气血壮盛故也，可以类推。

自鼻直上发际曰天中。天中之下曰天庭，即额也。天庭之下曰司空。司空之下曰印堂。在两眉间，印堂之下曰山根，即两眼之间。山根之下曰鼻准，即明堂也。鼻准之下曰人中。人中之下曰承浆承浆穴名。承浆之下曰地阁，即颏也。两额角曰方广，亦曰太阳穴。《灵枢》曰：五色独决于明堂。明堂者，鼻也。明堂之色，青黑为痛，黄赤为热，白为寒。又曰：明堂者，鼻也。阙者，眉间也。庭者，颜也即额。蕃者，颊侧也。蔽者，耳门也。其间欲方大，去之十步，皆见于外，如是者寿必百岁。

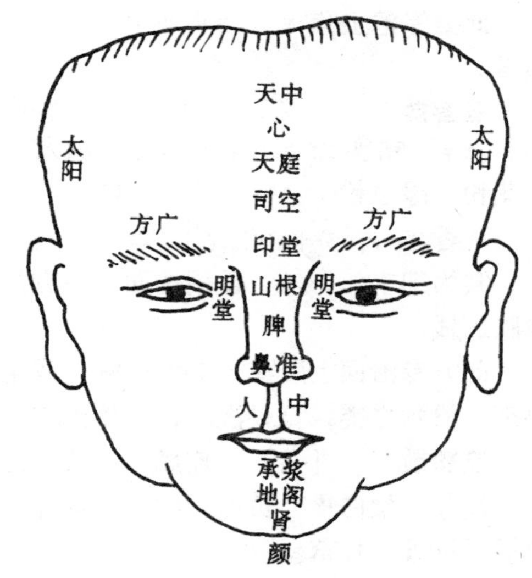

明堂部位

额为天庭属心，颏为地阁属肾，
鼻居面中属脾，左颊属肝，右颊属肺，
此五脏部位也。察其色，自可以辨其病。

又曰：庭者，额中也。阙中者，两眉之间也。下极者，两目之间也。直下者，两鼻而下也。方者，鼻隧也。面王者，鼻柱之端也。又曰：明堂之色，沉浊为内，浮泽为外，黄赤为风，青黑为痛，白为寒，黄而膏润为脓，赤甚为血，痛甚为挛，寒甚为皮不仁。五色各见其部，察其浮沉，以知浅深。察其泽夭，以观成败。又曰：目赤色者病在心，白在肺，青在肝，黄在脾，黑在肾，黄色不可名者病在胸中。又曰：视其颜色，黄赤者多热气，青白者少热气，黑色者多血少气。《内经》曰：五脏六腑，固尽有部，视其五色，黄赤为热，白为寒，青黑为痛，此所谓视而可见者也。又曰：五脏已败，其色必夭，夭必死矣。注曰：夭谓死生异常之候也，色者神之旗，脏者神之舍，故神去则脏败，脏败则色见异常之候也。又曰：切脉动静而视精明，察五色，观五脏有余不足，六腑强弱，形之盛衰，以此参互决死生之分。注云：精明，穴名，在明堂左右，两目内眦也。《纲目》曰：自额而下阙上，属首，咽喉之部分也。自阙中循鼻而下鼻端，属肺心肝脾肾，五脏之部分也。自目内眦挟鼻而下至承浆，属胆胃大小肠膀胱，六腑之部分也。自颧而下颊，则属肩臂手之部分也。自牙车而斜下颐，属股膝胫足之部分也。《内经》曰：精明五色者，气之华也。赤欲如帛裹朱，不欲如赭。白欲如翎羽，不欲如盐。青欲如苍璧之泽，不欲如蓝。黄欲如罗裹雄黄，不欲如黄土。黑欲如重漆色，不欲如炭。注云：精明，穴名，五气之精华者，上见为五色，变化于精明之间也。又曰：五脏之气，青如草滋者死，黄如枳实者死，黑如炲者死，赤如衃血者死，白如枯骨者死，此五色之见死也。青如翠羽者生，赤如鸡冠者生，黄如蟹腹者生，白如豕膏者生，黑如乌羽者生，此五色之见生也。又曰：生于心，如以缟裹朱。生于肺，如以缟裹红。生于肝，如以缟裹绀。生于脾，如以缟裹瓜蒌实。生于肾，如以缟裹紫。此五脏所生之外荣也。又曰：夫心者，五脏之专精也。目者，其窍也。华色者，其荣也。又曰：面黄目青，面黄目赤，面黄目白，面黄目黑，皆不死也。面青目赤，面赤目白，面青目黑，面黑目白，面赤目青，皆死也。华佗曰：病人面青目白者死，面青目黄者五日死，面赤目白者十日死，面赤目青者六日死，面黑目白者八日死，面白目黑者死，面黑目直视恶风者死，赤色出两颧大如拇指者，病虽少愈，必卒死。又曰：病人耳目及颊颧赤者死，黑色出于天庭、天中者死，耳目鼻黑色起入口者死，面黑唇青者、面青唇黑者，亦死。扁鹊曰：病人面皖白，直视肩息者，一日死。仲景曰：鼻头色青，腹中痛，舌冷者死。鼻头色微黑者，有水气。色黄者，胸上有寒。色白者，亡血也。设微赤非时者死。色青为痛。色黑为劳。色赤为风。色黄者，便难也。色鲜明者，有留饮也。丹溪曰：人有病，面上忽见红点者，多死。脐下忽大痛，人中如墨色者，多死。

治面部诸疡方

消毒散　〔眉疽〕　绿豆　五倍子
研末，醋调搽。

蟾酥丸　〔又〕　乳香　没药各二钱　轻粉　蟾酥各一钱　麝香五分　川乌　莲须　朱砂各钱半

追疔夺命汤　〔眉疔〕　蝉退四分　泽兰五分　青皮　金线重楼各七分　防风　细辛各八分　黄连　首乌　羌活　僵蚕　藕节各一钱

加葱、姜，水煎。临卧，入酒一杯服，衣覆取汗。如大便秘，加大黄一钱。

此方能治一切疔疮。

二活散　〔又〕　羌活　独活　当归　乌药　赤芍　连翘　酒洗金银花　花粉　白芷　甘草节各五钱　红花　苏木　荆芥　蝉退　葛根各三钱　檀香二钱

共为末，每三钱，用苍耳子煎汤调下。

黄连消毒散 〔额疽〕 黄连 羌活 黄芩 黄柏 生地 知母 独活 防风 连翘 藁本 防己 归尾 桔梗各五分 黄芪 苏木 陈皮 泽泻 人参 甘草各三分

水煎。

此方专治一切痈疽，焮肿发痛，或麻木，诚疮家初起通用之良方。

仙方活命饮 〔又〕 炒黄穿山甲 白芷 防风 赤芍 甘草 归尾 花粉 贝母 皂角刺 乳香 没药各一钱 金银花 陈皮各三钱

另将乳香、没药二味为末，将水酒各半煎药送下。不饮酒，水煎亦可。

此方专治一切疮疡，未成脓者自消，已成脓者即溃，止痛消毒，诚疮家初起通用之神方，故以仙方活命呼之。

长肌膏 〔敛口〕 白烛油四钱 黄蜡 香油各八钱 大枫子去壳，研，五钱 番木鳖二钱 黄连 黄柏 枯矾 轻粉各三钱 密陀僧另研，五分

将前七味先煎，去渣，入矾粉僧三味拌匀，候凝，看疮口大小做薄饼，簪穿小孔十数贴疮，日易之，盐、茶汤洗净再贴。

此方兼治年久诸般烂疮。

追毒万应针头丸 〔太阳〕 麝香二钱 血竭 蟾酥 轻粉 硇砂各三钱 全蝎 蜈蚣各一对，全用 片脑一钱

炼蜜丸，黍米大。疮头用针挑破，微有血出，以药一粒放进眼上，用绵纸盖之，周围以津唾粘定，不一日愈。

此方兼治一切脑背恶疮欲死，一粒可愈。

漏芦汤 〔鼻疽〕 朴硝 大黄各一钱 黄芩 漏芦 炙草 麻黄去节 枳实麸炒 白芍药 白敛 升麻各五分

水煎。

此方专治一切疔肿疮毒，初觉一二日，如伤寒头痛，烦渴拘急，恶寒壮热，肢体疼痛，恍惚闷乱，坐卧不宁，大便秘涩，小便黄赤者，宜服此。

夺命丹 〔又〕 蟾酥 轻粉各五分 朱砂三钱 寒水石 枯矾 铜绿 乳香 没药 麝香各一钱 蜗牛三十一个

另研，和药末为丸，绿豆大，如干，加好酒，每一丸，用生葱白三四根嚼烂，吐手心包药，热酒连葱送下，约行六七里，汗出为效，重者再服一二丸。

此方专主诸般大肿毒。此与前蟾酥丸，皆少阴经药，皆为劫剂，用者当审阴阳轻重之分而择取之。若些小症候，勿用也。

黄连安神丸 〔清心〕

六味地黄丸 〔滋肾〕 地黄 山药 山萸 丹皮 茯苓 泽泻

白芷胃风汤 〔痄腮〕 白芷 升麻各二钱半 葛根七分 苍术八分 当归钱半 炙草一钱 柴胡 草豆蔻 黄柏 藁本 羌活各四分 蔓荆子 僵蚕炒去丝，各三分 麻黄去节，六分

此方专治气虚风热，面目麻木，或牙关紧急，眼目瞤动。

犀角升麻汤 〔又〕 犀角钱半 升麻 防风 羌活 白附子 川芎 白芷 黄芩各五分 甘草二分

水煎，漱服。

此方专治胃经风毒，血气凝滞，内热口干，鼻额口唇颊车发际连牙肿痛。

黄芪内托散 〔老弱〕 黄芪 当归 川芎 厚朴 桔梗 防风 甘草 人参 白芍各五分 肉桂三分

为末，温酒服。

祛风白芷散 〔风癣〕 白芷三钱

黄连　黄柏　黄丹各二钱　茯苓钱半　轻粉一钱

为末，香油调搽。一方加儿茶二钱，麝香二分。

月蚀疮散　〔月蚀疮〕　炒胡粉　枯矾　黄连　黄丹　轻粉各二钱　胭脂烧存性，一钱　麝香一字

共为末，以盐汤洗净干掺，或油调敷。

偷针眼方　〔针眼〕　南星、地黄各三钱，研成膏，贴太阳两旁，其肿自消。

羊须散　〔羊须疮〕　羖羊须　荆芥　干枣去核，各二钱

上烧炒存性，入腻粉五分，同研，先洗净，香油调涂。

药　油　〔黄水疮〕　松香　枯矾　槐树皮

共为末，纸卷为筒，藏药在内，蘸油燃火，有油滴下，收之，入轻粉少许搽。

玉红膏　〔又〕　香椒即川椒，一两，另研末，筛细　松香八两，用好醋加葱头打碎，或取汁同煮　黄丹三两　枯矾二两半　轻粉七钱五分

共为末，先以猪肉汤洗净，菜油调涂。

升麻黄连汤　〔痄腮〕　升麻　黄连　白芷　连翘　牛蒡子各一钱　川芎　当归各钱半

水煎服。如痛连太阳加羌活。痛连耳后加山栀、柴胡。

此方专治胃经热毒，腮肿作痛。

补中益气汤　〔又〕　黄芪　升麻　柴胡　陈皮　甘草　人参　当归　白术

加味清凉饮　〔又〕　炒大黄　赤芍　当归　甘草　黄芩　山栀

托里消毒散　〔又〕　人参　黄芪盐水炒　酒当归　川芎　炒白芍　炒白术　茯苓各一钱　金银花　白芷各七分　炙草　连翘各五分

薛立斋本方加减法，开列于后：

高肿焮痛，热毒也，加黄连。

漫肿微痛，气虚也，去银花、连翘，加参、术。

头痛发热，邪在表也，加川芎、羌活，或去参、芪、芍、术。

外邪在表，而元气实者，暂用人参败毒散，即服本方。

头痛恶寒，表虚也，去银花、连翘，加参、芪。

发热饮冷便秘，内热也，去参、芪、归、术，加大黄。

发热饮热便秘，内虚也，去银花、连翘，加参、芪、归、术。

发热饮冷，小便涩滞，汗热也，去参、芪，加柴胡、山栀。

不作脓，脓不溃，气虚也，去银花、连翘、白芷，加参、术、肉桂。如不应暂用十全大补汤，再服此。

肿赤作痛，血凝滞也，加乳香、没药。如不应，暂用仙方活命饮，再服本方。

脓出反痛，气血虚也，去银花、连翘、白芷，加参、芪、归、地。

肉赤而不敛，血虚有热也，去银、连、芷，加熟地、丹皮、参、芪。

肉黯而不敛，阳气虚寒也，去参、芪，加白敛、官桂或肉桂。

漫肿不痛，或肉死不溃，脾气虚也，去银花、连翘，加人参、白术。如不应加姜、桂。更不应宜急加附子。

肉白而不敛，阳气虚也，去银花、连翘、白芷，加参、芪、归、术。

脓多而不敛，气血虚也，去银花、连翘、白芷，加参、芪、归、术、熟地。如不应，暂用十全大补汤，再服本方自效。

饮食少思而不敛，胃气虚也，去银、连、芷，加参、芪。如不应，暂用补中益气汤。

饮食难化而不敛，脾气虚也，去银、连、芷，加参、术。如不应，暂用六君子汤。又不应，佐以八味丸，仍兼服本方。

脓少而带赤，血虚也，去银、连、芷，加参、归、术。如不应，暂用八珍汤加丹皮。

忿怒晡热而出血，肝火血虚也，去银、连、芷，加丹皮、熟地、黑山栀。如不应，暂用八珍汤送六味地黄丸。

面青血胀而出血，肝气虚，不能藏血也，去银、连、芷，加山萸、五味子。如不应，兼用六味丸。

食少体倦而出血，脾气虚而不能摄血也，去银、连、芷，加参、芪、归、地。兼郁，少寐，加茯神、枣仁、远志、龙眼肉。如不应，暂用归脾汤，仍服此。

欲吐作呕，或外搽内服寒凉，或痛甚，或感寒邪秽气而呕，胃气虚也，去银、连、芷，加人参、白术、藿香。

饮食少思，肠鸣腹痛，腹冷泄泻，脾气虚寒也，去银、连、芷，加炮姜、木香。

手足逆冷，脾血虚寒也，去银、连、芷，加炮姜、木香、附子，煎送四神丸。

作渴饮冷，热毒也，加赤小豆、知母。如不应，暂用竹叶黄芪汤。

善食作渴，胃火也，加山栀、石膏。如不应，暂用竹叶石膏汤。

脓多作渴，气血虚也，去银、连、芷，加熟地、五味子。如不应，暂用十全大补汤加麦冬、五味。

口干舌燥，肾气虚也，去银、连、芷，加熟地、山药、山萸。如不应，兼用六味丸。又不应，佐以补中益气汤。

自汗内热口干，胃气虚也，去银、连、芷，加参、芪、归、术。如不应，暂用六君子汤。

盗汗内热口干，阴血虚也，去银、连、芷，加熟地、麦冬、五味。如不应，暂用当归六黄汤。

茎中痛而小便不利，精内败也，去银、连、芷，加山萸、山药、泽泻。如不应，佐以六味丸。

愈便则愈痛，愈痛则愈便，精复竭也，去银、连、芷，煎送六味丸。

食少体倦，口干饮热，小便黄短，脾肺虚热也，去银、连、芷，加五味、山萸。如不应，暂用六味丸。

劳役而小便黄，元气下陷也，去银、连、芷，加升麻、柴胡。

午后小便黄短，肾虚热也，去银、连、芷，加升麻、柴胡。不应，煎送六味丸。

口燥作渴，小便频数，肾水亏也，去银、连、芷，加熟地、山萸、山药、五味。不应，兼用六味丸

四肢逆冷，肾气虚寒也，去银、连、芷，加附、桂。不应，佐以八味丸。

食少体倦作渴，胃气虚也，去银、连、芷，加参、芪、白术。不应，暂用补中益气汤。

体倦头痛，或眩晕，中气虚也，去银、连、芷，加升麻、柴胡。不应，暂用补中益气汤加蔓荆子。

日晡头或眩晕，阴血虚也，去银、连、芷，加熟地。不应，佐以六味丸。

梦泄遗精，头眩头痛，或痰喘气促，肾虚不能纳气也，去银、连、芎、芷，佐以六味丸。如不应，是虚寒也，用八味丸。面目赤色，烦热作渴，脉大而虚，血脱烦躁也，去银、连、芷，加黄芪、当归。不应，暂用当归补血汤。

身热恶寒，欲投于水，脉沉微细，气

脱发躁也，去银、连、芷，加附、桂。不应，暂用附子理中汤。

多思不寐，体痛盗汗，脾血虚也，去银、连、芷、加茯神、远志、枣仁、圆眼。不应，暂用归脾汤。

寝汗出，肾气虚也，去银、连、芷，加五味子，煎送六味丸。

饮食时出汗，胃气虚也，去三味加参、芪、归、术、五味子。不应，暂用六君子汤。

睡后觉饱，出盗汗，宿食也，去三味，加参、术、半夏。不应，暂用六君子汤。

胸满多痰，脾气虚也，去三味，加桔梗、半夏。不应，暂用六君子汤加桔梗、枳壳。

晡热多痰，脾血虚也，去三味，加归、地、参、术。不应，暂用六君子汤加芎、归、熟地。

咳嗽唾痰，肾亏津液泛上也，去三味，加熟地、山药、山萸。不应，佐以六味丸。

忿怒胸痞，肝气滞也，加桔梗、山栀。不应，暂用补中益气汤加桔梗、枳壳。

倦怠胸痞，中气虚也，去三味，加参、术、茯苓。不应，暂用八珍汤加柴胡。

口苦，寒热往来，肝火血虚也，去三味，加柴胡、熟地。

因怒寒热往来，肝火血虚也，加柴、芩。不应，暂用八珍汤加山栀、炒枣仁、酒龙胆草。

体倦寒热往来，肝脾气滞也，去三味，加参、芪、归、术。不应。暂用补中益气汤。

内热晡热，或寒热往来，阴血虚也，去三味，加芎、归、柴胡、丹皮。不应，暂用八珍汤加丹皮。

畏寒或寒热往来，胃气虚也，去三味，加参、芪、白术、升麻。不应，暂用补中益气汤。

胁痛痞满，或寒热往来，肝气滞也，去三味，加青皮、木香。不应，气血虚也，更加芎、归、参、术。

妇人劳役恚怒，或适经行，发热谵语，或夜热甚，此邪在血分也，去三味，加生地、柴胡、丹皮。不应，暂用加味四物汤。

误服克伐药，或脓血太泄，或因吐泻，或误入房，或劳损元气，或梦泄遗精，或外邪感触，以致发热头痛，小便淋涩或滑数，便血，目赤，烦喘气短，头晕体倦，热渴，意欲投水，身热恶衣，扬手掷足，腰背反张，郑声自汗，此阳气脱陷之假热症也。

畏寒头痛，咳逆呕吐，耳聩目蒙，小便自遗，泻利肠鸣，里急腹痛，玉茎短缩，牙齿浮痛，肢体麻痹，或厥冷身痛，或咬牙啮唇，此阳气脱陷之真寒症也。以上假热真寒，勿论其脉，勿论其症，但有一二，急去三味，加桂、附补之，应有复生之理。又按加减六十二法，皆托里消毒之发挥也，即此意而消息，则得疡家之要矣。他如护心散十方，皆有益无损之药，故能托里消毒，故附录于后，在随宜取舍而已。

护心散　绿豆末一两　乳香五钱

每末一钱，食后，用生甘草汤调，细呷下，使常在膈间为妙。李氏云：凡患痈疽，蚤进护心散数服，使毒气外出，而无呕吐之患，否则咽喉口舌生疮，或黑烂如菌。若疮发四五日后，宜间别药而服，但此方专解金石发疽之品。若发热焮肿，饮冷而渴，必宜用也。若不喜饮冷，而喜热汤，及非因丹毒而发症者，则又不宜用。

阿胶饮子 橘红五钱 阿胶蛤粉炒 粉草各一两

分三剂，水煎服。此方专治一切痈疽疖毒。

国老膏 粉草不拘多少，河水浸二日，揉汁，砂器内煎膏，每一二匙，酒或白汤下。此方专治一切痈疽，消肿逐毒，更解丹毒，功难尽述，但元气虚弱者忌。

万金散 瓜蒌一个，研细 没药一钱，研末 甘草节二钱

先将二味酒煎，入没药末调服。此方专治痈疽已溃未溃，有消毒破血之功。

忍冬酒 忍冬藤生取，五两 甘草一两

水煎至半，入好酒一碗，再煎数沸，去渣，分三服，一日夜服完。重者连服二剂，至大小便通利为度。此方治一切痈疽初起甚效。

保安汤 瓜蒌新者一个，去皮，焙 没药二钱，研末 金银花 生姜各五钱

好酒五大碗，砂器内煎三茶杯，分三次服，毒微者一服即效。此方治疮疽托里，已成者速溃。

紫金锭 五倍子三两，打碎，洗净，焙干 山茨菇二两，去皮，研末 麝香三钱，另研 千金子净霜 大戟去芦，焙，为末，各一两

糯米浓饮丸为四十锭，此药能应诸病，各有神效。若疮疽，用东流水磨涂并服，须端午日合。一方有全蝎、朱砂、雄黄各一两，名神仙追毒丸。凡一切痈疽恶疮，汤火虫蛇犬兽伤，俱宜服此。

单煮大黄汤 大黄酒浸去皮，水煎服。此孙真人传。凡痈疽热毒，大便秘结者，服此能宣热拔毒。但元气虚者，切不可用，须慎之。

楝子灰 川楝子七枚烧灰存性，酒服，次用十四枚，次用二十一枚，如此三服，虽成亦小。此方专治诸毒初起。

拔毒仙丹 冬瓜一个切去一头，合疮上，瓜烂切去，仍合之，瓜未完而疮愈。此方能治背发欲死。

鳌按：托里消毒散及护心散以下十方，俱治一切痈疽疮疡恶症，不独面部痄腮用之也。特首见于此，故详录之，凡临一切症者，酌取可也。

托里散 〔又〕 大黄 牡蛎 瓜蒌根 朴硝 连翘 皂角刺各三钱 赤芍 黄芩各二钱 金银花 当归各钱半

每末五钱，水酒煎服。

此方兼治一切恶疮痈肿便毒，始发脉洪弦实而数，肿甚者，三服见效。

补中汤 〔又〕

六君子汤 〔又〕

十全大补汤 〔又〕

八珍汤 〔又〕 人参 茯苓 白术 甘草 地黄 川芎 归身 白芍

清胃散 〔又〕 归身 生地 黄连 丹皮各钱半 升麻三钱 石膏二钱 细辛三分 黄芩一钱

目病源流眉棱骨

肝发窍于目，故目病多由于肝。目又为五脏精华，故其地位，亦分隶脏腑。何言之？目有五轮。白珠属肺，肺主气，气之精曰气轮。乌珠属肝，肝主筋，筋之精曰风轮，肝为风也。内外眦属心，心主血，血之精曰血轮。上下胞属脾，脾主肌肉，肉之精曰肉轮。瞳人属肾，肾主骨，骨之精曰水轮，肾为水也。《得效》曰：气轮之病，因凌寒冒暑，爱饮寒浆，肌体虚疏，寒邪入内，其候或痛或昏，传在白睛，筋多肿赤，视目如隔雾，看物似生烟，日久不治，变成白膜，黑暗难开。风轮之病，因喜怒不常，作劳用心，昼视远物，夜读细书，其候眦头尤涩，睛内偏疼，视物不明，胞弦紧急，宜去风药。肉

轮之病，因多食热物五辛，远道奔驰，食饱眈眠，风积痰壅，胞多赤肿，昏蒙多泪，倒睫涩痛，瘀血侵睛，宜醒脾药。血轮之病，因七情烦劳，内动于心，外攻于目，其候赤筋缠眦，白膜侵睛，胞肿难开昏涩，久不治，失明，宜洗心凉血药。水轮之病，因劳役过度，嗜欲无厌，又伤七情，多餐酒面辛热，因动肾经，逆于黑水，其候冷泪流于脸上，飞蝇趁于睛前，或涩或痒，结成翳障，常带昏暗，宜补肾药。目又有八廓。乾天廓，属肺，位睛中间。坎水廓，属肾，位瞳人。艮山廓，属胆，位神光。震雷廓，属小肠，位白睛上截向小眦。巽风廓，属肝，位乌珠。离火廓，属心，位大小眦。坤地廓，属脾胃，位上下胞。兑泽廓，属膀胱，位白睛下截向大眦。《得效》曰：天廓之病，因云中射雁，月下看书，侵冒寒暑，其候视物生烟，眦疼难间。地廓之病，因湿积头上，冷灌睛轮，其候眼弦紧急，瘀血生疮。火廓之病，因心恐神怖，赤脉侵眦，血灌瞳人，其候睑头红赤而肿，睛内偏疼，热泪如注。水廓之病，因努力争斗，击棒开弓，骤骑努力，其候常多昏暗，睛弦泪多。风廓之病，因枕边窗穴，有风不避，脑中风邪，其候黑睛多痒，两睑常烂，或昏多泪。雷廓之病，因失枕睡卧，酒后行房，血脉满溢，风邪内聚，其候眦头赤肿，睑内生疮，倒睫拳毛，攀睛胬肉。山廓之病，因撞刺磕损，致令肉生两睑，翳闭双睛，若不早治，必致昏暗，瘀血侵睛。泽廓之病，因春不宣解，冬聚疡毒，多食辛热，致令脑脂凝聚，血泪渐流，有如雾障。目又有内外眦。俗云眼大头为内眦，太阳经脉所起也，血多气少。俗云眼梢头为锐眦，即外眦，少阳经也，血少气多。目上纲，亦属太阳。目下纲，阳明也。血气俱多。此足三阳经俱会于目，惟厥阴肝经连于目系而已。故张子和云：血太过者，太阳、阳明之实也。血不及者，厥阴之虚也。故出血者，宜太阳、阳明，以此二经血多故也。少阳一经，不宜出血，血少故也。刺太阳、阳明出血，则目愈明。刺少阳出血，则目愈昏矣。此五轮八廓内外眦之分配脏腑，而目之为病，所以不止由于肝也。然其部位虽各分属，而病之发于脏腑，又统全局言之，不必细分其部也。试观肺经壅热，则病白睛肿赤宜桑皮汤。心火上炎，则病目赤而寸脉数宜导赤散、清火止痛汤。脾胃不足，则病内障耳鸣，及多年目昏，不能视物宜益气聪明汤。肾水不足，则病视不分明，渐成内障宜熟地黄丸。肝血不足，则病目昏生花，久视无力，多眵宜养肝丸。与夫肝火盛，则病目赤涩痛宜龙荟丸、四物龙胆汤。肝经热邪上壅，则病目暴赤涩而肿痛宜汤泡散。肝经积热，肺受风邪，则病眼障昏花宜还睛丸。如此等症，虽亦有现于本经之部位者，然总不能尽拘矣。至病之所发，实有见于各经之部位者，又当随各经治之。如白睛变赤，为火乘肺也。上下胞赤肿，为火乘脾也。五色花翳遮瞳子，为肾虚也。睛被翳遮，为肝虚火旺也。目中血贯涩，火自甚也。盖以目之为病，皆属于火，断无由于寒者，故既见于各经，宜用各经药以泻之也。

虽然，目病大纲，约有三端。一为内障，总系足厥阴肝疾，亦有由肾虚者，盖通黑睛之脉者曰目系，而目系则属足厥阴、足太阳、手少阳三经。三经虚邪，从目系入黑睛内为翳。故内障为肝疾，兼肾心则肝肾之主也。其症每先患一眼渐及两眼，皆黑睛内有隐隐青白翳遮瞳人，不痛不痒，无泪无眵，如薄雾，如轻烟，或如金色，或如绿豆色，或见五花，日渐日增，比外障更难疗治。其属肝者，必由血少神劳宜养肝丸、生熟地黄丸。其属肾者，必由内伤色欲宜益阴肾气丸、滋肾明目丸。其肝肾俱病者，必由二经皆虚宜驻景丸、加减驻景丸。此则通治内障之法也。而其症状，实各有名目，共二十三种，今详考眼科家书，撮其要略。如：一曰圆翳，在黑珠上一点圆，日中见之差小，阴处见之即大，视物不明，转见黑花，此由肝肾两虚而得也宜补肝散、补肾丸。二曰冰翳，如冰束坚实，傍观目，透于瞳人内，阴处及日中见之，其形一般，疼而泪出，此肝胆病也宜通肝散。三曰滑翳，有如水银珠子，但微含黄色，不疼不痛，无泪，遮蔽瞳人宜菊花散。四曰涩翳，微如赤色，或聚或开，两傍微光，瞳人上如凝脂色，无泪，时涩痛宜决明子散。五曰散翳，形如鳞点，或睑下生粟，日夜痛楚，瞳人最疼，常下热泪。此涩散二症，皆肝肺相传也宜八味还睛散。六曰横开翳，上横如剑脊，下微薄，不赤不痛，此病稀少。七曰浮翳，上如水光白色，环遮瞳人，生自小眦头至黑珠上，不痛不痒，无血色相潮。八曰沉翳，白点藏在黑珠下，向日细视方见，其白睛疼痛，日轻夜重，间或出泪宜空青丸。九曰偃月翳，膜如凝脂，一边厚，一边薄，如缺月，其色光白无瑕疵。此横开、浮、沉、偃月四症，皆难治。十曰枣花翳，周回如锯齿，四五枚相合，赤色，刺痛如针，视物如烟，昼则痛楚，多泪昏暗。十一曰黄心翳，四边白，中一点黄，在黑珠上，时下涩泪。此枣花、黄心两症，皆由肝肺风热宜还睛散、坠翳丸。十二曰黑花翳，其状青色，大小眦头涩痛，常泪，口苦，此胆受风寒也宜凉胆丸。十三曰胎患，初生观物，转睛不快，至四五岁，瞳人洁白，昏蒙不见，及年高不治，此由胎中受热致损也。十四曰五风，五色变为内障，头痛甚，却无泪，日中如坐暗室，常自忧叹，此由毒风脑热所致。十五曰雷头风，此毒热之气冲入眼睛中，牵引瞳人，或微或大或小，黑暗全不见物。十六曰惊振，因病中再被撞打，变成内障，日夜疼痛，不能视三光。此胎患、五风、雷头、惊振四症，俱不可治俱宜八味还睛散。十七曰绿风，初患头旋，额角相牵瞳人，连鼻皆痛，或时红白花起，肝受热则先左，肺受热则先右，肝肺同病则齐发宜先服羚羊角散、羚羊角丸，后服还睛丸。十八曰乌风眼，虽痒痛而头不旋，但渐昏如物遮，全无障翳，或时生花，此肝有实热也宜泻肝散。十九曰黑风，与绿风相似，但时时黑花起，此肾受风邪，热攻于眼也，须凉肾。二十曰青风，不痛不痒，瞳人依然如无恙者，但微头旋，及生花，转加昏蒙。此黑风、青风相似俱宜还睛丸。二十一曰肝虚雀目，雀目者，日落即不见物也，此由肝虚血少，时时花起，或时头痛，久则双目盲，此则有初时好眼，患成雀目者，而亦有生成如此，并由父母遗体，日落即不见物，不必治，治亦无效宜雀目散，鲜地黄炒猪肝食亦妙。小儿每因疳病得之宜蛤粉丸、风疳丸。二十二曰高风雀目，与前症相同，昼明晦暗，但经年瞳子如金色，名曰黄风，不治宜还睛丸。二十三曰肝虚目暗，远视不明，眼花频起，眦目赤痛，有时看一成二，此宜与眼暗参看宜补肝散。

一为外障，总系足三阳病，按《纲目》本《灵枢经》曰：凡赤脉翳初从上而下，属太阳，主表，必眉棱骨痛，或脑项痛，或半边头肿痛，治法必当温之宜蜡茶饮、散之宜夏枯草散。赤脉翳，初从下而上，或从内眦出外，皆属阳明，主里，其症多热，或便实，治法当下之宜明目流气饮，寒之宜羊肝丸、一味黄连饮。赤脉翳初从外眦入内，属少阳，主半表半里，治法宜和解之宜神仙退翳丸。《纲目》条析三阳是已，而又皆统于肺，以外障皆连遮白睛，而白睛则属肺，此则通治外障之法也。而其症状，亦各有名目，共二十七款，今复详考眼科家书，撮其要略。如：一曰混睛，白睛先赤，后痒痛，闭涩泪下，久则睛变碧色，满目如凝脂，赤脉横贯宜地黄散。二曰胬肉攀睛，必眼先赤烂多年，时痒时痛，两眦头努出筋膜，心气不宁，忧虑不已，遂成攀睛。或由用力作劳而得，或由风热冲肝而成俱宜二黄散、定心丸。或由心经实热，必大眦赤，红肉堆起，或由心经虚热，必小眦赤，红丝血胀俱宜速效散。三曰两睑粘睛，即烂弦风也，由风沿眼系上，膈有积热，或饮食时挟怒气而成，久则眼沿因脓渍而肿宜还睛紫金丹点之。甚则中生细虫，年久不愈而多痒者是也，当去虫以绝根宜圣草散。亦有小儿初生，即两目赤而眶烂，至三四岁不愈者宜桑皮汤送消风散。四曰鸡冠蚬肉，由风热乘于脾经，后有所传，致翳生睑内，如鸡冠，如蚬肉，或青或黑，阻碍痛楚，怕日羞明，须翻出看之，用灯草轻轻刮去毫厘，血出，用银匙挑洗风毒药水按止之，并不时将药水点入，则不复肿，然后服药宜石决明散。五曰睑生风粟，由肝壅瘀血，致两睑上下初生如粟米，渐大如米粒，或赤或白，不甚痛痒，常泪出渗痛，当翻出以针拨之，兼服药以宣其风热宜消毒饮。亦有由脾经积热者，须分别治之宜加味荆黄汤。六曰胞肉胶凝，由风毒所注，或热积脾经，或过于伤胞，故上下胞肿如桃，时出热泪宜消风散、羚羊角散。七曰漏睛脓出，由心气不宁，风热客于眦睑间，致眦头结聚津液，脓出不止宜白薇丸。或因患疮出脓血后，大眦头常出脓涎，不早治，必生黑点，侵损于目宜黄芪散。八曰风牵睑出，由脾受风毒，侵及于目，故上下睑俱赤，或翻出一睑在外，若久而睑内俱赤，则不治宜五退散。九曰睑硬睛疼，睑中红而坚硬，疼痛涎出，怕日羞明宜通肝散。亦有起翳障宜春雪膏点之。十曰蟹睛疼痛，由肝家积热，上冲于目，令目痛甚，黑睛上生黑子如蟹目，或大如豆，名曰损翳，极难治宜石决明散、羚羊角散。十一曰睛高突起，由风热痰饮，渍于脏腑，蕴积生热，热冲于目，致眼珠突出，是名睛胀，须用凉药泻肝宜泻肝散。一说云，黑睛胀当泻肝宜龙胆散。白睛胀当治肺宜清肺散。存参。十二曰血灌瞳人，由肝气闭塞，血无所归，致灌于瞳人，痛如针刺，视物不明，却无翳膜宜通血丸、车前散。又恐生花，须预防之服前药后，再服还睛散。倘生翳障，不可轻忽，急早治之宜地黄汁和大黄末，摊帛上二寸许，罨眼上，久则易之。十三曰痛如针刺，由热毒在心，忽然睛急疼，痛如针刺，坐卧不宁宜先服洗心散，再服还睛散。十四曰瞳人干缺，眼睛干涩，全无泪流，始而痛，后稍定，或白或黑，不能见物，不可治。十五曰辘辘转关，睛藏上下睑，不能归中也，亦不易疗，姑服药以治之，然不能决其必效也宜泻肝散、门冬饮子。若风寒直灌瞳人，攻于眼带，则瞳人牵曳向下，名坠睛眼，亦辘辘转关之类，若日久，即拽破瞳人，两眼俱陷，即不见物宜犀角散。十六曰风起㖞偏，由偏风牵引，双目㖞斜，频泪无翳，不痒不痛宜蝉花无比散。至如眼有偏视者，由风邪攻肝，牵引瞳人，故令偏视也宜槐子丸。十七曰鹘眼凝睛，轮硬而不能转动者是也，此不可治。十八曰神祟疼痛，本无根因，忽然疼痛，如针刺，如火炙，两太阳牵痛，日轻夜重，先当求祷，再服药宜石决明散。十九曰风赤疮疾，由脾藏风热蕴结两睑似朱涂而生疮，黑睛端然无染，不治便生翳膜宜五退散，外以汤泡散洗之。二十曰小眦赤脉，由三焦积热，令小眦中生赤脉，渐渐冲睛，急当早治，并忌食热物及房事宜犀角饮。二十一曰拳毛倒睫，由内多伏热，致阴气外行，故始则两目紧急皮缩，渐生翳膜，泪出涔涔，睫倒难开，瞳人如刺，须先去其内热及火邪宜先服泻肝散，再服五退散，使眼皮缓，则毛自出，翳自退。或摘去拳毛，用虱子血点眼内，数次即愈。一法用木鳖子一个，去壳打烂，绵裹塞鼻中，左目塞右，右目塞左，一二夜，其睫即正。二十二曰冲风泪出，肺虚遇风，风冲于内，火发于外，风热相搏，遂至泪流不止，冬月尤甚宜白僵蚕散。亦有汗热甚而泪流，并两睑赤者宜食后吞当归龙荟丸。亦有肝虚客热，而迎风冷泪者宜木贼散。二十三曰痒极难当，由胆受风热，致瞳子及眦头皆痒，不能收睑宜驱风一字散。二十四曰天行赤目，由天行时疾，目忽肿赤痛涩，长幼相似宜泻肝散、石决明散，并以五行汤洗之。二十五曰被物撞打，目因撞打疼痛，瞳人被惊昏暗。眼眶停留瘀血宜石决明散，外贴地黄膏。若撞打睛出，而目系未断，即推入睑内，勿惊触四畔宜生地黄散，外以生地打烂厚敷。如目系断，睛损，不可治。其有瘀血者，以针刺出，且用眼药。二十六曰尘丝眯目，或为飞丝所侵，或为尘沙所苦，皆疼痛闭涩，眯眼不脱宜瞿麦散。二十七曰偷针眼，或太阳结热，或脾家积热，兼宿食不消，令目眦生小泡如疮，以针刺破即瘥。甚有发肿而痛者，用生南星、生地黄同研膏，贴两太阳穴，肿自消。

一为翳膜，总系肝受风热成病，轻则朦胧，重则厚起。《直指》云：翳虽自热生，然治之必先退翳而后退热，以先去热则血冷，而翳不能去也。旨哉斯言，其可知治翳之法乎。至如劳役过度亦生翳，当以补元为主宜益本滋肾丸。服凉药过多亦生翳，盖缘阳气衰，九窍不宣，故青白翳见大眦也，当益火之源，以消阴翳宜补阳汤。瘢痘后亦生翳宜决明丸。风热眼病后亦生翳宜蝉花散、菊花散。翳之由来，良非一端，然总论之，不外肝气盛而发现在表。故始治之法，只宜表散宜羌活退翳汤。如反疏利，邪必内陷，而翳益深矣。故凡邪气未定，谓之热翳而浮，邪气已定，谓之冰翳而沉宜羚羊角散。邪气牢而深，谓之陷翳，当先焮发之宜羚羊角散。使邪气再动，翳再浮，乃用退翳之剂宜神仙退云丸。大约翳系久病，治之亦不能速效，故须积岁月除之。若眼睛上但有物如蝇翅之薄，则谓之肤翳，此翳之轻者也，用点药即愈宜乌贼骨散。此皆通治翳膜之法也。而其症状，亦各有名目，共一十四条，今更详考眼科家书，撮其要略。如：一曰肝脏积热，先患赤肿疼痛，怕日羞明，泪溢难开，忽生翳膜，初患一目，渐及两眼宜洗肝散、泻青丸。亦有由风热相侵者，大约风眼肿则软，热眼肿则硬宜《局方》密蒙花散。二曰膜入水轮，因黑珠上生疮稍安，其痕不没，故侵入水轮，此难治。三曰钉翳根深，由心肝留热，致目疼生翳，久则如银钉头入黑睛，不可治宜点药石决明散点之。四曰黑翳如珠，由肾虚受风热而得，如小黑豆，生黑睛上，疼痛泪出，不可用点药宜先服羚羊角散，次服补肾丸。五曰花翳白陷，由肝肺二脏积热，致睛上忽生白翳，如花白，如鳞砌宜先点磨翳膏，再服羚羊角散。六曰水瑕深翳，由五脏俱受热，致黑水内横深瑕盘青色深入，痛楚无时宜清凉散。七曰玉翳浮满，黑珠上浮玉色，不疼痛，翳根下红粒宜龙胆散，点磨翳膏。八曰顺逆生翳，凡翳自下而上者为顺，自上而下者为逆，顺则易愈，逆则难治宜车前散，点磨翳膏。九曰旋螺尖起，目痛翳生，尖起而赤，一似旋螺宜先服通肝散，次石决明散。十曰撞刺生翳，因撞刺伤目生翳也，或兼风热，更加疼痛昏暗宜先服经效散，次石决明散。十一曰赤眼后生翳，由暴赤后热流于肺，轻则朦胧，重则白睛红花，乃生云膜，极不易治宜服泻肝散，点地黄膏。十二曰暴风客热，由暴风热所攻，白睛起胀，渐覆黑珠，睑肿痒痛宜泻肝散、清肺散。十三曰黄膜上冲，由脾受风热毒，致黄膜从下生而上冲，黑暗，疼痛，闭涩，此犹可治宜犀角饮。十四曰赤膜下垂，由客邪所攻，致赤膜从上生而下遮黑睛，名垂帘膜，迎风出泪，怕日羞明，此为难治宜通肝散、观音梦授丸，以百点膏点之。以上论内障、外障、翳膜，皆目病所当缕析者。

此外又有眼昏、眼花、眼疼三端，各有由来，不可不察。盖眼昏者，视物不明也。《内经》曰：肝虚则目䀮䀮无所见。《灵枢》曰：足少阴之脉病，目䀮䀮无所见。又曰：气脱者，目不明。《难经》曰：脱阴者目盲。据诸经之言，是目昏皆由于虚，以五脏精皆聚于目，每一脏虚则一脏精明之用失，故皆能令目昏，此则其原也。然亦有由于目之玄府受热者。河间云：热气怫郁，玄府闭塞，而致气液血脉，荣卫精神，不能升降出入，各随所郁微甚，而为病之重轻，故热郁于目，则目无所见也。或目昏而见黑花，由热气甚也。据此，可知目昏不但为虚，而亦由热矣。试观伤寒症，热极则目盲不识人。且有病后余热未清，并有目昏，渐生翳膜者宜石决明散，点春雪膏，益可信也。若微昏者，至近则视难辨物，以近则光反隔也。目暴不见物者，气脱也。久病昏暗者，肾脏真阴虚也总治目昏，宜驻景丸、加减驻景丸、还睛丸。妇人目昏者，多由于郁怒伤肝也宜抑青明目汤。老人眼昏者，血气衰而肝叶薄，胆汁减也。前人云：童子水在上，故视明了。老人火在上，故视昏暗。旨哉言也宜夜光育神丸、明眼地黄丸。眼花者，眼光昏散也，皆由肾虚之故。盖肾主骨，骨之精为瞳子。肾水虚，骨枯，火得乘之，故瞳子散而视物杳冥也。如见黑花，或如飞蝇散乱，或如悬蟢空虚，皆肾虚也。见青花，胆虚也。见红花，火甚也。见五色花，肾虚客热也。东垣云：阳主散，阳虚则眼楞急而为倒睫拳毛。阴主敛，阴虚不敛，则瞳子散大，而为目暗眼花。然则昏花二症，舍阴虚其安属哉宜滋阴地黄丸、益本滋肾丸。眼疼者，一为目眦白眼疼，即经言白眼赤脉法于阳是也，惟其属阳，故日中更疼，点苦寒药则效。一为目珠黑眼疼，即经言瞳子黑眼法于阴是也，惟其属阴，故夜则更疼，点苦寒药反剧。何相反若是欤？盖以白眼疼由肝实热宜泻青丸、救苦汤。黑眼疼由肝虚热故也宜夏枯草散。至若男子读书过度，女子针绣太甚，以至眼疼发涩，此为肝劳过度，不必服药，时常闭目调养自愈。以上三端，又于内外障翳膜之外，所当详审而析治者也。总之，目为肝脏发窍，而肝实藏血，肝又主风，故目病多半由于虚实寒热，及内动外感之风邪。前既历详各种名目症治，兹更实指其由，以明病所从发。如由血虚，必目昏也宜明目地黄丸。由亡血过多，及久痛伤血，或年老血少，必羞明酸痛，不能视物也宜芎归明目丸。或虽养血安神，必两目昏花，不能久视也宜久患目疾方。失血后复受燥热，左目赤痛也宜叶氏荷叶汤。高年血络空虚，目昏日久，复又气血乘其空隙，攻触脉络，液尽而痛，当夜而甚，乃热气由阴而上也宜叶氏羚羊角汤。实热暴发，必赤肿疼痛也宜泻热黄连汤。风热攻目，至隐涩难开也宜羞明立胜散。风热壅珠，必眼白红障而痛也宜黄连汤。风热牵闭，目不得开也宜芎芷香苏散加前胡、葱白。风温上郁，目赤，脉左弦，当以辛散也宜叶氏夏枯草汤。秋风化燥，上焦受邪，目赤珠痛也宜叶氏连翘汤。热蒸湿郁，暑人气阻，当用淡渗以清中上之邪也宜叶氏茯苓汤。郁勃气火，翳遮目睛也宜叶氏山栀皮汤。或阴血虚而阳气盛，能远视不能近视也宜地芝丸。阳气虚而阴血盛，能近视不能远视也宜定志丸加茯苓。阳升不交于阴，竟夕无寐，而目珠赤痛也宜叶氏桑叶汤。阴伤火郁，左眼眶疼痛，或微寒，汗大出，不可作时邪治也宜六味丸去萸肉，加蔓荆子、丹皮、白芍。或肺有实热，而眵多结硬，肺有虚热，而眵稀不结也宜经效散。邪中脑项之精，精散视岐，见一为两也宜驱风一字散。肝肾虚而视一为两也宜肾气丸。肝胆气热，而目痛偏左，翳膜红丝，脉左弦涩也宜叶氏草决明汤。阳明空虚，肝阳上扰，而右目多泪，眦胀心嘈杂，当调补肝胃也宜叶氏肝胃汤。肝阴内亏，厥阳上越，左目痛，翳膜泪热，而脉细涩也宜叶氏补肝汤。焦烦郁勃，阳升化风，劫伤血液，而左偏头痛，先损左目，致瞳人散大也宜叶氏肝肾兼补丸。时行火邪，两目肿痛也宜白蒺藜汤。种种目疾，安可不详求治法哉？总之，暴病皆是风火为灾宜羌柴汤，外以洗眼汤洗之。久病则皆为虚候，必须壮水滋阴宜加味地黄丸、明目四神丸。或有过服寒凉，以致阳虚，其火转甚者，则当用温补，其火自降，目自明矣宜八味丸加目疾药。凡患目疾，切忌以冰片辛香金石等药搽点。俗语云：眼不医不瞎，盖谓此也。此篇参取危达斋《得效方》。

【脉　法】　《医鉴》曰：左寸脉洪数，心火炎也。关弦而洪，肝火盛也。右寸关俱弦而洪，肝木挟相火之势，侮肺金而乘脾土也。《回春》曰：眼本火病，心肝数洪，右寸关见，相火上冲。《类聚》曰：眼见黑花者，从肾虚而起，左手尺脉沉而数者是也。

【眼病皆火无寒】　《直指》曰：凡眼为患，多生于热，治法以清心凉肝，调血顺气为先耳。《入门》曰：历考眼科之病，无寒而有虚与热，岂寒涩血而不上攻欤！

【目得血而能视】　《内经》曰：人卧则血归于肝，肝受血而能视。又曰：肝虚则目䀮䀮无所见。《难经》曰：肝气通于目，肝和则能变五色。《直指》曰：肝者，目之外候，肝取木，肾取水，水能生木，子母相合，故肝肾气充，则精彩光明。肝肾之气乏，则昏蒙晕眩。心者，神之舍，又所以为肝肾之纲焉。盖心主血，肝藏血，血能热，凡热冲发于眼，皆当清心凉肝。《入门》曰：肝藏血，热则目赤而肿，虚则眼前生花。

【目病原由症治】　东垣曰：因心事烦冗，饮食失节，劳役过度，故脾胃虚弱，心火太甚，则百脉沸腾，血脉逆行，邪害孔窍，故日月不明。脾者，诸阴之首。目者，血脉之宗。故脾虚则五脏精气皆失所司，不能归明于目矣。心者，君火也，主人之神，宜静而安，相火代行其令。相火者，包络也，主百脉皆荣于目，既劳役运动，损其血脉，故百病生焉。不理脾胃及养血安神，是治其标，不治其本，不明此理也。《入门》曰：五脏六腑，精华皆禀于脾，注于目，故理脾胃，则气上升而神清也。肝之系虽连于目，而照彻光彩，实肾精心神所主，故补精安神，治眼之本也。又曰：内障昏蒙，因脑脂下凝，乌珠转白，如脑脂凝结，瞳人反背者，不治。丹溪曰：凡昏弱不能视物，内障见黑花，瞳子散大，皆里病也。又曰：目疾所因，不过虚实。虚者昏花，由肾经真水之微也。实者瞳痛，由肝经风热之甚也。若虚实相因，则兼用滋阴散热，此内治法也。至日久热壅血凝，而为攀睛胬肉，翳膜赤烂等，则必须点洗外治之法。《正传》曰：雀目病，暮暗者，肝虚无血也。至晓复明者，木生于亥，旺于卯，绝于申酉戌。木气衰，故暗。至卯木气盛，故复明。至雀目终变为黄胀而死者，木绝于申，乃水土长生之地，木衰而土盛，始变为黄胀，宜平胃散以平土气，四物汤以补肝虚。《保命》曰：目病在腑为表，当除风散热。在脏为里，当养血安神。

【目病易治难治不治及凶症】　《内经》曰：瞳子高者，太阳不足。戴眼者，太阳已绝。此决死生之要，不可以不察也。又曰：目内陷者，太阳绝也，死。《保命》曰：外障易治；内障难治。暴发为表，易治；久病为里，难治。《直指》曰：真珠翳状如碎米者，易散。梅花翳状如梅花者，难消。《入门》曰：瞳人干缺，痛涩无泪者，或白翳藏在黑水下，向日细看方见者，或两眼相传疼痛，昼轻夜重者，或内障五色相间，头痛无泪，日中如坐暗室者，或雷头风热毒气冲入睛中，或微或大，昏暗不见者，皆不治。《纲目》曰：戴眼者，目直视而目睛不转动也。若目睛动者，非直视也。伤寒直视者，邪气壅盛，脏腑之气，不上荣于目则直视，多难治。衄家不可发汗，发汗则目直视，不能瞬，不能眠，犹未甚也。追狂言反目直视，与直视摇头，皆脏腑气夺绝也，即死。

【目病导引法】　《保生秘要》曰：对香静坐，灰心歇念，目含光意，觉香头有灰，以意吹之，又静，觉灰又吹，香尽为期，治一切云翳，胬肉扳睛，肾水枯，心火盛，皆效。

【运　功】　《保生秘要》曰：法行艮背，右旋上行，逾昆仑，经明堂，渐旋至眼，细圈入瞳人，撤散数十度，降胸臆，曲行大肠，出谷道，退火复归元位，左目运左，右目运右，左右齐患，则止从明堂位上分行双运。

【又导引法】　《保生秘要》曰：先以手抱昆仑，仰头吐气，或嘘或呵，泻而复纳，次以二目转动，左右上下，转时先开后闭，闭而复开，随时行之不间，或动或运，二者兼之。

【运　功】　《保生秘要》曰：双瞳藏于两肾，想肾水浸洗，能退热，运彻四散，能去风，双目视二肾，存两道白水，运至眼中，着意圈洗磨剥，单去翳，想二乳下肺肋，推下脚股，吹吸之法，能退白上红，以双手向肩压，两脚心悬空嘘吸，能退黑睛热，能泄肝经之火，常注念脐，绦取肾水，升洗覆脐，效。

眉棱骨痛　风痰湿火俱有病也。目系所过，上抵于脑，诸阳经挟外邪，郁成风热，毒上攻脑，下注目精，遂从目系过眉骨，相并不痛。若心肝壅热，上攻目精而痛，亦目系与眉骨牵连而痛。故其为症，有由风痰，眉骨痛连于目，不可开，昼静夜剧者宜芎辛导痰汤。有由痰火，眉心并眉梁骨痛者宜二陈汤送青州白丸子。有由风热挟痰而痛者宜芷芩散。有中风寒侵犯而痛者宜羌乌散。有由湿痰，眉眶骨痛，而身重者宜芎辛导痰汤加川乌、白术。大约选奇汤、上清散二方，俱为总治眉棱骨痛之剂。戴复庵分为二症，皆属于肝。一为肝经伤，头痛，眼不可开，必昼静夜剧宜导痰汤加川乌、细辛。一为肝虚而痛，方见光明即发宜生地黄丸、熟地黄丸。

【眉棱骨原由】　《医说》曰：眉属

肝，故横生，禀木气，眉所生处之骨为眉棱骨，故其为病，亦属肝。

治目病方一百十七

导赤散　〔心火〕　生地　木通　甘草各一钱　竹叶七片

桑皮汤　〔肺热〕　桑皮　元参　枳壳　杏仁　升麻　防风　赤芍　甘菊　黄芩　炙甘草　旋覆花　甜葶苈

清火止痛汤　〔总治〕　川连　元参　甘菊　连翘　黄芩　木通　当归　丹皮　白芍药　木贼草　羚羊角　生地　谷精草

益气聪明汤　〔脾胃〕　黄芪　甘草　人参　升麻　葛根　白芍　黄柏　蔓荆子

熟地黄丸　〔肾虚〕　熟地　决明子　黄连　牛膝　酒黄柏　杞子　菟丝子　柴胡　生地　五味子

养肝丸　〔肝虚〕　当归　防风　川芎　楮实　熟地　蕤仁　白芍　车前子

龙荟丸　〔肝火〕　龙胆草　芦荟　当归　黑山栀　广木香　黄连　黄芩

麝香蜜丸。

四物龙胆汤　〔又〕　龙胆草　川芎　当归　白芍　熟地　羌活　防风　防己

汤泡散　〔肝热〕　赤芍　当归　黄连各一钱

滚水泡洗。

还睛散　〔又〕　人参　茺蔚子　知母　桔梗　熟地　车前子　黄芩　细辛　元参　五味子

明目地黄丸　〔血虚〕　生地　熟地　牛膝　枳壳　防风　杏仁　金石斛

芎归明目丸　〔亡血〕　川芎　当归　白芍　地黄　牛膝　甘草　杞子　天冬　甘菊

外障加木贼，内障加珍珠。

久患目疾方　〔久昏〕　杞子　甘菊　地黄　白蒺藜

泻热黄连汤　〔实热〕　黄连　黄芩　升麻　柴胡　生地　龙胆草

羞明立胜散　〔风热〕　黄连　黄芩　防风　秦皮

黄连汤　〔又〕　决明子　甘菊　川芎　元参　陈皮　黄连　细辛　甘草　薄荷　蔓荆子

决明子散　〔赤翳〕　黄芩　甘菊　赤芍　石膏　川芎　羌活　木贼草　决明子　石决明　甘草　蔓荆子

拨云丹　〔胬肉〕　蔓荆子　木贼草　密蒙花　川芎各二钱　白蒺藜　当归各二钱半　甘菊二钱　薄荷五分　黄连　蝉退　楮实　花粉各六分　地骨皮八分　川椒七分　甘草四分

为末，空心水下。

无比丸　〔赤烂〕　茯苓　甘草　防风各四两　川芎　石决明　当归　羌活　赤芍　蝉退　苍术各二两　白蒺藜　蛇退各一两

甘菊汤　〔又〕　决明子　甘菊　当归　川芎　赤芍　甘草　防风　荆芥　蔓荆子

地芝丸　〔近视〕　生地　天冬　枳壳　甘菊

密丸。

乌金丹　〔飞丝〕　京墨一味，磨浓汁，点之即出。

羌柴汤　〔甚痛〕　苏叶　防风　细辛各七分　荆芥　羌活　柴胡　藁本　白芷各一钱

白蒺藜汤　〔时气〕　白蒺藜　青葙子　木贼草　白芍　草决明　山栀　当归各一钱　黄连　黄芩　川芎各五分　甘草三分

服此忌暴怒、酒色辛辣之物。

洗眼汤　〔外洗〕　甘菊　玉竹各一钱　大黄　山栀　细辛　竹叶　苏叶各五分　甘草　青盐各三分

乘热洗。有障加蝉退。

加味地黄丸　〔久病〕　熟地　山萸　山药　丹皮　茯苓　当归　黄连　泽泻　人参

明目四神丸　〔又〕　杞子八两，酒水拌，分四股，一用小茴三钱炒，去茴；一用川椒三钱炒出汗，去椒；一用青盐三钱炒；一用黑芝麻三钱炒　白蒺藜四两　归头酒炒　熟地各三两　石决明　甘菊　桑叶　谷精草各二两

蜜丸，每三钱，开水送下。

八味丸　〔温补〕　地黄　山药　山萸　丹皮　茯苓　泽泻　附子　肉桂

生熟地黄丸　〔血虚〕　生地　熟地　元参　石膏各一两

蜜丸，空心，茶下。

益阴肾气丸　〔肾虚〕　熟地二两　酒生地　萸肉各一两　山药　丹皮　柴胡　归尾　五味子各五钱　茯神　泽泻各二钱半

蜜丸，盐汤下。

滋肾明目丸　〔又〕　川芎　当归　白芍　熟地　生地各一钱　人参　桔梗　山栀　白芷　黄连　甘菊　甘草　蔓荆子各五分

加茶叶、灯心。

驻景丸　〔肝肾〕　菟丝子五两　车前子　熟地黄各三两

蜜丸。一方加杞子一两半，尤佳。

加减驻景丸　〔又〕　菟丝子八两　楮实　杞子　车前子　五味子　川椒各一两　熟地　当归各五钱

补肝散　〔圆翳〕　羚羊角　防风各一两　人参　赤苓各七钱半　羌活　元参　黄芩　细辛　车前子各三钱七分半

每末二钱，米饮下。如筋脉枯涩，加夏枯草。

补肾丸　〔又〕　苁蓉　杞子各一两　巴戟　破故纸　山药　茴香　丹皮各五钱　青盐二钱半

通肝散　〔冰翳〕　山栀　枳壳　甘草　荆芥　白蒺藜各五钱　车前子　牛蒡子各二钱半

每末二钱，竹叶汤调下。

八味还睛散　〔散翳〕　草决明一两　白蒺藜　防风　木贼草　山栀　甘草各五钱　青葙子　蝉退各二钱半

每末二钱，麦冬或菊花汤下。

空青丸　〔沉翳〕　防风　生地　知母各二两　细辛　石决明　车前子　五味子各一两　空青二钱

蜜丸，茶清下十丸。

坠翳丸　〔黄心翳〕　青羊胆　青鱼胆　鲤鱼胆各七个　熊胆二钱半　牛胆五钱　麝香三分　水飞石决明一两

面糊丸，茶下。

凉胆丸　〔黑花翳〕　防风　芦荟各一两　黄连　荆芥穗　龙胆草　黄芩各五钱　地肤子　黄柏各二钱半

蜜丸，薄荷汤下三十丸。

羚羊角散　〔绿风〕　甘菊　防风　川芎　羌活　川乌　细辛　车前子各五钱　羚羊角　半夏曲　薄荷各二钱半

每末二钱，生姜、荆芥汤下。

羚羊角丸　〔又〕　羚羊角一两　犀角　石决明　车前子　草决明各七钱半　独活　防风　甘菊　蔓荆子　山栀　蓝实　甘草各五钱

蜜丸。

泻肝散　〔乌风〕　大黄　甘草各五钱　郁李仁　荆芥穗各二钱半

分二帖，空心，水煎服。

雀目散　〔雀目〕　雄猪肝竹刀批开，纳夜明砂，扎好，米泔煮七分熟，取肝细嚼，将汁送下。或雄猪肝煮熟，和夜

明砂为丸亦可。

蛤粉丸　〔小儿〕　蛤粉　黄蜡等分

熔蜡和蛤粉丸，如枣大，用猪肝一片，二两许，批开入药一丸，扎好，水一碗，煮熟取肝，乘热熏眼，温食，以愈止。

风疳丸　〔又〕　青黛　黄连　天麻　五灵脂　川芎　夜明砂　芦荟各二钱　龙胆草　防风　蝉退各钱半　全蝎二个　干蟾头三钱

猪肝汁浸糕和丸，麻子大，每十丸，薄荷汤下，若用羊肝汁丸，尤妙。

还睛丸　〔高风〕　石决明水飞　覆盆子　茺蔚子各二两　槐实　人参　细辛　防风　柏子仁　茯苓　甘菊　川芎各一两

蜜丸。

补肝散　〔圆翳〕　柴胡钱半　白芍一钱　熟地　茯苓　甘菊　细辛　甘草各七分　柏子仁　防风各五分

蜡茶饮　〔赤脉〕　芽茶　白芷　附子各一钱　细辛　川芎　防风　羌活　荆芥各五分　盐少许

夏枯草散　〔又〕　夏枯草二两　香附一两　甘草五钱

每末三钱，食后茶清调下。夏枯草治黑睛疼，至夜甚者，最效。盖黑睛连目系，属厥阴之经，此物有补养厥阴血脉之功，故其效如此。

明目流气饮　〔又〕　苍术一两　草决明七钱半　大黄　川芎　细辛　恶实　甘菊　防风　白蒺藜　荆芥穗　元参　蔓荆子　木贼草　山栀　黄芩　甘草各五钱

共为末。

羊肝丸　〔又〕　白羊子肝一具，去膜，黄连一两，先另研末，和同研，众手作丸，空心，水下三十丸，连服五剂瘥。青羊肝尤妙。

神仙退云丸　〔又〕　酒当归两半　木贼草去节，童便浸，焙　川芎　荆芥穗　密蒙花　地骨皮　甘菊　白蒺藜　羌活各一两　川椒七钱半　蔓荆子　花粉　枳实　薄荷　草决明　炙甘草各五钱　蛇壳　蝉壳　黄连各三钱

蜜丸，每两作十丸。

地黄散　〔混睛〕　生地一两　赤芍　当归　甘草各五钱

每末五钱，水煎服。

二黄散　〔胬肉〕　大黄　黄芩　防风　薄荷各一钱二分半　蜜少许

同煎。

定心丸　〔又〕　麦冬一两　石菖　杞子　甘菊各五钱　辰砂二钱　远志二钱半

蜜丸。

速效散　〔又〕　黄连　黄柏　黄芩　山栀　连翘　薄荷　柴胡　荆芥　当归　生地　地骨皮　花粉　蔓荆子　甘菊　甘草　恶实　白蒺藜　枳壳　石决明　草决明各五分

水煎，食后服。

还睛紫金丹　〔烂弦风〕　白蜜二两　炉甘石一两，煅，淬水中十次，水浸半日　水飞黄丹六钱　乌贼骨去壳，一钱　麝香　硼砂研，水飞，入磁器中，重汤煮，令自干，各五分　白丁香二分半　轻粉一分

先于砂石器内慢火熬蜜，去沫，下甘石末，次下黄丹，柳枝搅，再下余药，不粘手为度，丸芡子大，每一丸，温水化开时点。

圣草散　〔又〕　覆盆子叶捣汁，以皂纱蒙眼上，将笔蘸汁，画两眸子纱上，然后以汁滴之，当有虫出。

消风散　〔又〕　荆芥　甘草各一

钱　人参　茯苓　川芎　僵蚕　防风　羌活　藿香　蝉壳各五分　陈皮　厚朴各三分

每末二钱，水下。

石决明散　〔蚬目〕　石决明　草决明各一两　青葙子　木贼草　羌活　山栀　赤芍各五钱　大黄　荆芥各二钱半

每末二钱，麦冬汤下。又名大决明散。

消毒饮　〔风粟〕　煨大黄　荆芥穗各二钱　恶实　甘草各一钱

一名加味荆黄汤。

白薇丸　〔漏睛〕　白薇五钱　防风　羌活　白蒺藜　石榴皮各二钱半

粉糊丸。

黄芪散　〔又〕　黄芪　黄芩　煨大黄　防风各一钱　地骨皮　酒远志　人参　赤苓　漏芦各五分

水煎，食后服。

五退散　〔风睑〕　穿山甲　川乌炮　炙草各五钱　蛇退醋煮　蝉退纸　蝉退　猪蹄壳　荆芥穗各二钱半

每末二钱，食后，盐汤下。

春雪膏　〔睑硬〕　蕤仁去壳、皮，研，押去油，二两　冰片二钱半　生蜜六钱

研匀，以铜箸蘸点。

此方兼治一切目赤肿痛，泪出眦烂。此又专治烂眼风，多年连眶赤烂者，最效。

龙胆散　〔睛胀〕　龙胆草　山栀各二钱　防风　荆芥穗　川芎　元参　茵陈　甘菊　楮实　甘草各一钱

每末二钱，食后，茶清下。

清肺散　〔又〕　桑皮　片芩　甘菊　枳壳　防风　荆芥　柴胡　升麻　赤芍　归尾　元参　苦参　甘草　白蒺藜　木贼草　旋覆花　甜葶苈

水煎，食后服。

通血丸　〔血灌〕　川芎　归尾　防风　荆芥各一两　生地　赤芍　甘草各五钱

蜜丸，食后服。

车前散　〔又〕　密蒙花　白蒺藜　甘菊　羌活　草决明　车前子　龙胆草　黄芩　甘草等分

为末，每二钱，米饮下。

洗心散　〔针刺痛〕　麻黄去节　荆芥穗　当归　大黄　赤芍　甘草各一钱　白术五分　薄荷七叶

水煎服。

天门冬饮子　〔辘轳〕　天冬　知母　茺蔚子各一钱　赤茯苓　人参　羌活各七分　五味子　防风各五分

水煎，食后服。

犀角散　〔又〕　车前子　杞子各一两　槐子　五味子　牛蒡子　青葙子　茺蔚子　胡黄连各七钱半　羚羊角　犀角各五钱　兔肝一具，微炙

每末二钱，食后，槐子汤下。

蝉花无比散　〔㖞偏〕　苍术童便浸一夜，切，晒　白芍药各一两　白蒺藜八钱　茯苓四钱　蛇退　皂角水浸，焙　荆芥　细辛各一钱

每末二钱，茶清下。

槐子丸　〔又〕　槐子二两　覆盆子　枣仁　柏子仁　蔓荆子　车前子　茺蔚子　鼠粘子　白蒺藜去刺，各一两

蜜丸，酒下三十丸。

犀角饮　〔黄膜〕　犀角二钱　羌活　黄芩　车前子各一钱　白附子　麦冬各五分

水煎，食后服。

白僵蚕散　〔风泪〕　黄桑叶一两　木贼草　旋覆花　荆芥穗　甘草　僵蚕各三钱　细辛五分

每末二钱，荆芥汤下。或取末七钱，水煎服亦可。

当归龙荟丸　〔又〕　龙胆草　当归　山栀　黄连　黄柏　黄芩各一两　大黄　芦荟　青黛各五钱　木香二钱半　麝香五分

蜜丸，姜汤下二三十丸。

驱风一字散　〔眼痒〕　川乌　川芎　荆芥各五钱　羌活　防风各二钱半

每末二钱，食后，薄荷汤下。

地黄膏　〔撞打〕　生地一合，取汁　黄连一两　黄柏　寒水石各五钱

上三味为末，和地黄汁作饼，以纸摊眼上。

此方兼治风热赤目，热泪出眦。

生地黄散　〔又〕　羚羊角　生地　川芎　大黄　赤芍　枳壳　木香各一钱

水煎，食后服。

瞿麦散　〔尘丝〕　瞿麦炒黄为末，鹅涎调和，逐时涂眦头，即愈。

益本滋肾丸　〔睛散〕　酒黄柏　酒知母等分

水泛丸，空心，盐汤下五七十丸。

决明丸　〔毒攻〕　麦冬　当归　车前各二两　防风　枳壳　青葙子各一两　茺蔚子　细辛　杞子　泽泻　生地　石决明　黄连各五钱

蜜丸，空心，麦冬汤下五七十丸。

补阳汤　〔凉药多〕　柴胡钱半　羌活　独活　人参　甘草　熟地　白术　黄芪各五分　泽泻　陈皮　防风　白芍　生地　茯苓　当归　知母各三分　肉桂一分

清晨服此汤，临卧服连柏益阴丸。

连柏益阴丸　〔又〕　草决明　酒黄连　黄芩　盐酒黄柏　盐酒知母各一两　羌活　独活　五味子　当归　防风　甘草各五钱　石决明二钱

蜜丸，茶清下。宜多服补阳汤，少服此丸。

蝉花散　〔病后翳〕　蝉退　甘菊　川芎　白蒺藜　草决明　防风　羌活　山栀　荆芥穗　蔓荆子　谷精草　密蒙花　木贼草去节，童便浸，晒　苍术　炙草等分

为末，每二钱，茶下。

菊花散　〔又〕　甘菊四两　木贼草　羌活　蝉退　白蒺藜各三两　荆芥　甘草各二两

每末二钱，茶清下。

羌活退翳汤　〔太阳经〕　羌活钱半　防风一钱　薄荷　荆芥　藁本各七分　酒知母五分　酒黄柏四分　川芎　当归各三分　麻黄　酒生地各二分　川椒　细辛各一分

羚羊角散　〔陷翳〕　羚羊角　升麻各二两　甘草一两半

为末，半蜜丸，取末一钱，泔水煎送五十丸。

泻青丸　〔肝热〕　当归　龙胆草　川芎　黑山栀　煨大黄　羌活　防风各等分

蜜丸，芡子大，每一丸，竹叶汤同砂糖化下。一名凉肝丸。

乌贼骨散　〔肤翳〕　乌贼骨　冰片各一钱

为末，日点三四次。

洗肝散　〔肝积热〕　羌活　当归　薄荷　防风　炙甘草　大黄　川芎　山栀各一钱

加龙胆草一钱尤佳。

《局方》密蒙花散　〔又〕　密蒙花　白蒺藜　木贼草　石决明　羌活　甘菊等分

每末一钱，茶清下。

点药石决明散　〔膜入水轮〕　石决明　珍珠　西珀各七钱五分　乌贼骨五钱　冰片一钱

共为末，以铜箸蘸取大豆许点眼，日三。

此方兼治一切疔翳，根脚极厚，久不瘥者。

补肾丸　〔黑翳〕　熟地　杞子　山萸　山药　丹皮　补骨脂　核桃肉

蜜丸。

磨翳膏　〔花翳〕　蕤仁口含，去皮、壳，一两　冰片三钱　空青二钱

研极细，取少许点。

清凉散　〔瑕翳〕　蔓荆子　荆芥穗　苦竹叶　甘草各钱半　山栀七分半　薄荷七片

水煎。

经效散　〔撞刺翳〕　柴胡二钱　大黄　当归　赤芍　犀角各一钱　甘草五分

食后服。

观音梦授丸　〔赤膜〕　夜明砂　当归　蝉退　木贼草各三两

羊肝四两，煮烂，打膏为丸，空心，热水下五十丸，百日如旧。

百点膏　〔又〕　黄连三钱，锉，水一碗，煎至半碗，入防风八分　归身　甘草各六分　蕤仁泥，三分

同熬至滴水不散，绞去渣，入炼蜜少许，再熬片时，令静心点之，日五七次，临卧点尤效。

此方兼可点一切翳膜。

春雪膏　〔眼昏〕　硼砂三钱　冰片一钱　朴硝五钱

研极细，每用少许，口中津液和点，闭目片时，开眼泪出效。

抑青明目汤　〔妇人〕　当归　白芍　生地　白术　赤苓　半夏　陈皮　柴胡　黄连　山栀　丹皮　蔻仁　甘草　龙胆草各七分　姜三　枣二

夜光育神丸　〔老人〕　熟地　生地川连　远志　牛膝　杞子　甘菊　枳壳　当归　菟丝子　地骨皮等分

蜜丸，空心，酒下五七十丸。

滋阴地黄丸　〔眼花〕　当归五钱　生地七钱半　川连　熟地各一两　柴胡八钱　黄芩六钱　天冬　地骨皮　五味子各三钱　枳壳　炙草各二钱

蜜丸，茶清下百丸，亦名熟地黄丸。凡目渐昏，乍明乍暗，此失血之验也，宜此丸与定志丸间服。

救苦汤　〔眼疼〕　苍术　龙胆草各钱半　当归　甘草各一钱　川芎六分　生地　川柏　知母　黄芩各五分　羌活　防风　升麻　柴胡　黄连　藁本各三分　桔梗　连翘　细辛　红花各二分

水煎，食后服。

叶氏荷叶汤　〔失血〕　鲜荷叶　冬桑叶　赤苓皮　甘草　绿豆皮　稆豆皮

叶氏羚羊角汤　〔高年〕　羚羊角　连翘心　夏枯草　丹皮　青菊叶　桂枝　全当归

叶氏夏枯草汤　〔风温〕　夏枯草　桑叶　连翘　赤芍　草决明

叶氏连翘汤　〔秋燥〕　连翘　薄荷　黄芩　山栀　桑皮　苦丁茶　夏枯草　青菊叶

叶氏茯苓汤　〔热蒸〕　冬桑叶　谷精草　望月砂　苡仁　通草　绿豆皮　茯苓

叶氏山栀皮汤　〔郁勃〕　山栀皮　夏枯草　谷精草　连翘　草决明　望月砂　丹皮　生香附

叶氏桑叶汤　〔阳升〕　桑叶　丹皮　苡仁　川贝母　夏枯草　山栀

叶氏草决明汤　〔肝胆热〕　草决明　冬桑叶　夏枯草　小胡麻　谷精草　丹皮

叶氏肝胃汤　〔肝胃〕　黄芪三钱　当归　白芍各钱半　茯神三钱　煨姜一钱　南枣一枚

叶氏补肝汤　〔肝阴〕　望月砂

制首乌 穞豆皮各三钱 炒杞子 小胡麻各钱半 冬桑叶 黄菊花各一钱 石决明一具

叶氏肝肾兼补丸 〔焦烦〕 熟地 杞子 山萸 茯神 甘菊 生神曲 五味子 山药 谷精草

治眉棱骨痛方九

二陈汤 〔痰火〕 茯苓 甘草 半夏 陈皮

青州白丸子 〔又〕 半夏七两 南星三两 白附子二两 川乌五钱

共为细末，清水浸，春五、夏三、秋七、冬十，朝夕换水，日数足，取纳绢袋滤过，渣再研滤，澄清去水晒，又为末，米饮丸，姜汤下三十丸。

羌乌散 〔风寒〕 川乌童便浸二宿，炒，一钱 酒芩 炙草 细辛 羌活各五分

为末，分二服，食后茶下。

芎辛导痰汤 〔风湿痰〕 半夏钱半 南星 川芎 细辛 赤苓 陈皮各一钱 枳壳 甘草各五分

生地黄丸 〔肝虚〕 生地 黄甘菊 防风 枳壳 决明子 石决明 白芍 茯神

熟地黄丸 〔又〕 金石斛 熟地 菟丝子 防风 茺蔚子 车前子 黄芪 覆盆子 肉苁蓉 地肤子 磁石煅，各一两 兔肝一具，炙干

蜜丸，空心，盐汤下。

芷芩散 〔风热痰〕 白芷 酒黄芩等分

为末，每二钱，茶清下。

选奇汤 〔总治〕 羌活 防风 半夏各二钱 黄芩钱半 甘草一钱 加姜三片

上清散 〔又〕 川芎 郁金 赤芍 荆芥 薄荷 芒硝各二钱半 乳香 没药各五分 冰片二分半

研末搐鼻。

杂病源流犀烛　卷二十三

耳病源流

耳属足少阴，肾之寄窍也。耳所致者精，精气调和，肾气充足，则耳聪。若劳伤气血，风邪乘虚，使精脱肾惫，则耳聋，是肾为耳聋之原也宜益肾散、六味丸、肉苁蓉丸。然肾窍于耳，所以聪听，实因水生于金。盖肺主气，一身之气贯于耳，故能为听。故凡治耳聋，必先调气开郁。昔人用磁石羊肾丸以开关窍者，以聋之为病，多由痰火郁络，非磁石镇坠，乌桂椒辛，菖蒲辛散，以通利老痰，则郁火何由而开？《入门》谓愈后以通圣散和之是也。虽然，耳之聋，正自有辨，左聋属足少阳之火，其原起于忿怒宜龙胆汤。右聋属足太阳之火，其原起于色欲宜滋阴地黄丸。左右俱聋属足阳明之火，其原起于醇酒厚味宜酒制通圣散、清聪化痰丸。然三者之病，由于忿怒者更多，以肝胆之火易动也。以上皆耳聋之原也，由是而耳之为病，有不可胜言者矣。何言之？五脏六腑，十二经脉，有络于耳者，其阴阳经气，有时交并，并则脏气逆而厥，厥气搏入耳，是为厥聋宜流气散、当归龙荟丸。耳为宗脉所附，脉虚而风邪凑之，风入于耳，使经气否而不宣，是为风聋，必兼头疼之症宜防风通圣散。若风虚宜桂星散，若风热宜开痰散，皆从风聋例。有劳役伤其血气，淫欲耗其精元，瘦瘁力疲，昏昏愦愦，是为劳聋，能将息，使血气和平，则其聋渐轻。总之，或因房劳精脱宜益肾散、人参养荣汤加盐炒知、柏，或因肾经素虚宜烧肾散，或因肾气虚而久聋宜姜蝎散以开之，皆当分治。有大病后，耳触风邪，与气相搏，其声嘈嘈而鸣，眼见黑花，谓之虚聋宜四物汤加盐酒炒知、柏，肾气丸加磁石、黄柏、菟丝子、补骨脂。其劳役脱气者别治宜补中益气汤加知母、黄柏、茯苓、菖蒲，并盐水炒。其由阴虚火动者别治宜六味丸加知母、黄柏、远志、菖蒲，并盐水炒。有雨水入耳，浸渍肿痛，谓之湿聋宜凉膈散倍入酒大黄、酒黄芩，加羌活、防风、荆芥，或五苓散加陈皮、枳壳、紫苏、生姜，外用吹耳之法宜黄龙散。有肾气虚，风邪传经络，因入于耳，邪与正相搏，而卒无闻者，谓之卒聋，亦曰暴聋宜芎芷散、清神散。或由厥逆之气，如经云，少阳之厥，暴聋者，皆卒聋也，须用塞耳法宜蒲黄膏、龙脑膏。而此六者之外，又有怒气厥逆，气壅于上而聋者宜流气散、清神散。有气实而鸣且聋者宜神芎丸。有气闭而忽聋者宜甘草汤，再以甘遂丸塞耳。有肝胆火盛，耳内蝉鸣，渐至于聋者宜聪耳芦荟丸。有小儿即耳聋者，肾窍通耳，风邪乘三焦，邪随其经入耳内，邪正搏而气停塞滞也宜通鸣散。有肾热耳聋者宜烧铁投酒中饮之，以磁石塞耳，日易，夜去之。有火风侵窍而耳鸣者宜驱风清火汤。有暑邪窍闭而耳忽聋者宜鲜荷叶汤。有因大声喊叫，右耳失聪，以外触惊气，内应肝胆，胆脉络耳，震动其火风之威，致郁而阻窍成聋者，当治少阳，忌食腥浊宜清胆汤。有男子真阴未充，虚阳易升乘窍，致形体日瘦，咳嗽耳聋，左耳尤甚者，亦须清少阳宜清热解郁汤。有年久耳聋者宜胜金透关散。然耳聋者，音声闭隔，竟一无所闻者也。亦有不至无闻，但闻之不真者，名为重听，其症之来，或由风气壅耳，常觉重听，头目不清宜清神散、聪耳汤。或由肾经热，致右耳听事不真宜地黄汤，不得竟为耳聋，而以治聋方药投之，若乃耳鸣者，聋之渐也，惟气闭而聋者则不鸣。其余诸般耳聋，未有不先鸣者。夫鸣何以故？《灵枢》曰：上气不足，耳为之苦鸣。又曰：髓海不足，则脑转耳鸣。又曰：耳者，宗脉所聚，胃中空，则宗脉虚，宗脉虚，则下流，脉有所竭，故耳鸣。《内经》曰：一阳独啸，少阳厥也。注云：啸，谓耳鸣，一阳谓胆三焦，胆三焦脉皆入耳，故气逆上而耳鸣。《正传》曰：肾水枯涸，阴火上炎，故耳痒耳鸣，不治，必至聋聩。《医鉴》曰：痰火上升，两耳蝉鸣，渐欲聋。据此数说，亦可知耳鸣之所由来矣。总之，右耳属肾，左耳属肝，其鸣之故，必先由肝肾之气虚，又为风火痰气之所乘，故其鸣也。或如蝉噪，或如钟鼓，或如水激，不一而足。而其为治，亦有当分者。如正气与风邪相击而虚鸣，须先散邪宜芎芷散。肾气虚，宗脉虚，风邪乘入而鸣，须先祛邪下气宜五苓散加枳、橘、姜、苏，吞青木香丸。而后加以和养宜芎归饮。痰火升上而鸣，须理痰清火宜加减龙荟丸、通明利气汤、复聪汤。肾精不足，阴虚火动而鸣，须温肾益精宜补肾丸、滋肾通耳丸。大约由于痰火者其鸣盛，由于肾虚者其鸣微，此其辨也。肝家本来火甚，或为风乘痰客而鸣，须先清肝，兼治风痰宜加减龙荟丸。风热酒热，上贯于耳而鸣，须用扩清之法宜通圣散加柴、枳、荆、桔、青皮、南星。卒然而鸣，且失聪，须以开通为主宜蝎梢挺子。此则耳鸣之症也。

至于耳之杂症不一，可得而悉言之。若耳中本有津液，风热搏之，津液结硬成块，壅塞耳窍，气脉不通，疼痛不止，亦令耳聋，名曰耵耳宜栀子清肝汤、柴胡聪耳汤。耵耳由来，亦复有辨，不止风热相搏一端也。有风温之邪上郁，耳耵右胀者宜马勃散。有左耳耵痛，舌白脉数，由体质阴虚，挟受暑风，上焦气郁，须用辛凉轻药者宜菊叶、苦丁、山栀、飞滑石、连翘、淡竹叶。有暑热上郁，耳耵作胀，咳呛气热当清者宜六一散加杏仁、连翘壳、淡竹叶、川贝母、白沙参。有头重，耳耵胀，缘少阳相火上郁，须以辛凉清解上焦者宜羚羊角汤。有先起咳嗽，继而耵耳胀痛，延绵日久不愈，由本阴亏，风温相触，未经清理外因，伤及阴分，少阳相火陡起，至入暮厥痛愈剧，须先清降，后议育阴者宜益元散加菊叶、苦丁、川贝、金银花、绿豆皮、鲜荷梗叶。有诸般耵耳，出脓水且臭宜穿山甲烧存性、麝少许，吹之，日三四次愈。或干结不出者宜白蚯蚓入葱叶中，化为水，滴耳令满，不过数度，即易挑出。有劳伤气血，热气乘虚，入于其经，随郁而成耵耳，或出脓水者宜柴胡聪耳汤，外吹红棉散。此则耵耳之症也。耳肿耳脓者，乃风邪乘少阴经上入于耳，热气聚，则肿而生痛成脓宜蔓荆子散、荆芥连翘汤。或风热上壅肿痛，日久脓出，脓不去，则塞耳成聋宜鼠粘子汤、犀角饮子。或由肝气壅滞，三焦火动宜龙胆汤。然大人则有虚火实火之分，小儿则有胎热胎风之别。虚火若何？必耳内蝉鸣，或重听，出水作痒，外不焮肿宜金匮肾气丸加菖蒲，四物汤。实火若何？必耳根耳窍俱肿，甚则寒热交作，疼痛无时宜柴胡清肝汤。胎热若何？或洗沐水误入耳，作痛生脓，初起月内，不必治，项内生肿后，毒尽自愈，月外不瘥，治之宜红棉散敷之。胎风若何？初生风吹入耳，以致生肿出脓宜鱼牙散吹之。此外又有肝风郁滞，其内生疮有脓者宜东垣鼠粘子汤、抑肝消毒散，外以三仙散吹之。有耳出臭脓宜竹蛀屑、胭脂坯子等分，麝少许，共末吹之。或出血宜龙骨末吹之。或耳痏出脓者宜抱出鸡卵壳炒黄为末，油调灌之，疼即止。有耳出脓汁，或聋而鸣，属上焦风热者宜蔓荆子散。有耳中忽大痛，如有虫蠕动，或脓出，或血出，或水出，或干痛者宜蛇壳烧存性，以鹅翎管吹入，即止。有耳内湿疮肿痛，或有脓水者宜凉膈散加酒大黄、酒黄芩、荆、防、羌活，以解上焦风热，外用蛇床子、黄连各一钱，轻粉一字，为末吹之。有耳后忽然肿痛，悉属肝火者，此症恒见于妇女，急当平肝降火，兼舒郁宜柴胡清肝汤、龙胆泻肝汤。若有表症，兼发寒热，散之宜荆防败毒散。有耳后腮旁忽然肿痛，悉属阳明蕴热者宜清胃败毒散，或含化三清救苦丹。有耳根连牙床肿痛，悉属上焦风热郁抑者宜升麻、白芷、连翘、荆芥、防风、薄荷、甘草、桔梗、枳壳、酒芩、酒连、花粉、赤芍、牛蒡、生地等，若势甚，加蒸大黄。有风毒耳肿痛，出血宜柳蠹粪化水，取清汁，调白矾末少许滴之。或卒热肿痛宜木鳖仁一两，大黄、赤小豆各五钱，为末，每以少许，生油调涂之。或底耳肿痛，汁水不绝者宜桑螵蛸一个，烧存性，麝少许，研末掺入，神效，有脓先洗净，以愈为度。有风温发热，左耳后肿痛者宜干荷叶、苦丁、连翘、山栀。有耳热出汗作痒，由于痰火者宜元参贝母汤。有耳痒一日一作，直爬出血略愈，明日又作，悉属肾虚，致浮毒上攻者，此不可以常法治，必先忌酒面鸡鹅猪羊一切辛热之物，及房欲，至四十九日，服药乃有效宜透水丹、元参贝母汤。有耳内外生疮，由肝经血虚风热宜当归川芎汤、柴胡清肝汤、逍遥散。或肝经燥火风热宜柴胡清肝汤、栀子清肝汤，必寒热作痛宜小柴胡汤加山栀、川芎。甚有内热口干，属肾经虚火者宜加味地黄丸。有耳轮生疮，名耳发疽，属手少阳三焦经热者宜凉膈散。有耳生烂疮宜枣子去核，包青矾煅研，香油调敷，耳后月蚀疮宜烧蚯蚓粪，猪油和敷，两耳冻疮宜生姜汁熬膏涂，皆作肿痛者。以上皆发肿痛痒疮脓之症也。虽然，此皆由内发者，亦有外侵之患，可勿论诸欤。如飞虫之入耳也宜鸡冠血滴入，即出，胆矾末和醋灌，即出。蝼蚁之入耳也宜鲮鲤甲烧研，水调，灌入即出。蚂蟥之入耳也宜田中泥一盆，贴枕耳边即出。蚰蜒之入耳也宜牛乳少少滴入即出，若入腹饮一二升即化水，羊乳亦佳。蜈蚣之入耳也宜炙猪肪掩耳自出，亦治诸虫蚁入耳。蚤虱之入耳也宜菖蒲末炒热，绢袋盛，枕之即出。飞蝇之入耳也宜皂角蠹虫研，同鳝鱼血点之。诸物之误入耳也宜三寸长弓弦，一头打散，注着耳中，徐徐粘引而出。种种之害，虽非常有，然其治法，有不可不备者，故为遍考方书，类系于此。总之，耳病之原，风则肾脉必虚，热则肾脉必数，虚则肾脉必涩，气郁则肾脉必沉滞，此为久病之脉。暴病则必浮洪，若两尺相同，则阴火上冲矣。盖以肾发窍于耳，故耳病必以肾脉为消息，再兼诊他脉，此其大法也。

【脉　法】　《脉经》曰：左寸洪数，心火上炎，两尺洪数，相火上炎，其人必遗精梦泄，而耳或鸣或聋。又曰：病耳聋，脉大者生，沉细者难治。《医鉴》曰：

肾脉浮而盛，为风；洪而实，为热；细而涩，为虚。《回春》曰：耳病肾虚，迟濡其脉，浮大为风，洪动火贼，沉涩气凝，数实热塞。久病聋者，专于肾责。暴病浮洪，两尺相同，或两尺数，阴火上冲。

【耳病原由症治】 《纲目》曰：耳目之阴血虚，则阳气之加，无以受之，而视听之聪明失。耳目之阳气虚，则阴血不能自施，而聪明亦失。则耳目之聪明，必血气相须而始能视听也。《入门》曰：聋在右，男子多有之，以多色欲也。聋在左，女子多有之，以多郁怒也。聋兼左右，膏粱之家多有之，以多甘味也。又曰：久聋肾气虚，耳绝不闻者，难治。薛立斋曰：耳鸣脉数，黑瘦人属血虚，四物加山栀柴胡。右寸关大于左，无力倦怠，色黄白，属中气虚，补中益气汤加减。若气血俱虚，八珍汤加柴胡。若因怒便聋或鸣，属肝胆气浊，小柴胡加芎、归、山栀。又曰：耳聋耳鸣，须分新久虚实。忽因大怒大醉而聋或鸣者，属痰火，又分轻重治。中年及病后虚弱人，悉属虚，但分气血耳，治之必大补气血，滋阴制火，使虚火下伏，阳气上行，充塞流动，则九窍咸利，而聋鸣悉除。经曰：肾气通于耳，耳和则知五音矣。《疡科选粹》曰：耳中生毒，皆由足少阴、手少阳二经风热上壅所致，其症有五：曰耵耳，亦曰耳湿，常出黄脓。有耳风毒，常出红脓。有缠耳，常出白脓。有耳疳，生疮臭秽。有震耳，耳内虚鸣，时出清脓。虽症有五，而其源归一。又有耳蕈耳痔，不作脓，亦不寒热，外无臃肿，但外塞不通，缠绵不已，令人耳聋，用黄连消毒饮、仙方活命饮治之。若寒热间作，内外红肿，疼痛日增者，为耳痈，用活命饮加升麻、桔梗，或一粒金丹以下之。亦有寒热大作，痛不可忍者，疔也，以疔治之。又曰：肝火左脉弦数，其人多怒，耳鸣或聋，宜平肝伐木，龙胆泻肝汤。不已，龙荟丸。叶天士曰：肾开窍于耳，心亦寄窍于耳，心肾两亏，肝阳亢逆，故阴精走泄，阳不内依，是以耳鸣时闭，但病在心肾，其原实由于郁，郁则肝阳独亢，令胆火上炎，当早服丸料以补心肾，用熟地四两，龟板二两，麦冬、牡蛎、白芍、建莲、茯神各两半，五味、磁石各一两，沉香、辰砂各五钱，砂为衣，午服汤药。以清少阳，以胆经亦络于耳也，用女贞子三钱，生地二钱半，夏枯草二钱，赤苓钱半，丹皮、山栀各一钱，生甘草四分。又曰：七八十而耳聋，乃理之常也。盖老人虽健，下元已怯，是下虚上实，清窍不主流畅，惟固补下焦，使阴火得以潜伏，用磁石六味丸加龟甲、五味、远志。

【耳病导引法】 《保生秘要》曰：凡搓掌心五十度，热闭耳门，空观，次又搓又闭又观，如此六度。耳重皆如此导法，兼以后功，无不应验。

【运　功】 《保生秘要》曰：用意推散其火，男则用逆，收藏于两肾之间，女则用逆，归藏于两乳之下，或耳中，或按耳门内，若蝉鸣，咽津液，降气安。

【耳重导引法】 《保生秘要》曰：定息坐，塞兑，咬紧牙关，以脾肠二指捏紧鼻孔，睁二目，使气串耳，通窍内，觉哄哄然有声，行之二三日，窍通为度。

【运　功】 《保生秘要》曰：时常将两耳返听，于归元取静，或存闭口中气及鼻中气，使不妄出，单意想从耳中出，又收返听，耳自然聪矣。

【修养法】 《养生书》曰：以手摩耳轮，不拘遍数，所谓修其城郭，以补肾气，以防聋聩也。又曰：养耳力者常饱。

治耳病方七十五

透铁关法　〔总治〕　活磁石二块，锉如枣核大，搽麝香少许于磁石尖上，塞两耳窍中，口内含生铁一块，候一时，两耳气透，飒飒有声为度，勤用三五次，即愈矣。

此方专治一切耳聋。

透耳筒　〔又〕　椒目　巴豆肉　石菖蒲　松脂各五分

共为末，以蜡熔化，和匀作筒子样，棉包纳耳中，日易一次，神效。

此方专治肾气虚，耳鸣如风水声，或如钟磬响，或卒暴聋，皆效。

通神散　〔又〕　蝎子全者，一个　土狗一个　地龙二条　白矾半生半枯　雄黄各五分　麝香二分半

共为末，用葱白蘸药入耳中，闭气，面壁坐一时，三日一用自愈。

此方大治耳聋。凡邪气闭塞，或由于虚而为聋聩者，当用透关通气之药，故特先列三方于前，以备采用。

益肾散　〔肾虚〕　磁石　巴戟　沉香　菖蒲　川椒等分

每末二钱，用猪腰一个细切，和葱白、食盐，纸包煨，空心酒下。

六味丸　〔又〕　熟地　山药　山萸　丹皮　茯苓　泽泻

磁石六味丸　〔老年〕　磁石　熟地　山药　山萸　丹皮　茯苓　泽泻

人参养荣汤　〔劳损〕　人参　茯苓　白术　甘草　当归　白芍　熟地　黄芪　远志　肉桂　陈皮　五味子　姜　枣

调中益气汤　〔病后〕　人参　黄芪　苍术　甘草　陈皮　木香　升麻　柴胡

此即补中益气汤去当归、白术，换木香、苍术也。

流气散　〔厥聋〕

防风通圣散　〔风聋〕　防风　荆芥　麻黄　连翘　薄荷　川芎　当归　白芍　白术　山栀　大黄　芒硝　黄芩　石膏　桔梗　甘草　滑石　姜　葱

酒制通圣散　〔右聋〕　即防风通圣散，诸药俱用酒炒，倍入酒煨大黄，再用酒炒三次，水煎，食后服。

磁石羊肾丸　〔耳聋〕　磁石三两，煅，再用葱白、木通各三两，同煮一伏时。取石研，水飞，用二两　川芎　菟丝子　白术　川椒　防风　枣肉　茯苓　细辛　草葛　远志　川乌　木香　当归　黄芪　鹿茸各一两　肉桂六钱半　石菖蒲两半　熟地二两　羊肾二对

酒煮烂捣，加酒糊丸，空心，温酒或盐汤下五十丸。

此方总治一切耳聋，补虚，开窍行郁，疏风去湿。

桂星散　〔虚聋〕　肉桂二分　川芎五分　当归六分　细辛　木香　麻黄　甘草　木通　南星　白蒺藜各三分　菖蒲八分　白芷四分　紫苏五分

开痰散　〔风热〕

芎芷散　〔虚聋〕　川芎一钱半　白芷　细辛　陈皮　苍术　菖蒲　厚朴　半夏　木通　肉桂　苏叶　甘草各七分　姜三　葱白二

清神散　〔气壅〕　甘菊　羌活　僵蚕各五分　木通　川芎　防风　荆芥　木香　甘草　菖蒲各四分

每末二钱，米汤下。

神芎丸　〔气实〕　大黄　黄芩　牵牛子　滑石

水丸。

通鸣散　〔小儿〕　菖蒲　远志各一两　防风　柴胡　麦冬各五钱　甜葶苈　细辛各二钱　杏仁十四个　磁石一钱

每末五分，葱汤下。

菖蒲丸 〔又〕 菖蒲一寸，巴豆七粒研，分七丸，每一丸，绵包塞耳内。

滋阴降火汤 〔右聋〕 生地 当归 黄柏 知母 川芎 赤芍 菖蒲 姜

风加防风，痰加胆星，火盛加元参。

当归龙荟丸 〔左聋〕 当归 龙胆草 芦荟 甘草 甘菊花 黄芩 荆芥 生地 赤芍

痰加姜制半夏。

加减龙荟丸 〔痰火〕 酒龙胆 酒当归 黑山栀 黄芩 青皮各一两 酒蒸大黄 柴胡 青黛各五钱 芦荟 胆星各三钱 木香二钱半 麝香五分

神曲糊丸，盐汤下二十丸，日三服，后用针砂酒以通气。

针砂酒 〔又〕 针砂三钱，铜铫内炒红，以陈酒一杯，将针砂淬入，待温，砂亦澄下，饮酒。

四物汤 〔虚火〕 川芎 地黄 白芍 当归

金匮肾气丸 〔又〕 熟地 山药 山萸 丹皮 茯苓 泽泻 附子 肉桂 车前子 牛膝

柴胡清肝汤 〔实火〕 柴胡 黑山栀各一钱半 黄芩 川芎 人参各一钱 连翘 桔梗各八分 甘草五分

食后，温服。

此方专治肝胆三焦风热怒火之症。

红棉散 〔胎热〕 干胭脂二钱 枯矾三钱 麝香一分半

共研末，先将绵卷去脓汁，再将棉蘸药末，卷入耳内。

凉膈散 〔湿聋〕 连翘 甘草 薄荷 山栀 黄芩 大黄 芒硝

五苓散 〔又〕 茯苓 泽泻 白术 白芍 肉桂

鱼牙散 〔胎风〕 江鱼牙煅，研，和冰麝少许，吹入。

蝎梢挺子 〔卒鸣〕 穿山甲一大片，以蛤粉炒赤 蝎梢七个 麝香少许

共为末，以麻油化蜡，和作挺子，棉裹塞之。

栀子清肝汤 〔耵耳〕 山栀 菖蒲 柴胡 当归 黄芩 黄连 丹皮 甘草 牛蒡子

先以生猪脂、地龙、百草霜为末，和葱汁，捏如枣核大，棉包塞耳几日，待软，挑出，后服此药。

荆防败毒散 〔肿痛〕 荆芥 粉草 连翘 川芎 羌活 独活 五加皮各七分 角刺 穿山甲炒 归尾 防风 苍术 酒防己 地骨皮各一钱 白鲜皮 金银花各钱三分 土茯苓一两

煎好加酒，食后服。

此方兼治杨梅疮初发者。

蔓荆子散 〔热风脓〕 炙草 桑皮 升麻 木通 甘菊花 前胡 赤芍 生地 麦冬 蔓荆子 赤苓各七分 姜三 枣二

桃花散 〔吹耳〕 石灰十两 麻油半盏 大黄一两，煎汁，半盏

石灰炒红，入油汁，慢火炒如桃花色。

抑肝消毒散 〔疮脓〕 山栀 柴胡 黄芩 连翘 防风 荆芥 甘草 赤芍 归尾 灯心 金银花

渴加天花粉。

三仙散 〔吹耳〕 胆汁炒黄柏 酒炒红花 冰片少许

龙胆泻肝汤 〔肝火〕

清胃败毒散 〔胃热〕 赤芍 归尾 甘草 黄芩 连翘 花粉 荆芥 酒大黄 金银花

三清救苦丹 〔又〕 大黄二两 僵蚕一两

共为末，入枯矾一钱，蜜丸，弹子大，咽化。

此方兼治发颐。

肉苁蓉丸 〔肾虚〕 肉苁蓉 山萸 石菖蒲 金石斛 巴戟 磁石 鹿茸 菟丝子 茯苓各二两 沉香 川椒各一两

聪耳芦荟丸 〔肝胆火〕 熟大黄 芦荟 青黛 柴胡各五钱 龙胆草 当归 青皮 山栀 黄芩各一两 木香 南星各二钱 麝香五分

神曲糊丸。

黄连消毒饮 〔耳痛〕

仙方活命饮 〔又〕 穿山甲 白芷 防风 赤芍 薄荷 甘草 归尾 花粉 贝母 皂角刺各一钱 金银花 陈皮各三钱 乳香 没药各一钱

二味另研末，水、酒煎送乳没二味，水煎亦可。

一粒金丹 〔又〕 沉香 乳香 木香各五分 巴霜一钱半

即玉枢丹。又名紫金锭。各为末，照末数和匀，用黑枣丸，芡实大，每一丸，量人虚实，先呷水一口行一次，胃实人只可呷三四口，再用水下一丸，米饮止之。

磁石六味丸 〔老年〕 熟地 山萸 山药 丹皮 茯苓 泽泻 磁石

加味犀角饮 〔风热〕 犀角 木通 当归 甘菊 赤芍 元参各二钱 川芎 薄荷 甘草 蔓荆子各五分

滋阴地黄汤 〔色欲〕 熟地一钱 山药 山萸 当归 白芍 川芎各八分 丹皮 泽泻 茯苓 远志 菖蒲 酒知母 酒黄柏各六分

此方亦治大病后耳聋。

清聪化痰丸 〔两耳聋〕 去白橘红盐水洗 蔓荆子 赤苓各一两 酒黄芩八钱 酒黄连 酒浸煨白芍 酒生地 姜半夏曲 柴胡各七钱 人参六钱 醋青皮五钱 生甘草四钱

葱汤浸蒸饼丸，茶清下百丸。

烧肾散 〔肾虚〕 磁石醋淬，七次 附子炮 川椒炒 巴戟各一两

为末，每用猪肾一个细切，葱白、韭白各一钱，药末一钱，盐一匙，拌和，湿纸包煨熟，空心，细嚼酒下，十日效。

姜蝎散 〔久聋〕 全蝎四十九个，去毒，酒洗，焙 生姜切片，如蝎大，四十九片

共炒干为细末，向夕勿食，夜卧，酒调作一服，连至二更，徐徐尽量饮之，至五更，耳中闻百十笙竽响，自此闻声。

此方专治肾虚久聋，十年内者，一服即愈。

聪耳汤 〔重听〕 酒黄柏一钱 酒当归 酒白芍 酒生地 酒知母 酒羌活 酒独活 酒藁本 川芎 陈皮 乌药 白芷 防风 薄荷叶 蔓荆子各五分 细辛三分

水煎，食后服，服后低头睡一时。

地黄汤 〔又〕 活磁石煅淬，二两 酒炒生地一两半 枳壳 桑皮 防风 黄芩 木通各一两 生甘草五钱半

每末四钱，水煎服，日二。

芎归饮 〔和养〕 川芎 当归 细辛各一钱 肉桂 菖蒲 白芷各七分 紫苏七叶 姜三片 枣二枚

补肾丸 〔阴火〕 熟地 菟丝子各八两 归身三两半 肉苁蓉五两 山萸二两半 酒知母 酒黄柏各一两 补骨脂五钱

酒糊丸，空心盐汤下。

滋肾通耳丸 〔又〕 酒洗生地 当归 白芍 川芎各一钱 酒知母 酒黄柏 酒黄芩 香附 香白芷 柴胡各七分

柴胡聪耳汤 〔耵耳〕 连翘三钱 柴胡二钱 人参 当归身 甘草各一钱 姜三片

水二盏，煎一盏，去渣，入水蛭五

分、虻虫三枚、麝香一分，再一沸，食远服。

荆芥连翘汤 〔耳脓〕 荆芥 连翘 防风 当归 川芎 白芍 柴胡 黄芩 枳壳 山栀 白芷 桔梗各七分 甘草五分

食后，温服。

鼠粘子汤 〔又〕 酒黄芩 酒山栀 连翘 元参 鼠粘子 桔梗 甘草 龙胆草 板蓝根各一钱

食后服，随饮酒一二杯。

此方专治耳内红肿如樱桃。

犀角饮子 〔又〕 犀角 木通 元参 菖蒲 赤小豆 赤芍 甘菊各一钱 甘草五分 姜三片

东垣鼠粘子汤 〔耳疮〕 桔梗一钱半 黄芪 柴胡各七分 鼠粘子 酒生地 连翘 归尾 炙草 黄芩 生草各五分 昆布 苏木 龙胆草 蒲黄 川连各三分 桃仁三个 红花酒炒，一分

食后服。

元参贝母汤 〔耳痒〕 盐炒黄柏 防风 贝母 花粉 茯苓 元参 白芷 半夏 天麻 蔓荆子各一钱 甘草五分 姜三

透冰丹 〔又〕 川乌二两 大黄 茯神 山栀 威灵仙 蔓荆子 茯苓 益智仁 天麻 仙灵脾 白芷各五钱 醋煅京墨另研 麝香各钱一分

蜜和杵千下，丸芡子大，薄荷汁冲温酒下二三丸。

此方兼治风热上攻，头面肿痒，痰涎壅塞，口干胸烦，下疰腰脚，肿痛生疮，大小便闭，及左瘫右痪。

当归川芎汤 〔耳疮〕 当归 川芎 柴胡 白术 赤芍各一钱 山栀钱二分 丹皮 茯苓各八分 甘草 蔓荆子各五分

水煎。肝气不平，寒热，去术加地骨皮。肝实，去术加柴胡、黄芩。气血虚，去柴胡、山栀、蔓荆子，加参、芪、归、地。脾虚饮食不思，去柴胡、山栀、蔓荆子，倍茯苓。肝气不顺，胸膈不利，小腹痞满，去当归、白术，加青皮。痰滞加半夏。肝血不足，胸逆，去山栀，加熟地。肝血虚寒，小腹时痛，加肉桂。

此方专治手足少阳经血虚疮症，及耳热耳痒，生疮出水，或妇女经水不调，胸膈痞闷。

逍遥散 〔又〕 当归 白术 白芍 茯神 柴胡 甘草各一钱 姜三

小柴胡汤 〔又〕 人参 半夏 柴胡 黄芩 甘草

加味地黄丸 〔又〕 熟地 山药 山萸 丹皮 茯苓 泽泻 柴胡 五味子等分

八珍汤 〔耳鸣〕 人参 茯苓 白术 甘草 川芎 当归 白芍 熟地

驱风清火汤 〔火甚〕 连翘 黄芩 薄荷 甘菊 山栀 苦丁茶

鲜荷叶汤 〔暑邪〕 鲜荷叶 青菊叶 夏枯草 黄芩 山栀 苦丁茶 蔓荆子 连翘

清胆汤 〔惊触〕 青蒿叶 青菊叶 薄荷梗 连翘 苦丁茶 鲜荷叶汁

清热解郁汤 〔真阴〕 桑叶 丹皮 山栀 连翘 象贝 青蒿汁

胜金透关散 〔久聋〕 活鼠一个，系定，热汤浸死，破喉取胆，真红色者是也 川乌头一个，炮，去皮 细辛二钱 胆矾五分

为末，以鼠胆和匀，再焙干研细，入麝香半字，用鹅翎管吹入耳中，口含茶水，日二次，十日见效，永除根本。

马勃散 〔耵耳〕 马勃 薄荷 桔梗 连翘 杏仁 通草

羚羊角汤 〔又〕 羚羊角 薄荷梗 连翘 丹皮 牛蒡子 桑叶

鼻病源流

鼻为肺窍，外象又属土，故寒伤皮毛，则鼻塞不利。新者偶感风寒，必兼喷嚏，清涕，声重宜参苏饮、羌活冲和汤。若久而有根，略感风寒，鼻塞便发，必须清金降火宜凉膈散加川芎、白芷、荆芥。若风热壅盛，郁于肺中，亦致鼻塞声重，宜疏散之宜抑金散、川芎茶调散。肺火盛，反能塞鼻，必兼清解宜黄连清肺饮。鼻塞甚者，往往不知香臭宜荜澄茄丸。或始而鼻塞，又为风冷所伤，津液凝滞，其冷气入脑不消，结成硬痈，使脑气不宣，遂流髓涕宜南星饮、芎䓖散。又有火郁清道，不闻香臭者宜鼻不闻香臭方。又有鼻痔者，始而鼻内生痈，窒塞不能闻味宜通草散。痈久不愈，结成息肉，如枣核塞于鼻中，气塞不通，由胃中有食积，热痰流注，故气凝结也宜星夏汤，外用瓜矾散、蝴蝶散。或由肺气热极而为息肉宜黄连清肺饮加海藻，外以辛夷膏塞之。或息肉结如榴子，渐至下垂，孔窍闭塞，气不得通，此由肺气不清，风热郁滞而成也宜辛夷消风散、黄芩清肺饮、辛夷荆芥散，外以瓜矾散塞之，必戒厚味嗜欲。甚有鼻中息肉，臭不可近，痛不可摇者，亦由膏粱气积，湿热蒸于肺门，如雨霁之地，突生芝菌也宜胜湿汤、泻白散，外以白矾末加硼砂少许，吹其上，顷之即化水，渐下而消。又有鼻渊者，即脑漏也，由风寒凝入脑户，与太阳湿热交蒸而成，或饮酒多而热炽，风邪乘之，风热郁不散而成。经云：胆移热于脑，则辛頞鼻渊。其症鼻流浊涕，或稠涕若脓血，腥臭难闻，或流黄水，长湿无干，久必头眩，虚运不已宜奇授藿香汤、天麻饼子、辛夷消风散、辛夷荆芥散。又有鼻鼽者，鼻流清涕不止，由肺经受寒而成也宜苍耳散、川椒散。甚有鼻塞脑冷，清涕不止者宜细辛膏。又有鼻内生疮者，由脾胃蕴热，移于肺也宜凉膈散、消风散，外以辛夷末入冰麝少许，绵裹塞之。或鼻孔干燥，渐生疮肿痛，由肺本经火甚也宜黄芩汤。或口鼻生疳蚀烂，亦为肺脾胃三经之热宜青锭搽患处，日数次。又有鼻痛者，由风邪与正气相搏，窍道不通，故痛也宜通气驱风汤。如痰火冲肺，亦令鼻膈隐痛宜二陈汤加山栀、桔梗、麦冬、黄芩。又有鼻上红肿，似疮非疮，俗名酒皶鼻者，由饮酒，血热湿热上攻于肺，外御风寒，血凝不散而成也宜疏风散、荆防泻白散、赤鼻方。亦有不饮酒而色赤者，名肺风疮，由血热郁肺不散也宜清肺饮子，或四物、五苓二方合用，加黄芩、黄柏。又有粉刺者，与皶鼻、肺风三名同种。粉刺属肺，皶鼻属脾，二者初起俱色红，久则肉皰发肿宜枇杷叶丸，外以白龙散涂或洗，总皆血热滞而不散之故。又有面鼻紫黑者，面为阳中之阳，鼻居面之中，一身之血运到此，皆为至清，酒家则酒气熏蒸面鼻，血为极热，热血遇寒，污浊凝滞而不行，故色成紫黑也，急宜化滞血，生新血宜清酒四物汤，气弱加酒黄芪。鼻之为病如此。总之，肺和则鼻自无病，安可不急急于手太阴以图治哉？

【脉　法】　《正传》曰：左寸脉浮缓为伤风，鼻塞流涕，右寸脉浮洪而数，为鼻衄、鼻鼽也。

鳌按：鼻皶之脉，右亦洪数。

【鼻病原由症治】　《正传》曰：鼻渊者，外寒束内热之症。又曰：鼻色青，腹中痛，苦冷者死。《灵枢》曰：鼻头色青为痛，色黑为劳，色赤为风，色黄为便难，色鲜明者留饮也。《三因》曰：鼻头微白者亡血也，赤者血热也，酒家多有之。《本草单方》曰：鼻中诸疾，有鼻渊鼻鼽鼻窒鼻疮，及痘后鼻疮，并用辛夷研末，入麝少许，葱白蘸入数次，甚良。其专治鼻渊脑泻，用藕节、川芎焙研为末，每二钱，米饮下。或脑崩流汁，鼻中时流黄水，脑痛，名控脑砂，有虫食脑中也，用丝瓜藤近根三五尺，烧存性，每一钱，酒下，以愈为度，又以儿茶末吹之良。其鼻中息肉，用狗头灰方寸匕，苦丁茶半钱，研末吹之，即成水，或同硇砂少许尤妙，又用地龙炒一分，牙皂一挺为末，蜜调涂，清水滴尽即除。其齆鼻作臭，用鸡肾一对，与脖前肉等分，入豉七粒，新瓦焙研，鸡子清和作饼，安鼻前，引虫出，忌阴人鸡犬见。其鼻疮脓臭，有虫也，用苦参枯矾一两，生地汁三合，水二盏，煎三合，少少滴之。又元参末涂之，或以水浸软塞之。其疳蚀口鼻，文蛤烧灰，腊猪油和涂。又人中白一钱，铜绿少许研敷。甚或穿唇透颊，数日欲尽，急用银屑一两，水三升，铜器内煎一升，日洗三四次。其鼻皶赤疱，用密陀僧二两研细，人乳调，夜涂旦洗，亦治痘疮斑黡。又桑黄能除肺热，故治赤鼻，及肺火成痈。其鼻擦破伤，猫头上毛剪碎，唾粘傅之。

【鼻病修养法】　《养性书》曰：常以手中指，于鼻梁两边揩二三十遍，令表里俱热，所谓灌溉中岳，以润于肺也。常去鼻中毛，谓神气出入之门户也。

【鼻渊导引法】　《保生秘要》曰：用中指尖于掌心搓令极热，熨搓迎香二穴，可时搓时运，兼行后功。此法并治不闻香臭。

【运　功】　《保生秘要》曰：归元念绦过命门，想肾水升上昆仑，降脐，次从左乳下经络，推至涌泉，嘘而吸之，又行鼻间运患处，则从左鼻助推至左涌泉，后又念脐绦过肾俞，想水灌顶，归覆脐，或颊红及鼻，但推红处撤散，升肾水洗肿，久自退矣。

【鼻血导引法】　《保生秘要》曰：开二目，鼻朝天，吸气得法，咽吞，如此久吸久咽，血见津而自回，兼行后功，气脉自和也。

【运　功】　《保生秘要》曰：观鼻端定神，渐运入内，逆上顶门，转下于背，经元海，溯涌泉而定神。

治鼻病方三十三

川芎茶调散　〔风寒〕　川芎　薄荷羌活　甘草　防风　荆芥　白芷　细辛

为末，茶调下。

抑金散　〔肺热〕　细辛　白芷　防风　羌活　川芎各八分　桔梗　陈皮　茯苓各七分　当归身一钱

黄连清肺散　〔肺火〕

通草散　〔鼻痈〕　通草　炮附　细辛

蜜丸，棉裹塞。

辛夷消风散　〔息肉〕　辛夷　黄芩　薄荷　甘菊　川芎　桔梗　防风　荆芥　甘草　生地　赤芍

黄芩清肺饮　〔又〕　天花粉　川芎　当归　赤芍　生地　防风　葛根　连翘　红花各一钱　黄芩二分　薄荷三分

辛夷荆芥散　〔又〕　辛夷一钱　荆芥　黄芩　南星　半夏曲　神曲　白芷　苍术各八分

蝴蝶散　〔又〕　蝴蝶一味，煅，棉包塞。

星夏汤　〔鼻渊〕　南星　半夏　苍术　神曲　细辛　白芷　甘草　黄芩酒炒　黄连酒炒

瓜矾散　〔痔〕　瓜蒂四钱　甘遂一钱　枯矾　螺壳灰　草乌灰各五分

麻油调作丸，每日一次，塞鼻内，令达痔上，即化水愈。

辛夷膏 〔又〕 辛夷二两 细辛 木通 木香 白芷 杏仁各五钱 羊髓 猪脂各二两

石器内慢火熬膏赤黄色，待冷，入冰、麝各一钱为丸，棉裹塞鼻，数日脱落即愈。

轻黄散 〔息肉〕 杏仁 轻粉各一钱 雄黄五分 麝香少许

卧时点鼻内。

凉膈散 〔鼻疮〕 桔梗 黄芩 防风 荆芥 花粉 山楂 枳壳 赤芍 甘草

疏风散 〔皶鼻〕 防风 荆芥 薄荷 黄芩 甘草 赤芍 归尾 灯心 白蒺藜

荆防泻白散 〔又〕 防风 荆芥 桔梗 连翘 元参 赤芍 甘草 生地 黄芩 桑皮 青黛 葛花 金银花

赤鼻方 〔又〕 枇杷叶 白果 芽茶 芭蕉根

蜜丸，黍米大，每二钱汤下。

四物汤 〔肺风〕 川芎 当归 白芍 生地

五苓散 〔又〕 白术 泽泻 茯苓肉桂 猪苓

枇杷叶丸 〔粉刺〕 枇杷叶八钱 黄芩四钱 花粉二钱 甘草一钱

酒丸，每一钱五分，白汤下。忌火酒煎炒辛热之物。

真君妙贴散 〔又〕

奇授藿香汤 〔鼻渊〕 广藿香五钱水一碗，煎七分，加猪胆汁一枚和服，若将胆汁熬膏，入藿香末一两作丸，每二钱，汤下亦可。

天麻饼子 〔又〕

防风散 〔又〕 防风三钱 黄芩 麦冬 人参 甘草 川芎各二钱

羌活冲和汤 〔鼻塞〕

参苏饮 〔又〕

荜澄茄丸 〔又〕 薄荷叶二钱 荆芥穗一钱 荜澄茄二分

蜜丸，樱桃大，含化。

南星饮 〔又〕 南星二钱，沸汤泡二次，焙干 大枣七个 甘草少许

同煎，食后服，三四帖后，其硬物自出，脑气流转，髓涕自收，再以荜拨、香附、大蒜肉捣作饼，纱衬贴囟门，熨斗熨之。

芎䓖散 〔又〕 芎䓖 槟榔 麻黄 肉桂 防己 木通 细辛 白芷 菖蒲各七分 木香 川椒 甘草各三分半 姜三片 苏叶七片

胜湿汤 〔息肉〕 白术三钱 人参 干姜 白芍 附子 茯苓 桂枝 甘草各七分半 姜 枣

泻白散 〔又〕 地骨皮 桑皮各二钱 甘草一钱

或加知母、贝母、生地、麦冬、桔梗、山栀亦可。

鼻不闻香臭方 〔鼻塞〕 薄荷三钱 细辛 白芷 羌活 防风 当归 川芎 半夏 桔梗 赤茯苓 陈皮各一钱

黄芩汤 〔鼻疮〕 酒黄芩 山栀 桔梗 赤芍 荆芥穗 桑皮 麦冬 薄荷 连翘各一钱 甘草三分

通气驱风汤 〔鼻痛〕 乌药一钱半 川芎 白芷 桔梗 陈皮 白术 甘草各一钱 麻黄 枳壳 人参各五分 姜三 枣二

口齿唇舌病源流

口者，脾之窍也，能知五谷之味。又诸经皆会于口，病则口中之味随各经而异。如肝热则口酸，肝乘脾亦口酸宜小柴胡汤加龙胆草、青皮，甚者当归龙荟丸。

心热则口苦，或生疮宜凉膈散、泻心汤。肝移热于胆亦口苦。《内经》言胆瘅是也。注云：肝主谋，胆主决，或谋不决，为之急怒，则气上逆，胆汁上溢故也宜龙胆泻肝汤。脾热则口甘或臭。《内经》言脾瘅是也。盖瘅者，热也宜泻黄散、三黄汤。胃热亦口甘，若虚则口淡热宜清胃汤，虚宜养胃进食汤。肺热则口辛宜甘桔汤、泻白散。更有甚而喉腥者宜加减泻白散。肾热则口咸宜滋肾丸。虚火郁热，蕴于胸胃之间，则口臭宜加减甘露饮。或心劳味厚之人，亦口臭宜加减泻白散。或肺为火烁亦口臭宜消风散、加减泻白散。或吐脓血，如肺痈状而口臭，他方不应宜升麻黄连丸。脏腑积热则口糜，口糜者，口疮糜烂也宜《局方》凉膈散。心热亦口糜，口疮多赤宜花粉末掺之。肺热亦口糜，口疮多白宜黄柏、荜拨末掺之，良久，以水漱口。膀胱移热于小肠，亦口糜宜移热汤、柴胡地骨皮汤。心脾有热，亦口糜宜升麻散。三焦火盛，亦口糜宜《回春》凉膈散。中焦气不足，虚火上泛，亦口糜，或服凉药不效宜理中汤。阴亏火泛，亦口糜宜四物汤加知柏。内热亦口糜，并咽喉肿痛宜冰柏丸。或口疮臭腐多脓宜赴筵散掺之。伤寒狐惑，虫蚀其脏，则上唇生疮。虫蚀其肛，则下唇生疮。是脏腑之病，未尝不应诸口。凡口疮者，皆病之标也，治者当推求其本焉，而所以推求之法，不外乎五味之异，以察五脏之属耳。别有内疳疮，生上腭，如莲蓬蒂下垂，初小渐大，必宜以小钩刀去其根，烧铁烙以止其血，然后以雄黄、轻粉、粉霜、白芷、白蔹为细末以敷之，仍以槐枝起其牙，一二时许，疮口自合，次日脓出，另当以药敷之宜生肌散。若上腭肿硬，内热体倦作渴，乃多骨疽也宜补中益气汤、肾气丸多服之，其骨自出也。夫多骨疽，多有发于手背足背等处，不专在上腭者。其症皆肿硬一块，久而脱去一骨者便是，其原均属肾虚，肾主骨也。或由疮疽溃久，不能收敛。总因气血不足，肾水素亏，复为寒邪所触，致患处之骨，肿突而起，日渐长高。先宜用葱熨法，使寒邪袪散，接补荣气，其骨自脱。骨脱之后，仍服补剂宜十全大补汤、肾气丸。苦误用克伐药，则元日虚，邪反甚，取危之道也。此则统治多骨疽之法，特详悉于此。凡生他处者，依法治之可也。至取多骨有法，亦宜考求宜取朽骨法。又有悬痈，亦生上腭，状若紫葡萄，属肺三焦二经之病，亦发寒热，至口不得开，舌不得伸缩，惟欲仰卧，鼻出红涕，乃肺三焦积热所致宜黄连消毒饮，外以琥珀犀角膏敷之。缪仲淳以为疑即内疳疮，恐属二症，不得混视，大约内疳疮稍轻，悬痈较重。总之，人之口破，皆由于火，而火必有虚实之分，色淡色红之别。虚火血色淡白，斑点细陷，露龟纹，脉虚不渴，此由思烦太甚，多醒少睡，虚火动而发也宜四物汤，加知、柏、丹皮、肉桂以为引导。实火色红，而满口烂斑，甚者腮舌俱肿，脉实口干，此由饮酒厚味，心火妄动而发也宜凉膈散，外敷赴筵散。其余若饮酒口糜宜田螺煮汁饮。若天行口疮宜五倍子末掺之，吐涎即愈。若年久口疮宜天冬、麦冬、元参等分，蜜丸含化。若口疳臭烂宜先以蛇床子汤漱口，后以款冬花、黄连末等分，津调饼子敷之，少顷其疮立消。若口角烂疮宜燕巢泥研敷良。若鹅口白疮宜地鸡，即鼠妇，又名湿生虫，研水涂之愈。若吻上燕口疮宜箸头烧灰敷。若口舌烂疮，胸膈疼痛宜焦豉末，含一宿即瘥。若白口恶疮，状似木耳，不拘大小男女皆有宜五倍子、青黛等分在研末，筒吹之。若口齿气臭熏出，人不可近宜川芎、白芷等分，蜜丸含之，常以香薷煎汤漱口。种种杂病，皆当兼治者尤氏口齿唇舌治法，方药详载于咽喉门后，阅者互考之可也。

【脉　法】　《脉诀》曰：左寸洪数，心热口苦。右寸浮数，肺热口辛。左关弦数，胆虚口苦。倘若洪实，肝热口酸。右关沉实，脾热口甘，洪数则口疮，或重舌木舌。《回春》曰：口舌生疮，脉洪疾速，若见脉虚，中气不足。

【口舌生五味】　《得效》曰：心气通于舌，能知五味。脾气通于口，亦知五谷之味。又曰：口之味，热胜则苦，寒胜则咸，宿食则酸，烦躁则涩，虚则淡，劳郁则臭，凝滞则生疮，以口之津液，通乎五脏，脏气偏胜，则味应于口。《入门》曰：伤胃阳虚，则口中无味。伤肾阴虚，则口中有味。《医鉴》曰：龙脑鸡苏丸，治胃热口臭，肺热喉腥，脾热口甜，胆热口苦，肝热口酸，及胸中郁热等症，大效。

【口病原由症治】　《入门》曰：口臭者，胃热也。《直指》曰：口臭一症，乃热气蕴积胸膈之间，挟热而冲发于口也。《纲目》曰：小儿口疮，白矾或吴萸为末，醋调涂脚心效，此小儿之难用药者。又曰：小儿口疮，黄柏、青黛等分，冰片少许为末，竹沥调敷之，乳母宜服泻心汤、凉膈散。丹溪曰：小儿口疮，巴豆肉一粒研烂，黄丹少许，和捏作饼，外用纸护贴眉心，半刻许去之，立效。或以薄荷自然汁，拭口内亦效。

【口干导引法】　《保生秘要》曰：左右足心，每搓三十六回，按时吐纳，津回即咽，六度，数周为定。

【运　功】　《保生秘要》曰：以舌卷上腭，凝玄雍穴，贯一窟凉水，渐提至口咽嗔齿。《黄庭经》曰：玉池清水灌灵根。注曰：玉池者，口也。清水者，津液也。灵根者，舌也。

齿者，肾之标，骨之本也。齿又为手足阳明经所过。上齿隶坤土，足阳明胃脉贯络也，止而不动，喜寒恶热。下齿属手阳明大肠脉络也，嚼物动而不休，喜热恶寒。故为病不一，甚则动摇，龈断袒脱，作痛不已。虚则齿豁，枯焦而摇落矣。然而齿之为病，大约有七。一为风热痛，由外风与内热相搏，齿龈肿痛，有脓水流出，且臭秽是也，急以荆芥煎汤含漱，内服药宜犀角升麻汤。二为风冷痛，虽痛而龈不肿，亦不蛀，日渐动摇是也宜温风散，并以开笑散含漱。三为热痛，由肠胃间积热，故龈肿烂臭秽宜凉膈散加酒大黄为君，知母、石膏、升麻为佐，噙咽效。又内有湿热，被风冷所郁而作痛宜当归龙荟丸。又胃中有热而痛，喜冷恶热宜清胃散、泻胃汤。又酒家因酒热，常患牙痛宜以冷水频频含漱。久年齿痛，黑烂脱落，必吸凉稍止，乃膏粱湿热之火所蒸也，必下之宜调胃承气汤加黄连。此等是也。四为寒痛，由客寒犯脑，故齿连头而痛宜羌活附子汤、细辛散。此与厥逆头痛略同，当参考。若寒热俱痛者，则为寒热痛宜当归龙胆散。五为痰毒痛，由素有热，热生痰，痰流毒，痰毒灌注经络，上攻牙齿而痛，更兼痰盛咳嗽宜二陈加细辛、枳壳、乌、姜、枣煎服，再以姜黄、荜拨等分煎汤，候温，以舌浸汤内，涎自流出。六为瘀血痛，由风热挟攻龈间，令血出瘀滞，故痛如针刺宜加减甘露饮加升麻，或以五灵脂醋煎，含漱效。若齿痛龋，数年不愈者，亦当作阳明蓄血治之。凡好饮者多致此疾宜桃仁承气汤料细末，蜜丸服之。七为虫蚀痛，由饮食余滓，积齿缝间，腐臭之气淹渍，致齿龈有孔，虫生其间，蚀一齿尽，又蚀一齿，至如疳𧏾，必杀虫而愈宜一笑散、定痛散、蜂窝散。古方书又有齿龋者，谓齿蠹也。即齿虫蚀而痛也。而此七者之外，又有牙龈红肿面颊俱肿，头面尽痛者，实热也宜升麻石膏汤。有牙龈肿痛，头面不肿，或头面肿，牙龈反不甚红肿者，皆虚火也上一症宜滋阴抑火汤，下一症宜疏风散。有本阳明受风，引烟熏之，烦热，反致颊车连唇口多肿痛盛者宜犀角升麻汤。有肾经虚而黑烂肿痛者宜安肾丸。有胃家实火，上攻牙缝出血宜清胃散。或胃虚火动，牙缝腐烂，以致淡血常流不已者宜芦荟丸，人中白散掺之。有阴亏体质，被温邪之气上冲，齿痛连头巅者宜玉女煎。有厥阴火郁，而巅顶属厥阴地位，因致上结核龈肿痛者宜犀角、羚羊角、元参、知母、生草、连翘、黑山栀、夏枯草、金银花。有因服热药，上下齿痛不可忍，引脑痛，满面热，喜寒恶热者宜清胃散。有风痛者，遇风即痛，先发浮肿，随后作痛者宜消风散。有虚气攻牙痛，血出，或痒痛者宜骨碎补二两，切，瓦锅缓火炒黑，为末擦牙，吐咽俱可，且不独治牙痛，牙动将落者，擦之不复动。有风热积壅，一切牙痛，并口气者宜紫金散。有肿高而软者，内必有脓宜针刺，脓出自愈。有牙根腐烂，出血不止者宜犀角地黄汤，外擦人中白散。有牙宣露，痛而出血者宜干丝瓜藤煅搽即止，并以地骨皮煎汤漱。有齿缝中血渗出者宜苦参一两、枯矾一钱，研搽，日三，验。有牙根出血不止者宜含川芎，多瘥。有出血不止，甚至动摇者宜白蒺藜研末，旦旦擦之。有牙齿挺长出一二分者宜常咋生地，妙。有齿日长，渐至难食，名髓溢病者宜白术煎汤漱服效。有牙根肿，极痛，微赤有白泡，舌尖粉碎者宜儿茶散吹之。有疳䘌牙龈，臭烂多脓，唇颊穿破不愈者宜胆矾散、血竭散、麝香散及秘方。有牙痈，名附牙，由阳明热毒者，必先刺出恶血，后服药宜清胃散、黄连消毒饮。有牙痛后颊车穴闭，口不能张，由体属阴虚内热，脉细数上出，其病在络，药饵一时难效者宜宣通络痹方。有骨槽风，又名穿腮毒者，由忧愁惊恐，悲伤思虑所致，初起生耳下及颈项，隐隐皮肤之内，有小核，渐大如胡桃，牙龈肿痛，寒热大作，腐烂不已，日增红肿，或左或右，或上或下，牙关紧急，不能进食，必用鹅翎探吐风痰，内速服药宜黄连解毒汤，仙方活命饮加元参、桔梗、柴胡、黄芩，忌刀针及点药。如破伤入风，虚火上升，呕吐血痰，臭秽不食，必至不可救矣。有肾元虚乏，牙龈宣露动摇者，必当大补宜八味丸、还少丹。小儿钻牙疳者，牙根尖穿出牙根外，内芒刺背唇作痛，用针挑破牙面好肉，以手取去本牙，出血不止，以湿纸贴换二三次，其血自止，又戒厚味，牙可复生宜犀角地黄汤，外以百药煎、五倍子、青盐煅各钱半，铜绿一钱为末，日掺二三次神效，兼治一切牙龈疳蚀。又小儿牙疳，并小儿口疮，其色通白，及为风疳蚀透宜白僵蚕炒黄，拭去蚕上黄肉毛，研末，蜜和敷之，立效。他如齿壅，乃龈间长出努肉也，由好食动风物之故宜生地汁一杯，皂角数片，炙热淬汁内，再炙再淬，汁尽为度，晒为末，敷之愈。又如斗齿，乃被打伤动摇也宜蒺藜根灰敷之，动牙即牢。又如齿折多年不生宜雄鼠脊骨煅研末，日日揩之，甚效。又如齿齘，乃睡中上下齿相摩有声，由胃热故也宜取本人卧席下尘一捻，纳口中，勿令知，即瘥。又如齿𪙢，由多食酸之故宜嚼胡桃肉良。又如齿黄，其由积垢者勿论，大约脾肾二经之热所致也宜烧糯糠取白灰，日日揩擦。以上种种，皆齿所生病，不容忽视者也。

【脉　法】　《医鉴》曰：右关脉洪数，或弦而洪，肠胃中有风热而痛。尺脉洪大而虚者，肾家虚，主齿动疏豁，相火上炎而痛。《回春》曰：齿痛肾虚，尺濡而大，火炎尺洪，疏落豁坏。右寸关数，或洪而弦，此属肠胃，风热多涎。

【齿病原由症治】　《灵枢》曰：胃恶热而喜清冷，大肠恶清冷而喜热。《入门》曰：胃络脉入齿上缝，其病喜寒饮而恶热饮；大肠络脉入齿下缝，其病喜热饮而恶寒饮。又曰：热牙痛怕冷水，冷牙疼怕热水，不怕冷热，乃风牙痛。东垣曰，胃有实热，上齿痛尤甚。《医鉴》曰：上爿牙痛，亦属肾经虚热，下爿牙痛，属手阳明虚热有风。又曰：齿龈宜露动摇者，肾元虚也。扁鹊曰：病人唇肿齿焦者死，脾肾绝也。又曰：病人齿忽变者十三日死，少阴绝也。又曰：病人阴阳俱竭，其齿如熟小豆者死。

【齿病修养法】　《养性书》曰：齿宜朝暮叩以会神。一云：以集身神，若卒遇凶恶，当叩左齿三十六，名曰打天钟，若辟邪秽叩右齿，名曰击天磬。若存念至真，叩中央齿，名曰鸣天鼓。《千金方》曰：每晨起，以一捻盐纳口中，以温水含揩齿，及叩齿百遍，为之不绝，不过五日，齿即牢密。《类聚》曰：凡人患齿不能食果菜者，皆齿露也，为盐汤含漱，叩齿神效。

上唇隶肾，下唇隶脾，两腮牙根隶胃。唇病因火居多，但不可过用凉药，必兼消散，所谓火郁则发之也。其症有唇口瞤动，或生核者宜薏仁汤。有心脾受热，唇舌燥裂，口破生疮者宜泻黄饮。若兼大渴引饮，则热之极矣宜和中清热汤、竹叶石膏汤。有脾火盛而口唇生疮，或多食易饥者宜芍药汤。有唇黄泡肿者宜乌头炒灰研墨，香油调涂。然此皆唇病之常耳。更有茧唇一症，又名紧唇，又名沈唇，其状口唇紧小，不能开合，不能饮食，大是奇病，不急治，则死，而其症有为肿为实之分宜薏仁汤，外用黄柏散、白灰散敷之良。此皆唇病之属也。

【唇病症治】　丹溪曰：唇疮久不瘥，八月蓝叶捣取汁洗，不过一二日愈。又白荷花瓣贴之神效，如开裂出血者，即止。缪仲淳曰：唇肿黑，痛痒不可忍，用四文大钱于石上磨猪脂涂之，不过数遍愈。又曰：口唇紧小，不能开合饮食，不治杀人，作大炷艾，安刀斧上烧令汗出，白布拭涂之，日五度，仍以青布烧灰酒服。又曰：沈唇紧裂，鳖甲及头烧研敷之。一法，屠几垢烧存性，香油或猪脂调敷之。《疡科选粹》曰：茧唇，用五倍子二钱，密陀僧、甘草各少许，各为细末，另用粗皮嫩黄柏一两，将三末水调涂黄柏上，炙干又换，以药尽为度，将黄柏劈开片子，临卧时，贴唇上，天明即愈。一方，以青皮烧灰敷之。

舌为心苗，舌本络于脾口，故舌病多属心。而其病之最重者有六：一为木舌，由心脾热壅，舌肿粗大，渐渐硬塞满口，气不得吐，如木之不和软者然，不急治，即塞杀人宜黄连汤、清热如圣散、琥珀犀角膏。外以针日砭八九次，令出血二三盏，自然肿消痛减。盖舌为心苗，心主血，故血出而愈，再用药敷之可也宜龙脑破毒散五分，指蘸擦，又硼砂末以生姜片蘸揩，少时即消。一为重舌，亦由心脾热盛，舌根下生形如小舌，口不能声，饮食不通，须急服药，先开关窍宜如圣胜金锭，再泻心火宜青黛散、一味黄连汤。外以针刺出恶血，以竹沥调黄柏末涂之。其有着颊里及上腭如此者，名曰重腭。其着齿龈上如此者，名曰重龈。皆刺去恶血，内服药宜青黛散。一为舌长舌短，舌吐长不能收，名曰阳强。舌缩短不能言，名曰阴强。阳强之症，如仲景言伤寒热病后，犯房得病，为阴阳易，舌出数寸而死。又如《医说》言伤寒热病后，舌出寸余，累日不收，必以片脑为末，掺舌上，应手而缩，须用五钱方效。又如《入门》言：一妇因产子，舌出不收，医以朱砂敷其舌，令作产子状，两女扶挟之，乃于壁外掷瓦盆于地作声，声闻而舌收是也。阴强之症，如《灵枢》言：足厥阴气绝，则舌卷而短。厥阴者，肝也，肝主筋，聚于阴器，而络于舌本，故肝绝则舌卷囊缩。又言：舌者，心之官，心病者，舌卷而短是也。一为舌上生苔，则由邪气传里，津液结搏之故。若邪在表者，舌无病也，方其邪初传里之时，胸中之寒与丹田热火相激，则苔生而滑。追寒变为热，则舌苔不滑而涩，以热耗津液，滑者已干也。若热聚于胃，则舌苔便黄。至热已极，则舌苔黑色，黑为肾色，病已传入少阴。故《灵枢》曰：热病口干舌黑者死。《入门》曰：凡舌黑，俱系危症也。若舌色淡黑，如淡墨一般，乃肾虚火炎，为无根之火，与苔黑不同。一为舌生芒刺，皆由热结之故。或因心劳火盛，而生疮菌宜琥珀犀角膏。或因脾热，而舌苔干涩如雪宜冰柏丸。或因蓄热，而舌燥涩如杨梅刺宜厚片生姜蘸蜜丸揩立消。或因热结，而舌生红粟点宜竹沥调寒水石末涂之。一为自啮舌头。《灵枢》曰：自啮舌者，厥逆走上，脉气皆至也。少阴气至，则啮舌。少阳气至，则啮颊。阳明气至，则啮唇。据此，则舌颊唇各从其所属经气，逆而上啮也俱宜神圣复气汤。六者之外，又有舌心生疮，及破裂者宜黄连泻心汤。有舌头忽然肿硬如石，血出如涌泉者宜蒲黄散。有不硬，惟肿痛流血者宜凉血清脾饮、犀角地黄汤。有舌肿满口不能出声者宜蒲黄散。有舌卒肿大，如猪肝状，满口，不治则杀人者宜醋调釜底墨涂舌下，脱则更傅，须臾即消。有舌肿咽痛，咽生息肉者宜秤锤烧红，淬醋一盏，饮之效。有舌下忽高肿起核，名舌垫者宜舌垫方。有舌上无故出血者宜犀角地黄汤、黄连泻心汤。舌病之不一如此，夫安得不悉心求治哉？再由舌病推之，有因呵欠，颊车蹉跌，但开不能合者，令饮大醉，俟睡熟，以皂角末搐鼻令嚏，即自正。或以南星为末，姜汁调敷，以帛缚合，二宿当愈。有但合不能开者，速取盐梅二个，取肉擦牙，即当口开。若既开，又不能合，再用盐梅擦两牙，候能开合，即止不擦，服去风药宜冰柏丸，薄荷、蜜。如卒然牙关紧急，水不能入，亦同此治。又有颔骨脱离者，令伊坐稳，一人用手揉脸一二百下，令伊口张开，一人用两大拇指，入伊口内拿定牙，外用两指将下颔往上兜，即入口正矣。此皆前人妙法，故参取之。

【脉　法】　《脉诀》曰：右关洪数，为重舌木舌。《回春》曰：口舌生疮，脉洪疾速，若见脉虚，中气不足。

【舌病症治】　《灵枢》曰：足太阴气绝，则唇反，唇反者死。唇者，舌之本，唇反者，肉先死也。《纲目》曰：舌卷而短，若唇青卵缩者必死，肝绝故也。《得效》曰：舌本烂，热不止者逆。《入门》曰：舌苔白而滑，以生姜蘸蜜擦之。若黄赤燥涩，以新青布蘸水频擦之，轻者易脱，重者难脱，必须大下之，津液还而苔自退矣。

【补断舌法】　《回春》曰：舌头被人咬去，先以乳香、没药煎水噙口中，止痛后，即将水银、寒水石、黑铅、轻粉、硼砂研细抹上，即长全，有效。《入门》曰：跌扑穿断舌心，血出不止，以鹅翎蘸米醋频拭断处，其血即止，仍用蒲黄、杏仁、硼砂噙化而安。《医林》曰：大人小儿，偶含刀在口，割断舌头，已垂幸而未脱，急用鸡子白软皮袋好，用破血丹，即花粉三两，赤芍二两，姜黄、白芷各一两，研极细，蜜调，涂舌根断处。却以蜜调蜡，稀稠得所，敷在鸡子皮上，盖性软能透药性故也，当勤添敷，三日舌接住，方去鸡子皮，只用蜜蜡勤敷，七日全安。

治口病方三十三

冰柏丸　〔内热〕　冰片一钱　川黄柏　薄荷叶　硼砂各五分

蜜丸，含化。

赴筵散　〔臭烂〕　铜绿　白矾各一钱

为末，掺舌上，温醋漱之。

赴筵散　〔多脓〕　黄芩　黄柏　黄连　山栀　干姜　细辛等分

四物汤　〔虚火〕　川芎　当归　白芍　生地

龙脑鸡苏丸　〔口臭〕

消风散　〔又〕　荆芥　甘草各一钱　人参　茯苓　川芎　僵蚕　防风　藿香　羌活　蝉壳各五分　陈皮　厚朴各三分

加细茶，或为末，每二钱，茶下亦可。

凉膈散　〔实火〕　防风　荆芥　桔梗　黄芩　山楂　花粉　枳壳　赤芍　甘草

小柴胡汤　〔口酸〕　柴胡　黄芩　人参　半夏　甘草

当归龙荟丸　〔又〕　当归　龙胆草　芦荟　甘草　黄芩　荆芥　生地　赤芍　甘菊

泻心汤　〔口苦〕　黄连不拘多少，为极细末，每服二分半，或五分或一钱，温水下。

龙胆泻肝汤　〔又〕　柴胡一钱　黄芩七分　甘草　人参　黄连　天冬　龙胆草　山栀　麦冬　知母各五分　五味子七粒

忌辛热物。

泻黄散　〔口甘〕　山栀一钱半　藿香　甘草各一钱　石膏八分　防风六分

三黄汤　〔又〕　黄芩　黄连　山栀　石膏　赤芍　桔梗　陈皮　茯苓各八分　白术　甘草各三分　乌梅一个

清胃汤　〔又〕

养胃进食汤　〔口淡〕

甘桔汤　〔口辛〕　甘草　桔梗

泻白散　〔又〕　地骨皮　桑皮各一钱　甘草一钱

或加知母、贝母、桔梗、山栀、麦冬、生地亦可。

滋肾丸　〔口咸〕　酒黄柏　酒知母各一两　肉桂心五分

水泛丸，汤下百丸。

加减泻白散　〔口腥〕　桑皮二钱　桔梗钱半　地骨皮　炙甘草各一钱　黄芩　麦冬各五分　五味子十五粒　知母七分

日二服，忌酒面辛热物。

加减甘露饮　〔口臭〕　熟地　生地　天冬　黄芩　枳壳　枇杷叶　茵陈草　金石斛　甘草各一两　犀角三钱

每取末二钱，水煎服。此方内犀角一味，甚有道理，有奇效。

升麻黄连丸　〔又〕　酒黄芩二两　黄连一两　升麻　姜汁　青皮各五钱　生甘草三钱　白檀二钱

蒸饼丸，弹子大，每丸细嚼，白汤下。

《局方》凉膈散　〔口糜〕　连翘二钱　大黄　芒硝　甘草各一钱　薄荷　黄芩　山栀各五分

加竹叶七片，蜜少许，同煎至半，入硝去渣服。

移热汤　〔又〕　生地　木通　甘草　竹叶　茯苓　猪苓　泽泻　白术等分

煎服。此即导赤四苓二散合方也。

柴胡地骨皮汤　〔又〕　柴胡　地骨皮各二钱半

《回春》凉膈散　〔又〕　连翘一钱二分　黄芩　黄连　山栀　桔梗　薄荷　当归　生地　枳壳　赤芍　甘草各七分

理中汤　〔又〕

生肌散　〔上腭〕　木香二钱　黄丹　枯矾各五钱　轻粉钱半

共末，猪胆汁拌晒，再研细，掺或吹。

此方乃解毒去腐搜脓之剂，非竟自生肌也，盖毒尽则肌自生耳。

十全大补汤　〔多骨〕　人参　茯苓　白术　炙草　川芎　当归　白芍　熟地　肉桂　黄芪　姜　枣

金匮肾气丸　〔又〕　熟地　山药　山萸　丹皮　茯苓　泽泻　附子　肉桂　牛膝　车前子

补中益气汤　〔又〕

取朽骨法　〔又〕　石胆　丹砂　雄黄　矾石　磁石等分

用瓦盒收贮，炭烧三日夜，启开，以鸡翎扫取盖上烟灰，注疮内，则恶肉破，骨尽出。

黄连消毒饮　〔悬痈〕

琥珀犀角膏　〔又〕　琥珀　犀角　辰砂各一钱　茯神　人参　枣仁各二钱

为极细末，另研冰片二分半，炼蜜调膏，每用弹子大一块，麦冬浓煎汤化下，一日五服，神效。

治齿病方三十四

升麻石膏汤　〔肿痛〕　升麻　石膏　防风　荆芥　归尾　赤芍　连翘　桔梗　甘草　薄荷　黄芩　灯心

热甚加酒大黄。

滋阴抑火汤　〔龈肿〕　当归　生地　荆芥　防风　黄柏　知母　丹皮　甘草　灯心　白蒺藜

火甚加丹参。

疏风散　〔不肿〕　防风　荆芥　薄荷　黄芩　归尾　赤芍　甘草　灯心　白蒺藜

清胃散　〔胃热〕　黄芩　黄连　丹皮　生地　升麻　石膏

姜黄散　〔风热虫〕　姜黄　细辛　白芷

为末，擦牙，须臾吐涎，盐汤漱口。

安肾丸　〔肾虚〕　苁蓉　白术　山药　桃仁　川乌　萆薢　巴戟　石斛　蒺藜　补骨脂

蜜丸。

细辛散　〔风蛀〕　荆芥　细辛各一钱　砂仁　鹤虱各五分　白芷　川椒　草乌各二分　皂角五钱　荜拨钱半

为末，揩牙。

芦荟丸　〔胃火〕　芦荟　银柴胡　川连　胡黄连　元参　牛蒡子　桔梗　山栀　石膏　薄荷　升麻　甘草　羚羊角

人中白散　〔又〕　人中白二钱　儿茶一钱　黄柏末　薄荷叶　青黛各六分　冰片二厘

漱净口吹之。若走马疳吹此药，涎从外出者吉，入里者凶。

玉女煎　〔阴亏〕　熟地　麦冬　牛膝　知母　生石膏

紫金散　〔风热〕　大黄瓶内烧存性，为末，早晚揩牙漱去，神效无比。

黄连消毒饮　〔牙痈〕

宣通络痹方　〔又〕　羚羊角　白僵蚕　川桂枝尖　煨明天麻　炒丹皮　黑山栀　钩藤钩

消风散　〔风痛〕　甘草　荆芥各一钱　人参　茯苓　川芎　僵蚕　防风　藿香　羌活　蝉退各五分　陈皮　厚朴各三

分　细茶叶二分

煎服。或为末，每二钱茶下。

冰硼散　〔火痛〕

犀角地黄汤　〔龈烂〕　犀角　生地　赤芍　山栀　丹皮　甘草　黄芩　灯心

口渴加麦冬。

儿茶散　〔白泡〕　儿茶一味为末，加冰片少许吹。

胆矾散　〔牙疳〕　胡黄连五分　胆矾　儿茶各五厘

为末敷。

秘　方　〔又〕　皂角用片瓦刮去外皮，每二钱，入盐钱二分，瓦上炙干，研末吹立效。

犀角升麻汤　〔风热〕　犀角一钱半　升麻　羌活　防风各一钱　川芎　白芷　白附子各五分

日二服。

温风散　〔风冷〕　当归　川芎　细辛　白芷　荜拨　藁本　蜂房各一钱

煎服，仍含漱吐之。

开笑散　〔又〕　白芷　细辛　良姜　荜拨　川椒　香附　蜂房等末

每末二钱，水煎，含漱或擦之。

凉膈散　〔热痛〕　桔梗　黄芩　防风　荆芥　花粉　山楂　赤芍　枳壳　甘草

当归龙荟丸　〔又〕　龙胆草　当归　芦荟　甘草　黄芩　荆芥　生地　赤芍　菊花

泻胃汤　〔又〕　当归　川芎　赤芍　生地　黄连　丹皮　山栀　防风　薄荷　荆芥　甘草各一钱

或加石膏亦可。

调胃承气汤　〔又〕

羌活附子汤　〔寒痛〕　麻黄　附子　白芷　防风　炒僵蚕各一钱　黄柏　羌活　苍术各七分　黄芪　升麻　炙草各五分

水煎，食后服。

当归龙胆散　〔寒热痛〕　麻黄　升麻　龙胆草　黄连　草蔻各一钱　生地　归梢　白芷　羊胫骨灰各五分

为末擦。

二陈汤　〔痰毒〕　茯苓　陈皮　半夏　甘草

加减甘露饮　〔瘀血〕　熟地　生地　天冬　黄芩　茵陈　枳壳　枇杷叶　金石斛　甘草各一两　犀角三钱

每末二钱，煎服。

桃仁承气汤　〔又〕

一笑散　〔疳䘌〕　川椒为末，巴豆一粒，研成膏，饭和作丸，棉裹安蛀孔内，即愈。

定痛散　〔又〕　当归　生地　细辛　干姜　白芷　连翘　苦参　川椒　黄连　桔梗　乌梅　甘草各一钱

水煎，噙漱后咽下。

蜂窝散　〔又〕　蜂房一个，每孔内入胡椒、川椒各一粒，用碗盛之，入水令满，加黄柏如指大三片于内，以碟盖，纸封固，重汤煮二炷香，取出候温，噙漱之，良久吐出。

治唇病方五

苡仁汤　〔唇核〕　苡仁　汉防己　赤小豆　炙甘草各钱半

竹叶石膏汤　〔大渴〕　竹叶　石膏　人参　半夏　炙草　麦冬　粳米

泻黄饮子　〔风热〕　白芷　升麻　黄芩　枳壳　防风　半夏　金石斛各一钱　甘草五分

和中清热汤　〔唇疮〕　知母　黄柏　青黛　桔梗　甘草　生地　赤芍　花粉　丹皮

上唇肿生疮，气实者加酒大黄，气虚者加酒川连。下唇肿生疮，亦加川连。

黄柏散　〔茧唇〕　黄柏二两　密陀僧　五倍子　甘草各二钱

将后三味末涂柏上炙干，刮片贴唇。

治舌病方十二

桃花散　〔生疮〕　延胡索一钱　黄连　黄柏各五分　青黛　密陀僧各三分

吹。

黄连泻心汤　〔舌心疮〕　姜黄连　甘草　生地　归尾　赤芍　木通　连翘　防风　荆芥

蒲黄散　〔舌血〕　海螵蛸　炒蒲黄各一钱

掺。

凉血清脾饮　〔肿痛〕　生地　当归　黄芩　白芍　连翘　防风　薄荷　石菖　甘草

伤酒加青黛。伤厚味加大黄、枳壳、山楂。脾火加姜黄连。

犀角地黄汤　〔又〕　犀角　生地　赤芍　山栀　丹皮　黄芩　甘草　灯心

口渴加麦冬。

舌垫方　〔舌垫〕　防风　荆芥　白芷　细辛　羌活　独活　香附　陈皮　灯心

黄连汤　〔木舌〕　酒黄连　酒当归　酒生地　山栀　麦冬　赤芍各一钱　犀角　薄荷　甘草各五分

食后服。

清热如圣散　〔又〕　连翘钱半　恶实　黄连各一钱　山栀　花粉各七分　枳壳　柴胡　薄荷　荆芥各五分　甘草三分　灯心二团

稍冷服。

琥珀犀角膏　〔又〕　人参　枣仁　茯神各二钱　犀角　琥珀　朱砂各一钱　冰片一分

蜜丸，弹子大，麦冬汤化，日三五丸。

青黛散　〔重舌〕　黄连　黄柏各三钱　牙硝　青黛　朱砂各六分　雄黄　牛黄　硼砂各三分　冰片一分

先以薄荷末抹口中，再以药掺。

此方兼治咽疮肿。

冰柏丸　〔舌苔〕　黄柏　薄荷　硼砂等分　冰片减半

蜜丸，弹子大，含化。

此方兼治口舌生疮粟。

神圣复气汤　〔啮舌〕　酒黄连、酒黄柏、酒生地、枳壳各三分，另用新水浸。又取蔓荆子打碎、细辛、川芎各三分，另用新水浸。又取羌活、柴胡各一钱，藁本、甘草各八分，半夏、升麻各七分，当归六分，郁李仁、人参、防风各五分，炮姜、附子各三分，白葵花三朵去心打碎，水五大盏，煎至二盏，入黄芪、煨草蔻仁各一钱，橘红五分同煎至一盏，乃入前浸两药，再煎至一大盏，去渣，空心热服。

杂病源流犀烛　卷二十四

咽喉音声病源流

咽喉症，皆火病也。少阴少阳君相二火经脉，并系咽喉。君火势缓，热结为痰为肿。相火势速，肿则为痹，痹甚则痰塞以死。火有虚实，实火因过食煎炒，蕴热结毒，其症烦渴，二便闭，风痰壅，将发喉痹，先三日必胸膈不利，脉弦而数，必用重剂润下，去其积热，大便下后，方可用去风痰解热毒之药，清利上焦。若大便闭结不通，难治。然壮盛者可用硝黄，微弱者但用滋燥润肠之剂，再虚者止用蜜煎导之。虚火因过饮，或善怒，或好色，痰火上攻，喉舌干燥，便涩，心脉虚数，肾脉微，此水不胜火，宜滋阴降火，不宜全用寒凉，取效一时，致上热未除，中寒复起，毒气乘虚入腹，胸前高肿，上喘下泄，手足指甲青黑，七日后全不进食，口如鱼口者，不治。喉症最忌发汗，误人不浅，或针砭出血，即汗之之义。若寒伤于肾及中肿者，尤忌用针，误针则不救。至如内伤虚损，咽喉失音，无法可疗。喉症过四五日为重，三日前可消。若非急症，一二日不发寒热，三日始发热。若头痛，则兼伤寒，须疏风散寒，必问二便，便利者乃浮游之火上攻，宜消风清热，降气解毒之剂宜清上丸。喉症初发，一寒战即生者，发后身凉，口不碎，又无重舌，或二便俱利，不可认作热症，皆由阴气虚寒而发。其痰不可吊尽，以此痰即身内精神所化，与舌后乳蛾蜒舌之痰毒聚一处，必以流尽毒而愈者不同，若亦流尽，则精神竭而必弊。先以吹药，或用水涣之法，使喉一通，即便服药，第一剂发散和解宜清心利咽汤，第二剂即温补资养以导火宜酌用八味丸、归脾汤。设三四日后，再发寒战，或心痛胁痛骨疼，难治。喉症发时，牙关紧，喉舌肿，口碎腥臭，重舌或舌有黄刺，便秘，即是热症宜石膏败毒散。若症不减，牙关反开，唇不肿，纹如无病人，不治。喉症舌肿满口，色如葡萄，如茄子，如朱砂纸，不治。喉症最忌口渴气喘，痰如桃胶，一颈皆肿，面红紫或青，或纯白无神，不治。喉症有寒伤于肾，致喉花肿者，关乎性命，以喉花即为蒂中，舌下紫筋为舌系，下通于肾，若白肿，不治。喉症无痰者不治。有痰声如曳锯者危，用吹药出痰三次，方可愈宜用金丹，痰不出，加制皂角少许。倘喉碎，先用长肉药，后用碧丹。若至穿烂，多用口疳药加珍珠、龙骨。喉症其痛连胸而红肿，脉浮洪而数者，系肺痈宜蜜调药加桔梗、百草霜。喉中无形红肿者，热也宜多用灯草灰。喉症虽凶甚，若发于外而不见死症，治之必愈。惟缠喉风及伤寒喉闭，为最重最险，难治。喉症凶者，面发肿，白亮无光彩，脉沉微无力，是神气外泄，无阳症也，不治。若面发红肿，脉洪大有力，症虽极重，是有元气火气，治之可愈。喉症腮口内肿烂，用箸缚丝棉蘸水轻搅患处，痛者，用药必愈。若不知痛，即系死肉，不治。喉症切忌半夏、生姜，最喜梨与柿子。妇人喉症肿痛，先问经水，有因经闭而致火上升为患者，宜内服通经药，经通而喉症自愈宜通经丸。以上言喉病之大略也。

兹举其症之可名者，而条列之。一曰喉痹。痹者，闭也，必肿甚，咽喉闭塞，为天气不通，乃风痰郁火，热毒相攻之症。火有微甚，症因有轻重，其总络系于肺胃，急清此二经之热宜牛蒡汤，外用通隘散。然虽属火热，内外表里虚实，不可不辨。如恶寒，寸脉小，一时所患相同，属天行邪气，宜先表散宜牛蒡汤，大忌酸收，恐郁其邪于内，不得外散。其病之由来有二：一者少阳司天，三阳之气，民病喉痹，仲景用桔梗汤依阳毒施治。一者太阴湿胜，火气内郁，民病喉痹，又太阴在泉，湿淫所胜，病喉肿喉痹，或而青黑，仲景用半夏桔梗甘草汤，依阴毒施治。若不恶寒，寸脉大滑实，为阳盛阴虚，下之则愈宜酌用大小承气汤，亦可用胆矾等涩剂收之。外微而轻者，可缓治宜喉痹饮，徐徐服之，不可骤用寒凉，以痰实结胸，遇寒不运，渐至喘塞不治也。其有中气急，闭塞欲死者，此犹缓症宜僵蚕为末，姜汁调下立愈。或马兰根苗汁和醋，含漱立愈。或将鹅翎蘸马兰汁入喉探吐，拔去顽痰自愈。痰盛，饮汁亦妙。若甚而急，则用吹法、吐法、针法。吹法者，用硼砂、胆矾末吹患处，或以皂角末吹鼻喷嚏亦开。吐法者，用皂角揉水灌入，或新汲水磨雄黄灌入，即吐。又一法，喉病气闭不通，死在须臾，即用温汤半碗入桐油三四匙搅匀，用硬鸡鹅翎蘸探四五次，痰即涌出，再探再吐，以人醒声高为度，后再服药。针法者，用砭针于肿处刺血，若口噤针不能入，则刺少商穴穴在大指甲内，去甲韭菜叶许，左右皆刺二分，出血立愈。若畏针，急分开两边头发，捽住中间头发一把，尽力拔之，其喉自宽。此吹、吐、针三法，随症任用可也。又有阴虚阳气飞越，痰结在上，脉浮大，重取或涩者，此症最危，作实症治必死宜加减八味丸。其喉痹连项肿宜芩连消毒饮，口紧者宜急救方，皆危症。一曰缠喉风，喉肿而大，连项肿痛，喉内有红丝缠紧，势如绞转，且麻且痒，手指甲青，手心壮热，痰气壅盛如锯，手足厥冷，或两颐及项，赤色缠绕，发寒热亦是，皆由平日多怒之故。先两日必胸膈气滞，痰塞气促，最为急症。过一日夜，目直视，牙噤，喉响如雷，灯火近口即灭，此气已离根，有升无降，不治。喘急额汗，不治。治法不外喉痹斟酌服药宜喉痹饮。外用金、碧二丹，频吹。药内加牛黄更速效。若水浆不入，更危宜解毒雄黄丸。一曰乳蛾，有单有双，有连珠。单轻易治，双重难治，连珠尤重。一日痛，二日红，三日有形，会厌一边肿曰单，两边肿曰双，如白星上下相连曰连珠。酒色过度，郁火结成，治法亦不外喉痹宜喉痹饮，外先用碧五金一，后用金二碧三。一曰喉癣，肺热也，喉间生红丝如哥窑纹，又如秋海棠叶背纹，干燥而痒，阻碍饮食，是虚火上炎，痰壅肺燥所致，盐酱及助火等物，到喉则不救，痨病人多患此宜喉痹饮，青灵膏不时噙化，频吹碧丹。一曰喉菌，状如浮萍，色紫，生喉旁。盖忧郁气滞血热使然，妇人多患之，轻则半月，重则月余，宜守戒忌口宜喉痹饮，不时含化青灵膏，吹药初用碧五金一，后用碧三金二。一曰喉痈，喉间红肿而痛，无别形状，由过食辛辣炙煿火酒等物，热极而发，症在胃大肠二经，重者寒热头疼，四五日可愈宜犀角地黄汤，外用金十碧一，频吹之。一曰喉疮，层层如叠不痛，日久有窍，出臭气，废饮食宜枸橘叶汁冲烧酒，频频服。一曰喉杵，喉极肿而极痛宜甘桔射干汤，外点烧盐散。以上皆喉症之最钜而有名可指者，其余如曰咽嗌痛，不能纳气与食，为地气闭塞。凡病喉痹，必兼咽嗌痛。凡病咽嗌痛，却不兼喉痹，由阴虚火炎也宜喉痹饮倍加荆芥、元参。曰喉燥痛，水涸火炎，肺金受克故也，难治，忌辛热收涩宜养金汤。曰喉中腥臭，肺胃热毒也宜黄芩射干煎。曰喉中结块，此危症，饮食不通宜百灵丸，重者不过两丸。如射干、海藻、牛舌叶汁，俱治。曰谷贼，由谷芒强涩，藏于米而误食之，滞于咽门，不能传化，又为风热壅聚，与血气搏，遂令刺肺也，不急治，亦能杀人宜多取鹅涎灌之。一曰尸咽，由阴阳不和，脾肺壅盛，风热毒气不能宣通，故令尸虫发动，上蚀于喉，或痒或疼，如䘌之候也，此与伤寒狐惑症同，当参考之。以上虽非如喉痹等症之钜而可名，要皆喉症之可数而不可忽者也。亦有伏气病，名肾伤寒，谓非时暴寒，伏毒于少阴，始衰不病，旬日乃发，脉微弱而咽痛，次必下利，当辛热药攻其本病，顺其阴阳，则水火降而咽疼自已。又有少阳伤寒，不传太阳，寒邪抑郁，内格阳气为热，上行于咽门经会之处，寒热相搏，而成喉痹，用辛湿甘苦以制其标病，以通咽嗌。二者误用寒凉，多致不救。此外又有咽肿痰盛者宜清心利咽汤，外吹僵蚕散。又有咽痛不肿者宜甘桔射干汤。又有已汗下，余肿不消者宜元参解毒汤。又有久嗽喉痛者宜柿霜丸含化。又有喉肿如丸者宜龙脑丸含化。又有喉中如有物，不能吞吐者宜木香四七丸。又有喉中食噎如有物者宜含化丸。又有喉中痰涎壅盛者宜苏子降气汤。又有积饮停痰，蕴热膈上，至咽喉肿痛，胸膈不利，咳吐痰涎，舌干口燥，无表里症相兼者宜连翘散。又有走马喉痹者宜马勃、焰硝各一两，为末，每吹一字，吐涎血即愈。又有风毒咽肿，咽水不下，及瘰疬咽痛者宜水服莨菪子末二钱，神效。又有肺热喉痛，有痰热者宜甘草鼠粘汤。又有热病咽痛者宜童便含之效。又有悬痈喉痛，风热上搏者宜启关散。又有悬痈垂长，咽中烦闷者宜枯矾、盐花等分，研，箸头频点在上，去涎。又有喉中生肉者宜棉裹箸头拄盐揩之，日五六度。又有脾肺虚热，上攻咽喉生疮者宜麦门冬丸。又有喉痹已破，疮口痛者宜猪脑蒸熟入姜醋吃之愈。又有锁喉蛇瘴，岭南人多受朴蛇瘴气，项大肿痛连喉者宜赤足蜈蚣一二节，研细，水下愈。又有露地之物有天丝着上，食之咽喉生疮者宜白矾、巴豆烧灰，吹入即愈。又有咽喉微觉肿痛，声破难言者宜桔梗汤。又有喉痛因于相火，用凉药不愈者宜六味丸加桔梗、元参、知母、黄柏。又有七情气郁，结成痰涎，随气积聚，坚大如块，在心腹间，或塞咽喉如梅核粉絮状，咯不出，咽不下，每发欲绝，逆害饮食者宜四七汤、噙化丸。又有风火上郁，咽痛头胀或项肿，当用辛凉者宜滑石、连翘、桑皮、射干、杏仁、西瓜翠衣。又有肾液不收，肝阳上越，巅胀流涕，咽喉微痛者宜六味丸加生地、车前、五味。以上零星喉症，又各有治法如此。而更有总治一切喉中热毒之方宜清上丸，总治一切喉中生疮之方宜牛蒡汤，总治一切喉闭喉风，痰涎壅塞，口噤不开，汤水难进之方宜金锁匙吹之，痰自出，如痰未出，肿不消，当刺少商穴，斯三者备，喉症更无遗患矣。要之，咽喉者，心肺肝肾呼吸之门，饮食音声吐纳之道，关系一身，害人迅速，故曰走马看咽喉，言不可迟误也。

【脉　法】　《正传》曰：两寸脉浮洪而溢者，喉痹也，脉微而伏者死。

《回春》曰：咽喉之脉，两寸洪溢，上盛下虚，脉忌微伏。

【咽喉会厌舌分别】 《灵枢》曰：咽喉者，水谷之道也。喉咙，气之所以上下也。会厌者，音声之户也。悬雍者，音声之关也。 《得效》曰：喉候气，咽咽物。咽接三脘以通胃，故以之咽物。喉通五脏以系肺，故以之候气。气喉谷咽，较然明白也。 子和曰：喉以纳气而通于天，咽以纳食而通于地，会厌䩢乎其上以司开合，掩其喉则食下，不掩之则其喉错，必舌抵上腭，则会厌能开其喉矣，四者交相为用，缺一则饮食废而死矣。 《直指》曰：悬雍，生于上腭，虽不关于咽喉，其暴肿，亦热气也。又曰：悬雍谓之帝钟，其肿而垂下，有长数寸者，名帝钟风，宜用盐矾散，不可针破，针则杀人。 《入门》曰：悬雍者，音声之关，若脏腑伏热上冲咽喉，则悬雍或长而肿。

【咽喉病原由症治】 《内经》曰：一阴一阳结，谓之喉痹，痹与闭同。《入门》曰：一阴肝心包，一阳胆三焦，四经皆有相火，火者痰之本，痰者火之标也。《正传》曰：咽喉病轻重之异，乃火之微甚故也。《得效》曰：凡咽喉闭，毒气归心，胸前肿满，气烦促，下部洞泄不止者死。

附录：《尤氏喉科秘传》

吾邑尤氏，为喉科专家，世传秘法，兹幸得之，故特附于此。 其书曰：喉症一二日肿痛，三四日势定，有形，每至三日必发寒热，或头痛，刻刻吹药，总不可缓，方有生机。喉痹者，总名，属风属痰属热，皆因火郁而兼热毒，致生乳蛾等症，大要去风痰，解热毒，其症自愈。单乳蛾多因酒色郁结而生，其症生喉旁，初起一日痛，二日红肿，三日有形，如细白星，发寒热者凶，四日凶势定，大约四五日可愈，吹青药五分，黄药一分，后黄二青三同吹，出痰，兼服煎剂宜喉症主方，俟大便走后，症自痊矣。如至三日，喉中但红肿而无细白星，即为喉痈，宜辨。双乳蛾，细白星左右俱有，药照前用。左属心，右属肝，煎药于主方内左宜加黄连、犀角，右宜加赤芍、柴胡，双蛾则兼用之。大便闭加枳壳、元明粉。连珠蛾，二白星上下相连，又或状如缠袋，用药照前。单蛾轻，双蛾重，连珠更重。喉痈，过食辛辣炙煿厚味醇酒，感热而发，属肺，无形状，止红肿而痛，重者亦发寒热头痛，四五日可愈，用青药加黄药少许，内服药宜胶子蜜调药，喉症主方。喉癣为虚火上炎，肺金太旺，致攻咽喉，生红丝如哥窑纹，如秋海棠叶背后纹，饮食阻梗，咽痛，虽不丧命，不能速愈，用青药频吹，不时噙胶子药，再服主方，加土贝母下气。须戒忧思怒愤酒色，忌一切鲜食物，及动风动火之物，用药医治，一月可愈。若不守戒，不忌口，用药迟延，必至症重难愈，久则声哑，而肺金受伤，不治。喉菌属忧郁血热气滞，妇人多患之，状如浮萍略高，面厚紫色，生喉旁，初起用青九黄一，后黄二青三，内服主方，不可间断，亦难速效，轻则半月或二十日可愈，重则经月或月余，治之得法可愈，亦须守戒忌口。蝱舌喉痈，凡肥人感热性躁者，多患此，煎药犀角地黄汤加减，吹用黄药，但此须吹至舌根下两旁，时刻难间，方能速愈，喉内用青十黄一，亦须勤吹。凡舌下生如小舌样者为蝱舌，连喉肿痛即为喉痈，喉不痛者非痈也。大抵蝱舌兼喉痈而发者，十有六七，其势凶。喉闭，伤寒后发难治，为气闭不通，无形无声。缠喉风，曰缠者，自颐缠扰赤色，寒热，心中躁急而发，先两日必胸膈气紧，出气短促，忽然咽喉肿痛，手足厥冷，颈如绞转，热结于内，肿扰于外，且麻且痒，喉内红丝缠紧，手指甲白色，手心壮热，喉肿而大，风痰壅盛如锯是也，最为急症。初起一日，即用药频吹，更服药犹可治。若过一日夜，目直视，喉中雷鸣者不治。灯火近口即吹灭者不治。若喘急额汗，危在旦夕矣。倘下药俱加牛黄。已上诸症，十难一生，不可轻治。伤寒后患连珠蛾及喉闭者，不治，其症喉项强硬，目睛上视，故多不治也。凡喉症非急者，一二日未必发寒热，症尚轻缓，至第三日必寒热，症必加重，须审二便通闭。如通，症亦可减，不过浮游之火，上攻咽喉，宜服消风清热降火解毒药，即愈。若二便闭，乃内有实火，非用降火解毒重剂，及通二便之药，火何从泄，病何从解，头痛不痛亦要问。凡治喉症，必吹药四五管，方可出痰，必出痰三四次，可以全愈。初一管必用黄药多为要，宜对喉重口一吹，急提出管，恐痰即欲呕出故也，余俱轻口吹之。凡喉症先碎者，须先用长肉药吹之，后用青药。凡出痰，不但黄药多用，须单用青药吹入喉中，方能钓出顽痰。初起一二日用青药，渐渐多加黄药。势甚者，黄药为君，或单用青药。凡喉症，必大便去后，方可望痊，如闭结，不可轻许其愈。凡喉症无痰者，不治。喉闭多因先患劳病重症既久，虚火上升，荣血已竭，喉之上腭有红点，密密如蚊虫咬斑，此系危笃将殂，断不可治也。凡喉连胸红肿，此系肺痈之症，必用蜜调药，加百药煎为要。凡喉症初起，大便闭，宜大黄、元明粉下之，则火自降而易痊。若五六日后，不食而大便秘，用大黄、元明粉，反立毙。盖以病后胃虚，元气已弱，故禁用此二药，虽闭甚，只宜用蜜导法，此秘诀也。凡吹药，不但患处要吹，并四围好肉上亦要吹，方不延开，且易愈。凡吹喉内药，须用气和平，用管周围吹之为妙。凡用青药，看凶症，冰片多于甘草，将愈，甘草多于冰片。凡药入瓶须捺实，及用时，须将管发松，毋忽略也。

青药方　炼矾　牙硝各三分　百草霜　硼砂各五分　薄荷末二分　灯草灰　冰片各一分

炼矾法：明矾研细，入倾银罐内半小罐，将罐入炉，用桴炭火煨烊，以铜箸针入罐底搅之，无矾块为度，即将研细上好枪硝投入矾内十分之三，次将研细白硼砂投入矾内亦十分之三，少顷再投入生矾末，逐渐投下，候矾烊尽，照前投硝硼少许，如是逐渐逐层投完，直待矾铺出罐内，高如馒头而止，须加炭火，烧至矾枯干，然后用瓦片一大块，覆罐上一时，取起，将牛黄少许为细末，用水五六匙调和，以匙抄滴矾内，将罐仍入火内，烘干即取起，连罐覆合洁净地上，地上用纸衬罐子，罐上再用碗覆之，过七日收贮。须炼矾至轻松，无竖纹者佳，如坚实有竖纹，即不堪用。煅时火候，初起宜缓，亦不可太缓，恐矾僵定，不易熔化，致有竖纹，中后须用武火，若矾末烊尽即投硝硼，亦不能熔化，致有竖纹。凡银罐须要生者，先用炭火烘炉，然后入炉，不致炮碎，亦不可放湿炭上烘，使湿透入罐，经火亦必致炮碎矣。

煅灯草法：择肥白灯草一把，铺净桌上，清水喷湿，候至灯心内潮湿为度。将笔套一个，要完固不碎，两头厚薄相匀，用水湿管内，以湿红纸团塞紧一头，即将湿灯草捏入管内，以竹箸打实，倾去水，塞满后，再以湿纸团塞口，入桴炭火煅之，烟绝为度。取出放净砖地上，须以水预先喷湿地上，碗盖之待冷，剥去笔套灰及纸灰，拆开灯草灰，须黑水成团者佳。煅时勿笔套炮碎，碎则无用。不可煅过，过则灰无用，又不可煅生，生则灰不成。此药最轻，煅时极难得法，须平日多制，以备急用。

取百草霜法：即锅底灰也。烧茅柴者佳。须取近锅脐者可用，若锅底心、锅口边者，俱不用。先轻刮去上面一层。

配药法配成即碧丹：每炼矾三分，加百草霜半匙，研细，次入灯草灰一厘，研匀如瓦灰色，再入甘草末三匙，薄荷末二分，研，再入上好冰片半分，多加尤妙。研匀细，入磁瓶，纸塞紧口，勿令出气。用时以乌金纸包此药。须时配合，若合过五日即不效，五日内遇阴雨，亦无效也，不得草率。

如吹喉症，欲出痰，加猪牙皂角末少许。惟喉痈及单乳蛾轻症，单用青药即效。若遇重症，须兼黄药用之。若二药兼用，前后多少，最为要诀。凡初起，用青药九分，配黄药一分，吹过五管，次用青八黄二，再次用青七黄三。如症重，青黄对半用，用至三五次，痰涎必不壅，然后用黄六青四，将管直对喉中，重吹一次，立刻收管，即吊出痰，此要诀也。若症重甚，用黄八青二尤效。凡初起吹一次，须令患者低头开口，溜出痰涎。凡遇春夏时配药，青药多用薄荷，少用制矾。秋冬制矾多用，薄荷少用。此要诀。加硼砂少许，薄荷须二试者为妙，其梗叶细，味辛凉，若头试梗叶大，三试味薄，俱不堪用。青药，驱风消痰，清热解毒，真是良方，然性尚缓，不及黄药能消肿毒，除风热，开喉闭，出痰涎，最为神效。然症初起，黄药不可多用，因其能直透入内，且善走散，若初起即多用之，恐药与病不相入也。喉症即重，三日前尚未成脓，药能消散之，故尚无虑，至五日已成脓，必难消散，穿破后必烂成窠，为难愈耳，烂处须用口疳药多加龙骨、珍珠。

黄药方 蒲黄二分 硝九分 硼砂 冰片 薄荷叶各一分

制硝法：马牙硝长白厚大者，温汤蘸过，棉纸挹干，仍用纸包好，放灶上盐罐洞内五六日，自干，白如霜。或用柴灰置饭萝内，以硝一大块放灰上，水淋过，留盆内一宿，硝自凝结，捞出放热灰上收干，仍用纸包放盐罐洞内。倘未制就，急切要用，炒干亦可。生硝必提过则味淡而性平，且合药可以留久。每硝八两，水四饭碗，煎三碗，取起入尖底凸口砂盆内，将竹黄篾片做品字样，竹竿放在盆内，过一宿，硝自凝结于底，提起竹竿，则硝自起，此须十二月内制之为佳，此又一法也。僵蚕择其细直而腹小者，为雄，可用。粗而腹大者，为雌，不可用也。将牙刷蘸水刷去石灰，瓦上文火炙如酱色，又要折断中间无筋连者佳，研细。猪牙皂角，取坚小不蛀者，瓦上炙至色光明而脆为度，去两头研末。蒲黄生用，用罗绢筛细黄末，去粗褐色者。

配药法配成即金丹：每牙硝一钱，蒲黄四分，研细，次下僵蚕末一分，牙皂末一分半，共研极细，如淡鹅黄色，加上好冰片一分，研匀，此药可留久，虽经年可用，惟冰片临时加可耳。上药，姜能消肿出痰，若遇牙叉、穿牙疔，专用此药治之。如咽喉等症，则兼用青药。看症轻重，多少用之，症重者再加牛黄，如喉闭及缠喉风，加僵蚕、牙皂，余只用牙硝、蒲黄可也。

口疳药 上好薄荷叶研细，绢筛，三分 儿茶末二分半 制黄柏末一厘 白龙骨末二厘 坚细白芷末如肿痛用三四厘，如不肿痛用二厘半 生甘草末用五厘 珍珠细末五厘

共研极细，加上好冰片三厘，再研

匀，入磁瓶封固，凡遇口碎及各种口疳，用此治之。若初肿起而热甚者，多加薄荷及冰片，取其辛凉能发散也。若患不肿热甚，且病，则宜以长肉为主，用长肉药。

长肉药　即前口疳药，多用儿茶末、龙骨末配成紫色。

凡治喉症碎者，亦用此长肉药。如治走马牙疳、穿牙毒。凡极重口疳，初生小儿胎毒口疳，本方加牛黄，倍珠末，无不奏效。若黑臭烂者不治。小儿黄色胎疳，如干橘囊者不治。如痧痘后口疳，去黄柏、龙骨，加牛黄，倍珠末。大抵遇极凶症难效者，或欲速愈见奇，加牛黄五厘，珠末六厘更妙，二味宜多加，痘后疳非此不除，余症加之，则效如神。此系口疳药秘诀。口疳重症药内加上好滴乳石少许，上好珍珠少许，入儿茶内研极细，此亦秘诀。

制黄柏法：先用荆芥穗为君，甘草为臣，煎浓汤，浸黄柏柔软为度，取起摊瓦上，慢火炙至金黄色，如焦色者去之，再以白蜜汤漉过，一次晒干听用。甘草须择细小坚实者。

胶子蜜调药　薄荷叶末为君　炼矾为臣　灯草灰　川贝母二味为佐　百草霜　冰片　甘草末三味为使

先将炼矾、百草霜研和，后入灯草灰再研，后入薄荷、贝母研极细，方入冰片再研和，配成青灰色，用白蜜调，治喉癣、喉菌，须时时刻刻噙咽。若症重，兼服煎剂及用吹药。

喉症煎药主方　牛蒡子炒研　前胡　连翘　金银花　黑山栀　甘草　枯芩炒黑　元参　桔梗　花粉　薄荷

加灯心三十段，泉水煎。如发寒热加小柴胡。头痛加煅石膏。胸膈饱闷加枳壳。郁热而发加赤芍、贝母。口渴加麦冬、知母。

玉液上清丸　苏州薄荷叶十四两　柿霜五两　桔梗四两半　甘草三两半　川芎二两八钱　川百药煎五钱　防风两六钱　砂仁四钱半　福建青黛三钱　冰片　元明粉　白硼砂各二钱

此吴阳谷所传方也。研细末，蜜丸芡实大，每服一丸，不拘时噙化，专治风痰上壅，头目不清，咽喉肿痛，口舌生疮。服之生津液，化痰涎。昔宋神宗患喉痹，服此药一丸，立愈。

咽喉肿痛方　百草霜六钱　梅矾一两　甘草三钱　片脑不拘多少

此方兼治乳蛾牙叉等症。若治缠喉风、喉闭，一切急症，用梅矾一两，生甘草三钱，儿茶五钱，雄黄二钱，珍珠、琥珀各六分，自死僵蚕去头足炙脆为末，麝香少许，薄荷一两。又有时去雄黄，加蒲黄六钱。

制梅矾法　取大青梅圆嫩而脆者，先切下圆盖，好好去核，将白矾研细，捺入梅内，仍用圆盖覆上，以竹钉钉好，过一夜，明晨以炭火煅之，梅不用，其矾轻白如腻粉，味极平酸，收贮磁瓶听用。

通治咽喉口舌唇齿等症君臣佐使药味别名

君药四味　金丹合　玉丹制　碧丹合　王丹制

臣药十味　叠玉有二用　脆玉有二用　软玉同制　香玉另研　滴玉煅　碎金研筛　片金制　青霜研筛　绿霜飞　元霜研

佐药十味　凉草研细　苦草研细　甜草研细　轻药煅　涩药炙脆　天虫炙脆　紫玉研细　赤土研　地虫酒炙脆　香草研

使药十味　酉金煅　丑金研　辰金煅　红脆研　圆明煅或生研　酸果制　人霜煅　香脐研　象胆研细　麸炒研

金丹即黄药 玉丹即炼矾 碧丹即青药 王丹即制黄柏 香玉即冰片 轻药即灯草灰 酸果即梅矾 辰金即龙骨 碎金即蒲黄 香草即白芷 紫玉即儿茶 红脆即琥珀 赤精即朱砂 叠玉即明矾 天虫即僵蚕 甜草即甘草 香脐即麝香 青霜即青黛 软玉即硼砂 地虫即蜣螂 脆玉即牙硝 涩药即牙皂 元霜即百草霜 丑金即牛黄 片金即黄柏 圆明即珍珠 苦草即黄连 人霜即人中白 赤土即血竭 绿霜即铜绿 酉金即鸡内金 滴玉即乳石 象胆即芦荟 凉草即薄荷 樞子即牛蒡子

以上皆《喉科秘传》也。但其书总论云，言咽喉，则牙舌即包罗于内，故口齿唇舌等症治，相连而及。并其方药，有即与喉科通者，余此书本各分门，然因尤氏之书杂举，不便采摘分隶于各门之下，故姑取口牙唇舌等治法，亦并录于喉症之后，庶方药可以类查，不至琐杂难稽也。

其书曰：颈痈，胸前红肿，形在外亦欲内攻，甚则喉肿而闭，出脓，外急以药敷之宜三黄散，内吹青药，服煎剂宜喉症主方。面痈与前症相仿，大抵属郁。托腮痈生于腮下，因过饮醇酒，多食厚味，热毒所结而生，治法如前。舌痈，舌红而肿大，属心经火盛，角额亦红肿，吹药用青黄对半，须吹至舌根方愈，煎药多加黄连、山栀、犀角。木舌，舌肿大如煮熟猪肝，不能转动，生舌根下，状如白枣，有青紫筋，不能速愈，半月可痊。如初起不疼，不发寒热，渐渐肿大，初起愈迟，则愈难疗。因忧郁而发，内服煎药宜舌症主方，外用青药加黄药，初起青黄对半，后单用黄药。舌菌属心经，多因气郁而生，舌上如菌状，或如木耳，其色红紫。紫舌胀属心火，内必烦躁闷乱，吹药单用青，内服药宜犀角地黄汤加减，一二日可愈也。悬痈生于上腭，有紫泡如豆大，用簪脚挑破，血出即愈，或用口疳药吹一次，亦可。牙槽风初起，先齿痛不已，后牙根肉浮肿，紫黑色，或出血，久则腐烂而臭，急用吹药宜用冰王方加牛黄、儿茶、珍珠，然不能速效，必至半月始愈。初治五日，紫色退至白色，再治五日，可长肉，再治五日，方可望痊。此症若久不愈，甚则齿缝出白脓，谓之牙漏，极难调治，须戒酒色，忌食一切辛辣炙煿，内服滋阴降火之剂宜犀角地黄汤加减，外用口疳吹药，方可渐愈。甚则齿落，上爿左边第一门牙落者，不治。已上二经，皆属胃火肾虚，内必须服煎剂为妙。牙痈，其初起有小块，牙根肉上，或上或下，或内或外，其状高硬，即用口疳药吹之，能消。牙菌生于牙根，紫黑色，高起如祟，用口疳药治之，此系火盛血热而兼气滞，宜内服煎剂。穿牙疔，先二日牙痛，发寒热，后痛不可忍，牙根上发一块，紫色，用黄药略加青药治之，内服凉血解毒，降火消疔之剂。此症初起未破，名穿牙疔，已破即穿牙毒，一症两名。穿牙毒用口疳药加牛黄，倍珠末、儿茶治之，内服煎剂，其色青者不治，红者可治。牙叉生于牙根叉中，齿不能开，牙关紧闭，用黄药吹之，须吹到牙叉中，肿块消散方止。此症初起势甚，至夜尤甚，然不难愈，亦不伤命。大凡患牙痈，牙根红肿，但牙关不紧，口能开合。若患牙叉，则牙根胀肿而大，牙关紧闭，口不能开，先用青黄二药吹入牙根，外用黄速香削成凿子样，渐搢进牙门，则牙渐开，方可吹进黄药。牙搢属胃火，如豆大，或内或外，先用黄药，后用口疳药多加薄荷、冰片，煎药内多加石膏、连翘。牙宣牙缝出血，上属肝，下属胃，实火上攻故也。亦有胃虚火动，腐烂牙根，以致淡血常常渗漏不已，内服清胃凉血之剂，外用珍珠散。又胃虚火动，腐烂牙根，外用长肉药吹之，内服扶脾清火之剂。鹅口，初生月内小儿，满口舌上生白屑如鹅口样，先用丝棉卷箸，水中蘸湿，缴去舌上白翳，用口疳药吹之，频缴频吹，自愈，内亦须服药宜犀角丸，或犀角汁，或化毒丸。　马牙疳，初生小儿胎内受热，见风即生，但看牙根上有白色如脆骨者即是，先用温水青绢缴净口内，竹箸撬开牙根，将银簪脚浅浅挑碎，出血缴净，吹口疳药，立愈。此症初发，出胎即打喷嚏，含乳不吮，其病已深，若不急治，入腹即死，切勿误作黄疸之类，出胎便当看视，日日要挑，至三四日病即成，五六日坚硬难治，甚有发而又发者，大约百日外可免此患。小儿走马牙疳，及大人牙槽风，俱要防齿落，上爿左边门牙，为牙中之主，此牙落，则余牙尽落矣，最重难治。若此牙不落，余牙虽落无妨。凡治牙疳，俱用黄药多青药少，倘有碎处，先用长肉药吹一管，后用本药吹之，无虞。凡治口疳，用丝棉轻搅，切不可用青布，恐布硬，一触患处，以致疼痛也。凡唇上干，难吹药者，用蜜调敷上，或用汤水湿其患处，再用吹药。凡患口舌等恙，吹药后舌上无涎，干如橘囊者，不治。凡遇口舌腐烂无血出者，不治。

舌症主方　黄连　黑山栀　犀角　连翘　丹皮　生地　赤芍　麦冬　甘草　木通

如兼口唇必用煅石膏为君，以泻脾火。惟舌属心，故专泻心火。如有郁兼有积痰，加贝母。不拘咽喉口舌等症，如大便闭结，加枳壳、元明粉，引用灯心。凡病后忌用寒凉，恐妨大体。

牙症主方　元参　丹皮　知母　甘草白芍　地骨皮　山栀　黄柏　车前子

如热甚加煅石膏为君，炒黑升麻为佐。如有风加荆芥穗。如虚加枳子、熟地，去山栀。如解毒加黄连、连翘。如穿牙疔毒，则用消肿解毒之药，加紫花地丁、甘菊。凡舌肿大，生蒲黄加冰片敷之。舌出血用炒蒲黄。䗛舌喉痈，大便秘，煎药内加大黄、元明粉。小便不利，煎药内加六一散甚效，此心法也。

齿乃肾之标，骨之余。足阳明胃脉贯络于齿上根，手阳明大肠脉贯络于齿下根，属肾热有风寒，亦有因肾虚。一儿两唇肿黑，势甚可畏，服药用连翘、牛蒡子、煅石膏、黄连、山栀、生地、丹皮、花粉、枳壳、元参、桔梗、甘草、木通。如热加薄荷、前胡，大便秘加元明粉一钱，通即去之，外用口疳吹药，多加薄荷、冰片。

口疳喉内结毒吹药　薄荷末一钱　儿茶八分　天灵盖煅，三分　珠末二分　朱砂　甘草末　牛黄　冰片各一分

如广疮结毒，加上好轻粉少许。一方加升丹、红粉霜。

三黄散　生大黄　姜黄各二钱　生蒲黄五分　冰片五厘　麝香二厘

共为细末，用白蜜调，加葱、姜汁二三匙敷患处，或芭蕉根汁，或扁柏汁和蜜调，俱可。

此方治颈痈、面痈、打腮痈等症，并治小儿丹毒，兼敷阴症。

人中白散　人中白制　鸡内金　挂金灯子　青黛　鹿角灰　蒲黄　薄荷　白芷　冰片　甘草

共为末吹之。治牙叉七日愈。治舌根痈五日愈。治重舌七日愈。治喉蛾三四日愈。治喉菌半月可愈。消肿用金、玉二丹，碎用碧丹。

制人中白法：取多年溺器一个，用水灌放火炉上，滚则倾出，如此三五次，去尽秽气，然后盐泥封固，大火煅之，半日

取起，冷定，去泥壳，取溺器内淡红色者，置地上去火毒听用。

玉钥匙 用巴豆压油于纸上，取油纸捻成条子，点火吹灭，以烟熏入鼻中，一时口鼻流涎，牙关自开。

此方专治牙关紧闭。

黄袍散 薄荷叶一两 黄柏 甘草各三钱 黄连二钱 冰片不拘多少

此方专治一切口疳口碎，走马胎疳，痧痘后疳，口糜口腐等症。

蓝袍散 铜青水飞，净 生甘草各二钱 白芷一钱 硼砂二钱 楝子去蛀，打碎，炒黑研末，二钱

冰王散 冰片八分 人中白 黄柏 蒲黄各一钱 薄荷叶 黄连各钱半 甘草 青黛 硼砂 朴硝各五分 枯矾少许

共为末，内吹外敷俱妙。兼治丹毒。

犀角丸 犀角 粉草 朴硝各二钱 桔梗一两 赤苓 生地 连翘 新牛蒡子 元参各五钱 青黛一钱

蜜丸，龙眼大，每一丸，薄荷汤下。兼惊则朱砂为衣。

此方专治小儿走马牙疳。通治小儿诸疮，及痧痘后余毒并效。

十宝丹 梅矾 薄荷 儿茶各一两 甘草五钱 乳石三钱 血竭 珍珠 琥珀各二钱 冰片三分

此方口喉通用。

附录：杨氏咽喉十八症名目及咽喉看法

喉痹、缠喉风、单乳蛾，其形圆如箸头，生喉中左右，若生下关不能见者，难治宜罗青散。又方，不论单双蛾，用牡蛎粉四匙、陈醋一盏，砂锅煎数沸，待冷，不时噙漱，止痛平肿甚效。双乳蛾，两个生喉间关下是也，难治宜罗青散、消毒散。 蝉舌风，舌下再生一舌也。牙蜞风，牙根肿甚，聚毒成疮是也。木舌风、舌黄风，舌上黄色肿痛。鱼口风，如鱼吸水是也，不治。悬蜞虫毒风，上腭肿，汤水难入，形肿如鸡卵。抢食风，亦名飞丝毒，生口中，或食鲤鲙恶物发泡是也。攍颊风，腮颊结肿，牙尽处肿破。 喉风风，自颐缠绕赤色，寒热。松子风，口内满喉间，赤紫如猪肝，张口吐物，则气逆关闭，饮食不入。 崩砂疳口风，自舌下牙根上赤肿，口内作臖，如汤之热，牙根渐烂，齿牙渐脱。 连珠风，自舌起，初起一个，又起一个，甚者三五七九个，连珠生起。 蜂子毒，或在脸腮洋烂，或在喉关舌下作臖，色黄如蜂。 走注瘰疬风，颈项结核五七个，皮肤赤肿，作寒热。

【咽喉看法】 初起红色肿痛，语声清朗，无表里症相兼者轻。如已成肿痛，咽喉半开半闭，咯吐痰涎，饮食稍进者顺。咽喉肿闭，牙关紧急，言语不清，痰壅气急，声小者险。咽喉骤闭，痰涎壅塞，口噤不开，探吐不出，声喘者死。生疮之后，毒结喉间，肿痛腐烂，吐纳不堪，声哑者重。久嗽，痰火虚阳攻上，咳伤咽痛，但见声嘶面红者死。

音声病，肺家火热症也。盖声哑者，莫不由于肺热，宜降气清热，润肺生津，凉血益血宜郁金、生地、蒲黄、茅根、白及、阿胶、童便、知母。声重者，莫不由于肺热痰稠宜用前药加薄荷、竹沥。暴喑者，莫不由于火盛，宜降气发音声宜苏子、贝母、桔梗、枇杷叶、百部、竹沥、天冬、麦冬、梨汁、甘草、薄荷、元参、桑皮、童便。亦有寒包热而声哑者宜郁金汤。亦有风毒入肺而失音，或痰迷而舌强者宜防己、僵蚕、木通、菖蒲、竹沥、山栀、南星、半夏、荆芥、陈皮。亦有喉音如故，但舌本不能转运言语，由于体虚有痰者宜补虚汤。亦有中风病，而舌强、舌

卷、不能言者宜大秦艽汤，若天热，加知母五分。亦有劳嗽失音，但喉声不清者宜诃子汤。亦有痰结喉中，语不出者宜玉粉丸。亦有久嗽失音者宜蛤蚧丸。亦有暴嗽失音者宜杏仁桑皮汤。亦有初感风邪，骤用参芪五味而喉哑者宜细辛、半夏、生姜。倘邪去仍嗽，肺管开也宜五味、乌梅，一敛即愈。大抵总治喉音哑，久嗽声哑，须用清滋之品宜清音汤。

【音声原由症治】　《直指》曰：肺为声音之门，心为声音之主，肾为声音之根。风寒暑湿气血痰热邪气干于心肺者，病在上脘，随症解之，邪散则天籁鸣矣。若肾虚不能纳气归元，致气逆而上，咳嗽痰壅，或喘或胀，胸腹百骸，俱为牵制，嗽益重，气益乏，声益干矣。以上言声音出于肾。钱仲阳曰：大病后，及虚　病，虽有声而不能言，又能进药，此非失音，乃肾怯不能上接于阳故也，当补肾，失音乃感风寒而卒病耳。以上言肾怯与失音相似。《内经》曰：中盛藏满，气胜伤恐者，声如从室中言，是中气之湿也。《灵枢》曰：病人语声寂寂然善惊呼者，骨节间病。语声喑喑然不彻者，心胸间病。语声啾啾然细而长者，头中病。《回春》曰：肝病声悲，肺病声促，心病声雄，脾病声慢，肾病声沉，大肠病声长，小肠病声短，胃家声速，胆病声清，膀胱病声微。东垣曰：湿胜则声音如瓮中出矣。以上言听音辨症。《灵枢》曰：寒气客于会厌，则厌不能发，发不能下，故无音也。《得效》曰：醉卧当风，使人卒失音。丹溪曰：风冷，能令人卒失音。以上言卒然无音。《纲目》曰：喑者，邪入阴分也，然有二症：一曰舌喑，乃中风舌不转运之类是也；一曰喉喑，乃劳嗽失音之类是也。盖舌喑，但舌本不能转运言语，而喉咽音声则如故也。喉喑，但喉中声嘶，而舌本能转运言语也。以上言喑哑有二。《得效》曰：五脏久咳则声嘶，嘶者，喉破也，非咽门病。《入门》曰：用力颤掉声嘶，乃气虚卫冷甚也。丹溪曰：咳嗽声嘶，乃血虚受热之故也。以上言声嘶。《内经》曰：不得卧而息有音者，是阳明之逆也。足三阳本下行，今逆而上行，故息有音也。阳明者，胃脉也，阳明逆，不得从其道，故不得卧也。夫起居如故，而息有音者，此肺之络脉逆也。络脉之病人也微，故起居如故，而息有音。以上言息有音。扁鹊曰：病人五脏已夺，神明不守，声嘶者死。《入门》曰：内伤虚损，因疮失音者不治。病人阴阳俱绝，失音不能言者，三日半死矣。以上言声音不治症。

治咽喉病方四十一

喉痹饮　〔总治〕　桔梗　元参　贝母　荆芥　薄荷　僵蚕　前胡　甘草　花粉　灯心　牛蒡子　款冬花

清心利咽汤　〔痰盛〕　黄连　黄芩　防风　荆芥　薄荷　桔梗　山栀　连翘　元参　大黄　朴硝　甘草　牛蒡子

吹药方　〔又〕　火硝钱半　硇砂五分　僵蚕二分半　冰片二厘

八味丸　〔又〕　熟地　山药　山萸　丹皮　茯苓　泽泻　附子　肉桂

归脾汤　〔又〕

石膏败毒散　〔热症〕

通经丸　〔经闭〕　桂心　青皮　大黄　姜炭　蓬术　干漆　当归　桃仁　延胡索

牛蒡汤　〔喉痹〕　升麻　牛蒡子　黄药子　元参　紫背浮萍　桔梗　甘草　天花粉

外用通隘散吹之。

通隘散　〔又〕　硼砂二分　儿茶　青黛　滑石　寒水石各一分　黄连　黄

柏　蒲黄　枯矾各半分　冰片二厘

大承气汤　〔阳盛〕　大黄　芒硝　厚朴　枳实

芩连消毒饮　〔项肿〕　柴胡　羌活　黄芩　黄连　防风　荆芥　白芷　川芎　连翘　桔梗　枳壳　射干　大黄　甘草　牛蒡子等分

惟桔梗加倍。

急救方　〔口紧〕　马兰梗叶打汁，入醋少许滴鼻中，或灌喉中，痰自开。

解毒雄黄丸　〔喉风〕　雄黄　郁金各一两　巴豆十四粒

醋糊丸，绿豆大，醋磨，下七丸，吐痰即愈。不吐再服，或就肿处刺血，以牙硝吹点之，或刺手大指之少商穴。

青灵膏　〔喉癣〕　薄荷三钱　贝母一钱　百草霜　甘草各六分　冰片三分　玉丹二钱　元丹八分

共研细，蜜丸噙化。

犀角地黄汤　〔喉痈〕　犀角　生地　赤芍　山栀　丹皮　甘草　黄芩　灯心

口渴加麦冬。

甘桔射干汤　〔喉杵〕　桔梗二钱　山豆根　甘草　射干　连翘　防风　荆芥　元参　牛蒡子各一钱二分　竹叶十片

养金汤　〔咽燥〕　生地　阿胶　杏仁　知母　沙参　麦冬　桑皮　蜜

百灵丸　〔结块〕　百草霜，蜜丸，芡实大，新汲水化服。

元参解毒汤　〔余肿〕　元参　山栀　黄芩　甘草　葛根　桔梗　生地　荆芥

柿霜丸　〔嗽痛〕　柿霜　硼砂　天冬　麦冬各二钱　元参一钱　乌梅肉五分

蜜丸，含化。

木香四七丸　〔喉梗〕　木香五分　射干　槟榔　羚羊角　犀角　陈皮　厚朴　半夏各一钱　赤苓二钱　升麻　元参　桑皮各钱半　生姜

六味丸　〔相火〕　地黄　山药　山萸　丹皮　茯苓　泽泻

噙化龙脑丸　〔喉肿〕　冰片　射干各二分半　钟乳粉　升麻　牙硝　黄芪各一钱　大黄　甘草各五分　生地五钱

蜜丸。

含化丸　〔食噎〕　杏仁五钱　枇杷叶　官桂　人参各一两

蜜丸，含化，以愈为度。

四七汤　〔梅核气〕　苏叶　半夏　厚朴　赤茯苓　陈皮　枳实　南星　砂仁　神曲各一钱　青皮七分　蔻仁六分　槟榔　益智仁各三分　姜五片

苏子降气汤　〔痰塞〕　苏子　厚朴　半夏　陈皮　前胡　官桂各一钱　甘草五分

连翘散　〔痰饮〕　连翘　葛根　赤芍　黄芩　山栀　桔梗　升麻　麦冬　甘草　木通　牛蒡子

少阴甘桔汤　〔咽痛〕　甘草　桔梗川芎　陈皮　柴胡　黄芩　元参　羌活　升麻

清上丸　〔热毒〕　熊胆一分　雄黄　薄荷　青盐各五分　硼砂一钱　胆矾少许

蜜丸，压舌下化。

僵蚕散　〔痰盛〕　僵蚕末，姜汁调灌，立愈。又方僵蚕炒研，生矾研，等分，白梅肉丸，皂子大，棉裹含化，咽汁良。

此方治急喉闭神效。

甘草鼠粘汤　〔肺热〕　炒甘草二两　桔梗米泔浸一夜，炒，一两　鼠粘根二两

每末二钱，水盅半，入阿胶一钱煎服。

启关散　〔悬痈〕　炒恶实　生甘草等分

水煎，含咽。

麦门冬丸　〔实热〕　麦冬一两　黄连五钱

蜜丸，每二十丸，麦冬汤下。

金锁匙　〔喉闭〕　火硝钱半　硼砂五钱　僵蚕一钱　冰片一分　雄黄二钱

共研末，吹之，痰自出。如肿不消，刺少商穴。

罗青散　〔乳蛾〕　蒲黄五分　罗青　盆硝各三分　甘草一分

冷蜜水调，细咽如吞，不下，以鹅翎蘸药扫入喉内。

金丹　〔总治〕　枪硝钱八分　生蒲黄四分　僵蚕一钱　牙皂分半　冰片一分

研细吹。

此方能消肿去痰。

碧丹　〔又〕　玉丹三分　元丹一厘　百草霜半匙　甘草炭三匙　冰片五厘　薄荷去筋，二分　牙皂少许

凡喉痹初起，金丹不宜多用，以其性善走，功能达内，症轻则不胜药力也。此碧丹消痰清热，祛风解毒，开喉痹，出痰涎最效，不比金丹之迅利。凡喉痹单蛾轻症，止用碧丹，重症金碧合用。初起碧九金一，吹过五管后，碧七金三。极重金碧各半。痰涎上壅，金六碧四。因症之轻重，以定药之多寡，最宜斟酌，无痰切莫乱用。

玉丹　〔又〕　即前尤氏方内之炼矾也。

元丹　〔又〕　即前尤氏方内之煅灯草灰也。

雪梅丹　〔又〕　即前尤氏方内之制梅矾也。

配合吹药　〔又〕　碧丹二分　元丹一厘　百草霜五厘　甘草　冰片各一分　薄荷末二分　牙硝研，三分　硼砂五厘

治音声病方八

郁金汤　〔寒包热〕　郁金　生地　知母　阿胶　牛蒡子　杏仁　童便　桔梗　沙参　蝉退

补虚汤　〔舌强〕　黄芪　白术　当归　陈皮各一钱　竹沥　姜汁各半盏

大秦艽汤　〔舌卷〕　秦艽　石膏　甘草　川芎　当归　白芍　羌活　独活　防风　黄芩　白术　白芷　茯苓　细辛　熟地　生地

诃子汤　〔音浊〕　诃子二个，一炙一生　桔梗五钱，半炒半生　甘草二钱，半炙半生

童便、水各半盏煎。三服愈。

玉粉丸　〔痰结〕　半夏五钱　草乌炮，二钱半　肉桂一分半

姜汁糊丸，每夜含化一丸。

杏仁桑皮汤　〔暴嗽〕　杏仁一两　桑皮五钱　姜汁　白蜜　砂糖各一两　五味子　紫菀各二钱　通草　贝母各四钱

蛤蚧丸　〔久嗽〕　蛤蚧一对，去口、足，温水浸去膜，刮了血脉，酥炙　诃子　阿胶　生地　麦冬　炙甘草　细辛各五钱

蜜丸，含化。

清音汤　〔总治〕　诃子肉　阿胶　天冬　盐知母各五钱　蜜炙黄柏　麦冬　茯苓　归身　生地　熟地各一钱　人参三分　乌梅二个　人乳　牛乳　梨汁各一盏

蜜丸，每一钱，含化。

杂病源流犀烛 卷二十五　身形门

身形病源流

人之生也，得天地之气化以成形，是故头圆象天，足方象地，四肢象四时，五脏六腑象五行六极，八节九窍象八风九星，十二经二十四俞象十二时二十四气，三百六十五骨节象三百六十五度。推之眼目象日月，寤寐象昼夜，喜怒象雷电，涕泣象雨露，寒热象阴阳，血脉象水泉，毛发象草木，齿骨象金石。凡人所以备具于一身者，莫不与天地假合以成形，故前人屡申其旨，而人自不之察，故渺视其身，而不能与天地为昭也。惟其然，故天有阴阳寒暑之愆，人因有百疾之作，亦于是而相应。而百疾之作，由于气血之失常，其明者，能法阴阳，和术数，节饮食，慎起居，谨作劳，保精存液，以充其形，故能形与神俱，而百疾不作，否则一失其常，而或伤乎气，或伤乎血，气伤则馁，血伤则槁，种种病根，悉因乎此。又况风寒暑湿之感于外者，在可御不可御之间，饥饱劳役之伤于内者，在或知或不知之际，其来无端，其始无迹，又岂可以智计定哉！然而疾之未作，思有以预防之，疾之既作，必有以调治之，是故医者，可以通神明而扶造化。欲通神明而扶造化，则必先于身形大概，以知其故，而审其原。《灵枢》曰：人生十岁，五脏始定，血气始通，真气在下，故好走。二十岁，血气始盛，肌肉方长，故好趋。三十岁，五脏大盛，肌肉坚固，血脉充满，故好步。四十岁，五脏六腑十二经脉，皆大盛以平定，腠理始疏，荣华颓落，鬓发斑白，气血平盛而不摇，故好坐。五十岁，肝气始衰，肝叶始薄，胆汁始减，故目视不明。六十岁，心气始衰，善忧悲，血气解堕，故好卧。七十岁，脾气虚，故皮肤枯。八十岁，肺气衰，魂离，故言善误。九十岁，肾气焦，四脏经脉空虚。百岁，五脏皆虚，神气乃去，形骸徒具而已。《素问》又曰：人生四十，阴气自半，起居衰矣。年五十，体重，耳目不聪明矣。年六十，阴痿，气大衰，九窍不和，下虚上实，涕泣俱出矣。此人身气血盛衰之原也。臞仙曰：精者身之本，气者神之主，形者神之宅，故神太用则歇，精太用则竭，气太劳则绝，是以人之生者神也，形之托者气也，若气衰则形耗，欲长生者未之闻也。《类纂》曰：谷气胜元气，其人肥而不寿；元气胜谷气，其人瘦而寿。《悟真篇》注曰：一身之中，以精气神为主，神生于气，气生于精，修真之士，不过炼治精气神三物而已，此人身形存灭之故也。夫苟洞彻乎盛衰之原，以无戾乎生灭之故，则即身形之内，亦何至有疾病之乘！偶或乘之，亦何不可以治之哉？

【养生疗病要法】　太乙真人七禁文曰：一者少言语，养内气；二者戒色欲，养精神；三者薄滋味，养血气；四者咽津液，养脏气；五者莫嗔怒，养肝气；六者美饮食，养胃气；七者少思虑，养心气。

人由气生，气由神旺，养气全神，可得真道。凡在万形之中，所保者莫先于元气。又曰：欲治其疾，先治其心，必正其心，乃资其道，使病者尽去心中疑虑思想，一切妄念，一切不平，一切人我，悔悟平生所为过恶，便当放下身心，以我之天，而合于所事之天，久之遂凝于神，则自然心君泰宁，性地和平，知世间万事皆空虚，终日营为皆是妄想，知我身皆是虚幻，祸福皆是无有，生死皆是一梦，慨然领悟，顿然解释，则心地自然清净，疾病自然安痊，能如是，则药未到口，病已忘矣。此真人以道治心疗病之大法也。

调养身形方二

三精丸　苍术，天之精。地骨皮，地之精。各净末一升。黑桑椹，人之精，二十升，揉烂袋盛取汁。将二药末入汁中，调匀，入罐内密封口，置棚上，昼受日精，夜受月精，待自然煎干，为末蜜丸，每十丸，酒汤任下。

此方久服轻身延年，面如童子。

延年益寿不老丹　何首乌赤白各四两，米泔浸，竹刀刮去皮切片，黑豆煎汁浸透阴干，却用甘草汁拌，晒干捣末，不许蒸煮　地骨皮酒洗晒干　白茯苓酒洗晒干，各五两　生地酒浸一宿晒干　熟地酒洗晒干　天冬酒浸三时晒干　麦冬酒浸三时晒干　人参各三两

蜜丸，酒下三五十丸。

此方千益百补，服之十日或一月，自己知为别等人。久服功难尽言，实作祖之初梯也。

附：周身诸穴分属十二经及督任二脉图

肺经诸穴

云门，巨骨下夹气户，旁二寸陷中，去中行任脉六寸。气户，巨骨下俞府两旁各二寸陷中，去中行任脉四寸，去膺窗四寸八分。俞府，巨骨下璇玑旁二寸陷中。璇玑，天突下一寸。天突，结喉下四寸宛宛中。上挨穴之法，由天突起至璇玑，由璇玑至云门，其法甚简，后俱仿此。

太阴肺分出中府，云门之下一寸许，云门璇玑旁六寸，巨骨之下二骨数，天府胁下三寸求，夹白肘上五寸主，尺泽肘中约纹论，孔最腕上七寸取，列缺腕侧一寸半，经渠寸口陷中取，太渊掌后横纹头，鱼际节后散脉举，少商大指端内侧，此穴若针病即愈。

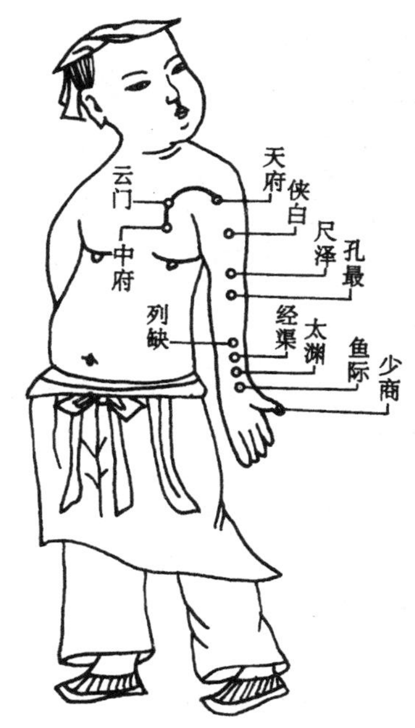

肺经诸穴图[①]

大肠经穴

商阳食指内侧边，二间来寻本节前，

三间节后陷中取，合骨虎口岐谷间，阳溪上侧腕中是，偏历腕后三寸安，温溜腕后去五寸，池前五寸下廉看，池前三寸上廉中，池前二寸三里逢，曲池曲骨纹头尽，肘髎大骨外廉近，大筋中央寻五里，肘上三寸行向里，臂臑肘上七寸量，肩髃肩端举臂取，巨骨肩央端上行，天鼎喉旁四寸直，扶突天鼎旁三寸，禾髎水沟旁五寸，迎香禾髎上一寸，大肠经穴自分明。

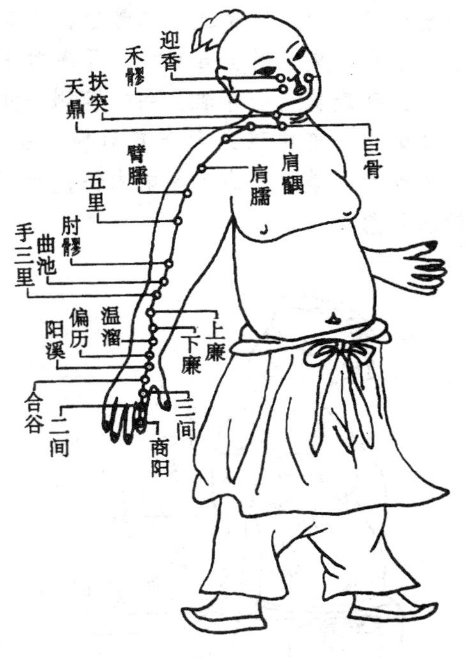

大肠经穴图

胃经诸穴

胃之经兮足阳明，承泣目下七分寻，四白目下方一寸，巨髎鼻孔旁八分，地仓挟吻四分迎，大迎颌下寸三中，夹车耳下八分穴，下关耳前动脉行，头维神庭旁四五，人迎喉旁寸五中，水突筋前迎下在，气舍突下穴相寻，缺盆舍下横骨内，各去中行半寸明，气户璇玑旁四寸，至孔六寸又四分，库房屋翳膺窗迎，乳中正在乳头心，次有乳根出乳下，各一寸六不相侵，却去中行须四寸，以前穴道与君陈，不容巨阙旁三寸，却近幽门寸五新，其下承满与梁门，关门太乙滑肉门，上下一寸无多少，共去中行三寸中，天枢脐旁二寸间，枢下一寸外陵安，枢下二寸大巨穴，枢下四寸水道全，枢下六寸归来是，共去中行二寸边，气冲鼠蹊上一寸，又去中行四寸专，髀关膝上有尺二，伏兔膝上六寸是，阴市膝上方三寸，梁丘膝上二寸记，膝膑陷中犊鼻存，膝下三寸三里至，膝下六寸上廉穴，膝下七寸条口位，膝下八寸下廉看，膝下九寸丰隆系，却是踝上八寸量，比那下廉处边缀，解溪去庭六寸半，冲阳庭后五寸换，陷谷庭后二寸间，内庭次指五间陷，历兑大指次指端，去爪如韭胃并判。

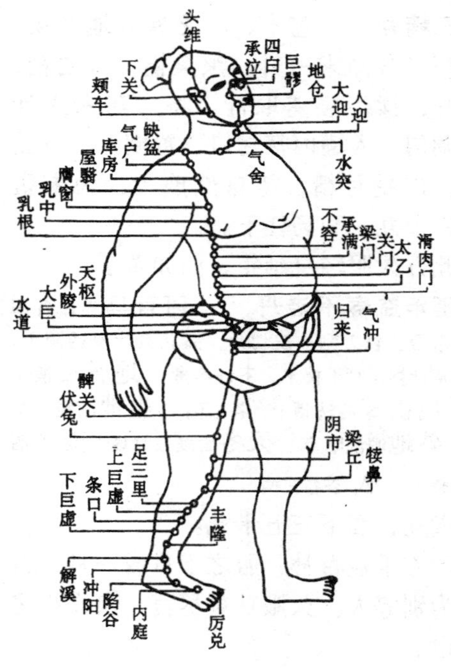

胃经诸穴图

脾经诸穴

期门，肝经穴，巨阙旁四寸五分。巨阙，任脉穴，脐上六寸五分。渊腋，胆经穴，与下脾经大包穴相连。中脏，肺经穴。

大指端内侧隐白，节后陷中求大都，太白内侧核骨下，节后一寸公孙呼，商丘内踝微前陷，踝上三寸三阴交，踝上六寸漏谷是，踝上七寸地机朝，膝下内侧阴陵泉，血海膝膑上内廉，箕门穴在鱼腹取，动脉应于越筋间，冲门期下尺五寸，府舍期下九寸看，腹结期下六寸八，大横期下五寸半，腹哀期下方二寸，期门肝经穴道现，巨阙之旁四寸五，却连脾穴休胡乱，自此以上食窦穴，天溪胸乡周荣贯，相去寸六无多寡，又上寸六中府断，大包腋下有六寸，渊腋腋下三寸绊。

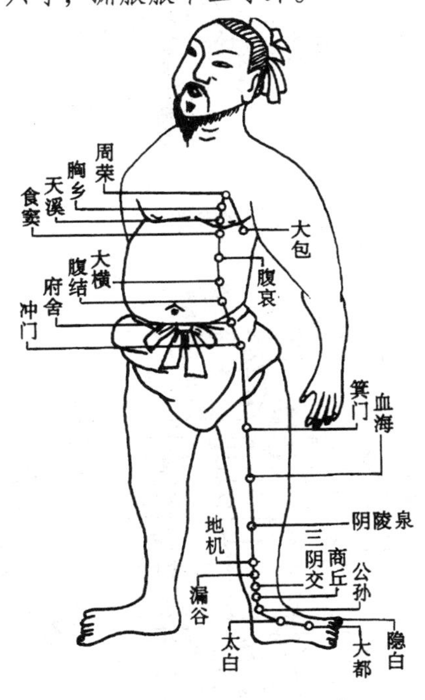

脾经诸穴图

心经诸穴

少阴心起极泉中，腋下筋间脉入胸，青灵肘上三寸取，少海肘后端五分，灵道掌后一寸半，通里腕后一寸同，阴郄腕后方半寸，神门掌后兑骨隆，少府节后劳宫直，小指内侧取少冲。

劳宫，心包络穴，在右手节后，与左手少府相对。

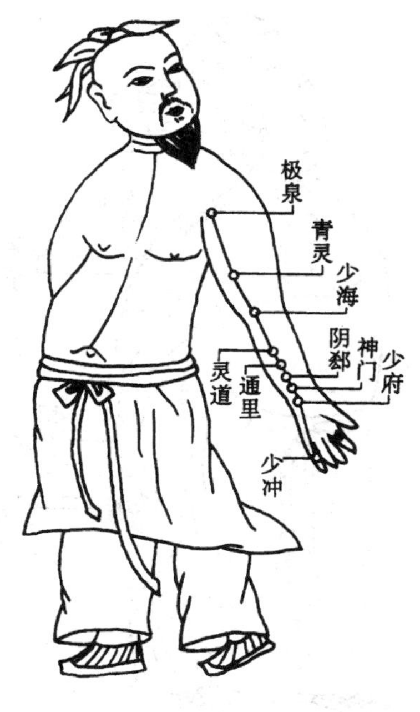

心经诸穴图

小肠经诸穴

小指端外为少泽，前谷外侧节前觅，节后捏拳取后溪，腕骨腕前骨陷侧，阳谷兑骨下陷讨，腕上一寸名养老，支正腕后量五寸，少海肘端五分好，肩贞髀下两骨解，臑俞大骨下陷保，天宗秉风后骨陷，秉风髎外举有空，曲垣肩中曲胛陷，外腧胛后一寸从，肩中三寸大椎旁，天窗扶突后陷详，天容耳下曲颊后，颧髎面頄锐端详，听宫耳端大如菽，此为小肠手太阳。

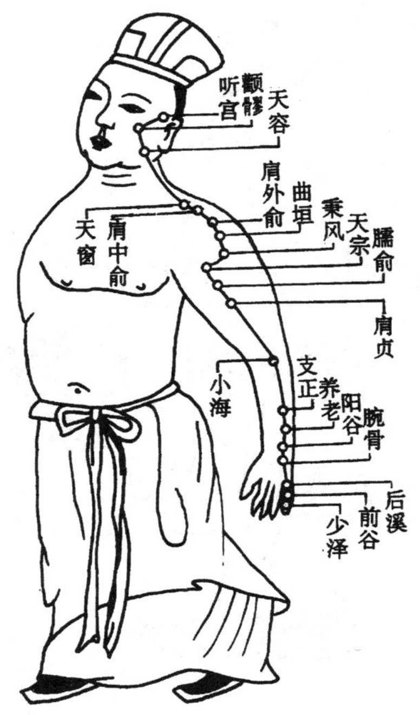

小肠经诸穴图

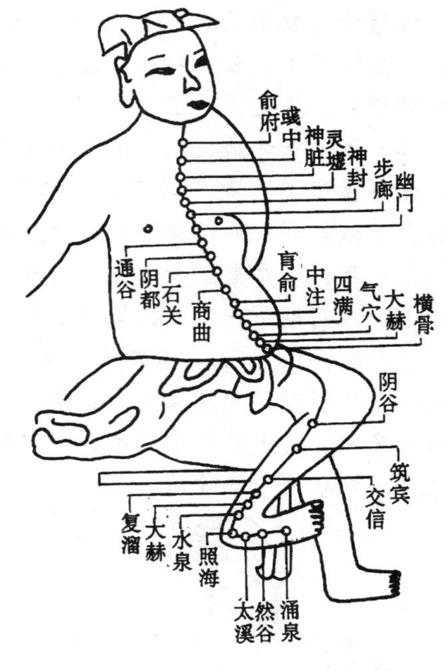

肾经诸穴图

肾经诸穴

足掌心中是涌泉，然骨踝下一寸前，太溪踝后跟骨上，大钟跟后踵中边，水泉溪下一寸觅，照海踝下四分安，复溜踝上前二寸，交信踝上二寸聊，二穴止隔筋前后，太阳之后少阴前，筑宾内踝上腨分，阴谷膝下曲膝间，横骨大赫并气穴，四满中注亦相连，各开中行只半寸，上下相去一寸便，上隔盲俞亦一寸，盲俞脐旁半寸边，盲俞商曲石关来，阴都通谷幽门开，各开中行五分挟，六穴上下一寸裁，步廊神封灵墟存，神藏彧中俞府尊，各开中行计二寸，上下六寸六穴同，俞府璇玑旁二寸，取之得法有成功。

膀胱经诸穴

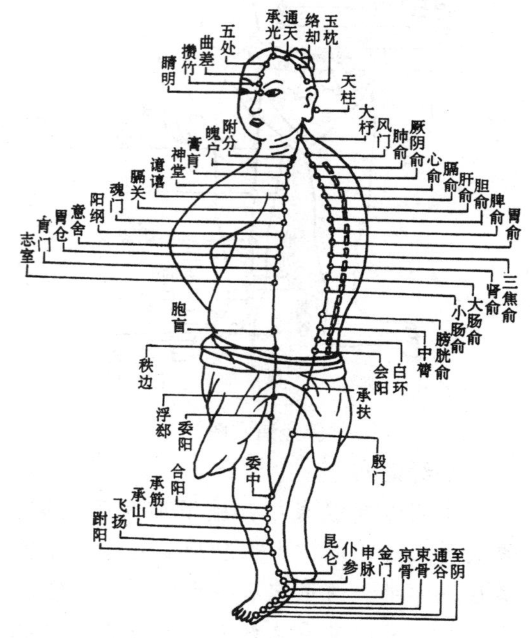

膀胱经诸穴图

足太阳兮膀胱经，目内眦角始睛明，

眉头陷中攒竹取，曲差发际上五分，五处发上一寸是，承光发上二寸半，通天络郄玉枕穴，相去寸五调匀看，玉枕夹脑一寸三，入发二寸枕骨现，天柱项后发际中，大筋外廉陷中献，自此夹脊开寸五，第一大抒二风门，三椎肺俞厥阴四，心俞五椎之下论，膈七肝八十胆俞，十一脾俞十二胃，十三三焦十四肾，大肠十六之下推，小肠十八膀十九，中膂内俞二十椎，白环二十一椎下，以上诸穴可排之，更有上次中下髎，一二三四腰穴好，会阳阴尾尻骨旁，背部二行诸穴了，又从脊上开三寸，第二椎下为附分，三椎魄户四膏肓，第五椎下神堂尊，第六譩譆膈关七，第九魂门阳纲十，十一意舍之穴存，十二胃仓穴已分，十三肓门端正在，十四志室不需论，十九胞肓廿秩边，背部三行诸穴匀，又从臀下阴纹取，承扶居于陷中主，浮郄扶下方六分，委阳扶下寸六数，殷门扶下寸六长，腘中外廉两筋乡，委中膝腘约纹里，此下三寸寻合阳，承筋根脚上七寸，穴在腨肠之中央，承山腨下分肉间，外踝七寸上飞扬，跗阳外踝上三寸，昆仑后跟陷中央，仆参亦在踝骨下，申脉踝下五分张，金门申脉下一寸，京骨外侧骨际量，束脉本节后陷中，通谷节前陷中强，至阴却在小指侧，太阳之穴始周详。

按：魄户对肺俞，神堂对心俞，魂门对肝俞，意舍对脾俞，志室对肾俞。盖以肺藏魄，心藏神，肝藏魂，脾藏意，肾藏志，是谓五神藏也。白环俞即腰俞。

心包络经诸穴

心包起自天池间，乳后一寸腋下三，天泉曲腋下二寸，曲泽曲肘陷中央，郄门去腕方五寸，间使腕后三寸量，内关去腕只二寸，大陵掌后二筋间，劳宫屈中名指取，中指之末中冲良。

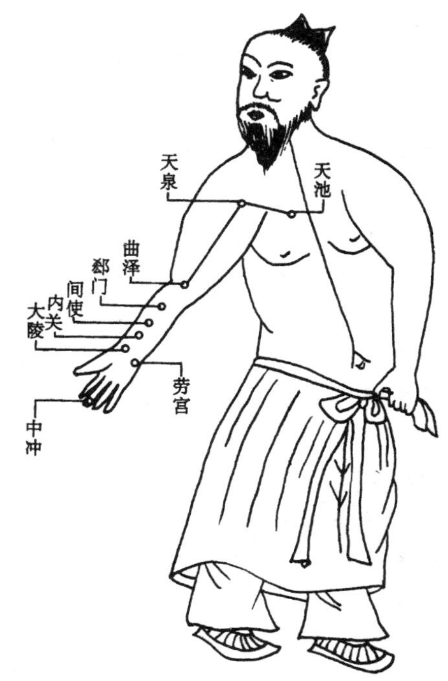

心包络经诸穴图

三焦经诸穴

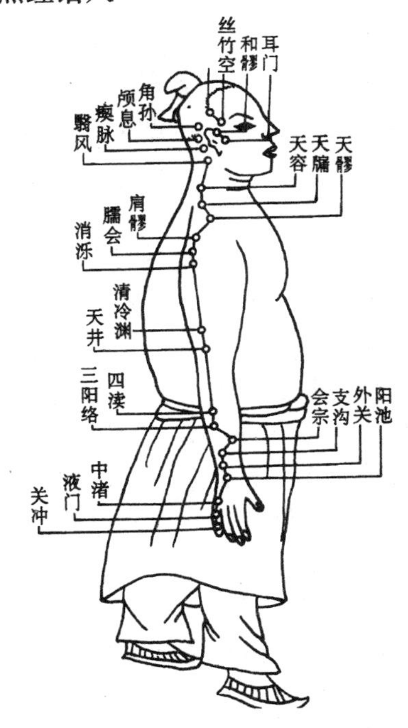

三焦经诸穴图

无名指外端关冲，液门小指次陷中，

中渚腋下去一寸，阳池腕上之陷中，外关腕后方二寸，腕后三寸开支沟，腕后三寸内会宗，空中有穴细心求，腕后四寸三阳络，四渎肘前五寸看，天井肘外大骨后，骨罅中间一寸摸，肘后二寸清冷渊，消灼对腋臂外看，臑会肩前三寸中，肩髎臑上陷中央，天髎缺盆陷处上，天牖天容之后存，翳风耳后尖角陷，瘈脉耳后青脉见，颅息亦在青络脉，角孙耳廓中间上，耳门耳前起肉中，和髎耳后动脉张，欲知丝竹空何在？眉后陷中仔细详。

胆经诸穴

足少阳兮四十三，头上廿穴分三折，起自瞳子至风池，积数陈之依次第，瞳子髎近眦五分，耳前陷中寻听会，客主人名上关同，耳前起骨开口空，颔厌悬颅之二穴，脑空上廉曲角下，悬厘之穴异于兹，脑空下廉曲角上，曲鬓耳上发际隅，率谷耳上寸半安，天冲耳后入发二，浮白入发一寸间，窍阴即是枕骨谷，完骨之上有空连，完骨耳后入发际，量得四分须用记，本神神庭旁三寸，入发一寸耳上系，阳白眉上方一寸，发上五分临泣用，发上一寸当阳穴，发上半寸目窗贡，正营发上二寸半，承灵发上四寸摊，脑空发上五寸半，风池耳后发陷中，肩井肩上陷中求，大骨之前一寸半，渊腋腋下方三寸，辄筋期下五分判，期门却是肝之穴，相去巨阙四寸半，日月期门下五分，京门监骨下腰绊，带脉章门下寸八，五枢章下寸八贯，维道章下五寸三，居髎章下八寸三，章门亦是肝经穴，下腕之旁九寸舍，环跳髀枢宛宛中，屈上伸下取穴同，风市垂手中指尽，膝上五寸中渎论，阳关阳陵上三寸，阳陵膝下一寸从，阳交外踝上七寸，踝上六寸外丘用，踝上五寸光明穴，踝上四寸阳辅分，踝上三寸悬钟在，丘墟踝前之陷中，此去侠溪四寸五，却是胆经原穴功，临泣侠溪后寸半，五会去窍阴穴同。

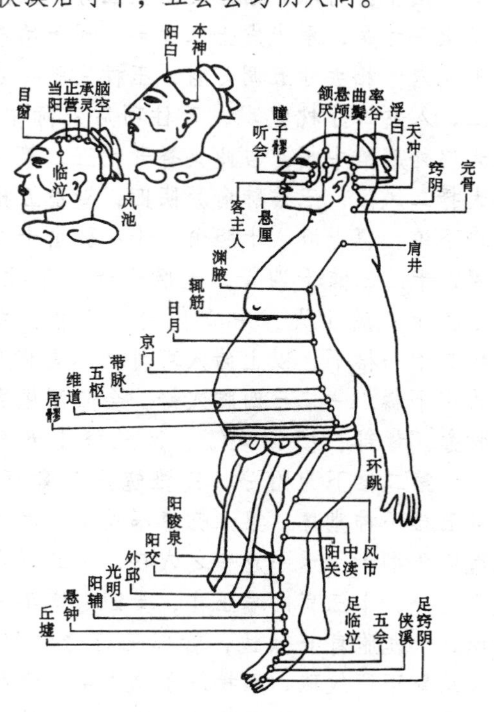

胆经诸穴图

头上二十穴次第　　共分三折

一童子髎二听会，三主人兮含厌四，五悬颅兮六悬厘，第七数分曲宾随。八率谷兮九天冲，十浮白兮之穴从，十一窍阴亦相继，十二完骨一折终。又自十三本神始，十四阳白二折随，十五临泣日下穴，十六目窗之穴宜，十七正营十八灵，十九脑户廿风池，依次细心量取之，胆经头上穴堪知。

肝经诸穴

足大指端名大敦，行间大指缝中存，太冲本节后二寸，踝前一寸号中封，蠡沟踝上五揣是，中都踝上七寸中，膝关犊鼻下二寸，曲泉曲膝尽横纹，阴包膝上方四寸，气冲三寸下五里，阴廉冲下有二寸，羊尖冲下一寸许，气冲却是胃中穴，鼠鼷之上一寸主，鼠鼷横骨端尽处，相去中行四寸主，章门下腕旁九寸，肘尖尽处侧卧取，期门又在巨阙旁，四寸五分尽差矣。

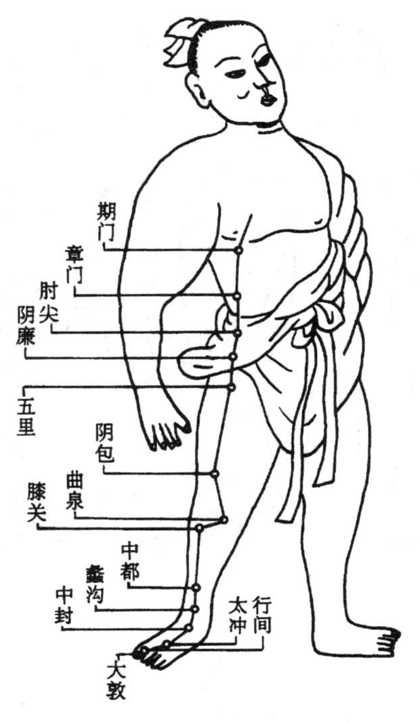

肝经诸穴图

督脉诸穴

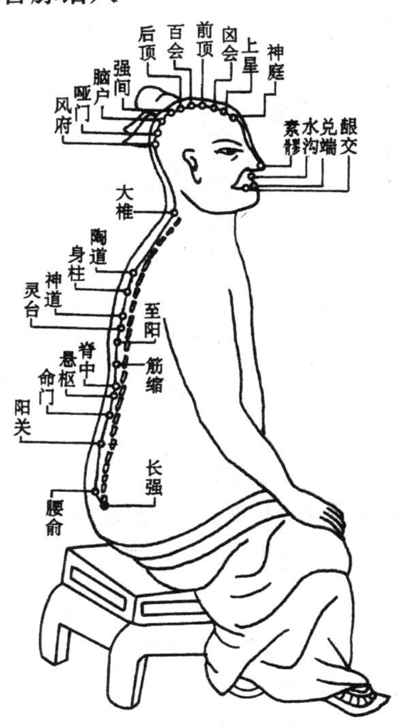

督脉诸穴图

督脉龈交唇内乡，兑端正在唇端央，水沟鼻下沟中索，素髎宜向鼻端详，头形北高南面下，先以前后发际量，分为一尺有二寸，发上五分神庭当，发上一寸上星位，发上二寸囟会长，发上前顶三寸半，发上百会五寸央，会后寸半即后顶，会后三寸强间明，会后脑户四寸半，后发入寸风府行，发上五寸哑门在，神庭至此十穴真，自此项骨下脊骶，分为二十有四椎，大椎上有项骨在，约有三椎莫算之，尾有长强亦不算，中间廿一可推排，大椎大骨为第一，二椎即内陶道知，第三椎间身柱在，第五神道不须疑，第六灵台至阳七，第九身内筋缩思，十一脊中之穴在，十二悬枢之穴奇，十四命门肾俞并，十六阳关自可知，二十一椎即腰俞，脊尾骨端长强随。

任脉诸穴

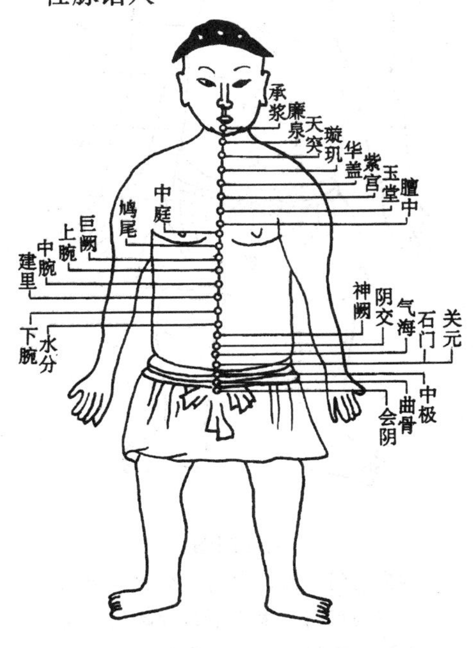

任脉诸穴图

任脉会阴两阴间，曲骨毛际陷中安，中极脐下四寸取，关元脐下三寸连，脐下二寸名石门，脐下寸半气海全，脐下一寸阴交穴，脐之中央即神阙，脐上一寸为水分，脐上二寸下腕列，脐上三寸名建里，脐上四寸中腕许，脐上五寸上腕在，巨阙脐上六寸五，鸠尾蔽骨下五分，中庭膻下寸六取，膻中却在两乳间，膻上寸六玉堂主，膻上紫官二寸二，膻上华盖四八举，膻上璇玑五寸八，璇上一寸天突起，天突喉下约四寸，廉泉额下骨尖已，承浆颐前唇棱下，任脉中央行腹里。

附：周身险难痈疽图

发背形如莲子，头多突出者是也。高肿脓溃者生，平塌阴陷者死。

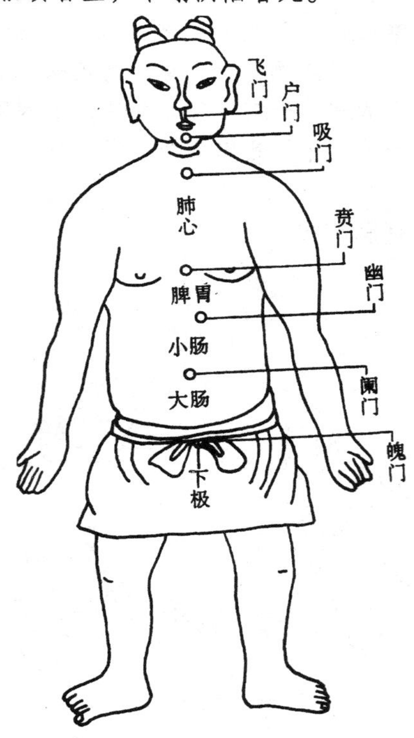

七冲门图

唇为飞门　齿为户门　会厌为吸门　胃为贲门　太仓下口为幽门　大小肠为阑门　下极为魄门

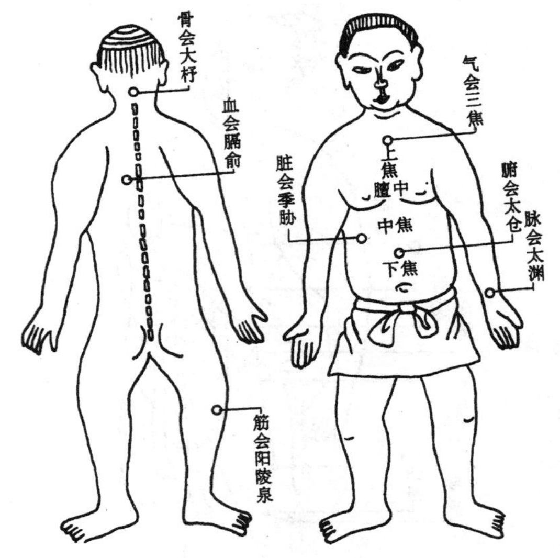

八会图

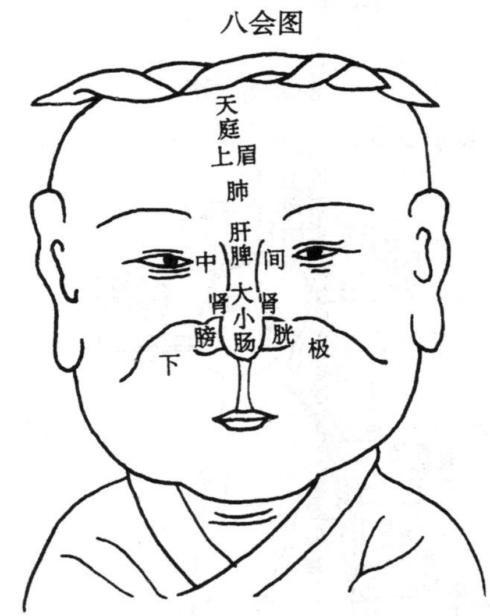

脏腑配面图

发背形如蜂窠，头含螺子，片片腐烂，孔孔流脓者是也。红活者生，黑陷者死。

井疽，心火妄动而成。　赤高肿者生，坚硬紫黑者死。

玉枕疽，膀胱湿热凝结而成。红肿者

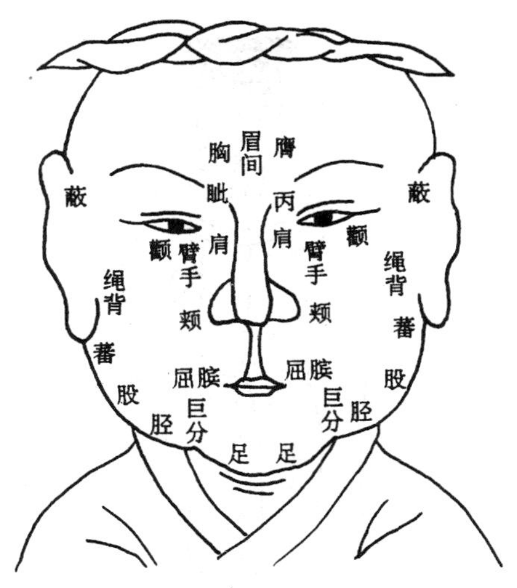

肢节配面图

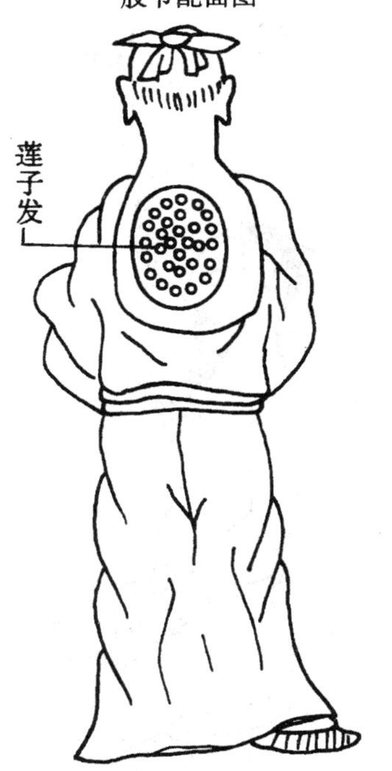

莲子发图①

生，黑陷者死。

对心发，心火沸腾，湿热凝滞而成。肿高腐溃者生，软陷紫黑者死。

夭疽，乃阳火炽甚而发。红赤高肿者生，紫黑平陷者死。

对口疽，太阳经湿热结聚而成。高肿易腐者生，平塌坚硬者死。

附骨疽，初起大腿筋骨作痛，久则漫肿。肿出黄稠者生，气败者死。

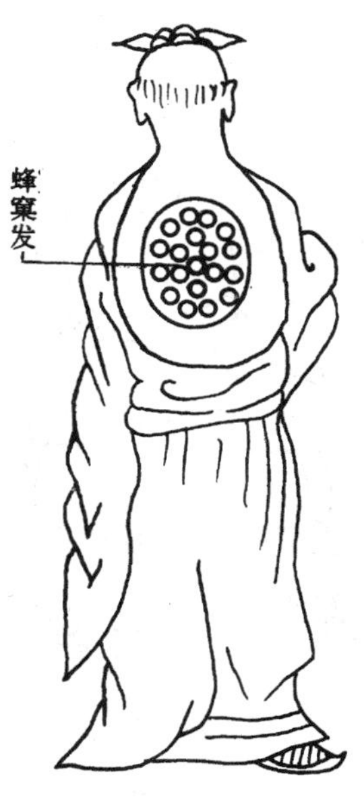

蜂窠发图

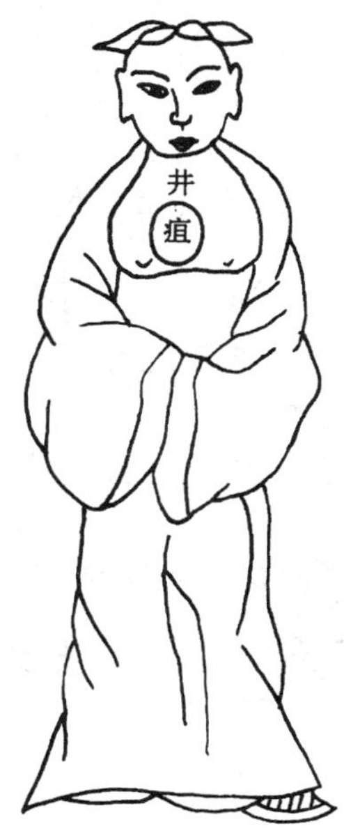

井疽图

失荣生于耳之前后及项间，初如

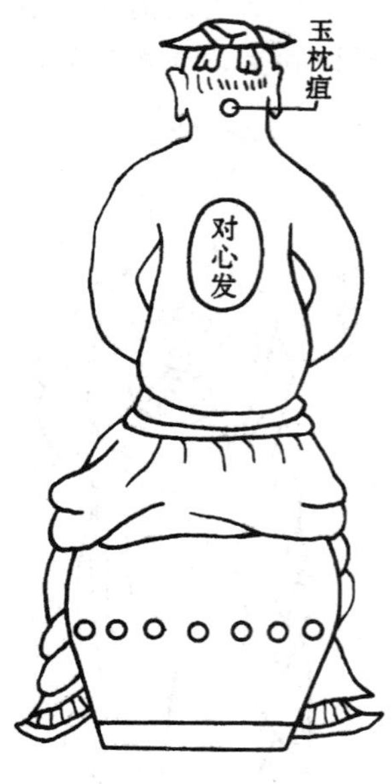

玉枕疽图

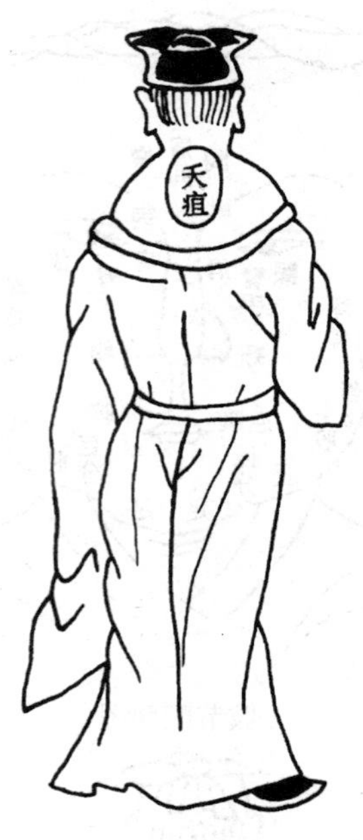

夭疽图

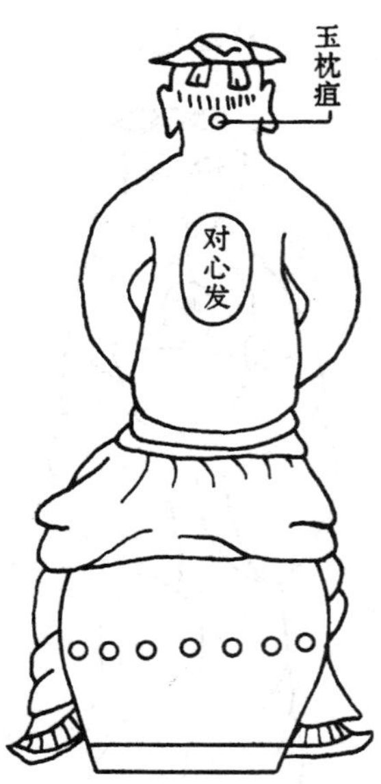

对心发图

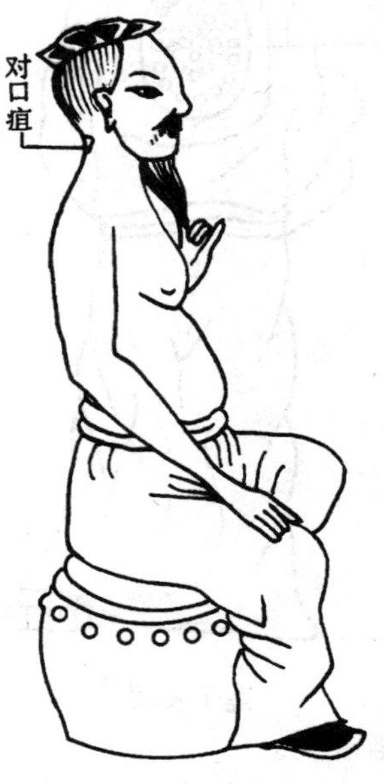

对口疽图

痰核，久对坚硬，渐大如石，破后无脓，惟流血水，坚硬仍作，肿痛异常，乃百死一生之症。

脾肚痈，乃饮食炙煿厚味酿成。红赤高肿溃烂者生，平陷紫黑者死。

人面疮乃前生冤业所致，先以省修，方可医治。

凡外症，高肿为痈，沉溃为疽。有脓者生，无脓者死。

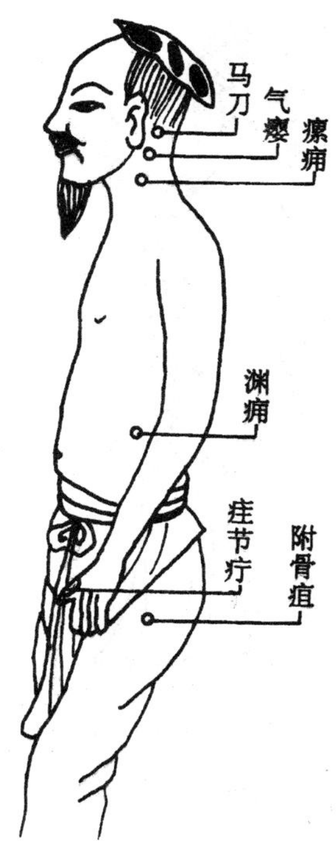

附骨疽　马刀　气瘿　瘰痈
渊痈　疰节疔

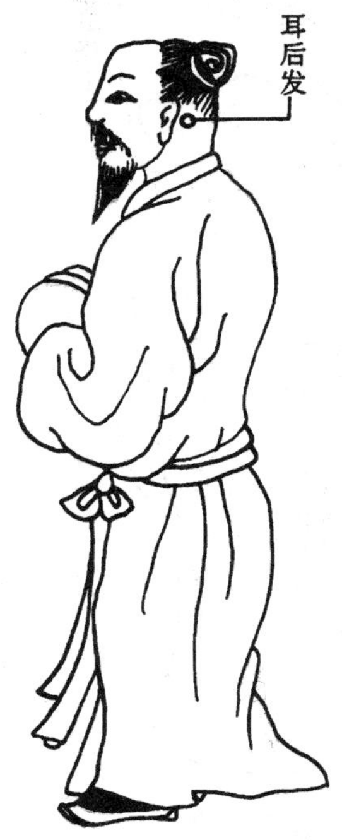

耳后发图

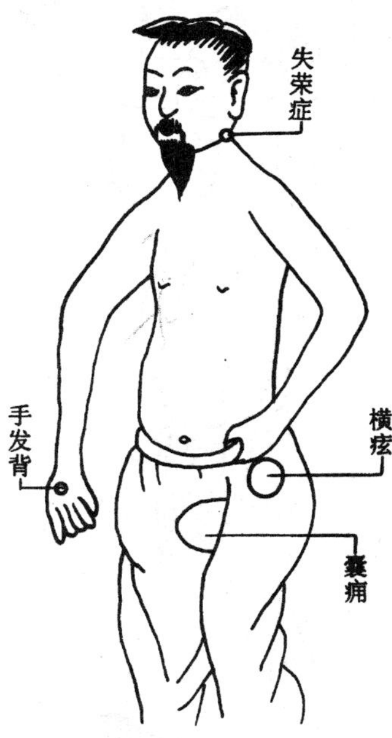

失荣症　手发背　横痃　囊痈

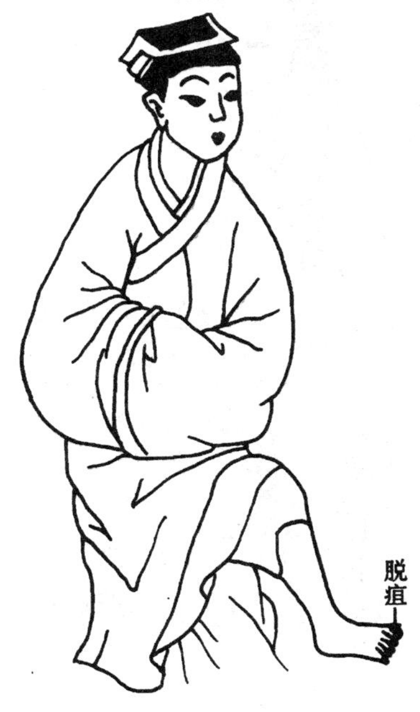

脱疽图

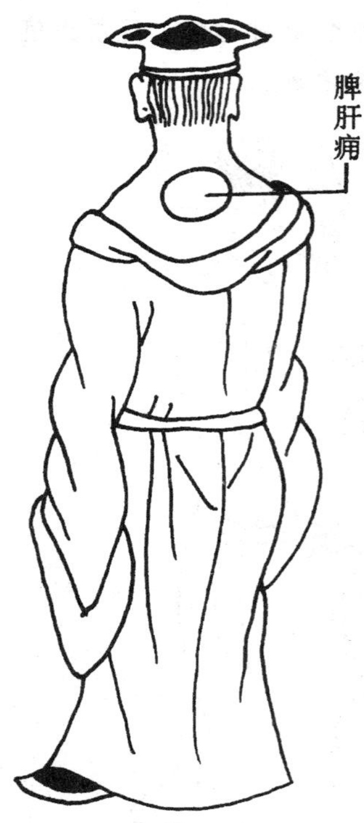

脾肝痈图

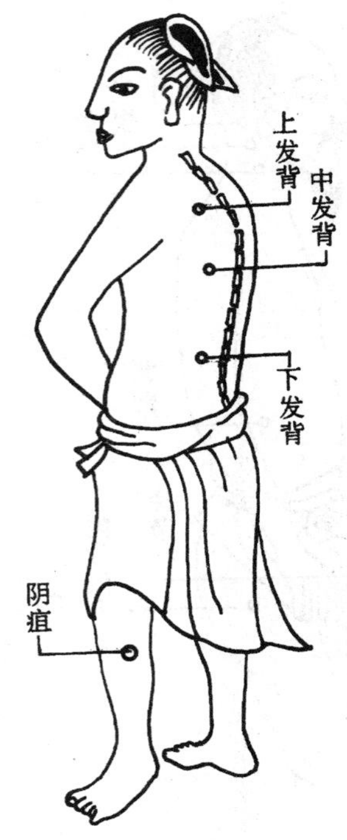

上发背　中发背　下发背　阴疽

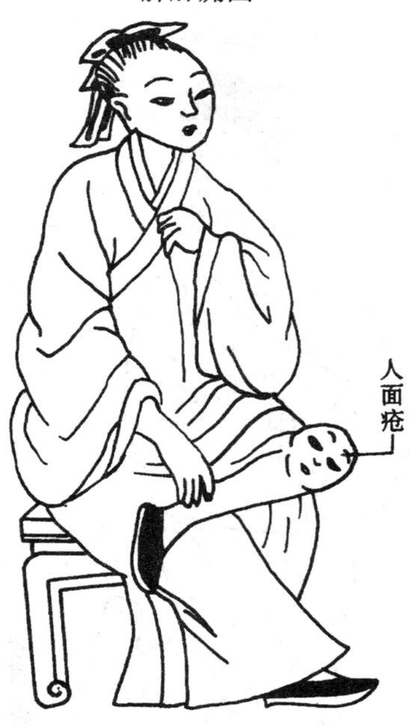

人面疮图

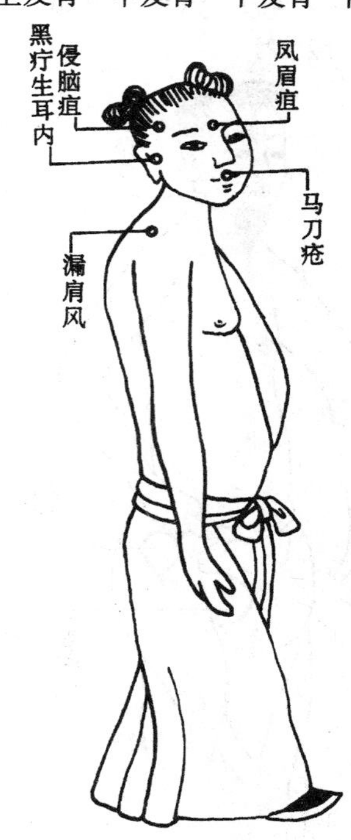

马刀疮　风眉疽　侵脑疽
黑疔生耳内　漏肩风

胃口疽，发在心胸之旁，有头为阳，无头为阴，乃饮食炙煿所致。

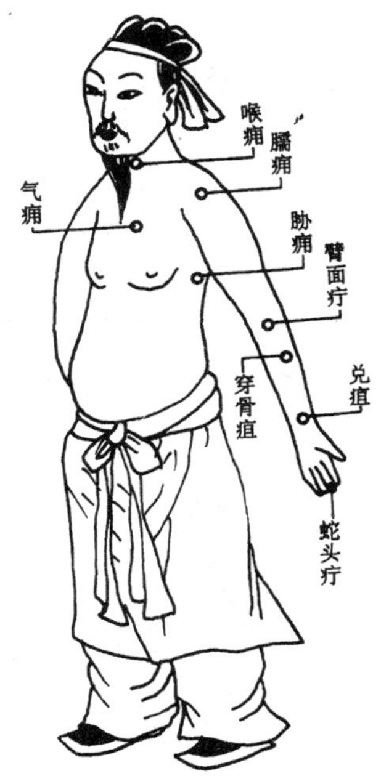

喉痈　气痈　胁痈　臂面疔
穿骨疽　兑疽　蛇头疔　臑痈

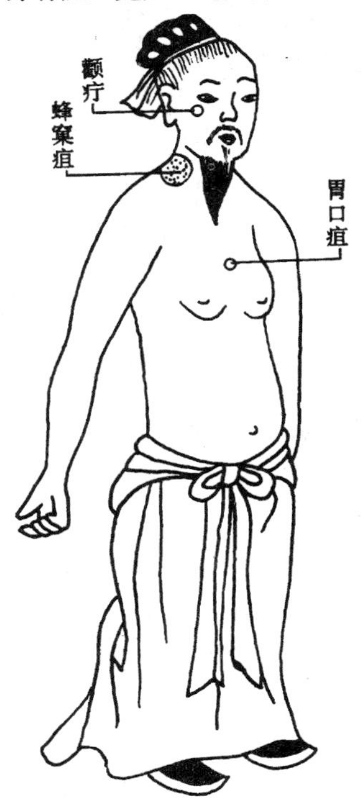

胃口疽

唇疽生唇上，有头肿起，寒热交作，乃胃经积热所致。

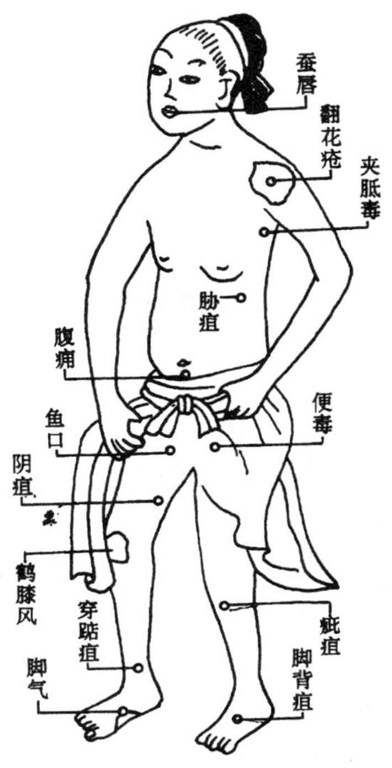

蚕唇　疵疽　翻花疮　夹胑毒　胁疽
便毒　脚背疽　腹痈　鱼口　阴疽
鹤膝风　脚气　穿踮疽

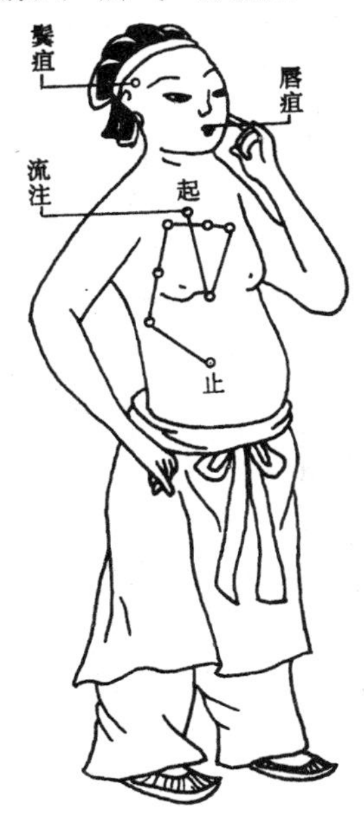

唇疽　流注

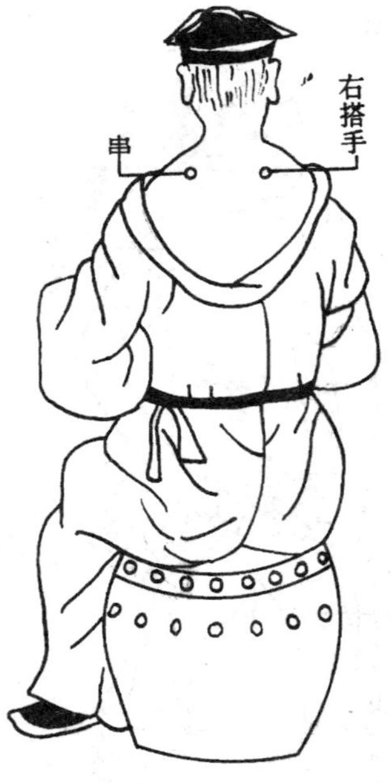

右搭手

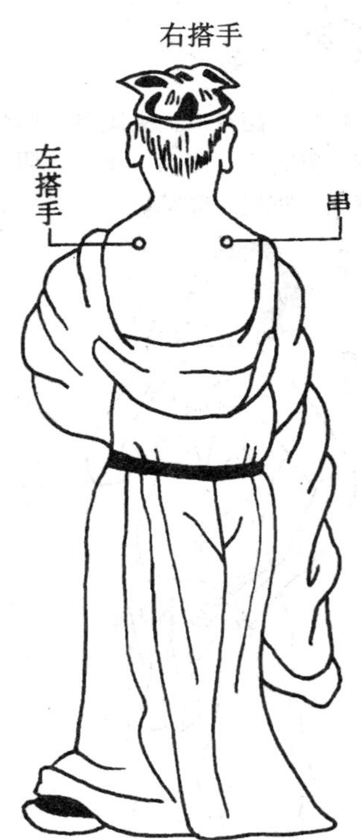

左搭手

流注所发，不论穴道，随处而生，漫肿无头，皮色不变，一二个起，至十一个止。

小肠痈，腹痛脐突是也。

下马坐马二痈，又名臀痈。

结毒，乃硬肿臭秽腐烂者是也。

纽扣风，项上如癣，作痒不止。

臁疮，亦名裙风疮。

乳岩，中空似岩，穴边肿，若泛莲，真死候也。乳痈，红肿发热疼痛是也。

乳疽，坚硬腐烂是也。

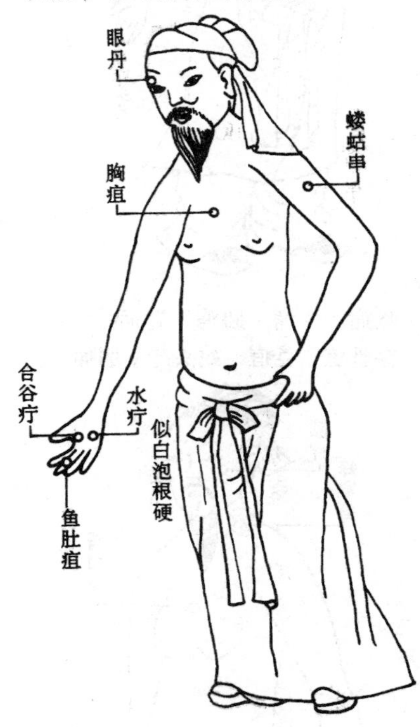

眼丹　胸疽　蝼蛄串　合谷疔　水疔　鱼肚疽

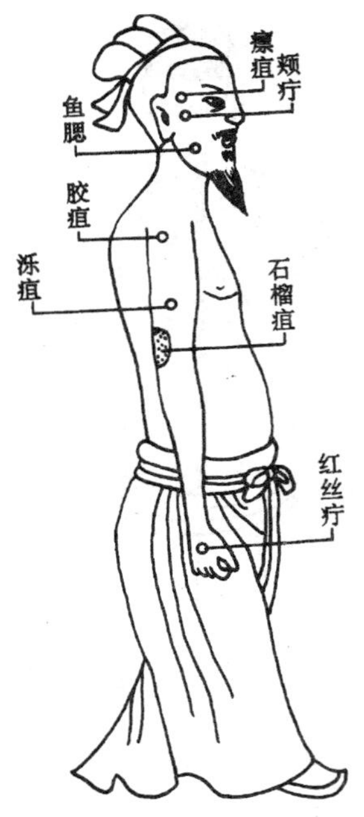

瘭疽　颊疔　鱼腮　胶疽
石榴疽　泺疽　红丝疔

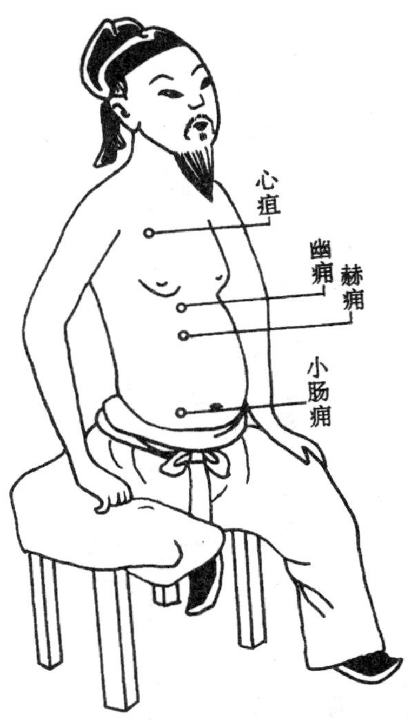

小肠痈　幽痈　赫痈　心疽

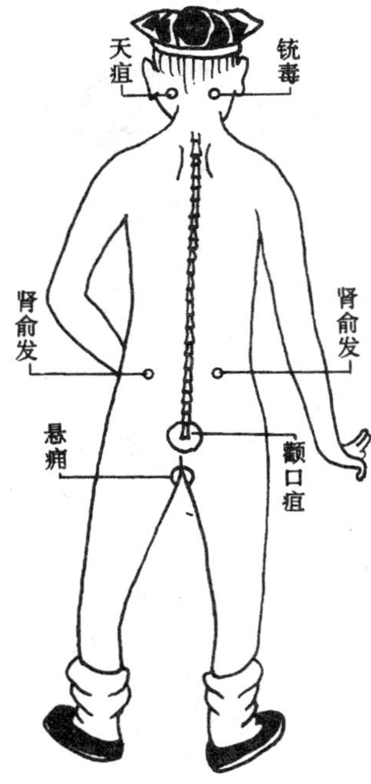

天疽　锐毒　肾俞发　鹳口疽
悬痈

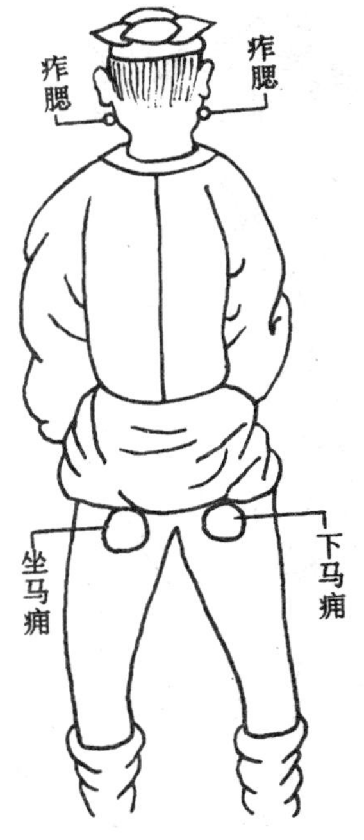

下马痈　坐马痈　痄腮

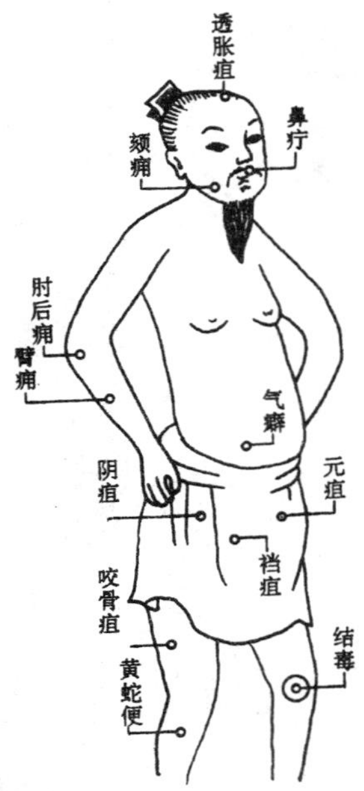

结毒 颏痈 顶门疽 肘后痈 臂痈 气癖 阴疽 元疽 裆疽 咬骨疽

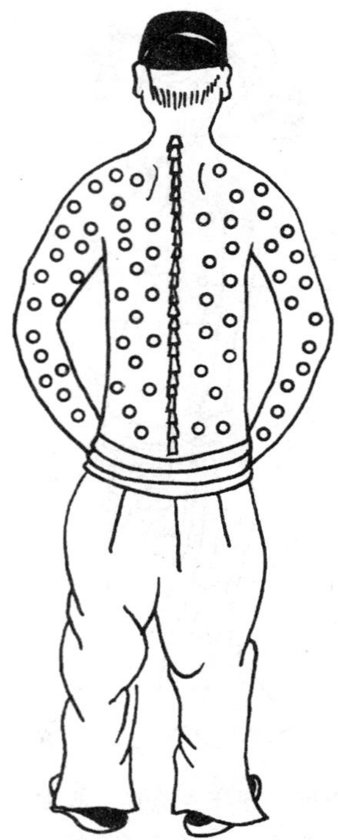

杨梅疮

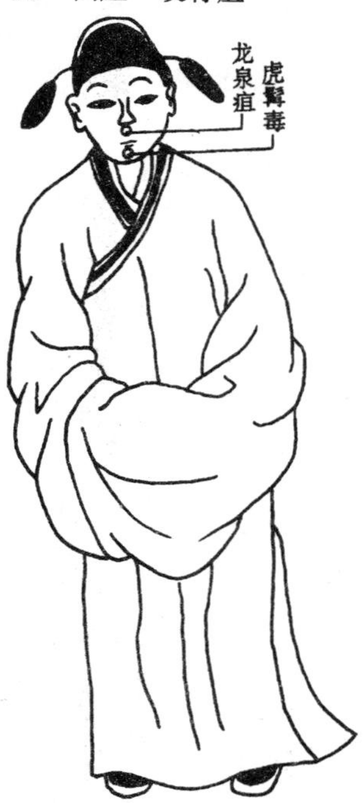

龙泉疽 虎髯毒

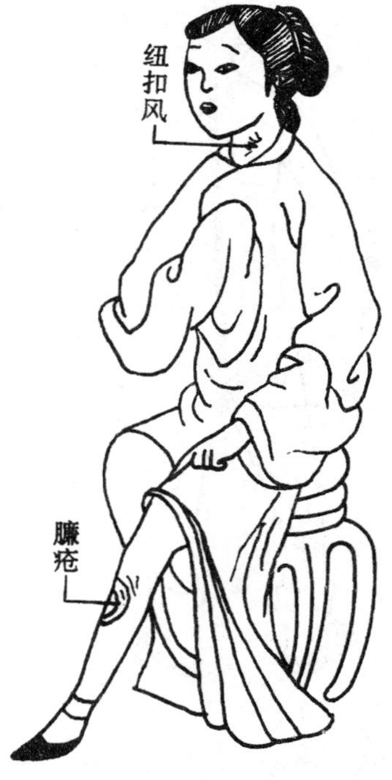

纽扣风 臁疮

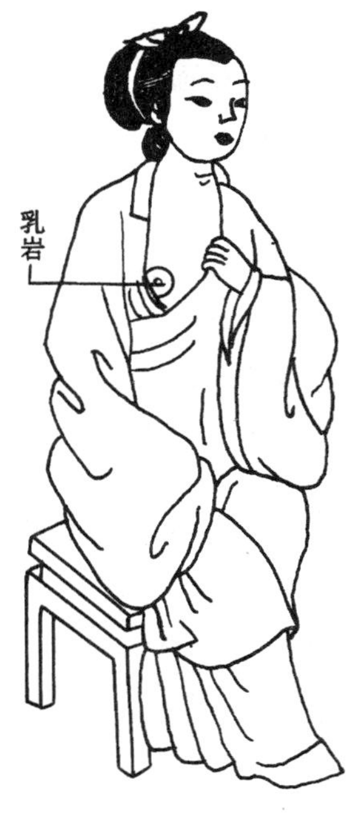

乳岩

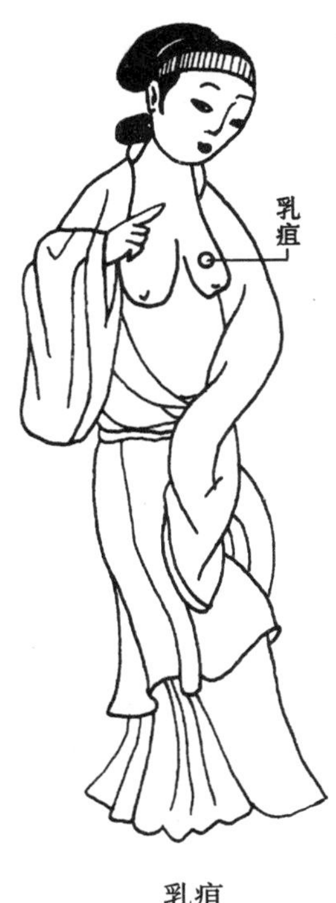

乳疽

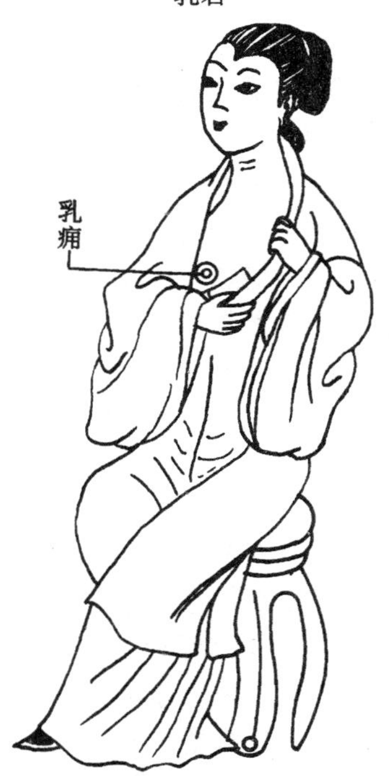

乳痈

筋骨皮肉毛发病源流

筋也者，所以束节络骨，绊肉弸皮，为一身之关纽，利全体之运动者也。其主则属于肝，故曰：筋者，肝之合。按人身之筋，到处皆有，纵横无算，而又有为诸筋之主者曰宗筋。《内经》注谓：阴毛横骨上下之坚筋，上络胸腹，下贯髋尻，又经于背腹，上头项者是也。筋之总聚处，则在于膝。《灵枢》云：诸筋者，皆属于节。节即膝也，所以屈伸行动，皆筋为之。然则筋之有关于人身，岂浅鲜哉！试详言筋病。曰筋急，曰筋缓，曰筋挛，曰筋痿，曰筋惕，曰筋伤，曰筋结，曰转筋，曰筋绝，其名目如此。《灵枢》皆以寒热分急缓之由，谓寒则反折而急，热则弛纵而缓。《得效》又以筋急为寒，急者坚强；筋缩为热，缩者短促；弛缓为湿，缓者宽长。又言但热不会受寒，亦使人筋缓，是其意实以缩即为拘挛之义。而但热之缓不过舒长，受湿之缓乃竟舒长无力，分析尤为细密。若仲景言血虚则筋急，此又筋急之原，由血脉不荣于筋之故也。丹溪以四物汤治筋急，《本事方》以养血地黄汤治筋急，盖本乎此。然观于筋急之原血虚，即可知筋缓之原血热，无足疑者筋急宜酒煮木瓜粥，筋缓宜五加皮散。若夫热胜风搏，并于经络，风火相乘，是以瞀瘈，此即筋挛之由也，故筋挛亦曰筋瘈。瘈者瘈疭，即俗云搐是也，其症亦往往作痛宜祛风涤热汤。经曰：肝气热则胆泄口苦，筋膜干，筋膜干则筋急而挛，发为筋痿，思想无穷，所愿不得，意淫于外，入房太甚，宗筋弛纵，发为筋痿。则是筋痿实生于肝热也。胆附肝，惟肝热，故胆泄。筋膜干而成痿者，血液槁也宜紫葳汤。伤寒发汗过多，则伤其血，血虚无以荣筋，因拘急而惕惕然跳，且四体百骸，亦瞤瞤然动，是筋惕肉瞤，由于筋肉失养。陶节庵谓宜用四物汤去地黄，加人参、茯苓、半夏、甘草作剂，佐以五灵脂，入生姜、乌梅煎服，自有神效。以药专主生血，生血乃所以收汗宜真武汤，此仲景法。久行伤筋者，筋主运动，久行则太劳而致伤也宜养肝丸。肝之经脉不调，气血失节，往往有筋结之患，不论骸体间，累累然若胡桃块状是也宜以木杓打之三下，自散。丹溪以转筋属血热，恐但血热犹不至患转筋，必先血热于内，而又感风寒之故，其症并有始转于足大指，转上至大腿，且近腰者宜四物汤加酒芩、红花、南星、苍术。霍乱后转筋，缘胃大肠皆以荣宗筋，暴吐暴泻，则胃大肠之津液骤亡，宗筋失养，故轻则两脚转筋，重则至于遍体且入腹，手足逆冷，危在顷刻也宜木瓜汤、理中汤加石膏。《灵枢》曰：筋绝九日死。何以知之？手足爪甲青，呼骂不休。手足爪甲色青者，肝色也，则知筋绝肝亦绝矣。审是而筋之为病，其可忽哉！

【舒筋法】　《得效》曰：此法治破伤后，筋挛缩不能伸，他病筋缩亦可。大竹管长尺余，两头钻一窍，系以绳，挂于腰间，每坐举足搓衮之，勿计工程，久当有效。一人坠马折胫，脚筋挛缩，不能行步，遇道人传以此法，数日便愈如常。

骨也者，所以为一身之撑架，犹屋之有梁柱然也。屋非梁柱不能竖，人非有骨不能立也。经言肾主骨，又言骨者髓之府，是惟肾气足，故髓充满，髓充满，故骨坚强也。骨有本，颧骨也。凡人一身骨格，有大有小，骨大者颧必大，骨小者颧必小，验之人人。而《灵枢》之言益足信也。凡人一身之骨，最大者脊骨也。经言膂骨以下至尾骶，二十一椎，长三尺，脊节谓之椎，脊穷谓之骶，是不但为骨之最大，且居中丽正，一身之骨胥于是附，犹屋之正梁，且为一身之骨之主也。而其为病，约有四端：一曰寒，《内经》言：人有身寒，汤火不能热，厚衣不能温。然不冻栗者，以是人素肾气胜，以水为事。太阳气衰，肾脂枯不长，一水不能胜两火。肾者水也，而生于骨，肾不生，则髓不能满，故寒甚至骨也。所以不能冻栗者，肝一阳也，心二阳也，肾孤脏也，一水不能胜二火，故不能冻栗。病名骨痹，是人当挛节也。据经之言，骨寒之病甚深，非但浮浅恶寒之谓也宜温肾散加附子、肉桂、虎骨。一曰热，其热从骨间蒸发，按之虽不甚烙手，然觉有郁蒸不可耐状，有非饮汤引水所能解，其板齿必干燥，以齿者骨之余，板齿尤诸齿之门户，骨热故板齿干燥，即经言髓涸齿干，乃为骨热病者是也宜滋阴降火汤加鳖甲、地骨皮。其或因骨热至四肢，缓弱不举，骎骎成骨痿之症矣。一曰痿，《内经》言：肾气热则腰脊不举，骨枯而髓减，发为骨痿。有所远行劳倦，逢大热而渴，渴则阳气内伐，内伐则热舍于肾。肾者水脏也，今水不胜火，则骨枯而髓虚，故足不任身，发为骨痿也。据经之言，骨痿之病，由于骨热，非但寻常疲弱之谓也宜虎潜丸。一曰痛，人身之痛，或由风淫湿滞，或由血刺痰攻，浅不过肌肉皮毛，深亦止经络脏腑。若入里彻骨，作酸作疼，虽因寒因热有不同，要其损伤劳极，为至甚而无加矣宜虎骨散、二妙散。他如久立伤骨，骨伤之病，或亦有痛者，或渐至成痿者，当受伤之初，不可不急救也宜补骨脂、牛骨髓、鹿茸、骨碎补。迨至骨绝，齿必黄落，虽有药饵，不可救矣，经故断之为十日死也。

【骨病症治】　《难经》曰：少阴者，冬脉也，伏行而濡骨髓者也。《直指》曰：骨为髓之藏，髓者，饮食五味之实秀也，髓虚则骨虚，势所必至也。又曰：骨热病，当与骨蒸门参看。《资生》曰：扁鹊云：病在腠理，汤熨之所及也；在血脉，针石之所及也；在肠胃，酒醴之所及也；其在骨髓，虽司命无奈之何矣。夫病在骨髓，扁鹊以为难，则骨髓有病，病亦惙矣。

皮也者，所以包涵肌肉，防卫筋骨者也。皮之外，又有薄皮曰肤，俗谓之枯皮。经言皮肤，亦曰腠理，津液渗泄之所曰腠，文理缝会之中曰理，腠理亦曰玄府。玄府者，汗孔也。汗液色玄，从空而出，以汗聚于里，故谓之玄府。府，聚也。皮之所主为肺，故凡风寒之邪袭人，肺先受之，以其先入皮毛也。邪着皮毛，腠理开泄，然后入于络脉，侵及于经，发而为病，其理然也。皮之为病，若瘫痧另详本条，若瘾疹另详本条，若痤痱另详本条，若麻木另详本条，若靥痣另详本条，皆皮之病。前既详言，兹可勿赘。其所常有者，无过痛痒两端，故经曰：痒痛生于皮毛。又曰：诸痒为虚，血不荣肌。又曰：诸痛皆属于火也。血虚之痒，如虫行皮中宜大料四物汤，兼用澡洗药。皮虚之痒，淫淫不已宜四物汤加黄芩煎水，调浮萍末服之。风邪之痒，痒甚难忍宜菊花散去石膏加薄荷。酒后之痒，痒如风疮，常搔至血出宜蝉脱散。心实之痛，深至肉间宜导赤散加减。火灼之痛，如欲炙手宜加减凉膈散。风热之痛，痒痛相间宜上清散。肺经火郁之痛，不可抚按宜泻肺汤。痒痛之因，内外各异如此。然为痒为痛，又有因于火之微甚者。河间云：人近火，微热则痒，热甚则痛，附近则灼而为疮，皆火之用。或云痛为实，痒为虚，非谓虚为寒，正谓热之微甚。此河间之论，又于痒痛所因之外，就火之一端以析痒痛者也。若乃丹毒者，亦皮之病。人身忽然变赤如丹涂，名赤瘤。或因疮而得焮赤者，名疮瘤。皆游走无定，状如云气，总缘恶毒热血，蕴结命门，遇君相二火合起，致发此症，其轻者亦缘风热所致总治宜四顺清凉饮，外涂拔毒散。又有皮肤忽起赤晕，或发热作痒，或搔破出水，名赤游风，亦谓之丹毒。然其症状，毕竟与丹毒稍异，宜临症分辨。而游风之因，起于脾肺气虚，腠理不密，风热相搏宜荆防败毒散。或专由风热宜小柴胡汤加防风、连翘。或专由血热所致宜四物汤加柴胡、山栀、丹皮。治之但宜凉血消风，清肝养血，则火自息，痒自止，切不可单用祛风之药，反燥肝血，使元气虚而别生他症。若素有病，面上忽见红点，多死。兹试举毒游风之属条列言之：有赤瘤丹毒者宜无名异末，葱汁调涂立消。有赤黑丹疥，或痒或燥，不急治，遍身即死者宜白瓷研末，猪脂调涂。有五色丹毒，俗名游肿，犯之多死者宜榆白皮末，鸡子清调涂。有火丹赤肿遍身者宜磨大黄汁频涂。有火焰丹毒从头起者宜生葱汁涂。有火丹发足胫以上者宜镜面草打汁服并敷。有火霞丹毒，从两脚起如火烧者宜五加皮根叶烧灰，煅铁槽中水和涂。有不拘何处，火丹发，而疼肿难忍者宜鳝头血涂。有烟火丹发从背起，或两胁及两足，其赤如火者宜景天草、珍珠各一两，和捣如泥，涂之。有萤火丹从头起，亦名热毒丹疮者宜慎火草捣和苦酒涂。有幼小火丹者宜黄芩末水调涂。有一切热毒丹肿腮痛者宜赤小豆末鸡子白和涂。有丹从脐起者宜槟榔末醋调涂。有身面卒得赤斑，或瘭子肿起，不治即死者宜羊角烧灰，鸡子白和涂。有身面丹肿如蛇缠状者宜马兰草和醋捣涂。有赤游丹发肿痛者宜瓜蒌末醋调敷。虽然丹毒之发又有辨焉，其痛者为丹毒，其痒者为风丹。有一切风丹发痒不止者宜炙穿山甲末一两，生甘草末三钱，米饮调涂。有冷风丹者宜白僵蚕散。有遍身风痒如瘾疹者宜凌霄花末，酒下一钱立效。有皮肤风热，遍身生如粟米者宜牛蒡子、浮萍等分，薄荷汁调，酒下二钱，日二次。有遍身本发瘾疹，后变成疮，又痒又痛者宜僵蚕焙末，酒服二钱立愈。有血风丹肿起疙瘩者宜浮萍汁和豆淋酒下。有因酒而得风丹，遍身痒者宜浮萍散。且夫丹毒之发，更有辨焉，其色赤者为丹，其色白者为瘼。如前言冷风丹，其色亦白，即瘼之类也。治瘼之法，前人以酒调土朱服之，得愈。盖瘼为脾病，土能入脾，朱能除白也白瘼宜消风散。至若小儿血热肌虚，风邪相凑，易发丹毒，得之百日内者，尤为危急宜消风散、黑神散二方兼服，外以金花散涂。总之丹毒游风之发，不问大人小儿，或发手足，或发腹上，总以自腹生出四肢者，为顺而易治，自四肢生入腹者，为逆而难治，不可不知也。夫丹毒之发甚暴，治丹毒之方甚多。古人有十二种单方，治一切丹毒，但得于十二味中水苔、生地、生松毛、蒴藋叶、慎火草、浮萍、硝石、豆叶，以上皆捣烂敷，豆豉、大黄、黄芩、山栀，以上皆为末水和敷，用一二味即能取效，良为简便，又不可不知也。然而皮之为病，且不特此也。如人身体皮肉变色赤者为紫癜风，白者为白癜风。紫由风与血搏，血不调和所生宜紫癜风方。白由风与气搏，气不调和所生宜追风丸、三黄散，总治紫白癜，宜加减何首乌散。又如面及颈项身体皮肉色变与肉色不同，不痛不痒，由肺风流注皮肤之间，久之不去，遂致浸淫遍体，为白驳宜白驳方。又如颈项胸前腋下，自生斑点相连，色微白而圆，或紫，不痛不痒，由风邪积热，居于肺腑，久之不散，流溢皮肤，为疬疡风宜乌蛇散。又如心常惊恐，言语无定，眼前见物如垂丝，皮肉中或如桃李瘾疹，色赤黑，手足顽麻，刺之不痛，身体生疮，痛痒如虫行，由恶风相触，及犯忌害，初即觉皮毛变黑，为乌癞，又名黑癞宜大黑神膏。又如语声嘶嗄，目视不明，四肢顽痛，身体发热，手足缓纵，背膂拘急，皮肉之内，似生瘾疹，其色正白，亦由风邪毒气，积久为白癞宜白花蛇散、苦参酒。又如肺气不荣，津液枯涸，皮聚毛落，爪枯甲错，肌肤干涩而不滑润，为索泽宜八珍汤。凡若此者，皆皮之病。凡属司命，所当一一详审者也。

【脉　法】　仲景曰：脉浮而大，浮为风虚，大为气强，风气相搏，以成瘾疹。身体为痒，痒者名泄风，久久为痂癞。《正传》曰：脉浮而缓属湿，为麻痹；脉紧而浮，属寒，为痛痹；脉涩而芤，属死血，为木不知痛痒。滑伯仁曰：脉者，血之波澜，发斑者，血散于皮肤，故脉伏也。

【皮病症治】　河间曰：痒得爬而解者，爬为火化，微则亦能痒，甚则痒去者，谓令皮肤辛辣而属金化，辛能散火，故金化见，则火化解矣。《入门》曰：丹毒入里，腹胀则死，毒气所走之处，急以细针刺出恶血即消。又曰：沟渠中小虾捣敷妙，或伏龙肝鸡子白调涂，或鲤鱼血、鳝鱼血、芭蕉根汁、蓝叶汁、水中苔，涂之皆可。

肉也者，所以主一身之肥瘦，而验气血之盛衰者也。《内经》曰：肥而泽者，气血有余；肥而不泽者，气有余，血不足；瘦而无泽者，气血俱不足。此经但言其概也。其实人之肥者，血则实，而气必虚，故行动多喘促，气虚也，能耐寒而不能耐热，热伤气，损其不足之气，则阳愈弱而偏于阴，故不能耐热也。人之瘦者，气则实，而血必虚，故皮肤多燥涩，血虚也，能耐热而不能耐寒，寒伤血，损其不足之血，则阴愈亏而偏于阳，故不能耐寒也。此肥瘦之所以分也。肉之为病，最重者曰食㑊，饮食多而易饥，不生肌肉，如死人也，由胃中结热，消谷之故宜参苓丸。其次曰肉苛，苛者，痹重也，由荣气虚，卫气实之故宜前胡散。其次曰肉痿，胃干而渴，肌肉不仁，无力以运，由脾经伤热之故宜清燥汤。其次曰肉脱，形肉瘦削而脱尽，不能行动。盖脱者，空也，谓肉消而皮与骨着，中空无有也，此亦死症，由真元内竭，谷气外衰之故宜谷灵丸。至如疮疡虽愈，有肉凸出，小如豆，大如李，长至数寸，名曰赘肉，亦曰胬肉宜乌梅肉捣作饼，贴肉上，即消去。又如手足忽生如豆，甚至三个五个，相连而生，由风邪搏于肌肉所致，名曰疣目宜乌鸡胆汁，日三涂之，或杏仁烧研涂之。又如肌肉间忽生红粒，抚之则痛如锥刺，血虚袭风所致，名曰肉刺，可不必治。以上皆肉病所及也，若夫耳聋舌短，背肿尿血，大便赤泄，则为肉绝之候矣，经故断之为六日死也。

【肉病症治】　《内经》曰：䐃为肉标，䐃，膝后肉如块者。《资生》曰：羸瘦固瘵疾，若素来清癯者，非有疾也。惟病后瘦甚，久不复常，谓之形脱，与夫平昔充肥，忽尔羸瘦，饮食减少，此为五劳六极之疾，宜服滋补药。

毛发也者，所以为一身之仪表，而可验盛衰于冲任二脉者也。夫毛发为血之余似已，然冲为血海，任为阴脉之海，二脉皆起胞中，上循腹里，其浮而外者循腹右上行，会于咽候，列而络唇口。血气盛，则充肤热肉。血独盛，则渗皮肤，生毫毛。然则毛发之生，皆由二脉之盛也明矣。《内经》独以属肾者，肾主精，精即血也。毛者，统词，一身之毛及眉须髭髯，前后二阴之毛皆是。发者，专指但即生于头者言也。须发之有无荣悴，前人论之甚详，故不赘。其有左右发际疮起如粟米，头白肉赤，痛如锥刺者，为发际疡，皆因风热上攻之故，虽脓出无伤也宜防风通圣散。然妇人多患之，男子则少。鬓疽者，亦名鬓发，生鬓发中，初如虫咬瘾疹，肿痛难见，或由肝胆二经怒火，或由三焦相火，或由风热血虚，皆能生此症。但由三焦相火者，尤忌出脓，以是经血少气多也。甚则发热作渴宜柴胡清肝汤，肿高痛极宜仙方活命饮，迨大势已定，余毒未除，以参芪归术为主，佐以川芎、白芷、金银花，速成其脓。脓成，仍以参、芪等托而溃之。至生肌收敛，则全用补益脾虚加四君子汤，血虚宜四物汤加参、芪，气虚宜补中益气汤。小儿癞头白秃疮，亦生发中宜松脂膏。其一种状如葡萄，久而不脓者，名鬇毛疮宜苦楝根灰，猪油调搽。然若中陷，四边高，色如黄蜡者，乃是广疮，不可作鬇毛疮治也。

【毛发原由症治】　《医说》曰：发属心，故上生，禀火气也。眉属肝，故横生，禀木气也。须属肾，故下生，禀水气也，《入门》曰：胆荣于须，肾华于发，精气上升，则须润而黑。六八以后，精华不能上升，秋冬令行，金削水枯，以致须发焦槁，如灰白色。养生者，宜预服补精血药以防之，如张天师草还丹、四物坎离丸、五老还童丹之类，染掠亦非上策。

治筋病方十

酒煮木瓜粥　〔筋急〕　大木瓜，酒水煮烂，研作膏，热裹痛处，冷即易，一宿三五度，便瘥。

五加皮散　〔筋缓〕　五加皮　油松节　木瓜

每末二三钱，酒下。

祛风涤热汤　〔筋瘈〕　薄荷　甘菊　牛蒡子　防风　荆芥穗　连翘　竹叶

紫葳汤　〔筋痿〕　紫葳　天冬　百合　杜仲　黄芩　黄连　萆薢　牛膝　防风　蒺藜　菟丝子

四物汤　〔筋惕〕　川芎　当归　白芍　生地

养血地黄汤　〔筋急〕　熟地　生地　白芍　当归　阿胶　麦冬　白术

真武汤　〔筋惕〕　附子　生姜　白芍　白术　茯苓

养肝丸　〔筋伤〕　川芎　当归　白芍　熟地　防风　羌活

蜜丸。

木瓜汤　〔转筋〕　木瓜四钱　吴萸二钱　茴香一钱　炙草四分　紫苏十叶　姜三片　盐一撮　乌梅一个

理中汤　〔又〕　人参　白术　甘草　干姜

治骨病方五

温肾散　〔骨寒〕　熟地钱半　牛膝　肉苁蓉　巴戟　麦冬　五味子　炙草各八分　茯神　炒杜仲　干姜各五分

水煎服，或为末，酒下二钱亦可。

滋阴降火汤　〔骨热〕　白芍钱三分　当归钱二分　熟地　白术　天冬　麦冬各一钱　生地八分　陈皮七分　蜜知母　蜜黄柏　炙草各五分　姜三　枣二

虎潜丸　〔骨痿〕　龟板　黄柏各四两　知母　熟地各二两　牛膝三两半　陈皮七钱　白芍一两半　干姜五钱　锁阳　虎骨　当归各一两

酒糊丸。加附子尤妙。

虎骨散　〔骨痛〕　虎骨二两　白花蛇肉　天麻　白僵蚕　牛膝　防风　酒当归　乳香　肉桂各一两　全蝎　炙草各五钱　麝香一钱

每末二钱，酒下。　一方有自然铜、白附子、槟榔、羌活、白芷、川芎各一两，地龙、没药、雄黄各五钱，治白虎历节风走痛，如神。

二妙散　〔又〕　制苍术　酒黄柏等分

姜汤下一钱。

治皮病方二十六

四物汤　〔皮痒〕　川芎　当归　白芍　地黄

菊花散　〔又〕　甘菊　防风　枳壳　羌活　旋覆花　石膏　甘草　蔓荆子

蝉脱散　〔又〕　蝉脱　薄荷等分

每末二钱，酒水调下。

上清散　〔皮痛〕　元参　薄荷　荆芥　甘草　归尾　桔梗　陈皮　黄芩　川芎　枳壳

或加制大黄亦可。

导赤散　〔又〕

加减凉膈散　〔又〕　连翘二钱　甘草钱半　山栀　黄芩　薄荷　桔梗　竹叶各五分

泻肺汤　〔又〕　地骨皮　桑皮各二钱　知母　贝母　山栀　桔梗　麦冬　生地　甘草各一钱

四顺清凉饮　〔丹毒〕　蒸大黄　当归　赤芍　炙草各钱二分　薄荷十叶

拔毒散　〔又〕　寒水石二两三钱　石膏一两　黄柏　甘草各二钱

水调涂之，芭蕉汁尤妙。

荆防败毒散　〔又〕　荆芥　防风　羌活　独活　柴胡　前胡　人参　赤芍　桔梗　枳壳　川芎　甘草

小柴胡汤　〔又〕　柴胡　黄芩　人参　半夏　甘草

白僵蚕散　〔又〕　僵蚕　蝉退　防风　甘草　苍耳子　白芷　川芎　茯苓　荆芥　厚朴　陈皮　人参等分

每末二钱，豆淋酒下。

浮萍散　〔又〕　浮萍五钱　防风　黄芪　羌活各三钱　当归二钱　干葛一钱　麻黄五分　生草四分

量疾重轻，分二三服，水煎。

消风散　〔白瘼〕

黑神散　〔小儿〕

金花散　〔又〕　郁金　黄芩　山栀　甘草　大黄　黄连　糯米等分

为末，蜜水调敷。

紫癜风方　〔紫癜〕　官粉五钱　硫黄二钱

为末，鸡子白调搽。

追风丸　〔白癜〕　首乌　苦参　苍术　荆芥穗各四两

共为末，用皂角二斤去皮弦子，水煎膏，和丸，空心，酒茶任下三五十丸。

三黄散　〔又〕　雄黄　硫黄各五钱　黄丹　天南星　枯矾　密陀僧各三钱

先以姜汁擦患处，再以姜片蘸药擦，后渐黑，次日再擦，黑散则无矣。

加减何首乌散　〔紫白癜〕　首乌　石菖蒲　蔓荆子　苦参　荆芥穗　威灵仙　甘菊　杞子等分

每末三钱，蜜、茶调下。

此方兼治疬疡风，白驳，一切疥癣。

白驳方　〔白驳〕　硫黄　草决明　生半夏　槲皮各一两　蛇脱一条

二味烧研，共为末，清漆和调，薄涂患处，先用巴豆一粒，中截擦白处，再用药。

乌蛇散　〔疬疡风〕　乌蛇三两　犀角一两　防风　羌活　黄芩　苦参各二两　人参　丹参　元参　沙参　肉桂　秦艽　川芎　山栀　升麻　通草　枳壳　白蒺藜　白鲜皮各一两

每末二钱，酒下。

大黑神膏　〔乌癞〕　川乌　川芎　升麻　防己　黄柏　藜芦　黄连　明矾　雄黄　雌黄　胡粉各五钱　巴豆　杏仁各十四粒　松脂　乱发各如鸡子大一块

上锉如豆，用猪油二升同煎，以发烊为度，棉滤去渣，入雌雄黄、矾、胡粉搅匀，收瓷器中，每用涂疮，一日三四次，每用药以热盐汤洗过，然后涂之，毋及口眼。

白花蛇散　〔白癞〕　白花蛇酒浸　晚蚕蛾去头、足、翅　威灵仙　天麻　槐子　羌活　防风　枳壳　白鲜皮　蔓荆子各一两　炙草五钱

每末二钱，酒下，日二次，不拘时。

苦参酒　〔又〕　苦参五斤　蜂房五两　猬皮一具

水三斗，煮一斗，去渣，浸细面五斤，炊饭三斗，如常作酒，温饮一二杯。

八珍汤　〔索泽症〕　人参　白茯苓　白术　炙甘草　川芎　当归　白芍　地黄

治肉病方四

参苓丸　〔食㑊〕　人参　远志　赤苓　菖蒲　牛膝酒浸　地骨皮各一两

蜜丸，不拘时，米饮下。

前胡散　〔肉苛〕　前胡　白芷　细辛　官桂　白术　川芎各三两　吴萸　附子　当归各二两　川椒三钱

上锉，以酒茶三升拌匀，窨一宿，以猪油五斤，入药微煎，候白芷黄色，去渣煎成膏，摩病处，以热为度。

清燥汤　〔肉痿〕　黄芪　白术各钱半　苍术一钱　陈皮　泽泻各七分　赤苓　人参　升麻各五分　生地　当归　猪苓　麦冬　神曲　甘草各三分　黄连　黄柏　柴胡各二分　五味子九粒

谷灵丸　〔肉脱〕　黄芪　人参　牛膝　当归各一两　附子炮，一个　熟地　茯苓各五钱　杜仲　苍术　白术　肉桂　杞子各三钱

酒糊丸，参汤下百丸。

治毛发病方十

防风通圣散　〔发际疡〕　滑石钱七分　甘草钱二分　石膏　黄芩　桔梗各七分　防风　当归身　川芎　赤芍　大黄　麻黄　薄荷　连翘　芒硝各四分半　白术　荆芥　山栀各三分五厘　姜三片

柴胡清肝汤　〔鬓疽〕　柴胡　山栀各钱半　川芎　黄芩　人参各一钱　桔梗　连翘各八分　甘草五分

食后温服。

仙方活命饮　〔又〕　穿山甲　白芷　防风　赤芍　甘草　归尾　花粉　贝母　角刺各一钱　陈皮　金银花各三钱　没药　乳香各一钱，二味另研

水、酒各半煎，送乳没二末。

四君子汤　〔又〕　人参　茯苓　白术　炙草

四物汤　〔又〕　川芎　当归　白芍　地黄

补中益气汤　〔又〕　人参　黄芪　当归　白术　升麻　柴胡　陈皮　甘草

松脂膏　〔白秃〕　松脂　黄连各七钱半　黄芩　苦参各一两　蛇床子二钱半　大黄　枯矾各五钱　水银两半　胡粉五钱，合水银入少水同研，令无星为度

共研匀，腊猪油调涂疮上。

张天师草还丹　〔预防〕　地骨皮　生地　石菖蒲　酒煮菟丝子　牛膝　远志等分

蜜丸，空心盐汤下三五十丸。修合忌铁器及女人、鸡、犬。

四物坎离丸　〔又〕　熟地三两　生地两半，同酒浸，打膏　当归二两　白芍两半，同酒炒　知母一两　黄柏二两，同盐酒浸，炒　侧柏叶　槐子各一两，同炒　连翘六钱

蜜丸，盛磁盒内，放地上七日，晒干收之，酒下五六十丸。

五老还童丹　〔又〕　茯神　赤石脂　川椒炒出汗，各一两　朱砂水飞　乳香　灯心同研，各一两

俱另为末，用鸡子二个，去清黄，只将朱砂、乳香各装一壳内，纸糊七重，清绢袋盛之，令精壮女人怀肚上，常令温暖，朱砂怀三十五日，乳香怀四十九日取出，再研前三药亦为末，和匀，蒸枣肉和丸，空心，酒下三十丸，参汤下尤妙，一月外加至四十丸。以甲子庚申夜静处修

合，忌鸡犬女人见。又名遐龄万寿丹，本仙家方也。

附录：毛发杂方

眉毛不生方　芥菜子　半夏等分

为末，姜汁调搽，数次即生。

治人无发方　甜瓜叶捣汁涂之，即生。

病后发落方　鲜猴姜、野蔷薇嫩枝，煎汁刷之。

令发长黑方　桑叶　生麻油

煎过去渣，沐发令长数尺。

须发黄赤方　生地一斤，生姜半斤，各洗捣汁留渣用。不蛀皂荚十条，去皮弦蘸二汁炙，汁尽为度，同渣入罐，泥固煅存性，研末，铁器盛之。每末三钱，汤调，停二日，临卧刷染须发即黑。

秘传乌发方　五倍子半斤，研末，铜锅炒之，勿令成块，如有烟起，即提下搅之，从容上火慢炒，色黑为度，以湿青布包扎，足踏成饼，收贮听用。每用时，先以皂角水洗净须发，用五倍子末二两、酒炒红铜末钱六分、生矾六分、诃子肉四分、没石子四分、硼砂一分，共研极细，乌梅，酸榴皮煎汤调匀，碗盛，重汤煮四五十沸，待如饴状，以眉掠刷于须发上一时，洗去再上，包住，次日洗去，以桃核油润之，半月一染甚妙。

巫云散　胆矾　五倍子　百药煎　青胡桃皮　酸石榴皮　诃子皮　木瓜皮　猪牙皂角　何首乌　细辛等分

为末，蜜和如钱大，常放木炭内培养，勿令离炭，用时以热酒化开涂之。

金主绿云油　蔓荆子　没石子　踯躅花　诃子皮　覆盆子　白芷　沉香　防风　附子　零陵香　生地　芒硝　公丁香　旱莲草各一钱半　卷柏三钱

上锉，绢袋盛，将清香油八两浸入，封过七日，取擦头上，日三次。巫云散，治须发黄白不泽，此绿云油能生发。

头痛源流

眩晕　风头旋　头风　首风　脑风　脑疽

头痛，经气逆上，干遏清道，不得运行病也。统天气六淫之邪，人气六贼之逆，皆有之。经曰：风气循风府而上，则为脑风。新沐中风，则为首风。此盖以太阳之脉达风府，太阳受风，则脑痛而为脑风。又以沐则腠开，风伤于卫故也。经又曰：头痛数岁不已，当犯大寒，内至骨髓，髓以脑为主，脑逆，故头痛齿亦痛，名曰厥逆。此盖以大寒入脑，则邪深，故数岁不已。髓者，骨之充，齿者，骨之余，故头痛齿亦痛，是邪逆于上，故曰厥逆也宜羌活附子汤。经又曰：头痛巅疾，下虚上实，过在足少阴巨阳，甚则入肾。此盖以头痛本太阳病，太阳之脉交巅上，其直者从巅入络脑。下虚，少阴肾虚也。上实，太阳膀胱实也。肾虚不能摄太阳之气，故虚邪上行而头痛，其脉必举之弦，按之坚宜玉真丸。经又曰：头痛耳鸣，九窍不利，肠胃之所生。此盖以肠胃为卫门之道路，气之所以往来，气虚则不能上升于巅顶，故头痛宜补中益气汤。经又曰：头痛甚，则脑痛，手足寒至节，死不治。此盖以三阳受邪，伏而不去，则阳气败绝，故手足之寒，上至于节也。统而观之，经之论头痛，总不越风寒虚三者，其旨固瞭然也。虽然，各经所犯头痛，其为痛处，与其现症脉候，及应用之药，有不得不分辨者。太阳经痛在正巅，其症兼恶风寒，其脉必浮紧宜川芎、麻黄、羌活、独活。少阳经痛在耳前发际，其症兼寒热，其脉必细而弦宜柴胡、黄芩。阳明经痛在额间，其症兼自汗，发热恶寒，其脉必浮缓长实宜升麻、葛根、石膏、白芷。或发热，恶热而渴宜白虎汤加白芷。太阴经头痛，其症兼体重多痰，其脉必沉缓宜南星、半夏、苍术。或太阴痰厥，亦头痛宜柴胡、黄芩、黄连、半夏。少阴经头痛，其症足寒气逆，为寒厥，其脉必沉细宜麻黄附子细辛汤。厥阴经头痛，其症兼项痛，或吐痰沫冷厥，其脉必浮缓宜吴萸、干姜。或肝风虚动头痛，而兼目眩耳聋宜生熟地黄丸、钩藤散。或怒气伤肝而亦头痛宜沉香降气散。肾与膀胱经挟寒湿而头痛，其症亦下虚上实，气上而不能下宜玉真丸。心与小肠经挟湿热而头痛，其症兼烦心厥逆宜清空膏加麦冬、丹参。三阳经热郁头痛，不敢见日光，置水于顶上，汗吐下三法并行必愈。以上各经头痛之异如此，而尤紧要者，凡遇阴经为患，药必用辛温，如桂、附、干姜、吴萸之属皆可。至实痛、虚痛，尤不可混。盖六腑清阳之气，五脏精华之血，皆朝会于头。而六淫五贼之邪，皆能犯上为逆。或与正气相搏，郁而成热，则脉满而痛宜茶调散，或邪气留滞，亦脉满而痛宜菊花散，是为实也。正气衰微，寒湿侵害，虽不与搏而成热，但邪外袭，则血凝涩而脉挛缩，收引小路而痛，得温则痛减宜清空膏，是为虚也。夫虚实之辨既明，而气血风寒暑湿痰热之因自别。其因气虚痛者，遇劳更甚，耳鸣，九窍不利，两太阳穴痛甚，其脉大宜补中益气汤。如气上不下，厥而为痛，名气厥头痛宜芎乌散。因血虚痛者，善惊，眉尖后近发际名鱼尾，自鱼尾上攻头痛，其脉芤宜四物汤加薄荷。在气血俱虚痛者，兼有二症宜加味调中益气汤。因风痛者，抽掣，恶风或汗自出宜选奇汤。因寒痛者，绌急恶寒宜大川芎丸。因暑痛者，有汗无汗，总皆恶热宜香薷饮。因湿痛者，或冒雨侵露，头必重，天阴尤甚宜清空膏去黄芩、黄连，加苍术、茯苓。因痰饮痛者，必昏重，愦愦欲吐，或痰厥痛，每发时，两颊青黄，懒于言语，而兼眼黑头旋，恶心烦乱，此厥阴、太阴合病宜清空膏去羌活，加半夏、白术、天麻。因热痛者，名热厥头痛，必烦热，虽严冬亦喜风寒，则痛暂止，略见温暖，其痛更甚宜先服清上泻火汤，次服补气汤。因风热痛者，必兼目昏鼻塞宜石膏散、神芎散。因风痰痛者，吐逆目眩，胸满吐涎宜玉壶丸。因湿热痛者，必兼心烦，病在膈中，用吐法大妙宜清空膏。因风湿热痛者，上壅损目宜清空膏。因郁热痛者，头旋眼黑宜川芎散、安神散。审是病因，更察兼症，宁有妄治之过哉！外此更有伤食头痛，必胸满恶食，吞酸嗳腐宜红丸子，香砂枳术丸加山楂、神曲、麦芽、莱菔子。有伤酒头痛，必口渴神昏宜葛花解酲汤。有臭毒头痛，必烦闷恶心宜炒香附一味煎。有发散太过头痛，必神散气怯宜乳香落盏散。有肾虚头痛，必下元虚弱宜硫黄一两，胡粉一钱，饭丸，冷水服五钱，即止。有元阳虚头痛如破，必眼睛如锥刺宜川乌去皮炮，全蝎糯米炒，等分，韭根汁丸，每十五丸，薄荷汤下。有头痛欲裂宜当归二两煎，日再服。有卒然头痛宜僵蚕末，熟水下二钱。有头痛连睛宜牛蒡、石膏等分，为末，茶清调下。有年久头痛宜乌头、南星末等分，葱汁调涂太阳穴。有产后头痛宜川芎、乌药末，茶清下二钱。有因头痛，胸中痛，食少，咽嗌不利，寒冷，左寸脉弦急宜麻黄吴萸汤。知乎此，而头痛之病，更无余患矣。乃治之之法，古人多用风药者，以高巅之上，惟风可到，味之薄者，为阴中之阳，自地升天者也，故多以风药取效。然亦只大概言之，宜照前分六经治法，而加以风药方可。惟犯真头痛者，最为难治，乃天门真痛，上引泥丸，故旦发夕死，夕发旦死。以脑为髓海，真气所聚，本不受邪，受邪则不可治也。古法进黑锡丹，灸百会穴，猛用大剂参、附，可救十中之一。然天柱折，或手足青至节者，必死，固不容忽视之也。

【脉　法】　《脉诀》曰：头痛短涩应须死，浮滑风痰必易除。又曰：头痛阳弦，浮风紧寒，风热洪数，湿细而坚，气虚头痛，虽弦必涩，痰厥则滑，肾厥坚实。又曰：风寒暑湿，气郁生涎，下虚上实，皆晕而眩。风浮寒紧，湿细暑虚，涎弦而滑，虚脉则无。《纲目》曰：病若目痛，头痛，脉急短涩者死。《入门》曰：肝脉溢大，必眩晕，宜预防之。《正传》曰：寸口脉中短者，头痛也。《医鉴》曰：寸口紧急，或浮，或短，或弦，皆主头痛。丹溪曰：肾厥头痛，其脉举之则弦，按之则坚。又曰：头痛，左手脉数，热也，脉涩，有死血也；右手脉实，有痰积也，脉大，是久病。

【头痛症治】　《内经》曰：头者，精明之府，头倾视深，精神将夺矣。《灵枢》曰：真头痛者，头痛甚，脑尽痛，手足寒至节，并不治。《入门》曰：伤寒头重不能举，有二症，太阳病及阴阳易，并皆头重不举，皆危症也。又曰：伤寒阳脉不和，则头摇。心脏绝，及痉病风盛，皆摇头，皆凶症也。有里痛而头摇者，亦重症也。又曰：头沉痛入泥丸，手足冷，爪甲青者，谓之真头痛。其连齿痛甚者，属少阴厥症，俱不治。《活人书》曰：三阳有头痛，三阴无矣，惟厥阴脉与督脉会于巅，故有头痛。少阴亦有头痛，但稀少耳。丹溪曰：头痛多主于痰，痛甚者，火多也，有可吐者，亦有可下者。诸经气滞，亦作头痛。又曰：头痛连目痛，此风痰上攻，须白芷开之。又曰：头痛必用川芎，如不愈，各加引经药，太阳羌活，阳明白芷，少阳柴胡，太阴苍术，少阴细辛，厥阴吴萸。东垣曰：风寒伤上部，入客于经络，令人振寒头痛，或风寒之邪，伏留阳经，为偏正头风。《得效》曰：真头痛者，其痛上穿风府，陷入泥丸宫，不可以药愈。盖头中人之根，根气先绝也。《医鉴》曰：头痛目痛，久视无所见者死，卒视无所见者亦死。

【头痛导引法】　《保生秘要》曰：用手法百会穴掐六十四度，擦亦如之，寻用后功。

【运　功】　《保生秘要》曰：左疼意想左乳下一大肋，扯过右乳下。右疼则扯过左乳，每行十二度。

【头重目花导引法】　《保生秘要》曰：观空，坐定，闭气，以两手心掩耳击天鼓，次擦涌泉穴，次以手按膝端而坐，呵气九口，如法定神。

【运　功】　《保生秘要》曰：意定玄雍，舌顶上腭，俟液徐生，频咽丹田，复想归脐，双睛运转，目无花矣。

眩晕　肝风病也。《内经》曰：头痛巅疾，下虚上实，过在足少阴巨阳，甚则入肾。又曰：徇蒙招尤，目眩耳聋，下实上虚，过在足少阳厥阴，甚则入肝。经言下虚，肾虚也，肾虚者头痛。经言上虚，肝虚也，肝虚者头晕。夫肾厥则巅疾，肝厥则目眩，此其所以异也。故《内经》又曰：诸风眩掉，皆属于肝。夫肝为风，风，阳邪也，主动，凡人金衰不能制木，则风因木旺而扇动，且木又生火，火亦属阳而主动，风火相搏，风为火逼则风烈，火为风扇则火逸，头目因为旋转而眩晕，此则眩晕之本也。若病发之故，则有由外因者：曰伤风眩晕，必恶风自汗，或素有头风而发宜芎藭散。曰火热上攻眩晕，必烦渴引饮，或暑月热甚而发宜大黄散。曰风痰闭壅眩晕，必胸膈痞塞，项急，肩背拘倦，神昏多睡，或心忪烦闷而发宜天麻五钱，川芎二两，蜜丸芡子大，食后清茶嚼下一丸，名天麻丸。曰风热上冲眩晕，必胸中不利，旋运欲倒，或感受时邪而发宜川芎、槐子末等分，茶下三钱。曰冒雨伤湿眩晕，必鼻塞声宜芎术汤。有由内因者：曰痰饮眩晕，眩而呕吐，头重不举，是痰宜清晕化痰汤。眩而心下悸，是饮宜茯苓半夏汤。曰气郁眩晕，必七情过伤，痰涎迷塞心窍，眉棱骨痛，眼不可开宜玉液汤。曰虚衰眩晕宜滋阴健脾汤。或内伤气虚宜补中益气汤。或肾虚气不归元，气逆奔上宜十全大补汤。或脾胃虚弱，兼呕吐泄泻宜归脾汤。曰失血眩晕，或吐衄太甚，或便血过多，或由伤胎，或由产后，或由崩漏，或由金疮跌扑，拔牙，往往闷绝，不省人事宜当归五钱，川芎二钱半，水、酒煎，日再服，名芎归汤。曰老人阳虚，每早起便晕，须臾自定宜黑锡丹。此则眩晕之由也。然而内因外因之感发虽殊，总必由于痰盛。故有风热痰作眩者宜玉壶丸、茶调散合用。有寒湿痰作眩者宜导痰汤加苍术、秦艽。有痰火兼虚作眩，并遍身眩晕者宜半夏、白术、天麻。有气血虚，挟痰作眩者气虚宜六君子汤，血虚宜二陈汤加芎、归。故曰无痰不作眩也。而又有不至于眩晕之甚，但头目不清利宜川芎散、防风散。或并耳鸣耳聋宜清神养荣汤。且精神不爽，咽干鼻塞者宜沃雪汤。皆由风湿热痰涎郁于精明之府也。

【眩晕原由症治】 《灵枢》曰：上虚则眩。又曰：上气不足，目为之眩此言虚眩。又曰：脏腑筋骨血气之精，与脉并为目系，上属于脑后，宅于项中，故邪中于项，因逢其身之虚，其入深，则随眼系以入于脑。入于脑，则脑转。脑转则引目系急。目系急，则目眩以转矣此言风入而眩。《河间》曰：眩晕则呕吐，风热甚也。《医鉴》曰：眩晕者，痰因火动也。盖无痰不能作眩，虽因风者，亦必有痰。丹溪曰：痰在上，火在下，火炎上而动其痰，二陈汤加酒芩、山栀、黄连、苍术、羌活，可以治之此言痰眩。《入门》曰：眩晕或云眩冒，眩言其黑，晕言其转，冒言其昏，其义一也。又曰：眩晕皆称为上盛下虚。盖虚者，气与血也。实者，痰涎风火也。《正传》曰：眩晕者，中风之渐也。肥白人，四君子汤多加蜜黄芪，加陈皮、半夏，少加川芎、荆芥以清头目。黑瘦人，二陈汤合四物汤加黄芩、薄荷，入竹沥、姜汁、童便。又曰：凡眩晕语乱，汗多下利，时时自冒者，虚极难治。《回春》曰：泄泻多而眩晕，时时自冒者难治。

【头晕脑痛及痰滞导引法】 《保生秘要》曰：单搭膝坐，二指点闭耳门，及口眼鼻七窍之处，躬身微力前努，使真气上升，脑邪自散矣。

【运　功】 《保生秘要》曰：注脐念想头上痛处，分两边，运至心口开下，念脐轮斡旋，通关，紧行至滞痰处，着意多运，周流遍腹，顾念脐。

【神晕头晕导引法】 《保生秘要》曰：此症情欲所伤，气衰血少，心火上攻，痰饮串肺为患，日久变成劳瘵，于肩井穴掐九九，擦九九，兼用后功自愈。

【运　功】 《保生秘要》曰：紧闭地户，安神伏气，按脑及耳，大晕要倚坐，足掘勿交，神气自回，得法，因津咽下，定神。

风头旋 肝风病也。肝风盛则头自摇动，别无疾痛，不自觉知，治法与头风略同，总应以平肝为主也。

【风头旋症治】 《纲目》曰：有一子，患七年摇头，三年下血，百方无效，予思之，乃肝家血液盛，外有风热乘之，肝木盛而克脾土，脾与肺是子母，俱为肝所胜，而血遂渍于大肠，故便血不止，遂处一方，但损肝驱风而益脾，用防风三两，花粉、蜜黄芪、羌活、白芍各五钱，犀角、甘草各二钱半，炙蛇壳、钩钩、麻黄各一钱，枣肉丸，食后薄荷汤下五七十丸，只二服头摇即止，十余服血止而下白，又二服乃愈。

头风　风寒入脑髓病也。凡人素有痰火，风寒客之，则热郁而闷痛，故妇人多患此者，无巾栉故也。总之，新而暴者为头痛，深而久者为头风。头风不速治必害眼，其痛有正有偏。丹溪曰：凡偏头风，左为风虚，右为痰热。丹溪虽分言之，其实总属于肝虚有痰。治之者，虽左风必用荆、防、羌、薄，左虚必用芎、归，右痰必用苍、夏，右热必用芩、膏，其实补肝豁痰之品，必当兼用补肝宜山药、木瓜、枣仁、羚羊角，豁痰宜南星、半夏、苍术、橘红，是所宜知者也。凡患偏正头风，有兼恶寒，头面多汗者宜茶调散加生黄芪，搐鼻出涎法，大妙宜透顶散。有兼鼻流臭涕，他药不效者宜芎犀丸。有头风冷者宜荞麦面二升作饼，更互合头上，微汗即愈。有头风热痛者宜山豆根末油调，涂两太阳。有头风项强者宜八月后取荆芥穗，作枕铺床下，立春日去之。有头风旋运，痰逆恶心懒食者宜零陵香、藿香叶、莎草根等分，每末二钱，茶下，日三服。有偏正头风，并夹头风，连两太阳穴痛者宜僵蚕末，葱茶下七八分，及沈氏头风丸。有偏正头风，气上攻不可忍者宜全蝎散。有偏正头风，痛不可忍者宜龙香散。有偏正头风，不拘远近，诸药不效者宜牛脑丹。有脑冷漏下者宜白鸡冠子，酒煎服效。有头脑鸣响，状如虫蛀，名曰天蚁者宜茶子末吹鼻效。有头风多白屑作痒者宜零陵香、白芷煎汁，入鸡子白搅匀，傅数十次，终身不生。各依症治之，自无不效。而半边头痛，另有仙方宜乩仙方及外治法宜蓖麻子纸卷，亦俱效。更有雷头风者，头痛而成核块，头面肿痛，憎寒壮热，状如伤寒，病在三阳，不可过用寒药诛伐宜沈氏荷叶汤。或头中如雷之鸣，为风邪所客故也，肿核宜刺出血宜清震汤。亦有因痰热者，痰热生风也宜祛痰丸。更有夹脑风者，两太阳连脑痛是也宜透顶散。更有大头风者，头大如斗，俗名大头瘟，天行时疫病也，感天地不正之气，甚而溃裂出脓，由邪客上焦之故宜普济消毒饮。其相类而病轻者，名发颐，肿在耳前后宜甘桔汤加薄荷、荆芥、连翘、黄芩、牛蒡子。

【头风症治】　《医鉴》曰：头风之症，素有痰饮，或栉沐取凉，或久卧当风，以致贼风入脑入项，自颈以上，耳目口鼻眉棱之间，有麻痹不仁之处，或头重，或头晕，或头皮顽厚，不自觉知，或口舌不仁，不知食味，或耳聋，或目痛，或眉棱上下掣痛，或鼻闻香极香，闻臭极臭，或只呵欠而作眩冒之状，热者消风散，冷者追风散。头风发时闷痛，必欲棉裹者，热郁也，二陈汤加酒芩、荆芥、川芎、薄荷、石膏、细辛。妇人头风，宜养血祛风汤。叶天士曰：有气血皆虚，新凉上受，经脉不和，脑后筋掣牵痛，倏起倏静者，乃阳风之邪，宜荷叶边、苦丁茶、蔓荆子、甘菊、连翘。有内风头痛泪冷者，宜杞子、首乌、茯神、柏子仁、菊花炭、稆豆皮。有痛在头左脑后，厥阴风木上触者，宜细生地、白芍、炒杞子、柏子仁、茯神、甘菊。有暑风湿热，混于上窍，津液无以运行，凝滞而成偏头痛，舌强干涸者，宜连翘、石膏、滑石、甘草、荷梗、桑叶、羚羊角、蔓荆子。有失血过多，阴气大伤，阳气浮越，头痛筋惕，脉数虚而动，当用镇摄者，宜人参、阿胶、牡蛎、生地、白芍、天冬、炙草。

【正头风痛】 《灵枢》曰：凡手三阳从手走头，足三阳从头走足，是手足六阳脉，俱上于头面也。又曰：足太阳脉上额交巅，直入络脑别下项，其病冲头痛，目似脱，项似拔，即正头痛也。

【偏头风痛】 《灵枢》曰：足少阳之脉，起目锐眦，上抵头角，其病头角额痛。子和曰：头风之甚者，久则目昏。偏头风痛者，属少阳相火，久则目缩，小大便秘涩，皆宜出血而大下之。《入门》曰：偏头痛年久，大便燥，目赤眩晕者，此肺乘肝，气郁血壅而然，宜大承气汤大下之，外用大黄、芒硝为末，井泥调贴两太阳穴，乃能愈也。

【日行头风导引法】 《保生秘要》曰：此症定宜先导引，次行右法，握固搭膝而坐，以手扪两耳塞兑，闭目，用意躬身前努，使七窍之气上攻，邪气自然退散矣。

【运　功】 《保生秘要》曰：手脚屈拳，闭口，存想，自泥丸而起，渐想至涌泉，候汗出而自愈。盖从头汗上而下出，邪气净降矣。

首风 风伤于卫病也，盖沐则腠理皆开，而风为阳邪，善行而易入，乘其腠之开，邪遂袭而入，则卫受之，故成首风，其症头面多汗，必恶风宜大川芎丸。或沐浴后眩晕头痛，亦首风类宜白芷丸。

【首风症】 《医说》曰：不概入头风条例，而独立其名曰首风，见此症专由沐后而得，所以别于头风之由于六淫七情者也。古人就病定名，意深哉。

脑风 风邪客脑病也。脑者，居于头，盖骨中百会穴分，即其部也。《灵枢》曰：脑为髓之海，髓海有余，则轻劲多力，不足则脑转耳鸣，胫酸眩冒，目无所见。经文此言，脑之本病也。若风邪入于风府，由风府而上入于脑，则有脑风之症，其状项背怯寒，脑户穴冷宜神圣散。亦有风邪但攻于上焦，而邪气上熏，令人日夜头痛不止者，亦为脑风宜太阳丹。宜分别治之也。

【脑风原由】 《内经》曰：髓者，骨之充也，髓伤则脑髓消烁，体解㑊然不去也。注云：不去者，不能行去也。《入门》曰：脑者髓之海，诸髓皆属于脑，故上至脑，不至尾骶，皆精髓升降之道路。

脑疽 膀胱经积热病也。如初起肿痛甚，烦渴引冷，脉数有力者，由湿毒上壅。如漫肿微痛，渴不饮冷，脉虽数而无力者，由阴虚火炽湿毒宜黄连消毒饮，阴虚宜六味丸。若不成脓，不溃腐，阳气虚也宜四君子汤加归、芪。不生肌，不收敛，脾气虚也宜十全大补汤。然阳虚脾虚之患，凡外症皆然，不独脑疽已也，宜知之。又有脑烁，初起即如木橛，上起顶门，下至大椎，发肿如火烧，色青黑，不溃，只损外皮，如犬咬去肉一般，即溃，亦不敛，皆由阴精消烁之故，此死症也，古无治方。又有脑痈，皮薄易破，此轻症宜清热消毒饮，非如脑疽皮厚难治，急当内托也。薛立斋言：凡患肿毒欲成脓腐溃，生肌收敛并用，托里为主，此至言也，故立斋于托里消毒散一方，多设加减法加减法载在前，亦欲人知所以用之耳。仙方活命饮，亦痈疽初起之圣药。又有赤疽，发太阳穴，其形不拘大小，以速破见脓，既脓速敛为要，以额角近连太阳，皆要害处。若肿满太阳，即成虚损，难于收拾。若既破而伤风水，即能杀人。疡科书言此症，七日刺不得脓，十日不穴，必死，诚有见于此症之不易疗也。至若太阳穴生痈疽，与目相近，不于五六日内急破之，毒气攻眼，则眼合不开，破后更伤风水，则目睛必伤。其痈疽发于眉头者，亦必攻人眼目。发在眉后者，又必攻入太阳。皆要害处不可忽者。

【头疡症治】　陈文治曰：脑疽初起，宜黄连消毒饮。肿硬作痛，继以仙方活命饮一二剂。盖此病原属虚火，按之脉数而濡，乃湿热壅盛，故用黄连消毒饮。肿硬作痛，乃气血凝滞，故用仙方活命饮。并以甘温之剂，补益阳气，托里而溃腐之，不宜用苦寒伤其胃气，反致不得腐化。凡疮易消散，易腐溃，易收敛，皆气血壮盛故也，可以类推。又曰：昔杜碧清患脑疽，自药不愈，丹溪治之，令服防风通圣散。答曰：已数服。丹溪云：宜皆以酒制，杜悟，急服乃瘥。

治头痛方二十七

羌活附子汤　〔犯脑〕　羌活　附子　防风　黄芩　升麻　白芷　甘草　黄柏　麻黄　僵蚕　苍术

玉真丸　〔下虚〕　硫黄二两　石膏　半夏　硝石各一两

姜汁丸，每二十丸，姜汤下。寒甚者去石膏加钟乳粉，灸关元穴。

补中益气汤　〔气虚〕　人参　黄芪　归身　白术　升麻　柴胡　陈皮　炙草　姜　枣

白虎汤　〔阳明〕

麻黄附子细辛汤　〔少阴〕　麻黄　附子　细辛

生熟地黄丸　〔肝风〕　生地　熟地　枳壳　甘菊　防风　牛膝　羌活　杏仁　金石斛

蜜丸，每三钱，食前，用豆淋酒送下。

钩藤散　〔又〕　钩藤钩　陈皮　半夏　茯苓　麦冬　甘草　石膏　人参　甘菊　防风

沉香降气散　〔怒伤〕　沉香　木香　柴胡　白芍　细辛　青皮　陈皮　苏子

清空膏　〔头痛〕　羌活　防风　柴胡　川芎　黄连　黄芩　甘草

每末三钱，临卧茶清下。

茶调散　〔实痛〕　黄芩二两　川芎一两　细茶三钱　白芷五钱　薄荷二钱　荆芥四钱

巅顶及脑痛，加细辛、藁本、蔓荆子各三钱。为末，茶调下。

菊花散　〔又〕　甘菊　旋覆　防风枳壳　羌活　石膏　蔓荆子　甘草各钱半　姜三片

四物汤　〔血虚〕　川芎　当归　白芍　地黄

加味调中益气汤　〔气虚〕　黄芪一钱　人参　炙草　苍术各七分　陈皮　当归　川芎各五分　木香　蔓荆子　升麻　柴胡　细辛各三分

选奇汤　〔因风〕　防风　羌活各三钱　黄芩一钱　甘草夏生冬炙，八分

香薷饮　〔因暑〕　香薷　厚朴　扁豆　甘草

清上泻火汤　〔因热〕　羌活　藁本　防风　荆芥　人参　当归　知母　黄柏　黄芩　黄连　黄芪　白术　升麻　细辛　甘草生地　红花　蔓荆子

此方奇效之至。

芎乌散　〔气厥〕　川芎　乌药等分

每末二钱，以烧秤锤淬酒下。

兼治产后头痛。

补气汤　〔因热〕　升麻　黄芪　炙草　细辛　当归　木香

一方有麻黄，斟酌用之。

石膏散　〔风热〕　石膏　麻黄

首乌　葛根

神芎散　〔又〕　蔓荆子　青黛　川芎各钱二分　郁金　芒硝各一钱　石膏一钱半　细辛一钱　薄荷二钱　红豆一粒

为末，搐鼻。

安神散　〔郁热〕　黄芪　羌活　黄柏各一两　防风二钱半　酒知母　酒生地　柴胡　升麻各五钱　生甘草　炙甘草各三钱

每末五钱，水煎服。加蔓荆子五分，川芎三分，尤妙。

川芎散　〔又〕　薄荷　羌活　荆芥　柴胡　川芎　甘菊　细辛　槐子　茵陈　香附　石膏　生甘草

香砂枳术丸　〔伤食〕　木香　砂仁　枳壳　白术

红丸子　〔又〕　三棱　蓬术　干姜　青皮　陈皮　胡椒

醋糊丸，矾红为衣。

葛花解酲汤　〔伤酒〕　人参　茯苓　木香　陈皮　砂仁　神曲　葛花　蔻仁　知母　青皮　猪苓

乳香落盏散　〔过散〕　粟壳　陈皮甘草　桔梗　柴胡　乳香

麻黄吴萸汤　〔寒冷〕　麻黄　吴萸　升麻　苍术　羌活　藁本　柴胡　黄芩　黄连　黄柏　半夏　川芎　细辛　红花　蔓荆子

治眩晕方八

玉壶丸　〔风热〕　南星　半夏各一两　天麻五钱　白面三两

蜜丸，每三十丸，先将水一碗煎滚下药，浮即熟，轻轻捞起，姜汤下。

茶调散　〔又〕　方详上。

导痰汤　〔寒湿〕　半夏四两　南星　枳实　赤苓　橘红各一两　炙草五钱

每末四钱，加姜十片，食后煎服。

十全大补汤　〔元虚〕　人参　黄芪　当归　白术　肉桂　白芍　熟地　茯苓　川芎　炙草　姜　枣

补中益气汤　〔气虚〕　人参　黄芪　当归　白术　柴胡　升麻　甘草　陈皮

四物汤　〔血虚〕　川芎　当归　白芍　熟地

六君子汤　〔挟痰〕　人参　茯苓　白术　炙草　半夏　陈皮

二陈汤　〔又〕　茯苓　半夏　陈皮　甘草

治头风方十九

茶调散　〔偏正风〕　方详上。

透顶散　〔搐鼻〕　细辛二茎　瓜蒂七个　丁香三粒　糯米七粒　冰片　麝香各分半

先研药细，后入冰麝研匀，每用豆许，随病人左右搐之，良久，出涎碗许乃愈。

芎犀丸　〔臭涕〕　川芎　朱砂　石膏　片脑　人参　茯苓　炙草　细辛　犀角　山栀　麦冬　阿胶

沈氏头风丸　〔两边痛〕　煨天麻　麸枳壳　酒白芍　炒黑瓜蒌仁　於术炭各一两　姜炒半夏曲　煅蛤粉　炒焦枣仁各两半　黄连　吴萸五钱，同炒，去萸　砂仁　甘菊　炙草各五钱　酒归身四两　沉香屑四钱　檀香屑三钱　金石斛三两

黑枣肉二十枚，煎汤代水泛丸，空心，大枣汤下二钱。

此余自制方也，用之屡效。

全蝎散　〔气攻〕　全蝎二十一个　地龙六条　土狗二个　五倍子五钱

为末，酒调，摊贴太阳穴上。

龙香散　〔痛极〕　地龙去土，焙　乳香等分

为末，每以一字作纸捻，灯上烧烟，以鼻嗅之。

牛脑丹　〔头风〕　白芷、川芎各三钱，为末，抹黄牛脑子上，磁器内加酒顿熟，乘热食之，尽量一醉，醒则其病如失，甚验。

乩仙方　〔半边痛〕　诗曰：辛本羌蚕荷半夏，防荆芎芷附天麻，三分苏草麻黄共，水酒煎时加细茶。

蓖麻子纸卷　〔又〕　蓖麻子去壳，五钱　大枣去核，十五个

共捣如泥，涂纸上，用箸一只卷之，去箸纳鼻中，良久取下，清涕即止。

沈氏荷叶汤　〔雷头风〕　落帚子三钱　升麻　川芎　制茅术各一钱

先将鲜荷叶一张摺叠，不得扯碎，水二碗半，煎至二碗，再入药，加生姜三片，煎七分服。此余自制方也，每用一二帖即愈。

清震汤　〔又〕　升麻　苍术　荷叶各四钱

食后服。

祛痰丸　〔又〕　姜制皂角　半夏各一两　大黄酒浸，纸包，煨，再浸，煨三次，二两　橘红　桔梗　天麻各五钱　片芩七钱　薄荷三钱　青礞石　白芷　甘草各一钱

蒸饼丸，临卧茶下。

普济消毒饮　〔大头风〕　黄连　黄芩各八分　人参　柴胡　桔梗各五分　元参　橘红　甘草各四分　牛蒡子　连翘　板蓝根各一分　马勃二分　僵蚕　升麻各三分　薄荷六分

便秘加酒大黄一钱。

甘桔汤　〔发颐〕　甘草　桔梗

消风散　〔热头风〕　荆芥　甘草各一钱　人参　白茯苓　僵蚕　川芎　防风　藿香　羌活　蝉蜕各五分　陈皮　厚朴各三分

加细茶一撮，每末二钱，茶下。

追风散　〔冷头风〕　炮川乌　熟石膏　炒僵蚕　荆芥穗　防风　川芎　甘草各五钱　制南星　制白附子　羌活　天麻　地龙　全蝎　白芷各二钱半　炮草乌　乳香　没药　雄黄各钱二分半

每末五分，临卧茶酒下。

二陈汤　〔热郁〕　茯苓　陈皮　半夏　甘草

养血祛风汤　〔妇人〕　当归　川芎　防风　生地　荆芥　羌活　细辛　藁本　石膏　半夏　甘草　旋覆花　蔓荆子各五分　姜三　枣二

大承气汤　〔偏头风〕

治首风方二

大川芎丸　〔首风〕　川芎四两　天麻一两

蜜和，每两作十丸，每丸细嚼，茶酒任下。

白芷丸　〔又〕　新白芷，不拘多少，锉，以萝卜汁浸，晒干为末，蜜丸弹子大，每一丸，细嚼，荆芥汤下。一名都梁丸。凡头风眩痛，服之令人目明。凡暴寒乍暖，神思不清，头目昏晕，并宜服之。

治脑风方二

神金散　〔脑风〕　葛根半生半炒　麻黄　细辛　藿香等等分

为末，每二钱，薄荷、荆芥汤下。

太阳丹　〔又〕　石膏二两　川乌　川芎　白芷　甘草各一两　冰片二钱

蜜同面糊丸，每两作十八丸，东丹为衣，食后，葱、茶汤嚼下二三丸。

治脑疽方八

黄连消毒饮　〔脑疽〕　酒黄连

酒生地 酒归身 羌活 黄芪 连翘各一钱 泽泻七分 酒防己 黄芩 黄柏 独活 防风 藁本 苏木 陈皮 桔梗各八分 酒知母四分 人参 甘草梢各五分

一名黄连消毒散。

此方治脑疽、背疽，焮肿疼痛，或麻木，膏粱之人，允宜用此。

六味丸 〔阴虚〕 地黄 山药 山萸 丹皮 茯苓 泽泻

四君子汤 〔阳虚〕 人参 茯苓 白术 炙甘草

十全大补汤 〔脾虚〕 人参 黄芪当归 白术 白芍 肉桂 熟地 茯苓 川芎 炙草 姜 枣

清热消毒饮 〔脑痈〕 黄连 山栀当归 连翘各一钱 川芎 白芍 生地各钱半 炙草八分 金银花二钱

此方治痈疽发于阳，肿痛发热作渴。

托里消毒散 〔总治〕 人参 盐黄芪 酒当归 炒白芍 川芎 炒白术 茯苓各一钱 白芷 金银花各七分 炙草 连翘各五分

此方治胃气虚弱，或因克伐，不能溃散，服此未成即消，已成即溃，腐肉自去，新肉自生。

仙方活命饮 〔又〕 穿山甲炒黄 白芷 防风 赤芍 甘草 贝母 角刺 归尾 花粉各一钱 陈皮 金银花各三钱 乳香 没药各一钱

二味另研，为末，先将药水、酒各半煎好送二末。

酒制防风通圣散 〔脑疽〕

附录：《疡科选粹》治脑疽方二

羌活当归汤 酒黄连 酒黄芩 酒归身各二钱 羌活 黄柏 连翘各一钱 炙甘草五分 泽泻 独活 藁本各七分 山栀 防风各五分

水三酒七煎，食后服，日进三帖，三日乃愈。

追毒万应针头丸 麝香二钱 血竭 蟾酥 轻粉 硇砂各三钱 全蝎 蜈蚣各一对，全用 冰片一钱

蜜丸，黍米大。疮头用针挑破，微有血出，以药一粒放进挑破眼内，用棉纸盖之，周围以津唾粘定，不一时愈。

此丸治一切脑背恶疮欲死，一粒可愈。

杂病源流犀烛　卷二十六

肩臑肘臂腕手病源流

按《铜人图》：项旁缺盆之上曰肩。肩下臂上通名曰臑，俗谓之膊。臑下臂上接处曰肘，肘即臂节。肘下手上名曰臂，臂有二骨。臂下手上接处曰腕。又云：掌后为腕。腕之下曰手，手有掌有指。五指各有名：一曰大指。二曰食指，又曰盐指。三曰长指，又曰中指。四曰无名指。五曰小指。上部肩至手曰肢，下部胯至足亦曰肢，两手两足因曰四肢。此自肩至手之部位名目也。试言其病：肩前属大肠经，故肩前痛为大肠经病，盖肩端两骨及前臑，皆大肠脉所贯，风热乘肺，肺气郁甚，肺先病，当泻风通肺气宜防风、羌活、升麻、柴胡、蔻仁、陈皮、桑皮、贝母。若面白气虚，必兼补宜加人参、黄芪。肩后属小肠经，故肩后痛为小肠经病，以小肠中感受风热，气郁不行，故致此宜羌活、防风、藁本、木通、蔓荆子。若心血虚，必养血宜当归、熟地。又有肾气逆上而痛者，必补肾壮阳气宜杞子、山萸、牛膝、补骨脂。挟痰饮者豁之宜导痰汤。当肩背一片冷痛，有热也，消之宜三棱、蓬术、枳实、槟榔。至于臂则为六经分布之处，故其为病，须即病处分别之。试以两手直伸，其臂贴身垂下，大指居前，小指居后，若前廉痛属阳明宜升麻、白芷、葛根，后廉痛属太阳宜羌活、藁本，外廉痛属少阳宜柴胡、黄芩，内廉痛属厥阴宜柴胡、青皮，内前廉痛属太阴宜升麻、白芷、葱白，内后廉痛属少阴宜独活、细辛，此六经分配之处，先不可不辨。其所以痛者，虽不外风寒湿热，而要惟邪之所凑，其气必虚，固有由来也。若其痛而果系风寒，则从风寒治之宜蠲痹汤。若由血不荣筋，瘦弱臂痛，则兼养血宜蠲痹四物汤。若由血燥筋挛，遇寒则剧，肝气虚弱，风寒客经络，脉紧细，必从肝治宜加味逍遥散为主，参用舒筋汤。亦有怒动肝火而臂痛者宜小柴胡汤加川芎、当归。亦有肾水亏，筋骨失养，以致痿痹者宜六味丸。若夫臂连肩背酸痛，两手软痹，由痰饮流入四肢也宜二陈汤、星香散合用。偶提重物忽痛，伤筋也宜劫劳汤，或八珍汤加官桂、丹皮、木瓜、姜黄、延胡、刘寄奴。因搐臂筋痛，伤于寒也宜舒筋汤。臂痛不能举，或痛无定处，由脾虚邪气相搏也，脉必沉细宜补中益气汤加威灵仙、桂枝、桑皮、姜黄。臂酸痛，手软麻，有痰滞也宜导痰汤加木香、片姜黄。臂痛不能举物，气血凝滞也宜舒筋汤。两臂流注走痛，似觉酸冷，爬搔不着难忍，寒湿痰流注也宜天仙藤散。臂胫疼痛，至于年久不愈，血虚不能养筋，且有客邪留着也宜虎胫骨酒、当归酒。痛起肩膊连臂渐下入环跳髀膝，由络虚也宜防风根汤。左指胀痛引肩，由血虚风动，病在肝也宜桑枝膏丸。肩膊筋缓，连臂不举而痛，阳明脉衰也宜黄芪、白术、防风根、当归、片姜黄、桑枝。如坐卧伤湿，或受寒而臂痛，为寒湿气痛也宜五积散。手肿痛，或指掌连臂膊肘腕俱痛，为手气也宜蠲痹汤。臂忽发热极痛，为风热也宜桑枝浓煎汤，多服。臂发热痛，从里彻外，为血衰也宜秦艽地黄汤。若夫手掌热，则病属心与心包。手热赤痒，两掌皮厚皴裂，则病属肝胆血燥宜加味逍遥散加熟地、钩藤。手与足心肿，病则属风宜花椒、盐醋和敷。手与足抽掣动摇，弄舌吐沫，其脉沉弱，病则属脾虚生风，不可遽作风火痰治宜归脾汤。手与足麻木，病则属脾肺气虚宜补中益气汤加茯苓、半夏、桑枝，外煎桑枝叶汤洗。手与足生紫斑白点，枯厚破裂，病则属血虚而燥宜二矾汤熏。手与足忽如火燃，起紫白黄泡，病则属血热，急针挑破，太乙膏贴之。若挑破又生，血热之极宜防风牛蒡汤。凡言手与足者，以种种皆手足俱有之病，非必一时手足齐患此病也。论手而言足，亦连类及之。后足病源流，可与此参看也。如以手指言之，大指属肺，食指属大肠，中指属心包，无名指属三焦，小指内侧属心，外侧属小肠。凡五指经脉所到，邪气盛则痛，正气虚亦痛，须分其经络，察其虚实以治之总治指痛，宜乌梅、鱼鲊，打烂傅之。其有手搐，内外发热者，其肝心二经之火乎宜泻青赤汤，素弱者抑肝导赤汤。有手搐，目动口瞤面肿者，其胃中有风乎宜胃风汤。有手搐，臂肘筋痛者，其伤于寒乎宜舒经汤。有手搐，觉衰弱或见弱症者，其元气虚乎宜续命煮散。有手搐，既愈，欲绝其根者，其非滋补不可乎宜六味丸间服加味逍遥散。总之，搐则有止时，若非筋挛为常病，无刻不拘急，但患搐者，皆不可以艾灼，或发表，以腠理开，邪愈易入也。夫搐虽非痛病所属，以其在手，故由手痛而连及。虽然，肩病、手病、臂病，不惮琐屑言之。而臑肘腕从略者，非略也，臑肘腕病，每与肩臂手相牵连，言此即可知彼耳。

【手掌候胃】 《灵枢》曰：掌中热者，腹中热，掌中寒者腹中寒。《铜人图》曰：胃中寒，则手鱼际之络多青。胃中热，则手鱼际之络赤。其暴黑者，久留痹也。其有赤有黑有青者，寒热气也。又曰：大指本节后白肉际，名曰鱼，以其形似鱼也，有穴名鱼际。《回春》曰：伤寒手心热者，邪在里也；手背热者，邪在表也。手足温者，阳症也；手足冷者，阴症也。

【肩臑等病原由症治】 《内经》曰：人有四肢热，逢风寒如炙于火者，是人阴气虚，阳气盛。四肢者，阳也。两阳相得，而阴气虚少，少水不能灭盛火，而独阳不能生长也。逢风而如炙于火者，是人当内烁也。又曰：四肢懈堕者，脾精之不行也。《灵枢》曰：胃不实，则诸脉虚。诸脉虚，则筋脉懈堕。筋脉懈堕，则行阴用力，气不能复，故为亸。亸，谓手足亸曳也。又曰：肺心有邪，其气流于两肘。《保命》曰：脾实则四肢不举，此谓膏粱之疾，其治宜调胃承气汤。若脾虚，则四肢不用。盖脾病不能与胃行其津液，其治宜十全大补汤。又曰：手屈而不伸者，病在筋；伸而不屈者，病在骨。《直指》曰：酒家之癖，多为项肿臂痛。盖热在上焦，不能清利，故酝酿日久，生痰聚饮，流走项臂，不肿则痛耳。《集要》曰：忽患手脚胸背腰胯，隐痛不可忍，连筋骨牵引钓痛，坐卧不宁，时时走易不定，疑是风症，或痈疽，皆非也，乃痰涎伏在心膈上下，变为此疾。《资生》曰：两肩头冷疼，尤不可忽，屡见将中风人，臂骨脱臼，不与肩相连接，多有治不愈者。要之，才觉肩上冷疼，必先灸肩髃等穴，毋使至于此极也。《入门》曰：留饮之症，四肢历节痛，气短脉沉，久则令人骨节蹉跌，宜导痰汤加减用之。扁鹊曰：病人爪甲白者不治，爪甲青者死，手足爪甲下肉黑者八日死，手掌肿无纹者死。

肩者，手足三阳交会之所。为风热蕴结，或负重伤损，则生肩疽宜仙方活命饮加柴胡、桔梗，乌金散。其恶血留结内外，荣卫不通，则两肩生疔疽，五日肿大，口禁寒战，十二日可刺，不治，二十日死宜四圣旋疔散、追疔夺命汤。陈干疽，亦生两肩，及两大臂连胛骨，十四日痛不止，不可动，五十日身热不赤，六十日可刺，刺无血则死宜仙方活命饮、飞龙夺命丹。疵痈，则生于肩及臑，色赤黑，令人汗出至足，不害五脏，宜急治宜化毒丹、内消丸。锁骨疽者，生肩前陷中，故又名缺盆疽，属胃、三焦两经之病宜紫金丹、夺命丹，症退或溃后，宜十全大补汤。若疮口不合者凶，太阳郁怒所结。疽生肩膊后骨上，曰上搭宜仙方活命饮加羌活、桔梗、柴胡，溃后宜人参养荣汤。心与心包风热所侵，毒生肩膊下隙内，曰夹肢痈，治宜分壮盛宜一粒金丹下之、老弱宜人参养荣汤。其有两臂肘起，在接骨下，引手至小骨上发痈者，此处连大小筋骨，举动不便，垂手坠痛，脓深彻骨，或致伤筋拳缩，治宜缓慢其筋脉宜白芷升麻汤。亦有臑臂表里俱赤，惟肘节处差小者，名藕包宜内消散，外涂油泥膏。又有肘之内生痈，由心肺包络郁火宜仙方活命饮、紫金丹、胜金丹，引经用黄连、升麻、柴胡。肘之外生痈，由胃大小肠积热郁毒者宜芩连消毒饮、紫金丹。此肘内外二症，皆当别老弱壮盛为治壮盛宜牡蛎大黄汤下之，老弱宜千金内托散补之。又有臂内生毒为鱼肚宜神效托里散。臂上节生毒，肿连肩髃，名臂风毒者宜仙方活命饮加羌活、独活、桂枝、桔梗。此臂间二症，壮盛者亦宜下宜内疏黄连汤。虚而漫肿无头，服败毒药不动者，亦宜补宜十全大补汤加桂枝、桔梗。至若毒发于腋下及臂，或两手掌中，憎寒壮热，咽干饮多，呕吐烦心，脉洪大数盛者，乃内疚疽也，七八日可汗，失汗者死宜初服内托荣卫汤汗之，继服黄连解毒汤散之。腕痈者，属手三阴经风热毒也，生手屈之处，焮肿疼痛宜玉枢丹少加蟾酥涂。两手背生痈，名手发背，漫肿无头，三阳经风热郁滞也宜仙方活命饮加芩、连、山栀、桔梗、升麻，寒加桂枝，热加姜黄。两手心发毒，名穿掌，又名穿窟天蛇。偏于掌边，名穿边天蛇，心包络经积热也宜仙方活命饮加桂枝、姜黄。此二症，壮实者宜酌表里汗下之有表症宜紫金丹汗之，有里症宜一粒金丹下之。老弱及既溃后，宜用参芪补托之宜黄芪木香散、十全大补汤。若乃风热积毒，结于大肠经分，致虎口发毒，焮赤肿痛，则名合谷疽，又名臂蟹毒，又名手丫刺宜仙方活命饮加桂枝、姜黄、升麻、桔梗。治之汗下补三法，酌同前例。至如毒之生于手指者，有五种：一曰大指疽，专生大指头上，初则小点如粟，颇觉痒痛，渐大如豆如桃如李，或青或紫，乍黄黑，或痒或麻或木，或彻心大痛，此专由肺经积热也，急发汗宜乌金散、紫金丹。壮实者急下宜五利大黄汤。此固大症，故人或患此，指色黑者，其指已死，宜截去之，不然黑至臂不治。若攻心痛，呕吐不食及牙缝出血者死。一名天蛇头，除大指外，不拘四指指头上生毒，焮赤肿痛，既脓，裂开如蛇头状，故名，此则由心包络积热也宜芩连消毒饮、仙方活命饮加羌活、柴胡、桔梗。如既裂，急涂药疮口内宜蛇头疮方。一曰代指，不拘何指指头，先肿焮热掣痛，然后于爪中间结脓溃破，甚者爪甲俱脱。盖爪者，筋之余，筋赖血养，血热甚，注于指端，故成此症。俗谓之贡爪，病同大指疽，然无蕴毒，故不青黑，亦不杀人。丹溪以乌梅入醋研浸患处，立效。《入门》以蒲公英摘取白汁多涂立瘥。《纲目》以生鸡子开一孔，将指浸之，浸三个即愈。《医鉴》以忍冬藤、蒲公英浓煎汤浸，极妙。此皆治代指之法，以代指为小症，不必服药也。一曰鳅肚，生手指根节，或中节上，亦焮热，亦肿痛，亦酿脓，亦溃烂，较大指疽则轻，比代指则重，此则全由风热毒也宜清热消毒饮。一曰发指，俗谓之丫指，生两指中间相连处，其疼痛往往彻骨难当，亦由风热毒结聚也宜清热消毒饮，外涂拔毒散。夫自肩至手指，肿毒之多如此，安可不详求治法哉？乃若冬月冐受烈风寒冰，手足皲裂，血出作痛宜黄蜡膏、猪脑酒。虽非肿毒一例，然既在手，故类及焉，以见治法之不可略也是书所及遍身外症方论，虽多采前人医籍，然大半则以《疡科选粹》为主。

【一切疮疡总论】 陈文治曰：凡初发壅肿，未见脓者，其名有三，曰疖，曰痈，曰疽。疖初起，浮赤无根脚，微软皮薄，先出清水，后破脓。初生红肿突起，无头根，阔三四寸，发热恶寒，抽掣疼痛，四五日后按之微软，其名曰痈。然初时毒气浮浅，或汗或下，早治即散。脓成，另法治。一等皮色不变，但微肿，肌肉内痛，夜尤甚，发热恶寒，此热毒极深，其名为疽，能伤筋脉骨髓。初生一白粒如粟米，觉痒，亦痛，其痛应心，此疽之始兆也。大法，焮高肿痛，脉浮者，邪在表。焮痛发热，拘急头痛，或烦躁咽干，亦邪在表。俱宜散。肿硬痛深脉沉者，邪在内，宜下。烦躁饮冷焮痛，脉数者，邪在上，宜清。外无焮肿，内便调和者，邪在经络，宜调和荣卫。恶寒而不溃者，气实兼寒邪也，宜宣补。焮痛发热，汗多便秘谵语者，阳结症，宜下。肿痛不作脓者，邪气凝结，宜解。不作脓，但热不溃者，气血虚，宜补托。不作脓，或不溃，或不敛者，阳气虚，宜扶阳。治疮之法，大要先明托里、疏通、和荣卫三法。托里者，治其外之内也。洁古云：其脉浮大，当先托里，恐邪气入于内。盖以脉浮数，焮肿形症外显，恐邪气竭而内攻，故必先托里，宜内托复煎散。疏通者，治其内之外也。洁古云：若脉沉迟，当先疏其内，以绝其原。盖以其脉沉实，发热烦躁，外无焮肿赤痛，邪气已深入于内，故必疏通，用内疏黄连汤。和荣卫者，治其中也。洁古云：有在内外之中者，邪气遏于经络，故发痈肿。盖以外无焮赤，内脏宣通，知其在经，当和荣卫，故曰治其中，用当归黄芪汤。用此三法，虽未必无变，要使邪气峻减而易痊耳。然托里用温剂，疏通用凉剂，设或反投，助邪不浅，轻则危，重则死，不可不慎也。夫痈疽脓熟自溃，或针烙而溃，毒气已泄，即禀赋厚，不免气血亦亏，宜排脓内补。或脓出反痛，气血虚也，宜补托定痛。若毒未尽，慎勿生肌收敛，以致复肿。或肉赤不敛，血虚有热也。肉黯不敛，阳气虚寒也。肉死不溃，脾气虚弱也。肉白不敛，阳气大虚也。脓多不敛，气血俱虚也。他如不思饮食，胃气虚也。饮食不化，脾气虚也。脓少色赤，血虚也。亦有为秽气所触者，乳香没药和解之。有为风寒所逼者，桂枝防风温散之。若瘀肉已腐，脓不止，肿痛不已，定有筋隔住，致内脓不得出，必针挑引出之，如畏痛延挨，多致不起。若寒邪凝滞，气血不能荣卫，致肉白脓少，疮口不合者，最要避风，用艾汤日洗。丹溪云：诸经之疮，惟肝胆二经气多血少，肌肉难长，理宜预防，若用驱毒利药，伐其阴血，祸不旋踵。斯言宜切记之。若脓已出尽，正趋吉避凶之时，风入即为破伤风，水入即为破伤湿，仓卒不知其因，害人最速，宜先掺圣效散，毋使风湿攻搏而已。然疮或再合生脓，仍用通和药次第治之，不可造次失手。若脓出肉腐，急贴拔毒膏，内补气血，秋冬微加风寒药。若脓虽溃，根脚反赤，晕开展，或大痛，毒未退也，总以补气血为主，解毒药佐之。若破后不溃，疮口坚硬者，风也。蠹肉不腐者，热毒结也。若疮口易收而皮嫩薄者，不可便去拔毒膏药。若脉紧数，脓未成，但数脓已成。手按大热有脓，不热无脓，外硬未脓，软鞠已脓。手足指梢乳上，宜令脓熟大溃，方可开之。若溃后发热头痛，脉紧而浮，虚而兼表邪也。溃后将敛，遍身作痒，脉浮，用消风托里之药。若脓溃后，脉涩迟缓易愈，有胃气也；脉沉细而直，里虚欲变症也；洪滑粗散，难治，正虚邪实也。若壮实人患疮，皆肿高色赤，易腐溃，脓稠易敛，怯弱人多不起发，不腐难溃，脓清不敛，如不审察，一概克伐，虚虚之祸不免。若疮疡皆由胃气不调而生，其溃由胃气腐化，其敛由胃气荣养。丹溪云：治疮疡，当助胃壮气，使根本坚固。诚哉是言也。此总论皆就原文而改窜之。

【痈疽恶候】　薛立斋曰：疮疡之症，有五善，有七恶，五善见三则瘥，七恶见四则危。如大渴发热，泄泻淋闭者，邪火内淫也宜竹叶黄芪汤。虚宜八珍汤加黄芪、山萸、麦冬、五味，不应，佐以加减八味丸料，煎服。如脓血既泻，肿痛尤甚，脓色败臭者，胃气虚而火盛也宜人参黄芪汤，不应，佐以十全大补汤加麦冬、五味子。如目视不正，黑睛紧小，白睛青赤，瞳子上视者，肝肾阴虚而目系急也宜六味丸料加山栀、麦冬、五味，不应，八珍汤加山栀、麦冬、五味。如喘粗气短，恍惚嗜卧者，脾肺虚火也宜六君子汤加姜、枣，不应，补中益气汤加麦冬、五味。如肩背不便，四肢沉重者，脾肾亏损也宜补中益气汤加山萸、山药、五味，不应，十全大补汤加山萸、山药、五味。如不能下食，服药而呕，食不知味者，胃气虚弱也宜六君子汤加木香、砂仁，不应，急加附子。如声嘶色败，唇鼻青赤，面目四肢浮肿者，脾肺俱虚也宜补中益气汤加姜、枣，不应，六君子汤加炮姜，更不应，十全大补汤加炮姜、附子。如腹痛泄泻，咳逆昏愦者，阳气虚，寒气内淫之恶症也宜先服托里温中汤，后用六君子汤加附子，或加姜、桂。此七恶之治法也。此外又有溃后发热恶寒作渴，或怔忡惊悸，寤寐不宁，牙关紧闭，或头目赤痛，自汗盗汗，寒战咬牙，手撒身热，脉洪大，按之如无，或又身热恶衣，欲投于水，其脉浮大，按之微细，衣厚乃寒，此血气虚竭，传变之恶症也。手足逆冷，肚腹疼痛，泄利肠鸣，饮食不入，吃呃呕吐，此阳气虚，寒气所乘之恶症也。又考《精要论》，呕逆之症，乃因初发时，不曾服内托散，而致伏热在心。亦有气虚脾气不正而呕吐者，丹溪则谓初发当作毒气上攻，溃后当作阴虚火逆，分先后而治，老年宜用参芪白术膏峻补，佐使之药，随时随症加减。河间则谓疮疡呕者，湿气浸于胃也，宜倍加白术。可见病之所见者，虽内之所因者各异，惟在人之体察耳。如有汗而不恶寒，或无汗而恶寒，口禁作冷，腰背反张，颈项强劲，此血气虚极，变痉之恶症也宜急用参、芪、归、术、附子以救之，或有可生者。如心火刑克肺金宜人参平肺散。阴火上炎伤肺宜六味丸料加五味子。溃后发热作渴，脓出愈多，由真气虚而邪气实，皆为恶候耳。然则脏腑无亏，气血充实，起居如常，其善岂止于五！若禀赋薄，毒气盛，误药受伤，症变不一，其恶岂止于七！医者但察其症之变，而酌量治之，斯得矣，奚必以善恶候之数目拘之哉？

治肩臑肘臂腕手病方二十六

导痰汤 〔痰饮〕 南星 半夏 赤苓 枳实 甘草 橘红

蠲痹汤 〔风寒〕 当归 赤芍 黄芪 姜黄 羌活 甘草 薄荷 桂枝

蠲痹四物汤 〔血衰〕 当归 赤芍 川芎 熟地 黄芪 羌活 甘草 白芍 僵蚕

加味逍遥散 〔血燥〕 茯苓 白术 白芍 当归 柴胡 甘草

以上逍遥散。加山栀、丹皮。

舒筋汤 〔又〕 姜黄二钱 赤芍 当归 海桐皮 白术各钱半 羌活 甘草各一钱 沉香二分

小柴胡汤 〔肝火〕 柴胡 黄芩 人参 半夏 甘草

六味丸 〔肾亏〕 熟地 山药 山萸 丹皮 茯苓 泽泻

二陈汤 〔痰注〕 茯苓 陈皮 半夏 甘草

星香散 〔又〕

劫劳汤 〔负重〕 人参 黄芪 当归 白芍 熟地 炙草 阿胶 紫菀 姜黄

八珍汤 〔又〕 人参 茯苓 白术 甘草 川芎 当归 白芍 生地

补中益气汤 〔脾虚〕 人参 黄芪 当归 白术 柴胡 升麻 陈皮 甘草

五积散 〔寒湿〕 茯苓 白芷 半夏 当归 川芎 甘草 肉桂 白芍 枳壳 麻黄 陈皮 桔梗 厚朴 干姜 苍术 姜黄

秦艽地黄汤 〔臂热〕 秦艽 丹皮 茯苓 白术 钩藤 甘草 生地 柴胡

二矾汤 〔斑点〕 白矾 皂矾各四两 孩儿茶五钱 柏叶八两

水煎浓，先用桐油搽患处，以桐油纸蘸点烟熏患处，再以汤洗之。

当归酒 〔年久〕 当归一味，浸酒常饮效。

虎胫骨酒 〔又〕 虎胫骨捣碎，炙黄 新白芍各二两 羚羊角屑一两

酒浸七日，秋冬倍之。每日空腹饮一杯。

天仙藤散 〔痰注〕 天仙藤 白芷梢 白术 羌活各三钱 片姜黄六钱 半夏五钱

每末五钱，加姜五片，煎服。

防风根汤 〔络虚〕 防风根 於术 当归 姜黄 生黄芪 桑枝

桑枝膏丸 〔肝病〕 制首乌 杞子 归身 三角胡麻 菊花炭 柏子仁 刺蒺藜桑枝膏丸。

归脾汤 〔脾虚〕 人参 黄芪 当归 白术 茯神 枣仁 远志 木香 甘草 圆眼 姜 枣

防风牛蒡汤 〔血热〕 防风 山栀 石膏 黄芩 苍术 木通 甘草 牛蒡子

泻青赤汤 〔心肝火〕 龙胆草 青黛 羌活 防风 山栀 生地 黄芩 黄连 木通 甘草

加大黄亦可。

抑肝导赤汤 〔素弱〕 钩藤 当归 白术 茯苓 木通 柴胡 川芎 羌活 防风 山栀 生地 生草 炙草

胃风汤 〔胃风〕 白芷 葛根 藁本 黄柏 麻黄 升麻 苍术 当归

柴胡　羌活　草蔻　蔓荆子　姜　枣

续命煮散　〔虚搐〕　独活　人参　葛根　生地　远志　防风　当归　细辛　白芍　川芎　半夏　甘草　荆芥　肉桂

汗多加牡蛎。

治肩臑肘臂腕手疡方四十二

仙方活命饮　〔肩疽〕　白芷　防风　赤芍　甘草　归尾　贝母　花粉　穿山甲炒黄　皂角刺各一钱　陈皮　金银花各三钱　乳香　没药各一钱　二味另研，水、酒煎送二末。

四圣旋疔散　〔肩疔〕　巴豆五分　僵蚕　轻粉　硇砂各二钱半

为末，醋调用。

此方专治疔疮生于四肢，其势微者，先以好醋调药，涂疔疽上，以纸护之，次服内托之药，其疔自出矣。

追疔夺命汤　〔又〕　蝉退四分　泽兰五分　青皮　金线重楼各七分　防风　细辛各八分　黄连　首乌　羌活　僵蚕　藕节各一钱

大便秘加大黄一钱，加姜、葱。临卧，入酒一杯服，衣覆取汗。

此方专治疔疮。

飞龙夺命丹　〔陈干疽〕　蟾酥三钱，酒化　雄黄三钱　轻粉五分　乳香　没药　铜绿各二钱　麝香五分，另研　冰片五分，另研　胆矾　寒水石　辰砂　血竭各一钱　蜈蚣一条，去头、足，酒炙黄

共为末，用蜗牛二十个和药捣烂，入飞面为丸，每服一丸，势重人壮二三丸，以葱白三个同药嚼烂，好酒送下，于避风处，重衣盖定，约行五里，再服热酒数杯，以助药力，发热大汗为妙。

化毒丹　〔疽痈〕　乳香　没药各五钱，另研　巴豆四十九粒，去皮、心，另研　草乌头醋浸，炮制，其醋候用　浮石醋淬七次，其醋候用，各一两

共为末，醋调，面糊丸，每服五七丸，食后冷酒下，忌热饮，利二三次，或吐出恶物为效。

此方治一切肿毒，初觉一二日，咳逆烦闷，或咽喉闭塞，发热恶寒者。

内消丸　〔又〕　青皮　陈皮各二两　牵牛八两，取头末，二两　皂角去粗皮，捣碎　薄荷叶各八两

二味共用水一斗煮揉汁，慢火熬膏，即以膏和丸，每三十丸，食后荆芥汤下。

此方专治疮肿初生，热毒郁滞，服之内消，大有神效。

紫金丹　〔缺盆疽〕

夺命丹　〔又〕　蟾酥　轻粉各五分　朱砂三钱　寒水石　枯矾　铜绿　麝香　乳香　没药各一钱　蜗牛三十一个，另研

为丸，如干加酒糊，每用一丸，用葱白三四根嚼烂，吐手心包药，热酒送下，约行六七里，汗出为效。重者再一二丸，但此为少阴经劫药，用者当量轻重。

此方兼治一切大肿毒，功与飞龙夺命丹相等。

十全大补汤　〔又〕　人参　黄芪　当归　白术　白芍　熟地　茯苓　川芎　肉桂　炙草　姜　枣

人参养荣汤　〔又〕　人参　黄芪　当归　肉桂　白术　陈皮　炙草各一钱　远志肉五分　白芍一钱半　熟地　茯苓　五味子各八分

一粒金丹　〔夹支痈〕　沉香　乳香　木香各五分　巴霜钱半

上为末，照分数和匀，黑枣肉丸，芡子大，每服一丸，量人虚实，先呷水一口即行一次。胃气实者，只可三四口，后用水一口送下一丸，行数次，以米饮补之即止。

白芷升麻汤　〔臂痈〕　白芷一钱半　升麻　桔梗各一钱　酒黄芩四钱　生黄

芩三钱　红花　炙草各五分

水二酒一煎。

内消散　〔藕包〕　皂角刺七个　桃仁四十九粒　炒黄穿山甲　炒羚羊角　大黄各一钱，俱为末　金银花　花粉　厚朴各一钱　乳香一钱

为末，水一盅，先将金银花、角刺、厚朴、花粉、桃仁五味，煎六分，调送四味末服。

此方未成脓即消，已脓从大便出。

油泥膏　〔又〕　塘泥一倍，桐油三倍和匀，以鹅翎时时扫涂，勿令干。

胜金丹　〔肘痈〕　制白砒　麝香各五分　蟾酥一钱　雄黄　辰砂　乳香　没药　血竭各钱半　炮全蝎　炙天龙去头、足　炒穿山甲各三钱　炒僵蚕五钱

上研末，秤匀，每三钱，砂糖调葱头酒下取汗。

芩连消毒饮　〔又〕　黄芩　黄连　柴胡　羌活　防风　荆芥　白芷　川芎　连翘　桔梗　枳壳　射干　甘草　大黄　牛蒡子等分

惟桔梗加倍。

牡蛎大黄汤　〔肘痈〕　煨大黄　牡蛎　木香各钱半

水煎，春夏露一宿，冬月于暖处一宿，鸡鸣时温服，得利后即勿服。

千金内托散　〔又〕　金银花　人参　黄芪　当归　赤芍　川芎　花粉　白芷　桂皮　桔梗　防风　甘草各一钱

水煎，入酒半盏服，日三帖。服后疮口有黑血出，或遍身汗出，药之功也。

神效托里散　〔鱼肚〕　黄芪盐水炙　忍冬藤　当归各五钱　粉草二钱

酒煎服，渣敷患处。

内疏黄连汤　〔臂毒〕　黄连　白芍　当归　槟榔　木香　黄芩　山栀　薄荷　桔梗　甘草各一钱　连翘　大黄各钱半　姜、水煎，量人虚实用。

此方兼治一切疮疡，发热而呕，便结脉洪实。

内托荣卫汤　〔内疚疽〕　黄芪　红花　连翘　苍术　酒归身　柴胡　羌活　防风　黄芩　人参　炙甘草各一钱　桂枝七分

《医学纲目》此方，用黄芪、桂枝各五钱，苍术、红花各三钱，防风、羌活、黄芩、当归各钱半，为末服。

此方专治风湿热郁于手足少阳，而致血脉凝逆，元气消弱，面色赤肿微黯，时多忿怒，疮色赤黯，肿硬奋然高起，脉洪缓而弦，用此发汗，以通荣卫，则邪气去矣。

黄连解毒汤　〔又〕　炒黄柏　黄芩　黄连　山栀各钱半

此方专治疮疡焮肿，烦躁饮冷，脉洪数，发狂言。

玉枢丹　〔腕痈〕　五倍子洗净，打碎，三两　山茨菇去皮，净末，二两　麝香三钱，另研　千金子霜　红牙大戟去芦，焙干，为末，各一两

糯米浓饮丸，每料作四十锭，此药能应诸病，各有神效。若疮疽用东流水磨涂并服，须端午日合。一方有全蝎、雄黄、朱砂各一两，名神仙追毒丸。此玉枢丹，即紫金锭也。

黄芪木香散　〔手痈〕

乌金散　〔大指疽〕　牙皂四分　制人信　麝香　蟾酥各五分　发灰　蛇壳煅　蜂房煅各一钱　蝉退　血竭　乳香　僵蚕炒去丝，各二钱　穿山甲炙　朱砂　雄黄各二钱半　全蝎三钱，汤泡七次　天龙去头、足，四钱　川乌尖　没药各钱半

各为末，称准和匀，每服三钱，砂糖调葱头酒送下取汗。

此方能治一切无名肿毒。

五利大黄汤　〔又〕　大黄根　黄芩　升麻各钱二分　黑山栀　芒硝各一钱

水煎，稍热服。

此方专治疮疽初发，年壮气盛，大小便秘，宜服此药。

蛇头疮方　〔蛇头〕　雄黄　蜈蚣　全蝎各一钱

共为末，疮口开，入药在内，以小油抹帛拴住，如干，小油搽润。

清热消毒饮　〔鳅肚〕　黄连　山栀　连翘　当归各一钱　川芎　白芍　生地各钱半　炙甘草八分　金银花二钱

此方专治痈疽发于阳，肿痛发热作渴。

拔毒散　〔丫指〕　乳香　泥蜂窝多在壁缝间

为末，醋调涂，干以醋润，痛立止。

黄蜡膏　〔皲裂〕　清油五钱煎沸，入黄蜡一块煎熔，入胡粉、五倍子末各少许，熬紫色，先以汤洗患处，敷药，以纸贴之。

猪脑酒　〔又〕　猪脑子研烂，入热酒中，或洗或涂皆可。以兔脑生涂之更妙。

圣效散　〔预防风湿〕　黄柏炒黑　穿山甲炒黄，各一两　槟榔　木香　鸡内金各五钱

每用末少许搽疮口，日五七次方见效。

此方治溃疡毒已尽，先以蛇床子汤洗，用此。

拔毒膏　〔外贴〕　蓖麻子肉　铜青各一两，同研　大蓟汁一碗　豆油春夏三两，秋冬四两　松香一斤，水煮，滤净

先将油煎滚，入松香熔化，下大蓟汁，沸水尽，下水缸内，如绞糖法，入蓖麻、铜青，搅匀，以器盛之，如用，重汤煮化摊贴。

此方能呼脓长肉。

竹叶黄芪汤　〔邪火〕　生地　黄芪各二钱　当归　川芎　甘草　白芍　黄芩　花粉　人参　淡竹叶各一钱　熟石膏钱半　麦冬二钱　姜三

此方治痈疽大渴发热，小便如淋。

八珍汤　〔又〕　人参　茯苓　白术　炙草　川芎　当归　白芍　地黄

加减八味丸　〔又〕　熟地八两　山萸　山药各四两　丹皮　茯苓　泽泻各三两　肉桂　五味各一两

人参黄芪汤　〔胃虚〕　黄芪一钱　炒黄柏四分　当归　升麻　人参　麦冬　陈皮　白术　苍术各五分

六味丸　〔阴虚〕　熟地　山药　山萸　丹皮　茯苓　泽泻

六君子汤　〔虚火〕　人参　茯苓　白术　炙草　陈皮　半夏

补中益气汤　〔又〕

托里温中汤　〔阳虚〕　附子　羌活各四钱　干姜炒，三钱　炙甘草二钱　丁香　沉香　木香　茴香　陈皮　益智仁各一钱

此方治脓溃，元气虚寒，或过服克伐，致胃气脱陷，肠鸣腹痛，便泄神昏，此寒变内陷，为七恶之症，缓则不治。

人参平肺散　〔火克金〕　人参　陈皮　桑皮　甘草　地骨皮　茯苓各一钱　炒知母七分　五味子杵，炒　天冬　青皮各四分

此方专治心火克肺，为痈为痿，咳嗽喘呕，痰涎壅盛，胸膈痞满，咽嗌不利。

附录：疮疡外治杂方

乳香定痛散　乳香　没药各五钱　寒水石一两　冰片一钱

研末，搽患处，痛即止。此治溃烂后痛。

追毒散 全蝎五钱 五灵脂 川乌头炮 炮姜各一两

研细末，少许掺疮口。深者纸捻蘸药纴之，外贴膏药，恶症重症，以蒸饼浸透，丸作长细条子，纴入疮口，名追毒锭子。

此方治一切恶疮，脓水不快者。

翠霞散 滑石一两 铜绿五钱 轻粉二钱 冰片 麝香各三分 粉霜二分半

研末纴疮口，以膏贴之。

此方治一切恶疮，去毒生肌。

搜脓散 白芷一两 川芎二两 白芍三两 轻粉三钱

研末掺，疮口深者纴之。

此方能治年深不敛恶疮。

桃花散 白及 白蔹 黄柏 黄连 乳香另研 麝香 黄丹洗净，炒，等分

研末掺疮上，二三日即生肌平满。

此方专能生肌。

万应针头丸 麝香二钱 血竭如蜡一块者 轻粉 蟾酥辣者 硇砂各三钱 冰片一钱 蜈蚣一对，全用

炼蜜丸。如疮有头者，针挑见血，以黍米大药放疮口，用纸花周围津湿贴之，立愈。

此方治一切恶疮，生于脑背，毒大欲死者，一粒即愈。

针头散 乳香 蟾酥各一钱

研匀，入乳和如泥，磁盒收贮。如用，以津调一些点肿处，以膏贴之，毒自消，即发亦轻。

此方专治疮疡，焮肿木硬。

去腐散 麻虫 指甲 轻粉 飞面各五分 蟾酥少许

津调丸，麻子大，每三四丸入毒内，以膏贴。

此方能去败生新，神效。

替针丸 白丁香 硇砂 没药 乳香各一钱 糯米四十粒

用矿灰拳大一块，放碗内，入井水，待热气将息，以米排灰中，良久，米如水晶状，取出候用。上各另研末和匀，将灰内糯米研烂作丸，绿豆大，如不敷，量取饭粒研和，以一粒粘疮头上，以小膏贴，使不移动，其脓自溃。

透脓散 已出蛾大蚕茧一个，烧存性，酒服。若多用一个，则毒多生一孔，切记。此治疮毒无头者。

消蚀散 枯白矾一两 枯绿矾 雄黄 乳香 远志肉 胭脂各一钱

蜜水研膏，敷恶肉上，麻油调亦可。

此方能消恶肉淫虫朽骨。

雄黄散 雄黄末一钱，巴豆一个不去皮，共研如泥，再入乳香、没药各少许，再研细，点上恶肉自去。

此膏药内入雄黄、巴豆少许，不伤好肉，止去恶肉，诸痈疮有恶肉者，皆可去。

诸般败毒散 大黄四两锉细，先以当归一两切，用酒二碗煎八分，将大黄片拌一宿，晒干为末听用。每服时以白芷一钱，连翘六钱，酒煎八分，露一宿，调服大黄三钱，其毒尽从大便中出，出后以粥汤止之。上部毒饱肚服，下部毒空心服，用连酒和丸服亦可。

金箍膏 凤仙花子 大黄 五倍子各十两，为细末 人中白两半，如无，以皮硝代 陈小粉三年者，十三两

共入铁锅内炒至黄焦色，米醋调，肿毒初起，围之。

围药方 五倍子炒焦黑 陈小粉炒黄黑，各五斤 龟板烧 白及 白蔹 朴硝 榆树皮各十二两 白芷梢 大黄 南星 黄柏 半夏各八两 黄连 牙皂 蓖麻子各四两

醋调，瓦盆内慢火熬成膏。

此方专治一切痈疽、发背、便毒、吹乳、横痃及风湿疼痛，小儿热毒火丹、无名肿毒，初起者围之即散，已成者围之即生头出脓，定痛散毒，真圣药也。每用加白蜜、猪胆、醋三味，和匀围肿处，中留一孔，绵纸贴之，如纸干以抿子刷上。

颈项病源流

颈项强痛，肝肾膀胱病也。三经感受风寒湿邪，则项强风热胜宜加味小柴胡汤，湿胜宜加味逍遥散。肝血虚，肝火旺，亦筋燥强急宜首乌汤。而其所属诸病，有项下卒肿坚硬者，由于肝肾之病，昆布海藻海带必用。外则于风热湿三者参之。有常惯项痛者宜六味丸间服和气饮。有感冒项强或痛者宜驱邪汤。有痰盛项痛者宜治风豁痰汤。有湿盛项痛者宜加味胜湿汤。有项筋急，不得转侧者宜木瓜煎。有肾气上攻，项筋连背痛不可转侧者宜椒附散。有腮项相连肿痛，发热便闭者宜防风通圣散。有项面肿，众人一般者，是疫疠宜普济消毒饮。有脑后肿者，恐是疽宜黄连救苦汤。若兼坚肿木硬，口燥舌干，恶心，烦渴，便秘宜石决明汤。有颈项肿痛，寒热头眩者，是气毒宜加味藿香散。有颈项结核浮肿，先寒后热者，此风寒所搏宜防风解毒汤。有颈项结核坚肿，色红渐热者，是热毒宜连翘消毒饮。有项强不能回顾，动则脑痛，脉弦数实者，是痰热客太阳经宜二陈汤加酒炒黄芩、羌活、红花。有伤寒后，项前后肿硬，作痛身热者宜柴胡葛根汤。有伤寒后项肿痛，却不红，身不热者宜牛蒡甘桔汤。有项强卒口噤，背反张，成痓病者宜乌药顺气散加羌活、独活、木瓜。以上皆项强之病。而又有项软者，天柱骨倒也宜健骨散、生筋散。小儿久患疳疾，体虚不食，及诸病后，往往患此，俗医谓之五软宜天柱丸、五加皮散。颈项之为地虽小，其病亦如此之多，可忽视哉？

【颈项部位症治】　《灵枢》曰：前曰颈，后曰项。又曰：缺盆之中，任脉也，名曰天突。一次任脉侧之动脉，足阳明也，名曰人迎。二次手阳明之脉，名曰扶突。三次手太阳之脉，名曰天窗。四次足少阳之脉，名曰天容。五次手少阳之脉，名曰天牖。六次足太阳之脉，名曰天柱。七次项中央督脉，名曰风府风府，穴名也，在脑后。《资生》曰：《内经》云，巨阳者，诸阳之属也，其脉连于风府，盖为诸阳主气也，然则固伤寒之所自起也。北人皆以毛裹之，南人怯弱者，亦以帛护其项，故风府宜护也。《本草单方》曰：风袭项强，不得顾视者，穿地作坑煅赤，以水洒之，令湿，铺生桃叶于内，卧席上，以项着坑上，蒸至汗出，良久，即瘥。或以大豆一升蒸变色，囊裹枕之，亦愈也。

颈项疮疡　最重者莫如对口疮，生颈后脑下，缘督脉阳盛，火毒上炎所致。若焮赤肿痛者可治。如根脚大，精神愦，便属恶候，宜量其虚实。虚弱者汗之宜胜金丹。壮实者下之宜一粒金丹。或用内托内消法宜托里消毒散、仙方活命饮。气血虚者，尤宜补托宜托里散。外用围药围住，勿令毒走泄。如渐肿至肩上，或毒邪壅盛，鲜血瀑涌，或毒攻心腹，膨胀谵语，或溃后风入发搐，皆死不治。其次百脉疽，肿起环颈项，焮赤作痛，身灼热，不能食，上气咳嗽，其发引耳，其原由有所大惊恐也，十五日可刺，导引见血，否则八十日死宜神效托里散。其次夭疽，生颈上，肿大而色赤黑，不急治，则热毒前伤任脉，下侵渊液，内入肝肺，十余日死宜仙方活命饮。其次夹疽，生喉两旁，由心肝脾三经火热上攻也。若溃内者死不治宜琥珀犀角膏、黄连消毒饮。其次猛疽，生嗌中，又名喉痈，由任脉及心小肠积热，忧愤所致宜琥珀犀角膏、黄连消毒饮。壮实人先用下法以泄毒宜一粒金丹。若过时不治，穿烂咽喉者死，脓不泄而塞咽亦立死。其次颈痈，三焦郁火所发也宜仙方活命饮加元参、桔梗。虚弱人或先汗之宜夺命丹，壮实人或先下之宜一粒金丹，老弱人必用补之宜人参养荣汤，神劳多怒者必当消解之宜八珍汤加柴胡、香附，费心过度者急培补之宜补中益气汤。更有妇人郁怒恚愤，颈项肿后，月水不通，小便如淋，则又关于血分矣，宜先调之宜椒红丸。俟经行肿消，补之宜六君子汤加柴胡、枳壳。以上皆颈项疮疡发之于暂者也。其有累月经年，久而不愈者，则曰痰核，曰瘰疬，曰马刀，曰瘿瘤。**痰核**者，湿痰流聚成块，不红不痛，不作脓，推动软滑，多生颈项宜专消痰核仙方、海带丸、消核丸。亦有生手臂肩背者，虽觉微痛，但肿不红宜二陈汤加防风、酒芩、连翘、川芎、角刺、苍术。亦有胸中胃脘至咽门，窄狭如线疼痛，及手足俱有核如胡桃者宜开气消痰汤。亦有咽喉结核肿痛，颈项不得回转，两腋下块如石硬者宜消解散。亦有风痰郁结而成核者宜消风化痰汤。亦有酒怒气发，肿痛溃脓，痰核生于腋下，久不能瘥者宜内托白蔹散。亦有生于耳后连项下，三五成簇，不红不肿，不作脓者宜含化丹。亦有项后少阳经中疙瘩，赤硬肿痛者宜山药膏。亦有痰核红肿寒热，状如瘰疬者宜石灰火煅为末，白果肉同捣贴。亦有枕后生痰，正则为脑，侧则为痹者宜轻虚白浮石，烧存性，入轻粉少许，研，麻油调涂，勿令手按，即涨，或加焙黄牛粪尤妙。总之，痰核一症，生在上体多兼风热，生在下体多兼湿热宜加味小胃丹、竹沥达痰丸。**瘰疬**者，《内经》通谓之结核，如大豆，如银杏，连属者是也，多起于耳后。其原由怒火风热血燥，或肝肾二经精血亏损，虚火内动，或恚怒气逆忧思过度，风热之邪，内搏于肝，肝主筋，肝受病则筋缩，累累如贯珠也。故此症专属于肝，兼属胆与三焦，以肝为雷火，而胆、三焦皆有相火以为助也。虽然，瘰疬者其总名，而就形分类，则各有指名可按焉。排行成列，或绕遍项，或二三，或六七，或赤或白，或沉或浮，初如豆，久似梅，甚如鸡卵，此名蟠蛇疬，忧思劳力，则疼痛赤肿，早治为急宜栀子清肝汤、连翘散坚汤。颈项间止生一个者，名单窠疬，最为难治宜小犀角丸。外起一胞，中裹十数核块者，名莲子疬，手推能动，尚可用药宜内消丸、琥珀散，若坚硬如石，必发热躁渴，死不治。初则单生颈项左右，后则重叠而起，名重台疬，亦死症，且害人甚速。形似燕窝者，名燕窝疬，亦死症，初生在项，破后流注四肢，遍体结毒。如梅李状，不疗自破，孔窍相穿，寒热疼痛，脓汁淋漓，名流注疬，又名千岁疮，妇人多患之宜化气调经汤、夏枯草散。而治之之法，当细核其原由形症以用药。如脉沉数实，焮赤肿痛，由邪气之实，急当泄之宜消毒化坚汤。如脉浮数，憎寒壮热，拘急肿痛，由邪气在表，急当表散宜荆防败毒散加减。如由于大怒，肝邪横逆，急疏肝行气宜小柴胡汤加青皮、青木香、桃仁、红花。如由气血虚，肿硬不溃，急补气养血宜益气养劳汤。如由气血虚，溃后不能收敛，急当调补宜先服益气养荣汤，次服十全大补汤加香附、贝母、远志。如由虚劳而致，急须补益宜先服补中益气汤，次服益气养荣汤。如脉数实，不消，或不敛，急当下之宜羌活连翘汤。如肿痛发寒热，大便秘结，当先下后托宜先服羌活连翘汤，次服仙方活命饮。如耳下核块肿痛，发寒作热，急发表宜荆防败毒散。表症退，急消毒宜散肿溃坚汤。如肿硬久不消，亦不作脓，服败毒散坚药不应，急灸肘尖肩尖，再服药宜益气养荣汤。如由血虚，脉大无力，溃后发热烦躁，急当补阴宜当归补血汤。总之，初觉憎寒壮热，咽项强急，肿结疼痛者，急为消散宜羌活连翘汤，又时服消疬丸。外以棱针刺出血，以拔毒汤令洗，一日内时刺时洗，至五六次，刺时放蟾酥少许于针处，上以膏贴宜琥珀膏，更贴内消膏，自然消散。若已溃不愈，然后用补益药宜益气养荣汤，或八物汤加柴胡、地骨皮、夏枯草、香附、贝母，多服取效。此先后之法，其用药大概，不可紊乱。推之凡属疮疡皆然，不独瘰疬已也。马刀者，亦属三焦肝胆浸淫于阳明太阳，流注于胸胁腋下，坚硬如石，形长如蛤者是也，不论已破未破，年近年远，总宜以夏枯草浓煎，食远温服，虚弱人熬膏服，并涂患处，以此草生血，乃治马刀瘰疬圣药也。久服恐嫌克伐，常以十全大补汤加香附、贝母、远志，相间而服。而其方药，又不可不详求以备急用宜连翘散坚汤、消肿汤、散肿溃坚汤、海藻溃坚丸、猫头丸、补中胜毒饼。如此则症虽险恶亦不患无法以治之也。**瘿瘤**者，气血凝滞，年数深远，渐长渐大之症。何谓瘿？其皮宽，有似樱桃，故名瘿，亦名瘿气，又名影袋。何谓瘤？其皮急，有似石榴，故名瘤，亦名瘤赘。是瘿瘤本异症也。其症皆隶五脏，其原皆由肝火。盖人怒动肝邪，血涸筋挛，又或外邪搏击，故成此二症。惟忧恚耗伤心肺，故瘿多着颈项及肩。惟有所劳欲，邪乘经气之虚而住留，故瘤随处皆有。陈文治曰：自筋肿起，按之如筋聚之状，而或有赤缕，名曰筋瘤，属于肝也宜六味丸，或四物汤加山栀、木瓜。自肌肉肿起，久而有赤缕，或皮色俱赤，名曰血瘤，属于心也宜四物汤加茯苓、远志。自肌肉肿起，按之实软，名曰肉瘤，属于脾也宜归脾汤、补中益气汤。自皮肤肿起，按之浮软，名曰气瘤，属于肺也宜补中益气汤。自骨肿起，按之坚硬，名曰骨瘤，属于肾也宜六味丸、补中益气汤。而《三因方》又于骨肉血三瘤之外，增脓瘤宜海藻丸，石瘤宜神效开结散，一并散，脂瘤宜治脂瘤方。谓瘤名有六，其初起皆作梅李状，皮嫩而光，渐如杯卵，不可决溃，肉瘤尤不可破，破则杀人。惟脂瘤粉红色，全是痰结，宜用针决去脂粉。或有如茄垂下，根甚小者，用药点其蒂五灰膏，俟茄落，即以生脂膏贴之自愈，须防其出血，如血出，急以药止之宜止血药、桃花散。《三因》之言，亦病日深变生多种之谓也，且不但此也。有手背生瘤，或如鸡距，或如羊角，向明照之，如桃胶，曰胶瘤者宜以排针十字刺破，按出黄脓如胶者二三匙，立平。有生于面曰粉瘤者宜海藻浸酒饮。有翻花瘤者宜马齿苋一斤，烧灰研细，猪脂调服。薛立斋曰：筋脉呈露曰筋瘿宜玉壶散、破结散。赤脉交络曰血瘿宜化瘿丹、四物汤合用。皮色不变曰肉瘿宜人参化瘿丹。随忧愁消长曰气瘿宜白头翁丸、消瘿散、海带丸。坚硬不可移曰石瘿宜破结散。《三因》言五瘿之名亦同，谓皆不可决破，破则脓血崩溃，多致夭枉如破，宜桃花散、止血药。其言是也。然西北方依山聚涧之民，食溪谷之水，受冷毒之气，其间妇女，往往生结囊如瘿，皮色不变，不痛不痒，余前游宣化府，曾立方治数妇人，皆得效，此方书所未及者宜沈氏瘿囊丸，故特志之。

【痰核症治】　丹溪曰：结核在皮里膜外，多是湿痰流注，作核不散，问其平日好食何物，吐下后，用药散核。《入门》曰：遍身有核，多是痰注，宜竹沥达痰丸。

【瘰疬症治】　《外台秘要》曰：肝肾虚热则生疬。《病机》云：瘰疬不系膏粱丹热之变，因虚劳气郁所致，宜补形气，调经脉，其疮自愈，不得妄汗妄下，致有虚虚之祸。陈文治曰：初觉憎寒壮热，咽项强痛，或寒热焮痛，乃肝火风热而气病也，便用栀子清肝汤、柴胡清肝汤以清肝火，加味四物汤以养肝血。若手推可动而软滑者，属痰也，以化痰为主，用二陈汤加防风、桔梗、黄芩、竹沥。见于少阳之分者，柴胡通经汤。见于阳明之分者，升麻调经汤。若寒热止而核不消，乃肝经火燥而血病也，用加味逍遥散以清肝火，六味丸以生肾水。或初用牡蛎大黄汤，疏下二三次，或服内消丸，外贴琥珀膏，内外兼治，必使消散。如此用药，卒不可退，其人面色痿黄，患处肿高稍软，皮肤壮热，脓已成也，宜以针刺核中，外贴琥珀膏，仍服托里之剂，三日后，取去核中稠脓，脓尽，又取核外薄膜，先破初起之核以绝其源，余核不消尽，如前法，次用龙珠膏、金宝膏除去其根，而服除风热之药，自是可愈。若已成瘘，则用蒜饼子灸法，疮口贴琥珀膏。先哲立法不一，而必效散、立应散、瓜蒌散大有奇效。又曰：男子患此，最怕咳嗽，潮热。女子患此，亦忌经闭，潮热。但以玉烛散和血通经，服之自消。经久闭者，用加味逍遥散、清肝益荣汤。丹溪曰：治瘰疬，以必效散与瓜蒌散相间而服，效验如神。然必效、立应二散，非王道药之剂，服后宜酌量调治。

【马刀症治】　《入门》曰：生胸胁腋下，坚硬如石，形如马刀蛤者，曰马刀。又曰：患马刀者，取立应散一钱，浓煎木通汤调下，临卧服，毒从小便出，如粉片血块是也。未效，再服。斑蝥性毒，济以乌尖，或冲上麻闷，嚼葱白茶清下以解之。如尿涩，益元散或五苓散，灯心煎汤调下。宣毒后，继服薄荷丹解其风热。

【瘿瘤症治】　《入门》曰：瘿瘤初起，通用十六味流气饮，久服蜡矾丸，外敷南星膏。疡科书曰：此疾宜补脾肺，滋心肾，令木得水而敷华，筋得血而滋润，多有可生。

【对口疮治法】　疡科书曰：治对口疮，用鲜白茄蒂七枚，秤若干重，又用鲜首乌秤同茄蒂重，水盅半煎服，一服出脓，一服收口。如无鲜者，收取干者亦可。此为轻剂，不可以治重病耳。

治颈项病方二十二

加味小柴胡汤　〔风热〕　柴胡　黄芩　人参　甘草　川芎　白术　当归　黄芪　黄柏　知母各一钱　半夏五分

水煎，食前服。痛甚加黄连。

加味逍遥散　〔湿胜〕　白芍　白术各一钱　麦冬　茯苓　生地各六分　甘草　桔梗各二分　当归　地骨皮各八分　山栀　黄柏各三分

此方兼治外症，潮热虚甚者。

首乌汤　〔肝虚〕　首乌五钱　牛膝三钱　萆薢　泽泻　甘草各一钱

六味丸　〔常痛〕　熟地　山萸　山药　丹皮　茯苓　泽泻

驱邪汤　〔感冒〕　升麻　桂枝　杏仁　甘草　羌活　防风　独活　川芎　藁本　葛根　柴胡　白芷　生姜

治风豁痰汤　〔痰盛〕　黄芩　红花　茯苓　独活　葛根　半夏　羌活　陈皮　甘草　防风　白芷　柴胡　升麻　生姜

加味胜湿汤　〔湿盛〕　羌活　独

活　藁本　防风　川芎　苍术　甘草　荆芥　黄柏　蔓荆子

木瓜煎　〔筋急〕　木瓜一个去瓤，没药一两研细，纳木瓜中，两半紧扎，饭上蒸三四次，研烂，地黄汁、酒下三匙。

椒附散　〔筋痛〕　附子一个，六钱以上者，炮，研，每用二钱　川椒二十粒　姜七片

水煎去渣，入盐少许。

防风通圣散　〔项肿〕　防风　白芍　薄荷　川芎　山栀　桔梗　黄芩　白术　荆芥　当归　麻黄　连翘　滑石　石膏　甘草　芒硝　酒大黄

普济消毒饮　〔疫疠〕　黄连　黄芩　陈皮　元参　柴胡　甘草　桔梗　连翘　升麻　僵蚕　大黄　牛蒡子

黄连救苦汤　〔脑后肿〕　黄连　葛根　升麻　柴胡　甘草节　赤芍　川芎　连翘　归尾　桔梗　黄芩　羌活　防风　忍冬藤

水、酒煎。

石决明汤　〔又〕　生石决明　僵蚕　防风　穿山甲　连翘　羌活各一钱　乳香　甘草　忍冬藤　黄连　归尾　大黄　花粉各八分

酒水煎，空心服，行过三次，方进饮食。

加味藿香散　〔气毒〕　藿香　甘草　桔梗　青皮　陈皮　柴胡　紫苏　半夏　白术　白芷　茯苓　厚朴　川芎　香附　夏枯草

防风解毒汤　〔结核〕　防风　荆芥　桔梗　连翘　甘草　石膏　薄荷　枳壳　川芎　苍术　灯心　牛蒡子　酒知母

连翘消毒饮　〔热毒〕　连翘　陈皮　桔梗　元参　黄芩　赤芍　当归　山栀　葛根　射干　花粉　红花　甘草

便秘加大黄。

柴胡葛根汤　〔伤寒〕　柴胡　葛根　花粉　桔梗　连翘　黄芩　石膏　升麻　甘草　牛蒡子

牛蒡甘桔汤　〔不红〕　桔梗　陈皮　黄连　花粉　川芎　赤芍　甘草　苏木　牛蒡子

健骨散　〔项软〕　僵蚕炒为末，每五分或一钱，酒泡薄荷下，日三服。

生筋散　〔又〕　木鳖子三个　蓖麻子三十粒

俱去壳，研匀，先抱病人头起，摩项中令热，作片贴之。

天柱丸　〔又〕　蛇含石一大块，醋煅七次　郁金末少许

研细，入麝香少许，饭丸，荆芥、姜汤下。

五加皮散　〔又〕　五加皮一味，为末，酒调涂项骨上，干则易。

治颈项疮疡方八十六

胜金丹　〔对口〕　制白砒　麝香各五分　蟾酥一钱　雄黄　辰砂　乳香　没药　血竭各钱半　全蝎炮　天龙去头、足，炙　炙穿山甲各三钱　僵蚕炒，五钱

每末二钱，沙糖调葱头酒下。

一粒金丹　〔又〕　沉香　乳香　木香各五分　巴霜一钱半

各为末，照分数和匀，黑枣肉丸，芡子大，每服一丸，量人虚实，先呷水一口行一次，胃气实只可呷三四口，后用水一口送下，行后米饮止之。

托里消毒散　〔又〕　人参　盐黄芪　酒当归　炒白芍　川芎　焦术　茯苓各一钱　金银花　白芷各七钱　炙草　连翘各五分

加减法载在前。

仙方活命饮　〔又〕　穿山甲　白芷　赤芍　甘草　归尾　花粉　贝母　角

刺各一钱 金银花 陈皮各三钱 乳香 没药各一钱

二味另研末，水、酒煎好，送下二末。

托里散 〔又〕 人参 炒黄芪各二钱 焦术 陈皮 当归 熟地 茯苓 白芍各一钱半

神效托里散 〔百脉疽〕 黄芪盐水炙 忍冬叶 当归各五钱 粉草二钱

酒煎服，渣敷患处。

此方兼治痈疽、发背、肠痈，乃托里消毒之良剂。

琥珀犀角膏 〔夹疽〕 琥珀 生犀角各一钱 辰砂 人参 茯神 枣仁各二钱 冰片二分半，另研

上各另研，和匀，炼蜜调成膏，每服一弹子大，麦冬汤化开，十五服。凡疮疡溃后不宜用。

黄连消毒饮 〔猛疽〕 黄连 山栀 当归 连翘各一钱 川芎 白芍炒 生地各钱半 炙草八分 金银花二钱

亦名清热消毒饮。

此方兼治一切痈疽发于阳，肿痛发热作渴。

夺命丹 〔颈痈〕 蟾酥 轻粉各五分 朱砂三钱 寒水石 枯矾 铜绿各一钱 乳香 没药 麝香各一钱

蜗牛三十一个，另研如泥，和为丸，绿豆大，每用一丸，生葱白三四根嚼烂，吐手心，包药在内，酒下，约行六七里，汗出为效。重者再服一二丸。

此方主诸般大肿毒，然劫剂也，用者当酌轻重阴阳之分。

人参养荣汤 〔又〕 白芍三两 人参 白术 甘草 黄芪 陈皮 肉桂各一两 茯苓 熟地 五味子各七钱 远志五钱

每帖取末三钱，姜水煎，空心温服效。虚甚者炼蜜丸，可常服。遗精加龙骨。咳嗽加阿胶麦冬。挟火加知母、黄柏。

八珍汤 〔又〕 人参 茯苓 白术甘草 川芎 当归 白芍 熟地

补中益气汤 〔又〕 人参 黄芪 当归 白术 升麻 柴胡 陈皮 甘草

椒红丸 〔又〕

六君子汤 〔又〕 人参 茯苓 白术 炙草 半夏 陈皮

专消痰核仙方 〔痰核〕 枳壳十四个，破开去子 大黄五钱，生研细 螯猫十四个，去头、足、翅

每用枳壳两片，对合，入斑螯一个，又将大黄末分十四份，第一份，入枳壳两片内，线扎紧，再将夏枯草六两铺大锅底，将枳壳排放在内，入水六宫碗，煮干水，取枳壳切片晒，或烘焙，去大黄、斑螯，再将蓖麻子六十三粒，炒去油，打烂入药，米糊丸，早晚各用开水送下七丸，服至痰核消去大半，即止不服，调养半月，自然平安而愈。

此方兼治瘰疬，真仙方也。

海带丸 〔又〕 海带 青皮 陈皮 贝母等分

蜜丸，弹子大，食后含化。甚者加昆布。

消核丸 〔又〕 盐水炒橘红 赤苓 酒煨大黄 连翘各一两 酒黄芩 山栀各八钱 半夏曲 酒元参 牡蛎童便淬，另研 花粉 桔梗 瓜蒌仁各七钱 僵蚕六钱 甘草节四钱

汤浸蒸饼丸，白汤下八九十丸。

二陈汤 〔又〕 茯苓 陈皮 半夏 甘草

开气消痰汤 〔又〕 便香附 桔梗 僵蚕各一钱 黄芩 陈皮 枳壳各七分 槟榔 前胡 半夏 枳实 羌活 荆芥 射干 威灵仙各五分 甘草四分 木香三

分　姜三片

消解散　〔又〕　南星　半夏各一钱　陈皮　枳实　桔梗　柴胡　前胡　黄连　连翘　赤芍　防风　独活　苏子　蓬术　木通白附子　甘草　蔓荆子各五分　姜　灯心

消风化痰汤　〔又〕　白附子　木通各一钱　南星　半夏　赤芍　连翘　天麻　僵蚕　天冬　桔梗　金银花　苍耳子各七分　白芷　防风　羌活　皂角各五分　全蝎　陈皮各四分　甘草二分　姜五片

内托白蔹散　〔又〕　赤芍　当归　连翘各一钱　酒黄芩　白芷　白蔹　瓜蒌仁各八分　川芎　天花粉　乳香各七分　防风　桔梗　柴胡各五分　白蒺藜　生草各四分

含化丹　〔又〕　酒蒸大黄　僵蚕　青黛　胆星等分蜜丸

食后含化。

山药膏　〔又〕　生山药一块　蓖麻子三个

各去皮，研匀摊贴，如神。

加味小胃丹　〔又〕　南星　半夏各二两半，俱用白矾、皂角、姜汁水煮十五次　桃仁　杏仁俱用白矾、皂角水泡　红花　陈皮　白术　白芥子　枳实矾水泡半日，炒　苍术米泔、白矾、皂角水浸一宿，炒，各二两

姜汁、竹沥煮神曲丸。

此方兼治中风痰痞积，眩晕，喉痹，淡姜汤下。瘫痪不语，浓姜汤下。痞块、头风、头痛，临卧、食后服，神效。

竹沥达痰丸　〔又〕　大黄　黄芩各八两　沉香五钱　人参　白术　茯苓　陈皮　甘草　半夏各三两　礞石焰硝煅过，一两

以竹沥、姜汁和如稀糊，磁器内晒干，又研细，又以竹沥、姜汁和晒，共三次，再研，仍以竹沥、姜汁和丸，每服百丸，米汤下。

此方治有痰而气弱者，能搜逐积痰从大便出，不损元气，孕妇忌用。

栀子清肝汤　〔瘰疬〕　山栀　柴胡　丹皮各一钱　茯苓　川芎　白芍　当归　牛蒡子各七分　甘草五分

此方专治三焦及胆经血虚，肝火风热，耳内疮或痒，或颈项胸乳等处作痛，或寒热晡甚，自汗口苦，或目唇搐动等症。

东垣连翘散坚汤　〔又〕　柴胡钱二分　龙胆草酒炒四次　土瓜根酒炒，各一钱　黄芩酒炒七次，七分　生黄芩　归尾　广皮　三棱酒炒　连翘　白芍各五分　炙草三分　黄连酒炒二次　制苍术各二分

水煎，食后卧下，足高头低乘热每含一口，作十数次咽下，务使药气上留，仍以十倍炼蜜作丸服。

此方治凡耳下至缺盆肩上生疮，坚硬如石，动之无根，名曰马刀，属少阳经，已破未破，并皆治之，及颈项瘰疬。

小犀角丸　〔又〕　犀角　黑牵牛半生半炒　青皮　陈皮各一两　连翘五钱

用皂角二条，去皮弦子泡捶，以布绞汁一碗，又用鲜薄荷二斤，打汁同熬膏为丸，每食后，连翘煎汤服三十丸，间以薄荷汤服。

此方常服能除根，诸疬并治，应效如神。

内消丸　〔又〕　青皮　陈皮各二两　牵牛八两，取头末，二两　皂角去粗皮，捣碎　薄荷叶各八两

二味共用水一斗煮揉汁，去渣，慢火熬膏为丸，每三十丸，食后荆芥汤下。

此方治疮肿初生，及瘰疬结核，热毒郁滞，服之内消，大有神效。

琥珀散　〔又〕　白丑头末　滑石　僵蚕　黄芩各一两　木通　连翘各七钱　枳壳　赤芍　柴胡各五分　斑猫去足、翅，炒，三钱　甘草三钱　琥珀二钱

锉作六帖，水煎服。

化气调经汤 〔又〕 广皮二两 酒香附 羌活 白芷各一两 牡蛎 花粉 角刺 甘草各五钱

每末二钱，酒下，日二服。

此方兼治流注。

夏枯草散 〔又〕 夏枯草末六钱 甘草末一钱

每二钱，茶清下。又方，取一两煎服，虚者多服益妙，兼服十全大补汤加香附、远志、贝母。

此方治瘰疬马刀，退寒热之圣药也。

消毒化坚汤 〔又〕 炙草 龙胆草 薄荷各四分 黄芩五分 花粉 白芍 元参各六分 牛蒡子 昆布 羌活 升麻各七分 黄芪 当归 柴胡 桔梗各一钱 连翘钱半 陈皮八分

加姜二片，或加甘草节、知母、贝母、海藻更佳。

荆防败毒散 〔又〕 羌活 独活 柴胡 前胡 人参 赤茯苓 桔梗 枳壳麸炒 荆芥 防风各一钱 甘草五分

小柴胡汤 〔又〕 柴胡 黄芩 人参 半夏 甘草

益气养荣汤 〔又〕 人参 茯苓 贝母 陈皮 川芎 当归 香附 盐黄芪 酒熟地 炒白芍各一钱 炙草 桔梗各五分 炒白术二钱

热服。不拘软硬赤白，或溃而不敛，皆可服。

十全大补汤 〔又〕

羌活连翘汤 〔又〕 羌活 连翘 防风 柴胡 夏枯草 昆布 枳壳 黄芩 川芎 甘草 薄荷 牛蒡子 金银花

散肿溃坚汤 〔又〕 黄芩一钱，酒洗，半生半炒 龙胆草酒洗，六分 花粉酒洗 酒黄柏 酒知母 苦桔梗 昆布 海藻各七分 柴胡六分 炙甘草 三棱酒炒 蓬术酒炒 连翘各五分 葛根 白芍 归尾各四分 酒黄连 升麻各三分

锉作一帖，水浸半日煎，食后去枕低头而卧，每一口作十次咽下，另捣一料蜜丸，每百丸，以二煎药汤送下。

当归补血汤 〔又〕 黄芪一两 酒拌当归三钱

作一服煎。

消疬丸 〔又〕

琥珀膏 〔又〕 琥珀一两 木通 肉桂 当归 白芷 防风 松脂 朱砂各八钱 木鳖子肉五钱 丁香 木香各三钱

将珀、桂、朱、二香各为极细末，和匀，其余以麻油一斤半，煎药至黑色，去渣，照油实数，每油一斤，下淘净炒黄丹八两，膏成，稍温，下琥珀等末。

内消膏 〔又〕

消肿汤 〔马刀〕 连翘二钱 黄芩 柴胡各钱二分 花粉 黄芪各一钱 归梢 甘草各七分 牛蒡子 黄连各五分 红花二分

海藻溃坚丸 〔又〕 神曲四钱 半夏二钱 海藻 昆布 龙胆草 蛤粉 通草 贝母 真松萝茶 枯矾各三钱

蜜丸，每三十丸，临卧白汤下，或含化，或酒调末二钱服，俱可。

此方治瘰疬马刀，坚硬形瘦，潮热不食，兼治一切瘿气。忌甘草、鱼、鸡、猪肉、五辛、生冷。

猫头丸 〔又〕 猫头骨一个，炙 蝙蝠一个，以朱砂末三钱入肚内，瓦上炙焦 南星 白矾各一两

黄蜡化丸，临卧，米饮下三十丸。

此方治瘰疬马刀，不拘已破未破，俱效。

补中胜毒饼 〔又〕 黄芪一钱 人参三分 甘草五分

以上三味调气补中，生地、熟地、白

芍、当归各三分，以上四味和血生血凉血，惟白芍兼能益气之虚。连翘一钱，升麻、柴胡、防风各五分，陈皮三分，上研细末，汤浸蒸饼调捏作饼子，晒干，研米粞大，每三钱，白汤下。

六味丸　〔瘿瘤〕　地黄　山药　山萸　丹皮　茯苓　泽泻

四物汤　〔又〕　川芎　当归　白芍　地黄

归脾汤　〔又〕　人参　黄芪　当归　白术　茯神　枣仁　远志　龙眼　木香　甘草　姜　枣

海藻丸　〔又〕　海藻　川芎　当归　官桂　白芷　细辛　藿香　白蔹　昆布　枯矾各一两　海蛤　松萝茶各七钱半

蜜丸。

此方通治瘿瘤。

神效开结散　〔又〕　沉香二钱　木香三钱　陈皮四钱　珍珠四十九粒，煅　猪靥肉子生猪项下如枣大微扁色红者，四十九个，瓦上焙干

每末二钱，卧时，冷酒调和，徐徐咽下，轻者三五服效，重者一料全愈。

一井散　〔又〕　雄黄　粉霜　硇砂各二钱　轻粉　乳香　没药各一钱　土黄三钱　麝香少许

研细末，津调涂瘤顶，以湿纸盖之，后小黄膏涂四围，间日一度上药。土黄乃造作所成，方用信石二两、木鳖仁二钱、去油巴豆五钱、硇砂二钱，各研为末，和匀，以石脑酒和成一块，油纸包裹，埋于地坑四十九日，取出，劈作小块，磁器装听用。

小黄膏　〔又〕　黄柏　黄芩　大黄等分

研末，水调为糊，涂一井散四围，亦间日一度。凉肌退肿。

治脂瘤方　〔又〕　用针决去脂粉自愈。

五灰膏　〔又〕　枣柴灰　桑柴灰　荆芥灰　荞麦杆子灰　桐子壳灰各五两

以沸汤各淋汁一碗，共五碗，澄清，入斑蝥四十枚，穿山甲五片，煎二碗，磁器装，用时入新出窑石灰一两，乳香、冰片少许，调成膏敷瘤上。如稠，加清水，稀稀用之，神效。点瘤赘神效。

止血药　〔又〕　陈京墨煅　百草霜等分

掞血处，以手按之。

桃花散　〔又〕　石灰十两炒红，入麻油半盏，大黄一两，煎汁半盏内，和匀，慢火炒如桃花色，磁器收听用，神效。

此方能止百般出血，不但瘿瘤已也。

玉壶散　〔又〕　海藻洗　海带洗　昆布洗　雷丸各一两　青盐　广皮各五钱

陈火酒丸，含化。

破结散　〔又〕　神曲四钱　海藻　昆布　龙胆草　蛤粉　通草　贝母　枯矾　松萝茶各三钱　半夏二钱

蜜丸，葱白汤下三十丸，或酒下末二钱亦可。此即海藻散坚丸也。有人生瘿大如茄子，潮热形瘦，百治不效，得此方去松萝代真桑寄生一倍，服三五日，其瘿自消。

化瘿丹　〔又〕　海带　海藻　海蛤　昆布以上俱洗净，焙　泽泻炒　连翘各五钱　猪靥　羊靥各十枚

蜜丸，芡子大，卧时含化一二丸，须忌油腻、面、酒。

人参化瘿丹　〔又〕　海带　海藻　海蛤　昆布四味俱焙　泽泻炒　连翘各一两　猪靥　羊靥各十枚，切片，焙　人参八钱

蜜丸，含化。一说猪羊靥，即猪羊外肾，乃囊中之卵，存参。

白头翁丸　〔又〕　白头翁五钱

昆布一钱　通草　海藻各七分　连翘　元参各八分　桂心三分　白蔹六分

蜜丸，酒下。

消瘿散　〔又〕　海马酒炙　海带　海藻　海红蛤煅　海螵蛸　昆布　石燕各一两

为末，茶清下。

服此方须兼服含化丸。

含化丸　〔又〕　海蛤煅　海藻　海带　昆布　诃子　瓦楞子煅　文蛤即花蛤有斑者　五灵脂各一两　猪靥子十四个，焙干，另研

蜜丸，含化。

沈氏瘿囊丸　〔又〕　雄黄五钱，另研　青木香四钱，另研　海南槟榔切片，晒，研　昆布洗淡，焙，研　海蛤煅，研　白蔹酒炒，研　半夏曲姜汁炒，研，各八钱　肉桂心　白芥子各二钱半

每服二钱，食后，酒调下。忌大荤面食。此余自制方也。

栀子清肝汤　〔气病〕　山栀　柴胡　丹皮各一钱　茯苓　川芎　当归　白芍　牛蒡子各七分　甘草五分

水煎服。

柴胡清肝汤　〔又〕　柴胡　山栀各钱半　人参　黄芩　川芎各一钱　连翘　桔梗各八分　甘草五分

加味四物汤　〔又〕

柴胡通经汤　〔少阳〕　柴胡　归尾　连翘　生草　三棱　黄芩　牛蒡子　桔梗各二分　黄连五分　红花少许

食后，稍热服。

此攻里内消之剂。

升麻调经汤　〔阳明〕　升麻八分　酒龙胆草　葛根各四分　酒黄芩　酒广茂　酒三棱　炙草各五分　归尾　白芍各三分　酒黄柏二分　酒知母一钱

加味逍遥散　〔血病〕　白芍　白术各一钱　茯苓　麦冬　生地各六分　甘草　桔梗各二分　当归　地骨皮各八分　山栀　黄柏各三分

牡蛎大黄汤　〔疏利〕　牡蛎　木香　大黄煨，各钱半

水煎，春夏露一宿，冬月于暖处一宿，鸡鸣时服，得利勿服。

金宝膏　〔外贴〕　桑柴灰五碗，先以草纸一层，皮纸二层，垫箕底，放灰于上，以滚水十碗淋取汁，听用。穿山甲二两，信一钱另研，辰砂一字，粉霜钱半，麝香五分，杏仁七枚，同信末研，涂穿山甲上。将灰汁澄清煎滚，下甲末，煎至半下麝，次下粉霜，干至九分，下辰砂，候成膏，下石灰炒研细一两，以成块为度，磁瓶收，不可见风。每取傅核上，再傅即去旧药并靥，即效。

龙珠膏　〔又〕　龙牙草五两　棘枣根五钱　海藻二钱半　苏木五钱

用水二十碗，煎十二碗，去渣，又用桑柴灰、炒石灰、桑耳草灰各碗半，先以草纸二层，皮纸二层，放箕底，放灰于上，以前所煎水热淋，取汁十碗，澄清煎成膏，入白丁香、石膏、轻粉各五钱，麝香一钱，搅匀，收磁瓶内，每敷药一日一换，并去靥再上新药，即消而愈。根小者只敷根上。

必效散　〔总治瘰疬〕　南硼砂二钱半　轻粉一钱　麝香五分　巴豆去皮、心、膜，五粒　斑蝥去头、足、翅，糯米炒米黄色，去米，四十个　白槟榔一个

研极细，以鸡子三个，去黄，留清调药，仍入壳内，以湿纸数重糊口，饭上蒸熟，取出晒干，再研细，壮者一钱，弱者五分，炒生姜煎陈酒，五更调服。如觉小腹痛，即用益元散一服，其毒从大便出，孕妇忌用。缪仲淳曰：此治瘰疬，气血无亏疬核不去者，服之大有神效。虽有斑蝥，然已炒熟，且有巴豆制之，弱者先服

益气养荣汤数帖，壮者服后用益气养荣汤，屡试屡验。

立应散　〔又〕　连翘　赤芍　川芎　当归　甘草　滑石各五钱　黄芩三钱　斑蝥糯米炒，三钱　川乌尖七个　土蜂房蜜水洗，饭上蒸，晒干　白牵牛各二钱半

每末一钱，浓煎木通汤调下，毒从小便出，未效再服，继以宣热丹解其风热。若宣导痈疽恶毒，去黄芩。

宣热丹　〔又〕　何首乌　薄荷　皂角　连翘　三棱　荆芥　蔓荆子各一两

共作末，用热醋浸淡豆豉二两半，捣膏丸。每三十丸，熟水下，日一服。解瘰疬风热之毒自小便出。宣毒之后，病虽愈，常宜服之。

瓜蒌散　〔又〕　瓜蒌仁　青皮各一钱　石膏二钱　甘草　没药　归尾　角刺　金银花各五分　青橘叶取汁，二匙

水、酒煎，空心服。

玉烛散　〔又〕　酒大黄　当归　白芍　熟地　甘草　芒硝　黄芩　川芎等分

每末三钱，姜汤下，七八日见效。

清肝益荣汤　〔又〕　山栀　当归　茯苓　木瓜各一钱　柴胡　川芎　炒白芍各七分　白术二钱　炙草五分　龙胆草八分　熟地钱半

姜、水煎服。

此方治肝胆小肠经风热，血燥筋挛，结核，或耳项胸乳胁肋作痛。

薄荷丹　〔又〕　即宣热丹。

十六味流气饮　〔瘿瘤〕　人参　黄芪　当归各一钱　川芎　肉桂　厚朴　白芷　甘草　防风　槟榔　乌药　白芍　枳壳　木香各五分　桔梗三分　紫苏叶一钱半

水煎，食后服。若由忿怒者，加青皮一钱。

此方乃通行十二经药，病在一经者不用。

蜡矾丸　〔又〕　黄蜡二两　入明矾末四两

众手和匀作丸，每三十丸，酒水任下，日二服。

此方专治痈疽发背，瘰疬瘘疮，一切恶疮，卫护内膜，驱解诸毒，自然内消。如因药毒发疽，非此莫治。内疽肠痈尤妙。

南星膏　〔又〕　南星大者一枚

细研，入醋调膏，先将小针刺肿处，令气通，却以膏摊纸上，如瘤大小贴之，觉痒则频贴取效。

此方治头面瘤大如拳，小如栗，或软或硬，不痒不痛，宜用此药，切不可用针灸。

附录：颈项疮疡杂方

生肌干脓散　黄连　贝母　绛香烧存性　白及　海螵蛸　五倍子炒黑　芸香各五钱　轻粉五分

共研末，先将药水洗患处，次掞此末，外贴膏。

此方专治瘰疬马刀，脓汁不干。

丹溪方　牡蛎四两　甘草二两

每末一钱，食后茶下，日二服，半月除根，其效如神。

此方专治瘰疬初发，头项肿硬未破者。

枯瘤方　砒　硇砂　黄丹　雄黄　轻粉各一钱　朱砂　乳香　没药各八分　斑蝥三十个，生用

糯米粥丸，棋子大，晒干，先灸破瘤顶，以药饼盖上，用黄柏末水调敷之，数日自落。

缩瘤法　甘草膏用笔蘸涂瘤之四围，干则又涂，凡三次之后，以大戟、芫

花、甘遂末等分，醋调，另以笔妆点其中，不得近甘草，如是而渐渐收小，中点悉如旧法，自然焦缩。

系瘤法 芫花根净洗带湿，不得犯铁器，于木石器内捣取汁，用线一条浸一宿，取出系瘤，经宿即落。如未落，再换一二次。落后以龙骨、诃子末敷疮口自合，用之屡效。如无，根泡浓汁浸线亦妙。

化瘤膏 白蔹一两 大黄 川芎 赤芍 当归 黄连 黄芩 白矾各五钱 吴萸二钱半

鸡子黄调匀，摊帛贴之。

此方专治肉中肿起，生瘤渐大。

腋胠胁肋疮疡源流

腋胠胁肋痈，气血食痰病也。凡人肩下曰膊，膊下曰臑，臑对腋，腋下为胠，胠下为胁，胁后为肋，肋下为季肋，即俗谓之肋梢，季肋之下则为腰，部分如此。然腋胠胁肋之病，虽其故皆由气血食痰，而其位实属于肝，故四者之病，已详于肝经门中，兹不必重赘，兹但即四者之地所患疮疡备列之。马刀，本发腋下，坚而不溃，其症治亦已详颈项篇中，不复赘。而腋下所发，有与马刀相似，虽坚而色赤，为米疽者，治之用砭石，欲细而长，疏疏砭之，外涂豕膏，内仍服药宜紫金锭、内消丸。内疚疽，亦发腋下，已详肩臂篇中，不复赘。惟胁下生疽名曰发胁，由肝与心包火盛，虚而有热所致，但不可过用阳药宜柴胡清肝汤、神效瓜蒌散。即至溃后，亦惟清热托里，兼滋肾水宜清热消毒饮去金银花，多加熟地黄。若自胁下至脐上，及膝下两旁一二寸发痈，填硬难脓，且难穴，穴后难敛，须先用暖内药宜排脓内补十宣散，外用热药贴令和软宜千金不易比天助阳补精膏及寒疮热膏。若急切破之，必至脓出不止，故须缓破，使脓一涌而出，易于收拾也，虚弱人仍用大补之剂宜十全大补汤。又有胁下疮如牛眼状者，往往脓血出而不止宜以盐少许入牛耳，取其垢敷疮口，即瘥。又有自胁抵腰，肿赤如霞，名丹毒者宜榆白皮末，鸡子白和涂。甚至遍身青紫，当急砭出恶血宜羚羊角烧灰，鸡子白和涂，不应，服紫金丹、胜金丹汗之。肋上发痈，则曰发肋，初起肿盛，十数日不攻穴，即大如杯如碗，痛彻内肠，左患应右，右患应左，急以针刺出脓血，否则毒必内攻而多死也宜清心内固金粉散。若处荒僻，一时不得方药，则有简便之法，可使毒不内攻，不侵脏腑，不传恶症宜黄矾丸、牛胶饮，不可不知也。

【发胁论症】 刘涓子曰：发胁及两肩肘头，名曰夹荧疽，九日可刺。赤白脓相间，多出可治。全无赤白者不治。二十日之久，若仍不穴者，死不治。

治腋胠胁肋疮疡方十六

紫金锭 〔米疽〕 五倍子三两 山茨菇二两 千金子 大戟各一两 麝香三钱

各药制法，详肩臂篇，服法亦详在前。糯米饮丸。

内消丸 〔又〕 青皮 陈皮各二两 牵牛八两，取头末，二两 皂角去皮，打碎 薄荷叶各八两

二味熬膏作丸，每三十丸，食后荆芥汤下。

柴胡清肝汤 〔发胁〕 柴胡 山栀各钱半 川芎 黄芩 人参各一钱 桔梗 连翘各八分 甘草五分

食后，温服。

神效瓜蒌散 〔又〕 当归五钱

生甘草五钱　乳香　没药各一钱　瓜蒌一个，子多者妙

水酒煎。一方有穿山甲、贝母。一方以各末入瓜蒌内，重绵纸封之，微火煅存性为末，每二钱，酒下。

清热消毒饮　〔又〕　黄连　山栀　连翘　当归各一钱　川芎　白芍　生地各钱半　炙草八分　金银花二钱

排脓内补十宣散　〔胁痈〕　酒当归　人参各八分　盐水拌炒黄芪　防风　桔梗各一钱　川芎　肉桂各三分　白芷　甘草各五分　姜厚朴六分

水煎，或为末，木香酒下。

此方宜于元气虚弱，风寒郁滞，不能溃散之人。若热毒壅滞，气血虚弱，又当用托里消毒散、参芪托里散。丹溪谓夏月不宜用此方，溃疡亦不宜用，只冬月肿疡，及些小痈疽可用耳。

托里消毒散　〔又〕　人参　盐黄芪　酒当归　炒白芍　炒白术　川芎　茯苓各一钱　金银花　白芷各七分　炙草　连翘各五分

参芪托里散　〔又〕　人参　黄芪　当归　川芎　麦冬　芍药　黄柏　知母　柴胡　甘草　金银花

寒疮热膏　〔又〕　归梢一两　杏仁百粒，去皮、尖　黄丹六两，飞炒　麻油一斤　肥嫩柳枝一两　肥嫩桃枝三两半，俱切寸许

先熬油，下二枝，半焦，以绵裹归梢、杏仁，同熬至二枝焦黑，去渣极净，再煎沸入黄丹，熬滴水不散为度。其热疮寒膏同药，只归梢用全当归，二枝分量倒转即是。

十全大补汤　〔又〕　人参　茯苓　白术　炙草　川芎　当归　白芍　熟地　黄芪　肉桂　姜　枣

紫金丹　〔丹毒〕

胜金丹　〔又〕　制白砒　麝香各五分　蟾酥一钱　雄黄　辰砂　乳香　没药　血竭各钱半　全蝎炮　天龙去头、足，炙　穿山甲炙，各三钱　炒僵蚕五钱

各研末秤准，每服三钱，砂糖调葱头酒送下。

千金不易比天助阳补精膏　〔外贴〕　香油一斤四两　甘草二两　远志　牛膝　虎颈骨酥炙　川断　熟地焙　肉苁蓉　蛇床子　天冬　生地　菟丝子各一两　肉豆蔻面煨　川楝子去核　杏仁去皮、尖　谷精草各一两　紫梢花去草　大附子　官桂各四钱

入药油内煎黑色，去渣，下飞过黄丹八两，透明松香四两，用柳条不住手搅，不散为度，再下雄黄、硫黄、龙骨、赤石脂各二钱，再沸，又下沉香、木香、蟾酥、没药、母丁香、阳起石煅、阿芙蓉为末，再沸，即住火，将茶匙挑药，滴水不散为度，又下黄蜡五钱，将此膏收贮磁瓶，密封口，入水五日，去火气，然后用红绢摊匀，重七钱，贴六十日方换，其效如神，不可尽述。

清心内固金粉散　〔发肋〕　辰砂另研　茯苓　人参　甘草各三钱　绿豆四两　雄黄　麝香　冰片各一钱，各另研　朴硝另研　蔻仁各五钱

每一钱半，蜜汤调下。

黄矾丸　〔总治〕　明矾一两，生研　黄蜡五钱

以蜡熔化，入矾末，乘热为丸，每服十丸，渐加至二十丸，酒下。又名蜡矾丸。

此方治痈疽初起，未破内消，已破自合。如服金石药毒而发者，加矾末一两，但须日服百粒，方能御毒，不致内攻，最能止痛，不动脏腑。有人遍身生疮如蛇头，服此即效。

牛胶饮　〔又〕　牛皮胶明者四

两，水一碗，重汤煮化，加酒中，饮之至醉，不饮即用白汤。

此方治痈疽，能使毒不内攻，不传恶症，此有益无损之物。法宜酒煮，但恐气味难尝，不若锉碎为丸，以酒送下，亦权变之法。

杂病源流犀烛　卷二十七

胸膈脊背乳病源流

胸痛，肝病也。膈痛，胆病也。肝血虚，肝气实，因而上逆于胸，所以痛。胸者，肝之分，肺心脾肝胆肾心包七经脉俱至胸，然诸经虽能令胸满气短，而不能使之痛，惟肝独令胸痛，故属肝病。凡人心下有膈膜，前齐鸠尾，后齐十一椎，周围着脊，所以遮隔浊气，不使上熏心肺。十二经脉，惟膀胱经不贯膈，余皆能令膈痛，今专属少阳胆者，以少阳相火，为胃腐熟水谷，而膈之下即为胃，故少阳相火为灾，每易侵及于膈，故属胆病。试言之，肝虚胸痛引腰，宜补肾，补肾所以补肝也宜六味丸加首乌、牛膝。肝实胸痛，不能转侧，善太息，宜疏肝宜宽胸饮。胸痛常欲蹈压其胸，先未痛，但欲饮热，名曰肝着宜旋覆汤。胸痛短气，是水气宜五苓散。胸痛痞塞，痰气为害宜二陈汤。胸痹急痛如锥刺，难于俯仰，汗出，或彻背上，不速治，或至死宜生韭汁。胸痹痛引背，喘息咳唾短气，寸沉迟，关紧数宜瓜蒌一个，薤白半斤，白酒七斤，煮二升，分二服，加半夏四两尤妙。膈痛者，痛不当心，横胸间是也宜宽中散。胸膈隐痛，肾虚不纳气，气虚不生血也宜补肝散。虚弱心膈痛，牵引乳肋肩背，自汗，人多患此，乃元气上逆宜十全大补汤。龟胸肺实，胀满有痰，肺虚也，忌破气发散，亦忌收涩，当降气消痰宜枇杷叶汤。至如胸痞与结胸有别，痞轻而结胸重也。痞有久患不愈者，结胸不可久也。大约胸满不痛者为痞，满而痛者为结胸。治法虽始终略同，自有重轻之异，先即胸痞明之。东垣曰：太阴湿土，主壅塞，乃土来心下而为痞也。伤寒下早亦为痞，乃寒伤荣血，心主血，邪入之，故为心下痞。仲景泻心汤数方，皆用黄连泻心下之土邪，其效如神。酒积杂病，下之过亦作痞。盖胸中之气，因虚下陷于心之分野，故心下痞，宜升胃气，以血药兼之，若全用导气，则气愈下降，必变为中满鼓胀矣。据此，则知痞之为患，只是胸膈饱闷而不舒畅，外无胀急之形，非若胀满之内胀而外亦有形也。要之，痞总由于气血不运，《内经》所谓太阴所至，为积饮痞膈，故知是土邪之为患也。然其致痞，亦各有因。因乎寒者为寒痞，脉必迟，口不渴宜枳实理中汤。因乎热者为热痞，脉必数，烦且渴宜黄连消痞丸、加味陷胸汤。因乎痰者为痰痞，脉必滑，胁下痛宜柴胡半夏汤。因乎虚者为虚痞，脉迟弱，大便利宜枳实消痞丸。因乎实者为实痞，脉洪实，大便秘宜厚朴枳实汤。又有痛痞，必喘急妨闷，其痛彻背宜瓜蒌实丸。又有食已即痞，必多痰火宜平补枳术丸。又有饮食不消痞，必调养脾胃，升降阴阳宜香砂养胃汤。又有积年累月久痞，必消痰调中扶脾宜黄连消痞丸。又有不论寒热，烦闷欲死之痞宜桔梗枳壳汤。又有内热中闷，夜不安卧，卧则愈闷之痞宜解郁和中汤。又有心下痞坚呕哕宜生姜、半夏，浓煎汤饮。又有膜外气痛痞塞，或有气块猪胰炙熟，蘸延胡索末频食。此各因其痞之由来而治之者也。若乃饮食伤脾，心胸痞满，兀兀欲吐者，则吐之宜瓜蒂散。其尤甚者，则下之宜枳实导滞丸加槟榔、木香。此又当临时酌量者。结胸之症，亦有辨。有大结胸，胸连脐腹痛硬，手不可按，日晡潮热，不大便者是也宜大陷胸汤、大陷胸丸。有小结胸者，正在心下，按之则痛者是也宜小陷胸汤。有寒实结胸，身不热，口不渴，别无热症，只心中胀硬而痛者是也宜枳实理中丸，甚者三物白散。有热实结胸，懊侬，烦躁而渴，心下满硬者是也宜加味陷胸汤、柴陷汤。有水结胸，身无大热，头与胁间微有汗出，心下满，揉之汩汩有声，由伤寒饮水过多，水停心下者是也宜赤茯苓汤、枳术汤，甚者参用大陷胸汤。有血结胸，胸腹痛连腰胁背膂，上下攻刺痛，痛不可忍，手不可按，甚而搐搦者是也，此惟妇人有之，因患伤寒，经血适来凝滞，或经血适去，尚有余血未散之故宜海蛤散、延胡索散。有阴毒阳毒结胸，伤寒阴阳二毒伏逆，变成结胸，或自利或不利者是也，此必服药令泄，方大汗而解，若心下已结，延至五日，便不可治阳毒宜活龙散，阴毒宜破结丹。有支结症，伤寒未曾下，而心下妨闷，不满不硬，非痞亦非结胸者是也宜柴桔汤、柴陈汤，胃虚宜半夏泻心汤、桂枝人参汤。此各因结胸之异而治之者也。总之，结胸之症，惟伤寒有之，余病则否，故仲景谓伤寒病发于阳，而反下之，热入，因作结胸。病发于阴，而反下之，因作痞。所以成结胸者，以下之太早之故。据此，即伤寒症，非下之太早，亦无结胸也。

【脉　法】　仲景曰：脉阳微阴弦，则胸痹而痛。阳微故知在上焦，阴弦故知胸痹而痛。又曰：胸痹寸口脉沉而迟，关上小紧而数。《脉诀》曰：胸痞脉滑，为有痰结，弦伏亦痞，涩则气劣。《正传》曰：痞病右关脉多弦，弦而迟者，必心下坚。

【胸膈名义部位】　《灵枢》曰：胸腹者，脏腑之郭也。膻中者，心主之宫城也。《纲目》曰：膈者，心肺之分野也。《入门》曰：胸者，呼吸所经，饮食所过，失节则邪气聚，疾病交至胸中，乃有凶之兆，故曰胸。膈膜在心肺之下，与背脊胸腹，周围相着，如幕不漏。膈者，隔也，遮膈浊气，不使上熏心肺，故曰膈。又曰：胸之下，胃脘也。贯膈与肺系相并，在肺系后，其上即咽门。胃脘下，即胃之上口，名贲门。其膈膜相贴之间，亦漫脂相包也。又曰：胃脘贯膈，与心肺相通，膈膜相络也。又曰：心包络，在心下横膈膜之上，竖斜膈膜之下，与横膜相粘。黄脂漫包者，心也。漫脂之外，细筋膜如丝，与心肺相连，此包络也。《铜人图》曰：手太阴之脉上膈属肺，手阳明之脉下膈属大肠，足阳明之脉下膈属胃络脾，足太阴之脉上膈挟咽，其支者别上膈，注心中，手少阴之脉下膈络小肠，手太阳之脉下膈属小肠，足少阴之脉上贯肝膈，手厥阴之脉下膈历络三焦，手少阳之脉下膈偏属三焦，足少阳之脉贯膈络肝属胆，足厥阴之脉上贯膈，布胁肋。以上十一经，皆贯膈，惟足太阳之脉循下于背，独不贯膈。

【痞结胸症治】　丹溪曰：心下痞，须用枳实炒黄连。如禀实气实而痞，宜枳实、枳壳、青皮、陈皮、黄连。如禀弱气弱，饮食不化而痞，宜白术、山楂、陈皮、神曲、麦芽。如肥人痞，乃湿痰，宜苍术、半夏、砂仁、滑石。如瘦人痞，乃郁热，宜黄连、枳实、葛根、升麻，如感食不化而痞，宜藿香、草蔻、砂仁、吴萸。痞挟血成窠囊，宜桃仁、红花、大黄、香附。《活人书》曰：伤寒本无痞，应发汗，医反下之，遂成痞，枳壳理中汤最妙。审知是痞，先用桔梗枳壳汤尤妙，桔梗能行气故也。海藏曰：痞自血中来，治痞独益脾土，以血药佐之，其法无以加矣。《医说》曰：仲景云结胸脉浮大者，不可下，下之即死。又曰：结胸症悉具，烦躁者死。亦可知结胸之所以治，所以不可治矣。《入门》曰：结胸见阴脉阴症，及喘急呃逆者死。

脊痛，督脉病也。背痛，肺经病也。故经曰：督脉主脊。又曰：肺腧在背，二经虚，感受六淫之邪则害痛。试详之：脊以髓满为正，房欲过度，脊髓空则痛，宜补肾宜六味丸。膀胱经脉挟脊，分左右上项，贼风乘虚入，倔强不能屈伸宜羌活、前胡、防风、茯苓。先脊痛，及背与肩，是肾气上逆宜和气饮。脊痛项强冲头痛，寒风所搏宜羌活胜湿汤。腰脊酸削齿痛，手足烦疼，不能行动，骨弱也宜虎骨酒。以上脊病所属。背之为病有数端。盖背为阳，腹为阴，阳不足，则背冷而恶寒，或痛或不痛，阳衰阴必盛，阴盛故口中不和宜附子汤。若背微恶寒，渴燥心烦，乃阳气内陷，里实热也宜人参白虎汤。内伏寒痰，则寒从背起，冷如掌大一块，或一条如线，而寒起，或一片冰冷，皆是也。故仲景云：心下有留饮，其人背恶寒，冷如冰，茯苓丸主之宜导痰汤合苏子降气汤。而背寒又宜辨阴阳。如伤寒阳明症，背上恶寒者，必口中干燥。少阴症背上恶寒者，必口中和。此寒热之分也。又曰：背热，此则属肺。盖肺居上焦，故肺热则应于背而亦热也宜人参泻肺汤。又曰：背痛，肺腧在背，故肺病，令人逆气喘咳，肩背痛宜通气防风汤。若兼脊痛项强，腰似折，则另法治之宜羌活胜湿汤。而邪客于肾，亦令颈项肩背痛宜温肾散。寒湿中乎太阳，肩背痛，不可回顾宜通气防风汤。风热乘太阳，亦肩背痛，必小便数少宜通气防风汤。以上皆邪客于诸经而为病者也。若肩背沉重痛，是湿热宜当归拈痛汤。寒湿相合，则脑痛，脊骨胛眼痛，膝膑皆痛宜苍术复煎汤。素有痰，肩背痛，痛必带酸宜导痰汤。久坐脊背痛，虚弱之故宜补中益气汤。跌扑肩背痛，必多瘀血宜地龙汤。呵欠，伸背舒腰，脚痿劳倦，数欠，为阳虚不能胜阴宜补中益气汤。背心一点痛，寒所聚也宜三合汤。又曰：脊背强，《灵枢》云：督脉之别，名曰长强，其病实，则脊强。又曰：足太阳之脉病，则腰脊强痛。此脊背强所由来也。而亦有手足太阳二经中湿，气郁不行，以致项强背脊俱痛者宜羌活胜湿汤。有膀胱肾间冷气，攻冲背膂腰脊，俯仰不利者宜乌沉汤。又曰：背伛偻，年老伛偻者甚多，皆督脉虚而精髓不充之故，此当用补肾益髓之剂。若少壮之人，忽患伛偻，并足挛，脉沉弦而细，皆中湿故也宜煨肾散，令上吐下泻。《内经》曰：湿热不攘，大筋緛短，小筋弛长，緛短为拘，弛长为痿。注云：大筋受热则缩短，小筋得湿则引长，故又有背伛偻，而腰脊间骨节突出者宜煨肾散，令上吐下泻。以上背病之属。

【脉　法】　《灵枢》曰：督脉缓甚，为折脊。《内经》曰：寸口脉中手促上击者，曰肩背痛。仲景曰：脉大者，心下有留饮，其人必背寒冷。丹溪曰：凡背恶寒甚者，脉浮大而无力，是阳虚也。

【脊背病形病】　《内经》曰：背者，胸中之府，背曲肩随，胸将败矣。《正理论》曰：人背有三关，脑后名玉池关，夹脊曰辘轳关，水火之际曰尾闾关，乃精气升降之道路也。尾闾又名龙虎穴，尾闾穴之骨头圆如潼金，上有九窍，内外相连，即泥丸宫也，脊骨两傍，三条迳路上冲，直至泥丸宫，下降复至丹田，复至尾闾穴。

【背痛导引法】 《保生秘要》曰：以掌擦之九九，乘热，交搭左右二肩，躬身用力，往来煽动九九之数，加以后功。

【运 功】 《保生秘要》曰：即行艮背大小圈法，后行手指至指甲散出滞气，于疼病亦如之，左疼行左，右疼行右，二肩手疼，分而行之效。

乳痛，肝气横逆，脾气消沮病也。乳房属胃，乳头属肝，人不知调养，忿怒所逆，郁闷所过，厚味所奉，以致厥阴阴血不行，遂令窍闭而不通，阳明之血壅沸，更令热甚而化脓。是以结核而成乳症，此固女子常患之，而男子则稍有异者。盖女子常损肝胃，男子常损肝肾，故有怒火房劳过度，以致肝燥肾虚，亦如女子结核肿痛者，此男女所以异而同，同而异也，当分别治之男宜十六味流气饮、清肝解郁汤。若女子乳病，则有肿而痛者宜牛蒡子汤。有始而但肿硬不痛，后微痛者宜解郁汤、鹿角散。有但痛不即肿者宜蒲公英汁冲酒服，以渣贴患处。然女子乳病，最重者莫如乳悬，因产后瘀血上攻，忽两乳伸长，细小如肠一般垂下，直过小腹，痛不可忍，此危症也，亦奇症也，遍考古法，急用川芎、当归各一斤，浓煎汤，不时温服，再用二斤逐渐烧烟，放桌子下，令病人曲身低头，将口鼻及病乳常吸烟气，未甚缩，再用一剂，犹不复旧，则用如圣膏贴顶上，无不愈。其次则有乳痈、乳岩、吹乳，此三者系外症，另详于后。又其次为妒乳，或由婴儿不能吮乳，或由儿口气所吹，或断乳之时，未能挤捻令尽，皆致乳汁停蓄，停蓄不去，又与血气相搏，便结恶汁于内，始而引热坚结肿痛，手不可近，大渴引饮，既而便成妒乳，却非痈也，急忍痛挤捋之，令乳汁出，皆如脓状，内服药宜连翘汤、橘皮散、胜金丹。至如乳头破裂，是为险候，必用大补之剂宜人参、当归、白术、白芍、川芎、连翘、甘草各一钱。妇人产前乳汁自出，名曰乳注，生子多不育，此亦先兆如此，非关疾病。产后不因儿吮，亦有乳汁自出者，由虚之故，亦必大补以止之。若产后乳汁不行，有由气血弱而枯涸者，当补宜通乳汤。有由气血盛而壅阻者，当疏宜漏芦散。有乳汁虽有，却不甚多者，以妇人之乳，资于冲任胃三经，或素有疾在冲任，饮食不调，乳汁必少，而芽儿食之，亦怯弱多病，当服通经药以动之，仍作羹臛以导之宜涌泉散。有屡产而总无乳者，由津液素亏之故，急服滋益药以补助宜涌泉散中加滋补药。有由气滞而乳少者宜漏芦散。有由气塞而乳少者宜涌泉散。总之，乳汁不行，虽各有故，而通利之法则一。或一时无医，不知所以，自有总治之法宜通乳汤、立效散、通草汤。其有富贵家已不乳子，及子死无人饮乳者，当消宜麦芽末三四钱，四物汤调下。乳病多端如此。总之，男以肾为重，女以乳为重。故如男子跌扑伤损肾，往往死。女子跌扑伤损乳，亦往往死。故《入门》曰：女人属阴，阴极则必自下而上冲，是以乳房而阴户缩。男人属阳，阳极则必自上而下降，是以阴茎垂而乳头缩。夫是故知女乳男肾，上下虽不同，而为性命之根则一也。

【乳病症治】 缪仲淳曰：乳之有病，或痛或肿，皆由肝经血虚，风热相搏，或郁火伤血，甚而乳内结核，且至肿溃不愈，此非清肝解郁汤不能治。

痈疽之发，或由脏腑，或由六淫，所

发之处不同，所发之名亦不一，今试即胸膈脊背乳五处所生外症，而悉言之。如井疽者，发于胸者也，其候心躁如焚，肌热似火，唇焦口渴，欲饮冰水，多盗汗宜仙方活命饮加黄连、桔梗，或下宜内疏黄连汤、或汗宜胜金丹，斟酌为治。倘至恶候发现，尤当小心宜犀角解毒汤。夫胸两旁高处曰膺，亦曰臆。甘疽者，发于膺者也，其色青，其候苦寒热，治之之法，与上井疽同。夫胸之中曰心窝。心窝之上，两乳之间，曰膻中，为气海，能分布阴阳。膻中发者，发于膻中者也，其候焮热肿痛，缘脏腑中阴阳不和，七情郁结所致宜仙方活命饮加紫苏、薄荷汗之，或用胜金丹。脾发疽者，又生心窝下两旁者也，其候漫肿焮热，皆由过食炙煿，醉饱入房，脾土受伤所致，治法略同上数症，亦可汗下。膈本一膜，如纸厚，无余地，故亦无专疽。胸膈之后为背，背之中为脊。脊者，脊骨也，膂骨以下至尾骶，共二十一节，分上中下三段，每段各有七节。节又名椎，故不曰一节至二十一节，而曰一椎至二十一椎。其毒之生于脊骨间者，如十一椎脾俞之下，十四椎之上，其地为肾俞，肾俞下为腰俞，此两处皆属至虚。如痈疽发于肾俞为肾俞发，须防毒气内攻，须急用参芪归术等补得内气充实宜内托荣卫汤、内托复煎散加补肾药，方可放破，且易得溃。溃后尤宜峻补，勿稍淹延宜加味十全汤。致成漏管，不拘男妇，最要是绝欲。腰俞发毒，另详腰脐篇。毒发自胃俞下，至肾俞之地，名土龙疽，必大发寒热，身灼如火焚宜仙方活命饮、清热解毒汤，九日可刺，脓血者愈，脓青黑者死，失期不刺，必上下俱黑，二十日死。毒发自肺俞及肝俞，名特疽宜仙方活命饮，其色赤，肉起如椒子者死，八日可刺，如不穴，二十日死。毒发自心俞及心包络俞，名蜂疽宜仙方活命饮，其色赤黑，十日刺之，脓清者不治，二十日不穴死。毒发夹脊两边大筋上，其色苍，名筋疽，内必有痈在肥肠中，治之早，且得法，急用药解之宜神效托里散，如期八日刺之，或犹可生，不然，九十日死。夫诸俞皆属于脊，故所发痈毒亦属于脊。若乃背有三发，俱属于脊，以脊与背相附，其为处可分而不可分也。何谓三发？发于天柱骨下，其伤在肺，为肺后发。中发发于厥阴俞下，其伤在肝，为对心发。下发发于脾胃二俞下，其伤在肾，为对脐发。夫三发之为地，虽有上中下之分，而其为症，则不分上中下。而总上中下有阴阳之别，虚实之殊。如毒发壅盛，焮热如火焚，初如手掌大，五七日如盆如碗，四围赤晕，浮面渐溃，去紫瘀脓汁甚多，而肿仍不退，痛仍不止，发渴发呕，气逆喘急。浮浅开阔者，尤宜发脓托毒，此为阳症，属实初起宜仙方活命饮、托里散，继用托里消毒散、排脓内补十宣散。如毒气深沉，外面肿发，只大如盏口，其实内虚，毒已近膜，必至攻入脏腑，入四肢，或先攻头面，次攻手足，毒气流散，不可止遏，其候必声嘶气脱，眼黑睛小，十指肿黑干焦，此为阴症，属虚，为险症难治宜内托复煎散、神秘陷脉散。《精要》云：发背之名虽多，总不越阴阳两症。若初发一粒如豆，便身热焮赤，疽处肿大热痛，此外发也，属阳，虽如盆碗可治。初起身不热，觉倦怠，疽处亦不热，数日渐大，不肿不痛，却低陷而坏烂，此内发也，属阴，难治。据此，益可见阴阳两症，即外象亦属显然矣。乃缪仲淳又谓：发背有五，一曰阳毒，二曰阴毒，三曰服金石烧炼药毒，四曰酒食毒，五曰冒山岚瘴气毒。此言阳毒者，先因风热，或患热毒，消渴，或先患伤寒，余毒蓄积于背脊膂之间，不拘椎数，但从两夹脊起，满背焮热赤紫，或红如焰，脓毒难成，成后痛不除，数日间忽然平塌，昧者误为肿消，殊不知此是内攻内陷，不可复药矣。其言阴毒者，乃气冷而作，初如黍米隐痛，直应前心，头目昏重，寒热如疟，五七日后，始觉攻肿，脓毒深沉，迟缓未透，急宜以补气汤药内托，外以抽脓药贴之。其言金石烧炼药毒者，初如丹疹状，漐漐渐开，如汤火伤，面赤，心膈烦躁，多渴，嗜冷，其疮难起，起则惊人，更甚于阴阳二毒，须以解金石毒汤散，急治其内，方保无虞宜绿云散。其言酒食毒者，平时饥后饱食即睡，或过食酒食炙煿肥鲜，积于脏腑，恣意当风，脾虚不能承受，致毒发于背，不拘椎数，初起小弹子大，后如拳，坚如石，痛引手足，且拘急，口苦舌干，腹急便涩，十数日后，头面手足浮肿，便泄急痛如刺，初肿时，急用收肿发穴溃脓汤药，内实脏腑，外泄脓水，若治之迟缓，溃腐愈多，伤骨烂筋，复感外邪而致内败死矣。其言山岚瘴气毒者，触冒岚瘴，蓄之脏腑日久，及气血衰损而发，初肿色青黑，形如靴皮，附筋彻骨，顽如木石，引手加深，色变青白，如拳打状，寒战如疟，头动口歪，又若有风，手足厥逆，眼黑睛小白多，急宜破清血三五升，方出黄白脓，然其皮犹肿痛不止，直至青黑色退尽，方愈，此宜急急追赶脓毒出外，方为无害，否则必死。仲淳之言五毒，乃于阴阳两毒外，复为推类至尽者也。其阴阳两毒方治，已详在前，而金石毒宜绿云散、黄连解毒汤、犀角地黄汤，或以麻油一升，薤白三升，微火煎黑，去渣合酒，每饮二三合，至百日，气血充盛也，酒食毒宜托里散、寸金丹、黄连消毒散，山岚瘴气毒宜寸金丹、仙方活命饮、内消散、神效托里散，皆当考核方剂以治之，由是而症虽险恶无忧矣。他如酒毒发生，当背心肿痛，及麻木，累累如弹如拳，坚硬如石，由饮酒太过毒结也宜神效消毒散、黄连解毒汤加羌活、葛根。如老鼠撺，又名游走血脾痈，生背胁之间两三处，症属肝胆二经，由怒气热毒壅积也宜黄连解毒汤，或仙方活命饮加黄连、山栀。其治虽以顺气清热为主，而或汗宜紫金丹，或下宜五利大黄汤，或老弱宜补宜内托荣卫汤、加味十全汤，皆临时斟酌。如黄瓜痈，生背上，长径尺状如黄瓜，故名，疼痛引心，四肢麻木，难治症也宜急服仙方活命饮加羌活、柴胡，或紫金丹、胜金丹。如背上细瘟无数，浸淫开阔，如汤火伤，必烦躁口渴，亦即丹毒也宜黄连消毒饮。以上皆背疡之属。若夫乳痈者，因忿怒郁闷，或厚味太过，致厥阴之气不行，窍不得通，阳明之血沸腾于内，热甚化脓。亦或所乳之子，口气多热，含乳而睡，热气所吹，遂生结毒。若初起时，忍痛揉令稍软，吮令汁透，自可消散，失此不治，必成痈矣。古人治乳痈之法，必用青皮以疏肝滞，石膏以清胃热，甘草节以行瘀浊之血，瓜蒌实以消肿导毒，再加没药、角刺、橘叶、当归、金银花以少酒佐之，此治实之法也宜以一醉膏、芷贝散为主治。若气虚壅滞，不宜专任克伐宜四君子汤加芎归升柴。若忧思伤脾，必扶脾理气宜归脾汤加贝母、白芷、花粉、连翘、甘草节，水酒煎。若肝火郁结，成核肿痛，必理肝气解郁结，方为正治宜清肝解郁汤、万金一醉膏、神效瓜蒌散、内托升麻汤。虚者兼补宜托里消毒散。若初起焮痛寒热，当发散表邪宜内托升麻汤去肉桂，加薄荷、荆芥、羌活、白芷。肿焮痛甚，当清肝解毒宜连翘橘叶汤加柴胡。若胃气虚，或郁滞，饮食少进，急当扶胃宜茯苓开胃散。若将溃时，两乳间生黑头疮，顶下作黑眼，急托里宣毒，使无内陷宜内托升麻汤。若已溃而犹寒热不止，当疏导壅滞宜内托十宣散。若已溃而晡热内热，当清火解毒宜黄连解毒汤。若过劳肿痛宜八物汤倍参、芪、归、术，过怒肿痛宜八物汤加山栀，胃虚作呕宜六君子汤加干姜、藿香，病不一，治亦不一，其详究焉。若溃腐日久，而至传囊，则惟补其元气而已宜归脾汤。然或传囊至一半，必死，虽卢扁无济也。缪仲淳云：男子亦有患乳痈者，乃因房欲过度，肝虚血燥，肾虚精怯，不得上行所致宜瓜蒌散、十六味流气饮，余症仿佛女人所患，慎勿轻用清热败毒之剂，其言当切记也。乳岩者，乳根成隐核，大如棋子，不痒不痛，肉色不变，其人内热夜热，五心烦热，皆由忧郁闷怒，朝夕累积，肝气横逆，脾气消沮而成，至五六年七八年之久，方成疮陷，以其疮形凹嵌，似岩穴之状，故名。是时虽饮食如常，必洞见五脏而死。盖至此而不可治矣，诚恶症也。须于初起之时，多服疏气行血之剂，以攻散之，方为良法宜十六味流气饮或加味逍遥散。或以追风逐湿膏贴而散之，亦称神剂。鹿角胶一味，消岩圣药，隔蒜灸亦妙。总当以初起时选用。而丹溪治乳岩法，用青皮四钱，水盏半，煎一盏，徐徐咽之，日一服，论者谓此方还应加贝母、橘叶、连翘、自然铜等药，良是，但如体弱人，终当酌量施治也。吹乳者，乳房结核，日渐肿大，不早治，便成痈疖，出脓血，皆由肝胃二经郁热滞血所致。或所乳之子，膈有滞痰，口气热，含乳睡卧，热气吹入乳窍，亦成结核。患此者，亦当于初起时忍痛揉稍软，吮令汁透，亦自消散。然吹乳之生于产后者，名外吹乳，亦有生于产前者，名内吹乳，而治法则同宜芷贝散、橘皮散、立效散、神效瓜蒌散、蒲公英酒。

【五发最险】《直指》曰：发脑、发鬓、发眉、发颐、发背，是为五发，至险，其症皆令人头痛恶心，寒热气急拘挛。正脑上一处起为脑痈，皮起易得破穴，急破出脓，不害。又脑疽皮厚难得破穴，须急发内毒，使破穴方可。又脑烁，初起如横木，色青黑如靴，为发硬不见脓难愈。此三症，并在大椎骨上，入发际生。左右鬓生痈疽，是为发鬓，亦危笃。左右额角及太阳穴生皆同。左右眉棱生为发眉，亦重。鼻下人中及下颐发为发颐。又曰发鬓，亦害人。背后五脏俞分生痈疽，是为发背，最重。究其病原，有风，有气，有食，有药毒，有房劳。风则多痒，气则多痛，食则发寒热，药毒则坚硬，房劳则瘦弱。风气食三种易疗，药毒、房劳二者难医。五发皆用五香散、五香汤。

【发背症治】　薛立斋曰：发背属膀胱督脉经，或阴虚火盛，或醇酒厚味，或郁怒房劳，均可致之。脉洪肿痛者为热毒，易治。脉数无力，色黯作渴，为阴虚，难治。脉微细，不痛不肿，为甚虚，尤难治。又曰：肿焮作痛，寒热作渴，饮食如常，此形气病，气俱有余，先用仙方活命饮，次用托里消毒散。若头痛拘急，乃表症，先服人参败毒散，次用金银花散、神效托里散。焮痛肿硬，脉实，用清凉饮、活命饮。肿硬木闷，疼痛发热，烦躁引饮，便秘脉沉者，内疏黄连汤、清凉饮。大便已利，欲作脓者，活命饮、托里散。漫肿微痛，色不赤，不思饮食，此形气病，气俱不足，用托里散调补之。若不作脓，脓成不溃，阳气虚也，托里散加参、芪、肉桂。脓出而反痛，或脓消，气血俱虚也，八珍汤调补。恶寒不敛，阳气虚也，十全大补汤。晡热内热，或不收敛，阴血虚也，四物加参、术。作呕欲吐，或不收敛，胃气虚也，六君子加炮姜。食少体倦不收敛，脾气虚也，补中益气汤加茯苓、半夏。肉赤不敛，血热也，四物加山栀、连翘。肉白不敛，脾虚也，四君子加木香、酒炒白芍。又曰：若初起未发出，而寒热疼痛，作渴饮冷，此邪气蕴也，仙方活命饮。口渴饮热，漫肿微痛，元气虚也，托里消毒散。饮食少思，肢体倦怠，脾胃虚也，六君子汤，不应，加姜、桂。若真气虚，邪气盛，不能发出，亦有死者，在旬日外见之，若已发出，用托里消毒散，不腐溃，用托里散，不应，急补脾胃。若真气虚，不能腐溃，亦有死者，在二旬之外见之，若已腐溃，用托里散以生肌，不应，急温补脾胃。若脾气虚，不能收敛，亦有死者，在月余外见之，大抵初起邪气盛大，用隔蒜灸法，终不痛，但未溃以前，皆可灸，更用箍药围之，更用乌金膏点之，候有疮口，以乌金膏或翠青锭子纴之。又曰：治发背有火照方，名神灯照火方，并敷药二方，俱秘方也，千金不易。《精要》曰：凡痈疽初发，肿硬高起者，毒气却浅，此乃六腑不和，为痈症属阳，势急而易治。若初发如粟粒，如豆许，与肉平等，或作赤色，或觉痒甚，勿抓破，此乃五脏不调，为疽属阴，毒气内蓄，势缓而难瘳。

【乳痈乳岩症治】　《千金方》曰：女人患乳痈，四十以下，治之多愈，四十以上，治之多死，不治，则自终其天年。《入门》曰：妇人积伤忧怒，致生乳岩，五、七年后，外肿紫黑，内渐溃烂，滴尽气血方死，惟清心静养，始苟延岁月。丹溪曰：一妇年六十，性急多妒，忽左乳结一核，大如棋子，不痛，即以人参汤调青皮、甘草末，入姜汁细细呷，一日夜五六次，至六七日消矣。又一妇性躁，难于后姑，乳生隐核，以单煮青皮汤，间以加减四物汤，加行经络之药，治两月而安。此皆乳岩初起之症，故易治。单煮青皮汤用青皮四钱，水煎，日三服。

治胸膈脊背乳病方七十

六味丸　〔补肾〕　熟地八两　山萸　山药各四两　丹皮　茯苓　泽泻各三两

宽胸饮　〔疏肝〕　柴胡　郁金　川芎　当归　降香　香附　陈皮　砂仁　甘草　延胡索

旋覆汤　〔肝着〕　川芎　细辛　赤苓　前胡　鲜枇杷叶　旋覆花

五苓散　〔水气〕　肉桂　白术　茯苓　猪苓　泽泻

二陈汤　〔痰气〕　茯苓　陈皮　半夏　甘草

宽中散　〔膈痛〕　木香　丁香　砂仁　厚朴　青皮　陈皮　香附　甘草　白蔻仁

补肝散　〔又〕　五味子　山药　山萸　川芎　当归　黄芪　熟地　白术　木瓜　独活　枣

枇杷叶汤　〔龟胸〕　苏子　贝母　桑叶　花粉　沙参　百合　薄荷　射干　前胡　枇杷叶

十全大补汤　〔虚弱〕　人参　当归　黄芪　白术　白芍　熟地　茯苓　川芎　肉桂　炙草

枳实理中汤　〔胸痞〕　人参　白术　茯苓　炮姜　枳实　炙草

蜜丸，每两作四丸，汤下。

此方如伤寒结胸，心胸痞满，手不可近，气欲绝，陷胸汤丸皆不效者，用此如神。

黄连消痞丸　〔又〕　黄连　黄芩各六钱　枳实五钱　半夏四钱　姜黄　白术　泽泻各三钱　人参　陈皮　厚朴各二钱　猪苓钱半　砂仁　干姜　神曲　甘草各一钱

蒸饼丸，汤下百丸。

加味陷胸汤　〔又〕　桔梗　枳壳各钱半　瓜蒌仁　黄连　黄芩　半夏　麦冬各一钱　姜五片

枳实消痞丸　〔又〕　枳实　黄连各五钱　厚朴四钱　半夏曲　人参　白术各三钱　干姜　茯苓　麦芽　甘草各二钱

蒸饼丸，一名失笑丸。

柴胡半夏汤　〔又〕

瓜蒌实丸　〔又〕　瓜蒌仁　枳壳　半夏　桔梗各一两

姜汁糊丸，姜汤下。瓜蒌润肺降痰，枳实破滞气，半夏燥湿，桔梗开膈，可云善治痞闷之至矣。火动则痰生，本方加黄连尤妙。

平补枳术丸　〔又〕　白术三两　白芍两半　陈皮　枳实　黄连各一两　人参　木香各五钱

荷叶浓汤煮糊丸。白术补脾气为君，白芍补脾血为臣，陈皮、枳实消痞，黄连清热为佐，人参补气，木香调气为使，可云平补。

橘皮枳术丸　〔又〕　白术二两，补脾　枳实一两，消痞　陈皮一两，和胃

此方补泻简当。

香砂养胃汤　〔又〕　白术　陈皮　茯苓　半夏各一钱　香附　砂仁　木香　枳实　蔻仁　厚朴　藿香各七分　甘草三分　姜三　枣二

桔梗枳壳汤　〔又〕　桔梗　枳壳各二钱　甘草一钱　姜五

瓜蒂散　〔又〕

枳实导滞丸　〔又〕　大黄一两　枳实　神曲各五钱　茯苓　白术　黄连　黄芩各三钱　泽泻二钱

大陷胸汤　〔结胸〕　大黄三钱　芒硝二钱　甘遂末五分

分二帖，先煎大黄至半，入硝，一二沸，去渣，入甘遂末搅服，如已快利，即止后服。

大陷胸丸　〔又〕　大黄五钱　葶苈　杏仁各三钱　芒硝二钱半　甘遂末一分

蜜丸，弹子大，每一丸，水煎服。

小陷胸汤　〔又〕

三物白散　〔又〕　桔梗　贝母各三钱　巴豆去皮、心，炒，研如脂，二钱

每服五分，白汤下。虚人二分五厘，或吐或利，如不利，进热粥一碗，利不止，进冷粥一碗。

柴陷汤　〔又〕　半夏三钱　瓜蒌仁　柴胡各二钱　黄连　黄芩各一钱　人参七分　甘草五分　姜三片　枣二枚

此即小柴胡汤合小陷胸汤也。

赤茯苓汤　〔又〕　赤苓　半夏各二钱　陈皮　人参　川芎　白术各一钱　姜三

枳术汤　〔又〕　白术四钱　枳实二钱

海蛤散　〔又〕　海蛤粉　滑石　甘草各一两　芒硝五钱

每末二钱，鸡子清调下。小肠壅，则膻中血不流，服此则小肠通，而膻中血自散矣。

延胡索散　〔又〕　延胡索　当归　炒蒲黄　赤芍　官桂各一钱　姜黄　木香　乳香　没药各七分　炙草五分　姜三片

活龙散　〔又〕　活地龙四条，大者，研烂，入蜜、姜汁、薄荷汁，各一匙，新汲水调，徐徐灌尽。热甚加冰片少许，服后稳睡一觉，即揉心下片时，再令睡，有汗即愈。

破结丹　〔又〕　辰砂　青礞石　葶苈　肉豆蔻　黑丑头末　木香　肉桂　附子　巴豆各五钱　轻粉五厘　麝香五分　金箔五片

醋半盏，先研辰砂、黑丑、附子熬成

膏，次入诸药末和丸，皂夹子大，轻粉为衣，每二丸，蜜汤下。

阴阳毒伏逆，变为结胸，五六日，大便结，攻之不可，达之不及，此主之。

柴桔汤 〔又〕 柴胡二钱 黄芩 枳壳 半夏 桔梗各一钱 人参七分 甘草五分 姜 枣

柴陈汤 〔又〕 柴胡二钱 黄芩 陈皮 半夏 赤苓各一钱 人参七分 甘草五分 姜 枣

桂枝人参汤 〔又〕 桂枝 甘草各二钱 人参 白术 干姜各一钱

半夏泻心汤 〔又〕

和气饮 〔肾逆〕 干姜一分 葛根 升麻各二钱 熟大黄 枳壳各一钱半 桔梗 苍术各一钱 白芍七分 甘草八分 当归 半夏 白芷 茯苓各四分 小茴五分 川椒十五粒

乌沉汤 〔脊强〕 乌药一两 沉香五钱 炙草四钱 人参三钱

每末一钱，姜、盐汤下。

羌活胜湿汤 〔风寒〕 羌活 独活 藁本 防风 川芎 炙草 蔓荆子

导痰汤 〔背寒〕 半夏二钱 南星 橘红 枳壳 赤苓 甘草各一钱 姜五片

人参泻肺汤 〔背热〕 黄芩 山栀 薄荷 枳壳 连翘 杏仁 桑皮 桔梗 甘草 酒大黄各七分

三合汤 〔背痛〕 麻黄 陈皮 乌药 川芎 僵蚕 白芷 桔梗 枳壳 甘草 干姜 茯苓 半夏 香附 苏叶 苍术

此即乌药顺气散、二陈汤、香苏散三方合而成剂，故名三合。三方之外，须要再加羌活。

苍术复煎汤 〔又〕 苍术四两，水二碗，煎一碗，去渣，入羌活、升麻、泽泻、柴胡、藁本、白术各五分，川柏三分，红花一分，煎至半碗，去渣服。

虎骨酒 〔骨弱〕 虎胫骨一具，炙黄焦，打碎，糯米三升，用曲作酒，封五十日饮之。

附子汤 〔阳虚〕 人参 白术 白芍 茯苓 附子

人参白虎汤 〔实热〕

通气防风汤 〔风热〕 柴胡 升麻 防风 黄芪 羌活 陈皮 人参 甘草 藁本 青皮 蔻仁 黄柏

气虚人切不可服。

煨肾散 〔伛偻〕 甘遂末一钱，入猪腰子内煨食之，令上吐下泻，三服无不愈。

当归拈痛汤 〔湿热〕 羌活 防风 升麻 葛根 茯苓 猪苓 知母 甘草 苦参 泽泻 人参 当归 白术 苍术 茵陈草

温肾散 〔脊痛〕 熟地钱半 牛膝 巴戟 肉苁蓉 麦冬 炙甘草 五味子各八分 茯神 干姜 杜仲各五分

补中益气汤 〔虚弱〕 人参 黄芪 当归 白术 陈皮 炙草 升麻 柴胡

地龙汤 〔瘀血〕 羌活 独活 肉桂 桃仁 甘草 黄柏 麻黄 苏木 归尾 地龙

乌药顺气散 〔寒聚〕 麻黄 陈皮 乌药 僵蚕 炮姜 川芎 枳壳 桔梗 炙草 加羌活 半夏曲 茯苓

清肝解郁汤 〔乳痛〕 当归 白术各一钱 贝母 赤苓 白芍 熟地 山栀各七分 人参 柴胡 丹皮 陈皮 川芎 甘草各五分

此方一切肝胆不和之症皆用之。

十六味流气饮 〔又〕 苏叶钱半 人参 黄芪 当归各一钱 川芎 肉桂

厚朴　白芷　防风　乌药　槟榔　白芍　枳壳　木香　甘草各五分　桔梗三分

加青皮一钱。

牛蒡子汤　〔又〕　牛蒡子　山栀　陈皮　甘草　黄芩　连翘　花粉　角刺　柴胡　青皮　瓜蒌仁　忍冬藤

解郁汤　〔肿硬〕　陈皮　远志　生地　香附　白芍　川芎　当归　半夏　青皮　茯神　贝母　苏叶　桔梗　山栀　木通　甘草　姜

八珍汤　〔因虚〕　人参　茯苓　白术　炙草　川芎　当归　白芍　熟地

归脾汤　〔肝脾〕

神效瓜蒌散　〔因虚〕　瓜蒌一个　甘草　当归各五钱　乳香　没药各一钱

加味逍遥散　〔肝亏〕　甘草　当归　白芍　白术　茯苓　柴胡各一钱　桂皮　山栀各七分

连翘汤　〔妒乳〕　大黄一钱　连翘　射干　升麻　独活　桑寄生　沉香　木香　藿香　丁香　甘草各七分　麝香三分

水煎服，以利为度。

橘皮散　〔又〕　去白陈皮麸炒，为末　麝香

每末二钱，酒调服，一帖即止。

胜金丹　〔又〕　百齿霜，即木梳上垢，不拘多少，无根水丸，黄丹为衣，每三丸，倒流水下，左乳病左卧，右乳病右卧于温处，令汗出即愈。

通乳汤　〔下乳〕　雄猪蹄四只　通草　川芎各一两　穿山甲炒黄，十四片　甘草一钱

水五升，煎半，分三服，先以温葱汤洗乳房。

漏芦散　〔又〕　漏芦二钱半　蛇退一条，烧　瓜蒌煅，一个

每末二钱，酒调下，少顷食热羹汤助之。

涌泉散　〔又〕　瞿麦穗　麦冬　穿山甲炮　龙骨　王不留行等分

先吃猪蹄汤，后以温酒下药末一钱，仍用木梳梳左右乳上两三次。

立效散　〔又〕　桔梗二钱　瞿麦　柴胡　花粉各一钱　通草七分　木通　青皮　白芷　赤芍　连翘　甘草各五分

水煎，细饮，更摩乳房。又名通草汤。

立效散　〔又〕　莴苣子、糯米各一合细研，水一碗，入甘草末三分，搅匀煎，频频细口服。

五香散　〔又〕　木香　丁香　沉香　乳香　麝香等分

每粗末三钱，水煎服。一方无麝香，有藿香。

治胸膈脊背乳疮疡方四十九

仙方活命饮　〔井疽〕　穿山甲　白芷　防风　赤芍　皂角刺　甘草　归尾　花粉　贝母各一钱　金银花　陈皮各三钱　乳香　没药各一钱

二味另研，为末，水、酒煎，送下二末。

内疏黄连汤　〔又〕　黄连　白芍　当归　黄芩　槟榔　木香　山栀　薄荷　桔梗　甘草各一钱　连翘　大黄各钱半

姜水煎。此方须量人虚实而用。

胜金丹　〔又〕　制白砒　麝香各五分　蟾酥一钱　雄黄　辰砂　乳香　没药　血竭各钱半　全蝎炮　天龙去头、足，炙　穿山甲炙，各三钱　僵蚕炒，五钱

各研末秤准，每服三钱，砂糖调葱头汤送下。

犀角解毒汤　〔又〕　牛蒡子　荆芥　防风　黄芩　犀角　甘草

内托荣卫汤　〔肾俞发〕　黄芩　红花　连翘　苍术　酒归身　柴胡　羌活

防风 茯苓 人参 炙甘草各一钱 桂枝七分

水酒煎。

此方兼治风湿热郁于手足少阳，致血脉凝逆，元气消弱，面色肿赤微黯，时多忿怒，疮色赤黯，肿硬奋然高起，其脉洪缓而弦，宜发汗以通荣卫，则邪气去矣。

内托复煎散 〔又〕 地骨皮 黄芩 茯苓 白芍 人参 盐黄芪 白术 桂枝 炙草 酒防风 酒当归各一两

先以苍术一升，水五升，煎至四升，去苍术，入前药再煎至二升，终日饮之。加防已。

此方治疮疡焮肿在外，脉浮。若邪气胜，必侵于内，用此托之。

加味十全汤 〔又〕 黄芪 地黄 川芎 当归 人参 芍药 茯苓 白术 陈皮各一两 甘草 肉桂 五味子各五钱 乌药七钱

每粗末一两，加姜、枣煎服。

此方治痈疽溃后，补气血，进饮食，为溃疡之要剂。丹溪云：此汤须看年纪老少，资禀壮弱，症候缓急，时令寒热，加减用之。

清热解毒汤 〔土龙疽〕

神效托里散 〔筋疽〕 黄芪 忍冬叶 当归各五钱 粉草二钱

酒煎服，渣敷患处。

托里散 〔发背〕 人参 黄芪各二钱 白术 陈皮 当归 熟地 茯苓 酒白芍各钱半

托里消毒散 〔又〕 盐黄芪 人参 酒当归 白芍 川芎 白术 茯苓各一钱 金银花 白芷各七分 炙草 连翘各五分

排脓内补十宣散 〔又〕 酒当归 人参各八分 防风 炒桔梗各一钱 川芎 肉桂各三分 盐黄芪一钱 甘草 白芷各五分 厚朴六分

水煎服。或为末，木香汤或酒下亦可。

神秘陷脉散 〔又〕 黄芪 人参 赤芍 酒当归 川芎 乳香 没药各五分 甘草 橘红 地骨皮 五加皮 忍冬叶各七分

水、酒煎，调送乳没二味末。

此方治疮疡初起，托里消毒，行气破血，用五七服，甚效。

绿云散 〔又〕 凤尾草叶背有金星者炙干一两，酒一碗，煎五六沸，入冷酒一碗饮，以醉为度。生井中者尤佳。

此方治五发生于背脑，或手足疡，皆由于服金石者，服此大有奇效。

黄连解毒汤 〔又〕 黄连 黄芩 黄柏炒 山栀各钱半

此方治疮疡焮肿，烦躁饮冷，脉洪数，或发狂言。

寸金丹 〔又〕 粉霜 黄蜡各三钱 乳香 乌金石 轻粉 雄黄 狗宝 没药各一钱 硼砂五钱

水煎干，方可用。

蟾酥二钱 狗胆一个，干用 鲤鱼胆一个，干用 金头蜈蚣七条，酥炙，黄色 头生子乳一合

将蜡乳熬膏，和药为丸，大人绿豆大，小儿芥子大，用白丁香七个研烂，新汲水调下一丸，重者三丸，衣覆取汗，勿令透风，虽无头疮肿，三服立效，服后宜用白粥。

此方专治发背痈疽，附骨疼痛，烦渴发热，四肢沉重，身体壮热，虽至临危口禁，药可下咽，即能苏醒，故此方别名又曰返魂丹、百生丸、追命丹、延寿丸、来苏丸、知命丸、得道丸。

东垣黄连消毒散 〔又〕 酒黄连 酒生地 酒归身 羌活 连翘 黄芪各一

钱　泽泻七分　黄芩　酒防己　黄柏　独活　防风　藁本　苏木　陈皮　桔梗各一钱　酒知母四分　甘草梢　人参各五分

水煎，入酒少许服。

此方专治背疽脑疽，肿焮疼痛，或麻木，膏粱之人，允宜用此。

内消散　〔又〕　穿山甲炒　羚羊角　乳香　大黄各一钱，俱为末　皂角刺七个　桃仁四十九粒　金银花　花粉　厚朴各钱半

水一盅，煎角刺五味至六分，调山甲等四味末。

此方未成脓即消，已成脓从大便出。

五利大黄汤　〔老鼠攛〕　大黄　黄芩　升麻各钱二分　山栀　芒硝各一钱

稍热服。

此方治疮疽初发，年壮气盛，大小便秘，宜用此方。

紫金丹　〔又〕

一醉膏　〔乳痈〕　甘草五钱　没药二钱半　瓜蒌一个，去皮，研烂

酒三碗，煎碗半，作两次温服。重者再进一服，以瘥为度。或加当归、白芷、乳香尤妙。

此方治痈疽发背乳痈初起，神效。如要宣毒，加角刺一钱。

芷贝散　〔又〕　白芷　贝母等分

每末一钱，酒调频服。结核以此为主，加川芎、当归、柴胡、升麻。

此方治一切乳症，频服不致溃脓。若无乳者，加漏芦，酒调服。

四君子汤　〔又〕　人参　茯苓　白术　炙草

归脾汤　〔又〕　当归　龙眼　枣仁　远志　人参　黄芪　白术　茯神各一钱　木香五分　甘草炙，三分　姜　枣

清肝解郁汤　〔又〕　人参　茯苓　贝母　熟地各一钱　柴胡　陈皮　川芎　丹皮　白芍各八分　白术　山栀　当归各钱半　炙草五分

此方治肝经血虚风热，或郁火伤血，乳内结核，或为肿溃不愈。

神效瓜蒌散　〔又〕　当归　生草各五钱　乳香　没药各一钱　瓜蒌一个，子多者良

水酒煎。一方有穿山甲。一方以此药为末，入瓜蒌内，重纸封，微火煅存性为末，每用末二钱，酒下。

内托升麻汤　〔又〕　升麻　葛根　连翘各钱半　黄芪　炙草　当归各一钱　牛蒡子五分　肉桂心三分　黄柏二分

此方能治两乳间出黑头疮，疮顶陷下作黑眼子，并乳痈初起。

连翘橘叶汤　〔又〕　川芎　连翘　角刺　金银花　橘叶　青皮　桃仁　甘草节各一钱

治吹乳初起。

茯苓开胃散　〔又〕　茯苓一两　炙草五钱　麸枳壳三钱

每末一钱，盐汤下。

此方专治胃气郁滞，饮食不进。

八物汤　〔又〕　川芎　当归　白芍　熟地　延胡索　苦楝子各一钱　木香　槟榔各五分

六君子汤　〔又〕　人参　茯苓　白术　甘草　半夏　陈皮

瓜蒌散　〔男乳症〕　瓜蒌仁　青皮各一钱　石膏二钱　金银花　甘草　没药　归尾　角刺各五分　橘叶打汁，二匙冲

水、酒煎。

此方治乳痈，未溃者即散，已溃者去石膏、没药、角刺、金银花，将归尾换归身，加人参、黄芪、川芎、白芍。

十六味流气饮　〔又〕　人参　黄芪　当归各一钱　川芎　肉桂　厚朴　白芷　甘草　防风　乌药　槟榔　白芍　枳

壳 木香各五分 桔梗三分 紫苏钱半

食后服。由忿怒，加青皮一钱。

此方通行十二经，若病在一经者不用。

加味逍遥散 〔又〕 甘草 当归 白芍 白术 茯苓 柴胡各一钱 桂皮 山栀各七分

此方治肝脾血虚，内热发热，遍身搔痒，寒热，肢体作痛，盗汗怔忡，食少不卧。

橘皮散 〔吹乳〕 去白陈皮麸炒，为末 入麝少许，研

每二钱末，酒调下，一服即效。

此方专治吹乳、妒乳、乳痈，未结即消，已结即溃，痛者即不痛，神效。

立效神散 〔又〕 生姜去皮，一两 大黄 甘草各五钱 瓜蒌一个

同捣一块，水一碗，煎七分，去渣，入乳香、没药末各一钱，调和作一服。

五香散 〔又〕 木香 沉香 丁香 乳香 麝香等分

每粗末三钱，煎服。一方无麝香，有藿香。

此方能治一切阴阳之气，郁结不消，结核肿痛，并痈疽使人发热头疼。

五香汤 〔又〕 木香 沉香 丁香 麝香 乳香 甘草各五分 人参 黄芪 犀角屑各一钱

此方专治一切因血凝气滞而生痈疽，以气血闻香则行，故宜用此，透达经络。

人参败毒散 〔表症〕 人参 羌活 独活 柴胡 前胡 枳壳 桔梗 茯苓 川芎 甘草各一钱

金银花散 〔又〕 金银花 蜜炙黄芪 当归 甘草各二钱半

水煎，入酒半杯，食后，温服。

此方治乳脉不行，结成痈肿，疼痛不可忍者。

清凉饮 〔肿硬〕 大黄 赤芍 当归 甘草各二钱

此方治疮疡，烦躁饮冷，焮痛，脉实，便秘，尿赤。

八珍汤 〔调补〕 人参 茯苓 白术 炙草 川芎 当归 白芍 熟地

十全大补汤 〔阳虚〕

四物汤 〔阴虚〕 川芎 当归 白芍 熟地

补中益气汤 〔脾虚〕

乌金膏 〔外点〕

背疽照火方 麝香二分 雄黄 朱砂 血竭 没药各一钱

研细末，棉纸捻长尺许，每用药三分，真麻油润灼，离疮半寸许，自外而内，周围徐徐照之，火头上出，药气熏入，毒疮随气解散，自不内侵脏腑。初用三条，渐加至五六七条，疮势渐消，又渐减之，熏罢，随用敷药。治阴症为宜。

敷药方 连根车前草 五爪龙 豨莶草 金银花等分

打烂，加陈米粉调如浆，加飞盐少许，调敷疮上，留一孔拔脓出。若冬月用根。若蓄下干叶，醋调敷，其蓄草阴干者佳。五爪龙如一时无有，疮势又急，只用四味，亦能奏功。如初起，取草汁半盏，黄酒和饮，肿内消，毒自散。

又 方 将雄黄狗下颔连皮毛肉瓦上烧存性，骨另烧存性，蚕豆、白蔹各二两，各煅过，与狗骨肉灰等分研末，醋调，鹅翎敷上，不必留孔，片时即痒，未脓立消，已脓即出而愈。已脓甚者，并醋调服，百治百效，经验独奇。

前照火方，每日照一次。

腰脐病源流

腰痛，精气虚而邪客病也。经曰：腰

者，肾之府，转摇不能，肾将惫矣。此条言内伤房劳，阳气虚弱，不能运动，以致腰痛也。又曰：太阳所至为腰痛。又曰：巨阳虚，则头项腰背痛。此二条言膀胱之脉，挟脊抵腰，别下项，是经虚则六气之邪客之，以致痛也。而六气所害，惟寒湿居多。总之，凡人精耗肾衰，则膀胱之气亦不能独足，故邪易侵犯，则肾虚其本也，风寒湿热痰饮，气滞血瘀闪挫其标也。或从标，或从本，贵无失其宜而已。盖风痛者，左右无定处，牵引两足，脉必浮宜防风苍术汤，甚者加全蝎。一味杜仲，姜汁炒为末，酒下一钱，专治肾气腰痛，兼治风冷痛。牛膝酒亦可。寒痛者，腰间如冰，得热则减，得寒则增，脉必紧宜姜附汤加杜仲、肉桂。如兼湿，须用寒湿兼治之剂宜五积散加苍术、麻黄。湿痛者，久坐水湿，或着雨露，身重，天阴更甚，脉必缓宜肾着汤。若挟风宜独活寄生汤，挟寒宜加桂枝、桃仁，挟热宜羌活胜湿汤，须各分别用药。火热痛者，口渴便秘，脉必洪数宜干豆汤加天麻、川断。痰饮痛者，脉必滑宜二陈汤加南星、香附、乌药、枳壳。若脉有力，则痰必实宜二陈汤加大黄，或威灵仙为末，每二钱，入猪腰内煨食，以微下为度。气滞痛者，脉必沉宜乌药顺气散。死血痛者，转动若锥刀之刺，大便黑，小便或黄或黑，日轻夜重，脉必芤宜调荣活络汤。闪挫跌扑痛者，痛必甚宜乳香趁痛散，加全蝎效更速。不效，必有恶血宜四物汤加桃仁、大黄、穿山甲。劳役负重痛者宜十全大补汤下青娥丸。阻抑失志而痛者宜牛膝、杜仲、菖蒲、远志、茯苓、沉香、乳香。忧郁怒伤肝痛者宜乳香、菖蒲、木瓜、枣仁、桂枝、当归、牛膝。牵引足膝痛者宜续断丸。腰膝疼痛，或顽麻无力者宜牛蒐丸。腰膝痛不可忍，似肾脏风毒攻刺者宜海桐皮酒。肾虚腰痛，不能反侧者羊肾丸。卒然腰痛，不可俯仰者宜炙鳖甲末，酒服方寸匕，日二。腰痛日久不止者宜丝瓜根烧存性，每末二钱，酒服，效甚捷。腰痛连环跳穴痛痹者宜沙苑子、桂枝、茯苓、桑寄生、炒杞子、炒茴香。腰髀环跳悉痛，脉涩，烦劳即发，下焦空虚，脉络不宣，所谓络虚则痛者宜归身、小茴、桂枝、木防己、牛膝、萆薢、沙苑子、生杜仲。老年腰膝久痛，牵引少腹，两足不堪步履，所谓奇经之脉，隶于肝肾为多者宜薄桂、当归、鹿角霜、肉苁蓉、小茴香、柏子仁。痛之为类不一，宜各治疗如此。总之，诸般腰痛，其源皆属肾虚。若有外邪，须除其邪，如无，一于补肾而已。腰肢痿弱，身体疲倦，脚膝酸软，脉或大或细，皆无力，痛亦隐隐而不甚，是其候也。然虽总属肾虚，其间又宜分寒热二患。脉细无力，短气溺清，是为阳虚而属寒，法当温补宜鹿茸、肉苁蓉、巴戟、补骨脂、川椒、茴香、附子、肉桂。脉大无力，火炎便赤，是为阴虚而属热，法当滋补宜六味丸加芎、归、知、柏、龟板、白芍、杜仲、丹参、续断。此其要法也。丹溪曰：若久腰痛，必用肉桂开之方止。亦是妙法，不可不知。

【脉　法】　《内经》曰：按之至骨，脉气少者，腰脊痛而身有痹也。又曰：尺脉沉，腰背痛。《脉经》曰：腰痛之脉皆沉弦，沉弦而紧者为寒，弦而浮者为风，沉弦而濡细者为湿，沉弦而实者为闪挫。丹溪曰：腰痛脉必沉而弦，沉为滞，弦为虚，涩是瘀血，缓者是湿，滑者伏者是痰，大者是肾虚也。

【腰病原由症治】　《入门》曰：腰者，肾之外候，一身所恃以转移开合者也。然诸经贯于肾，络于腰脊，虽外感内伤不同，必肾虚而后邪能凑之，故不可轻用凉药，亦不可纯用参芪补气也。又曰：腰痛有十，有肾虚，有痰饮，有食积，有挫闪，有瘀血，有风，有寒，有湿，有湿热，有气，凡十种。食积云者，因醉饱入房，湿热乘虚入肾，故腰痛难以俯仰也，合用四物、二陈，加麦芽、神曲、葛花、砂仁、杜仲、黄柏、桔梗、官桂、枳壳治之。仲景曰：病人身体重，腰中冷，如坐水，形如水状，反不渴，小便自利，饮食如故，腰以下冷痛，重如带五千钱，肾着汤主之。鳌按：此即肾着症也，亦属于腰，治法大抵与湿同。《医说》曰：腰痛病，面上忽见红点，人中黑者，死也。

鳌按：《古今医鉴》载有补肾汤一方，可为一切腰痛主治之剂，或随其风寒湿热痰食气血，略为加减可也。其方用炒破故纸、盐酒炒茴香、酒炒延胡索、酒洗牛膝、酒洗当归、酒炒杜仲、盐酒炒知母、盐酒炒黄柏各一钱，加姜三片，空心服。今议加减之法：如有风，加制草乌七分，天麻钱半。如有寒，倍杜仲，加桂枝、炮附子各一钱。如有湿，加苍术、白术、桃仁各一钱。如有热，去破故纸，加羌活一钱，黑豆三钱。如有痰，减知、柏一半，加制南星六分，制半夏二钱，茯苓三钱。如有食，倍故纸，加神曲、麦芽、枳实各一钱。如有气，减知、柏一半，加白蔻仁、白檀香各五分，乌药、青皮各一钱。如有瘀血，去知、柏，倍元胡，归身换归尾，加肉桂、柴胡各一钱，桃仁二钱，甚者加五灵脂一钱。如跌扑闪挫，去知、柏，倍元胡、归身，加羌活、独活、乳香、没药、桃仁各一钱，或加肉桂、赤芍，酌治分数。

【腰痛导引法】 《得效》曰：病人正东坐，收手抱心，一人于前据蹑其两膝，一人于后捧其头，徐牵令偃卧，头到地，三起三卧，便瘥。

脐痛，肾经病也。《难经》曰：十二经脉，皆系于生气之源。所谓生气之源者，谓肾间动气，即下丹田也，此五脏六腑之本，十二经脉之根，呼吸之门，三焦之源也。故《正理论》曰：下丹田在脐下三寸，方圆四寸，着于脊梁两肾之间，右白左青，上赤下黑，中央黄色，名曰大海，贮其精血。据此，则知脐为一身所系，而关于肾也。故仲景特传脐筑症，谓脐筑湫痛，命将难痊。湫者，深也。脐为生气之源，筑痛者，生气已绝也。海藏亦谓脐下筑者，肾气动，理中汤去术加桂主之。肾恶燥，故去术。恐作奔豚，故加桂也。若悸者，加茯苓。海藏之法，诚能深体仲景者也。余尝治一少年，数日必患腹痛，痛连少腹，脐中常湿，甚则黄水流出，诊其脉，两尺皆虚，右关濡而且沉，知其有伤肾元，又为脾湿所遏故，因制方以药令填脐中宜沈氏填脐散，内服丸剂宜沈氏温脐丸，数月全愈。盖欲治脐，必以治肾为主，或兼他症，乃可瘳也。小儿有脐风、脐肿、脐疮等症，皆由断脐后为风寒水湿所侵而成。脐风则必面赤喘急，啼声不出，脐肿突，腹膨胀，日夜多啼，不能饮乳，甚则发搐，噤口撮口宜调气益黄散，甚者宣风散。至如热在胸膛，伸引努气，亦令脐肿发风宜千金龙胆汤。凡脐边青黑，爪甲黑者死。大约初生七日内，见噤口、撮口、脐风三症者危，百日内见此症，手足蜷者亦不治。断脐后伤水湿，或入风冷，致成脐肿，必四肢不和，多啼不能乳宜柏墨散、五通膏。脐中血水汁出，或赤肿痛，乃脐疮也宜龙骨散掺之。脐之为病如此。

【脐病症治】 《内经》曰：脐者，齐也。言其上下齐也。天枢之穴，正当脐两旁各二寸，是为身半也。《集要》曰：病人脐肿反出者死。脐反出，此为脐先死。凡人脓从脐中出者，肚痈也。丹溪曰：水肿脐突出者死。东垣曰：肠痈为病，绕脐生疮，或脓从脐出。

连肾发者，即下搭也，生十四椎旁，腰肾之间，其发也，寒热百节痛，口渴宜仙方活命饮、黄芪内托散，不治，溃烂透膜而死。若咳嗽呕哕，腰间似折，不能俯仰者，亦死。此皆由房劳太过，有伤肾水所致也。若腰胯之间，疽发如石，经月不溃，名石疽，由肝胃二经积热，邪毒固结，元气弱，不足以起发之，故经月不溃也，急服药以发之宜仙方活命饮加羌活、独活、柴胡、黄芩，或汗之宜胜金丹，或下之宜一粒金丹，或老弱者补之宜人参养荣汤、十全大补汤，各随所宜。呕哕不食，神昏脉散者，亦死也。缠腰火丹者，即火带疮，由心肾不交，肝火内炽，流入膀胱，缠于带脉，故腰间生疮，累累如珠，如束带者然，急宜服药以解之宜仙方活命饮，壮实者下之宜内疏黄连汤，外用清热解毒药敷之，不早治，毒由脐入，亦膨胀死也。蛇缠疮亦往往生腰间，如蛇盘之状宜醋调雄黄末涂之，仍酒调服。流注者，不尽生腰间，或四肢关节，或胸腹腿臀皆患之，以腰间亦生此症，故详于此，生他处者，可一例治也。其原皆由脾胃伤损，或由房劳阴阳凑，或由营气逆于肉里，或由邪客腠理，或由暴怒伤肝，或由郁结伤脾，或由湿痰流走，或由跌扑血瘀，或由产后恶露凝滞，种种之由，要必成于元气亏损。其为症也，有结块者，有漫肿者，有肿硬作痛者，方其未溃，急急消之，先服行气散血之剂宜疮科流气饮，一两帖，随服消散药宜沈氏流注散，则自愈矣。若已成者，当溃，宜托之宜托里消毒散。久而不敛者，当益气补血宜人参养荣汤。内有脓管而不敛者，必腐化其管宜针头散。一切流注，皆如此治法，不独腰间流注也。脐膀紫黑，先厥后热，少腹痛如刀刮，二便皆涩，两足筋缩者，有肠痈之虑。至于脐疮，已详上篇不赘。

【流注之属】　薛立斋曰：有马瘨串者，名走散流注，外形微肿，骨内疼痛，因风热走散四肢，治当疏风散热，不可针烙。缪仲淳曰：马瘨串，名不一种，但有热者用去热散，有表者用荆防败毒散，有里者用内疏黄连汤，有表又有里者用追疔夺命汤。又曰：马瘨，有热未成，服药退之。已成者，但出脓，其热方退。若生堆核四五，必尽出脓方退。若溃烂者，依溃疡法治之。

治腰脐病方二十六

防风苍术汤　〔风痛〕　防风　苍术　桔梗　陈皮　桃仁　白芷　川芎　当归　枳壳　厚朴

姜附汤　〔寒痛〕　杜仲　干姜炮　附子炮

肾着汤　〔湿痛〕　干姜　茯苓　白术　甘草

独活寄生汤　〔风湿〕　独活　牛膝　杜仲　秦艽　细辛　白芍　人参　茯苓　当归　熟地　防风　甘草　桑寄生

五积散　〔寒湿〕　白芷　半夏　白芍　枳壳　桂枝　当归　茯苓　川芎　甘草　麻黄　陈皮　桔梗　厚朴　干姜　苍术

加葱。

羌活胜湿汤　〔湿热〕　羌活　防风　苍术　甘草　黄连　黄柏　泽泻　猪苓

甘豆汤　〔热痛〕　黑豆二合　甘草二钱

二陈汤　〔痰饮〕　茯苓　陈皮　半夏　甘草

乌药顺气散　〔气滞〕　白术　白

芷 青皮 茯苓 乌药 陈皮 人参 甘草

调荣活络汤 〔死血〕 大黄 牛膝 赤芍 当归 杏仁 羌活 生地 红花 川芎 桔梗

乳香趁痛散 〔闪跌〕 龟板 赤芍 没药 当归 防风 血竭 官桂 白芷 牛膝 天麻 羌活 槟榔 乳香 虎胫骨 自然铜 白附子 苍耳子 骨碎补 五加皮

每末一钱，酒下。

四物汤 〔恶血〕 川芎 当归 白芍 生地

十全大补汤 〔劳役〕 人参 茯苓 白术 炙草 川芎 当归 白芍 熟地 黄芪 肉桂 姜 枣

青娥丸 〔又〕 补骨脂 杜仲 胡桃肉

同蜜丸。

续断丸 〔牵引〕

六味丸 〔补阴〕 熟地 山萸 山药 丹皮 茯苓 泽泻

牛菟丸 〔顽麻〕 牛膝 菟丝子各一两

同入银器内，酒浸一寸五分，晒为末，将原酒煮糊丸，空心，酒下。

海桐皮酒 〔痛极〕 海桐皮 苡仁各二两 生地十两 牛膝 川芎 羌活 地骨皮 五加皮各一两 甘草钱半

浸酒二斗，冬十四日，夏七日，空心，饮一盏，日饮三次，常令醺醺，禁毒食。

此方治湿热而痛者。方内药味分量，切不可添减，方效。

羊肾丸 〔肾虚〕 鹿茸 菟丝子各一两 茴香五钱

为末，以羊肾二对，入酒煮烂，捣泥和丸，阴干，每三十五丸，酒下，日三服。

沈氏填脐散 〔脐湿〕 大附子一个 甘遂研，钱半 蛇床子研，筛，一钱 麝香五厘

先将附切一盖，挖空，将二末装人，以盖盖好，线扎，用火酒半斤，入罐内，将附子并挖下屑俱放在内，细火同煮，罐口竹纸封好，盖上放糯米七粒，米熟取出，切片烘干，并屑亦烘干，同研细末，入麝香再研，每用一匙填脐内，外用膏药贴之。此余① 自制方也，用之奇效。

沈氏温脐丸 〔内服〕 补骨脂五钱 巴戟 白术 杜仲 乌药 苡仁各一两 菟丝子两半 苍术 小茴 青盐各四钱

神曲糊丸，空心，米汤下。此亦余自制方也，用之效。

调气益黄散 〔脐风〕 金头赤足蜈蚣一条，酒浸，炙 蝎尾四个 白僵蚕七个，炒 瞿麦五分

每末一字，吹鼻取嚏，啼哭则可治，仍用薄荷汤调一字服。

千金龙胆汤 〔又〕

柏墨散 〔脐肿〕 黄柏末 釜下墨 乱发灰等分

为末，干掺之，或油调敷。

五通膏 〔又〕 生地 生姜 葱白 萝卜子 田螺肉

共打烂，搭脐四围，一指厚，抱住，下屁泄而愈。

龙骨散 〔脐疮〕 龙骨煅 枯矾少许

掺之，油调敷亦可。

治腰脐疮疡方十一

仙方活命饮 〔下搭〕 穿山甲炒 白芷 防风 赤芍 甘草 归尾 花粉 贝母 角刺各一钱 金银花 陈皮各三钱

① 余 清抄本作“再平”二字。后同。

乳香　没药各一钱，另研末

水酒煎，送下二末。

黄芪内托散　〔又〕　黄芪　当归　川芎　厚朴　桔梗　防风　人参　甘草　白芍　白芷各五分　官桂三分

为末，酒服。

此方治溃后内虚气虚，初发亦可用。

胜金丹　〔石疽〕　制白砒　麝香　蟾酥各一钱　雄黄　辰砂　乳香　没药　血竭各钱半　全蝎炮　天龙炙，去头、足　穿山甲炙，各三钱　炒僵蚕五钱

每三钱，砂糖调葱头酒下，取汗。

一粒金丹　〔又〕　沉香　乳香　木香各五分　巴霜一钱半

枣肉丸，芡子大，每一丸，量人虚实，先呷水一口，行一次，胃气实者只可呷水三四口，后用水一口送下，行数次，米饮补之。

人参养荣汤　〔又〕　人参　陈皮　黄芪　肉桂　当归　白术　炙草各一钱　远志五分　白芍钱半　熟地　五味子　茯苓各八分

十全大补汤　〔又〕　人参　茯苓　白术　炙草　川芎　当归　白芍　熟地　黄芪　肉桂

内疏黄连汤　〔火带〕　黄连　白芍　当归　槟榔　木香　黄芩　山栀　薄荷　桔梗　甘草各一钱　连翘　大黄各钱半

水煎，量人虚实而用。

疮科流气饮　〔流注〕　人参　桔梗　肉桂　当归　甘草　黄芪　厚朴　紫苏　白芍　乌药　枳壳　防风　槟榔　川芎　白芷　木香　生姜

痛加乳香、没药，流注加羌活、独活，气滞加香附，胃虚加陈皮。不可多服，致气血虚耗，不能成脓。

此方主恚怒气结块核肿硬，及风寒湿热搏结经络，或血气不和成肿块，漫肿木闷者，神效。

沈氏流注散　〔又〕　木香钱半　雄黄五分　朱砂六分　蝉退　全虫各七个　金银花子五钱

共为末，分三服，酒下。

此余自制方也，用之无不效。

托里消毒散　〔又〕　人参　盐水炒黄芪　酒炒当归　炒白芍　川芎　白术　茯苓各一钱　金银花　白芷各七分　炙甘草　连翘各五分

针头散　〔又〕　乳香　蟾酥各一钱

研匀，以儿乳汁和如泥，入磁盒安放。每用以唾调一些，点肿处，以膏药贴之，毒气自消，即发亦轻。

杂病源流犀烛　卷二十八

腹少腹病源流

腹痛，五脏俱有病也。脾胃内舍心腹，肺心内舍胸膺两胁，肝内舍胠胁少腹，肾内舍少腹，腰脊大小肠冲任脉皆在少腹，此脏腑所舍之部位也。后世医者，都以腹分三部，大腹属太阴脾，脐腹属少阴肾，少腹属厥阴肝。窃按脏腑部位，膈下即为胃上口，曰贲门，胃下口曰幽门，传入小肠处，计胃长二尺六寸，则当脐正属胃之地分。又考十二经筋脉所到，心脾筋结脐，胃筋脉亦挟脐，至肾之筋脉从腰贯脊，并不及脐，则以大腹少腹属脾肝，犹未尽然，而以脐腹属肾，尤不可解。然则脐腹何属？属之胃而已。胃与脾表里，属胃仍属之脾而已。故《难经》曰：脐上痛，心症也。脐下痛，肾症也。脐右痛，肺症也。脐左痛，肝症也。脐之上下左右，《难经》既分属心肾肺肝，土居中央，则脐腹非属之脾与胃乎。脐腹者，当脐也，当脐痛而用肾药，大谬。盖以腹痛而分属五脏，犹厥心痛，五邪相乘，而病亦异也。冲任大小肠亦属腹，每部各有气血虚实，内伤外感，当细察之。更有五脏之疝，不于睾丸，止在腹痛者，亦宜察之。总之，腹痛之病，先分寒热虚实，再详虫血食痰，治法备矣。腹痛多寒，亦有因热者。寒痛脉必沉迟，或伏，痛绵绵无增减，得寒愈甚，得热稍缓宜干姜、肉桂、吴萸、草蔻仁、木香、厚朴、陈皮、甘草、香附、麦酒炒白芍，方用厚朴温中汤、桂香散。热痛脉必洪数，腹中常觉有热，时痛时止，痛处亦热，手不可近，口干舌燥，小便赤涩，肛门如烧，此为积热宜白芍、黄连、山栀、甘草、滑石、木通，方用调胃承气汤下之，或四顺清凉饮。辨虚实之法不一，而总以可按属虚，不可按属实为准。故有按之似痛，重按之却不痛，大便利者，为虚寒症宜理中汤、桂香散。其或按之痛甚，手不可近，大便坚者，为实热症宜调胃承气汤。今人但知诸痛属实，宜破结疏利，因用枳实、青皮、槟榔、大黄等，苟其得当，亦验。若遇虚寒，必更甚矣。故惟稔知壮实与初病，当下之。虚弱与久病，当和之。而治虚之法，又必分气血。痛时常觉虚豁，似饥非饥，呼吸无力，属气虚也宜六君子汤加广木香。若偎偎作痛，如细筋抽引不宁，又如芒刺牵引，属血虚也宜四物汤加陈皮、木香。以上寒热虚实之辨也。若食痛者，脉必弦，食得寒则滞，得热则行，宜用温散法，如干姜、苍术、白芷、川芎、香附、姜汁之类，不可妄用攻下峻利药，更兼行气快气药助之，自愈。或面黄腹痛，宿食不消，吞酸腹痛，痰滞伤食，法亦同之宜丁香脾积丸，平胃散加草蔻、枳实、半夏。痰痛者，脉必滑，小便必不利，饱则暂止，饿则又痛，宜导痰解郁法宜二陈汤加香附、苍术、川芎、枳实、姜汁。盖清痰能作痛，必胸腹有声宜芎术散。湿痰亦作痛，由阻塞气道之故宜四合汤。虫痛者，不吐不泻，心腹懊侬，往来上下，痛有休止，或腹中块起，按之不见，五更心嘈，牙关强硬，恶心，吐涎沫，或清水，腹热善渴，食厚味或饱则止，面色青，白赤不定，蛔虫攻咬，面必黄宜杀虫丸。验虫之法，以面上白斑唇红，能食心嘈，颜色不常，脸上有蟹爪路，是其候也，小儿虫痛症最多。死血痛者，脉必芤涩，痛有定处，或由负重努伤，或由跌扑损伤，或妇人由经来瘀闭，或由产后恶露未尽，皆成死血宜消血饮、万灵散，或桃仁承气汤加当归、苏木、红花、童便、酒。以上食痰虫血之辨也。他如脾血虚而痛，按之则止，宜益气补血宜人参、炙草、圆眼、枣仁、麦冬、石斛、白芍、大枣。中气虚而腹寒痛，宜补中益气宜人参、黄芪、白术、沉香、五味子、益智仁。阳气虚而络空，冷气乘之，当脐微痛，手按则止，不可破泄真气宜茯苓、煨姜、白术、肉桂。脾阳郁伤，每痛必周身寒栗，吐涎沫而痛止，宜升阳散郁宜半夏、厚朴、苏梗、生姜、延胡索、草果、金铃子。阴浊腑阳不通，脉沉微，腹痛，欲大便，宜以辛热通阳宜生白术、吴萸、良姜、厚朴、半夏、川熟附、茯苓、小茴、益智仁、姜汁。郁伤肝脾之络，致败血瘀留，遇劳役动怒，腹痛即发，宜辛通润血宜桃仁、桂枝、韭白、穿山甲。营分虚寒，当脐腹痛嗳气，遇冬必发，过饥动怒亦发，宜温通营分宜肉桂、当归、炮姜、茯苓、炙草。暑伤气分，长夏腹胀，食减，微痛，宜调脾疏肝宜人参、广皮、白芍、茯苓、谷芽、益智仁。阴毒腹痛厥逆，唇青卵缩，六脉欲绝，宜宣通阳气宜鸽子屎一合，研冲热酒一盏，澄清顿服。肾脏虚冷，气攻脐腹及两胁，痛不可忍，宜祛散冷结宜定痛丸。腹内热毒绞结作痛，甚至下血，宜培土和中宜干黄土煮数沸，去渣，暖服一二升。湿热腹痛，按之愈甚，宜升提，利小便宜升麻、柴胡、防风、葛根、木通、黄连、黄芩、滑石、车前。不愈，微利之宜加熟大黄，即土郁则夺之之义。久受风露积冷攻刺痛，淹延岁月，百药不效，宜祛散沉寒宜和剂抽刀散。过饮酒浆，成积作痛，宜醒脾解湿宜木香茵陈汤。伤湿腹痛，小便秘，大便泄，宜燥湿利水宜胃苓汤。痰积腹痛，下白物，时眩，喜热汤，脉滑，宜消痰暖内宜星半安中丸。气滞塞腹痛，大胀，脉沉，宜开通疏利宜木香顺气散。腹痛而兼呕吐，阳不得降，而胸热欲呕，阴不得升，而下寒腹痛，为升降失常，宜调燮阴阳宜黄连汤。腹脐绞痛，有时止，妨食，发欲死，宜宣通气血宜七气汤。搅肠痧腹痛，四肢冷急以矾汤探吐。甚者昏倒不省人，急刺委中，或十指出血宜藿香正气散加木香、砂仁，或以马兰根叶细嚼咽汁，即安，或服童便立止。疝气腹痛，即五脏疝不于睾丸者，宜通调脏气宜腹疝汤。失血后腹痛，或连少腹，宜补养营血宜四物汤加炮姜。以上皆腹痛之由也。士材云：腹痛以白芍、甘草主之。盖甘者，己也。酸者，甲也。甲己化土，此仲景之妙方也。若脉缓伤水，加桂枝、生姜。脉洪伤金，加黄芩、大枣。脉涩伤血，加当归。脉弦伤气，多加白芍。脉迟伤火，加干姜。绵绵痛欲热手按，脉迟者，寒也，香砂理中丸。士材加增之法，良为仲景功臣。余又按一切腹痛，以黑神丸主之，无不效。虽然，腹之为病，有不止于痛者，如腹中鸣也，《灵枢》以为中气不足，《内经》以为脾气虚，又以为病本于胃，合而推之，全属土病宜平胃散。而脏寒有水亦能鸣宜五积散。火欲升，水欲降，亦相击而多鸣宜二陈汤加芩、连、山栀。如腹中窄狭也，在肥人则由湿痰流灌脏腑宜二陈汤加苍术、香附。瘦人则由湿热熏蒸脏腑宜二陈汤加苍术、黄连。虽为痰为热不同，而原于湿则一，故丹溪以为此症必用苍术，能燥湿也。甚有神昏性躁，心神不敛者宜二陈汤加远志、麦冬、枣仁。有兼血虚气弱者宜六君子汤加川芎、当归。总能除湿利气，使升降自如，自然平复。如腹皮麻顽或痛也，凡人夏月洗浴后，往往露腹当风，其腠理开，邪因入皮毛，适与卫气相值，因搏击而为麻顽不仁宜多煮葱白食之，自愈。肾虚不能行水，加以喜食酒面，酒与水交聚腹中，而面毒复缠滞其气，故水渗于腹皮而作痛也，必先疏泄大便宜以钱氏宣风散，蜜水煎，送下神保丸。然后令脾肾气复，自然向安宜以青木香丸一分，安肾丸二分，用二陈汤空心下之。如腹中有水而为涌水症也，《内经》言，肺移寒于肾为涌水，涌水者，按之腹不坚，水气客于大肠，疾行则鸣，濯濯如囊裹浆水也宜葶苈丸。如腹皮䏝急或硬也，脾气素虚，又伤风与食，交固不散，日久而腹皮渐急而坚硬，即俗名单腹胀也，单云者，以四肢不胀，单胀急在腹也宜调中健脾丸。以上诸款，皆腹所生病也，而要岂止于痛而已哉！若少腹痛，疝病为多，然有不尽由于疝者，其为症可辨。如痛而喜按，虚也宜温补汤。痛不可按，实也宜温气汤。痛而小便不利，湿热也宜五苓散加大黄、滑石。痛而胀急，小便反利，死血也宜和血汤。痛连阴茎，按之则止，肝血虚也宜补血清热，用当归、生地、白芍、艾草、牛膝、麦冬、丹皮、童便、甘菊，有汗加人参、黄芪、枣仁、五味子。痛如绞急，不可忍耐，小便如淋，诸药不效，酒欲过度也宜黄芩、木通、甘草三味，煎服立止。痛而按之有块，时胀闷，其痛不移处，瘀血已久也宜延胡索、肉桂、香附、归尾、桃仁、砂仁。少腹之为病又如此。

【脉　法】　《脉经》曰：脉细小紧急，腹中刺痛，阴弦，亦是腹痛。尺脉紧，脐下痛，弦急，小腹痛。尺脉伏或实，小腹痛。心腹痛不得息，脉细小迟者生，坚疾者死。腹痛脉反浮大而长者死。《脉诀》曰：心腹痛脉沉细宜，浮大弦长命必殂。《医鉴》曰：尺脉弦，则腹痛。

【腹痛原由症治】　《内经》曰：寒气客于脉外，则脉寒，脉寒则缩绻，缩绻则绌急，绌急则外引小络，故卒然而痛。因重中于寒，则痛久矣。寒气客于背俞，其俞注于心，故相引而痛。寒气客于厥阴之脉，则血涩脉急，故胁肋与小腹相引痛。寒气客于五脏，厥逆上泄，阴气竭，阳气未入，故卒然痛死不知人，气复反，则生矣。又曰：热气留于小肠，小肠中痛，瘅热焦渴，则坚干不得出，故痛而闭不通矣。又曰：肾虚则胸中痛，大腹小腹痛，清厥意不乐。寒气客于经脉之中，与炅气相搏，则脉满，满则痛而不可按也。寒气客于夹脊之脉，则深按之不能及，故按之无益也。《正传》曰：从心下至小腹硬满而痛者，是邪实也，须以大陷胸汤下之。若小腹硬满而痛，小便利，则是蓄血之症。小便不利，则尿涩之症。《直指》曰：寒热死血痰饮食积腹痛，每每停聚不散，惟虫痛则乍作乍止，去来无定，又或呕吐清沫，此为可验耳。

大腹外症，名腹痈。小腹外症，名冲疽。腹痈因于膏粱厚味，及七情火郁，脾虚气滞，毒聚热壅所致。其症生于肚腹之皮里膜外，如腹痛特甚，左关洪数，乃即腹痈之兆，其治以未脓已脓分法。漫肿坚硬，肉色不变，是脓尚未成之候也宜托里散、仙方活命饮。焮肿痛甚者，邪气实也宜仍用仙方活命饮、托里散或黄连消毒散。此未脓前治法。若肿起而软，皮色红，是脓汁已成之候也，急速其溃宜托里消毒散。倘因气血俱虚，不即自溃，或已有白头宜急用替针丸，或未有白头宜急用针刺，总当速令出脓，切不可误服克伐凉药，致肿痛不溃，溃不能敛，甚而壮者弱，弱者死。盖以腹皮厚而脂膜脆，使淹延日久，肿不即溃，溃不即敛，易至内腐，洞肠见腑，为患不小。故当其未脓，必以扶元解毒为主，佐以行经活血之药。及其已脓，亦必以健脾胃壮气血为主，佐以排脓敛口之方宜十全大补汤、托里当归汤。此已脓后治法。若发于小腹疼痛寒热，其名冲疽，由心火炎炽，流入肾经，故疽发于肾部位也宜仙方活命饮，或胜金丹、夺命丹选用。此症五日变色便可刺，亦以速去毒脓，速敛疮口为主。若失治，必五十日死，以小腹之为地，与大腹同一要害也。

治腹少腹病方三十七

厚朴温中汤　〔寒痛〕　炮姜二钱　厚朴　陈皮各钱半　赤苓　草蔻煨，各七分　木香　炙草各五分　姜三片　枣二枚

四顺清凉饮　〔热痛〕　大黄　当归　赤芍　炙草各一钱二分　薄荷十叶

理中汤　〔虚寒〕

六君子汤　〔气虚〕　人参　茯苓　白术　炙草　陈皮　半夏

四物汤　〔血虚〕　川芎　当归　白芍　熟地

丁香脾积丸　〔食积〕　三棱　蓬术各一钱　青皮钱半　良姜醋炒　丁香　木香　巴霜各钱七分　皂荚一片，烧灰　百草霜一匙

糊丸，麻子大，白汤下二三十丸。

平胃散　〔又〕　苍术　厚朴　陈皮　甘草

二陈汤　〔痰痛〕　茯苓　陈皮　半夏　甘草

芎术散　〔又〕　川芎　苍术　香附　白芷等分

姜汁磨木香点热汤，调下二钱。

四合汤　〔又〕　陈皮　半夏各钱半　厚朴　枳壳　赤苓　苏叶　香附　郁金各七分　甘草五分　姜五片

杀虫丸　〔虫痛〕　鹤虱　雷丸　芜荑　槟榔　乌梅　苦楝根　使君子肉

消血饮　〔死血〕　延胡索　归尾　苏木　桃仁　红花　赤芍　五灵脂　没药

桃仁承气汤　〔又〕

万灵散　〔又〕　当归一两　生地六钱　肉桂　蓬术各五钱　木香三钱

每末二钱，空心酒下。

此方兼治妇人少腹痛，小便淋沥，是血也、气也、热也，或大小产后遗经败血所致。

五积散　〔寒痛〕　白芷　茯苓　当归　半夏　炙草　川芎　陈皮　肉桂　枳壳　白芍　厚朴　桔梗　干姜　苍术

如虚，加人参、白术、香附、砂仁。

姜桂汤　〔又〕　干姜　肉桂　良姜　枳壳　陈皮　砂仁　吴萸　厚朴　香附　木香　延胡索　小茴　甘草　乳香

桂香散　〔又〕　草豆蔻煨　良姜炒　白术　缩砂仁　炙草　煨姜　厚朴　枣肉各一两　青皮　诃子肉各五钱　肉桂二钱半

水一碗，同煮令干，杵作团，晒研粗末，每三钱，入盐少许，沸汤点服。

此方治脾脏久冷腹痛。空心腹痛，最难得药，此特能止痛，理不可知。

定痛丸　〔又〕　干蝎七钱半，焙为末，以酒及童便各三升，煎如稠膏丸，每二十丸，酒下。

藿香正气散　〔又〕　茯苓　白芷

藿香　紫苏　大腹皮　厚朴　白术　陈皮　桔梗　甘草

调胃承气汤　〔积热〕

木香茵陈汤　〔酒积〕　木香　槟榔　枳壳　蓬术　黄连　黄柏　大黄　牵牛　香附　当归　田螺壳

和剂抽刀散　〔积冷〕　白姜五两，入巴豆肉二钱二分半，同炒黑，去巴豆　良姜五两，入斑蝥二十五个，同炒黑，去斑蝥　石菖蒲五两，不炒　糯米六两，炒黄

每末二钱，酒下。

和气汤　〔虚痞〕　木香　紫苏　槟榔　陈皮　半夏　香附　青皮　甘草　乳香　没药

胃苓汤　〔湿痛〕　苍术　厚朴　陈皮　甘草　白术　肉桂　赤苓　猪苓　泽泻

星半安中丸　〔痰积〕　胆星　半夏　香附　滑石　枳壳　青皮　木香　苍术　山栀　砂仁　茯苓　橘红　甘草

二陈平胃散　〔宿食〕　茯苓　陈皮　半夏　甘草　苍术　厚朴　山楂　神曲　砂仁　草果　枳实

壮人加木香、槟榔、蓬术、枳壳、黄连、大黄、香附、当归。

黄连汤　〔升降〕　黄连一钱　人参钱半　半夏二钱二分　干姜　桂枝各八分　甘草五分　姜　枣

木香顺气散　〔气滞〕　木香　香附　槟榔　青皮　陈皮　厚朴　苍术　枳壳　甘草　砂仁

七气汤　〔绞痛〕　人参　肉桂　半夏　乳香　甘草　延胡索

腹疝汤　〔五脏疝〕　人参　黄芪　茯苓　白术　炮附子　沉香　木瓜　羌活　川芎　紫苏　甘草

加姜。

香砂理中丸　〔寒痛〕

黑神丸　〔总治〕　葫芦巴　石菖蒲各四钱　皂角去皮、弦，二钱

面糊丸，每服一钱半。

大陷胸汤　〔下剂〕

温补汤　〔虚痛〕　人参　白术　川芎　当归　白芍　熟地　肉桂　木香　小茴　香附　延胡索

温气汤　〔实痛〕　青皮　香附　小茴　木香　木通　槟榔　川楝子　延胡索

五苓散　〔湿热〕　白术　肉桂　茯苓　猪苓　泽泻

和血汤　〔死血〕　桃仁　红花　归尾　赤芍　生地　青皮　香附

治腹少腹疮疡方九

仙方活命饮　〔腹痈〕　穿山甲炒黄　白芷　防风　赤芍　甘草　归尾　花粉　贝母　角刺各一钱　陈皮　金银花各三钱　乳香　没药各一钱

二味另研末，水酒煎送二末。

托里散　〔又〕　人参　黄芪各二钱　白术　陈皮　当归　熟地　茯苓　白芍各钱半

黄连消毒散　〔又〕　酒黄连　酒生地　酒归身　连翘　羌活　黄芪各一钱　泽泻七分　黄芩　黄柏炒　独活　防风　酒防己　藁本　苏木　陈皮　桔梗各一钱　酒知母四分　人参　甘草梢各五分

水煎，入酒少许服。

托里消毒散　〔又〕　人参　盐黄芪　酒当归　炒白芍　川芎　白术　茯苓各一钱　金银花　白芷各七分　甘草　连翘各五分

替针丸　〔又〕

十全大补汤　〔又〕　人参　茯苓　白术　炙草　川芎　当归　白芍　熟地　黄芪　肉桂

托里当归汤　〔又〕　当归　黄芪

人参　熟地　川芎　白芍各一钱　柴胡　甘草各五分

胜金丹　〔冲疽〕　麝香　制白砒各五分　蟾酥一钱　雄黄　辰砂　乳香　没药　血竭各钱半　全蝎炮　天龙炙，去头、足　穿山甲炙，各三钱　僵蚕炒，五钱

每末三钱，砂糖调葱头酒下。

夺命丹　〔又〕　蟾酥　轻粉各五分　朱砂三钱　寒水石　枯矾　铜绿各一钱　蜗牛三十一个，另研　乳香　没药　麝香各一钱，各另研

将蜗牛泥为丸，量添酒糊亦可，绿豆大，每用一丸，生葱三两根，嚼烂放手心裹药，酒下，行六七里汗为效。重者再服一二丸。

此方能治诸般大肿毒。

前阴后阴病源流

前阴诸疾，肝、任、督三经病也。《内经》曰：足厥阴之脉，入毛中，过阴器，抵少腹。是前阴为肝脉所过也。又曰：督脉者，起于少腹以下骨中央，女子入系廷孔循阴器，男子循茎下至篡，与女子等。是前阴又为督脉所过也。又曰：任脉起于中极之下，以上毛际，循腹里。是前阴又为任脉所过也。惟为三脉所过，故前阴之病皆系于三经，而以三经为主焉。夫前阴之病，最重者莫如诸疝，已另立篇于任脉病后，兹不必赘，兹故但详前阴外见之疾。一曰阴痿，凡人色欲过度，精髓耗败，伤于肾元，遂致阴痿不起宜五精丸。又有精出非法，或强忍房事，有伤宗筋，亦致阴痿不起宜上丹、还少丹。又有阴湿伤阳，阳气不能伸举，亦致阴痿不起宜九仙灵应散。又有失志之人，抑郁伤肝，肝木不能疏达，亦致阴痿不起宜达郁汤加菖蒲、远志、杞子、菟丝子。一曰阴冷，大约下部阳虚阴寒之气，凝结于肾，致成此疾宜金匮肾气丸加鹿茸。又有命门火衰，元阳虚惫常痿不起，亦成此疾宜加减内固丸。又有因寒疝厥冷，及小肠膀胱奔豚等症，亦成此疾宜十补丸。又有因厥疝上逆，囊寒卵缩，亦成此疾宜吴茱萸汤。又有阳气怫郁，卒然阴结，亦成此疾宜助阳散、回春散。一曰阴肿，多因坐地触风受湿，或虫蚁吹呵，遂令外肾肿大，茎物通明，或痛或不痛，小儿患此者尤多宜蝉退散。又有囊肿茎不肿，不痛，如水㿉之类，当别新久新发宜三白散、橘核散，久者宜橘核丸。一曰阴纵，亦名阴挺，由前阴受热，则玉茎挺长不收，或肿胀而痿，或与股相磨难行，甚至两胁气逆上，手足倦弱宜柴胡清肝汤，或小柴胡汤加黄连，作大剂行其湿热，少加黄柏降其逆上之气，当渐收，外以丝瓜汁调五倍子末敷之，即愈。妇女阴挺，则阴中突出一物，如菌、如鸡冠，四围肿痛，由肝郁脾虚下陷所致宜先以补中益气汤加山栀、茯苓、车前、青皮以清肝火升脾气，更以归脾汤加山栀、茯苓、川芎调理，外涂藜芦膏。或阴中挺出一条，长尺许，痛坠，且尿涩宜早服补中益气汤，晚服龙胆泻肝汤，外涂藜芦膏。或阴中生一物渐大，牵引腰腹膨痛，由多服热药，或犯非理房事，或意淫不遂所致宜一捻金丸或洗心散二钱，地黄汤下。一曰阴缩，凡人一身之筋，皆以宗筋为主，宗筋在毛际，系阴器，寒邪乘之，则宗筋急而阴必缩，经故曰：足厥阴之筋，伤于内则不起，伤于寒则阴缩也宜茱黄内消散。阴囊之缩，亦由于寒，与伤寒热病之热入厥阴囊卵缩者有异，盖彼由于热，此由于寒也。夫知阴囊之缩亦由寒，则可知阴囊之纵亦由热矣。妇人亦有阴缩之病，则阴户急，痛引入小腹是也宜加味逍遥散加知母、地骨皮、车

前子。妇人一切阴户诸疾，详后疮疡条中，当参看，兹不赘。一曰脱阳症，凡人大吐大泻之后，元气不接，四肢逆冷，面黑气喘，冷汗自出，外肾缩搐，不省人事，须臾不救，与伤寒阴阳易证同，急服药救之宜大固阳汤。此急症也，不得缓图。

【脉　法】　《纲目》曰：肾脉大甚为阴痿。

【前阴属宗筋】　《内经》曰：前阴者，宗筋之所聚，太阴阳明之所合也。注云：宗筋挟脐下合于阴器，太阴脾脉，阳明胃脉，皆辅近宗筋故云合也。又曰：宗筋谓阴毛中横骨上下之竖筋也。

后阴诸疾，大小肠病也。后阴，即肛门，亦为谷道，而其病之最重而难愈者，惟肠风及痔两大端。如脱肛、肛门痒痛、肠澼等，亦皆后阴病。而肠风脏毒已详诸血篇，肠澼已详痢疾篇，脱肛肛门痒痛已详大肠篇，皆可勿赘，试专举痔病言之。仲景曰：大肠有热，必便血。小肠有热，必痔。故痔非外邪成病，乃由脏内湿热风燥四气相合而成，故《入门》云：肠头成块者，湿也。肠头坠肿者，湿兼热也。出脓血水者，热胜血也。作大痛者，火热也。痒者，风热也。大便秘者，燥热也。小便涩者，肝脏湿热也。其分别原由，至为详细。仲淳又谓疮头向上硬者，热多。疮头向下软者，湿多。无非本于肝脾肾三经之虚。又曰：大便作痛者，则润燥除湿。肛门坠痛者，则泻火除湿。小便涩滞者，则清肝导湿。已成漏者，则补精养血。其言治法大概，亦颇精当。虽然，痔之病不同，而痔之名亦不一。有五痔，牡痔、牝痔、肠痔、脉痔、血痔是也俱宜五痔散、神应散。有九痔，牛奶、鼠奶、鸡心、鸡冠、莲花、翻花、蜂窝、穿肠、外痔是也俱宜槐角丸、神应黑玉丹。此皆古人随症而定之名。《三因》又即五痔而增气痔、酒痔、瘘痔之名，共有八痔。痔之病虽多，大约可以此八者概之矣。且古人定名之义，莫不各因其症之大小形似以为断，而要之毒深者其形大，毒浅者其形小，形虽异而实则同，固非别有所感也。故治痔之法，总以凉血为主，槐花、槐角、生地、地榆所必用也。又必和血生血，故阿胶、川芎、当归、桃仁所宜用也。又必宽肠行气，故枳实、枳壳、蒺藜、木香所宜用也。又必清热，故丹皮、山栀、黄芩、连翘所宜用也。又必逐湿，故黄柏、防己、茯苓、泽泻所宜用也。又必润燥，故麻仁、大黄、瓜蒌、当归所宜用也。又必疏风，故防风、荆芥、秦艽、羌活所宜用也。又必止痛，故乳香、没药、雄黄、黄连所宜用也。虽应病之药正多，而治之之法，不外是矣。然而痔不分于大小，要当别其内外，八痔之名，已足概痔之病。而八痔之为内为外，则有所当知者。大约肠痔、脉痔、气痔、血痔、酒痔，此五者皆属内。牡痔、牝痔、瘘痔三者皆属外。何以见其然也？肠痔结核肛内，发则寒热往来，登厕肛即脱下血出宜独虎散、缩砂散。脉痔肠口瘰发颗颗，且痒且痛，下血淋漓宜神应黑玉丹，或钓肠丸、皂角刺丸。气痔忧愁毒怒，适临乎前，立时肿痛，气散即愈宜加味香苏散。血痔每大便，有清血随下如线而射出宜凉血地黄汤、柏叶汤、黄连汤。酒痔每过饮酒辄发，痛肿或下血宜干葛汤、槐角丸。所谓内痔五种也。牡痔肛边发露肉珠，状如鼠奶，时溃脓血宜加味槐角丸、秦艽苍术汤、五痔散。牝痔肛边一枚，生疮陷入宜良方、五痔散、痔疮方。瘘痔浸淫湿烂，岁积月累，虫生其间，蚀肠穿穴，与痔漏约略相同宜大偻丸、胃碎补丸。所谓外痔三种也。即此八法以为治，痔其无弗瘳乎。虽然，更有杂治之法。如内痔流血不止也宜猪脏丸。如不拘内外痔出血，里急疼痛，将欲成漏也宜猬皮丸。如湿热内甚，饱食肠澼，发为诸痔，久而成瘘也宜加味连壳丸。或痔由血热蕴结，壅滞不通，或一身尽热，或日晡肌热，或夜发热也宜四顺清凉饮。如并无酒色之害，平时但饱食久坐而成痔也宜三神丸。如不拘内外痔，下血不止也宜川归丸。如患痔而痛甚便燥也宜止痛丸。如肠痔生核，且肿且痛寒热不休也宜皂角煎丸。如由气滞而发痔也宜荆芷汤。如痔头向上，是大肠热甚，收缩而上也宜四物解毒汤。如痔发疼痛，坐卧不得，叫喊难忍也宜椒子散。如痔中生虫，蚀啮疼痒也宜独叶丹。如富贵人酒色过度，喜怒不常，生痔如鼠奶连珠，或肛门肠肿脓血，痛如刀割也宜神效散。或外痔如莲实鼠奶，痛极之际，扫上此药即愈也宜茄柯汤。如痔溃，腐如烂桃，多脓血也宜去毒散。如翻花痔，肿溃不堪也宜荆芥汤、木鳖子散。如痔发破溃，其状如鸡冠也宜黄连、赤小豆末敷。如风痔肿痛，发歇不定也宜僵蚕炒为末，乌梅丸，每五丸，姜、蜜汤空心下。如诸痔有时发痒彻心，爬搔不得，极难忍也宜全蝎炒烟熏。治痔之法，亦既详且备矣。而又有痔漏者，酒色之徒，其所患痔疮，绵延不愈，湿热郁久，乃败坏肌肉，销损骨髓，甚者穿肠透穴而成漏管，久则内如槁白，外如黑腐，涓涓流水，清而带黄，初则湿热，久则湿寒矣，此与瘘痔相似而不同，以瘘痔乃痔中一种，痔漏乃不拘何痔，皆能成漏也。故丹溪谓痔轻而漏重，痔实而漏虚。治痔之法，不过凉血清热。治漏之法，则初宜凉血清热宜凉血饮，久宜涩窍杀虫宜莲花蕊散、猬皮丸、辰砂膏，兼乎温散宜苦参丸。盖初则肠胃气实而为热，久则肠胃气虚而为寒也。据此，则方书有云，痔漏专以凉血为主者，固非。有云痔漏即瘘痔者，亦非矣。故患此症者与诸毒成漏者，总宜大补气血，佐以凉血清热燥湿，方为正治宜加味槐角丸、脏头丸，久则黑玉丹、钓肠丸、苦参丸、蜡矾丸。若久而成管，必用毒药腐烂，而后新肉可生。此其大略也。若夫无痔之人，肛门左右，别生一窍，流出脓血，名为草漏，与本有痔漏，肛边别生一块，作脓，穿痔孔而出，乃食积注下也俱宜连槐散。此二种与痔漏，其为患又依约相似。夫东垣以痔疾为本于肝脾肾三经之虚，丹溪又以为风热燥归于大肠，故不列于疡科，而归于内病也，医者其知之。

【脉　法】　《脉经》曰：䘌蚀肛阴，其脉虚小者生，紧急者死。《正传》曰：凡痔脉沉小实者易治，浮洪而软弱者难愈。

【痔病原由症治】　《内经》曰：因而醉饱，筋脉横解，肠澼为痔。《三因》曰：肠澼为痔，如大泽中有小山突出为痔。又于九窍中，凡有小肉痔出，皆曰痔，不特于肛门边者。有牙痔、眼痔、鼻痔等类，其状不一。故曰：痔者，峙也。汉避吕后讳，号痔疾为野鸡病。《医鉴》曰：凡痔因酒色风气食五事过度，而变成二十四症。歌曰：痔症分三八，凭名仔细看，莫教年月久，见者胆心寒，菱角看形怪，莲花不可观，穿肠并鼠奶，酒色两相干，莫愿翻花怨，蜂窠亦不宽，雌雄同气血，子母及肠盘，元珠尤可怪，钓肠痛苦钻，核桃与流气，见者便心酸，栗子于中大，鸡心在外安，珊瑚形可恶，那更脱肛难，内痔红不出，搭肠里内蟠，垂珠更难治，日久有鸡冠，切莫轻刀火，令君性命残，用功无半月，去病更除根。东垣曰：痔核已破，谓之痔漏。《本草》曰：瘘痔亦谓虫痔，日久虫蚀其间，痛痒不堪，或肛门间射血如线，乃虫痔也，虫痔宜熏猬皮艾。《入门》曰：痔疾有兼下疳疮者，有茎中出白津者，有兼疝者，皆肝肾不足变出，勿单用寒凉。《正传》曰：治法以苦寒泻火，芩、连、栀子、槐花之类。以辛温和血，当归、川芎之类。风邪在下，秦艽、防风、升麻之类提之。燥热怫郁，大黄、枳壳、麻仁之类润之。又曰：初发便服槐角丸，热实服汤药疏利脏腑，及浴洗熏熨以取内消。若变成痔漏，须用寸金锭子三五次，全愈。《甲乙经》曰：久痔与阴相通者死，痔漏成穴，大小便相通者亦死。《纲目》曰：痔根本是冷，慎冷饮食及房事，鸡肉最毒，而房事尤甚，荞麦面亦须忌。

前阴后阴近处，所发疮疡有七种。一曰便痈，生小腹腿胯上下合缝之间，《直指》所谓上不在腹，下不在腿，介乎其中是也。发于左名鱼口，发于右名便毒，总名曰便痈，又名曰骑马痈。此冲任督脉之坠道，故为三经之病。又其处为厥阴肝经之络所在，厥阴经少气多血，故此实为血疝。有一边发者症轻，有两边发者症重，皆由房欲不节，或淫心不遂，败精搏血，留聚经隧所致。亦有交合不洁，淫火冲动，肤腠开通，一时受毒而成者。其来也不同，其发也则一。初起时，寒热交作，结核肿块，四边浮肿，相并伏硬，青黑，或卒然而起，或先患下疳疮而发。一两日内，当先辨其有表里症与否。如有表，肿痛发热，急散之宜荆防败毒散、双解散。如有肝家湿热，急清之宜八正散，甚者仙方活命饮。如有里，焮痛，大小便秘，脉洪实有力，急泻之宜龙胆泻肝汤。如有小便不利，肝脉数，急解之宜加味龙胆泻肝汤加山栀、黄柏。或服克伐药而致大便不利，急培之宜十全大补汤。如表里俱无，但气血虚弱，急补托宜参、芪、归、术，兼用排脓，清肝火宜白芷、角刺、柴胡、泽泻、山栀、甘草节。溃后，更须补养宜十全大补汤。若不但气血虚，并遗精滑精，大便不利，腰脚沉重，此并下元虚矣，急须温补宜先用六君子汤加补骨脂、肉豆蔻数帖，再用十全大补汤。此大概必用之法。妇人亦患便毒，于两拗肿痛，腹内有块，不时上攻，小便不利，属肝脾气滞宜四君子汤加芎、归、柴胡、山栀，或间以龙胆泻肝汤、加味逍遥散。识此而便毒无难治矣。二曰下疳，生阴茎上，属肝经湿热，或阴虚火燥，或交接过度，或受不洁妇人污秽之毒，均能致此。而斯症之发，又当以阴虚火燥为本，肿痛寒热为标。试详其治：肿痛发热者，挟有表也宜四物汤加柴胡、山栀。肿痛寒热者，肝经湿热也宜小柴胡汤加黄连、泽泻、木通、茯苓、龙胆草。肿痛便涩者，湿热壅滞也宜龙胆泻肝汤。肿痛腐溃者，气血虚而有火也宜小柴胡汤加参、术、芎、归。日晡倦怠者，阳气虚而下陷也宜补中益气汤。经久不愈者，肾水不能生肝木也宜六味丸。筋纵痒痛出白津者，此即筋疝也宜龙胆泻肝汤，或间服清心莲子饮。脾虚，补中益气汤加山栀、龙胆草。有肉突出，久不愈者，必成广疮也宜荆防败毒散以防之。有二便俱秘者，火热胜也宜八正散。至外治法，不过用药水净洗宜甘草大豆汤，再用药或敷或掺之宜博金散、丁泥散、炉甘石散、黄柏散、香珠散。若至腐溃绵延，痛在茎之窍，或在茎之标，则由小肠膀胱不利，热毒传入肝经，故色变紫黑，多溃蚀也。若蚀尽玉茎，则死。刘涓子谓如遇此等症，须用张子和泄水丸导其湿毒，先泄其根，次治其标，用葱白、黑豆汁渫洗拭干，外以药敷掺宜服泄水丸。后用敷药。或内溃，脓不出，用追脓散，仍用子和泄水丸。按：涓子此法甚善，不可不遵。三曰囊痈。丹溪云：囊痈但以湿热入肝施治，而佐以补阴，虽溃脱，可愈。盖此症之生，属厥阴肝经，不但湿热下注，亦由阴虚所致也，故法宜消毒为主，兼用补剂，若专攻其疮，致阴道愈虚，必生他患，此囊痈所以为治，大概然也。若其详悉为治，又有可得举者。初起时，但觉赤肿胀痛，小便涩滞，寒热作渴，当即清肝火分，消湿热宜以黑龙汤吞滋肾丸。如因入房太甚，或淫邪不轨，囊肿如斗，小腹胀急，小便结涩，寒热大作，口渴痰壅，则危同反掌，治之急急宜肾气丸料煎吞滋肾丸。渗利湿热，肿痛仍在者，宜补阴托里，以速其脓而针之。若至便秘，乃热毒壅滞也宜托里消毒饮。或不减，是热毒未解也宜清肝益荣汤。若脓已成，急托脓解毒宜仙方活命饮。或溃后皮脱，并睾丸悬挂，甚至脱出，其玉茎半腐，亦无害，惟宜大补气血，大补脾胃宜托里散加黄芪、故纸、五味子、菟丝子，或四物汤加参、术，吞肾气丸，外仍涂药宜白蜡膏，自然平复，切不可专用寒凉攻伐，及渗利损阴，乃促之死矣。如皮脱者，以鲜荷叶包之，其皮自生。四曰阴头痈，生阴头上，属厥阴肝经湿热，兼注肾经之病，法与囊痈相似宜加味泻肝汤、清肝益荣汤，外以鳖甲烧灰，鸡子白敷之，自然痊愈，切不可用攻伐损肾伤肝之药。五曰悬痈，阴囊之后，谷道之前，为任脉别络，督冲二脉之会，其地肉理如缕，毒生其间，往往易溃难合。若三阴亏损之人，又挟湿热壅滞其地，便生悬痈。悬痈云者，痈形倒垂如悬物也，初觉肿痛，或小便涩滞，可药以散之宜仙方活命饮、龙胆泻肝汤并加制甘草。即或不散，虽成亦轻，虽溃亦浅，其不脓不溃者，可药以补之宜八物汤。其脓成者，急为针刺。如不能收敛，或因肾虚宜肾气丸，或因血虚宜四物汤加参、术，或因气虚宜四君子汤加芎、归，或因脾虚宜补中益气汤，各随其虚而补之，自然毒散肌生。久成漏者，亦当药以补塞宜十全大补汤、蜡矾丸，始终宜服国老膏，若误用寒凉消毒之剂，必致不能收口，沥尽气血而死，重则肉溃即殒，最轻亦成漏管。六曰痔痈，生谷道左右，初起急宜发穴宜发穴散，破后急用排脓宜抽脓膏，脓尽急当收口宜《精义》桃花散、平肌散，始终服药以大补脾脏为主，亦不可迁延时日，使成漏管。七曰肛内痈，俗名盘肛痈，生肛门口，乃蕴积热毒于大肠之间，或多食煎煿毒物，或湿热流注日深，皆致此症，初起亦可消散宜仙方活命饮，若既溃破，恐腐烂难堪，必致殒命也。大约此症必以驱毒为急宜肛内痈方，清热次之宜槐花散，毋轻视也。

阴疮，此疮有四种。一湿阴疮，其原由肾虚风湿，邪气乘之，瘙痒成疮，生于隐处，浸淫汁出，状如疥癣宜活血驱风散、蒺藜散。二妒精疮，由壮年久旷房室，大欲不遂，败精流入茎内，阴上生疮，赤肿溃烂，作臼，痛痒妨闷，初发则如粟粒，拂之即痛，或流清汁，并有生于玉门内，极似疳蚀疮，但不痛为异宜凉血解毒丸。三阴蚀疮，由热结下焦，经络涩滞，或妇人子宫有败精停留，或月水未断，即与交合，交合后，又不洗沐，污秽沾滞，遂令阴茎连睾丸肿痛，小便如淋，此所以成是疮也宜消疳败毒散、凉血解毒丸，并以大豆甘草汤洗。若不早治，经久溃烂，侵蚀肌肉，脓血不止，即为下疳，又不愈，必为杨梅疮，宜服药预防宜仙遗粮汤或荆防败毒散。而下疳治法，已详于前，今不另赘。然则下疳固有不由于阴蚀疮始者，而阴蚀疮既久，未有不成下疳者也。四肾脏风疮，由肾虚有火，血燥所成，初起两足时热，脚根作痛，多于内胫，或臁上，生疮如癣，大痒，搔破成疮，失治渐延腿股，并遍身者有之，其症或兼晡热盗汗，口燥咽干，吐痰体瘦，腰脚倦怠，总以补肾为主宜肾气丸为主，佐以四生散。脾胃虚者，必须补脾养胃宜补中益气汤为主，佐以肾气丸、四生散，外用敷药宜白胶香散。迨至疮生遍身，脓水淋漓，必两腿更甚，体倦，作痒难熬，或至经年不愈，乃肾中虚火炎炽也宜八味丸，外敷猪秽散、白胶香散。患此症者，每兼耳鸣目痒，鼻赤脉浮，指缝白色等恙宜补泻丸。另有下疰疮，与肾脏风疮相类，生于脚胫，或打扑而成，其疮口小，皮内癀得极宽，皮之薄却如竹膜，极痒而痛，黄水时流，经年不愈，又易染他人，须忌房欲宜活血驱风散，外敷槟榔散。妇人血风疮，亦与肾脏风疮相类，乃三阴经风热郁火，血燥所致，瘙痒不常，脓水淋沥，潮热盗汗宜当归拈痛汤，外涂大马齿膏。世俗竟以阴囊湿痒为肾脏风，真属大谬。盖阴囊湿痒者，由于精血不足，内为色欲所耗，外为风冷所乘，风湿毒气乘虚而入，囊下湿痒，或生疮皮脱，下注则两脚亦生疮癣，或耳鸣眼昏宜沐浴长春散，外涂牡矾丹、乌龙丸、椒粉散，不可不知分别。至妇女亦有患阴疮者，其为类亦不一。大约阴户生疮，皆七情郁火损伤肝脾，又兼湿热下注也，故妇人阴内，亦有下疳疮，以月后便行房事，秽浊伏流阴道，遂生疳疮，与男子妒精疮略同，用黄丹、枯矾、萹蓄、藁本各一两，硫黄、荆芥、蛇床子各五钱，蛇壳一条煅，共为末，别煎荆芥、蛇床子汤洗拭，香油调涂之。妇人又有阴中䘌疮，少阴脉滑而数，阴中或痛或痒，如虫行状，脓水淋沥，亦有阴蚀几尽者，皆由心神烦郁，脾胃虚弱，致血气留滞耳，当补心养胃宜补心汤、藿香养胃汤、阴内生疮方，外以药洗之宜塌肿汤、塞之宜雄黄锐散。甚或生虫，痒不可忍，发寒热，若蚀入脏腑即死，急用蛇床子汤洗拭，外以药掺之宜铜绿散，或用梓树皮焙作末，枯矾四分之一，麝香少许敷之，立效。妇人又有阴蚀疮，肿痛湿疮，常出汁水宜洗溻汤、疳湿散。妇人又有阴肿，因胞络素虚，风邪客之，乘于阴部，血气相搏之故。若气血虚弱，则补之宜补中益气汤。若肝经湿热则清之宜龙胆泻肝汤。或阴肿痛极，便秘欲死宜加味逍遥散，外用枳橘熨法。或肿痛，阴户不闭，寒热尿涩宜加味逍遥散，外用枳橘熨法。或肿已消而阴户仍不闭宜补中益气汤。或时常阴中作痛宜四物汤加防风、藁本。或但肿作痛宜四物汤加柴胡、山栀、丹皮、龙胆草。或不闭而小水淋沥，腹中如有一物攻动而胀痛宜逍遥散加柴胡、山栀、车前子。或肿痛而至溃烂宜逍遥散。或忧思过度肿痛，而又湿痒出水宜归脾汤加柴胡、山栀、丹皮、白芍、甘草。或阴户两傍肿痛，手足不能舒伸宜四物汤料，入乳香末，同捣成饼纳阴中，立效。总之，阴户肿痛，薛氏谓即妇人便毒，方书谓之痃痃，俗名暗子。故其肿痛，有在两拗小腹者，由肝经湿热壅滞宜龙胆泻肝汤。有在玉门内外肿胀者，由肝火血虚宜龙胆泻肝汤加木香，及加味逍遥散。阴肿之为病，为治不同如此，若概投散血攻毒之药，其可乎？妇人又有阴痒，《大全》云：妇女阴痒者，是虫蚀所为，三虫在肠胃之间，因脏虚，三虫动作，蚀于阴内，其虫作，微则痒，重乃痛。按：此阴痒之虫，当属肝风内煽所化，与阴疮之虫有异，故治法亦必以清肝为主，以清其内宜柴胡清肝汤、逍遥散。外用药纳阴中以制其虫宜桃仁泥，或雄黄末，或鸡肝纳阴中。且阴痒而有虫，止是一端。有痒而竟无虫者，或由郁怒伤于肝脾，致阴中闷痒，必兼胸膈不快，内热作渴，饮食无味，肢体倦怠，小水赤涩宜归脾汤加山栀，逍遥散加山栀。或由肝脾气虚，湿热下注，致阴内痛痒，不时出水，食少体倦宜归脾汤加丹皮、山栀、白芍、甘草。或由肝脾郁怒，元气亏损，兼有湿热，致阴中痒痛，内热倦怠，饮食少思宜参、苓、归、芍、芪、术、升、柴、丹皮、山栀、车前、陈皮。此皆但痒而无虫者也。亦有下疳，痛痒难当，腐烂生蛆，所下如柿汁臭秽，及心中疞痛，闷绝虚烦，甚者则不治。妇人又有阴冷，由肝经有湿热，风冷又外乘之也。如冷而小腹痞痛，小便赤涩宜龙胆泻肝汤。如冷而内热寒热，经候不调宜加味逍遥散。如冷而寒热体倦，饮食少思宜加味四君子汤。如冷而郁怒发热，少寐懒食宜加味归脾汤。如冷而口苦胁胀寒热，小便黄涩，必先祛利湿热宜龙胆汤，再调补气血宜加味逍遥散。如冷而寒热，胁胀，呕吐苦水，两股肿痛，小便赤涩宜先用小柴胡汤加山栀，次用龙胆泻肝汤，即效。如冷而小便澄清，腹中亦冷，饮食少思，下元虚冷，大便溏泄宜八味丸服一两月，自愈。或又谓阴冷之症，因劳伤子脏，风冷客之之故，此亦有然也。妇人又有阴癞，硬肿如卵状，极痛难忍，皆由湿凝血结之故，宜用攻散之剂宜随症之左右，取穿山甲之左右边炒为末，酒下二钱。妇人又有阴吹，由胃虚，其浊气下泄，注于阴中甚喧，若放屁连声不绝者宜乱发洗净，鸡子大三团，猪油四两熬膏，每三钱，开水下。妇人又有交接出血，阴痛，乃房事有伤，肝火动脾而不能摄血也宜补中益气汤。若血出过多而见他症，只当调补肝脾。或交接时，阳道违理，及他物所伤犯，血流沥不止宜釜底墨纳之。或童女交接，阳道违理，血出不止宜发灰、青布灰涂之。妇人又有阴痔，凡人九窍有肉突出者，皆名为痔，今阴中有肉突出，故即名阴痔，俗谓之茄子疾，往往心躁，如连绵黄水出者易治，白水出者难治宜枳壳末煎汤熏洗，将帛包渣入阴中，即日渐消。妇人产后又有阴脱，由努力太过，如脱肛状，逼迫肿痛，清水续续，小便淋露，急用补托宜当归黄芪饮，外以药敷宜硫黄、乌贼骨各五钱，五倍子二钱半，为末敷患处，即效。妇人又有阴挺，已详前阴后阴病篇中，不赘。

至于臀痈，臀居少腹之后，属膀胱分野，阴中之阴也。道则远，位则僻，虽膀胱经本属多血，然气运不到，血亦罕至，比之他处，尤为吃紧。中年以后，最忌此处生痈，若参之脉症，见有虚弱，便当大补气血，方可保全。若用寻常疡科家驱热解毒之药，恐担延事势，虚虚之祸不免。故初起未成脓者，用隔蒜灸法，庶乎可散。若欲作脓，则必溃矣宜内托羌活汤，痛甚者宜仙方活命饮。若肿硬作痛，形气虚，邪气实也宜托里消毒散、仙方活命饮。若至溃后，尤宜补养宜加味十全汤、人参养荣汤，以固其根本。倘失补养，其患尤在结痂之后，设使变症多端，则成恶候。其或胃气脱陷，肠鸣腹痛，神昏便溏，所谓寒变内陷，缓则不治者有之宜托里温中汤。其或脾胃虚寒，手足厥冷，饮食不入，呕逆吐泻者有之宜附子理中汤。其或真阳亏损，或误下，或脓血过多，失于补托，致上气喘急，自汗盗汗，气短头晕者有之宜姜附汤。其或气血虚，胃火盛而发渴者有之宜竹叶黄芪汤。其或命门火衰，不能生土，致脾胃虚寒，不思食，食不化，脐腹疼痛，夜多漩溺者有之宜加减八味丸。其或中气虚，诸药不应，或用药失宜，耗伤元气，虚症蜂起，但用此补中气，诸症自退者有之宜参术膏。其或元气本弱，又因凉药伤胃，饮食少思，或作呕泻等恙者有之宜托里健中汤。其或脾土素虚，且寒水反侮土，致饮食少思，呕吐泄泻者有之宜托里益黄汤。其或一切不足之症，不脓不溃，溃后发热恶寒，肌肉消瘦，饮食少思，睡卧不宁，盗汗不止者有之宜托里养荣汤。其或六郁内伤，脾胃受制，饮食不进，倦怠不安者有之宜托里越鞠汤。其或毒邪深固，色变紫黑者有之宜回毒金银花汤。其或肾水竭，口燥舌干者有之宜五味子汤。其或热毒上攻，致咽喉口舌生疮者有之宜犀角膏。其或溃破后，毒热未退，大疼不止，日夜坐卧不安者有之宜止痛神功散。以上种种，皆属恶候，其方药亦随症施治，无不各当者。但种种恶候，一切痈疽肿毒，皆能变生至此，不独臀痈为然也，虽详于此，固贵当局之通变耳。总之臀痈一症，必旬日收敛，方保无虞，若不慎房室，不节饮食，绵延成漏，则为终身之患。至臀痈之属，有骑马坠，生垂珠左右两处，此处微实，皮薄而纹紧，口亦难合，易成漏管，初起急宜消散宜散毒饮子。有腆胅，近骨难愈，防成漏管。有锐疽，生臀尖上，疡科书所谓发于尻者是也，其状赤而且坚，不急治，三十日死。有穿裆发，生背脊尽处，亦易成漏，当急治。有挽疽，俗名秤钩疮，生骶骨上，初发如小豆，后大亦不过如樱桃，酸疼之甚，身便弯折，不能直立，宜用围药移逼偏旁处，方可刺脓。以上臀痈所属五症，皆为要害吃紧，皆防成漏，甚则杀人，其治法于初起时，总当急为消散俱宜仙方活命饮加羌活、黄柏或金线重楼。或肿痛甚，尺脉紧，按之无力，用内托法宜内托羌活汤。其壮实人，或汗宜胜金丹、或下宜一粒金丹。老弱用补宜十全大补汤。各随所宜，不可拘执。不幸而竟至脓溃，其治法总与臀痈相仿，是在医者神而明之也。

【脉　法】　疮疡脉论曰：脉沉实，发热烦躁，外不焮肿赤痛，其邪乃深伏在里，宜先疏通。浮大以数，焮肿在外，当先托里，恐邪入内。脉不沉不浮，内外症，宜审其经，当和荣卫。脉数身不热，为内有痈脓。脉数应发热，而反恶寒者，若有痛处，即此处发痈。若脉数不时见，当生恶疮。

鳌按：此段脉论，凡一身疮疡之脉皆然，不特指前阴后阴外症言也，医者知之。

治前阴后阴病方七十三

五精丸　〔阴痿〕　秋石　茯苓　山药　阳起石　鹿角霜等分

酒糊丸。

上　丹　〔又〕　五味子八两　菟丝子　蛇床子　百部根　杜仲　茯苓　防风　巴戟　肉苁蓉　山药　远志　杞子　柏子仁各二两

蜜丸，空心，盐汤下五七十丸。

还少丹　〔又〕　熟地　杞子各两半　山药　牛膝　远志　山萸　巴戟　茯苓　五味子　菖蒲　肉苁蓉　楮实子　杜仲　茴香各一两

枣肉丸，空心，盐汤下三五十丸。亦有郁火甚而致痿者，非还少丹所能起，当服黄柏、知母清火坚肾之药。

九仙灵应散　〔又〕　炮附子　蛇床子　紫梢花　石菖蒲　远志　海螵蛸　丁香　木鳖子各二钱　小茴钱半

每粗末五钱，水三碗，煎碗半，温洗，并阴囊，日二次，留水再温洗，多洗尤妙。

达郁汤　〔又〕　升麻　柴胡　川芎　香附　刺蒺藜　桑皮　橘叶

金匮肾气丸　〔阴冷〕　熟地　山

药　山萸　丹皮　茯苓　泽泻　附子　肉桂　牛膝　车前子

加减内固丸　〔又〕　肉苁蓉　巴戟　山药　山萸　菟丝子各三两　破故纸二两半　金石斛　胡芦巴各二两　小茴一两　附子五钱

蜜丸，盐汤下。

十补丸　〔又〕　附子一两，切如豆大，用防风一两，盐四两，黑豆一合，同炒，以附子裂为度，去诸药，只取附子　胡芦巴　木香　巴戟　肉桂　川楝子肉　延胡索　荜澄茄　茴香　破故纸各一两

酒、糯米粉糊丸，朱砂为衣，酒下三五十丸。

吴茱萸汤　〔又〕　川乌　细辛各七分半　吴萸五分　良姜　当归　肉桂　干姜各二分半

回春散　〔又〕　歌曰：一钱白矾八分丹，二分胡椒细细研，焰硝一分共四味，好醋调匀手内摊，男左女右合阴处，浑身是汗湿衣衫，此方用者如神效，不义之人不可传。

助阳散　〔又〕　干姜　牡蛎各一两为末，火酒调稠，搽手上，用双手揉外肾，妇人揉两乳。

蝉退散　〔阴肿〕　蝉退五钱，水煎，洗肿处，日三次，内服五苓散合三疝汤，加青槟榔、木通，空心，煎服。

五苓散　〔又〕　白术　肉桂　茯苓　猪苓　泽泻

三疝汤　〔又〕　车前子二钱四分　茴香钱六分　葱白钱二分　砂仁八分

三白散　〔又〕　白丑头末，二两　桑白皮　白术　陈皮　木通各二钱半

每末二钱，葱白或姜汤下。

橘核散　〔又〕　橘核钱半　桃仁十五粒　山栀一钱　川乌　吴萸各五分，各炒

橘核单止痛。乌头散寒郁。山栀除湿热，又引乌头速下，不令胃中停留。用之甚捷。

橘核丸　〔又〕　橘核炒　海藻盐、酒炒　昆布盐、酒炒　海带盐水洗　桃仁麸炒　川楝子炒黄，各一两　延胡索酒炒　厚朴姜汁炒　枳实　肉桂　木香　木通各五钱

酒糊丸，酒或盐汤下。久不消，加醋煮硇砂二钱，此指㿉疝卵肿不消言。

柴胡清肝汤　〔阴纵〕　柴胡　山栀各钱半　人参　黄芩　川芎各一钱　连翘　桔梗各八分　甘草五分

食后，温服。

小柴胡汤　〔又〕　柴胡　黄芩　人参　半夏　甘草

补中益气汤　〔妇人阴挺〕　人参　黄芪　当归　白术　柴胡　升麻　陈皮　炙草　姜　枣

归脾汤　〔又〕　人参　黄芪　当归　白术　茯神　远志　枣仁　圆眼　木香　甘草　姜　枣

龙胆泻肝汤　〔又〕　柴胡　青皮　山栀　龙胆草　大黄　白芍　木通　连翘　黄连　滑石等分

藜芦膏　〔又〕　藜芦为末，猪油调涂，一日一易。

此方专消一切胬肉，如菌突出。

一捻金丸　〔又〕　延胡索　茴香　吴萸　木香　川楝子各二两

粳米糊丸，空心，木通汤下，仍用片脑五分，铁胤粉一钱，水调刷，傅阴挺上。

洗心散　〔又〕　麻黄　当归　大黄　赤芍　甘草　荆芥穗各二钱　白术五分　薄荷七叶

吴萸内消散　〔阴缩〕　山萸　吴萸　马兰花　小茴香　青皮　木香　山药　肉桂

加味逍遥散　〔妇人阴缩〕　白术

白芍 知母 当归 茯苓 麦冬 生地 山栀 黄柏 桔梗 甘草

大固阳汤 〔脱阳症〕 炮附子一个，切八片 白术 炮姜各五钱 木香二钱半

冷灌一服，须臾又进一服，神效。

五痔散 〔诸痔〕 猪左悬蹄甲 露蜂房 鳖甲 猬皮各五钱 蛇退一条

各烧存性为末，每二钱，入麝香少许，空心，井水调下。一名五灰散，五味各等分。按：蹄甲主肠痔，鳖甲主牝痔，猬皮主牡痔，蜂房主脉痔，蛇退主气痔。

神应散 〔又〕 黄牛角鰓一枚，捶碎 蛇壳一条 猪牙皂角七个 穿山甲七片 猬皮一两

各锉，入缸内，黄泥固济，火煅通红，候冷，研细，临卧细嚼胡桃一个，同酒一盏咽下，便睡，五更以酒调下药末三钱，辰时更进一服，虽久病，不过三服立效。

槐角丸 〔又〕 槐角四两 地榆 黄芩 防风 当归 枳壳各二两

酒糊丸，空心，米饮下。

神应黑玉丹 〔又〕 猬皮四两 猪悬蹄二十五只 牛角鰓三两 乱发 败棕各二两 槐花两半 苦楝根两二钱半 脂麻 雷丸各一两

各锉置缸内，火煅存性，为末，入乳香五钱，麝香二钱，酒糊丸，先嚼胡桃一枚，以酒吞下三五十丸，日三服，除根。

独虎散 〔肠痔〕 五倍子五钱，水三碗，煎半，入焰硝、荆芥各一钱，乘热熏洗，另以五倍子末掺。

缩砂散 〔又〕 砂仁 黄连 木贼等分

每末二钱，米饮下。

钓肠丸 〔脉痔〕 猬皮 瓜蒌各一个 胡桃肉七个，俱烧存性 鸡冠花二两半 生白附子 生南星 生半夏 诃子皮 枳壳各一两 生附子 煅绿矾 枯矾各五钱

醋糊丸，酒下。

皂角刺丸 〔又〕 皂角刺二两，烧存性 防风 槐花各七钱半 蛇床子 枯矾 白蒺藜 槐角子各三钱 羌活五钱 蜂房炒焦 五倍子 枳壳炒，各五分

醋煮绿豆粉糊丸，苦楝根汤空心下五十丸，仍用热童便入白矾浇洗肛门。

此二方均治脉痔痛且痒，时有脓血。

加味香苏散 〔气痔〕 陈皮 枳壳 川芎 槐花各一钱 苏梗 槟榔 木香 桃仁 香附 甘草各五分 姜三 枣二

一名橘皮汤。

凉血地黄汤 〔血痔〕 知母 黄柏各钱半 熟地 当归 槐花 青皮各七分

柏叶汤 〔又〕 侧柏叶 当归 生地 黄连 枳壳 荆芥穗 地榆各一钱 炙草五分 姜三 乌梅一

黄连汤 〔又〕 黄连 当归各二钱 甘草一钱

干葛汤 〔酒痔〕 葛根 枳壳 半夏 赤苓 杏仁 生地各一钱 黄芩 甘草各五分 黑豆百粒 姜三片 白梅一个

加味槐角丸 〔牡痔〕 槐角 生地各二两 当归 黄芪 黄连 黄芩 枳壳 秦艽 连翘 防风 地榆 升麻各一两 阿胶 川芎 白芷各五钱

酒糊丸，米饮下。

秦艽苍术汤 〔又〕 皂角仁烧存性 秦艽 桃仁泥各一钱 苍术 防风各七分 酒黄柏五分 酒当归 泽泻 槟榔各三分 大黄二分

上除槟榔、桃仁、皂角三味为末，余作一帖，煎好去渣，入三味末，再煎四五十沸，空心热服，以美膳压之，一服即愈。

良方 〔牝痔〕 当归 生地 枳壳 连翘 槐角黑牛胆制 升麻 黄芩 黄柏 黄连 陈皮 荆芥穗 防风 地

榆

共十三味，前五味多用，中六味减些，后二味少用。三黄冬用五分，夏用钱半，秋用七分。

痔疮方　〔又〕　人参　黄芪　生地川芎　当归　升麻　黄芩　枳壳　黄连等分

水煎或为丸，俱可。

此方有凉血、和血、生血、凉大肠之功。

大偻丸　〔瘘痔〕　羌活　防风　细辛　附子　甘草　川芎　续断　白芍　白术当归　麻黄　肉桂　熟地　黄芪等分

蜜丸，空心，盐汤下，与骨碎补丸间服。

骨碎补丸　〔又〕　骨碎补　补骨脂　熟地　当归　菟丝子　川断　石南　金石斛　牛膝　杜仲　萆薢　附子　白芍　川芎　沙参　羌活　防风　独活　黄芪　火麻仁等分

蜜丸，空心，盐汤下，与大偻丸间服。

猪脏丸　〔流血〕　槐子一两　牙皂七分　黄连四两　糯米半升

共为末，用猪大肠一条，洗净，将药入内，两头扎住，砂罐内煮烂捣丸，米饮下。　此即脏头丸。

猬皮丸　〔将成漏〕　艾叶炒黄　槐花　枳壳　地榆　当归　川芎　黄芪　白芍　贯众　枯矾各五钱　猬皮一两　发灰三钱　雄猪蹄甲炙焦，十个　皂角一个，醋炙

蜜丸，米饮下。

加味连壳丸　〔湿热〕　黄连一两　枳壳　厚朴各五钱　当归四钱　木香　黄柏各三钱　荆芥二钱　猬皮一个

糊丸，每三十丸，温水下。

四顺清凉饮　〔血热〕　当归　白芍　甘草　大黄等分

三神丸　〔饱饮〕　枳壳　皂角煅　五倍子炒，等分

蜜丸，每三十丸，温水下。

川归丸　〔下血〕　川芎　当归　黄芪　神曲　地榆　槐花各五钱　阿胶　荆芥　发灰　木贼草各一钱

蜜丸，米饮下。

止痛丸　〔便秘〕　羌活一两　大黄八钱　槟榔　木香　肉桂　川芎各五钱　郁李仁两半

蜜丸。

皂角煎丸　〔肠痔〕　满尺皂角三枚，去弦、核，醋煮　猬皮一两，炙　枯矾一两　雄猪后悬蹄甲十个，烧存性　桃仁去皮，炒　川芎　甜葶苈炒　桔梗各五钱　苡仁　白芷各一钱

蜜丸，桑皮汤下五十丸。

荆芷汤　〔气滞〕　荆芥穗　枳壳　槐花　紫苏　炙甘草　香附等分

每末二钱，空心，米汤下。

四物解毒汤　〔大肠热〕　枳壳　白术　槐角　秦艽等分

水煎服。

椒子散　〔痛甚〕　川椒子为末，掺少许棉花片上，放患处坐，可止痛。

独叶丹　〔虫蚀〕　桃叶二十片，杵烂，塞粪门即愈。

神效散　〔富贵人〕　苦参　川椒　槐花　枳壳　苦葫芦　荆芥　白芷　连翘　独活　金银花　小茴　麻黄　椿树皮　煅牡蛎　芫荽子　威灵仙各一钱　葱白三茎

水五碗，煎五七沸，去渣，以盆盛之，坐上熏洗，大效。　一方加大黄茄打碎二个。

茄柯汤　〔外痔〕　陈茄柯　陈槐花　冬瓜皮　枳壳等分

煎汤熏洗，洗后以新水调熊胆末。

去毒散 〔烂痔〕 血余灰三分 儿茶 黄连 血竭 乳香各五钱 蜂房三分 胆矾分半 黄丹四分 没药五分 鸡内金烧灰，一分

共为末，先将葱、盐热汤洗净，敷患处，三五次愈。

荆芥汤 〔翻花痔〕 荆芥 防风 朴硝

先将此三味煎汤洗，次用下木鳖子散调敷。

木鳖子散 〔又〕 木鳖子 郁金

共研末，入冰片少许，水调敷之，若有熊胆和入，尤妙。

凉血饮 〔痔漏〕 人参 黄芪 黄连 生地 川芎 当归 槐角 黄芩 升麻 枳壳各一钱

莲花蕊散 〔痔漏〕 莲花蕊 黑丑头末，各两半 当归五钱 矾红二钱

先忌食肉六七日，然后空心食肉一顿，将温酒下药末三钱，取下脓血或虫是效。

辰砂膏 〔又〕 制砒一钱 白矾二钱 辰砂 密陀僧各五钱

先研砒铺锅底，次用矾末铺砒上，火煅烟尽为度，次将僧、砂二末，白糕和作挺子，如小麦大，取一粒塞漏孔内，去败肉尽，贴生肌散。

生肌散 〔又〕 龙骨煅，五钱 寒水石煅 轻粉各一钱 干胭脂四分半

为末，干掺之。

加味槐角丸 〔又〕 槐角 生地各二两 当归 黄芪各一两 阿胶 川芎各五钱 黄连 黄芩 秦艽 枳壳 防风 连翘 地榆 升麻各一两 白芷各五钱

蜜丸，每五十丸，渐至七十丸，酒下。

黑玉丹 〔又〕 猬皮 牛角䚡各八两 雄猪蹄甲一百枚 雷丸 芝麻各二两 槐角三两 乱发灰 败棕灰各四两 苦楝根二两五钱

俱入罐内烧存性，取出，入乳香一两，麝香四钱，酒糊丸，先嚼胡桃一枚，酒下十五丸，日二服，甚者三服，忌别药。 与前神应黑玉丹相仿。

苦参丸 〔又〕 苦参二两 防风 荆芥 川乌 白芷 赤芍 首乌 川芎 独活 山栀 赤苓 皂角 山药 蔓荆 蒺藜 黄芪 羌活 白附子各五钱 草乌钱半

蜡矾丸 〔又〕 黄蜡 生白矾等分

连槐散 〔又〕 黄连 阿胶 山楂 神曲 桃仁 连翘 槐角 犀角等分

为末，以少许放掌中，时时舔之，津液咽下。如三分消二，即止不服。

治前阴后阴疮疡方八十九

荆防败毒散 〔便痈〕 荆芥 防风羌活 独活 柴胡 前胡 人参 赤苓 桔梗 枳壳 川芎各一钱 甘草五分

双解散 〔又〕 辣桂 甘草各一钱 大黄三钱 牵牛子炒 白芍 泽泻 桃仁各二钱 姜五片

八正散 〔又〕 大黄 瞿麦 萹蓄 山栀 木通 车前子各二钱 滑石二两 甘草一钱

水煎。

仙方活命饮 〔又〕 穿山甲 白芷 防风 甘草 赤芍 归尾 花粉 贝母 角刺各一钱 陈皮 金银花各三钱 乳香 没药各一钱

二味另研末，水、酒煎，送下二末。

龙胆泻肝汤 〔又〕 龙胆草 柴胡 青皮 山栀 大黄 白芍 木通 连翘 黄连 滑石等分

十全大补汤 〔又〕 人参 茯苓

白术　炙草　川芎　当归　白芍　熟地　肉桂　黄芪

六君子汤　〔又〕　人参　茯苓　白术　炙草　半夏　陈皮

四君子汤　〔又〕　人参　茯苓　白术　炙草

加味逍遥散　〔又〕　白芍　白术各钱二分　知母　当归　地骨皮各一钱　茯苓　生地　麦冬各八分　山栀　黄柏各五分　桔梗　甘草各三分

四物汤　〔下疳〕　川芎　当归　白芍　熟地

小柴胡汤　〔又〕　柴胡　黄芩　人参　半夏　甘草

补中益气汤　〔又〕

六味丸　〔又〕　熟地　山萸　山药　丹皮　茯苓　泽泻

清心莲子饮　〔又〕　黄芩　黄芪　赤苓　人参　麦冬　甘草　地骨皮　车前子　石莲肉

甘草大豆汤　〔又〕　甘草三两　赤皮葱三根　大豆一合

水三升，槐条一把同煮，豆熟为度，滤清汁热淋，如冷再热，淋一二时，大效。

博金散　〔又〕　密陀僧另研，去渣，沙锅内火炮　白矾各五钱　白垩二钱　黄丹淘　乳香各五分　麝香二分半

共研末，先用槐枝、葱白、盐、甘草煎汤，淋洗一二时，拭干掺此药，不过三五次，但用时须沐浴，以免生疮。

此方专治下疳烂臭。

丁泥散　〔又〕　孩儿茶钱半　珍珠五分　乳香　没药各二分　冰片一分　丝线烧，存性，七分

洗掺如上法。掺此药约厚一文钱，以纸裹缚，如结痂即已，有水出再洗掺。

炉甘石散　〔又〕　轻粉　黄柏各一钱　黄连　韶粉　炉甘石煅，黄连汤淬五次，各二钱　冰片三分

苦茶洗干，掺。一方加龙骨、人中白、血竭、儿茶。

黄柏散　〔又〕　黄柏三钱　猪胆炙　橄榄核烧，存性　陈螺蛳烧，存性，各二钱　儿茶　轻粉各钱半　甘草洗净

掺之。

香珠散　〔又〕　血竭　轻粉各五分　珍珠　冰片　麝香各一分

洗净，麻油调搽，或加飞丹少许。

子和泄水丸　〔又〕　大戟　芫花　甘遂　海带　海藻　郁李仁　千金子各五钱　樟柳根一两

枣肉丸，每五七十丸熟水下。

此丸汤药太峻，虚弱人切忌，不可用。

服泄水丸后敷药　〔又〕　黄连　滑石各五钱　定粉三钱　轻粉五分　乳香一钱　密陀僧二钱

干掺。

黑龙汤　〔囊痈〕　龙胆草炒黑　柴胡　木通　当归　甘草节　金银花　皂角　赤芍　吴萸水拌炒　防风　黄连等分

水煎一服，肿痛止后，加川芎、茯苓。

滋肾丸　〔又〕　黄柏盐酒炒　知母酒浸，各一两　肉桂五钱

蜜丸，盐汤下。

金匮肾气丸　〔又〕　熟地　山药　山萸　丹皮　茯苓　泽泻　肉桂　附子　牛膝　车前子

托里消毒饮　〔又〕　人参　盐黄芪　酒当归　炒白芍　川芎　白术　茯苓各一钱　金银花　白芷各七分　炙草　连翘各五分

清肝益荣汤　〔又〕　白术一钱　熟地钱半　当归　山栀　木瓜　茯苓各一钱　龙肝草　川芎　白芍　柴胡各七分　甘

草五分

托里散　〔又〕　人参　黄芪各二钱　白术　陈皮　当归　熟地　茯苓　白芍酒炒，各钱半

白蜡膏　〔又〕　生地　当归各一两　麻油一两

煎药枯黑，去渣，入白蜡一两，熔化搅匀，冷即成膏。

此方兼治一切痈疽、发背、汤火等症，去腐生肌，止痛补血，续筋又与新肉相直，其效如神。加乳香、没药、龙骨、血竭、儿茶、轻粉，尤妙。

加味泻肝汤　〔阴头痈〕　龙胆草　车前子　当归　泽泻　生地　黄柏　知母　白芍　黄连　防风各一钱　甘草梢五分

食前服，外敷乌金散。

乌金散　〔又〕　麸炭　紫苏叶等分

为末，香油调涂。

八物汤　〔悬痈〕

蜡矾丸　〔又〕　方详上。

发穴散　〔痔痈〕

抽脓散　〔又〕　黄芪　当归　金银花　白芷　连翘　防风　甘草

精义桃花散　〔又〕　滑石四两　寒水石炒，二两　小豆粉一两　乳香　轻粉各一钱

干掺。若血不止，和灯草贴疮口上，以膏药封之。

平肌散　〔又〕　密陀僧煅赤色　花蕊石煅赤色　白龙骨各一两　黄丹　乳香另研　黄连各二钱半　轻粉一钱

干掺。

肛内痈方　〔肛内痈〕　蜈蚣　穿山甲　血余灰　血管鹅毛　新鹿角

俱煅存性研，每五钱酒下。

槐花散　〔又〕　当归　地榆各一钱　槐花　阿胶　枳壳各八分　生地　白芍　黄芩　升麻各七分　防风　侧柏叶各五分

活血驱风散　〔阴疮〕　白蒺藜　当归　川芎　白芷　细辛　槐角　桃仁　半夏白芍　五灵脂　生甘草各六分　苍术　杜仲　肉桂　苡仁　天麻　橘红　槟榔　厚朴　枳壳各二分　姜五片　枣二枚

煎好，入乳香末一分，空心服。

蒺藜散　〔又〕　制草乌　白蒺藜各五钱　白芷　白附子生　苍术　荆芥各二钱半

米糊丸，酒下。

凉血解毒丸　〔又〕　苦参四两　黄连二两　连翘一两半　大黄两二钱半　恶实　生地　白芷各一两　防风　石膏各五钱

荆芥汤打糊丸，空心水下。

消痔败毒散　〔又〕　柴胡钱半　黄柏　赤芍　赤苓　龙胆草　木通各九分　连翘　荆芥　黄连　知母　苍术各七分　防风　独活各六分　甘草三分　灯心五根

仙遗粮汤　〔又〕　土茯苓七钱，湿者一两　防风　木瓜　木通　苡仁　白鲜皮　金银花各五分　角刺四分

日三服。

四生散　〔又〕　白附子　白蒺藜去刺　黄芪　羌活等分

每末二钱，盐酒下。一方用独活。

白胶香散　〔又〕　白胶香　赤石脂　枯矾各五钱　黄丹淘　乳香　没药　轻粉各二钱

如有脓水，再加轻粉一钱，湿疮干掺，干疮香油调敷。

八味丸　〔又〕　熟地　山药　山萸　丹皮　茯苓　泽泻　附子　肉桂

猪秽散　〔又〕　猪粪煅　槟榔各五钱　冰片五分　花椒　龙骨各一分

如有脓水，加轻粉一钱。

补泻丸　〔又〕　黄芪一两　木通　甘草　黑丑各五钱　斑蝥七个，去翅，同炒焦黑，去斑蝥

蒸饼糊丸。

槟榔散　〔又〕　槟榔二枚，劈开，用黄丹三钱合定，湿纸包煨　全蝎六枚　蛇床子　硫黄各四钱　麝香少许　轻粉　青黛各五分

清油调搽，一名硫槟散。

当归拈痛汤　〔血风疮〕　防风　羌活　升麻　葛根　茯苓　猪苓　知母　甘草　泽泻　茵陈　人参　苦参　白术　苍术　当归

大马齿膏　〔又〕

沐浴长春散　〔囊湿〕　牡蛎　蛇床子　破故纸　紫梢花　干荷叶　官桂等分

每二两，水煎，入葱白三茎再煎，去渣，先熏后洗，再用后药。

枯矾一两　黄丹　蛤粉各五钱

为末，搽患处。

牡矾丹　〔又〕　牡蛎　炒黄丹各二两　枯矾四两

临卧，即以此末擦，一夜三四次，二三日即愈。

此方治阴囊两边生疮，湿水浸淫，痒入骨髓，无可奈何，兼治脚汗、腋汗。脚汗先擦透，再装药于鞋底，脚板上涂药，扎之。

乌龙丸　〔又〕　川乌　草乌各一两

将二味以黑豆半升煮透软，去皮脐切，晒干，入白附子、天麻、地龙各五钱，酒糊丸，空心盐汤下。

椒粉散　〔又〕　麻黄根二钱　贯众　蛇床子各一钱　川椒　归梢　猪苓各六分　斑蝥四枚　轻粉　红花各少许

干掺，避风冷。

补心汤　〔妇人阴疮〕　人参　茯苓　前胡　半夏　川芎各三分　陈皮　枳壳　桔梗　紫苏　甘草　干姜各五钱　当归　白芍各一两　熟地一两半

每粗末四钱，加姜、枣煎服。

藿香养胃汤　〔又〕　藿香　苡仁　乌药　神曲　半夏　砂仁　茯苓　白术　人参各五分　荜澄茄　甘草各三分半

加姜、枣煎。

阴内生疮方　〔又〕　升麻　白芷　黄连　木通　当归　川芎　茯苓　白术

更用塌肿汤洗之。

塌肿汤　〔又〕　甘草　干漆各三钱　黄芩　生地　当归　川芎各二钱　炙鳖甲五分

雄黄锐散　〔又〕　桃仁一钱　雄黄　苦参　青葙子　黄连各二钱半

生艾汁和如小指尖大，绵裹塞。

洗溻汤　〔又〕　龟甲五两　黄芩　生地　当归　白芍各二两　干漆　甘草各一两

水七升，煎一半，以帛洗拭，干掺疳湿散。

疳湿散　〔又〕　五月五日蛤蟆炙，一个　青木香　硫黄　铁精　麝香各如蛤蟆分量相等

干掺。

枳橘熨法　〔妇人阴肿〕　枳实、陈皮各四两，炒极热，绢袋盛，周身从上至下及阴肿处，频熨，冷即换，直至喉中觉枳实气，则痛止、肿消、便利矣。

逍遥散　〔又〕　白术　白芍　茯苓　柴胡　当归　麦冬各一钱　甘草　薄荷各五分　姜三片

归脾汤　〔又〕

柴胡清肝汤　〔妇人阴痒〕　柴胡　山栀各钱半　人参　黄芩　川芎各一钱　连翘　桔梗各八分　甘草五分

食后温服。

加味归脾汤　〔妇人阴冷〕

当归黄芪饮　〔阴脱〕　酒黄芪三钱　人参　当归　升麻各二钱　甘草一钱

水煎，日三服。

加味羌活汤　〔臀痈〕　羌活　黄柏　陈皮　防风　藁本　肉桂　连翘　炙草　苍术

加味十全汤　〔又〕　黄芪　地黄　当归　川芎　人参　茯苓　白芍　白术　陈皮各一两　甘草　肉桂　五味各五钱　乌药七钱

每粗末一两，加姜、枣煎。

此方须视年之老少，质之壮弱，症之缓急，时令之寒暖，加减用之。

人参养荣汤　〔又〕　人参　肉桂　白术　陈皮　黄芪　炙草　当归各一钱　远志五分　白芍钱半　熟地　茯苓　五味各八分

此方多服，不变他症。

托里温中汤　〔胃陷〕　附子　羌活　干姜　炙草　丁香　沉香　木香　茴香　陈皮　益智仁各一钱

附子理中汤　〔脾寒〕　茯苓　白芍　人参　附子各三钱　白术四钱

姜附汤　〔阳损〕　人参　附子各五钱　炮姜　白术各二钱半

竹叶黄芪汤　〔胃火〕　竹叶五分　黄芪　麦冬　当归　川芎　黄芩　炙草　人参　白芍　半夏　石膏煅，各七分半　生地二钱

加减八味丸　〔命门衰〕　熟地八两　丹皮　茯苓　泽泻各三两　肉桂　五味子各一两　山萸　山药各四两

蜜丸，盐汤下。

参术膏　〔中虚〕　人参　白术各八两

新汲水煎膏，白蜜三两收，每三四匙，开水调服，日三次。

托里健中汤　〔元弱〕　半夏　炮姜各一钱　炙草五分　黄芪钱半　肉桂三分　人参　白术　茯苓各二钱

加姜、枣。

托里益黄汤　〔脾虚〕　人参　白术　茯苓　陈皮　半夏各一钱　炮姜　丁香　炙草各五分　姜　枣

托里养荣汤　〔不足〕　人参　黄芪　酒当归　白芍　白术　川芎各一钱　麦冬　生地酒拌，蒸半日　甘草　五味子各五分　姜

托里越鞠汤　〔六郁伤〕　人参　白术各二钱　陈皮　半夏各一钱　山栀　川芎　香附　苍术各七分　炙甘草五分　姜　枣

回毒金银花汤　〔毒邪〕　金银花连梗，二两　黄芪四两　炙草一两

酒三碗，重汤煮三个时辰服。

五味子汤　〔水亏〕　五味子　生黄芪　麦冬　人参　炙甘草各一钱

水煎，昼二服，夜五服，温饮。

犀角膏　〔热毒〕　犀角　琥珀各一钱　人参　茯神　辰砂　枣仁各二钱　冰片二分半，另研

共研末，炼蜜调成膏，磁瓶收贮，每服一弹子大，麦冬汤化下，日五服。溃后不宜用。

止痛神功散　〔溃后痛〕　大黄三钱　没药五钱　甘草节四钱　绿豆粉　苏木　乳香各二钱

每末一钱，白汤下。

散毒饮子　〔骑马坠〕　黄芪二两　炙草　天罗　山药　鬼系腰石上者用，木上者不用，各五钱

每末三钱，水煎七分，入酒三杯，再煎三沸，去渣服。

胜金丹　〔取汗〕　制白砒　麝香各五分　蟾酥一钱　雄黄　辰砂　乳香　没药　血竭各钱半　全蝎　天龙去头、足，炙　穿山甲炙，各三钱　炒僵蚕五钱

每末三钱，砂糖调葱头酒下。

一粒金丹　〔取下〕　沉香　乳香

木香各五分　巴霜钱半

枣肉丸如芡实大，每服一丸，量人虚实，先呷水一口，行一次，胃实人只可呷三四口，后用水一口送下药一丸，行数次，即以米汤补之。

附录：前阴后阴疮疡杂方

敷便毒肿毒方　雄黄　乳香各二钱　黄柏一钱

研末，新汲水调敷。

丹溪治便毒方　紫花射干二寸　生姜指大一块

同捣，取顺流水煎一沸即服，以泻为度。又用牛皮胶，醋煮化，涂患处。

肾脏风痒方　吴萸　蛇床子等分

煎汤洗。

肾脏阴汗方　苋菜根茎叶，烧存性，研末，抓破敷之，再以蛇床子、苍耳草煎汤洗。

阴囊湿疮方　密陀僧　干姜　滑石等分

研末擦之。

菖蒲散　菖蒲　当归各二钱　秦艽七钱半　吴萸五钱

每末三钱，空心葱汤下，更以枳实炒热频熨。若阴内脓水淋漓，或痒或痛，则以升麻、白芷、黄连、木通、当归、川芎、白术、茯苓，煎服，仍用塌肿汤洗。

此方专治妇人阴户肿痛，月水涩滞。

阴毛际生虫作痒方　桃仁，捣烂搽之。

女人阴疮方　蛇床子研末，和白粉少许，绵裹枣大，纳阴中。

下疳小便肿胀方　冰片分半　大黄一钱　黄柏二钱二分　轻粉一钱

研田螺肉，捣膏涂之。

制甘草方　连节大粉草四两，取山涧东流水一碗，以甘草浸而炙，炙而浸，水完止，研末，入皂角灰少许，分四服，汤调下，大有神效，或酒煎服，久自消。

此方专治谷道前后生痈。

偷粪老鼠方　瓦上晒白猫屎，炙研，酒下。

加味地黄丸　熟地　黄芪各两半　槐花　黄柏　杜仲　白芷各一两　山萸　独活　山药各八钱　丹皮　茯苓　泽泻各六钱　白附子二钱

蜜丸，空心米汤下五十丸。

此方为五痔滋阴必用之药。

杂病源流犀烛　卷二十九

腿股膝膑踝足病源流

按《铜人图》，膝上曰髀，膝上骨曰髀骨，髀骨与髋骨接处曰髀枢穴名，髀内曰股，髀外曰腿，腿下胫上接处曰膝，膝之盖骨曰膑，膝下曰胫（一名曰骭），膝下之骨曰胻骨，胻骨之外曰辅骨，胫之后鱼腹曰腨，胫下跗上相接处曰腕，腕骨曰踝，足通谓之脚。据此，则腿股膝膑踝等，皆属于足。凡腿股膝膑踝之病，以足居下部，皆当从下部治之也。夫足之为病，其大端有三。曰厥，厥者，气逆上之名，不论寒厥热厥，皆从手足逆起，虽厥之因不一，大约由于肾虚，经故曰：肾虚则清厥，意不乐。又曰：下虚则厥也，另详诸厥篇，兹不赘。曰痿，痿者，手足痿弱，不能运动，足为尤甚，五脏虽各有痿，由于下焦虚冷，以致脚膝无力，阳事不行者实多宜羊肾一枚，煮熟，和米粉六两，炼成乳粉，空腹食之。并有新娶后得软脚病，且痛甚者宜杜仲切一两，酒、水各半盏煎服，三日能行，又三日愈矣。至如感受寒湿，亦能令脚痿，行步不稳宜萆薢二十四两，杜仲八两，捣末，每旦酒服三钱，忌牛肉。其详在诸痿篇中，兹亦不赘。曰脚气，脚气者，全由受湿成病，其间又有风湿、寒湿、湿热之别，并有食积、流注之因。东垣以为有南北之异，南方多外感寒湿，北方多内伤湿热是也。《千金方》云：脚气初起甚微，饮食如故，人多不觉，惟卒然脚屈弱，或肿痛，发则经旬累月，往来寒热，大似伤寒疟疾，此可见脚气之为病矣。而其为病，又有干有湿。筋脉蹋缩挛痛，枯细不肿，为干脚气，干即热也，当润血清燥。筋脉弛张而软，或浮肿，或生臁疮，为湿脚气，当利湿疏风。而其肿处，则又分属诸经，前廉属阳明宜白芷、升麻、葛根，后廉属太阳宜羌活、防风，外廉属少阳宜柴胡，内廉属厥阴宜青皮、川芎、吴萸，内前廉属太阴宜苍术、白芍，内后廉属少阴宜萆薢、牛膝。脚气之候，必身痛发热，恶食呕逆，或腹痛下利，或少腹不仁，或二便闭，或惊悸昏愦，或壮热，或身冷疼，或转筋，或上肿下不肿，或顽痹，或缓纵，或挛急，或两胫肿赤，便当以脚气治。其风寒暑湿所胜，亦各有症状宜辨。风胜者，必自汗，走注，脉浮弦宜越婢加术汤。寒胜者，必无汗，挛急掣痛，脉沉涩宜牛膝丸。暑胜者，必身热烦渴，脉洪数宜清暑益气汤。湿胜者，必肿痛重着，脉濡细宜除湿汤。至脚气为壅疾，当疏下，然太过则损脾，不及则病不去。如脚气初发，一身皆痛，便溺阻隔，当先用导气之法宜羌活导气汤，再用方药以除之宜当归拈痛汤。脚气饮食不消，心下痞闷，必以开解为主宜开结导饮丸。脚气欲吐，必每旦饱食，午后少食，日晚不食，若饥，可食豉粥，觉不消，欲致霍乱者宜高良姜一两，水三升，煮一升，顿服即消。脚气攻注腿胫痛宜田螺捣敷两股，便觉冷趋至足而安。脚气发作，筋骨引痛宜金银花末每二钱，热酒下。脚气不论男妇，骨节皮肤肿疼痛宜五加皮丸。脚气肿痛，成疮肿烂，不能步履，脉沉缓，由于寒湿为患宜沈氏脚气汤。脚气由于寒湿，未至成疮，但腿膝疼痛，行步无力宜葫芦巴丸。脚气上攻，结成肿核宜甘遂末，水调敷，即浓煎甘草汤服，即消。脚气风肿不仁宜蓖麻叶蒸捣裹之，日二三易。脚气胀满，非冷非热，或老弱人病此宜槟榔末茶调二钱服，甚利。脚气湿疮极痒，有虫宜乌臼根为末傅，少时有涎出良。脚气由于酒毒，危甚宜巴黄丸。脚气成漏，跟有一孔，深半寸许，其痛异常宜人中白煅研，有水出，滴入疮口。脚气病致腿肚转筋宜蒜擦足心令热，即安，仍以冷水食一瓣。脚气膝浮宜甘松香煎汤淋洗。脚气入腹，胀闷喘急宜威灵仙末，每二钱，酒下，痛减一分，药亦减一分。脚气入腹胁作痞块，大如石，闷绝且死，困不知人，搐搦上视宜杉木节汤。脚气冲心，为火气上逆，急以附子末津调涂涌泉穴，内仍服汤剂宜四物汤加炒黄柏。脚气冲心，闷乱不识人宜白槟榔十二个，为分二服，空心，暖小便五合调下，日二服，或姜汁同酒服。脚气上冲，亦有由于虚热者宜金匮肾气丸。以上皆治脚气病之大法也。至如一切腿股胫膝杂病，又可进详之。如湿郁脚酸痛，并引少腹及腰宜蚕砂、防己、杏仁、滑石、厚朴、草果、萆薢、茯苓皮。如老年膝痛，牵引两足，不堪步履宜鹿角霜、当归、苁蓉、薄桂、小茴、柏子仁。如足膝肿痛，久不止，内热宜生虎骨、牛膝、萆薢、当归、仙灵脾、金毛狗脊。如腿骨麻疼，由于劳力伤损宜生虎骨丸。如痛着右腿，深入筋骨，肌肉不肿，夜分势笃，由邪留于阴，必从肝治宜归须汤。如足大拇指硬强而痛，并呕逆吐涎宜吴萸、附子、独活、细辛、当归、汉防己。如两足皮膜抚之则痛，脉弦而数，由于肝邪犯胃，胃厥所致宜川楝子、青皮、橘红、楂肉、延胡索、归须、桃仁、黑山栀。如血热而少，以致两腿筋不舒展，时觉微痛宜沈氏苎根汤。虽自腿至足，为病正多，而从此类推，庶可无误矣。

【脉　法】　仲景曰：脚气之脉，其状有四，浮弦为风，濡湿气，迟涩因寒，洪数热郁。又曰：尺脉虚弱，缓涩而紧，病为足痛，或是痿病。《正传》曰：微滑者虚，牢坚者实。《三因》曰：脚气之脉，浮为风，紧为寒，缓细为湿，洪数为热。又曰：沉而弦者为风，沉而紧者为寒，沉细为湿，沉数为热。

【脚气古今异名】　《医鉴》曰：脚气者，古名缓风，又谓之厥，后人谓之脚气。后又以脚肿者名湿脚气，不肿者名干脚气，渐而至于足胫肿大如瓜瓠者有之，

【脚气原由症治】　《纲目》曰：脚气之疾，实水湿之所为也，其为病有症无名，脚气之称，自苏敬始，关中河朔无有也，惟南方地下水寒，其清湿之气中于人，必自足始。故经曰：清湿袭虚，则病起于下是也。《灵枢》曰：脾有邪，其气流于两股；肾有邪，其气流于两腘。东垣曰：水性润下，注之于足，积久而作肿痛，此饮食下流之所致也。《内经》曰：太阴之胜，火气内郁，流散于外，足胫胕肿，饮发于中，附肿于下，加之房事不节，阴盛阳虚，遂成痼疾。孙真人云：古人少有此疾，自永嘉南渡后，衣冠士人多有之亦此意也。《千金方》曰：凡脚气之病，起始甚微，多不令人识也，食饮嬉戏，气力如故，惟卒起脚屈伸不能动作异耳。又曰：脚气之疾，皆由气实而死，终无一人以服药致虚而殂，故其病皆不得大补，亦不可大泻，纵甚虚羸，亦须微微通

泄，宜时取汗也。《入门》曰：脚气外症，全类伤寒，但初起脚膝软弱，顽痹转筋，赤肿，乃为异耳。又曰：湿热在三阳，则宜神秘左经汤。在太阳，麻黄左经汤。在少阳，半夏左经汤。在阳明，大黄左经汤，或加味败毒散。通宜槟苏散。湿热在三阴，则宜羌活导滞汤、搜风丸、枳实大黄汤、开结导引丸、当归拈痛汤。气血虚者，独活寄生汤、羌活续断汤。寒湿盛，则宜捉虎丹。病久者，卷柏散。热甚者，加味苍柏散。肿甚者，胜湿饼子、桑白皮散。《直指》曰：脚气为病，虽起于足，实周乎身，或壮热头痛，或百节拘挛，或十指走注，或转筋急痛，或小腹不仁，以至胸满喘息，烦闷怔忡，昏愦羞明，腹痛下利，呕哕痰涎，恶闻食气，二便秘涩，自腿至膝，自胫及踝，屈弱顽痹，挛急酸疼，或焮不焮，或肿不肿，皆其候也。其传足六经外症，与伤寒颇类，但卒然脚痛为异耳。又曰：治法大要，疏导大便，使毒气得泄而后愈，其用汤淋洗，皆医家之大戒也。《医鉴》曰：脚气治法，用苍术、白术以治湿，黄芩、黄柏、知母以治热，当归、白芍、地黄以调血，槟榔、木瓜以调气，羌活、独活以利关节而散风湿，兼用木通、防己、牛膝引诸药下行，此为治之大法。清热泻湿汤亦可。《医说》曰：人黑瘦者易治，肥大肉厚赤白者难愈。黑人耐风湿，赤白人不耐风湿。瘦人肉硬，肥人肉软，肉软则受病难愈。

【脚气恶候】　《千金》曰：脚气病，但觉心下急，气喘不停，或自汗出，或乍热乍寒，其脉促短而数，呕吐不止者死。上气脉数，不得卧者亦死。上气肩息，胸胁逆，脏急者亦死。脚气脉浮大而紧，此最恶候之脉也。若细而紧，同是恶脉。又曰：脚气病，其小腹顽痹不仁者多不肿。小腹顽后，不过三五日，即令人呕吐，名曰脚气入心，死在旦夕。丹溪曰：入肾则腰脚肿，小便闭，气上喘急，尺脉绝，目皆黑光，以肾乘心，水克火，死不旋踵，急以八味丸去山药救之。《入门》曰：脚气入腹，喘急欲死，宜木萸汤、杉节汤、三将军丸、乌药平气汤救之。

【禁忌法】　《外台秘要》曰：第一忌嗔，嗔则心烦，脚气发。第二禁大语，大语则伤肺，亦发动。又忌露足当风、入水、以冷水洗足。东垣曰：凡饮食后，宜缓行二三百步，疲倦即止，如此则不能成壅也。凡饮食酒面勿过度，过度则脚气发。欲不可纵，嗜欲多，则脚气亦发。以上言未发脚气，平日保养法也。《千金》曰：脚气之病，极忌房室，勿食牛、羊、鱼、肉、葱、蒜、韭、菘、菜、酒、面、酥油、猪、鸡、鸭，惟食粳、粟、酱、豉、姜、椒、生果子，犯禁者病不瘥。《入门》曰：最忌热药蒸泡，恐逼邪入经络也。以上言已发脚气后保养法也。

【脚气按摩法】　《养生书》曰：涌泉穴在足心，湿气皆从此入，日夕之间，常以两足赤肉，更次用一手握指，一手摩擦，数目多时，觉足心热，即将脚指略略动转，倦则少歇，脚力强健，无痿弱酸痛之疾矣。

疮疡之发，下部为多，以下部易于伤湿，湿郁生热，风邪时毒又易相侵，故多发外症也。试即腿以下至足胕，详言其症其治。发于腿髀及阴股者，名曰阴疽，其初起，必腰胯发强口渴，数欲饮而水不能多宜仙方活命饮。若至七日，发坚肿胀，恶心烦躁者不治。发于腿上筋骨之内，痛如锥刺，皮肉全无赤肿突起者，名附骨疽，俗谓之贴骨腿痈，外由风露寒湿所侵，内由醇酒厚味所注，与积痰瘀血相搏而成，初起痛不能转侧，寒热无汗宜青草苍柏汤、漏芦饮子，若得微汗便愈。或至经久寒郁为热，便成脓汁，急用火针，使毒不得内溃，内急服药宜内消升麻汤。或有至于便秘者宜漏芦饮子、五香连翘汤下之。如体弱不可下，须用分经内托法。或发在足尖宜内托羌活汤。或发在腿内，近膝股，漫肿木硬宜内托芪柴汤。或发在腿外宜内托酒煎汤。或发在左腿外侧，漫肿长阔，行走作痛，以手按至骨，大痛宜黄连消毒散。或初起大痛，而肉色不变宜三生散、槟苏散。或漫肿作光色宜三生散，或以神应膏为丸，酒下三十丸。或坚硬漫肿，不辨肉色，重按大痛，此候多见于足少阳之分宜东垣柴胡鼠粘子汤。足少阳分者，左腿外侧也。若大腿近膝股内，便属足厥阴分。或脓成，便当针刺。若待全熟，则内溃益甚，收敛愈难。或溃后，亦可以狗头烧烟熏之宜平肌散。或起于伏兔穴，则死不治，穴在腿外膝盖上六寸。至于未成骨疽，但环跳穴痛不已，即宜预防之宜青草苍柏汤，不效，加麻黄一钱，用二三帖。然附骨疽与缓疽、石疽、贼风三者颇相类，不可不辨。盖缓疽、石疽，皆由寒气伏于骨髓之间而成，其热势缓慢，积日不溃，久方紫黑。皮肉俱烂者，名缓疽宜内托酒煎汤。其肿与皮肉相似，疼而坚硬如石者，名石疽宜生商陆根打烂，和盐少许涂敷，日换一次即软，甚有肿痛，口干烦热，四肢拘急者宜沉香汤。由石疽推之，又有石痈，结硬发热，毒气攻冲不定，疼痛者是也宜黄连散。贼风则由风邪搏于骨髓，故其痛亦彻骨，遇寒则更甚，外症恶寒有汗，痛处常欲热熨，失治则变为挛曲偏枯宜越婢汤。然此三者，虽与附骨疽相类，究竟有别也。发于大股之内，阴囊之侧者，在左名上马痈，在右名下马痈，在肛门旁为肛门痈，俱属厥阴经湿热，及七情忧愤而成宜内补黄芪汤、内托羌活汤、十全大补汤。缪仲淳云：大抵疮疡初发，必肿痛，气血郁积，蒸肉为脓，其痛宜也。溃脓之后，肿散肌宽，故痛则渐减。若痛还不止，是气血不足，宜大补之。丹溪、河间有虚甚之说。仲淳此言，盖指凡属疮疡言之，不独股疽也。发于腿外侧胯下，名伏兔发，即前所云起于伏兔穴者是也，必寒热大作，疼痛无头，属足阳明胃经病，固为不治之症，然急早治之，或可希冀万一。速用隔蒜灸法，灸而疱起者犹可治，先汗下之宜紫金丹，随用止痛消毒药宜仙方活命饮。发于膝者名疵疽，其状大而肉色不变，寒热而坚，按之如石者，死症也。若肌肉稍温，按之不至如石，急用生商陆根擦之宜犀角汤去升麻，加酒牛膝。发于膝上，或有在臂膊者，名人面疮，状如人面，眼目口鼻皆具，古书云是冤业所生，须清心悔过乃得宜十六味流气饮，久者大苦参丸、肾气丸。昔有人患此疮，以物饷之皆能食，灌以酒，面亦赤，医者历试诸药，皆无苦，至贝母，其疮乃聚眉闭口，因即取贝母末和水灌入口中，数日成痂而愈。发于两膝，壅肿，内外皆痛，寒热间作，腿日瘦削，膝独肿大，如鹤之股膝者，名鹤膝风，多由足三阴经亏损，风邪乘之所致，初起即当用葱熨法，令其内消为要着，否则内热食减，肌肉渐瘦，肢体挛痛。其症有寒热齐作者宜五积交加散加乌药、僵蚕。有倏忽发热者，乃无根虚火也宜十全大补汤。有脐腹疼痛，溺频头晕吐痰者宜八味丸。有血虚甚，而发热大渴，面赤脉大者宜归芪汤。有阴虚形瘦发热者宜肾气丸。有挟湿热者宜苍龟丸、二妙苍柏散。有食少面黄者宜六君子汤。有津液干，中气不足者宜补中益气汤加五味子。有至成脓溃烂者宜独活寄生汤、大防风汤。有脓清而肌肉不生者宜八味丸。皆当随症施治。而总治宜用隔蒜灸法，内服大防风汤，切不可针刺，以致伤生。而其由来，亦有因脚软痛难行，渐成此症者，然其名则曰痢风。亦有因伤寒余毒，不能发散，风寒湿气，结于经络而成此症者，亦即鹤膝风之原委。而其为治则一。虽然，鹤膝风必两膝壅肿，其大概也。若一膝引痛，上下不甚肿而微红，则名膝游风，而不谓之鹤膝风矣宜防风通圣散加木瓜、牛膝，或换骨丹。若但膝之两旁肿痛，憎寒壮热，昼夜偏剧，肿处手不可近，则名膝眼毒，而不谓之鹤膝风矣宜胜金丹、紫金丹、仙方活命饮加牛膝。若膝盖上肿痛，亦发寒热，则名膝痈，而不谓之鹤膝风矣宜胜金丹、紫金丹、仙方活命饮加牛膝。固知膝膑肿痛之病，有非一端，所当辨析以治之者也。发于足小肚上半，三四寸许大，红肿坚硬如石，痛甚者，名黄鳅痈，由肝脾二经湿热或积怒所致宜五香汤，流气饮加牛膝、木瓜、防己、黄柏，壮实者下之宜万病解毒丹。又有足小肚下半生疽，寒热烦躁，名腓腨疽，属肾水不足，积热所致宜仙方活命饮加淮牛膝、木瓜、黄柏，或八珍汤加牛膝，壮实者下之宜一粒金丹，虚极老弱者补之宜金匮肾气丸。又有似疽非疽，似疮非疮，生于胫上，名曰兔啮，其状如赤豆，根至骨，不急治则杀人宜仙方活命饮加牛膝。又有足胫之间生疮，状如牛眼，或紫或黑，脓水淋漓，止处即烂，名湿毒流注，缘风雨雾露寒湿邪气，侵入腠理所致也宜防风通圣散加牛膝、木瓜、防己，或当归拈痛汤加牛膝。发于臁骨正面及内外两臁者，名臁疮，而以臁骨正面者为重，以其骨上肉少皮薄，难治也。由本有湿热下注，瘀血凝滞，又适为搔伤，或磕扑破损而成，又日逐步履，多所伤动，又午后气多下坠，愈觉肿痛，是以累年不愈，致成顽疮。女人患此，或经水往来，或裙风相扇，更难调治，故其名曰裙风裤口疮。总之，臁疮之治当分正面、内、外三处。其在正面，漫肿作痛，或不肿不痛者，三阴虚也，甚则寒热交作宜八物汤、十全大补汤。又有脾虚挟表邪者宜补中益气汤加桔梗、白芷。又有脾虚湿热，流脓口干，食少者宜补中益气汤加茯苓、白芍，甚则晡热宜前方加熟地、炒黑黄柏。或挟怒气宜前方加山栀、川芎。或更有郁宜归脾汤加山栀、柴胡。皆当酌治。又有患处黑黯，肢体恶寒，饮食少思者，肝肾虚败也宜八味丸效，甚则内热口干宜肾气丸，或肾脏虚风宜四生散、黄芪丸，或日久不愈宜大苦参丸，皆宜酌治，若妄投攻伐之剂，亦能杀人。其在外臁，有因风湿者宜洗以葱汤，贴龙骨膏。有因风热者宜马齿膏。有因湿热者宜窑土膏。有因血气凝滞者宜小驻车丸，加乳香少许掺之。皆当酌治。其在内臁，初起时宜以盐汤洗贴蜡矾纸。势甚重者宜桐油膏。或痒甚者宜蕲艾膏。或久不愈者宜先以炉灰膏点去瘀肉，后贴黄蜡膏。皆当酌治。总之，臁疮有虫必去虫宜取虫方。臁疮有恶血，必去恶血宜针法。臁疮极臭烂，必去臭治烂宜粉麝散。而总治臁疮，必使其去腐生肌，数日可愈宜沈氏二蜡膏。至于禁忌，第一房欲，第二辛热毒物，第三多行履，守此禁忌自愈，不然，虽药何益矣。发于内胫，或臁上，其疮如癣，初起两足时热，脚跟作痛，失治则延及胫股及遍身者，名肾脏风疮，已详前阴疮条内，互参可也。

发于足者，名足发。其原有二：一由三阴经精血亏损，其色微赤，虽肿而脓清宜八味丸。一由三阳经湿热下注，其色赤肿痛而溃脓，急用隔蒜灸，内服药，以先解壅毒宜仙方活命饮，然后再补气血宜补中益气汤、六味丸。若色黯黑，不肿不痛，不溃脓，烦热作渴，小便淋沥者，乃为阴败，末传恶症也。着肉用桑枝灸，以行壅滞，更服八味丸、十全大补汤，以壮脾胃，滋化源，多有得生者。若专攻其症，重伤元气，立毙之道也。发于足旁者，名疠疽，其状不大，初从足小指生起，急宜治之宜东垣柴胡鼠粘子汤，牛膝汤下。若觉有异者，不可消宜托里消毒散加牛膝，不治，必死。发于足趺者，名阳疽宜仙方活命饮加牛膝，十日可刺，二十日不消者死。赤白脓血不多，疮上痒，及赤黑者亦死。发于足指，溃则指自脱者，名脱疽，俗名脱骨疽。或云惟足大指名脱疽，余指则名敦疽，此因手大指生疡名脱疽，故在足亦云然也，存参。但此疽究为难治之症，赤黑者必死，救之之法，惟见赤黑，即急去其指，与手大指疽同法，内服仙方活命饮加牛膝。如未赤黑，可治也。如初起焮肿宜万病解毒丹，必先外解其毒，或未成而肿痛，急用隔蒜灸，内服药宜仙方活命饮、人参败毒散加牛膝、大黄、白芷、金银花，不可令见黑色，则愈。其轻者只如蛇伤瘴气治之可也宜五神散。发于脚膝，始而肿，继乃溃烂成疮者，名脚气疮，由肾虚为风湿所搏，攻于腿下足上，或由气血壅滞，湿毒在肤腠，不得宣通所致。若风毒不散，其疮渐出黄水，肿痛身热，延迟太久，亦能伤生。至本症方治，已详前脚气条，兹不赘。发于足指，四边焮肿，黄水出，浸淫相染，五指俱烂，渐渐引上足趺者，名甲疽疮，又名嵌甲。由足三阴经起于足指，气血沮而不行，结于指甲之间，此经络之所流注，非但肌肉之病也。或又因裁剪指甲所伤，或又因脚长履小，研损肉分，皆令气血阻遏，至于溃烂成疽宜绿矾散、胜金散。但足居下极，足指下而更远，气血易阻，药力一时难到，稍涉虚弱，尤宜大补，方得敛口，尤忌寒凉敷散。又有脚指间湿烂，或指甲角入肉刺损作疮，不可着履者，须用药蚀去恶肉，生长好肉宜枯矾三钱，黄丹五分，研掺，细细割去甲角便瘥。又有因穿窄履而生肉刺在指间碍痛，不得着履者宜大枣肉打烂敷贴，候烂剔去。凡此皆甲疽之属也。发于足指头，渐肿热痛，爪甲结脓，甚至爪甲俱脱者，名代指，由热气所壅故也，宜乌梅核中仁为末，米醋调成膏，先以芒硝煎汤洗净，浸指于膏内。或以猪脂和蚯蚓粪捣敷，亦效。发于足背，焮赤肿痛者，名足跗发，又名足面疽，俗名脚发背，此处为肝胃二经之会，多因湿热乘虚下注也宜百草膏，仙方活命饮加木瓜、牛膝、肉桂，脓清者不易治宜托里温中汤、十全大补汤。发于足跟者，名足跟疽，又名兔啮，与胫间所生兔啮名同症异。足跟乃足太阳经部分，足跟骨下，又阴阳二蹻发源之所，又为肾经所过之地，若患疮毒，则气不能发生，肾气亦由此而泄。若三阴亏损者，久不能敛，必沥尽气血而亡。故凡漫肿寒热，体倦少食，由脾虚下陷也宜补中益气汤。晡热头痛，目不清，由脾虚阴火炽也宜逍遥散佐以六味丸。咳嗽有痰，水亏金耗也宜十全大补汤、八味丸。此皆当滋其化源，勿徒治其外也。妇人足跟足指肿痛，足心发热，皆因胎产或经行，失于调理亏损，足三阴虚热所致。故有肿痛或出脓者宜六味丸为主，佐以八珍汤。有胃虚少食者宜六味丸佐以六君子汤。有寒热内热者宜六味丸佐以消遥散。晡热甚，头目不清者宜六味丸佐以补中益气汤。大凡发热、晡热、内热，皆阴虚假热。丹溪云：火起九泉，阴虚假热也，酒色过度多患之。陈文治亦云：妇人血虚，两足发热晡热，月经过期，足跟作痛，肝脾血虚也。胸痞吐痰，饮食不思，脾胃气虚也。盖胃为五脏之根本，胃气一虚，诸病悉至矣宜补中益气汤加茯苓、半夏，必服药使胃气渐复，然后补之宜补中益气汤佐以六味丸。大约此症，八珍汤是最要之药。发于足掌心者，名涌泉疽，与足发、足趺发症治大略相似。足心热者，由于阴虚宜四物汤加知、柏。饮食不思者，由于脾亏宜补中益气汤。肾虚脾亏，最为此症要治，若专治疮者，往往致死。然而此症又有难治易治之分：如两足心发彻骨者，难治；如脚心皮微破，穴不深，脓不多者，易治。汤药通用仙方活命饮，托里消毒散加牛膝、槟榔、杜仲，补中益气汤，肾气丸。至于溃后，则用大防风汤，十全大补汤，八味丸。盖此固非轻症也。虽然足之为病，正有不可忽者。如人走长路，被石块垫肿脚底，不能行步，痛不可忍，名脚垫毒，将旧草鞋浸尿桶内半日，烧红新砖，放草鞋在上脚踏之，令火逼尿气入里，即消。若不早治，必烂入脚，亦能杀人。盖此症古方书罕载，惟《疡科选粹》有此方，故录之。至寻常走路脚肿痛者，亦可用此法治之。如脚跟皴裂者，用桐油一碗，男发一握，熬至发化，收贮，毋令尘入，每用以百沸汤洗令软，敷上即安。如脚指缝搔痒成疮，血出不止者，用多年粪桶箍篾，烧灰敷之。如脚指缝患沙疮者，以燕窝土略炒，黄柏末、香油调敷，痛者加乳香。如脚裂缝者，以五倍子末同牛骨髓填缝内愈，或以蒸藕研成膏敷之亦愈。手裂亦然。如脚皴裂，至春夏不愈者，用生姜、细糟、白盐、腊猪油研烂，擦入皴内，一时虽痛，少顷皮合，再用则安矣。

【腿足疮疡原由症治】 丹溪曰：附骨痈热在血分之极，初起时，先以青皮行气，甘草节消毒，继而养血，诚万全之法也。薛立斋曰：凡毒在下部，药气难达，势重者砭患处，去毒血，仍服当归拈痛汤，虚者大补之。陈文治曰：方书相传治臁疮夹膏等方，或效或不效，盖由气禀与所感不同也，要之，必因其人或属阴虚，或属脾虚，或属阴火，或属肝火，或脾气下陷，湿热滞于下部，必内服汤剂，用升举之法，然后外贴膏药，则经络调和，皮肤自合。立斋又曰：脱疽赤色作痛自溃者，易治。色黑不溃者，不治。盖色赤作痛者，元气虚而湿毒壅盛也，急以蒜隔灸，次活命饮、托里散，次用十全汤、加减八味丸自效。色黯不痛者，肾气败而虚火盛也，亦用隔蒜灸加用十全汤、加减八味丸，则毒气不至上侵，元气不至亏损，庶可保生。其有因修手足口咬者，惟避汤火风毒，服药自愈。华佗曰：治嵌甲，用硼砂、乳香各一钱，腻粉五分，橄榄核三枚烧存性，黄丹一钱，真麻油调，先用盐汤洗净拭干敷之，二次效。丹溪曰：嵌甲即甲疽，又名陷甲，割甲成疮，久不瘥，用黄柏、乌头尖等分为末，洗净敷贴。缪仲淳曰：足跟疽，由脏腑积热所致，忌毒药敷贴，宜隔蒜灸之，服活命饮加牛膝、肉桂。又曰：脚跟疮久不愈，毒气攻注，用白术为细末，先以盐浆水温洗，干掺上，二日一换，即能负重涉险。又曰：腿肚上疮，初生如粟，以后渐大，爬搔不已，相沿成片，黄水流出，痒不可忍，久成痼疾，难愈，先用贯众煎汤洗，后用百药煎为末津调，逐渐涂敷。又曰：脚胫生疮，名曰裤口，或因磕损而成，其疮外狭内宽，皮薄，极痒又痛，黄水长流，延蔓而生，甚则十余年不愈，且易染人，须忌酒色，用韭菜地干蚯蚓粪为末，入轻粉、清油，或取白狗血调敷自效。

附录：一切痈疽兼症方论

【发烦渴】 刘涓子曰：热毒方盛，或发大渴，此乃毒气攻心，令舌干烦渴，但补心气即止。薛立斋曰：疮疡作渴，焮肿发热，二便调和者，热在上焦也竹叶石膏汤。肿痛发热，大便秘涩者，内脏热也四顺清凉饮。焮肿痛甚者，热毒蕴结也仙方活命饮。漫肿微痛者，气血虚壅也补中益气汤。胃火消烁，而津液短少者竹叶黄芪汤。肾水干涸作渴，口苦干燥者，加减八味丸。疽愈后发渴，最恶候，惟加减八味丸最妙，盖痈疽多因虚而得，疽安发渴，宜服此丸，未渴先服，永不发渴。《回春》曰：痈疽发渴，乃气血两虚也黄芪六一汤。

【寒　热】　《得效》曰：痈疽未愈之间，先呕痰而寒热，汗出而止，或连日，或间日加味不换金正气散。薛立斋曰：痈疽症，口苦，寒热往来，肝火血虚也托里消毒散去白芷、连翘、金银花，加柴胡、熟地。因怒而寒热，肝火气虚也前方加柴胡、黄芩，不应，八珍汤加山栀、枣仁、龙胆草。体倦寒热，肝脾气虚也前方去金、翘、芷，加参、芪、归、术，不应，补中益气汤。内热晡热而寒热，阴血虚也前方去三味加芎、归、丹皮、柴胡，不应，八珍汤加丹皮效。畏寒者，胃气虚也前方去三味加参、苓、术、升麻，不应，补中益气汤。胁痛痞满而寒热，肝气滞也前方去三味加青皮、木香，不应，属气血两虚，加参、归、术。

【作　痛】　《入门》曰：痈疽不可不痛，亦不可大痛。未溃时痛，为热毒，甚或便秘内疏黄连汤。脓胀痛者，针之。已溃脓出而反痛，虚也宜归芪汤。《精义》曰：痈疽寒热虚实，皆能为痛。若热毒痛，以寒凉折其热。若寒邪痛，以温热熨其寒。虚痛补之，热痛泻之。《纲目》曰：秽气触而痛，和解之乳香、芍药之类。风冷逼而痛，温散之防风、桂枝之类。《回春》曰：脓血既泄，肿痛尤甚人参黄芪汤。薛立斋云：疮疡之作，由六淫七情，其痛因气血凝滞，如热毒在内，便秘作痛，导之内疏黄连汤。热毒炽甚，焮肿作痛，解之黄连解毒散，不应，用仙方活命饮。瘀血凝滞作痛，和之乳香定痛散。作脓而痛，排之托里消毒散。脓胀而痛，针之。脓溃而痛，补之人参黄芪汤去苍术、神曲。气虚而痛，益之四君子汤加归、芪。血虚而痛，养之四物汤加参、芪。肾虚而痛，滋之六味丸。

【呕　逆】　丹溪曰：未溃时呕，当作毒气上攻治之乳粉托里散。溃后，当作阴虚补之。老年人溃后呕，不能食，虚也参苓白术膏。河间谓疮疡呕者，湿气侵于胃也多用白术。《回春》曰：食不能下，服药而呕六君子汤加木香、砂仁。薛立斋曰：作呕，难泥毒气上攻，而概用败毒等药。如热甚焮痛而呕，邪气实也，解之仙方活命饮。作脓焮痛而呕，胃气虚也，补之托里消毒散。脓热胀痛而呕，气血虚也，泄之先用托里散、替针丸泄之。焮痛便秘而呕，热蕴于内也，导之内疏黄连汤。又有因寒热伤胃而呕者托里健中汤。有胃寒少食而呕者托里益中汤。有中气虚寒而呕者托里温中汤。有肝木乘脾而呕者托里抑青汤。有胃脘痰停而呕者托里清中汤。有因脾虚而呕者托里益黄汤。有郁结伤脾而呕者托里越鞠汤。当各究其原而施治之。丹溪虽有肿疡作毒气上攻，溃疡作气虚之说，亦大概言之耳。大约热毒内攻者少，胃气虚寒而呕者多。

【烦　躁】　缪仲淳曰：面目赤色，烦热作渴，脉大而虚，血脱发躁也托里消毒散去连、芷、银花，加归、芪，佐以当归补血汤。身热恶衣，欲投凉水，脉沉微，气脱发躁也前方去三味，加附、桂，或用附子理中汤。

【头痛眩晕】　薛立斋曰：初肿时头痛发热，邪在表也托里消毒散加川芎、羌活。头痛恶寒，表虚也前方去银花、连翘，加参、芪。倦怠眩晕，中气虚也前方去三味，加升、柴，或补中益气汤加蔓荆子。日晡头痛，血虚也前方去三味，加熟地，佐以六味丸。梦泄遗精，头晕痛，或痰喘气促，肾虚不能纳气也前方去三味并川芎，佐以六味丸，不应，大虚寒也，用八味丸。

【喘　急】　陈文治曰：痈疽喘急，恍惚嗜卧，肺脉洪数无力，此心火刑肺金也，当理气化痰清肺人参平肺散。若兼发热作渴，脉洪数有力，此为火克金之恶候加金解毒散。面赤者不治。

【痰　多】　陈文治曰：胸膈多痰，脾气虚也托里消毒散去三味，加桔梗、半夏，不应，六君子汤加枳、桔。晡热多痰，脾血虚也前方去三味，加归、地、参、芪。咳嗽吐痰，肾亏津液泛上也前方去三味，加山萸、山药、熟地，佐以六味丸。

【胸　痞】　薛立斋曰：胸痞有由气滞者托里消毒散加桔梗、山栀，或补中益气汤加枳、桔。若倦怠胸痞，气虚也前方去三味，加参、术、茯苓，不应，八珍汤加柴胡。

【自汗盗汗】　薛立斋曰：体痛不寐而汗，脾血虚也托里消毒散去三味，加茯苓、远志、枣仁、龙眼。寐而汗出，肾气虚也前方去三味，加参、芪、归、术、五味子。

【目斜上视】　《疡科选粹》曰：痈疽目斜视上，黑睛紧小，白睛青赤，乃肝挟火邪，故肝脉弦紧洪数，必祛肝经之火邪泻青丸。甚至有泻利者前方去大黄，加荆芥，或用黄连泻心汤一二帖。

【四肢沉重】　《疡科选粹》曰：此乃七恶中之五恶也胃苓汤。若服此汤，脾气醒，湿气除，必须大补参苓白术散。

【大便秘结】　东垣曰：疮疡热毒深固，呕哕心逆，发热而烦，脉沉而实，肿硬木闷，大便秘结，此毒在脏腑，宜疏通之，故曰疏通其内，以绝其源内疏黄连汤，甚则用五利大黄汤。又曰：疮疡及诸面赤，虽有伏火，不得妄攻其里。若阳气怫郁，邪气在经，宜表发以去之，故曰火郁则发之白芷升麻汤。缪仲淳曰：凡痞胀，大便不通，乃直肠干涸，导之猪胆汁法。或肠胃气虚，血涸不通，培养之十全大补汤。若溃疡见此症，因气血亏损，肠胃干涸，法当大补为主，若不审虚实，一于疏利，必致大误。

【泻　利】　《直指》曰：痈疽泄泻，宜乳粉托里散，再以木香、茯苓煎汤调下，加味不换金正气散佐之。《回春》曰：腹痛泄泻，咳逆昏愦，急用托里温中汤。薛立斋曰：脾气虚寒，肠鸣泄泻，腹冷，托里消毒散去三味，加炮姜、木香。手足逆冷，虚寒日甚，本方去三味，加附子，煎送四神丸。《疡科选粹》曰：疮疡大便泄泻，或因寒凉克伐，脾气亏损；或因脾气虚弱，食不克化；或因脾虚下陷，不能升举；或因命门火衰，不能生土；或因肾经虚弱，不能禁止；或因脾肾虚寒，不能司职。主治之法，若寒凉伤脾六君子汤加木香、砂仁，送二神丸。脾虚下陷补中益气汤送二神丸。命门火衰八味丸料送四神丸。肾虚不禁姜附汤加吴萸、五味子。脾肾虚寒参附汤送四神丸。凡肠鸣泄泻，多属脾气虚寒，法宜温补，治如前法，多有可生。

【小便淋闭频数】　缪仲淳曰：疮疡小便淋闭频数，或茎中涩痛者，肾经亏损之恶症也，宜补阴加减八味丸。足胫逆冷者，宜补阳八味丸。若小便频而黄，宜滋肾四物汤加参、术、麦冬、五味子。若小便短少，宜补脾肺补中益气汤加山药、麦冬、五味子。若热结膀胱而不利，宜清热五淋散。若脾气燥而不能化，宜滋阴黄芩清肺饮。若膀胱阴虚，阳无以生六味丸。若膀胱阳虚，阴无以化滋肾丸。肾虚之患，多传此症，非滋化源不救，若用知柏，反泻其阳，以速其危。若老人阴痿思欲，精内败，茎中涩痛不利者加减八味丸加牛膝、车前，不应，更加附子。薛立斋曰：茎中痛，小便不利，内败也托里消毒散去三味，加山萸、山药、泽泻。愈便愈痛前方去三味，煎送六味丸。食少体倦，口干饮热，小便黄短，脾肺虚热也前方去三味，加山萸、五味，佐以六味丸。劳役便黄，元气陷也前方去三味，加升、柴。午后小便黄短，肾虚热也前方去三味，加升、柴，煎送六味丸。

【出　血】　《疡科选粹》曰：疮疡出血，因五脏之气亏损，虚火动而妄行也犀角地黄汤为主。气血俱虚十全大补汤。阴火动六味丸。气虚补中益气汤。又曰：疮疡出血，烦躁，脉洪大无力当归补血汤，或八珍汤加黄芪、山栀，尤妙。又曰：血脱补气，此阳生阴长之理四君子汤加芎、归、熟地。若用凉血降火沉阴之剂，则脾土复伤，不但血不归原，而命亦不保矣。薛立斋曰：脓多带赤，血虚也托里消毒散去三味，加归、地、参、术，不应，八珍汤加丹皮。忿怒后晡热血出，肝火血虚也前方去三味，加丹皮、山栀、熟地，不应，八珍汤。面青胁胀而出血，肝气虚而不能藏血也前方去三味，加山药、山萸、五味子，兼用六味丸。食少体倦出血，脾气虚而不能摄血也前方去三味，加参、术、归、地，不能寐加茯神、枣仁、远志、龙眼，或兼用归脾汤。

【阳气脱陷】　薛立斋曰：疮疡阳气脱陷，或因克伐太过，或因脓血大泄，或吐泻之后，或因误入房室。若发热头痛，小便淋涩，或滑数便血，目赤烦喘，气短自汗，头晕倦怠，恶寒，汗出如水，此为无根虚火之假热症。若畏寒头痛，喘咳呕逆，耳聩目蒙，小便难，肠鸣泻利，里急腹痛，玉茎缩，冷汗牙疼，此为阳气脱陷之真寒症，勿论其脉，勿论其疮，急宜参、附补之。

以上十七条，本遍身一切痈疽之兼症，不独腿足疮疡为然也，今附录于后者，亦欲人易于观览耳。

治腿股膝膑踝足病方三十五

越婢加术汤　〔风胜〕　麻黄　石膏　生姜　甘草　白术　大枣

牛膝丸　〔因寒〕　牛膝二两　川椒五钱　附子一钱　虎胫骨六钱

蜜丸，酒服。

清暑益气汤　〔因暑〕　人参　黄芪　白术　苍术　麦冬　茯神　升麻　葛根　黄柏　青皮　归身　五味子

除湿汤　〔因湿〕　半夏　苍术　厚朴　藿香　陈皮　甘草　白术　茯苓　木瓜　槟榔　白芷　姜　枣

羌活导气汤　〔导气〕　羌活　独活　防己　枳实　大黄　当归

开结导饮丸　〔开结〕　陈皮　白术　茯苓　半夏　泽泻　麦芽　枳实　神曲　干姜　青皮

四物汤　〔冲心〕　川芎　当归　白芍　地黄

金匮肾气丸　〔虚热〕　熟地　山药　山萸　丹皮　茯苓　泽泻　附子　肉桂　牛膝　车前子

五加皮丸　〔肿湿〕　五加皮四两，酒浸　远志四两，酒浸

晒研，酒糊丸，空心，酒下四五十丸。

沈氏脚气汤　〔疮烂〕　萆薢五钱

茯苓　桑枝各三钱　苍术　苡仁　牛膝各二钱　秦艽　泽泻各钱半

此余自制方也，用之无不效，重者不过三四服愈。

葫芦巴丸　〔寒湿〕　葫芦巴酒浸一宿，焙　破故纸各四两

共研，以木瓜切顶去瓤，安药在内令满，顶签合，蒸烂捣丸，每七十丸，空心，酒下。

巴黄丸　〔酒毒〕　巴戟五钱　糯米炒米微转色去米　大黄一两，炒

蜜丸，水服，仍须禁酒。

杉木节汤　〔入腹〕　杉木节一升　橘叶切，一升，无叶则以皮代之　槟榔七枚

童便三升，煮一升半，分二服，若一服得快，即停后服。此方兼治霍乱，上气闷绝者。

生虎骨丸　〔麻疼〕　生虎骨四两　金毛狗脊八两　五加皮　仙灵脾　牛膝　白茄根　油松节各二两　独活一两

归须汤　〔右痛〕　生杜仲一两　归须　穿山甲各二钱　干地龙　小茴各一钱　北细辛三分

沈氏苎根汤　〔腿痛〕　炒杜仲三钱　炒当归　酒川断　核桃肉　酒杞子　白苎根各二钱　炒桑枝四钱

二煎加秦艽、桃仁、红花各二钱。将药渣用绢袋乘热包，在不舒展处运之，四五服愈。此余自制方也，用之无不效。

神秘左经汤　〔三阳〕　麻黄　肉桂　枳壳　黄芩　柴胡　半夏　羌活　赤苓　防风　厚朴　小草　白姜　防己　麦冬　葛根　细辛　甘草各五分　大枣

此方专治风寒暑湿流注足三阳经，脚膝拘挛肿痛。

加味败毒散　〔又〕　人参败毒散一两，加大黄、苍术各一钱，姜三片，薄荷七叶。或人参败毒散加羌活、独活、柴胡、前胡、枳壳、桔梗、川芎、赤苓、人参、甘草各一钱。

此方专治三阳经脚气流注，脚踝焮热、赤肿，寒热自汗。

槟苏散　〔又〕　苍术二钱　香附　苏叶　陈皮　木瓜　槟榔　羌活　牛膝各一钱　甘草三分　姜三片　葱白二茎

此方专治风湿脚气，肿痛拘挛，用此疏通气道。

羌活导滞汤　〔三阴〕　酒煨大黄二钱四分　羌活　独活各钱二分　防己　归尾各七分　枳实五分

微利即止。

此方专治脚气初发，一身皆痛，或肢节肿痛，便尿阻隔，先以此导之，后用当归拈痛汤除之。

当归拈痛汤　〔又〕　羌活　茵陈　酒黄芩　炙草各一钱　知母　泽泻　赤苓　白术　猪苓　防己各六分　人参　苦参　升麻　葛根　当归　苍术各四分

水二盏，浸药时许，煎半，空心，临卧各一服。

搜风丸　〔又〕　黑牵牛子生取，头末，二两　大黄　枳实　槟榔各五钱

糊丸，米饮下。

枳实大黄汤　〔又〕　酒大黄三钱　羌活钱半　当归一钱　枳实五分

空心服。

开结导引丸　〔又〕　陈皮　白术　泽泻　茯苓　神曲　麦芽　半夏各一两　枳实　青皮　干姜各五钱　巴霜钱半

蒸饼糊丸。

此方能治脚气挟食积流注，心下痞闷。

独活寄生汤　〔肝肾虚〕　独活　白芍　当归　桑寄生各七分　熟地　川芎　人参　茯苓　牛膝　杜仲　秦艽　细辛　防风　肉桂各五分　甘草三分　姜三片

此方能治肝肾虚弱，筋挛骨痛，脚膝偏枯，缓弱冷痹。

羌活续断汤　〔又〕　羌活　防风　细辛　白芷　杜仲　酒牛膝　秦艽　川断　熟地　人参　白芍　当归　赤苓　肉桂　川芎各五分　姜三片

前方桑寄生无真者，则用此方。

捉虎丹　〔寒湿盛〕　五灵脂　白胶香　草乌黑豆同煮，去豆　木鳖子　地龙各两半　乳香　没药　当归各七钱半　麝香　京墨煅，各三钱五分

糯米糊丸，芡子大，空心，酒下一丸，赶到脚面，赤肿下散，赶至脚心，中出黑汗，乃除根。又名一粒金丹。

此方专治脚气走注，疼痛不可忍。

卷柏散　〔久病〕　卷柏东向者，先用盐水煮半日，再用淡水煮半日，焙干　黑牵牛子头末　甘遂　槟榔

上各为末，不得相杂，每服各称一钱，惟槟榔末二钱，五更初，浓煎葱白汤调下，至辰巳时，取下恶物如鱼冻，虚人减半，随吃淡物，更服汤药，如清热除湿汤调理之。

此方主远年脚气不愈者，惟服此特效。

清热泻湿汤　〔又〕　盐酒炒黄柏　苍术各一钱　紫苏叶　赤芍　木瓜　泽泻　木通　防己　槟榔　枳壳　香附　羌活　甘草各七分

痛加木香。肿加大腹皮。热加黄连、大黄。

加味苍柏散　〔热甚〕　苍术一钱　白术八分　知母　黄柏　黄芩各六分　当归　白芍　生地各四分　木瓜　槟榔　羌活　独活　木通　汉防己　牛膝各三分　甘草一分　姜三片

胜湿饼子　〔肿甚〕　黑丑二两，取头末，五钱　白丑二两，取头末，五钱　甘遂五钱

荞麦面两半，水调，和药作饼子，如钱大，饭上蒸熟，每空心茶嚼一饼，以利为度。

此治远年脚气，足胫肿如瓜瓠。

桑白皮散　〔又〕　赤苓二钱　木香　防己　槟榔各钱二分　桑皮　郁李仁各一钱　苏叶　木通　大腹子　青皮各七分　姜三片

木萸汤　〔入腹〕　木瓜　槟榔各二钱半　吴萸钱半

三将军丸　〔又〕　吴萸　木瓜　大黄等分

糊丸，枳壳汤下。

此治脚气冲心，大便不通。

乌药平气汤　〔又〕　乌药一钱　茯神　人参　白术　五味子　川芎　木瓜　当归　白芷　苏叶各七分　甘草三分　姜五片　枣二枚

此方专治脚气上攻，昏迷喘促。

治腿股膝膑踝足疮疡方六十七

仙方活命饮　〔阴疽〕　穿山甲　白芷　防风　赤芍　皂角刺　甘草　归尾　贝母　花粉各一钱　金银花　陈皮各三钱　乳香　没药各一钱

另研末，水、酒各半煎，送下二末。

青草苍柏汤　〔附骨疽〕　苍术　黄柏各三钱　青皮钱半　甘草五分

加姜汁少许，虚人加牛膝一钱。夏加黄芩八分。冬加桂枝五分。痛甚无汗加麻黄二分。此能治环跳穴痛不已。

内消升麻汤　〔又〕　大黄　升麻　枳实　黄芩　当归　白芍各一钱　炙草八分

稍热服。

漏芦饮子　〔又〕　漏芦　白蔹　黄芩　麻黄　枳实　升麻　白芍　甘草

朴硝各五分　大黄一钱

五香连翘汤　〔又〕　沉香　木香　丁香　藿香　麝香用少许　连翘　射干　独活　升麻　炙草　大黄　桑寄生各五分

一方有黄芪、木通。水煎，取利为效。

此方兼治诸疮，初觉一二日，厥逆，咽喉塞，发寒热。如不用五香，名七味连翘汤。

内托羌活汤　〔又〕　羌活　黄柏各一钱　防风　藁本　连翘　炙草　苍术　陈皮各八分　肉桂五分

内托芪柴汤　〔又〕　黄芪二钱　柴胡一钱　羌活五分　连翘钱半　归尾七分半　肉桂三分　生地　黄柏各二分　土瓜根酒洗，钱二分

水二盏，酒一盏，煎热服。二服即效，验过。

此方能治足太阴厥阴经分疮，生腿内近膝股，或痈或附骨疽，初起肿痛势大。

内托酒煎汤　〔又〕　黄芪　归尾各二钱　柴胡一钱半　连翘　肉桂　牛蒡子　白芷各一钱　升麻七分　黄柏　甘草各五分

水、酒各半煎。

此方能治足少阴经分痈，生腿外侧，或因寒湿，得附骨疽，或微侵足阳明经分，坚硬肿痛，不能行。

黄连消毒散　〔又〕　酒黄连　酒生地　酒归身　羌活　连翘　黄芪　黄芩　黄柏　独活　酒防己　防风　藁本　苏木　陈皮　桔梗各一钱　酒知母四分　甘草梢　人参各五分

水煎，入酒少许服。

此方兼治脑疽、背疽，焮肿疼痛，或麻木。

槟苏散　〔又〕　苏梗　香附各二钱　甘草　陈皮　槟榔　木瓜各一钱　姜　葱

三生散　〔又〕　露蜂房　蛇退　头发洗净，等分

各烧灰存性，研细，酒下三钱。

神应膏　〔又〕　当归两一钱　赤芍　大黄各两半　白芷　官桂各一两　元参两三钱　川断两二钱　莪术九钱　生地两二钱

真香油二斤浸药，春五、夏三、秋七、冬十日，熬黑去渣，夏用黄丹二十两，冬十五两，渐下，不住搅，滴水沉为度。

此药本治漏疮，塞孔内，并作贴子护。

柴胡鼠粘子汤　〔又〕　连翘　肉桂各一钱　黄柏　炙草各五分　归梢　黄芪各二钱　柴胡　鼠粘子各钱半

酒煎，空心服，服后即饭，不使热药犯上焦也。

平肌散　〔又〕　密陀僧煅赤色　花蕊石煅赤色　白龙骨各一两　黄丹炒　乳香另研　黄连各二钱半　轻粉一钱，研极细

干掺。

此方兼治诸疮久不敛。

沉香汤　〔石疽〕　沉香　木香　防风各七钱半　羚羊角　麦冬　当归　枳壳　升麻　元参　赤芍　地骨皮　生甘草各一两，炒　大黄二两

每末四钱，水煎服。

黄连散　〔石痈〕　黄连　大黄　牙硝　白蔹　黄柏各一两　血竭　青盐各五钱　赤小豆半合　杏仁去皮、尖，四十九粒

蜜水调涂，干即易之。

越婢汤　〔贼风〕

内补黄芪汤　〔股疽〕　黄芪二钱，盐水炒　熟地　人参　茯苓　炙草各五分　白芍　川芎　官桂　远志　当归各八分　麦冬五分　姜三片　枣三枚

十全大补汤　〔又〕　人参　茯苓

白术　炙草　川芎　当归　白芍　熟地　黄芪　肉桂　姜　枣

紫金丹　〔又〕

犀角汤　〔疕疽〕　犀角　木香各七钱半　山栀仁　连翘　射干　当归　赤芍　升麻　元参　枳壳　生甘草各一两　大黄二两

每末三钱，水煎服。

此兼治痈疽，肿硬如石，久不作脓。

十六味流气饮　〔人面疮〕　人参　黄芪　当归各一钱　川芎　肉桂　厚朴　白芷　甘草　防风　槟榔　乌药　白芍　枳壳　木香各五分　桔梗三分　紫苏钱半

水煎，食后服。若因怒，加青皮一钱。

大苦参丸　〔又〕　苦参二两　防风　荆芥　白芷　生川乌　赤芍　首乌　川芎　独活　蔓荆子　山栀　皂角　赤苓　山药　羌活　黄芪　白蒺藜　白附子各五钱　炮草乌钱半

面糊丸，空心，酒、茶任下。

金匮肾气丸　〔又〕　熟地　山药　山萸　丹皮　茯苓　泽泻　附子　肉桂　牛膝　车前子

五积交加散　〔鹤膝风〕　白芷　当归　茯苓　半夏　川桂枝　川芎　白芍　甘草　枳壳　麻黄　陈皮　桔梗　厚朴　干姜　苍术　人参　羌活　独活　柴胡　前胡

此即五积散合人参败毒散也。

此方兼治寒湿，身体重痛，腰脚酸疼。

八味丸　〔又〕　熟地　山药　山萸　丹皮　茯苓　泽泻　附子　肉桂

归芪汤　〔又〕　当归一钱　黄芪五钱

苍龟丸　〔又〕　苍术　白芍　龟板各二两半　黄柏五钱

粥丸，每五十丸，四物汤加陈皮、甘草煎汤下。

此方兼治痢后脚弱渐小。

二妙苍柏散　〔又〕　苍术盐炒　黄柏酒炒，各五钱

水煎服。二物皆有雄壮之气。如气实，加酒少许。气虚加补气药。血虚加补血药。痛加姜汁。或为末、为丸皆可。

此方兼治一切风寒湿热脚气，骨间作热，或腰膝疼痹肿痛，令人痿躄，用之神效。

六君子汤　〔又〕　人参　茯苓　白术　炙草　半夏　陈皮

补中益气汤　〔又〕

独活寄生汤　〔又〕　独活　桑寄生　白芍　当归各七分　熟地　川芎　人参　茯苓　牛膝　杜仲　秦艽　细辛　防风　肉桂各五分　甘草三分　姜三片

大防风汤　〔又〕　熟地　防风　杜仲姜汁炒　当归　黄芪　白芍各一钱　附子　川芎各七分半　羌活　人参　酒牛膝　炙草各五分　白术钱半　姜　枣

空心服。此方芎、归、芍、地以补血，参、芪、术、草以补气，羌、防以散风湿、利关节，杜仲、牛膝以补腰膝，附子以行参、芪之气而走周身脉络，乃治气血两虚，挟风湿而成痿痹之圣药，岂但治鹤膝而已，但不可以之治有余耳。

防风通圣散　〔膝游风〕　赤芍　芒硝　川芎　滑石煅　大黄　桔梗　荆芥　石膏　麻黄各四分半　山栀　白术　连翘　当归　薄荷　甘草　黄芩　防风各八分

表里实，二便秘，方可用。

胜金丹　〔膝眼毒〕　白砒制　麝香各五分　真蟾酥一钱　雄黄　辰砂　乳香　没药　血竭各钱半　全蝎炮　天龙去头、足，炙　穿山甲炙，各三钱　僵蚕炒，五钱

每末三钱，砂糖调葱头、酒送下，取汗。

五香汤 〔黄鳅痈〕 青木香 藿香 沉香 丁香 薰陆香各一两

流气饮 〔又〕 人参 肉桂 桔梗 当归 黄芪 甘草 厚朴 紫苏 白芍 乌药 枳壳 防风 槟榔 川芎 白芷 木香 生姜

痛加乳香、没药，气滞加香附，胃虚加陈皮，流注加羌活、独活，此乃行气散血之剂，不宜多服，以致气血虚耗，反不能成脓也。此又名疮科流气饮。

此方主恚怒气结，成核肿硬，及风寒湿热搏结经络，或血气不和，结成肿块，漫肿木闷者，神效。

当归拈痛汤 〔湿毒〕

一粒金丹 〔腓腨疽〕 沉香 木香 乳香各五分 巴霜钱半

枣肉丸，服法详在前。

八物汤 〔臁疮〕

归脾汤 〔又〕

黄芪丸 〔又〕 黄芪 乌药 地龙 茴香 川楝肉 川椒 防风 赤小豆 白蒺藜 海桐皮 威灵仙 陈皮等分

酒糊丸，空心，酒下三十丸。

此方专治肾脏虚风，攻注手足头面，麻痹痛痒，或生疮疥，臁疮焮肿。

四生散 〔又〕 生白附子 生黄芪 生独活 生蒺藜各五分

共为末，以不落水猪腰子批开入药末，湿纸包煨熟，空心，连腰子细嚼，盐酒下。

此方兼治风癣疥癞，血风等疮。

龙骨膏 〔又〕 龙骨 密陀僧 乳香 没药各二钱 海螵蛸钱半 肥皂子烧，存性，五个

香油调，用棉纸作夹膏，以针刺眼，缚贴疮上，间日一翻，两面贴之。

马齿膏 〔又〕 马齿苋煎汁一锅，去渣，入黄蜡五两，慢火熬膏，涂疮上。

窑土膏 〔又〕 多年窑灶土或只用灶心土 黄丹 轻粉 黄柏 乳香 没药 赤石脂等分

清油调成膏，用伞纸夹住，茶清洗过贴之，以绢缚，虽痒不可动，直待成痂方揭，未愈再贴。

小驻车丸 〔又〕 黄连六钱 阿胶三钱 当归二钱 干姜一钱

醋糊丸。

蜡矾纸 〔又〕 麻油二两，川椒四十九粒，铜杓内煎黑，入一寸长槐枝四十九段，煎黑，入黄蜡一两，轻粉研二钱，枯矾研一钱，候化，将棉纸照疮大剪十二块，四角用纸钉住，投油内渗透为度，勿使纸黄，先以槐枝、葱、椒煎汤洗，将纸贴上，外用油纸包裹，红绢紧扎一周时，揭起，去近内纸一层，十二日揭尽疮愈。

桐油膏 〔又〕 桐油 百草霜 发灰 黄丹 乳香 鹿角灰各三钱

共为细末，熬膏涂油纸上贴之，血虚痛甚者尤宜。如年久紫黑者，先用炉灰膏去瘀肉。

蕲艾膏 〔又〕 蕲艾 川椒各五钱 黄丹三钱，水飞 水粉一两 轻粉一钱

熟麻油调膏，隔纸贴。

炉灰膏 〔又〕 响糖炉内灰一升半，风化石灰一升炒红，盛箕内，用滚汤三碗，徐徐淋汁，漫火熬如稀糊，先下巴霜，次下蟾酥各二钱，白丁香研末五分，炒石灰一钱，搅匀，再熬如面糊，磁器盛，勿泄气，每用以簪头挑少许，口呵气令化，以针拨开患处贴之。

此方治一切无名肿毒恶疮，及外痔瘰疬，兼除瘤点痣，有脓去脓，无脓即散，

惟好肉及眼上忌用。如点瘰疬，去蟾酥加轻粉一钱，痛者加乳香、没药各一钱，瘤痣只用灰膏，不必用药。

黄蜡膏　〔又〕　香油一两，入胎发梅大一团熬化，入白胶香、黄蜡各一两化，再入龙骨、赤石脂、血竭三末各一两，搅匀，候冷，磁器收，每用捏作薄片贴疮上，外以绢缚，三日后翻贴外面，又以活血药煎汤洗。

取虫方　〔又〕　生鳝鱼数条，以清油涂腹下，置疮上盘屈，以帛系定，少顷痒不可忍，然后取视，腹下有小窍，皆虫也。未尽再敷，死人胫骨烧灰油调敷。

针法　〔又〕　臁疮色紫黑，先以三棱针去恶血，冷水洗净，乃贴膏药，忌日光、火气、阳气。如黑肿未尽，可再出血，以紫黑血尽为度。

粉麝散　〔又〕　生龟壳一个，醋一碗涂炙，醋尽为度，火煅放冷为末，入轻粉、麝香各一钱，和匀，先以葱汤洗，后涂上。

沈氏二蜡膏　〔又〕　真菜油四两，入连须葱白三个，川椒十四粒，熬至二物色枯，去渣，再入白蜡、黄蜡、白矾各二残，熔化离火，俟沸稍定，入东丹三钱，急急搅匀，倒在碗内，放阴土地上一日夜去火毒，然后将生矾五六分，滚水泡一碗，将疮洗净拭干，将药涂上如钱厚，以油纸贴，外以粗草纸略揉软盖上，绢帛缚之，每日一洗一涂，缚扎如法，数日即愈矣。但疮虽愈，四边必多水泡，痒极切不可爬搔，若搔碎，即又成疮矣，故虽愈仍将药照旧洗涂，并水泡亦涂在内，如是三四日，全愈不痒矣。

此余自制方也，屡试屡验，并治下部湿毒疮。

托里消毒散　〔疠疽〕　人参　盐水炒黄芪　酒当归　炒白芍　炒白术　川芎　茯苓各一钱　白芷　金银花　连翘各七分　炙草五分

万病解毒丹　〔又〕　五倍子捶碎，洗净，焙干，三两　山茨菇去皮，净末，二两　千金子去壳，油净霜　大戟去芦，焙干，为末，各一两　麝香三钱，另研

糯米浓饮丸，分为四十锭。此药能应诸病，各有神效。若疮疽，用东流水磨涂并可服，须端午日合。一名玉枢丹。一名紫金锭。一名万病解毒丸。一名神仙万病解毒丸。一方有全蝎、朱砂、雄黄各一两，名神仙追毒丸。

人参败毒散　〔脱疽〕　人参　羌活　独活　柴胡　前胡　桔梗　枳壳　茯苓　川芎　甘草各一钱

五神散　〔又〕　金线钓葫芦　紫河车各二钱　千金子霜　雄黄各一钱　麝香少许

醋调涂之。

此方兼治一切蛇蝎伤，瘴毒气。毒盛者以刀割去死肉，以末掺之。

绿矾散　〔甲疽〕　绿矾煅过，五钱　芦荟钱半　麝香一字

共研末，照指作绢袋，盛药套指上，以线扎住，久而自愈。制绿矾法，用绿矾三两，铁盘内炭火封煅，火炽矾熔，流出液汁如熔金者，汁尽去火，俟冷，取其赤似黄丹者用之。或以此矾为主，入乳香三分之一为末，盐汤洗净，拭干敷之，治伤甲肌，浸淫肿痛，流出黄水，渐引上脚，四边肿烂如火烧疮。内服胜金散。

胜金散　〔又〕　牡蛎厚头生研为末，每二钱，酒研靛花下，日三服。已溃者以绿矾散敷之。

百草膏　〔足跗发〕　羊粪三十粒，瓦上炙烟尽，覆地存性，研筛，先用椒汤洗净，麻油调敷。痒加轻粉少许。痛加麝香少许。以山茶叶裹之，绢缚。

托里温中汤 〔又〕 附子 羌活各四钱 炒干姜二钱 炙甘草二钱 丁香 益智仁 沉香 木香 茴香 陈皮各一钱 姜

此方专治疮疡脓溃，元气虚寒，或过服克伐，以致胃气脱陷，肠鸣腹痛，大便溏泻，神思昏愦，此寒变内陷，缓则不治。

逍遥散 〔足跟疽〕 柴胡 白芍 白术 茯苓 当归身 麦冬各一钱 甘草 薄荷各五分 姜

六味丸 〔又〕 熟地 山药 山萸 丹皮 茯苓 泽泻

加减八味丸 〔脱疽〕 熟地八两 茯苓 丹皮 泽泻各三两 肉桂 五味子各一两 山药 山萸各四两

蜜丸，一方五味二两，山萸、山药、丹皮各一两，茯苓、泽泻、肉桂各五钱，生地二两，酒蒸捣膏。

附录：一切痈疽兼症方

竹叶石膏汤 〔烦渴〕 淡竹叶 石膏 桔梗 木通 炙甘草 薄荷各一两

水煎。

四顺清凉饮 〔又〕 大黄 当归 赤芍 炙草各钱二分 薄荷十叶

仙方活命饮 〔又〕 穿山甲 白芷 防风 甘草 赤芍 花粉 归尾 贝母 角刺各一钱 陈皮 金银花各三分 乳香 没药各一钱，另研

水、酒煎送二末。

补中益气汤 〔又〕 人参 黄芪 归身 白术 陈皮 甘草 升麻 柴胡

竹叶黄芪汤 〔又〕 生地 黄芪各二钱 竹叶 当归 川芎 甘草 白芍 黄芩 人参 花粉各一钱 熟石膏钱半 麦冬二钱 姜三片

此方治痈疽大渴发热，小便如淋。

加减八味丸 〔又〕 熟地 茯苓 丹皮 泽泻 肉桂 五味子 山药 山萸

分量见前。

黄芪六一汤 〔又〕 黄芪盐水炙，六两 甘草一两，半生半熟

每末一两，水煎，加人参尤妙，或白汤下二钱。

加味不换金正气散 〔寒热〕 苍术 橘红 半夏曲 藿香叶 厚朴各钱二分半 炙草一钱 茯苓 川芎各七分半 木香五分 姜五 枣二

托里消毒散 〔又〕 人参 黄芪 当归 白芍 白术 川芎 茯苓各一钱 白芷 金银花各七分 炙草 连翘各五分

内疏黄连汤 〔作痛〕 黄连 黄芩 山栀 白芍 薄荷 当归 槟榔 桔梗 甘草 木香各一钱 连翘 大黄各钱半

水煎，量人虚实而用。

人参黄芪汤 〔又〕 人参 麦冬 苍术 当归 神曲 白术 甘草 陈皮 五味各一钱 蜜黄芪二钱 黄柏 升麻各四分 姜 枣

此方专治脓血大泄，臭败作痛。薛云：此症乃七恶中之二，宜治以此方。亦有溃后虚而发热或作痛者，尤妙。若痛止而大便不实，去黄柏、麦冬。

黄连解毒散 〔又〕 黄连 黄芩 黄柏 山栀

归芪汤 〔又〕 黄芪 当归 瓜蒌 甘草 角刺 金银花各一钱

水煎好，去渣，入乳香加酒再煎服，或加贝母、花粉、穿山甲尤妙。

四君子汤 〔又〕 人参 茯苓 白术 甘草

四物汤 〔又〕 川芎 当归 白芍 熟地

六味丸 〔又〕 熟地 山药 山

萸　丹皮　茯苓　泽泻

乳香定痛散　〔又〕　乳香　没药各五钱　寒水石　滑石各一两　冰片一钱

共为末，擦患处立止。加南星、半夏，能止痛，加蓖麻仁尤佳。

乳粉托里散　〔呕逆〕　绿豆粉四钱　乳香一钱

共为末，每二钱，甘草汤调，时时呷下。一名护心散，一名内托散，一名内托香粉散。一方，治痈疽疔疮恶疮，须服以预防毒气攻心。迷闷呕吐，喉舌生疮，用绿豆粉四两，乳香一两，朱砂三钱，每末二钱，甘草汤调下，名乳香护心散。

参苓白术膏　〔又〕　人参　茯苓　白术　山药　炙甘草各一两　苡仁　莲肉　桔梗　砂仁　白扁豆各五钱

六君子汤　〔又〕　人参　茯苓　白术　炙草　半夏　陈皮

托里健中汤　〔又〕　半夏　炮姜各一钱　炙草五分　黄芪钱半　人参　白术　茯苓各二钱　肉桂三分

托里益中汤　〔又〕　人参　白术　茯苓　陈皮　半夏　炮姜　木香　炙草　姜　枣

托里温中汤　〔又〕　附子　羌活各四钱　炒干姜三钱　炙草二钱　丁香　益智仁　木香　沉香　茴香　陈皮各一钱　姜　枣

托里抑青汤　〔又〕　人参　白术　茯苓　半夏各一钱　柴胡　白芍　甘草各五分　陈皮八分　姜　枣

托里清中汤　〔又〕　人参　白术　茯苓　陈皮各一钱　半夏八分　桔梗七分　甘草五分　姜　枣

托里益黄汤　〔又〕　人参　白术　茯苓　陈皮　半夏各一钱　炮姜　丁香　炙草各五分　姜　枣

托里越鞠汤　〔又〕　人参　白术各二钱　半夏　陈皮各一钱　山栀　川芎　香附　苍术各七分　炙甘草五分　姜　枣

当归补血汤　〔烦躁〕　黄芪一两　酒当归三钱

八味丸　〔头痛晕眩〕　熟地　山药　山萸　丹皮　茯苓　泽泻　附子　肉桂

人参平肺散　〔喘急〕　桑皮　知母各七分　杏仁　紫苏　地骨皮　橘红　半夏　茯苓　青皮　人参各一钱　五味子二十一粒　甘草五分　姜三片

如金解毒散　〔又〕

泻青丸　〔目斜〕　川芎　当归　山栀　羌活　防风　大黄　龙胆草等分

蜜丸，芡子大，竹叶汤下一二丸，日进三四服，如泻者，去大黄加荆芥。

黄连泻心汤　〔又〕

胃苓汤　〔四肢〕　厚朴　陈皮　白术　甘草各一钱　茯苓钱七分　白芍　泽泻　木香各一钱　官桂五分　竹叶二十片　苍术二钱　姜三片　枣三枚

参苓白术散　〔又〕　人参　茯苓　白术　莲肉　砂仁　苡仁　山药各二两　桔梗　甘草　扁豆炒，各一两

每末二钱，石菖蒲汤下。

五利大黄汤　〔大便秘〕　大黄　黄芩　升麻各钱二分　芒硝　山栀各一钱

水煎，稍热服。

白芷升麻汤　〔又〕　白芷七分　升麻　桔梗各五分　甘草生　黄芩生　归梢　生地各一钱　肉桂　红花各分半　酒黄芩　连翘各二钱

水、酒各半煎。

十全大补汤　〔又〕

二神丸　〔泻利〕　破故纸四两　肉豆蔻二两　红枣四十枚　生姜四两

煮丸，食前白汤下。

此方主五更泄泻，大便不实，不应，

乃命门火衰，急佐以八味丸，补火生土。

四神丸 〔又〕 破故纸四两 肉豆蔻 五味子各二两 吴茱萸二两 红枣百枚 生姜八两

煮丸，食前白汤下。

此方主脾气虚弱，大便不实，饮食不健，小腹痛。

姜附汤 〔又〕 人参 附子各五钱 炮姜 白术各二钱半

此方专主疮家真阳亏损，或误行汗下，或脓血出多，失于补托，以致上气喘急，自汗盗汗，气短头晕等症。

参附汤 〔又〕 人参 附子各五钱 姜五片

水煎服。

五淋散 〔淋沥〕 甘草 当归各钱半 山栀 赤芍各二钱 赤苓二钱半

煎加灯心。

此方专主膀胱有热，水道不通，或小便如豆汁，或如砂石，或如冻膏，或溲热便血。

黄芩清肺饮 〔又〕

滋肾丸 〔又〕 酒知母 酒黄柏各一两 肉桂二钱

水丸。

此方主肾阴虚，发热作渴，便赤，足热腿软。凡不渴而小便秘者，热在下焦血分，最宜此药。

犀角地黄汤 〔出血〕 犀角 生地 赤芍 丹皮各钱半 升麻 黄芩炒，各一钱

如怒伤，加柴胡、山栀。如脾虚不能摄血，用归脾汤。如肝脾火动而妄行，用加味逍遥散。如血虚有火，用四物汤加炮姜。如肾经有火，用六味丸。

归脾汤 〔又〕

加味逍遥散 〔又〕 白芍 白术各钱二分 知母 当归 地骨皮各一钱 茯苓 麦冬 生地各八分 山栀 黄柏各五分 桔梗 生甘草各三分

水煎服。

杂病源流犀烛　卷三十

跌扑闪挫源流

跌扑闪挫，卒然身受，由外及内，气血俱伤病也。何言之？凡人忽跌忽闪挫，皆属无心，故其时本不知有跌与闪挫之将至也，而忽然跌，忽然闪挫，必气为之震，震则激，激则壅，壅则气之周流一身者，忽因所壅而凝聚一处，是气失其所以为气矣。气运乎血，血本随气以周流，气凝则血亦凝矣，气凝在何处，则血亦凝在何处矣。夫至气滞血瘀，则作肿作痛，诸变百出。虽受跌受闪挫者，为一身之皮肉筋骨，而气既滞，血既瘀，其损伤之患，必由外侵内，而经络脏腑并与俱伤，其为病，有不可胜言，无从逆料者矣。至于打扑，有受人谴责者，有与人斗殴者，虽不尽无心，然当谴责斗殴之时，其气必壅，其血必凝，固与跌闪挫无异也。其由外侵内，而经络脏腑之俱伤，亦与跌闪挫无异也。故跌扑闪挫，方书谓之伤科，俗谓之内伤，其言内而不言外者，明乎伤在外而病必及内。其治之之法，亦必于经络脏腑间求之，而为之行气，为之行血，不得徒从外涂抹之已也。古来伤科书甚多，莫善于薛立斋分症主治诸法，及陈文治按处施治之法，今特即二家书，采其语之切要者著为篇，而伤科之治，无遗法矣。

陈氏曰：凡治颠扑迷闷急宜酒化苏合丸灌醒，颠扑损伤急宜酒苏木调服苏合丸，大法固以血之或瘀或失，分虚实而为补泻，亦当看伤之轻重。轻者，顿挫气血，凝滞作痛，此当导气行血而已。若重者，伤筋折骨，必须接续，但欲接续，非数月不为功。倘使气血内停，沮塞真气不得行者，必死，急泻其血宜鸡鸣散、下瘀血方，通其气宜和气饮、乌药顺气散，庶可施治。大凡损伤，寒凉药一毫俱不可用，盖血见寒则凝也，若饮冷，致血入心即死。惟看有外伤者，当内外兼治，若外无所伤，但内有死血，惟用苏木等治血之药，可下者下之，鸡鸣散是也。亦有血迷心窍，而致昏沉不知人事者宜花蕊石散童便调服。有神魄散失，一时不知人事者，惟在临期斟酌。大抵跌扑之病，全要补气行血，若自然铜之类，虽有接骨之功，而燥散之害，甚于刀剑，丹溪备言之矣，故初伤只用苏木活血，黄连降火，白术、当归和中补血，加童便制炒为要。又有损伤瘀血攻心，不能言语者宜消上瘀血汤、消下破血药，次以复元活血汤调理之。又有损伤出血太多，头目晕眩者，先用当归、川芎煎服，次加白芍、熟地、续断、防风、荆芥、羌活、独活、南星，加童便服，切不可用酒煎，酒煎则气逆上，恐头目益眩也。如出血少，内有瘀血，以生料四物汤一半，和独圣散一半煎服。皮血未破者，煎成少加酒服。又有堕伤内有瘀血，腹胀满不痛，或胸胁痛者，宜用破血药、清心药，及通利之剂。其痛不止者宜独圣散，用乳香、没药，极散血止痛，故此二味，损伤药中，断不可缺。又酒煎苏木和童便服，乃伤科单方，大妙。止痛兼补，宜当归补血汤。若皮肉不破损，瘀血停滞者，先用独圣散，次服破血药，随宜加减。以上言伤科大概要法也。若陈氏逐处施治，其法又有可条析者。如脑骨伤破，用轻手撙捺平正。不破，以膏药贴之宜退肿膏。若骨不损，而但皮破肉伤者，护之先掺封口药，外以散血膏贴。血流不止者，止之宜掺止血散，慎勿见风，致成破伤风，便又费手。虽然，脑骨伤损，在硬处犹易治，在太阳穴，则不可治，须依上用药。若欲洗之，须用熟油和药水洗，或温茶洗。诸处法亦略同。如面伤青黑，宜用敷药宜一紫散，或贴膏药宜紫金膏。伤重者，亦宜贴膏宜补肉药。既治外，然后随宜服药以治内。至于脑两角及眉棱耳鼻等处，与治面数法略同。如跌磕损伤牙齿，或落或碎，皆宜外内兼治外宜掺补肌散及掞封口药，内服破血药，用水煎，不可用酒。或伤齿而未动宜掺芙蓉膏末，或已动宜蒺藜根烧存性，擦之即固，俱不同治。如胸脯骨为拳捶所伤，外肿内痛外宜贴定痛膏，内宜服破血药，利去瘀血。如胁肋伤重，血不通，用绿豆汁、生姜汁和服，使壮力人在后挤住，自吐出血，再服药宜破血药。如跌扑胁痛，血归肝也宜破血消痛汤、乳香神应散，亦利去恶血。总之，颠扑压坠，专怕恶心，必有恶血在内，先要清心宜清心药，打血宜破血药，通利大小肠，次第服之，每服加童便一杯入药，立效。其颠扑伤重者，先服清心药，次可服清小便药，再次服去血药，令血从疮口出。或结在内，则打入大肠而泄出。或恶血未积者，打入四肢。或归脏腑，或归上膈，从口中出。或归中膈，入大肠出。用此急救，随服止痛药宜二十五味药，方中加减用。盖以伤重与伤轻者不同治，伤轻止须通气活血便愈，伤重则非急速治之，且重药治之勿效也伤重者，急宜以姜汤、灯心汤调二十五味药服，立效。其发热体实宜疏风败毒散，恶寒体弱者宜五积交加散，始固不同治，后之调理略同服败毒、五积后，俱宜用黄白红黑四末子，用补损丹调治。如老人跌堕，不可转侧，其治与壮盛人有异宜先用苏木、参、芪、芎、归、陈皮、甘草煎服，后即以此汤调四末子，或补损丹、活血丹。如小儿跌扑疼痛，止须顺气宜萝卜子煎服，又与老人有异。以上言跌扑损伤之在皮肉气血间者，未及于筋骨也。若在筋骨，陈氏施治之法，又有可条析者。如脑骨破碎，已详在前。如胸骨筋断，必须接之宜先用破血药，后贴定痛膏、接骨丹。若但皮破，止贴补肉膏。如伤腹肠出，急以麻油润疮口，轻手纳入，以吹药少许吹鼻宜通关散，令喷嚏，其肠自入，用桑白皮线，将腹皮缝合，以封口药涂伤处，外用药敷贴宜鸡子清调补肌散，或散血膏尤妙。线上用花蕊石散敷之。总之，腹内被伤，皆当急利大小肠，不可使其秘结，以致重患。如手足骨折断，缚之，中间要带紧，两头略放松，庶乎气血流利。若如截竹断，却要两头紧，中间宽，使气血来聚。断处俱用药敷贴夹缚宜定痛膏、接骨丹。如手指跌扑损伤，及刀斧打碎，用鸡子黄油润之，次掞封口药，外贴膏药宜散血膏，绢片缚定。若咬伤，则另治宜泽兰散敷之。若有寒热，又另治宜敷退热散，寒热已，即去之。如脚有六出臼，四折骨，凡脚板上交胻处，或挫出臼，须用一人拽正，自摸其骨，或突出在内，或出在外，须用手力整归窠。若只拽，不用手整，便成痼疾。整后用药敷贴宜定痛膏、接骨丹。四折骨用正副夹缚，六出臼只以布包，不可夹。手臂出臼，与足骨同。如脚大腿出臼，此处身上骨是臼，腿根是杵，或前出，或后出，须用一人手把住患人身，一人拽脚，用手尽力搦令归窠。或是挫开，可用软绵绳从脚缚，倒吊起，用手整骨节，从上坠下，自然归窠，再用膏药敷贴夹缚。凡出臼，急与挼入臼中，若血浸臼中，即难治。总之，腰腿脚骨等伤，甚难整，当临时相度，随其伤处，用法整顿归元，先用麻药与服宜麻药方，令不知痛，然后用手，药加杜仲。又以手足筋脉最多，时时要曲直，不可定放，又时时看顾，恐再致出窠也。如手脚骨被压碎者，以麻药与服，或用刀刮开尖骨，用剪刀剪去骨锋，或粉碎者去之，免脓血之祸，后用大片桑皮以补肉膏、定痛膏糊在桑皮上，夹贴骨肉上，莫令不正，致有差错，三日一洗，勿令臭秽，徐用药治。如皮里有碎骨，只用定痛膏、接骨膏敷贴夹缚，如十分伤，自然烂开肉，其碎骨自出，然后掺补肌散，外以补肉膏敷贴。如骨断皮破者，不可用酒煎药。或损在内而破皮者，可加童便在破血药内和服。若骨断皮不破，可全用酒煎药。若只伤而骨不折、肉不破，宜用药治宜消肿膏、定痛散。如损伤平处，骨断碎，皮不破者，用接骨、定痛等膏敷贴夹缚，若手足曲直伸缩处，只用包裹，令时时转动。指骨碎者，只用苎麻夹缚，腿上用苎绳夹缚，冬用热缚，夏冷缚，余月温缚，束缚处须药水以时泡洗，夏二、冬四、春秋三日，洗去旧药须仔细，勿惊动损处。洗讫，仍用前膏敷缚。其束缚之法，用杉木浸软去粗皮，皮上用蕉叶或薄纸摊药，移至伤处，杉木为夹，再用竹片去黄用青为副夹，疏排周匝，以小绳三度缚，缚时相度高下远近，使损处气血相续，有紧有宽，说见前条。二三日一次换药，一月之后方另以膏贴之宜补益膏，仍用正夹夹住，令损处坚固。如敷贴后，疼痛不止，可量加乳香、没药、白芷、南星、枫香、肉桂、独活等味令温暖，痛即止。刀斧伤，去肉桂、南星、独活。如伤重者，麻而不痛，须拔伸捺正，或用刀开皮，二三日方知痛，且先匀气。如折骨出臼，不可用下瘀血之药及通利药，宜疏风顺气，匀血定痛，补损而已。如换药，切不可生换，用手巾打湿溻润，逐片取脱，随手荡洗换上，又不可停留一时，须预先摊贴，随手换上。如服损药，不可食冷物。若服草药，所生之骨必大。又损药必热，能生气血以接骨，忌用火炙。损药用酒忌灰酒。然重伤便用酒，反承其气，作腹胀胸满，必须稍定方用酒，或酒水煎。如敷贴等草药，必新采鲜的为效，平时采取末之，听用可也。如跌伤出血，痛不可忍，乃风寒所着，宜用葱杵入盐少许炒热罨之，痛即止，冷则再温之。又法，凡伤痛，取大葱新折者入灰火煨，擘葱内腻汁，罨伤处，续续多罨，只要热者，三四易即痛止，捣烂仍封损处，即跌杀等伤，气未绝者，取葱白炒大热，遍敷伤处，顷再易，其痛自止。以上皆陈氏逐处损伤施治之法也，医者各随其处所伤，又即所兼症，参以薛氏分症主治之法，于伤科亦奚难哉？

按薛氏法：如伤家胁肋胀痛，若大便通和，喘咳吐痰者，肝火侮肺金也宜小柴胡汤加青皮、山栀。若兼胸腹痛，大便不通，喘咳吐血者，瘀血停滞也宜当归导滞散。若肝火之症，本脉必大，两胁热胀，但多饮童便，再服药宜小柴胡汤加黄连、山栀、归尾、红花。又肝脉浮而无力，以手按其腹反不胀者，此血虚而肝胀也宜四物汤加参、苓、青皮、甘草。若肝脉洪而有力，胸胁胀痛，按之亦痛，此怒气伤肝也宜小柴胡汤加芎、归、青皮、白芍、桔梗、枳壳。总之，此症不论受害轻重，去血曾否，但被扭按甚重，恚怒努力，伤其气血，血瘀归肝，多致此症，甚则胸胁胀满，气逆不通，或致血溢口鼻而危矣。如伤家腹痛，若大便不通，按之甚痛，瘀血在内也，必下之宜加味承气汤。既下而痛不止，瘀血未尽也宜加味四物汤。若腹痛，按之却不痛，气血伤也，必补而和之宜四物汤加参、芪、白术。倘下之而胁胸反痛，肝血伤也，当议补宜四君子汤加芎、归。或既下而发热，阴血伤也宜四物汤加参、术。既下而恶寒，阳气虚也宜十全大补汤。既下而恶寒发热，气血俱伤也宜八珍汤。既下而作呕，胃气伤也宜六君子汤加当归。既下而泄泻，脾肾伤也宜六君子汤加肉果、破故纸。既下而手足冷，昏愦汗出，阳气虚寒也宜急用参附汤。若手足冷，指甲青，脾肾虚寒甚也宜急用大剂参附汤。甚至口噤手撒，遗尿痰壅，唇青体冷，虚极之坏症也宜急投大剂参附汤。曾有一人跌坠，腹停瘀血，用红花、大黄等不下，反胸膈胀痛喘促，薛氏用肉桂、木香末各二钱，热酒调服而下黑血，再服而愈，此因寒药凝滞而不行，故以辛温散之也。如伤家小腹引阴茎作痛，或兼小便如淋，肝经有郁火也宜小柴胡汤加大黄、黄连、山栀，再用养血药，不可误认为寒，投以热剂，至使二便不通，诸窍出血。如伤家肌肉间作痛，荣卫之气滞也宜复元通气散。或筋骨作痛，肝肾之气伤也宜六味丸。或内伤下血作痛，脾胃之气虚也宜补中益气汤。或但外伤出血作痛，脾肺之气虚也宜八珍汤。大凡下血不止，皆脾胃气脱，吐泻不食，脾胃气败也，须预调脾胃。如伤家瘀血作痛，或兼焮肿，发热作渴，阴血受伤也，必砭去恶血，再服药以清肝火宜四物汤加柴、芩、山栀、丹皮、骨碎补。或瘀血肿痛不消，以萝卜汁调山栀末敷之，其破处则以膏贴宜当归膏，更服活血之药。凡患处肿黑重坠者，即系瘀血，法当重砭去恶血，看症用药，总以大补气血为主。如伤家血虚作痛，或兼热渴，烦闷头晕，阴血内热也宜八珍汤加丹皮、麦冬、五味、肉桂、骨碎补，兼服地黄丸。如伤家青肿不消，气虚也宜补中益气汤。或肿黯不消，血滞也宜加味逍遥散。或焮肿胀痛，瘀血作脓也，急当内托宜八珍汤加白芷。或脓反痛，气血虚也宜十全大补汤。或骨骱接而复脱，肝肾虚也宜地黄丸。或肿不消，青不退，气血俱虚也，急先用葱熨法，内服药宜八珍汤。倘单用行血破血，脾胃愈虚，卫气愈滞。若敷贴凉药，则瘀血益凝，内腐益深，难以收拾矣。如伤家腐肉不溃，或恶寒而不溃宜补中益气汤。或发热而不溃宜八珍汤。或服克伐药而不溃宜六君子汤加当归。或内火蒸炙，外皮坚黑而不溃宜内服八珍汤，外涂当归膏。凡死肉不溃，新肉不生，皆失于预先补脾胃耳。如伤家新肉不生，或患处夭白，脾气虚也宜六君子汤加芎、归。或患处绯赤，阴血虚也宜四物汤加参、术。或恶寒发热，气血虚也宜十全大补汤。或脓汁稀白，脾肺气虚也宜东垣圣愈汤。或寒热交作，肝火动也宜加味逍遥散。日晡发热，肝血虚也宜八珍汤加丹皮。或食少体倦，胃气虚也宜六君子汤。脓汁臭秽，阴虚而有邪火也宜六味丸。或四肢困倦，精神短少，元气内伤也宜补中益气汤，夏月调中益气汤，作泻清暑益气汤。如伤家出血，或血出患处，或血出诸窍，皆肝火炽盛，血热错行也，急清热养血宜加味逍遥散。或中气虚弱，血无所附而妄行宜加味四君子汤、补中益气汤。或元气内脱而不能摄血，急当回阳宜独参汤加炮姜，不应，加附子。或内有蕴血而呕吐宜四物汤加柴、芩。皆出血之重症也。总之，凡伤损劳碌，怒气，肚腹胀闷，误服大黄等药，致伤阳络，则有吐血、衄血、便血、尿血等症。伤阴络，则为血积、血块、肌肉青黯等症。此皆脏腑亏损，经隧失职也，急补脾肺，亦有得生者。如伤家瘀血，流注腰膂两足至黑，急饮童便酒，砭出旧血，先清肝火宜小柴胡汤去半夏，加山栀、黄芩、骨碎补，次壮脾胃宜八珍汤加茯苓。如伤家昏愦，其伤重者，以独参汤灌之，虽有瘀血，切不可用花蕊石散内化之，恐因泻而亡阴也。元气虚者，尤当切戒。凡瘀血在内，大小便不通，用大黄、朴硝不下者，用木香、肉桂末二三钱，热酒下，血下乃生，假其热以行寒也。如伤家眩晕，或因失血过多宜十全大补汤。或元气不足，不能摄气归源，宜参、苓、芪、草、芎、归、熟地、陈皮、山药、山萸、五味、麦冬等味。如伤家烦躁，或由血虚宜当归补血汤，或兼日晡发热宜四物汤加知、柏、柴胡、丹皮、地骨皮。如伤家发热，或出血太多，或溃脓后脉洪大而虚，按之如无，此阴虚发热也宜当归补血汤。脉沉而微，按之软弱，此阴盛发热也宜四君子汤加姜、附。或因亡血宜圣愈汤。或汗出不止宜独参汤。如伤家胸腹痛闷，凡跳跃捶胸，举重闪挫，而胸腹痛闷，喜手摸者，肝火伤脾也宜四君子汤加柴胡、山栀。其怕手摸者，肝经血滞也宜四物汤加柴胡、山栀、红花、桃仁。或胸胁刺痛，发热晡热，肝经血伤也宜加味逍遥散。如此而不思饮食，肝脾气伤也宜四君子汤加柴、栀、川、归、丹皮。若胸腹胀满，不思饮食，脾胃气滞也宜六君子汤加芎、归、柴胡。若胸腹不利，食少不寐，脾气郁结也宜加味归脾汤。若痰气不利，脾肺气滞宜二陈汤加白术、青皮、山栀、芎、归。如伤家作呕，或因痛甚，或因克伐伤胃宜四君子汤加半夏、当归、生姜，或因忿怒伤肝宜小柴胡汤加茯苓、山栀。若因痰火者，急消痰宜二陈汤加山栀、姜黄连。若胃气虚者，急扶胃宜补中益气汤加半夏、生姜。若因出血太多，或溃后者宜六君子汤加当归。若因胃火者，急清胃宜清胃汤加栀、芩、甘草。或因打扑伤损，败血入胃，呕吐黑血如豆汁宜百合汤、百合散。如伤家喘咳，凡出血过多而黑，胸胀膈痛发喘气虚，瘀血乘于肺也宜二味参苏饮。若咳血衄血，气逆血蕴于肺也宜十味参苏饮加芩、连、山栀、苏木。如伤家作渴，或因出血过多宜四物汤加白术，不应，重用参、芪、归、地，或因胃热伤津液宜竹叶黄芪汤，或因胃虚津液不足宜补中益气汤，或因胃火上炽宜竹叶石膏汤。若烦热，小便淋涩，乃肾经虚热也宜地黄丸。如伤家创口痛，或至四五日不减，或至一二日方痛，欲作脓也宜托里散。若兼头痛，时作时止，气虚也，再兼眩，则属痰，当生肝血，补脾气。以上皆薛氏之法，所当详审而熟究，合之陈氏条以为伤科玉律者也。倘不此之求，而或恃单方，或信草药，以为伤家有伤，只须攻打，初不问其脉其症，而概用克伐，独自诩为和伤妙诀，有不致陷人死地者几何矣，吾故重其科，而独立为篇此篇采取薛立斋、陈文治两家方论。

【脉　法】　《脉经》曰：从高颠仆，内有瘀血，腹胀满，其脉坚强者生，小弱者死。又曰：破伤有瘀血停积者，其脉坚强实则生，虚细涩则死。若亡血过多者，其脉虚细涩则生，坚强实则死。皆以脉病不相应故也。《医鉴》曰：打扑损，去血过多，脉当虚细，若得急疾大数者死，《入门》曰：凡折伤，外损筋骨者可治。内损脏腑里膜，及破阴子，其脉急疾者，不可治。《得效》曰：如伤脏腑致命处，一观其脉虚促，危矣。

【跌扑闪挫症治】　《得效》曰：凡

堕压死者，急安好处，以袖掩其口鼻上一食顷，候眼开，先与热小便饮之。若初觉气绝，急擘开口，以热小便灌，利去瘀血。《纲目》曰：卒堕扑压倒打死，心头温者，皆可救，将本人如僧打坐，令一人将其头发控放低，以半夏末或皂角末吹入鼻内，如活却以姜汁、香油灌之。《入门》曰：若取药不及，急挖开口，以热小便多灌。《医鉴》曰：人为刀斧所伤，或堕落险地，或扑身体，损伤筋骨皮肉，皆出血不止，或瘀血停积，若去之不早，则有入腹攻心之患。又曰：治损伤肿痛，瘀血流注紫黑，或伤眼上，青黑不散，大黄为末，生姜汁调敷患处即消，名将军膏。又曰：一人落马，被所佩锁匙伤破阴囊，二丸脱落，悬挂未断，痛苦无任，诸药不效，予教慢慢托上，多取壁钱敷贴伤处，日渐安，其囊如故。又曰：接指方，苏木为末，敷断指间接定，外用蚕茧包缚完固，数日如故。又曰：自行颠仆，穿断舌心，血出不止，取米醋以鸡翎刷所断处，其血即止，仍用蒲黄、杏仁、硼砂少许，为末，蜜调噙化而愈。又曰：治擦落耳鼻，用乱发灰末，乘急以所落耳鼻蘸发灰缀定，以软帛缚定。有人为驴所咬下鼻，一僧用此缀之，神效。丹溪曰：跌扑损伤，须用苏木活血，黄连降火，白术和中，以童便煎服妙。伤在上，宜饮韭汁。又曰：凡损伤专主血论，肝主血，不问何经所伤，恶血必归于肝，流于胁，郁于腹，而作胀痛，实者下之，宜通导散、桃仁承气汤、夺命散，虚者复元活血汤、当归须散调之。又曰：凡出血过多，而又呕血不止者，难治，宜用苏木煎汤调蜂霜散服之。《得效》曰：凡扑跌压伤，或从高堕落，皆惊动四肢五脏，必有恶血在内，专怕恶心，先用通二便药和童便服之，立效，大小肠俱通利，则自无烦闷攻心之患矣。又曰：苏合香丸，治打扑堕落挟惊悸，气血错乱，昏迷不省，急取三五丸，温酒童便调灌，即苏。又曰：头上有伤，或打破，或金刃伤，用药糊缚，不可使伤风，慎之。又曰：凡手脚各有六出臼，四折骨，每手有三处出臼，脚亦三处出臼，手掌根出臼，其骨交互相锁，或出臼，则是挫出锁骨之外，须是搦骨于锁骨下归窠，若出外则须搦入内，若出内则须搦入外，方入窠臼，只用手拽，断难入窠，十有八九成痼疾也。又曰：骨节损折，肘臂腰膝出臼蹉跌，须用法整顿归元，先用麻药与服，使不知痛，然后可用手法。又曰：搦骨归窠，须用竹一片，生柳木板片尤佳，夹定一边，一边不用夹，须存屈直处，时时拽屈拽直，不然则愈后屈直不顺。又曰：凡骨碎者，用接骨药火上化开，糊骨上，然后夹定，外用夹骨法，活血散、接骨丹，内服接骨散、自然铜散、接骨紫金丹，淋洗用蔓荆散。《回春》曰：凡斗殴被打，成破伤风，头面肿大发热，以九味羌活汤热服取汗，外用杏仁捣烂入白面少许，新汲水调敷疮上，肿即消。又曰：治跌扑，亦散被殴瘢痕。麻油、清酒各一碗，同煎数沸服之，服了，卧火烧热地上一夜，痛止肿消无痕，有被伤者，仇家阴令术士以此治之，次日验审，了无一毫伤痕。《圣惠方》曰：打扑伤肌肤青肿，茄子种极黄极大者，切片瓦上焙为末，临卧酒调二钱服，一夜消尽无痕。鳌曾治一人，脑髓震动，气海郁塞者，其人因倒坠下楼，跌伤肩臂，服和伤药，损伤已愈，但患头昏眼黑，竟不能俯仰，时有气从脐下而上，便身耸肩息，其气直从喉上出方止，日数十次，诊其脉诸部皆平，但觉右寸指外滑数，二三十至一止，右寸近关半指沉涩，因知其倒坠时，头项先着地，故脑髓为之震动，又和身倒坠，身地相击，必气为之并，因遂凝抑气海中，不得调畅也，因与茯神三钱、白及四钱、便香附二钱、菟丝子三钱、朱砂五分，一块绢包，线挂罐中，不令着底，煎好调真琥珀末五分服，二帖病减半。又前方加磨沉香五分，愈七八分，又前方加沉香，再加归身二钱，二帖全愈。

治跌扑闪挫方九十

苏合香丸　〔急救〕

鸡鸣散　〔下瘀〕　大黄一两　杏仁二十一粒，去皮、尖，另研

上为末，酒煎，鸡鸣时服，至晓下瘀血愈。

此方治从高坠下，木石所压，瘀血凝积，痛不可忍。此用杏仁者，因血入气也，此用药妙处。

下瘀血方　〔又〕　归梢　川芎　乌药　赤芍　苍术　青皮　陈皮　枳壳　苏木　红花　桃仁　肉桂　大黄

水煎服。

活血和气饮　〔通气〕　川芎三钱　青皮二钱　炙草　白芍　滑石各一钱　丹皮五分　桃仁七粒，去皮、尖，研

水煎。

此方治因跌扑，瘀血入内。

和气饮　〔又〕　苍术　葛根　桔梗　当归　茯苓　白芷　枳壳　甘草　陈皮　白芍

乌药顺气散　〔又〕

花蕊石散　〔血迷〕　花蕊石四两　硫黄一两

为末，入瓦罐内，盐泥固济，晒干安方砖上，以炭巳午时煅至一夜，候冷，取出研细，每一大匙，童便、酒煎热服。

此方专治一切金刃斫伤，打扑损伤，牛马咬伤，或至死者，急于伤处掺此药，其血化为黄水，再服药便活，更不疼痛。如脏腑有瘀血内损，烦闷欲死，服此药则化为黄水，或吐或下泄出。

消上瘀血汤　〔攻心〕　羌活　独活　连翘　桔梗　枳壳　赤芍　山栀　当归　黄芩　甘草　川芎　桃仁　红花　苏木　生地　大黄

水煎，和酒、童便服。此方主上膈被伤。

消下破血汤　〔又〕　柴胡　川芎　大黄　赤芍　五灵脂　当归　黄芩　桃仁　枳实　山栀　木通　泽兰　红花　苏木　赤牛膝　生地

水煎，加酒、童便服。此方主下膈被伤。

复元活血汤　〔又〕

独圣散　〔痛不止〕　香附一味，姜汁浸一宿，炒研，每二钱，白汤调服。此因气滞血凝，香附行气通血。

退肿膏　〔脑骨〕　白芙蓉叶　地薄荷　耳草叶　泽兰叶　金桐叶　赤牛膝　大黄另研，等分

捣敷伤处，中留一孔出气。

此方兼治一切破伤肿痛。

封口药　〔皮肉〕　乳香　没药　当归　儿茶　杉木炭各一钱　麝香五厘　冰片一分　虎贮叶即耳草叶一钱如无以葛叶代之各研称合和，次入麝，次入水，匀之，磁器收，一应耳断唇缺，俱可随方施补，用此药掺之，每日药水轻洗去，搽油换药。

散血膏　〔又〕　虎贮叶　泽兰叶

生捣烂，冷敷伤处，先用金毛狗脊毛，薄薄铺患口，次掞封口药，再贴此膏，四围用截血膏敷贴，令血不潮。

截血膏　〔又〕　花粉三两　姜黄　赤芍　白芷各用一两

为末，茶调，敷患口四边。如伤头面，血不止，急以此敷颈上周围。伤手者

敷臂，伤足敷腿，伤各处敷疮口周围，能截住血，使不来潮。如疮口肉硬不消，被风所袭也，可加独活，以热酒调敷。如又不消，则风毒已甚，肌肉结实，加紫金皮和敷，必消。

止血散 〔又〕 血竭末一味掺之。一方有白胶香、松香、白芷末。金疮血不止，黄丹、白矾末掺。

一紫散 〔面伤〕 紫金皮童便浸七日，晒干 生地等分

捣烂，茶清调敷，余处伤不必便制。又芙蓉叶、生地同捣，名一绿散，同治眼伤胞，青黑紫色肿痛。

紫金膏 〔又〕 白芙蓉叶二两 紫荆皮一两

生采，同生地捣敷，或为末，鸡子清和蜜匀，入生地捣敷之。

此膏兼一切伤肿赤焮热。

补肉药 〔又〕 香油一两 黄蜡八钱 密陀僧五分 乳香 没药各一钱

熬膏。

补肌散 〔伤齿〕 点椒五钱 兽脑骨[①] 红内消 白芷各二钱

为末，掺即安。或已落有血丝未断，掺齿龈间，亦可复牢。

破血药 〔又〕 柴胡 黄芩 当归 枳实 五灵脂 赤芍 川芎 生地 桃仁 红花 大黄 朴硝 苏木

水煎，入童便、酒。皮破血流者，不用酒。

此方主治皮肉不破，瘀血积滞内攻，不能言语，谵妄，宜此攻利。若皮破血流，宜作金疮亡血过多治之。

芙蓉膏 〔又〕 紫荆皮 南星各一两 芙蓉叶二两 独活 白芷 赤芍各五钱

姜汁、茶清调温贴。紫黑不退，加肉桂五钱。

此方专治跌打损伤，肿痛紫黑。

定痛膏 〔胸脯〕 芙蓉叶二两 紫荆皮 独活 天南星 白芷各五钱

上为末，生采马兰菜、墨斗菜各一两，打烂和末匀，葱汁和酒，炒热罨缚。

此方专治跌扑损筋折骨。

破血消痛汤 〔胁痛〕 羌活 防风 官桂各一钱 连翘 苏木 当归各二钱 麝香一字 水蛭三钱，炒令烟尽，另研，为末

作一服，酒两大碗，水一盏，煎一碗，另研香、蛭二味，稍热调服，立止。

此方能治跌伤脊骨胁痛。

定痛乳香神应散 〔又〕 乳香 没药 雄黑豆 桑皮 独颗栗子 当归各一钱 水蛭五钱 破故纸炒，二两

为末，每五钱，醋一杯，瓦石器煎，入麝少许。

此方主跌扑损伤，疼痛难忍，并腹中痛。

清心药 〔恶心〕 丹皮 当归 川芎 赤芍 生地 连翘 黄芩 黄连 山栀 桃仁 甘草 灯心 薄荷

入童便服。

此方总治跌扑损伤，腹皮破伤，损折重者。

二十五味药 〔伤重〕 白芷醋炒 紫荆皮醋炒 破故纸醋炒 草乌醋炒，孕妇不用 刘寄奴 当归 黑牵牛 赤芍 川牛膝 生地 川芎 乳香 没药 木通 自然铜骨不碎不用 木香 藿香 川乌火煨，孕妇不用 骨碎补 木贼草 官桂 羌活 独活以上各一两 炒熟地 杜牛膝各五钱，炒

蜜丸，弹子大，每一丸，酒磨下。金刃所伤，内损重者，以薄荷汤，或木瓜汤、姜汤皆可服。金刃伤挫臼者，去自然

---

① 兽脑骨 清抄本作“天灵盖”。后同。

铜，惟骨碎骨折者用之，然此方须于临好时用之，早用或生他故。

此方主治跌扑筋断骨碎折，刺痛。

疏风败毒散　〔又〕　当归　川芎　白芍　熟地　羌活　独活　桔梗　枳壳　柴胡　茯苓　白芷　甘草　紫苏　陈皮　生地　香附　姜

水煎，入酒服。

此方主治损伤而感风寒者。

五积交加散　〔又〕　当归　川芎　白芍　生地　苍术　厚朴　茯苓　陈皮　半夏　桔梗　羌活　独活　前胡　柴胡　干姜　枳壳　肉桂　甘草　生姜

有热去姜、桂。

败毒五积散　〔又〕

黄末子　〔又〕　炮川乌　醋草乌　降香　枫香　松香　乳香　肉桂　姜黄　没药　细辛各五钱　当归　赤芍　羌活　独活　川芎　骨碎补　蒲黄　白芷　桔梗　苍术　五加皮　牛膝　何首乌各一两

为末酒下，将好时加自然铜一两服，只骨折者便可用之。

此四末子，专治打扑跌伤，刀斧伤，诸般风瘫顽麻，妇人血风，浑身疼痛。

红末子　〔又〕　独活　首乌　白芷　南星　骨碎补　当归　羌活　苏木　牛膝　赤芍　川芎　红花各二两　细辛　桔梗　川乌炮　降真香　枫香　乳香　没药　血竭各一两

为末，酒下。加法同上。治亦同上。

黑末子　〔又〕　雄鸡毛烧存性　桑柴炭　松节炒，另研末　松心　侧柏叶醋煮，各四两　全当归　牛膝　首乌　黑豆酒煮　南星　骨碎补　熟地　赤芍　羌活　独活　白芷　川芎各二两　细辛　肉桂　川乌炮　草乌　木鳖子　南木香　降真香　五灵脂　百草霜　枫香　乳香　没药各一两

为末，酒下。加法同上。治亦同上。

白末子　〔又〕　白芷　白术　白芍　白杨皮　白蔹　白茯苓　南星　桔梗　羌活　独活　何首乌　川芎　当归　苡仁　牛膝　骨碎补　续断　川乌　肉桂　细辛　枫香　乳香　没药各一两

为末，酒下。加法同上。治亦同上。

散血定痛补损丹　〔又〕　当归　川芎　赤芍　生地　白芍　牛膝　杜仲　川断　白芷　南星　羌活　独活　防风各两半　骨碎补　五加皮各两六钱　官桂　乳香　没药各一两　南木香　丁皮　大茴各五钱

为末，酒下。

此方专治诸般伤损肿痛。

活血丹　〔又〕　青桑炭一斤　当归　牛膝　川芎　赤芍　熟地　黑豆酒煮　首乌　南星制　白芷　松节烧　杜仲　破故纸　羌活　骨碎补　独活　苍术　桔梗　防风　荆芥　川断各四两　草乌醋煮　川乌炮　肉桂　大茴　地龙　白蔹　白及　细辛　降香　檀香　松香　枫香　京墨煅　血竭　乳香　没药　木鳖子　五灵脂各二两　栗间四两

醋煮秫米糊丸，弹子大，晒干，以生漆抹手上，挪漆为衣，阴干，以袋盛挂当风，久而不坏，用时以当归酒磨下。治法同四末子。

接骨丹　〔又〕　南星　木鳖子各四两　乳香　没药　官桂各一两

生姜一斤，去皮捣汁，米醋少许，白面为糊，摊纸上贴伤处，以帛缠之，用杉木片夹定，缚之。

通关散　〔吹鼻〕

泽兰散　〔指伤〕　芙蓉叶　泽兰叶　地薄荷　白佛桑叶　耳草叶

捣敷伤处，留口通气。

此方兼治一切跌咬所伤。

退热散 〔又〕 黄芪 柴胡 黄连 黄芩 甘草 赤芍 生地 苍术 当归 地骨皮 升麻

接骨丹 〔脱臼〕 生南星四两 木鳖子三两 白芷 紫荆皮 芙蓉叶 独活 官桂 松香 枫香各一两 乳香 没药 麦面各五钱

为末，姜汁、酒、醋调匀摊贴，夹缚如法，冬月热缚，夏月冷① 缚。

此方专治伤折出臼。

整骨麻药 〔麻法〕 草乌三钱 当归 白芷各二钱半

每末五分，热酒调下，即麻木不知痛，然后用手整骨。或用草乌散亦可。

草乌散 〔又〕 白芷 川芎 木鳖子 乌药 半夏 猪牙皂角 当归 紫荆皮 川乌各二两 草乌 茴香各一两 木香五钱

共为末。诸骨碎折出臼者，每服一钱，酒下，即麻倒，然后开皮剪骨，整顿安平，用夹板束缚，然后医治。或箭入不出，亦用此麻之，庶可钳出箭。若欲麻醒，以盐汤或盐水灌之。

此方治伤骨节不归窠者，用此麻之。

消肿膏 〔伤肿〕 芙蓉叶 紫荆皮各五两 白芷 当归 骨碎补 独活 首乌 南星各三两 橙橘叶 赤芍各二两 石菖蒲 肉桂各五钱

为末，姜汁、热酒调涂肿处，须乘热再用葱汁、茶清调和温缚。如动筋折骨，加山樟、毛银藤皮及叶各五两，同前为末，酒调暖敷缚定。

此方并治胸胁跌伤肿痛，或动筋骨。

定痛散 〔又〕 当归 川芎 白芍 赤芍 熟地 牛膝 羌活 独活 杜仲 白芷 川断各二两 川乌炮 肉桂 乳香 没药各一两 大茴 丁皮 南木香各五钱

为末，酒服。

此方专治一切损伤肿痛。一名定痛当归散。

补益膏 〔损伤〕 人参 茯苓 山药 熟地 当归 地骨皮

洗药水 〔又〕 顽荆叶一两 白芷 细辛 蔓荆子 川芎 肉桂 丁皮 防风 羌活各五钱

盐半匙，连须葱五根，浆水五升，煎三升，去渣淋洗，冷即易，要避风处。一名洗药荆叶散。

此方治从高坠下，及一切伤损瘀血凝滞者。

小柴胡汤 〔喘咳〕 柴胡 黄芩 人参 半夏 甘草

东垣当归导滞汤 〔腹痛〕 大黄 当归伤在上、中、下部用分头、身、尾，酒浸，洗，焙干，各五钱

酒煎。

此方治跌扑损伤，瘀滞不行。

四物汤 〔肝胀〕 川芎 当归 白芍 地黄

加味承气汤 〔大便秘〕 大黄 朴硝各二钱 厚朴 枳实 当归 红花各一钱 甘草五分

水酒煎，加减药味，量人虚实。

此方专治瘀血在内，胸腹胀痛，大便不通。

加味四物汤 〔既下〕

四君子汤 〔肝伤〕 人参 茯苓 白术 甘草

十全大补汤 〔阳虚〕 人参 茯苓 白术 甘草 熟地 白芍 川芎 当归 黄芪 肉桂 姜 枣

八珍汤 〔气血虚〕 人参 茯苓 白术 甘草 川芎 当归 白芍 地黄

---

① 冷 清抄本作“温”。

六君子汤　〔胃伤〕　人参　茯苓　白术　甘草　半夏　陈皮

参附汤　〔虚寒〕　人参　附子

复元通气散　〔荣卫滞〕　穿山甲酥炙　木香　大茴香　青皮　陈皮　白芷　甘草　漏芦　贝母等分

每末钱半，酒下。

此方治跌扑闪挫，或怒气滞血作痛之良剂。经云：形伤作痛，气伤作肿。又云：先肿后痛者，形伤气也；先痛后肿者，气伤形也。凡人元气素弱，或因伤叫号，血气损伤，或敷寒凉之药，血气凝结者，用温补气血为善。

六味丸　〔肝肾伤〕　地黄　山药　山萸　丹皮　茯苓　泽泻

补中益气汤　〔脾胃虚〕　人参　黄芪　白术　甘草　当归　陈皮　升麻　柴胡

当归膏　〔肿破〕　当归　生地各一两　黄蜡七钱　白蜡五钱　麻油四两

先煎归、地黑，去渣，下二蜡。

加味逍遥散　〔血滞〕　白芍　白术　麦冬　茯苓　生地　甘草　桔梗　地骨皮　当归　山栀　黄柏

东垣圣愈汤　〔脾肺虚〕　酒熟地　酒生地各钱半　川芎二钱　人参五分　酒拌当归一钱半　盐水炒黄芪一钱

水煎。

调中益气汤　〔元伤〕　人参　黄芪白术　甘草　当归　白芍　升麻　柴胡　陈皮　五味子

清暑益气汤　〔又〕　人参　黄芪　白术　甘草　当归　苍术　升麻　陈皮　神曲　泽泻　青皮　麦冬　葛根　五味子

加味四君子汤　〔中气虚〕

独参汤　〔回阳〕　人参一味

当归补血汤　〔阴虚〕　当归　川芎白芍　熟地　防风　连翘　羌活　独活　杜仲　川断　白芷　乳香　没药　生地

用水煎，取汤煎药，入童便服，不可用酒。补血须用参、芪，此止用四物，乃活血，非补血也，况以羌、独、防、芷之耗散乎，用者审之。

此方专治金刃跌磕所伤，去血太多，服此妙。若皮肉不破，宜作瘀血停积治。

加味归脾汤　〔脾郁〕

二陈汤　〔痰气〕　茯苓　半夏　甘草　陈皮

清胃汤　〔胃火〕　黄连　生地　当归　丹皮　升麻

百合汤　〔呕吐〕　百合水浸半日　川芎　当归　白芍　荆芥各二钱

百合散　〔又〕　百合　川芎　当归　赤芍　生地　侧柏叶炒　荆芥　犀角　丹皮　黄芩炒　黄连　山栀　郁金　大黄

水煎，加童便服。大便利者，去大黄。

二味参苏饮　〔喘咳〕　人参　苏木二两

水煎。

十味参苏饮　〔又〕　人参　紫苏　茯苓　半夏　陈皮　桔梗　葛根　前胡　枳壳各一钱　炙甘草五分

加姜三片。

竹叶黄芪汤　〔胃热〕　生地　黄芪各二钱　当归　竹叶　川芎　甘草　白芍　黄芩　人参　花粉各一钱　煅石膏钱半　麦冬二钱半　姜三片

竹叶石膏汤　〔胃火〕　竹叶　石膏　桔梗　木通　薄荷　甘草　加姜　等分

地黄丸　〔肾虚热〕

托里散　〔欲脓〕　黄芪　人参各二钱　白术　陈皮　当归　熟地　茯苓

白芍各钱半

桃仁承气汤 〔下实〕

夺命散 〔下实〕 水蛭五钱，石灰拌炒焦 黑牵牛头末 大黄各二两

每末二钱下，不效，再一服。

复元活血汤 〔补虚〕 酒大黄一两 柴胡五钱 穿山甲 当归 花粉各三钱 红花 甘草各二钱 桃仁去皮、尖，五十个，另研，共为末

每一两，水一、酒二煎服，以利为度。利后痛未尽除，再服乳香神应散。

此方专治从高坠下，血流胁下，疼痛难忍。

乳香神应散 〔又〕 乳香 没药 桑皮 雄黑豆 独颗栗子 破故纸炒 当归各一两 水蛭五钱，炒烟尽

每末五钱，醋一盏，煎六分，入麝少许，温服。此方治跌扑后胁下痛。

当归须散 〔又〕 归尾钱半 赤芍 乌药 香附 苏木各一钱 红花八分 桃仁泥七分 官桂六分 甘草五分

水、酒煎服。如腰膝痛，加青皮、木香。胁痛，加柴胡、川芎。

此方专主打扑气凝血结。

蜂霜散 〔又〕 蜂壳粉 百草霜等分

每末二钱，糯米饮调服。

活血散 〔骨碎〕 绿豆粉铫内炒令紫色，用热酒热醋调成膏，敷贴损处，用纸盖，以杉木一二片缚定，神效。

此方治一切跌打伤折。

接骨丹 〔又〕 乳香 没药 当归 川椒 自然铜火煅，醋淬三次 龙骨 川芎 赤芍 骨碎补酒炙 败龟板酥炙 白芷 郁李仁各一钱

黄蜡五钱化，为丸，弹子大，每一丸，热酒一碗化开，向东南搅散，热服。

丹溪接骨散 〔又〕 乳香 没药各二钱半 自然铜五钱，醋淬七次 滑石一两 赤石脂 白石脂各一钱

上为细末。以好醋浸没，煮干炒燥，临服入麝少许，挑一小茶匙在舌上，酒下。如骨已接而痛犹不止，去龙骨、石脂，多服尽好。

自然铜散 〔又〕 乳香 没药 苏木 降香 川乌 松节 自然铜醋淬七次，各五钱 地龙炒 水蛭炒焦 生龙骨各二钱半 血竭钱半 土狗五个，油浸，焙

每末五钱，酒下，自顶心寻病至下，两手两足，周遍一身，病人自觉骨力习习往来，遇病处则飒飒有声。此治筋骨折伤。

接骨紫金丹 〔又〕 土鳖虫去足，焙干，净末 乳香 没药 自然铜醋淬七次 骨碎补 大黄 血竭 硼砂 归梢各一钱

为末，磁器收，每服七八厘，热酒下，其骨自接。一方加红花一钱。

此方专治跌打损伤骨折，瘀血攻心，发热昏晕，不省人事，此药神效。

附录：跌扑闪挫杂方

脑伤方 跌打伤，脑子偏，不能活，头晕呕吐，立不直者，将伤人头扶起，立直，用细带一条圈头，看偏在左右何边大，即偏何边，将余带约三四尺长，扶直人身，将余带系在柱上，用细棍敲带之中，一时即正而愈。此方是即时急救方。

此系蒙古医法，最妙。

熏拓方 当归 红花 桃仁 川断 杜仲各五钱 羌活 独活 乳香 没药 牛膝下部伤用，上部不用 秦艽各三钱 食盐二两 牛骨髓三两 奶酥油二两半 麝香一钱，酒一斤

水煎浓汁，滤渣，再入乳、没，临用加麝，用新布三块，长二尺，同煮热，将

布绞干，于痛处更换拓，更用手掌揉之。

此方专治跌扑闪挫，筋缩，骨出臼不入。兼治一切风湿痛强，及小儿龟胸龟背初起，将此药熏拓，亦能平也。

神效方　丝瓜叶，花时清晨带露摘取，不老不嫩，肥厚者，阴干研末掺上，消肿止痛，续筋即愈。

此方专治跌打损伤及金疮，大效，并一切恶疮恶疔亦治。

跌打损伤方　韭地上蚯蚓大者四条，去泥，阴干　雄土鳖切断，自续者用十个，将当归、红花末喂养，色变透红，干为末　自然铜三钱，醋淬，手捻得碎为度　乳香去油　没药去油，各一钱

下部伤少加牛膝。共研末，酒服，极重者壮人五厘，弱者二三厘，服后用单被覆之，四人四角按之，勿使轻动，出声即活。虽极渴欲饮，不得与汤水，两时后方与饮。

跌伤方　五加皮半斤，酒洗净，鸡一只，去毛杂，入加皮于肚内，缝好，水酒煮烂，食鸡存骨，五加皮共炙为末，酒糊丸，每三钱，酒下。

此方专治跌伤筋骨痛，不能行步，服之神效。

坠马伤神方　十字街头尿桶内尿二担，大锅煮热，待温，扶伤人入尿内，即时不痛，即饮尿一碗，一日止，即愈，终身不发，伤无痕。

双龙膏　脆蛇　赤芍　羌活各四两　没药三两　象皮　白芷　防风　荆芥　黄芩　乌蛇　山栀各二两　金银花　赤石脂　独活　连翘　僵蚕　全蝎　蝉退各一两　斑蝥　穿山甲　乳香　儿茶各五钱　蜈蚣十条　头发一把　黄丹四两

麻油八斤熬膏，用槐、桑、柳枝三根，不住手搅，药枯去渣，下丹，滴水不散为度。　此方专治跌打损伤。

以上七方，皆业师孙庆曾先生所传，大有奇效。

通导散　大黄　芒硝各二钱　当归　苏木　红花　桃仁各一钱　厚朴　陈皮　木通　枳壳　甘草各五分

水煎，空心服。

此方治损伤极重，二便秘，腹胀闷，用此下瘀血。

双乌散　川乌　草乌各三钱，略炮　当归　白芍　苏木　大黄　生地　炒红曲各五钱　麝香少许

为末，入瓦瓶以酒煮，放冷服，如觉麻痹，无害。但草乌生用恐太狂，故略炮。

此方专治诸伤百损，久后时常疼痛，及新被伤作痛亦宜。

补损当归散　川芎两半　肉桂　川椒　当归　甘草各七钱半　炮附子　泽兰各二钱半

每末二钱，温酒下，效如神。

此方治坠扑折伤，疼痛叫号，服此不复大痛，三日筋骨相连。

糯米膏　糯米一升　皂角切碎，半斤

铜钱百个，同炒焦黑，去钱为末，酒调膏贴患处，神效。

此方专治扑伤，筋断骨折。

大乳没散　白术　当归　白芷　炙草　没药各三钱，研匀　乳香三钱，另研　桂心钱半

和匀，再研极细，每三钱，温酒下。一方无桂，有参、羌。

此方专治一切跌扑损伤，痛不可忍。

人中白散　人中白醋淬为末，每五分，酒服。

此方治闪挫跌扑，伤骨极重者，大效。

破血消痛汤　羌活　防风　官桂各一钱　苏木钱半　柴胡　连翘　归梢各二钱　麝香少许，另研　水蛭炒烟尽，另研，三钱

水、酒煎，调麝、蛭二末服，二服愈。

此治跌破脊骨，恶血流胁下作痛。

接骨如神丹 半夏每一枚配土鳖一个同捣烂，炒黄，一两 自然铜二钱，醋淬三次 古钱文三钱，醋淬三次 乳香 没药各五钱 骨碎补去皮，用七钱

每细末三分，用导滞散二钱，热酒下，药到患处，其痛即止。次日再服，仍用药三分，导滞五分，重者三服，轻者一二服即愈。

消肿定痛散 无名异炒 木耳炒 大黄炒，各五分

蜜水调涂。若腐处，用当归膏敷。此治跌扑肿痛。

地黄膏 生地不计数打如泥，木香末以膏随肿大小，摊纸上，掺木香末一层，再加摊膏，贴患处，不过三五换即愈。

此方治损伤及一切肿痛，未破可以内消。

羌活乳香汤 羌活 归身 独活 川芎 丹皮 赤芍 荆芥 防风 红花 桃仁 陈皮 续断 生地

水煎。 有热加柴胡、黄芩。

此方治伤折筋骨，发热疼痛，挟外邪者。

理伤膏 黄蜡 猪油各四两 乳香 没药各一两 松节 麻油各一斤

上以折伤木皮一两，切碎，入油煎数沸，去渣，入密陀僧、黄丹各三钱，熬成膏，次入松、蜡熔化，再熬，滴水成珠，却入乳、没、自然铜末，摊贴。

此方专治跌扑伤，兼治刀斧伤。

大紫荆皮散 紫荆皮 降香 补骨脂 无名异酒淬七次 琥珀另研 川断 酒牛膝 桃仁去皮 蒲黄 当归各一两 煨大黄 朴硝另研，各一两五钱

每末二钱，煎当归、苏木酒下。

此方治跌打伤，肺胀。

闪挫腰痛方 西瓜青皮，阴干为末，盐酒调服三钱。

折伤筋骨方 无名异 甜瓜子各一两 乳香 没药各一钱

每末五钱，热酒服，服毕，以黄米粥纸上掺牡蛎末裹之，竹片夹住。

拯伤接命丹 紫金皮 官桂 大茴香 甘草节 川乌姜汁炒透 草乌姜汁炒透，等分

为末，沙糖调酒下。年壮而又伤重者，每服三钱。老弱而又伤轻者，每服钱半。妇人临时酌减。

此方专治跌打损伤，命在危急者，一服如神，多亦不过二服，服后身上应少发麻，不得疑畏，须避风出汗为度，神剂也。此方系扬州教师郑老七传。

跌打损伤方 团瓜子炒存性研末，每二钱，或五钱，沙糖调陈酒下，便下瘀血即愈，极重者不过两三服。

跌打损伤方 乳香末 五倍子末 狗骨煅，研末，各一钱 釜底墨 小麦面各五钱

酒调敷患处。 如烂者，只以凤尾草捣罨患处，并煎汤洗。

跌打损伤方 干冬瓜皮 真牛皮胶各一两

锉，入锅内炒存性研末，每五钱，热酒下，仍饮一瓯，厚盖取微汗，痛即止，一宿如初，极效。

十三太保 海金沙 红花 枳壳 当归 延胡索 地骨皮 广皮 丹皮 五加皮 青皮 自然铜 乳香去油 没药去油，各三钱，轻者各钱半 山羊血一分半

水酒煎，去渣，下乳没熔化，热服盖暖，重者不过二服。

金疮杖伤夹伤源流

金疮、杖伤、夹伤，亦由外及内，气血俱伤病也。古方书言，金疮俱指临阵对敌，刀剑箭簇所伤言之是已。然如斗殴金刃之伤，工作误斫之伤，自行刎勒之伤，跌磕金铁之伤，皆金疮也。如是则金疮之为患正多，非临阵对敌已也。而要其治法，则大约相仿。自古治金疮多从外涂抹，所留传方剂大约非敷即掺，虽未尝不见功效，但一切金伤之人，呼吸生死，且既受伤，神思不免昏乱，若出血过多，因至愦瞀者，往往而是，其为伤及气血也必矣。试详言之，凡金刃伤天窗穴名，眉角脑后，臂里跳脉，髀内阴股，两乳上下，心鸠尾，小肠，及五脏六腑俞，皆死处。又破脑出髓而不能语，戴眼直视，喉中如沸声，口急唾出，两手妄举，皆不治。又腹破肠出，一头见者，不可复连，若腹痛短气，不得饮食，大肠三日半死，小肠三日死。以上诸款，皆属不治，固不必言。其余如肠断两头见者，可速续之，以麻缕为线，或桑白皮为线，以药敷线上宜花蕊石散，从里缝之，肠子则以清油捻活，放人肚内，乃缝肚皮，不可缝外重皮，用药待生肉宜金伤散，或血竭末敷之亦妙。又有伤破肚皮，肠与脂膏俱出者，先用汤药与服宜活血散、芎归汤，用手擘去膏不妨，此是闲肉，放心去之，然后推肠人内，用线缝之，仍服通药，勿使二便闭涩宜导滞散。又有金疮出血不止，宜白芍炒为末，酒或米饮服二钱，渐加之，仍以末敷疮上大妙。或血出不止，成内漏宜雄黄半豆大纳之，仍以小便服五钱，血皆化水。或瘀血在腹宜葱白二十根，麻子三升打碎，水九升，煮升半，顿服，当吐出脓血而愈，未尽再服。或出血闷绝宜蒲黄半两，热酒灌下。或被斫断筋宜旋覆根汁滴疮中，渣敷口，日三易，半月断筋自续。或被斫断指宜接上，苏木末敷，蚕茧包缚固，数日如故。或发肿疼痛宜蔷薇根灰，白汤下一钱，日三服。或被刀刃所伤而犯内，血出不止宜取所交妇人裤带三寸，烧末水服。或中风角弓反张宜蒜一斤，去心，酒四升，煮烂食之，须臾得汗愈。甚至痉强欲死宜干葛末，竹沥调水送下，每服三钱，多服取效。或伤湿溃烂，不生肌肉宜寒水石煅一两，黄丹二钱，为末洗傅，甚者加龙骨、儿茶各一钱。或疮口久不得合宜象皮烧灰，和油敷之。或针刺人肉宜乌鸦羽三五根，炙焦，醋调敷，数次即出。或箭簇入骨宜涌铁膏。或在咽喉胸膈不得出宜蝼蛄捣取汁滴，三五度自出，如在他处，以蝼蛄捣烂涂伤处。或但被箭射伤宜女人经衣，烧灰敷患处。或拔箭无血，其人将死宜活取羊心，割一口子，对伤口吸住，其血即流。或中药箭，才伤皮肉，便觉闷脓沸烂而死宜多服粪汁，并粪涂。凡若此者，皆金疮必兼之症，皆不可忽，而其大要，总须调血为主。盖金刃所伤，必有瘀血停积，必先逐去瘀血宜夺命散、花蕊石散、导滞散、破血消痛汤、鸡鸣散、复元活血汤。若血去过多，其人当若渴，然须忍之，当令干食，或与肥脂之类，以止其渴。又不得多饮粥，则血溢出杀人。又忌嗔怒，及大言笑，大动作，劳力，及食盐醋热酒热羹，皆能使疮痛冲发，甚者且死。并不可饮冷水，血见寒则凝，人心即死也。其治法，亡血甚者，必当大补气血宜八珍汤、人参黄芪汤、人参养荣汤、十全大补汤。若有变症，又当于疡科恶候诸条参酌以为治。而其伤处，又当详审轻重用药，轻者只用止痛生肌宜补肌散，或通用封口药，重者必须先掞封口药，四围另用药宜截血膏箍住，使心血不潮，最是要诀秘诀也。至若下蚕室，疮口流血不合，以所割势煅研为末，酒调服，不数日愈。即非下蚕室，或自割其势，或误伤落其势者，治亦同。以上金疮、杖伤之患，本属外因，治之一也。然立斋云：人之胆气有勇怯，禀赋有壮弱，怀抱有开郁，或敷药虽可同，而调理之药则少异，然亦不外乎大补气血。旨哉斯言，凡治杖疮者，所当于补气血药中，而察其禀赋胆气怀抱之不同，临时酌剂制方者也。但丹溪又云：杖疮只是血热作痛，用凉血去瘀血为先，须服鸡鸣散之类，外贴药宜五黄散，或大黄、黄柏为末，生地汁调敷，或黄柏、紫金皮、生地同捣敷。是丹溪之法，又专以凉血清热为主。总而言之，朱、薛两家之法皆当，皆不可拘，只在医者神明通变而已。大抵初杖者，以行血解毒为主宜行血解毒汤、散血瓜蒌散、乳香散、乳香膏、椒鳖丸，外治宜血竭散，三日后宜托里排脓宜托里消毒散、神效当归膏。心境抑郁者，开其怀抱，解其郁结宜木香、香附、郁金、砂仁。气血虚弱而有瘀血，必于补中行滞宜花蕊石散。痛甚者，急为定宜服乳香定痛散，随以热酒尽量饮，外贴黄蜡膏，或敷贴五黄散。或有瘀血壅肿作痛，先刺出恶血，然后乃贴膏药。或服凤仙叶捣贴，干则易，一夜血散即愈。冬月收取干者，水和涂之。他如杖疮青肿宜湿棉纸铺伤处，以烧过酒糟捣烂，厚铺纸上，良久痛处如蚁行，热气上升即散，又豆腐切片贴之，频易。杖疮未破宜干黄土、童尿入鸡子清调涂，干即以热水洗去，复刷复洗数十次，以色紫转红为度，仍刷两胯，防血攻阴。杖疮已破宜鸡子黄熬油搽。杖疮血出宜猪血一升，石灰七升，和煅，再以水和丸煅，凡三次，为末敷之效。杖疮忽干黑陷，毒气攻心，恍惚烦闷呕吐者，乃死不治。或有杖疮溃烂，久不愈者宜补气生血汤。或有受杖责后，疔甲烂肉，疼痛难忍，不能起动者宜乌龙解毒散，速去疔甲，取鸡子清入麝少许，以银簪打成稀水，用簪尖轻轻点上，不多时，其疔甲化烂取去，一日一换，贴膏药，化尽死肉，数日如故矣。大概杖疮通滞血药，皆当以酒调服。盖血滞则气壅瘀，气壅瘀则经络满急，经络满急故肿且痛。推之打扑跌磕着肌肉，多肿痛者，皆以经络伤，气血不行，故如是。至于未杖之先，亦有服药保护，并能使打着不痛之法宜寄杖散、无名异散，不可不知。以上杖伤。夹伤之患，消瘀散毒，治法亦与杖伤相似。故初夹之时，尤当调理宜八厘丸，宜取小蛤蟆四五个，皮硝三分，生姜一两，酒糟一碗捣敷，其肿者加红内消，或用绿豆粉炒令紫色，以热酒或热醋调敷伤处，如神。或以飞面、山栀末水调敷伤处，外护以纸，死血自散。其有筋伤骨损者，速补筋骨宜补骨散。有恶血在骨节间者，急逐瘀宜芸台散。如此治之，无不痊可。以上夹伤。

【杖伤夹伤症治】 种吉曰：凡杖毕即用童便、好酒各一盅，合而温服，免血攻心，甚妙，实者鸡鸣散下之，虚者当归须散加柴胡、羌活煎服，仍用葱白捣烂，炒热搭杖处，冷则易，能止痛散瘀如神。丹溪曰：杖疮用野苎根嫩者，洗净同盐捣敷，神效。《千金》曰：杖疮宜服乳香散、化瘀散。

治金疮方三十七

花蕊石散 〔续肠〕 花蕊石四两 硫黄一两

为末，入瓦罐，盐泥固济，晒干安方砖上，以炭火从巳午时煅经宿，候冷，取出研细，每一大匙，童便入酒，煎热调服。

金伤散　〔缝肚〕　五日早朝，使四人各出四方，采草木茎叶各半把，至午时，入石灰一斤同打极烂，凿大桑木三两株，作孔纳药，实筑，以桑皮蔽之，油调石灰密涂之，勿令泄气，更以桑皮填固，至九月九日午时取出，阴干百日，捣筛细末，如遇伤掺之，神效。

活血散　〔肠肚伤〕　黄芪　当归　川芎　白芷　炮附子　川断　赤芍　鹿茸　黄芩　细辛　干姜等分

每末三钱，酒下，日三，立验。

芎归汤　〔又〕　川芎　当归

导滞散　〔通药〕　大黄一两　当归二钱半　麝少许

每末三钱，热酒下。

涌铁膏　〔箭簇〕　鼷鼠头一个，入油内熬　土消虫十个　芫青　蝼蛄各四十九个　巴豆　信　马肉内蛆焙干　酱蛆焙干　硇砂　夏枯草　磁石　黄丹　地骨皮　蜣螂虫焙干　苏木各一两　石脑油三两　蒿柴灰汁三

上为细末，将石脑油、蒿灰汁文武火熬成膏，入各末搅匀，收磁瓶，遇有箭簇入骨者，以药贴之，良久自出。

此方兼治针刺入肉。

夺命散　〔逐瘀〕　水蛭以石灰拌，炒焦，五钱　黑牵牛头末　大黄各二两

每末二钱，热酒调下，过数时无效，再一服，以下恶血为度。

破血消痛汤　〔又〕　水蛭炒烟尽，另研，三钱　柴胡　连翘　归尾各二钱　苏木钱半　羌活　防风　桂皮各一钱　麝香少许，另研

水煎，去渣，入蛭、麝末空心服，两帖愈。水、酒各半煎更妙。

此方兼治损伤堕落，恶血流于胁下，痛楚不能转侧。

鸡鸣散　〔又〕　酒大黄五钱　归尾三钱　桃仁十四粒，去皮、尖

酒煎，鸡鸣时服，次日下瘀血愈。

复元活血汤　〔又〕　大黄二钱半　当归钱七分　柴胡一钱半　穿山甲炒，研　花粉　甘草各一钱　桃仁十个，为泥　红花五分

水酒煎。

八珍汤　〔亡血〕　人参　茯苓　白术　炙草　川芎　当归　白芍　地黄

人参黄芪汤　〔又〕　黄芪一钱　炒黄柏四分　人参　当归身　升麻　麦冬　陈皮　白术　苍术

人参养荣汤　〔又〕　人参　陈皮　黄芪　肉桂　当归　白术　炙草各一钱　远志　白芍各五分　茯苓　熟地　五味子各八分　姜　枣

十全大补汤　〔又〕

补肌散　〔生肌〕　点椒五钱　兽脑骨　红内消　白芷各二钱

为末，掺。

封口药　〔又〕　乳香　没药　儿茶　当归　杉木炭各一钱　麝香五厘　冰片一分　葛叶一钱二分

各研称合和匀，入麝，次人冰匀之，掺之。

截血膏　〔又〕　花粉三两　姜黄　赤芍　白芷各一两

茶清调敷。加减法详跌扑条。

五黄散　〔杖疮〕　黄丹　黄连　黄芩　黄柏　大黄　乳香等分

为末，新水调，红绢摊贴，日三易。

行血解毒汤　〔初杖〕　人参　白术　黄芪　归尾　生地　熟地各一钱　羌活　独活　茯苓　川芎　陈皮　炙草各八分　苏木　红花各五分　金银花二钱　乳香　没药各一钱　杏仁泥　桃仁泥各六分

水煎，入童便、酒各一杯，以杏桃泥、乳、没末用药调膏，以药送下，渣再

煎，杏仁等四味，或分二服，或另加一倍俱可。

散血瓜蒌散 〔又〕 瓜蒌一个 忍冬藤 乳香各一钱 苏木五钱 没药三钱 甘草二钱

水五碗，煎二碗，隔汤顿热，加童便一杯服，一日用尽。渣为细末，酒糊丸，朱砂为衣。

乳香散 〔又〕 乳香 没药各三钱 茴香四钱 归尾五钱 自然铜醋煅七次，二钱

每末五钱，温酒调下。

乳香膏 〔又〕 大黄 黄连 黄芩 黄柏 乳香 没药各一钱 冰片少许

为末，水调，摊红绢贴。

椒鳖丸 〔又〕 胡椒八两 木耳灰 归尾各六两 土鳖虫一百二十个 乳香 没药 杏仁 桃仁 发灰 血竭各两半 自然铜醋煅七次，二钱

上研末，另用胡椒三两煮浓汁，调面糊作丸，每责十板，服二钱，热酒下，轻责者不必用。

血竭散 〔又〕 血竭四两 大黄两二钱 自然铜醋煅七次，二钱

姜汁调涂。

托里消毒散 〔又〕 人参 黄芪盐水炒 酒当归 白芍 川芎 白术 茯苓各一钱 金银花 白芷各七分 炙草 连翘各五分

神效当归膏 〔又〕 当归 生地各一两 黄蜡七钱 白蜡五钱 麻油四两

煎归、地至黑，去渣，入二蜡不住手搅至冷，收瓷罐候用。

乳香定痛散 〔痛甚〕 当归 生地 丹皮 赤芍 川芎 白术 甘草 乳香 没药等分

每末一钱，酒、童便调下，一名活血止痛汤。

黄蜡膏 〔又〕 香油一两，入油发如梅大一团，熬消，入白胶香三钱，黄蜡一两，龙骨、赤石脂、血竭各三钱二分，搅匀候冷，磁器收，每用捏作薄片，贴疮上，绢缚，三日后翻过贴之。

补气生血汤 〔溃烂〕 人参 白术茯苓 白芍 当归 陈皮 香附 贝母 熟地 桔梗 甘草各一钱

水、酒煎。

乌龙解毒散 〔疔甲〕 木耳炒，存性，四两

每末五钱，热酒服，服后少顷，药力行至疮上，从肉里透如针刺，痒甚，不时流血水，即以药水洗净，贴膏药。

寄杖散 〔预服〕 白蜡一两，细切，滚酒泡服，虽打着不痛。

无名异散 〔又〕 无名异末，临杖时服三五钱，则杖不痛，亦不甚伤。

八厘丸 〔初夹〕 土鳖虫头足，全纸包，焙燥 自然铜醋煅七次 血竭 无名异 乳香 没药 归梢三钱 硼砂 甘草汁飞，四钱 巴霜十五粒

酒糊丸，每丸湿重一分，干重八厘，量所责之数服多寡，总不过五丸。

芸台散 〔又〕 藕节阴干 荆芥各二两 马齿苋阴干 芸苔子 芒硝各一两

每末二钱，用苏木五钱，酒煎服。

补骨散 〔补骨〕 古钱二百，铜丝穿，桑柴烧红，米醋淬七八十次，取碗底沉下铜锈屑，就以醋洗净炭灰，磁瓶收。用时以黑雄鸡一只，清水煮熟，去肉用骨，醋炙为末，加乳香、没药各一两研，铜屑亦研细和匀，取患人顶心发一缕，烧灰和药末二分五厘，酒下，止一服，如吐再一服，痛止不可再用，但终身忌食荸荠。但成药止用二分五厘，乳、没何必各用一两？今特斟酌良法，莫若各末各自收贮，临时配合，骨一分，乳、没末

各六厘，铜末三厘为妙，或作丸，临时酒化服亦可。兼治跌扑。

当归须散　〔杖疮〕　归尾钱半　赤芍　乌药　香附　苏木各一钱　红花八分　桃仁七分　甘草五分

水、酒煎。

化瘀散　〔又〕　苏木　归尾各三钱　大黄　红花各二钱

每末三钱，酒、童便下。

附录：金疮杖夹伤杂方

少保戚公保赤膏　刘寄奴　当归　生地　熟地　合欢树皮　男子黑发洗净，各一两　乳香　没药　血竭各五钱　黄蜡　白蜡各八钱　龙骨童便煅，一钱

麻油四两，煎前六味至发化去渣，入二蜡不住手搅，离火仍搅，至温，将乳香四味研极细，慢慢投之，搅匀候冷，磁器收之，遇有伤者涂敷，以帛包裹，不可见风。

定痛乳香散　乳香　没药各二钱　败龟板一两　紫金皮二两　虎骨酥炙　骨碎补　归梢各五钱　炮穿山甲二钱半，两钱五枚，醋淬

每末一钱，甚者二钱，酒下，分上下部服。

蚕蛾散　晚蚕蛾　归头　白芷　陈石灰等分

为末，敷伤处即愈。

此方专治刀斧伤，止血定痛生肌，一上即愈。

蒲黄散　蒲黄　生地各两半　当归　黄芪　川芎　白芷　川断各一两　炙草五钱

每末三钱，空心酒下，日三四服，血化为水而下。口噤者，抉开灌之。治金疮血出不止，腹胀。

桑白皮散　桑白皮四两　密陀僧二两　乌贼骨　煅龙骨　枯矾各五钱　炒黄丹二钱半

研敷，定血如神。

洗　药　桑皮　荆芥　黄连　黄柏　当归　白芷　赤芍　连翘　生地

水煎洗。

麻　药　川乌　草乌　半夏　南星　川椒

研末，唾调搽。

伤寒论纲目

清·沈金鳌　撰

自　　序

《内经》揭伤寒之症，未详伤寒之变。自仲景创论，分阴阳，析六经，立方治人，始知伤寒之病之大，与伤寒之病之治矣，而实未知其所以大所以治也。伤寒之病，有传经，有直中，有始终不传，有风寒交中，千态万状，纷如乱丝，稍涉疑似，汗吐下误施，致生他变，又复误治，至再至三，其焉有不毙者乎！乃犹语于人曰：吾固用仲景法，其如病之不治何？夫不知病之所犯，于脏腑经络轻重虚实之何若，而但云用仲景法，其曷有济！乃又诡言仲景但知治外感，不知治内伤；又诡言但取仲景法，不取仲景方。夫方因法立，法就方施，仲景方果不足取，仲景之法亦非法矣。不知一百一十三方，方方皆活，三百九十七法，法法皆通，即其法与方，融会贯通之，诚有取之无尽，用之不竭者，人顾不此之思，欲妄言以文其谬，可慨已。二十年来，余专读伤寒书，至百余家，人各一说，不胜繁冗，驳杂之虑，倘欲学者如是以为业，恐白首不获所据，不如是以为业，又空空罔所识知，乃不揣，著为《纲目》一书，循六经之次，析各款之繁，以仲景论为纲，历代诸家之语，足以阐明仲景者为目，庶览是书者，可寻流溯源，而晓然于仲景之旨矣。

时乾隆三十九年甲午十一月中浣沈金鳌芊绿氏书

凡　　例

一是书各循三阳三阴之六经，而又析六经所发之款症。不循经但据款析言之，则如各经皆有头痛之类，难于识别。不析款，但循经挨言之，则又依文顺义，不能令读者一览易晓，故循经析款是书所由以成。

一仲景伤寒书，自叔和窜乱后，其六经条款，凡注释家各以意为前后，讫无一定，独柯氏论注，其分隶六经者，颇有理据，今《纲目》所定皆依柯本。

一论者，即仲景之《伤寒论》，仲景有论，继仲景而言者亦为伤寒论也。

一纲也者，以为主也。伤寒之论，创自仲景，故独主仲景而取其论以为纲。目也者，以为发明也。仲景论后，说者无虑千百家，然或偏或驳，或浅或庸，无足取者甚多，故独采叔和以下若干家，各摘其语之尤精且当者以为目。

一各经各款，引仲景之论为纲固已。或有遗而未备者，必其与条款无关，不便夹入；或语意与所已录者，大同小异，故亦置之。亦有条款太繁，不必备录者，阅者当为意会，毋以挂漏为咎。

一各经条款，彼此相同，如各经俱备载，毋论已。其有详于此经，不复赘于他经者，或因候治相同，或因所列之款相互，须彼此连及，故他经不必再详细，阅者当以意会，前后参看，毋得拘泥。

一采辑前人诸说，或由理势所及，或因仲景论之前后相附，不以世代之远近为拘。

一诸家方论，俱系专集，择其至精至当者录之，固已骈珠刻玉，各咀其英，各撷其髓矣。癸巳春，从邑中嵇氏假得钦定《古今图书集成》中艺术部，按次而详读之，不啻深入龙宫海藏，遍赏奇宝，非复人间耳目近玩矣，私心窃喜，故特表而志之。

目　录

卷首　总　论

脉症总论

鳌按：仲景自序云，著《伤寒杂病论》十六卷，仲景原书固合伤寒杂病而为一也。迨叔和编次，始分伤寒杂病为两书，于本论削去杂病，然论中杂病，留而未去者正多，于是，仲景原书，后人不得一见。叔和后注释者不下什百家，又各以意颠倒，纷纭傅会，更兼日久残缺，仲景之原文益失，仲景之书益难读矣。鳌今辑《伤寒论纲目》，分条析款，各循六经分次。而其论有不得分属六经者，因辑脉症总论、六经主症、阴阳、表里、传变、愈解六篇冠于前，以为卷首。又辑诸寒热症、阴阳易、劳复食复、百合病、狐惑病、阴毒、阳毒、阴阳交、瘥后诸病、妇人伤寒十篇，次于六经之后，实不免剪缀割裂之讥。然仲景原书，既不复睹，而苟可以发明仲景之书之旨，将质诸冥冥，仲景当亦曲恕，而不以剪缀割裂为余首罪也，阅者其更谅之。

【纲】　仲景曰：病有发热恶寒者，发于阳也；无热恶寒者，发于阴也。

【目】　朱肱曰：太阳、阳明、少阳，皆阳症也。桂枝汤、麻黄汤、大青龙汤，治太阳伤风寒也。大柴胡汤、大承气、小承气、调胃承气汤，治阳明伤寒也。小柴胡汤，治少阳伤寒也。其他药，皆发汗吐下后症也。若阳气独盛，阴气暴绝，即为阳毒，当以酸苦之药投之，令阴气复而大汗解，如苦参、大青、葶苈、苦酒之类，皆复其阴气也。微止用苦，甚则兼用酸苦，折热复阴。若热极发厥，阳症似阴者，当以脉别之。太阴、少阴、厥阴，皆阴症也。三阴中寒微，则理中汤。稍厥或中寒下利，干姜甘草汤。大段重者，四逆汤。无脉者，通脉四逆汤。若阴气独盛，阳气暴绝，则为阴毒，急灸脐下，服以辛热之药，令复阳气而大汗解，如桂枝、甘草、干姜、附子之类，能复其阳气也。微用辛甘，甚则用辛苦。若阴极热躁，阴症似阳者，亦当以脉别之。

戴原礼曰：凡治伤寒，须辨阴阳二侯。阳经有三，阴经亦有三。经之阴阳，以脏腑言，腑阳、脏阴也。病之阴阳，乃是外邪之阴阳，阴气阳气也。病在太阳，则热在皮肤之分，翕翕佛佛而热，便有头疼恶寒体痛，其脉浮紧。病在阳明，则热在肌肉之分，或壮热，或熇熇热，或蒸蒸热，便有头额痛，或潮热自汗，其脉长大。病在少阳，则必半表半里之热，或往来寒热，便有头角痛，口苦，呕而胸满胁痛，其脉弦数。病在太阴，则手足渐冷，脉息渐沉，或自利腹满，呕吐不渴。病在少阴，虽发热，手足自冷，其脉沉细。病在厥阴，则手足厥冷，甚则舌卷唇青囊缩，其脉微缓。三阴症，虽肌表有热，以手按之，则不甚热。阴甚者，则冷透手也。阴阳二气，皆能犯脏腑，故阳气犯太阳，则为伤风，恶风而有汗；阴气犯太阳，则为伤寒，恶寒而无汗。在太阳未得解，转入阳明少阳二经，则纯乎阳，不如太阳之易治。若阳气未能罢，以次传入阴经，则为阴中之阳，盖缘阳经之阳气，来入阴经，虽有自利欲寐，唇青厥冷，舌卷囊缩等症，亦不可妄投热药，宜泻其阳之在阴经也。若阳病下之太过，阳气已脱，遂变为阴，所谓害热未已，寒病复起。或初得病便是阴症，此是阴中之阴，盖缘阴气攻阴经，阴自得传，非自阳经传来，只当以温药回其阳。故阳入阴者变阳以救阴，阴入阳者用阳以救阳，二者不可不辨。有伤寒正病，有伤寒杂病。伤寒杂病者，难以正病治，如病人症状不一，有冷有热，阴阳显在目前，当就其中大节先治，其余症则徐治，然亦不可用独热独寒之剂。又如呕渴烦热，进小柴胡汤，呕渴烦热止矣。而下利不休，以小柴胡为非，则呕渴烦热不应止，以为是，则下利不应见，吐利厥逆，进姜附汤，吐利厥逆止矣。而热渴谵语，昏不知人，以姜附汤为非，则吐利厥 逆不应止，以为是，则热渴谵语不应见，此亦伤寒杂病，虽无前项冷热二症，显然并见之迹，而阴中有阳，阳中有阴，潜伏其间，未即发见，用药一偏，此衰彼盛，医者当于有可疑之处，能反复体认，无举一废一，则尽善矣。

楼全善曰：《素问》云：脉从而病反，言症似阳者，脉亦从症似阳，而其病反是寒也；症似阴者，脉亦从症似阴，而其病反是热也，故皆反其脉症施治。如身热微寒，烦躁面赤，其脉沉而微者，阴症似阳也。身热者，里寒故也；烦躁者，阴盛故也；面戴阳者，下虚故也。若不知脉，误谓实热，反与凉药，则气消，成大病矣。《外台秘要》云：阴盛发躁，名曰阴躁，欲坐井中，宜以热药治之，故仲景少阴症面赤者，四逆汤加葱白治之。

李氏杲曰：寒凉之药入腹，则周身之火得水则升走，阴躁之极，故欲坐井中，是阳已先亡，医犹不悟，复认为热，重以寒药投之，其死何疑焉？或因吐、因呕、因嗽而发躁，蒸蒸身热，如坐甑中，欲得去衣，居寒处，饮寒水，则便如故，振寒复至，则气短促，胸中满闷，甚则口开目瞪，声闻于外，而涕泪涎痰大作，其发躁须臾而已如前，六脉弦细而涩，按之而虚，此大寒症也，以辛寒甘寒，大泻南方，北方则愈。

张氏介宾曰：伤寒纲领，惟阴阳为最，有纯阳症，有纯阴症，当宜分治也。又有阴阳相半症，如寒之即阴胜，热之即阳胜，或今日见阴，而明日见阳，或今日见阳，而明日见阴，然以阴变阳多吉，以阳变阴多凶。凡病人开目、喜明、欲见人、多谈者，属阳；闭目、喜暗、不欲见人、懒言者属阴。论曰：阳盛阴虚，汗之则死，下之则愈；阳虚阴盛，汗之则愈，下之则死。又曰：桂枝下咽，阳盛则毙；承气入胃，阴盛以亡。此阴阳乃以寒热为言也。阳盛阴虚，言内热有余而外寒不甚也。夫邪必入腑，然后作热，热实于内，即阳盛也，故再用温热以汗之，则死矣。阳虚阴盛，言寒邪有余而郁热未深也，夫邪中于表，必因风寒，寒束于外，即阴盛也，故妄用沉寒以下之，则死矣。所以阳盛者，用桂枝则毙，阴盛者，用承气则亡也。

鳌按：三阳病，俱有不发热者，便是发于阴；三阴病，俱有反发热者，便是发于阳。

【纲】 仲景曰：问曰：脉有阴阳，何谓也？答曰：凡脉浮、大滑、动数，此名阳也。脉沉、弱、涩、弦、微迟，此名阴也。寸口脉，浮为在表，沉为在里，数为在腑，迟为在脏。凡阴病见阳脉者生，阳病见阴脉者死。

【目】　张介宾曰：按浮为在表，沉为在里，此古今相传之法也。然沉脉亦有表症，此阴实阳虚，寒胜者然也。浮脉亦有里症，此阳实阴虚，水亏者然也。故凡欲察表邪者，不宜单据浮沉，只当以紧数与否为辨。盖寒邪在表，脉皆紧数。紧数甚者邪亦甚，紧数微者邪亦微。紧数浮洪有力者，邪在阳分，即阳症也；紧数浮洪无力者，邪在阴分，即阴症也。以紧数之脉而兼见表症者，其为外感无疑，即当解散。然内伤之脉，亦有紧数者，但其来有渐，外感之紧，发于陡然，以此辨之最切当。其有似紧非紧，但较之平昔，稍见滑疾，而不甚者，亦有外感之症。此其邪之轻者，或以初感而未甚者，亦多此脉，又不可见症而不察之也。若其和缓，而全无紧疾意，则脉虽浮大，自无外邪之症。陶节庵曰：夫脉浮当汗，脉沉当下，固其宜也。然其脉虽浮，亦有可下者，谓邪热入腑，大便难也，使大便不难，岂敢下乎？脉虽沉，亦有可汗者，谓少阴病，身有热也，使身不热，岂敢汗乎？据此，可见沉有表，浮亦有里也。伤寒之邪，实无定体，或入阳经气分，则太阳为首；或入阴经精分，则少阴为先。其脉以浮紧而有力无力，可知表之虚实；沉紧而有力无力，可知里之虚实；中按而有力无力，可知阴阳之吉凶。所当问症以知其外，察脉以知其内，先病为本，后病为标，合参脉症，而知缓急先后者，乃为上工。诊法曰：浮脉为在表，凡脉见浮紧而数者，即表邪也，再加头项痛腰脊强等症，此即太阳经病，当求本经轻重为解散之。脉见洪长有力，而外兼阳明症者，即阳明在经之邪也，宜求本经之寒热散之。脉见弦数，而兼少阳之症者，即少阳经半表半里之病，宜和解而散之。沉脉为在里，病属三阴，但沉数有力，是即热邪传里也。若表症深入，而内有见大满大实，阳邪热结等症，当下之。沉紧无力，而外无大热，内无烦渴等症，此阴症也。若或畏寒厥冷，及呕吐腹痛泻利者，此即阴寒直中，宜温中。脉大者，为病进，大因邪气胜，病日甚也；脉渐缓者，为邪退，缓则胃气至，病将愈也，故以大为病进也。然亦有宜大不宜大者，又当详辨。如脉体本大，而再加洪数，此病进之脉，不可当也。如脉体本小，服药后渐见滑大有力者，此自阴转阳，必将汗解，乃为吉兆。盖脉至不数者，由气虚而然，无阳岂能作汗也？

柯琴曰：脉有十种，阴阳两分，即具五法。浮沉是脉体，大弱是脉势，滑涩是脉气，动弦是脉形，迟数是脉息。总是病脉，而非平脉。二条，寸口兼两手六部言。三条，凡字不是承接语。阳脉，指胃气言，所谓二十五阳者是也，五脏之阳和发见，故生。阴脉，指真脏言，胃脘之阳，不至于手太阴，五脏之真阴发见，故死。要知上条沉涩弱弦迟，是病脉不是死脉，其见于阳病最多。若真脏脉至，如肝脉中外急，心脉坚而搏，肺脉大而浮，肾脉如弹石，脾脉如啄距，反见有余之象，岂可以阳名之？若以胃脉为迟，真阴为数，岂不误人？

【纲】　仲景曰：寸脉下不至关，为阳绝；尺脉上不至关，为阴绝。此皆不治，决死也。若计余命生死之期，期以月节克之也。问曰：脉病欲知愈未愈者，何以别之？曰：寸口、关上、尺中三处，大、小、浮、沉、迟、数同等，虽有寒热不解者，此脉阴阳为和平，虽剧，当愈。

【目】　张介宾曰：阴病见阳脉者生，阳病见阴脉者死。脉纯弦者死。脉阴阳俱虚，热不止者死。脉阴阳俱盛，大汗出，热不解者死。脉沉细，手足逆冷，谵语妄言者死。脉症俱虚，而见谵妄者死。伤寒六七日，脉微，手足厥冷，烦躁，灸厥阴，厥不还者死。寸脉下不至关为阳绝，尺脉上不至关为阴绝，此皆不治，决死。伤寒下利，日十余行，脉反实者死。

魏荔彤曰：和而均平，在脉则无过不及，故大小浮沉迟数本皆病脉，至于三处同等则为和脉也。曰脉病，以病时脉为问也，今见此诊，竟可以和脉答之，即或病寒，或病热，而脉已同等，阴阳和平，即病剧，亦直决之为愈而已，此辨脉察病进退之机也。

【纲】　仲景曰：伤寒三日，三阳为尽，三阴当受邪，其人反能食而不呕，此为三阴不受邪也。伤寒六七日，无大热，其人躁烦者，此为阳去入阴故也。

【目】　李梴曰：三阴有中有传，故三阴最不可执，有宜下者，宜温者，自三阳气分，传入三阴，谓之传经阴症，夫传非传入脾肾肝也，乃入三阴血分。胃与大小肠之腑也，仲景谓已入于腑，可下之是也。若不是阳经传来，直中三阴之经，初起厥逆腹痛，自利不渴，太阴自受寒也。上症加之呕吐，少阴自受寒也。又加小便清利，厥阴自受寒也。热药温之，犹恐或迟，阴阳一差，死生立判。虽然，传经直中，先肾发之尽矣，然岂无传变者乎？假如传经之际，轻生者，或食生冷，或犯房欲，或粗工猛施汗下，真气衰弱，阳症变为阴症，如俗所谓阳症归阴，仍宜直中寒症法治。故《内经》止言传变而不言直中者，尽言变则包直中。《局方》言传阴传阳，则不是，当言传阳变阴。夫传经为里热，直中与变为里寒，临症察脉，直中三阳，传经三阳，病在于表，脉浮长弦，传经三阴，病在于里，脉沉数实，直中三阴，病在于经，脉沉微缓，此表里虚实大小分焉，以阳为热，阴为寒也。

柯琴曰：此是阳邪自表入里之症，阴指里言，非指三阴也。或入太阳之本，而热结膀胱；或入阳明之本，而胃中干燥；或入少阳之本，而胁下硬满；或入太阴，而暴烦下利；或入少阴，而口燥咽干；或入厥阴，而心中疼热，皆入阴之谓。

【纲】　仲景曰：风家表解而不了了者，十二日愈。

【目】　魏荔彤曰：此病愈后，风邪留滞之症。十二日愈者，阴气复而自神清气爽，不须妄治也。

柯琴曰：不了了，余邪未除也。此虽举风家，伤寒概之矣。仲景分别六经，各经各有中风伤寒脉症治法。叔和时，太阳篇存者多而失者少，他经存者少而失者多，阳明篇尚有中风脉症二条，少阳经只症一条而不及脉，三阴俱有中风欲愈脉，俱无中风欲愈脉症，以《伤寒论》为全书，不亦疏乎？

鳌按：据柯氏说，知仲景当时，必六经皆有中风脉症治法，今既非完书，则此条亦不得强隶太阳矣，故特列于总论中。

六经主症

鳌按：此篇非六经无归者，以并录六经之首，故亦列总论中。

【纲】　仲景曰：太阳之为病，脉浮，头项强痛而恶寒。

【目】　李杲曰：治不可越经。假令治太阳阳明，不可遗太阳而只用阳明药，余仿此。用三阳经药解后，身反复重者，若烦则是有阳明也。若不烦而反复轻者，知不传三阴也，不传三阴，则为解也。大抵三阴之体静重，与湿相同，伤寒五日后，发热无汗，谓谷消水去形亡，故下之，三日前，谓内有水谷，故汗之。太阳禁忌，小便不利，不可更利之，是谓犯本，则邪气入里不能解，此犯之轻也，以是五苓散不可妄用，大便不可易动，动之是谓动血，此犯之重也。在表不可下，下之是为犯禁，此犯之尤重也，下之而恶风恶寒头痛，待表症悉罢，方可下之也。脉浮紧者，犯之必结胸，脉浮缓者，犯之必痞气。战而汗解者，太阳也；不战有汗而解者，阳明也；不战无汗而解者，少阳也。若先差经，必不尔矣。太阳传阳明，其中或有下症，阳明症反退，而热兼不渴，却退显少阳症，是知可解也。太阳知可解者，为头不痛，项不强，肢节不痛，则知表易解。阳明知可解者，为不发热恶寒，知里易解也。少阳症知可解者，寒热日不移时而作，邪未退也，若用柴胡而移其时，并气移于血，血移于气，是邪无可容之地，知可解也。病有里传表者，太阳病，反下之，因而腹满时痛者，属太阴也，桂枝加芍药汤。至于大实痛者，胃也，桂枝加大黄汤。已传戊所以为里传表，即名误下传也。伤寒误下，变无定体，杂病误下，变有定体，何则？伤寒自外而入，阳也，阳主动。杂病自内而出，阴也，阴主静。动者犯之，其变无穷，静者犯之，其变止痞与腹胁痛而已，故变无穷者为重，痞与腹胁痛者为轻也。

李梴曰：太阳经证，头疼身热脊强，此太阳正病也，以后凡言太阳症，各经仿此，阳从下起，三阳之长曰太阳，脉尺寸俱浮，浮紧伤寒，浮缓伤风，太阳受病，当一二日发，以其脉上连风府，即头疼身热脊强也。凡言表症者，亦即太阳症也，各经仿此，阳从下起，三阳之长曰太阳，脉尺寸俱浮，浮紧伤寒，浮缓伤风，太阳受病，当一二日发，以其脉上连风府，故头项痛腰脊强。头者诸阳之会，气病则麻，血病则痛，身热者，寒客皮毛，郁闭其阳而后发热，虽人身正气，郁则为邪为热，热虽甚不死，盖伤寒始于寒而终成于热也。惟不发热而但恶寒者，邪发于阴也。或热多寒少，或不大便而泉清频数，或热结膀胱而溺涩，或汗多便难，或汗后不解，或汗漏不止，或过经不解，或蓄血发黄，或喘或吐，皆太阳所主。

鳌按：仲景立论，每经各举其主脉主症，以为一经之提纲，虽病有变迁，而苟未离此经，即不离此主脉主症，其大较也。

【纲】　仲景曰：阳明之为病，胃家实也。

【目】　李杲曰：阳明症，身热目疼鼻干，不得卧，不恶风寒而自汗，或恶热，脉尺寸俱长，白虎汤主之。阳明禁忌，不当发汗，不当利小便，以竭其津液，致生蓄血症，惟当益津液为上，以其火就燥也，益津液者，连须葱白汤是也。汗多亡阳，下多亡阴，小便重利之，走气，三者之变虽异，亡津液一也。汗者，本所以助阳也，若阳受阴邪，寒结无形，须当发去阴邪以复阳气，所谓益阳而除风寒也，若阴邪已去而复汗之，反伤阳也。经曰：重阳必阴，故阳去自亡，汗多亡阳，此之谓也。下者，本所以助阴也，若阴受阳邪，热结有形，须当除去其败坏者以致新阴，所谓益阴而除火热也，若阳邪已去而复下之，反亡阴也。经曰：重阴必阳，故阴气自亡，下多亡阴，此之谓也。汗不嫌早，非预早之早，乃早晚之早也，谓当午前为阳分，当发其汗，午后阴分，不当发汗，故曰：汗无太早，汗不嫌早，是为善攻，下不嫌晚，非待久之晚，谓当巳后为阴分，当下之，巳前阳分，不当下，故曰：下无太晚，下不嫌晚，是为善守。汗本亡阴，以其汗多，阳亦随阴而走，下本泻阳，以其下多，阴亦随阳而走，故曰：汗多亡阳，下多亡阴也。若犯发汗，多蓄血上焦，为衄。若犯利小便，多蓄血下焦，为发狂，其人如狂也。伤寒有九经，何谓也？太阳、阳明、少阳、太阴、少阴、厥阴，是为六也，有太阳阳明、有少阳阳明、有正阳阳明，是为三也，非九而何？阳明者，太阳少阳皆入于胃，故曰正阳阳明也。前三经者，阳明自病，不入于里，谓之在经，不为正阳阳明矣。三阳从中治，何谓也？太阳阳明，大承气汤。少阳阳明，小承气汤。正阳阳明，调胃承气汤。以汗症言之，以少阳居其中，谓太阳症为表，当汗。阳明症为里，当下。少阳居其中，故不从汗下，以小柴胡汤从少阳也。以下症言之，阳明居其中，谓太阳经血多气少，阳明经气血俱多，少阳经气多血少。若从太阳下，则犯少阳，若从少阳下，则犯太阳，故止从阳明也。此三阳合病，谓之正阳阳明，不从标本，从乎中也。缘阳明经居太少阳之中，此经气血俱多，故取居其中而不从太阳少阳也。阳明自病，调胃承气汤。三阳并病，白虎汤，是从乎中也。如何是入阴可下？答曰：阳入于阴者可下，非入太少厥阴之三阴，乃入三阳也。三阳亦非太少阳明之三阳，乃胃与大小肠之三阳也。三阳皆为腑，以其受盛水谷，传导有形，故曰入乎阴也。仲景云：已入腑者可下是也。仲景太阳阳明，大承气。少阳阳明，小承气。正阳阳明，调胃承气，是三阳已入于脏者泄之也。太阴，桂枝汤。少阴，麻黄附子细辛汤。厥阴当归四逆汤。是三阴未入于腑者，汗之也。

李梴曰：阳明夹于二阳之中，阳气盛极，故曰阳明。脉尺寸俱长，长而微洪，经病；长而沉数，腑病。太阳脉静则不传，如脉数急欲吐者，此寒邪变热传于阳明，当二三日发，以其经中客邪，故目痛鼻干。身热者，阳明主肌肉，邪甚则身前皆热。不眠者，烦盛津干，胃气不和也。太阳未罢者，发热恶寒，太阳已罢者，不恶寒而反恶热，烦渴作呕，津干便硬，或即狂言，谓之正阳明。少阳阳明，胁满，不大便而呕，或瘀血发黄，或下血谵语，或胸烦懊侬，皆此经所主，然亦有里寒下利，或寒气结积而为痼瘕者，不可不知。

柯琴曰：阳明为传化之腑，当更实更虚。食入，胃实而肠虚；食下，胃虚而肠实。若但实而不虚，斯为阳明之病根矣。胃实不是阳明病，而阳明之为病，悉从胃实上得来，故以胃家实为阳明一经之纲领也。阳明病外症，身热汗自出，不恶寒，反恶热。

【纲】　仲景曰：少阳之为病，口苦，咽干，目眩也。

【目】　李杲曰：少阳症，胸胁痛，往来寒热而呕，或咳而耳聋，脉尺寸俱弦，小柴胡汤主之，须各随仲景本条下加减用之。少阳忌发汗，忌利小便、大便，故名三禁。汤乃和解之剂，若犯之，则各随上下前后，本变及中变与诸变不可胜数，宜详之。如何是半表半里？答曰：身后为太阳，是阳中之阳，阳分也。身前为阳明，为阳中之阴，阴分也。阳为表，阴为里，即太阳阳明二分，邪在其中矣。治当不从标本，从乎中治，此乃治少阳之法也。太阳膀胱，水寒也。阳明胃经，燥也。邪在其中，近后膀胱寒水，则恶寒。近前阳明燥金，则发热，故往来寒热也，此为三阳之表里，非内外之表里也。俱不可认作宜下之里，故以此药作和解之剂，非汗非下也。邪在荣卫之间，谓之半表里也，太阳阳明之间，少阳居身之半表里也，五苓散分阴阳，膀胱经之半表里也，理中汤治吐泻，上下之半表里也。

李梴曰：少，初也。阳气初嫩，亚于阳明，故曰少阳。脉尺寸俱弦而滑数者，阳极发厥，弦而和者，病欲散。少阳受病，当三四日发，以其脉循胁，络于耳，故风热上壅不利，则耳聋胁痛，寒热往来，不食，呕而口苦咽干目眩，若不呕吐而能食者，为三阴不受邪也。若身无大热躁闷者，阳去入阴无疑矣，似疟，妇人血结，皆此经所主。

柯琴曰：太阳主表，头项强痛为提纲。阳明主里，胃家实为提纲。少阳居半表半里之位，仲景特揭口苦咽干目眩为提纲，奇而至当也。盖口咽目三者，不可谓表，又不可谓里，是表之入里，里之出表处，所谓半表半里也。三者能开能合，开之可见，合之不可见，恰合枢机之象，故两耳为少阳经络出入之地。三症为少阳一经病机，兼风寒杂病而言，但见一症即是，不必悉具。

【纲】 仲景曰：太阴之为病，腹满而吐，食不下，自利益甚，时腹自痛，若下之，必胸下结硬。

【目】 李杲曰：太阴症，腹满咽干，手足自温，自利不渴，时腹痛，脉尺寸俱沉细。太阴病，可汗，可温，可下也。脉浮可汗，桂枝汤。自利不渴，属太阴，以其脏有寒故也，可温，四逆辈。此条虽不言脉，当知脉沉迟而弱，仲景理中汤丸，暨易老人参黄芪汤，其轻重或温或热，视人之强弱虚实所宜者，选用之。太阴可下者，以本太阳症，医反下之，因而腹满时痛者，太阴也，桂枝芍药汤。大实痛，桂枝加大黄汤。易老云：此非本有是症，以其错下，脾传于胃，故为误下传。太阴禁忌。太阴病，腹满而吐，食不下，自利益甚，时腹自痛，若下之，则胸下结硬。太阴病，脉弱，其人续自便利，设当行大黄芍药者，宜减之，以其人胃气弱，易动故也。伤寒而脉浮缓，手足自温者，系在太阴，小便自利者，则不发黄，日久利甚，必止者，便硬，乃入腑传阳明也。

李梴曰：阴从天降，首曰太阴。在阳为表，在阴为里。邪在表则见阳脉，邪在里则见阴脉，故尺寸俱沉，沉实有力，当下。沉细无力，当温。太阴受病，当四五日发，以其脉布胃中，络于咽嗌，故腹满或痛，而嗌喉下干燥。或大便不通，小便如常。或自利，手足温而渴者，为传经腑热。或自利不渴，手足冷者，为直中阴经。或因内伤饮食，冷气入脾，必腹痛，胸膈不快。然太阴乃三阳之终，三阴之始，阳经表气未尽，宜汗；半表里胸满多痰，宜吐；传经里热，宜下；直中阴经，宜温；调脾胜邪，正在此关。

柯琴曰：阳明，三阳之里，故提纲属里之阳症。太阴，三阴之里，故提纲属里之阴症。太阴之上，温气主之，腹痛吐利，从湿化也，脾为湿土，故伤于湿，脾先受之，然寒湿伤人，入于阴经，不能动脏，则还于腑也。

【纲】 仲景曰：少阴之为病，脉微细，但欲寐也。

【目】 李杲曰：少阴症，口燥舌干而渴，脉尺寸俱沉疾，大承气汤。沉迟，四逆汤。太阴邪入于里，上接于心，与火俱化而克金，恶候或上气死。入胃，脉沉细而疾，疾则大承气汤下之，下入于本，与水俱化而为寒，厥逆，或见身冷静重，脉沉细而迟，迟则四逆汤温之，疾虽可下，若疾而无力者，亦不可下，为阳将尽也。少阴症，口燥舌干而渴，身表凉，脉沉细而虚，泻心汤，此有形无形之药也。伤寒外症，全在下症，大热而脉反细小，不可下，泻心汤。少阴受病，身凉无汗，体沉，或体轻，脉沉，有头痛，不厥，麻黄附子泻心汤。其人病身热而烦躁不宁，大小便自利，其脉沉洪而无力，按之全无者，附子泻心汤。其人病上吐下泻不止，当渴而反不渴，其脉微细而弱，理中汤。

渴而脉沉有力而疾者，五苓散。少阴病，发热脉沉者，必当汗，若缓汗之，用麻黄附子细辛汤。若微汗之，用麻黄附子甘草汤。少阴下利，色青者，当下之。色不青者，当温之。口中和者，当温之。口中不和，干燥者，当下之。少阴脉沉细数，病为在里，忌发汗；脉微者，忌发汗。尺脉微弱涩者，忌下，麻黄附子细辛汤；体沉，加防己、苍术，胜湿也；体轻，加石膏、知母，乃胜热也。

李梴曰：少阴次于太阴，故曰少阴。脉尺寸俱沉，沉实有力，当下；沉微无力，当温。少阴受病，当五六日发，以其脉起于足心，贯肾，络于肺系，故舌干口燥而渴。或自利清水，心痛腹胀，或大便闭硬，不欲厚衣者，皆热入里之深也。若厥逆畏寒，欲吐未吐，腹痛自利，小便自利，或干呕亡阳，咽痛，脉微欲寐者，乃阴毒入脏之深也。或下利体痛咳呕者，水气也。或饮食入口则吐，脉弦迟、厥逆、心下实者，不可下也，宜吐之。或脉沉，发热者，宜汗。盖有初得病，直攻少阴，不先自太阳传次而入也。

柯琴曰：三阳以少阳为枢，三阴以少阴为枢，弦为木象，浮而弦细者，阳之少也，微为水象，沉而微细者，阴之少也，卫气行阳则寤，行阴则寐。日行二十五度，常从足少阴之间分行脏腑，今少阴病，则入阳分多，故欲寐，欲寐，是病人意中，非实能寐也，与少阳提纲，各臻其妙。

鳌按：仲景论“病发热头痛，脉反沉，若不瘥，身体疼痛者，当救其里，宜四逆汤”，此条旧本俱入太阳篇。“少阴病，始得之，反发热，脉沉者，麻黄附子细辛汤”此条，旧本俱入少阴篇。前人因有少阴症似太阳，太阳脉似少阴，而反用药不同之说，窃思头疼发热，固是太阳表症，然脉沉，已为在里，则此条当是初起属太阳，及既入里，虚阳之浮于表者，虽仍发热，而寒邪据里，实属真阴难解，故脉沉，而必治以四逆也。曰反者，见得初起之时，头痛发热，脉宜浮而反沉，其非专属太阳明矣，故虽治以麻黄而终不瘥，必当以四逆救其里也。夫四逆者，少阴之剂，则此条当属少阴经证，不得以初起之太阳，遂列太阳篇中，并以为太阳脉似少阴也。至少阴病始得而无头痛，宜属少阴症矣。曰反热者，以寒邪尚在于表，但皮肤腠理郁闭为热，故用麻黄细辛以发表间之热，而尤必用附子以温少阴之经，其所以必温之者，以寒邪尚未入里，内未作热也。若寒入里，则必内热而外不热，当见吐利厥逆等症，不曰反发热矣。

【纲】　仲景曰：厥阴之为病，消渴，气上冲心，心中疼热，饥而不欲食，食即吐蛔，下之，利不止。

【目】　李杲曰：阳中之阳水，太阳是也，为三阳之首，能循经传，亦能越经传。阳中之阳土，阳明是也，夫阳明为中州之土，主纳而不出，如太阳传至此，名曰循经传也。阳中之阳木，少阳是也，上传阳明，下传太阴，如太阳传至此，为越经传也。阴中之阴土，太阴是也，上传少阳为顺，下传少阴为逆，此为上下传也。如太阴传太阳，为误下传也。阴中之阳水，少阴是也，上传太阴为顺，下传厥阴为生，如太阳传至此，乃表传里也。阴中之阴木，厥阴也，上传少阴为实，再传太阳，为自愈也。太阳者，巨阳也，为诸阳之首，膀胱经病，若渴者，自入于本也，名曰传本。太阳传阳明胃土者，名曰循经传，为发汗不彻，利小便，余邪不尽，透入于里也。太阳传少阳胆木者，名曰越经传，为元受病，脉浮无汗，当用麻黄而不用之故也。太阳传少阴肾水者，名曰表传里，为得病，急当发汗而反下，汗不出，所以传也。太阳传太阴脾土者，名曰误下传，为元受病，脉缓有汗，当用桂枝，而反下之所致也。当时腹痛，四肢沉重，太阳传厥阴肝木者，为三阴脉不至于首，惟厥阴与督脉上行，与太阳相接，名曰循经得度传。

李梴曰：厥阴，阴尽则变，而厥逆生，盖传经至此已尽，无复可传，再传则逆于首经矣。脉尺寸俱沉，沉实有力，当下。沉迟无力，当温。浮缓，病自愈。厥阴受病，当六七日发，以其脉循阴器，络于肝，故唇青舌卷而烦满者，胸中气满急也。或囊拳者，阴囊缩也。在女子则阴户急痛引小腹，此传经厥阴风热毒深于内也。肝木移热克脾，脾受贼邪，五脏六腑皆困，荣卫不通，耳聋囊缩而厥，水浆不入，不知人，则死。速下以救，五死一生。或下利谵语者，内有燥屎也，仍宜下之。或呕而发热者，和之。或发热恶寒如虐，囊不缩，脉微浮，微缓，胃之脉，脾气既全不受贼邪，荣卫将复，水升火降，寒热作而大汗解矣。或下利腹胀身疼者，当先救表，而后温里，若下利清谷，大汗出而厥，四肢疼，小腹拘急，或干呕吐沫，或气冲心痛，吐蛔发热消渴，皆厥阴寒症也，宜温之。以上正文六言，乃万病之祖，非得之《内经》，不能六言包括无遗如此。凡言六经所见之症，即此三阳三阴经症也，凡杂病亦然。

柯琴曰：太阴厥阴，皆以里症为提纲。太阴主寒，厥阴主热，太阴为阴中之至阴，厥阴为阴中之阳也。

鳌按：厥者，绝也。厥阴者，阴绝阳也，阴既绝阳，则本经所发，自无热症，其或有之者，厥阴之脉络于胆，皆少阳相火所化令也。

阴　阳

【纲】　仲景曰：病有发热恶寒者，发于阳也；无热恶寒者，发于阴也。发于阳者七日愈，发于阴者六日愈。以阳数七，阴数六故也。

【目】　许叔微曰：伤寒六七日，无热，脉沉紧而细，烦躁不饮水，此阴盛格阳也。当用附子霹雳散，饮水者不可服。

吴绶曰：阴症似阳，乃水极似火也。盖伤寒传变，误服凉剂，攻热太速，其人素本肾气虚寒，遂变阴症，冷盛于内，逼其浮阳之火发于外，面赤烦躁，身微热，渴欲饮而不能饮，大便秘，小便淡黄，或呕逆、气促、郑声、咽喉痛，所以状似阳症，如妄投寒凉即死。切其脉沉细微迟者，急用通脉四逆汤，倍参、附，以接真阳。设或差迟，则阴盛阳衰，参、附亦不救矣。此与阴盛格阳例同，王太仆所谓身热脉数，按之不鼓击者，名阴盛格阳，非热也。阳症似阴，乃火极似水也，盖伤寒热甚，失于汗下，阳气亢极，郁伏于内，反见胜已之化于外，故身寒逆冷，神气昏昏，状若阴症也。大抵唇焦舌燥，渴饮便秘，溺赤涩，设有稀粪水利出者，此内有燥屎结聚，乃旁流之物，非冷利也，再审有失气极臭者是也。脉虽沉，切之必滑有力，或时躁热，不欲衣被，扬手掷足，谵语，此阳症也。轻者，人参白虎汤或小柴胡合解毒汤。内实者，调胃承气汤。潮热者，大柴胡汤加芒硝。若大实大满，秘而不通，大承气汤，必审轻重而酌用之，此与阳盛拒阴亦同。王太仆所谓病人身寒厥冷，其脉滑数，按之鼓击指下者，名阳盛拒阴，非寒也。

赵嗣真曰：仲景论阴虚阳盛，阳虚阴盛，理实深奥。经曰：邪气甚则实，精气脱则虚，因正气先虚以致邪气客之而为盛实。于是有阴虚阳盛阳虚阴盛之别，愚因括仲景之理而详说之，盖盛指邪气言，虚指正气言，阴阳虚盛，邪正消长之机也。且正气在人，阳主表而阴主里，邪气中人，表为阴而里为阳。若表之真阳先虚，故阴邪乘阳而盛实，表受邪者，阳虚也，脉浮紧，阴邪盛于外也，是谓阳虚阴盛，所以用桂枝辛甘之温剂，汗之则阴邪消，温之则真阳长，使邪去正安，故愈。又若里之真阴先虚，故阳邪入阴而盛实。里受邪者，阴虚也。脉沉实者，阳邪盛于内也，是谓阴虚阳盛。所以用承气峻苦之寒剂，下之则阳邪消，寒之则真阴长，邪去正安，故愈。以是知仲景主此二症，盖一指表症，一为里症，指邪正消长而言，非兼言表和里病，里和表病，而谓之阴阳虚盛也。况和者，无病也，以和训虚恐碍理。

李梴曰：概言之，三阳经病，即阳症，手之三阳，从头走足，故头疼身热云云。三阴经病，即阴症，足之三阴，从足走腹，故腹痛自利云云。然阴阳俱有表里二症，阳症表里同归于热而已，阴症表郁似阳，入里则有传经直中之殊，大抵阳症之表，发热恶寒，清便自调，面光声亮，鼻息如常，手足温。阳症之里，唇焦舌燥，爪甲红活，身轻易转，烦渴掀衣，扬手掷足，大便硬闭，小便赤涩，脉浮洪数，用汗、吐、下、和四法以治之。阴症之表，无热恶寒，面惨声短，鼻息气冷，手足厥逆。阴症之里，唇紫舌卷，爪甲青黑，身重难转，不渴，引衣，卧多蜷足，大便泄利，小便清白，脉细沉微，每与阳症相反。盖阳症自上而下，故初起有头疼，阴症则无也。阳症自外传入，故郁而为热，阴症则无热而反厥冷也。阳症扬手掷足，阴症则卧多蜷足。阳症内热而渴，阴症则不渴。阳症二便闭，阴症则二便清且利也。惟腹痛与呕，阴阳二症俱有，然阴脉沉微。凡言阳症，多得之风寒暑湿，邪生于太阳也。凡言阴症，多得之起居饮食喜怒，邪生于少阴也。故云：伤寒挟内伤者，十居八九，此阴阳正病也。阳邪不深，不能至于厥逆，阴邪不甚，不能至于烦躁。此水极似火，火极似水，谓之反化，亢极则害之义也。阳症潮汗秘赤满渴狂谵，甚则斑血喘急，然热极忽然热伏于内，故身寒四肢厥逆，状若阴症，但身虽冷而不欲近衣，神虽昏而气色光润，脉必沉滑而有力，此阳极似阴也，宜大柴胡下之，或白虎汤，竹叶石膏汤。阴症厥冷吐利不渴静蜷，甚则咽痛郑声，然寒极忽然火浮于外，发躁扰乱，状若阳症，然身虽烦躁，而引衣自盖，口虽燥渴而饮水不下，脉必沉细无力，此阴极似阳也，宜通脉四逆汤。从治者，反攻也。热药冷饮，冷药热饮或热药为君，而佐以凉药，或冷药为君，而佐以热药，亦非判然如庸医之差误也。借有热病服热药而愈者，必先服寒药过多，寒病服寒药而愈者，必先服热药过多故耳。若夫以寒治热，以热治寒，此为逆治，逆治者，正治也，正治之法，人孰不知之乎？

张介宾曰：凡治伤寒，须先辨阴阳二症，若病自三阳，不能解散，而传入三阴，则寒郁为热，因成阳症。盖其初病，必发热头痛，脉浮紧，无汗，以渐而深，乃入阴经，此邪自阳分传来，愈深则愈入，虽则阴经，亦阳症也，脉必沉实有力，其症必烦热炽盛，此当攻里，或清或下，随宜而用。若内不热，安得谓阳症乎？若初起本无发热头疼等症，原不由阳经所传而竟入阴分者，其症或厥冷，或呕吐，或腹痛泻利，或畏寒不渴，或脉来沉弱无力，此皆元阳元气不足，乃为真正阴症。经曰：发热恶寒发于阳，无热恶寒发于阴，此以传经不传经而论阴阳也。阴阳之治，又当察其虚实如下。治伤寒，凡阳症宜凉宜泻，阴症宜补宜温，此大法也。但以经脏言阴阳，则阴中本有阳症，此传经之热邪也。以脉症言阴阳，则阳中最多阴症，此似阳之虚邪也。惟阴中之阳易辨，而阳中之阴难知，如发热狂躁，口渴，心烦喜冷，饮水无度，大便硬，小便赤，喉痛口疮，身粗气急，脉滑实有力者，此真正阳症也。其有身虽热，而脉来微弱无力者，此虽外症似阳，实非阳症。陶节庵云：凡发热而赤，烦躁揭衣，唇口赤裂，言语善恶，不避亲疏，虚狂假斑，脉大者，人皆误认阳症，殊不知阴症不分热与不热，须凭脉下药，至为切当，不问脉之浮沉大小（亦是切脉要诀），但指下无力，重按则无，便是阴脉，不可与凉药，服之必死，急与五积散通解表里之寒，甚者必加姜、附。又曰：病自阳分传入三阴者，俱是脉沉，须以指下有力无力为辨（切脉要诀）。有力者为阳、为热、为实；无力者为阴、为虚、为寒。此节庵出人之见也。然以余观之，似阳非阳之症，不必谓其外热烦躁，微渴戴阳之类，即皆为阴症也。但见其元阳不足，而气虚于中，虽有外热，亦假热耳，设用清凉消耗，则中气愈散，中气既败，则邪气愈强，其能生乎？

附录：楼氏节候用药

楼英曰：治中风自汗，用桂枝汤。治伤寒无汗，用麻黄汤。此仲景表散之法，百世不易者也。元气暴亏，以参、芪与桂枝、麻黄等药表散，此丹溪补仲景之法，亦万世不易者也。至韩祇和戒桂枝，以中风伤寒通作一法治之者，此当时之权变，非百世之常行也。伤寒病有可汗者，仲景但统言其可汗症及汗脉，或云脉浮而数，或云脉浮紧，或云脉浮无汗而喘，或云脉浮为在表，今略举数条，后人但凭其脉之大概，并不分脉浮有阴阳虚实之理，又不知有可汗不可汗之症，误投发表药，多成阳毒之症。今举病人有汗恶风无汗恶寒分二等，及据立春以后，立秋以前，气候轻重，各立方治之，庶学者易为开悟耳。病人二三月以前，两手脉浮数，或缓或紧，按之差软，寸关尺若力齐等，其力不甚大不甚小者，亦未可便投解表药，此见里症，未见表脉也，宜候寸脉力小于关尺，即可投解表药，大抵治伤寒，见症不见脉，未可投药，见脉不见症，虽少投药亦无害。凡治杂病，以症为先，脉为后；治伤寒，以脉为先，症为后。病人两手脉浮数而紧，名曰伤寒。若关前寸脉力小，关后尺脉力大，不恶风，不自汗，此乃阴气已盛，先见于脉也，若不投药和之，必恶风自汗出。若立春后至清明前，宜调脉汤。清明后至芒种前，葛根柴胡汤。芒种后至立秋前，人参桔梗汤。病人两手脉浮数而缓，名曰中风，若寸脉力小，尺脉力大，虽不恶风，不自汗，此乃阴气已盛，先见于脉，若不投药和之，必恶风自汗出。若立春后清明前，薄荷汤。清明后芒种前，防风汤。芒种后立秋前，香芎汤。病人两手脉浮数，或紧或缓，寸脉短，反力小于关者，此名阴盛阳虚也。若汗出恶风，是邪气在表，阴气有余也。《素问》云：阴气有余，为多汗身寒，即可投消阴助阳表剂以治之。立春后清明前，六物麻黄汤。清明后芒种前，七物柴胡汤。芒种后立秋前，发表汤。病人脉浮数，或紧或缓，其脉上出鱼际，寸脉大于关尺者，此名阳盛阴虚也。若发热冒闷，口燥咽干者，乃是邪气在表，阳气独有余也，可投消阳助阴药以解表。立春后清明前，人参汤。清明后芒种前，前胡汤。芒种后立秋前，石膏汤。病人两手脉浮数，或紧或缓，三部俱有力，无汗恶风者，此是阴阳气俱有余，可用药平之。立春后清明前，解肌汤。清明后芒种前，芍药汤。芒种后立秋前，知母汤。仲景云：伤寒为病，脉缓者名中风，脉紧者名伤寒。今分此二端何也？始因冬天寒毒之气中人，其内伏之阳，沉潜于骨髓之内，每至春夏发时，或因外伤寒而引内邪，或因外伤风而引内邪，既出而为病，一也。古人云：立此二端，恐后人疑其脉紧与缓治别也。若中风伤寒脉异，何故仲景无别法治之，此乃后人不究仲景之心也。病人始得病，一二日至五六日，尚有表邪及表症，亦可依脉症投药，凡投解表及发表药，每一日可饮三服，病甚可至五服外，不可顿服药也。如症未解，次日再投。如症仍未解，可作热粥助之，粥内加葱白亦可。如汗出，勿厚衣盖覆，恐汗多作亡阳症也。海藏云：韩氏微旨可汗一篇，有和解因时法，言伤寒之脉，头小尾大，伤风之脉，头大尾小，李思训《保命新书》，亦分尺寸，与仲景同，非若前人总言尺寸脉俱浮而紧，俱浮而缓。紧则为伤寒无汗，缓则为伤风自汗。又有伤寒有汗者，伤风无汗者，脉亦互参，与症不同，前人已尽之矣。惟韩、李所言头小尾大即为伤寒，尾小头大即为伤风。又间有脉症未显于尺寸者，故韩子述为和解因时法也，又恐后人疑其不与前圣合，遂于本方内又立加减法数条，亦不越前人之意，何其当哉？又寸口脉小，饮冷，与雾露所伤，同作中焦治，今韩李云：伤寒寸小者，勿认饮冷与雾露同伤一体也。饮冷雾露所伤，寸口举按全无，是阴气在胃不和，阳气不能升越也。伤寒寸口小者，只于关部下至膀胱本部见之，寸口虽小，只是举之微小，沉按之有也。若果寸口举按全无，即不可解表，只宜温中，不可不知。夫浅学者，只云病在表可发汗，病在里可下，或云不可汗下，未尝有温中之说。仲景《伤寒例》云：尺寸俱沉细，太阴受病也。尺寸俱沉，少阴受病也。尺寸俱微缓，厥阴受病也。又《辨太阴症》云：太阴病，脉浮可发汗，桂枝汤。手足温，自利，不渴者，四逆汤。腹满时痛，桂枝加芍药汤。《辨少阴症》云：少阴病，始得之，发热，脉沉者，麻黄附子细辛汤。少阴病，二三日，麻黄附子甘草汤。少阴病，手足寒，身体痛，骨节疼，脉沉者，附子汤。又厥阴病，吐利，手足厥冷，烦躁欲死者，吴茱萸汤。又少阴病，脉沉，急温之，四逆汤。今举仲景论中数条，最是三阴病之良法。近今每夏至前，有病伤寒人，十中七八，两手脉俱沉细数，多是胸膈满闷，或呕逆气塞，肠鸣腹痛，与仲景三阴病说理同而症不同，因不敢妄投仲景三阴病药，若以脉沉及胸膈满，便数，下药往往不救，常斟酌仲景理中丸与服之，其病轻者，胸中便快，重者，半日许，满闷依然，或有病人脉迟细，投仲景四逆汤温之，以药力大热，后必发烦躁。因校量此形症，别立方以治之，药多对症，不可不传焉。如病人但两手脉沉细数，或有力，或无力，或关脉短及小，胸膈塞满，气短不能相接者，便可随脉症投温中药以治之。病人两手脉沉迟，或紧，皆是胃中寒也。若寸脉短，及力小于关尺，此阴盛阳虚也。或胸膈满闷，腹中胀满，身体拘急，手足逆冷，急温之，立春后清明前，温中汤。清明后芒种前，陈皮汤。芒种后立秋前，七物理中丸。病人脉沉细无力，虽三部脉力停等，亦是阴气盛也，更不须候寸脉短治之，或胸胁满闷，身体拘急，手足逆冷，急宜温中药和之，立春后清明前，厚朴丸。清明后芒种前，白术汤。芒种后立秋前，橘皮汤。病人胸膈满闷，时时呕逆，肢节痛，两胁下痛，腹中鸣，此是停饮，二苓汤。病人服前药，胸膈不满闷者，此上焦有阳也。或药力太过，上焦有热，腹满虚鸣，时时疼痛，此被汤药消逐得上焦阴气并入下焦也。虽是下焦积寒宿冷，奈上焦阳盛，反难用温下焦药也。病人三部脉沉，寸小于关尺，此为阴盛，宜用温中药以消阴气，厚朴丸。神术汤亦治阴躁不渴，不可误用凉药，若热药冷服，内有伏阳则可。若脉已虚，按之全无力，或病人素无食养者，只可温服。

附录：李氏大法

李梴曰：阴阳病者为虚，不病者为实。表病里和，则邪出于外而为阳虚阴盛，故发表不远热，而用辛甘之剂，所以扶阳也。里病表和，则邪入于内而为阴虚阳盛，故攻里不远寒，而用辛苦之药，所以扶阴也。若阴经自受寒邪，则为脏病，设阴阳气将脱，急宜辛热回阳抑阴，故曰：桂枝下咽，阳盛则毙，承气入胃，阴盛乃亡。实实虚虚，损不足而益有余，医杀之耳，此汗之下枢机。汗、吐、下、温、解五法，各有不同。汗，有大汗发表，微汗解肌，以别重轻。下，有急下，少与微和，渗利以分清浊。吐，有宜涌探引，或只宽利而不敢吐者。温，有兼补者。和解，则一而已，或曰传。寒无补法，热气得补复盛，更复下之，是重困也。惟虚烦里寒阴症，不在此例，得中者立法动中肯綮，太过者粗工猛进，不及者中工从缓从轻。凡伤寒汗下药，一服中病即止，不必尽剂，与杂病不同。伤寒不过汗吐下三症，若用之得当，有何传变？全在医者精以审处之耳！有暂补法，凡尺寸迟弱，血少也，不问风寒初症杂症，俱忌汗吐下，宜先以小建中汤，或黄芪建中汤救之。脉如素实者，小柴胡汤亦可，俟脉不迟，方可施用。伤寒题目未定之时，不知有无风湿劳役痰食等项相兼，似是而非，最宜详辨。故不知者宁可不治，班固有言曰：有病不治得中医。倘一药之误，悔将何及！有不可吐者，膈上寒饮干呕，少阴病也，四肢冷，胃亏也，脉微，下虚也，误吐内烦，损伤元气，遂致不救者有之。若应吐而反温之，则毒气郁结于胃而为发狂等症。

鳌按：楼氏温法，李氏补法，必精审详确。如果病属三阴，为必当温。且果初病脉弱，为有可补者方可依法治之，不然，误温误补，为害不浅，故特表出，阅者宜致思焉。毋徒一例视之，遂昧焉以为成法而用之也。

表　里

表　症

【纲】　仲景曰：太阳之为病，脉浮，头项强痛而恶寒。太阳病，发热汗出，恶风脉缓者，名为中风。太阳病，头痛发热，汗出恶风者，桂枝汤主之。

鳌按：通部中，凡言太阳病，及有表症，或表未罢，皆统表症中，举此二十条，详其正款耳，非谓表症止于此也。其他各款，亦俱从此例。

【目】　朱肱曰：发热恶寒，身体痛而脉浮者，表症也。表症者，恶寒是也。恶寒者，属太阳，宜汗之。

刘完素曰：伤风表症，头痛项强，肢节烦疼，或目疼肌热，干呕鼻塞，手足温，自汗出，恶风寒，其脉阳浮而缓，阴浮而弱，此为邪热在表，皆宜桂枝汤。或汗出憎风而加项背强痛，宜桂枝加葛根汤。伤风及无汗者，虽已服桂枝，反烦不解而无里症者，先刺风池风府，却与桂枝葛根汤服之。不若通用双解散，免致有麻黄桂枝之误。伤寒表症，头项痛，腰脊强，身体拘急，发热恶寒，不烦躁，无汗。或头面目痛，肌热鼻干。或胸满而喘，手足指末微厥，脉浮数而紧者，邪热在表，皆宜麻黄汤。或天水散之类甚佳，无使药不中病而益加害也。风寒俱中，头项痛，肢体疼，手足温，为中风也。反无汗，恶风，脉浮紧者，为阴寒也。或头项痛，腰脊强，身体拘急，肢末微厥，不自汗，为伤寒也。反烦躁而脉缓者，为伤风也。风则伤卫，而寒则伤荣。

陈士铎曰：邪入皮毛腠理，将入荣卫，急宜发散，方用白术三钱、柴胡、荆芥、半夏、苏叶、甘草、苍术、丹皮各一钱，水煎服。此方平和之中有妙理，盖木气之郁，最宜平散，今所用俱是直入肝经之圣药，自然肝木疏通，枝叶条达也。

柯琴曰：六经皆有表症，惟太阳主表，故表症表脉，独得其全。如浮脉为在表，太阳首三阳，其脉气浮而有力，与阳明之兼长大，少阳之兼弦细，三阴之微浮者，不侔矣。头项主一身之表，太阳经络营于头，会于项，故头连项而强，与阳明头额痛，少阳头角痛者，少间矣。恶寒为病在表，六经虽各恶寒，而太阳应寒水之化，故恶寒特甚，与阳明二日自止。少阳往来寒热，三阴之内恶寒者，悬殊矣。太阳只重在表症表脉，不重在经络主病。

【纲】　仲景曰：脉浮者，病在表，可发汗，麻黄汤。脉浮而数者，可发汗，宜麻黄汤。伤寒发汗，解半日许，复烦，脉浮数者，可更汗，宜桂枝汤。太阳病十日已去，脉浮细而嗜卧者，外已解也，设胸满胁痛者，与小柴胡汤。脉但浮，与麻黄汤。

【目】　朱肱曰：脉浮，表阳也。《素问》云：寸口脉浮而盛，病在外，则知脉浮者，表症也。

张元素曰：伤寒之法，先言表里，及有缓急。三阳表宜急，里宜缓；三阴表宜缓，里宜急。又曰：脉浮当汗，脉沉当下。脉浮汗急而下缓，谓三阳表也；脉沉下急而汗缓，谓三阴里也。麻黄汤谓之急，麻黄附子细辛汤谓之缓。《内经》云：有渍形以为汗，谓汗之缓里之表。又云：在皮者汗而发之，谓汗之急，表之表也。急汗者太阳，缓汗者少阴，是脏腑之输应也。假令麻黄附子细辛汤，是少阴始得，发热脉沉，里和无汗，故渍形无汗。今麻黄汤，是太阳症，头项痛，腰脊强，脉浮无汗，里和是也，在皮者汗而发之可也。经曰：治主以缓，治客以急，此之谓也。

李梴曰：表病属太阳，凡见头疼发热恶寒，清便自调，腰项脊强，脉浮紧者，即是表症，不拘日数多少，便宜解表，不宜下渗。有汗为表虚，宜解肌（解肌是轻剂）；无汗为表实，宜发汗（发汗是重剂）。但发汗亦有轻重，古谓春夏宜汗者，借天时而喻阳邪在外也，其实春月阳气尚微，秋月阳气欲敛，俱不可大汗。夏月天气热，元府开，不必大汗，冬月阳气伏藏，感冒轻者，尤不宜汗。惟伤寒重者，时令严密，皮毛坚致，非大汗无由得散，不得已而从权也。至于阴症，但厥无汗者，妄汗动经则死。或有表邪，辛热微汗以散之可也。

鳌按：首条但言脉浮而不言迟弱，可见其浮而有力矣。然必审其热果在表，乃可用麻黄汤。此篇所举仲景论，亦非六经无归者，特以伤寒病，宜首辨表里，故不得不列此款以冠于首耳。

【纲】　仲景曰：太阳病，项背强几几，无汗恶风者，葛根汤主之。太阳病，项背强几几，反汗出恶风者，桂枝加葛根汤主之。

【目】　王好古曰：治伤寒须分表里，若表里不分，汗下差误，岂为上工？且如均是发热，身热不渴，为表有热，小柴胡加桂枝；厥而脉滑，为里有热，白虎加人参汤。均是水气，干呕微利，发热而咳，为表有水，小青龙加芫花；体凉，表症罢，咳而胁下痛，为里有水，十枣汤。均是恶寒，有热而恶寒者，发于阳也，麻黄、桂枝、小柴胡；无热而恶寒者，发于阴也，附子四逆。均是身体痛，脉浮发热头痛身体痛者，为表未解，麻黄汤；脉沉自利身体痛者，为里不和，四逆汤。以此观之，仲景表里之法甚详，学者宜究心焉。

【纲】　仲景曰：结胸症，其脉浮大者，不可下，下之则死。

【目】　朱震亨曰：洁矩新书，谓有杂合邪者，当以杂合法治之。譬如恶寒发热，得之感冒，明是外合之邪，已得浮数之脉，而气口又紧盛，明为食所伤，病者又倦怠，脉重按俱有空豁意，而胸膈痞满，间引两胁，其脉轻取又似乎弦，此平昔多怒，肝邪之所为也。细取左尺，大而沉弱，此又平时房劳之过也。治法，宜以感冒一节且放后，先视其形色强弱厚薄，且以补中化食行滞，清凉胃火，而以姜辣行之，则中气稍回，伤滞稍行，津液得和，通体得汗，外感之邪自解。医者不知详审求之，只顾表散外邪，又不推究兼见之邪脉，亦不穷问所得之病因，如性情之着执，巧施杂合治法，将是正日虚，邪日固，皆拙工之过也。

鳌按：杂合病以亦有表症，故附此。

楼全善曰：凡外伤风寒者，皆先因动作烦劳不已，致内伤体虚，然后外邪得入，故一家之中，有病者，有不病者，由体虚则邪入而病，体不虚则邪无隙可入而不病也。故伤寒为病，属内伤者十居八九，后人泥于伤寒无补法一语，但见寒热，不分虚实，一例汗下，必致夭伤者多矣。

里　　症

【纲】　仲景曰：阳明之为病，胃家实也。

【目】　朱肱曰：不恶寒，反恶热，手掌心并胁下濈濈汗出，胃中干燥结聚，潮热，大便闭，小便如常，腹满而喘，或谵语，脉浮而滑者，里症也。里症者，内热也，内热属阳明，下之。

李梴曰：里症，始焉脉浮而大，今则沉而数，始焉惺而静，今则躁而动，始焉头疼发热恶寒，今则不恶寒反恶热，烦躁倍加，胸连脐腹满痛，胁下掌心自汗濈濈，以致胃干，屎燥秘结，小便赤涩，口干，发狂谵语，掀衣揭被，扬手掷足，六脉有力，即是传经热症。又谓阳盛误汗即死。或有初病即见此症者，不拘日数多少，便宜通利，失下则血气不通而发厥矣。抑又有说，纯乎表而里无一毫病者，当解表时勿攻里，纯乎里而表无一毫病者，当攻里时勿解表。如表里俱见，或表多里少，表急里缓，则先治表，后攻里。或里多表少，里急表缓，则先攻里，后救表。又表虚里实，药宜辛凉。里虚表实，药宜辛热，皆以里为主，内气正而后可以治表，虽莫急于内，表亦不可缓也。表里虚实，而医之大分明矣。

鳌按：阳明虽亦有表病，其根总在胃家实，提纲是揭其根，非意不在表也。

【纲】　仲景曰：伤寒四五日，脉沉而喘满，沉为里，而反发其汗，津液越出，大便为难，表虚里实，久则谵语。渴欲饮水，无表症者，白虎加人参汤主之。

伤寒发汗已，身目为黄，所以然者，以寒湿在里，不解故也。不可下，于寒湿中求之。阳明病，谵语，发潮热，脉滑而疾者，小承气汤主之，因与承气汤一升，腹中转失气者，更服一升，若不转失气者，勿更与之。明日不大便，脉反微涩者，里虚也，为难治，不可更与承气汤也。汗出谵语者，以有燥屎在胃中，此为风也，须下之，过经乃可下之。下之若早，语言必乱，表虚里实故也。下之则愈，宜大承气汤。

【目】 朱肱曰：伤寒始发热恶寒，今汗后不恶寒，但倍发热而躁，始脉浮大，今洪实，或沉细数，始惺静，今狂语，此为胃实阳盛，再汗即死，须下之愈。发汗后不敢再表者，为脉沉实耳。脉若浮者，须再汗也。发汗后不恶寒，只发热，脉沉实，或狂语，此为胃实阳盛，即不可再汗，须下之。设令下后又不解，表里邪亦衰矣。阳明病，头疼，不恶寒，反恶热，胃实故也。阳明气实，故攻头也，调胃承气汤。病人无表里症，发热，八九日，脉虽浮数，宜大柴胡汤下之。大便秘，加大黄。亦有始得病，便变阳盛之症，便须下，勿拘日数。更有心胸连脐腹大段痓闷，腹中疼，坐卧不安，冒闷喘急极者，亦不候他症，便下之。凡大便秘，妨闷，尚有表症者，亦须少少饮小承气解之，不可过多，令大泄也。失下，则气血不通，四肢便厥，医人不知，反认是阴厥，复进热药，祸如反掌，不可不察也。

刘完素曰：凡里症，脉实而不浮，不恶风寒，身不疼，自汗谵语，不大便，或咽干腹满者，可下不可汗也，宜三承气汤选用。又不问风寒暑湿，或表里症俱不见，但无表症而有可下者，三一承气汤，此药虽峻攻，使无表热入里，而无结胸或痞之象也。或热结极深，而诸药数下，毕竟不能通利以致将死者，宜大承气加甘遂一钱下之。病在里，脉沉细者，不问风寒暑湿，或表里症俱不见，或内外诸邪所伤，有汗无汗，心腹痛满，谵妄烦躁，蓄热内盛，但是脉沉者，皆宜三一承气汤合解毒汤下之。解毒调胃汤及承气汤，皆能泻大热。

魏荔彤曰：脉滑而疾，滑虽热盛于里之兆，而疾则热未成实之征。盖热初传入腑，或由浮而变沉大，兼迟滞，方可攻下，今脉滑疾，是犹带数，热变而传入，尚未坚凝结聚，小承气汤消热调津，足以已病矣，以下尤斟酌尽善之处。

鳌按：里症有虚、有实、有寒、有湿、有热。其邪之入里者，皆为里症，不专指邪实阳盛一边说也。

【纲】 仲景曰：伤寒脉浮滑者，此表有热，里有邪，白虎汤主之。

【目】 张介宾曰：阳邪在表则表热，阴邪在表则表寒；阳邪在里则里热，阴邪在里则里寒；邪在半表半里间而无定处，则寒热往来。邪在表，则心腹不满；邪在里，则心腹胀痛。邪在表，则呻吟不安；邪在里，则躁烦闷乱。邪在表，则能食；邪在里，则不食。邪在半表里，则不欲食，未至于不能食也。邪在表，则不烦不呕；邪在里，则烦满而呕。凡初见心烦喜呕，及胸膈渐生痞闷者，邪自表方传里也，不可攻下。凡病本在表，外症悉具，脉反沉微者，以元阳不足，不能外达也，但当救里，以助阳散阴为上策。

柯琴曰：此论脉而不及症，因有白虎汤症而推及其脉，只据脉而不审其症，虽表里并言，而重在里热，所谓热结在里，表里俱热者也。

鳌按：发热无汗，口燥渴，心烦，舌上干燥，欲饮水数升，大便秘，皆白虎汤症也，皆应得此脉。

【纲】　仲景曰：伤寒脉滑而厥者，里有热也，白虎汤主之。

【目】　鳌按：脉滑而厥者，阳厥也，所谓阳极似阴也。然必烦渴引饮，能食而大便难，乃为里有热。

半表半里症

【纲】　仲景曰：伤寒五六日，头痛，汗出，微恶寒，手足冷，心下满，口不欲食，大便硬，脉沉细者，此为阳微结，必有表复有里也，脉沉，亦在里也。汗出为阳微结，假令纯阴结，不得复有外症，悉入在里矣，此为半在表半在里也。脉虽沉细，不得为少阴病，所以然者，阴不得有汗，今头汗出，故知非少阴也，可与小柴胡汤。设不了了者，得屎而解。

【目】　成无已曰：邪之客于表者为寒，邪与阳相争则为寒矣。邪之入于里者为热，邪与阴相争则为热矣。邪在半表里，外与阳争而为寒，内与阴争而为热，是以往来寒热，邪居表多则多寒，邪居里多则多热，邪半在表半在里，则寒热亦半矣。邪在表者，必渍形以为汗，邪在里者，必荡涤以取利。其余不外不内，半表半里，又非发汗所宜，又非吐下所对，是当和解则可矣，小柴胡是也。

戴原礼曰：论中有曰太阳经病者，太阴经病者；有曰伤寒者，中风者；有但曰厥者，下利者；有但曰病者；有但曰某经者，盖以邪中其经，故以经名之，非特谓伤寒之候，谓兼有杂病也。凡云伤寒而不云经者，故非杂病也，谓六经俱有之症，难以一经拘之，中风亦然。凡云下利及厥，与夫称病人等名症者，谓六经、伤寒、中风、杂病等候，俱有是症也。善治病者，须要详辨。太阳传经之邪，各经直中之邪，曾无汗吐下之症，火逆、水喷之症，结胸、发黄、血谛、痞利、厥逆之症。如中风、伤寒、杂病之候，一切之疾，不拘六经，但分表里，盖六经俱有表里二症，但有表症，即发汗，但有里症，即攻下。或表里症俱见，则宜以攻里发汗之药，分表里病症多少用之，病在半表里，和解之，此传经之治也。杂病寒症在表者，辛温汗之，寒中里者，大热救之，亦在明其表里而已。

李梴曰：凡病或渴或不渴，或胸中烦不烦，或呕不呕，或腹胁痛不痛，或咳，或心下悸，或小便不利，少阳所主也。或烦或呕者，邪在表，方传里也。若见耳聋胁痛寒热，呕而口苦，胸胁紧满，脉弦数，即是半表半里，脉大胸满，多痰，或挟宿食，可吐。《百问》云：气浮上部，填塞心胸，头痛多涎，此吐症也。经云：其高者因而越之。脉虽大，无甚痰者，不可吐，只宜和解。

表里俱见症

【纲】　仲景曰：中风发热，六七日不解而烦，有表里症，渴欲饮水，水入则吐者，名曰水逆。

【目】　朱肱曰：伤寒表症当汗，里症当下，不易之法也。发表攻里，本自不同，桂枝承气，安可并进？然使病人脉浮而大，是表症当汗，其人发热烦渴，小便赤，即当下，此是表里俱见，五苓散主之。若不大便六七日，头痛有热者，是里症，当下。其人小便清者，知不在里，仍在表也，当须发汗，此是两症俱见，即未可下，宜与桂枝汤。若心下满，不欲食，大便硬，脉沉细，是里症当下，其人头汗出，微恶寒，手足冷，即当汗，此两症俱见，仲景所谓半在表半在里也，小柴胡主之。若太阳病，表症未除，医数下之，遂挟热而利不止，心下痞硬，仲景谓之表里不解，桂枝人参汤。本太阳病，医反下之，因而腹痛，是有表复有里，仲景用桂枝芍药汤；痛甚者，桂枝加大黄。太阳病桂枝症，医反下之，利遂不止，脉促者，表未解也；喘而汗出者，葛根黄芩汤。烦躁口苦，腹满而喘，发热汗出，不恶寒，反恶热，此阳明症也。则脉反浮而紧，是表里俱见，不可汗下，宜栀子豉汤吐之，此仲景治伤寒有表复有里之法也。

王好古曰：大柴胡汤，治表里内外俱热之症。治有表者，或脉浮，或头痛，或恶风，或恶寒，四症中有一二尚在者，乃十三日过经不解是也。治有里者，或谵语或妄见，或掷手扬视，此皆里之急者也。若欲汗，则里症已急，欲下，则表症尚在，通用大柴胡汤。

无表里症

【纲】　仲景曰：伤寒六七日，目中不了了，睛不和，无表里症，大便难，身微热者，此为实也，急下之，宜大承气汤。

【目】　朱肱曰：伤寒四五日后，以至过经，无表症，又无里症，未可下者，皆可用小柴胡随症加减治之，以至十余日亦可用。十余日外，用小柴胡不愈者，若大便硬，看症可下，则用大柴胡下之，以过经，其人稍虚，当下者，用大柴胡则稳，恐承气太紧，病人不禁也。如病人无表里症，发热，七八日，脉虽浮数，可用大柴胡下之。假令已下，脉数不解，至六七日不大便者，有瘀血也，属抵当汤。

柯琴曰：伤寒七日不愈，阳邪入阴矣，目不了了，睛不和，何以故？身微热，是表症已罢，不烦躁，是里症未见，无表里症也，惟不大便而内实，斯必浊邪上升，阳气闭塞，下之而浊阴出下窍，清阳走上窍矣。

传　变

【纲】　仲景曰：伤寒一日，太阳受之，脉若静者，为不传；颇欲吐，若躁烦，脉数急者，为传也。伤寒二三日，阳明少阳症不见者，为不传也。

【目】　鳌按：一日，约辞，非定指一日也。脉静者，太阳伤寒脉浮紧，仍是浮紧之脉，未尝他变也，故病仍在太阳，而亦未他传，此据脉知之，而太阳诸症自在可见。若更验之于症，胸中之阳为在表之寒所郁，因而欲吐躁烦，脉又不静，而浮紧变为数急，太阳之邪，势必入里而传阳明，盖欲吐躁烦，皆阳明胃症也，此又兼审脉症而知之。阳明少阳二经之症，至二三日不见，可知其脉仍浮紧而亦不变，此又但据症而知之也。可见一日太阳，二日阳明，以次相传之日数，未可泥矣。

【纲】　仲景曰：太阳病，头痛至七日以上自愈者，以行其经尽故也。若再作经者，针足阳明，使经不传，则愈。

【目】　鳌按：上条是就太阳伤寒之传经不传经辨之，此条是就太阳伤风之传经不传经言之，其举头痛，包太阳诸症在内，太阳经尽，不再传阳明，故愈。又言再作经云云者，必有实欲再传之势，方可用针，不然，勿妄施也。

【纲】　仲景曰：伤寒三日，三阳为尽，三阴当受邪，其人反能食不呕，此为三阴不受邪也。伤寒三日，少阳脉小者，欲已也。

【目】　鳌按：此二条，申明少阳病传不传，并愈不愈之故。盖伤寒一日太阳，二日阳明，三日少阳，迨三日后三阳为尽。三阴当受邪，三阴必先太阴脾，脾与胃表里，今能食不呕，皆胃之握固有力，能以卫脾，故虽脾当受邪而邪不能犯。并邪之在少阳者，亦得藉中州之力，以为驱逐三阳之邪，且由少阳而已矣，故审其脉。少阳本弦，又邪在而更助其弦长，今变为小，故知其不传阴，而即从少阳解也，不得以脉之小，误认为正虚脉微。

【纲】　仲景曰：伤寒六七日者，无大热，其人躁烦者，此为阳去入阴故也。

【目】　鳌按：六七日者，由少阳误治，延至日久也。外无大热，似宜安静，忽内生烦躁，其三阴之受邪必矣，盖三阳之热作于表，三阴之热甚于里，躁烦者，里热盛也，阳去入阴，以少阳处于半表里，由阳入阴，其机至速，医者不可不急图于早也。

戴原礼曰：凡人伤寒，先犯太阳，以次而传，此特言其概耳。然其中变症不一，有发于阳即少阴受之者。有夹食伤寒，食动脾，脾太阴之经，一得病即腹满痛者。亦有不循经而入，如初得病，径犯阳明之类，不皆始于太阳也。亦有首尾止在一经，不传他经。亦有止传一二经而止者，不必尽传诸经也。至如病之逾越，不可泥于次第，当随症施治，所以伤寒得外症为多。仲景云：日数虽多，有表症者，尤宜汗；日数虽少，有里症者，即宜下。

吴绶曰：阳邪以日数次第而传者，由一日至七日，六经传尽，当汗出而解，七日不解，为之再经。二七日不解，为之过经，过经不解，则为坏病。寒之伤人，初无定体，或中于阴，或中于阳。经言：一二日发热脉沉者，少阴病也。又，一二日口中和，背恶寒者，少阴病也。此皆直中阴经之寒，非常而为变也。《活人书》：凡寒邪自背而入者，或中太阳，或中少阴。自面而入者，则中阳明之类，亦不专主于太阳也。又曰：寒邪首尾只在一经而不传者有之，有间传一二经者，有传过一经而不再传者，亦有足经冤热而传入手经者，有误服药而致传变者多矣。故论曰：一日太阳受之，脉若静者为不传，若脉数急，躁烦欲吐者，传也。盖太阳为诸经之首，传变居多，且热邪乘虚之经则传也。若经实则不受邪而不传也。且太阳传阳明，阳明传少阳，皆妻传夫，为微邪。少阳传太阴，太阴传少阴，皆夫传妻，为贼邪。少阴传厥阴，太阳传少阳，皆母传子，为虚邪。太阳越经传太阴，乃误下传，亦虚邪。太阳传少阴，乃阴阳双传，即属两感。太阳传厥阴，亦母传子，亦为虚邪，又为首尾传。夫伤寒传至厥阴，为尾，厥者，尽也。正将复而邪将解，水升火降，寒热作而大汗解也。若正不复，邪无从解，阴气胜极，则四肢厥冷，舌卷耳聋囊缩，不知人而死矣。陶氏云：伤寒传足不传手者，俗医之谬论也。夫人之气，自平旦会于膻中，朝行手太阴肺，以次分布诸经，所以一脉愆和，则百脉皆病。彼云传足不传手，何据乎？盖伤寒者，冬时感寒即病之名也。冬时则足太阳少阴正司其令，触冒之则二经受病，次则少阳厥阴，继冬而司春令，而亦受伤，何也？盖风木之令，起于大寒，正当十二月至春分后，方行温令，故风寒亦能伤之。足阳明太阴，中土也。土寄旺四季，则四时寒热温凉之气，皆能伤之，况表邪传里，必归脾胃而成燥屎，用承气以除去之，胃气和矣。手之六经，主于夏秋，故不伤之，足之六经，乃受伤之方分境界也。若言伤足不伤手，则可，谓传足不传手，不可也。况风寒中人，先入荣卫，昼夜循环，无所不到，岂间断于手经哉？仲景云：无奇经，则无伤寒，缘奇经皆附足六经，不附手经，是以寒邪只伤足经也。伤寒传至五六日，渐变神昏不语，或睡中独语一二句，目赤唇焦舌干，不饮水，与稀粥则咽，不与则不思，六脉细数而不洪大，心下不痞，腹中不满，大小便如常，或传十日以来，形如醉人，医见神昏不已，多用承气，误矣，不知此热传手少阴心经也。然又未知自何经来？答曰：本太阳伤风，风为阳邪，阳邪伤卫，阴血自燥，热结膀胱，壬病逆传于丙，丙丁兄妹，由是传心，心火上迫而熏肺，所以神昏也。谓肺为清虚之脏，内有火邪，致令神昏，宜栀子黄芩黄连汤。若脉在内者，导赤散。脉在心者，泻心汤。若误用凉膈散，乃气中之血药也。如左寸沉潜有力者，则可用之，或犀角地黄汤亦可。若脉浮沉俱有力者，是丙丁俱有热也，以导赤泻心各半服。此症膀胱传丙，足传手经也，下传上也，丙传丁也，表传里也，壬传丁者，坎传离也，越经传也，又谓腑传脏也。《活人书》：伤寒传足不传手，此言不尽意见。有从足经而传手经者，经云：伤寒或止传一经，或间传一二经，不可拘以始太阳终厥阴也，但凭外症治之，此活法也。与食则咽者，邪不在胃也，不与不思者，神昏故也，热邪既不在胃，误用承气，必死。只是邪蕴日久，因足经实，手经虚，故冤热耳。有因汗下差误而传，有因七情或劳倦等而传，大抵传于手经，必有所因，所以古人有救逆复脉等法，岂但切中病情，实启后人义例。

李梃曰：表多里少为在经，宜清肌解表，里多表少为在腑，宜和肌通里，盖阳明标虽主肌，而其本则胃也（各经络为标，各脏腑为本），然岂独阳明为十二经之长，而有经腑之异乎！仲景曰：三阳受病，未入于腑，可汗而已。三阴受病，已入于腑，可下而已，则三阴有在经者，仍宜微汗之，盖荣卫太阳主皮毛，胃腑主皮肤之下，肌肉之上，及肠胃也。胸胁属少阳，主血，荣百节，流行三部，脏属三阴，主筋骨，并两足，故太阳为阳之表，阳明为阳之里。若但以脏腑分表里，则腑为表，脏为里。若合荣卫脏腑分表里，则表者荣卫之所行，里者胃腑之所主，而脏则又深于里，但病入胃，则亦不更传。

王氏肯堂曰：风寒客于人，使人皮肤闭而为热，故伤寒为病热也。《针经》曰：多热者易已，多寒者难已，故热虽甚，不死。若两感于寒而表里俱病者，必死。经云：三阳受病，未入于腑者，可汗而已。三阴受病，已入于腑者，可下而已。若两感于寒者死。若五脏六腑皆受病，则荣卫不行，脏腑不通，必死。但按三阳受邪，为病在表，法当汗解。然三阳亦有便入腑者，入腑即宜下，故云：未入腑可汗。《素问》腑字作脏字，理胜，盖腑阳而脏阴，且传阳明，即入腑也。三阴受邪，为病为里，法当下。然三阴亦有在经者，在经则宜汗，故云：已入腑，可下。经又云：其不两感于寒，更不传经，不加异气者，至七日，太阳病衰，头痛少愈也。八日，阳明病衰，身热稍歇也。九日，少阳病衰，耳聋微闻也。十日，太阴病衰，腹减如故，则思饮食也。十一日，少阴病衰，渴止舌干，已而嚏也。十二日，厥阴病衰，囊纵，少腹微下，大气皆去，病人精神爽慧也。若更感异气，变为他病者，当依坏症治之。若脉阴阳俱盛重感于寒者，变为温疟，阳脉浮滑，阴脉濡弱者，更遇于风，变为风温，阳脉洪数，阴脉实大者，遇温热，变为温毒，为病最重也。温毒必发斑，阳脉濡弱，阴脉弦紧者，更遇温气，变为温疫，以冬伤于寒，发为温病。闵芝庆曰：伤寒传经，邪热渐入，而六经以次受之，六经传尽，无出而再传之理，欲知其传始末，先别人身六经，足太阳为三阳，最在外，阳明为二阳，在太阳内，少阳为一阳，在阳明内，此三阳为表也。太阴为三阴，在少阳内，少阴为二阴，在太阴内，厥阴为一阴，在少阴内，此三阴为里也。皆由内以数至外，故一二三之次第如此。伤寒由表入里，邪气以渐深传，故一二日始于太阳，二三日传于阳明，三四日少阳，四五日太阴，五六日少阴，六七日厥阴也，此论其常耳。变则不可拘以日数，其传至厥阴，为传经尽，不复再传。成氏曰：六日厥阴，六日为传经尽。七日不愈者，谓之再传。再自太阳传，至十二日再至厥阴，为传经尽。十三日当愈，十三日不愈者，谓之过经。言再过太阴经，亦以次为传也，谬矣！马仲化云：自太阳以至厥阴，犹人由户升堂入室，厥阴复出传于太阳，奈有少阴太阴少阳阳明以隔之，岂有遽出而传太阳之理，此斥再传之非，诚千载断案，惜乎释七日病衰，犹有未明，使后人于传经，不能绝无障蔽耳。辨见六经七日病愈篇（在愈解门）。然则邪气之入，果无自里而出于表者乎，无欲传之出，有欲愈之出也。《太阳篇》曰：欲自解者，必当先烦，乃有汗而解，何以知之？脉浮，故知汗出解也。此以脉浮为邪气还表，知是向安之兆，不待更用汤药，邪自外散者，散则复何传焉？须知里邪不出则已，出则欲愈，非复欲传也。或曰《太阳篇》云：太阳病头痛，七日以上自愈者，以行其经尽故也。若欲再作经者，针足阳明经，使经不传则愈。此非一日至六日，传三阳三阴经，至七日当愈，不愈，则太阳之邪再传阳明者欤！曰：伤寒始于太阳受病，以次而终于厥阴，为传经尽，诸经受病。凡七日自愈者，为行其经尽，太阳病至七日头痛自愈者，以行太阳经尽故也。邪气行来，始终只在太阳一经，而尽其七日当愈之数也。论云：发于阳者七日愈，以阳数七也，若七日以上不自愈，欲过太阳一经，再传一经，当针足阳明迎而夺之，使不传阳明经则愈，细玩行其经尽之句，不曰传经尽，则仲景之意昭然矣。成氏谬以行其经尽为递传六经，乃有自太阳再传之说耳。若果传遍六经厥阴之邪，再传太阳，太阳再传阳明，则宜厥阴未传太阳之前，预针太阳矣，何必待欲传阳明而后针阳明哉？或曰：《霍乱篇》有曰，十三日愈，所以然者，经尽故也，此非伤寒六日，传遍三阳三阴，后六日再传经尽，十三日当愈者欤！《太阳篇》有曰：伤寒十三日不解，过经谵语者，以有热也，当以汤下之，此非十二日再传经尽，十三日不愈，谓之过经者欤！曰经尽者，如太阳行其经尽之谓也。由太阳受病于一日，至七日为行太阳经尽之例推之，则诸经皆可屈指而期矣。阳明受病于二日，至八日自愈者，为行阳明经尽，推之少阳及三阴经，次第至十二日自愈者，为行厥阴尽，十三日当大气皆去，精神爽慧之期也，故曰：若过十三日以上，不问尺寸，陷者大危。其曰十三日不解，过经谵语，止以当解之期不解，乃过于经而入于里，谵语者，此为内实而结于里也，当以汤下之。此泛言过经，不专指何经者也。何尝有再传经尽，谓之过经之旨哉！详考所谓过经者，或有言过太阳经成里症，或有专言过太阳经者，或有泛言过经者，敢引而证之。《阳明篇》云：汗出谵语者，以有燥屎在胃中，此为风也，过经乃可下之，盖谓燥屎在胃中而谵语，其风邪在表而汗出，其燥屎在胃则当下，过太阳，无表症，而结于里，乃可下之。此言过太阳经而结于胃，成里症者也。果如成氏十三日再传经尽谓之过经，则燥屎在胃，必待十三日乃可下乎？于此则注曰：须过太阳经无表症，乃可下之，则与再传经尽谓之过经，自相矛盾矣。《太阳篇》曰：太阳病，过经十余日，反二三下之，后四五日，柴胡症仍在者，先与小柴胡汤，盖谓过太阳经，无太阳表症，然里症未具，本未可下，反二三下之，后四五日，尚有少阳之柴胡症者，亦须与小柴胡汤。此专言过太阳经者也。《霍乱篇》曰：下利后当便硬，硬则能食者愈，今反不能食，到后经中，颇能食，复过一经，能食，过之一日，当愈，不愈者，不属阳明也。此承上文而言，霍乱下利后，亡津液而当便硬，硬则能食者愈，属阳明胃气和也。今反不能食，传入后一经中，颇能食，是复过一经能食矣。如属阳明气和，则其过之一日当愈，不愈者，暴热使之能食，非阳明气和也。此泛言过经者也，何尝有再传经谓之过经之旨哉！况邪传六经，岂有三度之理哉！成氏释仲景书，阐明奥旨，惠及后世多矣，独于传经少达，乃致穿凿之甚，蕴要祖成氏之注，其《过经不解例》曰：经言伤寒十三日不解，谓之过经。仲景焉有此语？是以成注为经矣。其《六经传变论》又曰：过经不解，则为坏病矣。夫仲景所谓坏病者，言为犯逆所坏也。蕴要之说，讹上之讹矣。陶尚文曰：伤寒汗不愈而过经，其症尚在而不除者，亦温病也，此说更不可晓。

魏荔彤曰：闵氏传经之说，亦能独发微旨，其六经尽传不再传之说，实本于《内经》。病邪递传一脏不两伤，两伤则死之理，其切要之语，谓伤寒病传经。凡言日者，概不可以日数拘也，尤为破的，但亦有应申明者。经云：一日太阳受之。不过云太阳病始于此一日耳。在太阳数十日不罢，皆可谓之在太阳一日分内也，故有始终生死于太阳者矣。此《伤寒论》仲师设有过经不解专篇，乃为《伤寒论》不传经言也。二日阳明受之者，亦以太阳传阳明之始为二日。在太阳者暂，即曰传阳明，固阳明之二日也。在太阳者久，七八日始传阳明，亦为阳明之二日也。其余各经递言三四五六日，概如是矣。必言七日者，自太阳始受病，计至七日太阳愈，藉日以明其递传之次耳。如人自此起行至某处，七日之程，其行之迟速，至之先后，则不可计也。此七日太阳病当愈之义也。闵氏以为七少阳之数，仍以执论，余谓太阳病愈之日，即为七日，更觉明爽耳。是凡阳明受邪之日，皆为二日也，不过太阳始传于阳明之次耳！然则在阳明为久为暂，得愈之日，皆八日也，亦不必谓七日合少阳之数也。诸经得愈之日，亦皆如此，似不合经文，而深合于经旨也，何也？经文示天下万世以成宪，或不得不藉日以明其次第，使人知六经受病及愈日之纪也。其实病邪变迁，倏忽无常。加甚得愈，且无定时，诸病皆然，伤寒尤甚，何可以日计乎？所以仲师又设合病专篇，是两三经同感，则一日已满三阳之分，又乌从计日乎？即直中阴经之寒邪，亦尝初起即遍三阴，何必一日中太阴，二日方及少阴，三日方及厥阴耶？寒邪常易中少阴，以阴起于下，肾经在下体也。直中少阴，常并及三阴，少阴厥阴并中者更多，岂以日可计乎？

鳌按：不但直中少阴厥阴者为更多，即传经至少阴者，亦往往即传厥阴。而此二经之症，一半日间即已俱见，以肝肾同部，故易相连而及也。

知计日以言经，却不计日以察病，斯可与言遵经治病矣。及病邪已入厥阴，重言复传太阳，则合《内经》灵素搜求，再考仲师之论，并无此说，稍知医理者，可明其妄。盖人身内而脏腑，外而经络，邪无自厥阴得入太阳之道路也。如邪已透表，则升散矣，焉有自里透表复从表入里者哉？试问古今来自厥阴复入太阳者，何人曾治此伤寒病乎？以余观之，今人患伤寒病，在三阳经，或生或死即决矣。直中阴经者反有之，传经至阴经者已少，况六经遍传乎？以今人气禀虚弱者多，世医操术不明者更多，不俟传遍已死矣。所以见治六经传遍之伤寒病者，竟无有也。

鳌按：此论更精更快，可以提醒世医。

况伤寒病虽如是分别六经，而病此者，未必尽分疆画界，如此井井。初得之时，两经皆病者，三经皆病者甚多，此未病，而彼已传者，亦复不少，阳经未尽，亦有入于阴经者，至阴经矣。又尝见太少两经俱病也，又尝见三阴经俱病也。所以仲景未尝不设合病篇以论病，并病篇以论治也。合并并病，虽独有三阳，乃举一隅也，宁不可推之三隅乎？若不能推，则虽有书充栋，亦无用矣。如能神明，必于斯言有会耳。

鳌按：自仲景论著传经之说，后来聚讼纷纷，终不合经旨，以总皆拘于日数，故说来往往支碍也。自有闵氏辨其理于前，复有魏氏畅其说于后，合二篇观之，而传经一款，千古遂有定案，诚伤寒科之秘笈也。

愈　解

【纲】　仲景曰：太阳病欲解时，从巳至未上。阳明病欲解时，从申至戌上。少阳病欲解时，从寅至辰上。太阴病欲解时，从亥至丑上。少阴病欲解时，从子至寅上。厥阴病欲解时，从丑至卯上。

【目】　柯琴曰：巳午为阳中之阳，故太阳主之，至未上者，阳过其度也。申酉为阳明之时，即日晡也。凡称欲解者，俱指表而言，如太阳头痛自止，恶寒自罢，阳明则身不热，不恶寒也。寅卯主木，少阳始生，即少阳主时也，主气旺则邪自解矣。辰上者，卯之尽，辰之初也。经曰：合夜至鸡鸣，天之阴，阴中之阴也。脾为阴中之至阴，故主亥子丑时。天以一生而开于子，故少阴主于子，木克丑旺于寅时，故厥阴主丑寅卯三时。

【纲】　仲景曰：凡病，欲知何时得，何时愈？答曰：假令夜半得病者，明日日中愈，日中得病者，夜半愈。何以言之？日中得病夜半愈者，以阳得阴则解；夜半得病明日日中愈者，以阴得阳则解也。

【目】　柯琴曰：发于阳者七日愈，发于阴者六日愈，以阳数七阴数六故。是论日期合阴阳之数而愈，此论愈时于阴阳反盛时解，何也？阴盛极而阳生，阳盛极而阴生，阴阳之相生，正阴阳之相得，即阴阳之自和也，然此指病在一二日愈者言耳。如六七日愈者，则六经各以主时解，是又阳主昼而阴主夜矣。

【纲】　仲景曰：脉病，欲知愈未愈者，何以别之？答曰：寸口关上尺中三处，大小浮沉迟数同等，虽有寒热不解者，此脉为阴阳和平，虽剧当愈。

【目】　王肯堂曰：《针经》云，寸口人迎，两者相应若引绳，大小齐等者，名曰平人。言手之寸口脉，与喉旁之人迎脉等齐，为平人。他条云：六脉阴阳俱停，必先振栗汗出而解者是也。

鳌按：脉三处同等，只是纯阴纯阳偏胜之脉，是仍为病脉，是寒热不解，病犹未愈之脉，故阴阳和平四字，并非阴阳调和之义。曰和者，言或纯阴，或纯阳，无乖戾之象。曰平者，言纯于阴，纯于阳，无驳杂之形也。然曰纯阴，究竟偏于阴矣，曰纯阳，究竟偏于阳矣，故非调和之义也。虽剧当愈者，偏阴则阴剧，治其阴之剧，则阴之病当愈，偏阳则阳剧，治其阳之剧，则阳之病当愈。正欲医者知此为阴阳偏之脉，而急早治之也。

【纲】　仲景曰：欲自解者，必当先烦，乃有汗而解，何以知之？脉浮，故知汗出解也。

【目】　魏荔彤曰：此与太阳病欲解时从巳至未上一条，教人于愈期愈时之际，当明辨其是传经尽，不复再传否也。于何辨其传不传？解则不传。于何辨其解不解？汗则解。于何辨其汗不汗？先烦则汗。于何辨其欲汗之先烦？脉浮则先烦，为欲汗之烦，而非入里之烦。伤寒原无汗，犹可以知其汗而解。伤寒原有汗，何以知其汗为必解之汗乎？故当于脉浮二字求之，而忽浮之脉，必非入里，伤风原脉浮有汗之症，忽添一烦，又不见入里之脉，则为欲解，然则入里之脉，数急是也。此烦与烦躁之烦不同，脉静者为不传也，脉数急者为传也。

【纲】　仲景曰：风家表解而不了了者，十二日愈。

【目】　魏荔彤曰：此明太阳中风病愈后，风邪留滞之症，当听其自愈，不必妄治也。十二日愈者，六七日推之也。七日愈者，太阳中风也。连病愈之日计之，更得六日，其实五日，除此病愈之后，阴气复于六，而神清气爽矣。

【纲】　仲景曰：阳明病，胁下硬满，不大便而呕，舌上白苔者，可与小柴胡汤，上焦得通，津液得下，胃气因和，身濈然而汗出解也。

【目】　魏荔彤曰：胁下硬满，较胸胁满少甚，且不大便而呕而舌苔，是阳明病胃已成实，而邪复转传少阳也。诸症中，惟不大便为正阳阳明，余皆少阳阳明病，是病在正阳阳明，较前已甚，即病入少阳阳明，较前更深，但俱属未全成少阳也，仍与小柴胡和解，使正阳之邪，由少阳出，胃不成实，阳明得罢，总无异也。上焦得通四语，又言邪之结于有形者，随津液下而由肠以泄，邪之混于无形者，随汗而由表以透，此所以正阳阳明之邪，由少阳阳明半表半里以和解为其出路，一同于尽传少阳治之之法也。又何必俟传少阳而后施治哉？

鳌按：喻嘉言谓上焦得通，津液得下八字，关系病机最切，诚哉言也。其意以风寒聚膈中，必挟津液而成喘逆呕痞诸症，故上焦风寒不解，则津液必不得下，惟和之于中，而上焦通矣。上焦通而津液亦和而下矣。喻又推言杂病，如痰火哮喘咳嗽瘰疬等症，皆火势熏蒸日久，顽痰胶结经隧，所以火不内熄，则津液必不能下灌灵根，而清华尽化为腐浊，此旨更精，盖人之生，全赖得水谷之气以化，津液流贯肢体，若结则病，竭则死矣。凡治病者，可不以救人之津液为急急哉！

【纲】　仲景曰：凡柴胡汤病症而下之，若柴胡症不罢者，复与柴胡，必蒸蒸而振，却发热汗出而解。凡病，若发汗，若吐，若下，若亡津液，阴阳自和者，必自愈。伤寒三日，少阳脉小者，欲已也。

【目】　魏荔彤曰：首条，言少阳误下而症不罢，是下之误未及于病也，复与柴胡何疑焉。特以误下伤正，故见蒸蒸而振之虚象，然阳升表透，阴降里和，少阳之病亦解矣。二条，少阳为病，必自太阳阳明递传而来，积日必久，治不合宜，顺逆之故已明之，然有治虽逆而病不为逆，则必秉质厚，血气充，故药邪不能使病邪浸加，正气且能驱病邪渐去，故虽误于汗吐下亡津液，其人阴阳之脉和平，必当自愈，而毋庸好事妄治也。曰凡病者，虽言少阳，实统三阳，并六经，且及百病言之，故不专曰少阳。曰伤寒也，三条，脉不弦大而小，邪微欲解之先兆也。

【纲】　仲景曰：太阴中风，四肢烦

疼，阳微阴涩而长者，为欲愈。

【目】 魏荔彤曰：四肢烦疼，阳微发热，阴涩汗出，纯乎太阳中风矣。然腹满时痛，下利，吐不能食如故，是非太阳中风宜表散者，乃太阴病而类于太阳之中风，有阴症欲还复于阳症之机也。若脉并见长，则邪自太阴欲还少阳必矣。经邪内陷，因有腹满等症，若经邪欲出，则症见四末，而不久于内陷可知矣，于是阳微阴涩，邪已有渐透营卫之势。兼以弦长脉见少阳之门户辟而生发之气已动矣。更得四末之间，蠢然烦疼，汗出发热，邪纯回太阳矣。曰：为欲愈，亦见太阴之邪，必由少阳越太阳而出也，至脉见长，在阳明篇屡言之。曰：脉弦者生，长即弦也，在阳明以少阳为出路者。见弦长为生机，岂太阴亦以少阳为出路者，见弦长有异哉！此余言长脉之据也。

【纲】 仲景曰：少阴中风，阳微阴浮者，为欲愈。

【目】 魏荔彤曰：少阴病，不外直中传经寒热二邪。然于其入也，分寒热必清，于其外也，则不必分寒热，竟言出而得愈而已。然其症脉，亦必明辨之，本少阴病也，何忽类太阳之中风？少阴有直中之寒，无直中之风，如有直中之风，则自为风中肾脏之症，与伤寒中之传经热邪，固不相涉，即与直中寒邪，亦不相干，今曰少阴中风，乃少阴症忽变为似乎太阳之中风也。何以见之？以其热自发而汗自出也。少阴病，反发热，反汗出，乃内真寒，外假热，直中寒邪内所有之症，此条未言发热汗出，而余言之，非杜撰也。乃原文中所有也，何言之？以脉见阳微阴浮，而知必发热汗出也。在少阴直中寒邪之脉见沉紧，是阳紧而阴沉也。在少阴传经热邪之脉见沉数，是阳沉而阴数也。今阳见微，是不紧也，原为直中之寒邪将散，故变紧为微，且不沉也。原为传经之热邪将散，故变沉为微也，且阴见浮，是不沉也。原为直中之寒邪将散，故变沉为浮，且不数也，原为传经之热邪将散，故变紧为浮也，此足见少阴病不论寒邪热邪。见此阳微阴浮，俱为欲愈之机矣，又何以知其发热汗出也？《太阳论》曰：阳浮者热自发，阴弱者汗自出，少阴见阳微，即太阳之浮脉也。再阴脉浮而不沉，非弱之义乎，发热则阴寒已微，况脉不见沉紧，则非内阴逼阳于外之反发热也，汗出则里病已除，脉又不见沉细，则非阴盛逼阳出亡之汗自出也，于此知其阴病转阳，里邪透表，必发热汗出，见欲愈之神理也。

【纲】 仲景曰：厥阴中风，脉微浮为欲愈，不浮为未愈。

【目】 魏荔彤曰：此言厥阴病得愈之脉，本厥阴病，脉应沉中见紧，或见数，俱非微脉，亦有阳微而脉微者，则浮沉取之皆微，今沉取不见紧数，知阴分之邪已杂，浮取见微，知阳分之表欲透，此微即太阳中风之阳浮而阴弱也。本厥阴病，若真中风，自有口眼歪斜等症，今脉微浮，既非无根之阳外脱，亦非厥阴之阳内陷，是厥阴之邪随阳气由少阳达太阳，欲愈之机也，故可以厥阴中风名其病，见阳升邪脱，可识经尽得解之候也。是全于浮之一诊决之，浮则愈，不浮则未全愈，邪透表则愈，邪未全透表则病未全已，桂枝汤，正吃紧法矣。

【纲】 仲景曰：问曰：病有战而汗出，因得解者，何也？答曰：脉浮而紧，按之反芤，此人本虚，故当战而汗出也，其人本虚，是以发战，以脉浮，故当汗出而解。若脉浮而数，按之不芤，此人本不虚，若欲自解，但汗出耳，不发战也。

【目】 柯琴曰：治病必求其本，本

者，其人平日禀气之虚实，紧者，急也，与数同而有别，盖有虚实之分焉，又必按之扎不扎，而虚实之真伪毕见。

【纲】　仲景曰：病有不战而汗出解者，何也？答曰：脉大而浮数，故知不战汗出而解也。问曰：病有不战不汗出而解者，何也？答曰：其脉自微，此以曾经发汗，若吐，若下，若亡血，以内无津液，待阴阳自和，必自愈，故不战不汗出而解也。

【目】　王好古曰：战而后解者，太阳也，不战有汗而解者，阳明也，不战无汗而解者，少阳也。

【纲】　仲景曰：问曰：伤寒三日，脉浮数而微，病人身凉和者，何也？答曰：此为欲解也，解以夜半，脉浮而解者，濈然汗出也。脉数而解者，必能食也，脉微而解者，必不汗出也。

【目】　鳌按：太阳脉本浮数，三日转微，即伤寒三日，少阳脉小为欲愈之义也。盖此条微字，与上其脉自微不同，以上是妄治后亡阳之微，此则未经妄治，故必不汗而三日自解也。

【纲】　仲景曰：太阳病，未解，脉阴阳俱停，必先振栗汗出而解，但阳脉微者，先汗出而解，但阴脉微者，下之而解，若欲下之，宜调胃承气汤。凡病，反能饮水者，为欲愈。

【目】　王好古曰：太阳传阳明，其中或有下症，阳明症反退，而无热与不渴，却显少阳症，是各知可解也。太阳症知可解者，为头不疼，项不强，肢节不痛，则知表易解也。阳明症知可解者，为无发热恶热，则知里易解也。少阳症知可解者，寒热日不移时而作，邪未退也。若用柴胡而早晚得移其时，是邪无可容之地，知可解也。可解之脉，浮而虚，不可解之脉，浮而实，浮而虚者只在表，浮而实者知已在里也，汗多不解者，转属阳明也。

闵芝庆曰：七日病愈论曰：夫六经以渐受病，其愈皆以七日为期，阳数七故也。《伤寒例》曰：其不两感于寒，更不传经，不加异气者，至七日太阳病衰，头痛可愈也。八日，阳明病衰，身热可歇也。九日，少阳病衰，耳聋微闻也。十日，太阴病衰，腹减如故，思饮食也。十一日，少阴病衰，渴止舌干，已而嚏也。十二日，厥阴病衰，囊纵，少腹微下，大气皆去，病人精神爽慧也。此论六经七日病愈，本之《素问·热病篇》。奈彼此注释者，皆不能无误，旨未明也。敢重释之，曰：其者，指伤寒也，不两感于寒者，非日传二经之症也，更不传经者，邪在此经，更不传彼经也，不加异气者，伤寒病热，不重感寒、感风、感温、感热、感湿而变为他病也。夫如是，则可期六经愈日矣。《太阳篇》曰：发于阳者七日愈。以是数计之，乃知六经之病，自一日受者，七日当衰，二日受者，至八日亦是七日而当衰，故七日邪在太阳，幸而更不传阳明，更无变症。则至七日，太阳病衰，头痛少愈，如或二日，邪传阳明，更不传变。至八日，阳明病衰，身热少歇。又或三日，邪传少阳，更不传变。至九日，少阳病衰，耳聋微闻。又如四日，邪传太阴，更不传变。至十日，太阴病衰，腹减如故，思饮食。又或五日，邪传少阴，更不传变。至十一日，少阴病衰，渴止舌干，已而嚏。又或六日，邪传厥阴，经尽，更不传变，大气皆去，精神爽慧。此二句总承六经而言，如在太阳，更不传变，当七日病衰，头痛少愈，渐而大气皆去，头痛悉除，精神爽慧也。余经不传之例同。成氏注曰：六经传遍，则与更不传经之句背矣。《素问注证》：七日巨阳病衰，头痛少愈，止以初时所感之邪太甚，既于二日传之阳明矣。而其未尽传者，尚在太阳，则至此而比之一日之际，少愈焉。果如传之阳明云云，则由此而六日传至厥阴，为传经尽，将曰七日传何经，其未尽传者，尚在厥阴，至十二日比之六日之际，少愈焉。又思果如传之阳明云云，则由此而传之厥阴，当六日之时，前之邪气未尽传者，俱如太阳之尚在，自头痛以至囊缩，诸症纷纷，甚于两感，七日之际，岂得不死，反曰病衰乎？况太阳受病，若必传遍六经，则二日阳明，三日少阳，本经固有头痛者，至四日传太阴，太阴经不至头，当腹满嗌干之时，不得有头痛矣，何必至七日而头痛少愈也？或曰：太阳传阳明，其未尽传者，尚在太阳，岂无是症欤！曰：有之，是太阳阳明并病之症也。若释七日太阳病衰，而曰传之阳明，如此则非矣。由岐伯无更不传经不加异气二句，而马氏注《素问》，失合仲景注耳。或曰：所谓更不传经者，谓六经传遍，七日当再传太阳而不传也。噫！此因成氏注释之谬，后世有是说耳，已辨之详矣。或曰：子谓更不传经。如曰太阳更不传经者，有据乎？曰《太阳篇》云：伤寒一日，太阳受之，脉若静者，为不传也；伤寒二三日，阳明少阳症不见者，谓不传也。《少阳篇》云：伤寒三日，三阳为尽，三阴当受邪，其人反能食而不呕，此为三阴不受邪也，是皆当传不传者也。要知仲景之论，本诸《素问》，举其大体而已，即六经病衰之期，宁无先之者乎，后之者乎？伤寒原不可以日数拘也，况传经六日，至于囊缩，危且急矣。得至十二日病衰囊纵者，不可为常也，学者当以圆通得之。

卷一　太阳经证

太阳经脉

【纲】　仲景曰：太阳之为病，脉浮，头项强痛而恶寒。

【目】　朱肱曰：足太阳膀胱经，从目内眦上额，连于风府分为四道，下项，并正别脉上下六道，以行于背与身，太阳之经，为诸阳主气。或中寒邪，必发热而恶寒，缘头项腰脊，是太阳经所过处。今头项痛、身体疼、腰脊痛，其脉尺寸俱浮者，故知太阳经受病也。

柯琴曰：太阳主表，故表脉表症，独太阳得其全，后凡言太阳病者，必据此一条脉症。如脉反沉，头不痛，项不强，不恶寒，是太阳之变局矣。

【纲】　仲景曰：太阳病，发热汗出，恶风脉缓者，名为中风。太阳病，或已发热或未发热，必恶寒体痛，呕逆，脉阴阳俱紧者，名曰伤寒。

【目】　朱肱曰：有发热恶寒，烦躁，手足温，而脉反浮紧者，有寒多热少，不烦躁，手足微冷，而脉反浮缓者，此名伤风见寒脉，伤寒见风脉也，皆宜服大青龙汤。盖大青龙症，脉似桂枝反无汗，病似麻黄反烦躁是也。脉弱有汗，为桂枝症，脉紧不烦躁，为麻黄症。

大青龙治病，与麻黄汤症相似，但病尤重，而又加烦躁者，用大青龙，以其有烦躁一症，故可用也。大抵感外风者为伤风，感寒冷者为伤寒，故风则伤卫，寒则伤营。

鳌按：脉阴阳俱紧者，脉浮为阳，沉为阴，言不论浮沉，俱带紧象，不专指尺寸也，其所以紧者，寒也。

【纲】　仲景曰：太阳中风，脉浮紧，发热恶寒，身疼痛，不汗出而烦躁者，大青龙汤主之。伤寒脉浮缓，发热恶寒，无汗烦躁，身不疼，但重，乍有轻时，无少阴症者，大青龙汤发之。若脉微弱，汗出恶风者，不可服，服之则厥逆，筋惕肉瞤，此为逆也。

【目】　朱肱曰：仲景言不可服青龙者，凡发汗过多，筋惕肉瞤，振摇动人，或虚羸之人微汗出，便有此症，俱宜服真武汤以救之。羸甚者，芍药或量多少与之，恶热药者，去附子，余依加减法。仲景制真武汤，乃为合用桂枝，却用麻黄之类。发汗多，亡阳，有此症，故用真武汤。若调理顺者，无此症也。

柯琴曰：风有阴阳，太阳中风，汗出脉缓者，是中于鼓动之阳风，此汗不出而脉紧者，中于凛冽之阴风矣。风能令脉浮，浮紧而沉不紧，与伤寒俱紧之脉有别。脉浮缓而身重，是伤寒之轻者，非若阴阳俱紧而身疼，为伤寒之最重也。脉微弱自汗出，为桂枝症，不可与大青龙，以中有麻黄、石膏也。若脉浮紧，汗不出，是麻黄症，不可与桂枝，以中有白芍能止汗也。夫脉微而恶风寒者，此阴阳俱虚，不可用麻黄发汗，脉微弱而自汗出，是无阳也，不可与石膏以清里。

【纲】　仲景曰：太阳病，外症未解，脉浮弱者，当以汗解，宜桂枝汤。太阳中风，阳浮而阴弱，阳浮者热自发，阴弱者汗自出。

【目】　魏荔彤曰：太阳中风，固以桂枝汤为正治。然有久在太阳，并未传里，是不可以日久而误为里症也，脉必仍浮，浮者，表症未解，兼弱，阴虚热发，阴何以虚？阳盛也，阳何以盛？风入于卫助卫而盛也，故当用桂枝使汗解。

喻昌曰：阳浮者，阳邪入卫，脉外浮，阳性本热，风又善行，所以不待闭郁，而热发甚捷也。阴弱者，营无邪助，比卫不足，脉必内弱，阴弱不能内守，阳强不为外固，所以不必覆盖而脉自易出也。

【纲】　仲景曰：形作伤寒，其脉不弦紧而弱，弱者必渴，被火者必谵语，弱者发热，脉浮，当汗出而愈。伤寒发汗，解半日许，复烦，脉浮数者，可更发汗，宜桂枝汤。

【目】　黄仲理曰：脉当弦紧而反浮弱，其本虚可知，此劳倦内伤症也。

鳌按：发汗解半日许，是服麻黄发之，非桂枝也，更发汗用桂枝，是服麻黄后，又与桂枝也。

【纲】　仲景曰：太阳病，得之八九日，如疟状，发热恶寒，热多寒少，其人不呕，圊便欲自可，一日二三度发，脉微缓者，为欲愈也。

【目】　柯琴曰：八九日，是当解未解之时，脉微缓，是有胃气，应不转属阳明。

【纲】　仲景曰：桂枝本为解肌，若其人脉浮紧，发热汗不出者，不可与也，常须识此，勿令误也。

【目】　方中行曰：胃家湿热本甚者，复得桂枝之热，则两热相搏于中宫，搏则必伤，甘又令人中满，壅气而上溢，所以胃不司纳，反上涌而逆出也。

魏荔彤曰：用桂枝者，以阳助阳，解卫分之风邪，浅而逐之也，用麻黄者，以阳入阴，发营分之寒邪，深而夺之也，判然两途，毫厘千里。故风伤卫，如贼入其疆，顺而逐之可耳。寒伤营，如贼近于郊，必须强而夺之，乃外在疆外把持，则贼无出路，惟有攻城掠郭而已。此喻最明，仲师所以示人从浮紧之脉，汗不出之症，认明寒邪之伤营，与太阳中风同在一经而两分不侔，不可误也。

【纲】　仲景曰：服桂枝汤，大汗出，脉洪大者，与桂枝汤如前法。若形如疟，日再发者，汗出必解，宜桂枝二麻黄一汤。

【目】　柯琴曰：大汗出后，脉洪大，不烦渴，是病犹在表。桂枝症未罢，如疟日再发，是风邪留其处，故必倍加桂枝解肌，少与麻黄开表，此又服桂枝后少加麻黄之一法。

【纲】　仲景曰：发汗后，身疼痛，脉沉迟者，桂枝去芍药生姜新加人参汤。

【目】　柯琴曰：汗后身疼，是表虚，不得辛散，故去生姜。沉为在里，迟为在脏，自当远阴寒，故去芍药。曰新加者，见表未解，无补益法，今因脉沉迟而始用之，与四逆汤治身疼脉沉之法同义，彼在未汗前而脉反沉，是内外皆寒，故用干姜、生附大辛大热者，协甘草以逐里寒，而表寒自解，此在发汗后而脉沉迟，是内外皆虚，故用人参之补中益气，以率领桂枝、甘枣而通血脉，则表里自和也。

【纲】　仲景曰：太阳病，二三日，不得卧，但欲起，心下必结，脉微弱者，以本有寒分也。

【目】　喻昌曰：二三日不能卧，但欲起，阳邪炽盛，逼处心胸，扰乱不宁，所以知其心下必结，然但显欲结之象，尚未至于结也。若脉微弱者，此平日素有痰饮，积于膈之分，适与外邪相召，外邪方炽，其不可下明矣。

【纲】 仲景曰：太阳病，桂枝症，医反下之，利遂不止，脉促者，表未解也。喘而汗出者，葛根黄连黄芩汤主之。太阳病，下之后，脉促胸满者，桂枝去芍药汤主之。若微恶寒者，去芍药方中加附子汤主之。

【目】 鳌按：邪束于外，阳不得伸，不得伸必内扰，故令脉促。夫桂枝脉本弱，促者误下之过也。但前条脉促，是阳重，下条脉促，又为阳虚，何则？脉虽促而不汗出，胸虽满而不喘，脉与上同，而症自各异，盖促为阳脉，胸满为阳症固已，不知阳盛脉促胸满，阳虚亦脉促胸满，故前由阳气内扰，后由寒邪内结，将作结胸，不可混也。

【纲】 仲景曰：伤寒若吐若下后，心下逆满，气上冲胸，起则头眩，脉沉紧，发汗则动经，身为振振摇者，茯苓桂枝白术甘草汤主之。

【目】 方中行曰：心下逆满，气上冲胸，寒涌于膈，所以起则头眩，脉见沉紧，明系饮中留结外邪，若但发汗以强解其外，外虽解，而津液尽竭，反足伤动经脉，有身为振摇之患矣。盖人身经脉，赖津液滋养，今一伤于吐下，再伤于汗，经脉失养，故身为振摇。遇此等症，必涤饮与散寒并施，小青龙诸法，全是此意。但彼风寒两受，不得不重在表，此症外邪已散，止存饮中之邪，故加桂枝于制饮药中，使邪尽散，津液得四布，而滋养其经脉，千百年来孰解此微旨乎？

【纲】 仲景曰：脉浮者，病在表，可发汗，麻黄汤，脉浮而数者，可发汗，宜麻黄汤。脉浮而数，浮为风，数为虚，风为热，虚为寒，风寒相搏，则洒淅恶寒也。诸脉浮数，当发热而洒淅恶寒，若有痛处，饮食如常者，蓄积有脓也。疮家身虽疼，不可发汗，汗出则痓。

【目】 柯琴曰：脉言浮而不言迟弱，浮而有力也。若浮而大，有热属脏者，当攻之，不令发汗，若浮数而痛偏一处，身虽疼，不可发汗。浮为风邪，邪之所凑，其气必虚，数本为热，而从浮见，则数为虚矣。浮为表而非风，数为实热而非虚，故浮数之脉，而见发热恶寒之症，即痈脓亦有然者，当就痛偏一处，饮食如常辨之，庶疮家之治，不致误作风寒。

【纲】 仲景曰：脉浮数者，法当汗出而愈。若身重心悸者，不可发汗，当自汗出乃解，所以然者，尺中脉微，此里虚，须表里实，津液自和，便汗出自愈。

【目】 魏荔彤曰：下后脉尚浮数，则知其人阳气尚勃勃欲发，所以应俟其自复也。尺中脉微为里虚，见寸脉虽浮数，阳可徐升，尺脉必微弱，阳虑内损，特标里虚二字，知在表可徐图，在里不应误矣。程注谓须用表和里实之法治之，而未出方，愚谓建中新加之属，可斟酌而用。

【纲】 仲景曰：寸口脉浮而紧，浮则为风，紧则为寒，风则伤卫，寒则伤营，营卫俱病，骨肉烦疼，当发其汗也。太阳病，脉浮紧，无汗，发热，身疼痛，八九日不解，表症仍在，此当发其汗，麻黄汤主之。伤寒脉浮紧者，麻黄汤主之，不发汗，因致衄。太阳病，脉浮紧，发热身无汗，自衄者愈。衄家不可出汗，汗出必额上陷，脉浮紧，目直视，不能眴，不得眠。脉浮紧者，法当身疼痛，宜以汗解之。假令尺中迟者，不可发汗，以营气不足，血少故也。脉浮而紧，而复下之，紧反入里，则作痞，按之自濡。但气痞耳。

【目】 危亦林曰：风先开腠理，寒

得入经络，脉亦应其象，而变见于寸口，紧为寒而从浮，故汗之则愈。

黄仲理曰：脉则浮紧，症则无汗，身疼痛，与大青龙症同而异。脉紧无汗，阳气内扰，阳络伤而衄血夺血者，无汗故也。

喻昌曰：脉浮紧发热无汗，纯是阴邪伤营矣。然寒邪轻微着营而不致涸冱其血，且兼中风阳邪，掺入易散，此所以不致身疼腰痛骨节疼也。如是则寒邪本轻，而风入之阳邪，变热上冲，其势迅速，血自鼻出者，则中风阳邪既越而上出矣。而伤寒之阴邪，本在血分，亦随血而去，必愈。何以知其愈？脉不浮紧，身不发热，而溅然汗出，即是愈也。

魏荔彤曰：衄家血常上溢，由阴不足，血中素有热以鼓荡之，使不循其经而常在颡过山也。若复发汗，以伤阴而动其热，于是邪热上干诸阳之首，阳随汗而外亡，额上气遂陷入，脉紧急，无阳以制阴也。直视不能眴，无血以荣筋脉也。不得眠，无阴而阳亢也。此俱应救其阴以维亡而未尽之阳，所谓诸症宜救阳，而伤寒独宜救阴，此其一也。

鳌按：额上陷，乃气虚陷入脑内，非如小儿之囟陷下也。

尺中迟，血短而阴不足矣。然迟则为寒，非气微而阳不足乎！故必先理阴阳，然后可发汗治表也。但仲师言血少，今言阳不足何哉？以血少而尺迟，正以少阴肾家之真阴不足，非止如肝脾血短之症也。夫肾阴不足，非阳不足气不足乎，此而误汗，当与误发少阴汗同忌，则治之之法，建中而外，少阴温经散寒之方，尤不可不加意也。

喻昌曰：紧反入里，寒邪转入转深矣，故作痞。按之自濡，则其所挟者止气耳，不同于挟饮之满硬也。

鳌按：上七条，乃详叙脉同浮紧，而治各不同之故。

【纲】　仲景曰：太阳病，十日已去，脉浮细而嗜卧者，外已解也。胸满胁痛者，与小柴胡汤。脉但浮者，与麻黄汤。

【目】　柯琴曰：脉微细欲寐，少阴症也。脉浮细嗜卧，无少阴症，虽十日后尚属太阳，此表解而不了了之谓，兼胁痛，是太阳少阳合病，以少阳脉弦细也。但浮不细，是浮而有力，无胸胁痛，则不属少阳，但浮而不大，又不属阳明，故仍在太阳也。

【纲】　仲景曰：太阳病，发热恶寒，热多寒少，脉微弱者，此无阳也，不可发汗，宜桂枝二越婢一汤。

【目】　柯琴曰：本论无越婢方症，《金匮》有之，世本取合者即是也。仲景言不可发汗，则不用麻黄可知。无阳，则不用石膏可知。若非方有不同，必抄录者误耳。宁阙其方，勿留之以滋惑也。

鳌按：此是风寒两伤症，但无身疼腰痛骨节痛，是寒之伤营也轻。脉微弱，即阳浮阴弱之脉，是风之伤卫也重。故虽未见有寒，而发热，热多寒少，又不汗出，其亦有寒在于营分明矣。但脉已见微弱，其无阳可知。故曰：不可发汗，故不用大青龙之辛散，而去其杏仁，加以芍药，以桂枝主风多之治，麻黄主寒少之治，芍药固摄虚阳之根，主脉微弱之治，名之曰桂枝二越婢一汤，则此方能固真阴，足以维阳之根蒂，虽发汗驱邪，而正阳不致上浮，故本方既有芍药，虽麻黄亦无害也。乃柯氏据不可发汗，以麻黄为不可用，据无阳，以石膏为不可用，其麻黄之无害，已详言之，至石膏乃治上中焦邪热，与下焦肾虚之症无碍也。又以本论无越婢方症，惟《金匮》有之，亦思仲景本合伤寒杂病为一书，叔和分而为二，则仲景当时，《金匮》中所有之方，即如本论中所有，其合桂枝越婢成方，奚不可，不必阙之也。特此症原非易认，此方又难轻用，医者固当详审而斟酌之，与其蹈误用之愆，不如遵柯氏之说，故存其说于前，而又复辨之。

【纲】　仲景曰：病人脉数，数为热，当消谷引食，而反吐者，此以发汗，令阳气微，膈气虚，脉乃数也，数为客热，不能消谷。以胃中虚冷，故吐也。

【目】　张从正曰：此节言当察症而消息其虚实，不是据脉而论症，盖未发汗而脉浮数，是胃气实，发汗后而脉浮数，是胃气虚。

【纲】　仲景曰：发汗已，脉浮数，烦渴者，五苓散主之。

【目】　柯琴曰：病在表之表，宜麻黄，病在表之里，宜桂枝。病在里之表，宜五苓。病在里之里，宜猪苓以利水，不可用五苓兼发汗。要知五苓是太阳半表半里之剂，归重又在半表，本条更加烦渴，则热已在里，而表邪未罢，故用五苓也。

【纲】　仲景曰：小结胸，正在心下，按之作痛，脉浮滑者，小陷胸汤主之。结胸症，其脉浮大者，不可下，下之则死。

【目】　柯琴曰：大结胸，是水结在胸腹，故脉沉紧。小结胸，是痰结于心下，故脉浮滑。

鳌按：浮大在阳明脉，心下硬者，是浮大为心脉，火必就燥，须急下之以存津液，太阳虽因热入而成结胸，而大而尚浮，仍为表脉，恐热未实，下之则利不止，故必待沉紧，乃可下也。

【纲】　仲景曰：如结胸状，饮食如故，时时下利，寸脉浮，关脉小细沉紧，名曰脏结。舌上白苔滑者死。

【目】　陶华曰：关主中焦，妄下而中气伤，故沉，寒水留聚于胸胁之间，故紧。不及尺者，重在关，举关可以统之也。

【纲】　仲景曰：心下痞，按之濡，大便硬，而不恶寒，反恶热，其脉关上浮者，大黄黄连泻心汤主之。

【目】　程郊倩曰：按之濡为气痞者，无形也，其可下乎？结胸症脉浮大，不可下，岂心下痞而关上浮，可下乎？小结胸之痛，固未尝用大黄，何此比陷胸更峻？是必有当急下之症，比结胸更甚者，方可用此峻攻之剂也。恐此脉此症而用此方（要语），下咽立毙耳。勿曲护其说而遗害后人也。

【纲】　仲景曰：病人无表里症，发热七八日，不大便，虽脉浮数者，可下之。假令已下，脉数不解，令热则消谷善饥，至六七日不大便者，有瘀血也，宜抵当汤。若脉数不解，下利不止，必协热而便脓血也。

【目】　龚信曰：脉浮数而可下，特以无表里症之故，则无表里症句是此节要眼。

【纲】　仲景曰：风湿为病，脉阴阳俱浮，自汗出，身重，多眠睡，鼻息必鼾，语言难出。伤寒八九日，风湿相搏，身体烦疼，不能自转侧，不呕不渴，脉浮而涩者，桂枝附子汤主之。

【目】　魏荔彤曰：八九日，或已发汗而不易衣衾，不密掩覆，致湿与风兼袭于表，本乘阳虚而来者，入而遂相搏为害，仍是阳微不能御之故也。夫湿与寒类，再兼风杂合，所以身疼体痛，与伤寒相似，然不呕不渴，知非表有寒邪里有郁热也，况脉又浮虚而涩，虚浮为中风，虚涩为中湿，而虚又专主阳微之义，故不与伤寒相涉也。伤寒症呕逆而喘，内热盛也。伤寒脉浮紧，表邪在也。无此二者，而身疼体痛，俱不作表治矣。此一要谛也。

柯琴曰：上条，风胜湿轻，故脉阴阳俱浮，有内热，故汗自出，宜桂枝汤。下条，湿胜风微，故脉浮虚而涩，内无热，而不呕渴，故可加附子。

【纲】　仲景曰：伤寒吐下后，复发汗，虚烦脉甚微，八九日，心下痞硬，胁下痛，气上冲咽喉，眩冒，经脉动惕者，久而成痿。

【目】　龚信曰：此从吐下复汗脉微，看出是虚烦，则其余症象，皆当于虚中求之，而不得误为实也。

【纲】　仲景曰：太阳病，六七日，表症仍在，而反下之，脉微而沉，反不结胸，其人发狂者，热在下焦，少腹当硬满，小便自利者，下血乃愈，所以然者，以太阳随经瘀热在里故也，抵当汤主之。

【目】　黄仲理曰：此病发于阳，误下热入之症也，脉微而沉，宜四逆汤救之。此因误下，热邪随经入腑，结于膀胱，至血燥而蓄于中，惟攻其里而表自解也。

【纲】　仲景曰：太阳病，身黄，脉沉结，少腹硬，小便不利者，为无血也。小便自利，其人如狂者，血结症也，抵当汤主之。

【目】　喻昌曰：小便不利，何以见非血症邪？盖小便不利，乃热瘀膀胱无形之气病，为发黄之候也。小便自利，则膀胱之气化行，然后少腹满者，允为有形之蓄血矣，庸工不能辨一实，于此等处，未着眼耳。

柯琴曰：沉为在里，凡下后热入之症，如结胸发黄畜血，其脉必沉，或紧或微或结，在乎受病之轻重，而不可以因症分也。

【纲】　仲景曰：其脉沉者，营气微也。营气微者，加烧针，则血留不行，更发热而烦躁也。脉浮，宜以汗解，用火灸之，邪无从出，因火而盛，病从腰以下必重而痹，名火逆也。脉浮热盛，反灸之，此为实，实以虚治，因火而动，必咽燥吐血。微数之脉，慎不可灸，因火为邪，则为烦逆，追虚逐实，血散脉中，大气虽微，内攻有力，焦骨伤筋，血难复也。伤寒脉浮，医以火劫之，亡阳，必惊狂，起卧不安者，桂枝去芍药加蜀漆龙骨牡蛎救逆汤主之。

【目】　程郊倩曰：脉浮热甚不可灸者，以营分受邪束血为实故也。若血少阴虚之人，脉见微数，尤不可灸，虚邪因火内入。上攻则为烦为逆，阴本虚也，而更加火，则为追虚，热本实也，而更加火，则为逐实。夫行于脉中者，营血也，血少被追，脉中无复血聚矣。艾火虽微，孤行无御，内攻有力矣。无血可逼，焦燎乃在筋骨，盖气主呴之，血主濡之，筋骨失其所濡，而火所到处，其骨必焦，其筋必损。盖内伤真阴者，未有不流散于经脉者也，虽更滋荣养血，终难复旧，此则枯槁之形立见，纵善调，亦终身为残废之人而已。

魏荔彤曰：伤寒脉浮而不言紧，此风多寒少之症，应斟酌青龙越婢之间发汗，乃以火迫劫取之，火邪入而真阳出，名曰阳亡。真阳出而神明乱，惊狂遂见。程注所谓汗者，心之液是也，以火劫取汗，火邪入心，阳随汗亡，惊狂而起卧不安，皆有伤心液，无以养心之神，而空虚之地，邪火更易为害也，法不可单治表，当兼治里也。或问：汗，阴液也。误发而何以阳亡？所用桂枝及蜀漆等皆阳药，又何以益阴生液？答曰：汗液为阴而实由阳化，故汗出而阳微，诸药为阳，生阳所以安阴，阳气聚则阴敛生津，阳气亡则阴扰耗津，阴阳相济吉，相悖凶，虽阴阳皆有邪正，初无二气，能于屈伸往来间，调停均平，此大寿之基也。

鳌按：古来灸法，本为虚症设，不为风寒设，首条固属虚症，但阴阳俱竭，一加烧针，必致发热烦躁，津液耗亡，此虚者尚不可以火劫也。下四条，俱言灸之之变，腰下重而痹，腰以下不得汗也，咽燥吐血，由于阳盛，比衄更甚也，至焦骨伤筋，血难复则无生理，惊狂起卧不安，并方寸元阳之神飞腾散乱矣。烧针火灸，不可妄用如此，仲景所以再三告诫也。后人每遇风寒，即加针灸，不大昧仲景之旨乎？

【纲】　仲景曰：太阳病，发汗太多，因致痉，脉沉而细，身热，足寒，头项强急，恶寒，时头热，面赤，目脉赤，独头面摇，卒口噤，背反张者，痉病也。

【目】　吴绶曰：阳脉本当浮也。今反沉，非营气微乎，沉而兼细者，非阳气少乎，其不成痉者几希。

【纲】　仲景曰：太阳病，关节疼痛而烦，脉沉而细者，此名湿痹。

【目】　柯琴曰：浮为风，细为湿，太阳脉本浮，风湿为病，脉阴阳俱浮，浮虚而涩，今关节烦疼，脉反沉细者，是发汗不如法，但风气去，湿流骨节为着痹也。

【纲】　仲景曰：湿家病，身上疼痛，发热面黄而喘，头痛鼻塞而烦，其脉大，自能饮食，腹中和无病，病在头中寒湿，故鼻塞，内药鼻中则愈。

【目】　柯琴曰：脉大不浮，不关风矣。脉不沉细，非湿痹矣。

【纲】　仲景曰：太阳中暑者，身热疼重而恶寒，脉微弱，此以夏月伤冷水，水行皮中所致也。太阳中暑者，发热恶寒，身重而疼痛，其脉弦细芤迟，小便已洒洒毛耸，手足逆冷，小有劳，身即热，口开，前板齿燥。

【目】　柯琴曰：身热脉微，本是暑伤于气，而疼重恶寒，实因寒水沐浴，留在皮肤而然。弦细芤迟，不得连讲，言中暑夹寒之脉，或微弱，或弦细，或芤迟，皆是虚脉。如脉浮而紧者，曰弦，弦而细，则为虚矣。脉弦而大，则为芤，芤固为虚，芤而迟，更为虚矣。以此脉而见发热恶寒身重疼痛等症，虽当炎夏，而虚寒可知。

【纲】　仲景曰：欲自解者，必当先烦，乃有汗而解，何以知之？脉浮，故知汗出解也。太阳病，未解，脉阴阳俱停，必先振栗汗出而解，但阳脉微者，先汗出而解，但阴脉微者，下之而解。若欲下之，宜调胃承气汤。脉浮而紧，按之反芤，此为本虚，故当战而汗出也，其人本虚，是以发战，以脉浮，故当汗出而解。若脉浮而数，按之不芤，此人本不虚，若欲自解，但汗出耳，不发战也。其脉自微，此以曾经发汗，若吐，若下，若亡血，以内无津液，此阴阳自和，必自愈，故不战不汗出而自解也。问曰：伤寒三日，脉浮数而微，病人身凉和者，何也？答曰：此为欲解也。解以夜半，脉浮而解者，濈然汗出也，脉数而解者，必能食也。脉微而解者，必不汗出也。

【目】　柯琴曰：首条，浮为阳盛之脉，脉浮则阳自内发矣。二条，脉微二句，承上之词，不与阴脉微对，太阳病本阳浮而阴弱，是阳强也。今阳脉微，即是阴阳俱微，脉但浮者阳盛，阳脉微者阳虚，但阴脉微而阳脉仍浮，阳重可知。三条，紧与数相似不同，盖有虚实之别，又必按之芤不芤，而虚实之真伪毕定。四条，内无津液，阴阳岂能自和，必当调其阴阳，不然，脉微则为亡阳，将转成阴症矣。五条，即伤寒三日，少阳脉小为欲愈之义也。此微与前条不同，因未曾妄治，津液未亡，故三日自解，阴平阳秘，不须汗出，正教人不宜妄汗耳。

附：东垣辨脉

李杲曰：古人以脉上辨内外伤于人迎气口，人迎脉大于气口为外伤，气口脉大于人迎为内伤，此辨固是，犹有未尽耳，外感风寒，皆有余之症，是从前客邪来也。其病必见于左手，左手主表，乃行阳二十五度。内伤饮食，及饮食不节，劳役不节，皆不足之病也。必见于右手，右手主里，乃行阴二十五度。故外感寒邪，则独左寸人迎脉浮紧，按之洪大，紧者，急甚于弦，是足太阳寒水之脉，按之洪大而有力，见乎少阴心火之脉，丁与壬合，内显洪大，乃伤寒脉也。若外感风邪，则人迎脉缓而大于气口一倍，或两倍，或三倍，内伤饮食，则右手气口脉大于人迎一倍，伤之重者，过在少阴及两太阴，则三倍，此内伤饮食之脉。若饮食不节，劳役过甚，则心脉变见于气口，是心火刑肺，其肝木挟心火之势亦来薄肺。经云：侮所不胜，寡于畏者是也。故气口脉急大而涩数，时一代而涩也。涩者，肺之本脉。代者，元气不相接，脾胃不及之脉。洪大而数者，心脉刑肺也。急者，肝木挟心火而反克肺金也。若不甚劳役，惟右关脾脉大而数，谓独大于五脉，数中显缓，时一代也。若饮食不节，寒温失所，则必右关胃脉损弱，甚则隐而不见，惟内显脾脉之大数微缓时一代也。宿食不消，则独右关脉沉而滑。经云：脉滑者，有宿食也。以此辨也，岂不明白易见乎？

风伤卫寒伤营

【纲】　仲景曰：太阳病，发热汗出，恶风脉缓者，名为中风。太阳病，或已发热，或未发热，必恶寒体痛，呕逆，脉阴阳俱紧者，名曰伤寒。寸口脉浮而紧，浮则为风，紧则为寒，风则伤卫，寒则伤营，营卫俱病，骨肉烦疼，当发其汗也。

【目】　朱肱曰：脉浮而缓，寸大而尺弱，自汗体热，头疼恶风，热多寒少，其面光不惨，烦躁，手足不冷，此名伤风也。伤风之候，当解肌，宜桂枝汤；轻者只与柴胡桂枝汤、败毒散、独活散选用。又凡脉紧，必无汗，惟濡而紧，却有汗，勿误用小建中汤，是脉浮而缓者，方可用桂枝汤。又项背强者，桂枝汤加葛根也（《本草》葛根主伤风有湿、开窍解肌。盖桂枝加葛根，谓中风有湿，当加之，取微汗以去风湿）。里寒者，桂枝去芍药加附子汤也（不饮水者是也）。又凡发汗，汗不止，为漏风，桂枝加附子汤。腹满者，太阴症，脉浮者，可服桂枝汤。微发汗，腹痛者，桂枝加芍药汤。痛甚者，桂枝加大黄汤。虽然，桂枝汤自西北二方居人，四时行之皆验，江淮间，惟冬及春初可行，春末及夏至前，桂枝症可加黄芩半两（阳旦汤是也）。至夏至后，加知母一两，石膏二两，若病人素虚，正用古方（大抵用温药当避春，热药当避夏）。脉浮而紧涩，头疼，身体拘急，恶寒无汗，寒多热少，面色惨而不舒，腰脊疼痛，手足指末微厥，不躁烦，此名伤寒，宜发汗解，麻黄汤主之；轻者，桂枝麻黄各半汤、人参顺气汤、葱豉汤、苍术散、麻黄葛根汤选用。然太阳亦有热多寒少者，须仔细看脉症也。热多寒少，不呕，清便自可，宜桂麻各半汤。若脉浮，虽热多寒少，自可发汗，若脉弱者，无阳也，桂枝二越婢一汤。热多寒少而尺迟者，营气本足，血少故也，先以小建中汤加黄芪最良；尺尚迟，再一剂。又太阳症，宜汗，而其人适失血及下利，则频频少与桂枝汤，使体润，当自解。假如淋家衄家，法不可汗，亦可以小柴胡之类和解之。又问，伤风与伤寒，何以别之？答曰：伤寒者，脉紧而涩；伤风者，脉浮而缓。伤寒者，无汗脉涩；伤风者，有汗脉缓。伤寒者，畏寒不畏风；伤风者，畏风不畏寒。大抵太阳病者，必脉浮发热，恶风恶寒也。六经皆有伤风伤寒，其症各异。太阳脉浮有汗为中风；脉紧无汗为伤寒。阳明善饥为中风；不食为伤寒。少阳耳聋目赤，胸满而烦，为中风；口苦咽干目眩，为伤寒。若三阴伤风，无变形异症，但四肢烦疼，余症同三阳。风伤卫者，病在皮肤之间也。以卫行脉外，为阳，主外皮肤间卫气之道路，故其病浅。寒伤营者，寒气中于肌肉也，以营行脉中，为阴，主内肌肉间营气之道路，故其病深。故桂枝麻黄各别，慎勿误用。

李梴曰：伤风初症，惟头疼口和不恶食，与伤寒同。缘寒乃阴邪，风乃阳邪，所以伤寒郁而后能发热；伤风即能发热。伤寒手足微厥；伤风手足背皆热。伤寒无涕；伤风流涕，声如瓮中。伤寒面惨身痛；伤风面光声重。伤寒无汗，恶寒不恶风；伤风有汗，恶风不恶寒，甚者汗出不止，洒洒恶风，复啬啬恶寒，冬月桂枝汤。自汗小便数，芍药甘草汤。自汗小便利，脚蜷急，桂枝加参附；轻者，柴胡桂枝汤。自汗渴而小便难，邪渐传里，五苓散。自汗不渴，邪在表，茯苓桂甘汤，三时防风冲和汤，柴胡桂枝汤，或败毒散去茯苓，鼻塞，通关散，通用柴胡半夏汤。古立六经伤风汤，但三阴药皆辛热，似非伤寒家法。仲景治伤寒伤风表症，分有汗无汗，里症同，于和解通利，更无分别。今详桂附八物，恐亦风邪直传阴分，其人素虚，或房室后伤风则可，若概作表药，误人多矣。盖伤风发表，辛热不如辛温，辛温不如辛凉也。或疑六淫，仲景特详于风寒，而略于暑湿，且不及燥火，何也？盖暑火同气，燥湿同源，风寒传遍六经，暑湿性偏，着人五脏，壮者气行则已，怯者乃著为病故耳。先伤寒而后伤风者，症伤寒也，而见伤风之脉。先伤风而后伤寒者，症伤风也，而见伤寒之脉，此乃营卫俱实，故无汗而烦躁者，大青龙汤；不烦躁者，麻桂各半汤；通用，大羌活汤，九味羌活汤加人参、大枣、神术散、香苏散。

陈氏士铎曰：凡病初起，用药原易奏功，无如人看不清，用药错乱，往往变症蜂起，苟认得清，用得当，又何变症之生耶？如伤风必然头痛身疼，咳嗽痰多，切其脉必浮，此伤风也。即以防风、荆芥、柴胡、甘草、黄芩、半夏各一钱，服即止，不再剂也。伤寒初起，鼻塞目痛项强，头亦痛，然切其脉必浮紧，此伤寒也。若以伤寒治之，即愈，方用桂枝、甘草、陈皮、葛根各一钱，不再剂。

朱震亨曰：仲景论伤寒，而未及乎中寒。先哲治冒大寒昏中者，用附子理中汤，其议药则得之矣。曰伤曰中，未有议其异同者。夫伤寒有即病不即病，因其旧有郁热，风寒外来，肌腠自密，郁发为热，病邪循经而入，以渐而深，初用麻黄、桂枝辈，微而安，以病体不甚虚也。若中寒，则仓卒感受，其病即发而暴，因其腠理疏豁，一身受邪，难分经络，无热可发，温补自解，此气大虚，不急治，则死矣。伤风伤暑伤湿，亦如伤寒之渐入者，中风、中暑、中湿，亦如中寒者之卒暴而受也。

陶华曰：风伤卫气，寒伤营血者，缘气本属阳，风亦属阳，阳则从阳，故伤卫气。阳主开泄，皆令自汗，故用桂枝汤辛甘温之剂以实表。血本属阴，寒亦属阴，阴则从阴，故伤荣血。阴主闭藏，皆令无汗，故用麻黄汤轻扬之剂以发表，正所谓各从其类也。

附录：胃风论

李梴曰：肺主皮毛，通膀胱，最易感冒，新咳嗽，恶风鼻塞，声重喷嚏是也，柴胡半夏汤、参苏饮。寒月，麻黄杏仁饮。重者，头痛身痛寒热，咽干音哑，柴胡桂枝汤、防风冲和汤。头痛甚者，川芎茶调散。痰多者，金沸草散。挟热，人参败毒散、升麻葛根汤。挟寒，十神汤。挟寒湿，消风百解散。挟湿，神术散。挟暑，香葛汤。时行，柴胡升麻汤。服食过厚，素有痰火，时常鼻塞流涕，声重咳嗽，略被外感则甚者，防风通圣散，或大黄芩等分为丸，白水下。素虚者，只用防风、羌活、川芎，随宜加入补药痰药。伤食，加白术、青皮、陈皮、山楂、麦芽。挟形寒饮冷，加姜、桂。挟房劳，加参、术、归、地。挟劳役伤气者，补中益气汤加羌、防。风虚甚者，羌活丸、加味乌金丸。风中传里，一同伤寒治法，风能燥血散气，故古用桂枝八物等汤。久不愈者，只宜三白汤加减敛之，切忌疏泄，虽初起，非寒月无汗，麻黄禁用。

附录：伤风见寒伤寒见风论

朱肱曰：有发热恶寒，躁烦，手足温，而脉反浮紧者，有寒多热少，不烦躁，手足微冷，而脉反浮缓者，此名伤风见寒脉，伤寒见风脉也。盖发热恶寒烦躁手足温，为中风候，脉浮紧，为伤寒脉，是中风见寒脉也。寒多热少不烦躁手足微厥，为伤寒候，脉浮缓，为中风脉，是伤寒见风脉也。中风见寒脉，伤寒见风脉，宜服大青龙汤，盖大青龙症，脉似桂枝反无汗，病似麻黄反烦躁是也（脉弱有汗，为桂枝症；脉紧不烦躁，为麻黄症）。大青龙汤治病，与麻黄汤症相似，但病尤重，而又加烦躁者，用大青龙也，以其风寒俱盛，故青龙汤添麻黄作六两，又似合桂枝汤药味在内，添石膏，所以为紧，此治荣卫俱病。若症不审，误用大青龙，则发汗多伤人（以其有烦躁一症，故可用大青龙汤）。

陶华曰：热盛而烦，手足自温，脉浮而紧，此伤风见风寒脉也。不烦少热，四肢微厥，脉浮而缓，此伤寒见风脉也。二者为荣卫俱病，法虽用大青龙，此汤险峻，不可轻用，须风寒俱盛，又加烦躁，方可与之。不若羌活冲和汤，为神药也。一法，用桂枝麻黄汤。

发　热

【纲】　仲景曰：太阳病，头痛发热，汗出恶风者，桂枝汤主之。太阳病，发热而渴，不恶寒者，为温病。发汗已，身灼热者，名曰风温。太阳病，头痛发热，身疼腰痛，骨节疼痛，恶风，无汗而喘者，麻黄汤主之。太阳中风，脉浮紧，发热恶寒，身疼痛，不汗出而烦躁者，大青龙汤主之。伤寒脉浮缓，发热恶寒，无汗烦躁，身不疼但重，乍有轻时，无少阴症者，大青龙汤主之。

【目】　朱肱曰：发热而恶寒者，属太阳也。盖太阳主气以温皮肤分肉，寒气留于外，皮肤致密，则寒栗而发热，宜发其汗，故麻黄、大青龙主之。若温病，则发热而不恶寒。风温，亦灼热而不恶寒也。

刘完素曰：潮热，有时而热，不失其时。寒热，寒已而热，相断而发。发热，则无时而热也。翕翕发热，热在外也，故与桂枝汗以散之。蒸蒸发热，热在内也，故与调胃承气下以涤之。发热属表，风寒客皮肤，阳气怫郁也。发热属里，阳气下陷阴中也。观其热所由来而汗下之。若热先自皮肤发者，邪在外也。热先自里生而发达于表者，邪在里也。在表在里，俱有发热，邪在半表半里者，亦发热也。或始自皮肤而渐传里热，或始自内热而外达于表，盖邪在表，表热里不热也。邪在里，里热甚而达于表也。在半表半里，则表里俱发热也。

王肯堂曰：凡病鲜有不发热者，内伤外感，其大关键也。人迎脉大于气口为外感；气口脉大于人迎为内伤。外感则寒热齐作而无间；内伤则寒热间作而不齐。外感恶寒，则近烈火不能除；内伤恶寒，得就温暖而必解。外感恶风，乃不禁一切风；内伤恶风，惟恶些小贼风。外感症显在鼻，故鼻气不利，壅盛而有声；内伤症显在口，故口不知味，而腹中不和。外感则邪气有余，故发言壮厉，先轻而后重；内伤则元气不足，故出言懒怯，先重而后轻。外感头痛，常常而痛；内伤头痛，时止时作。外感手背热，手心不热；内伤手心热，手背不热。东垣辨法大要如此。或有内伤而无外感，或有外感而无内伤，以此辨之，判然矣。若夫内伤外感兼病者，则其脉症并见而难辨，尤宜细心求之。若显内症多者，则内伤重而外感轻，宜以补养为先。若显外症多者，则外感重而内伤轻，宜以发散解表为急，此又东垣未言之意也。

陈士铎曰：人病发热，必先散其邪气，俟邪气速去，然后再扶其正气，则正气不为邪气所害，方用柴胡、荆芥、半夏、黄芩、甘草各一钱煎服，则邪散而身凉。盖四时不正之气犯人，必由皮毛而入营卫。今用柴胡、荆芥、先散皮毛之邪，邪既先散，安得入里？半夏祛痰，使邪不得挟痰作祟，黄芩使不得挟火作殃，甘草和中，邪既先散，而正气又不相亏，人肯先服此药，何至由皮毛以入营卫，入脏腑，至传经深入哉！一方，柴胡、当归、山栀、甘草、陈皮各一钱，花粉、白芍各二钱，此方凡肝气郁者，一剂即快，不必专治外感也。治内伤初起者，神效。又方，当归二钱，柴胡、白芍、茯苓、甘草、桂枝各一钱，陈皮五分，冬月加麻黄。此方专治伤寒初起者，神效。乘其尚未传经，可从补正之中，兼用祛邪之品而热散之也。盖初起之邪，尚不敢与正气相敌，故一补正气，而邪气自消，及一传经，则正气遁入脏腑不敢与邪相争，愈补而愈不能出矣。故一传经，药即不可用补，今用桂枝以散热，或加麻黄以祛寒，寒热相攻，邪难内入。又有正气之健以助之，所以一剂而愈也。

【纲】 仲景曰：太阳病，发热恶寒，热多寒少，脉微弱者，此无阳也，不可发汗，宜桂枝二越婢一汤。伤寒六七日，发热，微恶寒，肢节烦疼，微呕，心下支结，外症未去者，柴胡桂枝汤主之。

【目】 朱肱曰：此二汤，乃治发热而微恶寒者也。

张介宾曰：邪气在表发热者，表热里不热也，温散之。邪气在里发热者，里热甚而达于外也，宜清之。

柯琴曰：热多，是指发热，不是内热。无阳，是阳已虚，而阴不虚。无阳不可发汗，便是仲景法旨，柴胡桂枝汤，乃是仲景佳方。若不头项强痛，便不须合桂枝矣。微恶寒，便是寒少，烦疼只在四肢骨节间，此身疼腰痛稍轻，此外症将解而未去之时也。微呕，是喜呕之兆。支结，是痞满之始，是在半表半里矣。外症微，故取桂枝之半。内症微，故取柴胡之半。

虽不及脉，而微弱可知。发热而烦，则热多可知。仲景制此轻剂以和解，便见无阳不可发汗，用麻黄、石膏之误矣。

【纲】　仲景曰：太阳病，发汗，汗出不解，其人仍发热，心下悸，头眩，身瞤动，振振欲擗地者，真武汤主之。

【目】　戴原礼曰：阴经不发热，惟少阴能发热，然少阴发热有二症，初得病，即见少阴症，发热恶寒，头不疼，宜麻黄附子细辛汤。若下利清谷，身热躁扰，里寒外热，仲景谓之反发热，此乃阴盛格阳，宜四逆汤、附子理中汤。盖阳气传阴经而下利者，乃是热利，阳陷入里，外所以无热，阴气入阴经而下利者，乃是里寒自利，寒既在里为主，则阳气必客于外，所以反发热，要知阴症发热，自是不同，发于阳而发热者，头必疼，发于阴而发热者，头不疼，此为验也。又有汗下后，阴阳不相入，水火不相济，致余热未退，不可更用冷药，内外俱未可妄治，故宜小建中汤。若其人已虚，虚能生热，宜小建中汤加当归，或四君子汤加黄芪，或十全大补汤，调其荣卫。虚者，真武汤。审是热邪未解，虽经汗下，却不畏寒，宜竹叶石膏汤。

王肯堂曰：汗后复发热，脉躁疾，不为汗衰，狂言不能食，阴阳不交，及下利发热者，死。脉阴阳俱盛，热不止者，死。中风即发热者，风伤卫也。伤寒不即发热者，寒伤营也。其在少阴厥阴发热者，谓之反发热，惟太阴无发热之候。

柯琴曰：此太阳症合用桂枝，即用麻黄之类发汗者，故多亡阳而仍发热，必主以真武汤也。

鳌按：真武汤，本少阴方，阳亡则内虚寒，故必用此也。

【纲】　仲景曰：太阳病，重汗，而复大下之，不大便五六日，舌上燥而渴，日晡小有潮热，从心下至小腹硬满而痛不可近者，大陷胸汤主之。

【目】　朱肱曰：太阳有潮热乎？仲景大陷胸汤一症，结胸有潮热者为大结胸，属太阳也。

楼全善曰：此妄汗下而将转属阳明，犹尚未离乎太阳者也。日晡潮热，阳明病。然心下者，太阳之位。小腹者，膀胱之室。从心下至小腹痛，是下后热入水结所致，非胃家实，故不得名为阳明病。

【纲】　仲景曰：脉阴阳俱虚，热不止者死。

【目】　朱肱曰：大抵伤寒八日以上，大发热者，难治。

【纲】　仲景曰：伤寒发热，汗出不解，心中痞硬，呕吐而下利者，大柴胡汤主之。

【目】　方中行曰：伤寒，汗不出，得汗即解者，以有风而误于偏攻，热反入里，所以变痞硬呕吐而下利也，故用大柴胡汤合表里而两解之。

魏荔彤曰：发热汗出不解，太阳已传阳明，二者阳明症也。夫太阳所感寒邪，入心中作痞硬，而寒郁内生之热邪，作呕吐而下利，是病全离太阳而入阳明矣。其不成胃实者，惟心中素有痰饮，故邪结于彼而成痞硬，胃中自不能复结为实，故是已传阳明而未全在阳明，未可以承气下者，故制此方，于下之中，兼升散开破二义。阳明之邪，柴胡驱之于少阳而表解，大黄复通之于大便而里和，尚何有阳明之症足留乎？所谓两解之法也，是不必专言柴胡治少阳，而柴胡之用已神，不必专言胃实方可下，而大黄之用已得矣，非仲师孰能具此手眼乎？

【纲】　仲景曰：伤寒，医以丸药大下之，身热不去，微烦者，栀子干姜汤主之。

【目】 喻昌曰：丸药大下，徒伤其中，而不能荡涤其邪，栀子干姜，亦温中散邪法也。

虞抟曰：攻里不远寒，用丸药大下之，寒气留中可知。心微烦而不懊侬，则非吐剂所宜也。用栀子解烦，倍干姜以逐内寒而散表热，寒因热用，热因寒用，二味成方，而三法备。

【纲】 仲景曰：伤寒五六日，大下之后，身热不去，心中结痛者，未欲解也。栀子豉汤主之。发汗，若下之，而烦热，胸中窒者，栀子豉汤主之。

【目】 魏荔彤曰：大下后身热不去，犹带表症也。心烦变为心中结痛，是表症仍未解，而里症已迫也。在表原属阴邪久未除，在里则为阳邪久成郁。栀子苦寒，治心中成郁之阳邪。香豉香辛，治在表未散之阴邪。而此症可愈，其胸中窒者，虽未至于结痛，而窒久必痛也。亦可早为之计，而仍主此，一法也。

柯琴曰：病发于阳而反下之，外热未除而心中结痛，虽轻于结胸，而甚于懊侬矣。结胸是水结胸胁，用陷胸汤，水郁则折之也。此乃郁结心中，用栀豉汤，火郁则发之也。

【纲】 仲景曰：伤寒心下有水气，咳而微喘，发热不渴，服汤已渴者，此寒去欲解也，小青龙汤主之。

【目】 魏荔彤曰：小青龙治水气者，治在里久积之阴邪。治风寒者，治胸膈暂郁之热邪，程氏谓下寒者类多上热，一句破的矣，学者识之。

【纲】 仲景曰：太阳病，脉浮紧，发热无汗，自衄者愈。太阳病，脉浮紧，无汗，发热，身疼痛，八九日不解，表症仍在，此当发其汗，服药已，微除，其人发烦，目瞑，剧者必衄，衄乃解，所以然者，阳气重故也，麻黄汤主之。

【目】 方中行曰：纯是寒邪伤营，故脉浮紧，发热无汗，然寒邪之着营轻微，且兼中风，阳邪变热上冲，故自衄愈。若脉浮紧，发热无汗，而身竟疼痛，则寒重风轻，当发汗矣，其剧者必衄，毕竟少带中风之阳邪也。

【纲】 仲景曰：服桂枝汤，或下之，仍头项强痛，翕翕发热，无汗，心下满，微痛，小便不利者，桂枝汤去桂加茯苓白术汤主之。

【目】 喻昌曰：服桂枝治风而遗其寒，所以不解而症变，设更下之，邪乘虚入里，在表之风寒未除，在里之水饮上逆。故变五苓两解之法，以茯苓、白术为主，虽因已误而去桂枝，不得不用白芍以收阴，甘草、姜、枣以益虚和脾胃也。

魏荔彤曰：太阳伤风，头项强痛，翕翕发热而汗出，今汗不出，则中风而兼伤寒矣，但与桂枝治风不效矣，复下，更误矣。心下满微痛，小便不利，乃下药阴寒之气，挟寒邪作痞，挟风邪作痛，动积饮而阻闭阳气，上下不流动故耳。本方专主补土渗湿，使在里下药之阴邪先除，然后可治其表邪耳，以表邪虽仍在而轻微，故先以误下之阴邪入里为患是急。厥阴所云：先温其里，乃攻其表，亦此义也，参观之。

【纲】 仲景曰：伤寒脉浮，发热无汗，其表不解者，不可与白虎汤；渴欲饮水，无表症者，白虎加人参汤主之。

【目】 张从正曰：白虎汤，但能解热，不能解表，必恶寒身疼头痛之表症皆除，但渴而求救于水者，方可与之。

楼英曰：如其人渴欲饮水，与之水果能饮，是表邪已变热而入之深矣，再诊其脉，已无浮缓浮紧之表脉，再审其症，已无头身疼痛发热无汗之表症，即可用白虎汤，但加人参止其燥渴，仍藉辛凉为半表里之治耳。

【纲】 仲景曰：伤寒病，若吐，若下后，七八日不解，热结在里，表里俱热，时时恶风，大渴，舌上干燥而烦，欲饮水数升者，白虎加人参汤主之。

【目】 魏荔彤曰：吐下俱非，致风寒之邪久而变热，热又久而结聚在里，而在里之气血亦郁而生热，所谓表里俱热者也。内热盛则外阳疏，时时恶风，若以表症，而大渴云云，俱是一派实热结里之象，故不特阳虚之里当急救阳，即阴消之里亦当急救阴也，故仍用人参白虎，兼内清外散之用。

【纲】 仲景曰：伤寒瘀热在里，身必主发黄，麻黄连翘赤小豆汤主之。伤寒身黄，发热者，栀子柏皮汤主之。

【目】 喻昌曰：伤寒之邪，得湿而不行，所以热瘀身中而发黄，故用外解之法，设泥里字，岂有邪在里而反治表之理哉？热已发出于外，自与内瘀不同，正当随热势清解其黄，俾不留于肌表间也，前条热瘀，故用麻黄，此条发热，反不用麻黄者，盖寒湿之症，难于得热，热则其热外出而不内入矣。所谓于寒湿中求之，不尽泥伤寒定法，此其一征也。

方中行曰：热发于外，则里症较轻，故解之以栀子，而和之以甘草，以为退热之轻剂。

卷 二

恶 热

【纲】 仲景曰：心下痞，按之濡，大便硬而不恶寒，反恶热，其脉关上浮者，大黄黄连泻心汤主之。

【目】 戴原礼曰：发汗后只恶寒者为虚，虚乃表虚；发汗后只恶热者为实，实乃里实。只恶寒者，早发其汗，或汗出太过，谓阳微则恶寒，宜芍药甘草附子汤。只恶热，是表已解而里不消，所谓阴微则发热，宜大柴胡汤，或小承气汤。

柯琴曰：濡，当作硬。夫按之濡为气痞，是无形也，则不当下。且结胸症，其脉浮大者，不可下，则心下痞而脉上浮者，反可下乎？小结胸按之痛者，尚不用大黄，何此比陷胸更峻？此必有当急下之症，比结胸更甚，故制此峻攻之剂也。

鳌按：关上脉浮，是阳明少阳火势炽矣。不恶寒反恶热，是阳气盛而外越极矣。大便硬是阳邪固结而不解矣。此即柯氏所谓必有急下之处也。如此则濡字非简编之误欤。

恶 寒

【纲】 仲景曰：太阳之为病，脉浮，头项强痛而恶寒。太阳病，或已发热，或未发热，必恶寒，体痛，呕逆，脉阴阳俱紧者，名曰伤寒。

【目】 朱肱曰：大抵太阳病，必发热而恶寒，恶寒家慎不可过当覆衣被，及近火气，寒热相薄，脉道沉伏，愈令病人寒不可当。但去衣被微火，兼与以和表之药，自然不恶寒矣。妇人恶寒，尤不可近火，寒气入腹，血室结聚，药不能治。刘完素曰：恶寒者，不待风而寒，虽身大热而不欲去衣也，是由阴气上入阳中，或阳微或风虚相搏之所致。恶寒，一切属表，虽里症悉具，而微恶寒，亦是表未解也，治法当先解外。

王肯堂曰：恶寒者，风寒客于营卫，非寒热之寒，又非恶风也，不待见风而后怯寒也。甚则向火添被，亦不能遏其寒。经云：发热恶寒发于阳，可发汗；无热恶寒而蜷卧，脉沉细，发于阴，可温里。恶寒虽悉属表，亦有虚实之分，若汗出而恶寒，为表虚，无汗而恶寒，为表实，表虚解肌，表实发汗。伤寒太阳病在表，故恶寒；少阳在半表里，亦微恶寒；阳明在里，本不恶寒，而或恶者，与太阳合病也。

【纲】 仲景曰：病有发热恶寒者，发于阳也；无热恶寒者，发于阴也。

【目】 刘完素曰：恶寒者，必继之以发热，此发于阳也。恶寒而蜷卧，脉沉细而紧者，发于阴也。在阳可汗，在阴可温，其止称背恶寒者，背为阳，腹为阴，阳气不足，阴寒气盛，则背为之恶寒，若风寒在表而恶寒，则一身尽寒矣。

张元素曰：恶寒有发阳发阴二症，发于阳者脉必浮数，宜解表，属桂枝汤、桂枝二越婢一汤、麻黄汤、青龙汤症也。

【纲】　仲景曰：发汗，病不解，反恶寒者，虚故也，芍药甘草附子汤主之。

【目】　杨士瀛曰：汗后反恶寒，表虽不解，急当救里；若反与桂枝攻表，此误也，故去桂、姜、枣，加附子以温经散寒，助芍药、甘草以和中。脚挛急，与芍药甘草汤，本治阴虚，此治阴阳俱虚，故加附子，皆仲景治里不治表之义。

【纲】　仲景曰：脉微而恶寒者，此阴阳俱虚，不可更发汗，更吐，更下也。

【目】　朱㧑曰：若其人热虽多，而脉甚微，无和缓之意，是阴弱而发，寒虽少，而恶之更甚，是阳虚而恶寒，阴阳俱虚，当调其阴阳，勿妄治以虚其虚也。

【纲】　仲景曰：伤寒大下后，复发汗，心下痞，恶寒者，表未解也。不可攻痞，当先解表，乃可攻痞。解表，宜桂枝汤。攻痞，宜大黄黄连泻心汤。

【目】　朱肱曰：太阳阳明少阴，皆有恶寒，要之惟太阳病，不问已发热未发热，必恶寒也。

柯琴曰：心下痞，是误下后里症，恶寒，是汗后未解症。里实表虚，内外俱病，皆因汗下倒施也。表里交持，仍当遵先表后里、先汗后下正法，盖恶寒之表，甚于身疼，心下之痞，轻于消谷，与救急之法不同。

【纲】　仲景曰：心下痞，大便硬，心烦不得眠，而复恶寒汗出者，附子泻心汤主之。太阳病，寸缓关浮尺弱，其人发热汗出，复恶寒，不呕，但心下痞者，此以医下之也。

【目】　柯琴曰：心下痞下，当有便硬，心烦不眠，故用此汤。但心下痞而恶寒，表未解也，当先解表，宜桂枝加附子，而反用大黄误矣。但以医下之而心下痞，犹发热恶寒，故属太阳症。

【纲】　仲景曰：阳明病，脉迟，汗出多，微恶寒者，表未解也，可发汗，宜桂枝汤。

【目】　朱肱曰：此阳明之表症也。同于太阳，而属之阳明者，不头项强痛耳。要知桂枝麻黄二汤，专为表邪而设，不为太阳而设，见麻黄症即用麻黄汤，见桂枝症即用桂枝汤，不必问其为太阳阳明也。若恶寒一罢，则二方必禁。

鳌按：仲景云：阳明病，脉浮无汗而喘者，发汗则愈。且麻黄汤一条，乃言阳明之表脉，其症亦同太阳，故用麻黄汤发表，当与本条同看。

【纲】　仲景曰：伤寒五六日，头汗出，微恶寒，手足冷，心下满，口不欲食，大便硬，脉沉细者，此为阳微结，必有表复有里也。脉沉亦在里也，汗出为阳微结，假令纯阴结，不得复有外症，悉入在里矣，此为半在表半在里也。脉虽沉细，不得为少阴病，所以然者，阴不得有汗，今头汗出，故知非少阴也，可与小柴胡汤。设不了了者，得屎而解。

【目】　王肯堂曰：三阴惟少阴有恶寒之症。然少阴恶寒，又有二症，发于少阴者，无热而恶寒宜温之，四逆汤、理中汤。少阴无热恶寒，似与太阳经未即热一条相似，所谓寒未即热者，为太阳症具而未热耳。少阴之无热恶寒，盖无太阳头痛等症，知为少阴也。若少阴恶寒而蜷卧，时时自烦，欲去衣被者，《活人书》用大柴胡下之，赵氏以为宜温散经邪，导引真阳，汗而解可也。若下之，非惟不能解表，反虚其里，使恶寒之邪，乘虚内陷，纵使其脉沉滑而实，亦未可遽用大柴胡，必须先解表，使恶寒症罢，而后可用也。少阴病，恶寒，身蜷而利，手足逆冷者，不治。少阴病，四逆[1]恶寒而身蜷，脉不至，不烦而躁者死。有太阴自利不渴，厥阴下利厥逆，俱或恶寒，太阴，宜理中汤。厥阴，宜四逆汤。前既言二阴不恶寒，今又言或恶寒者，要知太阴厥阴，本不恶寒，此阳传阴者也。三阴皆能恶寒者，阴入阴者也，特在少阴为多耳。

陶华曰：恶寒者，寒邪入营卫，则洒淅恶寒，虽一切属表，尚在腑，阴阳所分，若发热恶寒，兼之头疼脊强脉浮紧，寒邪在太阳表症也，宜汗之，照时令用药。若无热恶寒体蜷，脉沉迟无力者，寒邪入少阴里症也，宜温之，四逆汤。

鳌按：此条但就脉言，曰沉曰细，俱是少阴，固不得与柴胡汤，惟推出头汗，则犹有少阳现症，而非尽在里矣，虽脉已属少阴而仍与柴胡也。且三阴脉不至头，其脉止在身，三阳脉盛于头，阳结则汗在头，今阳微结，虽曰少阳而微恶寒，毕竟尚有太阳表症之意，所以此条仍列入太阳恶寒门类。

恶　　风

【纲】　仲景曰：太阳病，发热汗出，恶风脉缓者，名为中风。太阳病，头痛发热，汗出恶风者，桂枝汤主之。太阳中风，阳浮而阴弱，阳浮者热自发，阴弱者汗自出，啬啬恶寒，淅淅恶风，翕翕发热，鼻鸣干呕者，桂枝汤主之。

【目】　刘完素曰：恶寒有属阳，有属阴，恶风则悉属阳，三阴症并无恶风者，以此也。恶风虽悉在表，而发散又不同，无汗恶风为伤寒，当发汗；汗出恶风为中风，当解肌；里症虽具，恶风未罢，当先解外。

赵献可曰：恶风者，卫中四时之虚风，所以恶风也，其人当汗出而脉缓也，数与桂枝汤，桂枝加葛根汤，使遍体微润连日，当自解矣。

王履曰：卫气者，所以温肌肉，充皮肤，肥腠理，司开阖者也。故风邪中于卫也，则必恶风。恶寒恶风，俱为表症，但恶风比恶寒为轻耳，恶寒者，虽不当风而时自怯寒，恶风者，居密室帏幕中，则无所畏，或当风，或挥扇，则淅淅然而恶也。

柯琴曰：风为阳邪，风中太阳，两阳相搏而阴气衰少，阳浮故热自发，阴弱故汗自出，中风恶风，类相感也。风性散漫，脉应其象，故浮而缓。若太阳初受病，便见如此脉症，即可定其为中风而非伤寒矣。二条，是桂枝汤本症，合此症即用此汤，不必问为伤寒中风杂病也。四症中，头痛是太阳本症，头痛发热恶风，与麻黄症同，本方重在汗出，汗不出者，便非桂枝症。三条，乃太阳中风之桂枝症，非谓凡中风者便当主桂枝也（明了）。二条脉症，是概风寒杂病而言。三条加中风二字，其脉其症，悉呈风象矣。

【纲】　仲景曰：太阳病，发汗，遂漏不止，其人恶风，小便难，四肢微急，难以屈伸者，桂枝加附子汤主之。

【目】　朱肱曰：此症当温其经，故桂枝加附子也。

刘完素曰：汗多亡阳，则卫不固，是以恶风也。桂枝加附子，温其经而固其卫也。

陶华曰：恶风者，风邪伤卫，腠理不密，由是恶风悉属于阳，非比恶寒，乃有阴阳之别者。

鳌按：此四症并见，却以汗不止小便难为重，以二者由于心肾，故专治之，而恶风四肢急俱痉也。盖太阳虽当汗，汗不

---

[1] 四逆　清抄本作“四肢”。

止则亡阳，风乘虚入，故又恶风，汗多必津竭，故小便难，四肢者，诸阳之本，阳亡则不能荣筋，故筋急而屈伸不利也。

【纲】　仲景曰：风湿相搏，骨节烦疼掣痛，不得屈伸，近之则痛剧，汗出短气，小便不利，恶风，不欲去衣，或身微肿者，甘草附子汤主之。

【目】　刘完素曰：湿胜自汗，而皮腠不密，是以恶风也，甘草附子汤，所以散其湿而实其卫。

柯琴曰：身肿痛剧，不得屈伸，湿感于外也。恶风不欲去衣，风淫于外也。汗出短气，小便不利，化源不清也。君桂枝以理上焦而散风邪，佐术、附、甘以除湿而调气。

鳌按：此风湿为病，而湿尤中于周身营卫之间，不能推布其患，为尤重者，故小便不利身肿二句，最宜着眼。

振　战　栗

【纲】　仲景曰：伤寒若吐若下后，心下逆满，气上冲心，起则头眩，脉沉紧，发汗则动经，身为振振摇者，茯苓桂枝白术甘草汤主之。太阳病发汗，汗出不解，其人仍发热，心下悸，头眩，身瞤动，振振欲擗地者，真武汤主之。

【目】　成无己曰：振者，森然若寒，耸然振动者是也。伤寒而振，皆由虚寒，盖以欲汗之时，其人必虚，必蒸蒸而振，却发热汗出而解。振近战，而轻者为振矣。战为正与邪争，争则为鼓栗而战，振但虚而不至争，故惟耸动而振也。下后复发汗振寒者，为其表里俱虚也。亡血家发汗，则寒栗而振者，谓其气血俱虚也。诸如此者，止于振耸耳。其身为振振摇，振振欲擗地，二者皆发汗过多，亡阳经虚，不能自主持，故身为振摇也，又非若振栗之比矣。此二汤，皆温经益阳滋血助气之剂，经虚阳弱得之，未有不获全济之功者。

【纲】　仲景曰：问曰：病有战而汗出，因得解者，何也？答曰：脉浮而紧，按之反芤，此为本虚，故当战而汗出也。其人本虚，是以发汗，以脉浮，故当汗出而解。若脉浮而数，按之不芤，此人本不虚。若欲自解，但汗出耳，不发战也。

【目】　韩祇和曰：汗下后战者，与救逆汤，微减，与羊肉汤，再投而战解。若阴气内盛，正气大虚，心栗鼓颔，身不战者，遂成寒逆，宜灸之，或用大建中汤。仲景治尸厥战而栗者，刺期门、巨阙。

吴绶曰：凡战者，大抵气血俱虚，不能荣养筋骨，故为之振摇而不能主持也，须大补气血，予曾用人参养荣汤得效。又一人身摇不得眠者，以十味温胆汤倍加人参而愈。《内经》曰：寒之伤人，使人毛发毕直，鼓颔战栗而无汗。按此表寒而战栗也，此言病有战而汗出，因得解，其脉浮而紧，按之反芤，此为本虚，故当战而汗出也。又曰：脉阴阳俱停，以三部浮沉迟数脉同等，必先振栗汗出而解。若脉浮数，按之不芤，其人本不虚者，则汗出解不战也。若不战而心栗，此阴中于邪，必内栗也。凡正气怯弱，寒邪在内，必为栗也，宜详究焉。

【纲】　仲景曰：太阳病未解，脉阴阳俱停，必先振栗，汗出而解，但阳脉微者，先汗出而解，但阴脉微者，下之而解。若欲下之，宜调胃承气汤。

【目】　成无己曰：战与栗二者，形相类而实非一，有内外之别焉。战者，身为之摇栗者，心战是也。经曰：胃无谷气，脾涩不通，口急不能言，战而栗。即此观之，战之与振，振轻而战重也；战之与栗，战外而栗内也。战栗者，皆阴阳之争，伤寒欲解将汗之时，正气内实，邪不能与之争，则便汗出而不发战，邪气欲出，其人本虚，邪与正争，微者为振，甚者则战，战退正胜而解矣。其战而汗，因得解者，其人本虚，是以发战，邪气外与正气争，则为战，乃其愈者也。邪气内与正气争，则为栗，是为甚者也。经曰：阴中于邪，必内栗也。表气虚微，里气不守，故使邪中于阴也。方其里气不守，而为邪中乎中气，正气怯弱，故成栗也。战者，正气胜，栗者，邪气胜也。伤寒六七日欲解之时，当战而汗出，其有但心栗而鼓颔，身不战者，已而遂成寒逆，似此症多不得解，何者？以阴气内盛，正气大虚，不能胜邪，反为邪所胜也，非大热剂与灼灸，又焉得而御之。

张介宾曰：战与栗异，战由外，栗由内也。凡伤寒欲解将汗之时，若其人正气内实，邪不能争则但汗出，不作战，所谓不战，应知体不虚也。若其人本虚，邪与正争，微则振，甚则战，正胜邪则战而汗解矣。夫战则正气将复，栗则邪气肆强，故伤寒六七日，有但栗不战竟成寒逆者，多不可救，此以正气中虚，阴邪内盛，正不盛邪，而反为邪胜，凡遇此症，非大温热不可。

柯琴曰：阳脉微二句，承上之辞，不得作三段看。太阳病，阳浮而阴弱，是阳强也，今阳脉微，即是阴阳俱停，病虽不解，已是调和之脉，其解可知矣。脉但浮者为阳盛，必先烦而有汗，阳脉微者为阳虚，必先振栗而汗出。振栗，是阴津内发之兆。汗出，是阳气外越之征，此阴阳自和而愈也。

身热恶寒身寒恶热

【纲】 仲景曰：病人身大热，反欲得近衣者，热在皮肤，寒在骨髓也；身大寒，反不欲近衣者，寒在皮肤，热在骨髓也。

【目】 赵嗣真曰：详仲景论中，止分皮肤骨髓，而不曰表里者，盖以皮肉脉筋骨五者。《素问》以为五脏之合，主于外而充于身者也，惟曰脏曰腑，方可言表里，可见皮肤即骨髓之上，外部浮浅之分，骨髓即皮肤之下，外部深沉之分，与经络脏腑属里之例不同，况仲景出此症在太阳篇首，其为表症明矣。是知虚弱素寒之人，感邪发热，热邪浮浅，不胜沉寒，故外怯而欲得近衣，此所以为热在皮肤，寒在骨髓，药宜辛温。至于壮盛素热之人，或酒客重感邪之初，寒未变热，阴邪闭乎伏热，阴凝于外，热郁于内，故内烦而不欲近衣，此所谓寒在皮肤，热在骨髓，药宜辛凉。必也一发之余，即散表邪，又和正气，此仲景不言之妙。若以皮肤为表，骨肉为里，则麻黄症骨节疼痛，其可名为有表复有里也乎。

危亦林曰：热在皮肤一条，仲景不立方治，宜先与阳旦汤。寒已，次以小柴胡加桂温其表。

鳌按：本条自成注以表里释皮肤骨髓，后人宗之，误也。仲景论言表热里寒，表寒里热症甚多，宁此条不曰表里，而偏曰皮肤骨髓耶，其可知矣！故独赵氏之说，披剥精当，识见过人，足以破千古之惑，至表热里寒，乃少阴症，详《少阴篇》中。

热多寒少

【纲】　仲景曰：太阳病，得之八九日，如疟状，发热恶寒，热多寒少，其人不呕，圊便欲自可，一日二三度发，脉微缓者，为欲愈也，宜桂枝麻黄合半汤。太阳病，发热恶寒，热多寒少，脉微弱者，此无阳也，不可发汗，宜桂枝二越婢一汤。

【目】　朱肱曰：太阳热多寒少，有此二症，其用药皆不同也。二条，以脉微弱，故不可发汗，若脉浮，虽热多寒少，亦可发汗也。大抵伤寒，寒多易治，热多难愈，伤寒发热者，以寒极则生热，治法，多用冷药，故令热不去，仲景热多寒少，用桂枝二越婢一汤。不渴，外有微热者，用小柴胡加桂汤，皆温表之义也。近时多用小柴胡汤，不问阴阳表里，凡伤寒皆令服此药，往往有因服小柴胡而成阴症者，仲景虽云伤寒中风有小柴胡症，但见一症便是，不必悉具，此为是少阳症，当用小柴胡，不必少阳症悉具耳，况本方又有随症加减法，古人方治，审谛如此。

赵嗣真曰：详论中热多寒少，止此二症。其一症，仲景之意，盖以得病七八日，如疟状，发热恶寒，热多寒少，十六字，为自初至今之症，以下乃是以后拟议防变之辞，当分三截看。若其人不呕，圊便欲自可，一日二三度发，脉微缓为欲愈，此一节，乃里和无病而脉微缓者，邪气微缓者，阴阳同等，脉症皆向安之兆，可不待汗而欲自愈也。若脉微而恶寒者，此阴阳俱虚，不可发汗更吐更下也，此一节，宜温之。若面色反有热者，未欲解也，以其不能得小汗出，其身必痒，宜各半汤，此一节，必待汗而后愈也。《活人书》未详文义，却将其人不呕清便欲自可九字，本是欲愈之症，反以他症各半汤汗之，又将不可汗吐下及各半汤症语句，并脱略而不言，反将其中欲愈之症，而用彼药汗其所不当汗，何也？其一症，仲景云：太阳病，发热恶寒，热多寒少，脉微弱者，亡阳也，不可发汗，宜桂枝二越婢一汤。《活人书》于脉微弱上添都大二字，岂以仲景论脉为未足，而故加之也乎！

刘完素曰：仲景一书，只有热多寒少之条，无寒多热少之症。

下之热不退

【纲】　仲景曰：病人脉微而涩者，此为医所病也。大发其汗，又数大下之，其人亡血，病当恶寒，后乃发热，无休止时，夏月盛热，欲着复衣，冬月盛寒，欲裸其身，所以然者，阳微则恶寒，阴弱则发热，此医发其汗，使阳气微，又大下者，令阴气弱。五月之时，阳气在表，胃中虚冷，以阳气内微，不能胜冷，故欲着复衣。十一月之时，阳气在里，胃中烦热，以阴气内弱，不能胜热，故欲裸其身。又阴脉迟涩，故知亡血也。

【目】　柯琴曰：此条病因，全在妄汗下以致亡血而脉微涩。夏月四句，是写寒热发作时状，是设辞，勿以无休止时，作连绵冬夏解也。

头痛项强

【纲】　仲景曰：太阳之为病，脉浮，头项强痛而恶寒。太阳病，头痛发热，汗出恶风者，桂枝汤主之。太阳病，头痛发热，身疼腰痛，骨节疼痛，恶风，无汗而喘者，麻黄汤主之。

【目】　朱肱曰：头疼者，阳症也。太阳症头痛，必发热恶寒，无汗麻黄，有汗桂枝，若已发汗，或未发汗，头疼如破者，连须葱白汤，服汤不止者，葛根葱白汤。

成无己曰：头痛，邪气外在经络，上攻于头也。伤寒头痛者，太阳专主也，故阳明少阳亦有头痛，不若太阳专主也。盖太阳为病属表，而头痛专为主表症，虽有风寒之不同，必待发散而后已。

李杲曰：太阳膀胱脉浮紧，直至寸口，所以头痛者，头与寸口，俱高之分也。盖厥阴与督脉会于巅。逆太阳之经，上而不得下，故壅滞为头痛于上也。左手浮弦，胸中痛也，沉弦，背痛也。右手浮弦亦然。头痛者，木也。最高之分，惟风可到，风则温也，治以辛凉，秋克春之意，故头痛皆以风药治之，总其体之常也。然有三阴三阳之异焉，故太阳宜川芎，阳明宜白芷，少阳宜柴胡，太阴宜苍术，少阴宜细辛，厥阴宜吴茱萸。

王肯堂曰：伤寒头痛，虽属三阳，惟太阳经独多，盖太阳为病属表，而头痛专主表，虽有伤寒六七日，头痛不大便，有热而与承气汤下之者，却云，若小便清者，知热不在里仍在表，是知头痛属表明矣。太阴少阴之脉，从足至胸而还，不上循头，故无头痛，惟厥阴脉循喉咙之后，上连目系，与督脉会于巅，亦有头痛干呕吐涎沫吴茱萸汤一症，却无身热，亦与阳症不同也，然风温病在少阴，湿温病在太阴，而头反痛，至于阴毒亦然，是又不可拘者，内因头痛，作止有时，外因头痛，常常有之，直须传入里方罢。

鳌按：太阳经脉营于头，会于项，故头连项而强痛者，为太阳也。

【纲】 仲景曰：湿家病，身上疼痛，发热面黄而喘，头痛鼻塞而烦，其脉大，自能饮食，腹中和无病，病在头中寒湿，故鼻塞，内药鼻中则愈。

【目】 朱肱曰：内瓜蒂散鼻中也。

柯琴曰：种种皆是表症，鼻塞而不鸣，脉大而不浮，不关风矣。脉不沉细，非湿痹矣。腹初不满，非瘀热在里矣。重于头痛，是头中寒湿可知，寒湿从鼻而入，故鼻塞，亦当从鼻而出，故内药鼻中，塞因塞用也。

【纲】 仲景曰：太阳病，发汗太多，因致痉，脉沉而细，身热足寒，头项强急，恶寒，时头热，面赤，目脉赤，独头面摇，卒口噤，背反张者，痉病也。

【目】 王肯堂曰：太阳伤寒项背强，其或太阳中风，加之寒湿而成痉者，亦项强。《金匮》云：太阳病，项背强几几，然脉反沉迟者，此为痉，桂枝加瓜蒌汤主之。

陶华曰：项背强者，太阳表邪也。发散则解，结胸项强，大陷胸汤下之。太阴结胸项强，大陷胸丸，或频与理中丸。损甚者，兼与四逆汤。项强胁下满，身热恶风，手足温而渴，小柴胡汤。阴毒初得病，项背强，咽痛，心腹痛，短气，厥逆吐利，身如被杖，附子汤、阴毒甘草汤、正阳散。天行复作热，至晚则腰痛，头项强，身重，葛根生姜豉汤。

鳌按：痉病由来不一，而伤寒发汗不如法者，亦能致之。本症头痛虽止，而头项强急，尚属伤寒，头面摇以下，乃言痉病也，此汗多亡液，不转属阳明而成痉者。

【纲】 仲景曰：太阳病，项背强几几，无汗恶风者，葛根汤主之。太阳病，项背强几几，而汗出恶风者，桂枝加葛根汤主之。

【目】 成无己曰：太阳别脉，下项挟脊，故太阳感风寒，则经脉不利，而项为之急，颈为之强，是太阳表症也，必发散而解之，此二条，均是项背强，而发散有轻重者，盖发热汗出恶风者，为表虚，可解肌；无汗恶风者，为表实，可发汗也。

王肯堂曰：此二方，皆发散之剂也，而有轻重，以表虚表实之不同也。

鳌按：太阳脉，自络脑而还出下项挟脊背，此从风池而入，不上干于脑而下行于背，故头不痛，而项背强也。几几，项背牵动之象，动中见有强意。

【纲】　仲景曰：太阳中风，下利呕逆，表解者，乃可攻之。其人漐漐汗出，发作有时，头痛，心下痞硬引胁下痛，干呕短气，汗出不恶寒者，此表解里未和也，十枣汤主之。

【目】　张兼善曰：或谓十枣汤与桂枝去桂加茯苓白术汤，二者皆属饮家，俱有头项强痛之病，何也？此经络所系，非偶然也。《针经》曰：太阳膀胱之脉，起于目内眦，皆上额交巅上，其支者，从巅上至耳上角，直者，从巅入络脑，还出，别下项循肩膊内，挟脊抵腰中，入循膂，络肾，属膀胱，络肾者，即三焦也。夫三焦者，为阳气之父，决渎之官，引导阴阳，开通闭塞，水导得出，以气化而言也。缘太阳经多血少气，既病，则气愈弱，其时表病而里热未甚，微渴而恣饮水浆，为水多气弱，不能施化，遂停伏于内，则本经血气，因而凝滞，致有头痛项强之病，若伏饮流行，经络疏利，而头痛自愈。

方中行曰：头痛本表症，此因心下水气泛溢，上攻于脑也，与伤寒不大便六七日而头痛，与承气汤同。

【纲】　仲景曰：太阳病，头痛，至七日以上自愈者，以行其经尽故也。若欲再传经者，针足阳明，使经不传则愈。阳明病，表里大热，烦渴引饮，头痛如破者，宜竹叶石膏汤。阳明病，头痛不恶寒，反恶热，大便实，调胃承气汤。

【目】　吴绶曰：阳明病，头痛额前，目疼鼻干，脉长也。无汗者，葛根汤加葱白、白芷汗之。有汗，曾经发汗，头痛不解者，葛根葱白汤。不恶风，反恶热，自汗烦渴，脉洪数，饮水头疼者，白虎加白芷汤。内有燥屎，蒸蒸发热头痛者，调胃承气汤。凡阳明头痛无汗者，葛根、麻黄、葱白、白芷、石膏之属。有汗，则白芷、石膏、葛根、川芎。少阳经头痛，头角或耳中痛，脉弦数，口苦发热，往来寒热者，并用小柴胡汤和之，加川芎尤妙，盖川芎亦胆经药也。凡少阳头痛，不分有汗无汗，皆以柴胡汤主之。非次头痛，及发寒热，脉紧不大，即是上膈有痰，瓜蒂散吐之。

王好古曰：太阳头痛，有汗桂枝汤，无汗麻黄汤。阳明头痛，白虎汤。少阳头痛，小柴胡汤。太阴头痛，脉浮桂枝汤，脉沉理中汤，俱加川芎、细辛。少阴头痛，小柴胡汤、麻黄附子细辛汤。厥阴头痛，外传本经，桂枝麻黄各半汤，呕而微吐苦水者，吴茱萸汤。

李杲曰：太阴头痛者，必有痰也。少阴头痛者，足寒而气逆也。盖此二经，虽不至头，然痰与气逆壅于膈中，则头上气不得畅降而为痛也。

张云岐曰：如脉浮而头痛，过在手足太阳，刺完骨、京骨，脉浮而长，过在手足阳明，刺合谷、冲阳，脉浮而弦，过在手足少阳，刺阳池、丘墟、风府、风池，此刺头痛之法也。

头眩郁冒

【纲】　仲景曰：太阳病，下之而不愈，因复发汗，此表里俱虚，其人因致冒，冒家汗出自愈，所以然者，汗出邪和故也，得里未和，然后复下之。伤寒若吐若下后，心下逆满，气上冲胸，起则头眩，脉沉紧，发汗则动经，身为振振摇者，茯苓桂枝白术甘草汤主之。伤寒吐下后，发汗，虚烦，脉甚微，八九日心下痞硬，胁下痛，气上冲咽喉，眩冒，经脉动惕者，久而成痿。太阳病，发汗太多，因致痉，脉沉而细，身热足寒，头项强急，时头热，面赤，目脉赤，独头面摇，卒口禁，背反张者，痉病也。

【目】　成无己曰：眊为眼花，眩为眼黑，眩也，运也，冒也。三者形俱相近，有谓眩运者，有谓眩冒者，运为转运之运，世谓头旋者是，冒为蒙冒之冒，世谓昏迷者是，少阳病目眩，以少阳居表里之间，表邪所传，渐行于里，表中阳虚，故时时目眩也。二阳并病，或眩运眩冒者，以少阳与太阳并病，故眩者责其虚也。伤寒有起则头眩与眩冒者，皆汗吐下后所致，是知其阳虚也，故《针经》曰：上虚则眩，下虚则厥。眩虽为虚，而风家亦有眩者，风主运动耳。阳明中风，亦有头眩，诸如此者，皆非逆也，及其诸逆发汗，剧者，言乱目眩，必死之症也。

吴绶曰：太阳中风，头眩头摇者，脉浮弦而急也，羌活神术汤加天麻、防风之类。若血虚头眩，四物汤加人参、天麻。痰火上攻，加黄芩、竹沥。内伤劳倦，阴虚头眩，补中益气汤加川芎、天麻、防风、蔓荆子。下焦元气虚脱作眩，人参养荣汤，或大建中汤加天麻。

易老曰：头旋目黑，非天麻不能除，故必加之。

鳌按：妄汗下，亡津液，致表里俱虚，而其阳邪仍在，故表里不解而成冒，冒者如物蒙蔽，欲汗之兆也，故汗出冒自解。妄吐下后而表阳虚，因致起则头眩。又复妄汗而经络虚，因致一身振摇也，吐汗下，三者齐备，致脉微而虚烦，则眩冒动惕，皆虚烦之所发也，此亦半夏泻心汤之症。汗多亡液，不转属阳明而成痉，因有头面动摇口噤反张等症，其时胃家津液未干，故变见者，仍是太阳表症，如头项强急等也，当滋阴以和其里，勿用温药，炙甘草汤主之。

【纲】　仲景曰：太阳与少阳并病，头项强痛，或眩冒，时如结胸，心下痞硬者，当刺大椎、肺俞、肝俞。诸乘寒者，则为厥，郁冒不仁。

【目】　成无己曰：郁为郁结而气不舒，冒为虚冒而神不清，郁冒之来，皆虚热而乘寒也。《金匮》云：新产妇人有三病，一者病痉，二者病郁冒，三者大便难。亡血复汗寒多，故令郁冒。又曰：产妇郁冒，其脉微弱，呕不能食，大便坚，所以然者。血虚而厥，厥而必冒，冒家欲解，必大汗出。即此观之，郁冒为虚寒可知矣。

喻昌曰：少阳之脉，络胁肋间，并入太阳之邪，则与结胸症似是而实非也。肝与胆合，刺肝俞，所以泻胆也，膀胱不与肺合，然肺主气，则肺俞以通其气，斯膀胱之气化行，而邪自不能留矣。

魏荔彤曰：考之穴图，大椎为督脉之穴，居于身后，肺俞肝俞，俱属太阳膀胱之穴，亦次第由大椎而下，同居于背，是皆太阳行身后之道路也。于此三刺，皆泄太阳经之表邪，而与肺肝膀胱之脏腑无涉焉，诸家牵扯傅会，总由不知刺三穴泄经邪之义耳。原文当刺大椎第一间，考穴图，大椎穴在背后脊骨第一节之间也，为督脉自项而下之第一穴。

鳌按：魏氏刺三穴，皆泄太阳经之表邪一句，诚为破的，盖病虽太少二阳相并，而治必归于一经也。仲景论当刺大椎第一间肺俞肝俞之下，接云，慎不可发汗，发汗则谵语，脉弦，五六日谵语不止，当刺期门，考期门，亦是太阳经穴，仲景云然者，以太阳阳明并病者，则宜汗，若太少二阳并病，有少阳在，不宜汗也，即三阳合病中，亦无汗法，故仲景深戒为慎不可发汗。盖汗之，则太阳之经邪不除，徒伤阳明之府，以致谵语，故虽见少阳之弦脉，而少阳不宜汗，仍刺太阳经期门之穴以代汗，不伤阳明少阳，而太阳治，此以刺法为并病之治法也。头项强痛，或眩冒时如结胸，心下痞硬，其症全是太阳，而少阳之眩冒，亦为太阳所有，故治之全从太阳也。

摇头直视

【纲】 仲景曰：太阳病，发汗太多，因致痉，脉沉而细，身热足寒，头项强急，恶寒，时头热，面赤，目脉赤，独头面摇，卒口噤，背反张者，痉病也。

【目】 成无己曰：此以风盛于上，风主动摇故也。头者，诸阳之会，诸阳之脉，皆上于头，诸阴之脉，皆至颈胸中而还，阳脉不治则头为之摇矣。

柯琴曰：阳气者，精则养神，柔则养筋，汗多则无液养筋，筋伤则挛急而反张矣。太阳主筋所生病也，要知痉非无因，因伤寒发汗不如法耳，今头痛虽止，而颈项强急恶寒之症未罢，更见面赤目赤，是将转属阳明，然诸症皆与伤寒相似而非痉，独头面摇动口噤背反张，与伤寒不相似，故名曰痉。此汗多亡液不转属阳明而成者，治当滋阴以和其里，用炙甘草汤。《金匮》用桂枝汤加瓜蒌根，恐不胜任。

【纲】 仲景曰：摇头言者，里痛也。

【目】 成无己曰：里有痛者，言语则剧，欲言则头为之战摇也。里痛，非邪也，痛使之然，痉病非逆也，风使之然。

【纲】 仲景曰：阳反独留，形体如烟熏，直视摇头者，此为心绝也。

【目】 许叔微曰：心藏神而为阴之本，阳根于阴，阴根于阳，阴阳相根，则荣卫和，上下相随矣。绝则神去，而阴竭阳无根者，则不能自主持，故头为摇也。心绝者，真病也，风痉里痛者，邪气也，观其头摇，又当明其否藏焉。

【纲】 仲景曰：衄家不可发汗，汗出必额上陷，脉急紧，目直视不能眴，不得眠。

【目】 戴原礼曰：直视者，视物而目睛不转动也。水之精为志，火之精为神，目者，心之使也，神所寓焉，肝之外候也，精神荣焉。《针经》云：五脏六腑之气，皆上注于目而为之精，精之窠为眼，骨之精为瞳子，筋之精为黑睛，血之精为络，气之精为白睛，肌肉之精为约束里撷，筋骨血气之精与脉并为系，上属于脑，五脏血气调和，精气充足，则目和而明矣。伤寒目直视者，邪气壅盛，冒其正气，使神智不慧，藏精之气，不上荣于目，则目为之直视，伤寒至于直视，为邪气已极，症候已逆，多难治。人以肝受血而能视，今衄家亡血，肝气已虚，目气已弱，又发汗亡阳，阴阳俱虚所致。

虞抟曰：目睛上视，名戴眼，此足太阳经之症。盖太阳目之上纲，而与少阴为表里，少阴之肾气大亏，则太阳之阴虚血少，故其筋脉燥急，牵引而上。若直视不转者，尤为凶候，速当以培阴养血为主，今人不知，俱云是风，若用风药，则阴愈虚，血愈燥矣。

附录：伤寒看目法

张介宾曰：凡治伤寒，先看两目，或赤或黄赤者，为阳症。若兼六脉洪大有力，或燥而渴者，其热必盛，轻则三黄石膏汤，重则大承气汤之类。凡目色青白，而无昏冒闪烁之意者，多非火症，不可轻用凉药。眼眵多结者，必因有火，盖凡有火之候，目必多液，液干而凝，所以为眵，即如肺热甚，则鼻涕出，是亦目液之类也。

【纲】 仲景曰：风湿为病，脉阴阳俱浮，自汗出，身重，多眠，鼻息急，必鼾，语言难出；若被下者，小便不利，直视失溲；若被火者，微发黄色，剧则如惊痫，时瘛疭。

【目】 危亦林曰：本条风湿，法当汗解，而医反下之，大便利，则小便必不利，肺之气化不宣，胃家之关门不利，脾土之承制不行，故直视失溲也。

【纲】 仲景曰：若汗出发润，喘不休者，此为肺先绝也。阳反独留，形体如烟熏，直视摇头者，此为心绝也，唇吻反青，四肢漐习者，此为肝绝也。环口黧黑，柔汗发黄者，此为脾绝也。溲便遗失，狂言，反目直视者，此为肾绝也。

【目】 楼英曰：夫至脏气脱绝，其错逆为不可救矣。

柯琴曰：五脏相生，一脏受灾，四脏不救，阴阳相须，彼气先绝，此气不存，医者可不调于未灾未绝之先乎？

目中不了了

【纲】 仲景曰：伤寒六七日，目中不了了，睛不和，无表里症，大便难，身微热者，此为实也，急下之，宜大承气汤。

【目】 吴绶曰：目中不了了者，能视物，但见一半而不见一半，有所谵妄而胡言者是也。其内实不大便者，宜下之，内虚者，多难治也。若戴眼反折者，此为上视，绝汗乃出，大如贯珠不流，此膀胱绝也。

杨士瀛曰：直视，与目中不了了，形症相近，一可治，一不可治也。

卷　三

身　摇

【纲】　仲景曰：伤寒，若吐若下后，心下逆满，气上冲胸，起则头眩，脉沉紧，发汗则动经，身为振振摇者，茯苓桂枝白术甘草汤主之。

【目】　喻昌曰：心下逆满，气上冲胸，塞涌于膈，所以起则头眩，脉见沉紧，明系饮中留结外邪。若但发汗以强解其外，外虽解而津液尽竭，反足伤动经脉，有身为振摇之患，盖人身经脉，赖津液以滋养，吐下而津液一伤，发汗而津液再伤，令经脉失养而身摇，故遇此等症，不得不重在表，此症外邪已散，止存饮中之邪，故以桂枝加入制饮药内，俾之邪尽散，津液得以四布，而滋养其经脉，千百年来，孰窥其批隙导窾之妙乎！

魏荔彤曰：沉则为里，紧则为寒，是里虚阳微而阴邪为患也。原在经络之症，误吐误下，乃为在脏腑之症矣。复不从里治，而又发汗以伤动其经络之表，卫外之阳，亦自汗出而虚，身为振摇，亡阳之兆也。仲师以苓桂术甘内治其沉紧，阴寒上逆之邪可除，外治其振摇，表虚恶寒之象可止，四物俱投阳分，治表里阴邪至当之剂也。方喻皆谓挟饮为患，不知阴邪内盛，有饮固然，无饮亦然，饮或因阴盛而起，非饮独为病，阴消而饮亦安，非饮自为安也，则亦不必论列于饮矣。

鳌按：喻氏留饮之论，未尝不是本条病因，而魏氏专主阴邪内盛，包括留饮，见理自更圆通，夫世固有饮家而患本条之症者，则知喻氏非尽谬理也，亦有非饮家而犯本条之症者，则知魏氏为尤当也，故并存之。

身　痒

【纲】　仲景曰：太阳病，八九日，脉微而恶寒者，此阴阳俱虚，不可更发汗、更吐、更下也。面色反有热色者，未欲解也。以其不得小汗出，身必痒，宜桂枝麻黄各半汤。

【目】　朱肱曰：不可更汗吐下，小柴胡汤主之。若反重发汗则气虚，必两耳聋无闻，素无热人，可芍药甘草附子汤，有热人可黄芪建中汤。

柯琴曰：八九日，是当解未解之时，阴阳俱虚，当调其阴阳。若其人热多寒少，面色正赤者，是阳气怫郁在表，不得越出，当汗不汗，其身必痒，八九日来，正已虚，邪未解，不可汗，又不可不汗，故立此法。

身　疼

【纲】　仲景曰：太阳病，或已发热，或未发热，必恶寒，体痛，呕逆，脉阴阳俱紧者，名曰伤寒。太阳病，头痛发热，身疼腰痛，骨节疼痛，恶风，无汗而喘者，麻黄汤主之。太阳病，脉浮紧，无汗，发热，身疼痛，八九日不解，表症仍在，此当发其汗，麻黄汤主之。脉浮紧者，法当身疼痛，宜以汗解之。假令尺中迟者，不可发汗，以营气不足，血少故也。

【目】 朱肱曰：尺脉迟者，先以小建中汤以养之。

王肯堂曰：体痛，乃六经俱有之症，有表有里，有寒有热，有风有湿。如太阳伤寒，荣血不利身疼者，宜发汗。若汗后脉沉迟体痛者，又宜温之。中暍身疼者，白虎汤解之。里寒外热身疼者，先与救里，而后攻表。寒在三阴，则脉沉身疼，寒在三阳，则一身支节烦疼，四逆柴胡，可不辨欤？太阳身痛，但拘急，耳中湿，身痛不可转侧，阴毒身痛，体势沉重，宛如被杖，以此别之。发热恶寒身体痛者，属太阳，麻黄汤、大青龙汤是也。若兼心下支结，柴胡加桂枝汤。若兼下利清谷腹胀，先以四逆温里，后以桂枝发表。若尺迟血少，营气不足也，《活人》先以小建中汤养血，俟尺脉回，却用柴胡等汤剂解之。按：热多寒少，尺脉沉迟者，荣血不足，黄芪建中汤。夫血不足而用黄芪者，黄芪味甘，加以甘草，大能生血，此仲景妙法，盖稼穑作甘，而能补胃，胃为气血之海，血所从以生。又经云：无阳则阴无以生，以甘益胃而生血，旨哉，今人但知参、芪为气药，故表而出之。

柯琴曰：太阳受病，当一二日发，盖寒邪凝不遽发，非若风邪易于发热也。然不论已未发热，而恶寒体痛呕逆之症，阴阳俱紧之脉，先见即可断为太阳之伤寒，而非中风矣。寒邪外束，故体痛，寒邪内侵，故呕逆。太阳主一身之表，风寒外束，阳气不伸，故一身尽疼。此麻黄八症头痛发热恶风，同桂枝症，无汗身疼，同大青龙症，本症重在发热身疼无汗而喘。

鳌按：法者，脉法也。以浮紧之脉法言，当身痛，宜发汗，然必三部浮紧，乃可发汗。今浮紧之脉，虽见寸口，而尺中迟，则不得主发汗之法矣。且尺主血，血少而尺迟，虽发汗亦不能作汗，不但身疼不除，必至有亡血亡津之变。

【纲】 仲景曰：发汗后，身疼痛，脉沉迟者，桂枝加芍药生姜人参新加汤主之。

【目】 成无己曰：汗后身痛，邪气未尽也。脉沉迟，营血不足也。经云：其脉沉者，营血微也。又云：迟者，营气不足，血少故也。与桂枝以解未尽之邪，加参、芍、姜以益不足之血。

朱肱曰：小建中汤，兼治汗后身疼，脉沉而迟者。若霍乱吐泻止，而身疼痛不休者，少与桂枝汤即愈。《金匮要略》云：疮家虽身体痛，不可发汗，汗出则痉。

张元素曰：经言表邪盛，脉浮而紧，法当身疼痛，宜以汗解之，况身疼皆系表邪未尽，此又加人参、芍药、生姜以益血。何也？予曰：表邪盛则身疼，血虚则身亦疼，其脉浮紧者，邪盛也。其脉沉迟者，血虚也。盛者损之则安，虚者益之则愈。仲景凡言发汗后以外无表症，里无热症，止余身疼一事而已，若脉稍浮盛则为表邪未尽解，今言脉沉迟，此血虚致然也。故加三味以益血。

【纲】 仲景曰：伤寒医下之，续得下利清谷不止，身疼痛者，急当救里；后清便自调，身体痛者，急当救表。救里宜四逆汤；救表宜桂枝汤。下利腹胀满，身体疼痛者，先温其里，乃攻其表，温里宜四逆汤，攻表宜桂枝汤。吐利止，而身痛不休者，当消息和解其外，宜桂枝汤小和之。

【目】 柯琴曰：寒邪在表而妄下之，移寒于脾，下利完谷，胃阳已亡，身疼未除，是表里皆困，身疼犹有表邪也。然当舍表而救里，里症既差，表症仍在，救表亦不容缓，身疼本麻黄症，而下利清谷，腠理之疏可知，必桂枝汤和营卫而痛自解，故不曰攻而仍曰救，救表仍合和中也。温中之后，仍可用桂枝汤，其神乎。下利而腹尚胀满，即伏清谷之机。先温其里，不待其急而始救也。里和而表不解，可专治其表，故不曰救而曰攻。吐利是脏腑不和，非桂枝汤所治。止后而身痛不休，是营卫不和，非麻黄汤所宜和解其外，惟有桂枝之法消息其宜，更有小与之法也。

【纲】　仲景曰：病者一身尽疼，发热，日晡所剧者，此名风湿。此病伤于汗出当风，或久伤寒冷所致也。问曰：值天阴雨不止，风湿相搏，一身尽疼，法当汗出而解，医云：此可发汗，汗之病不解者，何也？答曰：发其汗，汗大出者，风湿俱去也。湿家之为病，一身尽疼，发热，面色如熏黄。伤寒八九日，风湿相搏，身体烦疼，不能自转侧，不呕不渴。脉虚浮而涩者，桂枝附子汤主之，若其人大便硬，小便自利者，去桂加白术汤主之。

【目】　成无己曰：伤寒与中风家，至七八日再经之时，则邪气都在里，身必不苦疼痛，今日数多，复身体痛，烦，不能自转侧者，风湿相搏也。烦者，风也。疼者，湿也。经曰：风则浮虚。《脉经》曰：脉来涩者，为病寒湿也。不呕渴，里无邪也。脉得浮虚而涩，身疼烦，知风湿俱在经也，与桂枝附子汤，以散表中风湿。

李杲曰：风湿相搏，一身尽疼者，补中益气汤加羌活、防风、升麻、藁本、苍术治之。如病去，勿再服，以诸风药，损人元气而益其病也。麻黄复煎汤，治阴室中汗出，懒语，四肢困倦乏力，走注疼痛，乃下焦伏火不得升浮，而躁热汗出，一身疼痛，盖风湿相搏也，以麻黄发汗，渐渐发之。在经者，亦宜发汗。况值季春之月，脉缓而迟，尤宜发之，令风湿去而阳气升，困倦乃退，血气俱得生旺也。

王好古曰：神术汤，治风湿恶寒脉紧无汗。白术汤，治风湿恶寒脉缓有汗。上二术汤治风湿，又当随症加减。其法，详在二汤之后。

闵芝庆曰：汗出当风寒，则汗不得越，久留骨节，故一身尽痛，元府反闭，故发热。日晡为阳明之时，太阴湿土，郁而不伸，故剧。此虽伤于湿，而实因于风寒也。《金匮》用麻黄杏仁薏苡甘草汤。凡湿不得泄，热不得越，则身黄。若伤寒发黄时，身疼已解，此湿流关节，故不解也，须用五苓散以除其湿。

鳌按：风湿身疼，与伤寒身疼，各不同，盖伤寒身疼无止时，风湿身疼，多在日晡时发，若更遇阴雨，与天气相合，则疼更甚，亦不必拘于日晡时矣。

【纲】　仲景曰：太阳中暑者，身热疼重而恶寒，脉微弱，此以夏月伤冷水，水行皮中所致也。太阳中暑者，发热恶寒，身重而疼痛，其脉弦细芤迟，小便已，洒洒然毛耸，手足逆冷，小有劳，身即热，口开，前板齿燥，若发汗，则恶寒甚，加温针，则发热甚，下之，则淋。

【目】　柯琴曰：中暑者，与伤寒迥别，而亦有因于伤寒者。太阳之气，在天为寒，在地为水，冬之伤寒，伤于天之寒风，夏之伤寒，伤于地之寒水，脉微亡阳，脉弱发热，此身热脉微，本是暑伤于气，而疼重恶寒，实由于寒水沐浴，留在皮肤而然，亦是伤寒所致耳，宜五苓散、藿香饮之类。弦细芤迟，不得连读，言中暑夹寒之脉，或微弱，或弦细，或芤迟，皆是虚脉，以此等而见发热恶寒身重疼痛等症，虽当炎夏，而虚寒可知，东垣用补中益气汤，深合仲景心也。

【纲】 仲景曰：太阳中风，脉浮紧，发热恶寒，身疼痛，不汗出而烦躁者，大青龙汤主之。若脉微弱，汗出恶风者，不可服，服之则厥逆，筋惕肉瞤，此为逆也，以真武汤救之。

【目】 方中行曰：末以真武汤救之六字，黄氏正之，以原文为传写之误，甚是，当从之。盖既曰不可服，服之为逆，则安得又复有大青汤主之之文？故黄氏正以真武汤是也。

魏荔彤曰：既曰中风，又曰脉浮紧，浮为在表，紧为寒邪，则是合中风与寒邪在表为一症也，更见发热恶寒，身疼，不汗出烦躁诸症，大率伤寒之症多，然言太阳中风，而中风诸症亦在矣，主以大青龙，仍伤寒麻黄发汗之义也。

【纲】 仲景曰：太阳病，脉浮紧，无汗，发热，身疼痛，八九日不解，表症仍在，此当发其汗，服药已，微除，其人发烦，目瞑，剧者必衄，衄乃解，所以然者，阳气重故也，麻黄汤主之。

【目】 魏荔彤曰：他条脉浮紧发热无汗而自衄愈。纯是寒邪伤营，犹轻微也，此竟身疼痛，则寒伤者重矣。八九日不解，表症仍在，因以麻黄汤发汗，微除而不全除，其人发烦目瞑者，非麻黄治寒邪不效，必少带中风之阳邪，故用麻黄辛热。至于发烦目瞑，剧者更必衄血也。设预审之，知其寒重风轻，斟酌青龙用之，不至是矣。然寒虽发汗未尽除，风因衄已悉去，乃解者，风邪解也。

百节疼痛

【纲】 仲景曰：太阳病，关节疼痛而烦，脉沉而细者，此名湿痹。伤寒六七日，发热，微恶寒，肢节烦疼，微呕，心下支结，外症未去者，柴胡加桂枝汤主之。太阳病，头痛发热，身疼腰痛骨节疼痛，恶风，无汗而喘者，麻黄汤主之。风湿相搏，骨节烦疼掣痛，不得屈伸，近之则痛剧，汗出短气，小便不利，恶风，不欲去衣，或身微肿者，甘草附子汤主之。

【目】 张兼善曰：脉沉而细，本少阴脉，今太阳病而见此脉，太阳与少阴为表里，故相似，乃太阳之变脉也。湿流关节，故疼痛，太阳气不宣，故烦，湿气痹闭而不行，故脉应其象而沉细，太阳之脉，从风则缓，从寒则紧，从湿则细，伤上则浮，伤下则沉，当因症而合脉。

魏荔彤曰：伤寒六七日，宜传里矣，乃有半未离太阳之表，而半已微入少阳之里者，惟不离太阳，故结胸之结，变而结于心下，复不正结而偏出，微入少阳两侧之界，因谓之支结，虽云带少阳，实皆太阳表里之症也，故用少阳柴胡之治，仍加太阳之桂枝。本条何以见太阳多少阳少也？如正文发热微恶寒支节烦疼微呕，太阳之症有四，独心下支结一症，侵入少阳，其实又系大小结胸之流派，惟以部位在少阳，故治少阳，正所以治太阳也。用柴胡加入桂枝者，犹如太阳之贼，侵少阳之界，用太阳之兵捕，协同少阳之兵捕，方可治太阳少阳两界之贼寇也。

【纲】 仲景曰：寸口脉浮而紧，浮则为风，紧则为寒，风则伤卫，寒则伤营，营卫俱病，骨肉烦疼，当发其汗也。

【目】 柯琴曰：风寒本相因，必风先开腠理，寒得入经络。紧者急也，即数也。紧以形象言，数以至数言。紧则为寒，指伤寒也。数则为热，指发热也。辞异而义同，故脉浮数浮紧者，皆是麻黄症，骨肉烦疼，即是风寒两伤，营卫俱病，要之冬月风寒，本同一体，故中风伤寒，皆恶风恶寒，营病卫必病，中风之重者，便是伤寒，伤寒之浅者，便是中风，不必在风寒上细分，须当在有汗无汗上着眼耳。

筋惕肉瞤

【纲】　仲景曰：太阳病，发汗，汗出不解，其人仍发热，心下悸，头眩，身瞤动，振振欲擗地者，真武汤主之。若脉微弱，汗出恶风者，不可服，服之则厥逆，筋惕肉瞤，此为逆也。太阳病，医发汗，仍发热恶寒，复下之，心下痞，表里俱虚，阴阳气并竭，无阳则阴独，复加烧针，因胸烦，面色青黄，肤瞤者，难治。今色微黄，手足温者，易愈。

【目】　朱肱曰：大凡发汗过多，即身瞤动振摇，虚羸之人，微发汗便有此症，宜服真武汤。羸甚者，去芍药或少用之。有热症，恶热药者，去附子。

杨士瀛曰：伤寒筋惕身瞤，发汗太过所致也。古人以真武汤主之，然真武汤能止其汗，而不能定其瞤。瞤者，动也。盖汗多则伤血，血虚无以荣筋，筋愈急而四体百骸俱为之瞤，宜以四物去地黄加人参、半夏、茯苓、甘草作剂，以五灵脂为佐，入生姜、乌梅煎服，自有神效。此专主生血，生血乃以收汗也。

陶华曰：筋惕肉瞤者，非常常有之，《内经》曰：阳气者，精则养神，柔则养筋，发汗过多，津液枯少，阳气偏虚，筋肉失所养，故惕惕然跳，瞤瞤然动，非温经助阳不能愈，仲景特设真武汤救之。或因发汗吐下后，表里俱虚而有此状者，此又逆之甚矣。

柯琴曰：此条用真武汤，全在降火利水，重在发热心下悸，头眩身瞤，因心下悸所致。脉微弱而自汗出，是无阳也。是桂枝症，不可与大青龙，以中有麻黄、石膏也。服之则血气不周于身，必筋惕肉瞤。因汗下后加烧针，以致虚烦，多汗伤血，故经脉动惕。烧针伤肉，故面青肤瞤。此亦半夏泻心汤症也。

【纲】　仲景曰：动气在左，不可发汗，发汗则头眩，汗不止，筋惕肉瞤。

【目】　魏荔彤曰：脐左属肝，故肝虚风动为头眩，肝藏血之脏，风动扰阴，故汗出不止也。筋惕肉瞤者，肝主筋，血主肉，俱因气虚而振振惕瞤也。

陶华曰：此候最逆，先宜防风白术牡蛎汤，次服小建中汤，十救一二。

附录：筋骨四肢辨

李杲曰：内伤等病，是心肺之气，已绝于外，必怠惰嗜卧，四肢沉困不收，收乃热伤元气，脾主四肢，既为热所乘，无气以动。经云：热伤气。又云：热则骨消筋缓，此之谓也。若外伤风寒，是肾肝之气已绝于内，肾主骨为寒，肝主筋为风，自古肾肝之病同一治，以其递相维持也。故经言胆主筋，膀胱主骨是也。或中风，或伤寒，得病之日，便着床枕，非扶不起，筋骨为之疼痛，不能动摇，乃形质之伤，经云：寒伤形。又云：寒则筋挛骨痛，此之谓也。

胁　　痛

【纲】　仲景曰：太阳中风，下利呕逆，表解者，乃可攻之，其人漐漐汗出，发作有时，头痛，心下痞，硬满，引胁下痛，干呕短气，汗出不恶寒者，此表解里未和也，十枣汤主之。

【目】　朱肱曰：身凉汗出，两胁疼痛，或干呕，此十枣汤症也。大抵胁下痛者，此为有饮，须分表里，干呕微利发热而渴，为表有水，小青龙加芫花主之。身体凉，表症罢，干呕而胁下痛，为里有水，十枣汤主之。十枣非小青龙之比，须量人虚实，不可妄投。

柯琴曰：水气为患，此则外走皮毛而汗出，上走咽喉而呕逆，中走胁肋而牵痛，下走肠胃而下利，浩浩莫御，非得利水之竣剂以直折之，中气不支矣，此十枣与五苓、青龙、泻心等法悬殊也。

【纲】 仲景曰：太阳病，十日已去，脉浮细而嗜卧者，外已解也。设胸满胁痛者，与小柴胡汤。脉但浮者，与麻黄汤。

【目】 楼全善曰：脉微细欲寐，少阴症也。浮细嗜卧，无少阴症，虽十日后，尚属太阳，此表解而不了了之谓。设见胸满嗜卧，亦太阳之余邪未散，兼胁痛，是太阳少阳合病矣，以少阳脉弦细也，少阳为枢，枢机不利，一阳之气不升，故胸满胁痛而嗜卧，与小柴胡和之。若脉浮而不细，是浮而有力也。无胸胁痛，则不属少阳也。但浮而不大，则不涉阳明，仍在太阳也。太阳为开，用麻黄汤以开之，然与太阳初病，用以发汗不同，当小其制而少与之也。

鳌按：此言太阳少阳脉症相关处也，胁痛，本少阳症。

【纲】 仲景曰：伤寒吐下后，复发汗，虚烦，脉甚微，八九日，心下痞硬，胁下痛，气上冲咽喉，眩冒，经脉动惕者，久而成痿。

【目】 鳌按：此条胁下痛，兼见经脉动惕，属于虚气也，冲咽喉眩冒，即虚烦之处。

结 胸

【纲】 仲景曰：病发于阳而反下之，热入，因作结胸。若不结胸，但头汗出，余无汗，至颈而还，小便不利，身必发黄也。

【目】 陈士铎曰：伤寒变为结胸者，以伤寒火邪正炽，急与饮食，胃中得食，茹而不出，他脏因胃中有食，群起而争，其势猖狂，必当以变法治之。急用瓜蒌一枚，槌碎，入甘草一钱，同煎服。夫瓜蒌乃陷胸之胜物，平人服之，必至心如遗落，然惟食结在胸，非硝、黄、枳朴、槟榔等可祛，必得瓜蒌始能陷之，尤恐其过于下也，可加甘草留之，使不至十分推荡，此变症而用变法，真胜于用正也。

张云岐曰：不发汗而反下之，热反内陷，寒气随热而入，入于胸必结，瘀热在里故也。

【纲】 仲景曰：结胸无大热，但头微汗出者，此为水结在胸胁也，大陷胸汤主之。伤寒六七日，结胸热实，脉沉紧，心下痛，按之石硬者，大陷胸汤主之。结胸者，项亦强，如柔痉状，下之则和，宜大陷胸丸。

【目】 成无已曰：结胸虽为实邪，人皆知用陷胸汤丸下之，或脉浮大者，不可下，下则死，是犹带表邪未全结实，下之重虚其里，邪深结则死。设或结胸形症悉具，而加烦躁者，尤为不治之疾。

【纲】 仲景曰：病发于阳而反下之，热入，因作结胸。病发于阴而反下之，因作痞，所以成结胸者，以下之太早故也。

【目】 赵嗣真曰：不经下后而心下满者，则有吐下之殊，如病人手足厥冷，脉乍紧，邪结在胸中，心中满而烦，饥不能食者，病在胸中，当须吐之。又脉浮而大，心下反硬，有热属脏者，攻之，不令发汗，属腑者，不令溲数，此二条是也。或吐或攻，要在泄其邪气，若下后心下满者，又有结胸痞之别，如阳明病，虽心下硬，又未可攻。经曰：阳明病心下硬满者，不可攻之，攻之利遂不止者死，利止者愈，是邪气自表传里，至于心下，留结为实者，不可下，乃吐之可也。若未全为实者，则不可下，故有此戒。又邪气在表，未应下而强下之，邪气乘虚结于心下，实者硬满而痛，为结胸，虚者满而不痛，为痞，盖实邪留结，则为硬为痛，虚邪留滞，则但满而不硬痛也。

柯琴曰：阳指形躯，阴指胸中心下，非指阴经阴症，发阳发阴，俱指发热，结胸与痞，俱是热症，作痞不言热入，热原发于里也。误下热不散，因而痞硬，不可以发阴作无热解也。若谓非热症，泻心汤不得用黄芩、大黄矣。

【纲】　仲景曰：小结胸病，正在心下，按之则痛，脉浮滑者，小陷胸汤主之。

【目】　张兼善曰：从心下至少腹，石硬而痛不可近者，大结胸也。正在心下，未及腹胁，按之痛，未至石硬，小结胸也。形症之分如此，盖大结胸者，是水结在胸腹，故其脉沉紧；小结胸者，是痰结于心下，故其脉浮滑。水结宜下，故用甘遂、葶、杏、硝、黄等。痰结宜消，故用瓜蒌、半夏等。

【纲】　仲景曰：结胸症，其脉浮大者，不可下，下之则死，结胸症具，烦躁者亦死。

【目】　陈士铎曰：言不可下，见下之必死也。夫结胸而加烦躁，此胃气将绝也，胃气欲绝，即不能生津液而养心，故为死症。虽然，津液之竭，非五脏自绝，亦因结胸之故耳，是必攻其中坚，使结胸症愈，而津液自生，死症可望更苏也，药用化结汤。

柯琴曰：阳明脉浮大，心下反硬，有热属脏者，可攻之。太阳结胸热实，脉浮大者，不可下，盖太阳浮大，仍为表脉，恐热未实，则水未结，故不可下也。结胸是实邪，烦躁是正气虚，故亦死。

【纲】　仲景曰：伤寒五六日，呕而发热者，柴胡汤症具，而以他药下之，若心下满而硬痛者，此为结胸也，大陷胸汤主之。但满而不痛者，此为痞也，柴胡不中与之，宜半夏泻心汤。

【目】　程郊倩曰：误下后有二症者，少阳为半表半里之经，不全发阳，不全发阴，故误下之变，亦因偏于半表者，成结胸，偏于半里者，心下痞耳，此条本为半夏泻心汤而发，故只以痛不痛分结胸痞，不及他症。

陶华曰：结胸乃下早而成，未曾下者，非结胸也，乃表邪传至于胸中，未入于腑，症虽满闷，尚为在表，正属少阳部分，为半表半里之间，只消小柴胡加枳壳以治，不效，则以本方对小陷胸汤，一服如神。若因下早而成者，方用陷胸汤丸，分浅深从纵治之，不宜太峻，上焦乃清道至高之分，过下则伤元气，慎之。热实结胸，懊侬烦渴心下痛，少与大陷胸汤，寒实结胸无热症，三物白散、枳实理中丸。

脏　结

【纲】　仲景曰：病有结胸，有脏结，其状若何？答曰：按之痛，寸脉浮，关脉沉者，名曰结胸也。如结胸状，饮食如故，时时下利，寸脉浮，关脉小细沉紧，名曰脏结。舌上白苔滑者，难治。病人胸中素有痞，连在脐旁，引入小腹，入阴筋者，此名脏结，死。

【目】　苏颂曰：病人素有痞气，再加伤寒，与宿积相合，使真脏之气，闭塞不通，亦名脏结，切不可下，止宜小柴胡加生姜以和表，灸关元以回阳解阴结，危哉！

黄仲理曰：脏结者，脏气闭结而不流布也。一息不运机缄穷，一毫不续穹壤判，脏其可结乎，急刺关元灸之。

李梃曰：脏结与结胸相似，皆下后邪气入里，与阳相结，结在胸者，为结胸；与阴相结，结在脏者，为脏结。惟其阴结，故脏结无阳症，不往来寒热，或但寒不热，其人反静，饮食如常，时时下利，舌上白苔，胁肋脐腹，引入阴经俱痛者，丹田有热，胸中有寒，所以难治。

喻昌曰：胸位高，脏位卑，其脉之寸浮关沉，两俱无异，乃脏结之关脉更加小细紧者，以关脉居上下二焦之界，外邪由此下结，积气由此上干，实往来之要冲，所以病在下，而脉反困于中也。此症全以外受之邪定轻重，若舌上有白滑苔，则所感深重，其互结之势方炽，单表单里，及两解表里之法，俱不可用。所以难治，然温中散邪，俾阴气渐下而内消，客邪渐上而外散，两相开解，则良工之为其所难也乎。

方中行曰：此设问答以明结胸脏结之同异。时时下利者，阴邪结于阴脏而寒甚也，以寒甚，故脉多细小与紧，此其所以不同，盖结胸以阳邪结于阳，脏结以阴邪结于阴故也。

程郊倩曰：凡人卫气出于下焦，升阳而行其浊阴者，中焦也。宗气出于上焦，降阴而行其清阳者，中焦也。今关脉小细沉紧，则沉寒内格，有阴无阳，阳不下入，则浊阴结而不化，是为死阴。脏结所由名，舌上白苔滑者，寒水之气，浸浸乎透入心阳矣，故为难治，温中散邪图其急，益火之原治其缓，或亦良工之所为也，其所难乎。

魏荔彤曰：方喻程三家之注甚明，无庸再赘，独是舌上白滑之苔，断非丹田有热，即方喻二注，于此亦不敢明言有热矣，温中散邪，喻唱之而程和之，岂有热之治乎！泻心诸方，有阴在下而阳在上者，为治痞言也。人知仲师辨结胸非脏结为论，不知仲师正谓脏结与痞有相类，而与结胸实不同耳。盖结胸者，阳邪也。痞与脏结，阴邪也。痞则尚有阳浮于上，脏结则上下俱无阳独阴矣，岂无阳哉！一线之阳，无如何也？是皆误吐下汗之流毒也，可不慎欤！阴气内满，四逆汤症之对也。客邪反散，或仍桂枝欤，然客邪岂能自散，则亦内阳生而逐邪使散矣。

痞

【纲】 仲景曰：伤寒大下后，复发汗，心下痞，恶寒者，表未解也，不可攻痞，当先解表，表解，乃可攻痞。解表，宜桂枝汤；攻痞，宜大黄黄连泻心汤。

【目】 张介宾曰：按结胸一症，观《伤寒论》所载，凡太阳表邪未解而误下者成结胸，少阳亦然，太阳少阳并病者亦然。此不当下而误下之，以致脏气空虚，外邪乘虚内陷，结于胸膈之间，是皆因下而结者也。其曰伤寒六七日，结胸热实，脉沉而紧，心下痛，按之石硬者，此不因下而邪实渐深结聚于胸者也。然则结胸一症，有因误下者，有不因下而由于本病者，近世伤寒书云：未经下者非结胸，夫岂不谬哉！又结胸症，观仲景所言，惟太阳少阳误下者有之，而阳明一经，独无言及者，何也？盖凡病入阳明，胃腑已实，故可下之而无害也。然又曰：阳明病心下硬满者，不可攻之，攻之利不止者死，此岂非阳明在经表症，邪未入腑者，亦为不可下乎，不惟三阳为然，三阴之症，其有发热恶寒，表邪未解者，切不可下也。又心下痞，是误下后里症，内外俱病，由汗下倒施，仍当用先表后里，先汗后下之法。

鳌按：心下之痞，比清谷犹轻。

【纲】　仲景曰：太阳病，外症未除而数下者，遂协热而利，利下不止，心下痞硬，表里不解者，桂枝人参汤主之。

【目】　魏荔彤曰：风邪初感在表，不治，郁而为热，故传经之热为热邪。今云数下之，其日久可知，此因透表之风邪，变而为陷入之热邪。又屡为苦寒之剂所镇坠，由是病之热邪下于下焦，而药之寒邪，又留于心下，热入下焦，斯为协热之利不止，寒留心下，斯为协寒之痞硬，非用理中，则协热之阳不能升，协寒之阴不能散也。

鳌按：桂枝人参汤，即理中汤加桂枝，故魏氏有非用理中云云也。

【纲】　仲景曰：本以下之，故心下痞，与泻心汤。病不解，其人渴而口燥烦，小便不利者，五苓散主之。太阳中风，下利呕逆，表解者，乃可攻之。其人漐漐汗出，发作有时，头痛，心下痞，硬满，引胁下痛，干呕短气，汗出不恶寒，此表解里未和也，十枣汤主之。

【目】　龚信曰：痞气，通用桔梗枳壳汤。

陶华曰：痞者，因太阳症当服麻黄汤，而误用承气下之，而成痞满，此因虚邪留滞，若欲下之，必待表症罢而后可，宜小柴胡加枳桔汤。

鳌按：此二条之痞，皆由心下水气泛滥。

【纲】　仲景曰：病发于阳而反下之，热入，因作结胸；病发于阴而反下之，因作痞。所以成结胸者，以下之太早故也。

【目】　成无已曰：结胸与痞，俱是热症，作痞不言热入者，热原发于里也。

柯琴曰：热入是结胸之因，痞不言热入，见痞与结胸所以异也。

【纲】　仲景曰：伤寒汗出解之后，胃中不和，心下痞硬，干呕食臭，胁下有水气，腹中雷鸣，下利者，生姜泻心汤主之。伤寒中风，医反下之，其人下利，日数十行，谷不化，腹中雷鸣，心下痞硬而满，干呕，心烦，不得安，医见心下痞，谓病不尽，复下之，其痞益甚，此非结热，但以胃中空虚，客气上逆，故使硬也，甘草泻心汤主之。

【目】　苏颂曰：胃寒，先宜理中丸，后用旋覆代赭汤。咳逆气虚，四逆汤。汗吐下后，噎气痞硬，旋覆代赭汤。发热不解，呕吐不利，心下痞硬，大柴胡汤。下利不止，则治下焦，赤石脂禹余粮汤。又不止，只利小便，五苓散。

柯琴曰：阳邪居胃之上口，故痞硬干呕食臭。水邪居胃之下口，故腹鸣下利。故病虽在胃而不属阳明，仍属太阳寒水之变。上条，是汗解后水气下攻症；下条，是误下后客气上逆症，总是胃虚而稍有分别。上条腹鸣下利，胃中犹寒热相半，故云不和。下条复鸣而完谷不化，利日数十行，则痞为虚痞，硬为虚硬，满为虚满明矣。上条因水气下趋，故不烦不满。下条是虚邪上逆，故心烦而满。

【纲】　仲景曰：伤寒五六日，呕而发热者，柴胡汤症具，而以他药下之，若心下满而硬痛者，此为结胸也，大陷胸汤主之。但满而不痛者，此为痞也。柴胡不中与之，宜半夏泻心汤。

【目】　许叔微曰：误下之变，结胸则其偏于半表者也。心下痞则其偏于半里者也。

【纲】　仲景曰：伤寒吐下后，复发汗，虚烦，脉甚微，八九日，心下痞硬，胁下痛，气上冲咽喉，眩冒，经脉动惕者，久而成痿。太阳病，医发汗，仍发热恶寒，复下之，心下痞，表里俱虚，阴阳气并竭，无阳则阴独留，加烧针，因胸烦，面色青黄，肤瞤者，难治。今色微黄手足温者，易愈。

【目】　柯琴曰：上条，因吐下后复汗，以致虚烦而痞。下条，因汗下后加烧针，以致虚烦而痞。

【纲】　仲景曰：伤寒服汤药，下利不止，心下痞硬，服泻心汤已，复以他药下之，利不止，医以理中与之，利益甚，理中者，理中焦，此利在下焦，赤石脂禹余粮汤主之。复利不止者，当利其小便。

【目】　柯琴曰：服汤药而利不止，是病在胃，复以他药下而利不止，是病在大肠矣，故用石脂、余粮。

胸胁腹胀满痛

【纲】　仲景曰：太阳病，十日已去，脉浮细而嗜卧者，外已解也。设胸满胁痛者，与小柴胡汤。脉但浮者，与麻黄汤。

【目】　黄仲理曰：本节乃太少二阳合病耳，故胸满胁痛嗜卧，非少阳之气不得上升乎，故和以柴胡汤，脉但浮，则仍属太阳之脉，故与麻黄以发之也。

韩祗和曰：胸满者，胸膈间气满闷也。非心下满，胁满者，胁肋下气填胀满也，非腹中满，盖邪自表传里，必先胸胁以至心腹入胃，是以胸满多带表症，宜发汗，惟胁满或痛，多带半表半里，小柴胡加枳实和之。至于胸中痰实者涌之，如胸中邪结而为实，燥渴大便闭者，大陷胸汤主之。

【纲】　仲景曰：下后，脉促，胸满者，桂枝去芍药汤主之。太阳与阳明合病，喘而胸满者，不可下，宜麻黄汤。

【目】　成无己曰：此二条是胸满属表而须发汗者也。盖胸中至表犹近，及胁则不言发汗，但和解而已。大抵胸胁满，以邪气初入里未停留，而湿气郁积而不行，致生满也，和解可矣。若邪气留胸中，聚而为实者，非涌吐不可已，故华佗曰：四日在胸，吐之则愈，是邪气已收敛而不散漫者，则可吐之也。

韩祗和曰：喘而胸满，犹带表症，不可下，与麻黄汤，或麻黄杏子甘草石膏汤。脉促胸满而与桂枝去芍药汤者，病在于胃，芍药入营，故去之也。

鳌按：胸满本阳症，但下后满而不喘，则是寒邪内结，将作结胸矣，故知胸满不但阳盛，即阳虚者，亦然也。

【纲】　仲景曰：伤寒若吐若下后，心下逆满，气上冲胸，起则头眩，脉沉紧，发汗，则动经，身为振振摇者，茯苓桂枝白术甘草汤主之。

【目】　柯琴曰：伤寒初起，正宜发表，吐下非法也。然吐下后不转属太阴，而心下逆满，气上冲胸，阳气内扰也。

【纲】　仲景曰：发汗，若下之，而发烦热，胸中窒者，栀子豉汤主之。病如桂枝症，头不疼，项不强，寸脉微浮，胸中痞硬，气上冲咽喉不得息者，此为胸有寒也，当吐之，宜瓜蒂散。

【目】　成无己曰：二者均是吐利，栀子豉汤吐胸中虚烦客热，瓜蒂散吐胸中痰实宿寒。

鳌按：此二条本阳明症，以欲明胸满之当吐，故附此。

【纲】　仲景曰：太阳中风，下利呕逆，表解者，乃可攻之，其人漐漐汗出，发作有时，心下痞，硬满，引胁下痛，干呕短气，汗出不恶寒，此表解里未和也，十枣汤主之。

【目】　鳌按：此条心下硬满，牵引胁痛，是由心下水气泛溢不和也。

【纲】　仲景曰：服桂枝汤，或下之，

仍头项强痛，翕翕发热，无汗，心下满微痛，小便不利者，桂枝去桂加茯苓白术汤主之，小便利则愈。

【目】　鳌按：此水结中焦，只可利而不可散也。因汗不彻而遽下之，致水气结于心下，然病根虽在心下，而病机仍在膀胱，今小便不利，则是太阳本病，实非桂枝症未罢也，故用本方以散邪行水。

【纲】　仲景曰：发汗后，腹胀满者，厚朴生姜甘草半夏人参汤主之。

【目】　韩祗和曰：腹满者，邪入太阴脾土也。常痛为里实，须下之，承气汤。时减者为里虚，当温之，理中汤。若表解内不消，非大满犹生寒热，是邪未全入里，亦未可下。若大满大实，兼有燥屎，是邪已入腑，虽得之四五日，亦可下。大抵阳邪为热，则腹满而咽干，阴邪为寒，则腹满而吐利，食不下，若已经吐下后而腹满者，治法又各不同，是又不可不知也。

柯琴曰：此条不是妄汗，人本虚也。汗后反见有余症，邪气盛则实，故用姜、朴、夏散邪以除腹满，正气虚，故用参、甘补中而益气。

【纲】　仲景曰：本太阳病，医反下之，因而腹满时痛者，属太阴也，桂枝加芍药汤主之；大实痛者，桂枝加大黄汤主之。

【目】　陶华曰：阳明发热，腹满微喘，口苦咽干，或不大便，谵语，并小柴胡汤，哕而小便难，加茯苓。三阳合病，腹满身重，难以转侧，谵语，口中不仁，小柴胡汤，有汗白虎汤。太阴腹满，吐食不下，枳桔理中丸。少阴病六七日，腹胀满，不大便，急下之，大承气汤。腹满痛者，脾不胜水，水与气搏皮肉之间，腹中漉漉有声，小半夏茯苓汤加桂枝，下利腹满身疼痛，先温其里，四逆汤，后攻其表，桂枝汤。发汗后腹满，当温，厚朴半夏生姜人参汤。吐后腹满，当下，少与调胃承气汤。下后腹满，宜栀子厚朴汤。腹胀满者，阴阳不和也，桔梗半夏汤。

柯琴曰：腹满时痛，因于下后，是阳邪转属，非太阴本病，表症未罢，故仍用桂枝解外，腹痛既见，故倍加芍药以和里，此病本于阳，故用阴以和阳。若因下而腹大实痛，是太阳转属阳明而胃实，尚未离乎太阳，此之谓有表里症，仍用桂枝加大黄以除实痛，此双解表里法也。凡妄下必伤胃气，胃气虚则阳邪袭阴，故转属太阴，胃气实则两阳相抟，故转属阳明。太阴则满痛不实，阴道虚也；阳明则大实而痛，阳道实也。满而时痛，下利之兆；大实而痛，燥屎之征。桂枝加芍药，即建中之方，桂枝加大黄，即调胃之剂。

腹中雷鸣

【纲】　仲景曰：伤寒中风，医反下之，其人下利日十数行，谷不化，腹中雷鸣，心下痞硬而满，干呕，心烦不得安，医见心下痞，谓病不尽，复下之，其痞益甚，此非结热，但以胃中虚，客气上逆，故使硬也，甘草泻心汤主之。

【目】　黄仲理曰：下利完谷，腹鸣呕烦，皆误下而胃中空虚之互词，设不知此义，以为结热而复下之，其痞必益甚，故重以胃中虚客气上逆，昭揭病因。

楼英曰：客气者，乍来之气，非本有之气也。伤寒伤风者，原无此阴邪之气格于心下，乃庸医不治表而误下使然也。痞硬而满腹鸣下利者，阴沉于下也。干呕心烦不安者，阳浮于上也，仍用泻心法而异其术。

【纲】　仲景曰：伤寒汗出解之后，胃中不和，心下痞硬，干噫食臭，胁下有水气，腹中雷鸣，下利者，生姜泻心汤主之。

【目】 成无己曰：腹中雷鸣有二症，坏病也。一主甘草泻心者，以误下损阴气也。一主生姜泻心者，以误汗损阳气也。用此二汤，以复阴阳之气耳。

魏荔彤曰：本条诸症，皆凝聚停蓄之象，即雷鸣下利，亦是中气运行不健之故，鸣则为虚，利则为热，痞硬少气而虚，干噫食臭为热，虚热二字，合成此症，此生姜泻心以苦治热，以甘补虚，以辛散痞，为对症之剂也。

动气

【纲】 仲景曰：发汗后，其人脐下悸，欲作奔豚，茯苓桂枝甘草大枣汤主之。烧针令其汗，针处被寒，核起而赤者，必发奔豚，气从小腹上冲心者，灸其核上各一壮，与桂枝加桂汤。阳明病，脉浮而紧，咽燥口苦，腹满而喘，发热汗出，不恶寒反恶热，身重，若下之，则胃中空虚，客气动膈，心中懊憹，舌上苔者，栀子豉汤主之。

【目】 徐彬曰：首条，言君火虚极，肾邪微动，亦将凌心而发奔豚也，谓汗乃心液，发汗后则虚可知，使非因汗时余邪侵肾，何至脐下悸，至于悸而肾邪动矣，故知欲作奔豚，乃以茯苓合桂、甘专伐肾邪，单加大枣以安胃，似不复大顾表邪，谓发汗后表邪已少，且但欲作，则其力尚微，故渗其湿，培其土，而阴气自衰，用甘澜水助其急下之势也。次条，乃言太阳余邪未尽而加奔豚，兼又起核者，宜内外两治之法也，谓太阳病发汗矣，又复烧针令汗，以太阳之邪未尽故也，奈烧针则惊，发其奔豚之气，所以气从少腹上至心，于是治其余邪，攻其冲气，治之甚易。乃又针处被寒，核起而赤，则兼治为难，故以桂枝汤主太阳之邪，加桂以伐奔豚之气，而赤核则另灸以从外治之法，庶为两得耳，所以然者，以无腹痛，及往来寒热，则病专在太阳故也。

鳌按：此三条，亦动气之属也，首条脐下悸，乃肾水乘火而上克，曰欲作者，言犹未发也，当预治之。二条，乃阳气不舒，阴气反胜，寒邪凝聚，发为赤核，是奔豚之兆，从小腹冲心，是奔豚之象。总之，脐下悸，是水邪欲乘虚而犯心，故君茯苓以正之，奔豚自不发，小腹气冲，是木邪挟客气以凌心，故汤中加桂以平木，而奔豚自除，一在里而未发，一在表而已发，所以治各不同也。三条，胃中以下而空虚，邪之客上焦者，心不因下而除，故客气动于膈也。

【纲】 仲景曰：动气在右，不可发汗，发汗则衄而渴，心苦烦，饮即吐水，动气在左，不可发汗，发汗则头眩，汗不止，筋惕肉瞤，动气在上，不可发汗，发汗则气上冲，正在心端，动气在下，不可发汗，发汗则无汗，心中大烦，骨节苦疼，目运，恶寒，食则反吐，谷不得前。

【目】 许叔微曰：动气筑筑然跳动于腹者是也。病人先有五积在腹中，或腹上下左右，复因伤寒，新邪与旧邪相搏而痛，筑筑然跳动，名曰动气。大概虚者，理中汤去术加桂，热者，柴胡桂枝汤。

李梴曰：五积中，惟脐下奔豚冲心最急，桂枝汤加桂一倍自效。

成无己曰：伤寒动气，何以明之？动气者，为筑然动于腹中者是矣。脏气不治，随脏所主，发泄于脐之四旁，动跳筑筑然也。《难经》曰：肝内症，脐左有动气，按之牢若痛。心内症，脐上有动气，按之牢若痛。肺内症，脐右有动气，按之牢若痛。肾内症，脐下有动气，按之牢若痛，是脏气不治，腹中气候发动也。动气应脏，是皆真气虚，虽有表里攻发之症，即不可攻下，且脾内症，当脐有动气。经特曰：脐之四旁动气，不可汗下，独不言脾候当脐有动气者，以脾者中州，为胃以行津液，发汗吐下，犹先动脾，况脾家发动气者，讵可动之也，所以特不言之也。伤寒所以看外症为当者，不在脉之可见，必待问之而得者，发汗吐下，务要审谛，举此动气，类可知矣。

【纲】　仲景曰：动气在右，不可下，下之则津液内竭，咽燥鼻干，头眩心悸也。动气在左，不可下，下之则腹内拘急，食不下，动气更剧，虽有身热，卧则欲蜷。动气在上，不可下，下之则掌握热烦，身上浮冷，热汗自泄，欲得水自灌。动气在下，不可下，下之则腹胀满，卒起头眩，食则下清谷，心下痞也。

【目】　李梴曰：动气在右，不可发汗，先宜五苓散，后与竹叶石膏汤。不可下，宜竹叶石膏汤。动气在左，不可汗，先宜防风白术牡蛎汤，汗必与建中汤。不可下，先宜甘草干姜汤，后与小建中汤。动气在上，不可汗，宜甘李根汤。不可下，宜竹叶石膏汤加减。动气在下，不可汗，先宜大橘皮汤，后与小建中汤；不可下，宜甘草泻心汤治之也。

魏荔彤曰：成氏注，右肺左肝，上心下肾，四脏分属动气，引《难经》皆归之气虚，固然，然气虚曷有动气，又必在脐之左右上下何也？脐者，先天之气所存也，气实则充而固，气虚则摇而动，如水在瓶中，满则摇之亦不动，虚则可以摇动而有声，推之肠鸣，亦可知其象义矣。气本一，又何属四脏乎？可见脐之气通乎脏腑，为先天之元，此气有不足，则按其部位，知所通之脏气必不治也。不治即不至，不至即不足，无非气不能及之义。成注引《难经》云：按之牢，此非正气虚也，有邪居之也。何邪乎？寒邪也。气不足而阳虚，阴邪入而参之，参杂于其中也。愈见四脏气不至而不能开散，即知本部寇盗不靖，知其官吏之治无术也。虚而发汗，概在所禁，况有积耶？发汗则正气益虚，阴邪伏者必起矣。居脐之左右上下者，皆各有变症，就动气之可按可验者，可以明其禁也。此皆由元气虚而脏气弱，所以脐之四方有动气，已示端倪，不审明而误下，其变症与误汗，大同而小异。

卷　四

少腹硬满

【纲】　仲景曰：太阳病，六七日，表症仍在，而反下之，脉微而沉，反不结胸，其人发狂者，以热在下焦，少腹当硬满。小便自利者，下血乃愈，所以然者，以太阳随经瘀热在里故也，抵当汤主之。

【目】　成无己曰：此太阳自入腑者也。

赵嗣真曰：此亦病发于阳，误下热入之症，少腹居下焦，为膀胱之室，厥阴经脉所聚，冲任血海所出，瘀血留结其中，故硬满。

【纲】　仲景曰：太阳病，发汗，而复大下之，不大便五六日，舌上燥而渴，日晡小有潮热，从心下至少腹硬满而痛不可近者，大陷胸汤主之。

【目】　柯琴曰：此转属阳明，而尚未离乎太阳，故是下后热入水结所致，而非胃家实病。

【纲】　仲景曰：病人胁下素有痞，连在脐傍，痛引小腹入阴筋者，此名脏结，死。

【目】　柯琴曰：脐为立命之原，脐旁者，天枢之位，气交之际，阳明脉所合，少阳脉所出，肝脾肾三脏之阴凝结于此，所以痛引小腹入阴筋也。少腹者，厥阴之部，两阴交尽之处，阴筋者，宗筋也，今人多有阴筋上冲小腹而痛死者，名曰疝气，即是此类。然痛止便苏者，《金匮》所云：入脏则死，入腑则愈也。治之以茴香，吴萸等味而痊，亦可明脏结之治法矣。

鳌按：从阴筋上冲小腹至胸，自下而上也。脏结从胁下痞痛引小腹入阴筋，自上而下也。柯氏以脏结即疝气之类非是，今存其说者，正以辨脏结疝气之异也。

【纲】　仲景曰：伤寒表不解，心下有水气，干呕发热而咳，或渴，或利，或噎，或小便不利少腹满，或喘者，小青龙汤主之。

【目】　柯琴曰：水气留而不行，则小便不利而少腹因满，制小青龙以两解表里之邪，其加减法，于少腹满者，去麻黄加茯苓，以泄水也。

【纲】　仲景曰：太阳病，身黄，脉沉结，少腹硬，小便不利者，为无血也。小便自利，其人如狂者，血结症也，抵当汤主之。伤寒有热，少腹满，应小便不利，今反利者，为有血也，当下之，不可余药，宜抵当丸。

【目】　成无己曰：少腹满者，脐下满也。少腹者，下焦所治，邪气自上而下，至于下焦，结而不利，故少腹满也。胸中满心下满，皆是气，腹满，则有由燥屎者。至于少腹满，则由邪气聚于下焦，津液不得通，气血不得行，或溺或血，留滞下焦，是生胀满而硬痛也。若从心下至少腹皆硬满而痛，是邪实，须大陷胸汤。

若但少腹硬满而痛，小便利者，是蓄血症。小便不利者，是溺涩症。

鳌按：水结血结，俱是膀胱病，故皆少腹硬满，次条则少腹满而未硬，未发狂，只以小便自利，预知其有蓄血，故用丸以缓之。

【纲】　仲景曰：太阳病，不解，热结膀胱，其人如狂，血自下，下者愈。其外不解者，尚未可攻，当先解外；外解已，但少腹急结者，乃可攻之，宜桃仁承气汤。

【目】　张兼善曰：此少腹硬满，为物聚于下可知矣。物者，血也。渗之利之，参酌随宜，可为上工。

鳌按：此条少腹虽急结，尚未硬满，故不用抵当，只须承气。

奔　豚

【纲】　仲景曰：太阳发汗后，其人脐下悸者，欲作奔豚，茯苓桂枝甘草大枣汤主之。烧针令其汗，针处被寒，核起而赤者，必发奔豚，气从少腹上冲心者，灸其核上各一壮，桂枝加桂汤，更加桂二两。

【目】　魏荔彤曰：烧针令汗，其人阴必素虚，则火邪易入，其人阳必素虚，则汗易出，今汗出，阳愈虚矣。其虚者，以阳性浮而易升于上，故阴得动于下，于是乘针孔风寒一入，起核发赤而肾家阴邪从少腹上冲心，寒水之势，直犯天君，如豚忽奔，岂不危哉！崇明何氏云：奔豚一症，乃寒邪从针孔入，风邪不能外出，直犯太阳本府，引动肾中素有阴寒，因发而上冲，亦似有理。

杨士瀛曰：夫奔豚者，如豕突之状，气从少腹上冲心而痛。凡作奔豚者，其气在脐下，筑然而动也，宜茯苓大枣汤，或理中汤去术加桂，痛甚，加吴萸亦佳。烧针条，用桂枝加桂汤。若痛甚，手足厥逆，当归四逆汤加桂、萸。惟桂大能泄奔豚，凡药中不可缺也。

烦　躁

【纲】　仲景曰：伤寒一日，太阳受之，脉若静者为不传，颇欲吐，若躁烦，脉数急者，为传也。

【目】　朱肱曰：伤寒烦躁，太阳与少阴经居多，盖太阳少阴为表里也。

赵嗣真曰：烦为扰扰，躁为愤躁。合言之，烦躁为热；分言之，烦与躁有阴阳之别。烦阳而躁阴也。烦为热之轻，躁为热之重。更有烦疼烦闷烦渴虚烦，皆以烦为热也。有不烦而躁者，怫怫然便作躁闷，此为阴盛格阳也，虽大躁欲于泥水中卧，但饮水不得入口者是矣。若烦躁，是先烦渐至躁也。若躁烦，是发躁而渐复烦也。

柯琴曰：太阳主表，故寒邪伤人，即太阳先受，太阳脉浮。若见浮不见伤寒之紧，即静也。欲吐，呕逆之机。烦躁，是阳气重。脉急数，阴阳俱紧之互文。传者，即《内经》人伤于寒，而传为热之传，乃太阳之气生热而传于表，即发于阳者传七日之谓，非太阳与阳明少阳经络相传也。

【纲】　仲景曰：伤寒六七日，无大热，其人烦躁者，此为阳去入阴故也。

【目】　张云岐曰：阴气少，阳气胜，则热而烦，故太阳经伤寒，多烦而躁也。阳虚阴盛，亦发烦躁，阳气弱，为阴所乘而躁，故少阴病亦烦躁，学者当以外症与脉别之。有汗之而烦者，有下之而烦者，有病已解而反微烦者，此由病新愈不胜谷，损谷则愈。

柯氏曰：此论阳邪自表入里症也。伤寒一日即见烦躁，是阳邪外发之机，六七日，乃阴阳自和之际，反见烦躁，是阳邪内陷之兆，阴者，指里而言，非指三阴也。

【纲】　仲景曰：太阳病，关节疼痛而烦，脉沉而细者，此名湿痹。

【目】　鳌按：烦本阳重，湿病不宜烦而曰烦者，太阳之气，为湿所遏，不能宣畅，故烦也。

【纲】　仲景曰：欲自解者，必当先烦，乃有汗而解，何以知之？脉浮，故知汗出解也。伤寒发汗，解半日许，复烦，脉浮数者，可更发汗，宜桂枝汤。

【目】　王肯堂曰：烦者，热也，谓烦热也。与发热若同而异。烦热为热所烦，无时而歇，非若发热时发时止也。经有烦，有微烦，有烦热、复烦、反烦、烦满、烦渴、胸中烦、心中烦、内烦、虚烦、大烦欲解，皆以烦为热也。然阴寒而烦者，亦不少也。盖在表而烦者，则有脉浮，恶风寒，体强痛之症。在里而烦者，则有潮热，谵语，腹满不大便，小便赤涩之症。在半表半里而烦者，则有往来寒热，胸胁疼痛之症，其邪在胸膈已上而烦者，则有胸满懊憹，可吐之症。其阴寒而烦者，则有恶寒而蜷，下利厥逆，脉微，与吐蛔之症，大烦欲解者，其脉必和，但脉不应者难治。若足冷脉沉细而微者，此阴症之类也，急用参、附温之。若内伤劳役，阴虚火动而烦者，其人身倦无力，自汗，尺脉浮虚也，宜补中益气汤加炒黄连、知、柏、生地、麦冬之类。若不得睡而心烦者，兼服朱砂安神丸，纳其浮溜之火，而安神明也，此特大概耳。虚烦、胸中烦、心中烦三者，不因汗吐下而烦，则是传经之邪，不作膈实，但多和解而已，经用小柴胡汤、黄连阿胶汤、猪肤汤是也。若经汗吐下而烦，则是热邪内陷，以为虚烦，心中嗢嗢然欲吐，愦愦然无奈者是也，但多涌吐而已，经用栀子豉汤、栀子干姜汤、栀子厚朴汤是也。盖有不经汗吐下，邪结胸中，则为膈实，与瓜蒂散，及阳明心烦，与调胃承气汤，此又烦之实者也。伤寒二三日，悸而烦者，虚也，建中汤。少阳之邪入腑烦而悸者，热也。大抵先烦而后悸是热，先悸而后烦是虚。胃家实不大便心烦，若吐下后者，大小承气症也。若不曾吐下者，调胃承气症也。

闵芝庆曰：诸经皆有烦，惟太阳独甚耳。盖烦者内邪内扰，汗者阳气外发，浮者阳盛之脉也。夫脉浮则阳自内发，故可必其先烦，见其烦，必当待其有汗，勿遽妄投汤剂也。

鳌按：二条，言伤寒后余热，卫解而营未解者，浮数本麻黄脉，仲景却与桂枝者，因发汗解，麻黄症已罢，脉浮数者，因内烦而然，不得仍拘为麻黄脉，况麻黄纯阳，不可治烦，桂枝有芍药，能安营分，正以治烦也。夫桂枝本治烦，服之而外热因汗解，内热又发，故曰复烦也。

【纲】　仲景曰：一服汗者，服麻黄汤也。停后服，汗多亡阳，遂虚，恶风，烦躁，不得眠也，汗多者，温粉扑之。伤寒脉浮缓，发热恶寒，无汗烦躁，身不疼，但重，乍有轻时，无少阴症者，大青龙汤发之。

【目】　柯琴曰：首条，麻黄汤禁也。麻黄为发汗重剂，故慎重如此。二条，发热恶寒与桂枝同，身疼不汗与麻黄同，惟烦躁是本症所独，故制此方，以治风热相搏耳。

【纲】　仲景曰：太阳中风，脉浮紧，发热恶寒，身疼痛，不汗出而烦躁者，大青龙汤主之。

【目】　成无己曰：烦躁之由，各有不同，有因邪在表，有因邪在里，有因火劫，有因阳虚，有因阴盛，皆不同也。经曰：当汗不汗，其人烦躁。如本条，太阳中风脉浮紧，不汗出而烦躁，是邪在表也。不大便五六日，绕脐痛，烦躁，发作有时，此有燥屎也，是邪在里也，以火熏之不得汗，其人必躁。太阳病二日反躁，火熨其背，令大汗出，大热入胃烦躁者，是火劫也。阳微发躁，不得与之，下后复发汗，昼日烦躁不得眠，夜则安静，及发汗若下之，病仍不去，烦躁者，是阳虚也。少阴病吐利，手足冷，烦躁欲死，是阴盛也。诸如此者，症之常也，非逆也。设或结胸症悉具，烦躁者死。发热下利，厥逆，躁不得卧者，死。少阴病吐利，烦躁四逆者，死。少阴病四逆，恶寒而身蜷，脉不至，不烦而躁者，死。少阴病五六日自利，复烦躁，不得卧寐者，死。是数者，又皆为不治之症。

【纲】　仲景曰：太阳病，发汗后，大汗出，胃中干，烦躁不得眠，欲得饮水者，少少与饮之，令胃气和则愈。若脉浮，小便不利，微热消渴者，五苓散主之。

【目】　危亦林曰：汗为心液，汗多则离中水亏无以济火，故烦。肾中水衰不能制火，故躁。

【纲】　仲景曰：太阳病，以火熏之，不得汗，其人必躁，过经不解，必圊血，名为火邪。

【目】　方中行曰：火熏不得汗而圊血，是阳邪下陷入阴分，故在过经不解时。夫不得汗，过经圊血而犹不解，可知劫汗而得汗，其患速，不得汗者，其患迟，名为火邪，则但治其火，而不虑前此之风寒矣。劫汗得汗而患速者，指伤寒脉浮，医以火迫劫之，亡阳，必惊狂，起卧不安一条言也。

【纲】　仲景曰：火逆下之，因烧针，烦躁者，桂枝甘草龙骨牡蛎汤主之。其脉沉者，营气微也，营气微者，加烧针，则血凝不行，更发热而烦躁也。

【目】　戴原礼曰：烦躁，阴阳经皆有之，阳明经胃有燥屎，故烦，此当下之。太阳经已得汗而烦者，五苓散。少阳亦或有烦，小柴胡汤。阴烦，少阴为多，由阳气传入阴经，阴得阳而烦，自利而渴，烦不得眠者，辰砂五苓散。若不是阳气传阴，阴气犯阴经，吐利手足厥冷而烦。经云：阳虚阴乘之，故烦。又云：阴盛发躁，欲坐井中，吴茱萸汤。甚者，四逆汤加葱白二茎。外有虚烦一症，乃是病愈后阴阳未复，时发烦热，竹叶石膏汤。痰多睡不宁者，温胆汤。呕者，橘皮汤。

李杲曰：治阴虚发热，烦渴引饮，肌热躁热，至夜尤甚，其脉洪大，按之无力者，此血虚发躁，当归补血汤主之。若以白虎与之，则误矣。如轻手脉来浮大，按之即无者，乃无根蒂之脉为散脉也，此虚极而元气将脱也，切不可发表攻热，如误治之，则死，须用大剂人参生脉散。

柯琴曰：以火误治，阴阳俱虚竭矣。烦躁者，惊狂之渐，起卧不安之象也，急用此汤以安神救逆。

【纲】　仲景曰：太阳病二日，烦躁，反熨其背，而大汗出，大热入胃，胃中水竭，躁烦必发谵语，十余日，振栗，自下利者，此为欲解也。故其汗从腰以下不得汗，欲小便不得，反呕，欲失溲，足下恶风，大便硬，小便当数而反不数，及多，大便已，头卓然而痛，其人足心必热，谷气下流故也。

【目】　柯琴曰：此火逆之轻者。太阳病经二日，不汗出而烦躁，本大青龙症，乃不发汗而反以火熨，火邪入胃，胃中水竭，躁烦不止，此时必用调胃承气汤下之，庶胃气不至于绝也。

【纲】　仲景曰：结胸症悉具，烦躁者亦死。

【目】　魏荔彤曰：结胸症具备，而烦躁独甚，津液内枯，驱之使透表，汗即出而阳必尽，下之虽病去，阴随脱而阳亦亡，故不下亦将死也，下则速甚死而已。此条，乃跟上条脉见浮大而言，必结胸症具，脉兼见浮大，而又烦躁，必不同胸初结之烦躁也，且合数者，方可卜其死，不然，烦躁亦前条结胸诸症中之一也，何遽云死也？其浮大之脉，必无根方为死征，若有根仍宜从表治，即烦躁亦未必死，既云结胸症具，则脉已变迟，迟则难言兼浮，更难言兼大，忽而浮大，非阳邪欲透表，则正阳上越耳。

鳌按：亦字，承上条结胸症，其脉浮大者，不可下，下之则死来，故曰亦也。

咳　　嗽

【纲】　仲景曰：伤寒表不解，心下有水气，干呕发热而咳，或渴，或利，或噎，或小便不利少腹满，或喘者，小青龙汤主之。伤寒心下有水气，咳而微喘，发热不渴，小青龙汤主之，服汤已渴者，此病欲解也。少阴病，腹痛小便不利，四肢沉重疼痛，自下利者，此为有水气，其人或咳者，真武汤加五味子细辛干姜主之。

【目】　朱震亨曰：伤寒太阳症咳嗽，小青龙、小柴胡也。大抵热在上焦，其人必饮水，水停心下，则肺为之浮，肺主于咳，水气乘之，故咳而微喘。少阳少阴，俱有咳症。

韩祗和曰：前二条，是由停饮而咳者也，虽皆为停饮所作，而小青龙所主，为水饮与表寒相合而咳者，真武汤所主，为水饮与里寒相合而咳者，不可不知也。夫或表寒或里寒，协水饮则必动肺，以形寒寒饮则伤肺故也。肺主气，形寒饮冷则伤肺，使气上而不下，逆而不收，冲击膈咽，令喉中淫淫如痒，习习如梗，是令咳也。甚者续而不已，连连不止，坐卧不安，语言不竟，动引百骸，声闻四近矣。

龚信曰：水气太阳寒水之气也。咳者，水气射肺也，皮毛者肺之合，表寒不解，寒水已留其合矣，心下之水气，又上至于肺，则肺寒，内外合邪，故咳也。水气在心下，则咳为必然，喘为或然，亦如柴胡汤症但见一症即是，不必悉具。

【纲】　仲景曰：伤寒五六日，中风，往来寒热，胸胁苦满，默默不欲饮食，心烦喜呕，或胸中烦而不呕，或渴，或腹中痛，或胁下痞硬，或心下悸，小便不利，或不渴，身有微热，或咳者，小柴胡汤主之。少阴病，四逆，泄利下重，其人或咳，或悸，或小便不利，或腹中痛者，四逆散主之。

【目】　赵嗣真曰：此二条，是邪气自表传里而咳者也。虽皆为邪气传里，而小柴胡所主，为阳邪传里动肺而咳，四逆散所主，为阴邪传里动肺而咳，又不可不识也。夫或阳邪，或阴邪，自表传里，则必动肺，以脏真高于肺故也。停饮而咳，表邪传里而咳，固已。又有肺寒而咳者，《内经》曰：肺之令人咳，何也？皮毛者，肺之合也，皮毛先受寒气，寒气以从其合也。其寒饮食入胃，从肺脉上至于肺则肺寒，肺寒则外内合邪，因而客之，则为咳嗽者，是肺寒而咳也。

陶华曰：咳者，謦咳，俗谓之嗽，肺主气，肺为邪所乘，气逆而不下，故令咳也。有肺寒而咳者，有停饮而咳者，有邪在半表半里而咳者，治各不同。其水咳三症，不可不辨。小青龙治太阳之表水也。

十枣汤治太阳之里水也。真武汤治水症之水气也。盖水与表寒合，用小青龙汗之，水与里寒合，用真武汤温之，里癖合水动肺而咳，用十枣汤下之。太阳病，身热咳嗽干呕，喘而利，小青龙汤。恶寒身痛，只依本方，身凉咳嗽，干呕微利，心下痞满，引胁下痛，十枣汤。四肢沉重，腹痛下利，咳嗽或呕，真武汤。

【纲】　仲景曰：咳而小便利者，不可发汗，发汗则四肢厥逆冷。

【目】　成无己曰：咳为肺疾，治之必发散方可，然必不可发汗，如本条是也。

吴绶曰：凡表寒咳嗽，脉浮恶寒，身疼拘急而无汗也，麻黄汤，或三拗汤汗之。痰唾如胶者，金沸草散汗之；若有热者，参苏饮去木香、人参，加麻黄、桑皮、杏仁汗之；若虚弱人感冒风寒而咳嗽有痰，或恶风头疼干呕者，人参杏仁汤。伤寒二三日传少阳经，脉弦口苦，发热而咳嗽者，小柴胡汤去人参、姜、枣，加五味、干姜；若发热胸中烦而咳者，加炒瓜蒌；若胸胁痞满发热而咳，加枳壳、桔梗。凡阴症手足冷，脉沉细而咳嗽，四逆汤加五味。大抵伤寒咳嗽，非比杂症，按仲景治例有嗽者，不分阴阳二症，俱用五味、干姜也。若五味收肺气而止嗽，干姜入肺经而散逆气也。凡初秋暴雨冷，及天行暴寒，其热喜伏于内，咳嗽，曲折不可得气息，喉哑失声，干嗽，喉中如梗者，射干汤。

李中梓曰：有声无痰曰咳，有声有痰曰嗽。

朱㧑曰：夫咳嗽之疾一也，或曰：咳者有声而无痰，嗽者有痰而无声。又曰：咳为阳，嗽为阴，皆无考据。咳嗽非独寒也，六气皆能为嗽焉。风嗽者，头目眩晕，痰涎不利，宜通圣散汗之，搜风丸清之。火嗽者，口燥舌干，喘逆唾血，宜凉膈散加当归、桔梗治之，大金花丸解之。暑嗽者，面赤手冷，头有自汗，宜白虎汤除之。湿嗽者，面肿上喘，宜大橘皮汤止之，甚者三花神祐丸下之。燥嗽者，往来寒热，涕唾稠粘，宜柴胡饮子治之。寒嗽者，手足厥逆，宜宁肺散收之。彼谬医不分六气，执以为寒，骤用枯矾、粟壳，虽老亦无悟矣。

鳌按：朱氏六气为嗽之论，乃统杂病言之，而伤寒咳嗽，其原亦有由六气者，治法固可参考。

喘

【纲】　仲景曰：太阳病，头痛发热，身疼腰痛，骨节疼痛，恶风，无汗而喘者，麻黄汤主之。

【目】　刘完素曰：肺主气，形寒饮冷则伤肺，故其气逆而上行，冲冲而气急，喝喝而息数，抬肩张口，掀肚摇身是也。伤寒之喘，有由邪气在表，气不利而喘者，有由寒水之气，射肺而喘者，各不同也。伤寒止于邪气在表而喘者，心腹必濡而不坚，设或腹满而喘，则又为可下之症。

鳌按：本症重在发热身疼无汗而喘，其喘者，因风寒外束，阳气不伸而郁于内也。太阳为开，本症又宜开，故仲景立麻黄法以开之。

【纲】　仲景曰：太阳病，桂枝症，医反下之，利遂不止，脉促者，表未解也，喘而汗出者，葛根黄连黄芩汤主之。太阳病，下之微喘者，表未解故也，桂枝加厚朴杏仁汤主之。喘家作桂枝汤，加厚朴、杏仁佳。

【目】　鳌按：《来苏集》谓桂枝症上复冠太阳字，见诸经皆有桂枝症，是桂枝不独为太阳设，固已。愚窃谓太阳病下，复接桂枝症字，亦可见太阳治方，不独一桂枝汤，而此则为桂枝汤之症，非别方之症，且可见喘而汗出者，以邪束于外阳扰于内也。总之，此条为微热在表，而大热入里之症，故仲景制此轻清苦寒之剂。喘本为麻黄症，即制葛根芩连方治之，又以桂枝加朴杏为治，皆不用麻黄，何也？盖因妄下后，表虽不解，毕竟腠理已疏，故不用麻黄而用桂枝，且桂枝方中有芍药，若单加杏仁，喘虽微，恐不胜任，故必佐以厚朴，斯喘随汗解也。杏仁，治喘胜品。

【纲】 仲景曰：太阳与阳明合病，喘而胸满者，不可下，麻黄汤主之。阳明病，脉浮，无汗而喘者，发汗则愈，宜麻黄汤。

【目】 朱肱曰：伤寒喘，只有太阳阳明两症。

柯琴曰：三阳俱受气于胸中，而部位则属阳明，若喘属太阳，呕属阳明，故胸满而喘者，尚未离乎太阳，虽有阳明可下之症，而不可下也。

鳌按：病虽已入阳明，脉浮无汗而喘，故为未离太阳也，故仍用麻黄汤。

【纲】 仲景曰：发汗后，不可更行桂枝汤。无汗而喘，大热者，可与麻黄杏子甘草石膏汤。下后，不可更行桂枝汤。若无汗而喘，大热者，可与麻黄杏子甘草石膏汤。

【目】 陶华曰：伤寒发喘，有邪在表者，有邪在里者，有水气在表者，心腹濡而不坚，外症无汗，法当汗之。在里者，心腹胀满，外症有汗，法当下之，其由水气者，心下怔忡，小青龙去麻黄加杏仁汤。经云：喘而汗出，宜利之。汗不出而喘，宜发之。其或直视谵语，汗出如油，喘而不休，死症也。水气喘咳，乃太阳汗后，饮水多而水停心下也，既用小青龙去麻黄加杏仁矣。其或兼小腹痛者，则小青龙去麻黄加茯苓。阴病喘促，返阴丹。

喻昌曰：误用桂枝固卫，寒不得泄，气逆变喘，本当用大青龙，乃于汤中除去桂枝、姜、枣者，一误不堪再误也。然治之终不出麻杏甘石之外，见内饮水多，外行水灌，皆足以敛邪闭汗，不独误行桂枝汤为然也。太阳中风，与太阳伤寒，一从桂枝，一从麻黄，分途异治，由中风之误下而喘者，用厚朴、杏仁加入桂枝汤中观之，则伤寒之误下而喘者，用石膏加入麻黄汤中，乃天造地设，两不移易之定法，仲师所以谆谆告诫者，正恐人以伤寒已得汗之证，认为伤风有汗而误用桂枝，故特出误汗误下两条，示以同归麻黄一治之要，益见荣卫分途，而成法不可混施也。

鳌按：喻注饮水过多，水气上逆，其说甚是，而以水灌为沃其皮肤，则谬。此二条无字，旧本俱讹在大热字上，柯氏韵伯始改正之。

【纲】 仲景曰：发汗后，饮水多者，必喘，以水灌之，亦喘。

【目】 柯琴曰：未发汗，因风寒而喘者，是麻黄症。下后微喘者，桂枝加朴杏症。喘而汗出者，葛根芩连症。此汗后津液不足，饮水多而喘者，五苓散症。水灌亦喘者，形寒饮凉，皆能伤肺，气迫上行，是以喘。

鳌按：汉时治病，服药而外，有水治火治之法，以水灌之，料即是水治，但不知如何用法。若喻以为沃其皮肤，恐未尽然。

【纲】 仲景曰：伤寒表不解，心下有水气，干呕发热而咳，或渴，或利，或噎，或小便不利少腹满，或喘者，小青龙汤主之。加减法：若喘者，去麻黄加杏仁去皮尖。伤寒心下有水气，咳而微喘，发热不渴，小青龙汤主之，服汤已渴者，此寒去欲解也。

【目】　朱肱曰：麻黄主喘，何故去之？答曰：此治心下有水而喘，不当汗也，故去之。

鳖按：此二条之喘，皆因心下有水气，小青龙与小柴胡俱为枢机之剂，故皆设或然症，各立加减法，咳与喘皆水气射肺也。

【纲】　仲景曰：直视谵语，喘满者死。汗出发润，喘不休者，此为肺绝。身汗如油，喘而不休者，此为命绝。

【目】　成无己曰：此皆邪气内盛，正气欲脱，气壅上逆也，皆不治之症。

呕　　吐

【纲】　仲景曰：伤寒一日，太阳受之，脉若静者为不传，颇欲吐，若躁烦，脉数急者，为传也。

【目】　张云岐曰：呕，有声者也，俗谓之啘。吐，吐出其物也，故有干呕而无干吐，是以于呕，则曰食谷欲呕，于吐，则曰饮食入口即吐，则呕吐之有轻重，可知矣。伤寒之呕，有责于热者，有责于寒者，至于吐，则悉言虚冷。经曰：太阴病，腹满而吐，食不下，自利益甚，时腹自痛。又曰：胃中虚冷，故吐，可见其概矣。

鳖按：此言寒邪初感，太阳先受第一日也。初受之日，已有吐意，已伏呕逆之机，故兼有烦躁之症，急数之脉也，将者将然未然之词。

【纲】　仲景曰：太阳病，或已发热，或未发热，必恶寒，体痛呕逆，脉阴阳俱紧者，名曰伤寒。

【目】　王履曰：呕家之为病，气逆者必散之，痰饮者必下之。《千金》曰：呕家多服生姜，此是呕家圣药，是要散其逆气也。《金匮》又曰：呕家用半夏以去其水，水去呕则止，是要下其痰饮也。呕多虽有阳明症不可下者，谓其气逆而未收敛为实也。其呕而脉弱，小便复利，身有微热见厥者，为难治，谓其虚寒之甚也。

庞安常曰：虽有已发未发之分，而症有恶寒体痛呕吐，脉有阴阳俱紧，便可断为太阳伤寒而非中风也。其体痛者，由寒邪外束也。其呕逆者，寒邪内侵也。

【纲】　仲景曰：伤寒六七日，发热微恶寒，肢节烦疼，微呕，心下支结，外症未去者，柴胡桂枝汤主之。

【目】　鳖按：此是内外症俱微，将解未去之候也。故曰微恶寒，见寒之轻。曰肢节烦疼，见非身腰疼痛。曰微呕，见喜呕之兆。曰支结，见非痞满，只发热而烦，为热多耳，故制此轻剂和解之。

【纲】　仲景曰：酒客病，不可与桂枝汤，得汤则呕，以酒客不喜甘故也。凡服桂枝汤吐者，其后必吐脓血也。

【目】　魏荔彤曰：酒客脉浮汗自出，似风伤卫，实非风伤卫，然酒客汗自出，脉数而大则有之，未必浮也，浮则为风伤卫矣。况酒客焉有恶风一症，是虽发热汗出，酒客之常，并无恶风，必伤风而后恶风，自以酒客伤风为正义也，所以用桂枝汤，必斟酌方效也。湿热家或中风，脉虽浮，必兼濡涩而带数，于脉可以知其热也，虽头项强痛，必兼身重，骨节烦疼，掣痛不可屈伸，近之则痛剧，虽汗出，必兼短气，虽恶风，必兼小便不利，于此症可以知其湿也。辨之既明，何至必于吐后，始知其误服桂枝哉！则湿热之中风，用桂枝之内，必佐以五苓之治法矣。

鳖按：酒客必有湿热，故得甘必吐，不可与桂枝。柯韵伯谓当用葛根芩连解肌之法是也。次条，乃由酒客推广言之，见一切湿壅于中热淫于内者，俱禁用桂枝，或使湿热涌越，有伤阳络，以致吐脓血也。旧本俱将脓血条叙在酒客条上，恐义不圆。

【纲】　仲景曰：病人有寒，复发汗，胃中冷，必吐蛔。

【目】　柯琴曰：有寒，未病时原有寒也。内寒之人，复感外邪，当温中以逐寒，若发其汗，汗生于谷，谷气外散，胃脘阳虚，无谷气以养其蛔，故蛔动而上从口出也。蛔多，不止者死。吐蛔，不能食者亦死。

鳌按：韵伯此论，即非伤寒，凡胃虚蛔动者无不然。

【纲】　仲景曰：太阳与阳明合病，不下利，但呕者，葛根加半夏汤主之。

【目】　柯琴曰：太阳阳明合病，太阳少阳合病，阳明少阳合病，必自下利，则下利似合病当然之症，今不利而呕，又似乎与少阳合病，葛根汤加半夏，兼解少阳半里之邪，便不得为三阳合病。

【纲】　仲景曰：伤寒表不解，心下有水气，干呕发热而咳，或渴，或利，或噎，或小便不利少腹满，或喘者，小青龙汤主之。

【目】　李中梓曰：呕者声物俱出，吐者无声出物，哕者有声无物。

鳌按：此条干呕，是水气为患，水气未入于胃，故干呕。

【纲】　仲景曰：太阳中风，下利呕逆，表解者，乃可攻之，其人漐漐汗出，发作有时，头痛，心下痞，硬满，引胁下痛，干呕短气，汗出不恶寒者，此表解里未和也，十枣汤主之。

【目】　庞安常曰：按此条及干姜附子渴症，不呕不渴，为里无热，可知呕为里热明矣。

鳌按：曰呕逆，曰干呕，细玩通节语气，总以见表之风邪已解，而里之水气不和。

【纲】　仲景曰：伤寒汗出解之后，胃中不和，心下痞硬，干呕食臭，胁下有水气，腹中雷鸣，下利者，生姜泻心汤主之。

【目】　柯琴曰：阳邪居胃之上口，故心下痞硬，干呕而食臭，水邪居胃之下口，故腹中雷鸣而下利，火用不宣则痞硬，水用不宣则干呕，邪热不杀谷则食臭，土虚不能制水故肠鸣。

【纲】　仲景曰：太阳病二日，烦躁，反熨其背，而大汗出，大热入胃，胃中水竭，烦躁，必发谵语，十余日，振栗，自下利者，此为欲解也，故其汗从腰以下不得汗，欲小便不得，反呕，欲失溲，足下恶风，大便硬，小便当数而反不数，及多，大便已，头卓然而痛，其人足心必热，谷气下流故也。

【目】　楼英曰：此火逆之轻症也。欲小便不得而反呕，欲失溲，此非无小便也。其津液在上焦，欲还入胃口故也。

【纲】　仲景曰：发汗后，水液不得入口，为逆。若更发汗，必吐不止。

【目】　柯琴曰：阳重之人，大发其汗，有升无降，故水药拒隔而不得入。若认为中风干呕，伤寒呕逆，而更汗之，则吐不止，胃气大伤矣。此热在胃口，须用栀子汤。

【纲】　仲景曰：中风发热，六七日不解而烦，有表里症，渴欲饮水，水入则吐者，名曰水逆，五苓散主之。多服暖水，汗出愈。

【目】　赵献可曰：水入则吐者，心下有水气，因离中之真水不足，则膻中之火用不宣，邪水凝结于内，水饮拒绝于外，既不能外输于元府，又不能上输于口舌，亦不能下输于膀胱，此水逆所由名也。

【纲】　仲景曰：伤寒本自汗下，医复吐下之，寒格，若食入口即吐，干姜黄连黄芩人参汤主之。

【目】　柯琴曰：治之小误，变症亦轻，故制方用泻心之半，上焦寒格，故用姜、参。心下蓄热，故用芩、连。呕家不喜甘，故去甘草。不食则不吐，是心下无水气，故不用姜、夏。要知寒热相阻，则为格症，寒热相结，则为痞症。

可　吐

【纲】　仲景曰：下利，日十余行，其脉反迟，寸口脉微滑，此可吐之，利则止。少阴病，饮食入口即吐，心中温温欲吐，复不能吐者，宜吐之。宿食在上脘者，当吐之。病手足逆冷，脉乍结，以客气在胸中，心下满而烦，饮食不能食者，病在胸中，当吐之。

【目】　吴绶曰：凡病在膈上者，脉大胸满多痰者，食在胃口脉滑者，俱宜吐之。华佗谓伤寒三四日，邪在胸中者，宜吐之。凡吐用瓜蒂散，或淡盐汤，或温茶汤。如人弱者，人参芦汤亦可。痰多者，以二陈汤一瓯，乘热与之，以指探喉中，即吐也。凡老人怯弱劳病内伤虚人，并妇人胎前产后，血虚脉弱小者，皆不可吐。凡药发吐者，如防风、桔梗、山楂，只用一味煎汤温服之则吐，若误吐，则损人上焦元气，为患不小，可不慎哉！

王肯堂曰：大法，春宜吐。凡用吐汤，中病即止，不必尽剂也。病如桂枝症，头不痛，项不强，寸脉微浮，胸中痞硬，气上冲咽喉不得息者，此为有寒，当吐之，或云，此以内有久痰，宜吐之也。

不　可　吐

【纲】　仲景曰：太阳病，当恶寒发热，今自汗出，反不恶寒发热，关上脉细数者，以医吐之过也。若得病一二日吐之者，腹中饥，口不能食。三四日吐之者，不喜糜粥，欲食冷食，朝食暮吐，以医吐之所致也，此为小逆。太阳病，吐之，但太阳病，当恶寒，今反不恶寒，不欲近衣者，此为吐之内烦也。少阴病，饮食入口即吐，心中温温欲吐，复不能吐，始得之，手足寒，脉弦迟者，此胸中实，不可下也。若膈上有寒饮，干呕者，不可吐也，当温之。少阳中风，两耳无所闻，目赤，胸中满而烦者，不可吐下，吐下则悸而惊。

【目】　王肯堂曰：四肢厥逆，虚家新产脉微，皆不可吐。

喻昌曰：解肌之法，解肌表风邪，全不伤动脾胃，乃天然不易之法也。若舍此而妄用吐法，吐虽有发散之义，故不恶寒发热。一二日病在太阳，吐之则腹中饥，口不能食。三四日病在阳明，吐之则不喜糜粥，欲食冷食，皆胃气受伤之故也。然且朝食暮吐，脾中之真阳亦伤，而不能消谷，是外感虽除，脾胃内伤，卒未易复，故为小逆 。

魏荔彤曰：关上脉细数，方注为细则为虚，数则为热，此脉兼一二日三四日二段言。下方分别其症，而未出治法，余谓治胸当小陷胸，治胃则桂枝去桂加茯苓甘草汤症也。如胃果虚，则人参、干姜皆可用矣。次条津液内枯，作烦发烦，不过虚热二字，热胜于虚者，乃炙甘草汤症也。热大盛，以白虎佐之。至于虚胜于热，则又建中汤、茯苓甘草汤之症矣，仲景何能预定乎？

渴

【纲】 仲景曰：太阳病，发热而渴，不恶寒者，为温病。

【目】 李中梓曰：渴之为病，或因热耗津液，或因汗下过多，各不同也。

鳌按：此概言太阳之温症，四时有之，非专指春温也，所以名之曰温者，以内外皆热也。发热为外热，渴为内热，所以别于中风伤寒也。

【纲】 仲景曰：形作伤寒，其脉不弦紧而弱，弱者必渴，被火者必谵语，弱者发热脉浮，解之，当汗出而愈。

【目】 许叔微曰：此乃夹虚伤寒症也。脉弱者，阴不足，阳气陷于阴分，故必渴。渴者，液虚故也。

【纲】 仲景曰：伤寒心下有水气，咳而微喘，发热不渴，小青龙汤主之，服汤已渴者，此寒去欲解也。

【目】 成无已曰：凡得病，反能饮水，此为欲愈之病，其不晓病者，但闻病者能饮水自瘥，小渴者，乃强与饮之，因成大祸，不可复救。然则悸动也，支结也，喘咳噎哕，干呕下利，肿满，小便不利数者，皆是饮水过伤，当须识此，勿误也。

柯琴曰：此正欲明服汤后渴者是解候也。恐人服止渴药，反滋水气，故先提不渴二字作眼，后提出渴者以明之。若寒既欲解而更服之，不惟不能止渴，且重亡津液，转属阳明而成胃实矣。

【纲】 仲景曰：中风发热，六七日不解而烦，有表里症，渴欲饮水，水入则吐者，名曰水逆，五苓散主之，多服暖水，汗出愈。

【目】 朱肱曰：初戒太阳症无汗而渴者，不可与白虎汤。问曰：太阳病渴，终不可与白虎汤耶？曰：太阳症得汗后，脉洪大而渴者，方可与之。脉浮而渴，属太阳。若阳明少阳少阴，俱有渴症。

张元素曰：此症因于发汗过多，水入则吐者，以心下有水气，故水饮拒绝于外也。五苓者，本因水气不舒而设，是小发汗，不是生津液，是逐水气，不是利水道。

【纲】 仲景曰：太阳病，发汗后，大汗出，胃中干，烦躁不得眠，欲得饮水者，少少与饮之，令胃气和则愈。若脉浮，小便不利，微热消渴者，五苓散主之。太阳病，其人发热汗出，不恶寒而渴者，此转属阳明也，渴欲饮水者，少少与之，但以法救之，宜五苓散。

【目】 朱肱曰：凡病非大渴不可与水，若小渴咽干者，只小呷滋润之，令胃中和，若大渴烦躁者，能饮一斗，只与五升，若全不与，则干燥，无由作汗，发喘而死。常人见因渴饮水得汗，小渴，遂剧与之，致停饮心下，满结喘死者，甚众，当以五苓散，或陷胸丸主之。《金匮》云：得时气至五六日，而渴欲饮水不得，多不当与也，何也？以腹中热尚少，不能消之，便更作病矣。至七八日，大渴欲饮水，犹当依症与之，常令不足，勿极意也。凡人但见仲景云，得病反能饮水，此为欲愈，遂小渴者，乃强饮之，因成其祸，不可胜数。大抵伤寒水气，皆因饮水过多所致，水停心下，气上乘心，则为悸为喘。结于胸胁，则为水结胸。胃中虚冷，则为呕为哕。冷气相薄，则为噎。上迫于肺，则为咳。渍入肠中，则为利。邪热所薄，蓄于下焦，则为小便不利，少腹满，或里急。溢于皮肤间，则为肿也。

王好古曰：邪气在表犹未作热，故不渴。邪气初传入里，热气散漫未收，熏蒸焦膈，搏耗津液，遂成渴也。病人渴欲饮水，少少与之，但以法救者，恐饮水过多，积不能消，复为停饮诸疾也。

柯琴曰：前条上半截，与后条同义，前条在大汗后，后条在未汗前，即是太阳温病，要知太阳温病，即是阳明来路，其径最捷，不若伤寒中风，止从亡津液而后转属也。饮水是温病大法，庶不犯汗吐下温之误，五苓又是治饮多之法。前条，便是转属阳明症。

【纲】　仲景曰：太阳病，饮水多，小便利者，必心下悸，小便少者，必苦里急也。伤寒汗出，而心下悸，渴者，五苓散主之。不渴者，茯苓甘草汤主之。本以下之，故心下痞，与泻心汤，痞不解，其人渴而口躁烦，小便不利者，五苓散主之。

【目】　陶华曰：渴者，里有热也，津液为热所耗。伤寒六七日传至厥阴为消渴者，谓饮水多而小便少，乃热能消水也。朱氏云：脉浮而渴，属太阳。有汗而渴，属阳明。自利而渴，属少阴。至于厥阴，则又热之极矣。太阳无汗若渴，忌白虎，宜柴胡。阳明多汗而渴，宜竹叶石膏。若先呕后渴，则为欲解，当与之水，先渴后呕，则为水停，赤茯苓汤，当依此议，勿令误也。

鳌按：第二条渴不渴，双顶心下悸，是汗出后既心下悸矣。而又有或渴或不渴者，二方皆因心下水气而设也。

【纲】　仲景曰：太阳病，中风，以火劫发汗，邪风被火热，血气流溢，失其常度，两阳相熏灼，身体则枯燥，但头汗出，齐颈而还，其身发黄，阳盛则欲衄，阴虚则小便难，阴阳俱虚竭，则腹满而喘，口渴咽烂，或不大便，久则谵语，甚者至哕，手足躁扰，捻衣摸床，小便利者，其人可治。

【目】　鳌按：此言火灸之变，即火逆症，因火灸不如法，以致变生种种，惟以小便利者为可治，则知火逆之症，必以阴为主，最忌阴竭，犹之伤寒病，以阳为主，最忌阳亡也，故中间阳盛阴虚四字，是火逆症之纲领，阳盛则伤血，阴虚则亡津，又伤寒书之大纲领也。

【纲】　仲景曰：湿家但头汗出，背强，欲得被覆，向火，若下之，则哕，胸满，小便不利，舌上如苔者，以丹田有热，胸中有寒，渴欲得水，而不能饮，口燥烦也。

【目】　李梴曰：热在表则不渴，热入里则渴，耗夺津液而然也。然有渴必有烦者，肾主水。热深则水竭而渴，肝木挟心火以生烦，故厥阴六七日，饮水多而小便少者，谓之消渴，渴欲饮水为欲愈，传经已尽也。

鳌按：背强恶寒，尚属太阳，寒湿本当汗解，不汗而下，必致阳气扰上焦而满，伤中焦而哕，伤下焦而小便不利，既三焦受病矣。口燥烦而舌上苔，由丹田之有热，不能饮水，是湿犹在中，当从五苓散去桂枝易肉桂。

【纲】　仲景曰：太阳中暑，其人汗出恶寒，身热而渴也。

【目】　柯琴曰：中暑夹寒，有得之乘凉者，阴寒先着于肌肤，而暑气内伤于心脉，故恶寒身热汗出而渴也，清暑益气汤，东垣得之矣。

惊

【纲】　仲景曰：伤寒八九日，下之，胸满烦惊，小便不利，谵语，一身尽重，不可侧转者，柴胡加龙骨牡蛎汤主之。伤寒脉浮，医以火迫劫之，亡阳，必惊狂，起卧不安者，桂枝去芍药加蜀漆龙骨牡蛎救逆汤主之。风温，脉浮，自汗，身重，多眠，若被火者，微则发黄，剧则如惊痫，时瘈疭。

【目】　成无己曰：伤寒中，有单言惊者，有单言悸者，理不得淆，故两分之。其兼言惊悸者，则少阳中风，两耳无所闻，目赤，胸中满而烦者，不可吐下，吐下则悸而惊一条而已。惊，坏病也，由误下火逆温针所致，仲景之法，不过随其逆而调之。

悸

【纲】　仲景曰：发汗过多，其人叉手自冒心，心下悸，欲得按者，桂枝甘草汤主之。发汗后，其人脐下悸，欲作奔豚，茯苓桂枝甘草大枣汤主之。

【目】　黄仲理曰：心下悸，欲按者，心气虚。脐下悸者，肾水乘火而上克，以发汗多而心液虚，心气馁，故悸，豚为水蓄，奔则昂首疾驰，酷有水势上干之象，然水势尚在下焦，欲作云者，尚未发也。

【纲】　仲景曰：伤寒二三日，心下悸而烦者，小建中汤主之。少阴病，四逆，泄利下重，其人或咳，或悸，或小便不利，或腹中痛者，四逆散主之。

【目】　成无己曰：此二条都是气虚而悸，其气虚者，由阳气内弱，心下空虚，正气内动而为悸也。

柯琴曰：心悸而烦者，是少阳中枢受寒，而木邪挟相火为患，则君火虚，离中真火不藏故悸，离中真火不足故烦。

【纲】　仲景曰：太阳病，饮水多，小便利者，必心下悸。小便少者，必苦里急也。

【目】　韩祇和曰：此是停饮为悸者也。其停饮者，由水停心下，心为火而恶水，水故内停，心亦不安而为悸也。

【纲】　仲景曰：太阳病，若下之，身重，心下悸者，不可发汗。少阳病，不可发汗，发汗则谵语，此属胃，胃和则愈，胃不和则烦而悸。

【目】　赵嗣真曰：此汗下后正气内虚，邪气交击而令悸，与他条气虚而悸者不同，且更甚焉，或镇固，或化散，皆须定其浮气也。

【纲】　仲景曰：伤寒厥而心下悸者，宜先治水，当用茯苓甘草汤，却治其厥，不尔，水渍入胃，必作利也。

【目】　刘完素曰：厥为邪之深者，犹先治水，况其邪气之浅焉者乎？《金匮》云：食少饮多，水停心下，甚者则悸，饮之为悸，甚于他邪，虽有余邪，必先治悸，何也？以水停心下，若水气散，则无所不至，侵于肺则为喘为咳，传于胃则为哕为噎，溢于皮肤则为肿，渍于肠胃则为利，下之不可缓也。

卷　五

痉

【纲】　仲景曰：太阳病，发汗太多，因致痉，脉沉而细，身热足寒，头项强急，恶寒，时头热，面赤，目脉赤，独头面摇，卒口噤，背反张者，痉病也。

【目】　徐彬曰：痉病，概为风寒湿所中，然原其因，多由亡血，筋无所荣，邪得以袭之，故仲景原痉病之由，而曰太阳病果寒多，本宜发汗，太多则血伤，不能荣筋而成痉也。古人以强直为痉，外症与伤寒相类，但其脉沉迟弦细，而项背反张，强硬如发痫为异耳。仲景既以无汗有汗，分辨刚柔，此则以脉沉细为辨，谓太阳病发热，是表中风矣。复加以湿，缠绵经中，内挟寒气，今筋脉抽急而项背强直，脉反沉细，沉细者寒湿用事，邪欲侵阴之象也。于是项背强直，故名痉。痉脉本伏，弦细则元气惫，即难治。中风症，多角弓反张类痉者，但中风强直，其先必无太阳形症，脉亦必浮大而非沉细弦迟，故《内经》曰：诸暴强直，皆属于风。但阳主动，阴主静，是当以强直而安静主湿，强直而搐搦主风，此治中风辨法也。《千金》谓湿病热入肾中亦为痉，小儿痫症热盛亦为痉，亦中风类也。前人云：伤寒痉症有五，皆属太阳，若头低视下，手足牵引，肘膝相搐，阳明痉也。若一目或左或右，并一手一足搐搦者，少阳痉也。太阳固属风寒，阳明少阳亦风火热之内作，中风类也，皆当兼养阴清热为治。若此所论痉，虽外感风寒湿不同，然由亡阳筋燥则一矣。如无汗反恶寒为刚痉，有汗不恶寒为柔痉，此辨症之法，非痉家本症也，此乃举痉症之最备者，以详病时之形状，且言治之不得过汗，而脉有常体也。身热，太阳表邪本盛，乃因血液衰少，寒邪复挟湿抟结，卫中阳气不下，而寒湿随太阳经下项，稍侵阳明而颈项强急，真阳不达于表而恶寒，于是太阳经无非寒热，而格热于上，为头热面赤目赤独头动摇，太阳主开，寒湿抟之，开阖不利，不能发声而卒口噤，液衰邪盛，筋失所养，失养而背反张，此痉病本然之形症也。

【纲】　仲景曰：太阳病，发热无汗，反恶寒者，名曰刚痉。太阳病，汗出不恶寒者，名曰柔痉。

【目】　李梴曰：太阳病，纯伤风，纯伤寒，则不发痉，惟先伤风而又感寒，先伤风而又感湿，过汗俱能发痉，重发太阳汗，大发湿家汗，皆能发痉。外症寒热类伤寒，但脉沉迟弦细，摇头露眼口噤，手足搐搦，项强背反张，如发痫，终日不醒为异。风性劲为刚痉，因重感寒或冷，故无汗，宜葛根汤加羌独活、防风。湿性缓为柔痉，因先伤风，故有汗，宜桂枝汤加花粉、葛根。其或痰塞气盛，则茯苓、星、夏以消痰，枳实、陈皮、紫苏以顺气，痰消气盛，然后分刚柔治之，通用小续命汤。有热去附子，自汗去麻黄。刚痉二三日，仰面壮热，胸满如结胸状，便闭，脚蜷，卧不着席者，大承气汤下之，轻者败毒散，小柴胡汤。柔痉二三日不瘥，汗多厥冷，筋脉拘急者，附子防风汤，时发时止，危者附术散。又有刚柔不分之痉，身热谵语似刚，微厥便滑似柔，宜小续命汤加生附子。有汗下后，乍静乍躁，偏左眼左手足牵搦者，少阳痉也，小柴胡汤加防风。又虚血之人，及产后伤风过汗，破伤风症发痉，俱不可纯作风治，四物汤加防风，或八物汤去茯苓，加羌、防、黄芪救之。痉脉如雨溅出指外者，立死。又戴眼反折，瘛疭，汗出如珠，或反张离席一掌许，小儿离席二指许者，无不死。

徐彬曰：此二条即辨寒伤营风伤卫法也。取以为痉病刚柔之别，盖痉即痓，强直之谓也。痉病必有背项强直等症，但治痉病，刚柔之辨，最为吃紧，故特首拈无汗反恶寒为刚，有汗不恶寒为柔，以示辨症之要领，谓发热无汗恶寒，本伤寒家症，若痉而项强背直者见之，乃卫阳与肾中真阳，气本相通，今太阳经寒湿相抟，而气侵少阴，真阳不达，故反恶寒也。寒性劲切，故曰刚，有汗不恶寒，本伤风而并阳明症，若痉而项强背直者见之，是太阳阳明伤湿而兼风，非寒邪内侵之比也。风性温和，故曰柔，非止项强，而身体则软，为柔痉也，瓜蒌桂枝汤，乃治柔痉主方也。

李中梓曰：此太阳中风，重感寒湿而致也。仰面开目为阳，合面闭目为阴，燥渴为阳，口中和为阴，脉浮紧数为阳，沉细涩为阴，阳痉易治，阴痉难治，通用小续命汤。阳痉去附子，阴痉去麻黄。

柯琴曰：此以表气虚实分刚柔，原其本而名之也。亦可以知其人初病之轻重，禀气之强弱而施治矣，《金匮》用葛根汤则谬。

【纲】 仲景曰：疮家身虽疼，不可发汗，汗出则痉。

【目】 徐彬曰：疮家血本虚燥，以疼痛为风而发其汗，则液亡筋燥而不能和调，乃亦为痉。虽汗下后，或有邪乘，然总以阴虚液脱为主，故特详其致痉之因如此。

鳌按：疮家病，与风寒不同，风寒外症，必头项痛，身腰痛，骨节痛，非痛偏一处，风寒内症，必呕逆，或干呕，不得饮食，故发热恶寒，虽亦相同，而辨其内外症，则可知彼此之异，不得误认痈脓为风寒而错治矣。此仲景借疮家以明治伤寒之法当发汗，非论伤寒而杂及疮家也，其旨当明。

【纲】 仲景曰：太阳病，无汗，而小便反少，气上冲胸，口噤不得语，欲作刚痉，葛根汤主之。

【目】 徐彬曰：刚痉之背项强直，而无汗发热，又反恶寒，原属寒湿居中，阴阳两伤之象，有如发热而太阳病矣。无汗乃寒伤营本症也，此时邪尚在表，不在里，而小便反少，气上冲胸，明是太阳随经之邪，自腑侵脏，动其冲气，且口噤不语，是太阳主开而反阖，声不得发，则阴阳两伤，势必强直恶寒，所不待言，故曰欲作，药用桂枝全方加葛根、麻黄，风寒兼治也。然足阳明脉起于鼻交頞中，旁纳太阳之脉，故自太阳而侵及阳明，势将头项强不已，而渐胸满，特以葛根主之，以杜兼并之势，为无汗刚痉主方，且桂枝原能治冲气也。

李中梓曰：阴痉厥逆筋脉拘急汗多，宜桂心白术散。闭目合眼，附子防风散。胸满口噤，卧不着席，咬牙挛急，大承气汤。头项强，小腹满，小便不利，五苓散。风盛血燥，防风当归汤。

瘈　疭

【纲】　仲景曰：太阳病，脉阴阳俱浮，自汗，身重，多眠，鼻鼾，语言难出，不可下，不可火。若被火者，微则发黄，剧则惊痫瘈疭。

【目】　吴绶曰：夫瘈疭者，一伸一缩，手足相引，搐搦不已，大抵与婴儿发搐相似，古人以此症多属于风，风主动摇也。骆龙吉言心主脉，肝主筋，心属火，肝属木，火主热，木主风，风火相扇，则为瘈疭也。若不因汗下所生者，当平肝木，降心火，佐以和血脉之剂，如羌、防、柴、芍、芎、归、芩、连、生地、天麻之类。若兼有痰，必加竹沥、星、夏。如风邪内煽，加全蝎、僵蚕。若伤寒曾经汗下后，多所传变而得，为病势已过，多难治也。盖因虚极生风所致，须用小续命汤或大建中汤加减一二味主之。凡伤寒汗出露风，则汗不通流，遂变筋脉挛急，手足搐搦，宜牛蒡根。如本条，由风温被火，宜葳蕤汤。若瘈疭戴眼反折，绝汗乃出，大如贯珠，着身不流者，此太阳终也，不可治。又有四肢漐习，动而不止，似瘈疭而无力抽搐者，此为肝绝，盖汗下后变生此症者多死。凡用小续命汤，有汗去麻黄，无汗去黄芩，要在通变而已。

【纲】　仲景曰：风湿为病，脉阴阳俱浮，自汗出，身重，多眠睡，鼻息必鼾，语言难出，若被下者，小便不利，直视失溲，若被火者，微发黄色，剧则如惊痫，时瘈疭。

【目】　成无已曰：瘈者，筋脉急也。疭者，筋脉缓也。急则引而缩，缓则纵而伸，或缩或伸，动而不止者，名曰瘈疭，俗谓之搐搦是也。《内经》以瘈为契合之契，疭为放纵之纵，以急为瘈，以缓为疭，理至明矣。瘛疭者，风疾也，而癫痫则瘛疭焉。伤寒瘈疭者，邪实气极也，热盛则风抟并经络，风主动故四肢瘈疭而不宁也。风湿被火而瘈疭，言热气之剧盛也，伤寒至于发瘈疭，病势已过矣。《内经》曰：太阳终者，戴眼反折瘈疭，绝汗乃出，大如贯珠，著身不流，是见其瘈疭为已过之疾也。瘈疭之症虽剧，若能以祛风涤热之剂折其大势，则亦有生者；若妄灼灸，或与发表之药，必死。经曰：一逆尚引日，再逆促命期。

鳌按：此乃风热甚之病，宜祛风散热为主，然或有一二可生耳，非谓其必生也。

不　仁

【纲】　仲景曰：脉浮而洪，身汗如油，喘而不休，水浆不下，形体不仁，乍静乍乱，此为命绝也。

【目】　张云岐曰：不仁，谓不柔和，痛痒不知，任其屈伸，灸刺亦不知，是谓不仁也。由邪气壅盛，正气为邪气所闭，伏郁而不发，血气虚少，不能通行故也。《内经》曰：荣气虚则不仁。《针经》曰：卫气不行则为不仁。经曰：营卫不能相将，三焦无所仰，身体痹不仁，即此知营卫血气虚少，不能通行为不仁，明矣。又谓诸乘寒者则为厥，郁冒不仁，言此厥者，是正气为寒气所乘而为厥气，非四肢逆冷之厥也，何也？郁冒为昏冒，不仁为不知痛痒，是为尸厥。经曰：少阴脉不至，肾气微，少精血，奔气促逼，上入胸膈，宗气反聚，血结心下，阳气退下，热归阴股，与阴相动，令身不仁，此为尸厥，其乘寒之厥，郁冒不仁者，即此可知矣。昔越人入虢，诊太子为尸厥，以郁冒不仁为可治，刺之而得痊，实神医也。若如本条命绝，虽越人其能救之耶?

陶华曰：瘈则急而缩，疭则缓而伸，热则生风，风主乎动，故筋脉相引而伸缩，伤寒至此死症也，能去风涤热治之，幸有生者，治法与痉病略同。不仁谓不柔和，诸虚乘寒，为郁冒不仁，血气虚弱，不能周流一身，于是正气为邪气所伏，故肢体顽麻不仁，厥如死尸，用麻桂各半汤。不愈，补中益气汤入姜汁。

李中梓曰：瘈疭者，或缩或伸，动而不定，汗出时盖覆不周，腰背手足搐搦，牛蒡根汤。脉浮数有风热，防风通圣散。血不养筋，大秦艽汤。

发　黄

【纲】　仲景曰：病发于阳，而反下之，热入，因作结胸，但头汗出，余处无汗，至颈而还，小便不利，身必发黄也。伤寒瘀热在里，身必发黄，麻黄连翘赤小豆汤主之。

【目】　朱肱曰：头汗出而身发黄者，茵陈蒿汤十分，五苓散五分，拌和，每服一钱，水下，日三服。

张云岐曰：寒气侵人，人即发热以拒之，是为发阳。助阳散寒，一汗而寒热解矣。不汗而反下，故热内陷而成结胸，炎上而但头有汗，且小便不利，致湿热内蒸，黄色外见也。解表清火利水，麻黄连翘赤小豆汤一剂而三善备，且以见太阳发热之治，与阳明迥别也。

【纲】　仲景曰：太阳病，身黄，脉沉结，少腹硬，小便不利者，为无血也。小便自利，其人如狂者，血结症也，抵当汤主之。

【目】　朱震亨曰：寒热在里不散，热蓄于脾胃，腠理不开，瘀热与宿谷相薄，郁蒸不消化，故发黄。发黄与瘀血外症及脉俱相似，但小便不利为发黄，小便自利为瘀血，要之发黄之人，心脾蕴积，发热引饮，脉必浮滑而紧数，若瘀血症即如狂，大便必硬，此异耳。

楼全善曰：此蓄血在下焦而发黄者也。

柯琴曰：太阳病发黄与狂，有气血之分，小便不利而发黄者，病在气分，麻黄连翘赤小豆症也。小便自利而如狂，病在血分，抵当汤症也。

【纲】　仲景曰：太阳病，中风，以火劫发汗，邪风被火热，血气流溢，失其常度，两阳相熏灼，身体则枯燥，但头汗出，齐颈而还，其身发黄。

【目】　朱肱曰：病人服汤，得小便利，如皂荚汁赤，一宿腹减，则黄从小便中出也。古人云：治湿不利小便，非其治也，麻黄连翘赤小豆汤、栀子柏皮汤，可选用之。

陶华曰：《内经》云，湿热相交，民多病瘅，发黄是也，谓单阳而无阴也。太阴脾土为湿热所蒸，色见于外，曰发黄。湿胜则如熏黄而晦。热胜则如橘黄而明。伤寒至于发黄，热势已极，且如蓄血，大抵相类。设或寸口无脉，鼻出冷气，与夫形如烟熏，摇头直视，环口黧黑，举体发黄，是皆真脏气绝也。

【纲】　仲景曰：太阳病，脉浮而动数，浮则为风，数则为热，动则为痛，数则为虚，头痛发热，微盗汗出，而反恶寒者，表未解也。医反下之，动数变迟，膈内拒痛，胃中空虚，客气动膈，短气烦躁，心中懊憹，阳气内陷，心下因硬，则为结胸，大陷胸汤主之。若不结胸，但头汗出，余无汗，齐颈而还，小便不利，身必发黄也。

【目】　方中行曰：此条本言结胸之症，叙其由，绘其状，而明其治也。若不结胸以下，乃就变症之轻者言之，但头汗出者，乃诸阳之本，阳健故汗出也。余无汗者，阴脉上不过颈也。小便不利者，阳不下通，阴不任事，化不行而湿停也。湿停不行，必更渗土而入胃，胃土本湿，得渗则盛，既盛且停，热气郁蒸，发为身黄也。

【纲】　仲景曰：伤寒发汗已，身目为黄，所以然者，以寒湿在里不解故也，以为不可下也，于寒湿中求之。

【目】　魏荔彤曰：伤寒发汗，已得治而表邪可愈矣，何以身目为黄？知非寒邪在表为患，而外感寒邪挟在里之湿邪为患也。故仲师明示以寒湿在里不解之故，见人当于里求治也。喻氏以里为躯壳之里，与脏腑无涉，盖此症非在表，亦非在里，特在表之里，而不在脏腑之里，故仲师又以为里而不可下也，于寒湿中求之，不出方者，方不外麻黄连翘赤小豆汤、茵陈蒿汤、栀子柏皮汤，可选用也。夫寒湿俱阴邪，二阴相搏于里，何以不发青白色而成黄色？则寒邪郁而变为热邪，合之湿邪相蒸而见于外也。故总无治寒之药，学者详焉。

陶华曰：湿家之为病，一身尽痛，发热身虽似熏黄，小便不利，五苓散。小便自利，术附汤。身头痛，麻黄汤加苍术。脉浮身重汗出恶风，防己黄芪汤。初发黄，以瓜蒂末，口噙水，搐鼻中，黄水出愈。

【纲】　仲景曰：伤寒六七日，身黄如橘子色，小便不利，腹微满者，茵陈蒿汤主之。伤寒身黄发热者，栀子柏皮汤主之。

【目】　喻昌曰：黄色鲜明，其为三阳之热邪无疑，小便不利腹微满，乃湿家之本症，不得因此指为伤寒之里症也，方用大黄佐茵陈、栀子，建中驱湿除热之功，以利小便，非用下也。热已发出于外，自与内瘀不同，正当随热势清解其黄，使不留于肌表间也，前条热瘀，故用麻黄。此条发热，反不用麻黄者，盖寒湿之症，难于得热，热则其势外出而不内入矣。所谓于寒湿中求之，不尽泥伤寒定法也。

【纲】　仲景曰：风湿为病，脉阴阳俱浮，若被火者，微发黄色。

【目】　朱肱曰：中湿一身尽痛，发热身黄小便不利，病人中湿，因而伤风，风湿相搏，一身痛重，是名中湿，亦当于风湿中求之。

李中梓曰：小便不利，四肢沉重，似疟，若不饮而发黄，茵陈五苓散。伤寒脉虚，小便如常，变为阴黄，理中加茵陈汤。如下之太过，脾虚津竭，饮水自伤，此阴湿变黄，茵陈茯苓汤、茵陈四逆汤。

鳌按：风湿相搏于内而以火劫之，受火气之轻者，湿不得越，必因热而发黄。

如　疟

【纲】　仲景曰：太阳病，得之八九日，如疟状，发热恶寒，热多寒少，其人不呕，圊便欲自可，一日二三度发，脉微缓者，为欲愈也，桂枝麻黄各半汤。

【目】　杨士瀛曰：疟状作止有时，非若寒热往来或疏或数，而作止无定时也。凡感冒之人，忽觉毛寒股栗，筋节拘挛，百骸鼓撼，呕不欲食，其寒不可御，未几即转而发热者，此即温疟，不必谓如疟。脉自弦，或洪数，或紧实，或虚缓，或刮涩，皆为疟状，但以外症别之，用药固有本条小柴胡汤。如加减法，亦是活法。然血虚能生寒热，败血亦作寒热，阴阳相胜，一症虽各有一方，皆当以川芎为佐。

柯琴曰：寒热如疟，是虚实互有之症，太阳以阳为主，热多寒少，是主胜客负，有将解之兆矣。不呕，胃无邪。圊便，胃不实，脉微缓，有胃气，应不转属阳明，一日二三度发，是邪无可容之地，正胜邪却，可勿药也。

【纲】　仲景曰：服桂枝汤，大汗出，脉洪大者，与桂枝汤，如前法。若形如疟，日再发者，汗出必解，宜桂枝二麻黄一汤。

【目】　魏荔彤曰：与桂枝汤如前法者，仍是太阳风伤卫所用之桂枝汤。如前法者，仍是服桂枝汤。啜热粥，勿令大汗出如水流漓之法，何必另求深文耶！盖初为风多寒少之症，而脉见微弱，故用桂枝二越婢一汤，今寒去风留，而脉见洪大，类于浮缓之象，故独用桂枝汤，桂枝升阳固卫而解肌，既无碍于脉之浮大，且能护救阳之虚浮，岂非恰合之剂，仍自始终不悖哉！然病机不一，或者其人服桂枝二越婢一汤，而大汗不出，但形如疟，日再发者，此即上条如疟状之谓也。方喻俱言少有之寒邪，持多有之风邪，欲出不能出者是也。又变一法，用桂枝二麻黄一汤，倍桂枝以治风多，少麻黄以治寒少。又一方两治，而不失轻重之分者也。

陶华曰：妇人热入血室，其血必结，亦如疟状，小柴胡汤。

【纲】　仲景曰：病人烦热，汗出则解，又如疟状，日晡所发热者，属阳明也。脉实者，宜下之。脉虚浮者，宜发汗。下之宜大承气汤。发汗宜桂枝汤。

【目】　王肯堂曰：虽得阳明症，未可便为里实，审看脉候，以别内外，其脉实者，热已入腑，故可下。其脉浮虚者，是热未入腑，犹在于表也，可发汗。

柯琴曰：烦热自汗，似桂枝症，寒热如疟，似柴胡症，然日晡潮热，则属阳明，而脉已沉实，确为可下，是承气主症主脉也。

【纲】　仲景曰：妇人中风七八日，续得寒热，发作有时，经水适断者，此为热入血室。其血必结，故使如疟状，发作有时，小柴胡汤主之。

【目】　庞安常曰：经水适断于寒热时，是不当止而止也，必其月事下而血室虚，热邪乘虚而入，其余血之未下者，干结于内，故适断耳，用小柴胡和之，使结血散，则其寒热自除而愈矣。

鳌按：上条，本阳明症。此条，又少阳症。下条，又厥阴症。以其如疟，如类书于此，若少阳乘阴，热多寒少而尺脉迟者，亦往往作如疟状，先以黄芪建中汤养其营卫，待脉不迟，却以小柴胡和之。凡少阳症中，往来寒热，休作有时者，多半是如疟之状，仲景虽未言，学者以意会之可耳。

【纲】　仲景曰：厥阴病，脉浮缓，囊不缩，必发热恶寒，似疟，为欲愈，桂枝麻黄各半汤。

【目】　楼全善曰：病虽厥阴，而脉见浮缓，则邪有欲出之势，故寒热交作如疟而愈也。

鼻　衄

【纲】　仲景曰：伤寒不大便，六七日，头痛有热者，与小承气汤。其大便圊者，知不在里，仍在表也，当须发汗，若头痛者，必衄，宜桂枝汤。伤寒脉浮紧者，麻黄汤主之，不发汗，因致衄。

【目】　成无已曰：《病源》云，心主血，肝藏血，肺主气，开窍于鼻，血得热则散，随气上从鼻中出，则为衄，是杂病衄者，责在里热也。如仲景此二条之论，知伤寒衄者，责其表分热故也。

戴原礼曰：古论鼻衄属太阳经，风寒皆有之，既衄而表症仍在，于寒，当用麻黄汤，于风，当用桂枝汤，且谓发烦目瞑，是太阳侵入阳明，汗下俱难。若衄已而热不退者，惟升麻葛根汤、败毒散、阳旦汤为妥。衄而烦渴，饮则吐水，先服五苓散，次服竹叶石膏汤。大衄不止，茅花汤，或黄芩芍药汤加茅花一撮。

柯琴曰：此辨太阳阳明法也。太阳主表，头痛为主，阳明主里，不大便为主，然阳明亦有头痛者，浊气上冲也，太阳亦有不大便者，阳气太重也。头痛必衄者，阳邪盛于阳位，阳络受伤，故必衄也。衄乃解矣，宜桂枝句，直接发汗来，不是用桂枝止衄，亦非用在已衄后也，此旨要明。

【纲】　仲景曰：太阳病，脉浮紧，无汗，发热，身疼痛，八九日不解，表病仍在，当发其汗，麻黄汤主之。服药已，微除，其人发烦，目瞑，剧者必衄，衄乃解，所以然者，阳气重故也。阳盛则欲衄，阴虚则小便难，言衄为经中阳盛也。

【目】　朱肱曰：伤寒衄血者，乃解，盖阳气重故也。仲景所谓阳盛则欲衄，若脉浮紧无汗，服麻黄汤不中病，其人发烦目瞑，剧者必衄，小衄而脉尚浮紧者，宜再与麻黄汤也。衄后脉已微者，不可行麻黄汤也。若脉浮自汗，服桂枝汤不中病，桂枝症尚在，必头疼甚而致衄，小衄而脉尚浮者，宜再与桂枝也。衄后，脉已微者，不可行桂枝也，大抵伤寒衄血不可发汗者，为脉微故也。治法，衄家不可发汗，汗出额上陷，脉紧急，直视不能眴，不得眠，然而无汗而衄，脉尚浮紧者，再与麻黄汤。有汗而衄，脉尚浮缓者，再与桂枝汤。脉已微者，黄芩芍药汤、犀角地黄汤。

张元素曰：或谓经言衄家不可发汗，汗必额上陷。今衄血之症，皆缀麻黄于其下，何也？夫太阳脉浮紧，发热无汗，自汗者愈，此一定之论也，何故复用麻黄汗之？仲景岂有前后相反之理哉？然本条麻黄汤主之五字，合当用于当发汗之下，盖以汗之文法，用药诸方，皆赘于外条之末，且如大青龙汤症，既云脉微弱汗出恶风者，不可服，服之厥逆，筋惕肉瞤，此为逆也。又以大青龙汤主之，皆此例。

鳌按：柯氏引黄氏将真武汤改正大青龙汤之谬，已详在前。

王好古曰：仲景言衄家不可发汗者，盖为脉微也。若浮紧者，麻黄汤。浮缓者，桂枝汤。脉已微，二药不可用，犀角地黄汤主之。

韩祗和曰：《千金翼》云：吐血有三种：一曰肺疽，二曰伤胃，三曰内衄。既吐血家谓之内衄，则鼻中出血，可谓之外衄，是经络之血妄行也。经络热盛，阳气拥重迫血妄行，上出于鼻，则为衄。

柯琴曰：血之与汗，异名同类，不得汗，必得血，不从汗解而从衄解，此与热结膀胱血自下者，同一局也。太阳脉从目内眦络阳明脉于鼻，鼻者，阳也，血虽阴，从阳气而升，则从阳窍而出，故阳盛则衄。汗者，心之液，是血之变见于皮毛者也，寒邪外敛，腠理不开，阳气内扰，迫血妄行，假道肺窍，故称红汗。

【纲】　仲景曰：衄家不可发汗，汗出必额上陷，脉急紧，目直视，不能眴，不得眠。

【目】　成无己曰：衄家虽为邪热在经，而又不可发汗如此，前用桂枝麻黄者，非治衄，用以发散经中邪气也。若邪不得散，拥盛于里，逼迫于血，因而致衄，即不可用此二汤以治衄矣。

吴绶曰：凡吐血衄血，无表症，脉不浮紧者，不可发汗也。东垣云：脉微者，宜黄芩芍药汤。脉滑数者，犀角地黄汤。热甚血不止者，河间地黄汤、古方四生丸。血虚者，东垣麦门冬饮子、三黄补血汤。若不止者，活人茜根散、茅花汤主之也。以上皆治吐衄之良方，但在出入通变耳。大抵吐衄，脉滑小者生，脉实大者死，吐衄后，脉微者易治。若热反盛，脉反急数者，死也。若衄而头汗出，或身有汗不至足者，难治。凡血得热则行，得冷则凝，见黑则止，所以犀角地黄汤中加好京墨汁一二匙，搅药令黑，最效也。

张介宾曰：杂病衄血，积热在里，伤寒衄血，积热在表。论曰：伤寒小便清者，知不在里，仍在表也，当发其汗，若头痛者必衄，宜桂枝汤。曰：伤寒脉浮紧，不发汗，因致衄者，麻黄汤主之。此以伤寒之衄为其热不在里而在表也。然论又曰：衄家不可发汗，而何以复用桂枝麻黄等汤？盖衄由乎阴者，以阴虚火动也，故不宜再汗以亡阴，衄由乎阳者，以表邪未解，故当用桂枝麻黄以发散。论又曰：太阳病，脉浮紧，发热身无汗，自衄者愈，此以表邪欲解，不从汗而从血，所以衄后当愈也。由此观之，则有因衄而愈者，以经通而解散也，有治衄仍当发散者，以邪之将解未解而因散其余邪也。若寒气不甚，而用麻黄桂枝，似属太刚，易以柴、葛之类可也。

柯琴曰：已脱血而复汗之，津液枯竭，故脉急紧而目直视，亦心肾俱绝矣。

【纲】 仲景曰：太阳病，脉浮紧，发热身无汗，自衄者愈。

【目】 成无已曰：此经中之邪，已随而散解，故愈，故知衄者，不待麻黄、桂枝发散者也。

陶华曰：衄血固为欲解，若衄不止而头汗出，其身无汗，乃发热汗不至足者，亦为恶候，当明辨之。

李中梓曰：血紫黑成块，脉迟细，口不渴，小便清，理中汤加丹皮。汗后热退，鼻血不止，新吸水浸草纸数层，贴项上及项脊，温则易，必止。

鳌按：李氏草纸外治法，施之杂病则稳妥。若治伤寒，还宜酌量。

鼻鼾鼻鸣

【纲】 仲景曰：太阳中风，阳浮阴弱，阳浮热自发，阴弱汗自出，啬啬恶寒，淅淅恶风，翕翕发热，鼻鸣干呕者，桂枝汤。发汗已，身犹灼热，脉浮自汗，身重多眠，鼻鼾，语言杂出，不可下，不可火。

【目】 赵嗣真曰：风温则鼻鼾，中风则鼻鸣，由风气壅塞，卫气不利所致。阳明、少阳、三阴，虽亦有中风，然亦不在表，故鼻不鸣而不鼾也。

吐　血

【纲】 仲景曰：脉浮，热甚，反灸之，此为实。实以虚治，因火而动，必咽燥吐血。

【目】 朱肱曰：伤寒吐血，由诸阳受邪热，初在表，应发汗，而不发汗，毒热入深，络於五脏，内有瘀积，故吐血也。瘀血甚者，抵当丸。轻者，桃仁承气汤，兼服犀角地黄汤、三黄丸。假令已下，脉数不解，合热则消谷善饥，至六七日不大便者，有瘀血也，抵当汤。

李杲曰：余治一贫士，脾胃虚，与补剂愈，继而居旷室，卧热坑，咳而吐血数次，余谓此久虚弱，外有寒形，而有火热在内，上气不足，阳气外虚，当补表之阳气，泻里之虚热，盖冬居旷室，衣服单薄，是重虚其阳，表有大寒，壅遏里热，火邪不得舒伸，故血出于口，因思仲景治伤寒脉浮紧，当以麻黄发汗，而不与之，遂成衄，却与麻黄汤，立愈，与此甚同，因与麻黄人参芍药汤。

鳌按：此言误灸所生之变也，吐血，比衄更甚矣。

【纲】　仲景曰：凡服桂枝汤吐者，其后必吐脓血也。

【目】　朱震亨曰：杂病吐血咯血，责为实邪，伤寒吐血咯血，皆由误汗下并火逆而致，诚非伤寒病热之微甚者也，是为坏病，宜随其逆而调之。惟少阴厥竭误汗一症，强动经血，故云难治也。

楼英曰：吐血者，诸阳受邪，其邪在汗，当汗不汗，致使血毒入脏，积瘀于内，遂成吐血。凡见眼闭目红，神昏语短，弦冒逆妄，烦躁漱水，惊狂谵语，吐衄，背冷足寒，四肢厥逆，胸腹急满，大便黑利，小便频数，皆瘀血症也。虽有多般，不必悉具，但见一二，便作血症主张，初得此病，急宜用药，至于陆续不已，经数时而腹痛者，此又难于料理也。

陶华曰：经曰，服桂枝汤吐者，其后必吐脓血，犀角地黄汤。大下后，寸脉沉迟，尺脉不至，咽喉不利，唾脓血者，此有两症，一为阳毒，宜阳毒升麻汤。一为阴毒，宜甘桔汤加半夏、生姜。血热者，黄连阿胶汤、地榆柏皮汤、三黄泻心汤。咽喉闭塞，不可发汗，发汗则吐血，气欲绝，手足厥冷，蜷卧不能自温，当归四逆汤。

鳌按：此指凡热淫于内者言也，故桂枝汤反能助阳，使热势涌越，致伤阳络而吐脓血也。

蓄　血

【纲】　仲景曰：太阳病，六七日，表症仍在，而反下之，脉微而沉，反不结胸，其人发狂者，以热在下焦，少腹当硬满，小便自利者，下血乃愈，所以然者，以太阳随经瘀热在里也，抵当汤主之。太阳病，脉沉结，少腹硬，小便自利，其人如狂者，血结症也，抵当汤主之。伤寒有热，少腹满，应小便不利，今反利者，为有血也，当下之，不可余药，宜抵当丸。太阳病不解，热结膀胱，其人如狂，血自下，下者愈，其外不解者，尚未可攻，当先解外，外解已，但少腹急结，乃可攻之，宜桃仁承气汤。

【目】　朱肱曰：太阳症，下焦有热，少腹必满，应小便不利，而小便反利者，下血症也，抵当汤。

张介宾曰：观仲景诸论，则知伤寒蓄血者，以热结在里，抟于血分，留于下焦而不行，故易生烦躁也。然又有阳明症喜忘，亦为蓄血之症，故诊伤寒，但见少腹硬满而痛，便当问其小便，若小便自利者，知为蓄血之症，盖小便由于气化，病在血而不在气，故小便利而无恙也，血瘀于下者，血去则愈，其在仲景，则以抵当汤丸主之。愚谓但以承气之类加桃仁、红花以逐之，或其兼虚者，以玉烛散下之，则蓄血自去，而病无不除矣。

柯琴曰：此亦太阳病误下热入之症也。太阳病，六七日不解，脉反沉微，宜四逆汤救之。此因误下，热邪随经入腑，结于膀胱，故少腹硬满而不结胸，小便自利而不发黄也。太阳经少气而多血，病六七日而表症仍在，阳气重可知，阳极则扰阴，故血燥而蓄于中耳。血病，则知觉昏昧，故发狂，此经病传腑，表病传里，气病传血，上焦病而传下焦也，少腹居下焦，为膀胱之室，厥阴脉所聚，冲任血海所由，瘀血留结故硬满，然下其血而气自舒，攻其里而表自解矣。沉为在里，凡下后热入之症，燥血结于膀胱而发狂，营气不敷之故也。有热，即表症仍在，少腹但满而未硬，其人未发狂，只以小便自利，预知其为有蓄血，故小其制而丸以缓之。阳气太重，标本俱病，故如狂，血得热则行，故尿血，血下则不结，故愈。冲任之血会少腹，热极则血不下而反结，散结先发表，而用桃仁承气，不用抵当者，以少腹未硬满也。首条，以反不结胸句，知其为下后症。末条，以尚未可攻句，知其为未下症，结急者易解，只须承气，硬满者不易解，必仗抵当。

李中梓曰：少阴下血，桃花汤。腹满身热下脓血，黄连阿胶汤、地榆散。

王肯堂曰：按犀角地黄汤以治上血，如吐血衄血是也。桃仁承气汤以治中血，如蓄血中焦不利脓血是也。抵当汤丸以治下血，如血症如狂之类是也。上中下三焦，各有主治，此条当作三症看。起至下者愈，是一症。至当先解外，是一症。盖其人如狂，是下焦血，非桃仁承气症也，自外解至末，又是一症。恐是下只去得下焦血，而中焦道远，未能尽去，故尚留于少腹耳。又抵当汤丸，其中虻虫、水蛭，性为猛厉，不若四物汤加酒浸大黄各半下之为妙。

下血便脓血

【纲】 仲景曰：太阳病，下之，其脉促，不结胸者，此为欲解也。脉浮者，必结胸也。脉紧者，必咽痛。脉弦者，必两胁拘急，脉细数者，头痛未止。脉沉紧者，必欲呕。脉沉滑者，协热利。脉浮滑者，必下血。

【目】 魏荔彤曰：此条兼言太阳中风伤寒，邪仍在表，误下而变症不一也。脉促而不结胸，阳气犹充，不为阴药所结，旋欲透表而愈，故为欲解，此下之无害者，幸也，外此则脉浮，病虽在表，而风邪已为阴药引之入胸，与阳相结，故成结胸也。若脉虽浮而紧，此寒伤荣而误下也，故寒邪与肝热相激而咽痛，结胸者不咽痛，陷胸之症也。因痛者不结胸，非少阴甘草桔梗汤之症，仍太阳麻杏甘石汤之症也，此犹下后之易审治者也。至脉弦者，阴药引寒邪入胁而拘急，然非少阳柴胡之症，惟宜于太阳胁下满诸条内比类求治，脉细数似少阴，然头痛不止，症仍太阳，乃下后之阳伏郁而为细数，仍应于太阳误下诸条内，求表里兼治之法。然此数者，其脉俱仍带浮，犹易认也。更有脉沉紧，全非太阳矣。然误下后之沉紧，阳为阴郁，逆而上冲作呕，则仍应从太阳诸条内，求表里兼治之法，更有沉滑而协热利，应于太阳下利诸条求治，此二者，不可因脉沉而不浮，遽谓非太阳也。至脉或浮滑，为表为里，又难认矣。然于必下血，知其为太阳犯本，惟应于太阳犯本下血诸条求治也。总之，误下变症多端，要人细为审谛，总不容舍太阳别求，一误再误，促人命期。

【纲】 仲景曰：太阳病不解，热结膀胱，其人如狂，血自下，下者愈。其外不解者，尚未可攻，当先解其外；外解已，但少腹急结者，乃可攻之，宜桃仁承气汤。

【目】 鳌按：此小便尿血也。缘阳气太重，标本俱病，血得热则行，故尿血。若热极则血反结，少腹为膀胱之室，故膀胱之热结，少腹必急结用桃仁承气以攻其里之结血，所以解之也。

【纲】 仲景曰：淋家不可发汗，发汗必便血。

【目】 魏荔彤曰：膀胱气化，何以有血？以素日膀胱府中，原有蓄热，以伤寒水之化元，再发太阳经汗，标伤连属于本，水不足而血妄溢，此血与伤风犯本之圊血，相类而实不同，彼为标表不解所郁，犯及本府阴分，此为标表汗出所累，伤及本经阳分，阴分之血，属在下焦血海所注，故从大便出，阳分之水，化气不充，血热溢入，故从小便出。

鳌按：此条便血，亦是小便尿血也。盖淋家之膀胱，本为热所素闭，又发其汗，故膀胱愈扰，血从小便出也。凡论中所言下血，有大便小便之不同，学者审之。

【纲】　仲景曰：太阳病，以火熏之，不得汗，其人必躁，过经不解，必圊血，名为火邪。

【目】　柯琴曰：他条以火发汗而衄血，是阳邪盛于阳位，故在未过经时，此条以火熏不得汗而圊血，是阳邪下陷入阴分，故在过经不解时。

【纲】　仲景曰：病人无表里症，发热，七八日不大便，虽脉浮数者，可下之，假令已下，脉数不解，合热则消谷善饥，至六七日不大便者，有瘀血也，宜抵当汤。若脉数不解，而下利不止，必协热而便脓血也。

【目】　柯琴曰：合热协热，内外热也。内外热极，阳盛阴虚，必伤阴络，故不大便者，必有蓄血。热利不止，必大便脓血，宜黄连阿胶汤。

卷　六

嗜卧不卧

【纲】　仲景曰：太阳病，十日已去，脉浮细，而嗜卧者，外已解也。设胸满胁痛者，与小柴胡汤。脉但浮者，与麻黄汤。

【目】　朱肱曰：多眠有四症：有风温症，有小柴胡症，有少阴症，有狐惑症。

黄仲理曰：脉浮头项强痛而恶寒者，太阳症也，此必兼有诸症。

虞抟曰：少阴有脉微细但欲寐之症。今无少阴症，而脉浮细而嗜卧者，虽十日后，尚属太阳，此即表解而不了了之谓也。设见胸满嗜卧，亦太阳之余邪未散，兼胁痛，则太少二阳合病矣，故和之以柴胡汤。倘若脉浮不细，是浮而有力也。无胸胁痛，则不属少阳。但浮不大，则不属阳明，仍在太阳。太阳为开，开病反合，故嗜卧，故开之以麻黄。

【纲】　仲景曰：太阳病，二三日，不得卧，但欲起，心下必结，脉微弱者，此本有寒也。

【目】　朱肱曰：其伤寒瘥后不得眠者，热气与诸阳相并，阴气未复，所以病后，仍不得睡也，栀子乌梅汤主之。

王肯堂曰：本条宜桂枝加厚朴杏仁汤。

陈士铎曰：不得卧但欲起，在二三日似乎与阳明并病，必其人心下结，故作此状，然结而不硬，脉微弱而不浮大，此其人素有久寒宿饮，结于心下，非亡津液而胃家实。

【纲】　仲景曰：伤寒脉浮，医以火迫劫之，亡阳，必惊狂，起卧不安者，桂枝去芍药加蜀漆龙骨牡蛎救逆汤主之。

【目】　柯琴曰：伤寒者，寒伤君主之阳也。以火劫汗，并亡离中之阴，此为火逆矣。妄汗亡阴而曰亡阳者，心为阳中之太阳，故心之液，为阳之汗也。惊狂者，神明扰乱也。阴不藏精，惊发于内，阳不能固，狂发于外，起卧不安者，起则惊，卧则狂也。

【纲】　仲景曰：衄家不可发汗，汗出必额上陷，脉紧急，目直视不能眴，不得眠。

【目】　鳌按：太阳脉起目内眦，上额，故此条脉症，皆从目上见得，盖荣行脉中，衄家则荣血已脱，脉无所养，而又汗之，是重竭其液，故脉见紧急之象。脉无所养，则脉所自起之目眦，亦必枯涩而不能转运，故直视而不能眴不得眠也。盖眴必其目之能转而动，眠必其目之能运而合也。

【纲】　仲景曰：太阳病，发汗后，大汗出，胃中干，烦躁不得眠，欲得饮水者，少少与饮之，令胃气和，则愈。

【目】　许叔微曰：大汗之后，精气不能游溢以上输于脾，脾不能为胃行其精液，胃不和，故不得眠也。内水不足，思外水以相济，故欲得水饮之，此便是转属阳明症。

陶华曰：多眠者，以人之卫气，昼则行阳，夜则行阴，行阳则寤，行阴则寐，阳气虚，阴气盛，则目瞑，故多眠，乃邪气传于阴而不在阳也。昏昏闭合者，阴自阖也。默默不言者，阴主静也。不得卧者，阳气盛，阴气虚，则昼夜不得眠，盖夜以阴为主，阴气盛，则目闭而安卧，若阴为阳所胜，故终夜烦扰而不得眠，所谓阴虚则夜争者是也。汗出鼻干不得卧，则邪在表也，葛根解肌汤。若胃有燥屎，与大热错语，反大汗，胃中汁干而不得卧，则为邪在里也，大承气汤。胃不和，则卧不安，故宜散热和胃也。若汗下后虚烦不得眠者，栀子豉汤以涌之。下后复热，昼日烦躁，夜则安静，无大热，干姜附子汤。吐下后，心中懊憹不眠，栀子豉汤。阳胜阴，狂言不眠，乱梦心烦乏气，酸枣仁汤。阴胜阳，惊悸昏沉，大热干呕错语，呻吟不眠，犀角地黄汤。三阳合病，欲眠，目合则汗，谵语者，有热也，小柴胡汤。热其胃者，亦卧也，犀角解毒汤。风温狐惑亦有此症。

无　汗

【纲】　仲景曰：太阳病，头痛发热，身疼腰痛，骨节疼痛，恶风，无汗而喘者，麻黄汤主之。

【目】　朱肱曰：伤寒有连服汤剂而汗不出者，死。如中风法蒸之，温热之气，于外迎之，无不得汗也。其法，用薪火烧地，良久，扫去火，可以水洒之，取蚕砂、柏叶、桃叶、糠麸皆可用，相和铺烧地上，可侧手厚，上加席，令病人卧，温覆之。夏月只布单覆之，汗移时立至，俟周身至脚心皆汗漐漐，乃用温粉扑止，移上床。最得力者，蚕砂、柏桃叶也，无蚕砂，单桃叶亦可，用糠麸乃助添令多耳，不用亦可。伤寒[①] 亦有气虚不能作汗者。

刘完素曰：腠理者，津液腠泄之所为腠，文理缝会之中为理。寒邪中经，腠理致密，内渗则无汗。无汗之由有数种，如伤寒在表，及邪行于里。或水饮内蓄，与亡阳久虚，皆令无汗。其伤寒无汗，则腠理致密也。风中卫，则腠理开而自汗。寒中营，则无汗，腠理闭也。本条与太阳病脉浮紧无汗麻黄汤症，太阳中风脉浮紧大青龙症，及阳明病反无汗而小便利，二三日呕而咳，手足厥，若头痛鼻干不得汗，脉浮无汗而喘，与刚痉无汗，是数者皆寒邪在表而无汗者也。其邪行于里而无汗者，邪气内传，不外熏发，经所谓阳明病无汗身发黄，及发热无汗渴欲饮水无表症者，与夫三阴为病不得有汗，是数者皆邪行于里而无汗者也。

杨士瀛曰：太阳主一身之表，风寒客于表，则皮毛闭密，故无汗。

【纲】　仲景曰：太阳病，脉浮紧，无汗，发热身疼痛，八九日不解，表症仍在，此当发其汗，麻黄汤主之。服药已，微除，其人发烦，目瞑，剧者必衄，衄乃解，所以然者，阳气重故也。太阳中风，脉浮紧，发热恶寒，身疼痛，不汗出而烦躁者，大青龙汤主之。

【目】　柯琴曰：此两条脉症相同，而异者，上条外不恶寒，内不烦躁耳。发于阳者七日愈，八九日不解，阳气重可知。脉紧无汗，发热身疼，麻黄症未解，仍与麻黄，只微除在表之风寒，而不解内扰之阳气，发烦目瞑，可知阳络受伤，必逼血上行而衄，不得汗解，必从衄解。太阳中风汗出脉缓者，中于鼓动之阳风，此

---

① 寒　清抄本、清同治十三年刻本作“气”。

汗不出而脉紧者，中于凛冽之阴风，风令脉浮，浮紧而沉不紧，与伤寒阴阳俱紧之脉有别。

【纲】　仲景曰：伤寒脉浮紧者，麻黄汤主之，不发汗，因致衄。太阳病，脉浮紧，发热身无汗，自衄者愈。衄家不可发汗，汗出必额上陷，脉紧急，目直视，不能眴，不得眠。

【目】　鳌按：脉紧无汗，本当发汗，以泄阳气。若不发汗，致阳气内扰，而阳络受伤，因而成衄，则阳邪即从汗解矣。故既衄即不当用麻黄再发汗，故仲景既于他条言已服麻黄微除而仍致衄，此又恐人衄后再汗，故特提明以见衄家不可再发汗也。若身无汗而自衄者愈，正言阳从衄泄之故。脉急紧四句，正言既衄复汗之变，其变见于额与目者，以太阳脉起目内眦上额故也。

【纲】　仲景曰：太阳病，项背强几几，无汗恶风者，葛根汤主之。

【目】　鳌按：风伤卫分者，皮毛闭而无汗，不得以本条之无汗为伤寒也。盖以太阳脉自络脑而还出下项，挟脊背，本条风邪，乃自风池入，不上干于脑，故不言头疼，而下行脊背，故但见项背强几几也。

【纲】　仲景曰：伤寒脉浮缓，发热恶寒，无汗烦躁，身不疼，但重，乍有轻时，无少阴症者，大青龙汤主之。

【目】　张从正曰：寒有重轻。伤重，脉阴阳俱紧而身疼；伤轻，脉浮缓而身重。亦有初时脉紧渐缓，初时身疼渐不疼者，当用活看。然脉浮紧者，身必疼，脉浮缓者，身不疼，中风伤寒皆然，无少阴症者，仲景正因少阴亦有发热恶寒无汗烦躁之症，虽与大青龙症同，然彼则法当温补，不得与麻黄，必细审其所不用，然后不失其所当用也。

【纲】　仲景曰：太阳病，发热无汗，反恶寒者，名曰刚痉。太阳病，发热汗出，不恶寒者，名曰柔痉。

【目】　张兼善曰：此以虚实分别刚柔也。

【纲】　仲景曰：脉浮而迟，迟为无阳，不能作汗，其身必痒。

【目】　刘完素曰：阳为津液之主，阳虚则津液虚少，故无汗。若阳明病反无汗，其身如虫行皮肤之状，则又久虚矣。

自　汗

【纲】　仲景曰：太阳病，发热汗出，恶风脉缓者，名为中风。欲自解者，必当先烦，乃有汗而解，何以知之？脉浮，故知汗出解也。太阳病未解，脉阴阳俱停，必先振栗汗出而解。伤寒三日，脉浮而解，濈然汗出也。

【目】　朱肱曰：卫不和自汗，伤风自汗，亡阳自汗。

寇宗奭曰：风阳邪，风中太阳，两阳相搏，而阴气衰弱，阳浮故热自发，阴弱故汗自出。

张云岐曰：欲自解，便寓不可妄治意，汗为阳气外发，汗出则阳胜，而寒邪自解矣。言未解，便有当解意。停者，相等之谓。太阳病阳浮而阴弱，是阳强也。今阳脉既微，谓非阴阳之俱停者乎，阴阳俱停，便是调和之脉，虽今犹未解，不可卜其必解乎。

楼全善曰：伤寒三日，脉浮而解，此伤寒之本轻者，故不必合太阳六七日病解之期而自解也，曰濈然汗出，亦宁必再求其汗乎。

【纲】　仲景曰：太阳病，头痛发热，汗出恶风者，桂枝汤主之。

【目】　魏荔彤曰：太阳中风病，而

发热汗出恶风，与他条同，兼患头痛，即头项强痛而专言于头者也，风邪少盛诸阳聚处，必多亢烈之患，正为桂枝对症之病，用之无疑矣。必指出头痛者，见无身疼体痛骨节疼痛，所以不同于寒邪之治也。

柯琴曰：此是桂枝本症，头痛发热恶风，与麻黄症同，本方重在汗出，汗不出者，便是麻黄症。

【纲】　仲景曰：太阳中风，阳浮而阴弱，阳浮者热自发，阴弱者汗自出，啬啬恶寒，淅淅恶风，翕翕发热，鼻鸣干呕者，桂枝汤主之。

【目】　方中行曰：脉浮为伤寒，在太阳初感，风寒未定，故本条揭示中风之脉症甚细，则阳强阴弱，与脉之阳浮阴紧而不弱者，其异如是也。阳浮之热，为自发而快捷，阴弱之汗，为自出而直易，热为翕翕之温热，与或已发或未发迟迟之热，鼻鸣干呕，与呕逆而喘，同为阳郁，而大分缓急，其异又如是，辨之既详，桂枝一方，不容再疑。

柯琴曰：此太阳中风之桂枝症，阳浮因风中于卫，两阳相搏，故热自发，是卫强也。阴弱因风中于营，血脉不宁，故汗自出，是营弱也。两自字，便见风邪之迅发。

【纲】　仲景曰：太阳病，发热汗出，此为营弱卫强，故使汗出，欲救邪风者，宜桂枝汤主之。

【目】　柯琴曰：此释中风汗出之义，见桂枝为调和营卫而设。阴弱不能藏，阳强不能密，故汗出。

【纲】　仲景曰：形作伤寒，其脉不弦紧而弱，弱者必渴，盖火者必谵语，弱者发热，脉浮，解之当汗出而愈。

【目】　柯琴曰：此为挟虚伤寒之症。形作见恶寒体痛厥逆，脉当弦紧而反浮弱，其本虚可知，此东垣所云劳倦内伤症也，解之者，与桂枝汤啜热稀粥，故汗出愈也。

【纲】　仲景曰：病人脏无他病，时发热，自汗出而不愈者，此卫气不和也。先其时发汗，则愈，宜桂枝汤主之。病尝自汗出者，此为营气和，营气和者，外不谐，以卫气不共营气和谐耳，营行脉中，卫行脉外，复发其汗，和营卫则愈，宜桂枝汤。

【目】　李梴曰：营行脉中，在血脉，其病深，卫行脉外，在皮肤，其病浅。营血，阴也，主闭藏，故寒喜伤营而无汗。卫气，阳也，主开泄，故风喜伤卫而有汗。然岂独太阳为营卫之会，而有风寒之别乎？阳明善饥为伤风，不食为伤寒，少阳耳聋胸满而烦为伤风，口苦咽干目眩为伤寒，三阴伤风，俱四肢烦疼耳。太阳为之先者，伤寒因肾水亏损，至春木无生意，故发为温病，至夏绝生化之原，故发为热病，所以太阳少阴二经受病，最多最先也。

柯琴曰：脏无他病，知病只在形躯，发热有时，则汗出亦有时，不若外感者，发热汗出不休也。《内经》曰：阴虚者阳必凑之，故时热汗出耳。发热汗即出，其营气不足，因阳邪下陷，阴不胜阳，故汗自出。无热而常自汗，其营气本足，因卫气不固，不能卫外，故汗自出。不和，见卫强。不谐，见营弱。弱则不能合，强则不能密，皆令自汗，但以有热无热别之（恶法）。以时出常出辨之，总以桂枝汤啜热粥汗之。

【纲】　仲景曰：太阳病，发热无汗，反恶寒者，名曰刚痉。太阳病，发热汗出，不恶寒者，名曰柔痉。

【目】　鳌按：刚者，实也。柔者，疏也。无汗则皮毛闭而实，汗出则腠理泄而疏。

盗汗

【纲】 仲景曰：微盗汗出，反恶寒者，表未解也。

【目】 刘完素曰：若邪气一切在表，于卫则汗自出，此则邪气侵行于里，外连于表邪，及睡则卫气行于里，乘表中阳气不致，津液得泄，故但睡而汗出，觉则气散于表而汗即止矣。

【纲】 仲景曰：三阳合病，脉浮大，在关上，但欲睡眠，合目则汗。

【目】 刘完素曰：合目则汗，是知邪气在半表半里之间明矣。且自汗有虚有实，其盗汗之症，非若自汗有实者，悉当和表而已。

韩祗和曰：阳入于阴，故但欲睡眠，卫气行阴，故合目则卧。热淫于内，故卧则汗出。

陶华曰：无汗者，寒邪中经，腠理闭密，津液内渗而无汗也。若风湿暑干之，皆令汗出，惟寒邪独不汗出，则当汗之，若与麻黄汤三剂而不汗者，此必不可疗也。自汗者，卫气所以肥腠理而固津液者也，卫为邪所干，不能卫护于外，由是而汗出焉，且自汗有表里虚实之分，若自汗出而恶风寒为表未解，当解肌，冬用桂枝汤，余月冲和汤加减。汗后恶风寒，皆为表虚，黄芪建中汤。若汗出不恶风寒，则为表解里未和，下之。设或汗出发润，如油如珠，凝而不流，皆不可治。盗汗者，睡中则汗出，觉则不出，杂病责于阳虚，伤寒责在半表半里，故知胆有热也。

附录：李氏汗后不解治法

李中梓曰：汗后不解者，或表邪未尽，或邪传于里，或邪气乘虚内客，故虽汗而病仍不解也。汗后脉大如疟状，再汗之，桂枝二麻黄一汤[①]。汗后心下痞硬，呕吐不和，大柴胡汤。大汗，大烦渴，而脉大，人参白虎汤。汗后恶热，脉实，调胃承气汤。汗出而喘，无大热，麻黄杏仁甘草石膏汤。大汗出，胃干，欲饮水，少少与之，汗出脉浮，小便不利，微热消渴，五苓散。汗后脉洪数，烦渴，五苓散。汗后胀满，厚朴生姜人参汤。汗太多，心悸发颤，桂枝甘草汤。汗后恶寒，表虚也，脉细神倦，芍药甘草附子汤。太阳汗出不解，发热心悸肉瞤，真武汤。汗后身痛脉沉，桂枝加芍药人参汤。汗后热不去，内拘急，四肢疼，下利恶寒，四逆汤。汗后脐下悸，欲作奔豚，茯苓桂枝甘草大枣汤。

可汗

【纲】 仲景曰：太阳病，外症未解，脉浮弱者，当以汗解，宜桂枝汤。

【目】 许叔微曰：太阳表症者，恶寒是也。问：三阴有可汗者乎？答曰：阴病不当发汗，发汗则动经。然太阴脉浮，少阴发热，亦须微微取汗，但不正发汗耳。大抵风寒中人，与营卫俱薄而发热，又未曾行诸汗药，虽无阳症，须少汗解逐之。

王叔和云：表中风寒，入里则不消，故知初病脉沉细数，虽里不消，本表中风寒，须温覆少汗而解。

柯琴曰：此条是桂枝本脉。伤寒、中风、杂病，皆有外症，太阳主表，表脉咸统于太阳，然必脉浮弱，可用此解外。如但浮不弱，及浮而紧，便是麻黄症，要知

---

① 桂枝二麻黄一汤 清抄本、清同治十三年刻本作“麻黄汤”。

本方只是外症之虚者。

【纲】　仲景曰：伤寒发汗，解，半日许复烦，脉浮数者，可更发汗，宜桂枝汤。

【目】　王肯堂曰：凡发汗，欲令手足俱周，漐漐然一时间许，益佳，不可令如水流漓。若病不解，当重发汗。汗多者必亡阳，阳虚，不得重发汗也。凡服汤发汗，中病即止，不必尽剂也。仲景论，凡云可发汗，无汤者，丸散亦可用，要以汗出为解，然不如汤随症良验。

柯琴曰：此条因余热，卫解而营未解，故用桂枝更汗也。凡曰桂枝汤主之者，定法也，服桂枝不解，仍与桂枝发汗，解后复烦，更用桂枝者，活法也。麻黄脉症，但可用桂枝更汗，不可先用桂枝发汗。凡服麻黄复烦，可更用桂枝，用桂枝复烦，不得更用麻黄，又活法中定法也。

【纲】　仲景曰：太阳病，先发汗，不解，而复下之，浮脉者不愈，浮为在外，当须解外，则愈，宜桂枝汤。

【目】　张元素曰：仲景凡为汗症关防，无所不备。且如太阳中风，桂枝汤主之。加喘者，桂枝加厚朴杏子汤。有汗恶风者，桂枝加葛根汤。形如疟，日二三度发，桂麻各半汤。日再发者，桂枝二麻黄一汤。脉微弱者，不可汗，桂枝二越婢一汤。至于伤风，几几无汗恶风者，葛根汤。恶风无汗而喘者，麻黄汤。复加烦躁者，大青龙汤。随其所感轻重，用众理以应之。可见汗症中间，其周详整密，无所不至矣。

张兼善曰：误下后脉仍浮，可知表症未解，阳邪未陷，只宜桂枝解外，勿以脉浮而用麻黄，下后仍可用桂枝，乃见桂枝方之力量。

【纲】　仲景曰：伤寒不大便六七日，头痛有热者，与承气汤。其大便圊者，知不在里，仍在表也，当须发汗。若头痛者，必衄，宜桂枝汤。

【目】　朱震亨曰：伤寒前三日，法当汗，可用双解散，连进数服，必愈。

李梴曰：服药而不得汗，当用蒸法，陶氏再造散主之。

柯琴曰：此辨太阳阳明之法。太阳主表，头痛为主。阳明主里，不大便为主。阳明亦有头痛，浊气上冲也。太阳亦有不大便，阳气太重也。七日不大便，病在里，则头痛身热属阳明，外不解由内不通也。若下之，大便去，则头痛身热，病仍在表，仍是太阳，宜桂枝汗之也。本条当有汗出症，故合用桂枝承气。

【纲】　仲景曰：脉浮者，病在表，可发汗，麻黄汤。脉浮而数者，可发汗，宜麻黄汤。

【目】　李梴曰：太阳病，脉浮紧者，宜汗，汗之不解者，再汗之，若失其汗，则寒邪传经，当看传过何经，变出何病？若因汗而反下渗，表邪乘虚内陷，则热蓄于里，变为瘀血懊侬痞气结胸等症。

鳌按：脉言浮，浮而有力者。言数，是由于发热者，故为热在表，故可发汗。

【纲】　仲景曰：太阳病，脉浮紧，无汗，发热，身疼痛，八九日不解，表症仍在，此当发其汗，麻黄汤主之。服药已，微除，其人发烦，目瞑，剧者必衄，衄乃解，所以然者，阳气重故也。

【目】　张介宾曰：各经表症，凡有汗出不彻者，皆未足言汗，盖邪未尽去，其人必身热不退，而仍觉躁烦，或四肢酸疼，坐卧不安者，以汗出不彻故也。何从知之？但诊其脉紧不退，乃热时干燥无汗者，即其症也，仍宜汗之。如果汗透而热仍不退，或汗后身热愈甚者，是即所谓阴阳交，魂魄离，大凶之兆。凡汗之不彻者，其故有三：如邪在经络筋骨，而汗出皮毛者，此邪深汗浅，卫解而营不解，一也。或以十分之邪，而出五分之汗，此邪重汗轻，二也。或寒邪方去，犹未清楚，遽起露风，因虚复感，此新旧相踵，三也。凡遇此当详辨，而因微甚以再汗也。取汗之法，当取于自然，不宜急暴，但服以汤剂，盖令温暖，使得津津微汗，令稍久之，则手足俱周，遍身通达，邪无不散矣。若一时逼之，如淋如洗，则急遽间，卫气已达，而营气未周，反有不到之处，且恐大伤元气，非良法之。

【纲】 仲景曰：太阳病，不解，热结膀胱，其人如狂，血自下，下者愈，其外不解者，尚未可攻，当先解外，外解已，但少腹急结者，仍可攻之，宜桃仁承气汤。

【目】 柯琴曰：此阳气太重，标本俱病者，然病自外来者，当先审表热之重轻，以治其表，继攻其里之结血。此以尚未可攻，知其为未下症（读书之法）。

不 可 汗

【纲】 仲景曰：太阳病，发热恶寒，热多寒少，脉微弱者，此无阳也，不可发汗，宜桂枝二越婢一汤。

【目】 朱肱曰：春不可大发汗，以阳气尚弱，不可急夺，使阴气胜，于时天寒初解，营卫腠理俱缓，可用小柴胡汤之类治之。冬不可汗者，以阳气伏藏，不可妄扰，不论伤寒中风，以轻药解利之，伤寒无汗者，只与桂枝麻黄各半汤，伤风有汗，只与柴胡桂枝汤，或得少汗而解，或无汗而解，势甚者不拘。此夏月天气大热，玄府开，脉洪大，宜正发汗，但不可用麻黄桂枝热性药，须麻黄桂枝汤加黄芩、石膏、知母、升麻也。夏月有麻桂症，不加黄芩辈，转助热气，便发斑黄也，白虎汤虽可用，然治中暑，与汗后，一解表药耳。白虎未能驱逐表解，况夏月阴气在内，或患热病，气虚人妄投白虎，往往有成结胸者，以白虎性寒，非治伤寒药也。其人当汗而衄血下血者，不可表也，桂枝汤。坏病者，不可表也，知犯何逆，临症治之。妇人经水适来，不可表也，表则郁冒不知人，此为表里俱虚，故令郁冒也。风温者，不可表也，葳蕤汤。湿温者，不可表也，苍术白虎汤。虚烦者，不可表也，竹叶汤。以诸虚烦热，与伤寒相似，然不恶寒，身不疼，故知非伤寒，不可汗也。头不疼，脉不紧，故知里不实，不可下也。病人腹间左右上下，有筑然动气者，不可汗也。方治，详在动气本条。以此见古人慎用表药也。

张云岐曰：太阳症，非头痛项强，不可发汗。非身热恶寒，不可发汗。非脉浮，不可发汗。

【纲】 仲景曰：桂枝本为解肌，若其人脉浮紧，发热汗不出者，不可与也，当须识此，勿令误也。

【目】 李中梓曰：无表症，不可汗。脉沉，不可汗。尺脉迟，不可汗。脉微弱，虽恶寒，不可汗。汗家，不可重汗。太阳少阳并病，头项强痛，或眩冒心下痞，不可汗。脉弦细，头痛而热，属少阳，不可汗。

【纲】 仲景曰：疮家身虽疼，不可发汗，汗出则痉。

【目】 汪昂曰：疮家虽伤寒身痛，不可发汗，发汗则痉，表虚热聚，故生疮。汗之则表愈虚，热愈甚而生风，故变痉也。衄家亡血家，不可发汗，发汗则阴阳俱虚也。淋家，不可发汗，发汗必便血，亡耗津液，反增客热也。尺脉迟，不可发汗，以营弱血少故也。脉沉迟为在里，反发其汗，则津液越出，大便难，表虚里实，必谵语也。咽燥喉干，不可发汗，津液不足也。咳而小便利，若失小便者，不可发汗，发汗则四肢厥冷，肺肾虚寒也。下利虽有表症，不可发汗，汗出必胀满，走津液而胃虚也。汗家重发汗，必恍惚心乱，汗者心之液，心亡血液故乱也。

【纲】　仲景曰：脉浮数者，法当汗出而愈。若身重心悸者，不可发汗，当自汗出乃解，所以然者，尺中脉微，此里虚，须表里实，津液自和，使汗出愈。

【目】　闵芝庆曰：可汗者，脉症全在表也。若太早太过，津液竭而变生焉。有不可汗者，诸虚百损，咽干口燥咽痛，疮疡淋沥，经水适至，诸失血，吐沫咳嗽，坏病，脉迟微涩，或厥而脉紧，俱宜和解，不宜汗。若强发之，病微者难瘥，剧者言乱目眩而死。

鳌按：本条曰里虚，只重在里，表里实，表字带言耳。盖表者，身也。里者，心也。表里字，即顶上身重心悸身心二字言。若心悸由于水气者，亦须发汗。但曰尺脉微，则明言心液虚矣。如何与悸由水气者同用汗法？

【纲】　仲景曰：脉浮紧者，法当身疼痛，宜以汗解之。假令尺中迟者，不可发汗，以营气不足，血少故也。

【目】　鳌按：此与上条，单论脉法本当发汗者，然上以尺中微为里虚，而不可汗，此以尺中迟为营气不足，亦不可汗。盖此二者，虽发其汗，而一则心液虚，一则营气虚，俱不能作汗，徒使正气益耗耳。

【纲】　仲景曰：脉微而恶寒者，此阴阳俱虚，不可更发汗、更下、更吐也。

【目】　张介宾曰：脉有忌汗者，如论曰：脉微而恶寒者，此阴阳俱虚，不可更汗吐下。太阳病，发热恶寒，热多寒少，脉微弱，为无阳，不可发汗。弦为阳运，微为阴寒，上实下虚，意欲得温，微弦为虚，不可发汗，汗则寒栗，不能自还。伤寒四五日，脉沉而喘满，沉为里，不可汗，汗亡津液，必大便难而谵语。少阴病脉微，不可发汗，以亡阳故。尺脉弱而无力，切不可汗下。尺中迟，不可汗，以荣气不足血少故。按以上忌汗诸脉，可见仲景大意，故凡治伤寒，但见脉息微弱，及沉细无力者，皆不可任意发汗。然欲去外邪，又非汗不可，而仲景云，脉微弱者，不可发汗，夫脉弱非阳，既不可用寒凉，而寒邪在表，又不可用攻下，然则舍汗又将何法以治此表邪乎？不知温中即所以散寒，强主即可以逐寇，此仲景之意，岂不尽露于言表乎！且凡病外感而脉见微弱者，其汗最不易出，其邪最不易解，何也？以元气不能托送，即发亦无汗，邪不能解，则愈发愈虚，而危亡立至。夫汗即血，由于营也，营本乎气，由乎中也，未有中气虚而营能盛者，未有营气虚而汗能达者，脉即营之外候，脉既微弱，元气可知，元气愈虚，邪愈不解，所以阳症最嫌阴脉也。凡治表邪之法，如果邪实无汗，则发散为宜，有汗而热不除，则和解为宜，元虚而邪不能退，则急培其根本，以待其自解自汗，此逐邪三昧，万全之法也。若但见其外，不见其内，不论症之阴阳，脉之虚实，但知寒凉可以退热，但知发汗可以解表，不知元阳一败，危立至矣。凡发汗太过，一时将致亡阳，或身寒而栗，或气脱昏沉，惟煎独参汤饮之，甚者或以四味回阳汤，庶可保全。又有邪本不盛，或挟虚年衰感邪等症，医不能察，但知表症宜解，而发散太过，或误散无效，或屡散不已，遂被其害者有之，或邪气虽去，竟至胃气大伤，不能饮食，渐至羸惫不振者有之，皆过汗之戒也。

柯琴曰：脉微而无和缓之意，此太阴虚矣。但恶寒而不恶热，是二阳虚矣。阴阳俱虚，当调其阴阳。

【纲】 仲景曰：发汗后，不可更行桂枝汤。无汗而喘，大热者，可与麻黄杏仁甘草石膏汤。下后，不可更行桂枝汤。若无汗而喘，大热者，可与麻黄杏仁甘草石膏汤。

【目】 李时珍曰：仲景每于汗下后表不解者，用桂枝更汗，而不用麻黄，此则内外皆热而不恶寒，必其用麻黄汤后，寒解而热反甚，与发汗解半日许复烦，下后而微喘者不同。发而不得汗，或下之而仍不汗，喘不止，其阳气重也。若与桂枝加厚朴杏仁汤，下咽即毙，此汤使温解之方，转为凉散之剂也。

【纲】 仲景曰：酒客病，不可与桂枝汤，得汤则呕，以酒客不喜甘故也。

【目】 危亦林曰：酒客不喜甘，平日蓄有湿热也。病虽中风，应与桂枝，以不喜甘而不与，正以善桂枝汤之用也，言外当知有葛根芩连之法。

鳌按：危氏补出葛根芩连之法，若魏伯乡、柯韵伯辈俱宗之。凡遇酒客病，使人知所以用药。

自　　利

【纲】 仲景曰：太阳与阳明合病者，必自下利，葛根汤主之。太阳与少阳合病，自下利者，与黄芩汤；若呕者，黄芩加半夏生姜汤主之。阳明少阳合病，必下利，其脉不负者，顺也，负者失也，互相克贼，名为负也，脉滑而数者，有宿食也，当下之，宜大承气汤。

【目】 成无己曰：三者皆为合病下利，一者发表，一者攻里，一者和解，所以不同者，盖以六经言，太阳阳明为表，少阳太阴为半表里，少阴厥阴为里，今太阳阳明合病，为在表者也，虽曰下利，必发散经中邪气而后已，故以葛根汤汗之。太阳少阳合病，为半表里，虽曰下利，必和解表里之邪而后已，故以黄芩汤散之。阳明与少阳合病，为少阳邪气入腑者也，虽曰下利，必逐去胃中之实而后已，故以承气汤下之，是三者所以有异也。杂病自利，多责为虚。伤寒下利，有由协热者，表邪传里，里虚协热，则不应下，而便攻之，内虚协热遂利，皆是协热而利之故也。下利家，何以明其寒热耶？自利不渴，属太阴，以其脏寒故也。下利欲饮水者，以有热也，故大便溏，小便自可者，此为有热。自利，小便色白者，少阴病形症悉具，此为有寒。恶寒脉微，自利清谷，此为有寒。热后重泄，色黄赤，此为有热，皆可理其寒热也。凡腹中痛转气，下趋少腹者，此欲自利也。自利家，身凉脉小为顺，身热脉大为逆。少阴病，脉紧下利，脉暴微，手足反温，脉紧反去者，此为欲解。下利脉大者为未止，脉微弱数者为欲自止，虽发热不死，是知下利脉大为逆，脉小为顺也。自利宜若可温，理中白通诸四逆辈，皆温脏止利之剂，其肠胃有积结，与下焦客邪，皆温剂不能止之，必攻泄之，或分利之而后已。经曰：理中者，理中焦，此利在下焦，宜赤石脂禹余粮汤，复不止，当利小便，是利在下焦而聚利者也。少阴病自利清水，色纯青，心下必痛，口干燥，与下利三部皆平，按之心下硬或脉沉而滑，或不欲食而谵语，或瘥后至年月日复发，此数者，皆肠有积结而须攻泄者也。《内经》注曰：大热内结，注泄不止，热宜寒疗，伏结须除，以寒下之，结散利止，大热凝内，久利泄溏，愈而复发，绵历岁年，以热下之，寒去利止，谓之通因通用。

喻昌曰：下利不下利，可以辨主风主寒之不同。他条，太阳阳明合病，不下利但呕者，葛根加半夏汤主之。盖主风者，风为阳，风性上行，故合阳明胃中之水饮而上逆。此条主寒，寒为阴，阴性下行，故合阳明胃中之水谷而下奔，然上逆则必加半夏入葛根汤，涤饮止呕。若下利，则但用葛根以解两经之邪，不治而利自止。太阳阳明合病下利，表症为多；阳明少阳合病下利，里症为多；太阳少阳合病下利，半表半里之症为多，故用黄芩甘草芍药大枣为和法。

按：太阳阳明合病，阳明少阳合病，俱半兼阳明，所以胃中之水谷不安而必自下利，其不下利者，亦必水饮上越而呕，与少阳一经之症干呕者不大同。然或利或呕，胃中之真气与津液俱伤，急须散邪，所以安其胃，更虑少阳胜而阳明负，即当急下救阳明，其取用大承气汤正迅扫外邪，而承领元气之义也。设稍牵泥，则脉之滑数，必变为迟软，下之无及矣。

魏荔彤曰：太阳阳明有合病，俱属二经之表，同感外邪，然又有太阳少阳二经合病，则三阳首尾，同感阳明，岂能绝类离群，独不病乎！是太少二阳之合病，即三阳俱感之合病矣。或问三阳同病为温症，子何混入伤寒合病内？不知温症之三阳俱病，乃冬伤于寒，春必病温，蕴蓄已久之邪也。伤寒之合病，三阳同感，即时俱病，倏忽不时之邪也，其受病之源有不同者如此！既为三阳同感，虽名为太少合病，其实阳明独受其邪，其少阳邪多者则下利，风木克胃土也。其太阳邪多者，则呕，表阳郁热而阳明气逆也。下利者，与以黄芩汤，以苦泄少阳之邪，而阳明之邪得下行。呕者，加半夏生姜，以辛散太阳之邪，而阳明之邪不上逆，此黄芩即治挟热利之余法。此半夏生姜，即治结胸之余法，变而用之，不过使邪或自上越，或自下泄之意耳。此又见病专受于阳明，而治之仍从太少，盖阳明无所复传之邪，仍自太少宣泄，别无出路，与少阳阳明篇，及少阳篇所言无二也。太少二阳合病，病必连及阳明固己，如其人太阳病全罢，独阳明少阳合病，则又当另为审辨，而后可出治无误。或问：太阳罢而阳明少阳病，非所谓少阳阳明乎，何为另名为合病？曰：少阳阳明，乃自太阳已传阳明，自阳明又欲传少阳，故名曰少阳阳明。今本三阳同时俱感，而太阳表邪已罢，阳明少阳专受其患，所以另名曰阳明少阳合病，未可即谓少阳阳明也。或又问：太阳表邪已罢，非传经乎？曰：太阳表邪已罢，自是传经，而此合病，原系三阳同时受邪，即太阳已罢，为传经入里，与太阳递传者，理同而名异。况阳明少阳二经，亦尚各有表邪未解，非同于太阳独受邪者，表邪已罢，传入阳明少阳皆属里症也。表里之间，迥乎不同者如此！知之则阳明少阳合病之下利，为阳明合少阳在经，表邪作祟，二经同受邪，已见木动克土肠胃虚风鼓煽作利之义，非同阳明传经，府里藏邪，作利明矣。是当诊以谛之。按：乾刚至健之气，运于地外，而贯于地中，所以统天地而资始生者，故胃中之燥金，即乾金之贯于坤土中者也，所以生化乎万物者也。阳明燥金司秋令，万物悦于兑，战于乾，二金之气，渐次生水，为贞下起元，可以知人胃中之金气矣。

【纲】　仲景曰：下利，不可攻其表，汗出必胀满。

【目】　苏颂曰：下利虽有表症，又不可发汗，以下利为邪气内攻，走津液而胃虚也。

张介宾曰：凡杂症下利，多积于寒。

伤寒下利，有寒有热。盖热邪传里，则亦有下利之症，但寒利最多，热利则仅见耳。治者当辨寒热，若误用之，则为害最大。凡伤寒下利，由热邪者，必有烦躁大热，酷欲冷水等症，亦必有洪滑强盛数实等脉，如果表里俱热，方可作火症论，若脉虽数而无力，虽外热而不恶热，内虽渴而不喜冷，此其内本不热，而病为下利者，悉属虚寒，宜四逆汤、理中汤、温胃饮、胃关煎、五苓散之类。或表里寒邪俱盛，则当以麻桂饮相兼用之为最要。若以寒利作热利，妄用寒凉，再损胃气，必死。表里俱病而下利者，虽有表症，所急在里，盖里有不实，则表邪愈陷，即欲表之，而中气无力，亦不能散，故凡见下利中虚者，速温其里，里实气强，则表自解，温中可以散寒也。脉数，又欲饮水，是诚热矣。然寒邪在表，脉无不数，数而有力者为阳症，数而无力者为阴症矣。泻利亡津液，无有不渴，但渴欲饮水，愈多愈快者为阳症。口虽欲水，而腹不欲咽，即非阳症矣。此外如渴欲茶汤者，泻、渴之当然也，不得悉为热症。凡伤寒表邪未解，脉实滑数，喜冷气壮，内外俱热而下利者，宜柴苓煎主之。凡伤寒下利者，本非阳明热邪，不当谵语，今谵语，故知有燥屎当去也。又若少阴下利，心下痛，或硬，必有所积，故亦当下。凡利家身凉脉小者为顺，身热脉大者为逆，此以外无表症，而病之在脏者言也。大抵下利一症，惟脱气至急，五夺之中，惟此为甚。《金匮》曰：六脉气绝于外者，手足寒；五脏气绝于内者，利下不禁。脏气既脱，不能治也。

陈士铎曰：伤寒发热六七日，不下利，忽变为下利，已是危症。若又汗不止，是亡阳也。有阴无阳，死症，急以人参三两，北味一钱，救之可生。若不得参，另用白术、黄芪各三两，当归一两，白芍五钱，北味一钱，此方补气补血，以救阳气之外越，阳回则汗止，汗止则利亦止也。

【纲】 仲景曰：下利，日十余行，脉反实者，死。发热下利，至甚，厥不止者，死。直视谵语，下利者，死。下利，手足厥冷，无脉者，灸之，不温，脉不还者，死。少阴病自利，复烦躁，不得卧寐者，死。

【目】 成无已曰：大抵下利，脱气至急，其或邪盛正虚，邪拥正气下脱，多下利而死。

陈士铎曰：下利日十余行，脉反实者死，何也？盖下多亡阴，宜脉之虚弱矣。今不虚而反实，现假实之象也（须认清）。则是正气耗绝，为邪气所障，则正气消，故必死。救之必仍补其虚，不必论脉之实与不实也，用还真汤，人参、白芍各一两，茯苓二两，此方参固元阳，苓止脱泻，芍生真阴，阴生而阳长，利止而脱固，则正强而邪自败矣。假象变为真虚，则死症变为真生矣。

【纲】 仲景曰：问曰：病有结胸，有脏结，其状何如？答曰：按之痛，寸脉浮，关脉沉，名曰结胸。如结胸状，饮食如故，时时下利，寸脉浮，关脉小细沉紧，名曰脏结。舌上白滑苔者，难治。伤寒服汤药，下利不止，心下痞硬，服泻心汤已，复以他药下之，利不止，医以理中与之，利益甚，理中者，理中焦，此利在下焦，赤石脂禹余粮汤主之，复利不止者，当利其小便。

【目】 鳌按：上条，病俱重在关脉，一曰沉，虽沉而实大，是寒水留结于胸胁之间者。一曰沉紧，是结在脏而不在腑者，故见症各不同。前贤谓能食而利，亦谓之结，结在无形之气，五脏不通，故曰脏结是也。下条，服汤药而利不止，是病犹在胃，以他药下而利不止，则病在大肠矣，石脂余粮汤，所以固脱，利小便，所以分消其湿，此又理下焦之二法也。

协　热　利

【纲】　仲景曰：太阳病，二三日不得卧，但欲起，心下必结，脉微弱者，此本有寒分也。反下之，若利止，必作结胸。未止者，四日复下之，必作协热利。太阳病，外症未除，而数下之，遂协热而利，利下不止，心下痞硬，表里不解者，桂枝人参汤主之。太阳病，桂枝症，医反下之，利遂不止，脉促者，表未解也，喘而汗出，葛根黄连黄芩汤主之。

【目】　张兼善曰：仲景言表症未除而误下之，因致外热未退，内复作利，故云协热下利。此一热字，乃言表热也，非言内热也。夫协者，协同之协，非挟藏之挟，即表里俱病之谓，故治此者，止有桂枝人参汤一方，其又显然可见，即如成无己曰，表邪传里，里虚协热则利，是亦以表邪为言也。奈何后学不明，止因协热二字，但见作利者，无论表里虚实，即认为内热，便云协热下利。且近有不必误下，而妄用芩连治表热者，表症得寒，热愈不退，力致下利，或脾素弱，逢寒即泄者，皆是此症，既见下利，盖云协热，其谬甚矣。独不观仲景桂枝人参汤，岂治内热之剂乎！寒热倒施，杀人多矣。

柯琴曰：首条，论协热之因。二条，明下利之治，桂枝人参汤，双解表里也。三条，利遂不止，所谓暴注下迫，皆属于热，盖微热在表，大热入里者，故与首条脉弱而协热下利不同。

【纲】　仲景曰：太阳病，下之，其脉促，不结胸者，为欲解，脉沉滑者，协热利，脉浮滑者，必下血。

【目】　王肯堂曰：协热利，热病也。

小便自利小便数

【纲】　仲景曰：太阳病六七日，表症仍在，脉微而沉，反不结胸，其人发狂，以热在下焦，小腹当硬，小便自利者，下血乃愈，抵当汤。太阳病，身黄，脉沉结，小腹硬，小便自利，其人如狂，血症也，抵当汤。伤寒有热，小腹满，应小便不利，今反利者，为有血也，当下之，不可余药，宜抵当丸。

【目】　成无己曰：小便自利，有在表者，有在里者，有热而利者，有寒而利者，六经俱有之症，难以概治，宜随所犯而施药可也。

【纲】　仲景曰：太阳中风，火劫，汗后，发黄，欲衄，小便难，头汗出，腹满微喘，口干咽烂，或不大便，久则谵语，甚者至哕，捻衣摸床，小便利者，可治。伤寒八九日，风湿相搏，身作疼烦，不能转侧，不呕不渴，脉浮虚而涩者，桂枝附子汤。若其人小便自利，去桂枝加白术汤。

【目】　陶华曰：小便自利者，为津液渗漏，大便必硬，宜以药微下之，其阳明自汗者，复发其汗，津液内竭，屎虽硬，尤不可攻，纵大便难，蜜煎导之。太阴当发黄，其小便利，则湿热内泄，不能发黄，惟血症则腹急而如狂，肾与膀胱虚，不能约制水液，二者皆小便自利。若肾与膀胱虚而挟热，热则水道涩，小便不快，故涩淋而数起也。若自汗而小便数，虽有表症，不可用桂枝，以其亡走津液也。若误服之，以甘草干姜汤为治可也。若太阳病，小便自利，以饮水多，心下悸，茯苓桂枝甘草汤。脉浮自汗，小便数，胃不和，谵语者，少与调胃承气汤。

【纲】 仲景曰：伤寒脉浮，自汗出，小便数，心烦微恶寒，脚挛急，反与桂枝汤，欲攻其表，此误也，得之便厥，烦躁吐逆者，作甘草干姜汤与之，以复其阳。若厥愈足温者，更作芍药甘草汤与之，其脚即伸。若胃气不和，谵语者，少与调胃承气汤。

【目】 柯琴曰：小便数者，肾与膀胱俱虚而有客热乘之也。太阳阳明二经既虚，致受于客热，热则不能制水，故令数。小便热，则水行涩，涩则小便不快，故令数起也。诊其趺阳脉数，胃中热，即消谷引饮，大便必硬，小便即数也。

鳌按：小便数，或在表，或在里，惟三阳有之，三阴则无此症也。

小便不利小便难

【纲】 仲景曰：病发于阳，而反下之，热入，因作结胸。若不结胸，但头汗出，余无汗，至颈而还，小便不利，身必发黄也。

【目】 苏颂曰：小便不利有数种，有因被下者，津液耗于内也。有因汗者，津液亡于外也。有因发黄与痞及热病者。热郁所致，风湿相搏，与夫阳明中风，其小便不利，寒邪所乘，其小便难者，亦多由汗下而然，宜详辨之。

鳌按：湿郁发热，能下行则便利，即内亦解。若小便不利，则湿热内蒸于脏腑者，因黄色外见于皮肤，而发黄矣。

【纲】 仲景曰：伤寒表不解，心下有水气，干呕发热而咳，或渴，或利，或噎，或小便不利少腹满，或喘者，小青龙汤主之。

【目】 陶华曰：小便不利者，邪气聚于下焦，结而不散，甚则小腹硬满而痛，此小便所以不通也。大抵有所不利者，行之有所渗泄也。若饮水过多，下焦蓄热，或中湿发黄，水饮停留，皆以利小便为先。惟汗后亡津液，胃汁干，与阳明汗多者，则以利小便为戒。设或小便不利，而见头汗出者，乃为阳脱关格之疾矣。

鳌按：水气留而不行，故小便不利。小便不利，故少腹满。此条言小便不利，正欲明少腹满之故也。

【纲】 仲景曰：太阳病，发汗后，若脉浮，小便不利，微热消渴者，五苓散主之。太阳病，饮水多，小便利者，必心下悸；小便少者，必苦里急也。

【目】 柯琴曰：发汗后，脉仍浮，而微热犹在表，未尽除也，虽不烦而渴特甚，饮多即消，小便不利，水气未散也。便利便少，双顶饮水多，火用不宣，致水停心下而悸，水用不宣，致水结膀胱而里急也。

【纲】 仲景曰：本以下之，故心下痞，与泻心汤；痞不解，其人渴而口燥烦，小便不利者，五苓散主之。大下之后，复发汗，小便不利者，亡津液故也，勿治之，得小便利，必自愈。

【目】 鳌按：与泻心汤而痞仍不解，小便仍不利，心下之水气，停结甚矣。

【纲】 仲景曰：太阳病，身黄，脉沉结，少腹硬，小便不利者，为无血也。小便自利，其人如狂者，血结症也，抵当汤主之。

【目】 吴绶曰：凡伤寒小便不利，当分六经治之，固已。若阴虚火动，小便赤涩不利者，加知、柏、木通、生地。凡内热盛，大便不通，小便赤涩不利者，八正散治之。凡不渴，小便不利者，热在血分也，宜知、柏、生地之类。夫膀胱为津液之府，气化而能出也，若汗多者，津液外泄，小便因少，不可利之，恐重亡津液，待汗止，小便自行，又小便自利，亦不可妄利之，恐引热入膀胱，则变蓄血，又为害也。

【纲】　仲景曰：风湿为病，脉阴阳俱浮，自汗出，身重，多眠睡，鼻息必鼾，语言难出；若被下者，小便不利，直视失溲；若被火者，微发黄色，剧则如惊痫，时瘛疭。风湿相搏，骨节烦疼，掣痛，不得屈伸，近之则痛剧，汗出短气，小便不利，恶风不欲去衣，或身微肿者，甘草附子汤主之。

【目】　鳌按：下则大便利，故小便反不利，何者？以肺家之化源不清，胃家之关门不启也。

【纲】　仲景曰：太阳病，发汗，遂漏不止，其人恶风，小便难，四肢拘急，难以屈伸者，桂枝加附子汤主之。

【目】　朱肱曰：伤寒发汗后，汗出多，亡津液，胃中干，故小便不利。医见不利，往往利之，误矣。伤寒有不利者，行之，取其渗泄也。有渴而停饮者，有躁而烦渴，有病气去而水气不得行者，其表里得见，烦躁口燥，欲饮水，水入即吐，病名水逆。及霍乱头痛发热，身疼痛，欲饮水者，有发热汗出，复恶寒不呕，但心下痞者，并宜五苓散。问：小便难，何也？曰：阴虚故也。阴虚者，阳必凑之，为阳所凑也，故小便黄者，中有热也，宜滑石、瞿麦辈泻之。

赵嗣真曰：伤寒小便难，仲景论有发汗漏不止，桂枝加附子汤者。有阳明中风，或脉浮弦大而潮热哕者；或脉浮而紧，误下而成腹满者；又有阳明脉浮迟，饱则微烦头眩者。《活人》问中，当以传经邪热，与漏风亡阳，分作两条，其桂枝加附子汤，乃亡阳经虚所致，岂得均谓之阴虚阳凑，为有热耶！要当以阳明小柴胡症，及误下症，谷疸症，次于阳凑传邪之下，却别出一条云，外有汗多亡阳，津液不足，亦有小便难者，还以桂枝加附子症属之。若太阳中风，以火劫发汗，则邪风被火热，血气流溢，身黄，阳盛阴虚，欲衄，小便难也。若少阴以火劫汗者，则咳而下利，谵语，小便难也。若下后小便难有二：一、脉浮迟弱，恶风寒，下之者，则胁满身黄项强，小便难。一、阳明胃实，发热恶寒，脉浮紧，下之者，则腹满，小便难。

遗　溺

【纲】　仲景曰：三阳合病，腹满身重，难以转侧，口中不仁，面垢，谵语遗尿，自汗者，不可汗，不可下，宜少与白虎汤。风温病，脉浮，自汗出，体重多眠，若下之，则小便不利，直视失溲，寸口脉微而涩，微者卫气不行，涩者营气不逮，荣卫不能相将，三焦无所仰，身体痹不仁，荣气不足，则烦疼，口难言，卫气虚，则恶寒，数欠，三焦不归其部，上焦不归者，噫而吞酸，中焦不归者，不能消谷，下焦不归者，则遗溲。

【目】　杨士瀛曰：膀胱潴水，下焦不摄，则亦遗溺。经云：邪中下焦，阴气为栗，足膝逆冷，便溺妄出，合用四逆汤。下焦蓄血，小腹结急，小便自利不禁，轻者，桃仁承气汤；重者，抵当汤。

【纲】　仲景曰：咳而小便利，若失小便者，不可发汗，汗出则四肢厥冷。太阳病，火熨其背，大汗出，谵语，十余日，振栗下利，欲小便不利，反呕而失溲者，此为欲解也。遗溲狂言，目反直视者，此为肾绝。

【目】　吴绶曰：遗尿者，小便自出不知也，其热盛神昏。遗尿者，为可治。

若阴症下寒，逆冷，遗尿，脉沉微者，难治，宜附子汤加干姜、益智以温其下。若厥阴囊缩，逆冷，脉微，遗尿者，四逆加吴萸汤温之，阳不回者，死。凡伤寒汗下后，热不解，阴虚火动而遗尿者，人参三白汤加知、柏，或补中益气汤加知、柏、麦冬、生地、五味之类。若狂言直视，谵语遗尿，此为肾绝。《内经》言：膀胱不利为癃，不约而遗溺。又曰：水泉不止者，膀胱不藏也。言肾与膀胱为表里。肾虚，则膀胱之气不约，故遗尿也。要在滋补膀胱之气，东垣谓溲便遗失，为肺金虚，又当补肺气也。大抵肺虚肾虚热甚者，皆可治，惟肾绝遗尿，则不可治，此下焦气绝，不归其部故也。

卷　七

过经不解

【纲】　仲景曰：太阳病，过经十余日，反二三下之，后四五日，柴胡症仍在者，先与小柴胡汤，呕不止，心下急，郁郁微烦者，为未解也，与大柴胡汤则愈。

【目】　李梴曰：伤寒六日，传经已遍，七日当解，至十三日以上不愈，谓之过经。汗下失宜，以致邪气流连不已，神昏谵语，胸满潮热，随其表里症见而调之，或从轻再汗再下，如脉乱发躁，尺寸陷者，危。如脉缓安睡，邪未尽者，正未复耳，参胡芍药汤调之。有大便下利而脉和者，诸医以丸药下之，停留余热，凡过经气虚，或加异气，宜与外症参看。

喻昌曰：过经不解者，由七八日已后，至十三日已后，过一候二候，犹不痊解也。然邪在身中日久，势必结聚于三阳，太阳为多，少阳次之，阳明又次之，及至三阴，则生死反掌，不若此之久持矣。

程郊倩曰：过经十余日而不知太阳症有未罢，反二三下之，因致变者多矣。后四五日，柴胡症仍在，未有他变，本当行大柴胡两解表里，但其邪屡因误下而深入，即非大柴胡下法所能服，故必先用小柴胡提其邪出半表，然后乃用大柴胡，始合法也。

【纲】　仲景曰：太阳病，过经十余日，心下温温欲吐，而胸中痛，大便反溏，腹微满，郁郁微烦，先此时自极吐下者，与调胃承气汤。若不极者，不可与。但欲呕，胸中痛，微溏者，此非柴胡症，以呕故知极吐下也。

【目】　喻昌曰：此条有二辨。若曾经大吐下者，邪从吐解，直已入里，可用调胃承气之法。若未经吐下，但欲呕，胸中痛微溏者，是痛非吐所伤，溏非下所致，调胃之法，不可用矣。岂但调胃不可用，即柴胡亦不可用！以邪尚在太阳高位，徒治阳明少阳，而邪不解耳。解太阳之邪，仲景言之已悉，故此但示其意也。若其人能呕，则是为吐下所伤，而所主又不在太阳矣。

【纲】　仲景曰：伤寒十三日不解，胸胁满而呕，日晡所发潮热，已而微利，此本柴胡症，下之而不得利，今反利者，知医以丸药下之，非其治也。若自下利者，脉当微厥，今反和者，此为内实也，调胃承气汤主之。

【目】　喻昌曰：二条俱见微利之症，难辨其内虚内实。上条，胸胁满而呕，邪凑少阳之表，故欲下之，必用柴胡为合法。若以他药下之，表邪内入，即是内虚。此条，原无表症，虽丸药误下，其脉仍和，即为内实也。按仲景下法，屡以丸药为戒，惟治太阳之脾约用麻仁丸，因其人平日津枯肠结，必俟邪入阳明下之，恐无救于津液，故虽邪在太阳，即用丸药之缓下润其肠，俾外邪不因峻攻而内陷也。此等处亦须互参，再按伤寒以七日为一候，其有二三候不解者，病邪多在三阳经留恋，不但七日传之不尽，即十三日二十余日，尚有传之不尽者，若不辨症，徒屈指数经数候，汗下展转差误，正虚邪凑，愈久愈难为力，所以过经不解，当辨其邪在何经而取之。仲景云：太阳病，头痛至七日以上自愈者，以行其经尽故也。即《内经》七日太阳病衰头痛少愈之旨。可见，太阳一经，有行之七日以上者，其欲再作经者针足阳明，使经不传则愈，以太阳既羁留多日，则阳明少阳亦可羁留，过经漫无解期矣。所以早从阳明中土而夺之，俾其不传，此捷法也。若谓六经传尽，复传太阳，必无是理，后人坠落成无己阱中耳，岂有厥阴两阴交尽于里，复从皮毛外再入太阳之事耶！请破此大惑。

合　病

【纲】　仲景曰：三阳合病，腹满身重，难以辗侧，口不仁而面垢，遗尿，发汗则谵语，下之则额上出汗，手足冷，若自汗出者，白虎汤主之。三阳合病，脉浮大在关上，但欲睡眠，合目则汗。太阳与阳明合病，喘而胸满者，不可下，麻黄汤主之。太阳与阳明合病，必自下利，葛根汤主之。太阳与阳明合病，不下利，但呕者，葛根加半夏汤主之。太阳与少阳合病，自下利者，与黄芩汤，若呕者，黄芩加半夏生姜汤主之。阳明少阳合病，必自下利，其脉不负者，顺也；负者，失也。互相克贼，名为负。少阳负趺阳者，为顺也。

【目】　李梴曰：或一阳先病，一阳随病，或二阳同病，或三阳同病，不传者谓之合病。自利者，下利溏泄。三阳合病，寒邪盛而里气不和也，气行下则利，气逆上则呕。太阳合阳明，自利恶寒，升麻葛根汤；恶热者，白虎汤。太阳合少阳自利者，黄芩汤，并加半夏、生姜。阳明少阳，自利最重，小柴胡合升麻葛根汤。有宜下者，本太阳病，因汗下渗亡津液，胃腑燥实，转属阳明，谓之太阳阳明，脾约丸润之。本少阳病，因汗渗，热入胃腑，大便燥者，大柴胡微下之。本阳明经病，热盛，传入胃腑，谓之正阳阳明，乃本经自病也，宜调胃承气汤从中治之。盖太阳少气，少阳少血，惟阳明居二阳之中，气血俱多，所以从中治阳明而不敢犯太阳少阳也。又三阳合病面垢等一条，白虎加人参汤主之，不可汗下，亦从中治也。有宜汗者，表症头疼恶寒未除，为太阳尚未过经，尤宜发汗。如太阳阳明喘而胸满者，麻黄汤，太阳少阳麻黄合小柴胡汤，通用九味羌活汤加石膏、知母、枳壳，盖在经则汗，过经则下也。

柯琴曰：首条，本阳明病而略兼太少也。虽三阳合病，而阳明症居多，则当独取阳明矣。无表症，则不宜汗，胃不实，则不宜下，此阳明半表里症。首条，论病状及治方。二条，详病脉探病情，究病机，必两条合参，而合病之大要始得。三条，三阳俱受气于胸中，而部位则属阳明，若喘属太阳，呕属少阳，故胸满而喘者，尚未离乎太阳，虽有阳明可下之症而不可下，如呕多，虽有阳明可攻之症而不可攻，亦以未离乎少阳也。四条，不言两经相合何等症，但举下利而言，是病偏于阳明矣。五条，太阳阳明合病，太阳少阳合病，阳明少阳合病，必自下利，则下利似乎合病当然之症，今不下利而呕，又似乎与少阳合病矣。于葛根汤加半夏，兼解少阳半里之邪，便不得为三阳合病。六条，两阳合病，阳盛阴虚，阳气下陷入阴中，故自下利。太阳与阳明合病，是邪初入阳明之里，太阳与少阳合病，是邪初入少阳之里。七条，两阳合病，必见两阳之脉，阳明脉大，少阳脉弦，此为顺脉。若大而不弦，负在少阳，弦而不大，负在阳明，是互相克贼，皆不顺之候。

鳌按：合病并病，本兼阳明少阳，今但列太阳经者，从其先也。既列太阳，自不必复入阳明少阳款中矣，特志于此。

并　　病

【纲】　仲景曰：本太阳病，初得时，发其汗，汗先出不彻，因转属阳明也。伤寒转属阳明者，其人濈然微汗出也。太阳与少阳并病，脉弦，头项强痛，或眩冒，时如结胸，心下痞硬者，当刺大椎第一间肺俞、肝俞，慎不可发汗，发汗则谵语。若谵语不止者，刺期门。太阳少阳并病，心下硬，头项强而痛者，当刺大椎肺俞、肝俞，慎勿下之。太阳少阳并病，而反下之，成结胸，心下硬，下利不止，水浆不下，其人心烦。

【目】　许叔微曰：问：三阳有合病并病，何之？答曰：脉浮大而长，头疼腰痛，肌热目疼鼻干者，合病也。太阳初得病时，发其汗，汗先出不彻，因转属阳明，续自微汗出，不恶寒者，并病也。三阳皆有合病，惟三阴无合病，不可不知。

李梴曰：并者，催并逼迫之意，始初二阳合病，后一阳气盛，一阳气衰，并归一经独重，初症亦不解罢，阳明并太阳者，太阳症未解，阳明症又至，麻黄汤合升麻。如太阳症重，加太阳经药，阳明症重，加阳明经药，后仿此。少阳并太阳者，太阳症未解，少阳症又至，麻黄汤合小柴胡汤。头痛项强眩冒，如结胸状者，亦宜通用九味羌活汤。少阳并阳明者，为木克土，难治。小柴胡汤合升麻葛根汤，或柴胡升麻汤救之，是并病在表者皆可汗。若太阳症罢，乃入胃腑者，谓之传经症，非并病也，宜酌量攻下。古云：三阴无合病。然三阴亦自有相合并者，但非两感，必无阴经与阳经相合为病之理。

陶华曰：太阳阳明并病者，如本太阳病发汗，则汗出不彻，因转属阳明，续自微汗出不恶寒，是并归阳明也。太阳症尚在，桂枝麻黄各半汤，太阳症也，大小承气，则是阳明症也。

柯琴曰：并病与合病异，合则一时并见，并则以次相乘，如太阳之头项强痛未罢，递见脉强眩冒心下痞硬，是与少阳并病，更见谵语，即三阳并病矣。太阳阳明并病，太阳症未罢者，从太阳而小发汗，太阳病已罢者，从阳明而下之，其机于恶寒发热而分也。然阳明之病在胃家实，太阳阳明合病，喘而胸满者，不可下，恐胃家未实耳。

附录：今时皆合病并病论

张介宾曰：合病者，乃二阳三阳同病，病之相合者也。并病者，如太阳先病不解，又并入阳明少阳之类也。观仲景曰：二阳并病，太阳初得病时，发其汗，汗先出不彻，因转属阳明。若太阳症不罢者，不可下。按：此云转属阳明，则自太阳而来，可知也。云太阳症不罢，则二经皆病可知也。凡并病者，由浅而深，由此而彼，势使之必然也，此合病并病之义。不知者因以为罕见之病，又岂知今时之病，皆合病并病哉！余自临症以来，初未见有单经挨次相传者，亦未见有表症悉罢，止存里症者，若欲依经如式求症，则未见有如式之病，而方治可相符者，是皆不知合病并病之义耳。今列其大略如下。

合病者，乃二经三经同病也。如初起发热恶寒头痛，此太阳之症，而更兼不眠，即太阳阳明合病也。若兼呕恶，即太阳少阳合病也。若发热不眠呕恶，即阳明少阳合病也。若三者俱全，便是三阳合病，而其病必甚。三阳与三阴本无合病，盖三阳为表，三阴为里，若表里同病，即两感也。故凡阴阳俱病者，必以渐相并而至皆并病耳。此亦势所必至，非合病两感之谓。合病与并病不同。合病者，彼此齐病也。并病者，一经先病，然后传及他经而皆病也。如太阳先病发热头痛，而后见目痛鼻干不眠等症，此太阳并于阳明也。或后见耳聋胁痛呕而口苦等症，此太阳并于少阳也。或后见腹满嗌干等症，此太阳并于太阴也。或后见舌干口燥等症，此太阳并于少阴也。或后见烦满囊缩等症，此太阳并于厥阴也。若阳明并于三阴者，必鼻干不眠而兼三阴之症，少阳并于三阴者，必耳聋呕苦而兼三阴之症，阴症虽见于里，而阳症仍留于表，故谓之并。凡患伤寒而终始热有不退者，皆表邪之未解耳。但得正汗一透，则表里皆愈，岂非阴阳相并之病乎！今之伤寒，率多并病，若明此理，则自有头绪矣。治此之法，凡并病在三阳者，自当解三阳之表，如邪在太阳者，当知为阳中之表，治宜轻清。邪在阳明者，当知为阳中之里，治宜厚重。邪在少阳者，当知为阳中之枢，治宜和解。此皆治表之法也。至于病入三阴，本为在里，如太阴为阴中之阳，治宜微温。少阴为阴中之枢，治宜半温。厥阴为阴中之阴，治宜大温。此阴症之治略也。然病虽在阴，而有兼三阳之并病者，或其热邪已甚，自宜清火，或其表尚未解，仍当散邪，盖邪自外入，则外为病本，拔去其本，则里病自无不愈者，此所以解表即能和中也。若表邪不甚，而里症为急，又当先救其里，以表里之气本自相关，惟表不解，所以里病日增，惟里不和，所以表病不散，此所以治里亦能解表也。但宜表宜里，自有缓急先后，一定不易之道，而非可以疑似出入者，要在乎知病之数，而独见其必胜之机耳，此又阴阳并病之治法也。惟是病既在阴，必关于脏，脏气为人之根本，而死生系之，故凡诊阴症者，必当细察其虚实，而补泻寒热，弗至倒施，则今时之治要，莫切于此矣。

两感伤寒

【纲】 仲景曰：两感病俱作，治有先后。伤寒下之后，复下利清谷不止，身疼痛者，急当救里，宜四逆汤。后身体疼痛，清便自调者，急当救表，宜桂枝汤。

【目】 王叔和《伤寒论例》曰：若两感于寒者，一日太阳受之，即与少阴俱病，则头痛口干烦满而渴；二日阳明受之，即与太阴同病，则腹满身热，不饮食谵语；三日少阳受之，即与厥阴同病，则耳聋囊缩而厥，水浆不入，不知人者，六日死。若三阴三阳，五脏六腑皆受病，则营卫不行，脏腑不通而死矣。

朱肱曰：庞安常云：脉沉大者，太阳少阴；沉长者，阳明太阴；沉弦者，少阳厥阴。诸方书不载两感脉，安常特设以示后人。《素问·热病论》云：两感于寒而病者，必不免于死，法不过六日。黄帝曰：有三日而死者，何也？岐伯曰：阳明者，十二经脉之长也。若三日而气绝则死矣。仲景亦无治法。

杨士瀛曰：《活人书》五卷序云：伤寒惟两感不治。仲景但一说云，两感病俱作，治有先后，张翼说与仲景同，谓如下利清谷，身体疼痛，急当救里，四逆汤。身体疼痛，清便自调，急当救表，桂枝汤。《症治论》并《活人书》，解仲景治有先后之说，皆云宜先救里，内才温，则可医矣，然救表亦不可缓也。以上所论，并先救里，然后救表，愚意当消息之。如下利不止，身体疼痛，则先救里。如不下利，身体疼痛，则先救表，此亦谓之治有先后也。然则两感亦有可治之理，而不可必其成效耳。

赵嗣真曰：仲景论两感为必死之症，而复以发表攻里之说继之者，盖不忍坐视，而欲觊其万一之可治也。乃《活人》云，救里以四逆，救表以桂枝，殊不知仲景云，太阳与少阳俱病，则头痛，为太阳邪盛于表，口干而渴，为少阴邪盛于里也。阳明与太阴同病，则身热谵语，为阳明邪盛于表；不食腹满，为太阴邪盛于里也。少阳与厥阴同病，则耳聋，为少阳邪盛于表；囊缩，为厥阴邪盛于里也。三阳之头痛身热耳聋，救表，已自不可；三阴之腹满口干囊缩而厥，不可下乎！《活人》引下利身疼虚寒救里之例，而欲施于烦渴腹满谵语囊缩热实之症，然乎否乎？盖仲景所谓发表者，葛根、麻黄是也。仲景所谓攻里者，调胃承气是也。《活人》救里则四逆，救表则桂枝。若用四逆，则以火济火，而腹满谵语，囊缩等症，何由而除？脏腑何由而通？营卫何由而行？而六日死者，可立待也。吁！两感虽为不治症，然用药之法，助正除邪，虚实实虚，补不足，损有余之理，学者不可不素有一定之理于胸中也。

李杲曰：问：两感从何道而入？答曰：经云：两感者死，不治。一日，太阳少阴俱病，太阳者腑也，自背俞而入，人所共知之，少阴者脏也，自鼻息而入，人所不知也，鼻息通于天，故寒邪无形之气，从鼻而入。肾为水也，水流湿，故肾受之。经曰：伤于湿者，下先受之。同气相求耳。又云：天之邪气，感则害人五脏，以是知内外两感，脏腑俱病，欲表之则有里，欲下之则有表，表里既不能一治，故云，两感者死不治。然所禀有虚实，所感有浅深，虚而感之深者必死，实而感之浅者犹或可治，治之而不救者有矣，未有不治而获生者也。予尝用此，间有生者，故立大羌活汤，以待好生君子。

吴绶曰：两感必死者，乃一日传二经，阴阳俱病也。欲治阳而有阴，欲治阴而有阳，表里不可并攻，故不治也。《活人》有先后之法，救里四逆，救表桂枝，此表里皆寒急救之法，非日传二经之法也（清划）。《保命集》曰：内伤于寒，外伤于风；或内伤于食，外伤于风；或先伤于温，后伤于风；或先伤于风，后伤于湿；或先伤于寒，后伤于风之类，此亦内外俱病，表里俱伤（此非两感），乃为可治，故宜大羌活汤间有生者。易老丹溪，岂真贤于仲景哉！

李梴曰：两感者，半入于阳，半入于阴。阴阳两感，脏腑俱病，故为必死之症，但禀厚而感邪浅者，或挟异气风温湿温之类，犹可救疗，所以仲景有治有先后，发表攻里之说。法当审其表里缓急虚实何如？如表里俱急者，大羌活汤主之。如阳症阳经先受病，身体痛而不下利者，为表急，先以葛根、麻黄发表，后以调胃承气攻里。如阴症阴经先受病，身体痛而下利不止者，为里急，先用四逆救里，后以桂枝救表。如阴阳未分者，陶氏冲和汤探之。古法：一日太阳少阴，五苓散；头痛加羌、防；口渴加知、柏。二日阳明太阴，大柴胡汤。三日少阳厥阴，危甚，大承气汤加芎、柴救之。《活人书》不分阴阳，专用四逆桂枝，先辈皆以为谬。大抵两感，脉从阳可治，从阴难治。

张介宾曰：病两感于寒者，固为死症，细察之，亦有缓急可辨。若三阳之头痛身热耳聋胁痛恶寒而呕，此在表者，不得不解于外。其三阴之腹满口渴囊缩谵语，此在里者，不得不和其中。若其邪自外入，而外甚于里者，必当以外为主，而兼调其内。若其邪因虚袭，而元气不支者，速宜单顾根本，不可攻邪，但使元阳不败，则强敌亦将自解，其庶乎有望也。钱祯曰：两感者，本表里之同病，似若皆以外感为言，而实有未尽然者，正以外内俱传，便是两感，今见有少阴先溃于内，而太阳断之于外者，即纵情肆欲之两感也。太阴受伤于里，而阳明重感于表者，即劳倦竭力饮食不调之两感也。厥阴气逆于脏，少阳复病于腑者，即七情不慎疲筋败血之两感也。人知两感为伤寒，而不知伤寒之两感，内外俱困，病斯剧矣。但伤有重轻，医有知有不知，则生死系之。或谓两感症不多见者，盖亦见之不广，而义有未达耳。其于治法，亦在乎知其由而救其本也。此言最切此病，诚发人之未发。

陈士铎曰：伤寒两感，隔经相传，每每杀人。如一日宜在太阳，二日阳明，三日少阳，四日太阴，五日少阴，六日厥阴，此顺传经也。今一日太阳即传阳明，二日阳明即传少阳，三日少阳即传太阴，四日太阴即传少阴，五日少阴即传厥阴，此过经传也。更有一日太阳即传少阳，二日阳明即传太阴，三日少阳即传少阴，四日太阴即传厥阴，此隔经传也。若一日太阳即传少阴，二日阳明即传太阴，三日少阳即传厥阴，此两感传也。顺传者，原有生机，至七日自愈。过传者，有生有死。隔传者，死多于生。两感传者，三日水浆不入，不知人即死。今传二方，一救过经传，一救隔经传。过经传方，名救过起死汤，柴胡、麻黄、厚朴、知母、半夏、黄芩各一钱，石膏、青蒿、茯苓各五钱，山栀五分，当归三钱。水煎服，一剂即生。盖过经之传，必然变症纷纭，断非初起之一二日也，所以方中不用桂枝散太阳之邪，止用麻黄散表。伤寒至三四日，内热必甚，故以石膏、知母为君，以泄阳明邪火，又用青蒿、山栀、柴胡以凉散肝火，使木不自焚，而各经之邪，亦不攻自散，况又重用茯苓以健脾行湿，引火下行，尽从膀胱而出之乎！且黄芩清肺，厚朴逐积，半夏清痰，五脏无非生气矣。隔经传方，名救阴起死汤，青蒿一两，人参、石膏各五钱，白芍、山栀各三钱，柴胡二钱，知母、半夏、甘草各一钱。水煎服。隔经之传，必至三日，而症乃明，虽已过阳明，而余火未散，故少阴之火助其焰，少阳之火失其权，若不仍用石膏、知母，则阳明之火势不退，而少阴之火势不息也。然太阴脾土，不为急救，则火气凌亢，何以能生？故用人参以助生气，又恐厥阴太燥以克脾，故用柴、芍、栀、蒿，以凉散木中之邪，况半夏清痰，甘草和中，起死回生，实非虚语。故一见有隔经之传，即以此方救之，必能转败为功也。至青蒿不独息肝火，尤能泻阳明之焰，且性静而不动，更能补阴也。三日少阳与厥阴两感相传方，名救脏汤，麦冬三两，元参、白芍各二两，人参、当归各一两，花粉三钱，荆芥二钱。水煎服。多用当归者，助肝胆以生血也。多用麦冬者，救肺气之绝，以制肝胆之木，使火不旺而血易生，斯胃气有养，脏腑可救其坏也。

伤寒坏病

【纲】 仲景曰：太阳病，三日，已发汗，若吐，若下，若温针，仍不解者，此为坏病，桂枝不中与也，观其脉症，知犯何逆，随症治之。

【目】 李梴曰：伤寒病未退，重感寒，变为温疟；重感风，变为风温；重感湿热，变为温毒；重感疫气，变为温疫。

又太阳病经汗吐下温针不解，过经不解，皆名坏病。或医人不辨阴阳，差谬汗下，使病不解，坏症乱经，久而不瘥，视其犯何逆以治之。表症多者，知母麻黄汤。半表者，小柴胡汤。余热不解者，参胡芍药汤。危急者，夺命散。诸药不效者，则用鳖甲散救之。

柯琴曰：三日非吐下温针之时，治之不当，故病仍不解。坏病者，即变症也。若误汗，则有遂漏不止，心下悸，脐下悸等症。妄吐，则有饥不能食，朝食暮吐，不欲近衣等症。妄下，则有结胸痞硬，协热下利，胀满清谷等症。火逆，则有发黄亡阳，圊血奔豚等症。是桂枝症已罢，故不中与。

【纲】　仲景曰：本太阳病不解，转入少阳者，胁下硬满，干呕，不能食，往来寒热，尚未吐下，脉弦细者，与小柴胡汤；若已吐下，发汗，温针，谵语，柴胡症罢，此为坏病，知犯何逆，以法治之。

【目】　赵嗣真曰：仲景论中所言坏病者，以太阳病误汗吐下后，虚烦结胸痞气，吐后内烦胀满等症是也。此正谓桂枝不中与，小柴胡症罢者，曷尝指异气之病？如《活人书》所谓异气为坏病之说乎！仲景又云：更感异气，变为他病者，即索矩所谓二气三气杂合为病是也，以其未可定名，而非有名四种温病之比，故以变病名之。且四种温病，仲景以为冬伤于寒，至春变为温病；温病未已，重遇于邪，变为温疟。风温、温毒、温疫，病未尝坏，故以变名之。一曰坏病，一曰变症，名目自是不同，可见异气，非为坏病也，审矣，假如温疟果为坏病，则仲景不言小柴胡症罢也，请人思焉而自悟乎！

王履曰：太阳外症不解，风寒从枢而入少阳矣。若见少阳诸症，尚可用柴胡治之。若误治后，不见半表半里症而谵语，是将转入阳明而不属少阳矣，故柴胡不中与之，然亦不得以谵语即为胃实也，当察何逆。

温　病

【纲】　仲景曰：太阳病，发热而渴，不恶寒者，为温病。

【目】　李杲曰：冬伤于寒者，冬行秋令也。当寒而温，火胜而水亏矣。水既已亏，则所胜妄行，土有余也。所生受病，木不足也。所不胜者侮之，火不过也。火土合德，湿热相助，故为温病。使民腠理开泄，少阴不藏，惟房室劳伤辛苦之人得之，若此者，皆为温病。所以不病于冬而病于春者，以寒水居卯之分，方得其权，大寒之令，复行于春，腠理开泄，少阴不藏，房室劳伤辛苦之人，阳气泄于外，肾水亏于内，当春之月，时强木长，无以滋生化之源，故为温病耳。故君子周密于冬，少阴得藏于内，腠理以闭拒之，虽有大风苛毒，莫之能害，何温病之有？人肖天地而生，冬时阳气俱伏于地之下，人之阳气，俱藏于肾之中，人能不扰乎肾！则六阳安静于内，内既得安，邪无自入矣，此伤寒之源，非天伤人，乃人自伤也。伤于寒者，皆为病热，为伤寒乃热病之总称，故曰：伤寒为热邪，明矣。六阴用事于冬，阳气在内，周密闭藏可矣，反劳动之而泄于外，时热已伤于水矣，至春之时，木当发生，气已外泄，孰为鼓舞？肾水内竭，孰为滋养？此两者同为生化之源，源既已绝，水何赖以生乎！身之所存者，独无热也，时强木长，故为温病矣。

王履曰：有病因，有病名，有病形，辨其因，正其名，察其形，三者俱当，庶可以言治。吾试即伤寒温病热病而说之，如伤寒，以病因而为病名者也。温病、热病，以天时与病形而为病名者也。二者皆起于感寒，或者通以伤寒称之，通以伤寒称者，原其因之同耳，用药则不可一例施也。夫感寒于冬，即发于寒冷之时，而寒邪在表，闭其腠理，故非辛甘温之剂，不足以散之，此仲景桂枝麻黄等汤所必用也。温病、热病，后发于暄热之时，怫热自内达外，郁其腠理，无寒在表，故非辛凉或苦寒或酸苦之剂，不足以解之，此后人所制双解散、大黄汤、千金汤、防风通圣散之类，兼治内外者之所可用也。夫即病之伤寒，有恶风恶寒之症者，风寒在表，而表气受伤故也。后发之温病热病，有恶风恶寒之症者，重有风寒新中，而表气亦受伤故也。若无新中之风寒，则无恶风恶寒之症，故仲景曰：太阳病，发热而渴，不恶寒者，为温病。温病如此，则知热病亦如此。是则不渴而恶寒者，非温热病矣。然或有不因新中风寒，亦见恶风恶寒之症者，盖病人表气本虚，热达于表，又重伤表气，故不禁风寒，非伤寒恶风恶寒也，但卫虚则恶风，营虚则恶寒耳。且温病热病，亦有先见表症而后传里者，盖怫热自内达外，热郁腠理，不得外泄，遂复还里而成可攻之症，非如伤寒从表而始也，或者不悟此理，乃于春夏温热病而求浮紧之脉，殊不知紧为寒脉，有寒邪则见之，无寒邪则不见也。其温热病或见脉紧，乃重感不正之暴寒，与内伤过度之冷食也，岂其本然哉！又或不识脉形，但见弦便呼为紧，断为寒而妄治，盖脉之盛而有力者，每每兼弦，岂可错认为紧而断为寒！夫温病、热病之脉，多在肌肉之分而不甚浮，且右手反盛于左手者，良由怫热在内也。或左手盛或浮者，必有重感之风寒，否则非温病热病，是暴感风寒之病耳。凡温病热病，若无重感，表症虽间见，而里病为多，故少有不渴者，当治里热为主，而兼解表，亦有治里而表自解者，每见医治温热病，虽误攻其里，亦无大害，误发其表，变不可言，此足明其热之自内达外矣，间有误攻里而致大害者，乃春夏暴寒所中之疫症，纯在表未入于里者，不可与温热病同论。夫惟世以温热二病，混称伤寒，故每执寒字以求浮紧之脉，用温热之药，若此者因名乱实，戕人之生，名其可不定乎！又方书多言四时伤寒。夫秋冬之伤寒，真伤寒也。春夏之伤寒，寒疫也。与温病、热病，自是两途，岂可同治？虽然，伤寒与温热病，其攻里之法，若果是以寒除热，固不必求异，其发表之法，断不可不异也。况伤寒之直伤阴经，与太阳虽伤，不及郁热，即伤阴经与寒症，而当温者，又与寒热病大不同，其可妄治乎？乃知一不知二，谓仲景发表药今不可用，攻里药乃可用，呜呼！其可用不可用之理，果何在哉？若能辨其因，正其名，察其形，治法有不当者乎？彼时行不正之气所作，及重感异气而变者，则又当观其何时何气，参酌伤寒温热病之法，损益而治之，尤不可例以仲景即病伤寒药通治也。

张云岐曰：伤寒汗下不愈而过经，其症尚在而不除者，亦温病也。经曰：温病之脉行在里经，不知何经之动，随其经之所在而取之。如太阳病汗下后过经不愈，诊得尺寸俱浮者，太阳温病也。如身热目疼汗下后过经不愈，诊得尺寸俱大者，阳明温病也。如胸胁痛汗下后过经不愈，诊得尺寸俱弦者，少阳温病也。如腹满嗌干过经不愈，诊得尺寸俱沉细者，太阴温病也。如口燥舌干而渴过经不愈，诊得尺寸俱沉者，少阴温病也。如烦满囊缩过经不愈，诊得尺寸俱微缓者，厥阴温病也。随其经取之，随其症治之，如发斑，乃温毒也。

庞安常曰：温与热有轻重之分，故仲景云，若遇温气，则为温病，更遇温热，则为温毒，热比温为尤重也。若但冬伤于寒，至春而发，不感异气，名曰温病，此病之稍轻者也。温病未已，更遇温气，变为温病，亦可名曰温病，此病之稍重者也。《伤寒例》以再遇温气，名曰温疫。又有不应冬月伤寒至春为温病者，此特感春温之气，可名曰春温。如冬之伤寒，秋之伤湿，夏之伤暑相同也。以此观之，是春之病温有三种：有冬伤于寒，至春发为温病者；有温病未已，更遇温气而为温病，与重感温气，相杂而为温病者；有不因冬伤于寒，不因更遇温气，只于春时感春温之气而病者。若此三者，皆可名为温病，不必各立名色，只要知其病源之所以不同也。

李梴曰：温病者，春分后，有太阳病，发热咳嗽，身痛口渴，不恶寒，其脉弦数不紧，右手反盛于左手，怫热在内故也，或散诸经，各随其经取之。热病即与温病同，但发在夏至后，脉洪数，热渴更甚耳。虽因冬时受寒，伏于肌骨，然人身随天气化，春分则寒变为温，夏至则寒变为热，所以伤寒恶寒而不渴，温热不恶寒而渴，不恶寒则病非外来，渴则自内达表，热郁腠理，不得外泄，乃复还里，终是里多表少。间有恶寒者，乃冒非时暴寒，或温热将发，又受暴寒，非冬症之甚也，当治热为主，而解肌次之。亦有专治里而表自解者，误下犹可，误汗则变为呕哕狂斑而死，盖温热在经而不在表，安可例用汗法？惟兼暴寒者，乃可表里双解，亦不可用冬时辛热之药。春温表症，天温，升麻葛根汤；天寒，柴胡桂枝汤。太阳合少阳，升麻葛根汤合小柴胡汤；半表里，小柴胡汤；里症，大柴胡汤；重者，一时表里俱发，防风通圣散；表里俱热，大便利者，柴苓汤加山栀、木通；虚烦，竹叶石膏汤；变杂症者，治同伤寒。夏热表症，太阳，九味羌活汤；汗后烦渴，脉洪大，背恶寒者，白虎加人参汤、益元散；里症，大柴胡汤；重者，一时表里盛发，双解散；热病脉细无力，足冷已得汗而躁甚者，此阴脉之极也，必死。又有冬温者，冬有非时之暖，名曰冬温，与春秋暴寒暴温，总谓之时行气，与伤寒相似，但脉不浮耳，治法大同。春温表症，葳蕤汤、九味羌活汤；入里加大黄；重者，双解散；轻者，加减调中汤治之。

赵献可曰：夫伤寒二字，盖冬时严寒而成杀厉之气，触冒之而即时病者，名正伤寒。不即发者，寒毒藏于肌肤，至春变为温病，至夏变为热病，热病即暑病，热极似重于温也。然为温，即不得复言寒，不恶寒而渴者是也，此仲景之文也。麻黄桂枝为即病之伤寒设，无与温热，受病之源虽同，所发之时则异，仲景必别有方治，皆已遗失，是以至今未明。刘守真谓欲用麻黄、桂枝，必加凉药于其中，以免发黄。张子和六神通解散，以石膏寒药中加麻黄、苍术，皆非也。盖麻桂辛热，冬月所宜，不宜用于春夏。陶氏欲以九味羌活汤，谓一方可代三方，亦非也。羌活汤，易老所制，乃治感四时不正之气，如春宜温而反寒，夏宜热而反温，秋宜凉而反热，冬宜寒而反温。又有春夏秋三时为暴寒所折，虽有恶寒发热之症，不若冬时肃杀之气为甚，故不必麻黄散寒，惟用辛凉通内外而解之，况此方须按六经加减法，不可全用也，不若消遥散为尤妙，真可一方代三方也。且余有一法，请申之，经曰：不恶寒而渴者，为温病。不恶寒，则知表无寒邪，曰渴，则知肾水干枯。盖其人素有火，冬时冒寒，虽伤而不甚，惟有火在，内寒亦不能深入，所以不即发，而寒气藏伏于肌肤，自冬至三四月之久，火为寒郁，于中亦久，将肾水熬煎枯竭，至此时强木旺，无以滋润发生，故发热而渴，非有所感冒也。海藏谓新邪换出旧邪，非也。若复有所感，表又当恶寒矣。余以六味料滋其水，以柴胡辛凉舒其木，治人皆随手而应。余又因此推广之，凡冬时伤寒者，亦是郁火症，若其人无火，则为直中矣，惟其有火，故由皮毛而肌肉，而脏腑，今人皆曰寒邪传里，寒变为热，既曰寒邪，何故入内而反为热，又何为而能热耶？不知即是本身中之火，为寒所郁而不得泄，日久则纯热而无寒矣。所以用三黄解毒，解其火也。升麻葛根，即火郁发之也。三承气，即土郁夺之也。小柴胡，则木郁达之也。此理甚简而易，只多了传经，六经诸语支离。凡杂病有发热者，皆有头疼项强，目痛鼻干，胁痛口苦等症，何必拘为伤寒，局伤寒方以治之耶？余于冬月正伤寒，独麻桂二方作寒郁治，其余不恶寒者俱作郁火治，此不佞之创论也，闻者皆骇然吐舌。及阅虞天民《正传》云：有至人传曰：传经伤寒是郁病，余窃喜以为先得我心。又考《内经》云：人伤于寒而传为热，何也？寒气外凝内郁之理，腠理坚致，元府秘密，则气不宣通，湿气内结，中外相薄，寒盛热生，故人伤于寒，转而为热，汗之则愈，则外凝内郁之理可知。观此而余以伤寒为郁火者，不为无据，故特著此郁论一篇。

柯琴曰：温病内外皆热，所以别于中风伤寒之恶寒发热也。此条不是发明《内经》冬伤于寒春必病温之义，乃概言太阳温病之症如此。若以春温释之，失仲景之旨矣。夫太阳一经，四时俱能受病，不必于冬，人人温病，不必因于伤寒，且四时俱能温病，不必于春，推而广之，则六经俱有温病，非独太阳一经也。

鳌按：诸家都以温病为春温，独柯氏谓概言太阳温病之症，夫以本条言之，首冠太阳病三字，其为太阳之症，固无疑矣。然春温之病，亦多有发于太阳者，故俱存其说，学者神而明之，变而通之可也。赵氏《医贯》一书，语多偏僻，惟《温病论》中“火郁”一篇，颇为有旨，然其诋守真、子和、节庵三家，仍不免偏执，且其以六味加柴胡，谓为治温妙法，尤属大谬。若以此治温病，恐十毙六七，余取其火郁之说，又恐人误认其语之皆是，故特表之于此。

温　毒

【纲】　仲景曰：阳脉洪数，阴脉实大者，更遇温热，变为温毒。

【目】　成无己曰：此前热未已，又感温热者也。阳主表，阴主里，洪数实大，皆热也。两热相合，变为温毒。

朱肱曰：初春发斑咳嗽为温毒。

吴绶曰：冬有非节之暖，名曰冬温，此即时行之气也。若发斑者，又曰温毒，而亦时气发斑也。又伤寒坏病，阳脉洪数，阴脉实大，更遇温热，变为温毒，其病最重，此因前热多日不解，更感温热之气而为病，故曰重也。若无汗者，三黄石膏汤汗之；自汗者，人参白虎汤主之；烦热错语不得眠，表热又盛，更加柴胡；内实大便秘，三黄泻心汤，或大柴胡汤加芒硝；若斑出如锦纹，多难治也，宜人参化斑汤、元参升麻汤、大青四物汤。

陶华曰：温毒者，冬月感寒毒异气，至春始发也。表症未罢，毒气未散，故有发斑之候，心下烦闷，呕吐咳嗽，后必下利，寸脉洪数，尺脉实大，为病则重，以阳气盛故耳，通用元参升麻汤。

风　　温

【纲】　仲景曰：发汗已，身灼热者，名曰风温。其症脉浮，汗出，身重多眠。

【目】　许叔微曰：脉尺寸俱浮，头疼身热，常自汗，体重，其息必喘，其形不仁，嘿嘿但欲眠者，风温症也，复发其汗者死，宜葳蕤汤。

李梴曰：太阳病，发汗则身凉，如发汗身犹灼热者，乃风温也。当春温气大行，又感风邪所致，惟风伤卫，四肢缓纵不收者瘫痪，惟温伤气，气昏而鼻息不利，语言謇涩，身热，自汗多眠，治在心火肝木二经，忌汗下针，误汗则身必灼热，甚则烦渴谵语。若下则遗溺，针则耳聋，惟清肌解表为佳，宜葳蕤汤、败毒散、或小柴胡加桂枝微汗之。渴甚者，瓜蒌根汤。喘者，金沸草汤加杏仁、细辛、五味子。误汗，防己黄芪汤。谵语独语，直视遗尿者，不治。

楼全善曰：其病不独见于春间，故另立风温门。

柯琴曰：此正与《内经》伏寒病温不同处。太阳中暑，亦有因于伤寒者，虽渴而仍恶寒，太阳温病，反不恶寒而渴者，是病根不因于寒而因于风，发热者病为在表，法当汗解，然不恶寒，则非麻桂所宜矣。风与温相搏，发汗不如法，风去而热反炽，灼热者，两阳相熏灼，转属阳明之兆也。

温　　疟

【纲】　仲景曰：脉阴阳俱盛，重于阴者，变为温疟。

【目】　李梴曰：伤寒汗吐下后，余热未净，重感于寒而变疟。过经，旧热未解，新感六淫之气而变疟，皆曰温疟者，俱先热后寒故也。寒多热少，或单寒者，太阳邪变也，柴胡桂枝汤。热多寒少，或单热，骨节烦疼者，阳明邪变也，白虎汤加桂枝。寒热相等，或先热者，少阳邪变也，小柴胡汤。渴者去半夏加花粉、知母。寒热大作，战栗汗出不散，太阳阳明合病也，桂枝石膏汤。服此后，疟愈甚者，三阳合病也，恐传入阴经，急用桂枝黄芩汤。如传入阴分，从卯至午发，而呕吐大便闭者，大柴胡汤下之。从午至酉发，而腹满便闭者，大承气汤下之。从酉至寅发，而欲狂喜忘便黑者，桃仁承气汤微利之，不敢下者，栀子升麻汤。伤寒杂病疟不同在此，间有挟痰食积，呕吐不食者，二陈汤、对金饮子。尿涩烦渴或因瘴气，不伏水土者，五苓散，俱加柴、芩，此等疟与杂病无大异，日久势发稍缓则截之。痰饮在上膈，欲吐不吐者，瓜蒂、赤小豆、雄黄等分为末，水调五分服之，以吐为度，或祛邪丸亦好。久不愈者，胜金丹、老疟丸以消之。

王肯堂曰：凡伤寒坏病，前热未除，其脉阴阳俱盛，重感寒邪，变为温疟也。寒热往来，口苦胸胁满者，小柴胡汤加芍药，少加桂枝主之。热多者，倍用柴胡。寒多者，倍用桂枝。热盛而烦渴，人参白虎汤，少加薄桂主之。单热无寒者，不用桂枝也，但有寒，必少佐之。如热多者，小柴胡合白虎汤。痰多而热者，小柴胡合二陈汤。若食少胃弱者，加白术。心下痞，加枳实、黄连。脉虚者，倍人参。口渴者，去半夏加花粉。邪热蕴结于里，大便秘实，脉滑大有力者，大柴胡汤下之。若变疟已正，宜与杂病中求之。

温　疫

【纲】 仲景曰：阳脉濡弱，阴脉弦紧者，更遇温气，变为温疫。

【目】 苏颂曰：此前热未已，又感温气，温热相合，故变为温疫也。

王肯堂曰：按叔和《伤寒例》云：伤寒热病未已，再遇风寒湿而各变为一病也，何止于温？既曰再遇温热变为温毒矣，又曰再遇温气变为温疫，是何温之再遇，而有二病之异？且疫者，特感非时之气，众人病一般也。如冬应寒而反大温，人感冬温而病。则所谓温疫，如春夏应温热而反大寒，人感暴寒而病，则所谓寒疫也，何待再遇于异气耶？若云再遇温气，变为温疫，是伤寒再遇异气而变病也，再遇异气而变病，未必众病相似，安可以疫言？《伤寒例》云：阳脉濡弱，阴脉弦紧，此温疫之脉也。《活人书》注此脉于冬温条下，是以温疫冬温合为一病，殊不知冬温特感非时之气耳。温疫是伤寒再遇于异气也，岂可合为一病！此理未明，故书此以俟明哲。愚谓感温热而为温毒，感温气而为温疫，此乃有微甚之分，但疫字疑误，恐当作疾字，若作疫字，则冬温又何一家长幼病相似也！一家病相似，方可言疫，况此伤寒热病未已，再遇温气而病，何至一家相似哉？

附录：寒疫时疫论

吴绶曰：寒疫，乃天之暴寒为病也。凡四时之中，天令或有暴风寒之作，人感之而即病者，名曰寒疫。其症与正伤寒同，但暴寒为轻耳。治法，若初作头痛憎寒拘急，或呕逆恶心，中脘痞闷，或饮食停滞不化，或腹中作痛，未发热者，藿香正气散，加减一二味主之。已发热者，十味芎苏散汗之。若身痛骨节疼而发热者，人参羌活散加葱白、葛根、生姜、汗之，或神术汤亦汗。若自汗者，不宜再汗，九味羌活汤。若热不解，或变别症，宜从正伤寒条内治之。

朱肱曰：仲景云，冬温之毒，与伤寒大异，盖伤寒者，伤寒气而作。冬温者，感温气而作，寒疫者暴寒折人，非触冒之遇，其治法不同，所施温凉寒热之剂亦异，不可拘以日数，发汗吐下，随症施治，要之治热以寒，温而行之，治温以清，冷而行之，治寒以热，凉而行之，治清以温，热而行之，以平为期，不可以过，此为大法。

王肯堂曰：时疫者，乃天行暴厉之气流行，凡四时之令不正者，乃有此气行也，若人感之，则长幼相似而病，又互相传染，其作与伤寒相似，然伤寒因寒而得，此乃疫气，不可与寒同论也，法当辟散疫气，扶正气为主。若多日不解，邪热传变何症，宜从伤寒变症条内选用。惟发散药则不同，凡发散汤剂，藿香正气散、芎芷香苏散、人参败毒散、十味芎苏散、十神汤，皆可用。

韩祗和曰：春应温而清气折之，责邪在肝，或身热头疼目眩呕吐，长幼率相似，升麻葛根汤、解肌汤，四时通用败毒散。夏应暑而寒气折之，责邪在心，或身热头痛腹满自利，长幼率相似，射干汤、半夏甘桂汤。秋应凉而大热折之，责邪在肺，湿热相搏，民多病瘅，喘咳，金沸草散、白虎加苍术汤，病瘅发黄，茵陈五苓散。冬应寒而大温折之，责邪在肾，宜葳蕤汤。

朱震亨曰：冬温为病，非其时而有其气者，冬月严寒，君子当闭藏，而反发泄于外，专用补中带表药。

陶华曰：春分后夏至前，不恶寒而渴

者，为温病，用辛凉之药微解肌，不可大发汗。急症见者，用寒凉之药，急攻下，切不可误汗、误下，当须识此。表症不与正伤寒同治，里症同。夏至后，有头疼发热，不恶寒而渴者，为温病。愈加热者，为热病。止用辛凉之药解肌，不宜大汗，里症见，急攻下，表症不与正伤寒同治，里症同。立秋后，霜降前，有头疼发热，不恶寒，身体痛，小便短者，为温病。亦用辛凉之药加燥以解肌，亦不宜汗，里症见者，宜攻下，表症不与正伤寒同。

暑　暍

【纲】　仲景曰：太阳中热者，暍是也，其人汗出恶寒，身热而渴也。太阳中暍者，发热恶寒，身重而疼痛，其脉弦细芤迟，小便已，洒洒然毛耸，手足逆冷，小有劳，身即热，口开，前板齿燥，若发汗，则恶寒甚，加温针，则发热甚，数下之，则淋甚。太阳中暍者，身热疼重，而脉微弱，此亦夏月伤于水，水行皮中所致也。

【目】　张兼善曰：中暍与伤寒相似而异，清邪中上，浊邪中下，风寒湿者，皆地之气，伤浊邪，所以俱中足经。惟暑乃天之气，所以中手少阴心经也。其症多与伤寒相似，但脉不同耳。夫伤寒虽恶寒发热，初病未至烦渴，惟暑初病即渴，所以异也。且伤寒之脉必浮盛，中暑之脉必虚弱，或弦细，或芤迟。经曰：脉盛身寒，得之伤寒；脉虚身热，得之伤暑，此之谓也。至如太阳病，项背强几几，反汗出恶风，若当炎暑，岂不与中暍相似，惟其不渴，故与桂枝加葛根汤。凡居夏秋之令，炎暑之时，必当依经详审，则无差失。

王好古曰：夏月发热恶寒，头疼，身体肢节痛，脉洪盛者，热病也。冬伤于寒，因暑气而发也，治与伤寒同。然夏月药须带凉，如用麻桂青龙三方，须加减。夏至前，桂枝加黄芩；夏至后，三方俱加知母、石膏。热病三日外，与前汤不差，脉仍数，邪气犹在经络，未入脏腑者，桂枝石膏汤主之，此方夏至后代桂枝症用，若三月至夏，为晚发伤寒，栀子升麻汤可用。

鳌按：夏月热病，而王氏主用麻桂三方，殊非良法，当斟酌之。

庞安常曰：大抵热病，大热，须得脉洪大有力，或滑数有力，乃为脉病相应，为可治。若小弱无力，难治。若人虚脉弱，宜以人参抚其元气，不可但攻其热。暑风者，由大热制金，不能平木，搐搦不省人事，其脉虚浮。浮者，风也。虚者，暑也，俗名暑风，乃相火甚而行令也，宜黄连香薷饮加羌活，或双解散加香薷。暑脉必虚，外症头疼口干而垢，自汗倦怠，或背恶热，甚者迷闷不省，而为霍乱，吐利，痰滞呕逆，腹痛泄利，下血斑黄皆是，治以清心利小便为主，汗多者不利，宜白虎汤。次分表里，如在表，头痛恶寒，双解散加香薷，或十味香薷饮。如在半表里，泄泻烦渴饮水吐逆，五苓散。热甚烦渴，益元散。若表解里热，半夏解毒汤、下神芎丸。或老弱人冒暑，脉微下利，渴而喜温，或厥冷不省人事，竹叶石膏汤，加熟附冷饮，次以来复丹、五苓散治之。凡夏月暑症，不可服诸热剂，致斑毒发黄，小便不利，闷乱而死，慎之。

戴原礼曰：暑病有冒伤中三者轻重之分。或腹痛水泄，胃与大肠受之，恶心者，胃口有痰饮，此二者冒暑也，可与黄连香薷饮。或身热头疼，躁乱不宁，或身如针刺，此为热伤肉分，当解毒，白虎汤加柴胡，虚加人参。或咳嗽发寒热，盗汗不止，脉数，热伤肺经，火乘金也，此为中暑，宜清肺汤、柴胡天水散之类。

张从正曰：暑伤五脏，为症不同，如暑入心则噎，昏闷不知人。入肝，则眩晕顽痹。入脾，则昏睡不觉。入肺，则喘痿躄。入肾，则消渴。

李杲曰：脾胃虚弱，遇六七月湿旺，汗泄身重，短气，四肢痿软，脚攲眼花，此肾与膀胱俱竭之状也。况汗大泄则亡津液，津者，庚大肠所主，三伏庚金受囚，木无可制，故风湿相搏，骨节烦疼也。夫壬膀胱已绝于巳，癸肾水已绝于午，今更逢湿旺，助热为邪，西北方之寒清绝矣。圣人立法，夏宜补者，为热伤元气，以人参、麦冬、五味，滋水之源，泻丙火，补庚金，益元气也。长夏暑热蒸人，损伤元气，四肢困倦，精神短少，两脚痿软，早晚则发寒厥，日高之后，复热如火，乃阴阳气血俱不足也，或心胸痞满，肢节沉疼，或气高而喘，身热而烦，小便黄少，大便溏而频，或利或渴，自汗身重，此血先病而气不病也。若湿气先搏，脉必洪缓而迟，病虽互换少差，其天暑湿令则一，宜治以清燥。或远行大热而渴，则热舍于肾，故水不胜火，发为骨痿，此湿热成痿也。或热厥而阴虚，或虚厥而气虚，四肢如火，为热厥，四肢冰冷，为寒厥，寒厥腹中有寒，热厥腹中有热，脾主四肢也。

虞抟曰：暑暍之症，变异不等，非止归五脏。盖人之形气有虚实，感有轻重，则后时而发，至秋成疟痢是也，重则即时而发，如张氏所言诸症，至有轻变重，重变轻，亦自感有浅深，传有兼并，况人之形志苦乐不一，岂为无变异乎！四时之症皆然。

杨士瀛曰：东垣论暑热症候则同，冬月伤寒传变为症之不一，彼为寒伤形，此为热伤气。若元气虚甚受病，忽于一时不救者，与伤寒阴毒，顷刻害人实同，故东垣启是病例，大开后人之盲瞶也，宜与痿门参看。

陶华曰：中暑脉虚而伏，身热面垢，自汗烦躁大渴，四肢微冷而不痛，用白虎汤。痰逆恶寒，橘皮汤。热闷不恶寒，竹叶石膏汤。头痛恶心烦躁，五苓散。凡中暑，小柴胡加香薷最良。脉迟，洒然毛耸，口齿燥，人参白虎汤。霍乱烦躁，大渴腹痛，厥冷转筋，黄连香薷汤治之为要也，须冷服，热服反吐泻也。

龚信曰：伤寒与伤暑所以异者，以伤寒伤暑俱有热。若伤暑而误作伤寒治之则不可，盖暑伤形，热伤气。伤寒则外恶寒而脉浮紧，伤暑则不恶寒而脉虚，此为异耳，治宜小柴胡加知母、石膏，或人参白虎汤。天久淫雨，湿令大行，苍术白虎汤。若元气素弱而伤之重者，清暑益气汤。

湿　痹

【纲】　仲景曰：太阳病，关节疼痛而烦，脉沉而细者，此名湿痹。湿痹之候，其人小便不利，则大便反快，但当利其小便。

【目】　李梴曰：痹者，痛也。太阳病，脉沉而细，关节烦疼，皮肤麻木，自汗者，防己黄芪汤。无汗者，五积交加散。然湿气四时有之，兼风兼热兼寒者，随症加减。兼风者，先伤湿而后伤风，风在上受，湿先下受，风湿相搏，风在外而湿在内，大汗则其气暴，而内邪不能出，故风去而湿存，湿流入里则病重，微汗则其气缓，而内外之邪俱去。或湿症去而风症未去者，不久自解。寒热身痛，麻杏薏甘汤。身痛发热，小便不利，麻黄汤加苍术。肩脊腰背强痛者，羌活胜湿汤。肿痛微喘，杏仁汤。汗多，汉防己汤。虚者，身重难转侧，桂枝汤加白术。身重昏迷，自汗失音，下利不禁者，白通汤加术、草。身痛小便不利者，甘草附子汤。身重走痛者，小续命汤去麻黄、附子。热而重痛烦渴者，败毒散去柴胡、人参，加瓜蒌。小便自利，及下利不止者死。兼寒者，伤寒无汗，寒湿相搏而有汗，不能周身，惟在头耳。身背强者，表不利也。症与风湿相似，渗湿汤主之。带表，五积交加散。里寒，理中汤加附子。寒多浮肿，术附汤妙。

徐彬曰：此论湿之挟风，而湿胜以致痹着者，谓发热恶寒，太阳病也，乃湿胜而疼痛。太阳病来，邪自表入，湿挟风，风走空窍，故流关节。关节者，机关腠会之处也。风气滞于中，故逼心而烦，然风为湿所搏，而失其风之体，故脉沉而细，则知湿胜即名中湿，亦曰湿痹，痹着不去也。气既为湿所痹，则气化不敏，或小便不利，大肠主津，湿则反快而不艰涩也。病风者多燥闭，故以湿胜而快者为反耳。但当利小便者，便利而气化，气化而湿行，见不必狃于太阳而治风，亦非痛在关节而当温散之比矣。

鳌按：仲景论湿病，而湿痹其最重者，故列首条。其余若风湿，风湿相搏，寒湿相搏，头中寒湿、湿温、湿热，风寒湿杂为痹为痉，此数种，皆湿病也，俱列于后。

风　湿

【纲】　仲景曰：病者一身尽疼，发热，日晡所剧者，此名风湿。此病伤于汗出当风，或久伤寒冷所致也。

【目】　刘完素曰：身尽疼者，湿也。发热日晡所剧者，风也。若汗出当风而得之者，则先有湿而后感风。若久伤寒冷得之者，则先伤风而后中湿，可与麻杏薏甘汤。

陶华曰：风湿必脉浮，先伤湿而后伤风也，其症肢体肿痛，不能转侧，额上微汗，恶寒不欲去衣，大便难，小便利，热至日晡而剧。治法，但微解肌，宜羌活冲和汤；咽渴小便不利，五苓散；外不热，内不渴，小便利，术附汤；缓弱昏迷，腹满身重自汗，失音，大便不禁，白通汤去甘草加白术；身肿痛微喘恶风，杏仁汤；热而烦渴，小柴胡加花粉；中湿小便不利，一身尽痛，身黄，大便快，茵陈五苓散；大小便俱利，无黄者，术附汤；身痛鼻塞，小建中汤加黄芩。

【纲】　仲景曰：伤寒八九日，风湿相搏，身体疼烦，不能自转侧，不呕不渴，脉浮虚而涩者，桂枝附子汤主之。

【目】　虞抟曰：以散表中风湿。若大便硬，小便自利，桂枝去桂加白术汤，此条妙在脉浮虚而涩。脉若沉实滑大数者，非也。

【纲】　仲景曰：风湿相搏，骨节烦疼，掣痛，不得屈伸，近之则痛剧，汗出短气，小便不利，恶风，不欲去衣，或身微肿者，甘草附子汤主之。风湿相搏，一身尽疼痛，法当汗出而解，值天阴雨不止。医云：此可发汗，汗之病不愈者，何也？答曰：发其汗，汗大出者，但风气去，湿气在，是故不愈也。若治风湿者，发其汗，但微微似欲汗出者，风湿俱去也。

【目】　张兼善曰：风在外而湿在内，风湿相搏也。汗大出者，其气暴，暴则外之风邪去而里之湿邪不出，故风则去而湿则在也。

【纲】　仲景曰：湿家其人但头汗出，背强，欲得被覆，向火，若下之早，则哕，胸满小便不利，舌上如苔者，以丹田有热，胸中有寒，渴欲得水而不能饮，则口燥烦也。

【目】 张元素曰：湿胜者则多汗，伤寒者必无汗，故寒湿相搏，虽有汗而不能周于一身，但头汗出也。

头中寒湿

【纲】 仲景曰：湿家病，身疼痛，发热面黄而喘，头痛鼻塞而烦，其脉大，自能饮食，腹中和无病。病在头中寒湿，故鼻塞，纳药鼻中则愈。

【目】 张云岐曰：此湿气之浅者，何以言之？不曰关节疼痛，而曰身上疼，是湿尚未至流于关节，而犹外客于肌表也。不曰发热而身似熏黄，但曰发热面黄而喘，是尚未至于脾，而但薄于上焦也。阴受湿气，则湿邪为深，今头痛鼻塞而烦，是湿客于阳而不客于阴也。湿气内流，脉当沉细矣。今脉大者，阳也，则湿犹未内流而但在表也。又自能饮食，腹无痞满，而中和无病，知其湿气微浅，故但纳药于鼻中，以宣泄头中寒湿也，宜瓜蒂散。

湿 热

【纲】 仲景曰：湿家之为病，一身尽疼，发热，身色如熏黄也。

【目】 杨士瀛曰：一身尽疼，其非伤寒客热可知矣，是由湿邪在经也。夫脾土，恶湿者也。湿伤于脾则脾病，脾病则色外见，是以身发黄者，为其黄如烟熏，非正黄色也，如烟熏者，黄中带晦暗也。

湿 温

【纲】 仲景曰：湿温之脉，阳濡而弱，阴小而急。

【目】 朱肱曰；湿温者，两胫逆冷，胸腹满，多汗，头痛妄言，其人常伤于湿，因而中暑，湿热相搏，则发湿温。其脉阳濡而弱，阴小而急，治在太阳，不可发汗，汗出必不能言，耳聋，不知痛所在，身青面色变，名曰重暍，如此死者，医杀之耳，白虎加苍术汤。此症切勿发汗，汗之必死。

赵嗣真曰：《活人》云：常伤于湿，因而中暑。许学士云：先受暑，后受湿。虽两人所言感受之先后各自不同，而其症治则一，至用白虎苍术汤，诚为至当。设若湿气胜，脏腑虚，大便滑，术附其可废乎！故但用白虎不可也。

吴绶曰：如《活人》所言湿温脉症，宜术附汤加人参、香薷、扁豆。若脉大有力，自汗烦渴者，人参白虎汤加白术；轻者，十味香薷饮，或酌用清暑益气汤，犹必增损用之为妙，总在除湿清暑益元气而已。

风寒湿杂合病

【纲】 仲景曰：病人身热足寒，颈项强急，恶寒，时头热，面赤，目脉赤，独头摇，卒口噤，背反张者，此太阳中风，重感寒湿而为痉也。湿家下之，额上汗出，微喘，小便利者，死。若下利不止者，亦死。

【目】 朱肱曰：风寒湿杂至合而为痹。身重汗出恶风，痛如历节状，防己黄芪汤。

张兼善曰：错杂之邪合至，当论其先

后多少分治可也。

成无己曰：额上汗出而喘，阳气上逆也。小便自利，或下利，阴气下流也。阴阳相离，故云死。《内经》曰：阴阳离缺，精气乃绝，此之谓也。

鳌按：下条乃言湿家死症也。湿病本不至死，今由误下以至不救，仍是医杀之耳。

附录：雾露论

李梴曰：阴脉紧者，雾露浊邪，中于下焦少阴之分，故曰浑。因表虚里微，遂使邪中于阴，为栗，令人足胫逆冷，便溺妄出，或腹痛下利，宜理中汤、四逆汤，热药以散其邪。阳脉紧或带涩者，雾露清邪，中于上焦太阳之分，故曰洁。令人发热，头疼项强，筋挛，腰痛胫酸，宜九味羌活汤加藁本。或恶寒欲吐者，藿香正气散、五积散，仍量加藁本。阴阳脉俱紧者，上下二焦俱中邪也，必吐利后脉不紧，手足温则愈。若吐利后脉迟不食者，脾胃虚而内停水饮也。若脉阴阳俱紧，口中气出，唇口干燥，蜷卧足冷，鼻涕出，舌上苔滑，勿妄治也。又有阳病上行极而下，阴病下行极而上，上下必于中焦，于是三焦溷乱，内外气塞，以致口糜嗢噎，下为小便黄，大便血，凝如猪肝，热气腾而脾胃不运，营卫凝滞，则生疮痈，虚寒甚者，脾胃独弱，下焦不约，清便下重，脐筑湫痛而死，盖脐为生气之源，筑痛乃生气已绝。

卷八 阳明经证

阳明经脉

【纲】 仲景曰：伤寒三日，阳明脉大。

【目】 朱肱曰：足阳明胃之经，从鼻起，挟于鼻，络于目，下分为四道，并正别脉六道，上下行腹，纲维于身，盖诸阳在表，阳明主肌肉，络于鼻，故病人身热目疼，鼻干不得卧，其脉尺寸俱长者，知阳明经受病也。

戴原礼曰：脉大者，两阳合明，内外皆阳之象也。阳明受病之初，病为在表，脉但浮而未大，与太阳同，故亦有麻黄桂枝症也。至二日恶寒自止而反恶热，三日热大盛，故脉亦应其象而洪大，此为胃家实之正脉。若小而不大，便属少阳，《内经》云：阳明之至短而涩，此指秋金司令之时脉言也。又曰：阳明脉象大浮也，此指两阳合明之病脉言也。

喻昌曰：伤寒一日太阳，二日阳明，三日少阳，乃传经之次第，其实不以日拘，此三日阳明脉大，正见二日之阳明传自太阳，必兼乎浮紧浮缓，未定是正阳阳明也。若正阳阳明，气血俱多，其脉必大，而与太阳别矣。言外见三日，症连少阳，则其脉必大而弦，又不得为正阳阳明也。

魏荔彤曰：阳明之为病，胃家实，何以验之？验之于脉，如其人本太阳伤寒，三日之久，表邪不解，致变热传里，入阳明，成胃家实，则其脉浮紧浮缓者，忽变为大，浮与紧缓，俱不见矣。既不浮，则沉可知也，既云大，则沉而兼滑又可知也。向者太阳之浮，候于寸者既多，今者阳明之沉，候于关者必多也，关脉大而沉滑，恰是中脘为病，则胃家之实，可决也。

【纲】 仲景曰：脉浮而大，心下反硬，有热属脏者，攻之，不令发汗。属腑者，不令溲数，溲数则大便硬，汗多则热愈，汗少则便难，脉迟尚未可攻（以上论胃实）。

【目】 柯琴曰：此治阳明之大法也。夫脉之浮而紧，浮而缓，浮而数，浮而迟者，皆不可攻而可汗，此浮而反不可汗而可攻者，以阳明三日之脉，当知大为病进，不可拘浮为在表也。又曰：脉迟尚未可攻者，以症有虚实，脉有真假，假令脉迟，便非脏实，是浮大皆为虚症矣，特为妄攻其实者禁也。

朱肱曰：问：伤寒何以须诊冲阳脉？答曰：冲阳脉，是足阳明胃之经。人受气于谷，谷入于胃，乃传与五脏六腑，脏腑皆受气于胃，其清者为营，浊者为卫，营行脉中，卫行脉外，阴阳相贯，如环无端。胃为水谷之海，主禀四时，皆以胃气为本，是谓四时之变病，死生之要会，故伤寒必诊冲阳，以察其胃之有无也。冲阳二穴，一名会源，在足跗上五寸骨间动脉上，去陷骨三寸。

【纲】 仲景曰：阳脉微而汗出少者，

为自和也。汗出多者，为太过。阳脉实，因汗出多者，亦为太过。太过为阳实于里，亡津液，大便因硬也。

【目】　危亦林曰：此虽指太阳转属，然阳明表症亦有之。

【纲】　仲景曰：太阳病，寸缓关浮尺弱，其人发汗出，复恶寒不呕，但心下痞者，此以医下之也。如不下者，病人不恶寒而渴者，此转属阳明也。小便数者，大便必硬，不大便十日无所苦也。渴欲饮水，少少与之，但以法救之，宜五苓散。伤寒脉浮缓，手足自温者，系在太阴。太阴者，身当发黄，若小便自利者，不能发黄，至七八日，大便硬者，为阳明病也（以上论他经转属）。

【目】　柯琴曰：上条病机，在渴欲饮水，利水是胃家实而脉弱之正治，不用猪苓汤而用五苓散者，以表热未除故耳，此为太阳阳明之并病。下条病机，在小便，太阴受病，转属阳明，以阳明为燥土，故非经络表里相关所致，总因亡津液而致也。

【纲】　仲景曰：问曰：脉有阳结阴结，何以别之？答曰：其脉浮而数，能食不大便者，此为实，名曰阳结也，期十七日当剧。其脉沉而迟，不能食，身体重，大便反硬，名曰阴结也，期十四日当剧（以上论阴阳结症）。

【目】　张云岐曰：此条，本为阴结发论。阳结即是胃实，为阴结作伴耳。阴结无表症，当属之少阴，不可以身重不能食为阳明应有之症，沉迟为阳明当见之脉，便硬为胃家实，而不敢用温补也。

【纲】　仲景曰：阳明病，脉迟，汗出多，微恶寒者，表未解也，可发汗，宜桂枝汤。阳明病，脉浮，无汗而喘者，发汗则愈，宜麻黄汤。阳明病，脉浮而紧者，必潮热，发作有时，但浮者，必盗汗出。脉浮而迟，面热赤而战惕者，六七日当汗出而解，迟为无阳，不能作汗，其身为痒也。

【目】　魏荔彤曰：太阳中风伤寒，解肌肌不尽解，发汗汗不尽出，外邪气变热，内正阳生热，阴燥阳绝，太阳病已转属阳明矣。然病有已入阳明而未离太阳者，则中风伤寒二条，尚在表而未尽除也，岂可遽舍太阳表治，而从阳明里治乎？故仲师特举此首条二条以立法也。盖此乃太阳阳明之症，入阳明未深，故令其邪仍自表出，不致归于胃而无所复传，是解肌发汗二法，始终井井者也。三条，乃阳明病仍带太阳，深恐阳明病去太阳渐远而成阳明渐多。非就脉症以明之，不审也。脉浮紧，由太阳伤寒而成，为寒伤营而致成阳明之脉症者；脉但浮，由太阳中风而成，为风伤卫而致成阳明之脉症者。阳明病至此，已将离太阳八九矣，而尚有一二太阳在主治者，犹当以下之太早为戒，而防结胸与痞也。四条，乃阳明之虚脉虚症也。汗者阳气，迟者阴脉，无阳不能作汗，又当助阳发汗者也。

【纲】　仲景曰：脉浮发热，口干鼻燥，能食者则衄（以上论阳明在表症）。

【目】　楼全善曰：此条主治，宜桃仁承气汤、犀角地黄汤之类也。

【纲】　仲景曰：伤寒四五日，脉沉而喘满，沉为在里，而反发其汗，津液越出，大便为难，表虚里实，久则谵语。发汗多，若重发汗者，亡其阳，谵语脉短者死，脉自和者不死（以上论阳明谵语症）。

【目】　朱肱曰：表虚里实谵语之由也。谵语脉短，谵语之脉也。汗多则津脱营虚，故脉短。若津虽脱而不甚脱，营虽虚而不甚虚，则脉自和。

【纲】　仲景曰：阳明中风，口苦咽干，腹满微喘，发热恶寒，脉浮而紧。若下之，则腹满，小便难也。

【目】　鳌按：脉浮而紧，潮热有时之候，此为阳明初病在里之表也。

【纲】　仲景曰：阳明中风，脉弦浮大而短气，腹部满，胁下及心痛，久按之，气不通，鼻干不得汗，嗜卧，一身及面目悉黄，小便难，有潮热，时时哕，耳前后肿，刺之小瘥。外不解，病过十日，脉弦紧者，与小柴胡汤。脉但浮，无余症者，与麻黄汤。若不尿，腹满，加哕者不治（以上论阳明中风）。

【目】　朱肱曰：问十二经皆一，而阳明有三，何也？有太阳阳明，有少阳阳明，有正阳阳明也。太阳阳明者，本太阳病，若发汗，若下，若利小便，此亡津液，胃中干燥，因转属阳明也。少阳阳明者，本传到少阳，因发汗，利小便已，胃中燥实，大便难也。正阳阳明者，病人本风盛气实也。三阳明俱宜下，惟恶寒及中寒为病在经，与太阳合病属表，可发其汗。盖太阳与阳明合病，脉必浮大而长，症必头疼腰痛，肌热目痛鼻干也。脉浮大者，太阳也。长者，阳明也。头疼腰痛者，太阳也。肌热目痛鼻干者，阳明也。尚恶寒者，可升麻汤汗之。若不恶寒反恶热，大便不秘者，可白虎汤解利之。不恶寒反恶热，大便秘，或谵语者，属胃家实也，可调胃承气汤下之。身热汗出漐漐然者，属阳明也。

张介宾曰：太阳阳明者，邪自太阳传入于胃，其名脾约，以其小便数，大便硬也。正阳阳明者，邪自阳明本经传入于腑，而邪实于胃也。少阳阳明者，邪自少阳传入于胃也，胃本属土，为万物所归，邪入于胃，则无所复传，郁而为热，此由耗亡津液，胃中干燥，或三阳热邪不解，自经而腑，热结所成，故邪入阳明胃府者，谓之实邪，土气为邪，王于申未，所以日晡潮热者，属阳明也。论曰：潮热者，实也，是为可下之症。然虽可下，若脉浮而紧，或小便难大便溏，身热无汗，此热邪未全入腑，犹属表症，仍当和解，若邪热在表而妄攻之，则祸不旋踵。

【纲】　仲景曰：阳明病，脉迟腹满，食难用饱，饱则微烦，头眩，必小便难，此欲作谷疸，虽下之，腹满如故，所以然者，脉迟故也。

【目】　鳌按：阳明中风，其脉则浮而弦大，今脉则迟，是中寒，且无阳矣。

【纲】　仲景曰：伤寒脉迟，六七日而反与黄芩汤彻其热，脉迟为寒，今与黄芩汤复除其热，腹中虚冷，当不能食，今反能食，此名除中，必死。若脉迟，至六七日不欲食，此为晚发，水停中故也，为未解，食自可者，为欲解（以上论阳明中寒）。

【目】　陈士铎曰：伤寒脉迟，自然是寒，误与黄芩汤，则益加寒矣。寒盛宜不能食，今反能食，病名除中，仲景谓是死症者何也？夫能食是胃气有余，如何反曰死症？不知胃寒而加之寒药，反致能食者，此胃气欲绝，转见假食之象，不过一时能食，病名除中者，正言胃中之气，除去而不可留也，虽是死症，犹有生机，终以其能食，胃气将除而未除，可用药以留其胃气也，方用加减参苓汤。

王履曰：凡言阳明病者，必身热汗出不恶寒反恶热也，今但言伤寒，则恶寒可知，非不恶寒者也。况脉迟为无阳，必其里寒特甚。

【纲】　仲景曰：阳明病，脉浮而紧，咽燥口苦，腹满而喘，发热汗出，不恶寒反恶热，身重。若发汗则躁，心愦愦而谵语。若加烧针，心怵惕，烦躁不得眠。若下之，则胃中空虚，客气动膈，心中懊憹，舌上苔者，栀子豉汤主之。若脉浮发热，渴欲饮水，小便不利者，猪苓汤主之。

【目】　吴绶曰：细绎脉浮而紧一条，乃阳明半表里症也。邪已入腹，不在营卫之间，脉虽浮，不得以为在表而发汗，脉虽紧，不得以其身重而加温针，胃家初实，尚未燥硬，不得以其喘满恶热而攻下。阳明栀子豉汤，犹太阳桂枝汤，既可驱邪，亦可攻误。

虞抟曰：上条，是不肯令胃燥；下条，是不肯令水浸入胃，总为胃家惜津液也。

【纲】　仲景曰：病如桂枝症，头不痛，项不强，寸脉微浮，胸中痞硬，气上冲咽喉不得息者，此为胸有寒也，当吐之，宜瓜蒂散。

【目】　鳌按：寸脉微浮，尚是阳明之表脉，用瓜蒂散，即是阳明之表剂。

【纲】　仲景曰：病人手足厥冷，脉乍紧者，邪结在胸中，心下满而烦，饥不能食者，病在胸中，当吐之，宜瓜蒂散。

【目 5F】　鳌按：紧本为寒，今言乍紧者，正与厥应，不厥时未必紧，是寒结胸中之脉症也。

【纲】　仲景曰：太阳病，当恶寒发热，今自汗出，不恶寒发热，关上脉细数者，以医吐之过也，此为小逆。一二日吐之者，腹中饥，口不能食，三四日吐之者，不喜糜粥，欲食冷食，朝食暮吐，以医吐之所致也。

【目】　柯琴曰：言太阳病，头项强痛可知。以脉辨之，关上者，阳明之脉，细弦数而不洪大，虽自汗而不恶热，则不是与阳明并病，不口干烦满而自汗出，自不与少阴两感，原其故，乃庸医妄吐所致，则自汗为表虚，脉细数为里热也。

【纲】　仲景曰：伤寒脉浮，发热无汗，其表不解者，不可与白虎汤。渴欲饮水，无表症者，白虎加人参汤主之。服桂枝汤，大汗出后，大烦，渴不解，脉洪大者，白虎加人参汤主之。

【目】　黄仲理曰：此二条，必合看乃得，盖前条，症也，后条，脉也。脉浮发热无汗，本麻黄症尚存，即是表不解，更兼渴欲饮水，又是热入于里，此谓有表里症，当用五苓散。

【纲】　仲景曰：三阳合病，脉浮大在关上，但欲睡眠，合目则汗。

【目】　程郊倩曰：脉而浮大，阳脉也。关上阳所治，是为重阳矣。与少阴脉沉细而但欲寐者自异。

【纲】　仲景曰：伤寒脉浮滑，此表有热，里有邪，白虎汤主之。伤寒脉滑而厥者，里有热也，白虎汤主之。

【目】　柯琴曰：此条论脉而不及症，因有白虎症而推及其脉也，切勿据脉而不审其症，脉浮而滑为阳，阳主热。《内经》云：脉缓而滑曰热中，是浮为在表，滑为在里，此虽表里并言，而重在里热，所谓结热在里，表里俱热者也。脉微而厥为寒厥，脉滑而厥为热厥，阳极似阴之症，全凭脉以辨之。

【纲】　仲景曰：伤寒十三日不解，过经谵语者，以有热故也，当以汤下之。若小便秘者，大便当硬，而反下利，脉调和者，知医以丸药下之，非其治也。若自下利者，脉当微，今反和者，此为内实也，调胃承气汤主之。

【目】　张云岐曰：脉调和而不微，是脉有胃气也。内实者，胃实也。胃实则肠虚，故必以调胃承气汤调其胃也。

【纲】　仲景曰：阳明病，脉迟微汗出，不恶寒者，其身必重，短气腹满而喘，有潮热者，此外欲解，可攻里也。手足濈然而汗出者，此大便已硬也，大承气汤主之。若汗多，微发热恶寒者，外未解也。其热不潮，未可与承气汤；若腹大满不通者，可与小承气汤，微和胃气，勿令大泄下。

【目】 方中行曰：脉迟汗出等八症，乃阳明之外邪欲解，可以攻里而不为大误也。然曰欲解，曰可攻，不过用小承气调胃承气法耳。必手足濈然汗出，方可验胃实便硬，外邪尽解，而当从大承气急下之法也。申酉戌间独热，余时不热者，为潮热。若汗出微发热恶寒，是阳明症尚兼太阳，纵腹大满，胃终不实，只可微和胃气，以从权而已。

【纲】 仲景曰：阳明病，谵语，发潮热，脉滑而疾者，小承气汤主之。因与承气汤一升，腹中转失气者，更服一升。若不转失气者，勿更与之。明日不大便，脉反微涩者，里虚也，为难治，不可更与承气汤也。

【目】 柯琴曰：脉滑而疾，有宿食也。明日仍不大便，脉反微涩，微则无阳，涩则少血，此为里虚，故阳症反见阴脉也。然胃家未实，阴脉尚多，故脉迟脉弱者，始可和而久可下，阳脉而变为阴脉者，不惟不可下，更不可和。脉滑者生，脉涩者死，故为难治。然滑有不同，又当详明。夫脉弱而滑，是有胃气，此脉来滑疾，是失其常度，重阳必阴，仲景早有成见，故少与小承气试之。若据谵语潮热而与大承气，阴盛已亡矣。此脉症之假有余，小试之而即见真不足，凭脉辨症，可不慎哉！

【纲】 仲景曰：伤寒，若吐、若下后不解，不大便，五六日，上至十余日，日晡所发潮热，不恶寒，独语如见鬼状，若剧者，发则不识人，循衣摸床，惕而不安，微喘直视，脉弦者生，涩者死，微者但发热谵语，大承气汤主之。若一服利，止后服。

【目】 张兼善曰：此本坏病也，但不可不辨其微剧。微者是邪气实，当以下解，一服利者止后服，只攻其实，毋乘其虚也。剧者，邪正交争也。当以脉断其虚实，弦者是邪气实，不失为下症，故生。涩者是正气虚，不可更下，故死。

【纲】 仲景曰：脉滑而数者，有宿食也，当下之，宜大承气汤。

【目】 龚信曰：数为在府，故滑为有食。数以至数言，是本来面目。疾以体状言，在谵语潮热时见，故为失度。

【纲】 仲景曰：病人烦热，汗出则解，又如疟状，日晡所发热者，属阳明也。脉实者，宜下之，与承气汤。

【目】 柯琴曰：烦热自汗，似桂枝症，寒热如疟，似柴胡症，然日晡潮热，则属阳明，而脉已沉实，确为可下，是承气主症主脉也。

【纲】 仲景曰：得病二三日，脉弱，无太阳柴胡症，烦躁心下硬。至四五日，虽能食，以小承气少少与微和之，令小安。至六日，与承气汤一升，若不大便，六七日小便少者，虽不能食，但初头硬，后必溏，未定成硬，攻之必溏。须小便利，屎定硬，乃可攻之，宜大承气汤。

【目】 王肯堂曰：二三日尚在三阳之界，脉弱者，无阳故也，无阳者，无太阳桂枝症，无少阳柴胡症也，如是则病不在表，而阳邪入阴，病在阳明之里也。七日后乃可攻者，以脉弱是太阳中风，能食是阳明中风，以此为风也。

潮热谵狂

【纲】 仲景曰：伤寒若吐若下后，不解，不大便五六日，上至十余日，日晡所发潮热，不恶寒，独语（此便是狂），如见鬼状，若剧者，发则不识人，循衣摸床，惕而不安，微喘直视，脉弦者生，涩者死。微者，但发热谵语，大承气汤主之。若一服利，止后服。

【目】　朱肱曰：脉弦者，阳也。涩者，阴也。阳症见阴脉者，死。病人有阳症而脉涩者，慎不可下。下症悉具，服汤已，更衣者，止后服，不尔，方尽剂服之。下后，慎勿中服补药，孙真人云：服大承气汤，得利差，慎不中服补药也。热气得补复盛，更复下之，是重困也，宜消息安养之。仲景有宜下者，有微和其胃气者，盖伤寒里症，须看热气浅深，故仲景有宜下之症，如大承气汤、小承气汤、十枣汤、大柴胡汤是也。有微和其胃气，如调胃承气汤、脾约丸、小承气，微和之之类是也。《金匮》云：虚者十补勿一泻，强实者泻之，虚实等者泻勿大泻之，故叔和序伤寒有承气之戒。又问：转药孰紧？答曰：大承气最紧，小承气次之，调胃承气又次之，大柴胡又次之。仲景治法，荡涤热积，皆用汤液，不得用丸子，不可不知也。大柴胡加大黄，小柴胡加芒硝，方为转药，盖为病轻者设也。

鳌按：潮热谵狂俱见，症之极重者矣。阅仲景阳明症论中，有单言潮热者，有单言谵语者，有单言发狂者，此条乃独举潮热谵狂而备言之，明乎其症之重，且凭脉以决其生死也。大约病至此，言脉必弦者少，而涩者多，故弦者生句轻，看专重在涩者死句，欲医者于此，急审其脉，或犹见弦象，则犹有下之一法以救之，不然，可勿药也。仲景特提此条以为世告，余亦因独摘此条，另立一款，不杂入单言潮热单言谵语单言发狂款中也。

潮　　热

【纲】　仲景曰：阳明病，脉浮而紧者，必潮热，发作有时，但浮者，必盗汗出。

【目】　刘完素曰：潮热属阳明，必於日晡时发者，乃为潮热。若日三五发者，则是发热，非潮热也。

王好古曰：脉浮而紧，是恶寒将自罢，将发潮热时之脉也。此紧反入里之谓，不得拘紧则为寒之说。

【纲】　仲景曰：阳明中风，脉弦浮大而短气，腹部满，胁下及心痛，久按之，气不通，鼻干，不得汗，嗜卧，一身及面目悉黄，小便难，有潮热，时时哕，耳前后肿，刺之小瘥，外不解，病过十日，脉弦浮者，与小柴胡汤，脉但浮，无余症者，与麻黄汤。若不尿腹满，加哕者难治。

【目】　鳌按：本条不言发热，但曰有潮热，是明兼少阳矣，故可与小柴胡汤。

【纲】　仲景曰：阳明病，脉迟微汗出，不恶寒者，其身必重，短气腹满而喘，有潮热者，此外欲解，可攻里也。手足濈然而汗出，此大便已硬也，大承气汤主之。若汗多，微发热恶寒者，外未解也，其热不潮，未可与承气汤。若腹大满不通者，可与小承气微和胃气，勿令大泄下。阳明病，潮热，大便硬者，可与大承气汤；不硬者，不可与之。若不大便六七日，恐有燥屎，欲知之法，少与小承气汤，汤入腹中转失气者，此有燥屎，乃可攻之。若不转失气者，此但初头硬，后必溏，不可攻之，攻之必胀满不能食也。欲饮水者，与水则哕，其后发热者，必大便硬而少也，以小承气汤和之。不转失气者，慎不可攻也。

【目】　朱肱曰：潮热者，大率当下。仲景云：潮热者实也，大承气汤症，云其热不潮，未可与也，则知潮热当下无疑矣。虽然更看脉与外症，脉若弦若浮，及外症恶寒，犹有表症，且与小柴胡汤以解之。若腹大满不通者，可与小承气微和其胃气，勿令大泄，纵使潮热当行大承气，亦须先少与小承气。若不转失气，不可攻之，后发热复硬者，大柴胡汤下之。若胸胁满而呕，日晡发潮热者，小柴胡加芒硝。又有日晡发潮热，已有微利者，又有微发潮热而大便溏者，或潮热而咳逆者，皆当用小柴胡也。冬阳明潮热，当行黄芩汤。阳明病俱宜下，惟恶寒中寒，为病在经，与太阳合病，属表，发其汗耳。若吐若下后，七八日不解，热结在里，表里俱热，时时恶寒者，白虎症也。

柯琴曰：胃实诸症，以手足汗出为可据，而潮热尤为亲切，以四肢为诸阳之本，而日晡潮热为阳明主时也。后条，必因脉之迟弱，即潮热尚不足据，故又立试法，以小承气汤为和，即以小承气汤为试，仍与小承气汤为和，总是慎用大承气耳。

【纲】 仲景曰：伤寒若吐若下后，不解，不大便，五六日，上至十余日，日晡所发潮热，不恶寒，独语如见鬼状，若剧者，发则不识人，循衣摸床，惕而不安，微喘直视，脉弦者生，涩者死，微者，但发热谵语，大承气汤主之。若一服利，止后服。

【目】 鳌按：此潮热而又不大便，不恶寒，俱是可下症也。

【纲】 仲景曰：阳明病，谵语，有潮热，反不能食者，胃中必有燥屎五六枚也。若能食者，但硬耳，宜大承气汤。

【目】 魏荔彤曰：能食不能食二者，俱知津必立枯，屎必尽燥，日久愈耗液伤正，自宜大承气汤，此于不能食而辨其已有燥屎，于能食而辨其将来必有燥屎，俱宜攻下也。他条言虽能食，虽不能食，俱应斟酌，不可大为攻下，此条又言反不能食者，若能食者，俱应直捷而大为攻下，非自体认能得仲师之心，从孰问津乎？凡《伤寒论》中，仲师既恐人不应下而下，又恐人应当下而下之太早太甚，今且恐人应下而不下，或不敢大下，故就燥屎以示之，令人既知详慎，又忌迟疑，中庸所以不易能也夫。

【纲】 仲景曰：二阳并病，太阳症罢，但发潮热，手足濈濈汗出，大便难而谵语者，下之则愈，宜大承气汤。

【目】 方中行曰：太阳症罢，分明全属阳明，首必先言二阳并病者，见未下时便有可下之症，见得太阳一罢，其余皆可下之症矣。

【纲】 仲景曰：阳明病，谵语发潮热，脉滑而疾者，小承气主之。因与承气汤一升，腹中转失气者，更服一升；若不转失气者，勿更与之。明日，不大便，脉反微涩者，里症也，为难治，不可更与承气也。

【目】 魏荔彤曰：脉滑而疾，滑者大之渐，而疾者数之称，病由太阳转属阳明，必在表之邪，变热入里。脉之浮者必变大，其紧与缓者，必俱变疾。疾，数也；数，热也。非变热入里，无以致成阳明也。凡病邪入经，脉必变紧缓为数，病邪入腑，脉又易数疾稍迟。

热入血室

【纲】 仲景曰：阳明病，下血，谵语者，此为热入血室。但头汗出者，刺期门，随其实而泻之，濈然汗出则愈。

【目】 成无己曰：此热入血室，盖言男子，不止谓妇人也。室者，可停止之处。血室者，荣血停止之所，经脉留会之处，即冲脉也，起于肾下，出于气冲，并足阳明经，挟脐上行，至胸中而散，为十二经脉之海。王冰曰：冲为血海，言诸经之血，朝会于此，男子则运行生精，女子则上为乳汁，下为月水。《内经》曰：任脉通，冲脉盛，月事以时下者是也。王冰又曰：阴静海满而去血，谓冲脉盛为血海满也，即是观之，冲为血室可知矣。伤寒之邪，妇人则随经而入，男子由阳明而传，以冲之脉，与少阴之络起于肾，女子邪感，太阳随经，便得入冲之经，并足阳明，男子阳明内热，方得而入也。冲之得热，血必妄行，在男子则下血谵语，在女子则月事适来适断，皆以经气所虚，宫室不辟，邪得乘虚而入。《针经》曰：邪气不得其虚，不能独伤人者是也。

柯琴曰：血室者，肝也，肝为藏血之脏，故称血室。女以血用事，故下血之病最多，若男子非损伤，则无下血之病。惟阳明主血所生病，其经多血多气，行身之前，邻于冲任，阳明热甚，侵及血室，血室不藏，溢出前阴，故男女俱有是症，必刺肝之募，（即期门穴）。引血上归经络，推陈致新，使热有所泄，则肝得所藏，血不妄行矣。按：蓄血便脓血，总是热入血室，入于肠胃，从肛门而下者，为便脓血，盖女子经血，出自子户，与溺道不同门，男子精血溺三物，内异道而外同门，精道由肾，血道由肝，溺道由膀胱，其源各别，而皆出自前阴也。

鳌按：肝藏血，肾生血，心主血，脾统血，而其源则汇于冲，冲起肾下，与肾贴近，血之由冲而出者，即如由肾而生，故曰肾生血，言肾所生，以冲即在肾下也，由是上行至脾，脾之为地宽广，故得而统之，再上行至肝，为营气凝聚之处，一身之血皆归焉，故曰藏也。心为君主，血脉皆朝宗而听命，故曰主也。然则血室之说，成氏主冲，柯氏主肝，二说虽异，其实则同。主冲者就其源头处言，主肝者就其藏聚处言，血必由源而出，不有源，则无根，血必聚处而藏，不有聚，则散漫无所收，于此二处而为血之室，其旨同也。假如脾而曰统，统者，属也，不过为其所属，非根源处，非藏聚处，故不得曰室。即心为营血之主，亦非根源处，非聚藏处，故亦不得曰室也。兹故并录二人之说，复为发明之，阅者亦可知其言之皆是而无背，而读古人书，贵有融会贯通处者，此类是也。若执一家言，以为此是彼非，则毋论不能寻究古人之书，即人一身之脏腑经络，先不得明，又何以治人之病矣！

谵语郑声

【纲】 仲景曰：伤寒四五日，脉沉而喘满，沉为在里，而反发其汗，津液越出，大便为难，表虚里实，久则谵语。发汗多，若重发汗者，亡其阳，谵语，脉短者死，脉自和者不死。谵语直视，喘满者死，下利者亦死。

【目】 李杲曰：问：邪入阳明，为谵语，妄言错失，此果阳明乎？答曰：足阳明者，胃也，岂有其言哉！伤寒始自皮毛入，是从肺中来，肺主声，入于心则为言，胃即戊也，戊为火化，下从肝肾。

王肯堂曰：谵语症，有补虚一法，如《素问》云：谵语者，气虚独言也。《难经》曰：脱阳者见鬼，仲景谓亡阳谵语，即此义也，故楼英云，余用参、芪、归、术等剂，治谵语得愈者百十数，岂可不分虚实，一概用黄连解毒、大小承气等汤以治之乎！王海藏亦云：黄芪汤，治伤寒或时悲哭，或时嘻笑，或时太息，或语言错乱失次，世疑作谵语狂言者，非也，神不守舍耳。两手脉浮沉不一，举按全无力，浮之损小，沉之亦损小，皆阴脉也，甚者调中丸，或理中丸。有阴症手足冷，脉细微而谵语者，宜四逆汤，《活人》用白通汤，海藏用黄芪加干姜汤。有人患此症，脉极沉细，外热内寒，肩背胸胁斑出十数点，语言狂乱，或曰：发斑谵语，非热乎？余曰：非也。阳为阴逼，上入于肺，传之皮毛，故斑出，神不守舍，故错语如狂，非谵语也。肌表虽热，以手按之，须臾，冷透如冰，与姜附等药数日，约二十余两，得大汗而愈，后因再发，脉又沉迟，三四日不大便，与理中丸三日，其病全愈。以是知此人之狂非阳狂之狂，乃失神之狂，即阴虚也。

柯琴曰：首条，谵语之由。二条，谵语之脉，脉短，是营卫不行，脏腑不通，故死也。二条，言死脉。三条，言死症，盖谵语本胃实，则不是死症，若谵语而一见虚脉虚症，则是死症，而非胃家实矣。

【纲】　仲景曰：夫实则谵语，虚则郑声，郑声者，重语也。

【目】　朱肱曰：病人有谵语、郑声二症。郑声为虚，当用温药，白通汤主之。谵语为实，当调胃承气汤。如服之而谵语止，或更衣者，止后服，不尔，再与之。仲景云：实则谵语，虚则郑声。世多不别，然亦相似难辨，须凭外症与脉别之。若大小便利，手足冷，脉微细者，必郑声也。大便秘，小便赤，手足温，脉洪数者，必谵语也。以此相参，然后用药，万全矣。大抵伤寒不应发汗者，汗之必谵语，谵语属胃，和中则愈，不和则烦而躁，宜调胃承气汤。然亦有三阳合病谵语者，有胃实谵语者，或汗多亡阳谵语者，有下利谵语者，有妇人热入血室谵语者。

成无已曰：郑声，不正之音也。汗后，或病久，人声转者是也。盖为正气虚而不全，故使转而不正也。若以重语为重叠之语，与谵语混而莫辨，殊失仲景之旨。

李杲曰：狂言者，大开目与人语，语所未尝见之事也。谵语者，合目自言，言所日用常见常行之事也。郑声者，声战无力，不相接续，造字出于喉中也。

吴绶曰：大都郑声，乃因内虚，正气将脱，而言皆不足之貌，如手足并冷，脉息沉细，口鼻气息短少，所说言语，轻微无力，气少难以应息者，皆元气将脱也。或吃忒不止，神昏气促，不知人事者，死。或气息不促，手足颇温，其脉沉细而微者，急以附子汤倍人参主之，或以接气丹、黑锡丹兼进一二服，以助其真气也，或浓煎人参，徐徐与之，或未可用附子者，以三白汤倍人参主之。

戴原礼曰：谵语属阳，郑声属阴。经云：实则谵语，虚则郑声。谵语者，颠倒错乱，言出无伦，常对空独语，如见鬼状。郑声者，郑重频烦，语虽谬而谆谆不已，年老人遇事则谇语不休，以阳气虚故也。此谵语郑声，虚实之所以不同也。二者本不难辨，但阳盛里实，与阴盛格阳，皆能错语，须以他症别之，大便秘，小便赤，身热烦渴而妄言者，乃里实之谵语也。小便如常，大便洞下，或发躁，或反发热而妄言者，乃阴格阳之谵语也。里实宜下，调胃承气汤。热躁甚而妄言不休，大渴喜饮，理中汤。阴格阳，宜温胆汤、四逆汤、附子理中汤。又有不系正阳明，似困非困，间时有一二声郑语者，当随症施治。外有已得汗，身和而妄言者，此是汗出后津液不和，慎不可下，乃非阳非阴者，宜小柴胡和建中汤各半帖，和荣卫，通津液。若阳传入阴，自利，手足厥逆，语或错乱，此虽已自利，其中必有燥屎，犹当下之，阴中之阳，宜调胃承气汤。瘀血在里，大便黑，小便利，小腹痛，其人如狂谵语者，桃仁承气汤。妇人热入血室，亦能谵语，小柴胡汤。病后血气未复，精神未全，多于梦寐中不觉失声如魇，此不系谵语郑声，宜温胆汤去竹茹，入人参五分，或用六君子汤。

魏荔彤曰：阳明胃病，固多谵语矣。然谵语亦有虚实不同，不可概施攻下。夫谵语固谵语，惟胃中实热，津液不足，方神明昏昧，而胡乱作语，此谵语也。若胃热不实，则神明不至甚乱而口语亦不甚糊涂，但说了又说，繁言絮语，失其常度耳。盖其中虚气弱，词不达意，故语至再三，此真为虚歉之象，不止伤寒症中有此，杂病气虚者多有之，以此为谵语而攻下，贼夫人之子矣。仲师必详为立辨，令人认明谵语是胡言乱语，郑声是重言复语，故自解之曰：郑声重语也。重字当作平声。

张介宾曰：实则谵语，虚则郑声，此虚实之有不同也。夫二者总由神魂昏乱，而语言不正，又何以分其虚实？但谵语者，狂妄之语也。郑声者，不正之声也。谵语为实，实者邪实也。如伤寒阳明实热，上乘于心，心为热冒，则神魂昏乱而谵妄不休者，此实邪也。实邪为病，其声必高，其气必壮，其色必厉，其脉必强，凡登高骂詈，狂呼跳扰之类，皆是也。此之为病，有由燥屎在胃者，有由瘀血在脏者，有由火盛热极者，有由腹胀便秘口疮咽烂者。察其果实，即当以三承气，或白虎汤、凉膈散之类治之。郑声为虚，虚者神虚也。如伤寒元神失守为邪所乘，神志昏沉而错乱不正者，此虚邪也。虚邪为病，其声必低，其气必短，其色必萎，其脉必无力。凡其自言自语，喃喃不全，或见鬼怪，或惊恐不休，或问之不应，答之不知之类，皆是也。此之为病，有因汗亡阳，因下亡阴者，有因焦思抑郁竭蹶心气者，有因劳力内伤致损脾肾者，有因日用消耗暗残中气者。凡其病虽起，倒而遏之即止，终不若实邪之难制者，即虚邪也。察其果虚，最忌妄行攻伐，少有差谬，无不即死。治此者，速宜察其精气，辨其阴阳，舍其外症，救其根本，稍迟犹恐不及，而况于误治乎？甚至有自利身寒，或寻衣撮空，面壁啐啐者，尤为逆候。盖虚损之人，最忌谵妄，故凡身有微热，脉见洪滑者生。心多烦躁，脉见微弱细急，而逆冷者死。

【纲】　仲景曰：阳明病，下血，谵语者，此为热入血室。但头汗出者，刺期门，随其实而泻之，濈然汗出则愈。妇人中风，发热恶寒，经水适来，得之七八日，热除而脉迟身凉，胸胁下满，如结胸状，谵语者，此为热入血室也，当刺期门，随其实而泻之。妇人伤寒，发热，经水适来，昼则明了，暮则谵语，如见鬼状，此为热入血室，无犯胃气，及上下焦，必自愈。

【目】　朱肱曰：问：仲景云无犯胃气，何也？答曰：热因经水适来，乘虚入室，故血室有热，遂令谵语，当以小柴胡解之，却与胃实谵语不同，胃实有燥屎，故宜调胃承气下之。若血热有谵语，非胃家实，仲景恐人作胃实攻之，故曰：无犯胃气也。大抵谵语是热，属阳，而反见阴症者逆。

刘完素曰：血病则肝伤，肝藏魂，肝伤则魂无所归，心神无主，此所以发谵语也。要之，此非胃实，因热入血室而肝实也。肝热心亦热，肝与心相近也，热伤心气，既不能主血，亦不能作汗，故但头有汗而不能遍身。此三条，皆因谵语而发，不重热入血室，更不重在伤寒中风，须知谵语有不因于胃者，故不可以谵语定为胃实之症，而犯其胃气。

【纲】 仲景曰：三阳合病，腹满身重，难以转侧，口不仁而面垢，遗尿，发汗则谵语，下之则额上出汗，手足冷，若自汗出者，白虎汤主之。

【目】 寇宗奭曰：谵语者，真气昏乱，神识不清之所致也。心藏神而主火，病则热气归焉，伤寒胃中热盛，上乘于心，心为热冒，则神昏乱而语言多不知，所以言出无次而成谵妄之语，轻者睡中呢喃，重者不睡亦语言错乱，有谵语者，有独语者，有狂语者，有语言不休者，有言乱者，此数者皆因热之轻重也。谵语与独语，虽间有妄错，若与人言，犹有伦次，是热未至于极者也。经曰：独语如见鬼状，若剧者，发则不识人，是独语，病犹未剧也。狂语者，热甚者也。由神昏而无所见，甚则至于喊叫也。语言不休，则更甚矣。至于乱语者，妄言詈骂，不避亲疏，为神明乱极。经曰：诸逆发汗，微者难差，剧者言乱，是难可复制也。谵语之由，又自不同，有由火劫者，有由汗出者，有由下利者，有由下血者，有由亡阳者，有由过经者，有由燥屎在胃者，如此条，则由三阳合病者。凡诸此类，脉短则死，脉和则愈。又身微热，脉浮大生，逆冷脉沉细，不过一日死。实则谵语，收敛在内，而实者本病也。或气上逆而喘满，或气下夺而自利者，皆为逆。经曰：直视谵语，喘满者死，下利者亦死，谓其正气脱绝也。

鳌按：尿蓄于膀胱，故遗尿，为太阳本病。少阳经行身之侧，故难以转侧为少阳病。其余口不仁，面垢谵语，额上出汗，手足冷，自汗，皆属阳明。故虽三阳合病，实是阳明病，而略兼太少二经，所以专从阳明主治，其用白虎汤者，以胃热而非胃实也。

【纲】 仲景曰：若胃气不和，谵语者，少与调胃承气汤。

【目】 王好古曰：治老幼及虚人伤寒，五六日昏冒言妄，小便或淋或涩，起卧无度，或烦而不得眠，并宜白虎汤加山栀一钱。治热病及时疫，心躁，狂乱奔走，状似癫痫，言语不定，久不得汗，及时疫不知人者，以人中黄不拘多少，入罐内，泥封固，武火煅半日，放地，去盖半日，研细，新汲水调下三钱，或未退，再服愈。

吴绶曰：治伤寒热甚，心烦有痰，神昏谵语者，以竹沥、生花粉汁各一盏服之。按：此方内热不禁下者可用。

【纲】 仲景曰：伤寒十三日不解，过经谵语者，以有热故也，当以汤下之。若小便利者，大便当硬而反下利，脉调和者，知医以丸药下之，非其治也。若自下利者，脉当微厥，今反和者，此为内实也，调胃承气汤主之。

【目】 王肯堂曰：经文内实之实，当作热。此段有五反一对，热与厥反，汤与丸反，硬与下利反，脉微与脉和反，药下与自利反，小便利与大便硬为一对，读者详之。下利谵语，其曰脉调和，手足和，小便利者，阳也，故用承气下之，其脉当微厥，及少阴但欲寐，被火气劫汗，谵语小便难者，阴也，故当用补剂和之。

【纲】 仲景曰：阳明病，谵语，发潮热，脉滑而疾者，小承气汤主之。因与小承气汤一升，腹中转失气者，更服一升，若不转失气者，勿更与之。明日不大便，脉反微涩者，里虚也，为难治，不可更与承气汤也。

【目】 朱肱曰：潮热脉滑疾者，必谵语也，小承气汤。大便秘，小便赤，手足温，脉洪数者，必谵语也，调胃承气汤。谵语，不恶寒，反恶热，白虎汤。已得汗，身和谵语者，柴胡桂枝汤。火迫而致谵语，亦白虎汤。

鳌按：此以里虚句为主，盖通节所言形症，皆是假有余，脉微涩，乃是真不足，故谵语潮热，下症虽具，仲景于此，慎之又慎，只以小承气试之也。

【纲】　仲景曰：伤寒若吐若下后，不解，不大便，五六日上，至十余日，日晡所发潮热，不恶寒，独语如见鬼状。若剧者，发则不识人，循衣摸床，惕而不安，微喘直视，脉弦者生，涩者死。微者，但发热谵语，大承气汤主之。若一服利，止后服。

【目】　柯琴曰：微者，但发热谵语，是邪气实，当以下解。一服利，止后服，只攻其实，无乘其虚也。

【纲】　仲景曰：下利谵语者，有燥屎也，宜小承气汤。汗出谵语者，以有燥屎在胃中，此为风也，须下之，过经乃可下之。下之若早，语言必乱，表虚里实故也，下之则愈，宜大承气汤。阳明病，谵语，有潮热，反不能食者，胃中必有燥屎五六枚也，宜大承气汤下之。若能食者，但硬耳。阳明病，其人多汗，以津液外出，胃中燥，大便必硬，硬则谵语，小承气汤主之。若一服谵语止，更莫后服。

【目】　陶华曰：大热干呕，呻吟错语，不得眠，犀角解毒汤。得病无热，但狂言，烦躁不安，精来不与人相当，新汲水调五苓散三钱探吐之。一法，用猪苓汤。瘀血狂语谵语，漱水，大便黑，小便多，身黄腹满，此为当汗不汗，蓄热在里，轻者，犀角地黄汤；重者，桃仁承气汤、抵当丸。

柯琴曰：首条，下利是大肠虚，谵语是胃气实，胃实肠虚，宜大黄以濡胃，无庸芒硝以润肠。末条，阳明主津液所生病，故阳明病多汗，多汗是胃燥之因，便硬是谵语之根，一服谵语止，虽未利而胃濡可知矣。

【纲】　仲景曰：二阳并病，太阳症罢，但发潮热，手足濈濈汗出，大便难，而谵语者，下之则愈，宜大承气汤。

【目】　鳌按：本条全属阳明可下之症，故本二阳并病，而开手即揭清太阳症罢句也。

头痛头眩

【纲】　仲景曰：阳明病，头痛，不恶寒，反恶热，大便实，宜调胃承气汤。阳明病，反无汗而小便利，二三日呕而咳，手足厥者，必苦头痛；若不咳不呕，手足不厥者，头不痛。

【目】　王肯堂曰：《内经》云：巨阳受邪，少阴为里，得热则往从之，从之则厥也，太阳与少阴为合，此症当是太阳未全罢耳。经又云：阳明病则喘而啘，啘则恶人，小便利者，寒邪内攻，肢厥头痛者，寒邪外攻也。

喻昌曰：阳明病，本不头痛，若无汗，呕咳，手足厥者，得里因而邪热深也。然小便利，则邪热不在内而在外，不在下而在上，故知必苦头痛也。

魏荔彤曰：此手足之厥，与头痛互见，非少阴之手足厥也，故呕而汗出，与反无汗亦不同，正见少阴之手足厥冷，有汗而不头痛，呕而不咳，与阳明之呕咳而无汗，头痛而手足厥有别。此阳明病有类少阴，而又微带太阳，后学皆茫然不知下手处，故仲师苦心标出。问：少阴亦有咳，何以辨？曰：少阴所云，咳而下利谵语者，被火气劫故也，原文详之矣。不然，何能上炎而咳？其言或咳而呕，渴不得眠者，则必兼呕渴不得眠，而见少阴之阴躁，不与阳明之呕咳兼头痛类也。其言或咳或悸，或小便不利，或腹中痛，或泄利下重，然必兼四者，诸症虽有似阳明，而头痛一症，必非少阴所有也，此少阴之咳，与阳明所以不同也，故太阳之头痛，入于阳明之小便利呕咳厥逆中，总属阳症。又见阳能统阴，一阳存而群阴悉化为阳，在病气亦如此，正气之在人身者可识矣。

【纲】 仲景曰：阳明病，表里大热，烦渴引饮，头痛如破者，竹叶石膏汤。阳明病，身热头痛，漱水不欲咽，必发衄。

【目】 杨士瀛曰：将发衄而脉数者，宜犀角地黄汤，茅花汤亦可。

吴绶曰：阳明头痛额前，目疼鼻干，脉长也，无汗者，葛根加葱白、白芷汗之；有汗，曾经发汗，头痛不解者，葛根葱白汤。若不恶风而反恶热，自汗烦渴，脉洪数，饮水头疼者，白虎加白芷汤。内有燥屎，蒸蒸发热头痛者，调胃承气汤。凡阳明头痛无汗者，葛根、麻黄、葱白、白芷、石膏之类也；有汗，则白芷、石膏、葛根、川芎汤也。

【纲】 仲景曰：阳明病，脉迟，食难用饱，饱则微烦，头眩，必小便难，欲作谷疸，须下之，腹满如故，所以然者，脉迟故也。

【目】 魏荔彤曰：本条之上条云，食谷欲呕者，属阳明也，吴茱萸汤主之。得汤反剧者，属上焦也。与本条俱言胃虚，然虚寒与虚热又迥不同，虚固不可作实而攻下，热可遽作寒而温补乎？故仲师就上条食谷欲呕中，又示人以推类详义之法。如阳明病脉迟，似属虚寒，但寒则不能食，此能食而但难用饱，饱则微烦头眩者，胃惟不寒故能食，胃惟气虚故不用饱，不用饱者，不受饱也，微烦头眩，俱虚而兼热之象，以此辨胃之虚，与食谷欲呕条同，而热则本条独异。夫迟为寒脉，何云是热？不知此乃兼涩之迟，非沉迟之迟，谓之虚而兼湿热则可，谓之虚寒则大不可也，故又见小便难一症，虚则气不充而湿不除，湿则气不化而热不消，胃中谷气不能化正养身，却蕴酿湿热，蒸作疸黄之兆，如不清热除湿，培土消疸，而妄下之，将湿愈增而虚愈甚，腹满如故，胃累及脾，表里受病，而发黄身肿矣，故又曰脉迟故也。言迟则濡涩而不滑利，虚而湿之义为主，而热副之，主治者以除湿培土补中为君，以清热消疸为臣佐之用，斯为得仲师心法者。

【纲】 仲景曰：阳明病，但头眩，不恶寒，故能食而咳，其人必咽痛，若不咳者，咽不痛。

【目】 王肯堂曰：阳明病，身不重，但头眩而不恶寒者，阳明中风而风内攻也。经曰：阳明病，若能食，名中风。风邪攻胃，胃气上逆则咳，咽门者，胃之系，咳甚则咽伤，故咽痛。若胃气不逆则不咳，其咽亦不痛也。

鳌按：此与前头痛款中反无汗一条，俱是阳明病而有类少阴者，然彼条之呕咳而无汗，头痛而手足厥，所以异于少阴之手足厥冷有汗而不头痛，及呕而不咳，此条之咳而咽痛，亦所以异于少阴之咽痛为不咳而痛也。

郁　冒

【纲】 仲景曰：病人小便不利，大便乍难乍易，时有微热，喘冒不能卧，有燥屎也，宜大承气汤。

【目】 王好古曰：伤寒传至五六日间，渐变神昏不语，或睡中独语一二句，目赤唇焦舌干，不饮水，稀粥与之则咽，不与则不思，六脉细数而不洪大，心下不痞，腹中不满，大小便如常，或传至十日以来，形貌如醉，若用大承气则误矣。不知此热传少阴心经也，然又未知自何经而来？答曰：本太阳经伤风，风为阳邪伤卫，则阴血自燥，热结膀胱，壬病逆传于丙，丙丁兄妹，由是传心，心火自上迫熏肺，所以神昏也。盖肺为清肃之脏，内有邪，故令神昏，宜栀子黄连黄芩汤。若脉在丙者，导赤散，脉在丁者，泻心汤。若误用凉膈散，此乃气中之血药也。如右手寸脉沉滑有力者，则可用之，或用犀角地黄汤，如无犀角，以升麻代之，是阳明经药也，解阳明经血中之热。若脉沉俱有力者，是丙丁俱有热，可以导赤泻心各半服之。

卷　　九

直　　视

【纲】　仲景曰：伤寒若吐若下后，不解，不大便，五六日，上至十余日，日晡所发潮热，不恶寒，独语如见鬼状。若剧者，发则不识人，循衣摸床，惕而不安，微喘直视，脉弦者生，涩者死。微者，但发热谵语，大承气汤主之。若一服利，止后服。谵语直视，喘满者死，下利者亦死。

【目】　成无己曰：此皆邪气盛而正气脱也。其或有目中不了了，睛不和，无表里症，大便难，身微热者，是非直视也，此为内实也，可用大承气大柴胡下之。直视为不治之疾，目中不了了，为可治之候，二者形症相近，宜熟审之。

陈士铎曰：伤寒阳明症中，有直视谵语，喘满者死，下利者亦死之文，此必诸症一齐同见，苟有一症未兼，尚不直视，倘三症皆见，必死症矣。虽然直视谵语，多由胃火之盛，自焚其心，而肾水不能来济，火愈盛而无制，喘满者，火炎而气欲上脱，下利者，火降而气欲下脱也。此犹属欲脱未脱之危症，治之得法，犹可望生，急以援脱散救之，人参、麦冬、白芍各一两，石膏五钱，竹茹三钱，水煎服。此方用人参以救脱，石膏平火，麦冬平喘，白芍止利，竹茹清心，自然气不绝而可救，真奇方也。

呕

【纲】　仲景曰：伤寒呕多，虽有阳明症，不可攻之，黄芩生姜半夏汤。

【目】　朱肱曰：无阳则厥，无阴则呕，呕者，足阳明之经，足阳明之气本不行，今厥而上行，故为气逆，气逆则呕。仲景云：呕多虽不大便，不可下，可与小柴胡汤，上焦得通，津液得下，胃气和浃，濈然汗出而解。大抵呕症不一，各有治法，要之小柴胡尤相当耳，与小柴胡。胸胁满而呕，日晡发潮热者，可小柴胡加芒硝。若呕不止，心下急，郁郁微烦，与大柴胡，大便秘，方加大黄。大柴胡治呕最妙，为内有枳实，去秽压虚气，须是去大黄，如本条之症，宜用官局桔梗汤最良，亦用枳实耳。

戴原礼曰：阳明病，虽显然有可下症者，兼呕多犹属上焦，未可遽下，宜小柴胡汤。若独见太阳症，或吐泻者，恐膈间有痰饮停滞，且以二陈汤定之，候呕吐定，徐进解药。若先呕却渴者，猪苓汤。先渴却呕者，治膈间之水，小半夏茯苓汤。呕而吐涎沫者，吴茱萸汤。太阴厥阴，间有呕吐，太阴，理中汤，厥阴，四逆汤，并加生姜。以上阴症，乃阴中之阴，宜用热剂。阳入阴者，能为利而不为呕，呕属上而近于外也，阳之所入者深，故利也。又有阳症新瘥而呕，别无所因，此余热在胃脘也，宜竹叶石膏汤，或橘皮竹茹汤。大抵得之太阳而呕者，必是合病，乃病渐入内，非正太阳也，盖太阳见呕，非合阳明，则合少阳，其呕为热，忌用暖剂。有人初病，其太阳症而呕，一家少长相似，与养胃汤俱立效，此时行之气适然，是为伤寒杂病，又非可以正经伤寒以律之也。

李中梓曰：呕多，水气在上焦也，虽有胃实症，只宜小柴胡以通液，误攻，必至利不止。

【纲】 仲景曰：伤寒发热无汗，呕不能食，而反汗出濈濈然者，是转属阳明也。

【目】 王肯堂曰：宜大柴胡汤。

陶华曰：呕者，声物俱有而旋出。吐者，无声有物而顿出。较其轻重，则呕甚于吐，大都表邪传里，里气上逆，故呕吐而水谷不下。其有胃热，脉弦数，口苦烦渴而呕吐者；有胃寒，脉弦迟，逆冷不食，小便利而呕吐者；有水气，在膈间，怔忡，先渴而后呕者；有脓血，喉中腥气，奔逆上冲，不从治之，呕脓血尽自愈者。是四者不可不辨。

鳌按：此条之呕，即在不能食，可知其胃家素实，与干呕不同也。

【纲】 仲景曰：发汗吐下后，虚烦不得眠，若剧者，必反复颠倒，心中懊憹，栀子豉汤主之。若少气者，栀子甘草豉汤主之。若呕者，栀子生姜豉汤主之。

【目】 朱肱曰：古人治呕，多用半夏、生姜。孙真人云：生姜是呕家圣药，仲景治呕皆用之。《金匮》治诸呕吐，谷不下者，小半夏汤、小半夏加茯苓汤、小半夏加橘皮汤皆可选用。呕而发热者，小柴胡汤。呕而发渴者，猪苓汤。先渴却呕者，为水停心下，茯苓汤。若少阴症而呕者，真武汤去附子加生姜。伤寒瘥后呕，有余热在胃脘，竹叶汤加生姜。若病人直患呕吐，而复脚弱，或疼，乃是脚气，当作脚气治。

柯琴曰：虚烦是阳明坏病。若少气，若呕，又从虚烦中想出，烦必伤气，加甘草以益气，虚热相搏必欲呕，加生姜以散邪。

【纲】 仲景曰：阳明病，胁下硬满，不大便而呕，舌上白苔者，可与小柴胡汤。上焦得通，津液得下，胃气因和，身濈然而汗出解也。阳明病，反无汗，而小便利，二三日呕而咳，手足厥者，必苦头痛。若不咳不呕，手足不厥者，头不痛。

【目】 魏荔彤曰：胁下硬满，较他条胸胁满不去，少甚矣。不大便而呕，舌上白苔，是阳明病胃已成实，而邪复转传少阳也。此诸症中，惟不大便为正阳阳明，其余尽少阳阳明所应有之病，但俱属欲转少阳而未全成少阳也，与以小柴胡汤，仍以和解为用，使正阳之邪，由少阳而出，胃不成实，阳明得罢耳。二三日，寒邪在阳明少久，方能变热，乃同阳邪逆冲而呕而咳，然终无阳邪之烈，所以咳而不咽痛，又带有阴邪之滞腻，所以呕也。

吐

【纲】 仲景曰：伤寒一日，太阳受之，脉若静者，为不传；颇欲吐，若躁烦，脉急数者，为传也。

【目】 庞安常曰：颇欲吐，就受寒之一日已见，是将来呕逆之机，已伏于此。

【纲】 仲景曰：少阴症，饮食入口则吐，心中温温欲吐，复不能吐，始得之，手足寒，脉弦迟者，此胸中实，不可下也，当吐之。若膈上有寒饮，干呕者，不可吐也，当温之，宜四逆汤。

【目】 韩祗和曰：此本少阴肾脏之

病，但曰脉弦，弦犹带少阳之象，曰胸中实，胸中者阳明之分，况实则必有宿滞，故不尽从少阴温治之法，亦不可从阳明攻下之法，而用吐法也。

朱肱曰：曾经汗下，关脉迟，胃中虚冷而吐者，干姜黄芩黄连人参汤。寒多不饮水而吐者，理中汤去术加生姜。吐利，手足逆冷，烦躁甚者，吴茱萸汤。若伤寒解后，虚羸少气，气逆欲吐者，竹叶石膏汤。

哕

【纲】 仲景曰：阳明中风，脉弦浮大而短气，腹部满，胁下及心痛，久按之，气不通，鼻干，不得汗，嗜卧，一身及面目悉黄，小便难，有潮热，时时哕，耳前后肿，刺之小瘥，外不解，病过十日，脉弦浮者，与小柴胡汤。脉但浮，无余症者，与麻黄汤。若不尿腹满，加哕者，不治。

【目】 朱肱曰：伤寒咳逆，此症极恶，仲景经中不载。孙真人云：咳逆，寻遍方论，无此名称，穷其状，咳逆者，哕逆之名，盖古人以咳逆为哕耳，大抵咳逆者，古人所谓哕是也。啘者，今人所谓干呕是也。扁鹊《中藏经》治伤寒咳逆，丁香散，丁香、柿蒂各一分，甘草、良姜各半钱，沸汤点作一服，乘热猛吃，极效。《三因》有竹茹汤等方，亦有丁香散、竹茹汤，治阳症也。《本事方》治伤寒后咳逆，豆蔻汤。治阴症，丁香、茴香、肉豆寇等药。若阳症不可用。凡咳逆，多有先热而后吃生冷，或凉药，多相激而成，盖阴阳二气相搏也。

成无己曰：馇则但胸喉间气，塞滞不得下通，然而无声也，哕则吃吃有声，二者相近，皆胃之疾，但有轻重耳。虚寒相搏，及饮冷水，令汗大出，水得寒气，冷必先搏，其人即馇，言胃气虚弱也。伤寒大吐下后，极虚，复发汗出者，其人外气怫郁，复与之水以发其汗，因得哕，即是观之，皆胃疾可知矣。然馇为水寒相搏，宜小青龙去麻黄加附子。哕则热气壅郁，气不得通而成。轻者，但和解，如潮热，时时哕，与小柴胡是也；重者，必攻下。如哕而腹满，视其前后，知何部不利，利之则愈是也。伤寒有此，病已极矣，非若渴烦等轻缓之候也。

鳌按：时时哕，内不解也，至腹部满加哕，比时时哕更加甚矣。

【纲】 仲景曰：阳明病不能食，攻其热必哕，所以然者，胃中虚冷故也，以其人本虚，故攻其热必哕。若胃中虚冷不能食者，饮水必哕。

【目】 成无己曰：观此，哕为胃疾可知矣。大抵妄下后，则胃虚，气因逆，所以成哕。

魏荔彤曰：阳明病至不能食，即有手足濈然汗出等症之假热，便不可误为胃实之热而攻之，致胃阳愈陷而脱，寒邪愈盛而冲，盖必作哕症，谷气将绝也。仲师再明为胃中虚冷之故，以其人本属胃冷而虚，并非胃热之实，欲医于能食不能食，辨胃之寒热也。且胃中之虚冷，不惟决于能食不能食，且决于能饮不能饮，若胃中真实虚冷，固不能食矣。且饮水必哕可与以阴寒攻破之剂乎？此虽有表症，且不治表而治里，虽有阳明假热之症，宁容不治真寒而治假热乎！所宜明辨而慎出之者也。

【纲】 仲景曰：伤寒大吐大下之，极虚，复极汗者，以其人外气怫郁，复与之水以发其汗，因得哕，所以然者，胃中虚冷故也。

【目】 成无己曰：胃虚得水，虚寒

相搏，故哕也，吴茱萸汤、理中汤，《活人》用橘皮干姜汤、半夏生姜汤、羌活附子汤。

陶华曰：哕者，即干呕之甚者也，其声浊恶而长，亦是有声而无物，病至于哕，则难治，盖因胃气本虚，汗下太过，或复饮水，水寒相搏，虚逆而成。又有热气壅郁，上下气不通而哕者，轻则和解疏利，甚则温散，若不尿腹满而哕，与咳逆脉散无伦者，虽神医不能措手矣。

【纲】　仲景曰：伤寒哕而腹满，视其前后，知何部不利，利之则愈。

【目】　王肯堂曰：仲景无方，《活人》前部宜猪苓汤，后部宜调胃承气汤。

鳌按：前数条，由胃冷之故。此条，由胃热之故。

干　呕

【纲】　仲景曰：伤寒表不解，心下有水气，干呕发热而咳，或渴，或利，或噎，或小便不利少腹满，或喘者，小青龙汤。

【目】　朱肱曰：问：有干呕者何也？答曰：大凡呕者，饮食不下，干呕者，今人所谓啘也，或因汗出，或因有水，或因下利，脾胃有热，故使干呕，宜官局桔梗汤最佳。仲景治汗自出干呕者，桂枝症也。身凉汗出，两胁痛，干呕者，十枣汤也。少阴不利脉微，与白通汤。利不止，厥逆无脉，干呕烦者，白通加猪胆汁汤也。少阴下利，里寒外热，脉微欲绝，干呕者，通脉四逆汤也。干呕吐涎沫，头痛者，吴茱萸汤也。

张元素曰：或问小青龙与小柴胡症，皆呕而发汗，表里之症，大概仿佛，何故二方用药之不同？曰：伤寒表不解，里热未甚，不渴，欲饮水不能多，不当与之，以腹中热尚少而不能消水，停饮蓄积故作诸症，然水寒作病，非温热不能解，故用小青龙，发汗散水，原其理初无里症，因水寒以致然也。夫小柴胡症，系伤寒发热，热邪传入，在于半表半里之间，热气内攻，故生诸症，缘二症虽曰表里俱病，其中寒热不同，故用药有姜、桂、柴、苓之不同也。

陶华曰：干呕者，空呕而无物出者也，大抵热在胃脘，与谷气并热，热气上熏，心下痞结则有此症。太阳汗出干呕，桂枝汤，主自汗也；少阴下利干呕，姜附汤，主下利也；厥阴吐沫干呕，吴萸汤，主涎沫也，邪去则吐自止矣。至如水气二症，又当以表里别之，伤寒表不解而心下有水气，干呕，身热微喘，或自利者，小青龙汤主之；不发热但恶寒，咳而利，干呕者，亦水气也，十枣汤下之。

欲　吐

【纲】　仲景曰：太阳病，过经十余日，心下温温欲吐，而胸口痛，大便反溏，腹微满，郁郁微烦，先其时极吐下者，与调胃承气汤。

【目】　朱肱曰：吐有冷热二症，寸口脉数，手心热，烦渴而吐，以有热在胃脘，五苓散主之。伤寒有表症，渴欲饮水，水入口即吐者，名水逆，由心经受热而小肠不利也，宜五苓散。发汗后，水浆不得入口为逆，若更发汗，必吐下不止，小半夏加茯苓汤、大半夏加橘皮汤。

柯琴曰：过经十余日，病不在太阳矣，仍曰太阳病者，此太阳坏病也。心下者，胃口也。心下温温欲吐者，胃口有遗热而胃气不和也，故用本汤微和之。

咳 逆

【纲】 仲景曰：伤寒咳逆上气，脉散者死。

【目】 张元素曰：咳逆者，火热奔急上行而肺阴不内也。便秘者，大承气汤，便软者，泻心汤。

王好古曰：伤寒咳逆脉散死，仲景之言不虚伪，大抵原因失下生，咳逆喉中阴不内，便软惟宜用泻心，便硬尤宜大承气，二药神攻作者谁，东垣洁古为良剂。少阴咳逆者，此失下也。阴消将尽，阳逆上行，使阴不内也，然阴既尽，阳亦将尽也，故为阳极脉微将尽者，宜泻心汤。如不用泻心，凉膈散去硝黄，清肺散亦可。若脉左浮右沉，实非表也，里极则反出于表也，何以然？咳逆舌强右脉实者，知少阴里也，饮水过多，心下痞而咳逆者，五苓散主之，别无恶候是也，恶候生，或兼以舌挛，语言不正，而反昏冒与咽痛者，少阴也，速下之，宜大承气也。何以脉浮为表？脉浮之实大，沉之损小，是为表也。浮之实大，沉之亦然，即非表也，邪入已深矣，内热当沉，反浮，阳极复之表也。

王肯堂曰：阴症者，内已伏阴，阴气太甚，肾水擅权，肝气不生，胃火已病，丁火又消，所以游行相火，寒邪迫而萃集于胸中，亦欲尽也，故令人发热，大渴引饮，病人独觉热，他人按执之，身体肌肉骨髓血脉俱寒，此火即无根之火也，故用丁香、干姜之类，热药温胃，其火自下。

吴绶曰：咳逆者，气上逆而为吃忒也。方书或以为咳嗽者非，本条言死，谓其形损也。吃忒，有因胃实失下者，其气皆从胃至胸嗌之间而为吃忒，易老治法，失下胃热内实，便硬者，承气汤。便软者，泻心汤。胃虚有热，橘皮竹茹汤。有痰饮，半夏生姜汤，或茯苓半夏汤。若胃冷，橘皮干姜汤，加味理中汤。《要略》云：其气自脐下直冲于胸嗌间吃忒者，此阴症也，其病不在胃也，且病下虚，内以伏阴，或误用寒凉，遂致冷极于下，迫其相火上冲，萃集胸中，以为吃忒，亦欲尽也。若不识此，为水极似火，误用凉药，下咽立败矣。凡治，须用羌活附子散、加味附子汤，急温其下，真阳一回，火降而吃忒自止也。如冷极吃忒不止者，或兼以硫黄乳香散嗅法，或灸期门、中脘、关元、气海，但要取手足温暖，而脉生，阳回阴退则活矣。

陶华曰：咳逆者，俗名吃忒，才发声于喉间则遽止，吃吃然连续连声，然而短促不长，古人谓即哕者非也，哕与干呕相似，但其声浊恶而长，皆有声而无物，病至于哕则危矣。大抵馇近于哕，馇者，但胸间气塞不得下通，哕则恶浊之声达于外矣。经曰：阳脉浮则为气馇。又曰：脉滑则为哕。此为医家责虚取实之过也。设若咳逆，脉散无伦，则难治，与伤寒咳而气逆，固不同也。若将吃忒紊于哕与咳而气逆，则误人多矣，临病必明辨焉。

喘

【纲】 仲景曰：阳明中风，口苦咽干，腹满微喘，发热恶寒，脉浮而紧，若下之，则腹满小便难也。阳明脉浮，无汗而喘者，发汗则愈，宜麻黄汤。阳明病，脉浮而紧，咽燥口苦，腹满而喘，发热汗出，不恶寒反恶热，身重。若发汗则燥，心愦愦，反谵语。若加烧针，必怵惕，烦躁不得眠。若下之，则胃中空虚，客气动膈，心中懊侬，舌上苔者，栀子豉汤主之。

【目】　戴原礼曰：喘嗽有阴阳，太阳经有喘有嗽，少阳有嗽无喘。有喘，非少阳也，其见少阳症而嗽者，宜小柴胡汤，加五味六分，干姜四分。阳明有喘无嗽，有嗽，非正阳明也，其阳明症喘有潮热者，大承气汤。阴症喘，惟少阴有之，若四肢沉重疼痛，小便如常，大便自利而嗽者，真武汤去芍药，加五味、干姜各五分，细辛三分，此阴中之阴。若四肢厥逆，腹中痛，泄利下重而喘，四逆汤加五味、干姜各五分。下利呕渴，身烦不得眠而喘者，猪苓汤，此阴中之阳。诸阴喘促，最为危症，返阴丹主之。喘促四肢逆冷，小渴，与水反剧，饮之，致停饮心下满结者，喘死甚众，当以五苓散或陷胸丸主之。

吴绶曰：凡表有寒发喘者，脉浮紧恶寒身疼无汗也，麻黄汤主之。若表有风发喘者，脉浮缓恶风自汗也，宜桂枝汤加厚朴、杏仁。

魏荔彤曰：首条，风寒两伤之症也，风寒之气，每相兼而中伤于人，在太阳有大青龙症，由太阳转属阳明亦然，故此条自为风寒两伤之阳明也。二条，乃太阳阳明之症，入阳明未深，故用麻黄，仍令其邪自表出，不致归于胃也。

【纲】　仲景曰：伤寒四五日，脉沉而喘，沉则为里，而反发其汗，津液越出，大便为难，表虚里实，久则谵语。

【目】　成无己曰：邪气入内之时，得脉沉而喘满，里症具也，则当下之，反发汗，令津液越出，胃中干燥，致大便难而谵语，宜大承气汤。

【纲】　仲景曰：阳明病，脉迟，虽汗出，不恶寒者，其身必重，短气腹满而喘，有潮热者，此外欲解，可攻里也，手足濈然而汗出者，此大便已硬也，大承气汤主之。病人小便不利，大便乍难乍易，时有微热，喘冒不得卧者，有燥屎也，宜大承气汤。

【目】　吴绶曰：凡阳明内实，不大便，腹满短气，发潮热而喘者，大柴胡加厚朴杏仁汤，或小承气汤也。凡阴症厥逆，脉沉细而微，气促而喘，无汗者，四逆汤，加五味、杏仁也。凡虚人脉伏，手足逆冷而喘者，五味子汤也。凡暴冒风寒，脉浮无汗而喘，宜苏沉九宝汤也。凡热盛有痰，脉弦数而喘，不可汗，不可下，小柴胡加知母、贝母、瓜蒌仁。胸满者，加枳壳、桔梗。心下满者，加枳实、黄连。舌燥饮水而喘者，加知母、石膏。古人云：诸喘为恶，故非轻也。华佗曰：盛则为喘，盖非肺气盛也，乃肺中之邪火盛也，所以泻白者，泻肺中之火也，非泻肺也。又泻心汤，乃泻心下之痞满者也。《卫生宝鉴》曰：凡看文字，有余当认作不足者，盖受病为不足，病气为有余也。

渴

【纲】　仲景曰：阳明病，汗出多而渴者，不可与猪苓汤，以汗多，胃中燥，复利其小便故也。

【目】　张元素曰：其阳明汗多，此阳明病未解而渴，胃中津液干燥，若与猪苓复利其小便，是为实实虚虚之弊。

朱肱曰：太阳症无汗而渴者，不可与白虎汤。阳明症汗多而渴者，不可与五苓散。或曰：太阳渴，终不可与白虎汤耶？答曰：太阳症得汗后，脉洪大而渴，方可与之也。或曰：阳明渴，终不可与五苓散耶？答曰：阳明症，小便不利，汗少脉浮而渴者，方可与之也。

赵嗣真曰：《活人》切戒太阳无汗而渴，不可与白虎，阳明汗多而渴，不可与猪苓。愚详仲景论治渴药，有不可与之戒有二，伤寒脉浮发热无汗，渴欲饮水，无表症者，白虎加人参汤。表不解，不可与，《活人》不云表不解，但云无汗不可与，则误矣。经云：阳明汗多而渴，不可与猪苓汤，《活人》改作五苓散，盖猪苓专渗泄，五苓兼汗利，安得而改之？经既云汗多而渴者不可与猪苓汤，而太阳伤寒汗出而渴，复用五苓散者。盖渴虽同，汗下之多寡则异，太阳属表，未至汗多胃燥，故用五苓渗热和表，非若阳明属里，汗之而胃即燥也。经又云：阳明发热汗多，急下之，均是阳明。汗多，前症戒利小便，此症不戒利大便，何也？盖渴者，邪气散漫在经，未收敛入胃作实，此症不渴，则内已作实，外又发热，恐热邪内竭津液，故急下之。且猪苓五苓，又有可疑者，太阳病脉浮，小便不利，微热消渴者，五苓散。阳明脉浮发热，渴欲饮水，小便不利者，猪苓汤，脉症皆同，何故用药之不同耶？然太阳邪在表，发汗不解，故用五苓和表行津液。阳明邪已入里，热客下焦，故用猪苓渗泻其热，噫！白虎、猪苓、五苓等药，若能症察于机微，治明于权变，则可与不与，庶得仲景之妙！外有自利而渴条下注云：伤寒热入于脏，流于少阴之经，少阴主肾，恶燥，故渴而引饮，注用猪苓汤、白头翁汤，又后下利问中，重出自利而渴条下，却云：肾虚故引水自救，通用四逆白通猪苓等汤，一问以渴为热，一问以渴为虚，冰炭不侔，何凭分别？又且分隶两门，设使后人临病，检阅前后，两不相同，疑误岂小！今详定少阴病，咳而下利呕渴，心烦不得眠，及厥阴症，下利欲饮水，是皆传经之邪热，脉必沉细数，仲景故以滑石、黄连等清利之。其或少阴自利而渴，欲吐不吐，心烦但欲寐，是真入本经之阴邪也，脉必沉微，仲景故以附子、干姜温之，本问何不如此明示脉症，合为一门而明辨之，庶一见而两得焉？清之温之，随其攸利，又何疑误之有！

王肯堂曰：治宜白虎加人参汤，小柴胡汤去半夏加瓜蒌、竹叶。渴有随病治之之法，如渴而头汗，小便不利，兼胁满往来寒热者，柴胡桂枝干姜汤、茵陈蒿汤。表不解，心下有水气，干呕发热，兼咳嗽噎喘，小青龙汤。又心下有水气，咳而微喘发热，不渴，服汤已渴者，此寒去欲解也，小青龙汤，俱宜去半夏加花粉。如夏月汗出恶寒，身热足冷而渴者，为中暑，白虎加人参汤，及酒黄连。表解，不恶寒而渴者，白虎汤。渴而胁满及往来寒热，其症未经汗者，小柴胡去半夏倍人参加瓜蒌汤。汗下后，渴者，柴胡桂枝干姜汤。渴而心下硬痛，潮热，不大便而结胸，大陷胸汤。但硬不痛为痞，与泻心汤。不解，反渴而小便不利，五苓散。病在阳明应汗，反以冷水噀之灌之，其热益烦，肉上粟起，意欲冷水，反不渴者，服文蛤散，若不瘥，五苓汤。中风发热，六七日不解而烦，有表里症，渴欲饮水，水入则吐者，名水逆，五苓散。如渴欲饮水，若太阳发汗后，大汗出，烦躁不得眠者，及厥阴病，气起冲心，心疼吐蛔者，少少与之饮。如得时气病者，五六日而渴欲饮水，不能多，不当与之，以腹中热尚少，不能消之，更与水作病也。至七八日大渴欲饮水者，犹当依症与之，常令不足，勿极意也。若饮而腹满小便不利，若喘若哕，不可与之耳。忽大汗出，是为欲愈也。

【纲】 仲景曰：阳明病，脉浮而紧，咽燥口苦，腹满而喘，发热汗出，不恶寒反恶热，身重，若渴欲饮水，口干舌燥者，白虎加人参汤主之。若脉浮发热，渴欲饮水，小便不利者，猪苓汤主之。

【目】　吴绶曰：凡渴，当分六经而治。太阳经标热在表，则不渴，若热传入膀胱之本，则烦渴，脉浮数，小便不利也，五苓散，切不可与白虎汤。阳明病，脉长标热，无汗而渴，葛根解肌汤，或六神通解散倍葛根以汗之。若阳热传于胃中，本热，恶热，濈濈汗出而渴，脉浮洪数者，人参白虎汤，五苓不中与也。若阳明本热，蒸蒸而热，潮热烦渴，舌燥口干，饮水，大便实者，大柴胡汤，或调胃承气汤。若内未实，尚未可下，宜小柴胡增损与之。少阳脉弦数，口苦咽干，发热而渴者，小柴胡去半夏加花粉。太阴自利则不渴，惟少阴有口苦饮水小便色白者，此下有寒也，脉沉者附子汤。若身寒厥逆，脉滑而口渴者，此里有热也，人参白虎汤。凡阴症烦躁口渴，不能用水，脉沉足冷者，四逆汤冷饮之。凡伤寒时气等症，欲饮水者为欲愈，盖得水则能和其胃气，汗出而解，不与水则干燥，无由作汗，遂致闷乱而死。凡与水，须察病人强弱，邪热轻重，多少与之，宁不及，毋太过，其水须汲井中者为良。凡热病热甚，大便实者，以元明粉一二钱加入水中饮之最妙。凡中暑烦渴者，加辰砂天水散调水中饮之尤妙。如虚人烦渴不饮水，灯心煎汤浸水中与之。凡口渴者，细茶汤、白梅汤、绿豆汤皆可饮，梨藕西瓜皆可食。凡用冰，须以冷水洗去盐沫方可。

戴原礼曰：有阳症不渴，阴症反渴者，有阳明不甚渴，太阴乃大渴者，不可不知，治渴一也。有坚肾水而渴止者，有利小便而渴愈者。坚肾水，则用花粉之属，利小便，则用二苓之类。盖太阴以利小便为先，阳明以利小便为戒，少阳以半表里可下之，或大渴不止，小柴胡加花粉坚其肾水，肾水坚，自还渗入大肠，大便微通，热去而渴解。若病在太阳，太阳为膀胱肾经，非利小便，则热无从去，渴何由愈哉？外有非太阳症，烦躁发渴，此乃阴盛格阳，不当润其渴，惟当治其阴。

鳌按：引饮曰燥，不引饮曰干。

李梴曰：热在表不渴，热入里则渴，耗夺津液也。然有渴必有烦，肾主水，热深则水竭而渴，肝木挟心火以生烦，故厥阴六七日，饮水多小便少者，谓之消渴。

漱水不欲咽

【纲】　仲景曰：阳明病，口燥，但欲漱水不欲咽者，此必衄。

【目】　朱肱曰：此必有头疼身热之症。若病人无表症，不恶寒热，胸腹满，唇燥，但欲漱水不欲咽者，此为有瘀血，必发狂也，轻者犀角地黄汤，重者抵当汤。

王肯堂曰：此症属阳明。凡内有热者欲饮水，今欲水而不欲咽，是热在经而里无热也。阳明经气血俱多，经中热甚，逼血妄行，故知必作衄也。

张介宾曰：凡阳明病，口燥，但欲漱水而不欲咽者，以热在经而里无热也，必将为衄，不可与凉药，盖饮水一症，本以内热甚而阳毒甚者，最为相宜，若似乎止宜于实邪，不宜乎虚邪也。不知虚症亦有不同，如阳虚无火，其不宜水不待言也。其有阴虚火盛者，元气既弱，精血又枯，多见舌裂唇焦，大渴喜冷，三焦如焚，二便秘结等症，使非藉水，何以济急？故先宜以冰水解其标，而继以甘温培其本，水药兼进，无不可也。其有内真寒，外假热，阴盛格阳等症，察其元气，则非用甘温，必不足以挽回，察其喉舌，则些微辛热，又不可以近口，有如是者，则但将甘温大补之剂，或用独参汤水浸极冷饮之。此以假冷之味，解上焦之假热，而真温之性，复下焦之真阳，是非用水而实亦用水之意，余用此活人多矣，妙甚。惟是假热之症，症虽热而脉则微，口虽渴而便不闭者，此而欲水，必不可与，若误犯之，其败泄元阳，为害不小。

喻昌曰：口中干燥与渴异，漱水不欲咽，知不渴也。阳明气血俱多，以漱水不欲咽，知邪入血分，阳明之脉起于鼻，故知血得热而妄行，必由鼻而出也。

魏荔彤曰：如阳明病，表热汗自出，则胃燥，而开窍之口亦必燥，然但欲漱而不欲咽，此则胃中之血，随热上行，所以言必衄也，此虽为阳明热盛之变，然血既溢而衄，则非亡津液，而胃阴绝可知，即衄后未可定其必解，而热势已泄，胃实自未必成矣。

【纲】 仲景曰：无表症，不寒热，胸腹满，唇燥口干，漱水不咽，小便多，此为瘀血，必发狂，轻者桃仁承气汤，重者抵当丸。

【目】 杨士瀛曰：唇燥口干，血症类有之，必欲取水不灌漱也。然漱水而不咽何哉？盖渴者易为饮，阳热入里，胃中液干，患不与水耳。惟夫上焦瘀血，下焦蓄血，乘肺若燥，渴症独无，是以漱而不欲咽也。漱水条例，惟血症有焉。

鼻燥口舌燥咽燥

【纲】 仲景曰：脉浮发热，口干鼻燥，能食者则衄。阳明病，口燥，但欲漱水，不欲咽者，此必衄。阳明病，但头眩，不恶寒，故能食而咳，其人必咽痛，若不咳者，咽不痛。

【目】 朱肱曰：脾藏有热，则津液枯少，故令口燥而舌干。

李杲曰：若饮食劳役所伤，其外症必显在口，必口失谷味，必腹中不和，必不欲言，纵勉强对答，声必怯弱，口沃沫，多吐，鼻中清涕，或有或无，即阴症也。外伤风寒，则其外症必显在鼻，气不利，声重浊不清，其言壅塞，盛而有力，口中必和。伤寒则面赤，鼻壅塞而干。伤风则鼻流清涕而已，伤食则恶食。

庞安常曰：鼻头色青者，腹中痛，苦冷者死。微黑者水气，黄色者小便难，白色者气虚，赤色者肺热，鲜明者有留饮也。鼻孔干燥，燥者，阳明热，必将衄血也。鼻孔干燥，黑如烟煤，阳毒热深也。鼻孔冷滑而黑，阴毒冷极也。鼻息鼾睡者，风湿也。鼻塞浊涕者，风热也。鼻孔扇张为肺风，肺绝而不可以治也（此庞氏察鼻法）。

【纲】 仲景曰：阳明中风，口苦咽干，腹满微喘，发热恶寒，脉浮而紧，若下之，则腹满小便难也。

【目】 鳌按：此为阳明初病，属在里之表也。口为胃窍，咽为胃门，故不兼少阳，而有口苦咽干之症。

【纲】 仲景曰：伤寒无大热，口燥渴，心烦，背微恶寒者，白虎加人参汤主之。

【目】 鳌按：此不言躁，但口渴心烦，阳邪将入里也。此虽有表里症，其实表轻里甚，故用白虎汤也。

【纲】 仲景曰：伤寒若吐若下后，七八日不解，热结在里，表里俱热，时时恶风，大渴，舌上干燥而烦，欲饮水数升者，白虎加人参汤主之。阳明病，若渴欲饮水，口干舌燥者，白虎加人参汤主之。

【目】 成无己曰：此条是热耗津液，而滑者已干也。若热聚于胃，则舌为之黄，是热已深也。《金匮》曰：舌黄未下者，下之黄自去。若舌上色黄者，又为热之极也。《黄帝针经》曰：热病口干，舌黑者死。以心为君主，黑为肾水克心火，邪热已极，故知必死也。

张介宾曰：舌上黑苔生芒刺者，热极深也，宜凉膈散、承气汤、大柴胡之属，酌宜下之。若苔色虽黑，滑而不涩者，便非实邪，亦非火症，非惟不可下，且不可清也。

柯琴曰：烦躁舌干大渴，为阳明热结不散也，故常救里以滋津液，二条白虎所治，皆阳明燥症，揭为阳明主方，信为有见，此为阳明自浅入深之症。前此口苦咽燥恶热，热虽在里，尚未犯心，至愦愦怵惕懊侬，虽入心，尚未及胃，今燥渴引饮，则邪已入胃，然尚未燥硬，用本汤泻胃火而扶元气，全不涉吐汗下三法矣。

【纲】　仲景曰：少阴病得之二三日，不大便，口燥咽干者，急下之，宜大承气汤。

【目】　柯琴曰：热淫于内，胃火上炎，故口燥咽干也，急下之，火归于坎，津液自升也。

【纲】　仲景曰：阳明病，脉浮而紧，咽燥口苦，腹满而喘，发热汗出，不恶寒反恶热，身重，栀子豉汤主之。

【目】　陶华曰：邪热聚于胃府，消耗津液，故口干燥热而渴也。盖阳明气血俱多，经中热甚，有迫血妄行而作鼻衄，漱水不欲咽者，犀角地黄汤。无衄血表症，加之胸腹满而如狂，则为蓄血在内，桃仁承气汤。少阳口燥咽干，小柴胡汤调之。

【纲】　仲景曰：少阴病，自利清水，色纯青，心下必痛，口干舌燥者，急下之，宜大承气汤。

【目】　柯琴曰：自利清水，疑其为寒矣。而利清水时，必心下痛，必口燥舌干，是土燥火炎，脾气不濡，胃气反厚，水去而谷不去，故纯青也。

舌　苔

【纲】　仲景曰：阳明病，胁下硬满，不大便而呕，舌上白苔者，可与小柴胡汤，上焦得通，津液得下，胃气因和，身濈然而汗出，解也。

【目】　成无己曰：此条舌苔，是邪气在半表半里者也。舌者心之苗，本红而泽，伤寒三四日，舌上有膜，白滑如苔，甚者或燥或涩，或黄或黑，是数者热气浅深之谓也。邪气在表者，舌上即无苔，邪传里，津液抟结，则舌上生苔也。

张云岐曰：舌上白苔，邪未入肝，属半表半里，以小柴胡和解之。若舌生黄，热已入胃，调胃承气汤。舌上黑苔，或生芒刺，是肾水克心火，急以大承气下之，此热已极也。

【纲】　仲景曰：舌上如苔者，以丹田有热，胸中有寒也。

【目】　成无己曰：此条是邪气初传入里者也。

王履曰：胸中有寒者，谓寒气初传入里也。舌乃心苗，应南方，色本红，邪在表，舌无苔，邪在里，津液抟结，舌生苔而滑，热渐深，舌苔燥而涩，热聚胃，舌苔黄，承气汤下之。热极深，病极笃，舌苔黑，经曰：热病口干，舌黑者死，水刑火也。

张介宾曰：邪在表，则无苔，及传里，则津液干燥而舌苔生，若邪犹未深，在半表里间，或邪客胸中者，其苔不黑不涩，止宜小柴胡和之。若阳邪传里，胃中有热，则舌苔涩，宜栀子豉汤清之。若烦躁欲饮水数升者，白虎加人参汤。大都舌上黄苔而焦色者，胃腑有邪热也，或清之，或微下之，然必大便燥实，脉沉有力，而大渴者，方可下，若微渴而脉不实，便不坚，苔不干燥芒刺者，不可下也。

【纲】　仲景曰：阳明病，若下之，则胃中空虚，客气动膈，心中懊侬，舌上苔者，栀子豉汤主之。

【目】　成无己曰：此条是邪气客于胸中者也。

魏荔彤曰：此症既汗之不可，烧针之不可。若以为里症而当下，然热未积深，胃未成实，若下之，胃中正气空虚于中脘，客邪动冲于上焦，心中懊侬，阳为阴寒所陷，舌上生苔，热为阴寒所迫，此误治阳明之变，又其一也。盖本条汗针下三者皆误，惟其不明涌越之一法也。今其人虽表邪尚在，而咽燥口苦腹满而喘，纯是表邪变热，壅逆上焦之象，邪在上，自应从上达之，以栀子豉汤主之，仍是太阳香豉治表，栀子泄热之法，而阳明一治于五苓，再治于栀子豉，可见非拘拘专治阳明者，可愈阳明病也。

【纲】　仲景曰：脏结，无阳症，不往来寒热，其人反静，舌上苔滑者，不可攻也。

【目】　成无己曰：此条是邪未全成热，犹带表寒者也，及其邪传为热，则舌上之苔，不滑而涩也。

鳌按：脏结者，渐积凝结而为阴，五脏之阳尽已竭绝也。然舌苔虽滑，犹不至黄黑芒刺，故尚未可攻。

附录：相舌秘法

陈士铎曰：伤寒病，凡见舌系白苔者，邪火未甚也，小柴胡解之。黄色者，心热也，用黄连、山栀。黄而带灰色者，胃热也，石膏、知母。黄而带红者，小肠膀胱热也，用山栀。若红而白者，肺热也，黄芩、苏叶。黑而带红者，肾虚挟邪也，生地、元参，又入柴胡。红而有黑星者，胃热极也，元参、葛根。红而有白点者，心中有邪也，柴胡、黄连，心肝同治也。红而有大红点者，胃热带湿也，茵陈五苓散。盖水湿必归膀胱以散邪，非肉桂不能引入膀胱，但只可一二分，不可多入。白而带黑点，亦胃热也，宜石膏。黄而有黑者，肝经实热也，山栀、柴胡。白而黄者，邪将入里也，山栀、柴胡解之，不使入里，柴胡乃半表半里，不可不用之药也。舌中白而外黄者，邪入大肠也，五苓散以分水，水分则泄止矣。舌中黄而外白者，邪在内而非外，在上而非下，只可加柴胡、枳壳，不可轻用大黄。舌根黄而光白，亦胃热带湿也，石膏为君，少加猪苓、泽泻。舌黄而隔一瓣一瓣者，邪热深入大肠，急用大黄、茵陈，不可用抵当十枣。若下已迟，则不得不用之，然亦须辨水与血，下水十枣，下血抵当也。舌有红中如虫蚀者，水未升而火来乘也，黄连、柴胡和解。红而裂如人字者，邪初入心也，石膏、黄连。舌根黑而尖带红者，肾中有邪未散也，柴胡、山栀。舌根黑而尖白者，胃火乘肾也，石膏、元参、知母。不必问其渴与不渴及下利也，舌根黑而尖黄者，邪将入肾也，其腹痛拒按，急用大黄，否亦只用山栀、柴胡。舌纯红独尖黑者，肾虚邪火来乘也，元参或一二两，多有生者，忌石膏。中心红晕，四围边旁纯黑者，君相二火炎腾也，急用大黄，加生地两许，十可救五六。中央灰色，四边微红者，邪结大肠也，下之则愈，不应则死，以肾水枯槁，不可竟用熟地补肾，盖邪未散，补则愈加胀急，必邪下而后以生地滋之，然亦不可多用也。纯灰色中间独两晕黑者，亦邪将入肾也，急用元参两许，少加柴胡。外红而内黑者，火极似水也，急用柴胡、山栀、大黄、枳实，若更见刺，则火亢之极矣，尤须多用前药。总之，内黑而外白，内黑而外黄，皆前症也，与上同治，十中亦可生四五，惟舌中淡黑，而外或淡红，外或淡白，内或淡黄，较前少轻，俱可以前法治之，十可生七八。舌纯红而露黑纹数条者，此水来乘火，乃阴症也，其舌苔必滑，必恶寒恶水，水下喉必吐，倘见纯黑之舌，乃必死也，不必治。水极似火，火极似水，一带纯黑，俱不可治。伤寒知验舌之法，便有把握，庶不致临症差误耳。

李中梓曰：舌纯黑有二种，皆死症也。有火极似水者，为热极，大承气汤。有水来克火者，为寒极，脉症必寒，附子理中汤。舌上白苔，小柴胡汤。舌上滑苔，小柴胡去半夏加人参瓜蒌汤。

心下逆满硬痛（附：心痛）

【纲】　仲景曰：病心下硬满者，不可攻之，攻之利遂不止者死，利止者愈。得病二三日，脉弱，无太阳柴胡症，烦躁，心下硬，至四五日，虽能食，以小承气汤少少与微和之。伤寒吐下后，心下逆满，气上冲胸，起则头眩，脉沉紧，发汗则动经，身为振振摇者，茯苓桂枝白术甘草汤。

【目】　吴绶曰：凡心下满者，正在心之下，胃之上也。此自满而非下之所致。若因下早而心下满者，此为痞气，另有条也。凡心下满者，以手按之揉之，则散而软者，此虚气也，不发热者，木香和中汤。发热者，小柴胡汤去黄芩，减人参一半，加姜炒黄连、枳实各一钱。若按之汩汩有声者，此有停水也。若按之硬痛者，有宿食也。若不按而痛，其人喜忘者，蓄血也。各有本条，宜详审而治之。凡少阳脉弦口苦，发热，心下满者，小柴胡加枳实、黄连各一钱。

王肯堂曰：有不因汗下而心下满者。经曰：邪气在胸，心满而烦，饥不欲食，当吐之。又曰：脉浮而大，心下反硬，有热属脏者，攻之。此言属脏者，宿屎在脏也，不令发汗，二者一用吐，一用下，因其邪之高下也。又有不可下者，即首条是也。是邪在表里之间，留于心下，未全入腑，故戒不可下也。有因汗下后，心下满而微痛者，又有下后，心下硬满，成结胸与痞者，皆宜详考之。

【纲】　仲景曰：阳明中风，脉弦浮大，短气，腹满，胁下及心痛，鼻干，无汗，嗜卧，身黄，小便难，有潮热，时时哕者，小柴胡汤。伤寒五六日，大下之后，心中结痛者，未欲解也，栀子豉汤主之。少阴病，自利清水，色纯青，心下必痛，口干燥者，急下之，宜大承气汤。

【目】　成无己曰：伤寒五六日，邪气在里之时，若大下后，身热去，心胸空者，为欲解；若大下后，身热去而心结痛者，结胸也；身热不去，心中结痛者，虚烦也。结胸者，热结胸中也，为实，是热气已收敛于内，则外身热去，虚烦者，热客胸中也，未结而实，散漫为烦，是以身热不去，六七日为欲解之时，以热为虚烦，故云未欲解也，以栀豉汤吐除之。

王肯堂曰：身热不去四字要玩，结胸而身不热，知热在表，故可用大小陷胸汤丸以逐下之。今热仍在表，故宜越之也，成注未透。

懊　侬

【纲】　仲景曰：阳明病，脉浮而紧，咽燥口苦，腹满而喘，发热汗出，不恶寒反恶热，身重。若发汗则躁，心愦愦而谵语。若加烧针，心怵惕，烦躁不得眠。若下之，则胃中空虚，客气动膈，心中懊侬，舌上苔者，栀子豉汤主之。

【目】 成无己曰：懊者懊恼，侬者郁闷，郁郁然不舒畅，愦愦然无可奈，比之烦闷而甚者也。由下后，表中阳邪乘虚内陷，郁而不发，结伏于心胸之间，故如是也。本条之胃中空虚，客气动膈，心中懊侬，及下之益烦，心中懊侬如饥，即是阳气内陷为诸懊侬也。其治法或吐之，或下之。

【纲】 仲景曰：发汗吐下后，虚烦不得眠，若剧者，必反覆颠倒，心中懊侬，栀子豉汤主之。若少气者，栀子甘草豉汤主之。若呕者，栀子生姜豉汤主之。

【目】 成无己曰：此条是邪热郁于胸中，当须吐之，以涌其结热者也。

柯琴曰：虚烦，阳明之坏病也，便从栀豉汤随症治之，犹太阳坏病，多用桂枝汤加减也。首句虽兼汗吐下，而大意单指下后言，以阳明病多误在早下也。反覆二句，切肖不得眠之状，为虚烦二字传神，此火性摇动，心无依着故也。心居胃上，即阳明之表，凡心病皆阳明表邪，故制栀豉汤以越之。

鳌按：因虚烦故不得眠，因不得眠，故反覆颠倒，因反覆颠倒，故心中益觉懊侬，数语形容尽致，当作一气读，总由阳明火热之邪上炎，摇动心君也。

【纲】 仲景曰：阳明病，下之，其外有热，手足温，不结胸，心中懊侬，饥不能食，但头汗出者，栀子豉汤主之。

【目】 魏荔彤曰：胃之实不实，仍以热之在里在外为验也。如阳明表邪所变之热，已全入里而潮热，濈然汗出，此宜作胃实而言下，如所变热，未全入里，乃以为胃实而遽下，则其外仍热，究不能随下药而荡涤，于是虽热而不潮，手足虽温而无汗，即不致如太阳误下成结胸，而懊侬不食，但头汗出，其郁热之气，为阴寒之药所格，俱凝塞于胸膈之上，病症昭然矣。但病仍带表，既不可再下，且已入里，又不可复发汗，故用栀豉表里兼治也。

鳌按：此与上条，皆下后变症，上焦之热未除，故心中懊侬也。

【纲】 仲景曰：阳明病，无汗，小便不利，心中懊侬者，必发黄。阳明病，下之，心中懊侬而烦，胃中有燥屎者，可攻之，腹微满，初头硬，后必溏，不可攻之，若有燥屎者，宜大承气汤。

【目】 许叔微曰：此二条，是邪热结于胃中，当须攻之以涤其内热者也。

魏荔彤曰：前既以小承气试之，又懊侬而烦，胃中有燥屎明矣，可用大承气攻之，勿疑懊侬而烦，为胃虚而不敢用，以坐误也。

烦 躁（附：怫郁）

【纲】 仲景曰：阳明病，脉浮而紧，咽燥口苦，腹满而喘，发热汗出，不恶寒，反恶热，身重。若发汗，则躁，心愦愦而谵语。若加烧针，心怵惕，烦躁不得眠。若下之，则胃中空虚，客气动膈，心中懊侬，舌上苔者，栀子豉汤主之。

【目】 成无己曰：内热曰烦，谓心中郁烦也。外热曰躁，谓气外热躁也。内热谓有根之火，故但烦不躁，及先烦后躁者，皆可治。外热为无根之火，故但躁不烦，及先躁后烦者，皆不可治也。所谓烦躁者，谓先烦渐至躁也。所谓躁烦者，谓先发躁，迤逦复烦也，从烦至躁为热，未有不渐烦而躁者也，先躁后烦谓怫郁，怫然更作烦闷，此为阴盛格阳。大躁若欲于泥水中卧，水不得入口是也，此气欲绝而争，如灯将灭而暴明。

黄仲理曰：烦躁者，懊侬不得眠也。懊侬者，郁闷不舒之貌。烦者，气也，火入于肺也。躁者，血也，火入于肾也。

李梴曰：心热则烦，肾热则躁，烦轻躁重，先烦渐躁为阳症，不烦便躁为阴症。烦主气，躁主血，肺主皮毛，气热则烦，肾主津液，血热则躁，故仲景用栀子以治肺，豆豉以治肾也。

【纲】　仲景曰：伤寒下后，心烦腹满，起卧不安者，栀子厚朴汤主之。

【目】　朱震亨曰：烦躁者，气随火而升也。

陶华曰：伤寒烦躁，有阴阳虚实之别，心热则烦，阳实阴虚，肾热则躁，阴实阳虚，烦乃热轻，躁乃热重也。

【纲】　仲景曰：得病二三日，脉弱，无太阳柴胡症，烦躁心下硬，至四五日，虽能食，以小承气少少与微和之，令小安，至六日，与承气汤一升。若不大便，六七日小便少者，虽不能食，但初头硬，后必溏，未定成硬，攻之必溏，须小便利，屎定硬，乃可攻之，宜大承气汤。

【目】　李杲曰：栀子治肺烦，香豉治肾躁，少气虚满者，加甘草。呕哕者，加生姜、橘皮。下后腹满而烦，栀子厚朴枳实汤。身热微烦，栀子甘草干姜汤。火入肺，烦也。火入肾，躁也。烦躁俱在上者，肾子通于肺母也。发润如油，喘而不休，总言肺绝。鼻者，肺之外候，肺气通于鼻，鼻中气出粗大，是肺热也。发者，血之余，肾气主之，发润如油，火迫肾水至高之分，是水将绝也。仲景以发润喘大为肺绝，兼其肾而言之，发在高巅之上，虽属肾，肺为五脏之至高，故言肺绝兼肾也。大抵肺肾相通，肺既已绝，肾不言而知其绝矣。或曰：烦者心为之烦，躁者心为之躁，何烦为肺躁为肾耶？夫心者，君火也，与邪热相接，上下通热，金以之而躁，水以之而亏，独存者火耳，故肺肾与心合而为烦躁焉，此烦虽肺，躁虽肾，实心火为之也，若有宿食而烦躁者，栀子大黄汤。

陶华曰：有人伤寒八九日，无汗身热，时时谵语，因下后大便不通，已三日矣，非躁非烦，非寒非痛，终夜不得卧，但心中无晓会处，许学士诊之曰：此懊侬怫郁二症俱作也，胃中有燥屎，服承气汤，下燥屎二十枚，得利而解。故仲景云：小便不利，大便难，时有微热怫郁，有燥屎也。怫郁者，阳气蒸越，形于头面体肤之间，聚赤而不散也，其症有分别，如大便硬而气短燥渴者实也，大柴胡汤。汗下后有此症，饮水而哕者，胃虚也，桂苓人参汤加茯苓。初得病发汗不彻，并于阳明，续自微汗出，面色赤者，阳气怫郁也，解肌汤。或汗不彻，其脉浮紧者，麻黄汤。或小便不利，时有微热，大便作难，怫郁不得卧，此有燥屎作实也，承气汤。

虚　　烦

【纲】　仲景曰：发汗吐下后，虚烦不得眠，若剧者，必反覆颠倒，心中懊侬者，栀子豉汤主之。若少气者，栀子甘草豉汤主之。若呕者，栀子生姜豉汤主之。

【目】　许叔微曰：虚烦者，心中郁郁而烦也。若止云烦者，为表热及邪热传里，故有胸中烦，心中烦，虚烦之别，故凡烦皆热，以栀子豉汤随症治之，所以涌去其热也。

柯琴曰：栀豉汤，本为治烦躁设，又可治虚烦，以此知阳明之虚与太阳之虚不同，阳明之烦与太阳之烦有别矣。

【纲】　仲景曰：下后更烦，按之心

下濡者，为虚烦也，宜栀子豉汤。病人手足厥冷，脉乍紧者，邪结在胸中，心下满而烦，饥不能食者，病在胸中，当吐之，宜瓜蒂散。

【目】 张云岐曰：虚烦之状，心中温温然欲吐，愦愦然无奈，欲呕不呕，扰扰乱乱，是名烦也，非吐则不能已。此二条均是烦也，药均是吐也，而有轻重之不同。汗吐下后邪气乘虚而入为烦者，谓之虚烦，栀豉汤，是吐剂之轻者。不因汗吐下邪结胸中则为膈实，瓜蒂散，是吐剂之重者。

柯琴曰：更烦，是既烦而复烦也，要知阳明虚烦，对胃家实热而言，是空虚之虚，不是虚弱之虚。二条，是寒结胸中之脉症，心下者，胃口也，满者，胃气逆，烦者，胃气盛也。

【纲】 仲景曰：伤寒医以丸药大下之，身热不去，微烦者，栀子干姜汤主之。伤寒下后，心烦腹满，起卧不安者，栀子厚朴汤主之。

【目】 成无己曰：此二条与前发汗吐下后一条，皆是因吐下发汗而烦者，皆为内陷之烦，故俱用取吐法，以涌去其热。其有不经吐下发汗而烦者，则又是传经之热，不作膈实者也。如少阳症心烦喜呕，或胸中烦而不呕，小柴胡汤。少阴病二三日，心中烦不得卧者，黄连阿胶汤。少阴病胸满心烦者，猪肤汤，是皆用和解法而彻去其热者也。

【纲】 仲景曰：伤寒二三日，心中悸而烦者，宜小建中汤。

【目】 成无己曰：阳明病，不吐不下，心烦者，烦之热者也，此心中悸而烦，烦之虚者也，以悸为虚，悸甚而烦，故亦为虚也。若少阳之邪入腑者，烦而悸，则又为热，大抵先烦而悸者是为热，先悸而烦者是为虚也。

短 气

【纲】 仲景曰：趺阳脉微而紧，紧则为寒，微则为虚，微紧相抟，则为短气。

【目】 张元素曰：此为短气之虚者也。

成无己曰：短气者，气短而不能相续，似喘非喘，有气上冲，而实非气上冲也。喘则张口抬肩，摇身滚肚，气上冲，则腹里气时时上逆，所谓短气者，呼吸虽数，而不能相续，似喘而不摇肩，似呻吟而无痛也，要识其短气之真者，气急而短促，俗谓之气短者是也。

【纲】 仲景曰：阳明病，脉迟，微汗出，不恶寒者，其身不重，短气腹满而喘，有潮热者，此外欲解，可攻里也。

【目】 张元素曰：此为短气之实者也。

【纲】 仲景曰：风湿相搏，汗出短气，小便不利，恶风，不欲去衣，甘草附子汤主之。短气，但坐，以汗出不彻故也。

【目】 张元素曰：此邪在表而短气者也。

陶华曰：短气者，呼吸短促，不能相续也。《千金方》谓少气不足以息也。大抵心腹胀满而短气者，邪在里而为实，承气汤下之。心腹濡满而短气者，邪在表而为虚，桂枝汤解之。食少饮多，水停心下而短气者，小半夏汤主之。

李中梓曰：若汗出不彻，以致短气，葛根加人参汤。水停心下短气，五苓散。

【纲】 仲景曰：干呕，短气，汗出，不恶寒者，此表解里故未和也，十枣汤主之。太阳病，医反下之，短气，烦躁，心中懊侬，阳气内陷，心下因硬，则为结胸，大陷胸汤主之。

【目】　张元素曰：此邪在里而短气者也。

成无已曰：虚也，实也，在表也，在里也，皆作短气，又何以辨虚实也？大凡心腹胀满而短气者，邪在里而为实也，胸腹濡满而短气者，邪在表而为虚也。

王肯堂曰：短气，骨节痛，不得屈伸，汗出，小便不利，恶风身肿者，由于风湿，宜甘草附子汤。短气，腹满胁痛，若脉浮弦大，外不解，无汗，嗜卧，身黄，小便难，有潮热者，小柴胡汤，此皆为表症。若表未解，手足濈然汗出，或有潮热者，宜大承气汤；若表解，心下痞硬，干呕短气者，宜十枣汤，此皆为里症。短气烦躁，若发汗不彻，续微汗出，不恶寒，表症不罢，面赤者，为并病，更发汗则愈，此为汗不彻之症。若下后心中懊侬心下硬痛者，大陷胸汤，此为下后之症。

吴绶曰：因汗吐下后元气虚弱，脉来微虚，气不能相接而短少者，人参益气汤。凡阴症脉弱沉细而迟，手足逆冷，面上恶寒如刀刮，口鼻之气难以布息而短者，四逆汤加人参。又食少饮多，水停心下，令人短气烦闷，茯苓甘草汤。

不　得　卧

【纲】　仲景曰：阳明病，脉浮而紧，咽燥口苦，腹满而喘，发热汗出，不恶寒，反恶热，身重，若加烧针，心怵惕，烦躁不得眠，栀子豉汤主之。发汗吐下后，虚烦不得眠，若剧者，心反覆颠倒，心中懊侬，栀子豉汤主之。伤寒下后，心烦腹满，起卧不安者，栀子厚朴汤主之。

【目】　朱肱曰：汗为火之液，汗多则神昏，故不眠。大热则神不清，故不眠。大下则动血，心主血，故不眠。瘥后热气未散，阴气未复，故不眠。

吴绶曰：阳明标病，头额痛，目疼身热鼻干，不得卧，脉长者，葛根解肌汤。若自汗，脉洪数，表里俱热，烦渴舌燥饮水者，白虎加人参汤。蒸蒸发热，大便秘硬者，调胃承气汤。外有伤寒已解，或因食复烦剧，干呕口燥，呻吟错语，不得眠，黄连解毒汤。表里大热，舌燥饮水，人参白虎汤合解毒汤。若太阳脉浮数，身疼无汗，烦躁不得眠者，汗之则愈。凡少阳发热口苦，心烦不得眠，脉弦数者，小柴胡加山栀、黄连。若虚弱人津液不足者，加麦冬、枣仁。凡汗下后虚烦不得眠者，加味温胆汤、酸枣仁汤、栀子乌梅汤、朱砂安神丸，选而用之。

柯琴曰：三条，心烦则难卧，腹满则难起，起卧不安，是心移热于胃，与反覆颠倒之虚烦不同，栀子以治烦，枳朴以泄满，此两解心腹之妙剂也。热已入胃，则不当吐，便未燥硬，则不可下，此为小承气之先着。

【纲】　仲景曰：病人小便不利，大便乍难乍易，时有微热，喘冒不能卧者，有燥屎也，宜大承气汤。

【目】　王肯堂曰：不得眠，阴阳皆有之正病，有因汗下而然者，有不因汗下而然者，有因火逆而然者，但不得眠皆为热症，其有太阳汗下之后，昼日烦躁不得眠一症，虽用干姜附子汤，盖复其汗下所亡之阳，非治其所感寒也。

魏荔彤曰：小便不利，大便忽难忽易，胃固未成实，不应下，而燥屎为病滋甚，容漠视乎？加以时有微热，即烦躁发作有时之兆也，乃更下不通而上逆作喘，阴不降而阳升为冒，卧则不宁，坐则少息，其肠胃有燥屎，晓然矣。此亦毋论胃府积热，实与不实，但从燥屎起见，无不可攻，用大承气，亦荡涤浊污使清气流行也。

身痒

【纲】 仲景曰：阳明病，法多汗，反无汗，其身如虫行皮中状者，此以久虚故也。

【目】 赵嗣真曰：虫行皮中状者，即太阳症言身痒是也。久虚者，以表气不足，津液不充于皮肤，使腠理枯涩，汗难出也。若谓虚则当补，毕究阳明受邪，为病邪可补乎？如《活人》用术附汤、黄芪建中汤辈，皆收汗药，则荣卫郁闭，邪无从出，内热发矣。何况又无吐利胃虚等症，病不在里，但皮肤中表气虚乏，理宜和解可也。莫若借用合半汤，或有热者，柴胡桂枝汤，庶几甘辛之剂，可以和其荣卫，通行津液而解也。

程郊倩曰：此胃热协寒邪而郁于肌肤之症也。言久虚者，明所以不能透出肌表之故也。

方中行曰：阳明主肌肉，腠理开，宜多汗，故以无汗为反也，无汗则寒胜而腠理秘，所以身如虫行状也。

魏荔彤曰：如虫行皮中状者，此邪热欲出表作热作汗，而正气衰弱不能达之也，所以胃亦不能成实也，明以久虚，治者欲其热透表，必令其汗透表。然阳明已成里症，且中气虚，又无发汗法，惟有清其热，补其虚而已，但此汗非发汗也，亦非解肌也，乃补虚清热，两解表里，喻氏谓如人参白虎汤是也。此症言胃虚热则可，言胃寒则无据。《太阳篇》病将入里成胃实，多言胃未成实，不可遽下，合此可知病初传入阳明，亦多在经而不归腑，不可遽谓除下法无他治也。

身重

【纲】 仲景曰：阳明病，脉迟，虽汗出，不恶寒者，其身必重，短气腹满而喘，有潮热者，此外欲解，可攻里也。手足濈然而汗出者，此大便已硬也，大承气汤主之。若汗多，微发热恶寒者，外未解也，其热不潮，未可与承气汤。若腹大满不通者，可与小承气汤微和胃气，勿令大泄下。阳明病，脉浮而紧，咽燥口苦，腹满而喘，发热汗出，不恶寒，反恶热，身重。若发汗则躁，心愦愦，反谵语。若加烧针，必怵惕，烦躁不得眠。若下之，则胃中空虚，客气动膈，心中懊侬，舌上苔者，栀子豉汤主之。

【目】 成无己曰：身重之由，有风湿，有风寒，有风寒湿俱见，有火逆，有易病，有三阳合病，虽所得不一，然悉属三阳，非但若身疼兼有里寒也。坏病有矣，寒则无之，识者鉴之。

魏荔彤曰：潮热二字，原兼汗出而言，太阳发热汗出，自是汗；阳明大热汗出，自是潮。潮者，潮润；汗者，汗漫，各有意象。谚谓潮湿即此，乃由热气熏蒸，郁闷而作潮湿者，热也，湿既潮矣，无不兼热，不兼热则寒湿矣。方喻谓潮热在申酉戌三时燥气盛行而作，误也。潮热若必于此三时至，不又为少阳之病乎？不几为太阳如疟状乎？何取于阳明也？他条曰：太阳病三日，发汗不解，蒸蒸发热者，属胃也。详蒸蒸之意，潮热之义可见。盖三日发汗不解，必发汗不如法，乃表症转属于里而蒸蒸发热也。太阳发热，自表而入里之热；阳明发热，自里而出表之热。太阳汗出而热，汗自汗，热自热；阳明汗出而热，热揣之有似汗，汗揣之有似热，大约其热经胃府郁闷而出，与在表卫疏自出之汗，形状迥异，粘滞湿腻，著于衣被必粘，按之手足如蒸，此乃汗热二症合为一症，以此验胃热，洵要诀也，观此而三时作热之非明矣。《脉经》云：沾汗者，即潮热也。

【纲】　仲景曰：三阳合病，腹满身重，难以转侧，口不仁而面垢，谵语，遗尿，发汗则谵语，下之则额上生汗，手足逆冷，若自汗出者，白虎汤主之。伤寒八九日，下之，胸满烦惊，小便不利，谵语，一身尽重，不可转侧者，柴胡加龙骨牡蛎汤。风湿相搏，身体烦疼不能自转侧，不呕不渴，脉浮虚而涩者，桂枝附子汤。

【目】　成无己曰：腹满身重难转侧，口不仁谵语者，阳明也。《针经》曰：少阳病甚，则面微尘。此面垢者，少阳也。遗尿者，太阳也。以阳明症多，故出《阳明篇》中。三阳合病，为表里有邪，若发汗攻表，则燥热益甚，必愈谵语。若下之，表热乘虚内陷，必额汗肢冷，自汗出者，三阳经热甚也。

张元素曰：身重难转侧者，下后血虚，津液不荣于身也。身疼不能转侧者，风湿搏于经，而里无邪也，故二汤各有所主。

鳌按：太阳少阳少阴，皆有身重，然非三经主病，故专列款于阳明，其余诸款有特见于一经者亦从此例，有二经并举，三经并举者，则以其款在三经二经中，俱为主病之故，阅者以意会之可也。如身重难转侧，为阳明主病，因列阳明经，其太阳少阳少阴，虽亦有身重难转侧症，而不但不于三经中各举此款，并不烦赘于阳明经者，以所主为重也，其他各经各款皆然，可以类推。

卷　十

循衣摸床

【纲】　仲景曰：太阳中风，以火发汗，邪风被火，两阳相熏，其身发黄，阳盛则欲衄，阴虚则小便难，但头汗出，口干咽烂，或不大便，久则谵语，甚者至哕，手足躁扰，捻衣摸床，小便利者可治。伤寒，若吐若下后，不解，不大便，五六日，上至十余日，日晡所发潮热，不恶寒，独语如见鬼状。若剧者，发则不识人，循衣摸床，怵惕而不安，微喘，直视，脉弦者生，涩者死。微者，但发热谵语者，大承气汤主之。若一服利，止后服。

【目】　许叔微曰：有人病伤寒，小便不利，日晡潮热，手循衣缝，两手撮空，直视喘息，医见之皆走，此诚恶候，得之者十中九死，仲景虽有症而无法，但云：脉弦者生，涩者死，已经吐下，难以下药，谩且救之，若大便得通而脉弦者，庶可治与小承气一服，而大便利，诸疾渐退，脉且微弦，半月愈。或曰：下之而脉弦者生，此何意也？余曰：《金匮》云，循衣妄撮，怵惕不安，微喘直视，脉弦者生，涩者死，承气汤主之。余尝观钱仲阳《小儿直诀》云：寻衣领及捻物者，肝热也。此症在《金匮》列于阳明部，盖阳明者胃也，肝有热，淫于胃经，故以承气泻之。且得弦脉，则肝平而胃不受克，此所谓有生之理，读仲景论，不能博通诸方书以发明隐奥，不可也。

王好古曰：许学士作循衣撮空，是肝热，风淫末疾，此论诚当，然莫若以为肺热之邪，其人必妄言乱语。《难经》云：肺邪入心为谵语也。

赵嗣真曰：此条分三截看。自起句至如见鬼状一截，是将潮热谵语不恶寒不大便列为现症。下又分两截，以辨微剧之殊，微者但发热谵语，但字为义，以发热谵语之外，别无他症，用承气，日一服利止后服，见其热轻，犹恐过下也。若剧者起至涩者死，此热极危症，不可不决其生死，此阳热已极，若脉弦为阴未绝，犹可下之以复其阴，脉涩为阴绝，不必药矣。

王肯堂曰：循衣摸床，危恶之候也。有二症，一由太阳中风，以火劫汗，因成坏病，捻衣摸床，此则小便利者生，不利者死。一由阳明里热之极，循衣摸床，此则脉弦者生，脉涩者死也。

鳌按：楼全善云：尝治循衣摸床数人，皆用大补气虚之剂，惟一人兼瞤振，脉代，遂于补剂中略加桂二分，亦振止脉和而愈，此亦偏治之法耳。由于偶中，未可奉为科律也。恐医者见楼氏之语，遽或效尤，以致杀人，故特识于此，阅者不可忽也。

自　汗

【纲】　仲景曰：阳明病，发热汗出，此为热越，不能发黄也。

【目】　王肯堂曰：卫气者，护卫皮肤，肥实腠理，禁固津液，不得妄泄，邪气干之，若不能卫固于外，由是津液妄泄，濈濈然润，漐漐然出，不因发散而自汗出也。伤风则发热自汗，中暍则汗出恶风而渴，风湿甚则汗多而濡，言风与暑湿为邪，皆令自汗，惟寒邪伤荣而不伤卫，是以肤腠闭密，汗不出也。始虽无汗，及传入里而为热，则荣卫通，腠理开，亦令汗自出矣。自汗又有表里之别，虚实之异，若汗出恶风及微恶寒者，皆表未解，宜发散，至于漏不止而恶风，及发汗后而恶寒者，表虚也，宜温之，此皆邪气在表。若汗出恶风寒者，此表解里病，下之则愈，如本条及阳明发热汗出急下之条是也。自汗虽常症，或汗出发润，如油如珠，着身不流，皆不治。必手足俱周，遍身悉润，漐漐然一时汗出，热已身凉，乃为佳兆。

魏荔彤曰：阳明病，本应发热汗出，则太阳传入之邪，发越于外，故胃津内耗，而邪热在胃渐实，虽能成胃实之正病，却无发黄之变病也。

【纲】　仲景曰：阳明病，外症云何？答曰：身热汗自出，不恶寒，反恶热也。问曰：病有得之一日，不发热而恶寒者，何也？答曰：虽得之一日，恶寒将自罢，即自汗出而恶热也。问曰：恶寒何故自罢？答曰：阳明居土中也，万物所归，无所复传，始虽恶寒，一日自止，此为阳明病。伤寒转属阳明者，其人濈然微汗出也。汗出身热，不恶寒，便硬谵语者，宜承气汤。阳明病，发热汗多者，急下之，宜大承气汤。

【目】　王肯堂曰：此身热汗出不恶寒，属里，为阳明本症，中风则有汗，伤寒则无汗，惟入阳明乃有汗，故曰：阳明病，法多汗。若兼便硬谵语者，下之。

魏荔彤曰：首条阳明病，是由太阳中风而传入者。二条，是由太阳伤寒而传入者，可知伤寒之恶寒为无汗，而中风之恶寒为汗自出也。可知阳明之由伤寒传入，初得尚恶寒，阳明之由中风传入，初得尚恶风，迨至汗自出而恶热，则无论风寒，皆已传入阳明无疑也。太阳中风，则发热恶风汗自出为正症。太阳伤寒，则恶寒无汗为正症。今传入阳明，则但以汗出恶热为正症也。太阳病有恶风恶寒，传阳明则变为恶热，此太阳阳明之大关键也，故一日恶寒，二日自止，所谓万物归土者，只因表邪变热，由太阳之经络，近阳明在表，初变热，必已犯阳明之经矣。及热入里，有不犯阳明之腑乎？再胃主容纳，物入其中，必稍停蓄，方下大肠，邪热入亦如是，无二理，此所以曰万物所归，又曰无所复传也。无所复传，正言胃成实结耳。若邪入，气足升散，自有少阳门户，何谓无传？惟其实结已成，则非推荡不行，故无所复传，正欲言传以求得传示人而已。太阳中风病具，亦名伤寒，其人原当自汗出，而病亦未解，忽自汗出者，渐觉濈濈然汗出而微，是太阳中风以汗出而微，为转属阳明成胃实之候也。阳明病胃热已盛，结而成实，乃正阳阳明之正症，急当攻下之，盖以阳明为病，而发热汗出者，初病也。胃成实否，尚未可定，迨发热久而汗出多，则津液内耗，邪热大炽，必肠干屎硬而成实矣。此不急攻，真为无所复传之症矣，故必急用大承气，此为汗之自出津亡者言也。

【纲】　仲景曰：阳明脉浮而紧，咽燥口苦，腹满而喘，发热汗出，不恶寒，反恶热，身重。若发汗，则心愦愦，反谵语。若加烧针，心怵惕，烦躁不得眠。若下之，则胃中空虚，客气动膈，心中懊侬，舌上苔者，栀子豉汤主之。若渴欲饮水，口干舌燥者，白虎人参汤主之。若脉浮发热，渴欲饮水，小便不利者，猪苓汤主之。

【目】 成无己曰：脉浮发热口苦者，邪在表；脉紧自汗腹满不恶寒者，邪在里。此表里俱有邪，宜和解。

王肯堂曰：自汗而兼脉浮紧口苦者，忌汗下针，宜和解。

魏荔彤曰：栀豉汤，是仍以太阳治表泄热之法治阳明，可见非拘拘专治阳明者可愈阳明病也。白虎人参汤，生津涤热，热去津回而汗出，治阳明即所以治太阳阳明也。猪苓汤，导水清热滋干，未尝及太阳之表，而太阳之府，邪去气宣，其表亦不待再治，是又治太阳之府，即所以治太阳之表，而治太阳之表，正所以治太阳阳明，又可见非拘拘专治阳明可愈阳明病也。

【纲】 仲景曰：阳明病，欲食，小便反不利，大便自调，其人骨节疼，翕翕如有热状，奄然发狂，濈然汗出而解，此水不胜谷气，与汗共并，脉紧则愈。阳明病，若中寒，不能食，小便不利，手足濈然汗出，此欲作痼瘕，必大便初硬后溏，以胃中冷，水谷不别故也。

【目】 王肯堂曰：此自汗而兼小便不利者，当分欲食不欲食，欲食者，宜桂枝汤、羌活汤；不欲食者，宜吴茱萸汤、理中汤。

魏荔彤曰：此原本中风，而病兼水湿者，阳明病欲食，此由中风而成，然阳明宜大便难，今小便反不利，大便反调，又骨节疼，如有热状，而非大热，则皆风兼湿为患也。夫欲食仍兼风象，小便不利则湿盛，大便自调则热轻，骨节疼为湿多，热状为热少，此洵风湿与热杂合而成之阳明，俱不可作胃热论治者也。迨至风邪所变之热，入里而发，透表而汗出，阳明病亦遂解矣。盖胃家热邪，既为湿间，不能成实，欲食而得食，则胃家之谷气，即能扶正，不解而自解，故水湿之邪，因谷气得养，即为退舍，且能并力于汗，俾热邪透表而愈，水湿其罪之魁而功之首乎，言脉紧者，言不若病脉之缓而已，非必如伤寒之紧也。痼瘕者，阴气坚凝闭秘之症也，胃冷而水谷不别，则温中补胃之不遑已，敢云下哉！

【纲】 仲景曰：心下痞，大便硬，心烦，不得眠，而复恶寒汗出者，附子泻心汤主之。太阳中风，其人漐漐汗出，发作有时，头痛，心下痞，硬满，引胁下痛，干呕，短气汗出，不恶寒者，此表解里未和也，十枣汤主之。

【目】 王好古曰：太阳自汗，桂枝汤；阳明自汗，白虎汤；少阴自汗，四逆汤。阳明症，身热目痛鼻干，不得眠，不恶寒而自汗，或恶热而尺寸俱浮者，白虎汤。

王肯堂曰：此自汗而兼心下痞者，当分恶寒不恶寒。

【纲】 仲景曰：阳明病，其人多汗，以津液外出，胃中燥，大便必硬，硬则谵语，小承气汤主之。若一服谵语止，更莫后服。阳明病，发热，汗多者，急下之，宜大承气汤。

【目】 朱肱曰：阳明病，法多汗，而阳明亦有反无汗之症，不可不察也。

柯琴曰：阳明主津液所生病，故阳明病多汗，多汗胃燥之因也。

【纲】 仲景曰：服桂枝汤，大汗出，大烦渴不解，脉洪大者，白虎加人参汤主之。伤寒发热无汗，呕不能食，而反汗出濈濈然者，是转属阳明也。

【目】 朱肱曰：阳明症，汗多而渴者，不可与五苓散，若汗多胃燥，猪苓复利其小便也，可与苡仁竹叶汤。

柯琴曰：胃实之病，病机在汗出多，病情在不能食，初因寒邪外束，故无汗，继为胃阳遽反，故反汗多。

盗　汗

【纲】　仲景曰：阳明病，脉浮而紧者，必潮热，发作有时，但浮者，必盗汗出。

【目】　朱肱曰：脉浮盗汗，黄芪汤，或柴胡姜桂汤，桂枝茯苓白术汤。

王履曰：盗汗者，睡而汗出也，睡则胃气行里，表中阳气不致，故津液得泄，觉则气行于表，而汗止矣。

楼英曰：杂病盗汗，责其阴虚，伤寒盗汗，由邪气在半表里使然也。若邪气在表，则又谓之自汗矣。经曰：微盗汗出，反恶寒者，表未解也。又阳明当作里实，而脉浮者，云必盗汗，是犹有表邪也。非若自汗，有表里虚实之别。

【纲】　仲景曰：三阳合病，脉浮大，上关上，但欲眠睡，合目则汗。

【目】　刘完素曰：关脉以候少阳之气，太阳之脉浮，阳明之脉大，浮大之脉上关上，故知三阳合病也。胆热则睡，少阴病且欲眠睡，目合则汗出，以阴不得有汗，但欲眠睡，目合则汗出，知三阳合病，胆有热也，小柴胡汤、泻心汤。

张元素曰：或谓此症俱属少阳，篇中亦可用小柴胡否？答曰：可用。夫三阳合病，其邪发见于脉也。浮者太阳，大者阳明，关上者少阳也。但欲眠睡，目合则汗，此胆有热，脉症相符，故出于少阳篇下，盖脉浮无症不可汗，脉大无症不可下，浮大之脉俱上关，知三阳合病而热在胆也。胆居在半表里，用小柴胡亦当。

头　汗

【纲】　仲景曰：阳明病，下血，谵语者，此为热入血室，但头汗出者，刺期门，随其实而泻之，濈然汗出则愈。

【目】　朱肱曰：汗出谵语者，有燥屎也，过经乃可下也，下之早，语言必乱，以表实里虚故也。病人表实里虚，元府不开，则阳气上出，汗见于头。凡头汗出者，五内干枯，胞中空虚，津液少也，慎不可下，下之者，谓之重虚。然头汗出者，有数症，伤寒五六日头汗出，微恶寒，手足冷，心下满，口不欲食，大便硬脉细者，此为阳微结，必有表复有里也。脉沉，亦有里也，汗出为阳微。假令纯阴结，不得复有外症，悉入在里，此为半在里半在外也。脉虽沉紧，不得为少阴病，所以然者，阴不得有汗，今头汗出，故知非少阴也，小柴胡汤主之。伤寒五六日，已汗下，胸胁满，微结，小便不利，渴而不呕，但头汗出，往来寒热，心烦者，此表未解，柴胡桂枝干姜汤。心下紧满，无大热，汗出者，茯苓汤。

刘完素曰：热入血室，或阳明被火，及水结胸，皆但头汗出，俱是热郁于内，而不得越者也，此数者，或吐或下，皆欲除其热也。

朱震亨曰：血室，肝也。肝之热者，必移其热于心，遂令心气受伤，既不能主血，亦不能作汗，故但头有汗而不能遍及于身也。

【纲】　仲景曰：阳明病，下之，其外有热，手足温，不结胸，心中懊憹，饥不能食，但头汗者，栀子豉汤主之。

【目】　朱肱曰：病人表实里虚，元府不开，则阳上出而头有汗也。

张介宾曰：头汗之症有二，一为热邪

上壅，一为阳气内脱，盖头乃诸阳之会，凡伤寒遍身得汗，谓之热越，若身无汗，则热不得越而上蒸阳分，故但头汗出也。治热蒸者，可清可散，甚者可下，在去其热而病自愈，至气脱一症，则多以妄下伤阴，或克伐太过，或泄泻不止，以致阴竭于下，则阳脱于上，小水不通，而止见头汗，则大危矣。头汗脉紧数，有表邪当散者，小柴胡汤，或柴胡桂枝干姜汤。若有火邪，脉洪滑，内多烦热，头汗，当清者，人参白虎汤、益元散。若水结胸，心下满，头汗出者，大陷胸汤、小半夏茯苓汤。若便结腹胀疼痛，头汗者，承气汤。若诸虚泄泻，阳脱头汗者，速用独参汤、大补元煎，急救之，庶可保全。

鳌按：此是下后变症，但头汗出者，心火上炎也。

【纲】　仲景曰：阳明病，发热汗出，此为热越，不能发黄也。但头汗出者，身无汗，齐颈而还，腹满，小便不利，渴饮水浆，此为瘀热在里，身必发黄，茵陈蒿汤主之。

【目】　许叔微曰：亦可用五苓散。

刘完素曰：头者，诸阳之会，邪搏诸阳，津液上凑，则汗见于头，邪热内蓄，蒸发腠理，遍身汗者，为热越，身无汗，则热不得越，热蒸于阳，故但头汗出也，何者？以三阴经皆上至胸颈而还，不循于头，独诸阳脉上循于头耳，故为热不得越而上达者也。

王好古曰：头汗出齐颈而还，血症也。额上偏多者，属心部，为血症也。独益中州脾土，以血药治之，其法无以加矣。

王肯堂曰：头乃诸阳之会，热蒸于阳，故但头汗出也，三阴无头汗，其经不上头故也。遍身有汗为热越，但头汗出，热上达也。如瘀热在里，身必发黄，及热入血室，与其虚烦，或阳明被火，及水结胸数者，皆但头汗出，俱是热不得越，故或吐或下以除其热也。且邪但在表，则无头汗之症必也。寒湿相搏，与邪在半表里，乃有头汗也。如伤寒五六日，已发汗而复下之，胸胁满，微结，小便不利，渴而不呕，但头汗出，往来寒热，心烦，及伤寒五六日，头汗，微恶寒，手足冷，心下满，口不欲食，大便硬，脉细者，此皆邪在表里两间，令头汗出也。湿家但头汗出，欲得被覆向火者，寒湿相搏，故头汗也，此皆不得谓之逆。然小便不利而成关格，若头汗者，阳脱也。经云：关格不通，不得尿，头无汗者生，有汗者死。又湿家下后，头额汗出而微喘者，亦阳脱也。经曰：湿家下之，额上汗出，小便不利者死。下利不止者亦死，二者乃头汗之逆。

陶华曰：诸阳经络循于头，头汗者，邪搏诸阳也。里虚则不可下，内涸则不宜汗，头汗症，不可再汗也。谵语头汗，是为血热，属阳明，用承气汤，心中懊侬而头汗，栀豉汤。

额　汗

【纲】　仲景曰：阳明病，被火，额上微汗出，而小便不利者，为发黄。三阳合病，腹满身重，难以转侧，口不仁而面垢，遗尿，发汗，则谵语，下之，则额上出汗，手足冷，若自汗出者，白虎汤主之。

【目】　鳌按：此条之上，曰三阳合病，脉浮大，上关上，但欲睡眠，合目则汗，乃详病脉病情及病机也。本条乃言病状及治方也，必两条合参，而三阳合病之大要始得，合目则卫气行阴，更兼汗出，热淫于内也。

手足汗

【纲】　仲景曰：阳明病，若中寒，不能食，小便不利，手足濈然汗出，此欲作痼瘕，必大便初硬后溏，所以然者，以胃中冷，水谷不别故也。三阳并病，太阳症罢，但发潮热，手足漐漐汗出，大便难而谵语，下之则愈，大承气汤。

【目】　王肯堂曰：胃主四肢，为津液之主，故病则手足汗出也。手足汗出为热聚于胃，是津液之旁达也。二者俱手足汗出，一则大便初硬后溏，胃中冷，不别水谷，故不可下，一则大便难、谵语，阳明症具，故宜下。

陶华曰：四肢者诸阳之本，热聚于胃，则津液旁达于手足也，蕴热则烦躁谵语，挟寒则水谷不分，此则承气理中之不同处也。

柯琴曰：但手足汗出，则津液之泄于外者尚少，小便不利，则津液不泄于下，阳明所虑者亡津液，此更虑其不能化液也。阳明以胃实为病根，更当以胃寒为深虑。

蓄　血

【纲】　仲景曰：阳明病，其人喜忘者，必有蓄血，所以然者，其人本有久瘀血，故令喜忘，屎虽硬，大便反易，其色必黑，宜抵当汤下之。

【目】　王好古曰：初便褐者重，再便深褐色者愈重，三便黑色者尤重，色变者，以其火燥也，如羊血在日中，须臾变褐者，久则渐变黑色，即此意也，当详察之。

鳌按：此实阳明未病前症，前此不知，今因屎硬为阳明病，硬则当难而反易，病机之变，其原尚由太阳病阳明未病时，先有宿血，血主濡，故不硬而反易，且火极反见水化，故血久则黑也。

【纲】　仲景曰：病人无表里症，发热，七八日不大便，虽脉浮数者，可下之。假令已下，脉数不解，合热则消谷善饥，至六七日，不大便者，有瘀血也，宜抵当汤。若脉数不解，而下利不止，必协热而便脓血也。

【目】　成无己曰：蓄血者，血在下焦，蓄聚而不散也。血菀于上而吐血者，谓之薄厥，血留于下而瘀积者，谓之蓄血。此由太阳随经，瘀热在里，血为热所搏，结而不行，蓄于下焦之故也。大抵看伤寒，必先观两目，次看口舌，然后自心下至少腹，以手按之，觉有满硬者，则当审而治之。如少腹觉有满硬，便当问其小便，若小便不利者，则是津液留结，可利小便；若小便自利，则是蓄血之症，可下瘀血。经曰：伤寒有热，少腹满，应小便不利，今反利者，为有血也。又曰：太阳病，身黄，脉沉结，少腹硬，小便不利者，为无血也，小便自利，其人如狂者，血证谛也，皆须抵当丸下之，愈。阳明症喜忘，屎虽硬，大便反易，其色必黑，亦是蓄血之症，血蓄于下，所以如狂者，经所谓热结膀胱，其人如狂者是也。血瘀于下，所以喜忘者，《内经》曰：血并于下，乱而喜忘者是也。二者若有其一，则为蓄血症明矣。蓄血症又有轻重焉，如狂也，喜忘也，皆蓄血之甚，须抵当汤丸下之者也。如外已解，小腹急结，则为蓄血之轻者，桃仁承气利之，医之妙者，何也？在乎识形症，明脉息，晓虚实，知传变，其于形症之明者，众人所共识，又何以见其妙？必也形症之参差，众人所未识而独识之，且如病人无表里症，发热七八日，脉虽浮数者，可下之，假令已下，脉数不解，合热则消谷善饥，至六七日不大便者，此有瘀血，抵当汤，当不大便六七日之际，又无如狂喜忘之症，亦无少腹硬满之候，当是时，与承气者多矣。独能处以抵当汤，是为医之妙者也，何以知其有蓄血也？脉浮而数，浮则伤气，数则伤血，热客于气，则脉浮，热客于血，则脉数，因下之后，浮数俱去则已，若下之后，数去，但浮者，则荣血间热去，而卫气间热在，为邪气独留心中则饥，邪热不杀谷，潮热发渴也。及下之后，浮脉去而数不解者，则卫气间热去，而荣血间热在，热气合并，迫血下行，胃虚协热，消谷善饥，血至下焦，若下不止，则血得以去，泄必便脓血也。若不大便六七日，则血不得出泄，必蓄在下焦为瘀血，是用抵当汤下之。此实疾病之奇异，医法之元微，能审此者，真妙医也。

张元素曰：或问攻下之法，须外无表症，里有下症，然后可攻，上言无表里症，况脉更浮数，何故可下？曰：此非风寒之病，是内伤致然也。若外不恶寒，里无谵语，但七八日发热，有烁津液，乃阳盛阴虚之时，苟不攻之，其热不已，而变生焉。故云：虽脉浮数，可下，不待沉实而后攻也。夫内伤者何？经曰：趺阳脉浮而数，浮则伤胃，数则伤脾，此非本病，医特下之所为也，仲景之意，不外是理，凡伤寒当下之症，皆从太阳阳明在经之邪而入于腑，故下之，今不言阳明病，但云病人无表里症，此非自表之里而病也，但为可下，故编于阳明篇中。

鳌按：前用抵当汤，虽表症仍在而不顾者，急于救里也，用桃仁承气，虽外症已解，而邪甚者，仍当顾表也，此表里症俱无，而仍用抵当者，以表里热极也，合热是表热极，协热是里热极，无表症，是不头痛恶寒，无里症，是不烦躁口渴。前条大便反易，知血之瘀于中者已久，是验之于已形也。此条仍不大便，知血之在内者已结，是料之于未形也。六经惟太阳阳明二经多血，故俱有蓄血症。

【纲】 仲景曰：病人胸满痞痿，舌青口燥，但漱水不欲下咽，无寒热，脉微大来迟，腹不满，其人言我满，为有瘀血。病者如热状，烦满，口干燥而渴，其脉反无热，此为阴伏，是瘀血也，当下之。

【目】 王好古曰：血症，古人用药，虽有轻重之殊，而无上下之别，今分作上中下三等，以衄呕唾吐血为上部，血结胸中为中部，蓄血下焦为下部，夫既有三部之分，故药亦当随其轻重也。汗多为衄血，脉浮，灸之咽燥为唾血，当汗不汗，热入于里者为呕血吐血，此在上也，犀角地黄汤，凉膈散加生地亦可。然衄呕唾吐俱在上，亦当以轻重分之，大凡血症皆不饮水，惟气症则饮之，宜详审。此症乃足太阴所主，脾所不裹，越而上行，所以有吐呕之候，实者犀角地黄汤，虚者黄芩芍药汤。凡病呕吐者，以脾所主，故俱用芍药主之，是知太阴药也。血结胸中，头痛身疼，漱水不咽者，衄也，无热胸满，漱水不咽，喜忘昏迷，其人如狂，心下手不可近者，血在中也，桃仁承气。蓄血下焦，其人发狂，小腹满硬，小便自利，大便反黑及脐下疼者，抵当汤丸。如狂者，在中，发狂者，在下。

吴绶曰：凡蓄血者，瘀血留结于内，盖伤寒病在太阳，当汗不汗，则瘀热在里，必血结也。大抵看伤寒病人，心下两胁少腹，但有硬满处，以手按则痛者，便当问小便如何？若小便不利，乃水与气也。若小便自利，为有血也。

王肯堂曰：病人七八日后，两手脉沉细，微肤冷，脐下满，或狂或躁，大便实而色黑，小便自利者，此蓄血症也。若老幼气虚弱者，宜生地黄汤。

发　狂

【纲】　仲景曰：阳明病，初欲食，小便反不利，大便自调，其人骨节疼，翕然如有热状，奄然发狂，濈然汗出而解者，此水不胜谷气，与汗共并，脉紧则愈。

【目】　张介宾曰：伤寒发狂，本阳明实热之病，然复有如狂症者，虽似狂而实非狂，此中虚实相反，最宜详辨，不可忽也。凡实热之狂，本属阳明，盖阳明为多气多血之经，阳邪传入胃腑，热结不解，因而发狂。《内经·脉解篇》曰：胃者土也，故闻木音而惊者，土恶木也。其恶火者，热甚也。恶人者，以阳明厥则喘啘，啘则恶人也。其病甚，则弃衣登高，逾垣上屋，或数日不食。以四肢为诸阳之本，阳盛则实，实则能登高也。弃衣而走，热甚于身也。妄言詈骂，不避亲疏而歌者，阳盛为邪也。又曰：阴不胜阳，则脉流薄疾，并乃狂。又曰：邪入于阳则狂，是皆以阳明热邪，上乘心肺，故令心志昏乱若此，此阳狂也。然伤寒病至发狂，是为邪热已极，使非峻逐火邪，则不能已，故但察其大便硬结，或腹满而坚，有可攻之症，则宜以大小承气，或凉膈散、六一顺气汤之类，下之可也。如无胀满实坚等症，而惟胃火致然者，则但以白虎汤、抽薪饮辈，泄其火邪自愈。

鳌按：此为水湿之病，其人胃本不虚，只因水气怫郁，郁极而发，奄者忽也，言忽然而狂也。

【纲】　仲景曰：太阳病，六七日，表症仍在，而反下之，脉微而沉，反不结胸，其人如狂者，以热在下焦，少腹当硬满，小便自利者，下血乃愈，所以然者，以太阳随经，瘀热在里故也，抵当汤主之。太阳病，身黄，脉沉结，少腹硬，小便不利者，为无血也，小便自利，其人如狂者，血结症也，抵当汤主之。太阳病，不解，热结膀胱，其人如狂，忽自下，下者愈，其人不解者，尚未可攻，当先解外，外解已，但少腹急结者，乃可攻之，宜桃仁承气汤。阳明病，其人喜忘者，必有蓄血，所以然者，本有久瘀血，故令喜忘，屎虽硬，大便反易，其色必黑，宜抵当汤下之。

【目】　朱肱曰：发狂有二症，阳毒发狂，蓄血如狂，其外症与脉皆不同，病人烦躁，狂走妄言，面赤咽痛，脉实潮热，独语如见鬼状，此阳毒也。病人无表症，不发寒热，唇燥，但欲漱水，不欲入咽，其脉微而沉，小腹硬满，小便反利，大便必黑。身黄发狂，此血证谛也。大抵伤寒当汗不汗，热蓄在里，热化为血，其人喜忘而如狂，血上逆则喜忘，血下蓄则内争，甚则抵当汤丸，轻者桃仁承气汤、犀角地黄汤，须取尽黑物为效。血热蓄在膀胱，若用抵当汤，更须仔细，审其有无表症，若有蓄血症，而外不解，亦未可便用抵当，宜桂枝汤解外，缘热在膀胱太阳经也。

张兼善曰：狂之所起，皆由阳盛，《内经》曰：阴不胜其阳，脉流薄疾，并乃狂也。又曰：邪入于阳则狂，邪入于阴则喑。《难经》曰：重阳者狂，重阴者癫。《脉经》曰：阴附阳则狂，阳附阴则癫。《病源》曰：阳邪并于阳则狂，阴邪并于阴则癫，即诸经之狂，为阳盛也明矣。伤寒热毒在胃，并于心脏，使神不宁而志不定，遂发狂也。其或狂言目反直视，又为肾绝，汗出辄复热，狂言不能食，又若失志，死。若此则非药所及。

张介宾曰：如狂症，本非实热，发狂症，亦有轻重，如热结膀胱，其人如狂，及脉微而沉，反不结胸，其人如狂二条，以太阳热邪不解，随经入腑，但未至发狂，故曰如狂，此以热搏血分，蓄聚下焦，故宜下也。近见伤寒家，则别有如狂之症，古人未及言者，盖或由失志而病，其病在心也。或由悲忧而病，其病在肺也。或由失精而病，其病在肾也。或由劳倦思虑而病，其病在肝脾也。此其本病已伤于内，而寒邪复感于外，则病必随邪而起矣。其症如狂，亦所谓虚狂也，而虚狂症，则外无黄赤之色，刚暴之气，内无胸腹之结，滑实之脉，虽或不时躁烦，而禁之则止，口多妄诞，而声息不壮，或眼见虚空，或惊惶不定，察其上，则口无焦渴，察其下，则便无硬结，是皆精气受伤，神魂失守之症，此与阳极为狂如冰炭，而时医不察，但见错乱，便谓阳狂，妄行攻泻，必致杀人。凡治此者，须辨阴阳。其有虚而挟邪者，邪在阳分，补中益气汤等。邪在阴分，补阴益气煎等。虚而无邪者，在阳分，四君、八珍、十全大补等。在阴分，四物、六味、左归饮、一阴煎等。阴虚挟火者，加减一阴煎。方治之宜，大略如此，而变症之异，则有言不能传者，能知意在言表，则知所未言矣。凡身有微热，或面赤戴阳，或烦躁不宁，欲坐卧泥水中，然脉则微弱无力，此阴症似阳也，名为阴躁，盖以阳虚于下，则气不归原，故浮散于上，而发躁如狂，速当温补其下，命门暖，则火有所归，而病当自愈，若误用寒凉之药，则必死矣。

陈士铎曰：伤寒发狂，至登高弃衣詈骂，去生远矣。仲景以竹叶石膏汤救之，妙矣。盖阳明之火最大，非大剂白虎不救，世人往往畏用，特小其剂，如何能救？故用石膏必须三四两或七八两一剂，火势始能稍退，狂亦可少止。然石膏性猛，恐损胃气，必兼人参为妙。我更有一方，用白虎汤之半，而另加药味，方名祛热生胃汤，石膏、元参、麦冬各三两，茯苓一两，人参、车前各五钱，知母三钱，水煎。此方石膏、知母泻胃火，人参生胃气，元参去浮游之火，麦冬生肺阴，茯苓、车前，引火下行于膀胱，从小便出，且火盛必渴，渴必多饮水，用此二味以分湿，则水流而火自随水以散，方中泻火，又不伤气，似胜于白虎。一剂狂定，二剂渴减半，三剂渴止，火亦息，正不用四剂也。凡有火热发狂，或汗如雨，口渴舌燥，或生芒刺者，此方投之立效，断不至死也。

鳌按：此四条皆本太阳经证，但首条，误下热入，阳极扰阴，血燥而蓄于中，血病则知觉昏昧而发狂，所谓表病传里者。二条，亦病在燥血内结，皆属下后热入于里者。三条，血气皆重，故用桃仁承气以攻其里之结血，此则由于未下者。四条，喜忘乃发狂之根也，故虽未及发狂字，而亦当次入款内。四条，虽皆太阳症，然至热结，则骎骎传入阳明矣。即如喜忘一症，当其喜忘时，尚属太阳，迨阳明既病，而究其根由，因知前此太阳病时，已有喜忘之病情也。

【纲】 仲景曰：伤寒脉浮，医以火迫劫之，亡阳，必惊狂，起卧不安者，桂枝去芍药加蜀漆龙骨牡蛎救逆汤主之。

【目】 黄仲理曰：又有火邪发惊狂者，医以火于卧床下，或周身用火逼劫汗出，或熨而成火邪，其人烦躁惊狂，起卧不安，仲景主方外，桂枝甘草龙骨牡蛎汤亦可。凡灸及烧针后症似火劫者，兼用劫法治之，《金匮》风引汤尤良，柴胡加龙骨牡蛎汤更捷。

陶华曰：伤寒热毒，由胃并心，遂使

神不宁，志不定，故发狂，始则少卧不饥，妄语妄笑，甚则登高弃衣，越垣上屋，皆由独阳亢极，热毒所致，非大下不止，亦有当汗不汗，瘀热在里，下焦蓄血如狂者，未至竟狂耳。《难经》重阳者狂，即阳毒脉洪大，或数实，狂言错语，烦躁干呕，面赤咽痛，潮热发斑，或下利黄赤，阳毒升麻汤、黄芩汤。时行热病发狂，黑奴丸。经曰：太阳病不解，热结膀胱，如狂而血下者愈也。血症如狂，脉微身黄，唇燥漱水，无寒热，小腹满，小便不利，大便黑，犀角地黄汤。甚者桃仁承气汤、抵当丸，取下黑物为效。

发　黄

【纲】　仲景曰：伤寒脉浮缓，手足自温者，系在太阴，太阴者，身当发黄，若小便自利者，不能发黄，至七八日，大便硬者，为阳明病也。

【目】　李梴曰：经曰：湿热相交，民病瘅，瘅即黄，单阳而无阴也。伤寒发黄虽不一，而误用温药，或被火攻太甚，或失汗下与渗，以致阳明经中血热，而见真色于肌肤，名之瘀热发黄，头汗作渴，小便不利，色黄而明，茵陈汤、茵陈三物汤、陶氏茵陈汤。有湿热郁而发黄者，身疼发热，色黄而晦，茵陈五苓散。有寒湿发黄者，太阳病，寒湿在里，发汗过多，则寒去而湿在，麻黄连翘赤小豆汤。身痛鼻塞者，急用瓜蒌搐鼻法，内服茵陈五苓散，头痛甚者，神术散加茵陈。有中湿发黄者，一身痛，误汗则眼目俱黄，茵陈五苓散、栀子柏皮汤、防己黄芪汤。身烦痛者，麻黄汤加苍术。伤风发黄者，易饥鼻干，腹满潮热咳嗽，小柴胡加茵陈。如哕，加茯苓，甚者，大柴胡。兼往来寒热，小柴胡加茵陈、山栀。由内伤中寒，脾胃素冷，或伤冷物停滞，或呕逆腹满，大便自利，理中汤加枳实、青皮、茵陈。腹胀食不敢饱，欲作谷疸，五苓散。阴症发黄，四肢逆冷，脉沉，或阴盛发躁，四逆汤。结胸发黄，心胸满硬，按之痛不可近，大陷胸汤。由痞气，心下满硬，按不痛，半夏泻心汤。以上并加茵陈，则痞结散而黄自愈，大抵发黄与治湿相似，轻则渗泄和解，重则大下，水利黄自退矣。但寸口无脉，鼻气冷，为不治，形变烟煤黑色，摇头直视，环口黧黑，柔汗发黄，脾脏气绝也。诸发黄，小便不利，惟瘀血发黄，小便自利，且瘀血与瘀热，外症俱头汗作渴，脉浮数，但热结下焦，则热耗津液而小便不利，血结下焦，则热但耗血而不耗津液，故小便自利。

【纲】　仲景曰：阳明中风，脉弦浮大而短气，腹部满，胁下及心痛，久按之，气不通，鼻干不得汗，嗜卧，一身及面目悉黄，小便难，有潮热，时时哕，耳前后肿，刺之小瘥，外不解，病过十日，脉弦浮者，与小柴胡汤。脉但浮，无余症者，与麻黄汤。若不尿，腹满加哕者，不治。

【目】　鳌按：此条中风，是由少阳转属者，两阳熏灼，故一身及面目悉黄也。

【纲】　仲景曰：阳明病，脉迟腹满，食难用饱，饱则微烦，头眩，必小便难，此欲作谷疸，虽下之，腹满如故，所以然者，脉迟故也。

【目】　柯琴曰：《金匮》云：谷气不消，胃中苦浊（谷疸根原），浊气下流，小便不通，身体尽黄，名曰谷疸，宜五苓散调胃利水（治法亦当如之）。反用茵陈汤下之，腹满不减，而除中发哕，所由来矣。除中者，胃阳不支，假谷气以自救，凡人将死而反强食者是也。

【纲】　仲景曰：伤寒身热发黄者，栀子柏皮汤主之。

【目】　成无已曰：此汤所以解散其热也。

【纲】　仲景曰：阳明病，无汗小便不利，心中懊侬者，身必发黄。

【目】　成无已曰：此由阳明热盛致发黄者也。

韩祗和曰：无汗，热不得越矣；小便不利，热不得降矣。故虽未经汗下，而心中懊侬也。无汗小便不利，黄之原也。懊侬，黄之兆也。然与栀子、柏皮自解，不可用茵陈也。

【纲】　仲景曰：阳明病，被火，额上微汗出，而小便不利者，必发黄。阳明病，面合赤色，不可下之，必发热色黄，小便不利也。凡用栀子汤，病人旧微溏者，不可与服之。

【目】　成无已曰：此由内本有热，而被火致黄者也。

鳌按：栀子苦寒下泄，向来微溏者，由胃气不实，即栀子且禁用，况承气乎？

【纲】　仲景曰：阳明病，发热汗出，此为热越，不能发黄也。但头汗出，身无汗，齐颈而还，腹满小便不利，渴饮水浆，此为瘀热在里，身必发黄，茵陈蒿汤主之。伤寒七八日，身黄如橘子色，小便不利，腹微满者，茵陈蒿汤主之。伤寒发汗已，身目为黄，所以然者，以寒湿在里，不解故也，不可下，于寒湿中求之。

【目】　成无已曰：寒湿在里不解，还于寒湿求之，是由寒湿致发黄者，夫湿亦令黄，热亦令黄，二者非止由来有异，而色泽亦自不同，湿家黄而暗，热盛如橘色，甚者染衣，正黄如柏，大抵黄属脾，脾为湿热所蒸，则发黄，用茵陈汤，泄涤其热也。

【纲】　仲景曰：形体烟熏，直视摇头，此为心绝，环口黧黑，柔汗发黄，此为脾绝。

【目】　成无已曰：此皆不治之症。

便脓血

【纲】　仲景曰：病人无表里症，发热，七八日不大便，虽脉浮数者，可下之。假令已下，脉数不解，合热则消谷善饥，至六七日不大便者，有瘀血也，宜抵当汤。若脉数不解，而下利不止，必协热而便脓血也。

【目】　鳌按：热利不止，必大便脓血，由于素有蓄血，内外俱热，阳盛阴虚，而阴络受伤故也。此因下后协热便脓血，热气下流故也。

【纲】　仲景曰：阳明病，下血谵语，此热入血室，但头汗者，当刺期门。

【目】　王肯堂曰：冲脉为血海，即血室也，男女均有之。男子下血谵语，女人寒热似疟，皆为热入血室，迫血下行，则为协热而利，挟血之脉，乍涩乍数，或沉或伏，血热交并，则脉洪盛，大抵男多在左手，女多在右手见之也。又有阴寒为病，下利脓血者，乃下焦虚寒，肠胃不固，清浊不分，而便下脓血也。二者一为血热，一为血寒，临病审之。

大便先硬后溏

【纲】　仲景曰：阳明病，潮热，大便硬者，可与大承气汤，不硬者，不可与之。若不便六七日，恐有燥屎，欲知之法，少与小承气汤，汤入腹中，转失气者，此有燥屎，乃可攻之。若不转失气者，此但初头硬，后必溏，不可攻之，攻之必胀满不能食也。欲饮水者，与水则哕，其后发热，必大便硬而少也，以小承气汤和之，不转失气者，慎不可攻也。阳明病，下之，心中懊侬而烦，胃中有燥屎者，可攻之，宜大承气汤。腹微满，初头硬，后必溏，不可攻之。阳明病，若中寒，不能食，小便不利，手足濈然汗出，此欲作痼瘕，必大便初硬后溏，所以然者，以胃中冷，水谷不别故也。得病二三日，脉弱无太阳柴胡症，烦躁，心下硬，至四五日，虽能食，以小承气少少与微和之，令小安，至六日，与承气汤一升，若不大便，六七日小便少者，虽不能食，但初头硬，后必溏，未定成硬，攻之必溏，须小便利，屎定硬，乃可攻之，宜大承气汤。

【目】　许叔微曰：仲景论中言先硬后溏者四症，前二症不言及小便，第三症言小便不利，第四症言小便少。其不言小便二条，首则因胃中邪热未作热实，次则因虚烦热在上，胃中无燥屎，其小便不利条，则以胃中水谷不别之故，其言小便少条，则又以胃中未可定其硬不硬，而必候小便之利，是知仲景测大便法，皆以小便觇之，如小便清，知不在里，利不止者，利其小便，小便数少，津液当还入胃中，必大便皆可验者，然小便利，屎定硬，固为可攻，亦有小便自利，大便硬，不可攻者，何哉？阳明自汗，或发汗，小便自利，此为津液内竭，虽硬不可攻之，当须自欲大便时，用蜜煎导法，盖非里实，故不可攻也。又太阳一症云：若吐若发汗，微烦，小便数，大便硬，与小承气汤和之，此两症，汗后大便硬，小便利，皆同，而治法不同者，后症为有传邪，故微烦。又因发汗吐下后，小便数，内亡津液，大便硬，是热邪入里，故以小承气利之。至若前症小便自利，以无传邪，故无烦症，大便虽硬，不得为里实，但肠头干燥，止可用蜜导也，读仲景书者，宜详究焉。

柯琴曰：痼瘕，即初硬后溏之谓，肛门虽固结，而肠中不全干也，溏即水谷不别之象，以癥瘕作解者谬矣。按：大小肠俱属于胃，欲知胃之虚实，必于二便验之，小便利，屎定硬，小便不利，必大便初硬后溏，今人但知不大便、大便难、大便硬者，为阳明病，亦知小便难、小便不利、小便数少、或不尿者，皆阳明病乎。

不　大　便

【纲】　仲景曰：问曰：何缘得阳明病？答曰：太阳病，发汗，若下，若利小便，此亡津液，胃中干燥，因转属阳明，不更衣，内实，大便难者，此名阳明也。阳明病，若能食者，名中风，不能食者，名中寒。

【目】　喻昌曰：设为问答，以辨阳明中风之里症。此属正阳阳明，可下。

魏荔彤曰：太阳病治之未善，所以得阳明病也，若发汗过多，若下，若利小便，皆得致阳明病之因也。汗出利小便，皆能使其人津液亡耗也。津液亦以胃为归，亡耗则胃中干燥而里热生，里热生则在表之风寒亦随变热，里热外蒸，故自汗出。风寒变热，故表恶热，内外热合为一，此所以太阳之病，转属阳明也。然阳明病有浅深，其症亦不一，如不更衣，乃胃亡津液而干燥也。内实，乃胃中邪热太盛，而结秘成实也，大便难，乃胃燥热半盛，尚有大便而艰难也。症不同，治之之法亦不同。承气诸方，仲师并未明言，而斟酌之妙，存乎人矣。中风中寒，能食不能食之说，固由化谷不化谷，然风邪之热散而虚，寒邪之热聚而实，风邪之热行乎气，寒邪之热着于血，亦能食不能食之故也。

鳌按：中风中寒一节，本与不大便无涉，姑以能食不能食成阳明病之故，附于此。

【纲】　仲景曰：小便数者，大便必硬，不大便，十日无所苦也。渴欲饮水者，少少与之，但以法救之，宜五苓散。

【目】　魏荔彤曰：此太阳病已去，而转属阳明者，阳明既病，热气内盛，小便必黄赤而数，津液内伤，大便必枯燥而硬，虽不更衣十日，无所苦者，津液坐耗，肠枯便秘，故不觉其苦，而受伤甚深也。以法救者，仍从太阳表里之法救之，五苓导水滋干，且解太阳风邪，洵阳明犹带太阳必用之药。

【纲】　仲景曰：其脉浮而数，能食不大便，此为实，名曰阳结，期十七日当剧。

【目】　鳌按：此条本论阴结，阳结亦是陪客，以阳结即是胃家实也。阴结本少阴病，无表症，当用温药。

【纲】　仲景曰：伤寒不大便，六七日，不恶寒，反恶热，头痛，身热者，与承气汤。

【目】　鳌按：受病即不大便，其为胃家实可知，此所以为阳明病也。

【纲】　仲景曰：若不大便六七日，恐有燥屎，欲知之法，少与小承气汤，汤入腹中，转失气者，此有燥屎，乃可攻之。明日，不大便，脉反微涩者，脾虚也，为难治，不可更与承气汤也。

【目】　魏荔彤曰：此本申解阳明病谵语一症也。谵语之由，他条已言之，乃有阳明谵语已见，而犹当斟酌调和，得攻下之宜者，不容苟且也。盖有明日并不见大便，脉反变滑疾为微涩者，胃里虚寒可信也，此固非一下可收功，亦非一调可奏效，当缓缓补胃，徐徐生津，曰难治，言近功小效，必不易治也。六七日之久，竟不大便，此似胃已成实，然胃究未实，胃燥肠干，中塞硬屎，此胃终非实，而燥屎为害滋大也，故以小承气试之。

【纲】　仲景曰：伤寒若吐若下后，不解，不大便，五六日上至十余日，日晡所发潮热，不恶寒，独语如见鬼状。若剧者，发则不识人，循衣摸床，惕而不安，微喘，直视，脉弦者生，涩者死。微者，但发热谵语，大承气汤主之。若一服利，止后服。

【目】　方中行曰：病由太阳转属阳明，不大便延至五六日以上，十余日之久，日晡云云者，阳明之症备具，此胃中邪热已盛，病已成实，急宜攻下以救胃津矣。不然，逡巡畏缩，坐致发狂病剧，亦难救也。

【纲】　仲景曰：病人不大便五六日，绕脐痛，烦躁，发作有时者，此有燥屎故也。大下后，六七日，不大便，烦不解，腹满痛者，此有燥屎也，所以然者，本有宿食故也，宜大承气汤。

【目】　魏荔彤曰：此二条，皆申解阳明病有燥屎应下之辨，有病虽攻下，不伤正气者，如病人不止于伤寒，凡不大便五六日之久，绕脐痛而烦躁，发作有时，不必论胃府之热，成实与否，而燥屎在肠为患，至于浊气中结，绕脐痛，邪上干，烦躁作，知燥屎阻塞故也，除涤其燥屎可耳。燥屎由于宿食者，以大下后，津液耗，宿食遂干，故结而阻滞肠间也，亦宜下之。

【纲】　仲景曰：少阴病六七日，腹胀不大便者，急下之，宜大承气汤。

【目】　柯琴曰：六七日当解不解，因转属阳明，是脏气实而不能还之于腑也，急攻之，所谓已入于腑者可下也。三阳惟少阳无承气症，三阴惟少阴有承气症。

喻昌曰：六七日腹胀，不大便，则胃土过实，肾水不足以上供，有立尽之势，又非少阴负趺阳反为顺候之比，此时下之已迟，安得不急?

魏荔彤曰：六七日之久，热邪弥漫，熏灼中焦，不惟少阴水枯，且阳明津亡，至腹胀而脾阴已散，不大便而肠胃皆干，危急甚矣。急下其热邪，以救其肾阴，救肾阴即所以救胃与脾阴也，大凡大承气之用，非至坚用之以破，即至深用之以陷，而涤热邪，留真阴一也。在阳明热邪之耗胃津，津，胃之真阴也。急为攻下，救其津以救胃，在少阴热邪之耗肾水，水，肾之真阴也，急为攻下，救其水以救肾，无二法也。明乎此，则喻氏尝言伤寒当救阴，正于此等处用之也。

【纲】　仲景曰：病人无表里症，发热，七八日，虽脉浮数者，可下之，假令已下，脉数不解，合热则消谷善饥，至六七日不大便者，有瘀血，宜抵当汤。若脉数不解，而下利不止，必协热而便脓血也。

【目】　魏荔彤曰：虽无太阳表症，阳明里症，而发热脉数，以热在里则伤里，恐至津竭而后下之，无济也，故可下，但热入于里，胃既不实，多入下焦之血室，与血为溷，至血瘀甚，则虽下之，而血必旋蓄，血热甚则方下之，而挟利不止，此惟随症立法救之，故仲师分立下后二法也。

【纲】　仲景曰：阳明病，胁下硬满，不大便而呕，舌上白苔者，可与小柴胡汤。上焦得通，津液得下，胃气因和，身濈然而汗出解也。

【目】　魏荔彤曰：此条是阳明胃实已成，而邪复转传少阳也，诸症中，惟不大便为正阳明病，余皆少阳阳明应有之病，但犹属欲转而未全成少阳耳。

可　　下

【纲】　仲景曰：脉浮而大，心下反硬，有热属脏者，攻之，不令发汗，属腑者，不令溲数，溲数则大便硬，汗多则热愈，汗少则便难，脉迟尚未可攻。

【目】　朱肱曰：伤寒固有始得病，便变阳盛之症，须便下之。又有腠理寒，一二日便成少阴病者，须急温之。阳明里症者，内热是也，宜下之。伤寒始发热，恶寒，今汗后不恶寒，但倍发热而躁，始脉浮大，今脉洪实，或沉细数，始惺静，今狂语，此为胃实阳盛，再汗即死，须下即愈，更有心胸连脐腹大段疰闷，腹中疼，坐卧不安，冒闷喘急极者，亦不候他症，便下之，但大便妨闷，恐尚有表症者，亦须少少与小承气汤微解之，不可过多，令大泄也。失下，则气血不通，四肢便厥，医人不知，反疑是阴厥，进热药，祸如反掌，不可不察。问：三阴有可下者乎？三阴大约可温，然须有积症方可也。何谓积症？太阴腹满时痛，桂枝加芍药汤，甚者桂枝加大黄汤，少阴口燥咽干，或腹满不大便，或下利清谷，心下痛，皆积症也。下症悉具，服汤已更衣者，止后服，不尔，尽剂与之。

王肯堂曰：大法秋宜下。凡可下者，用汤胜丸散，中病便止，不必尽剂也。

【纲】　仲景曰：病人烦热，汗出则解，又如疟状，日晡所发热者，属阳明也。脉实者，宜下之，与承气汤。

【目】　王好古曰：大承气，治大实大满，满则胸腹填胀，状若合瓦，大实则不大便也，痞满燥实四症俱备则用之，杂病则进退用之，小承气。治痞实而微满，状若饥人食饱饭，腹中无转失气，心下痞，大便或通，热甚，须可下，宜此方，调胃承气。治实而不满者，腹如仰瓦，腹中有转失气，有燥屎，不大便而谵语坚实之症，以上三法不可差，假令调胃承气症，用大承气下之，则愈后元气不复，以其气药犯之也，大承气症，用调胃承气下之，则愈后神痴不清，以其无气药也。小承气症，用芒硝下之，则或利不止，变而成虚矣。又曰：伤寒外症，全是下症，而脉反细不可下者，泻心汤主之；脉有力者，黄连泻心汤；无力者，半夏泻心汤。

鳌按：承气症甚多，不全采录，单有急下之，急攻之字样者，录之，盖以着此字样者，皆有急当攻下之故，其余承气症，未尽若是也。

【纲】　仲景曰：得病二三日，脉弱，无太阳柴胡症，烦躁，心下硬，至四五日，虽能食，以小承气少少与微和之，令小安，至六日，与承气汤一升。若不大便，六七日小便少者，虽不能食，但初头硬，后必溏，未定成硬，攻之必溏，须小便利，屎定硬，乃可攻之，宜大承气汤。

【目】　吴绶曰：经言太阳病，发热汗出不解，其人蒸蒸热者，属胃也，调胃承气汤。凡潮热腹满者，大柴胡加厚朴。凡阳明病汗多，胃中必燥，大便必硬，硬则谵语，小承气汤。若谵语脉滑而疾，发潮热者，大柴胡汤。凡谵语潮热不食者，胃中必有燥屎五六枚，小承气汤。若能食大便硬者，大承气汤。

【纲】　仲景曰：汗出，谵语者，以有燥屎在胃中，此为风也，须下之，过经乃可下之，下之若早，语言必乱，表虚里实故也，下之则愈，宜大承气汤。

【目】　成无己曰：胃实不大便，或难或硬，燥屎悉属里症，宜下者多矣。然而有表未解，风湿相搏，尤宜先解表已而下之可也。如经言不大便六七日，头痛有热者，小便清和，不在表仍在里是也，其症多见于阳明。盖胃土万物所归，无所复传，自太少阳传入者，众所共知，而于三阴传入者，鲜或能识，若能熟视其微，则三阴有急下之症多矣，岂非仲景之微意欤？

陶华曰：有宜急下者两症，少阴症口燥咽干，谓之肾汁干，宜急下。阳明症发热汗多，谓之胃汁干，亦宜急下，此所谓急下两症也。

汪昂曰：少阴病，得之二三日，口燥咽干者，急下之，邪入未深，便作口燥，此肾水将干，宜急下以救欲绝之本。少阴病六七日，腹胀，不大便者，急下之，此少阴邪热入胃府也，土胜则水干，宜急下以救肾水。少阴病，自利清水，色纯青，心中必痛，口中燥者，急下，青为肝色，肝邪乘肾，故下利，阳邪上攻，故口燥，此亦少阴传入阳明府病也。厥阴症，舌卷囊缩，宜急下之。此症仲景无治法。按：舌卷囊缩，有寒极者，宜附子四逆加吴萸，并灸关元气海，或葱熨法。又有阳明之热，陷入厥阴经，阳明主润宗筋，宗筋为热所攻，弗荣而急，引舌与睾丸，故舌卷囊缩，此为热极，当泻阳以救阴，以上皆大承气症也。张兼善曰：胃为水谷之海，四旁有病，皆能传入胃土，燥则肾水干，故阳明与少阴皆有急下之症。症虽不同，其入府之理则一，故皆用大承气，有病循衣摸床撮空者，此胃热也。钱仲阳《小儿直诀》云：此肝热也，亦承气汤主之。

王肯堂曰：胃家实不大便，虽三尺之童，亦知可下也。殊不知仲景之法，虽有胃实症，若表未解，及有半表者，亦先用桂枝、柴胡以解外，然后视虚实消息之可也。凡胃家不大便等症，其或胃实有表者，必先解表。其或口苦咽干脉浮紧者，宜和解。其或便硬无所苦者，且候之。其或胃实表解有症者，急随症攻之。其或胃实表解无症者，忌攻。大便硬者导之。盖以阳明病，身汗出，若发汗，小便自利者，此津液内竭，虽硬不可攻之，当须自欲大便时，蜜导之。

鳌按：王氏有症攻之，无症忌攻云者，症即阳明实症，如潮热谵语是也，有此等症，方可攻，无此等症，虽不大便，皆由津液不足，当须详审，勿妄攻也。经言过经乃可下者，言已过七日，行经已尽，此时阳邪入阴，乃可下也。

【纲】　仲景曰：阳明病，下之，心中懊侬而烦，胃中有燥屎者，可攻之，宜大承气汤。腹微满，初头硬，后必溏，不可攻之。

【目】　李梴曰：里症具而脉沉实者，宜下。若下后热不退，脉未和者，犹当量虚实再下。若失下，则邪无从出，又或应下而反汗之，则津液内竭，变为动悸等症。

鳌按：腹大满不通，是胃中燥屎上攻也，故可攻。

【纲】　仲景曰：脉滑而数者，有宿食也，宜大承气汤。腹满不减，减不足言，当下之，宜大承气汤。发汗不解，腹满痛者，急下之，宜大承气汤。阳明病，发热，汗多者，急下之，宜大承气汤。

【目】　鳌按：数为在府，故滑而数，为有食，为当下之症。二条，腹满如故，乃下之，虽当减而未尽，故更当下也。三条，表虽未解而邪甚于里，故当急攻。四条，汗多亡阳，又当急下以存津液。

【纲】　仲景曰：伤寒六七日，目中不了了，睛不和，无表里症，大便难，身热者，此为热也，急下之，宜大承气汤。

【目】　李梴曰：伤寒热气入脏，流于少阴之经，咽焦，口燥渴，肾水干也，热病热不已，目睛不和，亦肾水干也，皆急下以救肾水，阳明发热汗多，或已汗不解，腹满痛，及谵狂，不大便者，皆急下以存胃液，伤寒脉弦而迟，弦为寒，迟为脏，脉大而紧，大为阳，紧为寒，俱谓之阳中伏阴，急下以分阴阳，又下利，三部脉平，心下硬者，内实也。下利脉迟而滑，或浮大，按之反涩，恶食者，皆胃有宿食也，但宿食忌巴豆，只宜用大黄荡涤。

刘完素曰：下后热不退，再下之，热愈盛，脉微，气虚力弱，不加以法，则无可生之理，若辍而不下，则邪热极盛，阴气极衰，脉息断绝，必不可救，如此之症，下亦死，不下亦死。经云：三下而热不退者死，后人有三四次，至十数次而生者，此乃偶中，不可为法，但用解毒汤合凉膈散调之，庶不失人命。汗下后热不退，不问有汗无汗，宜白虎加人参、苍术以解之。

陶华曰：凡言急下者，盖病热已迫，将有变也，非若他病，尚可稍缓。

不　可　下

【纲】　仲景曰：阳明病，心下硬满者，不可攻之，攻之，利遂不止者死，利止者愈。伤寒呕家，虽有阳明症，不可攻之。阳明病，自汗出，若发汗，小便自利，此为津液内竭，大便虽硬，不可攻之，当须自欲大便，宜蜜煎导而通之，若土瓜根，及与大猪胆汁，皆可为导。

【目】　张云岐曰：非阳明之本病不可下，阳明本病，胃家实也。非痞满燥实，不可下；非潮热发渴，不可下；非詈骂亲疏，不可下；非脉沉数，不可下；非弃衣登高，目见鬼，不可下。

李梴曰：可下者，脉症全在里也。若太早，若过，则水谷脱而变生焉。不可下者，诸虚咽肿，呕吐厥逆，结胸，不转失气，脐中左右上下动气，脉浮细、浮虚、浮涩、带迟，恶寒等症，下之则危，随宜以温热药救之。

【纲】 仲景曰：阳明中风，口苦咽干，腹满微喘，发热恶寒，脉浮而紧，若下之，则腹满小便难也。

【目】 朱肱曰：脉浮不可下，脉虚不可下，恶寒不可下，呕吐不可下，小便清不可下，不转失气不可下，大便坚小便数，不可用承气汤（乃脾约丸症也），大便硬小便少者，不可攻。

柯琴曰：此中风伤寒，胃实转胃虚，初能食而致反不能食之机也。

【纲】 仲景曰：阳明病，脉浮而紧，咽燥口苦，腹满而喘，发热汗出，不恶寒，反恶热，身重，若下之，则胃中空虚，客气动膈，心中懊憹，舌上苔者，栀子豉汤主之。

【目】 朱肱曰：大抵伤寒最慎于下，若表未罢，不可乱投汤剂，虚其胃气。仲景云：表解而内不消，非大满，犹生寒热，则病不除也，表已解而内不消，大满大实，坚有燥屎，乃可下之，虽四五日不能为祸，若不宜下而攻之，内虚热入，协热遂利，烦躁，诸变不可胜数，轻者困，重者死，古人所以伤寒有承气之戒。脉浮不可下，其病在表，宜发汗，下之则为懊憹，为痞，为结胸，脉虚细，不可下，恶寒不可下，以恶寒为表之虚，虽是阳明症，尚恶寒，即与太阳合病，属表，但可发汗，少阴恶寒，当温之，呕吐者不可下，宜与小柴胡和解，不转失气不可下，与小柴胡，明日又不大便，脉反微涩，里虚也，为难治，姑与黄芪建中汤。

程郊倩曰：阳明中风，病在气分，故不可妄下。

【纲】 仲景曰：发汗，若下之，而发烦热，胸中窒者，栀子豉汤主之

【目】 吴绶曰：凡有恶寒恶风者，凡腹满时减时满者，凡腹胀满可揉可按虚软者，凡阴虚劳倦者，凡手足逆冷尺脉弱者，凡脉在表者，俱不可下。凡脉沉，不实不疾，按之无力者，凡亡血，虚家，及妇人经水适来适断，热入血室，与夫胎前产后崩漏等症，及小便频数，小便清而大便秘者，俱不可下也。

鳌按：此热伤君主，心气不足而然也，故不可下。

【纲】 仲景曰：少阴病，饮食入口则吐，心中温温欲吐，复不能吐，始得之，手足寒，脉弦迟者，此胸中实，不可下也，当吐之。

【目】 魏荔彤曰：胸中实见不惟少阴寒邪为病，且兼痰饮积实于胸次为病也，邪在上，自当顺其势而治之，不可下而可吐。

【纲】 仲景曰：三阳合病，腹满身重，难以辗侧，口不仁而面垢，遗尿，发汗则谵语，下之，则额上汗出，手足冷，若自汗出者，白虎汤主之。

【目】 戴原礼曰：阳明下症悉具，其人喘嗽，或微恶寒，为太阳阳明，或往来寒热，为少阳阳明。于阳明症中而有太阳少阳症，此非正阳明也，不可遽下，所以古注阳明有三，常须识此。

【纲】 仲景曰：伤寒发汗已，身目为黄，所以然者，寒湿在里不解故也，不可下，于寒湿中求之。

【目】 鳌按：寒湿在里，与瘀热在里不同，且既由寒湿，则非属阳明病矣，故不可下。

【纲】 仲景曰：阳明病，脉迟，微汗出，不恶寒者，其身必重，短气，腹满而喘，有潮热者，此外欲解，可攻里也，手足濈然而汗出者，此大便已硬也，大承

气汤主之。若汗出，微发热恶寒者，外未解也，其热不潮，未可与承气汤。若腹大满不通者，可与小承气微和胃气，勿令大泄下。

【目】　黄仲理曰：阳明之为病，胃家实是也，谓之正阳阳明，属下症，轻则大柴胡，重则大小承气，此邪自阳明经传入腑者，故可下。但亦有在经未入腑者，纵大满大实不通，亦不过小承气微下之以和胃气，入胃在经，尤宜两审也。其阳明一症，少有自病者，多因太阳传入，兼与太阳阳明合病，用葛根汤者是也。少阳阳明合病，用黄芩芍药汤者是也。自少阳传入阳明，及未合并病者亦然。

鳌按：勿令大泄下者，以脉迟也，脉迟者，为无阳，为在脏也，故不可下。

【纲】　仲景曰：脉浮而大，心下反硬，有热属脏者，攻之，不令发汗，属腑者，不令溲数，溲数则大便硬，汗多则热愈，汗少则便难，脉迟尚未可攻。

【目】　柯琴曰：脉迟，便非热实，是浮大皆为虚脉矣。仲景特出此句，正发明心下硬一症，有无热属脏者为妄攻其热者戒也。

小便自利

【纲】　仲景曰：阳明病，自汗出，若发汗，小便自利，此为津液内竭，大便虽硬，不可攻之，当须自欲大便，宜蜜煎导而通之。若土瓜根，及与大猪胆汁，皆可为导。

【目】　柯琴曰：本自汗，更发汗，则上焦之液已外竭，小便自利，则下焦之液又内竭。

【纲】　仲景曰：伤寒脉浮缓，手足自温者，系在太阴，太阴者，身自发黄，若小便自利者，不能发黄，至七八日大便硬者，为阳明病。阳明病，反无汗而小便利，二三日呕而咳，手足厥者，必苦头痛。

【目】　柯琴曰：首条，小便自利，是津液越出，故燥土受病，病在胃也。次条，小便利，则里无瘀热可知矣。

小便数

【纲】　仲景曰：太阳病，若吐，若下，若发汗，微烦，小便数，大便因硬者，小承气汤和之，愈。

【目】　王肯堂曰：阳明皆以小便自利为病，盖以验病之下与不当下也。若小便不利而少腹硬者，屎也，当渗泄之。若小便自利而少腹硬者，非血则粪也，当通利之。且病之发黄与不发黄，及病之死与不死，皆可于此验之。

吴绶曰：小便数者，频欲去而不多也。太阳阳明，治各有条，凡肾虚有热，小便频数者，清心莲子饮，或人参三白汤加知、柏、麦冬、石莲之类，或滋补丸，补中益气汤加知、柏、麦冬、生地。

柯琴曰：此用小承气以润燥，是亦和剂，不专是下剂。

小便不利

【纲】　仲景曰：阳明病，面合赤色，不可攻之，必发热，色黄，小便不利也。病人小便不利，大便乍难乍易，时有微热，喘冒不能卧者，有燥屎也，宜大承气汤。得病二三日，脉弱，无太阳柴胡症，烦躁，心下硬，至四五日虽能食，以小承气汤少少与微和之。若不大便，六七日小便少者，虽不能食，但初头硬，后必溏，须小便利，屎定硬，乃可用大承气攻之。阳明病，小便不利，若中寒，不能食，手足濈然汗出，大便初硬后溏者，此欲作痼瘕。

【目】　成无己曰：发黄与痞及热病小便不利者，热郁所致，风湿相搏，与阳明中风，其小便不利，寒邪所乘，其小便难者，亦多由汗下而然。

【纲】　仲景曰：若脉浮，发热，渴欲饮水，小便不利者，猪苓汤主之。

【目】　王肯堂曰：此浮字误也。《活人》云：脉浮者五苓散，脉沉者猪苓汤，则知此症，若脉二字下，脱一不字也。按：五苓散，乃茯苓、猪苓、泽泻加桂、术也。猪苓汤，乃猪苓、茯苓、泽泻加阿胶、滑石也。桂术味甘辛为阳，主外，胶滑味甘寒为阴，主内，南阳之言，可为不失仲景之旨矣。但南阳欲区别二药，分明以沉对浮，遂使后人致疑。三阳症中不当言脉沉，更不复致疑经文之有阙也，更详太阳症，固当脉浮，而阳明为表之里，故其浮不曰浮而曰长，盖长者，不浮不沉之中脉也。成氏直以脉浮释之，而朱氏却以脉沉言之，皆失之矣。若曰：脉浮者五苓散，脉沉者猪苓汤，则得旨。

小　便　难

【纲】　仲景曰：若阳明胃实，发热恶寒，脉浮紧，下之者，则腹满小便难也。

【目】　王肯堂曰：胁痛身黄小便难，若阳明胃实未下者，小柴胡汤。若下后不食项强者，忌柴胡。

鳌按：三阳皆有小便不利症，不独太阳也。如少阳伤寒，五六日中风，往来寒热，心烦胁痛，或心下悸，而小便不利者，仲景则主小柴胡汤。若五六日已汗复下，胁满微结，渴而不呕，但头汗出，心烦，往来寒热，为未解，而小便不利者，仲景又主柴胡桂姜汤。若八九日下之，烦惊，谵语身重，而小便不利者，仲景又主柴胡加龙骨牡蛎汤也。

卷十一　少阳经证

少阳经脉

【纲】　仲景曰：伤寒脉弦细，头痛，发热者，属少阳，少阳不可发汗，发汗则谵语，此属胃，胃和则愈，胃不和，则烦而躁。

【目】　朱肱曰：足少阳胆经之脉，起目外眦，络于耳，遂分为四道，下缺盆，循于胁，并正别脉六道上下，主经营百节，流气三部，故病人胸胁痛而耳聋，或口苦咽干，或往来寒热而呕，其脉尺寸俱弦者，知少阳经受病也。少阳受病，口苦咽干目眩，宜小柴胡汤以解表，不可发汗，发汗则谵语，谵语属胃，胃和则愈，胃不和则烦而躁，宜调胃承气汤，此属少阳阳明也。脉细头疼，呕而发热者，属少阳也，小柴胡汤。病人不渴，外有微热者，小柴胡加桂枝也。夫小柴胡加桂，主表热最良，不特伤寒也。仲景云：表有热者，小柴胡加桂也，里有热者，白虎加人参也。大抵身热不饮水者，为表热，口燥烦渴者，为里热，二药均治发热，然分表里焉。

王好古曰：辨表里中三说，假令少阳症，头痛，往来寒热，脉浮，此三症，但有其一，即为表也，口失滋味，腹中不和，大小便或秘而不通，或泄而不调，但有其一，即为里也，如无上下表里症，余皆虚热也，是病在其中矣。

张元素曰：少阳胆经，萦迂盘曲，多于各经，乃少阳篇中症治至简，又不闻何药为本经正法，何也？夫经络所据，太阳在后，为表；阳明在前，为里；少阳在侧，夹于表里之间，故曰半表半里。治法，表宜汗，里宜下，既居两间，非汗下所宜，故治疗无正法。经云：少阳不可发汗，发汗则谵语。又曰：不可吐下，吐下则惊而悸，则汗吐下三法，皆少阳所忌，其剂不过和解而已，所以仲景止用小柴胡至当也，然而经络未别，虽多所行非由正道（少阳所以病少之故），故为病亦不多也。

喻昌曰：少阳伤寒，禁汗。少阳中风，禁吐下，二义互举，其旨益严，盖伤寒之头痛发热，似宜发汗者，尚不可汗，则伤风之不可汗，不待言矣。中风之胸满而烦，痰饮上逆，似宜可吐下者，尚不可吐下，则伤寒之不可吐下，更不待言矣。脉弦细者，邪欲入里，在胃之津液必为热耗，重复发汗，而驱其液于外出，安得不谵语乎？胃和者，邪散而津回，不和者，津枯而饮结，所以烦而悸也。他条曰：少阳中风，两耳无所闻，目赤，胸中满而烦者，不可吐下，吐下则悸而惊。

鳌按：洁古以少阳不可汗吐下，谓治疗无正法，此盖其语病也，特其意义犹未乖耳，盖病在太阳之表，固以汗为正法，病在阳明之里，又以下为正法，症在太阳阳明可上越者，更以吐为正法，今症在半表半里之间，既不可汗吐下，因设立小柴胡和解法，有和法，则无须于下而自泄，有解法，则无须于汗而自达，有和且解法，则无须于吐而自升，是汗为太阳正法，下为阳明正法，吐为太阳阳明俱用之正法者，和解即少阳之正法，而小柴胡汤，即治疗少阳正法之药也，岂必以汗吐下方为正法，而舍汗吐下之外，和解即非正法乎！甚矣，其语之为病也。弦，直也，直而细，是木初生之象，故弦细之脉属少阳，得是脉而但见头疼发热，无太阳脉症者，便当从少阳而以和解为法，不可作太阳治也。

【纲】 仲景曰：伤寒阳脉涩，阴脉弦，法当腹中急痛，先用建中汤，不瘥者，小柴胡汤主之。

【目】 魏荔彤曰：阳脉以虚而反见涩，阴脉以寒而独见弦，是阳微而阴盛之诊，若执一以用小柴胡，恐半表者以虚，而不能越于外，半里者以寒，而更且陷下，故当其症见腹中急痛，虽属少阳病或中之一症，亦且不治其表，里急治其里虚，仲师示人先用小建中以奠安内虚，助其生胃阳，使小柴胡之力，有所凭藉，然后能上升下降，指挥如意。所以服建中汤后，少阳病不瘥，仍与小柴胡汤主之，法无改图，而道有先后，亦即太阳阳明诸篇里虚先治里之义。

柯琴曰：尺寸俱弦，少阳受病也。今阳涩阴弦，是寒伤厥阴而不在少阳矣。寸为阳，阳主表，涩者，阳气不舒，表寒不解，弦为木邪，必挟相火，相火不能御寒，必还入厥阴而为患，厥阴脉抵少腹，挟胃，属肝，络胆，则腹中皆厥阴部也。尺为阴，阴主里，弦者，为肝脉，必当腹中急痛矣。肝苦急，甘缓酸泻辛散，此小建中为厥阴驱寒发表，平肝逐邪之先着也，岂漫用者哉！

鳌按：魏、柯二家之说不同，柏乡专主虚寒，谓与太阳阳明诸症，同一里虚先治里之义，固非无识，而韵伯据腹中急痛，特揭寒伤厥阴，不在少阳，更为眼明手捷，且少阳厥阴相表里，但病而伤及肝，亦里之常，况脉阳反涩而阴独弦，其非专属少阳受病，而尺寸俱弦者可比矣。且两说虽异，而理不悖，故并存之，阅者互参可也。

【纲】 仲景曰：伤寒五六日，头汗出，微恶寒，手足冷，心下满，口不欲食，大便硬，脉沉细者，此为阳微结，必有表复有里也，脉沉亦在里也，汗出为阳微结，假令纯阴结，不得复有外症，悉入在里矣，此为半在表半在里也，脉虽沉紧，不得为少阴病，所以然者，阴不得有汗，今头汗出，故知非少阴也，可与小柴胡汤，设不了了者，得屎而解。

【目】 朱肱曰：假令病人心下满，口不欲食，大便硬，脉沉细，是里症当下，其人头汗出，微恶寒，手足冷，却当汗，此两症俱见者，仲景所谓半在表半在里也，小柴胡汤主之。

魏荔彤曰：有太阳阳明，二阳为病，但见少阳脉，即当从少阳法治者，尤不可不辨明其阴阳虚实，而妄为汗下与温补也。得屎而解有二义，如其不了了，旋复自能得屎，则不了了者亦了了矣，此一义也。如不了了，而阳明之里已有燥屎，因用大柴胡兼调胃承气荡涤之，则浊降清升，不了了者始得了了，此又一义也。

【纲】 仲景曰：得病六七日，脉迟浮弱，恶风寒，手足温，医二三下之，不能食，而胁下满痛，面目及身黄，颈项强，小便难者，与柴胡汤，后必下重。本渴，而饮水呕，食谷哕者，柴胡不中与也。

【目】 柯琴曰：浮弱为桂枝脉，恶风寒为桂枝症，然手足温而身不热，脉迟为寒，为无阳，为在脏，是表里虚寒也，法当温中散寒，而反二三下之，故成太阳中风之坏病，非柴胡症矣。

【纲】　仲景曰：本太阳病不解，转入少阳者，胁下硬满，干呕，不能食，往来寒热，尚未吐下，脉弦细者，与小柴胡汤。若已吐下，发汗，温针，谵语，柴胡症罢，此为坏病，知犯何逆，以法治之。

【目】　朱肱曰：太阳病不解，转入少阳云云，以小柴胡主之者，盖脉弦细头痛发热，属少阳也。

方中行曰：坏病之成，不必若吐若下若温针，一误再误三误，方谓之坏病，但应与而不与，不应与而与，以致病变他症者，皆坏病也。即屡误至再至三，而病未尝变，虽误又何尝坏乎！仍以本症之法治之，治其误，而坏否亦同法也。所以名之为坏者，由于误，误必救之，救其逆而反于顺也，故坏病不必论其重轻，视其本病，及误坏之治，各有轻重焉，治法亦救其可救，不必震于坏误之名，遂束手也，不能救其不可救者，固以前医药之咎，然人生有命，正于此可参观矣。

【纲】　仲景曰：阳明少阳合病，必自下利，其脉不负者，顺也，负者，失也，互相克贼，名为负，少阳负趺阳者，为顺也。

【目】　魏荔彤曰：仲师他处但言逆顺，此独言胜负者，知其胜负，而后可言顺逆也。又独言失而不言得，以顺逆之故明，而得失了然矣。请申互相克贼之义，此得失顺逆之大关乎？胃之本为阳土，标为燥金，能腐化水谷，燥金之气，为用大矣。今使少阳相火乘之，则金气柔而不刚，乌能熟化水谷？且有湿腻粘滞之物，乌得不留停？故人知胃土，受木克贼者多，而知燥金受相火克贼者甚少，故特明曰：互相克贼，示人切矣。况胃，阳土也，虽津液与水谷相混于内，然实以津液消水谷，而又以水谷化津液，以消即为化，以化即为消，其理微妙，苟非燥金之气流动充满，何以为消化乎？是此金气，即天一至清之气，又与津液相附而不相杂，如在天之气，在地之气，共一理也。有时此金气为正气而生津液，有时此金气为寒燥反耗津液，此理至幻而至常，非知此，何以明阳明胃土为本、燥金为用乎？再者，脾与胃表里，固为输运之专司，但终在胃外斡旋，其燥金之气则流行胃中，而主消化之权者，何容有负而致败乎？学者于六经标本，由此推详得解，庶可言医也。夫胜负之机如用兵，然必养之裕，培之厚，斯有胜无负。若不培养，必至负也，非借外援以相救，则另攻其要害，使之自退而已，小柴胡之用，攻木之要害，使自退也，用黄芩借外救以苏燥金之气也。

危亦林曰：两阳合病者，其脉必兼见两阳也。阳明之脉大，少阳之脉弦，此顺脉也。若但大而不弦，则少阳负矣。但弦而不大，则阳明负矣。皆不顺之脉，所谓互相克贼也。然木克土，是少阳为贼邪，若少阳负而阳明不负，亦负中之顺脉也，此不可不知。

【纲】　仲景曰：太阳与少阳并病，脉弦，头项强痛，或眩冒，时如结胸，心下痞硬者，当刺大椎第一间，肺俞、肝俞，慎不可发汗。发汗则谵语脉弦，五六日谵语不止，当刺期门。

【目】　魏荔彤曰：考穴图，大椎为督脉之穴，居身后。肺肝俞，俱属膀胱之穴，亦次第由大椎而下，同居于背，是皆太阳行身后之道路也。于此三刺，皆泄太阳经表邪，而于肺肝膀胱之脏腑无涉，诸家牵附，总由不知刺三穴，泄经邪之义耳。

李时珍曰：脉弦为少阳，头项强痛为

太阳，眩冒结胸心下痞，则两阳皆有也。

【纲】　仲景曰：伤寒三日，少阳脉小者，欲已也。

【目】　喻昌曰：脉不弦大，邪微欲解之先征也。

魏荔彤曰：少阳之脉本木形，因邪在而增助其弦长，今邪渐欲已，故脉见小弱，正为邪退之象，不可误以为正虚脉微，妄为温补也。

寒热往来

【纲】　仲景曰：伤寒五六日，中风，往来寒热，胸胁苦满，默默不欲饮食，心烦喜呕，或胸中烦而不呕，或渴，或腹中痛，或胁下痞硬，或心下悸，小便不利，或不渴身有微热，或咳者，小柴胡汤主之，但见一症便是，不必悉具。

【目】　朱肱曰：寒热往来者，阴阳相胜也。阳不足，则先寒后热；阴不足，则先热后寒。然寒热有三症，小柴胡汤、大柴胡汤、柴胡桂枝干姜汤。有表症而往来寒热者，用小柴胡，即本条是也。有里症而往来寒热者，用大柴胡，即伤寒十余日，热结在里，往来寒热者，大柴胡主之一条是也。或已表，或已下，而往来寒热者，皆用柴胡桂枝干姜汤，即伤寒五六日，已发汗，复下之，胸胁满，小便不利，渴而不呕，头汗出，往来寒热，心烦，柴胡桂枝干姜汤主之一条是也。

刘完素曰：寒为阴，热为阳，里为阴，表为阳，邪客于表为寒邪，与阳相争则为寒矣。邪入于里为热邪，与阴相争则为热矣。其邪半在表半在里，外与阳争而为寒，内与阴争而为热矣。表里不拘，出入不定，由是而寒热，且往且来也。是以往来寒热，属半表半里之症，邪居表多则多寒，邪居里多则多热，邪在半表里则寒热亦半，小柴胡专主之也。又有病至十余日，热结在里，复往来寒热者，亦可与大柴胡下之，不可不知也。

张介宾曰：寒热往来者，阴阳相争，阴胜则寒，阳胜则热也。盖热为阳，寒为阴，表为阳，里为阴，邪之客于表者为寒邪，与阳相争，则为寒栗，邪之传于里者为热邪，与阴相争，则为热躁，其邪在半表半里之间者，外与阳争则为寒，内与阴争则为热，或表或里，或出或入，是以寒热往来，为半表半里之症也。故凡寒胜者必多寒，热胜者必多热，但审其寒热之势，则可知邪气之浅深也。

柯琴曰：往来寒热有三义，少阳自受寒邪，阳气衰少，既不能退寒，又不能发热，至五六日热郁内发，始得与寒气相争，而往来寒热，一也。若太阳受寒，过五六日，阳气始衰，余邪未尽，转属少阳，此往来寒热，二也。风为阳邪，少阳为风脏，一中于风，便往来寒热，不必五六日而始见，三也。往来寒热，便有不寒热时，此病情之见于外者。

【纲】　仲景曰：血弱气尽，腠理开，邪气因入，与正相搏，结于胁下，正邪分争，往来寒热，休作有时，默默不欲饮食，脏腑相连，其痛必下，邪高痛下，故使呕也，小柴胡汤主之。

【目】　刘完素曰：邪气入，正气不争，则但热无寒，正与邪争，寒热作矣。争则气郁不发于外，而寒热争焉。争甚，则愤然而热，故寒已而热作焉，兹乃寒热之理也。

魏荔彤曰：此总见妇人经来适断之时，血既出而必弱，血室中之气，亦随之尽矣。此际内虚则表疏，腠理开，而邪气易乘以入，随与正气相搏，正气足，则邪入可拒，正气虚，则邪入相混，凡病皆然也。既属妇人血分之病，则肝为血之专司，其部位正在胁下，正气忽盛而拒，正气忽衰而迎，与邪迎拒，遂作分争之势，且梗塞阻滞于阴阳升降道路之间，于是往来寒热，休作有时，兼见默不欲饮食，纯为少阳之症，谁知此非伤寒由太阳而阳明而少阳递传之邪乎？盖热入血室，可以在太阳即入，亦可以太阳罢而入，迥非伤寒传经，必由太阳阳明方入少阳也。此治法虽同于少阳，病之由来，不大同于男子之得少阳病也。所以然者，肝木属脏，为厥阴，胆木属腑，为少阳，二木同气，部位又相连，热入血室，肝既司血，肝必为邪所乘，胆附于肝，邪入肝分，必侵胆为患，一脏一腑，体既相连，病则俱病，又不比于别脏腑表里之义矣。于是热入而血结，血结而为痛，痛则气沉，气沉则痛愈下。然少阳之胆，毕竟属阳，其性上升，厥阴之肝，毕竟属阴，其性下降，胆有邪，自高而上冲，斯作呕也。肝有邪，自下而沉结，斯作痛也。邪高痛下，故使呕也。何非热入血室，血结少阳之所致乎？症固非伤寒之少阳，而妇人热入血室，邪在少阳之本位，法宁不从少阳为治耶！小柴胡主之。其升清降浊之义，已言之矣。此申明妇人经来经断，热邪易入血室，与男子不同病之大旨也。然男子有病，即非伤寒之递传，其病原属少阳者，亦未尝不可，即其法以通治之也。此仲师专为妇人热入血室，明其来自太阳，无关阳明，病结少阳，所以然之故也。再绎热入血室，即结于血室，亦能作寒热往来如疟状，何也？亦是脏腑相连，邪高痛下之义。肝胆之血，与血室之血，一血也。结于下则上亦不通，不通则不能升降矣。所以寒热作而如疟也，不必谓热入血室而血结于肝下也。

【纲】　仲景曰：太阳病不解，转入少阳者，胁下硬满，干呕，不能食，往来寒热，尚未吐下，脉弦细者，与小柴胡汤。若已吐下，发汗，温针，谵语，柴胡症罢，此为坏病，知犯何逆，以法治之。

【目】　陶华曰：小柴胡专主往来寒热，如寒多者加桂，热多者，加大黄，此其大法也。

【纲】　仲景曰：伤寒五六日，已发汗，而复下之，胸胁满微结，小便不利，渴而不呕，但头汗出，往来寒热，心烦者，此为未解也，柴胡桂枝干姜汤主之，初服微烦，复服汗出则愈。

【目】　魏荔彤曰：此亦三阳并见之症，宜从少阳治之，而少变其法也。盖已发汗而表未除，复下之而里邪入，胸胁满微结，是太阳外感之邪，弥漫于三阳，胸满，太阳也。胁满，少阳也，因不专满在胸，故其结较结胸也微，又可见阳明亦病，小便不利，渴而不呕，津液短而化气衰，胃病可知矣。此所以三阳俱病也。未解者，不独阳明少阳，正太阳表邪未尽解也。太阳未解，似宜治表，然阳明少阳已病，不可复发汗，法应三阳并治，而以太阳少阳为两路出邪之门户，盖少阳之邪，终亦必由太阳透表，故治少阳，亦所以治太阳也，阳明更不必专治矣。本方以柴胡为主，意在少阳；入桂枝太阳之治寓焉；去人参加干姜，下药寒结可开；易半夏为瓜蒌根，已伤之津液可复；牡蛎制水安神。小柴胡升清降浊，使半表解，半里和者，是又小柴胡加减法外，神明之一法，一了百当者也。

柯琴曰：汗下后，柴胡症仍在，仍用柴胡汤加减，此因增微结一症，故变其方耳。

【纲】　仲景曰：伤寒十余日，热结在里，往来寒热者，宜与大柴胡汤。

【目】　柯琴曰：里者，对表而言，不是指胃，此热结气分，不属有形，故十余日复能往来寒热。若结在胃，则蒸蒸发热，不复知有寒矣。

面　色

【纲】　仲景曰：太阳病，得之八九日，如疟状，面色反有热色者，未欲解也，以其不得小汗出，身必痒，宜桂枝麻黄合半汤。太阳病，医发汗，仍发热恶寒，复下之，心下痞，表里俱虚，阴阳气并竭，无阳则阴独，复加烧针，得胸烦，面色青黄，肤瞤者，难治。今色微黄，手足温者，易愈。太阳病，发汗太多，因致痓，脉沉而细，身热足寒，头项强急，恶寒，时头热，面赤，目脉赤，独头面摇，卒口噤，背反张者，痓病也。湿家病，身上疼痛，发热，面黄而喘，头痛，鼻塞而烦，其脉大，自能饮食，腹中和，无病，病在头中寒湿，故鼻塞，纳药鼻中，则愈。阳明病，面合赤色，不可下之，必发热，色黄，小便不利也。

【目】　虞抟曰：凡看伤寒，必先察色。《内经》曰：声合五音，色合五行，声色符同，然后可以知五脏之病也。然肝色青，其声呼；肺色白，其声哭；心色赤，其声笑；脾色黄，其声歌；肾色黑，其声呻也。且四时之色，相生则吉，相克则凶。如青赤见于春，赤黄见于夏，黄白见于长夏，白黑见于秋，黑青见于冬，此相生之色也。若肝病之色青而白，心病之色赤而黑，脾病之色黄而青，肺病之色白而赤，肾病之色黑而黄，此相克之色，为难治矣。且以五脏之热色见于面色，肝热则左颊先赤，肺热则右颊先赤，心热则额先赤，脾热则鼻先赤，肾热则颐先赤也。至于面黑者为阴寒，青为风寒，青而黑，主风主寒主痛，黄而白，为湿为热为气不调，青而白，为风为气滞为寒为痛也。大抵黑气见于面，多凶，为病最重。若黑气暗中明，准头年寿亮而滋润者生，黑而枯夭者死。此乃略举其要，《内经》以五色微诊，可以自察。《难经》曰：望而知之谓之神，故色不可不察也。

杨士瀛曰：凡看伤寒，必先察其色，然后切脉审症，乃可合以决死生吉凶。夫色有青黄赤白黑，见于面部皮肤之上，气有如乱丝乱发之状，隐于皮里也。盖五脏有五色，六经有六色，皆见于面，以应五行，相生吉，相克凶，滋润生，枯夭死，自准头年寿命宫法令人中，皆有气色，其润泽而明亮者吉，暗晦而枯燥者凶，又当分四时生克之理而通察之，庶无误也。

鳌按：面青之说，详于诸家，俱据论太阳阳明少阴，皆有面色可验，不独少阳也，当循各经验之，诸经之说，独载于少阳者，从便耳。

【纲】　仲景曰：得病五六日，脉迟浮弱，恶风，手足温，医二三下之，不能食，而胁下满痛，面目及身黄，颈项强，小便难者，与柴胡汤后必下重，本渴，而饮水呕，食谷哕者，柴胡不中与也。

【目】　王肯堂曰：青色属木，主风主寒主痛，乃厥阴肝经之色也。凡面青唇青者，阴极也。若舌卷囊缩者，宜急温之。如夹阴伤寒，小腹痛，则面青也。《内经》曰：青如翠羽者生，青如草叶者死，青而黑，青而红，相生者生，青白而枯燥，相克者死，脾病见青气多，难治。黄色属土，主湿，乃足太阴脾经之色也。黄如橘子明者，热也。黄如熏黄而暗者，湿也。凡黄而白，黄而红，相生则吉，黄而青，相克则凶。《内经》曰：黄如蟹膏者生，黄如枳实者死。若准头年寿印堂有黄气明润者，病退而有喜兆也。若枯燥而夭者死。凡病欲愈，目眦黄也。长夏见黄白则吉，黄青则凶。赤色属火，主热，乃手少阴心经之色也。在伤寒见之，而有三阳一阴之分。如足太阳属水，寒则本黑，热则红也。经曰：面色缘缘正赤者，阳气怫郁在表，汗出不彻故也，当发其汗。若脉浮数，表热，不汗出者，面色红赤而光彩也。经言阳明病，面合赤色者，不可攻之。合者，通也。表未解，不可攻里也。若阳明内热，恶热不恶寒，或蒸蒸发热，或日晡潮热，大便秘结，谵语面赤者，此实热在里，可攻之也。如表里俱热，口燥舌干，饮水，脉洪，面赤，里未实者，且未可下，人参白虎汤和之。如少阳经病热，半表半里，面赤脉弦者，小柴胡汤，不可下也。经言少阴病，下利清谷，里寒外热，面赤者，四逆汤加葱白，此阴寒内极，逼其浮火上行于面，故发赤色，非热也。若误投凉药，即死。又夹阴伤寒，虚阳浮上者，亦面赤，但足冷脉沉耳。又烦躁面赤，足冷脉沉，不能饮水者，此阴极也，宜温之。若久病虚人，面两颧颊赤者，此阴火也，不可作伤寒治。然三阳之气，皆会于头额，其从额上至巅顶，络脑后者，太阳也。从额至鼻，下于面者，阳明也。从头角下耳中，耳之前后者，少阳也。但有红气，或赤肿者以分之，盖大头伤寒症，正要知此部分可也。《内经》曰：心热则额赤，脾热则鼻先赤，肝热则左颊先赤，肺热则右颊先赤，肾热则颐先赤。若赤而青而黄，为相生，则吉。如赤而黑，为相克，则凶。《内经》曰：赤如鸡冠者生，如衃血者死。盖准头印堂有赤气，枯夭者死，明顺者生。如肺病见赤气者，难治。白色属金，主气血不足，乃手太阴肺经之色也，肝病见之，难治。《内经》曰：白如猪膏者生，白如枯骨者死。凡印堂年寿，白而枯夭者凶，光润者吉。若白而黑而黄，相生，吉也。白而赤，相克，凶也。凡伤寒面色无神者，发汗过多，或脱血所致也。黑色属水，主寒，乃足少阴肾经之色也。凡黑而白而青，相生则吉，黑而黄，相克则凶。《内经》曰：黑如乌羽者生，黑如煤炱者死。若准头年寿印堂，黑气枯夭者死，黑中明润者生，黑气自鱼尾相牵入太阴者死。黑气自法令人中入口者死。耳目口鼻，黑气枯夭者死。凡面命宫准头，明润生，枯暗死。凡心病见黑气在头者，死也。华佗曰：凡病人面色相等者吉，不相等者凶也。如面青目白，面赤目青，面黄目青，面赤目白，面白目黑，面黑目白，面白目青，皆为不相等，故曰凶也。相等者，面目俱青俱红之类也。以上五色，皆六经伤寒之要者。

头　痛

【纲】　仲景曰：伤寒脉弦细，头痛，发热者，属少阳。少阳不可发汗，发汗，则谵语，此属胃，胃和则愈，胃不和，则烦而躁。

【目】　李杲曰：假令少阳症，头痛，往来寒热，脉浮弦，此三症但有一者，是为表也。口失滋味，腹中不和，大小便或秘而不通，或泄而不调，但有一者，是为里也。如无上下表里症，余者皆虚热也。

韩祇和曰：少阳初受寒邪，病全在表，故头痛发热，与太阳同。

【纲】　仲景曰：伤寒五六日，头痛，汗出，微恶寒，手足冷，心下满，口不欲食，大便硬，脉沉细者，此为阳微结，必有表复有里也，脉沉亦在里也。

【目】　陶华曰：头痛属三阳，乃邪气上攻也。太阳专主头痛，阳明少阳亦有之。少阳头痛脉弦，发热，小柴胡汤。

鳌按：旧本于此条，有云头痛汗出者，有无痛字，云头汗出者，但此条原属太阳阳明二阳合病，但见少阳细脉，因从少阳为治者，如此则头痛、汗出、微恶寒、手足冷四项，乃是太阳表症，心下满、口不欲食、心下硬三项，乃是阳明里症，所以谓之有表复有里也。前四项既属太阳，太阳主头痛，其见头痛之症无疑，不得曰头汗出也。

【纲】 仲景曰：伤寒四五日，身热恶风，头项强，胁下满，手足温而渴者，小柴胡汤主之。

【目】 喻昌曰：身热恶风，太阳症也。头项强，太阳兼阳明病也。胁下满，少阳症也。本当从三阳合并病之列，而用表法，但手足温而加渴，外邪辐凑于少阳，而向里之机已著，倘更用辛甘发散，是重增其热，而大耗其津也。故从小柴胡和法，则阳邪自罢，而阴津以生，一举而两得矣。此用小柴胡汤，当从加减法，不呕而渴，去半夏加瓜蒌根为是。

魏荔彤曰：三阳俱见病，仍寻少阳，作驱邪之出路，太阳在表之邪，可附少阳之清气，上升而透于表。阳明在里之邪，可附少阳之浊气，下降而泄于下，主以小柴胡，策励半表之清气，逐太阳之表邪，役使半里之浊气，驱阳明之里邪，是藉少阳半表半里之正气，而治表里之邪，犹之用兵，各因其势而致之，易为力也。

【纲】 仲景曰：太阳与少阳并病，脉弦，头项强痛，或眩冒，时如结胸，心下痞硬者，当刺大椎第一间肺俞、肝俞，慎不可发汗，发汗则谵语，若谵语不止，当刺期门。

【目】 柯琴曰：是经脉之为眚汗吐下之法，非少阳所宜。若不明刺法，不足以奏功。

耳聋目眩口苦咽干

【纲】 仲景曰：少阳之为病，口苦咽干目眩也。

【目】 成无己曰：咽干口燥舌涩，俱为热症，但有微甚耳。惟太阳中寒桂枝附子汤症，由误汗咽干，作甘草干姜汤，以复其阳者，随其逆治坏病者也，非治其本寒也。然咽干之由，由汗下后而得者，有不由汗下而得者，其间治法，或和解，或微汗，或急下，或微下，当察兼有之症，而施轻重之治，然其为热，则一也。盖经谓咽喉干燥，亦不可汗，以其多有里症故也。实无寒病，善治者，尤宜互参渴门，乃获全功焉。

王肯堂曰：凡伤寒头眩者，莫不因汗吐下，虚其上焦元气之所致。眩者，目无常主，头眩者，俗谓头旋眼花是也。眩冒者，昏冒是也，少阳口苦咽干目眩者，少阳居表里之间，以表邪渐入于里，表中阳虚，故目眩也。太阳少阳并病，或眩者，责其虚也。伤寒有起则头眩与眩冒者，皆汗吐下后所致，是知其阳虚也。故《针经》曰：上虚则眩，下虚则厥。眩虽为虚，又阳明中风，但头眩不恶寒者，此又风主眩也。凡此皆水逆候，及其诸逆发汗，剧者言乱目眩，则死矣。治少阳目眩，小柴胡汤加天麻、川芎。

附录：察口唇法

张兼善曰：凡口唇焦干为脾热。焦而红者吉，焦而黑者凶。唇口俱赤肿者，热甚也。唇口俱青黑者，冷极也。口中苦者，胆热也。口中甜者，脾热也。口燥咽干者，肾热也。舌干口燥而欲饮水者，阳明热也。口噤难言者，痉风也。凡上唇有疮为狐，虫蚀其脏，下唇有疮为惑，虫蚀其肛，若唇青舌卷，唇吻反青，环口黧黑，口张气直，口如鱼口，及口唇颤摇不止，气出不返，皆不治也。

柯琴曰：此为少阳病之提纲也。口咽目三者，不可谓表，不可谓里，是表之入里，里之出表处，所谓半表里也。三症为少阳经病机，兼风寒杂病而言，但见一症即是，不必悉具。

【纲】　仲景曰：少阳中风，两耳无所闻，目赤，胸中满而烦者，不可吐下，吐下则悸而惊。

【目】　魏荔彤曰：凡伤寒，原兼伤风而言，风寒之邪，从类而投太阳营卫，在肌肤之表而已，感之者浅，故曰伤，所以日久不治，渐入渐深，有经尽而解者，有过经而传者，皆有一定之道路，此伤寒所以有传经，无传经则非伤寒病矣。若夫中风中寒，则直突而来，并无次第，然风必中于三阳之少阳，寒必中于三阴之少阴，仍是各从其类，又寓从少不从老之理，其邪较太阳营卫之伤甚深且速，故曰中，所以卒遇即病，有立尽者，此与伤寒传经之病大不同也。

附录：察耳察目法

张兼善曰：凡耳轮红润者生。或黄或白或黑或青而枯燥者死。薄而白，薄而黑，皆为肾败。凡耳聋耳中疼，皆属少阳之热而为可治。若耳聋舌卷唇青，此属厥阴为难治也。凡目睛明，能识见者可治。睛昏不识人，或反目上视，或瞪目直视，或目睛正圆，或戴眼反折，或眼胞陷下，皆不治也。凡开目而欲见人者，阳症也。凡闭目而不欲见人者，阴症也。凡目中不了了，睛不和，热甚于内也。凡目疼痛者，属阳明之热，目赤者，亦热甚也。目瞑者，必将衄血，白睛黄者，将发身黄也。凡病欲愈，目眦黄，鼻准明，山根亮也。

结　胸

【纲】　仲景曰：太阳与少阳并病，脉弦，头项强痛，或弦冒，时如结胸，心下痞硬者，当刺大椎第一间，肺俞、肝俞，慎不可发汗，发汗则谵语，若谵语不止，当刺期门。

【目】　朱肱曰：夫结胸与痞，盖以病发于阳，下之早，即为结胸。病发于阴，下之早，即为痞。然结胸与痞相似，但以痛不痛为异耳。心下满而硬痛者，为结胸。但按之满，不痛者，为痞。医家不审，一有差误，立致危殆。结胸属陷胸症，痞属泻心症，其详各于逐门备论之。心下紧满，按之石硬而痛，此名结胸也。伤寒本无结胸，应身热，下之早，热气乘虚而入，痞结不散，便成结胸。若已误转了，初未成结胸者，急与理中汤服，自然解了，更不作结胸，盖理中治中焦故也。此古人亦说不到，后人因消息之。若大段转损有厥症者，兼与四逆汤，便安。胃中虽和，伤寒未退者，即候日数足，可下，却以承气再下之，盖前下得未是故也。其症心下紧满，按之石硬而痛，项强，如柔痉状，其脉寸口浮，关尺皆沉紧，名曰结胸也。治结胸大率当下，然脉浮与大，皆不可下，下之则死，尚宜发汗也。仲景云：结胸脉浮者，不可下，只可用小陷胸汤，大抵脉浮是尚有表症，兼以小柴胡等先发表，表症罢，方用下结胸药，便安。西晋崔行功云：伤寒结胸欲绝，心膈高起，手不得近，用大陷胸汤不瘥者，此是下后虚逆，气已不理，而毒复上攻，气毒相薄，结于胸中，当用枳实理中丸与之服之，先理其气，次疗诸疾，古今用之如神，应手而愈。

【纲】　仲景曰：太阳少阳并病，而反下之，成结胸，心下硬，下利不止，水浆不下，其人心烦。

【目】　朱肱曰：结胸有三种，有大结胸，不按而痛，胸连脐腹坚硬，大陷胸丸主之。有小结胸，按之心下痛，小陷胸主之。有水结胸，在胸胁间，头微汗出，但结胸无大热，小半夏加茯苓汤、小柴胡去枣加牡蛎主之也。又有寒热二症，有实热结胸，胸中烦躁，心内懊侬，舌上燥渴，脉沉滑者，皆热症也，大陷胸汤主之。有寒实结胸，其无热症者是也，三物白散、枳实理中丸主之。近世治结胸，多行金针丸，用硫黄、阳起石者，若寒实结胸行之，或有差者，或热实结胸行之，必死也。脏结无阳症，不往来寒热，其人反静，舌上苔滑者，不可攻也。病人胸下旧有痞，连在脐旁，痛引少腹，入阴筋者，亦名脏结，死不治。

魏荔彤曰：此条之上条曰：太阳少阳并病，心下硬，颈项强而眩者，当刺大椎、肺俞、肝俞，慎勿下之，因病并于太阳，治亦应并于太阳，当仍用刺法以泄太阳之邪，切戒以慎勿可下也。医者若用刺而不用下，则得矣。倘反下之，前之风因，时如结胸者，必真成结胸。前之寒因，心下痞硬者，必更坚且硬，前之风寒两因，而时如结胸，心下痞硬兼有者，必如结胸者成结胸，心下痞硬者愈坚硬，皆不明并治于太阳经表而用刺法，反误下之为害也。下之而下利旋止，禀气素盛，犹可为也。倘素禀虚亏，下利不止，上则结胸中心痞，下则利不止，或专见，或兼见，皆水浆必不能下之道也。阳陷于阴分而不能升，阴陷于阳分而不能降，上下隔绝，津液不通，中焦枯竭，心烦则必作躁，其去结胸症下利躁死者不远矣。

【纲】 仲景曰：伤寒五六日，呕而发热者，柴胡汤症具，而以他药下之，若心下满而硬痛者，此为结胸也，大陷胸汤主之。但满而不痛者，为痞，柴胡不中与之，宜半夏泻心汤。

【目】 张介宾曰：凡心腹胀满硬痛而手不可近者，方是结胸。若但满而不痛，此为痞满。凡痞满症，乃表邪传至胸中，未入于腑，此其将入未入，犹兼乎表，是即半表半里之症，只宜以小柴胡之属加枳壳之类治之，或以本方对小陷胸汤亦妙。至结胸，仲景皆以大陷胸主之，然以余之见，惟伤寒本病，不因误下而实邪传里，心下硬满，痛连小腹不可近，或燥渴谵妄，大便硬，脉沉实有力者，此皆大陷胸所宜。其太阳少阳表邪未解，因下早而致结胸者，此其表邪犹在，若再用大陷胸，是既误下而复下之，此则余所未敢，不若于痞满门诸法，酌其轻重，而从乎双解以缓治之，或外用罨法，以解散胸中实邪，此余之屡用奏效，而最稳最捷者也。

卷　十　二

痞　　满

【纲】　仲景曰：伤寒发热，汗出不解，心下痞硬，呕吐而下利者，大柴胡汤主之。

【目】　朱肱曰：大抵结胸与痞，皆宜下，然表未解者，不可攻也。仲景云：当先解表，表解乃可攻痞，解表宜桂枝汤，攻痞宜大黄黄连泻心汤。汗出表解，而胃中不和，心下痞硬，干噫食臭，胁下有水气，腹中雷鸣下利者，生姜泻心汤。利日数十行，谷不化，腹中雷鸣，心下痞硬而满，此以医下之也，若复下之，其痞益甚，甘草泻心汤。盖此非结热，以胃中虚，客气上逆，故使硬也。下利而心下痞，服生姜泻心汤、甘草泻心汤，利不止者，当治其下焦，赤石脂禹余粮汤，盖前二泻心，皆治中焦，此利在下焦，只治中焦，则利益甚耳。服石脂汤仍不止，当利其小便，五苓散。若太阳症未除而数下之，遂协热而利，利不止，心下痞硬，表里不解者，桂枝人参汤主之。如十枣汤、大柴胡汤，皆治心下痞，此方尤难用，须是表症罢，不恶寒，身凉，其人漐漐汗出，发作有时，头疼，心下痞硬满，引胁下疼，干呕短气者，乃可行十枣，表未解者，慎不可用也。大柴胡治伤寒发热，汗出不解，心下痞硬，呕吐而下利者，非大柴胡不可也。若发汗吐下后，心下痞硬，噫气不除者，旋覆代赭汤，此是主解后心下痞硬症。

【纲】　仲景曰：伤寒五六日，呕而不发热者，柴胡汤症具，而以他药下之，若心下满面而痛者，此为结胸也，大陷胸汤主之。但满而不痛者为痞，柴胡不中与之，宜半夏泻心汤。

【目】　柯琴曰：此为柴胡坏症，故用泻心而不与柴胡。

【纲】　仲景曰：少阳中风，两耳无所闻，目赤，胸中满而烦者，不可吐下，吐下则悸而惊。

【目】　柯琴曰：胸中为里之表，满者，虚风所为也。

【纲】　仲景曰：太阳与少阳并病，脉弦，头项强痛，或眩冒，时如结胸，心下痞硬者，当刺大椎第一间，肺俞、肝俞，慎不可发汗，发汗则谵语，若谵语不止，当刺期门。

【目】　朱肱曰：心下满而不痛，此名痞也。伤寒本无痞，应身冷，医反下之，遂成痞，枳实理中丸最良。仲景治痞气诸汤中，有生姜半夏二泻心汤，俱平和，宜用之。半夏泻心，治满而不痛之痞，此汤盖本理中人参黄芩汤方也。审知是痞，先用桔梗枳壳汤尤妙，缘桔枳行气下膈，先用之，无不验也。结胸与痞，关脉须皆沉，若关脉浮者，大黄黄连黄芩泻心汤，以关浮则结热，三黄能泻肝也。若复恶寒汗出者，附子泻心汤。病人心下痞，与泻心汤不解，发渴口燥，小便不利者，五苓散。

【纲】　仲景曰：太阳少阳并病，而反下之，成结胸，心下硬，下利不止，水浆不下，其人心烦。太阳少阳并病，心下硬，颈项强，弦者，当刺大椎、肺俞、肝俞，慎勿下之。

【目】　陶华曰：痞者因太阳症，当服麻黄汤，而误用承气下之，而成痞满，此因虚邪留滞，若欲下之，必待表症罢而后可，宜小柴胡加枳桔汤。

【纲】　仲景曰：伤寒八九日，下之，胸满烦惊，小便不利，谵语，一身尽重，不可转侧者，柴胡龙骨牡蛎汤主之。

【目】　鳌按：此妄下，热邪内攻，以致亡阴之变也。

【纲】　仲景曰：太阳病，过经十余日，反二三下之，后四五日，柴胡症仍在者，先与小柴胡汤，呕不止，心下急，郁郁微烦者，为未解也，与大柴胡汤下之则愈。

【目】　楼英曰：此屡妄下，两候之久，柴胡症仍在，因其人不虚，故枢机有主，而不致成坏病，与小柴胡汤和之，表症虽或已罢，而内尚不解，以前此妄下之药，但去肠胃有形之物，而不能泄胸中气分之结热也。急者，满也，但满而不痛，即是痞也。

胁满腹痛

【纲】　仲景曰：伤寒五六日，中风，往来寒热，胸胁苦满，默默不欲饮食，心烦喜呕，或胸中烦而不呕，或渴，或腹中痛，或胁下痞硬，或心下悸小便不利，或不渴，身有微热，或咳者，小柴胡汤主之。

【目】　王肯堂曰：邪气传里，必先自胸而胁，以次经心腹而入胃也，是以胸满多带表症，胁满多带半表里症，如下后脉促胸满者，桂枝去芍药汤。又太阳与阳明合病，喘而胸满者，不可下，宜麻黄汤。二者属表，须汗之，盖胸中至表尤近也，及胁则更不言发汗，但和解而已。经曰：设胸满胁痛者，及胸胁满不去者，与夫本太阳病不解，传入少阳，胁下硬满，干呕，往来寒热，脉沉紧者，俱宜小柴胡和解之。大抵邪初入里，尚未停留为实，但郁积生满者，和解斯可矣。若留于胸中，聚而为实者，又非吐下之不可已。如发汗，若下之，烦热，胸中窒者，栀子豉汤。若胸中痞硬，气上冲咽喉不得息者，此胸中有寒，瓜蒂散。二者均是吐剂，又当知栀豉吐虚烦客热，瓜蒂吐痰实宿食也。

鳌按：此言伤寒五六日中风者，乃本伤寒病，至五六日更中风也。

【纲】　仲景曰：伤寒四五日，身热恶风，颈项强，胁下满，手足温而渴者，小柴胡汤主之。

【目】　陶华曰：胸满者，胸膈间气塞满闷也，非心下满，胁满者，胁肋下气填胀满也。非腹中满，盖凡邪自表传里，必先胸至胁以至心腹入胃也。

柯琴曰：身热恶风，颈项强，桂枝症未罢，胁下满，已见柴胡一症，便当用小柴胡去参、夏，加桂枝、瓜蒌以两解之，不任桂枝而主柴胡者，从枢故也。

【纲】　仲景曰：阳明病，发潮热，大便溏，小便自可，胸胁满者，小柴胡汤主之。

【目】　张云岐曰：此是邪从少阳而入阳明者，何以见之？潮热者，阳明症也，然阳明犹未实也，又何以见之？曰：大便溏，小便自可，岂有胃已实而二便如此者乎！胸胁苦满，而用小柴胡和之，使热邪仍自少阳而解，可不复入阳明也。

鳌按：前条四五日，身热恶风项强，

与胁满齐见，是太阳少阳并病也。此条潮热便溏，小便自可，与胁满齐见，是阳明少阳合病也。若云传入，则必先有太阳阳明之症，然后渐见少阳症矣，此不可不察。

【纲】　仲景曰：阳明病，胁下硬满，不大便而呕，舌上白苔者，可与小柴胡汤，上焦得通，津液得下，胃气因和，身濈然而汗出，解也。

【目】　王履曰：不大便，属阳明，然胁下硬满而呕也，不犹在少阳部分乎？至舌上起有白苔，则全由痰饮溢于上焦也。

【纲】　仲景曰：伤寒阳脉涩，阴脉弦，法当腹中急痛，先用小建中汤，不瘥者，小柴胡汤主之。

【目】　成无己曰：胸胁满，以邪气初入里，未停留，为湿气痰积而不行，致生满也，和解可矣。若腹中急痛，邪渐入里矣。急痛者，即满痛也。

鳌按：此条已偏于半里矣。

【纲】　仲景曰：本太阳病，不解，转入少阳者，胁下硬满，干呕不能食，往来寒热，尚未吐下，脉弦细者，与小柴胡汤。若已吐下，发汗，温针，谵语，柴胡症罢，此为坏病，知犯何逆，以法治之。

【目】　鳌按：此条坏病，尚由太阳病不解而来，已有坏之之机，故一入少阳，即患胁满干呕寒热不食也。更兼吐下汗针，更不知变生何病矣。故必审之，知犯何逆，然后可随所犯而以法治，非既入少阳，再加吐下，汗针之后，而成坏病也。

【纲】　仲景曰：得病六七日，脉迟浮弱，恶风寒，手足温，医二三下之，不能食而胁下满痛，面目及身黄，颈项强，小便难者，与柴胡汤后，必下重，本渴，而饮水呕，食谷哕者，柴胡不中与也。

【目】　鳌按：此太阳中风误下之坏病，非柴胡症也，故与柴胡汤而必下重，犹是误与之也。

【纲】　仲景曰：伤寒五六日，已发汗而复下之，胸胁满，微结，小便不利，渴而不呕，但头汗出，往来寒热，心烦者，此为未解也，柴胡桂枝干姜汤主之。初服微烦，复服汗出则愈。

【目】　许叔微曰：本条着眼微结二字，微结者，对大结胸而言，是指心下痞，其病留着胸胁间，故胸胁满微结五字，当作一句看，与心下痞硬，心下支结同义也。

【纲】　仲景曰：伤寒胸中有热，胃中有邪气，腹中痛，欲呕吐者，黄连汤主之。

【目】　陶华曰：腹满者，邪入太阴脾土也，常痛为里实，须下之，承气汤。时减者为里虚，当温之，理中汤。若表解，内不消，非大满，犹生寒热，是邪未全入里，亦未可下。若大满大实，兼有燥屎，是邪已入腑，虽得之四五日，亦为可下。大抵阳邪为实，则腹满而咽干，阴邪为寒，则腹满而吐利，食不下，若已经吐下后而腹满者，治法又各不同，是又不可不知者也。有腹满痛，由脾不胜水，水与气搏皮肉之间，腹中漉漉有声，小半夏茯苓汤加桂枝。下利腹满，身疼痛，先温其理，四逆汤。后攻其表，桂枝汤。发汗后，腹满，当温，厚朴半夏生姜人参汤。吐后腹满，当下，少与调胃承气汤。下后腹满，宜栀子厚朴汤。腹胀满者，阴阳不和也，桔梗半夏汤。

张介宾曰：若小腹硬痛，小水自利，大便黑，身目黄者，属蓄血痛，亦用寒剂加行血药，下尽黑物自愈。凡伤寒腹中痛甚，但将凉水一盏与饮之。若痛稍可者，属热痛，当用凉药清之。以上皆实热症也，必脉来沉实有力方是此症。若微弱者，仍当审察从缓治之。若饮水愈痛，此为寒痛，急用温药和之，和之不已，而或四肢厥冷，呕吐泻利者，急用热药救之，但须详脉之有力无力，方为良法耳。

朱肱曰：有胃脘之阳不散，致腹中痛者，须知之也。

呕

【纲】 仲景曰：阳明病，胁下硬满，不大便而呕，舌上白苔者，可与小柴胡汤，上焦得通，津液得下，胃气因和，身濈然而汗出，解也。

【目】 柯琴曰：伤寒则呕逆，中风则干呕。凡伤寒中风，无麻黄桂枝症，但见喜呕一症，虽发热者，便可用柴胡汤，不必寒热往来而始用也。发热而呕，则人参当去，即桂枝非所宜矣。或目赤耳聋胸满而烦者，用柴胡去参、夏，加瓜蒌之法。脉弦细而头痛发热者，从柴胡去参加桂之法。

鳌按：邪正相争，故喜呕，然不曰呕而曰喜呕，则非真呕可知，此与苦满苦字，不欲饮食不欲字，皆病情之得于内者，所贵在无形以揣之者也。

【纲】 仲景曰：伤寒呕多，虽有阳明症，不可攻之。

【目】 赵嗣真曰：呕者，水气在上焦也，上焦得通，津液得下，胃气因和矣。胃气和，故不呕矣。

【纲】 仲景曰：伤寒六七日，发热，微恶寒，肢节烦疼，微呕，心下支结，外症未去者，柴胡桂枝汤主之。

【目】 赵嗣真曰：此症以内外俱虚，故特用轻剂和解之，不得以他药与也。

【纲】 仲景曰：本太阳病不解，转入少阳者，胁下硬满，干呕，不能食，往来寒热，尚未吐下，脉弦细者，与小柴胡汤。若已吐下发汗温针，谵语，柴胡症罢，此为坏病，知犯何逆，以法治之。太阳中风，下利呕逆，表解者，可攻之，其人漐漐汗出，发作有时，头痛，心下痞，硬满，引胁下痛，干呕，短气，汗出，不恶寒者，此表解里未和也，十枣汤。

【目】 张元素曰：或云：干呕胁痛，小柴胡十枣皆有之。一和解，一攻伐，何也？盖小柴胡，病在半表里，外有寒热往来，内有干呕诸症，所以不可攻下，宜和解以散表里之邪。十枣症，外无寒热，人漐漐汗出，此表已解也，但头痛，心下痞，硬满，引胁下痛，干呕短气者，邪热内蓄而有伏饮，是里未和也，故与十枣以下热逐饮。以上二症，宜从表症以决之（要法）。有表症而干呕胁痛者，乃柴胡症也。无表症而干呕胁痛者，十枣症也。

【纲】 仲景曰：伤寒五六日，呕而发热者，柴胡症具，而以他药下之，若心下满而硬痛者，此为结胸也，大陷胸汤主之。但满而不痛者，为痞，柴胡不中与之，宜半夏泻心汤。

【目】 黄仲理曰：此则柴胡汤之坏症也。

【纲】 仲景曰：伤寒十三日，下之，胸胁满而呕，日晡所发潮热，已而微利，此本柴胡症，下之而不得利，今反利者，知医以丸药下之，非其治也，潮热者，实也，先宜小柴胡以解外，后以柴胡加芒硝汤主之。

【目】 魏荔彤曰：伤寒至十三日，则过经不解明矣。胸胁满而呕，本为少阳症也，但日晡所发潮热，已而微利，则又类阳明矣，何也？邪在少阳无利法，邪在阳明成胃实，有下之而不得利者，今反利，是症虽在少阳，而阳明有邪未尽，此当以和解者治少阳，以泄下者治阳明如前法矣。医者用非其法，以丸药下之，故于潮热已时微利，利而潮热仍不已也，仲师恐人误认为虚而无热，直指之曰：潮热者，实也，谓此热为实，邪在阳明，不同于虚而不烦之治也。此实，指热之虚实而言，非言胃已成实之实，所以仍主小柴胡汤，正以胃不成实，邪已半在少阳，故仍从前法，半治少阳，半治阳明而少变之也。先宜柴胡以解外，使邪在少阳者，从表外而上透也，后加芒硝以涤内，使邪在阳明者，从里以下泄也。此就少阳症中，兼治阳明胃中余热，为太阳病过经不解，阳明有热者言之也。阳明有热，而不大下之，乃于柴胡汤中用芒硝，则非胃实大下之故也。

鳖按：此应是少阳阳明并病，胸胁满而呕，邪在少阳表里之间也。发潮热，里可攻也。微下利，便未硬也。此时若以大柴胡分解表邪，荡涤里实，则邪去而微利亦当自止，奈医不识病根，误以丸药下之，徒引热邪内陷而下利，表里俱不得解，此以知本条之误，并不在下而在于用丸药以下也。

【纲】 仲景曰：太阳病，过经十余日，心下温温欲吐，而胸中痛，大便反溏，腹微满，郁郁微烦，先其时极吐下者，调胃承气汤。若不尔者，不可与，但欲呕，胸中痛，微满者，此非柴胡症，以呕故知极吐下也。

【目】 韩祇和曰：此条乃明先时极经吐下，中虚而胃不成实之故，以示虚虚之禁也。盖此又太阳传入少阳，不必治少阳，亦不必治阳明，但须扶正补虚，为听邪自止之法也。凡太阳病过经不解者，邪在少阳，则用小柴胡，邪在阳明少阳之间，则用大柴胡，邪在阳明虚而有热，作烦，则用调胃承气，邪在阳明虚而无热，不作烦，则大小柴胡俱不可用，况于调胃承气，故凡太阳病后过经不解，所当辨其邪在何经，为虚为实，以善其治者也。

柯琴曰：太阳居三阳之表，其病过经不解，不转属阳明，则转属少阳矣。心烦喜呕，为柴胡症，然胸中痛，大便溏，腹微满，皆非柴胡症，但以欲呕一症似柴胡，当深究其欲呕之义矣。夫此病既不关少阳之半表，见太阳过经而来，一切皆属里症，必十日前吐下而误之坏病也。极吐误下，是太阳转属阳明，而不属少阳矣，故与调胃承气也。

【纲】 仲景曰：太阳病，过经十余日，反二三下之，后四五日，柴胡症仍在者，先与小柴胡汤，呕不止，心下急，郁郁微烦者，为未解也，与大柴胡汤下之，则愈。

【目】 成无己曰：此是热邪为呕者也。

魏荔彤曰：病由太阳，必传阳明，方有柴胡相对之少阳症，今不言阳明症，而言柴胡症仍在者，则十余日内，太阳罢后，必已传入阳明之经，因胃气旺而未归阳明之腑，遂更传少阳之经矣。所以此十余日内，曾见柴胡症，至十余日后，又四五日，柴胡症仍在耳，先见柴胡症时，曾与小柴胡汤，乃呕不止，心下急，郁郁微烦者，虽见柴胡，其病未尽到少阳，尚留阳明经，故宜大柴胡于升举少阳之中，寓攻下阳明之法，此斟酌于邪在两经而兼治之者也。

【纲】 仲景曰：膈上有寒饮，干呕者，不可吐也。干呕，吐涎沫，头痛者，吴茱萸汤主之。

【目】 成无己曰：此二条，是皆寒邪为呕者也。

【纲】 仲景曰：先呕后渴者，此为欲解；先渴后呕者，为水停心下，此属饮家。

【目】 成无已曰：此条是停饮为呕者也。

【纲】 仲景曰：呕家有痈脓，不须治，脓尽自愈。

【目】 成无已曰：此是胃脘有脓而呕者也。大抵伤寒表邪欲传里，里气上逆，则为呕，是以半表半里症多云呕也。伤寒三日，三阳为尽，三阴不受邪，是知邪气传里必呕也。

【纲】 仲景曰：伤寒发热，汗出不解，心下痞硬，呕吐而下利者，小柴胡汤主之。

【目】 黄仲理曰：未经下而呕，呕而发热，故主以小柴胡也。

【纲】 仲景曰：呕家不可用建中汤，以甘故也。

【目】 楼全善曰：酒客不可与桂枝汤，以甘故也，呕家不可与建中汤，亦以甘故也，二者之禁，其义同耳。心烦喜呕，呕而发热，柴胡汤症，胸中有热，腹痛欲呕，黄连汤症。太少合病，自利而呕，黄芩汤症。呕同而所由作呕不同，故方治亦异。

【纲】 仲景曰：伤寒胸中有热，胃中有邪气，腹中痛，欲呕吐者，黄连汤主之。

【目】 柯琴曰：热不发于表而在胸中，是未伤寒前所蓄之热也。邪气即寒气，胃中寒邪阻膈，胸中之热不得降，故上炎作呕，胃脘之阳不外散，故腹中痛也，此在脏腑之半表里，非形躯之半表里也。欲呕而不得呕，腹痛而不下利，似乎今人所谓干霍乱绞肠痧等症。

【纲】 仲景曰：太阳与少阳合病，自下利者，与黄芩汤。若呕者，黄芩加半夏生姜汤主之。

【目】 喻昌曰：太阳阳明合病，下利，表症为多。阳明少阳合病，下利，里症为多。太阳少阳合病，下利，半表半里症为多，故用黄芩甘草芍药大枣为和法也。

赵献可曰：太阳阳明合病，邪初入阳明之里也，宜辛甘发散，用葛根汤，以从阳而为治也。太阳少阳合病，邪已入少阳之里也，宜酸苦涌泄，用黄芩汤，以从阴而为治也。

发　斑

【纲】 仲景曰：阳毒之为病，面赤斑斑如锦纹，咽喉痛，唾脓血，五日可治，七日不可治。

鳌按：仲景《伤寒论》，无发斑明文，而伤寒发斑症极多，历代名家言及斑症者，皆据《金匮》阳毒面赤斑斑如锦纹，阴毒面目青黑以为说。但阴毒面目青黑，虽亦斑纹之类，毕竟伤寒发斑是阳盛之症，当以赤色如锦纹者为主。若赵氏以此症谓皆热毒伤于阴阳，颇有理（其说详载于后）。然只存参可也，兹但录《金匮》阳毒条以为纲。

【目】 李杲曰：阳症发斑，有因下之太早者，有因失下者，有因胃热胃烂者，得之虽殊，大抵皆邪助手少阴心火入手太阴肺也，故红点如斑，生于皮毛之间耳，白虎汤、承气汤，从所当而用之，当以肺脉别也。

赵嗣真曰：《活人》云：发斑有两症，有温毒，有热病。又云：表虚里实，热毒乘虚，出于皮肤，所以发斑疮瘾疹如锦纹。《素问》谓之疹，愚详仲景论，无此症治，但华佗云：热毒未入于胃而下之，胃虚热入，烂胃，又热已入胃，不以时下之，热不得泄，亦烂胃，其斑如鸡头大，微隐起，喜着两胁。王仲弓云：下之太早，热气乘虚入胃故也。下之太迟，热留胃中，亦发斑，服热药不当，或多，亦发斑，微者色赤，五死一生，剧者色黑，十死一生，皆用化斑汤及阿胶大青汤。又《索氏新书》云：阳毒病人出斑，皆如炙迹，指面大青黑，并不免于死者，古人云胃烂，如此可信矣。世之人或谓斑有生者，非斑也，皆疹耳，其状如蚊虫咬，小点而赤是也，故其生多矣。今此瘾疹如锦纹者，疹也，非斑也，以斑即是疹，亦非也，谓表虚里实者，亦非也，如上所言，岂独两症而已乎！

吴绶曰：凡发斑有六，一曰伤寒，二曰时气，三曰温毒，四曰阳毒，五曰内伤寒，六曰阴症。一曰伤寒发斑者，盖因当汗不汗，当下不下，热毒蕴于胃中，乃发斑也。《千金方》云：红赤者为胃热，紫赤者为热甚，紫黑者为胃烂也，故赤斑五死一生，黑斑十死一生。大抵鲜红起发者吉，虽大赤不妨，但忌稠密成片，紫赤难治，杂黑尤难也。凡斑既出，须得脉洪数有力，身暖足温，易治。脉沉小足冷，元气弱，难治。凡斑欲出未出之际，且与四味升麻汤，先透其毒。若脉弱，倍加人参。食少大便不实，倍用白术。若斑已出，则不宜再申发也，又不可发汗，汗之更增斑烂，又不宜早下，下之则斑毒内陷也。如脉红数，热盛烦渴者，人参化斑汤。若欲消斑毒，犀角元参汤、大青四物汤。如斑毒内甚，心烦不得眠，错语呻吟者，黄连解毒汤，加元参、升麻、大青、犀角之类。热甚，烦渴喘咳者，解毒合化斑汤。若斑势稍退，内实不大便，谵语，有潮热者，大柴胡加芒硝，或调胃承气。如未可下，有潮热，烦渴者，且与小柴胡去半夏，加山栀、黄连、黄柏、花粉，或加大青，如无，代以青黛。大抵解胃热胃烂之毒，必以黄连、大青、犀角、元参、升麻、石膏、知母、黄芩、山栀、黄柏之类，要在审察病情，合宜而用之。二曰时气发斑者，乃天行时疫之气也，感之则憎寒壮热，身体拘急，或呕逆，或喘咳，或胸中烦闷，或躁热，起卧不安，或头痛鼻干，呻吟不得眠，此皆斑候也。先用纸燃灯照看病人面部胸膛四肢背心有红点起者，乃发斑也。易老曰：凡大红点发于皮肤之上者，谓之斑。小红靥行于皮中不出起者，谓之疹。疹轻而斑重也。大抵一发鲜红稀朗者吉。若一发如针头稠密紫黑者凶，杂黑者不治。有来势急者，发热一二日便出斑，来势缓者，发热四五日方出。凡治，必察病人元气虚实，脉之有力无力为主。若脉微弱元气虚者，必先以三白汤加人参以助真气，次察斑欲出未透者，升麻葛根汤。如胃弱人虚者，升麻解毒汤、四君子汤合用，名曰升君汤也。若斑不透者，《直指方》加紫草茸。若疹斑初出，有表症，憎寒壮热，头痛骨疼，四肢拘急，胸中满闷者，用三因加味羌活散，或加紫草。若斑稠密，咽喉不利，犀角消毒饮、元参升麻汤。凡斑出，脉数大，烦渴者，人参化斑汤。发热，或潮热不解者，小柴胡随症增损，或人参败毒散，皆可出入用之。斑出呕逆者，必用陈皮、半夏、生姜、黄连之类。喘咳不止者，必用二母、瓜蒌、黄芩、石膏之类。咽痛者，必用连翘、牛蒡、元参、升麻、桔梗、甘草之类。斑出而毒盛者，必用犀角、大青、元参、山栀、石膏、黄连、黄芩、黄柏、知母之类。北方谓之红眼儿疮气，又避忌香臭，恐触之也。凡斑已出未出，切不可便投寒凉之剂，以攻其热，并饮凉水等，恐伤胃气，先作呕吐也。又不可发汗攻下，虚其表里之气，其害尤甚也。若脉弱者，必先有房事，要在审问之，如有夹阴者，必先助真气为要也。三曰温毒发斑者，《活人》云：初春，病人肌肉发斑，瘾疹如锦纹而咳，心闷，但呕者是也。冬时触冒寒毒，至春始发，初病在表，或已汗吐下，而表症未罢，毒气未散，以此发斑，宜用黑膏。又有冬日温暖，人感乖戾之气，冬末即病，或春被积寒所折，毒不得泄，至天暖，温毒始发斑疹如锦纹，而咳，心闷，呕清汁，宜葛根橘皮汤。大抵冬应大寒而反大暖，人感此不正之气而为病者，名冬温。若发斑，即名温毒。治例与时气同，但温毒发斑尤甚耳，黑膏、元参升麻汤、犀角大青汤、人参化斑汤，选用。凡温病发于春，热病发于夏。若出斑者，治与伤寒同也，此由怫郁之热自内发外，亦非轻也。四曰阳毒发斑者，其候狂言下利，咽痛，面赤斑如锦纹者，阳毒升麻汤、大青四物汤、人参化斑汤、栀子仁汤，选用。五曰内伤寒者，因暑月得之，先因伤暑，次食冷物，并卧冷处，内外皆寒，逼其暑火，浮游于表而发斑也。海藏治完颜小将军病寒热间作，有斑三五点，鼻中微血出，两手脉沉涩，皮肤按之无大热，此内伤寒也，与调中汤数服而愈。凡夹暑者，加香薷、扁豆。六曰阴病发斑者，《略例》曰：阴症发斑，亦出胸背手足，但稀少而淡红也，此人元气素虚，或先因欲事，内损肾气，或误用凉药太过，遂成阴症，伏寒于下，逼其无根失守之火，聚于胸中，上独熏肺，传于皮肤而发斑点，但如蚊虱咬伤，非大红点也，与调中温胃，加白芍、茴香。寒甚脉微者，大建中汤，则真阳自回，阴火自降而愈，此治本不治标也。大抵发斑，身温足暖脉数大者，为顺，身凉足冷脉微弱者，为逆也。凡治斑不可专以斑治，必察脉之浮沉，病之虚实而治之，则为善治斑也。

张介宾曰：发斑之由，虽分数种，然总由寒毒不解而然。如当汗不汗，则表邪不解；当下不下，则里邪不解；当清不清，则火邪不解；当补不补，则无力不解。或下之太早，则邪陷不解；或阳症误用温补，则阳亢不解；或阴症误用寒凉，则阴凝不解。凡邪毒不解，则直入阴分，乃致液涸血枯，斑见肌表，此实毒邪固结，营卫俱剧之症也。但斑有微甚，势有重轻，轻者只在四肢，重者乃见胸腹，轻者色淡而隐，重者色赤而显。若见黑斑，或大便自利，或短气，或二便不通，则十死九矣。凡病伤寒而汗下温清俱不能解，及足冷耳聋，烦闷咳呕者，便是发斑之候。凡伤寒之邪，本自外而入，深入不解，则又自内而出，此其表里相乘，势所必至，原非表虚症也，但使内外通达，必由表而解矣，即如犀角地黄汤，乃治斑之要药，人知此汤，但能凉血清毒，而不知此汤，善于解表散邪，若用之得宜，则必通身大汗，热邪顿解，何为不可汗耶？由此言之，则凡脉数无汗，表症俱在者，必须仍从解散。凡治发斑，须察表里，如瘟疫不解，热入血室，舌焦烦热发斑者，犀角地黄汤。内外俱热，阳明狂躁，大渴发斑者，白虎汤。阳毒赤斑，狂言见鬼者，阳毒升麻汤。疫疠发斑，大热而躁者，三黄石膏汤。火郁于经，寒邪不解，脉仍滑数而发斑者，一柴胡饮。阳明外邪，阳毒不解者，升麻汤。脾肾本虚，外邪不解而发斑者，五柴胡饮。阳明表邪不解，温热发斑者，柴胡白虎煎。温热毒盛，咽痛发斑者，元参升麻汤。阴虚水亏，血热发斑者，玉女煎。阴虚血燥，大热大渴发斑者，归芍饮。内虚外热，阴盛格阳发斑者，大温中饮。太阳阳明恶热，大便秘结，邪毒在腑发斑者，调胃承气。凡本非阳症，妄用寒凉者，每令人泄泻，邪陷不解，余尝用大温中饮、理阴煎之类，解寒托邪，始得大汗，汗后邪解，多有见赤斑风饼随症而出，随出随没，顷刻即愈，活者多人。凡寒毒为斑，即此可见，使内托无力，则此毒终无出期，日深日甚，难乎免矣，此理甚微，不可不察。

陶华曰：发斑者，大热则伤血，血热不散，里实表虚，热乘虚出于皮肤而为斑也。轻则如疹子，重则如锦纹，或本属阳，误投热药，或当汗不汗，当下不下，或汗下未解，皆致此。

陈士铎曰：伤寒发斑，死症也。然而斑亦不同，有遍身者，有止心窝者。遍身，症似重而反轻，心窝，症似轻而实重，盖遍身，内热已尽发于外，心窝，热存于心中而不得出，必须用化斑药以解其热毒之在中，一方最神，名起斑汤，元参三两，当归一两，荆芥、花粉各五钱，升麻、黄连、茯神各三钱，甘草一钱，煎服。火毒结于内，必须尽情发出，然内无血以养心，则心中更热，火毒益炽，而不能外越也，故用元参、当归滋心中之血，黄连凉心中之火，花粉消心中之痰，然不开关以散之，则火内藏而不得泄，故又用升麻、荆芥以发之，甘草、茯神以和之，自然引火外出，而不内蓄。火既外越，斑亦渐消，又何至于丧命哉！

鳌按：发斑症，或因温毒，或因热病，皆由阳邪内蕴热毒之气，不得宣泄，病至五六日，或七八日，必大发热，无汗，面赤，烦渴，心闷（心闷尤切要）。然后斑出，大约头面胸腹间先发，肌肤内，或细如蚊迹，或大如米豆，便隐隐于皮肤之间，一半日便出皮肤之外，甚者浮肿相连如云片，如锦纹，其色以红润鲜明者为佳，紫色者热毒较重，黑色邪毒内陷，便为九死一生之症。治法于初发皮肤之时，急用化斑汤透发之，以解毒清热。邪毒内陷者，羚羊角散、大青汤，元参解毒汤、犀角解毒汤，选而用之。如或天气暄暖，兼用防风解毒汤，天气酷热，兼用黄连解毒汤，此其大法，芦根、石膏，亦可斟酌加用。凡伤寒发斑，虽大约从头面胸前起，但必手足背心，一齐透露为妙，凡有一处不透，毒必内陷，遂有棘手之虞，故前提纲虽引仲景阳毒条论，其实论中只言面赤斑斑如锦纹，并未尝及遍身上下，然只引以为缘起，而非伤寒发斑正文，参看诸前贤议论，自得精详。

附录：三阳治法总要

缪希雍曰：太阳病，其症发热，恶寒，恶风，头痛项强，腰脊强，遍身骨痛，脉虽浮洪而不数，多不传经，烦躁，脉数急者，是欲传经，宜先发汗以解表邪，其药以羌活汤为主。羌活三钱，前胡、葛根各二钱，甘草八分，生姜三片，枣一枚，杏仁九粒，秋深冬月应用此方，亦可量加紫苏、葱白。如冬月严寒，感邪即发，服此药不得汗，本方加麻黄一钱，生姜四片，共前七片，得汗，勿再服。如病人自觉烦躁，喜就清凉，不喜就热，兼口渴，是即欲传入阳明也。若外症头疼，遍身骨疼不解，或带口渴，鼻干目疼，不得卧，即系太阳阳明症，羌活汤中加石膏、知母、麦冬，大剂与之，得汗即解。如自汗，烦躁，头疼，遍身骨疼不解者，羌活一钱，桂枝七分，石膏一两二钱，麦冬六钱，知母三钱，竹叶一百二十片，白芍二钱，甘草八分。如冬月即病太阳症，恶寒畏风，头疼，遍身骨疼，自汗不渴，宜用桂枝八分，白芍二钱，甘草一钱，枣三枚，姜一片。太阳病不解，热结膀胱，其人如狂，血自下，下之愈，其外症不解者，不可下，当先解表，表症罢，少腹急结者，乃可下之，桃仁承气汤，无蓄血症，大承气汤。

正阳阳明病者，胃家实热是也，其症不大便，自汗，潮热，口渴，咽干，鼻干，而呕，或干呕，目眴眴不得眠，畏人声木声，畏火，不恶寒反恶热，或先恶寒，不久旋发热，甚则谵语狂乱，循衣摸床，脉洪大而长，宜急解其表，用竹叶石膏汤，大剂与之。不呕无汗，与葛根汤，亦须大剂。若表症已罢，脉缓小，小便利，是病解矣。若表症解后，邪结于里，大便秘，小便短赤，宜用调胃承气汤，或小承气汤下之，下后，按其腹中，不作痛而和，病即已解，如作痛，是燥屎未尽也，再用前药下之，以腹中和二便通利为度。阳明病，不能食，若其人本虚，勿轻议下。阳明病，头眩，咳而咽痛者，用葛根、甘草、桔梗、麦冬四味浓煎，数数与之。阳明病，无汗，小便不利，心中懊侬者，当发黄，急用栀子、麦冬、淡豆豉，大剂浓煎与之。如已见身黄，急加茵陈为君主之。阳明病，衄血，此缘失于发汗，宜用荆芥、蒲黄、侧柏叶各二钱，葛根、生地各三钱，麦冬五钱，丹皮钱半，茅根二两，浓煎与之，兼饮童便。阳明病，心下硬满者，此邪未入于腹中，慎勿下之，用竹叶石膏汤，加瓜蒌一个捣碎，桔梗二钱，黄连一钱。阳明病，邪结于里，汗出身重，短气腹满而喘，潮热，手足濈然汗出者，此大便已硬也，六七日以来，宜下之，用小承气不行，换大承气，勿大其剂，若大便不硬者，慎勿轻下。阳明病，发汗不解，腹急者，亟下之。伤寒六七日，目中不了了，睛不和，无表症，大便难，承气汤下之。阳明病，下之早，外有热，手足温，不结胸，心中懊侬，不能食，但头汗出，栀子豉汤。阳明病，但潮热，大便溏，胸满不去者，小柴胡汤去人参加黄连、瓜蒌。阳明病，自汗出，或发汗后小便利，津液内竭，大便难硬，不可攻之，须候其自欲便，或用蜜导胆导通之。大下后，六七日，不大便，烦不解，腹满痛，本有宿食，宜再用承气汤下之。食谷欲呕，属阳明，非少阳也，胸中烦热者，竹茹汤主之，竹茹三钱，麦冬五钱，枇杷叶三大片，芦根三两。内无热症者，小便利，口不渴，此为阳明虚也，吴茱萸汤主之，吴萸二钱，人参三钱，生姜钱半，枣三枚，水煎，日三服。凡阳明病，多汗，津液外出，胃中燥，大便必硬，硬则谵语，小承气汤。若一服谵语止者，勿再服。阳明病，谵语，发潮热，脉滑而数者，小承气汤。服药后，腹中转气者，更一服，若不转气，勿更与，若服后，次日不大便，脉反微涩者，里虚也，为难治，勿再下。阳明病，下血谵语者，此为热入血室，汗止在头，用荆芥、葛根各三钱，黄芩、丹皮各钱半，麦冬五钱，生蒲黄二钱，浓煎，童便对饮之。阳明病，脉浮紧，咽燥，口苦，腹满而喘，发热汗出，恶热身重，若下之，则胃中空虚，客气动膈，心中懊侬，舌上苔者，栀子豉汤。若渴欲饮水，舌燥者，白虎加人参汤。若脉浮，发热口渴，小便不利者，猪苓汤。阳明病，协热下利者，六一散。心下痞者，以黄连瓜蒌汤调服。脉浮迟，表热里寒，下利清谷，四逆汤。趺阳脉浮而涩，小便数，大便硬，其脾为约，麻子仁丸，每用十丸，日三服。阳明实则谵语，虚则郑声，郑声者，重语也，直视谵语，喘满者死，下利者亦死。发汗多，若重发其汗，谵语，脉短者死，脉和者不死。若吐若下后不解，不大便五六日，或至十余日，日晡发潮热，不恶寒，独语如见鬼状，若剧者，发则不识人，循衣摸床，惕而不安，微喘直视，脉弦者生，涩者死（涩者阳症见阴脉也）。微者，但发热谵语，大承气下之，利勿再服。阳明病发狂，弃衣而走，登高而歌，此阳明实也，以承气亟下之。如便不结，大剂白虎汤灌之，石膏四两，麦冬二两，知母两半，加大青一两，甘草七钱。太阳阳明病，协热下利者，六一散，黄连汤调服。太阳阳明并病，六七日表症仍在，其人发狂者，以热在下焦，小腹当硬满，小便自利，下其血乃愈，桃仁承气汤。又二阳并病，太阳症罢，潮热，汗出，大便难，谵语者，大承气汤。

少阳病，其症口苦，咽干，目眩，往来寒热，胸胁痛，胸满或痛，耳聋，脉弦细，头痛，发热者，属少阳，少阳不可发汗，发汗则谵语，胃和者自愈，不和则烦而悸。伤寒三日，少阳脉小者，欲已也。凡太阳病不解，传入少阳者，胁下硬满，干呕不能食，往来寒热，未经吐下，脉沉紧者，与小柴胡汤，日三服。柴胡二钱四分，人参、黄芩、甘草、生姜各九分，半夏钱半，大枣二枚。加减法：若胸中烦而不呕，去半夏、人参、加瓜蒌实一枚。若心下痞满，去大枣，加牡蛎二钱半。若渴者，去半夏，加人参、花粉。若腹中痛者，去黄芩，加白芍三钱。若心下悸，小便不利，去黄芩，加茯苓二钱。若不渴，外有微热者，去人参，加桂一钱，夏勿用，温覆取微汗，愈。若咳者，去参、枣，加五味一钱，少佐干姜。阳明少阳并病，必下利，脉滑而数，有宿食也，承气汤下之。若吐下，发汗温针，谵语，柴胡汤症罢，此为坏病，知犯何逆，以法治之。三阳合病，脉大，上关上，但欲睡眠，目合则汗，药用百合一两，麦冬五钱，炙草一钱，知母、白芍、花粉各二钱，制鳖甲三钱，竹叶五十片。三阳合病，腹满身重，谵语遗尿，白虎汤，加百合。伤寒六七日，无大热，其人烦躁者，此为阳去入阴故也。伤寒三日，三阳为尽，三阴当受邪，其人反能食而不呕，此为三阴不受邪之故也。

附录：理伤寒条论

朱肱曰：《养生至宝书》云：近秽气，触真气，近死气，乱生气，深有旨哉！孙真人云：乘马远行，至暮，当沐浴更衣，方可近婴儿处所。若感其气，则为急惊风搐。又曰：步践粪秽之履，勿使近婴儿。若感其气，则为天吊。伤寒大汗将出，当以艾灸席隅，以避其气，不然，感其汗气，则传染矣。所以多染侍奉劳役之人者，由其神虚气怯，易为扰乱故也。如剥死马者，感其毒气而为马气之疾，其理同焉（以上汗气传染）。

或曰：伤寒只传足经不传手经，何也？曰：伤寒之邪，多于足经，而其病甚，少于手经，而其病微，故不特言手经，但寄于足经而已（手足经辨）。

外有风寒暑湿，内有饥饱劳逸。或曰：劳役，非也。劳，倦也。逸，闲也。《西山记》曰：久劳则安闲以保极力之处，久逸则导引以行积滞之气（内外伤辨）。

夫寒者，天地杀厉之气也。秋之雾露，冬之霜雪，皆寒邪也。是以辛苦之徒，起居不节，饮食不时，感雾露之气，则邪浅，感霜雪之气，则邪深，感而即病，名曰伤寒。不即病者，寒邪藏于肌肉之间，伏于荣卫之内，至春因温暖之气而发，名温病。至夏因暑热之气而作，名热病，一理而已。若疫疠，稍有不同者，盖因春宜温而反凉，夏宜热而反冷，秋宜凉而反热，冬宜寒而反温，四时不正之气也。感春夏不正之气为温疫，感秋冬不正之气为寒疫，其经络传受，表里受症，与伤寒同，俗云时气病，经总之曰伤寒。所以谓大病者，害人甚速也。轩岐后，得其治法之秘者，仲景一人，守真先生，不遵桂枝发表之法，自制双解通圣辛凉之剂，非不同也，时有异也，五运六气有所更，世态居民有所变，天以常静，人以常动，动属阳，静属阴，清平之世，同水化也，虽有辛热之药，不生他症，扰攘之世，同火化也。若用辛热，则发黄出斑成坏病矣。盖人内火既动，外火又侵，所以辛热发汗，不如辛温，辛温发汗，不如辛凉，以辛热发汗，轻者必危，重者必死，可不慎哉（理伤寒总论）！

卷十三 太阴经证

太阴经脉

【纲】 仲景曰：伤寒脉浮而缓，手足自温者，系在太阴，太阴当发身黄，若小便自利者，不能发黄，至六七日，虽暴烦，下利日十余行，必自止，以脾家实，腐秽当去故也。

【目】 朱肱曰：足太阴脾之经，为三阴之首，其脉布于脾胃，络于嗌喉，故病人腹满而嗌干，尺寸俱沉细者，知太阴经受病也。伤寒四五日，腹满咽干手足自温，或下利不渴，或腹满时痛，尺寸脉俱沉细，此足太阴脾经受病也。伤寒手足必微冷，若手足自温者，系太阴也，自利不止，属太阴也。腹满时痛，属太阴也。自利不渴者，脏寒也，当温之，宜四逆汤、理中汤也。腹满脉浮者，可桂枝微发汗。腹痛者，桂枝加芍药汤，甚者，桂枝加大黄汤。

魏荔彤曰：脉浮缓，手足温，此近太阳中风，而手足不能发热，则脾脏素有湿邪，与风寒变热之邪相混，所以不能作大热于外，而实蓄深热于内，明其系在太阴，身当发黄，同于太阳发黄等症，蓄热于里之义也。若小便利，湿泄而热去，故不能发黄，在阳明篇已言之，重见于此者，彼以太阳初入阳明者言，其脾素有湿，则不能成胃实，表邪热入，止为发黄症，盖胃实本津液内竭，盛热成实之症，既有湿邪，亦津液也，故不成胃实而成发黄，迨七八日热邪久已耗液，故复成胃实，以大便硬为验。仲师于彼，指之为阳明病，起见与太阴病迥不同也。此条亦由太阳初入，然病终不归阳明，故仲师指出太阴脾家实，当风寒变热传入，特以脾素湿，则邪热之投湿如烟投水，俱趋于脾而为患也，故不能发黄，以上均于阳明所言同，但此至七八日，不惟大便不硬，却暴烦下利日十余行者，病之初入同，病之去向分也。热胜湿，遂成胃实便硬，湿胜热，湿留而热欲去，遂成脾实下利，此胃实脾实之分关，不出湿热二字也。湿，阴邪凝滞，可以留热，阳邪迅捷，必欲出，小便既泄不尽。又不发黄，热从何出？必随湿下流，归于大便，平日为泄为热所停蓄腐秽之物，无不随之而去，有不容自已之势也。此脾实系太阴，胃实属阳明，止在湿热分关，遂为两经判然之症也。至二条俱未出方，尽阳明则胃实，宜四承气随人调剂。太阴则脾实下利，未利前，如何除湿燥土？既利后，如何补中益脾？或兼除湿清热，又在人审量焉。且使腐秽一泻得愈，亦可不必方治矣。

喻昌曰：太阴脉本缓，故浮缓虽类太阳中风，然手足自温，则不似太阳之发热，更不似少阴厥阴之四逆与厥。所以系在太阴，不能发黄，以上与阳明篇中语句皆同。但彼以胃实而便硬，其症复转阳明，此以脾实而下秽腐，其症止属太阴耳。至七八日暴烦下利，日十余行。其症又与少阴无别，而腐秽尽，利当自止，则不似少阴之烦躁有加，下利漫无止期也。况少阴之烦而下利，手足反温，脉紧反去者，仍为欲愈之候。若不辨析，误以四逆法治之，反增危矣。

【纲】 仲景曰：伤寒下利，日十余行，脉反实者死。

【目】 虞抟曰：脾气虚而邪气盛，故脉反实也。

【纲】 仲景曰：太阴病，脉弱，其人续自便利，设当行大黄、芍药，宜减之，以其胃气弱，易动故也。

【目】 喻昌曰：此段叮咛，与阳明篇中互发，阳明曰不转失气，曰先硬后溏，曰未定成硬，皆是恐伤太阴脾气，此曰脉弱便利，减用大黄、芍药，又恐伤阳明胃气也。

【纲】 仲景曰：恶寒脉微，而复利，亡血也，四逆加人参汤主之。

【目】 朱肱曰：病有无热恶寒者，发于阴也。发于阴者，宜温里，脉必微，或沉细，属四逆加人参汤、四逆汤、理中汤也。若发热微恶寒者，属柴胡桂枝汤也。

鳌按：以其恶寒未罢，故宜四逆，以其脉微为无血，故宜加人参。

【纲】 仲景曰：太阴病，脉浮者，可发汗，宜桂枝汤。

【目】 朱肱曰：问：古人以四日太阴症发，病在胸膈，可吐而愈，何也？答曰：不然。有太阴症，脉大胸满多痰者，可吐之，脉大而无痰症者，可汗而已。大抵在表者汗者，在里者下之，在上者涌之，在下者泄之，瓜蒂栀豉，随症施用，不可以日数拘也。

魏荔彤曰：邪自太阳，而阳明，而少阳，递及太阴，法当还升之少阳，使由少阳之半表，透太阳之表，亦兼在阳经之治也。太阴病而脉不沉缓，却见浮，则传入阴经之邪，复思还阳而去也，可急发汗，俾得外越，而病可已矣。在太阳麻黄为发汗，桂枝为解肌，此言桂枝发汗，非发汗即解肌也。盖用桂枝汤中芍药，引桂姜之辛温入阴分，而驱传入之邪，所谓阳因阴用也。且桂芍俱能走肝，更可引太阴之邪，由少阳传入者，还回少阳而出，此桂枝汤但见太阴脉浮即可汗，未可拘风因用桂枝，寒因用麻黄之说也。邪在太阳阳明，尚分风寒两因之来路，及由阳明而少阳，已不可复分，更传太阴，岂能分风因寒因哉！再者，麻黄汤一概辛热，不能入阴分，即寒因可辨，亦不宜用，兼之无隔少阳而驱入太阳之理，麻黄汤之力，但轻清上升，达于太阳，亦不能假少阳之道也。故不言麻黄汤，非漏也，亦非举桂枝以概之也，如此则太阴邪之出路，必由少阳以返太阳，而他说俱不足以惑之矣。麻黄汤之走阴分，在营血则能入，以在太阳之表，入三阴之阴分，则不能入，以其升而不降也，此亦宜知。

【纲】 仲景曰：太阴中风，四肢烦疼，阳微阴涩而长者，为欲愈。

【目】 方中行曰：四肢烦疼者，脾主四肢，亦风淫末疾之明验也。

魏荔彤曰：脉见长则邪自太阴欲还复少阳必矣。脾为脏里，经邪内陷，则症见腹满痛，吐不能食等症，若经邪欲外出，则症见于四末，而不久于内陷可知矣。于是阳微阴涩，邪已有浸浸透至营卫之势，兼以弦长，见少阳之门户辟，而生发之气已动矣。更得四末之间，蠢然烦疼，汗出发热，其邪纯回太阳矣。邪不由太阳而去，乌能自止乎？

寒实结胸

【纲】 仲景曰：太阴之为病，腹满

而吐，食不下，自利益甚，时腹自痛，若下之，必胸下结硬。

【目】　张元素曰：太阴本症，惟腹满自利而已，若邪迫于上，则吐而食不下也。邪迫于下，则利甚而腹满也。上下相迫，必上下交乱，胃中空虚。法只可行温散之剂，其病自痊。若误下之，必在下之邪去，而在上之邪陷，有不至于胸下结硬者哉？

魏荔彤曰：邪自外感，太阳先中之，邪自内传，太阴先受之，少阳之邪，既不能由半表而达表，必由半里而入里，则里三阴之太阴，又为三阴之表。《内经》云：太阴主开是也。所以少阳之邪，传经必先及太阴，亦不离内外表里之义而已矣。腹满而吐，食不下，自利腹痛，纯为太阴湿土，失镇奠之令，故症全见于肠胃肚腹之间，本为三阳之邪，陷入阴经为患，法当升散其邪，复还阳分，若以满痛为实邪而下之，则阳愈陷而下沉，阴愈凝而不散，胸下结硬，有似太阳之结胸而在下，有似太阳之心下痞而又在上，胸上结硬，所以为太阴误下独见之症者如此。伤寒传经之邪，无论在太阳为风因寒因，及遍历三阳，皆成热邪，复由阳而入阴，或误下误汗，又能变虚生寒，此病之变易莫测也。惟其为热邪，所以作满而能吐，若寒邪，但胀满不食，必不能上逆为呕吐矣，自利而时腹痛，利为挟热，时痛亦热邪，若寒邪，则痛隐隐无已时矣，所以知其确为热邪也。况凡病初得为寒，久痛多热，亦理之常，太阳风寒之邪，传阳明时已变热矣。未有无所因而忽又变寒入三阴者，如谓入三阴即为寒，何以有系在太阴之发黄也？发黄亦为寒邪耶？又何以三阴篇中用苦寒之剂？仲师立法，不一而足，岂智不足耶！总由传经与直中之邪，分路不明，故见仲师立一温散之法，便谓传经为寒邪，及见一恣用苦寒之法，便自己亦说不周全，遂含糊了事便罢，余不得不于三阴之首条力争之。曰：直中有寒，传经悉热（八字铁案）。此二语确乎不易。再太阳结胸痞，皆经误下而成，亦属风寒在表之邪，日久变热，遂成结聚，特风邪阳，聚于高分，寒邪阴，聚于低分，然风因寒因，俱为已变热之邪无异也。所以陷胸泻心内，俱有苦寒之味，今此胸下结硬，又岂能外陷胸泻心别求门路乎！或问：仲师意在温散，子言陷胸泻心，何也？曰：仲师温散，为太阴未误下言，非为已下成胸下结硬者言也，亦如太阳未误下，用辛温，已误下，用苦寒也。三阳为表，三阴为里，固矣。三阳有三阳之表里，三阴有三阴之表里，岂可一阳而尽表之理，一阴而尽阴之道乎？此乃伤寒中之大关键也。

【纲】　仲景曰：寒实结胸，无热症者，与三白小陷胸汤，为散亦可服。

【目】　柯琴曰：太阳表热未除而反下之，热邪与寒水相结，成热实结胸，太阴腹满时痛而反下之，寒邪与寒药相结，成寒实结胸也，无热症者，不四肢烦疼也。

腹满腹痛

【纲】　仲景曰：太阴之为病，腹满而吐，食不下，自利益甚，时腹自痛，若下之，必胸下结硬。

【目】　朱肱曰：本太阳病，医反下之，因尔腹满时痛，是有表，复有里，仲景所以用桂枝加芍药汤，甚者加大黄，桂枝加芍药即是小建中也。仲景云：太阴脉弱自利，设当行大黄、芍药者，宜减之。其人胃虚，阳气易动之故。下利者，先煎芍药十余沸。腹痛有二症，有热痛，有冷痛，尺脉弦，肠鸣泄利而痛者，冷痛也，小建中汤，不瘥者，小柴胡汤。阴症腹痛，即四逆散，四逆加芍药汤。腹痛小便不利者，真武汤。关脉实，腹满大便秘，按之而痛者，热痛也，桂枝加大黄黄连汤、大承气汤。太阴大约可温，然须有积，方可下也。何谓积症？太阴腹满时痛，胸膈不快，䐜满闭塞，唇青，手足冷，脉沉细，少情绪，或腹痛，此名太阴也。近人都不识阴症，才见胸膈不快，便投热药，非其治也。大抵阴症者，由冷物伤脾胃，阴经受之也。主胸膈胀䐜，面色及唇，皆无色泽，手足冷，脉沉细，少情绪，亦不因嗜欲，但内伤冷物，或损动胃气，遂成阴症，复投巴豆之类，胸膈愈不快，或吐而利，经一二日，遂致不救，盖不知寒中太阴也。问：万一饮食不节，寒中阴经，何法以治？曰：理中加青皮、陈皮，一二剂，胸膈即快，枳实理中丸，五积散。太阴脾经，主胸膈满，《甲乙经》曰：贼风虚邪者，阳受之。饮食不节，起居不时者，阴受之。阳受则入腑，阴受则入脏。入腑则身热不时，上为喘呼；入脏则䐜满闭塞，下为飧泄，久为肠澼。腹胀满者，阴阳不和也，桔梗半夏汤最良。仲景论太阳病发汗后腹胀满者，厚朴生姜半夏甘草人参汤。下后心烦腹满卧起不安者，栀子厚朴汤。吐后腹胀满者，调胃承气汤。

成无己曰：腹满者，俗谓之肚胀也。华佗曰：伤寒一日在皮，二日在肤，三日在肌，四日在胸，五日在腹，六日入胃。入胃，谓入腑也，是在腹，犹未全入里也。虽腹满为里症，亦有浅深之别。经曰：表已解而内不消，非大满犹生寒热，则病不除，是其未全入腑。若大满大实，坚有燥屎，自可下之，虽四五日不害，谓之邪气已入腑也。伤寒邪入腹，是里症已深，故腹满乃可下，如经曰：其热不潮，未可与承气。若腹大满不通者，可与小承气。本太阳病，医反下之，因而腹满时痛者，属太阴也，桂枝加芍药汤。大实痛者，桂枝加大黄汤。少阴症腹胀不大便者，急下之。诸如此者，皆为里症是也。虽曰：腹满痛为实，然腹满不减则为实，可下，腹满时减则为虚，不可下，以温药和之。盖虚气留胀，亦为之胀，但比之实者，不至坚痛也。

王肯堂曰：结胸从心下起至少腹硬满而痛，与腹满类也。然结胸按之痛，手不可近，腹满痛举按常痛，手近不甚也。痞亦从心下起至少腹亦与腹满类也，然痞或止留心下，腹满但在腹之中也。邪入里与正搏，则为腹痛，所以痛有异，腹痛属里，正太阳腹不痛，少阳亦胸胁痛而无腹痛，若阳明腹满急而痛，此为里实宜下，大柴胡、小承气。三阴下利清谷而又腹痛，里寒故也。此总论太阳经阳中之阴，四逆汤、附子理中汤。阳气传太阴经腹满而痛，其症有二，有实痛，有虚痛。肠鸣泄利而痛者，虚痛也，此独论太阴经阴中之阳，小建中汤，即桂枝加芍药汤，但桂有厚薄尔，不瘥，小柴胡去芩加芍如数。腹满便秘按之痛者，实痛也，桂枝汤加大黄一钱。此虚痛实痛，乃是以阳邪渐消为虚，阳气盛大为实。

吴绶曰：凡腹痛可按可揉者，内虚也；不可按不可揉者，内实也。海藏言中脘痛者，属脾土，脉沉迟内寒者，理中汤、附子理中丸。阳脉涩阴脉弦，小建中。若小腹痛属厥阴经分，当归四逆汤加吴萸。厥逆者同，如大实腹满痛，绕脐刺痛不大便，脉实，大承气。凡潮热不大便，从心下至少腹硬满而痛，手不可近，大陷胸。若脉弦腹痛，无热无寒，芍药甘草汤。脉弦口苦，发热腹痛，小柴胡去人参加炒白芍。若寒热交作腹痛，加肉桂、白芍。若寒多而痛，去黄芩加肉桂、白芍。凡少阴发热手足冷腹痛，四逆散加附、桂、萸、芍。凡发热脉洪弦腹痛，芍药黄芩汤。凡蓄血，亦令人腹痛，手不可近。腹痛欲吐利而烦躁者，多有痧毒，世俗刮刺委中穴。

柯琴曰：太阴之上湿气主之，腹痛吐利，从湿化也，故人伤于湿，脾先受之，然寒湿入于阴经，不能动脏，则还入于胃腑，太阴经布胃中，又发于胃，胃中寒湿，故食不纳而吐利也。太阴脉从足入腹，寒气时上，故腹时自痛，法当温中散寒，若误下胃口受寒，故胸下结硬。

【纲】　仲景曰：伤寒脉浮而缓，手足自温者，系在太阴，太阴当发身黄，若小便自利者，不能发黄，至七八日，虽暴烦，下利日十余行，必自止，以脾家实，腐秽当去故也。

【目】　许叔微曰：《难经》曰：痛为实，脾家实者，知其实必痛也，大抵痛宜下。

成无己曰：腹满，太阴症也。阳热为邪者，则腹满而咽干，阴寒为邪者，则腹满而吐，食不下，自利益甚，时腹自痛，太阴者，脾土也，治中央，故专主腹满之候。又发汗吐下后成腹满者，皆邪气乘虚内客为之，而所主又各不同。经曰：发汗后腹胀满者，厚朴生姜甘草半夏人参汤。伤寒吐后腹胀满者，调胃承气汤。伤寒下后心烦腹胀满卧起不安者，栀子厚朴汤。三者有当温，有当下，有当吐，何也？邪气不一也。且发汗则邪之在表者虽去，而汗多亡阳，致胃气虚，不能敷布，诸气壅滞而为胀满者，是当温散。吐后邪之在胸中者，能去则安。若不能去，致胸中之邪，下传入胃而为实，遂生胀满者，是又当下。妄下后邪气在表，未经入腑者，遂自表乘虚而入，郁于胸中，致为虚烦，气上下不得通，腹为之胀者，是又当吐。医者要识邪气所自，知其由来，观邪气所在，知其虚实，汗吐下之不瘥，则可矣。

鳌按：脾家实，即腐秽也。

【纲】　仲景曰：伤寒四五日，腹中痛，若转气下趋少腹者，此欲自利也。

【目】　柯琴曰：此自利之兆也。四五日，是太阴发病之期。

吐　利

【纲】　仲景曰：太阴之为病，腹满而吐，食不下，自利益甚，时腹自痛，若下之，必胸下结硬。

【目】　柯琴曰：腹痛吐利，从湿化也。太阴脉布胃中，又发于胃，胃中寒湿，故食不内而吐利交作也。

【纲】　仲景曰：自利不渴者，属太阴，以其脏有寒故也，当温之，宜服四逆辈。伤寒四五日，腹中痛，若转气下趋少腹者，此欲自利也。

【目】　刘完素曰：仲景大意，以自利不渴，属太阴之为病，盖太阴脾属湿土，若热邪入脾，必蒸动其湿，湿动则不渴而身黄，又以自利而渴，属少阴之为病，盖少阴肾属寒水，若热邪入肾，必消铄其水，水消则口渴而烦躁，分经辨症，其所关不甚大哉。

魏荔彤曰：此言太阴病之有寒症，以见异于传经而入之热邪，另立法以别之也。太阴为脏属阴，而太阴为经，自是阴中之表，传经之邪，本风寒而变热递传，自是热邪固已，然有太阴脏中本寒而得病者，又当另为谛审其症而治之，不容混言热邪以贻误，盖自利未有不渴者，自利而不渴，则非太阴之经病，而太阴之脏病也。经为里之表，脏为里之里，其人脾脏之阳素亏，寒湿凝滞，则斡运不行，所以肠胃水谷不分，下泄益甚，此欲执升散经邪之法，必不对矣，故当温之。温之者，温其脏也，服四逆辈，不专主一方，不出温之之义耳。凡伤寒六经之邪，皆当论其标本，以分经病脏腑病，不然，本经即混矣。况合病并病，及递传之间，或尽传不尽传之辨，愈渺然矣。再此自利，乃未误汗吐下者，故知其脏本寒，非药所致也。既云自利，又云脏寒，非误治，亦非传经，可谓寒邪直中太阴矣。少阴厥阴，俱有直中，少阴直中，寒也。厥阴直中，风也。太阴直中，其此症乎？盖太阴直中，中湿也，风寒湿虽分三邪，俱以寒邪为宗主也。

【纲】 仲景曰：伤寒脉浮而缓，手足自温者，系在太阴，太阴当发身黄，若小便自利者，不能发黄，至七八日，虽暴烦，下利日十余行，以脾家实，腐秽当去故也。

【目】 鳌按：前半身当发黄，是太阴寒湿伤于表，后半暴烦下利，是太阴湿热蓄于内，然寒湿之伤于表者，因小便而出，故小便自利则身不发黄，湿热之伤于内者，必从大便而出，故下利日十余行而自止，盖发于阴者六日愈，七八日则阳气复，因而暴烦下利。夫利至日十余行，其腐秽当尽去，故必自止也。惟表阳仍在，故手足温，惟里阳陡发，故暴烦，此阴中有阳，与前脏寒症纯阴无阳者迥别。

【纲】 仲景曰：太阴病，脉弱，其人续自便利，设当行大黄、芍药者，宜减之，以其胃气弱，易动故也。

【目】 柯琴曰：下利为太阴本症，自利因脾实者，腐秽尽则愈，自利因脏寒者，四逆辈温之则愈。若自利因太阳误下者，则腹满时痛，当加芍药，大实痛者，当加大黄，此下后脉弱，胃气亦弱，故减其制而与之也。大黄泻胃，是阳明血分下药，芍药泻脾，是太阴气分下药，下利腹痛，热邪为患，宜芍药下之。下利腹痛，为阴寒者，非芍药所宜矣。仲景于此并提，勿草草看过。

【纲】 仲景曰：恶寒，脉微而复利，亡血也，四逆加人参汤主之。

【目】 张兼善曰：利则止矣，以犹恶寒，仍宜四逆，以脉微无血，故加人参。

【纲】 仲景曰：病在膈上必吐，在膈下者必利。

【目】 柯琴曰：本症原是吐利，因胸下结硬，故不能通，因势而利导之，结硬自除矣。

【纲】 仲景曰：伤寒下利，日十余行，脉反实者死。

【目】 柯琴曰：脾气虚而邪气盛，故脉反实也。

汗后寒热不解

【纲】 仲景曰：太阴病，脉浮者，可发汗，宜桂枝汤。

【目】 朱肱曰：太阴症发汗后，依前寒热者，须看脉如何？若浮数，或洪大，则表症犹在，再表可也，如桂枝汤、桂枝二麻黄一汤之类。医人为见已汗，或已下，而发寒热，不敢再表，误矣，盖脉浮为在表，表之必愈也。

李中梓曰：或表邪未尽，或邪传里，或邪气乘虚内客，故虽汗而病仍在也。

张从正曰：脉浮，病在表也，即已经发汗，或自汗，而脉仍浮，表犹有风热未尽，可再汗之。

附录：三阴病或热或寒辨

王履曰：尝读仲景《伤寒论》，于太阴有曰：自利不渴者，属太阴，以其脏有寒故也，当温之，宜四逆辈。于少阴有曰：少阴病，得之一二日，口中和，其背恶寒者，当灸之。少阴病，身体痛，手足寒，骨节痛，脉沉者，附子汤主之。少阴病，下利，白通汤。少阴病，下利脉微者，与白通汤。利不止，厥逆无脉，干呕烦者，白通加猪胆汁汤。少阴病，下利清谷，里寒外热，手足厥逆，脉微欲绝，身反不恶寒，其人面色赤，或腹痛，或干呕，或咽痛，或利止，脉不出者，通脉四逆汤。少阴病，脉沉者，急温之，四逆汤。于厥阴有曰：手足厥寒，脉细欲绝者，当归四逆汤。大汗，若大下利，而厥冷者，四逆汤。观仲景此论，则伤寒三阴，必有寒症，而宜用温热之剂也。及读刘守真之书，有曰：伤寒邪热在表，腑病为阳，邪热在里，脏病为阴，俗妄谓有寒热阴阳异症，误人久矣，寒病有矣，非汗病之谓也。寒病止为杂病，终莫能为汗病，且汗液之气，乃阳热之气，非阴寒所能也。虽仲景有四逆汤症，是治表热里和，误以寒药下之太早，表热入里，下利不止，及或表热里寒自利，急以四逆温药，利止里和，急解其表也，故仲景四逆汤症，复有承气下之者，由是伤寒汗病，经直言热病，而不言寒也。经言三阴症者，邪热在脏在里，以脏与里为阴，当下热者也。《素问》论伤寒热病有二篇，名曰热，竟无寒理。兼《素问》、《灵枢》诸篇运气造化之理推之，则为热病，诚非寒也。观守真此论，则伤寒无问在表在里，与夫三阳三阴，皆一于为热，而决无或寒者矣。成注亦只随文略释，并不明言何由为热，何由为寒之故。彼盖止知伤寒皆是传经，故疑于六经所传，俱为热症，而热无变寒之理，遂不敢别白耳，以寒为本脏之寒欤，安得当热邪传里入深之时，反独见寒而不见热？且所用温热药，能不助传经之热邪乎？以寒为外邪之寒欤，则在三阳已成热矣，岂有传至三阴，而反为寒哉！成氏能潜心于此，则必语其所以然矣。自仲景作《伤寒论》，靡不宗之，后人不能决于似是而非之际，故或谓今世无真伤寒，或谓今人皆病内伤，或谓论中诸温药，悉为传经热邪用者，以三阴经属阴故也。又或谓论中凡有寒字，皆当作热字，其谬一至于此，殊不知三阳之病，其寒邪之在太阳也，寒郁其阳，阳不畅而成热，阳虽人身之正气，既郁为邪，用麻黄发表以逐其寒，则腠理通而郁热泄，故汗而愈，苟或不汗不解，其热不得外泄，则必里入，故传阳明，传少阳，而或入腑也。若夫三阴之病，则或寒或热者何哉？盖寒邪之伤人也，或有在太阳经郁热，然后以次而传至阴经者，或有太阳不传阳明少阳，便传三阴经者，或有寒邪不从三阳始，直伤阴经者，或有虽从太阳始，不及郁热，即入少阴，而独见少阴症者，或有太阳始即入少阴，而太阳不能无伤者，或有直伤即入，而寒便变热，及始寒而终热者，其郁热传经，与变热则为热症，其直伤阴经，及从太阳即入少阴则为寒症，其太阳不能无伤，则少阴脉症而兼见太阳标病，其始为寒而终变热，则先见寒症而后见热症，此三阴之病，所以或寒或热也。苟即三阴经诸篇细绎之，理斯出矣。夫其或传经，或直伤，或即入，或先寒后热者，何也？邪气暴卒，本无定情，而传变不常故耳。故经曰：邪之中人也无有常，或中于阳，或中于阴，彼守真非好为说以骇人，由其以温暑为伤寒，而仲景之方，每不与温暑对，故略乎温热之剂，而例用寒凉，由其以伤寒一断为热而无寒，故谓四逆为寒药，误下表热里和之症，及为表热里寒自利之症而立，又谓温里止利，急解其表，又谓寒病止为杂病，嗟乎！仲景《伤寒论》专为中而即病之伤寒作，不兼为不即病之温暑作，故每有三阴之寒症，而温热之剂之所以用也。且如寒药误下而成里寒者，固不为无矣。不因寒药误下而自为里寒者，其可谓之必无乎？殊不知阴经之每见寒症，本由寒邪，不由阳经直伤于此，与夫虽由阳经始，不及郁热即入于此而致也。虽或有因寒药误下而致者，盖亦甚少，仲景所以用诸温热之剂，何尝单为寒药误下而立？况表里俱寒之症，何尝每有急解其表之文乎！夫里寒外热之症，乃是寒邪入客于内，迫阳于外，或是虚阳之气，自作外热之状耳，非真热邪所为也。况仲景于里寒外热之症，但以温药治里，而不治外热，则知其所以为治之意矣。兹果当急解其表，岂不于里和之后，明言之乎！夫《内经》所叙三阴病，一于为热者，言其常也。仲景所叙三阴病兼乎寒热，言其变也，重行而不悖耳，学者能知三阴固有寒邪所为之症，则仲景创法之本意，可以了然矣。且仲景曰：病发热恶寒者，发于阳也；无热恶寒者，发于阴也。发于阳者七日愈，发于阴者，六日愈。夫谓之无热恶寒，则知非阳经之郁热矣，谓之发于阴，则知不从阳经传至此矣，谓之六日愈，则知其不始太阳，而止自阴经发病之日而始数之矣。仲景又曰：伤寒一二日至四五日而厥者，必发热。伤寒病厥五日，热亦五日，设六日当复厥，不厥者，自愈。伤寒厥四日，热反三日，复厥五日，其病为进。夫得伤寒未为热即为厥者，岂亦由传经入深之热邪而致此乎！今人多有始得病时，便见诸寒症，而并无或热者，此则直伤阴经，即入阴经者也。苟不能究仲景之心，但执凡伤于寒即为病热之语以为治，其不夭人天年者几希矣。

发　黄

【纲】　仲景曰：伤寒脉浮而缓，手足自温，系在太阴，太阴当发身黄，若小便自利者，不能发黄，以脾家实，腐秽当去故也。

【目】　楼英曰：凡身黄小便自利，小腹硬而狂，大便黑者，为蓄血，宜抵当汤。若小腹不硬，其人不狂，大便不黑者，虽小便利，非蓄血也，其为症有三：一者栀子柏皮汤。二者麻黄连翘赤小豆汤，皆治身黄小便利而身不疼者，海藏所云干黄是也。三者桂枝附子去桂加白术汤，皆治身黄小便利而一身尽痛者，《活人》所谓中湿也。

张云岐曰：或谓伤寒发黄，惟阳明太阴两经有之，俱言小便利者，不能发黄，何也？盖黄者，土之正色，以阳明太阴俱属土，故发黄也。其黄之里，外不能汗，里不得小便，脾胃之土，为热所蒸，故色见于外为黄也。若小便利者，热不内蓄，故不能变黄也。其有别经发黄者，亦由脾胃之土，兼受邪故也。

王好古曰：身如烟熏黄，一身尽痛，乃湿病也。身如橘子黄，一身不痛，乃黄病也。伤寒病，遇太阳太阴司天，若下之太过，往往变成阴黄。一则寒水太过，水来犯土。一则土气不及，水反侵之，多变此疾。一则发黄小便不利烦躁而渴，用茵陈汤加二苓、滑石、当归、官桂，此韩氏名茵陈茯苓汤。二则发黄烦躁喘呕不渴，茵陈汤加陈皮、白术、生姜、半夏、茯苓，此韩氏名茵陈橘皮汤。三则发黄四肢遍身冷者，茵陈汤加附子、甘草，此韩氏名茵陈附子汤。四则发黄肢体逆冷腰上自汗，茵陈汤加干姜、附子、甘草，此韩氏名茵陈姜附汤。五则发黄冷汗不止者，茵陈汤加干姜、附子，此韩氏名茵陈干姜汤。六则发黄前服姜附诸药，未已，脉尚迟者，茵陈汤加吴萸、附子、木通、干姜、当归，此韩氏名茵陈吴萸汤。往来寒热，一身尽黄者，小柴胡加栀子汤。

戴原礼曰：湿热俱甚，则发身黄，伤寒至于发黄，为病亦已甚矣。邪风被火，两阳相熏，其身必黄。阳明病，被火，额上汗出，小便不利，必发身黄，此皆由内有热而又被火攻，以致发黄者也。阳明病无汗，小便不利，心中懊侬，必发黄者，由阳明热甚也，伤寒汗已，身目为黄，以寒湿在里不解故也，此不可下，宜于寒湿中求之，是知非特湿热发黄，而寒湿亦发黄也。但寒湿之黄，身如熏黄，色暗而不明。热甚之黄，黄如橘子色，染着衣正黄如柏。大抵黄家属太阴，太阴为湿热蒸之所致。经曰：太阴当身发黄是也。又或脉沉结，少腹硬，小便自利，其人如狂者，又为蓄血在下焦而黄也。发黄非止寸口近掌无脉，鼻气出冷，为不治之症。又若形体如烟熏，为心绝，柔汗发黄，为脾绝，皆不治也。

赵嗣真曰：瘀热发黄与瘀血发黄，外症及脉，未尝相似，且如头汗出，齐颈而还，腹微满，小便不利，渴饮水浆，为瘀热症，小腹急结，其人如狂，小腹硬满，小便自利，大便黑，为瘀血症，此外症之不相似也。瘀血脉微而沉或沉结，瘀热脉则浮滑紧数，此脉状又不相似也。然则相似者，但色黄耳。若论黄色相似，不特瘀血瘀热。又如风温被火，微发黄色，太阳火劫发汗，两阳相熏灼，其身发黄，阳明被火，额上微汗，必发黄者，是又挟火邪所致者，外此亦有黄色之不相似者乎?曰：湿家之熏黄则异矣，可不各以其似不似而明辨欤!

王肯堂曰：海藏次第用药法，谓先投韩氏茵陈茯苓汤，次茵陈橘皮汤，又次茵陈附子汤，依次渐投，至效即止。身冷汗出，脉沉而黄为阴黄，乃太阳经中湿，亦有体痛发热者，身如熏黄，终不如阳黄之明如橘子色也。当叩其小便之利不利，小便自利，术附汤。小便不利，大便反快，五苓散。

卷十四　少阴经证

少阴经脉

【纲】　仲景曰：少阴之为病，脉微细，但欲寐也。

【目】　朱肱曰：足少阴肾之经，其脉起于小指之下，斜趋足心，别行者，入足跟中，上至股内后廉，贯肾，络膀胱。直行者，从肾上贯肝膈，入肺中，络舌本。伤寒热气入脏，流于少阴之经，少阴主肾，肾恶燥，故渴而引饮入经，发汗吐下后，脏腑空虚，津液枯竭，肾有余热，亦渴，故病人口燥舌干而渴。其脉尺寸俱沉者，知少阴经受病也。问：伤寒何以须诊太溪脉耶？答曰：太溪穴，是足少阴肾之经，男子以右肾为命门，女子以左肾为命门，主生死之要。病人有命门脉者活，无者死。仲景云：少阴手足逆冷，发热者不死，脉不至者，灸太溪七壮，故伤寒必诊太溪，以察其肾之盛衰也。太溪二穴，在足内踝后跟骨上动脉陷中。问：脉微细，欲吐不吐，心烦，但欲寐，五六日自利而渴？答曰：此名少阴也。少阴为病，欲吐不吐，心烦，但欲寐，五六日自利而渴者，虚故引水自救，若小便色白者，以下焦虚有寒，不能制水，故令色白也，四逆汤。少阴肾之经，主脉微细，心烦，但欲寐，或自利而渴。问：经云：一二日少阴病者，何也？谓初中病时，腠理寒，便入阴经，不经三阳也。伤寒虽是三阴三阳，大抵发于阳，则太阳也，发于阴，则少阴也。此二经为表里，其受病最多，阳明太阴，受病颇稀，至于少阳厥阴肝胆之经，又加少焉。凡病一日至十二三日，太阳症不罢者，但治太阳，有初得病便见少阴症者，直攻少阴，亦必先自太阳次传而至，盖寒气入太阳，即发热而恶寒，入少阴，但恶寒而不发热也。三阴中寒，微则理中汤。稍厥，或中寒下利，即干姜甘草汤。手足指微寒冷，谓之清，此未须服四逆，盖疾轻故也，只可服理中干姜之类。大段重者，用四逆汤。无脉者，用通脉四逆汤。

【纲】　仲景曰：少阴病，脉沉细数，病为在里，不可发汗。少阴病，脉微，不可发汗，亡阳故也。阳已虚，尺中弱涩者，复不可下之。

【目】　危亦林曰：发汗则动其经气，便有夺血亡阳之灾，故所戒也。

韩祇和曰：亡阳无阳，亡与无同，无阳则其邪为阴邪，阴邪本宜下，然阳已虚，尺脉弱涩者，复不可下，宜用温矣。

魏荔彤曰：此乃申明少阴病，应审之于脉，而知其经病脏病，为直中寒邪，为传经热邪，而分应汗不应汗，应下不应下也。盖少阴为病，直感乎外邪者，有经受脏受之不同，其连及乎太阴者，又有传经为热，直感为寒之不同，皆不容不辨。如脉不紧而微，此经邪欲愈乎？再手足温，必自愈，而无俟发汗也，不然，是脏邪初感，即见阳微之象，更无事于发汗伤正也。此无论其邪在经在脏。发汗，阳必随汗而亡，少阴阳亡，必难治矣，此应审其经邪脏邪而禁误汗者也。再或阳本虚，尺脉弱涩，或为传经热邪乎，是少阴大承气症也。然见此脉不可下也，况为直感肾脏之寒邪耶！方用附子四逆等汤，温之不暇，顾可下乎？此又就传经热邪直感寒邪谛审之而不可误下也。吾曾言六经皆发汗，今仲师言不可汗，何也？盖少阴病，阴阳俱紧，审其为在经之寒邪，则附子麻黄甘草汤，原为发少阴之汗而设，如不紧而微，在经邪欲愈，尚不可汗，况脏邪乎！至于别条阴阳俱紧而反汗出者，则是阴邪逼出之汗，与发汗无与，是又为少阴脏病，故愈不可发汗也。六经原俱可汗，五脏原俱不可汗，何疑焉？然六经见阳微之脉，俱不可发汗，不止少阴见微脉，方不可发汗也，又何疑焉！

【纲】　仲景曰：病人脉阴阳俱紧，反汗出者，亡阳也。此属少阴，法当咽痛而复吐利。脉阴阳俱紧者，口中气出，唇口燥干，鼻中涕出，蜷卧足冷，舌上苔滑者，勿妄治也，至七八日以来，其人微发热，手足温者，此为欲解，或到八日以上，反大发热者，此为难治。设使恶寒者，必欲呕也。腹内痛者，必欲利也。脉阴阳俱紧，至于吐利，其脉独不解，紧去人安，此为欲解。少阴病，脉紧，至七八日，自下利，脉暴微，手足反温，脉紧反去者，为欲解也，虽烦下利，必自愈。

【目】　朱肱曰：问：阴症有发热者乎？答曰：太阴厥阴，皆不发热，只少阴发热有二症，仲景谓之反发热也。少阴病，初得之，发热脉沉者，麻黄附子细辛汤。少阴病脉沉，发汗则动经，此大略之言耳，脉应里而发热在表，亦当以小辛之药泄汗而温散也。仲景云：伤寒之病，从风寒得之，表中风寒，入里则不消，须用温药少汗而解。

杨士瀛曰：有咽痛复吐利见症，方是少阴病，不然是风寒两伤之脉紧汗出矣。咽痛者，少阴之脉循喉咙也，其脏属水，所以不惟咽痛，而复吐利，水无制也。

庞安常曰：阴阳俱紧，伤寒脉也，伤寒本无汗，反汗出者，无阳以卫其外，所以邪不出而汗反出也。少阴之邪不出，所以咽痛吐利，皆少阴本症也，于此而可不用少阴温经散邪之法乎？脉紧，寒邪也。自下利脉暴微，阴寒内泄也。手足反温，阳回也。阳回则阴退，故紧反去，为欲解也。夫寒邪在阴，而脉紧得自利，脉暴微，手足温，紧去欲解者，犹之邪在阳，脉数而热，得汗出，脉和身凉数去，为欲愈也。

柯琴曰：少阴脉络肺，肺主鼻，故涕出。少阴脉络舌本，故舌苔滑。少阴大络注诸络以温足胫，故足冷诸症，全似亡阳，口气出，唇口燥干，涕出，此为内热。脉紧蜷卧，舌苔足冷，又是内寒，此少阴为枢，故见寒热相持，病虽发于阴，而口舌唇鼻之半表里，恰与少阳口咽目之半表里相应也，治之却与少阳不同。紧去则吐利止，其人可安，此据脉辨症之法。三条，亡阳脉症。四条，阳回脉症，玩反温，前此已冷可知，微为少阴本脉，烦利为少阴本症，至七八日，阳尽阴复之时，紧去微见，所谓谷气之来也徐而和矣。

【纲】　仲景曰：少阴中风，脉阳微阴浮者，为欲愈。

【目】　魏荔彤曰：少阴病，不外直中传经寒热二邪。然于其入也，分寒热必清，于其出，则不必分寒热，竟言出而得愈而已，然症脉必明辨之，而后临事不惑。如本少阴病，何忽类太阳之中风？少阴有直中之寒，必无直中之风，如有直中之风，则为风中肾脏之症，与伤寒中传经热邪，固不相涉，即与伤寒中直中寒邪，亦不相涉也。盖少阴症，忽变为似乎太阳之中风也。何以见之？以其热自发，汗自出定之也。少阴之反发热，反汗出，乃内真寒外假热，直中寒邪内所有之症也。本文未尝发热汗出，吾以为本文所有也，何言之？以脉见阳微阴浮，而知其人必发热汗出也，在少阴直中寒邪之脉，见沉紧，是阳紧而阴沉也。在少阴传经热邪之脉，见沉数，是阳沉而阴数也，今阳见微，是不紧也，原为直中之寒邪将散，故变紧为微且不沉也。原为传经之热邪将散，故变沉为微也，再阴脉见浮，是不沉也。原为直中之寒邪将散，故变沉为浮，且不数也。原为传经之热邪将散，故变数为浮也。此足见少阴病，不论寒邪热邪，见此阳微阴浮之脉，俱为欲愈之几矣。又何以知其发热汗出也？于太阳原文知之。太阳中风原文云：阳浮者热自发，阴弱者汗自出，少阴见阳微，即太阳之浮脉也。再阴脉浮而不沉，非弱之义乎？于此知其阴病转阳，里邪透表，必发热汗出，见欲愈之神理也。发热则阴寒已微，况脉不见沉紧，则非内阴逼阳于外之反发热也。汗出则里病已除，脉又不见沉细，则非阴盛逼阳出亡之汗自出也。此皆辨析于毫厘，而虚实寒热，进退真假之理，跃如也。

【纲】　仲景曰：少阴病，四逆，恶寒而身蜷，脉不至，不烦而躁者，死。

【目】　方中行曰：不伸曰蜷，阴主屈故也。症俱见而脉不至，阳已绝矣。不烦而躁，孤阴亦欲自尽也。

【纲】　仲景曰：少阴病，吐利，手足不逆冷者，不死，脉不至者，灸少阴七壮。

【目】　朱震亨曰：手足不逆冷，阳足拒阴也。阳虽微，尚能内拒，正阳犹存于中，而阳气犹充于四肢，阴病中得此，岂有死理哉！设或脉有不至，不过阳气衰微，不能快行于经隧间耳，非脉绝也，灸少阴本穴者，就其经行之道路，扶其阳气，使得宣通，则脉必自至，而吐利亦自止矣。曰七壮者，不必定在一处，凡少阴之经，起止循行处，皆可灸也。

【纲】　仲景曰：少阴病，下利，脉微涩，呕而汗出，大便数而少者，宜温其上灸之。少阴病，脉微沉细，但欲卧，汗出不烦，自欲吐，至五六日，自利，复烦躁，不得卧寐者，死。

【目】　朱肱曰：少阴不得有汗，而少阴亦有反自汗出之症。盖阴症四肢逆冷，额上及手背冷汗濈濈者，亡阳也。

【纲】　仲景曰：病六七日，手足三部脉皆至，大烦，而口噤不能言，其人躁扰者，必欲解也。若脉和，其人大烦，目重，睑内际黄者，此欲解也。

【目】　柯琴曰：脉者，资始于肾，朝会于肺，肾气绝，则脉不至。三部手足皆至，是脉道大通，根本俱足，非暴出可知，故所致之脉和调，虽大烦不解，亦不足虑也。

【纲】　仲景曰：少阴病，始得之，无汗，恶寒，反发热，脉沉者，麻黄附子细辛汤主之。

【目】　朱肱曰：少阴病，始得，发热脉沉者，固用本汤矣。若二三日常见少阴无阳症者，亦须发微汗，麻黄附子甘草汤，此不可不知也。若少阴病恶寒而蜷，时时自烦，不欲厚衣者，大柴胡去大黄。

张介宾曰：太阳症似少阴者，以其发热恶寒而脉反沉也。少阴症似太阳者，以其恶寒脉沉而反发热也。如仲景曰：太阳病，发热头痛，脉反沉，身体疼痛，若不瘥者，当救其里，宜四逆汤，以及本条，此二症，谓在太阳，其脉当浮而反沉者，因正气衰弱，里虚而然，故当用四逆，以里虚不得不救也。病在少阴，当无热而反热者，因寒邪在表，犹未传里，故用本汤，以表邪不得不散也。此二症者，均属脉沉发热，但其有头痛，故为太阳病。无头痛，故为少阴病。但在少阴而反发热者，以表邪浮浅，可以汗解，其反犹轻，在太阳而反脉沉，以正气衰微，虽施汗下，其反为重。由此观之，可见阳经有当温里者，故以生附配干姜，补中自有散意。阴经有当发表者，故以熟附配麻黄，发中亦有补焉。此仲景求本之治，其他从可知矣。

【纲】 仲景曰：少阴病，身体痛，手足寒，骨节痛，脉沉者，附子汤主之。

【目】 黄仲理曰：此乃少阴肾脏病也。骨属肾，肾寒故骨俱痛也。即此一端，便当急救其脏中之阳，宜用本汤也。

【纲】 仲景曰：脉沉而迟，表热里寒，下利清谷者，四逆汤主之。病发热头疼，脉反沉，若不瘥，身体疼痛，当救其里，宜四逆汤。呕而脉弱，小便复利，身有微热，见厥者，难治，四逆汤主之。既吐且利，小便复利，而大汗出，下利清谷，内寒外热，脉微欲绝者，四逆汤主之。少阴病，脉沉者，急温之，宜四逆汤。

【目】 庞安常曰：五条，不言症，非无症也。少阴之症自具，不必言也。独云脉沉，则寒邪坚实凝固，脏中将有灭阳之势可知。是即脉一端，便当急温以救阳也。

柯琴曰：首条，浮为在表，迟为在脏，浮中见迟，是浮为表虚，迟为脏寒，未经妄下而利清谷，是表为虚热，里有真寒矣。仲景凡治虚症，以里为主，此是伤寒症，然脉浮表热，亦是病发于阳，世所云漏底伤寒也。二条，诸症皆麻黄，是病为在表矣，其脉当浮，今反沉，此为逆也，当凭脉之沉而为在里，阳症见阴脉，是阳消阴长之兆也。热虽发于表而为阳，虚寒反据于里，是真阴也。三条，脉弱而微热，非相火也。膈上有寒饮，故呕也。四条，脉微欲绝而见吐利交作，下利清谷之症，是气血丧亡矣。

【纲】 仲景曰：少阴病，下利清谷，里寒外热，手足厥逆，脉微欲绝，身反不恶寒，其人面色赤，或腹痛，或干呕，或咽痛，或利止脉不出者，通脉四逆汤主之。

【目】 朱肱曰：大抵阴症发热，终是不同，脉须沉，或下利，手足厥也。病人尺寸脉俱沉细欲寐者，少阴症也，急作四逆汤复其阳，不可缓也。少阴病，口燥舌干而渴，急下之，不可缓，大承气汤。若脉沉而迟，四逆汤温之，盖以口燥而渴者，知其热，脉沉而迟者，别其寒也。少阴属肾，古人谓之肾伤寒，其口燥舌干而渴，固当急下，大抵肾伤寒，亦多表里无热，但苦烦愦，默默而极不欲见光明，有时腹痛，其脉沉细，旧用四顺汤，古人恨其热不堪用，云肾病而体犹有热，可服仲景四逆散，若已十余日，下利不止，手足厥冷，乃无热候，可增损四顺汤。少阴症，口燥咽干，即云急下之。盖少阴主肾，系舌本，伤寒热气入于脏，流于少阴之经，肾汁干，咽络焦，故口燥咽干而渴，即宜急下，非若阳明宜下而可缓也。虽然，阳明亦有一症，发热汗出多，急下之，阳明属胃，汗多则胃汁干，故亦须急急下之也。

【纲】 仲景曰：下利清谷，里寒外热，汗出而厥者，通脉四逆汤主之。脉沉而迟，其人面少赤，身有微热，下利清谷者，必郁冒，汗出而解，病人必微厥，所以然者，其面戴阳，下虚故也。

【目】 柯琴曰：此比上条脉症皆轻，热微厥亦微，此阴阳相等，寒热自和，故易愈。

【纲】　仲景曰：吐已下断，汗出而厥，四肢拘急，不解，脉微欲绝者，通脉四逆加猪胆汁汤主之。

【目】　杨士瀛曰：加猪胆汁于通脉汤中者，反佐之法也，必有阴盛格阳之症，故用之，观白通汤可知。

【纲】　仲景曰：伤寒六七日，大下后，寸脉沉而迟，手足厥冷，下部脉不至，咽喉不利，吐脓血，泄利不止者，为难治。伤寒六七日，脉微，手足厥冷，烦躁，灸厥阴，厥不还者死。下利，手足逆冷，无脉者，灸之，不温，若脉不还，微喘者死。下利后，脉绝，手足厥逆，晬时脉还，手足温者生，脉不还者死。

【目】　柯琴曰：寸脉沉迟，气口脉平矣。下部脉不至，根本已绝矣。诸症皆内外水谷之道俱绝，故此为下厥上竭，阴阳离决之候，生气将绝于内也。厥阴，肝脉也，应春生之气，故灸其五俞而阳可回也。三条四条两症，不呕不烦，反佐而服白通，外灸丹田气海，或可救于万一。

鳌按：三四条之生死，总以脉为凭。

【纲】　仲景曰：手足厥冷，脉细欲绝者，当归四逆汤主之。下后，复发汗，昼日烦躁，不得眠，夜而安静，不呕不渴，无表症，脉沉微，身无大热者，干姜附子汤主之。下之后，复发汗，必振寒，脉微细，所以然者，内外俱虚故也。

【目】　柯琴曰：首条，虽无外卫之微阳，亦未见内寒诸险症。二条，当汗而反下，下后又发汗，以至纯阴无阳，而脉沉微，此四逆之变剂也。三条，内阳虚，故脉微细，外阳虚，故振栗恶寒，亦即干姜附子症。

【纲】　仲景曰：伤寒五六日，不结胸，腹濡，脉虚，复厥者，不可下，此为亡血，下之死。伤寒脉促，手足厥者，可灸之。

【目】　鳌按：脉象空虚，故为亡血，促为阳脉，阳虚而促，理固然矣。然阴气太盛，亦往往见促脉者。总之促结代，皆是虚脉，非灸不可。

【纲】　仲景曰：少阴病，下利，脉微者，与白通汤，利不止，厥逆，无脉，干呕烦者，白通加猪胆汁汤主之。服汤，脉暴出者死，微续者生。

【目】　喻昌曰：与白通反至厥无脉，干呕而烦，此非药之不胜病也，以无向导之力，宜其不入耳，故复加人尿猪胆汁之阴，以引阳药深入，然脉暴出死，微续生，亦危矣哉！

表热里寒表寒里热

【纲】　仲景曰：脉浮而迟，表热里寒，下利清谷者，四逆汤主之。

【目】　柯琴曰：浮中见迟，是浮为表虚，迟为脏寒，未经妄下而利清谷，是表为虚热，里有真寒矣。

【纲】　仲景曰：既吐且利，小便复利，而大汗出，下利清谷，内寒外热，脉微欲绝者，四逆汤主之。

【目】　成无已曰：吐利亡津液，则小便宜少，小便复利而大汗出，津液不禁，阳气大虚也，脉微为亡阳。若无外热，但内寒，下利清谷，为纯阴，此以外热为阳未绝，犹可与通脉四逆汤救之。

【纲】　仲景曰：少阴病，下利清谷，里寒外热，手足厥逆，脉微欲绝，身反不恶寒，其人面色赤，或腹痛，或干呕，或咽痛，或利止脉不出者，通脉四逆汤主之。

【目】　喻昌曰：下利里寒，种种危殆，其表反热，其面反赤，其身反不恶寒，而手足厥，脉欲绝，明系群阴格阳于外不能内返也，故仿白通之法，加入四逆中，以入阴迎阳也。

魏荔彤曰：脉者本阴阳相合而无间之神也，今阴独阳无，脉故微绝，必复回其阳，俾与阴两相调匀，而后脉可得通，酌用四逆为主，更增减之，使阳回脉通。此于脉出不出，见愈不愈之机，从至险处立救法也。

【纲】　仲景曰：下利清谷，里寒外热，汗出而厥者，通脉四逆汤主之。

【目】　许叔微曰：此条比之上条，其症较轻也。

【纲】　仲景曰：少阴病，恶寒而蜷，时自烦，欲去衣被者，可治。

【目】　王肯堂曰：表热里寒者，脉虽沉而迟，手足厥逆，下利清谷，此里寒也。所以阴症亦有发热者，此表解也。表寒里热者，脉必滑，身厥舌干也。所以少阴恶寒而蜷，此表寒也。时时自烦，不欲近衣，此里热也。

魏荔彤曰：此不言下利，则阳旺于中焦，较他条下利而利自止者，又胜，虽恶寒足蜷，亦见少阴症象，然阳时烦而阴不躁，且欲去衣被，内有阳存，不须言矣。不但当辨其经邪脏邪，为温为汗，本易为力，且当识其烦而欲去衣被之故，为阳存之有余，而扶阳抑阴，亦不可过为猛烈矣。此又阴病见阳症易治之一也。

面　　色

【纲】　仲景曰：少阴病，下利清谷，里寒外热，手足厥逆，脉微欲绝，身反不恶寒，其人面色赤，或腹痛，或干呕，或咽痛，或利止，脉不出者，通脉四逆汤主之。下利清谷，里寒外热，汗出而厥者，通脉四逆汤主之。下利脉沉而迟，其人面少赤，身有微热，下利清谷者，必郁冒，汗出而解，病人必微厥，所以然者，其面戴阳，下虚故也。

【目】　王肯堂曰：此阴寒内竭，逼其浮火上行于面，故发赤色，非热也。若误投寒凉之剂，即死。又夹阴伤寒，虚阳泛上者，亦面赤也。但足冷脉沉者，是又烦躁面赤，足冷脉沉，不能饮水者，此阴极也，宜温。

柯琴曰：上条是寒热相半症，下利清谷，阴盛于里也，手足厥冷，寒盛于外也。身不恶寒面赤，阳郁于表也。咽痛利止，阳回于内也。腹痛干呕，寒热交争也。温里通脉，乃扶阳之法，脉出则从阳而生，厥逆则从阴而死。下条，脉症较轻，热微厥亦微，故面亦少赤，此阴阳相等，寒热自和，故易愈。

鳌按：诸家面色之说，详在少阳经证，互参之可也。

头痛眩冒

【纲】　仲景曰：少阴病，下利止而头眩，时时自冒者，死。

【目】　李杲曰：内症头痛，有时而作，有时而止。外症头痛，常常有之，直须传入里方罢，此又内外症之不同者也。

王肯堂曰：下利则水谷竭，眩冒则阳气脱，故死。

陈士铎曰：少阴症，下利虽止，而头眩晕，亦是死症，盖阳虽回而阴已绝，下多亡阴，竟致阴绝，而诸阳之上聚于头者，纷然乱动，所以眩冒，此阳欲脱而未脱，补其阳而阳气生，阳生则阴之绝者，可以重续，阴生于阳也，方用参桂汤，人参二两，肉桂二钱，参能返阳气，桂能走肝肾，兼补阴也。

【纲】　仲景曰：病发热头疼，脉反沉，若不瘥，身体疼痛，当救其里，宜四逆汤。

【目】　鳌按：发热头痛，病在表，本太阳麻黄症也，脉当浮而反沉，故为逆。

【纲】　仲景曰：干呕，吐涎沫，头痛者，吴茱萸汤主之。

【目】　柯琴曰：呕而无物，胃虚可知。吐惟涎沫，胃寒可知。头痛者，阳气不足，阴寒得以乘之也。

【纲】　仲景曰：下利清谷，里寒外热，汗出而厥者，通脉四逆汤主之。下利脉沉而迟，其人面少赤，身有微热，下利清谷者，必郁冒。汗出而解，病人必微厥，所以然者，其面戴阳，下虚故也。

【目】　寇宗奭曰：此条脉症皆轻，故能自作郁冒，汗出而自解也。

鼻　衄

【纲】　仲景曰：少阴病，但厥无汗，而强发之，必动其血，未知从何道出，或从口鼻，或从耳目，是名下厥上竭，为难治。

【目】　朱肱曰：问：阴症有衄血者乎？答曰：阴症自无热，何缘有衄？若少阴病无汗，强发而动血，则有之耳。

刘完素曰：衄为热，无寒，是以三阴无衄，如本条是名下厥上竭，非衄也。

戴原礼曰：少阴初得病，医误以发汗法，迫血动经，妄行而衄，其血水独出于鼻，或口耳目，又有阳陷入阴，四肢厥逆，医见其厥，谓寒邪在表，从而汗之，当下反汗，以致动血，故谓下厥上逆，为难治。先哲云：桂枝下咽，阳盛则毙，正以此也。要知汗出不彻，为阳之衄，发汗动血，为阴之衄，二者大不同也。又云：阳盛阴虚，汗之则死。

魏荔彤曰：少阴病而厥，近于肾脏直中寒邪矣。然肾脏直中寒邪，则阴寒之气，有厥必逆。厥者，风也。逆者，寒也。少阴之邪，必输厥阴，风水相连，阴寒下凝之象也。今但厥不逆，是谓之热厥，厥仍风也。不逆者，热也。亦风水相连，热邪上冲之象也。但厥二字，既知为传经热邪矣。而又有无汗似寒以混之，不知无汗者，阴血素亏也。热邪虽在少阴，由厥阴上冲，而阳盛阴亏，则无能化液而出，此少阴热邪，所以愈炽也。设误为直中之厥逆而温之，谬矣。或强发汗，汗不出而动血，血即不能作汗，上分阴分素亏之血也，为温经散寒猛烈之剂所鼓荡而走阴分，血热妄行，邪害空窍，不择何道，从耳目口鼻而出，此误为直中之寒邪，妄发其汗所致也。于是在下肾经愈热而厥愈甚，在上之血分愈竭而阴愈亡，名曰下厥上竭。上下阴亡，则孤阳无附，必有脱离之势矣，故难治。妄发少阴阴分之汗，其害之大如此。厥而不逆者，手足温也，然就无汗言之亦准，厥而有汗，乃真寒逼阴外亡之象，故为直中之少阴，无汗而厥，则热邪伏于里而不外越，故厥者少阴有邪，而无汗者邪热内耗也。斯可定为传经之热邪，无疑矣。

咳　悸

【纲】　仲景曰：少阴病，咳而下利，谵语者，被火劫故也。小便必难，以强发少阴汗也。

【目】　鳌按：上咳下利，津液丧亡之故。

【纲】　仲景曰：少阴病，二三日不已，至四五日，腹痛，小便不利，四肢沉重疼痛，自下利者，此为有水气，其人或咳，或小便利，或下利，呕者，真武汤主之。

【目】　朱肱曰：有少阴症咳嗽，真武汤、四逆散、猪苓汤也。大抵热在上焦，其人必饮水，水停心下，则肺为之浮，肺主于咳，水气乘之，故咳而微喘，真武加五味子、干姜。大抵伤寒水气，皆因饮水过多。古人治水气而咳者，病在阳，小青龙汤；病在阴，真武汤。

古今录验：橘皮汤治咳佳。

【纲】　仲景曰：少阴病，下利，六七日，咳而呕，渴，心烦，不得眠者，猪苓汤主之。

【目】　寇宗奭曰：又咳呕，又烦渴，非肾水不升之故而何？

【纲】　仲景曰：少阴病，四逆，泄利下重，其人或咳，或悸，或小便不利，或腹中痛者，四逆散主之。

【目】　朱肱曰：四逆散加五味子、干姜。

【纲】　仲景曰：太阳病，发汗，汗出不解，其人仍发热，心下悸，头眩，身眴动，振振欲擗地者，真武汤主之。

【目】　鳌按：仍发热而心下悸，坎阳外亡，而肾水凌心也，以其为肾水凌心之故，故亦列少阴款中。

渴

【纲】　仲景曰：少阴病，下利，六七日，咳而呕，渴，心烦，不得眠者，猪苓汤主之。

【目】　魏荔彤曰：此乃申解少阴传经热邪，有挟水饮为患者，不得误为寒邪也。盖少阴之热邪，充周于上下，流布于四肢固已。然水饮一症，亦有入热邪而俱混者，不止他条直中之寒邪，兼水饮为患也。今下利六七日，咳而呕，此纯类于少阴直中寒邪之症也。然口渴心烦不眠，则非直中之寒邪，而为传经之热邪矣。盖阳烦而阴躁，至不得眠，烦而不躁，则为阳邪甚的矣。知此则口渴下利，固热邪为之，而水饮挟阻其气化，阴阳不分，上下不通，下利口渴，所以滋甚也。本汤五物，无一非走阴经，以之淡渗阴经水饮，推之三阴水饮皆可用，但加减引经之味可耳。问：原文并无水饮症，何以知水饮兼混？曰：观其咳而不咽痛，口不燥，即知虽为传经热邪，惟有水饮相混，故热势不能甚烈，虽上冲为咳呕，而不致咽痛，隔阻正津为口渴，而不致干燥，兼以心烦不寐，于少阴但欲寐，阴症中见阳症，非传经之热，兼水饮之湿，何物乎？

【纲】　仲景曰：少阴病，欲吐不吐，心烦，但欲寐，五六日自利而渴者，属少阴也。虚故引水自救，若小便白色者，少阴病形悉具，小便白者，以下焦虚，有寒不能制水，故令色白也。

【目】　魏荔彤曰：不吐心烦但寐，则阴寒凝聚于下，而孤阳浮游于上，可验。五六日久，脾阳亦失令而自利，胃津以利耗而作渴，且阴盛于下，阳必逼处于上，曰虚，知下虚而上实。实，邪实也。引水自救，以理论之，虽渴，未必能多饮水，或多饮多尿，尿色淡白，则少阴肾脏为真寒，而非假热，足以相惑也明矣。以此知少阴病形悉具，全在小便色白，盖赤白分寒热也。白为下焦虚寒，寒水不能收制，将为饮一溺二，倾泄不禁矣，法容不灸与温兼行耶？仲师为少阴肾脏里症言之如此。再者，少阴肾脏为病，内素虚寒者十之六七，外寒乘入者十之三四，无内寒则不能召外寒，君子平日，宁可不以命门之火为宝，而用啬道乎！

漱水不咽

【纲】　仲景曰：少阴脉沉细，手足

冷，或时烦躁，作渴，欲漱水不欲咽者，宜四逆汤。

【目】 吴绶曰：本条之外，又有下利，厥逆无脉，干呕烦渴，欲漱水不欲咽者，白通加猪胆汁人尿主之。又有厥阴蛔厥，体寒烦躁吐蛔，口燥舌干，但欲凉水浸舌及唇，时不可离者，理中汤加乌梅。大抵阴症发躁烦渴不能饮水，或有勉强饮下，良久复吐，或饮水而呕，或哕逆者，皆内寒也。盖无根失守之火，游于咽嗌之间，假作燥渴，则不能饮，或有能饮不吐，复欲饮者，热也。

咽痛咽干口燥（附：不能言）[①]

【纲】 仲景曰：病人脉阴阳俱紧，反汗出者，亡阳也，此属少阴，法当咽痛，而复吐利。

【目】 朱肱曰：脉沉迟，手足厥冷，或吐利而咽中痛，此少阴症也。《病源》云：此为下部脉都不至，阴阳隔绝，邪客于足少阴之络，毒气上冲，故咽喉不利，或痛而生疮也。伤寒脉阴阳俱紧，如本条云云，此候汗下熏熨俱不可，汗出者，藁本粉傅之。咽喉痛者，甘草汤、桔梗汤、猪肤汤、通脉四逆去芍加桔梗汤、麻黄升麻汤选用。又有伏气之病，谓非时暴寒中人，伏气于少阴经，始不觉病，旬月乃发，脉微弱，法先咽痛似伤寒，非喉痹之病，次必利，始用半夏桂枝汤，次四逆散。此病只一二日便瘥，古方谓之肾伤寒也。

戴原礼曰：亦有初得病，头痛发热，无阳毒少阴诸症，而咽自痛者，此因感冒后，顿用厚衣被堆壅，或用蛮法，服姜汤热酒即卧，遂成上壅，或先有壅热，欲取凉快，致为外邪所袭。既有风寒，又有热壅，宜参苏饮，倍桔梗，加木香五分，或消风百解散，或五积散、败毒散各半帖，名交加散。

闵芝庆曰：此寒邪在少阴本脏而非经病也，当咽痛而又吐利。利为少阴本症，吐而咽痛，则孤阳欲飞脱于上矣，急救欲亡之阳，真武四逆附子等汤，可选用也。

【纲】 仲景曰：少阴病，下利清谷，里寒外热，手足厥逆，脉微欲绝，身反不恶寒，其人面色赤，或腹痛，或干呕，或咽痛，或利止，脉不出者，通脉四逆汤主之。

【目】 王肯堂曰：太阳阳明咽痛各一症，悉属热也。太阳治以半夏散，阳明治以四逆散加桔梗。少阴咽痛有六症，热症四，寒症二。热者治以猪肤汤、甘草汤、桔梗汤、苦酒汤、半夏散。寒者治以桂枝干姜汤、真武汤、四逆汤。厥阴咽痛一症，亦热也，治以桔梗汤。咽痛皆属热，何独少阴二症寒耶？其一以汗多亡阳，故用干姜、附子以复阳温经。其一以阴盛格阳，故用通脉四逆以散阴通阳。

【纲】 仲景曰：伤寒六七日，大下后，寸脉沉而迟，手足厥冷，下部脉不至，咽喉不利，吐脓血，泄利不止者，为难治。

【目】 王肯堂曰：此宜麻黄升麻汤。

柯琴曰：此为下厥上绝，阴阳离决之候，故咽痛不利，为水谷之道绝也。

【纲】 仲景曰：少阴病，下利咽痛，胸满心烦者，猪肤汤主之。

【目】 张元素曰：或云六经皆不言咽痛，惟少阴有咽痛咽伤，何也？夫少阴咽痛，乃经络所系，盖少阴脉循喉咙，系舌本，故有咽伤痛之患。《内经》曰：少阴所生病者，咽肿上气，嗌干及痛，此经

① 清抄本，清同治十三年刻本卷十三至此。下为卷十四。

脉所系，邪气循行而致然也。

方中行曰：猪肤，《本草》不载，但猪属亥，宜入少阴，肤乃外皮，宜能解外，其性则凉，固能退热，邪散而热退，烦满可除也。白蜜润燥以利咽，痛可愈也。白粉益土以胜水，利可止也。意者义取于此乎。

魏荔彤曰：此申解少阴传经热邪，上下充满之症，立法以滋阴散热为义。盖少阴之邪，上冲为咽痛，为心烦，热之性升也，为便血，为便脓，阴之性降也，又有上下充周，热邪弥漫者，如下利，犹之阴之降也，咽痛胸满心烦，犹之热之升也。无非邪在少阴，既内耗其真，复交乱三焦使之然也。法用猪肤，猪亥水，肾畜也，其肤主太阳，能入肾滋阴，兼透表散邪之用，佐蜜甘寒，上炎之焰熄，白粉淡渗，下利之路分，一剂而三善备焉。盖肾脏原无散法，散药又必用辛温，今热邪在内，非散不可，辛温又不可，因另出此法，以甘寒之味，佐原属肾经之物，带太阳表性者，入其中以导之出，肤乃肉外皮中之薄脂，浮而外发之性也，亦如石膏以辛凉为发散之义也。

【纲】　仲景曰：少阴病，二三日咽痛者，可与甘草汤，不瘥者，与桔梗汤。少阴病，咽中痛，半夏散及汤主之。

【目】　苏颂曰：咽痛而无下利心烦胸满等症，但甘以缓之足矣。不瘥者，配以桔梗，辛以散之也。其热微，故用轻剂。

魏荔彤曰：少阴之邪，惟其缘木而升，所以于其传也，必传厥阴，亦升降之理也，太阴降而少阴，少阴升而厥阴，三阴中之升降也，比之三阳之表里亦然，盖气之行也，无论病气与正气，皆以往复屈伸为义也。

鳌按：下条之症，比上条较重，故非甘草、桔梗，甘缓辛开，轻清之物可治，必用半夏之苦，开而兼泄，桂枝之辛，升散其热，甘草之缓，缓其炎焰，其义如此。喻氏谓半夏涤饮，桂枝散邪，犹非的义，盖本方用桂枝半夏，并非发汗解肌之谓也。

【纲】　仲景曰：少阴病，咽中伤生疮，不能语言，声不出者，苦酒汤主之。

【目】　吴绶曰：少阴脉疾，可下。脉沉，附子汤加知、柏、五味子、麦冬、花粉。若虚热，病后烦热不解者，竹叶石膏汤去半夏加花粉。凡汗吐下后，口燥咽干，此津液衰少，肾水不升，虚火上炎也，生津益气汤。脉沉微，足冷舌燥，难治。其少阴有急下以救肾水之例，若虚人水竭火燥不可下者，以补中益气汤，倍人参，加麦冬、五味、花粉、知、柏，以滋水也。

赵嗣真曰：《活人》谓脾脏有热，则津液枯少，故口燥咽干，然非独脾脏有热，脾主太阴，太阴腹满而咽干，此可言脾热，特一症耳，余皆非也，如白虎加人参汤，口舌干燥者，表里俱热也。口苦咽干者，少阳经热，或阳明中风也。口燥咽干，急下之。自利清水，色纯青，心下痛，口干燥者，少阴经热也。咽干烦躁，吐逆者，误汗，津液少，而欲作阳明内热者也。如上数症，岂亦脾脏有热哉！

鳌按：伤者，痛久而伤也。火灼则疮生，邪热壅于胸膈之上，故不能语言。声出于喉，咽病则喉亦病，肺金为邪火所制，故声不出，其症较重于咽中痛，皆治之迟误也，半夏开散，鸡子清凉润，故必治以本汤。甘草汤、桔梗汤、半夏散及汤、苦酒汤数方，皆为少阴热邪在经，上冲为咽痛而立之法也。

【纲】　仲景曰：少阴病，得之二三日，口燥咽干者，急下之，宜大承气汤。

少阴病，自利清水，色纯青，心下必痛，口干燥者，急下之，宜大承气汤。

【目】　成无己曰：伤寒传经五六日，邪传少阴，则口燥舌干而渴，为邪渐深也。今少阴病得之二三日，邪未深入之时，便作口燥咽干者，是邪热已甚，肾水干也，急与大承气，以全肾也。正经自病，其邪深入，宜急下之。若燥则死，肾水干燥之故也。

张元素曰：承气汤，阳明当下之症宜用，少阴亦用，何也？盖胃为水谷之海，主养四旁，四旁有病，皆能传入胃，胃土燥则肾水干，以二三日则口燥咽干，是热之深，传之远也。故曰：急下之以全肾水。夫土实则水清，谓水谷不相混，故自利清水，而口干燥，此胃土实热致然也。下利色青，青者肝也，乃肝邪传肾，缘肾之经脉，从肺出络心，注胸中，由是而心下痛，故急下以去实热，逐肾邪，其六七日腹胀不大便，以入腑之邪壅甚，胃土胜，则肾涸，故急下以逐胃热，滋肾水，盖阳明与少阴，皆有急下之条，然而症虽不同，其入腑之理则一，是以皆用大承气也。

王肯堂曰：按舌干轻，咽干重者，盖咽舌虽皆通于少阴之络，而舌又为心之苗也。伤寒喜阳而恶阴，故舌干轻。

喻昌曰：热邪传入少阴，逼迫津水，注为自利，质清而无渣滓相杂，色青而无黄赤相间，可见阳邪暴疟之极，反与阴邪无异，但阳邪传自上焦，其人心下必痛，口必干燥，设系阴邪，必心下满而不痛，口中和而不燥，必无此枯槁之象，故宜急下以救其阴也。

烦　躁

【纲】　仲景曰：少阴病，欲吐不吐，心烦，但欲寐，五六日，自利而渴者，属少阴也，虚故引水自救，若小便色白者，少阴病形悉具，小便白者，以下焦虚有寒，不能制水，故令色白也。

【目】　柯琴曰：少阳脉下胸中，故胸烦，是病在表之里也。少阴经出络心，故心烦，是病在里之里也。

【纲】　仲景曰：少阴病，恶寒而蜷，时自烦，欲去衣被者，可治。少阴病，四逆，恶寒而身蜷，脉不至，不烦而躁者死。少阴病，吐利烦躁，四逆者死。少阴病，脉沉微细，但欲卧，汗出不烦，自欲吐，至五六日，自利，复烦躁，不得卧寐者死。

【目】　喻昌曰：自烦欲去衣被，真阳扰乱不宁，然尚未至于亡，故用温法可治也。四逆恶寒身蜷脉不至，阳已去矣。阳去故不烦，尚可施回阳之法。若加躁扰，则阳已离阴，阴孤求侣不得，所谓阴躁者也。上吐下利，因致烦躁，则阴阳扰乱，而竭绝可虞，更加四逆，是中州之土先败，上下交征，中气立断，使早用温中之法，宁至此乎！

魏荔彤曰：脉微沉细，但欲卧，此少阴本病，然应无汗而汗出，阳将亡于外矣。虽未躁而烦，阳已动而欲离其舍矣。自欲吐而无可吐，寒邪上逆阳脉而冲矣。至六七日之久不为治，加以自利，则正阳益虚竭，阴寒愈凝固，迨至烦而且躁，则下利烦躁之死症见，但欲寐者，反不得卧寐，阴扰阳乱，枢纽已脱，亦必死之候也。

【纲】　仲景曰：伤寒六七日，脉微，手足厥冷，烦躁，灸厥阴，厥不还者死。发汗，若下之，病仍不解，烦躁者，茯苓四逆汤主之。

【目】　鳌按：此二条，皆回阳之法。厥阴者，肝脉，灸。灸其俞，所以使阳回也。未经汗下而烦躁为阳盛，汗下后而烦躁为阳虚，用姜附以回阳，用参苓以滋阴，则烦躁止而外热除，柯氏所谓阴阳双补法也。

【纲】 仲景曰：少阴病，吐利，手足厥冷，烦躁欲死者，吴茱萸汤主之。

【目】 刘完素曰：少阴病下利，固宜用白通汤升阳温中之法矣。若不早治，至于既吐且利，手足厥冷，寒邪之侵凌，微阳之扰乱，已见端矣。甚则阳为阴侮而烦生，阴欲凌阳而躁作，内实真寒，外现假热，此阴躁之死症欲成矣。非急急助火之源，何以消严寒之势乎？四逆汤，苏脉之沉也。附子汤用芍药，引阳入阴，术苓兼治脾土，以胜肾邪。白通汤升阳止利。吴茱萸汤兼温厥阴。各温法之不同也。

【纲】 仲景曰：少阴病，下利，脉微者，与白通汤，利不止，厥逆无脉，干呕烦者，白通加猪胆汁汤主之。服汤，脉暴出者死，微续者生。

【目】 朱肱曰：伤寒阴盛格阳者，身凉，脉沉细疾，烦躁而不饮水者是也。若欲引饮者，非也。不欲饮水者，宜霹雳散。须臾躁止得睡，汗出即瘥，此药通散寒气，然后热气上行，汗出乃愈，火焰散、丹砂丸并主之。

柯琴曰：脉暴出者，孤阳独行也。微续者，少阳初生也。

【纲】 仲景曰：少阴病，得之二三日以上，心中烦，不得卧，黄连阿胶汤主之。

【目】 张兼善曰：心烦不得卧，而无躁症，则与真阳发动迥别，盖真阳发动，必先阴气四布，为呕为利，为四逆，乃致烦而且躁，魄汗不止耳。今但心烦不卧，而无呕利四逆等症，是其烦为阳烦，乃真阴为热邪煎熬也，故必解热生阴以为主治，少缓则无及矣。

朱肱曰：伤寒阴症似阳者，阴发躁，反厥，物极则反也，大率以脉为主，诸数为热，诸迟为寒，无如此最验也。假令身体微热，烦躁面赤，其脉沉而微者，皆阴症也。身微热者，里寒故也。烦躁者，阴盛故也。面戴阳者，下虚故也。若不看脉，以虚阳上格之躁，误为实热，反与凉药，则气消成大病矣。《外台秘要》云：阴躁欲坐井中，宜以热药治之。仲景少阴病面赤者，四逆加葱白主之也。如本条里热甚而里不和，则又以黄连阿胶汤主之也。

【纲】 仲景曰：少阴病，下利，六七日，咳而呕，渴，心烦，不得眠者，猪苓汤主之。吐利止而脉平，小烦者，以新虚不胜谷气故也。

【目】 喻昌曰：下利六七日，本热去寒起之时，尚兼咳渴心烦不眠等症，则是热邪抟结水饮，以故羁留不去，用本汤以利水润燥，不治利而利自止也。

柯琴曰：二三日心烦，是实热；六七日心烦，是虚烦。盖咳呕烦渴者，肾水不升，下利不眠者，心火不降耳。

腹　痛

【纲】 仲景曰：脉阴阳俱紧者，口中气出，唇口燥干，鼻中涕出，蜷卧足冷，舌上苔滑，勿妄治也。到六七日以来，其人微发热，手足温者，此为欲解。或到八日以上，反大发热者，此为难治。设使恶寒者，必欲呕也。腹内痛者，必欲利也。

【目】 柯琴曰：设使到七日来，以阴阳俱紧之脉，不发热反恶寒，是寒甚于表，上焦应之，必欲呕也。反腹痛，是寒甚于里，中焦受之，必欲利也。

【纲】 仲景曰：少阴病，二三日不

已，至四五日，腹痛，小便不利，四肢沉重疼痛，自下利者，此为有水气，其人或咳，或小便利，或下利，或呕者，真武汤主之。

【目】 魏荔彤曰：此申解少阴病有水气为兼症，当于温里之中，寓镇奠之义，盖兼水气，则不特寒邪，亦湿寓焉。如二三日不已，就脏邪言也。至四五日腹痛，必隐隐常痛，乃寒湿凝滞之象，非时痛时止之热痛也。且寒湿痛必兼满，按之少可，而非热痛不欲近人也。且验小便不利，湿盛而气壅也，单为寒，色白且利，兼湿，虽白不利，此寒热之可据者也。且单寒，则身体骨节痛不沉重，兼湿，则沉重多而痛少，故先言沉重，后言疼痛。就缓急言也，或自下利，亦湿邪下注，惟小便不利，则大便湿行，种种审谛，知其人有水气兼寒邪，得中少阴，亦如太阳有水气，更感风寒，以水气为兼病，而治法必当更为推求也。咳呕皆水气上逆，亦有小便自利者，则寒湿又兼虚气不能收摄之故，膀胱与肾表里，水气浸淫于腑，阴寒固沍于脏，法当温脏回阳，以治寒邪，燥脾暖土，以制水气，故主真武汤，而以附子治寒邪，其余治水气也。

【纲】 仲景曰：少阴病，二三日至四五日，腹痛，小便不利，下利不止，便脓血者，桃花汤主之。

【目】 魏荔彤曰：腹痛小便不利，乃热在下焦，熏蒸中焦，使气化因热郁不行，大便因热盛而自利也。利久不止，肠胃间秽浊之物，如脓带血，尽随大便而下，热不消，利不止，危矣，故用本汤以固涩之。

【纲】 仲景曰：下利，腹胀满，身体疼痛，先温其里。

【目】 庞安常曰：下利，里寒也。身疼，表寒也。先温里，从本治也。

【纲】 仲景曰：少阴病，四逆，其人或咳，或悸，或小便不利，或腹中痛，或泄利下重者，四逆散主之。

【目】 魏荔彤曰：此申解少阴热邪，散见四末，热极似寒，手足逆冷之症，不可误认为寒，逆而妄治也。少阴病，热邪能弥漫于上下，亦能流行于四肢，可以为热厥似寒厥以误人，此少阴病热极似寒，寒极似热，大有真假，当详为考辨，不可就病言病，失毫厘而谬千里也。如四逆，本寒邪也。或咳或悸，即热邪上冲，咽痛心烦之变出者也。小便不利，腹中痛，泄利下重，即热邪下行，热在膀胱，下血下脓之变出者也。然则此逆非寒逆，直可名之曰热逆也。夫热但厥不逆，兹何以曰热逆？不知寒固逆而厥，热逆亦厥，有阴阳不顺接之厥在内，有真热似寒之厥亦在内，不容不严辨也。于此等症，必合脉与症以为辨。他条沉数二字，原足以定传经之热邪，合观诸条脉沉，复微而紧细，又足以定直中之寒邪。再按他条之症口中和三字，亦足以知内为真寒。咽中痛三字，亦足以知内为真热。明乎此，则少阴前篇之大热似寒，少阴后篇之大寒似热，俱可洞如观火矣。此皆最要之处，生死关头，温凉失度，顷刻人亡，岂细故乎！仲师于此用四逆散，名亦四逆也，而汤散之义不同也。凡厥逆中，自有寒湿杂合，所谓阴阳不顺接也。至于诸痛，亦必杂合交结方痛，故药亦杂合，然后专寒专热之品，可开结止痛也。泄利至于下重，即滞下之意，《金匮要略》主用小柴胡，亦杂合寒热之治，故四逆散一方，近小柴胡。

身　痛

【纲】 仲景曰：少阴病，身体痛，手足寒，骨节痛，脉沉者，附子汤主之。

【目】　鳌按：本条纯阴无阳，阴寒切肤，故身体痛。四肢无阳，故手足寒。阴寒内注，故骨节疼。则此身疼骨痛，虽与麻黄症相似，而寒热阴阳，彼此判然。此身体骨节疼痛，固非太阳之症，并非少阴之经，直属少阴之脏，盖肾主骨，肾寒故骨疼，即此一端，便当急救其脏中之阳矣，舍附子汤，曷足以济？

【纲】　仲景曰：伤寒下之后，续得下利清谷不止，身疼痛者，急当救里，宜四逆汤。病发热头疼，脉反沉，汗之，若不瘥，身体疼痛者，当救其里，宜四逆汤。

【目】　柯琴曰：病为在表，脉当浮，今曰脉反沉，此为逆，汗之不瘥，即身体疼痛不罢，当凭其脉之沉而为在里矣。表宜温散，里宜温补，先救里，治其本也。

蜷　卧

【纲】　仲景曰：少阴病，下利，若利自止，恶寒而蜷卧，手足温者可治。少阴病，恶寒身蜷而利，手足逆冷者，不治。

【目】　成无已曰：蜷者，屈缩不伸也，皆阴寒之极，虽在阳经，见是症者，即有表症，亦宜用温经之剂，桂枝附子是也。况在三阴，里寒下利厥逆者乎？四逆之类，其可缺诸！若有阴无阳者，为不治。

【纲】　仲景曰：少阴病，恶寒而蜷，时自烦，欲去衣被者，可治。少阴病，四逆，恶寒而身蜷，脉不至，不烦而躁者死。

【目】　魏荔彤曰：少阴寒邪，固有在经在脏之不同，而治之之法，必以存阳为第一义。脏邪温之，固存阳也，即经邪汗之，亦存阳也，舍此无他计也。如前条利忽自止，则阳盛于中焦，不致随阴沉陷，恶寒蜷卧，虽纯为阴寒之象，而手足能温，则真阳自在，于此审其为脏邪，温之固易，即审其为经邪，汗之亦易，故曰可治。又如本条，并不下利，则阳更旺于中焦，虽恶寒足蜷，亦见少阴症象，然阳时烦而欲去衣被，内有阳存，而扶阳抑阴，亦不可过为猛烈也。其经邪脏邪之当审，而温之汗之，又不待言矣。至次条，不烦而躁，则阳已离阴，阴孤求侣不得，扰乱不宁，所谓阴躁者也，宜其死矣。

但　欲　寐

【纲】　仲景曰：少阴之为病，脉微细，但欲寐也。

【目】　方中行曰：脉沉细者，少阴居于极下，起于小指之下也。《针经》曰：是主肾所生病者。嗜寐，盖人肖天地，天地之气，行于阳，则辟而晓，行于阴，则阖而晦，故人之气，行于阳，则动而寤，行于阴，则静而寐。然则但欲寐者，邪客于阴也。

魏荔彤曰：伤寒三阳，递传三阴，复自太阴传少阴，此传经之邪，乃外感风寒，历久变热之热邪也。亦有直中少阴经脏者，又非传经热邪可比，乃阴寒之寒邪也。故三阳分经与腑，三阴分经与脏，如少阴病，其为传经热邪，直中寒邪，当辨也。若此条，则合传经直中二邪，而总标其脉症也。少阴为病，脉必沉，三阴皆然，又兼微细，异乎三阳之浮大弦也。沉对浮，微对大，细对弦，此少阴脉也，见此则三阴俱可识其端倪。至少阴为症，有寒热二邪，本不尽同，姑取两邪入而见症大同者，则但欲寐也。肾司智巧，热邪入而扰其阴，寒邪入而溷其阳，因致惛蒙欲寐，仲师示人未辨寒热之邪，先辨少阴之症，此至诀也。脉之沉微细，三阴俱有，兼以但欲寐，则少阴病也。但沉微细，虽三阴皆有，而太阴必多微，少阴必多沉，厥阴必多细。太阴在中，故微多；少阴在下，故沉多；厥阴近胆，故弦可变细而细多。盖细即弦之微者，此仲师于太阴，不言沉，反言微细者，沉少阴本脉，不须言，且沉亦非少阴独有之脉，必兼太阴之微。厥阴之细，而少阴之脉始确也。再者，少阴处三阴之中，亦如阳明处三阳之中，阳明之脉本大，然兼太阳之浮多，则太阳阳明也，兼少阳之弦多，则少阳阳明也。推之三阴，少阴之为脉，何独不然乎？然则少阴之沉，兼微多，非太阴之少阴乎！少阴之沉兼细多，非厥阴之少阴乎！三阳之阳明，由递传而言之，有相通之义，仲师故分而为三。三阴之少阴，亦就递传而言之，有相通之义，何不可引而伸之哉？

【纲】　仲景曰：少阴病，欲吐不吐，心烦，但欲寐，五六日，自利而渴者，属少阴也。虚故引水自救。若小便色白者，少阴病形悉具，小便白者，以下焦虚，有寒，不能制水，故令色白也。

【目】　王肯堂曰：少阴病，如本条诸症，理中四逆辈，阴症虽云不用麻黄，如少阴始得病，反发热，脉沉者，麻黄附子细辛汤，于六经但少阴症难辨。本经但云脉微细欲寐，小便数而白，背恶寒，四肢厥者，可不审而知之。或虽有恶寒甚者，不觉寒，但喜厚衣近火也，其脉微细，或沉涩，虽有阴阳俱紧者，盖其人素有热，为表寒外袭，故如此，但当察其外症为主，必以温药逐之，其阳邪传入，与少阴自受热症，宜下宜吐宜和者多矣。仲景虽不言滑实沉数诸可下之脉，然与症则可知矣。脉必相符也，虽或有反沉微细迟，脉不应症者，为不可下，亦宜凉剂滋阴退阳而愈，不愈，必待脉有力而后下之可也。其有症恶寒，急下之者，倘反有脉不应病，亦宜微下之，虽不敢大下，亦不可缓也。六经惟少阴传变，与太阳相同，如真武汤、四逆汤、通脉四逆汤症，俱有加减法，谓有或为之症，亦犹小青龙小柴胡是也。

【纲】　仲景曰：脉阴阳俱紧者，口中气出，唇口燥干，鼻中涕出，蜷卧，足冷，舌上苔滑，勿妄治也。少阴病，下利，若利自止，恶寒而蜷卧，手足温者，可治。少阴病，恶寒，身蜷而利，手足逆冷者，不治。

【目】　鳌按：首条蜷卧，由于内寒，二三条亦同一蜷卧，却以手足温手足逆冷为凭，见可治不可治之故。盖温者，阳回也。逆冷者，纯阴无阳也。

【纲】　仲景曰：少阴病，脉沉微细，但欲寐，汗出不烦，自欲吐，至五六日，自利，复烦躁，不得卧寐者死。

【目】　陶华曰：阳气虚，阴气盛，则目瞑，故多寐，乃邪气传于阴而不在阳也。昏昏闭目者，阴自阖也。默默不言者，阴主静也。阳气盛，阴气虚，则昼夜不得眠，盖夜以阴为主。阴气盛则目闭不安卧。若阴为阳所胜，故终夜烦扰而不得眠，所谓阴虚则夜争者是也。

鳌按：始而欲寐，是少阴本症，五六日后不得卧寐，是微阳欲绝也，其何能生？

不得卧

【纲】　仲景曰：少阴病，得之二三日，心烦，不得卧，黄连阿胶汤主之。少阴病，下利，六七日，咳而呕，渴，心烦，不得眠者，猪苓汤主之。

【目】　柯琴曰：少阴受病，当五六

日发，然发于二三日居多。二三日背恶寒者，肾火衰败也，必温补以益阳。反发热者，肾水不藏也，宜微汗以固阳。口燥咽干者，肾火上走空窍，急下之以存津液，此心中烦，不得卧者，肾火上攻于心也，当滋阴以凉心血。二三日心烦，是实热；六七日心烦，是虚烦。且下利而热渴，是下焦虚，不能制水，非芩、连、芍药所宜。咳呕烦渴者，肾水不升，下利不眠者，心火不降耳。凡利水之剂，必先上升而后下降，故主以猪苓汤，以泻阴利水而升津液，斯上焦如雾而咳渴除，中焦如沤而烦呕静，下焦如渎而利自止矣。

鳌按：肾火上攻于心，故心中烦而不得卧。

【纲】　仲景曰：下后，复发汗，昼日烦躁不得眠，夜而安静，不呕不渴，无表症，脉沉微，身无大热者，干姜附子汤主之。

【目】　王肯堂曰：少阴当病于欲寐，今乃不得眠，缘阳气入少阴经，非少阴正病也。

【纲】　仲景曰：少阴病，脉沉细，自利烦躁，不得眠者，死。

【目】　王肯堂曰：不得眠为常症，然由于脉沉细，自利烦躁，遂致不眠，以及伤寒发热下利厥逆烦躁不得卧者，俱为死症，皆由正气弱，阳不能复故也。

手足厥逆

【纲】　仲景曰：凡厥者，阴阳气不相顺接便为厥。厥者，手足逆冷是也。诸四逆厥者，不可下之，虚家亦然。

【目】　朱震亨曰：凡手足六经之脉，皆自阴传阳，自阳传阴。阴气胜，则阳不达于四肢，故为寒厥。热厥可下，寒厥惟有温补。

【纲】　仲景曰：少阴病，但厥，无汗，而强发之，必动其血，未知从何道出，或从口鼻，或从耳目，是名下厥上竭，为难治。

【目】　成无己曰：厥者，冷也，甚于四逆也。阴阳气不相接，谓阳气内陷，热气逆伏，故手足冷也。夫厥者必发热，前热者后必厥，厥深者热亦深，厥微者热亦微。是知内陷者，手足为厥矣。强发汗而动血，亦是发动其热，先热而后厥者，热伏于内也。先厥而后热者，阴退而阳气得复也。若始得之便厥，则是阳气不足而阴气胜矣。大抵厥逆为阴所主，寒者多矣。

【纲】　仲景曰：大汗，若大下利，而厥冷者，四逆汤主之。大汗出，热不去，内拘急，四肢疼，又下利，厥逆而恶寒者，四逆汤主之。

【目】　危亦林曰：阴阳二厥脉皆沉，所以使人疑之，然阴厥脉沉迟而弱，阳厥脉沉伏而滑，阳厥指甲时一温，阴厥指甲常冷，足蜷不渴，清便如常，外症则自惺惺也。若未辨阴阳，宜用理中汤试之，阳厥则便热，阴厥则不热。

柯琴曰：大汗亡阳，大下亡阴，阴阳俱虚，故厥冷，但利非清谷，急温之，阳回而生可望也。二条，治之失宜，虽大汗出而热不去，恶寒不止，表未除也，内拘急而下利，里寒已发，四肢疼而厥冷，表寒又见矣。可知表热里寒者，即表寒亡阳者矣。

【纲】　仲景曰：呕而脉弱，小便复利，身有微热，见厥者，难治，四逆汤主之。

【目】　张云岐曰：里无热，故小便利。表虚寒，故见厥。伤寒以阳为主，今则阳消阴长，故难治。

【纲】　仲景曰：吐利汗出，发热恶

寒，四肢拘急，手足厥冷者，四逆汤主之。

【目】 成无己曰：大抵下利之人，见厥复利，厥者复为热，为阳气得复，而利必自止，热者便为厥，是阴气还胜也，故复下利。

龚信曰：此条吐利，不言清谷，汗出不言大，脉不言微弱，幸有此表阳，再以四逆温其里，可望其生也。

【纲】 仲景曰：少阴病，下利清谷，里寒外热，手足厥逆，脉微欲绝，身反不恶寒，其人面色赤，或腹痛，或干呕，或咽痛，或利止，脉不出者，通脉四逆汤主之。下利清谷，里寒外热，汗出而厥者，通脉四逆汤主之。吐已下断，汗出而厥，四肢拘急，不解，脉微欲绝者，通脉四逆加猪胆汁汤主之。伤寒六七日，大下后，寸脉沉而迟，手足厥冷，下部脉不至，咽喉不利，吐脓血，泄利不止者，为难治。伤寒五六日，不结胸，腹濡，脉虚，复厥者，不可下，此为亡血，下之死。病者手足厥冷，言我不结胸，小腹满，按之痛者，此冷结在膀胱关元也。

【目】 鳌按：首条厥逆，因寒盛于外也。二条厥逆，因下虚也。然比首条脉症皆轻。三条厥逆，因阴盛格阳也，故加猪胆汁为反佐。四条厥逆，因六腑气绝于外也。五条厥逆，因于亡血也，何以知之？其脉空虚也。六条厥逆，因结胸也，与五条合看，当知结胸症有热厥者也。

【纲】 仲景曰：伤寒脉促，手足厥者，可灸之。伤寒六七日，脉微，手足厥冷，烦躁，灸厥阴，脉不还者死。

【目】 陈士铎曰：伤寒阴症发厥，灸其厥阴之经，亦不得已之法，原不及汤药之神也。然苟以参药救之，未有不生者，方名还厥汤，白术四两，附子、干姜各三钱，水煎，一帖而苏。凡见有厥逆等症，即以此方投之，神效如响，盖白术最利腰脐，阴寒初入，原从脐始，利其腰脐，则肾宫有生气，佐以姜附，则无微不达，而邪又安留乎？

鳌按：此二条，皆属阴虚，故皆用灸法。盖脉之促者，虽为阳脉，亦有阳虚而促者，亦有阴盛而促者，此则阴盛而促者也。

【纲】 仲景曰：少阴病，吐利，手足厥冷，烦躁欲死者，吴茱萸汤主之。

【目】 柯琴曰：四逆者，四肢厥冷，兼臂胫而言。此手足，是言指掌也，四肢之阳犹在。

【纲】 仲景曰：少阴病，下利，脉微者，与白通汤。利不止，厥逆无脉，干呕烦者，白通加猪胆汁汤主之。服汤后，脉暴出者死，微续者生。下利，手足逆冷，无脉者，灸之，不温，若脉不还，反微喘者死。下利后，脉绝，手足厥逆，晬时脉还，手足温者生，脉不还者死。

【目】 陈士铎曰：二条脉症，当急灸关元之脉，以寒极而脉伏，非灸则脉不能出也。今灸之而脉仍不还，反为微喘，此气逆而不下，乃奔于上而欲绝也。本是死症，而吾以为可生者，正以其无脉也。夫人死而后无脉，今未死而无脉，非无也，乃伏也，灸之不还，岂真无脉可还乎？无脉，应死矣，而仍未死，止作微喘，是脉欲还而不能遽还也。方用人参一两，熟地五钱，牛膝三钱，甘草、附子各一钱，名还脉汤。一帖而脉骤出者死，苟得渐出，可望生矣。三条，晬时脉还，亦用灸法而还者也，然亦必手足温者可生，正见阳气之尚留耳。倘脉不还，则手足终无温热之时，是阳不可返，而死不可生矣。不知脉之不返，因灸法而不能返也。灸之力微，终不及药之力厚，吾以人参三两灌之，则脉自欲生矣。

鳌按：首条，下利厥逆，服白通汤，恶脉之骤出。二三条，下利，厥逆无脉，用灸法，欲脉之猝还，一死一生者，何也？一用灸而一用药也，可见用药之能速出脉也。

【纲】　仲景曰：少阴病，四逆，其人或咳，或悸，或小便不利，或腹中痛，或泄利下重者，四逆散主之。

【目】　柯琴曰：四肢为诸阳之本，阳气不达于四肢，因而厥逆，故四肢多属于阴，此则泄利下重，阳邪下陷入阴中，阳内而阴反外，以致阴阳脉气不相顺接也。可知以手足厥冷为热厥，手足厥逆为寒厥者，亦凿矣。条中无主症，而皆是或然症，故小便不利，同小青龙症。厥悸，同茯苓甘草症。咳利腹痛，小便不利，同真武症。种种是水气为患，不用利水者，泄利下重故也。泄利下重，又不用白头翁汤者，四逆故也。此少阴之枢无主，故多或然症，因取四物以散四逆之热邪，随症加减，以治或然症，此少阴气分之下剂也。所谓厥因下之者此方矣。

【纲】　仲景曰：手足厥冷，脉乍紧，邪结在胸中，心中满而烦，饥不能食，病在胸中，当吐之。

【目】　成无己曰：诸阳受气于胸中，邪气客胸，郁郁留结，则阳气不得敷布，而手足为之厥也。

【纲】　仲景曰：少阴病，恶寒，身蜷而利，手足逆冷者不治。

【目】　柯琴曰：利而手足温，是阳回，故可治。利不止而手足逆冷，是纯阴无阳，所谓六腑气绝于外者。手足寒，五脏气绝于内者，下利不禁矣。

【纲】　仲景曰：少阴病，四逆，恶寒而蜷，脉不至，不烦而躁者死。少阴病，吐利烦躁，四逆者死。

【目】　成无己曰：四逆者，四肢逆而不温也。伤寒之始，邪在皮肤，当太阳阳明受邪，则一身尽热。太阴少阴受邪，则手足自温，是表邪渐缓而欲传里也。伤寒四五日，手足温而渴者，小柴胡汤，是太阳邪传少阳也。脉浮，手足温，为系在太阴，是少阳邪传太阴也，是知邪在半表里，则手足不热而自温，至邪传少阴，为里症已深，虽未至厥，而手足已不温，是四逆也。若至厥阴，则厥冷矣。四逆散枳实、柴胡、白芍、甘草，皆寒凉，而专主四逆之疾，是知四逆，非尽虚寒症也。四逆汤干姜、附子，皆热药，亦治四逆手足寒，旨哉！若手足自热而至温，从四逆而至厥者，传经之邪也，用四逆散。若始得手足厥而不温者，是阴经受邪，阳气不足，用四逆汤温之，毋令误也。

陈士铎曰：少阴症，上吐下利，且兼烦躁，则阴阳扰乱拂抑，而无生气可知，况手足逆冷，是脾胃之气又将绝也，自是死症。然而治之于早，未尝不可救，急以人参、白术各二两，肉桂、丁香各二钱，灌之，尚可救耳，方名止逆奠安汤。人参救元阳之绝，白术救脾胃之崩，丁香止呕，肉桂温中，又能止泻，救中土之危亡，奠上下之变乱，转生机于顷刻，岂能舍此方哉！少阴症，四逆，恶寒身蜷，脉不至，不烦而躁，亦是死症，而吾以为可救者，全在脉不至，不烦而躁。夫病至四肢之逆，阴阳之将绝可知，脉之不至，未必非寒极而伏也。不然，阳绝则心宜烦，乃不烦，但嫌其烦而不躁，则阳未绝而将绝，为可畏耳。阳既欲绝，则阴亦随绝，故一补阳，阳回而阴亦回也，急用生生汤可活。人参三两，枣仁炒五钱，附子三钱，水煎。人参以回阴阳，附子祛寒，枣仁安心，则心定而躁可去，脉可出矣。死中求活，其在此方乎。

附录：厥与四逆不同论

李杲曰：四逆者，四肢不温也。厥者，手足逆冷也。伤寒邪在三阳，则手足必热，传到太阴，则手足不热而温。至少阴，则邪热之入里渐深，故四肢逆而不温。及至厥阴，则又手足厥冷，更甚于逆矣。其四逆散，以凉药而治四肢不温，其四逆汤，以热药而治寒极而成逆厥者也。四肢通冷，比之手足独冷，则有间。夫死者，以四逆言之，可治者，以厥冷言之，则亦可见四逆与手足厥冷之有轻重矣。盖四肢通冷，其病为重，手足独冷，其病为轻也，四肢与手足，却有所分，以四字加于逆字之上，是通指手足臂胫以上言也。以手足二字加于厥逆厥冷之上，是独指手足言也。盖以四逆为四肢通冷，而厥为手足独冷也。

附录：伤寒阴阳寒热二厥辨

陶华曰：阴阳二厥，治之一差，生死立判。夫阳厥者，先自三阳经气分，因感寒邪，于头疼发热恶寒以后，传进三阴血分，变出四肢厥冷乍温，大便燥实，谵语发渴，扬手掷足，不恶寒反怕热，脉沉有力，此见传经热症，谓之阳厥。阳极发厥者，即阳症似阴，外虽有厥冷，内有热邪耳。盖因大便结实失下，使血气不通，故手足乍冷乍温也。如火炼金，热极金反化水，水寒极而成冰，反能载物，厥微热亦微，四逆散，厥深热亦深，大承气汤，正谓亢则害其物，承乃制其极也。若误为阴症，便进热药，如抱薪救火矣。夫阴厥者，因三阴经血分自受寒邪，初病，无身热，无头疼，就使恶寒，四肢厥冷，直至臂胫以上，过乎肘膝，不温，引衣蜷卧，不渴，兼或腹满吐泻，或战栗，面如刀刮，口吐涎沫，脉沉迟无力，此为阴经直中真阴寒症，不从阳经传入，谓之阴厥也。轻则理中汤，重则四逆汤温之，勿令误也。又曰：人之手足，乃胃土之末，凡脾胃有热，手足必热，脾胃有寒，手足必冷，理之常也。惟伤寒乃有厥深热亦深，厥微热亦微之论，何耶？曰：此为极则变，火气亢极，反兼水化，故有此象耳。阴阳反覆，病之逆从，未可以常理论也。凡言厥逆厥寒厥冷手足寒冷，皆变文耳，不必分轻重。若言四肢，则有异也，亦未可纯为寒症。若厥冷直至臂胫以上，则为真寒无疑，急用姜附等温之，少缓便难治，谓其冷上过乎肘，下过乎膝，非内有真寒，达于四肢而何？然更当以脉与症参之，庶乎无误。凡看伤寒，不可以厥逆，便断为寒，必参脉与兼症，方知端的。如手足厥冷，兼之腹痛腹满，泄利清白，小便亦清，口不渴，恶寒战栗，面如刀刮，皆寒症也。若腹痛后重，泄利稠粘，小便赤涩，渴而好饮，皆热症也，宜详审之。

手 足 温

【纲】 仲景曰：少阴病，下利，若利自止，恶寒而蜷卧，手足温者，可治。

【目】 柯琴曰：伤寒以阳为主，不特阴症见阳脉者生，即阴病见阳症者亦可治。背为阳，腹为阴，阳盛则作痉，阴盛则蜷卧，若利而手足仍温，是阳回，故可治。

【纲】 仲景曰：脉阴阳俱紧者，口中气出，唇口燥干，鼻中涕出，蜷卧，足冷，舌上苔滑，勿妄治也。到七日以来，其人微发热，手足温者，此为欲解，或到八日以上，反大发热者，此为难治。设使恶寒者，必欲呕也。腹内痛者，必欲利也。

【目】 许叔微曰：发热虽微，而手足自温，乃阴得阳而欲解也。

【纲】 仲景曰：少阴病，脉紧，至七八日，自下利，脉暴微，手足反温，脉紧反去者，为欲解，虽烦下利，必自愈。

【目】　魏荔彤曰：此申解少阴经邪有自解之故。盖脏邪为里症宜温，经邪为表症宜散，固已。然经邪之感也，有浅深，而人之气禀，有强弱，若其人正弱而邪盛，则非医药不为功，若正旺而邪浅，则经尽可以自解，六经皆然耳。如本条脉症，并非少阴脏病虚寒下利也，乃在经寒邪欲散也。所以紧者失其紧，忽变而为微，微者缓也，平也，正紧字之对，非虚微之微也，且脏病下利，必手足冷，若利止方手足温，今下利而温，其邪不在脏而在经矣。明为欲解，虽烦而不躁，则非阴盛而见阳回之象矣，即利未自止，经邪渐可消矣。经邪有过经自解之理，故紧去而微。

【纲】　仲景曰：少阴病，八九日，一身手足尽热者，以热在膀胱，必便血也。

【目】　魏荔彤曰：八九日而一身手足尽热，似为太阳阳明之热矣。不知少阴症既具，而如此之热，非阳经为病，仍阴经为病也。肾与膀胱表里，肾热必旁注于膀胱，自然之理，膀胱为太阳腑，遂因腑热而散于太阳经之周身，以此而知病不在阳经，而在阴经，消耗阴津最迫，不可谓阴病得阳为易愈也。明其必便血，在太阳膀胱本经之热症言必便血，今在少阴肾经移注于膀胱经之热症亦言必便血，膀胱一腑，与肾表里，下焦血海，皆相联属，与太阳同有便血之机，就其切近者必之也。此非急泄下焦之热，不足以存少阴之阴也。未成血，则猪苓，既成血，则抵当，非此无以为救，同于太阳犯水之义也。如已下血热泄，又须斟酌。

【纲】　仲景曰：下利后脉绝，手足厥逆，晬时脉还，手足温者生，脉不还者死。

【目】　鳌按：脉还手足温，由医药之力也。

急温症

【纲】　仲景曰：少阴病，脉沉者，急温之，宜四逆汤。自利，不渴者，属太阴，以其脏有寒故也，急温之，宜四逆辈。若膈上有寒饮者，急温之，宜四逆汤。

【目】　李梴曰：脉沉厥冷，膈上寒饮，干呕，或时头痛，皆寒气上攻也，急温之，三味参萸汤。内寒已极，厥逆吐利，不渴静蜷，阳和之气欲绝，六脉若有若无，急温之，四逆汤。凡言急者，病势已笃，将有变革，非若他病可以缓也。他如太阳汗出不止，汗后恶风，汗后烦躁，心悸身痛，皆急用附子加肉桂、白芍之类。三阳脉迟腹痛，建中汤，当先施也，但一服中病即止。伤寒之药皆然。

鳌按：脏有寒，则寒之蓄于内者甚深，脉沉为在里，亦知其内寒已甚，阳和之气欲绝，膈上寒饮，则阴寒之气固结不散，皆用温法，所谓救急之方也。

呕吐下利

【纲】　仲景曰：病人脉阴阳俱紧，反汗出者，亡阳也，此属少阴，法当咽痛而复吐利。脉阴阳俱紧，至于吐利，其脉独不解，紧去人安，此为欲解。少阴病，脉解，至七八日，自下利，脉暴微，手足反温，脉紧反去者，为欲解也，虽烦，下利，必自愈。

【目】　朱肱曰：伤寒下利多种，须辨阴阳，勿令差误。三阳下利则身热，太阴下利则手足温，少阴厥阴下利则身不热，以此别之，大抵下利，挟太阳脉症，便不得用温药，俗医但见下利，便作阴症，用温热药，鲜不发黄生斑而死。大抵伤寒下利，须识脉与外症不同，下利而脉大者，虚也，脉微弱者，为自止，下利日十余行，脉反实者逆，下利脉数而滑，有宿食也，下之愈。脉迟而滑者，实也，其利未得便止，宜更下之。下利三部脉皆平，按其心下硬者，急下之。协热利者，脐下必实，大便赤黄色，及肠间津液垢腻，寒毒入胃，则脐下必寒，腹胀满，大便或黄白青黑，或下利清谷，温毒气盛，则下利腹痛，大便如脓血，如烂肉汁。更下利，欲饮水者，有热也，下利谵语，有燥屎也。寒毒入胃者，四逆汤、理中汤、白通汤、附子四逆散，加薤白主之。协热利者，黄芩汤、白头翁汤、三黄熟艾汤、赤石脂丸。温毒下脓血者，桃花汤、地榆散、黄连阿胶汤。虽然，自利而渴属少阴，然三阳下利，亦有饮水者，乃有热也，三阴下利，宜温之。然少阴自利清水，心下痛，口干燥者，却宜下之，此又不可不知也。少阴泄利下重，不可投热药，先浓煎薤白汤，内四逆散，缘此散用枳实、芍药辈也。又寻常胃中不和，腹痛肠鸣下利者，生姜泻心汤最妙。此二法，不特伤寒症也。若脉沉自利，而身体痛者，阴症也，急当救里，宜四逆汤、附子汤、真武汤。大抵大便利而身体疼者，当救里，大便如常而身体痛者，当救表，不可不知。

成无己曰：自利者，不因攻下而自泄泻也。有表邪传里，里虚协热而利者，有不因攻下而遂利者，皆协热也，又三阳合病，皆作自利，有攻表攻里和解之不同，何则？太阳阳明合病，为在表，故与葛根汤汗之。太阳少阳合病，为半表里，故与黄芩汤和之。阳明少阳合病，为少阳邪气入里，故与承气下之。下利虽有表症，不可发汗，以下利为邪气内攻，走津液而胃虚也。经曰：下利不可攻表，汗出必胀满是也。盖三阴自利居多，然自利家身凉脉静为顺，身热脉大为逆。大抵下利脱气，又为难治，盖邪盛正虚，邪壅正气下脱，多下利而死也。

【纲】　仲景曰：脉阴阳俱紧者，口中气出，唇口燥干，鼻中涕出，蜷卧，足冷，舌上苔滑，勿妄治也。到六七日以来，其人微发热，手足温者，此为欲解。或到八日以上，反大发热者，此为难治。设使恶寒者，必欲呕也。腹内痛者，必欲利也。

【目】　柯琴曰：使七八日来，不能发热，以阴阳俱紧之脉，反加恶寒，是寒甚于表，上焦应之，必呕；反加腹痛，是寒甚于里，中焦受之，必利。

【纲】　仲景曰：少阴病，吐利，手足不逆冷，反发热者，不死，脉不至者，灸少阴七壮。少阴病，吐利，烦躁，四逆者死。

【目】　庞安常曰：此由胃脘之阳将绝，故上吐而下利也。

【纲】　仲景曰：少阴病，脉微涩，呕而汗出，大便数而少者，宜温其上，灸之。少阴病，脉沉微细，但欲卧，汗出不烦，自欲吐，至六日，自利，复烦躁，不得卧寐者死。

【目】　陈士铎曰：伤寒而脉沉微细，明是阴症，况欲卧而欲动乎，汗已出矣，内无阳症可知，心中不烦，时欲呕吐，此阳邪已散，阴邪作祟，急宜祛寒为是，乃失此不温，至五六日而下利，是上下俱乱也，此时尚不烦躁，则肾中之真阳未散，今又加烦躁不得卧寐，明是奔越而不可回之兆矣，非死症而何？然其先原因失治而不可救，非本不可救而成此扰乱之症也。有一奇方，名转阳援绝汤，人参、白术、枣仁各一两，茯神五钱，肉桂二钱，水煎，一帖即安。人参救绝，白术、茯神分消水湿而止利，桂以温中去寒，枣仁安心解躁。

【纲】　仲景曰：少阴病，二三日不止，至四五日，腹痛，小便不利，四肢沉重疼痛，自下利者，此为有水气，其人或咳，或小便利，或下利，呕者，真武汤主之。

【目】　吴绶曰：凡自利者，不因攻下而自泻利，俗言漏底伤寒是也。有协热，有协寒，俱宜详辨。《原病式》曰：泻白为寒，泻青黄赤黑，皆为热也。大抵完谷不化，色不寒，有如鹜溏，或泻利腥臭，小便澄澈清冷，口无燥渴，其脉沉细，或迟微无力，或身虽热，手足逆冷，恶寒蜷卧，此皆寒也。凡热症，口中燥渴，小便黄赤，或涩，或所下如垢腻，其脉多数，或浮，或滑，或弦，或大，或洪，或邪热不杀谷，其物不消化者，当以脉症别之。凡胃虚内热，烦渴泻利，脉弱者，七味人参白术散。若发热者，参胡三白汤，去黄芩加炒黄连。若腹满小便不利者，五苓散合理中汤。若呕者，加藿香、半夏、生姜、陈皮；如湿多而泻不止者，加二术；腹胀，加厚朴；腹痛，加白芍、肉桂、木香。凡伤寒作利，脉浮，表未解，仲景以小青龙去麻黄加炒芫花二钱，盖散表即治水也。若小便涩，大便水泻不止，五苓散。水甚不解，亦加芫花二钱以行水，或车前子汤，利自止也。凡下利，不可发汗，当先治利，利止内实，正气得复，邪气得解，则汗出而愈也，盖利下由内虚，若加发汗，则内外皆虚，变症，为难治也。

苏颂曰：为有水气，是真武汤本旨，下利亦水气为患也。后三项，乃真武汤加减法。

【纲】　仲景曰：少阴病，二三日至四五日，腹痛小便不利，下利不止，便脓血者，桃花汤主之。

【目】　庞安常曰：此由寒毒入胃，故腹痛而下利也。

【纲】　仲景曰：大汗，若大下利，而厥冷者，四逆汤主之。大汗出，热不去，内拘急，四肢疼，又下利，厥逆而恶寒者，四逆汤主之。自利，不渴者，属太阴，以其脏有寒故也，当温之，宜四逆辈。

【目】　柯琴曰：大汗则亡阳，大下则亡阴，阴阳俱虚，故厥冷，但利非清谷，急温之，阳回而生可望也。二条，是治之失宜者，虽大汗出而热不去，恶寒，表未除也，拘急下利，里寒已发，肢疼厥冷，表寒又见，可知表热里寒者，即表寒亡阳也。

【纲】　仲景曰：少阴病，下利清谷，里寒外热，手足厥逆，脉微欲绝，身反不恶寒，其人面色赤，或腹痛，或干呕，或咽痛，或利止，脉不出者，通脉四逆汤主之。

【目】　柯琴曰：咽痛利止，阳回于内也。腹痛干呕，寒热交争也。

【纲】　仲景曰：少阴病，咳而下利，谵语者，被火气劫故也。小便必难，以强责少阴汗也。

【目】　喻昌曰：少阴之脉，从足入腹，上循喉咙，萦绕舌根，故多咽痛之症。其支别出肺，故间有咳症，今以火气强劫其汗，则热邪挟火力上攻，必为咳，以肺金恶火故也。下攻，必为利，以火势逼迫而走空窍故也。内攻，必谵语，以火势燔灼而乱神明故也。小便必难者，见三症皆妨小便。若肺为火气所伤，则膀胱气化不行，大肠奔迫无度，则水谷并趋一路，心胞燔灼不已，则小肠枯涸不至耳，少阴可强责其汗乎？肾有热邪，其表府之膀胱必应，小便所以不利也。咳而下利，肺大肠表里之义乎？

魏荔彤曰：此申解少阴传经热邪，入里为患，不可认为直中之寒邪误治，反强责其汗以致难治也。少阴病，有传经热邪，有直中寒邪，固已。然热邪之传，原在经也，而肾脏可以并见，病若直中之邪，则必分为经为脏矣。为脏者，尚单用温而不用散；为经者，方既用温而复用散，是脏病原无散法也。况为传经入里之热邪乎，又岂可以温散之法治之乎？故热邪久而方炽，必不可用温。又传入里而愈深，更不可用散，此在太阳入阳明之里，已忌发汗矣。再递传三阴，至少阴，下之极，深之尽，为里中之里矣，其忌妄发强责其汗也，何待言乎？惟是少阴一经，兼直中之寒邪在内，法有温经散寒，近于取汗之义，仲师恐人误认以之治传经之少阴，故特标出示之，正见附子、麻黄、细辛、甘草纯为寒邪直中少阴经而设也。寒邪直中少阴脏，且言温而不言散也，并非为少阴传经之热邪，病及于少阴肾脏者言也，此乃大关键处，历来无明白剖析者，不可不详辨也。如本条之上曰：少阴病，脉细沉数，病为在里，不可发汗，而继之以本条云云。夫少阴脉本微细，今细如故，而见沉见数，盖细乃厥阴之少阴也，而沉为少阴正脉也，今不见太阴之微，而反见阳脉之数，数者迟之对，见为微为数，皆于沉中重取辨之也，推此则为细为弦，亦于沉之轻取辨之也，所以沉为少阴本脉也，诊其人，轻取之，沉上见细，重取之，沉下见微，此少阴直中之寒邪也。或宜温中，或宜散寒，再徐察之，而直中少阴之脏病，经病咸得矣。若诊其人，轻取，沉上仍见细，重取之，沉中不见微而见数矣，此乃少阴传经之热邪也。就沉中重取一诊，而分少阴寒热之二邪，此定诀也。审乎此，则知非直中之表病，而为传经之里病也。盖在风寒初感，不论何经，总为表症，当发汗，故三阴即少阴亦可发汗，如麻黄附子细辛甘草汤症是也。在传经愈深，不论何经，总为里症，皆不当发汗，故三阳即太阳亦不可发汗，如抵当汤、五苓散等症是也。知乎此，方可言表里，不致以三阳定为表，三阴定为里，固执不通之论所惑也。且明乎发汗之义，则治传里之热邪，方有随机应变之法，而亦不可执一，故仲师但言不可发汗，并不出方，不出方者，方出之于后也，但言不可发汗者，妄发强责，则为祸不旋踵也，请试申之。如咳而下利谵语者，此传经之热邪递及少阴也。设以火劫汗，少阴一经，气血本少，热邪又入耗损，又火劫强责其汗，则阴愈亏短，津液内亡，小便必难也。胃亡津而小便利者，津亡于上而气化尚行于下，此则肾阴有伤，津亡于下，而气化不行矣。强责少阴之汗，用火劫，似邪止伤其阳分表分，而津亡气耗，为害已如是，可不慎乎！

【纲】　仲景曰：伤寒六七日，大下后，寸脉沉而迟，手足厥冷，下部脉不至者，咽喉不利，吐脓血，泄利不止者，此为难治。

【目】　陶华曰：六腑气绝于外者，手足寒。五脏气绝于内者，下利不禁，此之谓也。

【纲】　仲景曰：少阴病，吐利，手足厥冷，烦躁欲死者，吴茱萸汤主之。干呕，吐涎沫，头痛者，吴茱萸汤主之。食谷欲呕者，属阳明也，吴茱萸汤主之，得汤反剧者，属上虚也。

【目】　鳌按：吐利烦躁，是阴邪入于合，而不得从阳以出乎外也。干呕者，呕而无物，胃虚也。吐涎沫，胃寒也。食谷欲呕，谷气入于胃，即拒之而出，亦胃寒也。得汤者，即吴茱萸汤也，服之反剧，以上焦有痰饮，俟呕尽自愈也。

【纲】　仲景曰：少阴病，下利，脉微者，与白通汤。利不止，厥逆无脉，干呕烦者，白通加猪胆汁汤主之。服汤后，脉暴出者死，微续者生。

【目】　张元素曰：或谓白通汤、白通加猪胆汁汤、真武汤、通脉四逆汤，皆为少阴下利而设，除用姜附相同，其余之药，俱各殊异，何也？盖病殊则药殊。夫少阴下利，寒气已甚，非姜附不治，然下利之理无殊，而兼有之症不一，用药故不同耳。如白通用姜附以散寒止利，加葱白以通调阳气，若利而干呕烦者，寒太甚，内为格拒，姜附非烦者之所宜，必呕而不纳，加人尿猪胆汁于白通汤中，候温冷服之，二味皆咸苦性寒，是以纳而不阻，至其所，则冷体既消，热性便发，真武治少阴二三日至四五日，腹痛小便不利四肢沉重疼痛自下利者，为有水气，故多或为之症。夫水气者，寒湿也，肾主之，肾病不能制水，水饮停蓄，为腹痛，寒湿内甚也。肢重疼痛，寒湿外甚也。小便不利，自下利者，湿甚而水谷不能别也。经曰：脾恶湿，甘先入脾，苓、术之甘以益脾逐水，湿所胜，平以辛热，湿淫所胜，佐以酸辛，附子、芍药、生姜之酸辛，以温经散湿，小青龙症，亦为有水气，故多或为之症如真武也。通脉四逆，治少阴下利清谷，里寒外热，手足厥逆脉微欲绝者，为里寒，身热恶寒而面色赤，为外热，此阴甚于内，格阳于外，不能相通，与通脉四逆以散阴通阳，或为症，依法加减。以上四症，俱云下利，而兼有或为症，是以用药大同小异也。或谓白通用附子凡四症，惟真武一症熟用，余皆生用，何也？附子生用则温经散寒，非干姜佐之不可，熟用则益阳除湿，惟生姜相辅为宜，干姜辛热，故佐生附，生姜辛温，少资熟附之功，佐使之妙，无出此理，然白通等汤，以下利为重，其真武症，以寒湿为先，故用药有轻重之殊耳。盖风湿寒湿，大概颇同，如太阳桂枝附子汤，治寒湿相搏，附亦用熟，仍用生姜佐之，其生熟之用，轻重之分，无过此理也。

【纲】　仲景曰：下利，手足逆冷，无脉者，灸之，不温，若脉不还，反微喘者死。下利后，脉绝，手足厥逆，晬时脉还，手足温者生，脉不还者死。少阴病，下利，六七日，咳而呕，渴，心烦，不得眠者，猪苓汤主之。

【目】　柯琴曰：下利而热渴，下焦虚不能制水也。咳呕烦渴，肾水不升也，下利不眠，心火不降也。凡利水之剂，必先上升，而后下降，故主此汤。

【纲】　仲景曰：少阴病，下利，咽痛，胸满，心烦者，猪肤汤主之。少阴病，呕而咽中痛，生疮，不能语言，声不出者，苦酒汤主之。

【目】　鳌按：首条下利，肾元虚也。次条呕逆，肾火冲也。

【纲】　仲景曰：少阴病，四逆，泄利下重，其人或咳，或悸，或小便不利，或腹中痛者，四逆散主之。

【目】　朱肱曰：问：仲景少阴四逆汤，又有散，何也？答曰：大抵少阴病，不可便用热药，且亦有表热者，名晚发热，用麻黄、细辛辈发汗，终不成少阴症，便不得发汗耶？今少阴病四肢冷，亦有内热者，故用四逆散也。汤用干姜、附子，而散则主热症也。

【纲】　仲景曰：少阴病，下利止而头眩，时时自冒者死。

【目】　柯琴曰：此症阳回利止，是水谷已竭，无物更行，头眩而时时自冒，清阳之气已脱也。

便脓血

【纲】　仲景曰：少阴病，二三日，至四五日，腹痛，小便不利，下利不止，便脓血者，桃花汤主之。

【目】　朱肱曰：寒毒入胃者，脐下必寒，腹胀满，大便黄白，或青黑，或下利清谷，宜四逆汤、理中汤、白通加附子汤、四逆加薤白散。挟热利者，脐下必热，大便赤黄色，及肠间津液垢腻，宜黄芩汤、白头翁汤、三黄熟艾汤、薤白汤、赤石脂丸。三黄熟艾汤，治伤寒四日而大下，热利时作，白通诸药多不得止，宜服此。除热止利，薤白汤。治伤寒下利如烂肉汁，赤带下，伏气腹痛，诸热症，悉皆主之。湿毒气甚者，下利腹痛，大便如脓血，或如烂肉汁，宜桃花汤、地榆散、黄连阿胶汤。

柯琴曰：本症与真武大同，彼以四肢沉重疼痛，为有水气，此便脓血，是为有火气矣。此方不清火，不利水，一惟培土。盖土得其养，则火退位也，水归其职，则腹痛自除，脓血自清，小便自利。

【纲】　仲景曰：少阴病，下利，便脓血者，桃花汤主之。少阴病，便脓血者，可刺。

【目】　程郊倩曰：此言少阴传经热邪，移入下焦，近后而致便脓血，又热挟中焦，秽浊之物下行也。

方中行曰：便脓血者，当亦热入血室之病，故可刺。刺者，刺期门也。期门为厥阴穴，病在少阴而刺厥阴之穴以泻之，所谓实则泻其子也。

下利清谷

【纲】　仲景曰：少阴病，下利清谷，里寒外热，手足厥逆，脉微欲绝，身反不恶寒，其人面色赤，或腹痛，或干呕，或利止，脉不出者，通脉四逆汤主之。下利清谷，里寒外热，汗出而厥者，通脉四逆汤主之。下利，脉沉而迟，其人面少赤，身有微热，下利清谷者，必郁冒，汗出而解，病人必微厥，所以然者，其面戴阳，下虚故也。脉浮而迟，表热里寒，下利清谷者，四逆汤主之。

【目】　朱肱曰：大抵阴症发热，终是不同，脉须沉，或下利，手足厥也，病人尺寸脉俱沉细，但欲寐者，少阴症也，急作四逆汤复其阳。

柯琴曰：首条，寒热相半症，下利清谷，阴盛于里也。二条，比首条脉症皆轻，因其下虚，故下利清谷而厥逆，此阴阳相等，寒热自和，故易愈。三条之脉，浮中见迟，未经妄下而利清谷，是表为虚热，里有真寒也。仲景凡治虚症，以里为主。

【纲】　仲景曰：下利清谷，不可攻表，汗出必胀满。

【目】　张兼善曰：里气其既虚矣，其何能藏精而为阳之守乎？幸得表阳尚存，可以卫外，而犹不致于坏也。若又攻之，则表亦必虚，表虚则汗泄，汗出亡阳，其脏必寒而生胀满矣，可不戒哉！

【纲】　仲景曰：伤寒下之后，续得下利清谷不止，身疼痛者，急当救里，宜四逆汤。

【目】　徐彬曰：病，医下之，续得下利清谷不止，身体疼痛者，急当救里，后身体疼痛，清便自调者，急当救表。按此言医宜知缓急先后之序也，谓表里分治，常理也。乃有表而复有里，倘因误下而来，不得如余邪未清，双解表里，虽身疼痛，不可治表，谓稍缓而表邪将尽入内，故曰：急当救里，追清便调而身仍痛，又不得以余邪而忽之，谓内既曾利，稍缓而里将复受表邪，下利不止也。故又曰：急当救表。

【纲】　仲景曰：既吐且利，小便复利，而大汗出，下利清谷，内寒外热，脉微欲绝者，四逆汤主之。

【目】　黄仲理曰：此乃气血丧亡，故完谷不化，脉微欲绝也。

小　便　利

【纲】　仲景曰：呕而脉弱，小便复利，身有微热，见厥者，难治，四逆汤主之。

【目】　张从正曰：既呕而又发热，似乎小柴胡症也，却又脉弱，热又微，内无大热也，所以小便利。见厥者，表寒也。呕者，膈上有寒饮也。则诸症皆见阳消阴长之兆，何可治乎！

【纲】　仲景曰：既吐且利，小便复利，而大汗出，下利清谷，内寒外热，脉微欲绝者，四逆汤主之。

【目】　鳌按：三阴皆有小便自利症，不特少阴也。如太阴伤寒脉浮而缓，手足自温，当发黄，小便自利，不发黄，至七八日，虽暴烦，下利日十余行，必自止。厥阴伤寒热少厥微，指头寒，嘿嘿不欲食，烦躁，数日，小便利色白者，此热除也，欲得食，为病愈是也。太阴厥阴，不另立款，故附于此。此条小便利，是门户不约也。

小便不利（附：小便难）

【纲】　仲景曰：少阴病，咳而下利，谵语者，被火气劫故也。小便必难，以强责少阴汗故也。

【目】　柯琴曰：少阴受邪，复受火侮，枢机无主，大肠清浊不分，膀胱水道不利，故下利而小便难也。小便利者可治，此阴虚，故小便难也。

【纲】　仲景曰：少阴病，二三日不已，至四五日，腹痛，小便不利，四肢沉重疼痛，自下利者，此为有水气，其人或咳，或小便利，或下利，呕者，真武汤主之。

【目】　柯琴曰：小便不利是病根，诸症皆因此而致，然小便不利，实由坎中无阳，坎中火用不宣，故肾家水体失职，是下焦虚寒不能制水故也，法当壮元阳以消阴翳。三或字，是加减症，不是主症。

【纲】　仲景曰：二三日至四五日，腹痛，小便不利，下利不止，便脓血者，桃花汤主之。

【目】　柯琴曰：少阴病，腹痛下利，是坎中阳虚，故真武有附子，桃花用干姜，不可以小便不利，作热治，真武是引火归原法，桃花是升阳散火法。

【纲】　仲景曰：少阴病，四逆，其人或咳或悸，或小便不利，或腹中痛，或泄利下重者，四逆散主之。

【目】　朱肱曰：阴症小便不利，手足厥冷，脉微细者，不宜服利小便冷滑药，但服返阴丹，并取脐下石门穴灸之。

吴绶曰：太阴腹满自利，小便不利，无热，脉沉者，理中汤合五苓散，更加厚朴、木香，分利其小便，而大便自止，厥阴便闭，厥冷脉伏，囊缩入腹，小便不利，宜四逆汤加通草、茯苓，或灸气海石

门穴，或以葱熨法治之。

鳌按：朱吴二说，一于少阴病灸石门穴，一于厥阴病灸石门穴，其皆灸石门者，所谓肝肾同一治也。

卷十五　厥阴经证

厥阴经脉

【纲】　仲景曰：伤寒脉滑而厥者，里有热也，白虎汤主之。

【目】　喻昌曰：滑为阳脉，其里热炽盛可知，故宜行白虎汤以解其热，与三阳之治不殊也。

魏荔彤曰：此言厥阴传经热邪盛于里，勿误认为寒邪也。伤寒厥阴病，必有厥，厥之为寒为热迥别，如厥阴病而症俱厥，似寒邪矣。然脉见滑，滑者，大而数也，与沉细迟微相反矣，是热邪在里也，此内为真热，外厥以现假寒乎，非也。其厥者，即他条所云，凡厥者阴阳气不相顺接之凡厥也，乃阴阳气不顺接所致也，不必阴盛阳衰，气不顺接，可以成厥，即阳盛阴衰，气不顺接，亦可成厥也，故必诊脉之滑而知热在里，当急救其绝阴以制亢阳，不当目为孤阳上浮之假热，明矣。主以白虎汤，寒凉以治热，兼辛散以发升，俾热随肝木发达于表，亦出邪之道路，乘势宜然也。

【纲】　仲景曰：伤寒腹满，谵语，寸口脉浮而紧，此肝乘脾也，名曰纵，刺期门。

【目】　朱肱曰：足厥阴，肝之经，厥者，尽也。《灵枢》曰：亥为左足之厥阴，戌为右足之厥阴，两阴俱尽，故曰厥阴。夫阴尽为晦，阴出为朔，厥阴者，以阴尽为义也，其脉循阴器而络于舌本也，脉弗营，则筋急，筋急则引舌与卵，故唇青舌卷而卵缩，其尺寸俱微缓者，知厥阴经受病也。大抵伤寒病，脏腑传变，阳经先受病，故次第传入阴经，以阳主生，故太阳水传阳明土，土传少阳木，为微邪，阴主杀，故木传太阴土，土传少阴水，水传厥阴木，至六七日，当传厥阴肝木，必移气克脾土，脾再受邪，则五脏六腑皆困而危殆，荣卫不通，耳聋囊缩，不知人而死矣，速用承气下之，可保五死一生。古人云：脾热病，则五脏危。又云，土败木贼，则死。若第六七日传厥阴，脉得微缓微浮，为脾胃脉也，故知脾气全，不再受克，邪无所容，荣卫将复，水升火降，则寒热作而大汗解矣。

厥阴肝之经，主消渴，气上撞心，心中疼热，饥不欲食，食则吐蛔，下之，利不止也。若阴气独盛，阳气暴绝，则为阴毒，其症四肢逆冷，脐腹筑痛，身如被杖，脉沉疾，或吐或利，当急灸之，服以辛热之药，令阳复而大汗解。古云：辛甘发散为阳，谓桂枝、甘草、干姜、附子之类，能复其阳气也。微用辛甘，甚则用辛苦，阴极发躁，阴盛似阳，以脉别之。

杨士瀛曰：《脉法》曰：脉浮而紧者，名曰弦也，弦为肝脉。

【纲】　仲景曰：厥阴中风，脉微浮，为欲愈，不浮，为未愈。

【目】　朱肱曰：伤寒六七日，烦满囊缩，其脉尺寸俱微缓，此足厥阴经受病也。厥阴病，其脉微浮而欲愈，不浮为未愈，宜小建中汤。脉微缓者，必囊不缩，外症必发热恶寒似疟，为欲愈，宜桂枝麻黄合半汤。若尺寸脉俱沉短者，必是囊缩，毒气入脏，宜承气汤下之。

苏颂曰：厥阴之脉，微缓不浮，中风病传厥阴，脉转微浮，则邪还于表，而为欲愈。

魏荔彤曰：此言厥阴病得愈之脉，以明厥阴病邪之去路，标六经尽处以立治，即伤寒六经之大法也。凡以邪之盛者久必衰，邪之入者久必出，亦由其人阳气原旺，病邪不能久处于中，则必行其经尽而自愈，但厥阴为三阴之尽，其邪行经尽而欲出，舍少阳无路也，又舍太阳无门也，故厥阴一经，为寒邪得自直中者，由少阴而起，温之散之，亦由少阳之半表而透太阳之表，为热邪得自传经者，亦由少阳而传，升之举之，亦必由少阳之半表而透太阳之表，故在厥阴，言邪之去路，则不论为寒为热，举由此也。试验于脉，本厥阴病，脉应沉中或见紧，或见数，俱非微脉也，亦有阳脉而脉微者，则浮沉取之俱微也。今沉取不紧不数如平人，知阴分之邪已离矣。浮取见微，知阳分之邪欲透矣。此微即太阳中风之阳浮而阴弱也。夫厥阴病，何以言中风？以脉见微而于浮取得之，既非无根之阳外脱，亦非厥阴之阳内陷，是厥阴之邪随阳气，由少阳达太阳，欲愈之机也，故可以厥阴中风名其病，见厥阴而病具太阳中风之脉，则阳升邪脱，可识经尽得解之候也，是全于浮之一诊决之，浮则愈，不浮则未愈，可知邪透表，则病已，未全透表，则病未已，主治者，桂枝汤，升阳驱邪之用，仲师他条所言攻表宜桂枝汤者，正此处吃紧也，盖邪已由阳有达太阳透表之势，故不用复从少阳为治而用柴胡，但治太阳，即以治少阳，且正所以治厥阴也。

【纲】 仲景曰：伤寒脉微而厥，至七八日，肤冷，其人躁无暂安时者，此为脏厥，非蛔厥也，蛔厥者，其人当吐蛔，今病者静而复时烦，此非脏寒，蛔上入其膈，故烦，须臾复止，得食而呕，又烦者，蛔闻食臭出，其人故吐蛔，吐蛔者，乌梅丸主之，又主久利。

【目】 喻昌曰：此条微旨，千百年来无识之者。昌于篇首总括大意，挈出肾阳胃阳，窃原有所自，脏厥者，正指肾而言之，蛔厥者，正指胃而言之，曰脉微而厥，则阳气衰微可知，然未定其为脏厥蛔厥也，惟肤冷而躁无暂安，乃为脏厥，宜用四逆及灸法，其厥不回者主死，蛔厥则时烦时止，未为死候，但因此而驯至胃中无阳，则死也，乌梅丸中酸苦辛温互用，以安蛔温胃益虚，久利而便脓血，亦主此者，能解阴阳错杂之邪故也。

【纲】 仲景曰：下利，脉沉弦者，下重也。脉大者，为未止，脉微弱数者，为欲自止，虽发热，不死。

【目】 寇宗奭曰：下利而下重，即痢症也，无论病在伤寒中不在伤寒中，其症皆为厥阴肝经所主，若惟用寒凉，有伤肝木畅达之性，将日益陷下，便难救疗，惟辨阳气之升降，使阳升则愈，阳陷则危也。

喻昌曰：下利而脉沉弦，主里急后重，成滞下之症，大者即沉弦中之大，微弱数者，即沉弦中之微弱数也。脉微弱数，虽发热不死，则脉大身热者，其死可知矣。

【纲】 仲景曰：下利，有微热，而阳脉弱者，令自愈。下利，脉数而渴者，令自愈，设不瘥，必圊脓血，以有热故也。下利，脉数有微热，汗出，令自愈，设复紧，为未解。下利，寸脉反浮数，尺中自涩者，必圊脓血。

【目】 魏荔彤曰：此二条申解厥阴下利，诊脉以为审辨，定邪之升降为愈否也。厥阴病，阳升为吉，阳降为凶，要在下利一症，固已。然下利中亦有正阳升降之机，不可不详辨之，以定其愈不愈，未可因一下利，而即谓厥阴病中之不可救药者也。如下利微热而渴为阳症，而利为因热也。诊之脉弱，阳气上升，脉必浮，自无沉紧，是阳升本脉，非阳虚病脉也。且渴亦阳盛热越上焦之理，合观脉症，可勿治而令自愈，盖下利脉应沉紧，阴盛则脉必沉迟，今虽厥阴下利，脉自弱中带数，是阳原易升，表原易透，病原欲罢，故令自愈，而勿妄治也。设不愈，其人必圊脓血，岂脉不应症乎？非也。热邪入阴分已深，因阴分有热，遽不能已，故不愈，倘下利脉数热微，则阳必上升透表，邪随汗出，由厥阴竟达少阳，而邪出矣。又入阴分深，留滞于中，不能得脱，则热久内蓄，必致便脓血，亦犹少阴之便血，为熏灼肠胃，污秽随下，均一义也。设不弱而紧，非寒邪复中表里，则为阳已深陷，岂能遽解？此诊脉必审阳气升降之故，以明厥阴病之愈否，此要诀也。再就脓血症言之，亦于诊脉识之，寸反浮数，阳升汗出，病愈无疑，而尺中自涩，则阳虽上浮，而阴中有热以溷之，是热入之深，壅闭阴分，故必圊脓血，将阳随利下陷，失其浮而复为紧，致不可解也。此二条，皆就热邪传入厥阴，致成下利，而辨其正阳之升降，以定病机进退也，学者勿混正阳为热邪。又不可谓正阳升外，别有热邪应除，斯可与言治厥阴热邪矣。又二条，正是首条中段不愈之注，示人诊得寸脉浮数应愈，因尺涩故便脓血不愈也，原文不出方，知急辨症也，症明而用方，在乎其人矣。

【纲】 仲景曰：伤寒始发热六日，厥反九日而利，凡厥利者，当不能食，今反能食者，恐为除中，食以索饼，不发热者，知胃气尚在，必愈，恐暴热来出而复去也，后三日脉之，其热续在者，期之旦日夜半愈，所以然者，本发热六日，厥反九日，复发热三日，并前六日，亦为九日，与厥相应，故期之旦日夜半愈。后三日，脉之，而脉数，其热不罢者，此为热气有余，必发痈脓也。

【目】 喻昌曰：少阴经中，内藏真阳，最患四逆，故云：吐利手足不逆冷反发热者不厥。厥阴经中，内无真阳，不患其厥，但患不能发热，与夫热少厥多耳。论中恐暴热来出而不去，后三日脉之，其热尚在，形容厥症重热之意，读者不可草草，然得热与厥相应，尤无后患，若热气有余，病势虽退，必发痈脓，以厥阴主血，热与血久持不散，必致壅败也。

魏荔彤曰：厥阴病，以厥为重，而厥与发热二者，又必详辨其时之久暂，与气之盈绌，此乃病之进退大关，不容不明者。发热六日，反厥九日，再热三日，阴阳之数各均矣。夫阳入阴九日，阳出阴又九日，一出一入，即一屈一伸，一屈一伸，即一曲一直，木之本性也。在三阳之少阳，为往来寒热，属腑，故阳陷者浅，而往来之时暂，在三阴之厥阴，为出入厥热，属脏，故阳陷者深，而出入之时久，旦日夜半愈者，阴阳数九极，数极必变，夜半阳生，故愈也。肝为血脏，热溷其中，而发痈脓，此见厥阴以阳陷为病，以阳升为愈，而阳升必透表而散，方为全愈。若仍在厥阴，灼炙为患也，是升犹之乎未升也。凡仲景言日，皆约略之词，如此九日，亦未可拘，总以热与厥较其均平耳。如热七八日，厥七八日亦可，即热五六日，厥五六日亦可，不过较量其阴阳盛衰，非定谓必热九日，厥九日，方可验准也。原文言厥阴病，始发热六日，即知其邪自少阴传来，为热邪也，何也？少阴病，无发热，发热即为愈机，至传厥阴，必反发热，以少阴在三阴为阴经之里，故热不能发，厥阴在三阴虽为阴尽处，而与少阳相连表里，故热可得发也。

【纲】　仲景曰：伤寒脉结代，心动悸者，炙甘草汤主之。脉来缓，时一止，复来者，名曰结。脉来数，时一止，复来者，名曰促。阳盛则促，阴盛则结，此皆病脉。又脉来动而中止，更来小数，中有还者，反动，名曰结，阴也。脉来动而中止，因而复动者，名曰代，阴也。得此脉者，难治。脉瞥瞥如羹上肥者，阳气衰也，脉萦萦如蛛丝者，阴气衰也，浮而虚大者，阳已无根，沉而虚细者，阴已无根。其脉浮，而汗出如流珠者，卫气衰也，脉绵绵如泻漆之绝者，亡其血也。伤寒咳逆，上气，其脉散者，死，谓其形损故也。脉浮而洪，身汗如油，喘而不休，水浆不下，形体不仁，乍静乍乱，此为命绝也。

【目】　柯琴曰：首条，寒伤心主，心不主脉，失其常度，故结代也。结代皆阴脉，伤寒有此，所谓阳症见阴脉者死矣。二条，脉以五至为平，太过不及，是阴阳偏胜，失其常度也。偏胜之脉，更为邪阻，阳邪盛而数中见止，名曰促，有急趋急蹶之象。阴邪盛而缓中见止，名曰结，有绵绵泻漆之状。阳盛，可知为阴虚之病脉，阴盛，可知为阳虚之病状矣。三条，阴阳相搏而脉动，伤寒见此，是形冷恶寒，三焦皆伤矣。况有动中见止，更来小数，中有还者，反动，宛如雀啄之状，不以名促反从结名者，以其为心家真脏之阴脉也。更有动而中止，不能自还，因而复动，宛如虾游之状，不可名结，因得代名者，以乍疏乍数，为脾家将绝之阴脉也。五条，脉浮为阳盛，法当无汗，而反汗出如流珠，是阳虚不能卫外而为固，绝汗出矣。阴虚不能藏精而主血，绵绵其去如漆矣。六条，外寒伤形，内寒伤气，咳不止，气上升，脉散而不朝，心肺之气已绝矣。七条，脉浮而洪，不是死脉，而汗出如油，是心液尽脱，阳反独留之脉也。

吐　蛔

【纲】　仲景曰：厥阴之为病，消渴，气上撞心，心中疼热，饥而不欲食，食即吐蛔，下之，利不止。

【目】　朱肱曰：此是厥阴症，或病人有寒，复发其汗，胃中冷，及因发汗后身热，重发其汗，胃中虚冷，故吐蛔，先用理中丸，次乌梅丸。

龚信曰：伤寒有不必厥逆，但吐蛔者，虽有大热，忌下凉药，犯之必死，盖胃中有寒，则蛔不安其所而上膈，大凶之兆也，急用理中汤，加乌梅二个，川椒十粒，煎服，待蛔定，却以小柴胡汤退热。

李中梓曰：吐蛔而渴，理中汤加大黄入蜜利之。

陶华曰：吐蛔，若下之，利不止，用四逆汤。

张介宾曰：凡治伤寒，若见吐蛔者，虽有大热，忌用寒凉，盖胃中有寒，阳气弱极，则蛔逆而上，此大凶之兆也，急用炮姜理中汤，加乌梅二个，花椒一二十粒，盖蛔闻酸则静，见苦即安也。

柯琴曰：太阴厥阴，皆以里症为提纲。太阴主寒，厥阴主热，太阴为阴中至阴，厥阴为阴中之阳也，太阴腹满而吐，食不下，厥阴饥不欲食，食即吐蛔，同是不能食，而太阴则满，厥阴则饥，同是一吐，而太阴吐食，厥阴吐蛔，此又主脾主肝之别也。

【纲】　仲景曰：伤寒脉微而厥，至七八日，肤冷，其人躁无暂安时者，此为脏厥，非蛔厥也，蛔厥者，其人当吐蛔，今病者静而复时烦，此非脏寒，蛔上入其膈，故烦，须臾复止，得食而呕，又烦者，蛔闻食臭出，其人故吐蛔，吐蛔者，乌梅丸主之，又主久利。

【目】　戴原礼曰：胃中冷，必吐蛔，吐蛔，人皆知为阴也，然亦有阳症吐蛔者，盖胃中空虚，既无谷气，故蛔上而求食，至咽而吐，又看别症如何，不可专以胃冷为说，曾医一人，阳黄吐蛔，又大发斑，阳毒症口疮咽干，吐蛔，皆以冷剂取效，是亦有阳症矣。

王肯堂曰：蛔厥者，其人手足冷而吐蛔也。脏厥者死，阳气绝也。蛔厥虽厥而烦，吐蛔已则静，不若脏厥之躁无暂安时，病人脏寒胃虚，蛔动上膈，闻食臭则出，因而吐蛔。舌燥口干，常欲冷饮浸口，不欲咽，蛔上烦躁，昏乱欲死，两手脉沉迟，足冷至膝，甚者连蛔并屎俱出，大便秘而不行，此症虽险，都可救治也。

鳌按：戴氏阳症吐蛔之说，往往有之，医者不可不察，而动以桂、附、干姜等热剂与之也。

除　　中

【纲】　仲景曰：伤寒脉迟，六七日，而反与黄芩汤彻其热，脉迟为寒，今与黄芩汤复除其热，腹中应冷，当不能食，今反能食，此名除中，必死。

【目】　刘完素曰：除者，除去也，与除夕之除同义。夫脉迟为寒，胃中真阳已薄，不可更与凉药，盖胃暖乃能纳食，今胃冷而反能食，则是胃之真气发露无余，而胃阳亦必渐去而不能久存，故必死。腹中，即胃中也。

魏荔彤曰：此为阳虚阴寒家立法，见厥阴一症，原寒热杂合，其盈虚消息之机，全在临时斟酌，为阳气盛，热有余，则越之散之，甚且凉之下之，为阴气盛，热不足，则升之举之，甚且温之补之，俱难一以为治也。此固为厥阴传经之邪言之，而不止此也。伤寒中何经不然，杂病中何症不然，故此条俱未尝专指厥阴也，学者可不察乎。

【纲】　仲景曰：眼睛不慧，语言不出，而设食反多者，此为除中，口虽欲言，舌不能言。伤寒始发热六日，厥反九日而利，凡厥利者，当不能食，今反能食者，恐为除中，食以索饼，不发热者，知胃气尚在，必愈，恐暴热来出而复去也，后三日脉之，其热续在者，期之旦日夜半愈。

【目】　杨士瀛曰：除中者，脏寒应不能食，今反能食是也。有三症，悉属厥阴，其一由误服黄芩汤而致，期以必死。其一则热少厥多，胃气在者愈，暴来出而复者死，其热续在者生，此不因药故也。其一至眼不慧，舌不能言，则为坏症，必死。

气上撞心

【纲】　仲景曰：厥阴之为病，气上撞心，心中疼热，饥而不欲食，食即吐蛔，下之，利不止。

【目】　成无己曰：气上撞者，腹中气时时上撞也，此汗吐下后之疾，虽经下之，邪犹在表故也。痞病气上撞咽喉，亦由误汗吐下而生。

魏荔彤曰：此言厥阴病传经热邪为患，历举其症以验之，示误下之禁也。伤寒之邪，传入少阴，为里中之里，及自少阴传厥阴，又为三阴之极尽处矣。阴尽处受邪，亦无所复传，却由同表里之少阳为升降之出路，故在阳明有下法，在少阴亦有下法，今阴尽之极，则少阳固无下法，厥阴更无下法，下之为误可知矣。然邪在少阴，原分寒热，邪在厥阴，亦必分寒热，邪由传经入少阴者为热，及递传厥阴，不问而知为热矣，惟是厥阴病中，若直中寒邪，亦自少阴起，而入厥阴，是寒热皆由少阴而来，大足相混也。试先言传经自太阴而来为热邪者，能辨乎此？则由少阴直中而起之寒邪，自可徐考而识之。厥阴病，得于传经为热邪者，先验其症，首曰消渴，凡热必渴，然寒湿隔阻正气亦有渴，渴欲饮水，必不能多，未有渴而饮，饮而仍渴，随饮随消随渴者，故随饮随消随渴，则为传经之热邪，传入厥阴无疑也。少阴居下，厥阴居中，热渐传上，则上焦必受熏灼之害，为消渴，为气上撞心，为心中疼热，皆少阴之邪热，缘木而升者，竟入肝为病，木火交炽而诸症见矣。然又有饥不欲食，食则吐蛔之症者，何也？盖邪从少阴传来，本自三阳传入，病久胃虚，邪热乘之，蛔因胃气虚，则不能安伏于胃底之下，又热乘之，反浮游于胃口之上，于是胃虚而热，则多饥，蛔在胃口，故不欲食，食入而食在蛔上则相安，食入而蛔反在食上则必吐蛔，此又厥阴病中旁及之胃病也。医家或见热症，谓宜下，再见胃病，又谓宜下，漫为下之，大误矣。少阴之传厥阴，其势骎骎日上矣，治之如法，则邪可从少阳而散，亦如阳明传少阳，为邪出之门户也，反逆其势而下之，阴性本降，再经误下，利何能止乎？仲师于厥阴中，首揭不可下之禁，见厥阴病无论为寒为热，俱不可下也。

【纲】　仲景曰：病如桂枝症，头不痛，项不强，寸脉微浮，胸中痞硬，气上撞咽喉，不得息者，此为胸有寒也，当吐之，宜瓜蒂散。

【目】　寇宗奭曰：此盖未经汗吐下作膈实，故宜吐也。

王肯堂曰：气撞心疼者，厥阴本病也。如气上撞，不吐蛔者，为阳症。若撞咽不得息者，瓜蒂散吐之。往来寒热者，奔豚，阴拘挛者，阴阳易，卒口噤者，刚痉与汗吐下之后，各有症治方法，学者详之。

胸胁满痛

【纲】　仲景曰：伤寒热少厥微，指头寒，默默不欲食，烦躁，数日，小便利，色白者，此热除也，欲得食，其病为愈。若厥而呕，胸胁烦满者，其后必便血。

【目】　吴绶曰：治胁下痛，加枳壳、青皮、桔梗、芍药。胁下硬，加牡蛎粉。若憎寒拘急，往来寒热，而胸胁满者，加桂枝、白芍，俱小柴胡汤内加之。

李时珍曰：此宜小柴胡汤、抵当汤、黄芩芍药汤。

魏荔彤曰：此就邪热之微，阳气之出，易于升举而得愈者，明之也。若小便色不白，即热少厥微，然有烦躁病在，日久郁内，无所宣泄，遂致上冲下注，且下肝脏之血，示人不可轻忽其微热也，此条总是一串成文。

【纲】　仲景曰：妇人发热恶寒，经水适来，热除脉迟，身凉，胸满如结胸状，谵语者，刺期门。吐下后，脉微，心下痞，胁痛，气上冲咽，眩冒，脉动惕者，必成痿。下后，脉弦者，必两胁拘急。胁下素有痞，连在脐旁，痛引少腹，入阴筋者，名脏结，死。

【目】　王肯堂曰：左右者，阴阳之道路，胁之部也，宿痞在胁，则阴阳之道路不通，故邪不得传经而直入于脏，是以死。

【纲】 仲景曰：病人手足厥冷，脉乍紧者，邪结在胸中，心中满而烦，饥不能食者，病在胸中，当须吐之，宜瓜蒂散。

【目】 吴绶曰：胸满多用吐法，实者瓜蒂散，虚者人参芦，或以香苏散送下，以手探喉中吐之，亦可。伤寒三四日，已传少阳经，脉弦口苦，发热而胸满，小柴胡汤。胸中满闷者，加桔梗、枳壳各二钱以利之。胸胁满而烦者，加瓜蒌实三钱，黄连一钱半。《活人》治胸满，气痞不宽，只用桔梗、枳壳各二钱，生姜五片，名曰枳壳汤。凡心之上，胸之分，宜枳壳。心之下，胃之分，宜枳实。盖枳壳能泄至高之气，枳实泄至低之气，瓜蒌仁能泄肺，涤胸中痰垢之要药也，故胸满而烦必加之。一法，治痞气胸满，用小麦麸一二升，以生枳壳切半同炒令热，去枳壳，以帛包麸熨胸中，冷则易，则气易散而愈。

腹满痛

【纲】 仲景曰：下利清谷，不可发表，汗出必腹满。下利，腹胀满，身体疼痛者，先温其里，乃攻其表，温里宜四逆汤，攻表宜桂枝汤。伤寒哕而腹满，视其前后，何部不利，利之则愈。伤寒四五日，腹中痛，若转气下趣少腹者，此欲下利也。

【目】 成无己曰：哕而腹满，气上而不下也，视其前后部，有不利者，则利之以降其气。前部，小便也。后部，大便也。或用五苓散，或用小承气汤。

张云岐曰：伤寒邪在三阴内，不得交通，故为腹痛。手足之经，皆会于腹，如脉弦而腹痛，过在厥阴肝、太阴肺，刺太溪、太渊、太陵。脉沉而腹痛，过在太阴脾、少阴肾、手厥阴心包，刺太溪太陵。脉沉细而腹痛，过在太阴脾、少阴心，刺大白、神门、三阴交，此刺腹痛之法也。

魏荔彤曰：二条，乃言直中厥阴之寒邪，有急行温里之法，徐可升举其阳，由厥阴而少阳，以返于太阳之表也。下利，本症也。腹满痛，阴寒内结也。身体疼痛，寒邪拘急也。此必先使阳回于少阴，而后厥阴之侵及者可徐图之，且寒邪本自少阴发源，源头之阳水既温，则灌溉于肝木者皆春泉矣，是温肾即以温肝也，然不攻其表，则厥阴本经之阴寒留滞不散，于是用桂枝攻表也。首条，下利清谷，则里寒阳微可审，不先温里回阳，遽发其汗，邪即散，阳必亡，阳愈衰，阴愈盛，腹满犹小患也，必至厥冷不还，脉微至绝矣，岂非失于温里乎！三条，乃预防下利之因也，转气下趣，为寒为热，俱有此症。凡伤寒症中见此，则知其为欲自利，然在阳明胃邪，则为欲下行之机，在厥阴肝邪，则为欲下陷之候，邪欲其去，以下利而痊，正欲上升，以下利而危，必然之理也。

少腹满急

【纲】 仲景曰：尺寸脉微缓者，厥阴受病也，当六七日发，其症少腹烦满而囊缩。病者手足厥逆，言我不结胸，小腹满，按之痛者，此冷结在膀胱关元也。胁下素有痞，连在脐傍，痛引少腹，入阴筋者，名脏结，死。

【目】 王肯堂曰：少腹，下焦所治，当膀胱上口，主分别清浊，冷结在膀胱，或用真武汤。夫胸中满，心下满，皆气也。腹满者，多有燥屎也。少腹满者，有物聚也。盖身半以上，同天之阳，身半以下，同地之阴，清阳出上窍，浊阴出下窍，故在上满者，气也；在下满者，物也。物者，溺与血耳。邪结下焦，则津液不通，血气不行，或溺或血，留滞而腹胀也。若小便利者，蓄血之症，小便不利者，溺涩症也，俱是热病，惟冷结膀胱，少腹满一症，为寒病，有手足厥冷可辨。

【纲】　仲景曰：太阳病不解，热结膀胱，其人如狂，血自下，下者愈，其外不解者，尚未可攻，当先解外，外解已，但少腹急结者，乃可攻之，宜桃仁承气汤。

【目】　成无己曰：如狂者，热在下焦，必与血相搏，若不蓄，为热迫之，则血自下，下则热随血出而自愈，不下则血为热搏，蓄积于下，而少腹急结，乃可攻之，以下热散血。《内经》曰：从外之内而盛于内者，先治其外，后调其内，此之谓也。

囊　缩

【纲】　仲景曰：尺寸脉微缓者，厥阴受病也，当六七日发，其症少腹烦满而囊缩。

【目】　朱肱曰：厥阴病，其脉微浮为欲愈，不浮为未愈，宜小建中汤。脉微缓者，必囊不缩，外症必发热恶寒似疟，为欲愈，宜桂枝麻黄合半汤。尺寸俱沉短者，必囊缩，表气入腹，宜承气汤下之。大抵伤寒脏腑传变，阳经先受病，次传入阴经，以阳主生，阴主杀也。若六七日传厥阴，脉得微缓微浮，为脾胃脉也，故知土气不受克，邪无所容，荣卫将复，水升火降，则寒热作而大汗出矣。

王好古曰：厥阴病者，烦满囊缩，大小便不通，发热引饮腹满，尺寸脉俱微缓。烦者，火也。满者，木也。虽不吐蛔囊缩，但急者，亦木也。火木相合，四肢厥逆，而爪甲青，大小便不通，地道塞也。发热引饮，邪气在里，宜温之下之。有以上诸症，大小便俱通，地道不塞，不发渴引饮，邪不在里，则宜温之灸之，则里外相接，以复阳气，宜正阳散。

手足厥逆

【纲】　仲景曰：伤寒一二日，至四五日，厥者，必发热，前热者后必厥，厥深者热亦深，厥微者热亦微，厥应下之，而反发汗者，必口伤烂赤。脉滑而厥者，里有热也，白虎汤主之。

【目】　朱肱曰：手足逆冷，此名厥也。厥者，逆也，阴阳不相顺接，故手足逆冷也。阳气衰，阴气盛，阴胜于阳，故阳脉为之逆，不通于手足，所以逆冷也，伤寒热多厥少者，其病当愈，厥多热少者，其病为进，然有冷厥，有热厥，当仔细辨认。冷厥者，初得病日，便四肢逆冷，脉沉微而数，足多蜷卧而恶寒，或自引衣盖覆，不饮水，或下利清谷，或清便自调，或小便数，外症多惺惺而静，脉虽沉实，按之迟而弱者，知其冷厥也，四逆汤、理中汤、通脉四逆汤、当归四逆汤、当归四逆加吴萸生姜汤、白通加猪胆汁汤选用。热厥者，初病必身热头痛，外别有阳症，二三日至四五日，乃发厥兼热，厥至半日，却身热，盖热气深方发厥，须在二三日后也。若微厥即发热者，热厥故也。脉虽沉伏，按之而滑，为里有热，其人或畏热，或饮水，或扬手掷足，烦躁不得卧，大便秘，小便赤，外症多昏愦者，知其热厥也，白虎承气随症用之。本条云：厥应下之，以热厥当下，若反发汗，必口伤烂赤也。又有下症悉具而见四逆者，是失下后血气不通，四肢便厥，医人不识，疑是阴厥，反进热药，祸如反掌。大抵热厥，须脉沉伏而滑，头汗，手虽冷，爪甲时温，须承气下之，勿拘忌。诸手足逆冷，皆属厥阴，不可汗下，然有须汗须下者，谓虽逆冷，时有温时，手足掌心暖，非正厥逆也，当消息之。若寒热而厥，面色不泽，冒昧，两手忽无脉，或一手无脉者，必是有正汗也，多用绵衣包手足令暖，急用五味子汤，或兼与麻黄细辛甘草汤，服之晬时，必大汗解。或厥逆怔忡者，宜先治水，茯苓甘草汤，然后治厥，不然，水浸入胃，必下利。又有手足厥冷，脉乍结者，邪结在胸也。心下满而烦，饥不能食者，病在胸中，吐之，瓜蒂散，盖病在胸中，亦令人手足厥，但认脉乍结是也。脉阴虚则结，脉来缓，时一止，复来，曰结，主胸满烦躁。太阴少阴脉俱不至头，俱无头疼症，仲景只有厥阴一症，吴茱萸汤治干呕吐涎沫头疼而已。大抵属三阳者，头疼为多也。若非次头疼，胸中满，及发寒热，脉紧而不大者，即是膈上有痰，瓜蒂末一钱，水调下，吐涎立愈。重阳必阴，重阴必阳，寒暑之变也。假令手足逆冷，大便秘，小便赤，或大便黑，脉沉而滑，阳症似阴也，轻则白虎，重则承气。伤寒失下，血气不通，令四肢逆冷，此是伏热深，故厥亦深，急用大承气加分剂下之，汗出立瘥，仲景所谓厥宜下之者此也。热厥与阴厥，自不同。热厥者，微厥即发热，阴厥即不发热，四肢逆冷，恶寒脉细，大小便滑泄矣。

王好古曰：仲景言四逆与厥者非一，或曰四逆，或曰厥逆、厥冷、厥寒，或曰厥，或曰手足逆冷、手足厥逆、手足厥冷、手足厥逆冷，俱是言寒冷耳。故厥逆二字，每每互言，未尝分逆为不温，厥为冷也。既曰不温，则为冷矣，何异乎？然四肢与手足却有分，以四字加逆字上，是通指手足臂胫以上言也，以手足字加厥逆等字上，及无手足字，是独指手足言也，虽然，厥冷俱为寒冷，却有阴阳之殊，热极而厥逆，阳极似阴也，以四逆散寒药治之，寒极而厥逆，独阴无阳也，仲景虽无四逆汤热药治四逆之条，但四逆汤之名，由四肢之冷而立，今以四逆汤治手足厥冷，岂非逆厥之不异乎！成氏既谓四逆为热邪，至少阴病四逆条下，又谓四逆为寒甚，不自悖乎！是知四肢冷，犹厥之有寒有热，但四肢通冷，比之手足独冷则异耳。故仲景曰：少阴病吐利烦躁四逆者死。又曰：少阴病四逆恶寒而蜷，脉不至烦而躁者死。又曰：少阴病吐利手足厥冷烦躁欲死者，吴茱萸汤。此三条，二为死，一为可治，虽通由诸症兼见而然，然死者以逆言，可治者以厥冷言，可见四逆重于厥冷矣。成氏谓厥甚于逆，岂不谬耶！

王肯堂曰：凡言四逆，或言厥言逆者，皆为重症，皆言四肢耳。言指头寒，言手足厥与逆与冷者，皆为厥微。盖手之上为腕，腕上为臂，足之上为踝，踝上为胫也，其病之轻重浅深，皆寓于书法中，宜审。自热至温，自温至厥，乃传经之邪，四逆散主之。厥逆，大便秘，小便赤，或大便黑，脉沉而滑，此为阳症似阴，白虎汤，重者大承气，不可误也。

张介宾曰：厥有二症，曰阳厥、曰阴厥。阳厥者，热厥也，必其先自三阳传入阴分，故初起必头疼发热，自浅入深，然后及于三阴，变为四肢逆冷，或时乍温，其症必便结躁烦，谵语发渴，不恶寒，反恶热，脉沉有力，此以传经热邪所化，外虽手足厥冷，内则因于热邪，阳症发厥，故为阳厥，乃阳极似阴也，其症由邪热内结，或伏阳失下之所致也。凡厥微热亦微，宜四逆散之类。厥甚热亦甚，宜大承气之类。阴厥者，寒厥也，初无三阳传经实热等症，而真寒直入三阴，则畏寒厥冷，腹痛吐泻，战栗不渴，脉沉无力，此阴寒厥逆，独阴无阳也，故为阴厥，轻则理中汤，重则四逆汤，回阳汤主之。按：阳厥阴厥，其辨如此，此先哲之大法也。然愚则犹有辨，如厥阴一症，既无阳症阳脉，而病寒若此，明是阴症，今人但曰中寒者，即其病也。然犯此者无几，知此者无难，治宜温中，无待辨也，惟是阳厥则有不得不辨者矣。夫厥由三阳所传，为阳厥固矣，即以传经者言之，又岂尽无阴症乎！故凡病真阳不足者，即阳中之阴厥也。脉弱无神者，即阳中之阴厥也，攻伐清凉太过者，即阳中之阴厥也，四肢为诸阳之本，便非有热结烦渴胀实等症，而见厥逆者，皆由阳气不足也。

成无己曰：大抵厥逆为阴所主，寒者多矣。又曰：厥为阴之盛也。故凡属挟虚伤寒，则虽自阳经传入者，是亦阳中之阴厥也，阴中之阴者，宜温，阳中之阴者，果宜凉乎！勿谓其先有头疼发热，但自三阳传至者，便为阳厥，而寒因热用之，则为害不小矣。

柯琴曰：首条，明热厥之理，二条，明热厥之脉与方，脉滑以弱，是有胃气，缓而滑，名热中，与寒厥之脉微欲绝不同。

【纲】 仲景曰：伤寒病，厥五日，热亦五日，设六日当复厥，不厥者自愈，厥终不过五日，以热五日，故知自愈。

【目】 喻昌曰：厥终不过五日，即上句之注脚，见热与厥相应，阴阳一胜一复，恰恰相当，故可勿药自愈。

魏荔彤曰：此与上一二日至四五日条，乃申解厥阴病厥热互见，以明其阳陷入阴之深浅，均应理其热邪，毋伤阴分，不可误见阳陷为厥，即以为寒，亦不可见阳升发热，即为可汗，而妄治也。上条言一二日至四五日，夫久病非寒，故知其为传经之热，阳陷于阴而得厥也，厥者必发热，是因后之必发热，知为热厥而非寒厥也，前热者后必厥，正见传经热邪，入于厥阴，升降不能，故发为厥热互见之症也，厥深，为日多也，热入阴分之深也，故厥后必热，热亦因深而久也，厥微，为日少也，热入阴分微也，故厥后必热，热亦因浅而暂也，推之热后必厥者亦如之，总为阳陷之故也。阳气亦热邪，热邪即阳气也，然热微则陷者浅，可以升举，热深则陷者深，不可升举，乘其陷入之势，与以荡涤之施，是厥阴无下法，又未尝无下法也。喻氏用小承气，下热邪而净阴分也，然大柴胡尤为对症，不然，热入之深而反发汗，并失其升举之道矣。若妄施之，邪热愈炽，口伤烂赤，必矣。试就其厥与热互见之日明之，如本条厥五日，阳入也，热亦五日，阳出也，设六日当复厥，阳又入也，不厥，则阳不入而直出透表矣，所以知其能自愈。倘复厥，其日亦不过五，以前阳出之数计之，知阳入又必五日而出也，更推之，凡阳入几日，厥几日，必阳出几日，热几日也。均应理热邪，亦未能尽，如渐厥多热少，则又当理其寒邪，勿伤阳分矣，然厥多热少，渐致有厥无热，自各有专条也。

【纲】 仲景曰：伤寒热少厥微，指头寒，默默不欲食，烦躁，数日，小便利，色白者，此热除也，欲得食，其病为愈，若厥而呕，胸胁烦满者，其后必便血。

【目】 张云岐曰：热少厥微，即热微厥亦微之症也。但曰指头寒，不言手足逆冷，其为热亦有限矣。

【纲】 仲景曰：伤寒脉微而厥，至

七八日，肤冷，其人躁无暂安时者，此为脏厥，非蛔厥也，蛔厥者，其人当吐蛔，今病者静而复时烦者，此为脏寒，蛔上入其膈，故烦，须臾复止，得食而呕，又烦者，蛔闻食臭出，其人当自吐蛔，蛔厥者，乌梅丸主之，又主久利。

【目】　成无己曰：脏厥者死，阳气绝也。蛔厥虽厥而烦，吐蛔已则静，不若脏厥而躁无暂时安也。

【纲】　仲景曰：伤寒发热四日，厥反五日，复热四日，厥少热多，其病当愈，四日至七日，热不除者，必便脓血。伤寒厥四日，热反三日，复厥五日，其病为进，寒多热少，阳气退，故为进也。

【目】　喻昌曰：以阴阳进退之义互举，其旨跃然。

【纲】　仲景曰：伤寒先厥后发热而利者，必自止，见厥复利。伤寒先厥，后发热，下利必自止，而反汗出，咽中痛者，其喉为痹。发热无汗而利，必自止，若不止，必便脓血。便脓血者，其喉不痹。

【目】　魏荔彤曰：此与上发热四日厥反三日条，申明热厥互见，并详其传经之热邪，上冲下注不同，即此可知阳气升陷之几，而病势之进退决焉，盖传经之邪，其有深浅升降固已，然就深浅言，此热原为传经之邪，就升降言，此热又为正阳之气，非阳气升透，则热入既深，漫无出路，其患非上冲，即下注，岂能遽言愈哉！厥阴病，总宜升阳于阴分，散热于表分也。此与上条，又在厥阴中辨病势吉凶之大关键也乎。

【纲】　仲景曰：伤寒始发热六日，厥反九日而利，凡厥利者，当不能食，今反能食者，恐为除中，食以索饼，不发热者，知胃气尚在，必愈，恐暴热来出而复去也。后三日脉之，其热续在者，期之旦日夜半愈，所以然者，本发热六日，厥反九日，复发热三日，并前六日，亦为九日，与厥相应，故期之旦日夜半愈，后三日脉之，而脉数，其热不罢者，此为热气有余，必发痈脓也。

【目】　魏荔彤曰：凡仲景言日，如他条一二日四五日，及五日六日四日三日，与本条九日，皆设以为验之辞，俱不可拘。如算法设为问答，以明其数，使人得较量其亏盈也。

【纲】　仲景曰：伤寒六七日，大下后，寸脉沉而迟，手足厥逆，下部脉不至，咽喉不利，吐脓血，泄利不止者，为难治，麻黄升麻汤主之。

【目】　王好古曰：厥阴症，四肢厥冷，爪甲青，脉沉疾，按之有力者，为阳，则当下，宜大承气汤。如脉沉，按之无力者，为阴，则当温，宜四逆汤。

喻昌曰：寸脉沉而迟，明是阳去入阴之故，非阳气衰微可拟，故虽手足厥逆，下部脉不至，泄利不止，其不得为纯阴无阳可知，况咽喉不利，唾脓血，又阳邪搏阴，上逆之征验，所以仲景特于阴中提出其阳得汗出，而错杂之邪尽解也。

魏荔彤曰：寸，上焦之部位，阳分之脉也，而见沉迟，寒格于热，上热伏于寒下可知。手足厥冷，阳陷入阴，寒格热伏又可知。下部尺脉不至，平日之寒下肾虚又可知。是肾阳素弱，阳陷于阴，热格于寒之故，如绘目前，何可任阳澌灭乎？但阳毕竟在阴中，虽弱，未尝无也。热毕竟伏寒下，惟郁，故反能为害也。咽喉不利，唾脓血者，热邪不肯屈伏而上冲于肺为患也。泄利不止，热邪既不能上达，不得不随阴气，而为挟热之利也。既是热邪伏郁阴中，阳气必勃动于阴分，固极难为升举，不易致透表散邪，治之得愈矣。然非有阴无阳，厥去不还之死症也，仍当以破阴升阳为主治，用麻黄升麻汤，与乌梅丸同理，而各有义，乌梅丸意在缓以收功，治胃厥以安蛔，麻黄升麻汤意在急于奏捷，理肺热以发汗。

【纲】　仲景曰：手足厥寒，脉细欲绝者，当归四逆汤主之。若其人内有久寒者，宜当归四逆加吴茱萸生姜汤主之。

【目】　魏荔彤曰：厥寒脉细，似四逆症，然直中之厥阴，宜四逆，若传经之邪，先盛后衰，渐至不振，则此时之寒，固宜急理，而当日之热，尤宜回顾也。病在厥阴，一热一厥，互争日久，厥阴血脏，血未有不亏者，故厥阴病之末，不惟阳气衰而阴血亦亡，法当于救阳之中顾阴也。不然，阴亡而阳亦终归于亡，何救之有？所以主当归四逆，救阳兼补其血也。设或阴盛于阳，阳衰于阴，内有久寒则加姜萸，虽扶阳之力较多，而养阴之意不失，所以救肝血于热邪，既伤之后，扶阳气于厥多热少之时，此方内第一适用者也。

【纲】　仲景曰：下利后，脉绝，手足厥冷，晬时脉还，手足温者生，脉不还者死。

【目】　鳌按：晬时脉还，非无因而自还也，乃灸之而后还也。若不还，是无根之阳，随火势上升而脱也，亦有阴无阳之厥阴也，安望其生！

【纲】　仲景曰：发热而厥，七日，下利者，为难治。伤寒发热，下利，厥逆，躁不得卧者死。伤寒发热，下利至甚，厥不止者死。

【目】　戴原礼曰：阴阳之病，皆能发厥，故有阴厥阳厥，皆病之深者，而阳厥尤易误，必初得病头疼身热外，别有阳症，五六日方发厥，虽厥犹畏热，或饮水，或扬手掷足，烦躁不得卧，大便秘，小便赤，乃为阳厥也。近有阳病，自腰以上极热，两脚常冷，盖三阴脉不至头，故头不疼，三阳脉下不至足，故足冷也。

吴绶曰：有尸厥者，经言少阴脉不至，肾气微，奔气促迫，宗气反聚，血结心下，阳气退下，热归阴股，而为尸厥也，急刺期门、巨阙。

陈士铎曰：伤寒发热而能发厥，便有可生之机，以厥则邪能外出也，然厥可暂而不可久，况身热而下利至甚，如何可久厥而不止乎？宜为死症也，盖下寒上热，郁结于中，而阴阳之气，不能彼此相接也，必须和阴阳而通达上下，则死可变生。方用人参三两，白术五钱，附子二钱，甘草、苏子各一钱，自然厥利俱止，倘服后厥仍不止，真不可救。

附录：手心手背辨

李杲曰：内伤及劳役饮食不节病，手心热，手背不热。外伤风寒，则手背热，手心不热，以此辨之，皎然。

热利下重（附：下利）

【纲】　仲景曰：厥阴之为病，消渴，气上撞心，心中疼热，饥而不欲食，食即吐蛔，下之，利不止。

【目】　柯琴曰：太阴厥阴，皆以里症为提纲，太阴主开，本自利，而下之则开折，胸下结硬者，开折反阖也。厥阴主阖，气上逆，而下之则阖折，利不止者，阖折反开也。按两阴交尽，名曰厥阴，又名阴之绝阳，则厥阴为病，宜无病热矣。以厥阴脉络于少阳，厥阴热症皆相火化令耳。夫病发于阴而反下之，则气无止息，而利不止矣。

【纲】　仲景曰：下利，欲饮水者，以有热故也，白头翁汤主之。热利下重者，白头翁汤主之。

【目】　戴原礼曰：大抵阳热之利，

与阴寒之利不同，阳利粪色必焦黄热臭，出作声，脐下必热，得凉药则止。阴利必洞下清谷，粪色或白或淡黄，脐下多寒，宜温中止泻之剂。此阴利阳利，指阴阳二气而言，非阴阳二经也。缘阴中亦自有阳利，不可因下利便以为阴也。又有内不大满，犹生寒热，未可下而便下之，内虚热入，挟热自利，脐下必热，大便赤黄，及下肠间津液垢腻，名曰利肠，宜白头翁汤、黄芩汤。

【纲】　仲景曰：下利，脉沉弦者，下重也，脉大者，为未止，脉微弱数者，为欲自止，虽发热，不死。下利有微热而渴，脉弱者，令自愈，下利，脉数而渴者，令自愈，设不瘥，必圊脓血，以有热故也。下利脉数，有微热汗出，令自愈，设复紧，为未解。下利，寸脉反浮数，尺中自涩者，必圊脓血。

【目】　鳌按：此三条，详言热利之脉各有不同，由所发之脏腑阴阳不一也。首条，脉沉弦，沉为在里，弦属少阳，下重者，胆气不升，火邪下陷也。大脉属阳明，其未止者，阳明之阳邪太盛，故脉大而病进也。又脉之微弱者，为虚，利后而数，亦为虚，其欲止者，阴阳渐和也。二条，脉弱者，外之发热既微，则内之热势当自解，故现弱象也。诸条令自愈，言可不服白头翁汤而令其自愈也。脉数而渴，由于虚热，若不瘥而圊脓血，乃为真热也。汗出二字，为本条关键，盖热从汗解，热解则利因可愈也。三条，则阴出之阳，为欲愈之兆，故脉数而带浮，涩见尺中，在便血之后，亦顺脉也。

【纲】　仲景曰：伤寒六七日，不利，复发热而利，其人汗出不止者死，有阴无阳故也。发热而厥，七日，下利者，为难治。伤寒发热，下利至甚，厥不止者死。伤寒发热，下利厥逆，躁不得卧者死。

【目】　柯琴曰：首条，有阴无阳，指内而言，此为亡阳，与热利之发热不死，汗出自利者天渊矣。二条，发于阳者七日愈，今厥不止，而反下利，恐为除中，故难治，若烦躁而能食，尚为热厥利耳。三四条，厥利不止，脏腑气绝矣，躁不得卧，精神不治矣，微阳不久留，故死也。

【纲】　仲景曰：伤寒先厥，后发热而利者，必自止，见厥，复利，伤寒先厥，后发热下利，必自止，而反汗出，咽中痛者，其喉为痹，发热无汗而利，必自止，若不止，必便脓血，便脓血者，其喉不痹。

【目】　魏荔彤曰：厥阴传来之热邪，一日不升阳透表，必一日在内为患，非上冲而汗出喉痹，即下注而无汗便脓血，在阳升热出，见病尚如此，况热后复厥，厥后复热，热势愈深，其厥愈深，渐致阳微阴盛，厥多热少，愈难治矣。主治者，安可坐视其困殆，而不一升举其阳，宜导其热乎？传经之热邪，如本条之为害如此，而尚有言寒邪者，岂非盲目乎！

便　脓　血

【纲】　仲景曰：下利，有微热而渴，脉弱者，令自愈，下利，脉数而渴者，令自愈，设不瘥，必圊脓血，以有热故也，下利，脉数有微热，汗出，令自愈，设复紧，为未解。下利，寸脉反浮数，尺中自涩者，必圊脓血。

【目】　张从正曰：热邪之陷于阴中已深，因阴中有热，一时不能自止，故至便脓血也。脉反浮数，宜其阳出于阴而愈矣。止因尺中涩，故又至便脓血也。

柯琴曰：前条是未脓血，因不瘥而预料之辞，后条在脓血后，因寸浮尺涩而揣摹之辞。

【纲】　仲景曰：伤寒热少厥微，指头寒，默默不欲食，烦躁，数日，小便利，色白者，此热除也，欲得食，其病为愈，若厥而呕，胸胁烦满者，其后必便血。伤寒发热四日，厥反三日，复热四日，厥少热多，其病当愈，四日至七日，热不除者，必便脓血。伤寒厥四日，热反三日，复厥五日，其病为进，寒多热少，阳气退，故为进也。伤寒先厥，后发热而利者，必自止，见厥，复利，伤寒先厥，后发热，下利必自止，而反汗出，咽中痛者，其喉为痹，发热无汗而利，必自止，若不止，必便脓血，便脓血者，其喉不痹。

【目】　吴绶曰：凡下血便脓血，有阴阳冷热之不同，古人云：见血无寒。又言，血得热而行，此大概也。大抵属热者常八九，属寒者才一二，不可定为无寒也。《要略》曰：阳症内热，则下鲜血，阴症内寒，则下紫黑血如猪肝也。且夫阳症脉数而有力者，为实热，苦寒之药可用，数而无力者，为虚热，当甘温养血药中，少佐寒药可也。若阴症则脉迟而有力者，为有神，可治。无力者，难治也。凡下利脓血，身热脉大者为难治，身热脉小者为易治也。

王肯堂曰：便脓血，热病也，其在太阳阳明者无论已，若在少阴，下利便脓血，又有至四五日腹痛便脓血者，治以桃花汤。成氏释谓里寒非也。桃花汤虽用干姜，然分两最微，赤石脂、粳米居多，盖调正气，涩滑脱，佐用辛以散之之义。又八九日一身尽热，必便血，又少阴下利便脓血者，可刺，与此三条厥阴之便脓血，皆传经之热邪也，各随其轻重，或用微凉，或用疏导，无不愈者，误用辛热，罔或得痉，世因以为难疗之疾，殊不知仲景著便脓血，别无死候，学者宜究心焉。

卷　十　六

伤寒后证

阴阳易

【纲】　仲景曰：伤寒阴阳易之为病，其人身体重，少气，少腹里急，或引阴中拘挛，热上冲胸，头重不欲举，眼中生花，膝胫拘急者，烧裈散主之。

【目】　王好古曰：阴阳易病，当诊脉随症治之。若脉在厥阴，当归四逆送下本散。脉在少阴，通脉四逆汤送下本散。脉在太阴，四顺理中丸煎汤送下本散。所用之药，各随其经而效自速也。

张元素曰：假如妇人病新瘥，未平复，男子与交，因感外邪卒病，实非余邪相染，医见病速，谓之阴易，于法何以别乎？夫易症者，有本条所见之症存焉。其与外所感，岂相侔哉！设若风寒外伤，当有表症，安有少腹里急引阴中拘挛者乎？或又云：假如男子病新瘥，强合阴阳而自病，仍小腹里急引阴中拘挛，症同易病，求其理，何故不染易他人而自复，未审其症治，可同何法也？曰：病虽有复，理与易同，亦用烧裈散以安其气。夫易病之为易，阴阳感动余邪，而其人正气本虚，故能染着，不然，安得受其邪哉？今病自复，缘正气尚虚，而余邪因动，悉非外感，故与易同，亦与烧裈散以安正气，正气安，余邪自退矣。

赵嗣真曰：病伤寒人，热毒藏气血中者，渐从表里解散，惟热毒藏于精髓中者，无由发泄，故瘥后与不病之体交，男女相传，故名阴阳易，即交易之义也。服此散后，小便得利，阴头微肿，阴毒仍从阴窍出耳。

王肯堂曰：男病而女与交接相染，名阳易。女病而男与交接相染，名阴易。男相染，则阴肿入腹绞痛，女相染，则里急腰胯连腹内痛。

柯琴曰：此症无内外因，本非伤寒，而冠以伤寒者，原其因也。无恶寒发热之表症，无胃实自利之里症，因淫情不禁，阴邪得以投其隙，移祸于不病之人，顿令一身之精气形神，皆受欲火之为害，是不病于伤寒，而病于阴阳之易也。

瘥后劳复食复

【纲】　仲景曰：大病瘥后劳复者，枳实栀子豉汤主之，若有宿食者，加大黄如博棋子五六枚。

【目】　成无己曰：劳为劳动之劳，复为再发也，是伤寒瘥后，因劳动再发者也。伤寒新瘥后，血气未平，余热未尽，劳动其热，热还经络，遂复发也。此有二种，一因劳动外伤，一因饮食内伤。其劳动外伤者，非止强力摇体，持重远行，即如梳洗则动气，忧思悲虑则劳神，皆令复也，况其过用者乎？其饮食内伤者，为多食则遗，食肉则复也。《内经》曰：热病已愈而时有遗者，何也？以热盛而强食，病已衰而热有所藏，因其谷气留薄，两阳相合，故有所遗。经曰：病已瘥，尚微烦，损谷则愈。夫伤寒邪气之传，自表至里，有次第焉。发汗吐下，自轻至重，有等差焉。又其劳复则不然，见其邪气之复来也，必迎夺之，不待其传也，枳实栀豉则吐之，岂必虚烦懊侬之症，加大黄则下之，岂必谵语腹满之候！经曰：伤寒瘥后更发热，小柴胡汤，浮脉，以汗解之，脉沉实，以下解之，亦是便要折其邪也。盖伤寒之邪自外人，劳复之邪自内出，发汗吐下，随宜施用。劳复，食复，诸劳皆可治，及御内则死矣。若男女相易，为阴阳易，其不易而自病者，为女劳复，以其内损真气，外动热邪，正虚邪盛，故不可治也。

魏荔彤曰：此下申解伤寒病愈后，血气虚羸，余热未尽，饮食起居，俱宜节慎也。至房劳一事，更关性命，故不必列于此，其示禁更切矣。言大病瘥后者，凡病皆然，不但伤寒也。瘥后血气必虚，凡费心费力，过喜过怒，多言多动，皆可因劳而复病也。因劳而动其既虚之血气，虚劳而生其未尽之余热，热邪退而病瘥，热邪生而病复，可见伤寒传经之邪，连绵难尽如此，伤寒后血气之亏，因循难复如此，推之自凡病后皆然。

【纲】 仲景曰：伤寒瘥已后，更发热者，小柴胡汤主之。脉浮者，以汗解，脉沉者，以下解之。

【目】 许叔微曰：有人患伤寒，得汗数日，身热自汗，脉弦数，心不得宁，真劳复也。予诊之曰：劳心之所致，神之所舍，未复其初，而又劳伤其神，荣卫失度，当补其子，益其脾，解其劳，庶几得愈，授以补脾汤，佐以柴胡汤解之。或曰：虚则补其母，今补其子，何也？予曰：子不知虚劳之异乎？《难经》曰：虚则补其母，实则泻其子，此虚当补母，人所共知也。《千金》曰：心劳甚者，补脾气，脾旺则感之于心矣，方治其虚，则补其生我者，与《锦囊》所谓“本骸得气，遗体受荫”同义，方治其劳则补其助我者，与荀子言未有子富而父贫同义，此治虚与劳所以异也。

王好古曰：大抵劳者动也，动非一种，有气血内外之异焉。若劳乎气而无力与精神者，法宜微举之。若劳乎血与筋骨者，以四物之类补之。若在脾，内为中州，调中可已，此为有形病也。但见外症，则谓之复，非为劳也，如再感风寒是已。

吴绶曰：劳复病古人所谓如大水浸墙，水退则墙苏，不可犯之，但可安卧守静以养气，设或早起劳动，则血气沸腾而发热也。

喻昌曰：瘥已后更发热，乃余热在内，以热召热也，但热当辨其何在，不可泛为施治以虚其虚。如在半表半里，仍用小柴胡和解。在表仍用汗法，在里仍用下法，然汗下之法，即上条用枳实栀豉微汗，下用枳实栀豉加大黄微下也。

【纲】 仲景曰：大病瘥后，从腰以下有水气者，牡蛎泽泻散主之。

【目】 喻昌曰：腰下有水气者，水渍为肿也。《金匮》曰：腰以下肿，当利小便，此定法矣。乃大病后脾土告困，不能摄水，以致水气泛溢，用本汤峻攻，何反不顾其虚耶？正因水势未犯身半以上，急逐其水，所全甚大，设用轻剂，则阴水必袭人阳界，驱之无及矣。庸工遇大病后，悉用温补，自以为善，孰知其大谬哉！

【纲】 仲景曰：大病瘥后，喜唾，久不了了者，胃上有寒，当以丸药温之，宜理中丸。

【目】 喻昌曰：身中津液，因胃寒

凝结而成浊唾，久而不清，其人必瘦削索泽，故不用汤药荡涤，而用丸药缓图，理中丸，乃区分阴阳，温补脾胃之善药。

【纲】　仲景曰：伤寒解后，虚羸少气，气逆欲吐者，竹叶石膏汤主之。

【目】　喻昌曰：身中津液，为热邪所耗，余热不清，必致虚羸少气，难于康复，若更气逆欲吐，是余邪复挟津液滋扰，故用本汤以益虚清热散逆也。

【纲】　仲景曰：病人脉已解，而日暮微烦，以病新瘥，人强与谷，脾胃气尚弱，不能消谷，故令微烦，损谷则愈。

【目】　朱肱曰：大抵新病瘥，多因伤食，便作痞，干噫食臭，腹中雷鸣，下利等症，可与生姜泻心汤。

陈士铎曰：伤寒火退邪散，胃气初转，最忌急与之食，一得食而胃气转闭，不可复开，此时即以药下之，则胃气大伤，而火邪复聚，反成不可解之症，不若禁不与食，则中州之地，自然转输，渐渐关开搬运，不至阻隔，方用茯苓、陈皮、山栀各一钱，白芍三钱，陈曲、枳壳、厚朴、甘草各五分，麦芽二钱。此方似平平无奇，却调理自然无事，然必待其饥饿之时，方可与服，饱时服之，徒滋满闷。伤寒愈后，邪已退，正自虚，理宜补正，但脾胃弱，多食补剂，恐不能受，法当用补胃药少，补脾药多，尤不宜补脾药多，而补肾药少，盖肾能生土，土自能生金，金旺则木有所畏，不至来克脾土，然则补肾正所以补脾也，方用熟地一两，麦冬、白芍、白术、苡仁各三钱，五味子五分，肉桂三分，白芥子一钱，此方专补脾肾二经，不必通补各脏，而各脏无不补也。

庞安常曰：凡新瘥，只宜先进白稀粥，次进浓者，又次进糜粥，亦须少少与之，不得过吃肉食。凡男子大病后，早犯女色而为病者，名女劳复，其候头重不举，目中生花，腰背疼痛，或小腹里急绞痛，或憎寒发热，或时阴火上冲，头面烘热，心胸烦闷，《活人》以豭鼠屎汤主之，有热者，竹皮汤，《千金》以赤衣散主之。虚弱者，人参三白汤调下赤衣散；若少腹急痛，脉沉逆冷者，当归四逆汤，加附子、吴萸，送下赤衣散，仍以吴茱一升，酒拌炒，熨少腹。凡卵缩入腹，离经脉见，死不可救。

李梴曰：复者，其病如初也。新瘥津液未复，血气尚虚，或梳洗言动太早，或思维太过，则成劳复，盖劳则生热，热气乘虚，还入经络，未免再复，宜小柴胡汤、麦门冬汤和之。食复者，新瘥后胃气尚弱，若恣食饮，不能克化，依前发热，若用补药，则胃热益增，治须清热消食，轻者腹中微满，损谷自愈，重者必须吐下，宜栀豉枳大黄汤。胸痞者，生姜泻心汤。饮酒复病者，黄连解毒汤。凡复症，先病七日出汗而解，今复举，亦必七日而解，先病十四日出汗而解，今复举，亦必十四日而解，虽三四次复举，亦必三四次发汗而解，但劳复经久不愈，恐成痨瘵。

诸寒热症

【纲】　仲景曰：病人身大热，反欲近衣者，热在皮肤，寒在骨髓也。病人身大寒，反不欲近衣者，寒在皮肤，热在骨髓也。

【目】　朱肱曰：身大热，反欲近衣，此名表热里寒。身大寒，反不欲近衣，此名表寒里热，仲景皆无治法。其热在皮肤，寒在骨髓者，先与阳旦汤。寒已，次以小柴胡加桂以和其表。其寒在皮肤，热在骨髓者，宜先与人参白虎汤热除，次以桂枝麻黄各半汤以解其外。大抵病有标本，治有先后，表热里寒者，脉须沉而迟，手或微厥，下利清谷，所以阴症亦有发热者，四逆汤、通脉四逆汤主之。表寒里热者，脉必滑而数，口燥舌干，所以少阴恶寒而蜷，时时自烦，不欲厚衣，大柴胡下之而愈，此皆仲景之余议。

柯琴曰：此属内因，不是外感，亦不关七情，病在形躯，不涉脏腑，亦不犯经络，故无六经脉症可凭，非天时寒热所可拘也。是病只在骨髓，不在皮肤，皮肤之寒热，指天时，不指病，骨髓之寒热，是渐积之伏邪，故虽逢天令大寒大热之正气，亦不能除，时大热而反欲复衣，时大寒而反欲裸身，病在骨髓，与病在营卫者不同，法当以六味八味二丸，补肾中之真阴真阳，而骨髓之蓄热痼寒自愈。

【纲】 仲景曰：问曰：病有洒淅恶寒而复发热者何？答曰：阴脉不足，阳往从之，阳脉不足，阴往乘之。曰：何谓阳不足？答曰：假令寸口脉微，名曰阳不足，阴气上入阳中，则洒淅恶寒也。曰：何谓阴不足？答曰：尺脉弱，名曰阴不足，阳气下陷入阴中，则发热也。

【目】 柯琴曰：前条病在骨髓，故着而不移，此病在经络，故寒热反覆，却与外感之往来寒热，疟疾之鼓寒战栗又不同，寸者阳所治，寸微为无阳，是阳脉不足，故阴寒得上乘阳位，而洒淅恶寒也，尺者阴所治，尺弱而血虚，是阴脉不足，故上焦虚阳得以下陷阴部而发热也。夫阴阳互根，又以阳为主，治之者，当以扶阳为急，此补中益气之方，为功最巨也。

【纲】 仲景曰：病人脉微而涩者，此为医所病也。夫发其汗，又数大下之，其人亡血，病当恶寒，后乃发热，无休止时，夏月盛热，欲着复衣，冬月盛寒，欲裸其身，所以然者，阳微则恶寒，阴弱则发热，此医发其汗，使阳气微，又大下之，令阴气弱，五月之时，阳气在表，胃中虚冷，以阳气内微，不能胜冷，故欲着复衣。十一月之时，阳气在里，胃中烦热，以阴气内弱，不能胜热，故欲裸其身，又阴脉迟涩，故知亡血也。

【目】 柯琴曰：先寒后热，阳微阴弱，具症与上文同，前条病因在血脉虚，此条病因在妄汗下，以致亡血而脉微涩也。

瘥后诸病

【纲】 仲景曰：大病瘥后，从腰以下有水气者，牡蛎泽泻汤主之。大病瘥后，喜唾，久不了了者，胃上有寒，当以丸药温之，宜理中丸。伤寒解后，虚羸少气，气逆欲吐者，竹叶石膏汤主之。病人脉已解，而日暮微烦，以病新瘥，人强与谷，脾胃气弱，不能消谷，故令微烦，损谷则愈。

【目】 成无已曰：瘥后脾胃虚，不能制约肾水，归于隧道，故水溢下焦，腰以下为肿也。

王肯堂曰：《千金方》瘥后口干喜唾或咽痛，用大枣十枚，乌梅三个，共捣，蜜丸，枣核大，含口中，徐徐咽下；或咽痛不愈者，以山豆根凉水浸含。

庞安常曰：解后津液不足而虚羸，余热未尽，热则伤气，故少气而气逆，与竹叶石膏，所以散热调胃也。阳明旺于申酉戌，宿食在胃，故日暮微烦，当小下之，以消宿谷，只用栀豉汤；痞硬，加枳实。

鳌按：以上水气、喜唾、欲吐、微烦四症，皆仲景书所载，但瘥后病正多，如王氏肯堂补遗十四症，皆瘥后所常患者，今特采之，条附于后，并录陶节庵瘥后症二条。

附：王肯堂补遗瘥后十四症

一惊悸 伤寒后虚羸，心气乏，力弱，惊悸，多忘，茯神散。伤寒后伏热在心，心虚惊悸，龙齿丸。瘥后心胆虚怯，触事易惊，梦寐不安，气郁生涎，涎与气搏，变生诸症，或短气困乏，或自汗盗汗，四肢浮肿，饮食无味，心虚烦闷，坐卧不安，加味温胆汤。

一烦热　瘥后夹劳者，心烦热，背膊疼痛，手足无力，不能饮食，柴胡汤。

一虚汗　瘥后虚羸，盗汗不止，四肢无力，向晚憎寒，鳖甲散。瘥后虚羸，日夜汗出不止，心躁口干，咽喉不利者，黄雄鸡汤。

一喘嗽　瘥后肺痿劳嗽，唾脓血腥臭，连连不止，渐将羸瘦，紫菀散。

一梦泄　瘥后虚损，心多怔悸，夜梦泄精，牡蛎散。伤寒夜梦，精泄不禁，身体枯燥，瘦脊骨立者，羚羊角散。

一失音　伤寒失音不语，二沥汤。

一呕哕　瘥后虚羸少力，呕哕气逆，人参汤。

一下利　瘥后脓血痢，下部疼痛，诃黎勒饮。伤寒热病，热毒下利脓血，黄连丸。大小便自利，腹中痛者，燥肠丸。

一腰痛　伤寒汗吐下后，体虚，元脏积冷，气刺腰痛，难于转动，杜仲酒，外贴蚕蛾膏。

一不眠　瘥后虚烦不眠，栀子乌梅汤。

一遗毒　瘥后汗出不彻，邪热结耳后一寸二三分，或耳下俱肿硬者，名曰发颐，此为遗热成毒之所致也，宜速消散之。若缓则成脓为害，初起，宜连翘败毒散；外敷，消毒救苦散；已破，内托消毒散，未破亦可服。

一昏冒　伤寒汗出愈后，渐觉昏昏不省，如鬼祟之状，或错语呻吟者，此因汗出未尽，邪热伏于心包所致，《活人》用知母麻黄汤以汗之，但虑病后血气空虚，岂可发汗。若脉弱人，宜十味温胆汤加黄连主之。若有寒热潮热，日晡发热者，小柴胡汤随症增损治之。

一发豌豆疮　《千金方》治豌豆疮，只以酒炒黄连一味，水煎服，外以赤小豆末，加青黛，用鸡子清和涂，神效。

一瘥后虚弱治例　伤寒新瘥后虚弱，盗汗不止，当归六黄汤。阳虚无热，恶寒，盗汗无力，下虚者，加味黄芪建中汤。瘥后阴虚，精血不足，四肢少力，心神不宁，夜梦遗泄，或虚热盗汗，饮食少进，不为肌肉，身体羸弱，面色青黄无血色，滋阴补肾丸，或加味补阴丸，亦可。瘥后心神不安，夜卧不宁，或多梦不眠，朱砂安神丸。瘥后胃弱食少，加味枳术丸。瘥后脾胃虚弱，不思饮食，养脾汤，纵食不能消化者，健脾散，或六君子汤亦可。

又附：陶节庵书所载瘥后症二条

一瘥后昏沉　伤寒后无寒热杂症，但渐变神昏不语，或睡中独语一二句，目赤唇焦舌干，不饮水，将稀粥与之则咽，不与则不思，心下无痞，心中不满，大小便如常，形貌如醉人，此热传手少阴心经也，心火熏肺，所以神昏，名曰越经症，宜陶氏导赤各半汤。胃口有热，虚烦有热者，竹叶石膏汤加生姜。

一余热不退　伤寒余热不退，通用小柴胡调之。尿赤涩者，柴苓汤。刘河间云：伤寒后虚热不已，白虎加苍术、人参，一服如神，汗止身凉，此通神之法也。如此则汗下后热不退，不问有汗无汗，俱宜白虎加苍术、人参解之，最妙。伤寒后六经余热不退，宜加减凉膈散。余热盛，或发狂言，辰砂益元散。发热后，热不解，脉尚浮者，苍术白虎汤。

妇人伤寒

【纲】　仲景曰：妇人中风，发热恶寒，经水适来，得之七八日，热深而脉迟，身凉，胸胁下满，如结胸状，谵语者，此为热入血室也，当刺期门，随其实而泻之。

【目】 许叔微曰：一妇人患热入血室，医者不识，用补血调气药，延养数日，遂成血结胸，或劝用前药，予曰：小柴胡已迟，不可行也，无已，则有一焉，刺期门穴，果愈。或问，热入血室何为而成血结胸也？曰：邪气传入经络，与正气相搏，上下流行，或遇经水适来适断，邪气乘虚而入血室，血为邪逼，上入肝经，肝受邪则谵语而见鬼，复入膻中，则血结于胸也。何则？妇人平居，水当养木，血当养肝，方未受孕，则下行以为经水，既妊，则中蓄以养胎，既产，上壅以为乳，皆此血也，今肝气蓄血，并归肝经，聚于膻中，结于乳下，故手触之则痛，非汤剂可及，故当刺期门也。

【纲】 仲景曰：妇人伤寒发热，经水适来，昼日明了，暮则谵语，如见鬼状，此为热入血室，无犯胃气，及上中二焦，必自愈。

【目】 成无己曰：此则不须治而自愈者，盖经水适来，以里无留邪，但不妄犯，热随血散，故自愈。经曰：血自下，下者愈，故只须无犯胃气及上中焦也。所谓妄犯者，盖恐以谵语为阳明内实，攻之，犯其胃气也，此无胸胁之邪，刺期门，恐犯其中焦也，此无血结，与小柴胡，恐犯其上焦也，小柴胡解散，则动卫气，卫出上焦，动卫气是犯上焦也，刺期门，则动荣气，荣出中焦，动荣气是犯中焦也。

楼英曰：一妇人温病已十二日，诊其脉六七至而涩，寸稍大，尺稍小，发寒热，颊赤口干，不了了，耳聋，病数日，经水乃行，此属少阳热入血室也。若治不对病，则必死，乃按其症，与小柴胡服之，二日，又与此汤加桂、干姜，寒热遂止。又云：我脐下急痛，又与抵当丸微利，脐下痛痊，身渐凉，脉渐匀，尚不了了，仍与小柴胡。次日又云：我但胸中热燥，口鼻干，又少与调胃承气汤，不得利，次日，又与大陷胸丸半服，利三行，次日，虚烦不乐，亦有所见，时复狂言，虽知其尚有燥屎，以极虚不敢攻，遂与竹叶汤去其烦热，其夜大便通，下燥屎数枚，而狂言虚烦尽解，但咳唾，此肺虚也，恐乘虚而成肺痿，遂与小柴胡，去人参、姜、枣，加干姜、五味而愈。以上皆用仲景方。

柯琴曰：前言中风，此言伤寒，见妇人伤寒中风，皆有热入血室症也。

【纲】 仲景曰：妇人中风，七八日，续得寒热，发作有时，经水适断者，此为热入血室，其血必结，故使如疟状，发作有时，小柴胡汤主之。

【目】 成无己曰：此须治而愈者也。夫谵语为病邪之甚者，何不须治而愈耶？且胸胁满如结胸状，谵语，是邪气留结于胸胁而不去者，故必刺期门，随其实而泻也。寒热如疟，是邪留于内，故血结不行，故须散之也。

张云岐曰：妇人伤寒中风，自汗头痛，项背强，发热恶寒，脉浮而缓，恐热入血室，故倍加芍药，宜桂枝加芍药汤。妇人伤寒，脉浮而紧，头痛身热，恶寒无汗，发汗，恐热入血室，宜麻黄加生地黄汤。妇人伤寒身热，脉长而弦，属阳明少阳往来寒热，夜躁昼宁，如见鬼状，经水适断，热入血室，不实满者，小柴胡加牡丹皮汤，大实满者，桃仁承气汤。妇人伤寒，头痛脉浮，医反下之，邪气乘虚而传于里，经水闭不行，心下结硬，口燥舌干，寒热往来，狂言如见鬼状，脉沉而数者，当下之，宜小柴胡加芒硝大黄汤。

楼英曰：妇人伤寒，经水适来初断，寒热如疟，狂言见鬼，干姜柴胡汤。

庞安常曰：妇人室女，伤寒发热，经水适来适断，昼日明了，夜则谵语，如见鬼状，宜小柴胡加生地黄汤，亦治产后恶露方来，忽间断欲死。妇人伤寒表虚自汗，身凉，四肢拘急，脉沉而迟，太阳标病，少阳本病，经水适断，宜桂枝加附子红花汤。

附录：妊娠伤寒治法

朱肱曰：妊娠伤寒，安胎，宜阿胶散、白术散。妊娠伤寒，憎寒发热，当发其汗，宜葱白汤。妊娠伤寒，头痛，憎寒壮热，身痛项强，宜芎苏散。妊娠伤寒，头疼发热，遍身疼痛，宜紫苏散，亦治胎气不和，凑上心腹，胀满疼痛，谓之子悬，能安活胎，亦下损胎。

王好古曰：若妊娠伤寒中风，表虚自汗，头疼项强，身热恶寒，脉浮而弱，太阳经病，宜表虚六合汤。若妊娠伤寒，头痛身热，无汗，脉紧，太阳经病，宜表实六合汤。若妊娠伤寒中风温之气，肢节烦疼，脉浮而热，头痛者，太阳标病也，宜风温六合汤。若妊娠伤寒下后，过经不愈，温毒发斑如锦纹，宜升麻六合汤。若妊娠伤寒，胸胁满痛而脉弦，少阴症，宜柴胡六合汤。若妊娠伤寒，大便硬，小便赤，气满而脉沉数，太阳阳明本病也，急下之，宜大黄六合汤。若妊娠伤寒，汗下后，咳嗽不止，宜人参六合汤。若妊娠伤寒后，虚痞胀满者，阳明本虚也，宜厚朴六合汤。若妊娠伤寒汗下后，不得眠，宜栀子六合汤。若妊娠伤寒，蒸蒸而烦，脉长而大，宜石膏六合汤。若妊娠伤寒，小便不利，太阳本病也，宜茯苓六合汤。若妊娠伤寒，太阳本病，小便赤如血者，宜琥珀六合汤。若妊娠伤寒，汗下后，血漏不止，胎气损动者，宜胶艾六合汤。若妊娠伤寒，四肢拘急，身凉，微汗，腹中痛，脉沉而迟，少阴病也，宜附子六合汤。若妊娠伤寒，蓄血症，不宜用坠胎药下之，宜四物大黄汤下之。若妇人妊娠或蓄血，抵当桃仁勿妄施，要教子母俱无损，大黄四物对分之，此乃歌诀也。

楼英曰：妇人有孕伤寒，脉浮头重，腹中切痛，宜桂枝芍药当归汤。妊娠伤寒，自利，腹中痛，饮食不下，脉沉者，太阴经病也，宜芍药汤。妇人有孕，发斑变黑色，宜栀子大青汤。

吴绶曰：孕妇伤寒，六经治例皆同，但要安胎为主。凡药中有犯胎者，切不可用，如藿香正气散、十味芎苏散、小柴胡汤之类，有半夏能犯胎，如用，须去之。若痰多呕逆，必欲用之，半夏曲则可。凡川乌、附子、天雄、肉桂、干姜、大黄、芒硝、芫花、甘遂、大戟、蜀漆、虻虫、水蛭、桃仁、丹皮、干漆、赭石、瞿麦、牛膝等类，皆动胎药，必不可犯。大抵妊娠伤寒，合用汤剂，必加黄芩、白术二味，能安胎也。或以二味为末，白汤调下二三钱亦可。如孕妇素弱，加四物汤佐之，且如用小柴胡，去半夏，加白术、合四物汤，可以保胎除热，其效如神，余皆仿此。

附录：妇人伤寒妊娠服药例

王好古曰：发热恶寒，不离桂枝、芍药。往来寒热，不离柴胡、前胡。大渴引饮，不离知母、石膏、麦冬、五味。大便泄利，不离干姜、白术。大便燥结，不离大黄、黄芩。月经适来适断，不离小柴胡。胎动不安，不离人参、阿胶、黄芩、白术。要汗，不离姜、豉、旋覆。头痛，不离山栀、石膏、前胡。伤暑头痛，不离柴胡、甘草、石膏。满闷，不离枳实、陈皮。胎气不安，不离黄芩、麦冬、人参。斑色发黑，不离黄芩、山栀、升麻。

附录：产后伤寒治法

朱震亨曰：产后发热恶寒，皆属血气虚，左手脉不足，补血，右手脉不足，补气。凡恶寒发热，又腹痛，当去恶血，恶寒发热，乳汁不通及膨者，无子当消，用麦芽二两，炒研作四服，白汤下。有子当下，用木通、通草、猪蹄汁，煎服。产后才身热，不可发表，并一切苦寒药。大凡产后，头痛身疼，不可便作感冒治之，此等多是血虚，或败血作梗，宜以平和之剂与服，必效，如玉露散，或四物汤加北柴胡等分，若便以小柴胡及竹叶石膏汤之类，竟不救者多矣。

吴绶曰：新产后患伤寒，不可轻易发汗，盖有产时伤力发热，去血过多发热，恶露不去发热，三日蒸乳发热，或有早起劳动，饮食停滞，一皆发热，状似伤寒，要在仔细详辨，不可便发汗。大抵产后，大血空虚，若汗之，则变筋惕肉瞤，或冒郁昏迷而不省，或风搐搦而不定，或大便秘涩而难去，其害非轻，切宜精审。凡有发热，且与四物汤，以芎、归为君，炒白芍、熟地佐之，如发热，加软苗柴胡、人参、干姜，最效。盖干姜能引血药入血分，气药入气分，且能去恶养新，有阳生阴长之道，予尝用之取效，如有恶露未尽者，益母丸、黑神散，必兼用之。若胃虚食少，必加白术、茯苓。有痰呕逆，必加半夏、陈皮。其余六经，各条治例皆同，但药中必加四物汤为主，乃养血务本之要。产后中风，数十日不解，头微痛，恶寒，时时有热，心下闷，干呕，汗出，虽多阳旦症，或可治，与阳旦汤。产后中风，发热面赤，喘而头痛，竹叶汤。

鳌按：产后气血大亏，若恶寒发热，固当以四物汤为主，即用表药，只可荆芥、苏叶、桔梗、甘菊轻清之品，然犹当少用，即用凉药，亦不过丹皮、石斛之类，亦须少用，余以此意治产妇，无一失者。尝见俗工，用大散大凉之剂，往往几日即毙，反此便用大热大补，加麦、桂、姜、附，亦多致死，呜呼！可谓不知高下者矣。

伤寒所属诸病

百　合　病

鳌按：《伤寒杂病论》十六卷，仲景原书，六经伤寒为《伤寒论》，杂病为《金匮要略》，乃王叔和编次之书，非仲景书也。伤寒症中，有百合病、狐惑病、阳毒阴毒二病，皆伤寒之属，患之者正多，六经《伤寒论》中，俱未之及，若以叔和编次之书，为仲景原本，岂有伤寒所属之病！而《伤寒论》中竟不之及，反详其症治于《金匮》者乎？虽然，百合、狐惑、阴毒阳毒，既为伤寒症中之病，则《伤寒论》中，断不可缺，欲补其缺，则惟仍采《金匮》篇中之论而已，何也？《金匮》等篇，本即仲景《伤寒杂病论》十六卷中之语，非别论也，以仲景书补仲景论中之缺，今虽有假借，在当日实非假借也，故此四症，即录《金匮》中语以为纲云。

【纲】　仲景《金匮》曰：论曰：百合病者，百脉一宗，悉致其病也，意欲食，复不能食，尝默默欲卧，不能卧，欲行不能行，饮食或有美时，或有不欲闻食臭时，如寒无寒，如热无热，口苦，小便赤，诸药不能治，得药则剧吐利，如有神灵者，身形如和，其脉微数，每溺时头痛者，六十日乃愈。若病时头不痛，淅淅然者，四十日愈。若溺时快然，但头眩者，二十日愈。其症或未病而预见，或病四五日而出，或病二十日，或一月后见者，各随症治之。

【目】　徐彬曰：此言伤寒之人，都有正气不能御邪，致浸淫经脉，现症杂乱，不能复分经络，曰百合病，谓周身百脉皆病，然皆有所宗而主之，以致各病，而名不能专持其病者，但觉行住坐卧饮食皆妨，而寒热口苦便赤吐利，且得药则剧，身形反如和，毫无可捉摸，而寒热口苦，似属少阳，小便赤，似属太阳，吐利，似属三焦腑病，未深入脏，故恐邪久留连阳经，搏结于脑，则猝难脱身，而非不治之病，但于溺时而头痛者，知其病深，头不痛而淅淅然，则病稍浅，快然而头眩，则邪更浅，故愈日以渐而速。乃《千金》曰：其状恶寒而呕者，病在上焦，二十三日当愈，其状腹满微喘，大便坚，三四日一大便，时复小溏者，病在中焦，六十三日当愈，其状小便淋沥而难者，病在下焦，三十三日当愈，则知此病有搏邪在内而微有三焦之分者，其治法又当分三焦而和之。

【纲】　仲景《金匮》曰：百合病，发汗后者，百合知母汤主之。百合病，下之后者，滑石代赭汤主之。百合病，吐之后者，百合鸡子汤主之。百合病，不经吐下发汗，病形如初者，百合地黄汤主之。

【目】　徐彬曰：十二经络，皆朝宗于肺，而气口成寸，乃仲景注百合病云，百脉一宗，悉致其病，岂不谓百脉之病，无可名状，一宗于肺而为病乎？百合者，补肺药也，用以主治百合病，则仲景因肺为治之意晓然，然不明言肺，何也？盖百合病，乃伤寒余邪，留连阳经，而浸淫于各腑之阴，无正气以统之，各自为病，互相牵引，若出一宗，而现症无一是肺，则知病虽不在肺，而肺之治节实不行矣。故以百合辅肺之正气以合于他脏而理其滞者为主。其在汗后者，汗过伤阳，阳虚热郁，不可攻补，故用百合同知母以养阴，泉水以清热，而阳邪自化。其在下后者，下多伤阴，虚邪在阴，阴虚火逆，攻补无益，故以百合同滑石、代赭以通阳气，而阴气自调。其在吐后者，吐伤元气，而阴精不上奉，故用百合同鸡子以滋元阴，以行肺气，则气血调而阴阳自平。若不经吐下发汗，则无伤阴伤阳之可虑，但病形如初者，即《伤寒论》所谓太阳病是也。如初不解，是阳经之困极，而阴气亦耗竭矣。心为五脏主，故以生地之凉血补心者，同百合、泉水，养阴以化其阳经之久邪。

【纲】　仲景《金匮》曰：百合病，一月不愈，变成渴者，百合洗方主之。百合病，渴不瘥者，瓜蒌牡蛎散主之。

【目】　徐彬曰：有阳渴，有阴渴，百合病所变，其为阴虚火炽无疑矣，至渴不瘥，虽以百合汤洗无益矣。明乎阳亢而阴气未复也，故用本汤从其内治。

【纲】　仲景《金匮》曰：百合病，变发热者，百合滑石散主之。

【目】　李梴曰：百合病者，百脉合病也，治以百合为主者，以其能合百脉也。

楼英曰：大病后未平复，失于调理，余症在阳，医反下之，余症在阴，医反汗之，以此百脉一空，举皆受病，所谓无复经络传次也。

鳌按：仲景谓发于阳者，其人振寒发热，则百合病而变发热，由内热太甚，淫于肌肤，而阳分亦热也。

【纲】　仲景《金匮》曰：百合病，见于阴者，以阳法治之，见于阳者，以阴法救之，见阳攻阴，复发其汗，此为逆，见阴攻阳，乃复下之，此亦为逆。

【目】　徐彬曰：阳法阴法，即和阴和阳之法也。以此相救，即和其未病意，《内经》所谓用阳和阴，用阴和阳也，故诸治法，皆以百合补肺而使流气于腑，所谓气得于权衡，权衡以平也。皆以泉水清邪热，而使受成于肺金，所谓炎蒸得清肃，而万物咸平也。但病见阳，加一二味以和阴，病见阴，加一二味以和阳耳。

鳌按：阳法救者，使阳得其平，阴邪欲传之而不受，即阴邪亦渐消也。阴法救者，使阴得其平，阳邪欲传之而不受，即阳邪亦渐消也。救与攻相反，汗下即所谓攻，故曰逆。

狐　惑　病

【纲】　仲景《金匮》曰：狐惑之为病，状如伤寒，默默欲眠，目不得闭，卧起不安，蚀于喉为惑，蚀于阴为狐，不欲饮食，恶闻食臭，其面目乍赤乍白乍黑，蚀于上部，则声哑，甘草泻心汤主之。蚀于下部，则咽干，苦参汤洗之。蚀于肛者，雄黄熏之。

【目】　朱肱曰：狐惑与湿䘌皆虫症，初得状如伤寒，或因伤寒变成。大抵伤寒病，腹内食入少，肠胃空虚，三虫行作求食，蚀人五脏及下部，为䘌病，其候齿无色，舌上白，甚者唇黑有疮，四肢沉重，忽忽喜眠，虫蚀其肛，烂见五脏则死，当数看其上下唇，上唇有疮，虫蚀其脏，下唇有疮，虫蚀其肛，杀人甚急，多因下利而得。治䘌，桃仁汤、黄连犀角汤、雄黄锐散。少阴症，口燥咽干者，急下之，病人嘿嘿欲眠，目不能闭，起居不安，其声哑，或咽干者，即当作狐惑治之。

徐彬曰：狐惑，虫也，虫非狐惑，因病以名之。大抵皆湿热毒所为之病，故状如伤寒，蚀者若有食之而不见其形，如日月之蚀也。面者，阳明之标，目者，厥阴之标，内有毒气乘之，故乍赤白黑，变现不一也。上部毒盛，则所伤在气，而声哑；下部毒盛，故所伤在血，而咽干也。

鳌按：狐惑病，有专由湿热而生者，有由伤寒后，湿热未清而成者。状如伤寒句，须看得活。

【纲】　仲景《金匮》曰：病者脉数，无热，微烦，默默但欲卧，汗出，初得之三四日，目赤如鸠眼，七八日，目四眦黑，若能食者，脓已成也，赤豆当归散主之。

【目】　李中梓曰：狐惑症，失汗所致也，以清热为主。

鳌按：此条非言狐惑病，乃湿热侵阴，有似狐惑而更甚者。首曰病者，乃概言之辞，非专指病狐惑者，故用赤豆、当归，与治狐惑之药异，其病总由阴分热极，故现症如是也。

阴　　毒

【纲】　仲景《金匮》曰：阴毒之为病，面目青，身痛如被杖，咽喉痛，五日可治，七日不可治，升麻鳖甲汤去雄黄蜀椒主之。

【目】　许叔微曰：积阴感于下，则卫阳消于上，故其候四肢沉重，逆冷，腹痛，咽喉不利，或心下胀满结硬，燥渴，虚汗不止，或时狂言，爪甲面舌青黑，六脉沉细，而一息七至，服还阳汤、退阴散。阴毒沉困之候，六脉取之附骨方有，按之即无，一息七八至以上，甚至不可数，至此则难治矣，宜灸脐下二三百壮，更以热药助之，手足不和缓亦不治。

朱肱曰：手足逆冷，脐腹筑痛，咽疼，呕吐下利，身如被杖，或冷汗烦渴，脉细欲绝，此名阴毒也。阴毒之为病，初得病手足冷，背强咽痛，糜粥不下，毒气攻心，心腹痛，短气，四肢厥逆，呕吐下利，宜服阴毒甘草汤、白术散、附子散、正阳散、肉桂散、回阳丹、返阴丹、天雄散、正元散、退阴散，选用。大抵阴毒，本因肾气虚寒，或因冷物伤脾，外伤风寒，内既伏阴，外又感寒，或先感外寒而内伏阴，内外皆阴，则阳气不守，遂发头疼腰重，眼睛疼，身体倦怠，四肢逆冷，额上手背冷汗不止，或多烦渴，精神恍惚，如有所失，三二日间，或可起行，不甚觉重，脉俱沉细而疾，尺部短小，寸口脉或大，六脉俱浮大，或沉取之而不甚疾者，非阴症也。大抵阳毒伤寒，其脉多眩而洪数，阴毒伤寒，其脉沉细而弦疾，不可不知也。若误服凉药，则渴转甚，躁转急，有此病者，便须急服辛热药，一二日便安。若阴毒渐深，其候沉重，四肢逆冷，腹痛转甚，或咽喉不利，心下胀满结硬，躁渴，虚汗不止。阳盛则身热而无汗，阴盛则身冷而有汗。岐伯云：阳盛则身热，腠理闭，喘粗，为之俯仰，汗不出而热，阴胜则身寒，汗出身常清，数栗而寒，寒则厥。或时郑声，指甲面色青黑，六脉沉细而疾，一息七至以来，有此症者，速于气海及关元二穴灸二三百壮，以手足和缓为效，仍于前诸方选而服之，内外得通，遂令阳气复而大汗解矣。阴独盛而阳气暴绝，则为阴毒，阳独盛而阴气暴绝，则为阳毒。大凡阴阳离绝，非大汗不能复其正气也。若阴毒已深，病势困重，六脉附骨，取之方有，按之即无，即难治，但于脐中用葱熨法，或灼艾三五百壮，手足不温，真不可治，如得手足温，更服前热药助之，若阴气散，阳气来，即减热药而调治之。阳气乍复，往往烦躁，慎不可投凉药，烦躁甚者，再与返阴丹即定，当识此，勿误也。

王好古曰：考仲景书，虽有阴毒之名，然其所叙之症，不过面目青，身痛如被杖，咽喉痛而已，并不言阴寒极甚之症，况其所治之方，亦不过升麻、甘草、鳖甲、当归而已，并不用大温大热之药，是知仲景所谓阴毒者，非阴寒之病，乃感天地恶毒异气，入于阴经，故曰阴毒耳。后之论者，遂以为阴寒极盛之症，称为阴毒，乃引仲景所叙面目青数语并而言之，却用附子散、正阳散等药以治，窃谓阴寒极甚之症，因亦可名为阴毒，然非仲景所以立名之本意，观后人所叙阴毒，与仲景所叙阴毒，自是两般，岂可混论！后人所叙阴毒，亦不过内伤冷物，或不正暴寒所中，或过服寒凉药所变，或内外俱伤于寒而成耳，非中天地之恶毒异气也。

楼英曰：阴毒，本因肾气虚，或因欲事，或食冷物后伤风，内既伏阴，外又感寒，或先感外寒，而后伏阴，内外皆阴，则阳气不守，遂发头痛，腰重腹痛，眼睛痛，身体倦怠而不甚热，四肢逆冷，额上及手背冷汗不止，或多烦渴，精神恍惚，如有所失，或可起行，不甚觉重，六脉俱沉细而疾，尺部短小，寸口或无，或六脉俱浮大，或沉取之大而不甚疾者，非阴症也。若服凉药过多，则渴转甚，躁转急，有此症者，急服还阳退阴之剂，即安。惟补虚和气而已，宜正元散，退阴散、五胜散，阴症不宜发汗，如气盛脉大身热未瘥，用药发汗无妨。

李梴曰：伤寒三阴经病深，必变为阴毒，其症四肢厥冷，吐利，不渴，静倦不卧，甚则目痛郑声，加以头痛头汗，睛痛不欲见亮，面唇指甲青黑，手背冷汗，心下结硬，脐腹筑痛，身如被杖，外肾冰冷，宜甘草汤、正阳散。阳气乍复，或生烦躁者，破阴丹、复阳丹、不可用凉药。

吴绶曰：或问阴毒伤寒，用附子汤冷服，何也？此盖阴极于下，阳浮于上之治法也。予曾治一人，伤寒十余日，脉沉细，手温而足冷，大便不通，面赤，呕吐烦渴，万不能下，惟喜凉水一二口，或西瓜一二块，食下良久复吐出，此阴寒于内，逼其浮阳，失守之火，聚于胸中，上冲咽嗌，故为面赤呕烦也。遂用大附子一枚，以姜汁和面包煨熟，取附子去皮尖，切八片，又以人参、炮姜各三钱，煎浸冷水中，待冷服之，即愈。《内经》曰：若调寒热之逆，冷热必行，则热药冷服，下嗌之后，冷体既消，热性即发，由是病愈。近世患阴症伤寒，往往疑似参差，初便不敢用附子，直待阴极阳竭而用之，迟矣。且夫阴症伤寒，先因欲事伏阴于内，却又着寒，内外皆阴，阴气独盛，则阳气以衰，故脉沉而足冷也，必须急用人参、附子以益元气，温肾散寒。若舍此二味，将何以救之？许学士论，必以真气为主，盖真气，乃人之根蒂也。若不察真气虚实，而欲攻其实，或施汗下，或用寒凉药，攻热未愈，阴寒又生，病至危已。又方，用雄鸡血滴入无灰酒中，尽量饮之，以衣被温覆取汗。

王肯堂曰：有阴毒渐深，爪青面黑，脉七至沉细者，积阴感于下，则微阳消于上，故其候四肢逆冷，腹痛转甚，或咽喉不利，或心下胀满结硬，躁渴，虚汗不止，或时狂言，爪甲面色青黑，六脉沉细，一切七至，速宜灸气海、关元二穴，二三百壮，以手足温暖为效，仍服五胜散、还阳散、退阴散。有阴毒沉困之候，与前后渐染之候皆同而更加沉重，难治。有阴中伏阳者，初病四逆，脐筑痛，身疼如被杖，盖阴症也，病虽阴症，而见阳脉，有可生之理，仍灸气海、丹田百壮，手足温温阳回，得汗而解。或问：滑沉之状，如何便有生理？予曰：仲景云：翕奄沉名曰滑，何谓也？沉为纯阴，翕为正阳，阴阳和合，故名曰滑。古人谓脉滑，虽曰往来前后，流利旋转替替然，与数相似，仲景三语而足也。此三字极难晓，翕，合也，言张而复合也，故曰翕为正阳。沉，言忽降而下也，故曰沉为正阴。方翕而合，俄降而沉，奄，为忽忽间，仲景论滑脉为谛当矣。其言皆有法，读者难晓，宜细思之。

徐彬曰：寒邪直中阴经，久而不解，则为毒矣，故有阴毒之病，其病乃直中于肾，浸淫肝脾，寒气凛冽，所至疼痛，面目者，肝脾之精所及也。土受寒侵，木乃乘之，故色青。寒侵肌肉，与卫气相争，故痛如被杖。咽喉亦痛者，少阴脉上至咽，故有伏寒者，咽必痛，喉虽属阳，痛甚则气相应也。然邪总以相传而深，深则难治，故曰五日可治，七日不可治。药用升麻、鳖甲，独去蜀椒、雄黄，盖阴邪为毒，虽阴亦有阴躁之气，则温之无益，即攻之亦偏而鲜济，故去蜀椒之温，雄黄之猛，而但以鳖甲、当归，走肝和阴以止痛，升麻、甘草，从脾升散以化其寒，谓直折而有刚燥之患，不若辛平而得散解之力也。

阳　　毒

【纲】　仲景《金匮》曰：阳毒之为病，面赤斑斑如锦纹，咽喉痛，唾脓血，五日可治，七日不可治，升麻鳖甲汤主之。

【目】　朱肱曰：伤寒病，若阳气独盛，阴气暴绝，必发躁，狂走妄言，面赤咽痛，身斑斑若锦纹，或下利赤黄，脉洪数，或滑促者，此名阳毒也，宜用酸苦之药，令阴气复而大汗解矣，葶苈苦酒汤、阳毒升麻汤、大黄散、栀子仁汤、黑奴丸，可选用之。若阳毒倍常，躁盛大渴者，黑奴丸主之。

李梴曰：伤寒三阳病深，必变为阳毒，或有失于汗下，或本阳症，误用热药，使热毒陷深，发为狂乱，面赤眼红，身发斑黄，或下利黄赤，六脉洪大，名曰阳毒发斑，宜黑奴丸、三黄石膏汤、消斑青黛饮。

楼英曰：伤寒先观两目，或赤或黄赤，为阳毒，脉洪大有力，燥渴者，轻则三黄石膏汤、三黄巨胜汤，重则用大承气汤下之，外用水渍法。

吴绶曰：凡咽痛，有阴阳二毒，阳毒咽喉肿痛，乃热极也；阴毒咽喉不利，乃冷极也。阳毒脉浮数而大，咽痛吐脓血，《活人》用黑奴丸。又阳气独胜，狂躁咽痛，脉洪实滑，《活人》用葶苈苦酒汤。

徐彬曰：《内经》云，人伤于寒，皆为热病，然邪在阳经，久而炽盛，则为毒矣。故有阳毒之病，其病乃热淫营卫，抟结于卫，上干咽喉，总是阳热，故炽于上焦，而肝脾之阴不交，面者，阳明之气所注，故火热盛而面赤斑斑如锦纹也。咽喉虽有阴阳之分，大火所冲，玉石无分，故咽喉俱痛也。阳经热盛，心火并之，心主血，则化而为脓，病在上焦，故唾也。阳毒病甚，虽非伤寒传经之比，非人身经脉递运，五日经气未遍，故可治，七日则阴阳经气，已周而再行，故不可治，药用升麻鳖甲汤。此热抟气血，不可直折，故以升麻合生甘草，升散热毒为主，而以雄黄解毒为臣，鳖甲、当归以理其肝阴为佐，以蜀椒导其热气为使，非阳毒反起于阴经而用鳖甲也。盖治病之法，病在阳必兼和其阴，亦即所谓病现于阳以阴法救之也，然非补也。

仲景辨脉平脉

辨 脉 篇

鳌按：《辨脉》、《平脉》二篇，理精词简，义达神清，与《伤寒》及《金匮要略》同一笔墨，的是仲景所撰。旧本有韵语一段，庸浅肤鄙，乃叔和伪作，与仲景笔墨不类，前人或置之《辨脉》下《平脉》前，或将《平脉》倒置《辨脉》前，而以韵语冠于首，或将《辨脉》、《平脉》合为一篇，而以韵语终。至柏乡既知《辨》、《平》二篇不可不分，又知先《辨》后《平》之次，何得仍将韵语冠于首，不知韵语诚属叔和伪作，当直削之，毋俾滋混，而此二篇，乃益见纯粹也。二篇注释，皆窜摘柏乡语，而以己见正之。

问曰：脉有阴阳者，何谓也？答曰：凡脉大浮动数滑，此名阳也。脉沉涩弱弦微，此名阴也。凡阴病见阳脉者生，阳病见阴脉者死。

此段首揭脉有阴阳，当辨于过不及之间。元阳为气，元阴为精，脉者，不离乎气血，亦不杂乎气血，统乎精气，而得神之名也。气血有盛衰，精气随有盈亏，于是神亦因之各异矣。故未辨病，先辨脉，脉虽合阳气阴血而成，既成，又必分为二，不分则不见其合也，于是脉有阴阳，所必辨也。盛而盈者，阳脉也，气血之有余也。衰而亏者，阴脉也，气血之不足也。病气之阴阳既成，脉之阴阳必应，阴病在脏在里，得阳脉，则正气有余，阳病在腑在表，得阴脉，则正气不足。

问曰：脉有阳结阴结者，何以别之？答曰：其脉浮而数，能食，不大便者，此为实，名曰阳结也，期十七日当剧。其脉沉而迟，不能食，身体重，大便反硬，名曰阴结也，期十四日当剧。

此段就阴阳之脉，辨出阴阳之症。阳实而结，阳非有余而阴正不足，故津液耗而阴亡，阴亡而阳何所依乎？阴虚亦结，阳正不足而阴邪有余，故阴寒凝滞而亡阳，阳亡而阴何所主乎？

此段论结，俱验大便，似乎专论阳明，但不必专论伤寒病之阳明，凡结症皆可以阴阳辨之于脉症之间。

问曰：病有洒淅恶寒，而复发热者何？答曰：阴脉不足，阳往从之，阳脉不足，阴往乘之。曰：何谓阳不足？答曰：假令寸口脉微，名曰阳不足。阴气上入阳中，则洒淅恶寒也。曰：何谓阴不足？答曰：假令尺脉弱，名曰阴不足，阳气下陷入阴中，则发热也。

此段言人身阴阳之气，稍有过不及，即互相交争而为病，不必定出于天地之阴阳邪气，伤人身之正气也。人身之中有部位，有界限，此不足则虚，彼有余则实，实不就虚，则虚处无气，天地内，人身中，凡有空处，无非气塞，无无气之空处，此部位界限内，既不足而虚，则彼部位界限内有余者，必来凑实，一定之理也。本条问答，未可专言一病。

凡寒热皆本于阴阳从乘也，阳脉浮，则阴来乘，斯恶寒矣，阴脉数，则阳往从，斯发热矣，无寒热，不是此义。

阳脉浮，阴脉弱者，则血虚，血虚则筋急也。其脉沉者，荣气微也。其脉浮，而汗出如流珠者，卫气衰也。荣气微者，加烧针，则血流不行，更发热而烦躁也。

此段就脉之阴阳，以辨气血之或过或不及，其脉沉浮，接阳脉浮来，阳浮则阴自沉，荣气微者，荣，血也，卫气也，血亦气之化也。卫气衰，宜补气以壮阳，荣气微，宜生血以滋阴。然荣气亦气，补气壮阳，未尝非滋阴也。因筋急而加烧针，致有火邪入荣之患。

脉霭霭如车盖者，名曰阳结也。脉累累如循长竿者，名曰阴结也。脉瞥瞥如羹上肥者，阳气肥也。脉萦萦如蜘蛛丝者，阳气衰也，脉绵绵如泻漆之绝者，亡其血也。

此段根上阳结阴结，申言之以辨阳统乎阴，阳微固不足行其气，阳衰更不能化血也。二脉虽病脉，而浮中沉皆有力，结虽病邪，必有气聚之处，故邪反助脉而见力，如车盖如循竿也。瞥瞥，顶汗出如珠之浮脉，脉虽浮，至瞥瞥之状，是阳脉中见弱也。萦萦，顶荣气微之沉脉，沉虽同，至萦萦之状，是阴脉中兼见微弦细也。绵绵，承上阳从阴见绵绵之象，必平日亡血血虚，故阳来凑荣阴之虚处，而实其隧道也。萦萦者，无将断不断之势，其细尚均匀也。绵绵者，忽细忽微，细兼紧，尚有力，细不紧而微，则更无力矣。此所以细同，而细之中又不同也。绵绵之象，从沉取而得。

脉来缓，时一止，复来，名曰结。脉来数，时一止，名曰促。阳盛则促，阴盛则结，此皆病脉。

此段辨脉有结促，皆病脉，不治，将至代结也。阴盛故缓，太缓无力而结，将为结代之结矣。阳盛故数，太数无力而促，将至代矣。见诸于诊，人虽未病，脉已病矣。脉病，人未有不病者，较结代虽尚可治，然退则吉，进则凶，辨脉者，当预图。

阴阳相搏名曰动，阳动则汗出，阴动则发热，形冷恶寒者，三焦伤也。若数脉见于关上（动脉之象），上下无头尾，厥厥动摇者，名曰动也。

此段辨明五阳脉中之动脉，及动脉主症，因摹动脉之形状。关上，专主关脉言，厥厥动摇，且兼滑矣。阳动则汗出者，阳不足，阴乘而搏阳，沉取之，脉必动。阴脉动，则阴强而阳弱不固，故汗出，阴动则发热者，阴不足，阳从而搏阴，浮取之，脉必动，阳脉动，则阳强阴弱而荣不敛，故发热，此阴阳有太过不及，不能均平之故也。然又有不汗不热，但形冷恶寒者，此三焦之里气损伤也。盖三焦根于少阴之少火，损伤则少火不能生气以充三焦，而火亦衰，故形冷恶寒。然此非就动脉言症，乃就阴阳相搏之至极者，充类至义之尽也。反此，大发热，汗出，烦躁不宁，可卜矣。

阳脉浮大而濡，阴脉浮大而濡，阴脉与阳脉同等者，名曰缓也。

此段言平人之脉，阴阳中和，故缓脉应。然缓又论无力有力，又论兼浮兼沉，如阴脉阳脉，左右诊之，俱浮而大，则有力，兼见濡，则有力而和柔，故为缓。浮诊大而浮，恐其直硬弦紧见于沉取，则浮大乃亢而非和，必兼沉取之濡，则浮取不陷，中取不弱，沉取有根，斯可谓无病之平脉也。阴阳五脉中，无缓与迟与濡，盖缓者，中和也，胃脉也，不同于阴阳偏胜之脉，迟者，三息一至，太迟带止，则病脉近缓之微迟，尚未可名为病脉也。濡者，柔软也，今人得之，为有湿邪。然湿邪之濡，寒湿水饮，俱兼紧细，湿热则兼数，此之濡，乃单见和柔之象，非湿邪之濡也。大率辨脉者在神气，执一字以论专兼，如二十四脉之说，则后世之论，非仲景本意也。

脉浮而紧者，名曰弦也。弦者，状如弓弦，按之不移也。脉紧者，如转索无常也。脉弦而大，弦则为减，大则为芤，减则为寒，芤则为虚，虚寒相搏，此名为革，妇人则半产漏下，男子则亡血失精。

此段辨明五阴脉中之弦脉，因论弦脉主症。弦脉按之直劲不动，紧脉按之移动如转索，是弦乃紧之有力而硬直者，紧乃弦之无力而细直者，弦虽兼浮紧，而弦自弦，紧自紧，明矣。弦紧[①]芤三脉，是递说，又从三脉合看出革脉。

若弦脉，似有力而大，却非硬直，亦非单弦，盖单弦则浮而见紧，兼大则中取不紧，有渐微之象，是减也。如十分之物，减损一二分也。然见于浮，其损轻，见于沉弦且大，是形大力薄，则不止于减损，其中且必亏伤，而呈中空外实，芤之形象，见减知寒，以弦紧皆阴脉，阴乘阳而寒盛也。见芤知虚，以浮大之弦，渐成形大力薄，则阳不足而气中虚也。弦为减，减阳气则不能和柔，大为芤，虚中气，则脉不能充实，虚寒相搏者，中阳既虚，必聚阴寒，故名革也。革如鼓革，外硬中空，是为病脉，不必说为改革生命之革也。观下半产漏下，亡血失精，皆革脉之见症，不外于中空外实之义也。中空，固正气空，外实者，阴气也，阳之根空于中，则外阳尽掣，不能包阴，而阴散于外而实，是阴阳俱失其位，而血竭精枯，所必至也。失此不治，而鼓革之革，亦且为改革之革矣。脉弦而芤，未尝言浮沉二取也。后条乃言脉弦而紧，按之反芤，可知浮与沉两取之矣。所谓按之大，大而空，故谓之芤，言极简而意极赅，正难一见了然耳。

问曰：病有战而汗出，因得解者，何也？答曰：脉浮而紧，按之反芤，此为本虚，故当战而汗出也。其人本虚，是以发战，以脉浮，故当汗而解也。若脉浮而数，按之不芤，此人本不虚，若欲自解，但汗出耳，不发战也。问曰：病有不战而汗出解者，何也？答曰：脉大而浮数，故知不战汗出而解也。问曰：病有不战不汗而反解者，何也？答曰：其脉自微，此以曾经发汗，若吐，若下，若亡血，以内无津液，此阴阳自和，必自愈，故不战不汗出而解也。

此段因辨脉而知其症，故是辨脉，非辨症也。浮取，弦也，按之芤，则弦而大也。本虚者，中气不足，不能使邪透表，邪又欲透表之甚，中气方振，汗作随之，

---

①　紧　诸本均作“减”，据前后文改。

故必身战而后汗出也。若脉浮而数，即从上转下，言若汗出不战者，则气未虚，诊之而非紧，必数也，邪已将透表也，按之不芤，是中取而得实象，知正气足以逐邪，汗出而不致身战也。再问不战而汗出，乃于浮数之中，见一大字，不惟无弦紧，且浮数者，亦有力，于此言大，知异乎沉取之弦而大也，彼弦紧之弦。阴脉阳盛，此浮数之数，阳脉阳盛也。彼浮紧之弦，得于沉取，沉取则弦者大，大而空也，此浮数之数，不待沉取，即见大，大而实也，彼此浮沉，为紧为弦为数为大，俱辨脉之必精者也。其脉自微者，非正气微，乃邪气退而脉得宁静不弦紧，亦不浮数，虚之大实之大俱平也，故曰微脉。虽弱而非病脉，不过因曾经发汗吐下亡血，正气弱，津液亡，故脉见微也。然无他病，致脉偏胜，左右浮沉一例，则阴阳之气，虽微而自和合也。

问曰：伤寒三日，脉浮数而微，病人身凉和者。何也？答曰：此为欲解也，解以夜半。脉浮而解者，濈然汗出也。脉数而解者，必能食也。脉微而解者，必大汗出也。

此段辨脉而知解之时，解之状。伤寒见病在表，亦可类推。脉浮，已有邪欲透表之势，不必兼数兼微也，然兼见单见，皆各有义，故犹必验诸症，如脉浮数而微，病人身凉意和，可知其夜半病解，盖浮数恐身热，浮数而微，恐正虚而烦，今身凉意和，不热不寒，知此浮数，乃邪急向外，病后正虚之微，俟夜半阳生，阳不微，则驱邪有力，邪必透表，而浮数自罢矣，此浮兼微之诊也，或但浮不数，则邪不盛不微，则正不虚，故不大汗而解，若但数，并不浮，是邪尚不能自然透表，然不微，则中气足，必能食，食能助气，气能驱邪，故邪自解，若但微，似乎难解，然此微非病脉，即前其脉自微之微，但既微，则正气虚，而卫稍虚，故必大汗出而表症以解，此三者，皆于辨脉而得其症之本原，自能预知其解之时，解之状也。

问曰：脉病欲知愈未愈者，何以别之？答曰：寸口关上尺中三处，大小浮沉迟数同等，虽有寒热不解者，此脉阴阳为和平，虽剧当愈。

此段就脉辨之，而知阴阳自和，必自愈也。此又辨脉察症，进退之机也。曰脉病，以病时脉为问也，今见此三处同等之脉，虽病寒热，亦可以和脉答之。三处各有三诊，脉皆同等，所谓和也，盖大小浮沉迟数，皆可名病脉，至于三处同等，则俱为和脉也。前段言不战不汗而解，明其为阴阳自和，于何知之？于诊三处同等脉而知之也。

立夏得洪大脉，是其本位，其人身体苦疼重者，须发其汗。若明日身不疼不重者，不须发汗。若汗濈濈自出者，明日便解矣。何以言之？立夏得洪大脉，是其时脉，故使然也。四时仿此。

此段辨脉得时旺，则邪不胜正，可以察病之进退也。举夏以该三时，俟人推暨其余。须发其汗句，是曲笔，犹云身体疼重，为阴寒邪气所伤，本须发汗，但见时脉，则邪不胜正，明日即不疼重，故汗自出，又不大出，明日便解也，此得时脉洪大之吉征也。病人得时脉为最难，非平日持身谨慎，不能得，此时旺之脉也。

问曰：凡病欲知何时得，何时愈？答曰：假令夜半得病，明日日中愈，日中得病，夜半愈。何以言之？日中得病夜半愈者，以阳得阴则解也，夜半得病明日日中愈者，以阴得阳则解也。

此段因时脉而辨及于每日之阴阳衰旺，则不尽求之脉矣。

前条四时旺脉，即六经各有旺时之

义，此又就阴阳出入，推明病机。

寸口脉，浮为在表，沉为在里，数为在腑，迟为在脏，假令脉迟，此为在脏也。

此段就浮沉迟数，因人内外浅深而辨别之。合两手之寸口，言寸关尺三部，虽三候，而寸口又为气之所聚，易得察识也。于此得浮沉迟数之脉而辨之，则症自可明，而所祛之邪，亦自得当矣。浮沉，就经脉分表里。迟数，就脏腑分表里。脉浮在表，沉似在脏腑矣。然寸口之沉，非关尺之沉，故云里，亦表之里，而非里之里也，表里义无尽，未可就经络脏腑之一大表里，而不研究其极也。

寸口脉，浮而紧，浮则为风，紧则为寒，风则伤卫，寒则伤荣，荣卫病，骨节烦疼，当发其汗。

此段承上寸口脉浮一语申明之，示人推暨其余。荣卫俱病，则经脉俱急，故骨节觉其烦疼也。此症言治邪在表，宜驱之于外，故当发汗也，亦不过笼统言之，示人知辨脉为要，与前段一势叙下，故下段稍易前后焉。

趺阳脉浮而涩，少阴脉如经也，其病在脾，法当下利，何以知之？若脉浮大者，气实血虚也。今趺阳脉浮而涩，故知脾气不足，胃虚也，以少阴脉弦而浮才见，此为调脉，故称如经也。若反滑而数者，故知当屎脓也。

此段言辨脉之法，不但辨手三部，并当辨足骱骨上之趺阳脉也。此辨脉于精微，多方求其至，不惟表里脏腑，大势可明，即细微曲折，无不可明矣。趺阳，胃脉也，又以候少阴肾。胃者，就经以候腑。肾者，就下以候下也。夫在经为胃脉，而四肢则属脾，胃又与脾为表里，故脉之行，实脾胃之气互相为用也。今趺阳脉浮而涩，其浮不同于手脉之浮也。寸口浮，在经络之表，趺阳浮，则在腑之里。然在腑虽为里，就脾脏言，则仍表也。然浮皆作表论，在趺阳亦然也。若浮而大，则为气实血虚，是何病乎？亡血也，则大脉乃是外实中虚，浮按而得空之芤脉，故但为亡血，以是知浮大之症，不同于脉浮而涩之症也。盖浮而又涩，似肾病，但诊肾脉之在手者，则弦而浮，弦虽似寒，而按之不紧，且浮则非寒而弦也，乃少阴之气通于少阳，寒水上溉风木，水木相生，非为病脉，故脉浮而涩，专为脾家病也。盖趺阳浮为胃气，兼涩则脾病，以涩为血不足，血不足，仍是气不足，脾之阳气不足，则脉涩，实由胃之阳气虚，而不能温脾，表里俱虚，土不能障水，故下利也。因趺阳属胃，又属肾，求之少阴，脉调如经，更求之胃阳浮，即得脾之阴涩，设下利之久，浮而涩，忽反滑而数，知向脉之浮，阳虚外散者，因下利而随阴下趋，尽敛而陷入阴分，为挟热之利，且当便脓血矣。是趺阳脉，虽兼肾而候胃，但候肾亦必少阴常负趺阳，方为调脉如经，故求之肾不得病脉，而见调脉，即求之胃，亦先浮而涩，继滑而数，知病在脾，并不在胃，特以脾不离胃，应于趺阳，故辨胃而知其病在脾耳。旧说，将滑而数谓少阴病，不知少阴已脉调如经，何得滑数？且少阴之数，必兼沉细，或下利，未有不涩者，今云滑数，岂少阴病乎？况少阴虽开窍于二阴，却不司屎之软硬，脓血之有无，明系自上文浮涩来，故加反字也，如此看本段文义方一线，本段笔法，回互错综，极变化之妙，庸医不能骤解，真仲师之文也，即此已可知非后人伪作。

趺阳脉迟而缓者，胃气如经也。趺阳脉浮而数，浮则伤胃，数则动脾，此非本病，医下之所为也。荣卫内陷，其数先微，脉反但浮，其人必大便硬，气噫而除，何以言之？本以数浮动脾，其数先微，故知脾气不治，大便硬气噫而除，今脉反浮，其数改微，邪气独留，心中则饥，邪热不杀谷，潮热发渴，数脉（趺阳脉）当迟缓，脉（此是手脉）因前后度数如法，病者则饥，数脉不时，则生恶疮也。

此段再就趺阳明其为胃脉，以胃与脾表里，病必连及，故又当于脉辨之。迟而缓，迟字，只贴缓作虚字看，非三至之迟，故为如经之调脉，浮而数则不如经矣。盖浮则正阳外散，而中气虚，故曰胃伤。数则邪热入里，而中阴耗，故曰脾动。夫脾本动，今非本经之动，乃病邪触之使动也。医所以下者，必以数为内热，故下之。不知浮为在表，虽兼数，无下理，数为在腑，必兼滑大，方为实热，可下，数而微小，则为虚热，亦无下理也。今误下之，荣卫所受之表邪，悉内陷，脏腑虚热浮游，不能持久，故脉之数者先罢而微。但见虚浮之象，则内陷之邪变热，必逼胃阳外出，胃中液耗而便硬。且脉浮少气，浮而上逆，噫除更噫，皆由妄下伤阴，以致阳扰也。何以言之？先言数则动脾，后因妄下而数脉先微，一切便硬气噫，皆脾气之不治也。夫前条因脾不足而知胃弱，此条因脾不治而乱胃气，其表里相关如此，所以浮数改为但浮，而数已渐微先罢，数去浮存，必表邪独留于内，遂致心中则饥，口不能食，食亦不消，且邪热耗液，液耗则阴虚，而热必潮，渴必发，于是汗大泄，邪遂以散，邪散正复，是以趺阳脉复当迟缓也。且不独趺阳，即诸脉之在手者，亦必六诊同等而如法，病人自饥而能食也。或有平日热邪内胜，误下后虽数，暂改微而病愈，然恐不时又起，变生恶疮，故亦不可因病愈而忽之也。此段亦笔法回互，文义婉曲，一时不易猝解。

师曰：病人脉微而涩者，为医所病也。大发其汗，又数大下之，其人亡血，病当恶寒，后乃发热，无休止时，夏月盛暑，欲着复衣，冬月盛寒，欲裸其身，所以然者，阳微则恶寒，阴微则恶热，此医发其汗，阳气微，又大下之，令阴气弱，五月之时，阳气在表，胃中虚冷，以阳气内微，不能胜冷，故欲着复衣，冬十一月之时，阳气在里，胃中烦热，以阴气内弱，不能胜热，故欲裸其身，又阴脉迟涩，所以血亡也。

此段就脉之微涩，知为医所病，而致气血多虚之症也。其人亡血句，宜着眼，包阴阳两虚在内。阳微阴微，不过示人知误汗误下之禁，其实汗即血也。误汗多出，何尝不病阴？津液，气之化也。误下，何尝不病阳？此又可推广误汗下阴阳交病之理也。兼以天时言之，亦俱推广阴阳来复，而知病之加损也。于是可以再申言之。脉之微者，寸口浮取之也。脉之涩者，尺部沉取之也。微涩皆阴脉，而候之于尺寸浮沉，则分阴阳矣，故浮而涩，阴阳俱病也。言亡血者，其阴脉涩之中又兼迟也。迟而涩，沉取于尺部而得之，可以专言血分，但既兼迟，气不足运，脉不如经，过于缓而得迟，血亡由于气衰，误为汗下，可以一症而兼得之也，安可不辨脉哉？独言亡血者，血有形，气无形，血之亡可见，气之亡不可见，故言亡血下。即言当恶寒，后发热，若但亡血，不过阴虚生内热，发热而已，何以复阳虚生外寒，而先恶寒后发热耶？但外感之邪，亦有先寒后热，何以知其阴阳两虚，此又就症之寒热无休止时而可知矣。

脉浮而大，心下反硬，有热属脏者，攻之，不令发汗，属腑者，不令溲数，溲数则大便硬，汗多则热愈，汗少则便难，脉迟尚未可攻。

此段就脉辨病，属脏属腑，分在里之表里，以求病邪，病邪得，尤必辨脉以施治也。不令溲数数语，一贯说下，俱贴属腑一边。脉浮而大，寸口得之，知病在表，然心下硬，邪已入里，且内有热，必烦必渴，此属心脏也，肺脏也，此在胸则结胸，虽不入肺而碍于肺，在心则痞，虽不入心，而迫于心，故曰属脏，审于脉浮大在表，原应令汗出以解病，至于变热内结，则必攻之，攻法不必尽言，尽言则非辨脉，是辨症辨治矣。此因浮大既悉，又审于症，却无非辨脉耳。属腑一段，亦根浮大脉来，脉大本宜汗，邪既变热入里，幸不成结胸痞诸近脏之症，惟转入阳明之腑，则不可因内热而利小便，盖小便利，则津液从清道泄，无以润大肠，故便硬，是仍宜发汗，使邪从阳明转太阳而出，盖热虽入胃腑，而胃尚未实，切宜禁下。况脉见浮大，故仍从表治，必令汗出彻，而后邪热入里者，还从表解也。如汗出不彻，邪不透表，日久在胃，消耗正津，大便硬者，且渐难，必至成实，有无所复传之危症。夫至便难，似宜下矣。然犹必辨脉，若带迟，胃虚冷，亦未可下也。总之当初入胃腑，邪犹在表，一汗而热愈，为不易之良法也。此亦就辨脉而申论之症，示人当知辨脉为先务也。

脉浮而洪，身汗如油，喘而不休，水浆不下，形体不仁，乍静乍乱，此为命绝也。又未知何脏先受其灾？若汗出发润，喘不休者，此为肺绝也。阳反独留，形体如烟熏，直视摇头者，此心绝也。唇吻反青，四肢漐习者，此为肝绝也。环口黧黑，柔汗发黄者，此为脾绝也。溲便遗失，狂言，目反直视者，此为肾绝也。又未知何脏阴阳前绝？若阳气前绝，阴气后竭者，其人死，身色必青。阴气前绝，阳气后竭者，其人死，身色必赤，腋下温，心下热也。

此段因辨三部皆浮而无根，及洪大而散之脉，而知其大命之将绝，又就症辨何脏先绝，又辨阴阳尽竭之前后，辨脉至此，精矣至矣，故非辨症也。所以命绝者，以脉三部皆浮而无根，洪大而散，是阳将外脱上越，阴不能维持于中，以致离卸其交纽，再或阴寒内盛，自下逼上，孤阳外亡，独阴无阳，亦成离判也。此皆辨脉而知其命将绝也。漐习，谓振动搐搦，手足时引缩也。

寸口脉浮大，而医反下之，此为大逆。浮则无血，大则为寒，寒气相搏，则为肠鸣，医反不知，而反饮冷水，令大汗出，水得寒气，冷必相搏也，其人即饲。

此段只就寸口浮大一脉，推究之，以见左右三部九候应辨者，无穷也。寸口脉浮，是邪在表，不治表而下之，自犯大逆也。且凡言浮，则必过于浮（凡脉皆当如此看）。凡言大，则必过于大，故寸见浮，可知气胜而亡血，阴不能维阳使静，故只见浮而且大，可知所谓气胜者，亦非正气，乃挟外感风寒之邪，参杂而成大脉，是外感邪寒与正气相搏而成病者也。夫中表固为寒与正搏，即直中里，因肠胃素有虚风，风亦气也，亦与时感之寒相搏，遂成肠鸣之症，即不下之，且将自利，可下之乎，然不可下，俗医必为可汗，但因浮大，谓为实热在内，饮以冷水，令大汗出，不知冷水只可消实热，焉可治寒气？今所饮冷水，得寒气又必相搏，搏于胸胃，阳滞阴凝，饮食入而必饲矣。饲，即噎也，所以饲者，以寒邪格于阳部，拒而不入也。饮冷水以发汗，诸家概置勿论，魏氏比义于白虎汤，而云未能自信，然此无难知者，如今人患热病，食西瓜则汗出而解，亦此意也。饲病有成于饮冷者，有成于饮热酒者，无非寒热与虚气相搏而成也。

趺阳脉浮，浮则为虚，浮虚相搏，故令气饲，言胃气虚竭也。脉滑，则为哕，此为医咎，责虚取实，守空迫血，脉浮，鼻中燥者，必衄也。

此段承上申言气逆之饲，再审于专主胃之趺阳脉也。下体之诊，浮即为虚，不同于寸口之必兼大也。浮虚相搏之虚，乃胃虚也。虚必有寒，虚寒之胃气相搏，是以气必上逆而为饲，不必定成噎症。凡胃虚寒，胸膈必反有浮游之热，逆而上冲，重可噎饮食，轻亦可逆鬲气，是胃已虚，不治，则将竭也。如浮带滑，滑近数，邪热上冲，必为空哕，是胃虚气逆，更甚于呕矣。此由医误汗下，或误饮冷水也。夫胃本虚而以为实，反责虚以取实，其为大逆，如前段所云也。于是胃气内空，则阳不足而越于外，阴之内守者，亦不能自固于中，且阴既虚，又生邪热，热入阴中，迫血妄行，于是血随邪热而上行，必从鼻而出，故趺阳脉浮而觉鼻中燥者，必衄也。然则趺阳得一浮脉，即知胃气之虚竭，兼一滑脉，即知邪热之妄行，其可不辨之而误有所治哉？此段言胃虚，大约虚寒则饲食，虚热则吐血，于浮脉兼滑兼大而辨之，大即芤，滑即数也。可体原文上段言芤言革言数而明之。

诸脉浮数，当发热而洒淅恶寒，若有痛处，饮食如常者，蓄积有脓也。脉浮而迟，面赤而战惕者，六七日当汗出而解，反发热者，差迟，迟则无阳，不能作汗，其身必痒也。

此段就脉之浮数辨论，曰诸脉，则左右三部九候皆该，不独两寸也。然必以两寸为气之聚，脉之归焉。

寸口脉阴阳俱紧者，法当清邪中于上焦，浊邪中于下焦。清邪中上，名曰洁；浊邪中下，名曰浑也。阴中于邪，必内栗也。表气虚微，里气不守，故使邪中于阴也。阳中于邪，必发热，头痛，项强，颈挛，腰痛，胫酸，所谓阳中雾露之气，故曰清邪中上，浊邪中下，阴气为栗，足膝逆冷，便溺妄出，表气虚微，里气微急，三焦相混，内外不通，上焦怫郁，脏气相熏，口烂食断也。中焦不治，胃气上冲，脾气不转，胃气为浊，荣卫不通，血凝不流，若卫气前通者，小便赤黄，与热相搏，因热作使，游于经络，出入脏腑，热气所过，则为痈脓。若阴气前通者，阳气厥微，阴无所使，客气内入，嚏而出之，声嗢咽塞，寒厥相逐，为热所壅，血凝自下，状如猪肝，阴阳俱厥，脾气孤弱，五液注下，下焦不阖，清便下重，令便数难，脐筑湫痛，命将难全。

此段似乎辨症，但起手重提寸口脉阴阳俱紧一语，则浮中沉取之俱紧，乃三焦阴寒涸冱之象，故必详究表里上下之症，以为阴阳俱紧之脉证验，则辨症正以辨脉也。

脉阴阳俱紧者，口中气出，唇口干燥，蜷卧足冷，鼻中涕出，舌上苔滑，勿妄治也。到七日以来，其人微发热，手足温者，欲解。到八日以上，反大发热者，此为难治。设使恶寒者，必欲呕也。腹内痛者，必欲利也。

此段承上脉阴阳俱紧，申言寒湿中人上下成病，其症候次序，病情转变，大命生死，一切情状也。此段单就初病言，下段又就变迁言。

脉阴阳俱紧，至于吐利，其脉独不解，紧去人安，此为欲解。若脉迟，至六七日，不欲食，此为晚发，水停故也，为未解，食自可者，为欲解。

此段又就脉阴阳俱紧申言之，以见脉之宜辨症，正所以证脉也。

病六七日，手足三部脉皆至，大烦，而口噤不能言，其人躁扰者，必欲解也。若脉和，其人大烦，目重，睑内际黄者，此为欲解。

此段总承上阴阳俱紧三段而申言之，点出手足三部脉，以见不独寸口也。

脉浮而数，浮为风，数为虚，风为热，数为寒，风寒相搏，则洒淅恶寒也。脉浮而滑，浮为阳，滑为实，阳实相搏，其脉数疾，卫气失度，浮滑之脉数疾，即发热汗出者，此为不治。

此段辨脉之浮数，以明症之轻重不同也。

伤寒，咳逆上气，其脉散者死，其形损故也。

此段结言辨脉之终，故就伤寒推究其所以死也。

平　脉　篇

师曰：呼吸者，脉之头也，初持脉，来疾去迟，此出疾入迟，名曰内虚外实也。初持脉，来迟去疾，此出迟入疾，名曰内实外虚也。

此段先明呼吸为脉所自始。

问曰：上工望而知之，中工问而知之，下工脉而知之，愿闻其说？师曰：病家人请，云病人苦发热，身体疼，病人自卧，师到，诊其脉，沉而迟者，知其瘥也。何以知之？表有病者，脉当浮大，今脉反沉迟，故知愈也。

此段因脉辨症，此所谓沉迟，是就初持脉寸口浮取而言，非持之而得沉迟，故为病愈。此等大有关系，故申明之。

假令病人云，腹内卒痛，病人自坐，师到脉之，浮而大者，知其瘥也。何以知之？若更有病者，脉当浮而细，今脉浮大，故知愈也。

此段亦是因脉知症。更有病，更即仍字义，非别病也。

师曰：病家人来请，云病人发热烦极，明日师到，病人向壁卧，此热已去也。设令脉不和，处言已愈，设令向壁卧，闻师到，不惊起而盻视，若三言三止，脉之咽唾者，此诈病也。设令脉自和，言此病太重，当须服吐下药，针灸数十百处，乃愈。

此段就病人情伪，察识其病之真假，而必以脉为定也。言须服吐下药，针灸数十百处，以受尽痛苦吓之，彼诈病者惊闻，必不敢见欺，而自吐实情矣。

师持脉，病人欠者，无病也。脉之，呻者，病也。言迟者，风也。摇头言者，里病也。行迟者，表强也。坐而伏者，气短也。坐而下脚者，腰痛也。里实护腹如怀卵物者，心痛也。

此段就持脉时，病人之声音状貌情态，以辨明何病，亦以佐辨脉察病之法也。

师曰：伏气之病，以意候之，今月之内，欲有伏气，假令旧有伏气，当须伏之，若脉微弱者，当喉中痛似伤，非喉痹也。病人云：实喉中病，虽尔，今复欲下利。

此段辨明伏气之脉，故虽及症，而不言治法。冬时感寒，伏藏经中者，为伏气，今月春分，伏寒欲发时也。欲有伏气，为时令言，假令旧有伏气，诊于人而得之，脉微弱，指少阴也。喉痛如物伤之，而非火邪壅肿之喉痹，此正伏气，久已变热也。病人果云实喉中痛，辨脉验症，伏气已真矣，虽尔，喉痛为伏气上冲，且必下决作利也。

问曰：人病恐怖者，其脉何状？师曰：脉行如循丝，累累然，其面白脱色。问曰：人不饮，其脉何类？师曰：脉自涩，唇口干燥也。问曰：人愧者，其脉何类？师曰：脉浮，面色乍白乍赤。

此段并言三症，皆辨脉而兼望色，以知病之情状也。

问曰：脉有三菽六菽重者，何谓也？师

曰：脉者，人以指按之，如三菽之重者，肺气也；如六菽之重者，心气也；如九菽之重者，脾气也；如十二菽之重者，肝气也；按之至骨者，肾气也。

此段明诊法轻重，以求脉于浅深，而知所属何脏也。

假令下利，寸口关上尺中，悉不见脉，然尺中时一小见，脉再举头者，肾气也。若见损脉来至，为难治。

此段补叙少阴伏气，由元阳素虚，寒邪久蓄，变成热邪，上冲不透，下趋必利，为危候也。

问曰：脉有相乘，有纵有横，有顺有逆，何也？师曰：水行乘火，金行乘木，名曰纵。火行乘水，木行乘金，名曰横。水行乘金，火行乘木，名曰逆。金行乘水，木行乘火，名曰顺。

此段就五行生克之理，辨脉之衰旺，乘者为病邪，所乘者为正气也。

问曰：脉有残贼，何谓也？师曰：脉弦、紧、浮、滑、沉、涩，此六者，名为残贼，能为诸脉作病也。

此段申明病脉，有害于如经之脉，又以此六脉为关要，故举以示人。弦紧者，阴病脉，残贼阳正脉之柔缓也。浮滑者，阳病脉，残贼阴正脉之和缓也。浮而兼滑，大而芤也。沉涩者，亦阴病脉，残贼阳正脉之流行充畅也。举此六者以概之，然凡病脉，皆能残贼正脉，使之变动而不安其常。

问曰：脉有灾怪，何谓也？师曰：假令人病，脉得太阳，与形症相应，因为作汤，比还送汤，如食顷，病人乃大吐，若下利，腹中痛，师曰：我前来不见此症，今乃变异，是名灾怪。又问曰：何缘作此吐利？答曰：或有旧时服药，今乃发作，故名灾怪也。

此段辨脉审症，推究以至于极也。脉得太阳，必用散邪升阳汤剂，旧服药，今发作，必是寒凉之药，旧存于里，今得治表之汤，寒邪在表，未及驱逐，而寒药在里，先发作而吐泻矣，故曰灾怪，然寒药中存者，得吐泻可除，即今表邪亦不治而自散矣，何也？吐上越，必有汗可解也。

问曰：东方肝脉，其形何似？师曰：肝者，木也，名厥阴。其脉微弦，濡弱而长，是肝脉，肝病自得濡弱者，愈也。假令得纯弦者死，何以知之？以其脉如弦直，是肝脏伤，故知死也。

南方心脉，其形何似？师曰：心者，火也，名少阴，其脉洪大而长，是心脉，心病自得洪大者，愈。假令脉来微去大，故名反，病在里也。脉来头大本小者，故名覆，病在表也。上微头小者，则汗出，下微本大者，则为关格不通，不得尿。头无汗者，可治；有汗者死。

西方肺脉，其形何似？师曰：肺者，金也，名太阴，其脉毛，浮也，肺病自得此脉。若得缓迟者，皆愈；若得数者，则剧。何以知之？数者，南方火，火克西方金，法当痈肿，为难治也。

此三段因五行生克之理，已于前纵横顺逆详言之，今复就辨脉而知脏病，欲人审察之也。但言三脏者，亦如《辨脉》篇但言夏令，人当自推及也。

问曰：二月得毛脉，何以遽言至秋当死？师曰：二月之时，脉当濡弱，反得浮者，故知至秋死。二月肝用事，脉应濡，反得毛浮，是肺脉也。肺属金，金来克木，故知秋死也。他皆仿此。

此段因五脏辨脉，而推及于四时，亦举一以例其余也。

师曰：脉肥人，责浮；脉瘦人，责沉。肥人当沉，今反浮；瘦人当浮，今反沉，故责之。

此段就人形体，辨诊脉之轻重，以定责治之法也。

师曰：寸脉下不至关，为阳绝。尺脉

上不至关，为阴绝。此皆不治，决死也。若计其余，有生死之期，期以月节克之也。

此段承上关格，推言阴阳不顺接，上下不交通，凡病皆可决之于脉也。

师曰：脉病，人不病，名曰行尸，以无王气，卒眩仆不识人者，短命则死。人病，脉不病，名曰内虚，以无谷神，虽困无苦。

此段因前文辨脉审症，而知所重惟在乎脉，而症不过证其脉也。

问曰：翕、奄、沉，名曰滑，何谓也？沉为纯阴，翕为正阳，阴阳相合，故令脉滑。关尺自平，阳明脉微沉，食欲自可，少阴脉微滑，滑者，紧之浮名也，此为阴实，其人必股内汗出，阴下湿也。

此段专辨脉之沉，而兼及滑浮紧，正申言脉有残贼一节也。翕与辟对，奄与发对，掩同，脉属气属阳，阳为阴所翕合而奄掩之，则脉沉也。再重按，形圆顶指，此沉乃流动有力而滑也。

问曰：曾为人所难，紧脉从何而来？师曰：假令亡汗，若吐，以肺里寒，故令脉紧也。假令咳者，坐饮冷水，故令脉紧也。假令下利，以胃中虚冷，故脉紧也。

此段亦申言残贼脉也。前段论关尺二部之沉滑，于尺中辨阳虚阴实之紧脉，此言寸脉之紧，及胃中虚冷之紧，皆明三部之阳虚阴实也。

寸口卫气盛，名曰高。荣气盛，名曰章。高章相搏，名曰纲。卫气弱，名曰惵。荣气弱，名曰卑。惵卑相搏，名曰损。卫气和，名曰缓。荣气和，名曰迟。迟缓相搏，名曰沉。

此段分三节，辨脉之过不及，与中和之象，而审病机也。曰寸口者，以诸脉总会之首，实该三部九候而辨之也。

寸口脉缓而迟，缓则阳气长，其色鲜，其颜光，其声商，毛发长，迟则阴气盛，骨髓生，血满，肌肉紧薄鲜硬，阴阳相抱，荣卫俱行，刚柔相搏，名曰强。

此段紧接上迟缓为沉来，分别出迟缓又可名强也。亦曰寸口者，分以两寸统各三部，其左右六部悉同等也。

趺阳脉滑而紧，滑者，胃气实，紧者，脾气强，持实击强，痛还自伤，以手把刃，坐作疮也。

此段承上强脉，并前段言阴实，专就脾胃表里，以明脉见强为平脉，亦有时为病脉也。脉贵和平，胃实脾强，皆为病脉，如持阳实以击阴强，则水火相搏，不相逮者，真相搏矣。然非外敌，乃自相残伤，如以手把刃，坐而自戕其躯体，以成疮疡也。但言持实击强，不言持强击实，可推其义。

寸口脉浮而大，浮为虚，大为实，在尺为关，在寸为格，关则不得小便，格则吐逆。趺阳脉伏而涩，伏则吐逆，水谷不化，涩则食不得入，名曰关格。

此段就脉辨出关格之病，却有两种，然皆由阴阳为病，无错杂之邪阻碍，故尚轻于无尿但头汗出之关格。

脉浮而大，浮为风虚，大为气强，风气相搏，必成瘾疹，身体为痒，痒者名泄风，久久为痂癞。

此段又就浮大脉，辨瘾疹痂癞之症，亦于寸口候表也。

寸口脉弱而迟，弱者，卫气微，迟者，荣气寒，荣为血，血寒则发热，卫为气，气微则心内饥，饥而虚满，不能食也。

此段亦辨脉论症，总不外阳虚阴实之义。

趺阳脉大而紧者，当即下利，为难治。寸口脉缓而弱，弱者，阳气不足，缓者，胃气有余，噫而吞酸，食卒不下，气填于胸上也。

此段亦辨脉论症，专以胃之虚实，验病之轻重，而实为阳虚阴实之见端也。

趺阳脉紧而浮，浮为气，紧为寒，浮为腹满，紧为绞痛，浮紧相搏，肠鸣而转，转即气动，膈气乃下，少阴脉不出，其阴肿大而虚也。

此段就趺阳脉，辨少阴之症，而胃脉亦兼统焉，以趺阳主胃肾二经之脉也。程氏谓肾肿兼有水蓄，亦是肾阳已衰，无湿不作虚肿也。然此水蓄，必在膀胱，气盛阳足，则自宣泄，不可作湿热治也。

寸口脉微而涩，微者，卫气不行，涩者，荣气不足，荣卫不能相将，三焦无所仰，身体痹不仁，荣气不足，则烦疼口难言，卫气虚，则恶寒数欠，三焦不归其部，上焦不归者，噫而吞酢，中焦不归者，不能消谷引食，下焦不归者，则遗溲。沉而数，沉为实，数消谷，紧者病难治。

此段辨脉，乃就表之荣卫，里之三焦，而得阴阳两亏之脉，虽言寸口，实兼关尺二部，轻重取之而得也。紧者病难治，以中气空虚之极所致，较浮而涩者，更加等也。然皆不为预图之故，不重可悔恨哉！

寸口脉微而涩，微者，卫气衰，涩者，荣气不足，卫气衰，面色黄，荣气不足，面色青，荣为根，卫为叶，荣卫俱微，则根叶枯槁，而寒栗，咳逆，唾腥，吐涎沫也。

此段又就寸口脉分辨病情面色，而知阳虚阴实，更兼痰之候。

趺阳脉浮而芤，浮者，卫气衰，芤者，荣气伤，其身体瘦，肌肉甲错，浮芤相搏，宗气衰微，四属断绝。

此段又就辨脉明荣卫之表气，而趺阳为胃脉，中焦之气出于胃，因可识宗气也。四属，四肢也。断绝则荣卫不行，不止不足，将为半身不遂等症矣。

寸口脉微而缓，微者，卫气疏，疏则其肤空；缓者，胃气实，实则谷消而水化也。谷入于胃，脉道乃行，水入于经，其血乃成，荣盛则其肤必疏，三焦绝经，名曰血崩。

此段因前二段寸口趺阳，候得荣卫俱微，遂专论卫微荣盛之症，亦于脉辨之也。里荣无所统摄，多入于经者，亦易乱出于经，何也？气有行于荣中者，荣气也。气有护于荣外者，卫气也。卫气既疏，则里血无力，血易泛滥，不由经道而下崩，此乃三焦经绝也。

趺阳脉微而紧，紧则为寒，微则为虚，微紧相搏，则为短气，少阴脉弱而涩，弱者，微烦，涩者，厥逆，趺阳脉不出，脾不上下，身冷肤硬。

此段又就脉辨得阳虚阴实之一症，余可类推。

少阴脉不至，肾气微，少精血，奔气促迫，上入胸膈，宗气反聚，血结心下，阳气退下，热归阴股，与阴相动，令身不仁，此为尸厥，当刺期门、巨阙。

此段就上趺阳脉不出，推出少阴脉，以趺阳主肾，故可明肾虚主症也。

寸口脉微迟，尺脉紧，其人虚损多汗，知阴常在，绝不见阳也，寸口诸微亡阳，诸濡亡血，诸弱发热，诸紧为寒，诸乘寒者则为厥，郁冒不仁，以胃无谷气，脾涩不通，口紧不能言，战而栗也。

此段又就脉申言阳虚阴实之病，更推类以结之也。

问曰：濡弱何以反适十一头？师曰：五脏六腑相乘，故十一。问曰：何以知乘腑，何以知乘脏？师曰：诸阳浮数为乘腑，诸阴迟涩为乘脏也。

此段言脉之通于脏腑。凡邪之乘，因

乎脉之虚，所以通结《辨脉》《平脉》二篇之义也。濡弱，言气血，气无形，血如水，皆软细之物，非指病脉为濡弱，凡人脉皆如此也。适，往也。反，来也。反适，即往来义，头，即处字之意，十一头，原文自明之，言相乘表里之谓也，五脏六腑，皆阴阳相配为表里，而以三焦统之，成十二经，又分上中下为三，上焦心肺二脏，配以心包络一腑，即身里上段之大膜，而就其包裹心者主之，包心络者，不止包心，通于全里，遂更通于表矣。中焦肝脾二脏，配以胃胆二腑，两胁之间，胃肠之际，又有脂膜以连之，胃之下口，通于中焦之小肠大肠，下焦膀胱二腑，独肾一脏，此十一头之部位也。上焦肺稍后，心稍前，而肺下心上，是为胸膈，其中为膻中，宗气居焉。中焦肝胆在左，脾在右，胃居中，胃之下，小肠之后，大肠之上，是为人之中，脐上三寸三分，是其处，居于身左右前后之中，乃受天地父母之元气而生身者，故与脐对，有窍而不开，虽其气无不通，而无可通之窍，所以深藏永固之也。下焦则肾居后，膀胱居前，肾脏两丸，附于脊骨，而中虚者为命门，膀胱之上，脐之下，亦有空处，是为关元，命门水中存火，以温三焦，三焦无形，以躯壳为形，以脂膜为界，其实一物，故亦附名为腑经，为手少阳，正配肾足少阴，以命门之火，同为相火，共奉心之君火也。关元之中，有气专司分清浊二路，故曰关，而名其气为胞中，此十一头相乘，而得十二经之义也。其中为膻中，为胃中，为身中之中，为胞中之中，为命门之中，皆形虚而有气以实之，惟虚故能实，万化起于中，静者，动之本也，至鼻下口上，亦名人中，则以人之开窍上下者分中，人中之上，耳目鼻皆两窍，阴耦数，三耦合乎坤也，人中以下，口与前后阴皆一窍，阳奇数，三奇合乎乾也，坤上乾下，乃成泰象，故阴阳上下左右，皆以交而生，以不交而死也。此十一头三焦五中，皆气之充塞，则皆脉之流通，故脉之濡弱，而实气之所藉流行也（此段系魏氏全文）。按《平脉》篇，起手曰脉之头，结处曰十一头，两头字首尾照应成篇法。

按：魏氏释辨脉平脉之义，以为辨者，分别之。平者，较量之，平如平章之平，非平人之脉，然则辨者，始条理也，分为二，推至于无穷也。平者终条理也，衡如一，究归于不二也。夫气有阴阳，邪亦有阴阳，病必分阴阳，脉必辨阴阳，必分为二以辨之。气之阴阳，有有余不足，邪之阴阳，亦有盛衰，病因而有轻重，脉必平阴阳，故权衡如一以平之。如此释辨平二字之义，致有精凿。

幼科释谜

清·沈金鳌　辑著

自　序

余性素拘，凡所著述，皆言其所明，弗明者弗敢言也。夫明非徒喻其理之谓，谓必得所传授，亲习其事，有以证其理之不差，而后晓然于心者，亦晓然于手于目，斯之谓明也。如是言之，则皆确凿可据，非浮光掠影之谈，非臆测傅会之语耳。余于医传自孙庆曾先生，凡男妇大小，为脉为症，皆得之亲授，故试之诊视，罔弗取效。前著《伤寒纲目》、《杂病源流》、《妇科玉尺》，皆晓然于心与手目，一一笔之于书者也。幼科中独痘疮一症，其旨微，其候险，其变化百出，尤必临症指示，而后能悉其精微，知其蕴奥。孙先生与前辈叶天士同出一门，固精于痘。而余于受业时，非专属行医，弗获相随痘家，亲聆教悔，故独于痘，弗敢言也。虽古痘医首推钱仲阳、陈文中，后如曾氏、万氏、汤氏、魏氏，皆接两家宗派，而翟氏、聂氏，尤能阐明钱、陈底蕴。其书俱在，未尝不深切究明，晓然于理之所在。然未得临症指示，所谓晓然于心，未能晓然于手与目也。既不能晓然于手与目，其敢自谓已明而妄有言乎？故辑《幼科释谜》六卷，共分二十四门，独缺痘症，非竟缺也，庸有待也。孙先生虽已捐世，或得一精其业者，受其传焉，则缺者未尝不可补矣。《释谜》既成，因书其故以冠于首。

时乾隆三十九年甲午十二月上浣无锡沈金鳌芊绿氏自书

凡　　例

一是书独缺痘症，已详明自序中。其余共分二十四门，虽症变多端，或有不尽于此者，更当临症消息，然大段备具，已足赅幼科纲领。

一二十四门症候，各著四言韵语，阐明医理，不列散文者，便诵习也。但韵语中，探源析流，义尚简括，阅者当求意旨之所在，勿以为略而短之。

一韵语后，各采前人议论，以相发明，要皆择其至精至当，归于一是，足为幼医科律者，故书中所登，无错杂，无重叠，无支离，无牵扯。

一是书删繁就简，虽卷帙无多，实足发明病旨。遵守斯法，已大概无误，若能神而明之，则存乎其人矣。

一芽儿脏气未全，不胜药力，周岁内，非重症，勿轻易投药，须酌法治之。既二三岁内，形气毕竟嫩弱，用药亦不可太猛，峻攻骤补，反受药累。

一儿病多由食积，固是要语，医家不可不知。然亦有禀受薄弱，或病后虚怯，其所生病，有全无食积者，不得以此语横亘心中，仍为消导，既或有之，亦当扶正，而使积自消，消息甚微，当意会毋执。

一古人治幼儿，或专攻，或专补，或专凉，或专热，皆有偏处。是书宗旨，一以中和当病为归，不敢偏于攻补凉热。

一病家怕惊不怕泻，医家怕泻不怕惊，要知惊泻俱为重候，在病家罔知病症，固无足怪，医家既怕泻，又安得不怕惊耶？若存不怕之念，恐有轻心妄治以致害者，不可不慎思之也。

一古人制幼方，必使药品与幼儿相得，本与大方有别，医者固不可执古方以治今病，亦不可妄作方剂，有背古人之意，此旨亦至微，明者自领之。

一婴儿二三岁内，全属天真，痛痒不能自达，其时脉虽不可凭，而观色察形，或视三关指纹，医者反得依据。有一种娇养小儿，至四五岁六七岁，知识略开，便生诈伪，不饥为饥，不渴为渴，不痒为痒，不痛为痛，为父母溺爱不知，谆谆告医，医若不察，便尔多误，此又当观色于色之外，察形于形之表，以辨其情伪者也，切勿为他瞒过。

目　　录

卷　一

总　论

运合阴阳，胚胎在腹，五行相参，乃成孕育。逐月成形，男女攸属，九窍即分，肢体随蓄，脏区以五，腑部以六，内生筋骨，外弸肌肉。至于经脉，无不联属，至于毛发，无不攒簇。气通于母，呼吸盈缩，母息是同，如璞孕玉。母热热侵，母寒寒促，母怒脉兴，母惊阴触，母思气拘，母忧神局。凡此诸因，皆能停毒，而毒之停，更甚淫欲。毒停先天，后天斯酷。古人胎教，所由谆勖。十月涵濡，胎元具足，一旦临盆，蒂脱瓜熟，此后哺乳，更须周笃，易虚易实，疢病惟速，疾痛莫知，痾痒谁告，如哑不言，如谜难卜。保赤维艰，常忧手束，遍考方书，广收秘录，识取其精，论采其卓，爰辑斯编，释谜标牍，即分门类，更详款目，欲幼幼者，当为三复。

察　色

钱乙曰：儿医号为哑科，脉来快疾难凭，故以察色为要。形色若不相应，然后听声切脉。如面上症，左腮为肝，右腮为肺，额上为心，鼻为脾，颏为肾。赤者热也，黄者积也，白者寒也，青黑者痛也，随症治之。又如目内症，赤者心热，导赤散。淡红者心虚热，生犀散。青者肝热，泻青丸。浅淡者补之。黄者脾热，泻黄散。无精光者肾虚，地黄丸。若见面目浮肿，主久咳嗽，乃脾受疳积也。又如唇上症，白主吐涎、呕逆、吐白、便血，红主渴饮烦躁。若久咳泻唇红者，是虚症也，勿用凉药。黄主脾受积，后发肿紫色及吐涎，主虫痛，不吐涎，是积痛。唇口四畔黄如橘，主口臭，乃脾之积热也。青主血虚脾寒，为冷所乘，盖唇主脾土，木来克土，知脾弱不能食也。又如舌上症，凡小儿舌干、舌白、舌燥、舌苔、舌黄、舌赤肿，皆主大便不通，或通利必赤色焦黄。如舌裂，舌上芒刺，舌上出血，皆热极阳毒也。舌上生疮，心脾有热。舌卷主惊。久患泻痢，舌黑而润，不可认为热，盖久病上焦虚热故也。久泻痢舌黑者，必死。

李仲南曰：面上青色，为惊积不散，欲发风候。红赤色，为热，为痰积壅盛、惊悸烦躁。增进黄色，亦为热，为食积症伤，欲作疳候，或作痞癖。若神思昏沉，其候潮热气粗困倦，或呕哕，或泻痢。白色为寒，为肺气不利，大肠滑泻，欲作吐痢。黑色为痛所传，不烦，症变即为逆候，荣卫失序，为疾危恶。虞抟面上形症歌曰：痢疾眉头皱，惊风面颊红，渴来唇带赤，毒热眼朦胧。山根若见脉痕青，此病明知两度惊，赤黑困疲时吐泻，色红啼夜不曾停。青脉生于左太阳，须惊一度见推详，赤是伤寒微燥热，黑青知是乳多伤。右边青脉不须多，有则频惊待奈何？红赤为风抽眼目，青黑三日见阎罗。

李梴曰：小儿诸病，但见两眼无精光，黑眼无运转，目睫无芒锋，如鱼猫眼状，或两眼闭而黑睛朦胧者死。或外若昏困，而神藏于内不脱者生。黑珠满轮，睛明者少病，眼白多，睛珠或黄或小者，禀弱多病。

听　声

危亦林曰：睡中惊啼声浮者易治，声沉不响者难痊，或声如鸦中弹者不治。

李梴曰：声轻者，气也，弱也。重浊者，痛也，风也。高喊者，热欲狂也。声急者，神惊也。声塞者，痰也。声战者，寒也。声噎者，气不顺也。喘者，气促也。喷嚏者，伤风也。惊哭身沉不响者，重也。声浊沉静者，疳积也。如生来不大啼哭，声啾唧者，必夭也。火之大发，忽狂惊叫，乃火盛气虚，必死。夜半发者，多为口疮，宜看之。直声往来而无泪者，痛也。连声不绝而多泪者，惊也。吱煎声烦躁者，难愈。躁促声音者，感寒也。

李仲南曰：小儿有疾，即见于色，必应于声。其声不一，必细审之。有重实声者，歌曰：重实声雄体热为，三焦气壅在心脾，伤风咳嗽咽喉痛，结涩肠中粪出迟。有悲焦声者，歌曰：声悲焦有燥，恐怖欲生风，重浊声沉静，疳攻必耳聋。有啼哭声者，歌曰：但哭无啼只有惊，多啼不哭痛分明，声轻颤嘎风痫病，速缓声频吐泻成。有吱煎声者，歌曰：吱煎烦躁病难安，躁促声音为感寒，语短气微尿主涩，长迟声细痢多般。有迟缓声者，歌曰：促短声迟缓，肠鸣泄泻频，嘎声多不响，风热肺虚因。

脉　法

钱乙曰：候儿脉，当以大指按三部，一息六七至为平和，八九至为发热，五至为内寒。诀曰：小儿脉紧风痫候，沉缓伤食多呕吐。弦急因知气不和，急促急惊神不守。冷则沉细风则浮，牢实大便应秘久。腹痛之候紧而弦，脉乱不治安可救。变蒸之时脉必乱，不治自然无过谬。单细疳痨洪有虫，大小不匀为恶候。脉沉而迟有潮热，此必胃寒来内寇。泻痢脉大不可医，仔细酌量宜审究。

王肯堂曰：张云歧云，未及五岁不能视听者，不可别脉，五岁以上方可以脉别浮沉迟数。按前钱氏论，则不拘五岁上下也。《水镜诀》又云：三岁以内看虎口三关，若三岁以下，更用一指按高骨，乃分三关，定其息数，呼吸八至为平脉，九至不安，十至危困。四岁以下，用一指滚转寻三部，以关为准。七八岁指移少许，九岁次第依三关部取，十一二岁后依大方脉部位诊视。按此又与前二说不同，医者临时参酌用之可耳。

脉应杂病

王肯堂曰：诸脉数为热属腑。诸迟脉为冷属脏。阳数脉，主吐逆，不吐必发热。阴微脉，主泄泻，不泻必盗汗。沉数脉，寒热，寒多热少，亦主骨蒸热。紧数脉，寒热，热多寒少，又主骨蒸，急则惊痫。沉紧脉，心腹痛，短数同，亦主咳嗽。沉细脉，乳食不化，亦主腹痛下痢。沉伏脉，为积聚，亦主霍乱。微缓脉，乳不化泄泻，沉缓亦同。微涩脉，瘈疭筋挛。微急脉，寒热唾血。浮滑脉，宿食不消，亦主咳嗽。浮紧脉，疳气耳聋。浮洪脉，头痛身热。紧滑脉，吐血恶心。心脉急数，惊痫，否则疳淋。肝脉急，癫痫风痫，痰涎流液。肺脉浮实，鼻塞，并大小便不通。关脉紧滑，主蛔虫，尺脉沉同。尺脉微细，溏泻冷利，乳食不化。尺脉微涩，便血，否必盗汗。脉入鱼际，主遗尿。

看虎口三关法

滑伯仁曰：小儿三岁以内，看男左女右虎口三节，曰三关。纹色紫热，红伤寒，青惊风，白疳病，黄色淡红，乃平常小恙。其筋纹宜藏，不宜暴露。若黑色，则为危险。再脉纹见下截风关为轻，中截气关为重，上截命关为尤重，直透三关为大危。

鳌按：从前言看三关，法虽大同小异，总不如滑氏之直接明简。

王肯堂曰：《全幼心鉴》十三种脉法云：流珠只一点红色，环珠差大，长珠圆长，以上非谓圈子，总皆红脉贯气如此。来蛇即是长珠散出，一头大一头尖，去蛇亦如此。分上下向，故曰来去。角弓反张向里为顺，向外为逆。枪形直上，鱼骨分开，水字即三脉并形，针形即过一二粒米许，射甲命脉向外，透指命脉向里，虽然余尝治之，亦有不专执形脉而投剂者，盖但有是症，即投是药，而亦多验。流珠形，主饮食所伤，内热欲吐，或肠鸣自利，烦躁啼哭，用助胃膏。环珠形，主脾虚停食，胸膈胀满，烦渴发热，五味异功散加山楂、枳实。长珠形，主脾伤饮食腹痛，寒热不食，大安丸、异功散。来蛇形，主脾胃湿热，中脘不利，干呕不食，此疳邪内作，四味肥儿丸。去蛇形，主脾虚，食积吐泻，烦渴气短，喘急不食，困极，七味白术散。弓反里形，主感寒惊悸，哽气出气，四肢稍冷，倦怠，小便赤，咳嗽吐涎，惺惺散。弓反外形，主痰热，心神恍惚，夹惊夹食，风痫痰盛，天麻防风丸。枪形，主风热，生痰惊，抱龙丸。鱼骨形，主惊痰发热，抱龙丸、抑青丸。水字形，主惊风，食积，胸膈烦躁，顿闷少食，或夜啼痰盛，口噤搐搦，大安丸。针形，主心肝热极生风，惊悸顿闷困倦，痰盛搐搦，抱龙丸。射指形，主惊风痰食聚膈，牛黄清心丸。射甲形，主惊风及一切木克土之败症，六君子汤加木香、钩藤、官桂，未应，即加附子。

小儿指形图（十五幅）

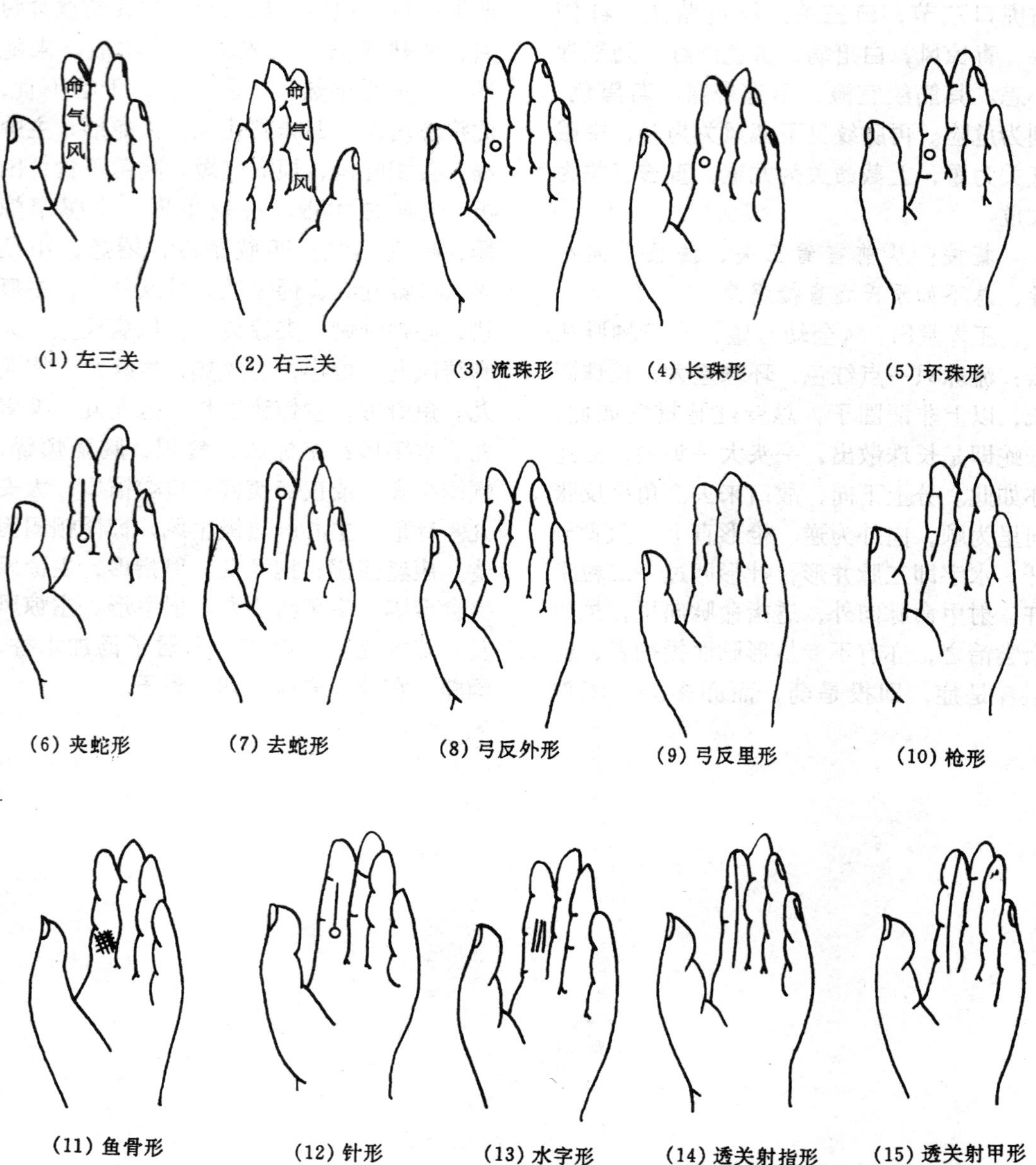

（1）左三关　（2）右三关　（3）流珠形　（4）长珠形　（5）环珠形

（6）夹蛇形　（7）去蛇形　（8）弓反外形　（9）弓反里形　（10）枪形

（11）鱼骨形　（12）针形　（13）水字形　（14）透关射指形　（15）透关射甲形

初生诸病

婴儿堕地，一声哑哑，形体虽具，犹是血茄，肌肤脆嫩，骨肉么麽，如水中泡，如树上葩，八风之贼，六淫之邪，岂能速害？从外而加，由在母腹，感受淫汗，或伤冷热，或被惊哗，烹炰燔炙，酒醴纷奢，乱气狡愤，阴血周遮，酿灾蕴毒，贻害婴芽。降生之后，调护多差，绷袍恐吓，乳哺擎叉，致令疾作，一一堪嗟。苔黄撮口，惊痫搐拿，脐风锁肚，逼肖饥鸦，凡兹种种，难与搔爬，坐视其毙，谁之咎耶？昔黄帝言：悯彼呷哑，吾不能察，幼小如麻，善为调理，别是一家。诚哉斯语，千古堪嘉，敢告医士，存心勿遐。

胎惊胎痫胎风胎黄

钱乙曰：百日内发搐，真者不过两三日必死，假者频发不为重。真者内生惊痫，假者外伤风冷。盖血气未实，不能胜任，乃发搐也。欲知假者，口中气出热，治之可发散，大青膏主之。

王汝言曰：小儿未满月，惊搐似中风，欲死者，用辰砂以新汲水浓磨汁，涂五心，最效。

曾氏曰：胎痫者，因未产前，腹中被惊，或母食酸咸过多，或为七情所汨，致伤胎气，儿生百日内有者是也，发时，心不宁，面微黄，气逆痰作，目上视，身反张，啼声不出，先用参苏饮，次用琥珀抱龙丸。轻者可愈，重者难痊。

李梴曰：胎惊痫风者，乃孕妇嗜欲，忿怒惊扑，或伤风邪。儿初生下，即呕吐搐掣，口眼歪斜，声啼气短，腮缩囟开，或颊赤、或面青，噤口咬牙，眼合涎潮，筋骨拘挛，身腰强直，脐腹肿起，与噤口撮口同症，视其眉间气色，红赤者生，青黑者死，辰砂膏最妙。

王肯堂曰：胎惊者，初生月内，壮热吐哯，心神不宁，手足抽掣，身体强直，眼目反张，是胎惊。皆由妊妇调摄乖常，饮酒嗜欲，忿怒惊扑，母有所触，胎必感之。或外挟风邪，有伤于胎，故子乘母气，生下即病也。其候月内壮热，眼翻握拳，噤口咬牙，强直涎潮，呕吐搐掣，惊啼，腮缩囟开，或颊赤，或面青，但胎惊眼合，不可误作慢脾，妄用温药。其有搭眼噤口之类，亦此一种之所发也。虎口指纹曲入里者可治，反出外者不治，先宜解散风邪，利惊化痰开气，及贴囟法，甚则以朱银丸利之。若面青拳搐，保命丹、钩藤散、全蝎散之类。大抵芽儿脏腑脆弱，不可辄用铅粉镇坠之剂。如遇此候，急用猪乳细磨牛黄、麝香各少许调，抹入口中，仍用导赤散以泻肝之子，即愈矣。胎风者，小儿初生，其身有如汤泼火伤者，此皆乳母过食膏粱所致，其母宜服清胃散，及逍遥散，以清气血，儿亦时饮数滴。有身无皮肤而不焮赤者，由产母脾气不足也，粳米粉傅之。焮赤发热者，产母胃火炽也，石膏傅之。经谓脾主肌肉，肺主皮毛，故知病脾肺也。未满月而撮口握拳，腰软如随者，此肝肾之中邪胜正弱也，三日内必不治。如男指向里，女指向外，尚可治，宜全蝎散、钩藤散。眉红者不可治。胎黄者，小儿生下，遍身面目皆黄，状如金色，壮热，大便不通，小便如栀汁，乳食不思，啼哭不止，此胎黄之候，皆因母受湿热，而传于胎也，凡有此症，母子皆宜服地黄汤、地黄饮子。有生下百日，及半周，不因病后身微黄者，胃热也，若自生而身黄者，胎疸也，经云：诸疸皆热。色深黄者是也，犀角散。若淡黄兼白者，胃怯也，白术散。

胎寒胎热

虞抟曰：何谓胎寒？芽儿百日内，觉口冷腹痛，身起寒粟，时发战栗，曲足握拳，日夜啼哭不已，或口噤不开，名曰胎寒。其症在胎时，母因腹痛而致。亦有产妇喜啖甘肥生冷，或胎前外感风寒暑湿，治以凉药，内伤胎气，则生后昏昏多睡，间或哯乳泻白，不早治，必成慢惊、慢脾风，宜冲和饮合当归散加煨姜微泄，次用匀气散调补，次参苓白术散养胃，白芍药汤去寒湿。何谓胎热？儿在胎中，母多惊恐，或食热毒物，生后旬日间，儿多虚痰，气急喘满，眼闭目赤，目胞浮肿，神困呵欠，吸吸作声，遍身壮热，小便赤，大便秘，时惊烦，由胎中受热，或误服温剂，致令热蓄于内，熏蒸胎气，故有此症，不早治，则鹅口、重舌、木舌、赤紫丹瘤，自皮而生，母宜先服木通散，亦与儿服，次以四圣散，温洗儿两目，目开，进地黄膏、天竺黄散、当归散、牛蒡汤，亦同母服。凡有胎疾，当先令母服药，使药过乳，渐次解之，百无一失。如以凉药攻之，必生他病，乳母尤必忌口。

撮　口

孙思邈曰：小儿初出腹，筋骨未敛，肌肉未成，血凝乃坚成肌肉耳，其血沮败，不成肌肉，则使面目绕鼻口左右悉黄，而啼闭口，聚口撮面，口中干燥，四肢不能伸缩者，皆是血脉不敛，此多不育，宜龙胆汤。

李仲南曰：外症，舌强唇青，聚口撮面，面目黄赤，气息喘急，啼声不出，饮乳有妨。若口出白沫，而四肢冷者，不可救疗。其或肚胀筋青，吊肠卵疝，内气引痛，皆肠胃郁结不通致之，治法贵疏利，宜辰砂膏。初生七日后，此症可免。

鹅　口一名噤口风，又名雪口

巢元方曰：儿初生，口里白屑满舌上，如鹅之口，故名。由在胎时受谷气盛，心脾热气熏发于口。治法：用发缠指头，蘸井花水揩拭之。睡时，黄丹煅，出火气，掺舌上，如用此法不效，傅保命散。

李梴曰：噤口风者，眼闭，啼声渐少，舌上聚肉如粟米状，吮乳不得，口吐血沫，二便皆通，此胎中热毒流于心脾也，此症亦初生七八日内患之。

鳌按：鹅口疮，用硼砂细研傅之，立效。

王肯堂曰：茅先生论，儿喉中壅一块肉瘤闭却，为喉痹；身大热，舌硬不转，为木舌；口闭，满口黄如膏，名鹅口。三症皆热甚生风，风壅热毒至此，为实热，先用三解牛黄散，微与通利，次用天竺黄散，共牛黄膏与服。如喉响似锯，及眼直视，面青黑，不乳食者，死。

脐风脐湿肿脐疮脐突

孙思邈曰：脐风者，断脐之后，被水湿风冷所乘。风湿之气入于脐，而流入心脾，遂令肚腹胀满，脐肿，身体重著，四肢柔直，日夜多啼，不能食乳，甚则发为惊搐。若脐边青黑，撮口不开，是为内搐，不治，爪甲黑者即死。

朱震亨曰：初生七日内，见噤口、撮口、脐风三症者危，百日内见此症，手足蜷者，亦不治。

曾氏曰：如禀赋充实，发热有痰，惊搐，投黑白饮、温蜜汤，空心调下。微泻似茶褐色二三行，进白芍药汤加姜枣，常用此法，亦妙。

脐突一症，又非脐风，此亦因初生洗浴，系脐不紧，秽水浸入于内，产后旬日外，脐忽光浮如吹，捻动微响，间或惊悸作啼，治用白芍药汤加苡仁，次以外消散涂贴，自然平复。

陈无择曰：小儿初生一七日内，忽患脐风撮口，百无一效，坐视其死，良可悯也。有一法，世罕知者，凡患此症，看儿齿龈上有小泡子如粟米，以温水蘸熟帛裹指，轻轻擦破，即开口便安，不药神效。

李梴曰：断脐后，为风湿所乘，或尿湿绷裙，遂成脐风，面赤喘急，啼声不出，其症脐肿凸，腹胀满，日夜多啼，不能乳，甚则发搐，撮口噤口，宜调气益黄散，甚者金乌散或宣风散。亦有热在胸膛，伸引努气，亦令脐肿发风，千金龙胆汤。

钱乙曰：脐湿肿者，断脐后为水湿所伤，或入风冷，致令四肢不和，脐肿多啼，不能乳哺，宜柏墨散、五通膏。

滑伯仁曰：婴儿脐中肿湿，经久不瘥，若至百日，即死，宜速治之，用枯矾、龙骨为末，入麝少许，拭脐干掺之，须避风。

巢元方曰：脐疮者，水入脐中，或受尿湿，肿烂成疮，或解脱为风所袭，入于经络，则成风痫。若脐肿不干，久则发搐，宜金黄散。

王汉东曰：断脐作疮，枯矾、龙骨(煅)、当归末皆可掺，或油调敷之。

李仲南曰：脐突者，芽儿有热在胸膛，则频频伸引，呃呃作声，努胀其气，抑入根本之中。所以，脐突肿赤，虚大可畏，无识之人，将谓断脐不利而使然者，非也，此由胎中母多惊悸，或恣食热毒之物所致。宜对症与药，其热自散，其脐归本，不必敷药，恐反为害。

惊　风

小儿之病，最重惟惊，惊必发搐，惊必窜睛，惊必牙紧，惊必面青，惊必鱼口，惊必弓形。心经热积，肝部风生，肝风心火，二脏交争，血乱气壅，痰涎与并，百脉凝滞，关窍不灵，或急或慢，随其所撄。急由阳盛，慢属阴凝，急缘实病，慢自虚成。急惊之症，暴疾难名，种种恶候，一一并呈，迨其发定，了了神清，揆厥所原，调护失情，昼抱当风，夜卧厚衾，多食辛辣，偶触鼓钲，跌仆嚷叫，人物雷霆。凡诸惊恐，动魄乱经，一旦疾作，讵此寻恒。慢惊之症，睡卧靡宁，乍发乍静，神思昏瞑，大抵久病，逐渐势增，吐泻疟痢，消耗匪轻，脾虚胃弱，阳常不升。虚邪火旺，肝木来乘，淹延困顿，遂致命倾。有慢脾风，症更堪憎，慢惊之后，虚极难胜，病全归脾，故慢脾称。脾家痰饮，凝聚胸膺，脾家虚热，来往相仍。脾困气乏，肢冷目瞪，频呕腥臭，微搐焦声，无风可逐，无惊可平，十不救一，魂魄归冥。又有天吊，状若祟凭，头目仰视，身热不停，爪青肢疭，是真病情，邪热毒气，壅遏心精，颇难调治，医药速营，诸惊疾发，诊视察听，表里虚实，尤贵详明。惊风之属，痫痉易醒，更多兼症，一一细评，毋轻心掉，毋躐等行，方治无误，医始称能。

惊搐由脏腑

钱乙曰：因潮热发搐在寅卯辰时者，此脾用事之时也。身体壮热，目上视，手足动摇，口内生热涎，项颈强急，此肝旺也，当补肾治肝，补肾地黄丸，治肝泻青丸。因潮热发搐在巳午未时者，此心用事之时也，心惕，目上视，白睛赤色，牙关紧急，口内涎生，手足动摇，此心旺也，当补肝治心，补肝地黄丸，治心导赤散、凉惊丸。因潮热发搐在申酉戌时者，此肺用事之时也。不甚搐而喘，目微斜视，身热如火，睡露睛，手足冷，大便淡黄水，此肺旺也，当补脾治肝治心，补脾益黄散，治肝泻青丸，治心导赤散。因潮热发搐在亥子丑时者，此肾用事之时也，不甚搐而卧不稳，身体温，目睛紧，斜视，喉中有痰，大便银褐色，乳食不消，多睡不省，此肾旺也，当补脾治心，补脾益黄散，治心导赤散、凉惊丸。

惊搐痫痓不同

楼全善曰：惊搐一也，而有晨夕之分，表里之异，身热力大者为急惊，身冷力小者为慢惊，仆地作声，醒时吐沫者为痫，头目仰视者为天吊，角弓反张者为痓，各不同也。

伤风伤食发搐

钱乙曰：伤风搐者，因伤风得之，口中热气出，呵欠闷顿，手足动摇，当发散，大青膏。小儿生来怯弱者，多此病也。伤食搐者，因伤食后得之，身温，多唾多睡，或吐不思乳食而发搐，当先定搐，如羌活防风煎汤下泻青丸，搐退，白饼子下之，后服安神丸。

惊风先见之症

危亦林曰：惊者，虚惕怔忡，气怯神散，痰涎来去，其泻必青，积渐而生风也。

杨士瀛曰：惊邪入心，则面红脸赤，惕惕夜啼；入肝则面目俱青，眼睛窜视；入肾则面黑恶叫，咬乳咬牙；入肺则面淡白，喘息气乏；入脾则面淡黄，呕吐不食。凡乳儿欲发惊风者，先神志不定，恍惚惧人，扎眼上视，左顾右盼，伸手握拳，闷郁努气，情态不如寻常，皆惊风先症也。

钱乙曰：咬牙甚者发惊，目直视，面色青，身反折者生惊。呵欠面青者惊风，呵欠面黄者脾虚惊。目赤兼青者发搐，肝脏实热，手寻衣领，乱捻物，目直视者，必发惊。肝有风，目连扎，不搐，有热则目直视，亦不搐，得心热者则搐。肝主风，风动而上行头目，目属肝，风入于目，上下左右，如风吹不定，儿不任，故目连扎也。若热入于目，牵其筋脉，两眦皆系，不能转动，故目直视也。若得心热则搐，其子母俱有实热，风火相搏故也。

虞抟曰：王氏云：木能胜土，热动心忡而生惊也。

惊搐有声无声

钱乙曰：惊痫发搐，男发搐，目左视无声，右视有声。女发搐，目右视无声，左视有声，相胜故也。男反右视，女反左视，亦皆有声。

李杲曰：男为木，故左视木位无声，右视金位，相击则有声。女为金，故右视金位无声，左视木位相击亦有声。

急惊风

钱乙曰：急惊本因热生于心，身热面赤引饮，口中热气出，二便黄赤，剧则发搐，盖热盛则生风属肝，此阴盛阳虚也，利惊丸主之，以除热痰，不可用巴豆及温药大下之，恐搐虚，热不消也。小儿热痰客于心胃，因闻大声非常，则动而惊搐也，若热极，虽不闻声及惊，亦自发搐。

张元素曰：急惊者，阳症也。俱腑受病，热痰客于心肺，是少阳相火旺。经云：热则生风。因闻人声而作。若谓东方震卦，得火气而发搐，火本不动，焰得风而动，当用利惊丸、导赤散、泻青丸。搐止，宜服安神丸。

危亦林曰：惊风形症不明，若言阴症，则浑身又温，若作阳症，则又不大搐，乃阴阳不和，宜用防风温胆汤下大惊丸、小惊元。

杨士瀛曰：急惊先当定搐。搐由风也，风由热也，搐已定，方可下热退惊。热若不退，惊亦不散。急惊，截风定搐为要。风搐即定，次与下热，热去则无风，风散则不搐。

朱震亨曰：老医常言小儿惊搐，多是热症，若先便用惊风药，若白附子、全蝎、僵蚕、川乌之类，便成坏症。后有医幼科者，只用导赤散加地黄、防风进三服，导去心经邪热，其搐便止，次服宁神膏，神效。

曾氏曰：急惊之论，前代书所不载，惟曰阳痫。大概失所爱护，或抱于当风，或近于热地，昼则食多辛辣，夜则衾盖太厚，郁蒸邪热，积于心，传于肝，再受人物惊触，或跌仆呼叫，雷声鼓乐，鸡鸣犬吠，一切所惊。未发之时，夜卧不稳，睡中或哭或笑，咬牙咬乳，鼻额有汗，气喘痰喘，忽尔闷绝，目直上视，牙关紧急，口噤不开，手足搐掣，此热甚而然。况兼面红脉数可辨，盖心有热而肝有风，二脏乃阳中之阳，心火也，肝风也，风火阳物也。风主乎动，火得风则烟焰起，此五行之造化，二阳相鼓，风火相搏，肝藏魂，心藏神，热则神魂易动，故发惊也。心主乎神，独不受触，遇有惊则发热，热极生风，故能成搐，名曰急惊。治之之法，先发表，次通心气，疏涤肝经，安魂退热，惊风即除，与之去痰，免成痴疾，但不可用大寒凉药。

李仲南曰：大要急惊用药，有次第，有轻重，开关以后，且与截风定搐，风搐即定，却下痰热，理为至当。若患在痰热，未有惊风，只可退热化痰，不可妄投惊风药，盖药中多用寒凉，恐引痰热入经络。凡病在热，不要妄治痰，止当解表。病在惊不可妄治风，盖惊由痰热，只可退热化痰，而惊自止。病在痰不可便治惊，急须退热化痰。病在风不可妄治搐，盖风由惊作，只可利惊化痰，其风自散。若惊亦有搐，须用截风散，至妙之道。若治惊而痰不化，热亦不退，惊安得自止？化其痰，热若不退，风亦不散，痰安得去？是知不治之治，所以治之也。急惊初传，风搐得定，而痰热一泄，又须急与和胃定心之剂。若搐定而痰热无多，则但用轻药消痰除热可也，然急惊虽当下，切不可过用寒凉，致成慢惊。且如只下痰热，不必太骤，但斟酌处，只用大黄一味足矣。且急惊症，原在于去肝风，降心火，幼幼书以为至要之说也。

薛己曰：急惊之候，牙关紧急，壮热涎涌，窜视反张，搐弱颤动，口中气热，颊赤唇红，脉浮洪数者，此肝经血虚，火动生风。盖风生则阴血愈散，阴火愈炽，火动则肺金愈亏，肝木愈旺，宜滋肝血养脾气。

王肯堂曰：急惊由内挟实热，外感风邪，心家受热积惊，肝家生风发搐，肝风心火，二脏交争，风气壅盛，无可发泄，故暴烈也。又有搐搦反张斜视，而牙关不紧，口无痰涎而气热，未可直指为惊风，恐是伤风、伤寒、夹食、夹惊、疹痘等症。此即钱氏假搐之说，又各依本症施治。又急惊搐搦，不可把捉，但扶持之。否则，风痰逆入经络，遂使手足拘挛，或成废疾。小儿急慢惊风，古谓阴阳痫，急者属阳，阳盛而阴亏，慢者属阴，阴盛而阳亏，阳动而躁疾，阴静而迟缓，皆因脏腑虚而得之。虚能发热，热则生风，是以风生于肝，痰生于脾，惊出于心，热发于肝，而心亦热，以惊风痰热，合为四症，搐搦掣颤，反引窜视，为八候。凡眨眼摇头，张口出舌，唇红脸赤，面眼唇青，及泻皆青，发际印堂青筋，三关虎口纹红紫或青者，皆惊风候也。大抵肝风心火，二者交争，必挟心热而后发始于搐。故热必论虚实，症先分顺逆，治则有先后。盖实热为急惊，虚热为慢惊，慢惊当无热，其发热者虚也。急惊属阳，用药以寒；慢惊属阴，用药以温。然又必明浅深轻重进退疾徐之机，故曰热必论虚实。男搐左视左，女搐右视右，男眼上窜，女眼下窜，男握拇指外出，女握拇指入里，男引手挽左直右曲，女引手挽右直左曲，凡此皆顺，反之则逆。亦有先搐左而后双搐者，但搐则无声，搐逆则有声。其指纹弯弓入里者顺，反外者逆，出入相半者难痊，故曰症必分顺逆。阳病阴脉，阴病阳脉，亦为反。热甚生痰，痰甚生惊，惊甚生风，风甚发搐，治搐先于截风，治风先于利惊，治惊先于豁痰，治痰先于解热，其若四症俱有，又当兼施并理，一或有遗，必生他症，故曰治有先后。纲领如此。若分三者言之，暴烈者为急惊，沉重者为慢惊，至重者肝风木之克脾土，为慢脾风。丹溪云：忽惊用降火下痰丸，养血药作汤下之。慢惊当补脾，兼用朱砂安神丸，清米汤下，更于血药中求之，如四物、四君、东垣黄芪益黄散之类。世以一药通治，甚妄。薛氏于急慢惊痫之外，又出惊风一症，其候虚惕怔忡，气怯神散，痰涎来去，泄泻色青，盖惊之轻而虚者也。若惊入心，则面赤夜啼，用栀子清肝汤加黄连。若入肝则面青眼窜，用柴胡清肝汤。若入脾则面黄呕吐，虚汗嗜卧，用六君子汤加柴胡、山栀。若入肺则面白喘急，用异功散加柴胡、桔梗。若入肾，则面黑啮乳咬牙，用六味地黄丸。

叶桂曰：小儿仓猝骤然惊搐，古曰阳痫，从热症治，古人用凉膈散为主方。按：急惊风属阳热病，用凉膈以清膈间无形之热。膈上邪热，逼近膻中，络闭则危殆矣。此宜通乃一定之法，然必询病因察时候治之。幼科以痰热风惊四治，犹可说也，吾乡有专科，立方钩藤、连翘、木通、薄荷、前胡、枳壳、桔梗，加入表散消食，多不效验。惊为七情，内应乎肝，肝病发惊骇，木强火炽，其病动不能静，且火内寄肝胆，火病来必迅速，后世龙荟芩连，必加冰麝硝黄，取其苦寒直降，咸苦走下，辛香通里窍之闭也，如牛黄丸、至宝丹、紫雪丹皆可选用。凡热邪塞窍，神迷昏愦者仿此。钩藤、丹皮之属，仅泄少阳胆热，与急惊暴热内闭之症，无益。若火热劫灼血液，苦寒咸寒，不中与也，宜犀角地黄汤之属。方书有镇坠金石之药，有攻风劫痰之药，虽非常用，要不可不考。惊与厥，皆逆乱之象，仲景云：蛔厥都从惊恐得之。凡吐蛔腹痛呕恶，明是肝木犯胃，幼医乱治，束手告毙，余宗仲景法，每效。

慢惊风

钱乙曰：慢惊，因大病后，或吐泻，或只吐不泻，变成脾胃虚损，遍身冷，口鼻气出亦冷，手足时瘈疭，昏睡露睛，此无阳也，宜瓜蒌汤主之。

张元素曰：慢惊者，阴症也，俱脏受病。

曾氏曰：治慢惊者，考之古书，亦无所据，惟载阴痫而已。盖慢惊属阴，阴主静而搐缓，故曰慢。其候皆因外感风寒，内作吐泻，或得于大病之后，或传误转之候，目慢神昏，手足偏动，口角流涎，身微温，眼上视，或斜转，或两手握拳而搐，或兼两足动掣，各辨男左女右搐者为顺，反此为逆。口气冷缓，或囟门陷，此虚热也。脉沉无力，睡时扬睛，谓两目半开半合，此真阳衰耗，而阴邪独盛。阴盛生寒，寒为水化，水生肝木，木为风化，木克脾土，胃为脾之腑，故胃中有风，瘈疭渐生。其瘈疭状，两肩微耸，两手垂下，时复动摇不已者，名曰慢惊，宜以青州白丸子、苏合丸入姜汁杵匀，米饮调下。虚极者，加金丹液。

虞抟曰：慢惊者，因吐泻日久，中气大虚而得。盖脾虚则生风，风盛则筋急，宜用温白丸。

鳌按：脾虚则生风者，非风自脾生，以脾虚则肝木必强，乃风生于肝也，故风盛则筋急，以肝主筋故耳。观温白丸中僵蚕、全蝎、白附、天麻等，皆治肝药可见。

李梴曰：阴症慢惊，自阳症急惊传来，才经吐泻，便是慢惊，男子以泻得之为重，女子以吐得之为重。慢惊因吐泻得者，宜醒脾散、加味术附汤。虚风痰多者，宜八仙散。慢惊纯阴症，宜乌蝎散。或阳症尚在，宜蝉蝎散。若有急惊方传慢候，而尚有阳症，八候尚在，不必回阳，但与截风调胃，用蝉蝎散、醒脾散。若手足冰冷，方可回阳，用硫黄、附子。泻滑青者，宜防慢惊，盖泻青色乃挟惊，木克土也。

李杲曰：小儿慢惊，或吐利不止，变成虚风搐搦者，非风也，胃气欲绝也，用来复丹五粒研碎，米饮调下，即效。

史演山曰：慢惊之候，盖由急惊过用寒凉，或转太骤，传变成之。又有吐利不止而成者，有气虚暴吐泻而成者，有夏月脾胃伏热，大吐泻，当解暑热，不可专曰固阳。有脏虚洞泻成者，有得之久嗽作痫者，有得之发痫不已者，有得之虫积冲心者。惟吐泻积痢成虚致之，则变症甚速。凡才经吐泻，便是慢惊，须用温中扶里。或搐来紧急，乃慢惊初传，尚有阳症，不可误作急惊，世言搐慢为慢惊，非也，若泥此，往往指慢脾为慢惊矣。凡慢惊，男子以泻得之为重，女子以吐得之为重。又吐有五症，泻有五症，各明所因主治。古云：病家怕惊不怕泻，医家怕泻不怕惊。如因泄泻不止，且先治泻，若更治风，则惊风愈甚，如因他症，则当循原施治也。其慢惊候，若从急惊传来，只可截风调胃，均平阴阳，不可全用阳药，使阳归阳，复作急惊之症。

张涣曰：急惊以关窍不通，略用冰麝开通，定其搐搦尚可。慢惊阴重阳亏，诸经已虚，不宜开通，又凉其脏，易作慢脾风，致不易疗。

闻人规曰：慢惊危急，如眼睛昏定，定而砭，虽砭不左右顾，或窜视，四肢厥冷，汗出如流，口面黪暗，指甲黑，四体垂亸，至重。慢惊症，眼半开半合，似睡不睡是也。其脉或浮或沉，身或热或凉，或吐或泻，或不吐不泻，或食乳，或阻乳，各半阴半阳合病，即如伤寒半表半里也。

叶桂曰：慢惊古称阴痫，其治法，急培脾胃，理中汤为主方。有痰呕吐，用南星、白附子、六君子汤。声音不出，开窍加竹沥、姜汁、菖蒲根、郁金之属。是病皆他病致变，其因非一，有过饥，禁食气伤，有峻药强灌伤胃，有暴吐暴泻，脾胃两败。其症面青㿠白，身无热，虽热不甚，短气骨软，昏倦如寐，皆温补治之。惟呕逆不受乳食，温补反佐姜连，连理汤、钱氏益黄散、钱氏异功散。

慢脾风

杨士瀛曰：慢脾风，由慢惊后吐泻损脾，病传已极，总归虚处，惟脾所受，故曰脾风。风无可逐，惊无可疗，但脾间痰涎凝滞，虚热往来，其眼合者，乃脾困气乏神迷也。若见眼合，便是脾风。慢惊眼在半开半合之间，乃知阴气所盛，传入脏间，阳气已亏，脾经属阴，次第入脾，故言慢脾风候也。慢惊其眼半开半合，则当预作慢脾风调理。慢脾风之候，面青额汗，舌短头低，眼合不开，睡中摇头吐舌，频呕腥臭，噤口咬牙，手足微搐而不收，或身冷，或身温，而四肢冷，其脉沉微，阴气极盛，胃气极虚，十救一二，盖由慢惊风传变，宜黑附汤救之。又，生附四君子汤、蝎附散皆可。慢脾风用药，乃不得已也，其危如灯无油，渐见昏灭，钱氏用金液丹与青州白丸子各半研匀，米饮薄荷汤下一钱或钱半，此截风回阳也。

张云岐曰：小儿头虽热，眼珠青白而足冷，头虽热，或腹胀而足冷，头虽热，或泄泻而足冷，头虽热，或呕吐而足冷，头虽热，或渴而足冷。以上五症作搐者，名曰慢脾风，速与补脾益真汤，加全蝎一枚，或用全蝎观音散。

谭殊圣曰：慢脾风，又名虚风，小儿或吐或泻后，面色虚黄，因虚发热，才见摇头斜视，昏困额汗，身亦粘汗，声沉小而焦，即是脾风之症，不必定因急慢惊传次而至。慢脾，惟吐与泻积与痢传入，其症变至速，虚更速也，治必循次平和，无令速愈之理，调脾养胃，不可过剂也。

鳌按：汤氏法，凡因吐泻成虚风慢脾者，先用夺命散、青州白丸子末，煎如稀糊，入蜜调，控下涎后，服醒脾散。

天　吊内吊附

李梴曰：小儿瘈疭不定，翻眼戴睛，状若神祟，头目仰视，手足抽掣，如鱼之上钓，故曰天钓。甚者爪甲亦青，此由乳母过食热毒，心肺生热，加以外感风邪所致，宜用九龙控涎散、钩藤散，热盛则保命丹，痰盛则抱龙丸。又有惊风内钓之症，腹痛多啼，面青唇黑，伛偻反张，外肾肿，尿如米泔，眼有红筋血点，乃寒气壅结也，宜钩藤膏。

阎孝忠曰：天吊，亦惊风症也。但天吊发时，头目必仰视，惊风则无此症状。

张涣曰：小儿心膈壅滞邪热，痰涎蕴积，不得宣通，或乳母饮酒食肉，烦毒之气，流入乳中，令儿宿滞不消，邪热毒气，乘于心神，致使惊悸，眼目翻腾，壮热不休，瘈疭，病名天钓，甚者爪甲皆青，状如神祟，宜一字散、牛黄散。

薛己曰：内钓者，腹痛多喘，唇黑囊肿，伛偻反张，眼尾赤，此胎中受风及外惊所致。若内脏抽掣作痛，狂叫，或泄泻缩脚，内症一作，外症亦然，极难调理，内症服聚宝丹，外症服钩滕饮，进乳食者可治。若因乳母厚味，宜加味清胃汤。若因乳母郁怒积热，加味逍遥散加漏芦。

急慢惊诸恶候

曾氏曰：急惊天吊之后，有变作潮热似疟者，手足逆冷，盖因病愈时不善将护，风邪乘虚而入经络所致，此症所用药品，可间使苦寒之味，务在消阳盛之火，肺金得盛，肝木自平，而风邪亦散，斯为良法。

阎孝忠曰：惊风或泄泻等症，有烦渴者，皆津液内耗也，不问阴阳，宜钱氏白术散，使满意取足饮之，愈多愈好。

薛己曰：诸惊有目睛瞤动者，盖目

者，肝之窍，肝胆属风木，二经兼为相火，肝藏血，血不足则风火内生，故目瞤动，宜用四物汤益其血，柴胡、山栀清其肝，阴血内荣，则虚风自息矣。有唇口蠕动者，唇为脾之华，口乃脾之窍，又阳明之脉，环唇口而交人中，是以脾胃虚者，多有此症，不独病后而已。夫脾主涎，脾虚不能收摄，多兼流涎，或误认为痰而祛逐之则津液益枯，不能滋养筋脉，逐致四肢抽搐，病势愈甚，原其治法，与慢脾风相同，当大补脾肾，加升、柴，切勿用青皮、龙胆之类。有忽然惊搐目直者，皆肝之风热也。若肝虚生风，则目连扎而不搐，及多欠咬牙。若肝经风实，则目直大叫，呵欠项急顿闷。若肝经有热，则目直视不搐，得心热则搐，气热则外生，气温则内生，其症手寻衣领，及乱捻物，宜泻清丸。壮热喘闷，宜泻白散。有睡中惊动者，由心肾不足也，盖心主血与神，肝藏血与魂，肺主气与魄，肾主精与恐。小儿脏腑脆弱，易于惊恐，恐则气下，惊则心无所依，神无所归，且人之神气，寤则行于目，寐则栖于肾，今心肾即虚，则不能宁摄精神，故睡中惊动，治宜清心安神，用茯苓补心汤加茯神、枣仁、五味。亦有惊吓而作者，因击动其肝，故魂不安也，治宜镇静定魄，用安神镇惊丸。有惊后目微动咬牙者，皆病后亡津液，不能荣其筋脉也。亦有肝经虚热而生风者，当审其气血有余不足而治之。有惊泄者，肝属木，盛则必传克于脾，脾土即衰，则乳食不化，水道不调，故泄泻色青，或兼发搐者，盖青乃肝之色，搐乃肝之症也。亦有因乳母脾虚受惊，及怒动肝火而致者，法当平肝补脾，若用峻攻之药，脾气益虚，肝邪弥甚，甚至抽搐反张者，亦肝火炽盛，中州亏损之变症也。凡见惊症，即用四君、六君、异功等方，加白附子定风，柴胡平肝，引经以杜渐，则必不至泻搐而自安矣。今已见泻吐惊搐，尚不知补脾平肝，以保命丹、抱龙丸、镇惊丸等治之，其亦去生远矣。

惊风诸变症惊瘫鹤膝摇头

曾氏曰：肝属木，其动则应风，病则主惊骇。诸热引肝风，风生痰，痰作搐，小儿惊风之际，手足动掣，当听其自定，然后疗之，免生异症。或父母见病势可畏，从而按伏之，岂知筋者肝之合也，临发病时，若按束其手足，则筋不舒伸，遂致经络为风所闭，致成惊瘫鹤膝，变为废人。凡小儿心悸不常，及遍身肿痛，或手足不随，此为惊瘫候也。若治之稍迟，至臂腕膝胫骨节之间，流结顽核，或膝大而胫肉消，胫骨露，如鹤膝之状，或为痈为疖，此名鹤膝候也，并宜发汗为先，使腠理开通，则风热可除，有温亦去，用百解散，和五苓散料，倍加麻黄加姜葱煎服，微汗为度，次用防己汤、独活汤加桑寄生，或黑虎丹作少丸子间服，使风不生而痰不作，则易愈。若为痈为疖痛重者，用黑牵牛半生半炒研煎无灰酒调下五苓散，以除流注之寒湿，则肿毒自消，如入腑闭而不通，是风热内蕴，其右腮红紧，及右手三部脉浮而滑实，宜五和汤或当归散，其加减尤在临机。若泥一方，非良医也，前症更宜间服排风汤。

薛己曰：鹤膝风者，其腿渐细，其膝愈粗，状若鹤之膝，是以名之，此因肾经不足，外邪乘之，初则膝内作痛，外色不变，伸屈艰难，若一二月间，焮肿色赤而作脓者，可治。肿硬色白而不作脓者，难治。初起以大防风汤为主，而佐以益气养荣汤，乃为正治。

楼全善曰：肝风摇头者，乃肝血液盛，外有风热乘之，故相引动摇而不定也。

王肯堂曰：犹忆少时闻友人孙彭山云，尝见一小儿患惊搐，延医治之，诸症悉退，独头摇不止，后一老医，于常服药中，加入草河车草，即时愈。按：此草，《神农本经》名蚤休，《唐本》名金线重楼，钱氏方名白甘遂，主治惊痫摇头弄舌，乃本经正文，古人谓遵白文疗病多效，不虚也。

诸惊不治症

龚信曰：眼睛翻转，口中出血，两足摆跳，肚腹搐动，摸体寻衣，神昏气促，喷药不下，通关不嚏，心中热，忽大叫者，皆急惊不治之症也。四肢厥冷，吐泻咳嗽，面黯神惨，胃痛鸦声，两胁动气，口生白疮，发真摇头，眼睛不转，涎鸣喘噎，项软，二便不禁，手足一边牵引，皆慢惊不治之症也。

罗谦甫曰：患慢惊者，若似搐而不甚搐，似睡而精神散漫，四肢与口中气皆冷，睡中露睛，或胃痛而啼哭如鸦声，此症已危，盖脾胃虚损故也。

杨士瀛曰：慢惊欲绝之候，虚痰上攻，咽喉引气，呼吸粗大，脉来浮数，是谓阴盛强阳，错认以为阳气已复，与药下痰，痰随药下，气随痰绝，殊不知覆灯将绝之时，虽不下药，亦无生意矣。

慢脾风，身冷粘汗，直卧如尸，喘嗽头软，背直口噤摇头，二便不禁，唇缩气粗，痰如牵锯之声者，不治。慢脾风，若一脏绝，即不可下药，如眼无光，指甲黑，四肢垂亸[①]，五体俱冷，并不须下药。

滑伯仁曰：诸惊搐而不休，休而再搐，惊叫发搐，汗出足冷，痰满胸喉，口开目直者，皆不治。

---

① 亸（duǒ 躲） 垂下貌。

卷　二

痫　痉

仆地作声，醒吐馋涎，异于惊病，命之曰痫。小儿恶候，痫其一焉，所以然者，气骨不坚，脏腑尚弱，血脉未全，乳哺失节，客气相干，惟风惊食，乃痫之原，风属外感，惊属内缘，不内不外，食所是专，盖此三因，三痫各缠，别其经络，脾与心肝。然古痫症，称有五端，五脏配合，六畜殊看，一曰马痫，马叫连连，此其所属，心火熬煎。二曰羊痫，羊叫绵绵，此其所属，肝风作愆。三曰鸡痫，鸡鸣关关，此其所属，肺部邪干。四曰猪痫，猪叫漫漫，此其所属，右肾病传。五曰牛痫，牛吼啴啴，此其所属，脾土湿洇。应声而发，俱各仆颠。心则面赤，吐啮舌尖。肝则面青，手足掣挛。肾则面黑，体直尸眠。肺则面白，惊跳头旋。脾则面黄，四肢缓瘫。古人分辨，若是班班。然诸痫症，莫不有痰，咽喉梗塞，声出多般。致疾之由，惊食风寒，血滞心窍，邪犯心官，随声所发，轻重断联，虽似六畜，讵竟确然，奚分五脏，附会戋戋，专通心主，血脉调宣，豁痰顺气，治法真诠，医者识此，慎毋改迁。痫为心病，痉乃肝癫，风邪所袭，太阳最先，肝风内煽，相与招延，内外风合，强直难扳，角弓反张，发则如弦，不搐不搦，目惟上观，有刚有柔，悉心以探，大约气虚，病根内拴，兼痰挟火，病势难安，治痉之法，其旨甚元，摇头噤口，相类为缘，乘脾合胆，区别其间。

痫痉之分

张元素曰：身软时醒者为痫，身反张，强直如弓，不时醒者为痓，十无一生。痓与痉，亦惊风之属。

陈藏器曰：惊痫，即急惊之症，但惊痫发时，仆地作声，醒时吐涎沫，急慢惊俱不作声，不吐沫也。

杨士瀛曰：痓者，手足冰冷。痉者，举身强直。痓痉本一病，当以阳刚阴柔别之。刚者无汗，柔者有汗，其症肢体强直，腰身反张，甚于风痫，大抵不治。痫者，卒然晕倒，目瞪流涎，神气郁勃，四肢搐搦，沉默昏愦，似死似生，其声恶叫，过后惺惺，治法惟以惊风食三种，阴阳二症，别而治之。如惊痫者，恐怖积惊而发，啼叫恍惚，宜定魄丸、沉香天麻汤。风痫者，风邪外袭，先屈手指，如数物乃发，宜追风祛痰丸。食痫者，乳食时遇惊停积，或成癖，或大便酸臭，宜紫霜丸。始也身热，抽搐啼叫，是为阳痫，易治，宜龙脑安神丸。始也身无热，手足清冷，不抽掣，不啼叫，是为阴痫，难治，宜引神归舍丹。因急惊成痫，宜三痫丹。因慢惊成痫，宜来复丹。取利，胎中受惊成痫，宜烧丹丸。痫病方萌，耳后高骨间，必有青纹纷纷如线，见之，急用爪破，须令血出啼叫，尤得气通，更易效也。

薛己曰：钱乙云，角弓反张者，由风邪客太阳经也。足太阳主周身之气，其脉起于目内眦而行，肝属木主风，所以风邪易侵也。夫小儿皮肤未密，外邪易伤，肝为相火，其怒易发，若身反张强直，发热不搐者，风传太阳也，宜人参羌活汤。丹溪云：痉比痫为虚，宜带补，多是气虚有火兼痰，用人参、竹沥治之，不用兼风之药，此论实发前人所未发，前辈虽云十无一生，盖未尝有此法施于人也。

阴阳二痫

史演山曰：阳痫者，因感惊风三次发搐，不为去风下痰，则再发。曰三次者，或一月，或一季，一发惊搐，必经过三度，故曰三次，非一日三次也。所谓惊风三发即为痫者是也。其候身热自汗目上视，嚼沫咬牙，手足掣搐，面红紫，脉皆浮数，以百解散加五和汤疏解，下痰用水晶丹、半夏丸。阴痫者，因慢惊后去痰不尽，痰入心包而得，四肢逆冷，吐舌摇头，嚼沫，牙关紧闭，不甚惊搐，作啼，面色或白或青。脉沉微，治以固真汤，调宽气饮和解。

王汝言曰：痫，小儿之恶候也。盖小儿血脉不敛，气骨不聚，为风邪所触，为乳哺失节，停结癖积而得之。其候神气怫郁，瞪目直视，面目牵引，口噤流涎，肚腹膨胀，手足掣搐，似死似生，或声或哑，或项背反张，或腰脊强直，但四体柔弱，发而时醒者为痫。若一身强硬，终日不醒者，则为痉症，不可不辨。

风惊食三痫

王肯堂曰：《全婴方》云，风痫因将养失度，血气不和，或厚衣汗出，腠理开舒，风邪入之，其病在肝，肝主风，其症目赤面青发搐，宜琥珀散、驱风膏、大青膏。有热，四顺饮，退后与利惊丸下其痰涎。惊痫因血气盛实，脏腑生热，或惊怖大啼，精神伤动，外邪入之，其病在心，心主惊，其症忽然叫声发搐，宜琥珀散、镇心丸。有热，四顺饮、利惊丸下之，不生别病。食痫其病在脾，脾纳食，其症嗳吐酸气，即发搐，此症或大便酸臭，紫丸子下之。以上三症，大同小异，并属阳也，各目睛翻斜，手足潮搐，或作猪声，发过即瘥，皆十生一死。

五脏痫

薛己曰：面赤目瞪，吐舌啮舌，心烦气短，其声如羊，曰心痫。面青唇青，两眼上窜，手足挛掣，反折，其声如犬，曰肝痫。面黑目振，吐沫，形如尸，其声如猪，曰肾痫。面如枯骨，目白反视，惊跳反折，摇头吐沫，其声如鸡，曰肺痫。面痿黄，目直腹满，四肢不收，自利，其声如牛，曰脾痫。五痫通用五色丸为主，参以各经之药。

王肯堂曰：按《千金》叙六畜痫，无五脏之分，钱氏始分之，而无马痫。曾氏谓初发作羊犬声者，咽喉为风痰所梗，声自如此，其理甚明。言六蓄者，强名之耳。故丹溪谓于经即无所据，而治法亦未有五者之分，所以不必分五也。

痫症治法

刘完素曰：大抵血滞心窍，邪气在心，积惊成痫，通行心经，调平血脉，顺气豁痰，乃其要也。假如小儿有热有痰，不欲乳哺，眠睡不安，常常惊悸，此皆发痫之渐，即以紫霜丸导之，时间量与此丸，减其盛气，则无惊风痫钓之患。诸痫发不能言者，盖咽喉为气之道路，风伤其气，以掩声音道路之门，抑亦血滞于心，心窍不通所致耳。南星炮为末，猪胆汁调和少许啖之极效。若钱氏五痫丸、南星散，以菖蒲汤调下，治痫之要药也。

诸痫不治症

钱乙曰：五痫甚者死。病后甚者亦死。

楼全善曰：小儿痫病，目直无声，目睹不转，眼生白障，唇黑眼慢，瞳人瞬动，目间青黑，面青指黑，口出涎沫如白脓，口噤肚胀不乳，喉如牵锯之声，多睡不乳，身热下血不乳，身体痿软不醒，腹内虚鸣，痞逆而痛，吐利不止，汗出壮热不休，卧久不寝，身体反张，大人脊下容一手，小儿脊下容一指，并不治。

痉必拘挛

张涣曰：小儿痉病，所受肝风，怯弱，致筋脉挛缩，两手拳，伸展无力，是名拘挛，宜薏苡丹。

疳　积

古称儿病，惊疳最大，惊得心肝，疳得脾胃，脏腑因由，各不相蔽。童稚之时，病则为疳，弱冠而后，病成痨瘵，同出异名，惟年齿计，元气亏伤，气血虚惫，其原则一，非有他病。曰惟小儿，脏腑娇脆，饱固易伤，饥亦为害，热则熏蒸，冷则凝滞，故疳之来，必有伊始。或幼缺乳，耗伤形气，此疳之根，积渐生蒂。或二三岁，乳食无制，此疳由脾，过饱反瘁。或喜生冷，甘肥粘腻，此疳由积，肠胃气闭。或母自养，一切无忌，喜怒淫劳，即与乳吮，此疳由母，传气为戾。或因病余，妄行转泄，胃枯液亡，虚热渐炽，此疳由医，冒昧错治，大抵疳病，缘此等弊。然而古人，五脏分隶，各有症形，各有方剂，肝心肾肺，脾总多累，二十四候，更宜体会，庄氏家传，最为详备。总之疳候，必先贪嗜，盐酸炭米，好吃泥块，口渴且馋，形体憔悴，潮热肠鸣，面黄便秽，渐渐腹胀，牙干目昧，揉鼻挦眉，脊高项细，甚至缩腮，头皮光异，肚大筋青，发焦毛悴，龈烂腿枯，周身疥癞，种种恶候，讵必齐逮，约略形神，实惟危殆，为语病家，毋徒嗟喟，失治于前，今亦无奈。

疳病原由症治

钱乙曰：大抵疳病，当辨寒热肥瘦，其初病者为肥热疳，久病者为瘦冷疳，冷热交作者为冷热疳，当分治之。诸疳皆当补其母，假令日中发潮热，是心虚热也。肝为心母，法当先补肝母，肝实而后泻心，心得母气，则内平而潮热自愈矣。

危亦林曰：疳者干也，瘦瘁少血也，皆由气血虚疲，脏腑受伤，故有五脏疳。外有蛔疳、脊疳、脑疳、干疳、疳渴、疳泻、疳痢、疳肿、疳疮、疳劳、无辜疳、丁奚、哺露，治之各有方。其病多因乳哺失常，肥甘不节，肠胃积滞而得之。惟肾疳害人最速，盖肾虚受邪，疳奔上焦，故以走马为喻。初作口臭，次传齿黑龈烂，热血并出，甚则齿脱，宜急治之，才得全活，然齿不复生矣。

张元素曰：疳者，小儿受癖，或久吐泻，医者妄投转过之药，小儿易为虚实，致令胃虚而亡津液，内发虚热，外消肌肉，一脏虚则诸脏皆弱，其病目胞肿，腹胀利色无常，渐加瘦瘠，久不痊可，是肠胃有风，宜宣风散导之，后则各依本脏补其母。

《圣惠方》曰：凡小儿疳在内，眼涩腹胀，利色无常，或如泔淀，日渐羸瘦，此候可疗。若鼻下赤烂，自揉鼻，头上有疮，生痂痛痒，渐渐流引，绕于两耳，时时目赤，头发稀疏，脑皮光紧，头大项细，肌体瘦羸，亦可治也。若唇口被蚀，齿龈五色，或尽峭黑，舌下有白疮，上额有窍子，口中时有臭气，齿龈渐染欲烂，亦可治也。若下部开张，有时赤烂，痒不可忍，下利无常，亦可治也。若疳蚀肌膂，十指皆痒，自咬指甲，头发作穗，脊骨如锯，有时腹胀，有时下利，若急治之，无不瘥也。惟五疳有绝候，皆不可治。一衬着脚中指底不觉疼，二抱着手足垂觯无力，三病未退遍身不暖，四脏腑泻青涎及沫不止，五项筋舒展无力，如此之候，皆不可治也。

初虞世曰：有热疳，有冷疳，有冷热疳，此其要也。热疳者，病多在外，鼻下赤烂，头痒湿痒，五心烦热，掀衣气粗，渴引冷水，烦躁卧地，肚热脚冷，潮热往来，皆热疳也。冷疳者病多在内，利色无常，其沫青白，肢体软弱，目肿面黧。又一症，燥渴卧地，似有热状，惟饮食不进，滑泄无已，亦冷疳也。其有泻多脓血，日加瘦弱，此则谓之冷热疳。大抵疳之受病，皆虚使然，热者虚中之热，冷者虚中之冷，治热不可妄表过凉，治冷不可峻温骤补，故曰小儿易为虚实，脾虚不受寒温，服寒则生冷，服温则生热，当识此勿误。

曾氏曰：大抵疳之为病，皆因过餐饮食，于脾家一脏，有积不治，传之于脏，而成五疳之疾。若脾家病去，则余脏皆安。苟失其治，日久必有传变。脾家病，宜沉香槟榔丸、乌犀丸。更察虚实疗之。有虫者，使君子丸。心腹痛，吐清水，虫自下者，二圣丸。诸疳症皆宜用五疳保童丸、万应丸，常服化积止疳，仍各投本脏调理之剂。宁心，茯神汤。调肝，芪归汤。调脾，参苓白术散。补肺，补肺汤。补肾，调元散。庶各得其宜，前症不致再作。

叶桂曰：幼儿断乳纳食，值夏月脾胃主气，易于肚膨泄泻，头及手足心热，形体日瘦，或烦渴善食，渐成五疳积聚，当审体之强弱，病之新久，有余者当疏胃清热。食入粪色白，或不化，当健脾佐消导清热。若湿热内郁，虫积腹痛，导滞驱虫，微下之，缓调，用肥儿丸之属。稚年五疳，犹大方五痨，虽方书有五脏之分，是症夏令为多，固从脾胃，盖小儿乳食杂进，运化不及，初断乳后，果腥杂进，气伤滞聚，致热蒸于里，肌肉消瘦，腹大肢细，名曰丁奚，或善食，或不嗜食，或渴饮无度，或便泻白色，久延不已，多致凶危，宜忌食生冷腥肥凝滞，治法初用清热和中分利，次则疏补化运，一定之理。

五　脏　疳

钱乙曰：肝疳亦名风疳，白膜遮睛，亦名筋疳，泻血而瘦。心疳亦名惊疳，面黄颊赤，身壮热。脾疳亦名食疳，面黄腹大，食泥土，又名肥疳。身瘦虚黄，干而有疮，其候不一，今略举之。目涩或生白膜，唇赤，身干黄或黑，喜卧冷地，或食泥土，身有疮疥，泻青白黄沫水，利色变易，腹满，发鬓作穗，头大项细，极瘦，饮水。肺疳亦名气疳，气喘，口鼻生疮。肾疳亦名急疳，极瘦疮疥，亦名骨疳，喜卧冷地。

曾氏曰：肝疳多生眵，发际左脸多青，或白睛微黄，泻利夹水，或如苔色。心疳咬牙舒舌，爱饮冷水，喜伏眠于地。脾疳爱食冷物，引饮无度，身面俱黄，发稀作穗，头大项小，腹胀脚弱或泻，肌瘦目慢，昼凉夜热，不思乳食。肺疳鼻下赤烂，手足枯细，口腥，右腮㿠白。肾疳两耳内外生疮，脚如鹤膝，头缝不合，或未能行，牙齿生迟，其缝臭烂，传作走马疳之类。

王汉东曰：凡治疳不必细分五疳，但虚则补之，热则清之，冷则温之，吐则治吐，利则治利，积则治积，虫则治虫，不出集圣丸一方加减用之，屡试屡效。

无　辜　疳

《圣惠方》曰：小儿无辜疳，脑后有核如弹丸，捏之反下转是也。若不速去，当损其命。此核初生软而不痛，中有虫如米粉，得热气渐长大，大则筋结定，定即虫随血气流散，所有停蓄，子母相生，侵蚀脏腑，肌肉作疮，或大便泻脓血，致渐黄瘦，头大发直，手足细弱，从兹夭折。

王汉东曰：小儿无辜疳者，盖是饥饱劳役，风惊暑积，入邪所伤，久渐黄瘦，吃食不长肌肉，夜间多哭，身上或发微热，多渴，不知饥饱，或生疮癣是也。

疳病二十四候

庄氏家传曰：第一候，泻脓血，日渐瘦，是冷热疳。第 二候，脚细肚高，胸前骨生，爱吃泥土酸咸，日久通身黄，时时吐逆下利，腹内疼痛，是脾疳。第三候，鼻下赤烂，爱揉眼兼血利，是肺疳，乃因吃热物，或病乳所伤心肺，加之咳嗽，更服凉冷药过多，便上热下冷，渐渐昏沉，日夜烦哭。第四候，皮肤皱，面无颜色，身上燥痒，心烦。第五候，毛发稀疏，鼻内生疮，是肺疳。第六候，头生疮，发稀焦，是肝疳。第七候，牙变黄赤不定，是肾疳。第八候，发焦干，鼻下生疮，是肺疳。第九候，咬指甲，毛发作穗，四肢沉重，是心疳。第十候，齿虫蚀，肚上筋生，是骨槽疳。第十一候，肚逆腹胀，是胃疳，又名奶疳。第十二候，牙龈臭烂，面无颜色，不思食，是脾疳，又名口疳。第十三候，爱合面卧，多睡如醉，腹胀气急，因曾吃生肉，腹内有虫，是心脾疳。第十四候，鼻内干燥疼痛，口上臭气，牙根有鲜红血，是肝肺疳。第十五候，脚细肚高并青筋，是脾疳。第十六候，非时生疮，爱吃冷水，是热疳。第十七候，皮肤上生粟子，粪中米出，是脾冷疳。第十八候，气满腹胀，及口干，是心胃疳。第十九候，爱吃生米面炭砖瓦，是脾胃疳。第二十候，揉鼻揩眼，咬指甲，爱饮水，是肝渴疳。第二十一候，多寒热，爱卧不起，是骨热疳。第二十二候，爱饮水，目不开，是肝疳。第二十三候，肌体或热或凉，发渴无时，是急疳。第二十四候，牙根黑，唇懒开，开则赤，是心疳积热。

丁奚哺露

李梴曰：丁奚者，腹大颈细黄瘦是也。丁者，手足与项极小伶仃也。奚者，腹大也，甚者尻高肉削，脐突胸满，或生谷癥。爱吃生米土炭等物，宜十全丹、布袋丸。哺露者，虚热往来，头骨分解，反食吐虫，烦渴呕哕，骨瘦峻嶒露形。盖丁奚哺露，皆因脾胃久虚，形体瘦削，亦由胎禀所成，尽皆无辜种类，并难治，大体相似，宜十全丹、布袋丸。

疳病名目

史演山曰：积是疳之母，所以有积不治，乃成疳积。又有治积不下，其积存而脏虚，成疳尤重。大抵小儿泄泻无时，作渴虚热，烦躁下利，肿满喘急，皆疳候虚症。古云疳虚用补，是知疳之为疾，不可更利动脏腑。发作之初，名曰疳气。肚大胀急，名曰肝虚。泻利频并，名曰疳积。五心烦热，名曰疳热。毛焦发穗，肚大筋青，好吃异物，名曰疳极。热发往来，形体枯槁，面无神采，名曰疳痨。手足细小，项长骨露，尻臀无肉，腹胀脐突，名曰丁奚。食加呕哕，头骨分开，作渴引饮，虫从口出，名曰哺露。总皆疳候。

五疳出虫法

《圣惠方》曰：五疳久而不瘥，则腹内必有虫，肌体黄瘦，下利不止，宜服药出之，用圣惠干蟾丸，则疳气渐退，其虫状如丝发，或如马尾，多出于腹背及头项上。若虫色黄白赤者可治。青色者不可疗也。又有积疳虫，虫蚀脊膂，身热羸瘦黄色，积中生热，烦渴下利，拍背如鼓鸣，脊骨如锯齿，或十指皆疮，频咬爪甲是也，宜圣惠金蟾散。

走马疳

王好古曰：走马疳，疳蚀之极也，乃五脏蒸热上攻，甚即遍沿作崩沙候，牙边肉肿烂，口内气臭。身微潮热，吃食不得，牙缝出鲜血，常动摇似欲脱，肉烂自漏落，治之先以淡盐汤洗口，即下紫金散掺之，日三次，揩杀牙边肉内虫，如大段甚，即下秋霜散掺之，然后以天竺黄散，夹地黄膏调理即安。如不退，先落齿一两三个，即死不治，相次面光发，腮漏见骨而殂。

鳌按：曾氏治法，先去积热，用当归散合三棱散，加姜枣煎服，次投芦荟丸、玉露饮，及以盐温水灌漱，或以软鸡翎蘸盐水拂洗拭干，以密陀僧散傅之。若经久不愈，传于唇之上下，成崩沙症，腮穿齿落而死。

疳病不治症

危亦林曰：如疳痨疳泻，面槁色夭，齿张骨露，腹硬不食，皆危笃症也。

李梴曰：肝疳目带青，左胁下硬，多吐沫，眼头黑者，不治。心疳，耳边有青脉，舌上有焦点者，不治。脾疳肚大青筋，唇口无血色，人中平，下利不止者，不治。肺疳嗽逆气急，泻白水，身上黑斑者，不治。肾疳要吃咸酸，饮水不住，小便如粉汁，齿黑有疮，骨出耳干脑焦，不治。疳渴饮水不止，舌黑者死。疳痨气促者死。疳泻痢咳逆脱肛者，不治。

发热烦躁

病有轻重，无不热歊，热不一端，内外久暴，阴虚内烧，阳盛外爍，病久骨蒸，病暴液耗，惊食风寒，疳痰癖懊，皆令发热，昏迷颠倒，各有兼症，均宜详校，而此诸热，五脏分搅，额赤咬牙，掌中若燎，渴饮或呕，心热可料，左颊先赤，便难筋掉，多怒多惊，肝热如告，鼻亦嗜卧，肢体惰傲，遇夜益甚，脾热堪道，喘嗽气粗，右颊红冒，手掐眉目，肺热宜悼，足不喜覆，颏赤声噪，骨酥如虫，甚热与较，更参虚实，理无或拗，热必发烦，热必发燥，症异原同，俱非易疗。如何谓烦？火入肺窍。如何谓躁？火入肾窌。其火维何？心君独耀，金燔水涸，病日以暴，嗞煎不安，心经热闹。嗞啀不定，心经风铰，皆足生惊，急慢天吊，发热烦躁，往往齐到，寻源溯流，全凭性巧，则症立方，病根是扫。

五脏热

钱乙曰：面上左腮为肝，右腮为肺，额上为心，鼻为脾，颏为肾，赤色者热也，随症治之。身热不饮水者，热在外，身热饮水者，热在内也。小儿热病，六一散妙药也，寒水石散亦佳。凡热症疏利后，或和解后，无虚症，勿温补，热必随生也。诸热通用小儿清心丸。

李梴曰：肝热，手寻衣领，乱捻物，

泻青丸。壮热，饮水喘闷，泻白散。心热，视其睡，口中气温，或合面睡，及上窜咬牙，导赤散。脾热，目黄肚大，怠惰嗜卧，身热饮水，四肢不收，泻黄散。肺热，手掐眉目鼻面，甘桔汤。肾热，两足不喜衣覆，地黄丸。

薛己曰：肝热者，左颊先赤，便难筋急，多怒多惊，四肢困倦，寅卯时益甚，泻青丸、柴胡饮子。心热者，额上先赤，心烦心痛，掌中热而哕，或壮热饮水，巳午时益甚，导赤散、泻心汤。脾热者，鼻上先赤，其热在肌肉，遇夜益甚，泻黄散。肺热者，右颊先赤，日西热甚，轻则泻白散，重则地骨皮散。肾热者，颏下先赤，两足热甚，骨酥酥如虫蚀，热盛不能起于床，夜间益盛，滋肾丸。

热有虚实表里

谭殊圣曰：虚热者，因病后发热无时，一日三五次者，此客热乘虚而作，其必气血未匀，四体羸弱，治宜调气补虚，其热自退，宜白术散。或未退，人参犀角散。

薛己曰：虚则喜热恶寒，乍凉乍温，怫郁惊惕，上盛下泄，屈体而卧，睡而露睛，面色青白，恍惚神缓，嘘气软弱，手足指冷，宜惺惺散。实则仰体而卧，睡不露睛，面赤气粗，口热燥渴，二便难，烦啼暴叫，手足指热，宜四顺清凉饮加柴胡。壮热恶风寒，为元气不充，表之虚热也。壮热不恶风寒，为外邪所客，表之实热也，壮热欲饮汤，为津液短少，里之虚热也。壮热饮水，为内火燔烁，里之实热也。热而二便调和，风邪蕴结于里而发者，此有热，惺惺散加麻黄汗之。热而颊赤作渴，睡眠不安，四肢惊掣者，此里热，四顺清凉饮。

热辨温壮烦

王肯堂曰：温热与壮热，相类而异，一向热不止，由气血壅实，五脏生热，蒸熨于内，则眠卧不安，精神恍惚，熏发于外，则表里俱热，烦躁喘粗，甚则发惊痫也。轻则火府丹、金莲饮子；重则栀子仁汤。若但温温然不甚盛，是温热也，大便臭而黄者，此腹内有伏热也，四顺饮子。粪白而酸臭，则挟宿食不消也，紫霜丸。轻者少服，重者多服，节哺乳，当取微利。至五心热盛，烦躁不安，手足时欲露出，小便赤涩，谓之烦热，七宝散。若唇深红，饮水不止，竹叶石膏汤。

热分惊积

阎孝忠曰：惊热者，遍身发热，或热而不甚，面青自汗，睡梦虚惊，颠叫恍惚。有因惊而生热者，有因热而生惊者，钱氏导赤散、凉惊丸皆其治也。

曾氏曰：积热者，腹中有癖而发热也，必眼胞浮肿，面黄足冷，发热，从头至肚愈甚，或闻饮食之气恶心，及肠疼呕吐，治同伤积。

热有昼夜久暂之分

万全曰：按《郑氏全婴方》所云，血热者，巳午发热，夜则凉，指小儿血盛实则言也。盖谓巳午者，心火用事之时也。心主血，血气行至巳午则阳气盛，阳气与正气相搏，故至期而发热。非其时者，非血热也，宜龙胆丸、地黄膏之类。海藏云：夜热属阴，四顺饮之类，此言血热在夜也。《脉经》云：小儿有宿食，尝暮发热，明日复止，此言宿食夜热也。积热者，久热也，疳热亦久，但兼面黄吃炭土，鼻下烂也。《三因》云：小儿积热者，表里俱热，遍身皆热，颊赤口干，小便赤，大便焦黄，先以四顺饮利动脏腑，则热去，即去复热者，内热已解，而表热未解也，当用惺惺散，表热乃去。表热去后，又发热者，此表里俱虚，气不归元，而阳虚于外，所以发热，非热极也，只用六神散入粳米煎，和其胃气，则阳收归内，身体便凉，重者用银白散，暂时发热者，或由感冒而得也。

寒热并作

薛己曰：阳虚则外寒，阴虚则内热，阳盛则外热，阴盛则内寒，寒热往来，此乃阴阳相胜也。夫阴气并于阴，则发寒；阳气并于阳，则发热。寸口脉微为阳不足，阴气上入阳中则恶寒；尺脉弱为阴不足，阳气下入阴中则发热。阳不足则先寒后热，阴不足则先热后寒，阴阳不归其分，则寒热交争也。又上盛则发热，下盛则发寒，阳盛则乍热，阴盛则乍寒，阴阳相盛，虚实不调，故邪气更作，而寒热往来，或乍寒乍热也。少阳胆者，肝之腑，界于表里之间，阴阳之气易乘，故寒热多主肝胆经症，以小柴胡汤加减治之。若只见寒热，起居如常，久而不愈，及大病后元气未复，悉属阴虚生热，阳虚生寒，宜八珍汤，甚则十全大补汤。有宿食为病，亦令寒热，保和丸。食积即消，而寒热尚作者，肝邪乘脾，所胜侮所不胜也，异功散加柴胡、山栀。

张涣曰：寒热症，有头痛汗出者，有呕吐不食者，有憎寒而反饮水者，有壮热而反饮汤者，有筋骨疼痛者，有因食积寒而腹中痛，热而腹中鸣者。

鳌按：此寒热并作，乃自为一症，故有一日两三度发，或五六度发者，非如疟之休止有时也。其疟症寒热，另详疟门。

骨蒸热 潮热 余热

曾氏曰：骨蒸热者，身体虚羸，遇晚而发，有热无寒，醒时渴汗方止，此乃疳病之余毒，传作骨蒸，或腹内有癖块，有时微痛，用化癖丸，先治脾虚宿滞，次以柴胡饮为治，仍忌鸡酒羊面等物。

鳌按：汤氏治骨蒸热，用生犀散、地骨皮散、七宝散、金莲饮子，殊为妥协，存参。

有小儿热症，用表里药后，其热俱退，即乃复热者，为余热也，推其原，乃表里俱虚，而阳浮于外，阴伏于内，所以又发热，宜用温平药和其里，则体热自除，钱氏白术散去木香，加扁豆水煎，及黄芪六一汤、安神散，自然平复。

龚信曰：热有作止，每日应时而发，谓之潮热，如潮信之不失其期也。钱氏云：假如潮热，是一脏实，一脏虚，而内发虚热也，法当补母而泻本脏则愈。且如日中发潮热者，心虚也。脉为心之母，则宜先补肝，肝实而后泻心，心得母气，则内平而潮热愈也。医见潮热，妄谓其实，乃以硝黄诸冷药下之，下即多矣，不能禁约，而津液内竭，纵取一时之瘥，鲜不成疳病而身瘦也。曾氏法遇潮热症，先以百解散发表，次以当归散治之。脉实者以大柴胡下之；虚浮者，以百解散微汗之；若潮热而呕者，小柴胡和解之。

王肯堂曰：余热者，谓寒邪未尽，传经之遗热也。仁斋曰：伤寒汗下后而热又来，乃表里俱虚，气不归元，阳浮于外，不可再用凉药，盖热去则寒起，古人戒之，法当和胃，使阳气收敛，其热自止，宜参苓白术散。

烦躁原由症治

薛己曰：仲景云，火入肺则烦，入肾

则躁。夫心者，君火也。火旺则金燔水亏，而火独存，故肺肾合而为燥也。《活人》云：但烦热者，虚烦也，诸虚烦热，与伤寒相似，但不恶寒，鼻不疼，故知非伤寒也。头不痛，脉不紧，故知非里寒也。不可发汗攻下，当与竹叶汤。兼呕，橘皮汤。又有心虚则先烦而后渴，翕翕发热，其脉浮紧而大是也。盖烦者，心中烦扰为内热，故属阳。躁者，肢体躁动，或裸身为外热，故属阴。外热者无根之火也，是以为虚。在小儿当辨其嗞煎不安，是烦；嗞啀不定，是躁。嗞啀煎者，心经有热，精神恍惚，烦满生惊。嗞　者，心经有风，烦躁惊搐也。热甚者，黄连解毒汤。轻者，导赤散。风热者，至宝丹。脉数而实，便闭者，神芎丸。此皆实热之治法也。若烦而头痛短气，口干咽燥，不渴者，虚也，四君加芎归。烦不眠，酸枣仁汤。面戴阳，目内赤，六脉洪大，按之全无者，血虚发躁，当归补血汤。若躁而裸体，欲入井中，脉沉细或浮大，按之如无者，此皆阴盛发躁，宜参附汤，有回生之功也。

伤　　寒

汉张仲景，创论伤寒，六经分治，阴阳并观，传变不一，贵探其原，表则易治，里岂易痊？三阳为表，里症常兼，三阴为里，表症亦繁，病机叠出，不一其端，合并两感，欲辨难言，汗吐下法，不误则安，男妇大小，大概皆然。然而小儿，还需另看，脏腑娇嫩，六气未充，外邪易犯，乳食多愆，一旦病至，身热如煎，头痛骨痛，合眼赤颧，或汗无汗，发渴咽干，种种形症，病则相牵，谓为伤寒，宁曰否焉。然而幼稚，杂病多般，惊疳痰食，痘疹烦冤，总皆发热，躁扰相干。设若误认，时日迁延，如大人法，治之必偏，百十三方，立毙下咽，如是死者，良属可怜，如是死者，医罪曷宽？审音察色，详辨为先，内伤外感，务究其根，脉或罔据，三关细研。毋俾病势，变幻缠绵，再参疫疠，夏热春温，中风中湿，暑暍弥漫，认病毋错，方治求全，庶几是儿，寿保彭篯。

伤寒原由症治

张元素曰：凡小儿伤寒表症，有恶风恶寒者，当发表。如气盛能食，不大便，无表症者，可攻里。春主温，属木，身温当发汗。夏主长，属火，身热而烦躁，合大发散。长夏主化，属土，四季月同，当调其饮食。秋主收，属金，身凉内温，合微下。冬主藏，属水，身热而恶寒，是热在外而寒在内。身凉而恶热，是热在内而寒在外。热在内者，调胃承气汤。寒在内者，调中汤丸。凡小儿伤寒，宜依四时阴阳升降顺逆刚柔而施治，气升浮则发之，收藏则下之，有汗发热恶风，脉浮缓者，风伤卫，桂枝汤。无汗发热恶寒，不当风而自憎寒，脉浮紧者，寒伤荣，麻黄汤。有汗发热恶风，脉浮紧，无汗发热恶寒，脉浮缓，谓之荣卫俱伤，桂枝麻黄各半汤。无汗发热，不恶风寒，脉沉洪者，可下之。更详其厥与不厥，量寒热浅深而治之，有汗四肢厥，脉沉微者，名阴厥，四逆汤。无汗四肢厥，脉沉微者，名阳厥，大承气汤。如四肢不厥，身热内外皆阳，不动三焦，宜凉药三五服下之，黄芩甘草汤、黄芩白术汤、黄芩苍术汤、黄芩栀子汤、连翘饮子、小柴胡汤、八正散、凉膈散、白虎汤、五黄散，此上、中、下三焦药，宜选用。

中暑脉虚，背恶寒，自汗而渴者，白虎汤。身凉，脉紧，热在内者，急下之，口燥咽干，不大便是也。无汗，身大热者，可发汗，升麻汤、大青膏、天麻膏。有汗，身大热者，惺惺散、桂枝汤、解肌汤、小柴胡汤、白术防风汤，可选用。发汗者，量四时暄暑燥湿风寒，各宜春凉夏寒秋温冬热而发之。如身表无大热，而小便不利，是有湿热结膀胱，仍用胜湿药，白术、白茯苓之类，以利小便，则其热自退。伤寒咳嗽，吐清水，哽气，长出气，是肺不足也，阿胶散。面白如枯骨者，死不治。身热咳嗽吐痰者，褊银丸。若有表症，恶风寒而嗽者，惺惺散、加减鼠粘子汤。身大热，吐逆不止者，茯苓半夏汤。大吐者，当下之，消积丸。潮热有时，胸满短气呕吐者，桃奴丸。

张云岐云：小儿有寒邪，及瘟气时疫疮疹，身疼头痛，壮热多眠不语，潮热烦渴，痰实咳嗽，人参羌活汤。时气头昏体热，七宝散。小儿同乳母服，大人亦可用。小儿表伤寒，则皮肤闭而为热，盛即生风，欲为惊搐，血气未实，不能胜邪，故发搐也。大小便依度，口中气热，当发之，宜大青膏。肺盛复有风冷，则胸满短气，气急喘嗽，上气，当先散肺、泻白散、后发散、大青膏。若止伤寒，则不胸满。设令小儿卒暴身壮热，恶寒，四肢冷，或耳尻冷，鼻气热，为斑疹也，与伤寒表症相似，此胎气始发，自内之外，若与伤寒表症同治者，误也，当作斑疹治之。

王好古曰：小儿伤寒时气，风热痰壅咳嗽，及气不和者，四君子汤加细辛、瓜蒌、桔梗、薄荷、生姜。或加防风、川芎。内有寒，或遇天寒欲发散者，则去瓜蒌，虚汗夜啼加麦冬。

杨士瀛曰：小儿头额痛，身体发热，大便黄赤，腹中有热，四顺散、连翘饮、三黄丸。身体潮热，头目昏痛，心神烦躁，小便赤，大便秘，此热剧也，调胃承气汤。头额身体温热，大便白而酸臭者，胃中有食积也，双圣丸。

虞抟曰：小儿伤风，贪睡，口中气热，呵欠烦闷，当发散，大青膏，表症也。寻常风壅发热，鼻涕痰嗽，烦渴，惺惺散。有风热，里热，口中气热，大小便秘赤，饮水不止，有下症者，大黄丸。大热饮水不止，而善食者，可微下。如清便自调，不可下也，恐外热逐于内，而变结胸危症。

张兼善曰：小儿伤风兼脏者，兼心则惊悸，兼肺则闷乱，喘息哽气，长出气，咳嗽，兼肾则畏明，各随补母脏，虚见故也。如伤风手足冷，脾脏怯也，当先和脾，益黄散，而后发散，大青膏，未瘥，调中丸。有下症，大黄丸，后服温惊丸。伤风腹胀，亦脾脏虚也，当补肺，必不喘，后发散，仍补脾也。去胀，塌气丸。发散，大青膏。伤风吐泻，白术散。夹惊伤寒，热极生风，薄荷散。

庞安常曰：小儿伤寒自汗，当补虚，和阴阳，小建中汤减桂加黄芪、人参、地黄。

吴绶曰：小儿伤寒，六经治例皆同，但有胎热、惊热、血热、客热、寒热、潮热、痰热、食热、变蒸热、伤风热、痘疹热，一皆发作，状似伤寒，要在明辨之耳。况肌体嫩弱，血气未定，脉法不同，药剂轻小之别，故略具节要于后。凡小儿病，详察面色为先，伤寒尤宜加意。凡食热伤乳则吐哯，奶瓣不消，口中醋气，伤食则心下满硬，嗳气作酸，恶食，右手气口脉盛，手心热，手背不热，肚背先热，以此别之。凡治小儿伤寒发热，必以六君子汤为主，或加神曲、麦芽、山楂、砂仁、香附之类。内实者加青皮、枳实。热不解者，加柴胡、黄芩、黄连之类。如无热，香砂保和丸。

凡变蒸发热，长气血也。夫变者，气上；蒸者，体热也。轻者发热虚惊，耳冷微汗，唇中有白泡如珠子是也，三日而愈。重者寒热脉乱，腹痛啼叫，不食。凡乳食即吐哯，五日愈也。凡伤寒发热，则贪睡眼涩，呵欠顿闷，鼻塞喷嚏，或流清涕，口中气热，咳嗽声重，或自汗怕风，人参羌活散。其余治例，宜同伤寒表症例也，要在详辨而治之耳。凡伤寒则怕寒，拘急，发热翕翕然，在表，昼夜不止，直待汗出方解。钱氏曰：男子则面黄体瘦，女子则面赤喘急憎寒，口中气热，呵欠烦闷，项急也。大抵伤寒则手背热，手心不热，左手人迎脉紧盛也，其余六经治法，同大人伤寒，但药宜轻小耳。亦有夹惊夹食伤寒，要在详审。凡痘疹发热，钱氏曰：腮赤多躁，喷嚏眼涩，呵欠烦闷，时作惊悸，身重发热，耳尖鼻尖手足梢冷，乍凉乍热，睡中惊惕，起卧不安，乃其候也，切不可认作伤寒，发汗，盖覆取汗，则大误，须仔细辨之。

鳌按：小儿伤寒，虽云六经治例，与大人无异，然毕竟有别，小儿多一切杂症，如前辈所云，固当一一分辨施治，即真属伤寒，而小儿必夹惊夹食之症为多，故即用六经分治之剂，其中必兼去惊消食之品，方可奏功。至小儿伤寒形症，亦属有定，如头痛，体重，鼻塞流涕，喘息，颊赤眼涩，或眼赤黄，口干，咳嗽，喷嚏，或口鼻出水，山根青色，身上寒毛起，或畏人，或恶寒，两手脉必洪数，凡此等症，皆属伤寒之候，必明辨之，方不与一切之症相混，而可以伤寒之治为治。而即此等症，亦不必悉具，随见数症便是。如吴氏详列诸症，本与伤寒无涉，今特录之者，所以别于伤寒，欲医者知一切诸症之各有形症，便当各随症治，而可不混于伤寒也。

麻　疹

麻疹浮小，而有头粒，非如发斑，成片一色。方其初起，必先发热，都似伤寒，而有分别。鼻流清涕，咳嗽嚏泄，眼胞微肿，泪汪盈睫，或呕或利，红及腮颊，此麻疹候，汗下不必，按此诸症，乃为肺疾，亦属天行，传染而得，身热之后，其出最捷，一拥而来，六时渐没，其没贵迟，期两三日，热清毒退，乃为上吉。亦有出迟，三日始减，亦有早没，顷刻无迹，皆由热毒，肤厚而合，恐生他变，至不可测。及其即退，调护宜密，切须忌口，风寒莫及。疹后变生，最易咳逆，毒流肺窍，气喘吸吸。或成痨瘵，骨蒸羸怯，毒淫脾肾，渐至骨立。或频泻利，青黄夹杂，毒流肠胃，气虚难接。或生口疮，牙龈烂黑，毒深入肝，奄奄命绝。此四大症，疹后易涉，慎勿轻视，致命危急，按症寻求，治之以法。

麻疹原由症治

钱乙曰：麻疹形症亦同，有如发风疹疙瘩，拥起如云头，色赤成斑，随见随没者，有如粟米头糠，三番俱见而不没，至三日后方收渐没者，然皆谓麻疹。其于欲出未出之际，当用发表药发之，则易出易愈也。有发热至十余日始见者，大抵主在发散肺经之热毒，始事也，调理补养病后之元气，终事也，其或兼风兼痰兼食，随宜加对症药。

万全曰：疹小而碎，少阴心火也。心肺位乎上，心火旺则肺受之，治疹专以肺为主。观咳嗽者，火炎则肺叶焦举也。鼻流清涕者，鼻为肺窍，以火灼金而液自流也。目中泪出者，肺热则移于肝，肝之窍在目也，或手掐眉目及面者，肺热症也。瘮子只怕不能得出，若出尽则毒便解，故治瘮者，发热时，当察时令寒暄，以药发之，如时大寒，以桂枝葛根汤发之。大热，以升麻葛根汤合人参白虎汤发之。不寒不热，以荆防败毒散发之。如兼疫疠时行之气，则以人参败毒散发之。

闻人槻曰：麻瘮初出，全类伤寒，发热咳嗽，鼻塞面肿，涕唾稠粘，全是肺经之症。有未传泄利者，有一起即兼泄利者，肺与大肠相表里，表里俱病也，惟不可触冒风寒，及于正蒸热时啖食，能变轻为重，不可不慎。

朱震亨曰：斑驳瘮毒之病，是肺胃热毒，重发于皮肤，状如蚊蚤所咬也。

李梴曰：瘮者，如粟米，微红，隐隐皮肤不出，作痒，全无痛处。麻子最小，隐隐如麻子，顶平软，不碍指，即有清水，痘多挟瘮同出，麻亦多挟瘮同出，故曰痘瘮麻瘮。麻瘮以升麻葛根汤加葱白、紫苏，乃麻瘮初起之神方。或苏葛汤亦佳。或以加味败毒散表之。汗后身凉，红痕自灭。麻不出而喘者，死。变成黑斑者，死。麻瘮后，余毒内攻，循衣摸床，谵语神昏者，死。

史演山曰：瘮喜清凉，痘喜温暖，人皆知之。然瘮子初出，亦须和暖，则易出，所以发苗之初，只要发出得尽，则其毒便解。大抵瘮欲出已出之际，虽寒，勿用桂枝，虽虚，勿用参术，虽呕而有痰，勿用半夏、南星。

王肯堂曰：发热六七日，知是瘮子，却不见出，此皮肤坚厚，腠理闭密，又或为风寒袭之，曾有吐利，乃伏也。急用托里发表之剂，麻黄汤调柏墨散发之，外用胡荽酒麻蘸遍身刮之。瘮子发热，或自汗，或鼻衄者，不须止之，亦发散之义。瘮子发热吐利，乃火邪内逼，纯是热症，不可作寒论。上焦多吐，黄芩汤加茅根、芦根、枇杷叶；下焦多利，黄芩汤送香连丸；中焦吐利俱多，黄芩汤加茅根、芦根，调六一散。滞下，加味黄芩汤调六一散。瘮出之时，咽候肿痛，乃毒火上熏，勿作喉痹治，甘桔汤加元参、牛蒡、连翘，或射干鼠粘子汤。瘮色喜通红，若淡白者，心血不足，养血化斑汤。色太红，或紫殷者，血热也。或出太暴干，并宜大青汤，黑者死。瘮即出，热盛不减，此毒壅遏，大青汤解其表。便涩者，黄连解毒汤合白虎汤解其里。大便不通，四顺清凉饮。瘮后热不除，忽发搐，不可与急惊同论，用导赤散加人参、麦冬，送安神丸。大热未退，不可与食，与伤寒同。

龚信曰：当以葱白汤饮之，其麻自出，如渴，只宜葱白汤以滋其渴，使毛窍中常微润可也，过三日不没者，内有实热，犀角地黄汤解之。

翁仲仁曰：麻瘮与痘疮，始似终殊，原同症异。痘疮发于五脏，麻瘮出于六腑，然麻瘮一症，先动阳分，而后归于阴经，故标属阴，而本属阳，其热也，气与血分相搏，故血多虚耗，其治也，先发散行气，而后滋养补血。凡动气燥悍之药，皆不可下也。

鳌按：翁氏此说，已举麻瘮之原由症治，包括详尽，名论也。

凡看麻瘮之法，多于耳后项上腰眼先见，其颗大而不长，其形小而匀净，即出，色紫红干燥晦暗，乃火盛毒炽，宜六一散解之，四物汤换生地加柴、芩、翘、葛、牛蒡、红花等，滋阴凉血，而热似除，所谓养阴退阳之义也。如瘮出，见风早没，不清爽者，宜消毒饮，加发散之药，虽不复出，亦寻愈也。

叶桂曰：瘮属阳腑经邪，初起必从表治，症见头痛喘咳，气粗呕逆，一二日即发者轻，三五日者重。阳病七日外，隐伏不透，邪反内攻，喘不止，必腹痛胀秘闷危矣，治宜苦辛清热，凉膈去硝黄。方书谓足阳明胃疹，如云布密，或大颗如痘，但无根盘，又谓手太阴肺疹，但有点粒，无片片者，用辛散解肌。冬月无汗，壮热喘急，用麻杏，如华盖散、三拗汤。夏月无汗，用辛凉解肌，葛根、前胡、薄荷、防风、香薷、牛蒡、枳壳、桔梗、木通之属。古人以表邪口渴，即加葛根，以其升胃津，热甚烦渴，用石膏辛凉解肌，无汗忌用。连翘辛凉，翘出众草，能升能清，最利幼科，治小儿六经诸热。疹宜通泄，泄泻为顺，下痢五色者，亦无妨，惟二便不利，最多凶症，治法大忌止泻。痧本六气客邪，风寒暑湿，必从火化，痧即外发，世人皆云透邪，孰谓出没之际，升必有降，胜必有复。常有痧外发，身热不除，致咽哑龈腐，喘急腹胀，下利不食，烦躁昏沉，竟以告毙者，皆属里症不清致变，须分三焦受邪孰多，或兼别病累瘁，须细体认。上焦药用辛凉，中焦苦辛寒，下焦咸寒。春令发痧从风温，夏季从暑风，暑必兼湿，秋令从热灼燥气，冬月从风寒。痧疳湿盛热蒸，口舌咽喉疳蚀，若不速治，有穿腮破颊，咽闭喘促，告毙矣，治之宜早，外治另用专方。若汤药方法，必轻淡能解上病，或清散亦可。痧痢乃热毒内陷，与伤寒协热邪尽则痢止同法，忌升提，忌补涩，轻则分利宣通，重则宜用苦寒解毒。

鳌按：方书名麻疹者，北人单谓之疹，吴人谓之痧子，浙人谓之瘖子，名各不同，其实则一也。痧疹虽由肺胃间毒，毕竟是肺经所发之疾，故方书言手太阴肺疹，但有点粒无片片者，今时所患，皆是点粒分明者也。至方书言足阳明胃疹，如云布密，恐是斑毒，故一片如云密布，且斑毒之发，亦有阳明郁热毒蒸所致，痧不发于胃，而专发于肺也。即使痧毒内陷，或亦入胃入脾入肝入肾，各有变症。然此是痧发不透后，其毒转注之脏腑经络，非初发之经也，方书谓胃疹者，古人每斑疹二字连用，其谓胃疹，当即是斑，其谓肺疹，乃是痧子，即麻疹也。叶氏以痧宜通泄，泄泻为顺云云。夫痧固宜通泄，然太泄痢，又恐毒之下注者未尽，而毒之外发者，复因下泄而多阻滞，以致毒陷益深，泻痢愈不止，正气遂日益虚，此际正难措手，然叶氏忌升提忌补涩二语，又为痧痢金科玉律，切不可犯，则于此而斟酌求治，惟以解毒为主，兼散肠间郁积，而肺大肠表里，肠间之郁积清，肺经之毒自解，却不可犯胃气以绝生气。

疟　疾附：寒热往来

夏伤于暑，秋必痎疟。又云疟病，必由风着。《内经》之言，宜为细度。夏月盛暑，腠理开发，汗出当风，浴后磅礴，卫气不守，邪气内薄，舍于膜原，应时而剧，暑日得风，根因是托，然而小儿，多由食抟，脾弱胃衰，乳食停积，诸邪悉附，与正相角，壅遏阴阳，二气交错，阴盛阳虚，先寒而栗，阳盛阴虚，先热如烙，邪与卫并，故日挥霍，邪深入里，故间日作。疟必有痰，停滞胸膈，疟必有湿，酸疼手脚，瘴牝温寒，鬼瘴名各，为症不同，而可约略。冷起毫毛，伸欠萧索，战栗鼓颔，头痛如凿，及其热时，内外火灼，渴欲引饮，身疼筋缚，或先寒侵，或先热灼，阴阳偏盛，如酬如酢，故以往来，寒热如约，丹溪有言，最为精确。无汗发汗，散邪为主，有汗止汗，固正宜速，务期邪尽，阴阳和协。无奈世医，不知用药，小柴胡汤，以为定法，不知前贤，再四叮嘱，早服柴胡，淹缠难却，邪由外散，正无内削，用和阴阳，才可下嚎，莫慢轻疏，切宜斟酌，久疟不愈，疟母内托，胸胁之间，可按可摸，治应消散，毋俾正弱。

疟疾原由症治

曾氏曰：《内经·疟论》云，夏伤于暑，秋必痎疟。谓腠理开而汗出遇风，或得于澡浴，水气舍于皮肤间，因卫气不守，邪气并居，其疾始作，伸欠寒栗，腰背俱痛，骨节烦疼，寒生则内外皆热，头痛而渴，乃阴阳二气交争，虚实更作而然，阴气独盛，则阳虚，故先寒战栗，腰背头项骨节皆痛。阳气独盛则阴虚，故先热，发时不嗜食，喜呕，头痛腰痛，小便不利，阴盛阳虚，则内外皆寒，阳盛阴虚，则内外皆热，此外感六淫，或内伤七情，蕴积痰饮，病气与卫气并居，故病日作。卫气昼行于阳，夜行于阴，得阳而外出，得阴而内薄，五脏病气深入，不能与卫气俱出，则间日而作，当卫气所至，病气所在则发，在阳则热，在阴则寒，俟阴阳各衰，卫气与病气相离则病休。阴阳相搏，卫气与病气相集则复作。各随其卫气之所在，与所中邪气相合而然也。先寒后热者，先伤寒而后伤风，名寒疟。先热后寒者，先伤风而后伤寒，名温疟。但热不寒者，名瘅疟。身重寒热，骨节痛，腹胀满，自汗喜呕，名湿疟。但寒不热者，名牝疟。其病不一，故治当随其阴阳虚实，汗吐下温，对症施治，以平为期。然必因正气虚，感受邪气，留而不去，其病为实，自表传里，先汗后下，古今不易，故治疟必须先表，用百解散加姜葱，次小柴胡加桂枝、姜、枣，以和解表里之邪，自然作效。若表里实，用当归散、五和汤、乌犀丸下之，匀气散止补，后以藿香饮加草果、良姜、姜、枣，正胃气，去寒邪，则自平复。如表解后，寒热往来，以二仙饮截之，寒热即除，用平胃散盐汤空心调服，温胃健脾，则外邪自清，此为明论。有寒多热少，经久不愈，致脾胃弱，饮食少，神色变，二姜丸及清脾汤为治。

楼全善曰：治小儿疟疾，多与大人同法，以汗出为瘥，宜桂枝、柴胡、参、芩辈，其病食病痰，以意消息之。小儿多由食积得之，必兼消药为先也。

叶桂曰：疟因暑发居多，方书虽有痰食寒热瘴疠之互异，幼稚之疟，都因脾胃受病，然气怯神弱，初病惊痫厥逆为多，在夏秋之时，断不可认为惊痫。大方疟症，须分十二经，与咳症相等。若幼医庸俗，但以小柴胡去参，或香薷、葛根之属，不知柴胡动肝阴，葛根竭胃汁，致变屡矣。幼科纯阳，暑为热气，症必热多烦渴，邪自肺受者，桂枝白虎汤，二进必愈。其有冷食不运，有足太阴脾病见症，初用正气，或用辛温如草果、生姜、半夏之属，方书谓草果治太阴独胜之寒，知母治阳明独胜之热，疟久色夺，唇白汗多，馁弱，必用四兽饮，阴虚内热，必用鳖甲、首乌、知母，便渐溏者，忌用。久疟营伤寒胜，加桂姜。拟初中末疟门用药于下，如初病暑风湿热疟药，兼脘痞闷，用桔梗、枳壳、杏仁、厚朴（二味喘最宜）、瓜蒌皮、山栀、香豉。头痛宜辛凉轻剂，连翘、薄荷、赤芍、羚羊角、蔓荆子、滑石（此方淡渗清上）。重则用石膏。口渴用花粉。烦渴用竹叶石膏汤。热甚用芩、连、山栀。夏季身痛属湿，羌、防辛温宜忌，宜用木防己、蚕沙。暑热邪伤，初在气分，日久不解，渐入血分，反渴，不多饮，唇舌绛赤，芩连膏。如不应，必用血药，凉佐清气热，一味足矣。轻则用丹皮（忌多汗），青蒿、犀角、竹叶心、元参、鲜生地、细生地、木通（亦能发汗）、淡竹叶。若热久痞结，泻心汤选用。又夏月热久入血，最多蓄血一症，谵语昏狂，看法以小便清长者，大便必黑为是，桃仁承气汤为要药。幼稚疟久，面肿腹膨，泄泻不欲饮食，或囊肿，或跗肿，必用东垣益气以升阳。倘脾阳消惫，前方不应，用理中汤或钱氏益黄散，得效二三日，须投五苓散，一二日，再与异功、参苓白术散之类，必全好。徐忠可注《金匮》有云：幼儿未进谷食者，患疟久不止，用冰糖浓汤，余试果验。疟多用乌梅，以酸泄木安土之意，用常山、草果，乃劫其太阴之药，以常山极走，使二邪不相并之谓，用人参、生姜曰露姜饮，一以固元，一以散邪，取通神明去秽恶之气。总之，久疟气馁，凡壮胆气，皆可止疟，未必真有疟鬼。又疟邪即久，深入血分，或结疟母，鳖甲煎丸。设用煎方，活血通络可矣。

寒热往来

巢元方曰：风邪外客于皮肤，而痰饮内渍于脏腑，致令血气不和，阴阳更相乘克，阳盛则热，阴盛则寒，阴阳之气，为邪所乘，邪正相干，阴阳交争，时发时止，则寒热更相往来也。

吴绶曰：凡寒热往来，是无定期者，其有定期，疟也。《全生》云：若其人翕翕如热，淅淅如寒，无有时度，支节如解，手足酸痛，头目昏晕，此由营卫虚弱，外为风邪相乘，搏于阳则发热，搏于阴则发寒，久不治成痨，宜荆芥散。又曰：如苦寒热如疟，不以时度，肠满膨脝，起则头晕，大便不通，或时腹痛，胸膈痞闷，此由宿谷停留不化，结于肠间，气道不舒，阴阳交乱，宜备急丸。若只见寒热，起居如常，久而不愈，乃大病后元气未复，悉属阴虚生热，阳虚生寒，宜八珍汤。食积为病，亦令寒热，保和丸消之。兼呕吐泄泻，六君子汤。厥冷饮热，人参理中丸。作渴不止，七味白术散。食积消而寒热尚作者，肝邪乘脾也，异功散加栀、柴，然此皆非疟症也，切不可混。

庞安常曰：小儿食积，寒热如疟，渴泻气急，要合地卧，此候当先取下积，只用平胃散，次常服进食丸。

卷 三

黄 疸

脾土黄色，病则成疸，其病缘何？先因虚损，复感湿热，风寒外犍，停郁腠理，浸淫肢脘，内热蒸蒸，外熏色变，此其大凡。脉必濡缓，伤寒无汗，瘀热不散，身必发黄，尿涩腹满，暑邪挟湿，经络俱燀，沦肤浃髓，脏气莫展，黄如橘色，筋骨痿软，或由疳泻，肌肉消削，肚大筋青，皮黄发卷。胎胆之疾，得于初产，生下即黄，遍身橘染，原虽不同，阴阳必辨，阳黄体热，二便硬短，脾与心搏，胸膈必满，先利小便，下法莫远。阴黄肢冷，清便滋泫，大便清黄，腹痛而喘，面目爪齿，黄色暗惨，脾虚失制，肾水胀衍，约此二端，疸病斯显。再详兼症，身疼体懒，强直其膊，枯涩其眼，尿如屋漏，浮肿若蚕，或渴或呕，或寒或暖，按症求之，有此款款，淡黄兼白，乃胃怯懦，或胃不和，其病稍浅。

疸病原由症治

钱乙曰：诸黄皆相似，如身皮目皆黄者，黄病也。身痛膊背强，大小便涩，一身尽黄，面目指爪皆黄，小便如屋尘色，着物皆黄，渴者难治，此黄疸也。其症多患于大病后，别有一症，不因病后身微黄者，胃热也，大人亦同。又有面黄腹大，食土而渴者，脾疳也。又有自生而身黄者，胎疸也。古书云：诸疸皆热也，深黄者是也。若淡黄兼白者胃怯，胃不和也。《难经》云：色如熏黄，乃湿病也，则一身尽痛，若色如橘子黄者，黄病也。身不痛，有干黄者，燥也。小便自利，四肢不沉重，渴而引饮，宜栀子柏皮汤。有湿黄者，脾也，小便不利，四肢沉重，似渴不欲饮，宜大茵陈汤。如大便自利而黄者，茵陈栀子黄连三物汤。或往来寒热，一身尽黄者，小柴胡加栀子汤。

曾氏曰：黄病不可一概论，标本不同，症治亦异，乃脾胃气虚，感受湿热，郁于腠理，淫于皮肤，蕴积成黄，熏发于外，故有是症。或脾胃虚弱，内因症癖，攻之而成。然疳泻亦主皮黄，肚大发直筋青，肌肉消瘦，外无色泽，身必发黄。治法，感湿热者，以哎咀五苓散加麻黄、姜，汗之即愈，或茵陈蒿汤调下五苓散亦可。若得于疳癖者，形如黄土，宜醒脾，或化癖丸。

罗谦甫曰：予治一小儿，季夏身体蒸热，胸膈烦满，皮肤如橘黄，眼白赤黄，筋骨瘦弱，不能行立，此由热加以湿，而蒸搏于经络，入于骨髓，使脏气不生，故脾遂乘心，湿热相合而成此疾也。盖心火实，则身体蒸热，胸膈烦满，脾湿胜，则皮肤如橘色，有余之气必乘己所胜而侮所不胜，是肾肝受邪，而筋骨痿弱，不能行立。《内经》言：脾热者，色黄而肉蠕动。又言：湿热成痿是也。所谓子能令母实，实则泻其子也。盖脾土退其本位，肾水得复，心火自平矣，加减泻黄散。

疸分阴阳

张元素曰：阳黄者，大小便赤涩身热，是脾土与心相搏，为阳病，法当先利小便，后下大便。阴黄者，清便自调，面目及身黄，四肢冷，是脾虚不能制肾水，宜益黄散，下使君子丸。

水　　肿诸肿胀附

少阴肾水，太阴肺金，金本生水，水融两阴，肾邪相传，膀胱是侵，逆于脾土，反被水沉，脾虚失制，随水所淫，脾即受克，不能生心，水激心火，与肺相临，肺又受害，化源失凭，以致水溢，肾邪纵横，脾易受湿，水乃与并。脾主四肢，流走骎骎，渗于脉络，皮肤是寻，血亦化水，停积日深，乃作水肿，腹饱筋青，手足面目，悉属水停，或气喘逆，或口呻吟，或发烦渴，或寒热乘，或小便秘，尿出如针，胸满胁胀，减食失音，背平脐凸，命乃将倾，须洁净府，亦开鬼门，去菀陈莝，《内经》是箴。当须识此，及早治惩，根由症状，仔细详明，嗟嗟水肿，病忌寻恒，时俗谬妄，河白是称，遍考方书，古无此名。

水肿原由症治

曾氏曰：原肿病之由，标本之疾，肾主元气，天一之水生焉。肺主冲化，地四之金属焉。肾为本而肺为标，皆至阴以积水，其为病也。肾者，胃之关键，关键不利，则枢机不转，水乃不行，渗于脉络皮肤，而为浮肿，当推究内外所因为治。儿大者，凭脉以明虚实，古方有十种论症，短气不得卧，为心水；两胁紧痛，为肝水；大便鸭溏，为肺水；四肢苦重，为脾水；腰疼足冷，为肾水；口苦咽干，为胆水；乍虚乍实，为大肠水；腹急肢瘦，为膀胱水；小便闭涩，为胃水；少腹急满，为小肠水。然脉浮为虚为风，沉伏为水病，沉则脉络虚，伏则小便难，即为正水。脾脉虚大，多作脾肿，因循不治，乃成水肿。盖脾属土，喜燥而恶湿，常感湿气，湿又伤脾，血化为水，土败不能制水，则停蓄不行，留滞皮肤，故作浮肿。初得病时，见眼胞早晨浮突，午后稍消，急以羌活散疏解，次醒脾散，及间投南星腹皮散。其脾冷困，则燥以草果、缩砂之类。然此症夏秋冬治之颇易，惟春不然，盖四时之水无如春水泛溢，兼肝木旺而脾土受克，不能受水，所以难疗，须徐徐调理取效。若脾热而困，入投燥热药，虽不能生土，亦可胜水，奈杀之太过，土不胜火，则热愈胜而不食，发热烦渴，又进燥剂，由此面目转浮，致脾败，手足背肿，脐凸，皆脾之外候。有未经发表，递用下药，一泻肿消，乃曰泻之力，不知脾愈泻而愈虚，不旬月，其肿如初。此世人但知泻肿为最，不求十补而一泻之论，法当随四时用药解表，通利小便。春以七宝丹加麻黄、桂枝、赤苓、姜、葱。夏以五苓散加麻黄、苡仁、车前子、姜、葱。秋以清肺饮加羌活、细辛、商陆、姜、葱。冬以冲和饮加白术、生川乌、赤小豆、姜、葱，次投滋润救脾导水汤剂渗泄之，乃为良法，更以香陆胃苓丸顿服，自安。

有初中便觉痰嗽气喘，小水不通，正属肺肾所主，先服解表散，次投三白散。凡得此病，非一朝夕之故，不可求速效，以致虚脱，如愈后，再感外风，满面虚浮，用排风散和解，仍服救脾汤剂，免致反复。刘氏曰：治肿非易，补养尤难，忌食物切须详审，有久不消者，下浚川丸即效。

史演山曰：肿胀二症，此由虚中有

积，久患失治，日渐传变，症候多端，随轻重，察盛衰，审表里以主治，先固其本，后治其标，斯无患矣。受湿肿，食毒气肿，伤寒虚气入腹肿，泻痢虚气入腹肿，此四种所患病不相同，皆由虚得之。受湿，谓脾胃受湿冷，久不克化，气浮，四肢头面皆肿。食毒气肿，由脾胃伤冷积，毒气停留胃脘，致气入腹，蛊胀肿急。伤寒由下之太早，乘虚入腹作肿。泻痢久，脾气亦虚，是以致肿。以上宜平调胃气，补脏充实，方可去肿，先服四味理中汤减半干姜加白术、桑皮。伤寒虚肿，加枳实，作喘加淡豉，泻痢虚胀，宜正气调胃，胃气即壮，救生丹利之。肿即退，再用观音散调补脏腑，即平复矣。

王履曰：气虚肿，亦名气蛊。血虚肿，亦名血蛊。小儿所患肿胀一门，最为要急，前人少有究竟。然肿胀之作，皆由荣卫不顺，脏腑怯弱，壅滞三焦，流注百脉，表里俱虚，邪正相乱，以致四肢浮盛，肚腹膨满，多由食毒得之，饮食得之，症伤得之，饥饱得之。积久不化，故成斯病。病由虚得，或妄乱通下，因虚致虚，根不得去，疾加益甚，是谓坏症危症，先投荣卫饮子，次服分气饮子，以散滞，斯病去矣。

叶桂曰：夏季湿热郁蒸，脾胃气弱，水谷之气不运，湿着内蕴为热，渐至浮肿腹胀，小水不利，治之非法，水湿久积，逆行犯肺，必生咳嗽喘促，甚则坐不得卧，俯不能仰，危期速矣。大凡喘必生胀，胀必生喘，方书以先喘后胀者治在肺，先胀后喘者治在脾，亦定论也。《金匮》有风水、皮水、石水、正水、黄汗，以分表里之治，河间有三焦分消，子和有磨积逐水，皆有奥义，学者不可不潜心体认，难以概述。阅近代世俗论水湿喘胀之症，以《内经》开鬼门取汗为表治，分利小便洁净府为里治，经旨《病能篇》，谓诸湿肿满，皆属于脾，以健脾燥湿为稳治，治之不效，技穷束手矣。不知凡病皆本乎阴阳，通表利小便，乃宣经气，利腑气，是阳病治法，暖水脏，温脾肾，补后方以驱水，是阴病治法。治肺以轻开上，治脾必佐温通，若阴阳表里乖违，脏真日漓，阴阳不运，亦必作胀，治以通阳，乃可奏绩，如局方禹余粮丸，甚至三焦交阻，必用分消，肠胃滞塞，必用下夺，然不得与伤寒实热同例，擅投硝、黄、枳、朴，扰动阴血。若太阴脾脏饮湿阻气，温之补之不应，欲用下法，少少甘遂为丸可也。其治实症，选用方法，备采葶苈大枣汤、牡蛎泽泻散、甘遂半夏汤、子和桂苓汤、中满分消饮、五子五皮汤、茯苓防己汤、小青龙汤、木防己汤、泻白散、五苓散、控涎丹、禹功丸、大顺散、越婢汤。徐姓小儿，单胀数月，服肥儿丸、万安丸、磨积丹、绿矾丸、鸡肫药，俱不效，余谓气分不效，宜治血络，所谓络瘀则胀也，用归须、桃仁、延胡、山甲、蜣螂、䗪虫、灵脂、山楂之类为丸，十日全愈。

腹痛腹胀

腹痛腹胀，病属中宫，脏气相击，邪正交攻，挟寒挟热，症见不同，曰食曰积，壅滞于胸，有虚有实，其故难穷。二病之因，各以类从，先详腹痛，势若攻冲，脾虚气冷，胃虚呕恍，虚热面黄，实热面红，食积便臭，蛊积沫融，肝木乘脾，两胁恫恫，寒水侮土，泻利重重。脾气下陷，重坠如钟，脾来克肾，少腹如舂，盘肠内吊，腰曲犹弓，啼干唇黑，由于肝风。亦有锁肚，硬如石碚，撮口面青，初生屯蒙，此二症者，患之实凶。以上种种，务通其中。次详腹胀，痞气填中，闷乱喘满，下则倥侗，不喘虚痞，误下疲癃。土虚及肺，金气销熔，目胞腮肿，内及喉咙，或缘病后，脉细朦胧，或缘痰食，膈满肚壅。或缘热结，壮热若烘。或缘寒积，肢冷涎泛，丁溪哺露，无辜病丛，头小腹大，黄瘦其躬，乃胀之重，病气日充，审其根源，毋俾病癃，为补为泻，当可病松，莫作等闲，用拯幼童。

腹痛原由症治

钱乙曰：小儿积痛、食痛、虚痛、虫痛、大同小异，惟虫痛当口淡而沫自出，治之随其症用药。虫与痫相似，小儿本怯，故胃虚冷，则虫动而心痛，与痫略相似，但目不斜，手不搐也，宜安虫散。又有胃受极寒极热，亦令虫病，或微痛，或不痛，遽然吐虫，法当安虫为主。若因治虫，反伤胃气，固不可。因寒而动者，理中汤加乌梅、川椒，因热而动者，五苓散加乌梅。

曾氏曰：虫痛，小儿多有之，其症心腹痛，叫哭，倒身扑手，呕吐清水涎沫，面青黄，时作时止，口唇紫黑色者，是蛔厥也，宜安虫散、安虫丸。

谭殊圣曰：小儿腹痛，多因邪正交攻，与脏气相击而作，桔梗枳壳汤加青皮、陈皮、木香、当归为妙。挟热而痛，必面赤壮热，四肢烦，手足心热，四顺清凉饮加青皮、枳壳；挟冷而痛者，必面色或白或青，手足冷，七气汤加桂，调苏合丸。冷甚变症，则面黯，唇口俱黑，爪甲皆青矣。若内吊痛，则钩藤散，其余则芍药甘草汤，皆要药也。

盘肠内吊痛

楼全善曰：曲腰干哭无泪者，为盘肠内吊痛。面㿠白，不思食，为胃冷痛。面赤唇焦便黄，为热痛。面黄白，大便酸臭，为积痛。口淡[1]而沫自出，为虫痛，然皆不如内吊之甚也。

吴绶曰：小儿腹痛，曲腰干啼，面青白，唇黑肢冷，大便色青不实，名盘肠内吊痛，急煎葱汤淋洗其腹，揉葱白熨脐腹间，良久，尿自出，其痛立止，续用乳香散。

锁 肚 痛

曾氏曰：有锁肚痛者，婴儿一月后，忽乳不下咽，肚硬如石，赤如朱，撮口而哭，面青唇黑，手足口气俱冷是也，始因断脐带不紧，为冷风所乘，症甚危急，以白芍药汤、乌梅散投之，久则难治，更参考脐风症。

腹胀原由症治

钱乙曰：腹胀由脾胃气虚攻作也。实者，闷乱喘满，可下之，用紫霜丸。不喘者，虚也，不可下，误下则脾虚，气上附肺而行，肺与脾子母皆虚，肺主目胞腮之类，脾主四肢，母气虚甚，即目胞腮肿，四肢黄色，宜塌气丸渐消之。未愈，渐加丸数，不可以丁香、木香、橘皮、豆蔻大温散药治之。何以然？脾虚气未出，故虽腹胀而不喘，可以温散药治之，使上下分消其气，则愈。若气已出，附肺而行，即脾胃内弱，每生虚气，入于四肢面目矣。小儿易为虚实，脾虚则不受寒温，服寒则生冷，服温则生热，当识此勿误也。胃久虚热，多生疸病，或引饮不止，脾虚不能胜肾，随肺气上行于四肢面目，肿若水状，肾气漫淫于肺，即大喘也，宜塌气丸。病愈，面未红者，虚衰未复故也。治小儿虚腹胀，先服塌气丸，不愈，腹中有

---

① 淡　原为“痰”，据前文改。

食积结粪，小便黄，时微喘，脉伏而实，时饮水，能食者下之，盖脾初虚而后有积，所治宜先补脾，然后下之，后又补脾，即愈也。不可补肺，恐生虚喘。

张云岐曰：小儿热结于内，腹胀壮热，大便赤黄，躁闷烦乱者，宜用泻青丸。

腹胀有虚实

张元素曰：凡久病吐泻后，虚则脉微细。若色淡黄，目胞腮虚肿，手足冷，先塌气丸，后异功散、和中丸、益黄散、四君子之类，用诸温药养其气。实则脉洪实，不因吐泻痢下后，腹胀而喘急闷乱，更有热有痰有食而腹胀者，白饼子、大黄丸、解毒丸下之。兼须认二便，如都不通，先利小便。

李杲曰：大约寒胀多，热胀少，皆主于脾。

庞安常曰：东垣治胀，不犯上下二焦，用《素问》中满者泻之于内之法，实者分气消积，虚者升阳滋血，治者当师其意而活用之，不可排击，宜中满分消丸、消痞丸、丹腹胀方、升阳滋血汤。

痞结积癖

痞义为闭，结则实哉，始由痰饮，热蕴如煨，专留腹胁，似盆似杯，营卫气塞，不能往来，非心下痞，易于宣开，故时胀满，按则哭哀，饮食减少，寒热相催，原其所由，脾脏虚羸，久必土败，变难预推，当须养正，勿但结摧，然痞虽结，未成硬胚，积且致癖，坚实难锤。积因乳哺，节度多乖，腻滞生冷，停聚难裁，风寒外袭，湿热中怀，老痰坚结，或系血衃，皆能成积。腹内为灾，始同鸡卵，逐渐如胎，腹胀且痛，足冷面灰，亦由脾病，虚实兼该，实则宜攻，虚则宜培，未可概论，未可狐猜。汉东王氏，论积最佳，可治不治，分辨无差，虚中之积，症更难谐，因惊伤食，吐泻与皆，其脾愈弱，其病难排，取转不着，积反隐埋，惊痞之候，最宜根荄。婴儿乳积，面色莓苔，口疮吐哯，腹中块垒，皆由乳后，偏卧不回，乳滞胁下，结块而隤。痃癖一症，更属奇赅，蕴结在腹，成块如梅，时常叫痛，骨瘦如柴，左胁下痛，痃气为媒，右胁下痛，癖气相偎，俗名龟痨，左右胁叉，此亦脾病，冷气沉霾，致成是疾，寒热侵骸，至于伤暑，秋必病痎，寒热往来，脾胃气衰，血膜包水，疟癖如蛙，古人成法，可摩可楷，详核方治，慎保婴孩。

痞结原由症治

薛己曰：痞结即久，饮食减少，脾气必虚，久而不愈，必先以固胃气为主，使养正则积自除。若欲直攻其结，不惟不能善消，抑亦损其脾土，脾土既亏，必变症百出，当详参各类之治之。

陈藏器曰：痞者塞也，热气于胸膈之间，留饮聚于胸胁之内，于是营卫不能流行，脏腑不能宣通，由胀满而致痞结，势使然耳，此热实之症也。时或发为壮热，宜圣惠破结散，此方治小儿痞结，虽服汤药时，暂得利，而滞实不消，心下坚胀，按之即哭，内有伏热并成，宜利大便，破结散气。

积癖原由症治

李仲南曰：积症有伤乳伤食而身体热者，惟肚热为甚耳。夜间有热者，伤积之明验也。

钱乙曰：小儿病癖，由乳食不消，伏在腹中，乍凉乍热，饮水不止，或喘而嗽，与潮食相类，若不早治，必成痨疳，寒热饮水，胁下有形硬痛，法当用药渐消渐磨之，以其有癥癖，故令儿不食，脾胃虚而发热，故引饮也。

曾氏曰：婴孩积症，皆乳哺不节，过餐生冷坚硬之物，脾胃不能克化，积停中脘，外为风寒所袭，或夜卧失盖，致头痛面黄身热，眼胞微肿，腹痛膨胀，足冷肚热，喜睡神昏，饮食不思，或呕或哕，口噫酸气，大便溲臭，此为陈积所伤，如觉一二日，先用百伤饮发表，次当归散荡动积滞，方下乌犀丸、六圣丸，重与宽利，后用匀气散调补。

陈无择曰：小儿五积，为脏气不行，蓄积一处不动，故曰积，如伏梁息贲奔豚痞气肥气是也。六聚，谓六腑之气留聚也。腑属阳，阳气流转不停，故其聚不定一处，发而腹痛。积聚之候，皆面瘦黄劣，嗞啀不生肌肉，发立，或肌体浮肿，腹急多困，多为水气。凡虚中有积者，因伤食而泻，又吐，如此渐处，其病未瘥，故曰虚积也。又虚中之积，有积而频频取转，却取转不着，致其积尚伏，故亦曰虚中积。若惊积取下，则屎青。食积，屎成块子。凡疳中虚积者，因疳病转泻，虚而疳不退，故虚中尔，所取下粪里白色也。

龚信曰：癖块者，僻于两胁，痞结者，痞于中脘，皆乳哺失节，饮食停滞，邪气相搏而成也。

诸积分辨

王肯堂曰：乳积者，其候但是吐下乳来，有酸臭气，因啼叫未已，遽与乳吃，停滞不化而得，兼面青黄，发热作渴，多睡口疮，渐渐黄瘦，腹内结块不散，茅先生用丁香散开胃后，用牛黄丸取下乳积，后用匀气散，常服健脾散，即愈。食积者，肚硬而热，或泻或呕，因饮食过饱，饱后即睡而得，茅先生用牛黄丸取积，后用匀气散调理，常服万灵丸，即愈。气积者，面色黄白，不进食，腹痛啼叫，利如蟹渤，此因营卫不和，日久而得，茅先生用万灵丸、匀气散、醒脾散相夹调理。惊积者，时时泻青水如米疳，是受伤而复有积，烦闷啾唧，常以生嗔，先解散，用百解散，后理积，乌犀丸、三棱散、醒脾散。宁惊化积，壮气和胃，仍节冷乳，自愈。热积者，大便不通，风毒疮疖，喉闭痄腮，咽中涎响，茅先生用夺命散吐下热涎，后用匀气散、醒脾散调理，常服镇心丸、天竺黄散，愈。

积　痛

钱乙曰：积痛，口中气温，面色黄白，目无睛光，或白睛多，及多睡畏食，或大便酸臭者，当磨积而痛自除，宜下积丸，甚者白饼子下之，后和胃气，用白术散。又有食积肚痛，有热者，芍药甘草汤加葛根。吐者，加生姜、半夏，或加枳实亦效。其有积而潮热寒热，心腹胀满疼痛者，良方妙香丸。

李杲曰：凡小儿失乳，以食饷之，未有食肠，不能克化，致成食积，腹胀而痛，利色无常，日久瘦弱。

鳌按：有寒积腹痛者，由日渐受寒，兼吃冷物凉饮，寒邪结于脾经，遂致作痛，始犹数日一发，继则一二日发，或日日发，发则面青白，吐清水，喜人手按，或将物抵住，方得稍可，宜用棉子仁八两，炒令烟尽，加入枳壳（炒）、乌药（炒）各一两，木香生研五钱，神曲糊丸，空心淡姜汤下，数日当下白物，渐愈。

积病有治有不治

王汉东曰：小儿积病，可医者九，面上虚肿是积。积者，脾之所系，脾主身之肌肉，故应乎面，故知是脾积。其脾系土，土无正形，故早晚浮肿不定，多则早浮，其睡则脾不磨，上面作肿。若病后此症，则是虚中积，宜用补脾消积行气等药。又面合地卧是积，何以合地？其受积在脾，是冷积，何以知之？其脾好土，故知在脾，其冷者属阴，故知伤冷硬物得之，宜下热药耳。又腹胀是积，其积在肺，何以知之？其肺主于气，才受积，其气便冷，腹胀满，气急，故知在肺，如腹胀，先宜调气，后用转，转后更宜调气。又小便如油是积，其积在小肠，何以知之？积受于脾，脾当传心，心不受触，则入小肠，小肠是心之腑，故知在小肠，则积其水道，小便如米泔，油相似也。又发黄是积，是积气伤心，心主血脉，润遍身毛发，被积气所干，则发黄，故知是积伤心，宜下空心散，及取积药，此人必时复发热也。又赤白痢是积，其积在肺，受传大肠，及有外伤而得，何以知之？肺主金，色白，后赤则是外邪，故知肺传大肠，则为赤痢也，宜取后调气。又两眼黄赤睛青，是积在肝，何以知之？肝主木，色青，却被气所干即黄赤，睛青者，眼属肝，若受积，故令睛青，是肝受积。若传胆，必口苦不要吃物，宜凉药退之。又遍身虚肿是积，其积不在脏，只在腑，何以知之？为其积曾取后，被药发动，即不在脏，故出皮肤之间为肿也，只宜下取虚中积，药后补之。又多泻白粪是积，是受冷，积在脾，何以知之？脾主化，受冷积在脾，冷滑而泻白屎，故知在脾，宜先转，后热药补之，以上皆可治者也。积病不可治者六，喘急是肺积，肺主气，喘急则肺绝，当面白全无血色，故不可医。又面黑是肾积，盖面黑者，肾绝也，当不辨好恶，眼直无光，只一日而死。又吐热气是营积，其不可医者，是血绝也。血主于心，心不能管，故出热气不止耳。又手脚心生疮，是卫积，卫者，气也，胃气不生，故手足生疮。若卫绝，则气不回，只半日死也。又恶心吐干呕，是胃绝，何以不医？胃主化食，热则恶吐，故不治，当食乳不化，不食，亦干呕吐，面色青黄无血色也。又泻久住了又泻，是积咬脾烂，何以知其脾烂，当泻白粪而食不消，住了却放粪赤黑而死，故知脾烂，以上皆不可治也。

痃癖原由症治

庞安常曰：癖者，血膜包水，侧僻于胁旁，时时作痛也。惟癖为能发热，为能生寒热，故痞家中脘，多蓄黄水，日久而复结癖，寒热不已，有是疾者，由乳哺失调，三焦关格，以致水饮停滞肠胃，如冷气搏之，则结聚成癖，轻者积滞木香丸，重者取癖丸。

王肯堂曰：茅先生论，儿生五月至七岁，有结癖在腹，成块如梅核大，来去，或似卵大，常叫痛者，左胁下名痃气，右胁下名癖气，用蓬莪术散夹健脾饮服即愈。如面黑，目直视，泻黑血，口鼻手足冷，不进食者死。

食　积

太阴脾脏，奠安一身，论其职掌，化宿消陈，滋荣脏腑，灌液布津，上承胃纳，表里相循，下输大肠，传送频频，土为物母，乃见其真，本脏气虚，虚则寒因，虚寒相搏，或又湿屯，水谷所入，莫与磨磷，久则成积，腹痛胀膜，吞酸呕吐，昏冒其神，夜必发热，肚热眉颦，当须识此，食积是论，若有外感，益觉邅迍，夹食伤寒，寒热吟呻，先消其食，发汗溱溱，寒热自止，宁至经旬，脾肾虚败，泻必浸晨，脾胃实热，渴咽燥唇，此皆食积，脾病灾亲，或则伤饱，脾气不伸，积留日久，溃败濡沦，变成食利，脓积维均，微痛微胀，肚腹内堙，法从积滞，调理是遵，夫然后愈，病得回春。

鳌按：小儿之病，多由乳食未化，即或六淫相干成疾，亦必兼宿食，故另出食积一门，不混于积癖条内。

食积原由症治

王履曰：仲景云，寸口脉浮而大，按之反涩，故知有宿食，下之宜大承气汤。然同一发热，而伤食者惟肚腹之热为甚，且粪极酸臭，夜间潮热，尤伤食之明验也。小儿宿食不消者，胃纳水谷而脾化之，儿初不知樽节，胃之所纳，脾气不足以胜之，故不消也。钱氏论食不消，由脾胃冷，当补脾，益黄散主之是也。

初虞世曰：小儿食积者，因脾胃虚冷，乳食不化，久而成积，其症至夜发热，天明复凉，腹痛膨胀，呕吐吞酸，足冷肚热，喜睡神昏，大便酸臭是也。有前症而兼寒热者，名曰食积寒热，若食在胃之上口者，吐之；在胃之下口者，消之；腹痛痞胀，按之益痛者，下之；下后仍痛，按之则止者，补之。夹食伤寒者，先散之，用参苏饮。热甚便秘者，先利之，大柴胡汤。如无外感，只伤食，不至于甚，保和丸调之。盖脾为至阴之脏，故凡脾病者，至夜必热，热而兼寒，则又见所胜者侮所不胜者矣。食未消者消之，则寒热自止，即消者补之，则寒热自痊。若手足并冷，喜热饮食，此中州虚寒也，皆温之。大便欲去不去，脾气下陷也，宜升之。若夜间或清晨泄泻者，脾肾俱虚也，四神丸。手足热，作渴饮水者，脾胃实热也，泻黄散。手足虽热，不渴大便不实者，白术散，仍参腹痛、腹胀、积痛、积滞治之。

食　积　痢

闻人槻曰：有食饱伤脾，脾气稍虚，物难消化，留而成积，积败为痢，肚腹微痛，先调胃气，次理积，却止痢，则病根自除。和中散，理虚养胃。三棱散、乌犀丸，助脾化积。沉香槟榔丸、守中汤，进食止痢。

食 积 吐 泻

张涣曰：吐乳泻黄，是伤热乳，吐乳泻青，是伤冷乳，皆当下之，此迎而夺之之法也。不若伤热者，用五苓散以导其逆，伤冷者用理中汤以温其中，自然平复也。脾经积滞未除，再为饮食所伤，不吐则泻，不泻则吐，宜以三棱散化积、守胃散和中。

鳌按：痢与吐泻各有专门，二条列于此者，以专由食积也。

吐　　泻单吐单泻

吐病伤胃，泻病伤脾，吐上焦郁，泻下焦衰，脏腑部分，各不相移，论吐之原，病非一机，或由胃虚，睡必露眦；或由胃冷，其脉沉微；或由胃热，凉饮是怡；或胃虚热，渴而尿稀；或胃有积，肚热面黧；或胃有痰，嗽逆声嘶。挟惊挟毒，吐亦相随。和中助胃，止吐之基。论泻之原，五脏兼推。脾受木克，面黄神疲。脾为水侮，洞泻如筛。心脾气虚，泻黄多噫。肺脾气拂，沫出多啼。脾气虚寒，冷及四肢。脾家积热，心烦口糜。脾为湿滞，浮肿脉迟。脾气下陷，腹坠如遗。脾中虚痞，胀满难支，清神益气，止泻应施。吐泻交作，霍乱维危。或心先痛，吐难自持。或腹先痛，泻必淋漓。中焦闭隔，上下气睽，挥霍撩乱，方书慎之。曰搅肠痧，俗名甚奇。开通疏利，乃是正治。吐泻之故，调护多非。儿生幼稚，六气尚亏，乳食不节，外感侵欺，清浊相干，蕴作创痍，先泻后吐，由虚冷兮，先吐后泻，其实热治，详其轻重，审厥参差。维吐之属，呕则类齐，维泻之属，痢则同归，其分别处，未可或迷，再参岁气，更辨四时，勿轻心掉，才可言医。

吐泻原由症治

虞抟曰：小儿吐泻泄黄，伤热乳也；吐泻泄青，伤冷乳也，皆用白饼子。下后伤热乳者，玉露散；伤冷乳者，益黄散。

王汝言曰：小儿吐泻并作，即名霍乱。有心痛而先吐者，有腹痛而先泻者，莫不由中焦而作。上焦主纳而不出，中焦主腐化水谷而生荣卫，灌溉百骸，下焦分别水谷，主出而不纳。脾居中州，胃为水谷之海，乳哺入胃，脾能克化，然后水谷传变得宜，岂有吐泻之患？凡小儿吐泻，皆因六气未完，六淫易侵，兼以调护失宜，乳食不节，遂使脾胃虚弱，清浊相干，蕴作而然。有先泻而后吐者，乃脾胃虚冷，其候先泻白水，吐亦不多，且气缓而神色慢，额前有汗，六脉沉濡，此为冷也。有先吐而后泻者，乃脾胃有热，气促唇红，吐来面赤，脉洪而数，渴饮水浆，此为热也。冷热宜辨。

楼全善曰：吐泻昏睡露睛者，胃虚热也，钱氏白术散。吐泻昏睡不露睛者，胃实热也，钱氏玉露散。

张兼善曰：初生吐泻，大便色白，停乳也，紫霜丸，下后用香橘饼。初生月内吐泻，宜朱砂丸。如吐骤，或泻完谷者，伤风甚也。凡伤风多作吐泻者，风木好侵脾土故也，宜大青膏。

王履曰：婴儿暑月吐泻身热，宜玉露散，或益元散。寒月吐泻身冷，宜益黄散。

钱乙曰：吐泻久，将成慢惊风，宜和胃丸、双金丸。一五岁儿吐泻，壮热，不思乳饮，钱见曰：此儿目中黑睛少而白睛多，面色㿠白，必多病。夫面色㿠白者，神怯也，黑睛少者，肾虚也，黑睛属水，本怯而虚，故多病也。纵长成，必肌肤不壮，不耐寒暑，易虚易实，脾胃亦弱，更不可纵恣酒色，若不保养，不过壮年也。面上常无精神光泽者，如妇人之失血也，今吐利不食壮热者，伤食也。又虚怯不可下，下之虚入肺则嗽，入心则惊，入脾则泻不止，入肾则益虚，但以消积磨化之，为微有食积也。

薛己曰：小儿吐泻，手足指冷者，脾气虚寒也，异功散加木香，泻而脾中重坠者，脾气下陷也，补中益气汤。服克滞药而腹中窄狭者，脾家虚痞也，六君子汤。面黄泻青者，脾虚而肝乘之也，六君加升、柴、木香。多噫泻黄者，六君加炮姜、升麻。生下半月内吐者，只调其母，儿不胜药也。

四时吐泻治分表里

钱乙曰：春冬之治宜从表，如伤寒吐泻身温，乍凉乍热，睡多气粗，大便青白，呕吐，乳下不消，时咳嗽，更有五脏兼现症，当煎入脏君臣药，先服大青膏，后服益黄散。如先曾下，或无下症，慎不可下，此乃脾肺受寒也。若伤风吐泻，身热多睡，能食乳，饮水不止，吐痰，大便黄水，此为胃虚热渴吐泻也，当生胃中津液，以止其渴，白术散，后用发散，大青膏。伤风吐泻，身凉吐沫，泻青白，闷乱不渴，哽气，长出气，睡露眼，此伤风荏苒轻怯，因成吐泻，专先补脾，益黄散，后用发散，大青膏。此伤风二症，多病于春冬也。夏秋之治宜从里，儿生三日内壮热，不思乳食，大便乳食不消，或白色，是伤寒，当下之，白饼子，并和胃，益黄散。儿生三日至十日，吐泻身温凉，不思乳食，大便青白，乳食不消，上实下虚也。更有五脏兼见症，肺则睡露睛，喘气，心则惊悸饮水，脾则困倦多睡，肝则呵欠烦闷，肾则不语畏明，当视其兼脏症，先泻其所实而补其虚，如脾虚，益黄散主之。此二症多病于夏秋也。再如五月夏至后吐泻，身壮热者，此热也，盖小儿脏腑，十分中九分热也，或因伤热，乳食不消，泻深黄色，玉露饮。六月大暑后吐泻，身大温而似热，脏腑中六分热四分冷也，吐呕，乳食不消，泻黄白色，似渴，或乳或不乳，食前少服益黄散，食后多服玉露饮。立秋后，吐泻身温，脏腑中三分热七分冷也，不能食乳，多似睡，闷乱，哽气，长出气，睡露睛，唇白多哕，欲大便，不渴，食前多服益黄散，食后少服玉露饮。八月秋分后吐泻身冷，无阳也，不能食乳，干呕哕，泻青褐水，当补脾，益黄散，不可下也。凡治小儿吐泻，大法，五月内九分下而一分补，八月内，九分补而一分下，切勿混治。

万全曰：小儿盛暑吐泻，邪热在下焦则泻，在上焦则吐，亡津必渴，用玉露散。虽吐时时与啜之，过三日必愈。如身热脉大尿黄，五苓、益元各半，汤调温服。如身凉脉细，尿清，早晨益黄散，午后玉露散。如过四五日困弱，异功散，或用和中散。

曾氏曰：小儿盛夏初秋，遇夜乘凉，渴而饮水，过食生冷，攻击肠胃，遂乃暴吐暴泻，传作手足俱痹，筋挛而痛，痛则神志不宁，若以惊症治之，误矣。

张元素曰：如有风而泻，用防风、羌活，谓吐泻兼肝病，风搐拘急。如有热而泻，用大黄、黄连，谓吐泻兼心病，身热也。有寒而泻，用附子，谓吐泻兼肾病，身冷或足胫寒而逆也。有湿而泻，用白术、茯苓，谓吐泻兼本脏脾病，多睡体重昏倦也。有肺病而泻，用白芍、桂心，定喘麦冬、人参，甚者用槟榔，大便不通加大黄，谓吐泻兼肺病，咳嗽也。

吐泻心腹痛

《圣惠方》曰：小儿冷热不调，乳哺失节，使阴阳清浊之气相干，而变乱肠胃间，则成霍乱而心腹痛者，冷热气与正气相击，或上攻心，下攻腹，故痛。

单　吐

吐病原由症治

巢元方曰：毒气吐者，春夏以汤与儿，肠胃脆弱，不胜药势，逆吐下不止，药熏脏腑，烦懊顿乏，为中毒气吐下，千金藿香汤。

曾氏曰：论吐之原，难以枚举，有冷吐、热吐、积吐、伤风嗽吐、伤乳吐，吐则同而症则异。冷吐者，乳片不消，多吐而少出，脉沉微，面白眼慢，气缓神昏，额汗，此因风寒入胃，或食生冷，或伤宿乳，胃虚不纳而出，宜当归散加煨姜、陈皮，或间投冲和饮、理中汤，不效，参香饮。热吐者，面赤唇红，吐次少而出多，乳片消，面色黄，遍体热甚，或因暑气在胃，或食热物，精神不慢，而多烦躁，此热吐也，宜大顺饮、香薷饮。误服热药，先投绿豆饮解之，次止吐药。积吐者，眼胞浮，面微黄，足冷肚热，日轻夜重，儿大者，脉沉缓，此宿冷滞脾，故吐黄酸水，或有清痰，脉实而渴，为食积所伤，吐酸溲气，或宿食并出。儿小者，哯乳不化是也，先五苓散和解，次乌犀丸。最小者，三棱散。伤风嗽吐者，热生风，风生痰，痰结胸中，肺气不顺，连嗽不止，和痰吐出，此为嗽吐，痰壅而作，乃为实症，先投清肺饮，小柴胡汤。若嗽久肺虚，土不生金，面白唇燥，干嗽干呕而无痰，可温补为主，茯苓厚朴汤、惺惺散。伤乳吐者，才乳哺后即吐，或少停而吐，此因乳饮无度，脾弱不运故也，三棱散。此外又有风痰吐，乃是伤寒不解，吐乳夹痰，若多时，必要生风，青州白丸子、半夏散。挟惊吐，张涣三春丹。疳积吐，本事方。凡霍乱吐不止者，伏龙肝细末二钱，白扁豆炒煎汤调下，立止。若扁豆嫩苗更好。

钱乙曰：小儿经年吐乳，眼慢粪秽，有筋膜者，乃父母交感时吃乳所致，名曰交精吐奶，宜益黄散、五疳保童丸。

谭殊圣曰：小儿惊膈吐还频，日夜连连不暂停，渌水槐黄泔淀汁，和虫乳食一时喷，丁香研共生犀服，五胆牛黄主有勋。若有得逢如此药，值饶危困却还魂（此名归命丹）。

单　泻

泻病原由症治

巢元方曰：小儿暴泻者，由肠胃虚，卒为冷热之气所伤而成。热则色黄赤，冷则色青白。若冷热相交，则变为赤白滞痢也，宜龙骨散。小儿久泻者，大法补虚消积，宜华佗久利神验方。

张元素曰：乳食不消，初病，忽然气出冷，四肢亦冷，面白无光泽，精神不定，乃胃气不和，可以大温药治之，使君子丸、益黄散。若病泄泻日久不瘥，乳食不化，是脾胃有风冷，先服益黄散二帖，后用宣风散导之，再大补胃。

曾氏曰：论泻之原，有冷泻、热泻、伤食泻、水泻、积泻、惊泻、风泻、脏寒泻、疳积膔泻，种种不同。冷泻多是白水，泻密而出少，腹痛而鸣，眉皱目慢，面带白色，额有汗，冲和饮，当归散、参苓白术散。热泻者，大便黄色，如筒吊水，泻过即止，半日复然，心烦口渴，小便黄少，乳食必粗，先用五苓散，或大顺饮，次钱氏白术散、香薷散。伤食泻者，乃脾胃素弱，复伤生冷，故大便不聚而泻。或因母餐生冷肥腻，亦能作泻，面唇俱白，泻稀而少，或如败卵臭，身形黄瘦，宜固脾和中散、醒脾散。水泻者，即洞泻，乃阴阳不顺，水谷不分，泻黄水而小便少，次多无度，夏秋之际，昼则解衣取凉，夜则失盖感冷，冷热相激，清浊混乱，或因母热与乳，令儿脾胃不和，水谷交杂而下，宜五苓散，加苡仁、车前、半夏，分正阴阳，或白术散、六和汤。积泻者，脾气虚弱，乳食入胃不消，久又伤冷食，传之大肠，遂成泄泻，诸药无效，盖以积在脾胃未除，何由得愈？先三棱散除积，次沉香槟榔丸、参苓白术散、再和中散。惊泻者，粪青如苔，稠粘如胶，不可便止，但镇心抑肝，和脾胃，消乳食，先五苓散，次三棱散。风泻者，慢惊大病后有之，粪稀，黄褐色，或夹食而下，因脾虚所致，或夹黑褐色者，属脾虚而肾水乘之也。若久则惊搐，先五苓散加苡仁以疏肾水，次泻黄散以去脾风，再参苓白术散以补脾气。脏寒泻者，粪青不稀不稠，或下清水，未泻腹痛而鸣，啼哭方泻，生三五月内有此，周岁则无，因断脐风冷外逼而成，先冲和饮加葱白，次当归散加煨姜，及匀气散、理中汤。疳积膔泻者，面黄肚胀脚弱，头大项小，发稀而竖，肌瘦不食，朝凉夜热，腹有癥癖，泻无定色，恶臭，自泻自止，先三棱散加陈皮，次乌犀丸、芦荟丸、快肠汤。凡泻痢色青甚而淡黄夹白，寒多热少，此阴邪胜阳，宜守中汤，胃苓汤扶表救里，方进当归散加陈皮、紫苏、生姜、糯米。寒甚者，理中汤，加附子、姜、枣，次南星腹皮饮。若泄泻色青淡，有沫，黄稠，热多寒少，亦致黄瘦烦躁，宜五苓加苡仁、车前、生姜，解散余邪，仍用茵陈山栀汤送五苓散，退黄色，或万安饮、四神丸。

鳌按：疳积𬧼泻，𬧼者，胀也。其症必目胞肿，腹胀，喜饮水，利色无常，日见消瘦。

痢　疾

东垣有言，凡发痢疾，白则伤气，赤则伤血，赤白相兼，气血都[①]怫。东垣此言，千古无匹，请申论之。昭昭若揭，惟肺主气，气伤肺遏，白由肺来。暑湿所折，惟心主血，血伤心热，赤自心来。暑湿是结，至若痢黄，乃脾胃泄。暑湿伤土，饮食无节，黄中白垢，肺脾气郁，黄中赤秽，心脾气夺。五脏俱伤，五色痢溢，治必求本，审之贵悉。因热因寒，斯言恍惚，痢必腹痛，后重里急，乃气不宣，津液凝涩，每一滞行，肠痛如刮，大肠即瘀，小肠亦窒，阴阳不分，虚实更叠，《内经》之言，其因不一，春伤于风，夏生飧泄。少阳在泉，火淫如　，民病注泻，赤白俱出，此皆病因，非病从发，至于噤口，至于休息，痢止于此，多死少活，审脉察症，毋少轻忽，方药所投，庶保无失。

赤白痢原由症治

巢元方曰：小儿痢如膏血者，名赤痢。肠气虚极，肠间脂与血俱下也。蛊毒痢者，寒暑不调，小儿解脱，为毒疠之气所伤，邪与气血相搏，毒蕴肠胃，值大肠气虚，则其痢状，血瘀如鸡肝，此毒气甚热，状如中蛊，故名脾毒痢。歌云：脾间有毒号纯阳，本为医人热药伤，致使大肠多结涩，多饶滴血在枯肠。如风腹闭难开眼，身热头温脚转凉，舌赤胸高为此候，多啼喘急更如狂，先须解热并开胃，便是明医用药良。此脾受热积，失治，则毒伏，治先凉脾，次去积。若胸骨忽高，更加喘急，不治，宜金华散、香连丸。风毒痢歌云：八痢之中风转难，形如青草汁多般，毒风豆汁添邪热，胃败鸡肝片片全。加赤不须先下积，闭眸绝食不堪看，若归白痢还须下，脏腑频温得本源。

《圣惠方》曰：小儿血痢者，由热毒折于血，血入大肠也。血随气循环经络，通行脏腑，常无停滞，若为毒热所乘，遇肠虚血渗入肠，则成血痢。小儿肠热，则痢下鲜血，如肠风一般。小儿脓血痢者，由热毒在脏，血得热则流，渗入大肠，与肠间津液相搏，积热蕴结，血化为脓，腹虚则泄，故成脓血痢。有渴痢兼症者，小儿利兼渴候，此是水谷痢，津液枯竭，脏腑虚燥，则引饮，若小便快者，利断渴则止，小便涩者，水不行于小肠，渗入肠胃，渴亦不止，利亦不断，凡如此者，皆身体浮肿，脾气弱，不能克水故也，亦必眼痛生障。小儿上焦本热，今又利，下焦虚，上焦热气转盛，热气熏肝故也，先醒脾散、匀气散，调一二日，后用调中饮，自愈。有痢后羸瘦，小儿肠胃虚弱，受风冷，或挟疳气，则下痢，痢断后，肠胃尚虚，谷气犹少，不能荣血气，故羸瘦，桔梗丸。痢后浮肿，歌曰：冷痢日久失医治，遍身浮肿却如吹，脉洪是气化为水，沉实还因积有之，顺气肿消为上法，气平两日定多尿，莫教食饱还忧滞，此疾先因积损脾，用止渴圣效散。小儿赤白久痢不

---

① 都　诸本同，疑“郁”字之误。

止，腹痛瘦弱，不思饮食，宜黄连散、肉豆蔻散。

曾氏曰：赤白之痢，世人无不曰赤为阳为热，白为阴为冷，或曰无积不成痢。至于调治，若冷热药更进，或单投去积药，必难效。盖风木克胃土，不为暴下，则成痢疾，赤白交杂，为阴阳不分，法当分正阴阳。若即分，仍赤白同下，则专究所因。若先白后赤，乃内伤生冷，失于盖覆。又元气感于暑热，宜先救里，次解暑毒。若先赤后白，乃先伤热而后感冷，先宜解热，后治痢。有挟热痢者，则纯下鲜血，此风能动血，宜冷服黄连香薷散，及当归散加醋炒蒸柏叶。有挟冷痢者，则下纯白冻，或白上有粉红色，或似猪肝瘀血，皆为阴症，盖血得寒则凝也，先五苓散加守中汤，次固真汤。倘不辨虚寒冷热妄治，必脾胃愈虚，或成噤口。又有里急为阳，后重为阴，未圊前腹痛为里急，已圊后腹痛为后重，里急大肠涩也，先大顺饮加宽气散，利解宽肠丸。后重为气虚，五苓散加人参送香连丸。若二症俱作，双金饮。然泻痢二字，自是两症，粪夹水，来多而顺者，曰泻；带血纯白冻，来三五点而痛者，曰痢。轻重阴阳，于此而分，斯为治法。有脓血交杂，经久不止，日轻夜重，或日夜频数，食减痛多，并用万金散、神效散。有五色痢者，乃因五脏蕴热，荣卫不调，五谷不化，熏腐脏腑，神气昏沉，日久不散，此候已危，最苦是腹中痢痛，儿小者无治法。盖五色者，乃五脏之色，皆见于外。儿大者，可用局方三神丸，或小来复丹，煎五苓散送下，或可疗。又有风痢，多是黄褐色，与疳泻颇同，但不臭为异，此风毒停滞于脾，泻黄散。若赤白同下不禁，小便少涩，痛热并作，唇裂眼赤，气促心烦，坐卧不安，狂渴饮水，谷道倾陷，饮食不进者，难治。

薛己曰：海藏用四君芎归治虚弱之痢，四君干姜治虚寒之痢。愚尝治手足指热饮冷者，为实热，用香连丸。手足指冷饮热者，为虚寒，用异功散送香连丸。若兼体重肢痛，湿热伤脾也，升阳益胃汤。小便不利，阴阳不分也，五苓散。若湿热退而久痢不止者，脾气下陷也，补中益气汤倍升柴。泻痢兼呕，或腹痛，脾胃虚寒也，异功散加木香、炮姜。或变为疟者，肝克脾也，六君加升、柴、钩藤。若积去仍痢，脾气虚也，四君送香连丸。若因母膏粱六淫七情，致儿为患者，当兼治其母。

叶桂曰：脓血痢，疞痛后重，初用宣通驱热，如芩、连、大黄，必加甘草缓之。非如伤寒屎坚，须用芒硝，咸以软坚直走，破泄至阴，此不过苦能胜湿，寒以逐热，足可却病。噤口痢都因热升浊攻，必用大苦，如芩、连、石莲清热，人参辅胃益气，热气一开，即能进食，药宜频频进二三口。小儿休息久痢，变为粪后下血，最难速愈。有因气弱下陷，补中益气。虚寒若饮食不化，益黄散。湿热未净，气分延虚，清暑益气汤。胃强善食者，苦寒清热，更节饮食，须善调经月。久泻久痢，必伤肾，肾司二便也，必肛门后坠，与初病湿热里急下重不同，治以摄阴液，或佐疏补，久则纯与摄纳。

卷　四

感　冒

感者触也，冒其罩乎，触则必犯，犯则内趋，罩则必蒙，蒙则里瘀，当其感冒，浅在肌肤，表之则散，发之则祛，病斯痊矣。宁至盘纡，若不早治，由外内徂，侵经及络，脏腑壅沮，潜骨沦髓，邪毒固储，变成大病，难以骤驱，而至于危，而至于殂，伊谁之过？能无憾欤！感冒之邪，惟风最初，风行迅速，飘忽吹嘘，当风行止，便入身躯，由风挟寒，风寒是驱，乃风之寒，非风寒俱，故异伤寒，六经遍逾，脉兼浮紧，其候吁喁。由风挟热，风热是呼，乃风及热，非风热殊，故异中热，暑暍猝痡，脉兼浮数，其候龃龉。感冒之原，由卫气虚，元府不闭，腠理常疏，虚邪贼风，卫阳受摅，惟肺主气，首先犯诸，心火相合，肝风并煦，以渐而入，因风疾驰，避风避箭，载在方书，正风且然，况戾风刳。感冒之症，未可尽拘，头痛身热，轻则或无，必恶风寒，肢体不舒，鼻流清涕，堵塞气粗，喘咳声重，涎沫有余，咽干口闭，自汗沾襦，此外因也，当用表除，素有痰热，窠囊若墟。太阳阳明，二经是居，风邪易入，招引而乎，风乘火势，火煽风枢，互相鼓动，病盛膈胠，此内因也，当用爬梳。感冒之治，四时难诬，春夏辛凉，升麻柴胡，荆防羌葛，取效须臾，秋冬辛温，桂枳参苏，二胡二活，其要也夫，内治苦甘，升散同符，冲和通圣，二方是图，临时消息，以意菑畲，庶几疢疾，如草加锄，所触斯解，所罩亦纾。

四时感冒症治

钱乙曰：贪睡，口中气热，呵欠，烦闷者，伤风症也。头目疼痛，而畏人畏寒者，伤寒症也。张元素曰：小儿外感风寒，拘急，呵欠，皮毛涩，口中气热者，当发散，秋冬用温热，春夏用凉寒。

谭殊圣曰：小儿头痛体痛，鼻塞流涕，咳嗽喷嚏，颊赤眼涩，山根青色，皆伤风寒也，宜大青膏。

初虞世曰：感冒风寒，通用人参羌活汤、惺惺散、参苏饮。

万全曰：有风热兼伤者，或先伤风而后受热，或先受热而后伤风，一时齐发，贵审轻重而治之，宜桔梗汤、热郁汤。若久不愈，此儿必虚，不得仍用表散。

李梴曰：伤风则流涕鼻塞声重。伤风症，属肺者多，宜辛温辛凉散之。

戴氏曰：新咳嗽鼻塞声重是也。有汗而恶风，此真感风症也。

春温风温夏热秋燥冬寒症治

王履曰：小儿春日温病，未满三日，先用惺惺散二帖，后四五日不解，烦渴呕吐，白术散。自汗口燥，用制白虎汤。六七日，大便燥结，四顺饮子下之。心腹大实大满，牛黄通肠丸下之。初起，疑是疮疹，只用葛根升麻汤解肌。

叶桂曰：春温，伏气症也，昔人以冬寒内伏，藏于少阴，入春发于少阳，以春木内应肝胆也。寒邪深伏，已经化热，昔人以黄芩汤为主方，苦寒直清里热。热伏于阴，苦味坚阴，乃正治也，知温邪忌散，不与暴感门同法。若因外邪先受，引动在里伏热，必先辛凉以解新邪，继进苦寒，以清里热，况热乃无形之气，幼医用消滞攻治有形，胃汁先涸，阴液竭尽者多矣，拟春温备用方，黄芩汤、凉膈散、清心凉膈散。若新邪引动伏邪，葱豉汤。春温，为冬季伏邪，幼科亦有之，治从大方，然暴感为多，如头痛恶寒发热，喘促鼻塞，身重，脉浮无汗，原可表散，春令温舒，辛温宜少用，阳经表药，最忌混乱。至若身热咳嗽，有痰之症，只宜肺药辛解，泻白散加前胡、牛蒡、薄荷之属，消食药只宜一二味。风温，乃肺先受邪，遂逆传心包，治在上焦，不与清胃攻下同法，幼科不明手经之病，多致危殆。若寒痰阴闭，亦有喘急胸高，不可与前法，用三白吐之。春季温暖，风温极多，温变热最速。若发散风寒消食，劫伤津液，变症尤速，拟风温备用方，凉膈散、清心凉膈散、泻白散、白虎汤、至宝丹、清心牛黄丸、喻氏清燥救肺汤。先夏至为病温，后夏至为病热。热者，暑热也，暑必兼湿，暑伤气分，湿亦伤气，汗则耗气伤阳，胃汁大受劫灼，病变由此甚多。张凤逵云：暑病首用辛凉，继用甘寒，再用酸泄收敛，不必用下，可称要言不烦。夏令受热，昏迷若惊，此为暑厥，即热气闭塞孔窍所致，其邪入络于中络同法，牛黄丸、至宝丹，芳香利窍，可效。苏后用清凉血分，如连翘心、竹叶心、元参、细生地、鲜生地、二冬之属。此症初起，大忌风药，初病暑热伤气，竹叶石膏汤，或清肺轻剂。大凡热深厥深，四肢逆冷，但看面垢齿燥，二便不通，或泻不爽为是，大忌误认伤寒。秋深初凉，稚年发热咳嗽，与春月风温相似，而温自上受，燥自上伤，理亦相等，均是肺气受病，世人误认暴感风寒，混投三阳发散，津劫燥甚，喘急告危。若果暴凉外束，身热痰嗽，只宜葱豉汤，或苏梗、前胡、杏仁、枳、桔之属，仅一二帖亦可。更有粗工，亦知热病与泻白散加芩连之属，不知愈苦助燥，必增他变，当以辛凉甘润之方，气燥自平而愈，慎勿用苦燥劫灼胃液。秋燥一症，气分先受，治肺为急，若延数十日，病必入血分，又非轻浮肺药可治，须审体症端。深秋入冬，暴冷折阳，外感发热，头痛身痛，呕恶，必从太阳。若渴能饮水者，里热见症，即非纯以表散。伤寒每以风伤卫用桂枝法，寒伤营用麻黄法，小儿肌疏易汗，难任麻、桂，辛温表邪。太阳治法，轻则紫苏、防风二味，身痛用羌活，然不过一剂，伤风症亦肺病为多，前、杏、枳、桔之属，辛胜即是汗药，葱豉汤乃通用要方，若肢冷寒战，呕吐自利，或身无热，即从中寒里症。三阴须分，但小儿太阴中寒最多，厥阴间有，若冬令应寒，气候温暖，当藏反泻，即能病，名曰冬温。温为欲热之渐，非寒症得汗即解，若涉表邪一二，里热必兼七八，是隐疹丹痧，非徒风寒。或外受之邪，与里邪相薄，亦令郁于经络，或饮醇厚味，里热炽烈，而卫气不与营气相和，或不正直入内侵，即有腹痛下痢诸症，其治法必以里症为主，稍兼清散，设用辛温，祸不旋踵。至于痧痘时疠，须分四气也。

痰　涎

大人痰饮，小儿涎痰，痰由涎结，涎乃脾泔，脾运胃液，肢体皆咸，脾气不足，风热相兼，壅遏中脘，口沫淹淹，乃生壮热，惊搐渐添。脾热乘心，涎亦中含，心忡心悸，胸膈常怙，涎流口角，痰自喉探，或喘或嗽，皆痰之嫌，鸡声锯声，皆痰之占。凡属惊痫，痰必深潜，凡属积痞，痰又牢坚。疟必有痰，寒热难堪，眩亦多痰，痰火上炎。凡诸痰病，涎亦均沾，然痰与涎，津液所涵，实为元气，相附如缄，不图其本，痰涎是铲，元虚而脱，难免儳儳，钱氏遗法，白术散拈，痰涎之治，此其大凡，勿求小效，心存二三。

痰涎原由症治

钱乙曰：余治朱监簿子，五岁，夜发热，晓如故，医以铁粉丸下涎，病益甚，至五日大引饮，余取白术散一两煎三升，任意饮，朱疑其泻，余曰：纵泻勿怪，但不可下耳，止泻治痰，清神退热，皆此药也。又煎三升，服尽稍愈。三日，又服三升，不渴无涎，投阿胶散二服，安。

《圣惠方》曰：小儿多涎者，风热壅脾，积聚成涎，即乳食不下，涎沫结实，而生壮热。小儿多涎，亦由脾气不足，不能四布津液而成。若不治其本，补中益气，而徒去其痰涎，痰涎虽病液，亦元气所附，去之不已，遂成虚脱，每见惊搐壮热等症，医以下痰，小见功效，屡下之而致夭亡者多矣。姑备方，半夏丸、牛蒡子散、谭氏金珠丸、白附丸。

五脏传变皆痰

李梴曰：五脏传变，皆痰为患。盖痰乃风苗，火静则伏于脾，风动则壅于肺，痰火交作，则为急惊，或成嗽痹。痰火结滞，则为痫钓，或为咳嗽。痰火去来，则为泻青，皆由脾湿而成，所以惊风忌纯用风药，当以养血药为使，古方保元汤加白芍，为慢惊美剂也。

脾肺母子也，二脏俱虚，则生颀涎。颀涎者，脾肺所出也，涎则流溢在于咽喉，如水鸡之声，咳嗽烦闷，宜抱龙丸、夺命散。

咳嗽哮喘

咳嗽哮喘，肺脏所招，为虚为实，有本有标，析而治之，理无或淆，咳则无痰，其声必高，嗽则无声，其痰若胶，声痰俱有，咳嗽名昭。大抵咳嗽，由伤肺杓，或风乘肺，头痛汗侥；或寒乘肺，肢冷酸痟；或热乘肺，面赤热潮；或火乘肺，涕唾血条；或燥乘肺，毛发如烧。惟嗽之痰，脾湿未消，更详时令，四序分镳。秋冬多实，春夏虚劳，更分久暂，莫任歊歊。初时感冒，邪舍皮毛，淫淫习习，喉痒难搔，嗽久液耗，华盖难浇，声连气粗，涎沫盈瓢。更参脏腑，仔细推敲，呕苦属胆，胁痛肝扰，小肠失气，喉梗心苗，长虫胃呕，吐乳脾嘈，大肠遗粪，喘息肺摇，膀胱遗尿，肾痛背腰，腹满面肿，此属三焦，须明种种，咳嗽堪标。哮喘相近，细核实遥。哮专主痰，与气相撩，或嗜咸醋，膈脘煎熬，口开呷吸，口闭呀嗷，呀呷二音，乃合成哮。喘气促急，专主热燎。痰声喝喝，肚撷胸垚，抬肩张口，鼻煽气怹，俱为恶候，非可易调，故知肺病，不自一朝，金为火克，热被寒包，根因不一，辨析厘毫，肃清娇脏，永令坚牢。

咳嗽原由症治

钱乙曰：夫嗽者，肺感微寒，八九月肺气大旺，病嗽者必实，非久病也，其症面赤痰盛，或身热，宜葶苈丸下之，久者不可下也。十一二月嗽者，乃伤风嗽也，风从背脊第三椎肺俞穴入也，宜麻黄汤汗之。有热症面赤饮水涎热，咽喉不利者，宜兼甘桔汤。若五七日间身热痰盛唾粘者，褊银丸下之。有肺盛者，咳而后喘，面肿欲饮水，有不饮水者，其身即热，泻白散。若伤风嗽，五七日无热症而但嗽者，亦可用葶苈丸，后用下痰药。有肺虚者，咳而哽气，时时常出气，喉中有声，此久病也，阿胶散补之。痰盛者，先实脾，后以褊银丸微下之。痰退，即补肺如上法。盖久嗽者，肺亡津液，故必用阿胶散。治嗽大法，盛则下之，久即补之，更量虚实，以意为增损。

《圣惠方》曰：小儿嗽而呀呷作声者，由胸膈痰多嗽动，其痰上搏于咽喉之间，痰与气相击，随嗽动息，呀呷有声，其咳嗽本体虽同，而于治疗则加消痰破饮之药，以此为异耳，宜圣惠射干散。

罗谦甫云：小儿齁鮯症，本由暑热所侵，未经发散，邪传心肺，变而为热，热生风，风生痰，痰实不化，因循日久，结为顽块，圆如豆粒，遂成痰母，推本其原，或啼哭未休，遽于乳食；或饲以酸咸，气郁不利，致令生痰；或风寒暑湿侵袭；或堕水中，水入口鼻，传之于肺，故痰母发动而风随之，风痰潮紧，气促而喘，乃成痼疾。急宜去风化痰，先以五苓散同宽气饮、宽热饮，稍用姜汁和匀，沸汤调服，次进知母汤，半夏丸治之。

张元素曰：嗽而两胁痛者，属肝经，小柴胡汤。嗽而呕苦者，属胆经，黄芩半夏生姜汤。嗽而喉中如哽者，属心经，甘桔汤。嗽而失气者，属小肠，芍药甘草汤。嗽而右胁痛者，属脾经，升麻汤。咳而呕长虫者，属胃经，乌梅丸。嗽而喘息吐血者，属肺经，麻黄汤。咳而遗尿者，属大肠，赤石脂汤。咳而腰背痛，甚则咳涎者，属肾经，麻黄附子细辛汤。咳而遗尿者，属膀胱，茯苓甘草汤。咳而腹满，不欲食，面肿，气虚者，属三焦，异功散。

曾氏曰：脾虚亦能作嗽，当投补剂，醒脾散、茯苓厚朴汤，令脾气实，然后间与清肺饮，疏解肺经风寒，及藿香饮助脾养胃，亦救子益母之法也。有一症，咳嗽至极时，顿呕吐，乳食与痰俱出尽，方少定，此名风痰壅盛，肝木克脾土，用白附饮治之。

薛己曰：咳嗽流涕，外邪伤肺也，参苏饮。咳嗽面赤，心火刑肺也，人参平肺散。嗽而吐青绿水，肝木乘脾也，异功散加柴胡。嗽而吐痰乳，脾肺气伤也，六君子加桔梗。嗽而吐脓痰，热壅于肺而成肺痈也，桔梗汤。凡风邪外伤，法当表散而实腠理，其用下药，非邪传于内，及胃有实热者，不宜轻用，面色白，脉短涩者，肺之本症也，易治。面色赤，脉洪数者，火刑金也，难治。

百日内嗽

曾氏曰：百日内婴儿，咳嗽痰壅，睡中不宁，亦因产后感风而得，不可过用表散，宜惺惺散、贝母汤。

王肯堂曰：此名乳嗽，实难调理，亦恶症也。当审虚实，实者散之，虚者补之。其症气粗痰盛，口疮眼热，发散后可微利之，比金丸等主之，散其实也。其症呕吐惊悸，困倦自汗者，宜补肺散、益黄散、天麻散补其虚也。大抵治惊嗽，琥珀散、天麻丸，乃要药也。用天麻、蝉退、僵蚕、人参、川芎、甘草、硼砂、胆星、天竺黄、白附子、雄黄、金箔末之，蜜丸芡子大，金箔为衣，薄荷汤下，此治百日内嗽不止，远胜诸药。

哮喘原由症治

张兼善曰：哮喘遇冬则发者，有二症：一由内外兼寒，须用东垣参苏温肺汤。一由寒包热，用越婢汤加半夏。

虞抟曰：喘促喉中如水鸡声者，曰哮；气促而连续不能以息者，谓之喘。

李梴曰：哮以声响言，喘以气息言。

鳌按：哮症，古人专主痰，后人谓寒包热，治须表散，窃思之，大都幼稚多吃咸酸，渗透气脘，一遇风寒，便窒塞道路，气息喘促，故多发于冬初，必须淡饮食，行气化痰为主。禁凉剂，恐风邪难解也；禁热剂，恐痰火易升也。苏子、枳壳、青皮、桑皮、桔梗、半夏、前胡、杏仁、山栀皆治哮必用之药。李士材谓，先于八九月未寒时，用大承气下其热，至冬寒无热可包，此法颇好，曾试之，亦效。而又有食哮，宜清金丹。有水哮，宜水哮方。有风痰哮，宜千缗导痰汤。有年久哮，宜皂角丸，或青皮散。

钱乙曰：喘症有由肺盛，复有风冷者，胸满短气，气急喘嗽，上气，当先散肺，后发散风冷。散肺泻白散，风冷大青膏。有由肺脏怯弱者，其唇白色，当补肺，阿胶散。若闷乱气粗，喘促哽气者，难治，肺虚损故也。脾肺病久，则虚而唇白，脾者肺之母也，母子皆虚，不能相营，故曰怯。肺主唇，唇白而泽者吉，白如枯骨者死。

阎孝忠曰：小儿喘病，甚于咳嗽，然有虚实冷热之分。实热者，清肺饮加五和汤加姜、葱及泻肺汤。经云：喘息皆因气有余，盖肺主气也。虚冷者，补肺散、坎离汤。此肺虚感风，气不升降，致有是症，及用定喘饮常验，不拘冷热皆可服。痰涎失音，二圣散。

楼全善曰：喘急之症，有因暴惊触心者；有因寒邪壅盛者；有因风邪外客者；有因多食咸酸痰滞者；有因膏粱积热，熏灼清道者。然喘与气急，有轻重之别，喘则欲言不能，隘于胸臆，气急，但息短，心神迷闷耳。治法：因惊者，化痰定喘丸；寒伤肺气者，小青龙汤；风邪伤肺者，三拗汤加减；咸酸伤肺者，食生豆腐；热伤肺者，清肺饮；喉声如锯者，半夏丸。前症多因脾肺气虚，腠理不密，外邪所乘，真气虚而邪气实者为多，若已发则散邪为主，未发则补脾为主，设概攻其邪，则损真气，迳补其肺，则益其邪。

马脾风

初虞世曰：马脾风者，暴喘而兼胀满也，大小便硬，宜急下之，用牛黄夺命散，后用白虎汤平之。马脾风，若患在百日内者，不治。

吴绶曰：有马脾风者，因寒邪入肺，寒郁为热，痰喘上气，肺胀齁船，若不速治，立见危亡。宜用辰砂二钱半、甘遂一钱半、轻粉五分，共为末，每取一字，以温浆水少许，上滴香油一点，挑药在油花上，待沉下却去浆水，灌之，即名马脾风散，此方甚妙也。

啼哭

泪为肝液，哭乃肺声，风袭肝脏，内外风并，惟风煽热，乘于心经，火热逞风，刑灼肺金，金木相击，悲哭声惊，或日或夜，阴阳互争。亦因母怒，乳哺热生，热移肝脏，肝火莫平，乃多惊哭，其用弗宁。亦因母欲，孕时过淫，淫火炎炽，致令毒停，即生之后，有触哭应。亦因母冷，孕时寒凝，邪气入胞，儿与之迎，生后邪郁，儿腹膨脝，正气相搏，躯张啼倾。亦因父气，肾弱亏精，儿禀之产，肾阴不荣，虚火炎上，忽作啼鸣。丹溪论此，必致归冥。然则啼哭，病因匪轻，或寒或热，或吓或撄，或胸腹痛，或触神灵，务观其势，各究其情，勿云常事，任被涕淋。

啼哭原由症治

巢元方曰：小儿有躽啼者，在胎时其母伤于风冷，邪气入胞，伤于脏腑，故儿生之后，邪犹在儿腹内，邪动与正气搏则腹痛，故儿躽张蹙气而啼也，钩藤膏。

钱乙曰：小儿惊啼者，谓睡梦中忽然啼而惊觉，邪热乘心也，安神丸。寒夜啼者，脾脏寒冷，当夜阴盛之时相感，故痛而啼也，钱氏当归丸。热夜啼者，腹热痛，夜啼面赤，唇焦便赤，用人参汤下三黄丸

张涣曰：婴儿在胎之时，其母将养一切不如法，及取凉饮冷食过度，冷气入儿肠胃，使胎气不强，致生下羸弱多病，俯仰多啼，名曰躽啼，宜养脏汤。

王履曰：小儿夜啼有四症，一曰寒，二曰热，三曰口疮重舌，四曰客忤。寒则腹痛而啼，面青白，口有冷气，手足腹俱冷，曲腰而啼，宜六神散、益黄散。热则心躁而啼，面赤，小便赤，口中热，腹暖，或有汗，仰身而啼，或上半夜仰身有汗而啼。面赤身热者，必痰热也，到晓方息，宜导赤散加黄芩。口疮重舌，则吮乳不得，口到乳上即啼，身额皆微热，急取灯照之，依口疮重舌为治。客忤者，或见非常之物，与未识之人，或经神庙佛寺，与鬼神气相忤而啼，有日惊啼，夜必黄昏前后尤甚者，钱氏安神丸。

庞安常曰：小儿夜啼，作心经有热有虚治之，灯心散、黄连饮、蝉花散。月内夜啼惊搐者，乃胎中受惊所致，镇惊散，有痰者，抱龙丸。

李梴曰：初生月内多啼者，凡胎热、胎毒、胎惊，皆从此而散，且无奇疾。

鳌按：李氏此说，甚是。故凡儿啼，只宜轻手扶抱，任其自哭自止，切不可勉强按住，或令吮乳止之。若无作病，亦不必服药。以上诸家方治，亦为有他病者备用，非谓夜啼必服药也。

汗

汗为心液，心阳固留。在内为血，发外汗流。伤于客感，濈濈汗浮。发汗而汗，邪随汗休。必以汗愈，去病之由。汗而为病，病从汗搜。自汗盗汗，二者是求。阴虚阳凑，发热汗稠。阳虚阴乘，发厥汗漉。心肾俱弱，自汗堪尤。腠疏肤嫩，邪热内仇。热搏心主，液不内兜。睡中汗出，其醒则否。或伤冷热，阴阳相勾。津液走泄，肌体遍周。此皆盗汗，惟虚是谋。饮食肌饱，胃汗外投。惊而夺精，心汗浏浏。持重远行，肾汗悠悠。疾走恐惧，肝胆汗游。力作劳苦，脾汗飕飕。经言脏腑，各不相侔。总之汗病，日久体柔。骨蒸痟瘵，惊痫筋抽。黄瘦疲弱，汗冷如揉。凡诸变症，悉皆可愁。他如阳脱，其汗在头。心空之汗，当心逗遛。命绝之汗，如珠如油。各从病决，医法方优。

自汗症治

钱乙曰：六阳虚汗，上至顶，不过胸也，不须治之。

曾氏曰：小儿脾虚，自汗多出额上，沾粘人手，速救胃气，沉香饮。脾虚泻自汗，遍身冷而出有时，遇泻则无，泻过即有此候，大虚急当补脾，益黄散、参苓白术散。肺虚自汗，右脸色多㿠白，肺脉按之无力，盖久因咳嗽连声不已，痰滞不

活，乃肺经虚气上壅，致令汗出，宜补肺散及以藿香饮调脾，此又益母救子之义也。慢惊自汗，遍体俱有，其冷如冰，此症已危，金液丹、固真汤。实症自汗，外因感冒风邪发热，无问昏醒，浸淫汗出，当急救表解肌，百解散。胃怯汗，上至顶，下至脐，此胃虚，当补胃，益黄散。

盗汗症治

钱乙曰：小儿睡而自汗出者，肌肉虚也，止汗散。遍身汗出者，香瓜丸。

薛己曰：自汗属阳虚，盗汗属阴虚，盖阳为卫气，阴为营血，血之所主，心也，所藏，肝也。热搏于心，故液不能内敛，而外泄于皮肤。人卧则静而为阴，觉则动而为阳，故曰自汗属阳，盗汗属阴也。多因心肾不交，水火不能既济，肾虚则闭藏之令失守，故有是症。因血虚内热，当归六黄汤。心经有热，导赤散。肝经虚热，六味丸。血脱盗汗，当归补血汤。肝胆风热，柴胡清肝汤。

耳目鼻口舌齿咽喉

人身九窍，取象于泰。眼耳与鼻，各两窍对。阴数为偶，三偶坤外。口及二便，各一窍系。阳数为奇，三奇乾内。外坤内乾，是为泰卦。天地生人，精微广大，然皆中正，非为诞怪。按卦核形，病从兹逮。耳窍属肾，其病聋聩，或火或虚，肝邪同害。目为肝窍，病最难制，多半属火，兼由风戾，亦或内虚。间因寒滞，肿痛为轻，甚则障翳，泪出羞明，隐涩多蔽。鼻之发窍，专主于肺，肺金受邪，鼻塞而闷，清涕常流，时或发嚏，鼻衄鼻疮，肺热莫泄，鼻渊鼻瘜，病兼脑治。唇口属脾，热甚则碎。口疮口糜，相连为害。齿本骨余，病来则龂，疳溃烂龈，肾脾肝惫。舌乃心苗，掉弄舌障。湿食胎生，火热黑缀。重舌木舌，皆属危殆。至若咽喉，呼吸气会。喉癣喉痹，喉鹅喉闭，种种恶症，最宜审谛，伤人性命，瞬息之际，泻火逐痰，乃其要剂。或渴或燥，肿痛相继，犹为轻候，清之便解，诸症在上，汇为一派。凡有病者，急治无怠，分经析症，勿俾败坏，若前后阴，下部是隶，别为疏论，聿分疆界。

耳病原由症治

巢元方曰：耳者，宗脉之所聚，肾气之所通。小儿肾脏盛而有热者，热气上冲于耳，津液壅结，即生脓汁。亦有因淋浴水入耳内，水湿停积，搏于血气，蕴结成热，亦令脓汁出，皆谓之聤耳。日久不瘥，即亦成聋也，红蓝花散。

刘完素曰：耳者，心肾之窍，肝胆之经也。心肾主内症，若其人精血不足也。肝胆主外症，若其人风热有余也。或聋聩，细辛膏，或虚鸣，通鸣散，禀赋虚也，总治六味地黄丸。或胀痛，菖附散，或脓痒者，菖乌散，邪气客也，总治柴胡清肝汤。若因肾肝疳热，六味丸、芦荟丸并用。若因热积内热，四味肥儿丸。若因脾经郁热，加味归脾汤。若因肝经怒火，加味逍遥散。若因乳食膏粱积热，加味清胃散。其药皆令乳母小儿同服，不可专于治外，不惟闭塞耳窍，且恐变生他症，延留日久，遂成终身聋聩。盖外治方，只可治脐症之轻者，若系肝经风热血燥元虚等症，必依前方论，内服各宜之药，或外治以收脓湿亦可。

目病原由症治

薛己曰：目者，白睛属肺，黑睛属肝，瞳仁属肾，上下胞属脾，两眦属心，内眦又属膀胱。五脏五色，各有所司。心主赤，赤甚，心实热也，导赤散；赤微，心虚热也，生犀散。肝主青，青甚，肝热也，泻青丸；淡青，肝虚也，地黄丸。脾主黄，黄甚，脾热也，泻黄散；淡黄，脾虚也，异功散。目无精光及白睛多，黑睛少者，肝肾俱不足也，地黄丸加鹿茸。昼明夜暗者，阳气衰弱也，冲和养胃汤。凡赤脉翳膜从上而下者，属足太阳，东垣选奇汤。从下而上者，属足阳明，局方流气饮。盖翳膜者，风热内蕴也，邪气未定，谓之热翳；邪气已定，谓之冰翳；而沉于内，邪气即升，谓之陷翳，宜用升发，佐以退翳药。上眼皮下出黑白翳者，属太阳寒水；从外至内者，属少阳风热；从下至上，绿色者，属足阳明及肺肾合病也。眼疳者，因肝火湿热上冲，脾气有亏，不能上升清气，故生白翳。睫闭不开眵泪如糊，久而脓流，遂致损目，宜益气聪明汤、茯苓泻湿汤、及四味肥儿丸。目闭不开者，因乳食失节，或过服寒凉，使阳气下陷，不能升举也，柴胡复生汤。若胃气亏损，眼睛少力而不能开，补中益气汤。暴赤肿痛，肝火炽盛也，龙胆泻肝汤。多泪羞明，必肝积热也，生犀散。风沿烂眼者，肠有积热也，清胃散。时时作痒者，脓溃生虫也，用点药紫苏膏。眼睫连扎者，肝经风热也，柴胡清肝汤。若生下目黄壮热，二便秘，不乳，面赤眼闭，在胎时，感母热毒也，儿服泻黄散，母服地黄丸。若肢体面目爪甲皆黄，小便如屋尘色者，难治。又有痘疹后余毒未尽，上侵于目者，肾肝虚也，滋阴肾气丸。前症皆当审治于母，兼调其儿，其外障，宜保命羚羊角散、龙胆饮子；其内障，宜泻肝黄连汤、局方菊睛丸。雀盲，宜复明散。通睛，宜汤氏牛黄丸。眼白多，宜山茱萸丸。

鼻病原由症治

《圣惠方》曰：肺气通于鼻。若肺为风冷所伤，冷随气乘于鼻，故流清涕，宜圣惠菊花散。盖津液涕唾，得热则干燥，得冷则流溢也。

张兼善曰：小儿肺脏壅滞，有积热上攻于脑，则全脑热，犀角升麻散。肺脏有热，津液干燥，亦令无涕，木通散。其鼻中息肉，宜千金方。

张涣曰：肺气通于鼻，气为阳，若气受风寒，停滞鼻间，则成鼻塞。气寒，津液不收，则多涕。若冷气久不散，脓涕结聚，使鼻不闻香臭，则成齆鼻，清肺膏。若挟热，则鼻干，皆能妨害乳食。

薛己曰：风邪客肺，鼻塞不利，宜消风散、辛夷膏。因惊，仆气散。血无所羁而鼻衄，异攻散、杨氏地黄散加柴、栀。鼻色赤，脾胃实热也，泻黄散。微赤，脾经虚热也，异功散加升柴。

口病原由症治

史演山曰：小儿口内白烂于舌上，口外糜溃于唇弦，疮少而大，不甚痛，常流清水，此脾胃虚热上蒸，内已先发而后形于外也，百解散以疏表，当归散以和胃气，理虚热，次投牛蒡汤或天竺黄散、地黄膏，外涂黄金散。有无故口鼻糜溃而不成疮，或服凉剂，或涂末药而不效者，此名元焦，故《脉诀》云：阴数脾热并口臭，是脾有虚热，上攻于口也，回阳散。儿大者，黑锡丹、参苓白术散、调元散，外以黄金散干掺溃处。先用蒸蜜水调点舌上，令自咽下，忌毒物。若疮生口角，是脾有积热，再有外风吹着，便觉折裂，微有清血，名燕窝疮，治法同前。总之，口疮一症，形与名不同，故治法亦异。有发于未病前，有发于已病后，有不病而自发，大抵此疾，不拘肥瘦，血气盛，又将养过温，或心脾有热，或客热在胃，熏逼上焦而成，此为实症，宜宣热拔毒，使无炎炽，则自愈也。

小儿偏风口噤，总由肝胆二经之症居多。盖噤者，筋急也，由风木太甚，乘脾以胜水逆，故筋燥而收敛劲切，或左或右，其因一也。若胃气虚，风邪所乘，其筋脉偏急者，属外因。若肝经风热乘脾，筋脉偏急者，属内因。若脾肺虚，外邪乘于腠理，或服金石药，耗损肝血，或吐泻液亡，不能养肝，致口眼歪斜，或半身不遂，诸症皆属肝血不足，肝火生风，宜滋肾水，六味丸。养肝血，六味丸。壮脾土，异功散加柴胡、钩藤。

舌病原由症治

初虞世曰：脾家微热，冷舌，络微紧，时时舒舌，微露即收，名弄舌，宜泻黄散。其欲饮水，脾胃液少也，勿用冷药，反下舌肿硬，渐粗大满口，名木舌，由风热盛也，不急治，即塞杀人，宜当归散、泻黄散、玉露饮，以消黄散擦舌上。有小舌附舌下近舌根处，名重舌，用苦竹沥浸黄柏末点舌上，不效，真蒲黄傅之，不过三次愈，内服当归连翘汤，外点绿袍散亦可。盖舌者心之苗，心热则生疮破裂，肝壅则血出如涌，脾闭则白苔如雪，总宜凉散上焦及心肝脾三经邪热，疏风化痰为主。

齿病原由症治

王汉东曰：肾主骨，齿者，骨之余也，小儿初生，肾气不足，则齿生迟缓，若肾经有热，上蒸于齿，亦能令齿肿，以肾为胃关，故肾热移于胃也，其由脾胃实火，作渴，口舌生疮，齿龈溃烂，焮痛连头面，或恶寒发热，宜清胃散。若因脾胃气虚，寒凉克伐，或虚热上行，口舌生疮，弄舌发热，或呕吐困倦，大便不实，流涎龈烂者，五味异功散。

咽喉病原由症治

谭殊圣曰：咽喉者，一身之总要，与胃气相接，呼吸之所从出也。凡小儿热毒蕴积于胸膈之间，壅滞不散，发为咽喉之病，如单蛾、双蛾、重舌、木舌、痄腮、悬痈，皆其属也（宜参杂病源流中咽喉症法治之）。大法先洗去口中舌上白苔，其次扫去风痰，然后依所见症治之。

薛己曰：小儿喉痹，因膏粱积热，或禀赋有热，或乳母七情之火，饮食之毒，当分其邪蓄表里，与症之轻重，经之所主而治之。若左腮色青赤，肝胆风热也，柴胡栀子散；右腮色赤，肺经热也，泻白散；额间色赤，心小肠热也，导赤散；兼青色，风热相搏也，加味逍遥散；鼻间色黄，脾胃热也，泻黄散；兼青，木乘土位也，加味逍遥散；兼赤，心传土位也，柴胡栀子散；颏间色赤，肾热也，地黄丸。凡此积热内蕴，二便不通，疏利之。风邪外客而发寒热，发散之。乳食膏粱积热，清胃散。阴虚，地黄丸。大概当用轻和之剂，以治其本，切不可用峻利之药，以伤真气。其或感风热，但肿痛咳嗽者，为轻症，宜甘桔汤、牛蒡汤、化毒汤、牛蒡子汤、拔萃桔梗汤。若至气塞不通，则非吹喉散、立效散不可。

大小二便

盖闻二便，均司于肾，元阳上蒸，肺脾符吻，脾腐水谷，大肠导引，大便通调，登圊勿窘。肺主化源，膀胱气酝，小便通调，无须坚忍，二便自利，惟肾无损。若夫闭涩，各有其本，伤暑伤寒，风热相等，惊痫客忤，疳积可悯，类皆烦热，燥渴引饮。二便秘结，乃其兼症，原其所由，哺乳失准，酸咸凝滞，甘甜食并，肠胃风壅，心胸癖梗，水谷不行，气脉如捆，三焦热焚，脏腑毒蕴，治之之法，疏导为稳，至于癃淋，阴茎诸疢，肠头痢痛，痈毒高坟，尿血肠红，一切宜审，二便病除，阴阳分畛。

大便不通原由症治

王肯堂曰：《百问》云，小儿大便秘，乃是肺家有热在里，流入大肠，以致秘结不通，乃实热也，当以四顺清凉饮加柴胡。热甚者，加山栀、黄芩流利之。其表里俱热者，面黄颊赤，唇燥口干，小便赤涩，大便焦黄，无汗者，先解表，宜柴胡散汗之。解后大便秘，或肚疼者，以清凉饮、大柴胡汤、承气汤、皆可下之。积热者，神芎丸尤妙。

小便不通有阴闭阳闭癃闭

曾氏曰：小便不通，有阴阳二症。阴闭者，为冷湿乘虚入里，因而不通，以白芍药汤加南木香，及用炒盐熨脐四周；阳闭者，因暴热所逼，涩而不通。又有癃闭，乃内脏气虚，受热壅滞，宣化不行，非涩非痛，但闭不通，腹胀紧满，宜木通散、玉露饮。

薛己曰：东垣云：小便不利，有在气在血之分。在气分者，病居上焦，必渴。肺中有伏热，水不能生，绝小便之源也，法当淡渗，能泄肺中之热，而滋水之化源。在血分者，病居下焦而不渴，热蓄膀胱，是热涩其流，而尿不泄也，须用气味厚，阴中之阴药治之。

诸淋皆由肾虚

巢元方曰：诸淋症，皆肾虚所致，肾与膀胱为表里，至水下入小肠，通于胞，行于阴，而为溲。肾气通于阴，下流之道也。淋有五，曰膏淋，小便有肥脂似膏，浮在上，此肾虚不能制其肥液而下行也。曰冷淋，先战栗而后小便，此亦肾虚而下焦受冷，冷气入胞，与正气交争，故小便涩而战栗。曰热淋，下焦有热，热气传与肾，流于胞，其尿黄涩而多。间有鲜血，曰血淋，热之极也。心主血，外行经络，内行脏腑，热盛则失其常道，心与小肠表里，故下流入胞，为血淋。曰石淋，肾主水，水结则化为石，肾为热所乘，遇小便则茎中痛，不得流利，痛引小腹，则沙石从小便出，甚至寒痛，令人昏闷，遍身有汗而后醒也。并以局方五淋散，下龙脑鸡苏丸，自愈。

遗尿有寒热异因

刘完素曰：遗尿不禁者，为冷，肾主水，膀胱为津液之府，肾与膀胱俱虚，而冷气乘之，故不能拘制其水，出而不禁，谓之遗尿，睡中自出者，名尿床。此皆肾与膀胱俱虚，而挟冷所致也，以鸡鸣散主之。亦有热客于肾部，干于足厥阴之经，廷孔郁结极甚，而气血不能宣通，则痿痹而神无所用，故液渗入膀胱，而旋尿遗失，不能收禁也。

尿　白

薛己曰：小便如泔，或良久变白，亦有脾虚食积，湿热下注者，先用茯苓散五七服，次用四味肥儿丸。

王肯堂曰：小便初出微赤，良久白浊者，乃热疳之邪也，初出黄白，久白浊者，乃冷疳之候也。冷者，益黄散；热者，牛黄丸；冷热兼者，芦荟丸；纯下白浊者，厚朴丸。

阴肿癞疝

巢元方曰：诸筋会于阴器，邪客于厥阴、少阴之经，与冷气相搏，则阴囊肿痛而引缩，经中虽分四症，曰肠癞、气癞、水癞、卵癞，然小儿患此，若治之不早，则成痼疾。如腰曲腹痛，冷汗自出，而阴囊二子吊缩入腹，痛止方出，名曰内吊，用匀气散及金铃散。

曾氏曰：有阴茎全缩不见，有阴囊光肿不痛，此因肝肾气虚也，宜金铃散、匀气散，盖筋遇寒则引缩，遇热则弛张，故三因用法，以宽小肠气疏风为治。然小儿此症，多因坐阴冷之处，及感风湿而得，用当归散加槟榔、苍术，水姜煎服。有外肾无故而肤囊肿大，不燥不痛，光亮如吹，此气虚所致，宜三因加韭子丸、匀气散。一症外肾肤囊赤肿通明，及女儿阴户肿胀，乃心热之所传，皆以木通散、导赤散为治。闻有啼叫怒气闭系于下，结聚不散，加以水窦不行，以致阴肿核肿者，宜桃仁丸。小儿狐疝，气偏有大小，时时上下者，此名偏坠，以蜘蛛十四个炒焦，桂枝五钱，共为末，每服八分，日再，酒调下，蜜丸亦可，外傅黑散。

尿　血

钱乙曰：尿血者，盖心主血，与小肠相合，血之流行，周遍经络，循环脏腑。若热聚膀胱，血渗入脬，故小便血出也。

薛己曰：热入大肠，则大便下血。热入小肠，则小便出血。小儿多因胎中变热，或乳母六淫七情，厚味积热，或儿自食甘肥积热，或六淫外浸而成。小便出血者，实热，清心莲子饮；虚热，六味地黄丸。

脱肛肛痒

肺为华盖，表里大肠。大肠有户，肛门是张。肛即肠头，本属内脏，其气通流，往来输将。肺如实热，肠结非常。肺如虚寒，肠出而长。虚寒实热，此其大纲。致脱之故，还宜细详。风木克土，脾胃是伤。暑湿风热，俱聚其方。清浊即混，洞泻莫当。久则肠虚，传送力尫。风冷所袭，肛脱为殃。他如久痢，努力是妨。禀赋怯弱，神气洸洸。皆能致脱，病非孔藏。又有肛痒，甘肥过尝，致生湿热，壅滞非良，湿热成毒，虫生蚀肛，其肛作痒，肠吊心忙，便血发热，神志凄惶，肌体骨立，遍身生疮，清胃涤热，扶脾是襄，内外兼治，乃其要方，蚀肛透内，此子必殇。

肛病原由症治

巢元方曰：肺与大肠为表里，肛者，大肠之门。肺实热，则闭结不通。肺虚寒，则肠头出露。有因痢久里急后重，努力肛开，为外风所吹，或伏暑作泻，肠滑不禁，或禀气怯弱，易于感冷，亦令大肠虚脱。凡小儿所患泻痢，皆因暑湿风热，乘脾胃虚而得，治法宜补脾温胃，使金得受母之宜而气实，宜藿香饮，次则内投固肠之剂，健脾饮、养脏汤，外以伏龙肝散傅之，令其自收。

陈藏器曰：小儿肛痒，或嗜甘肥，大肠湿热壅滞，或湿毒生虫而蚀肛门。若因湿热壅滞，宜四味肥儿丸。大便秘者，清凉饮。虫蚀肛门，先用化虫丸，后用四味肥儿丸，外以雄黄散内肛门。若因病不食，虫无所养，而食脏食肛者，其齿龈无色，舌上尽白，四肢倦怠，其上唇内有疮，吐血如粟，心中懊侬，此虫在上食脏。若下唇有疮，此虫在下食肛。若食肛透内者不治。

丹　　毒

丹毒多般，病原则一，总由心火，风毒搏击。主血者心，血为火逼，阴滞于阳，血热郁逆，内而熏蒸，先蕴胸膈，外达皮肤，热而色赤，赤若丹涂，热若火炙。凡热有毒，毒则痛极，渐至坏烂，水流肌裂，入肾入腹，斯至于厄。亦有在胎，胎毒久积，迨至生后，感热发泄。亦有乳母，七情内迫，酒醴燔炮，恣情而食，毒从乳流，与儿相贼。亦有食多，脾弱难克，热蕴于中，肌表红色。亦有孕时，母受惊吓，惊邪伤胎，递相传袭，形发于外，向夜啼泣，眼胞微肿，面带青黑。种种诸丹，不能尽悉，治法大要，清火涤热，顷刻丹消，肌肤一抹。

胎毒发丹

史演山曰：胎毒发丹者，因胎毒内伏，或频浴热汤，或着烘衣，或乳母饮食，七情内热，助邪为患，发于头面四肢，延及胸腹，色赤，游走不定。古人云：从四肢起入腹囊者，皆不治，当急令人随患处遍吮，毒血各聚一处，砭出之，急服活命饮。惟百日内忌砭，以其肌肉难任也。若发散太过，表虚热而赤不退者，用补中益气汤，加防风、白芷。寒凉过剂，胃气受伤，而热赤不退者，异功散加升、柴。或兼发搐等症，用四君加升、归、钩藤。若复用攻毒，必致不起，头额间患者，当砭之。

一切丹原由症治

巢元方曰：火丹候，往来如伤寒，赤着身而日渐大者是也。又云：丹火候状，发赤，如火烧，须臾熛浆起是也。

《圣惠方》曰：凡小儿一切丹，皆由风毒在于腠理，热毒搏于血，蒸发于外，其皮上热而赤，如丹涂状，故谓之丹。若又不歇，则肌肉坏烂。若毒气入腹，则杀人。今以一方同疗之，故号一切丹也，用升麻散。赤丹者，由风毒之重，故使赤也。初发肿起，大如连钱，小者如麻豆，肉上生粟如鸡冠，故亦谓之茱萸丹也，宜升麻膏。又云：有天火丹者，肉中有如丹赤色者，大者如手，剧者遍身赤痒，故名天火丹也。又云：天火丹，从背起赤点，用桑白皮末，羊脂调涂。《千金》治天火丹病，初从髀间起，小儿未满百日，犯行路灶君，若热流阴头，赤肿血出，方用伏龙肝末鸡子清调涂。又有鬼火丹者，发两臂，赤起如李子，戎盐散。有野火丹者，丹发赤斑，斑如梅子，满背腹。《千金》遍身皆赤者，名野火丹，雄黄戎盐各五钱为末，鸡子白调，频涂，以瘥为度。有家火丹者，初发着两颊两膀上，两腋下，古方治家火丹攻喉入腹，用硝石、凝水石，铜器内熬干，研服方寸匕。有殃火丹者，初发两胁，及腋下腿上，用朴硝研末，每服五分，竹沥调下，更量儿大小加减。有神火丹者，丹发两膀，不过一日便赤黑，醋调栀子仁末涂。有萤火丹者，丹发如灼，在胁下，正赤，初从额起，或从耳起，而多痛，赤小豆一合，硝石五钱，寒水石一分，为末，冷水调五分，日三服，量儿大小加减，冷水调涂亦可。有朱田火丹者，先发于背，遍身一日一夜而成疮，蓝靛涂之，或未成疮，鸡子清调赤小豆末傅。已成疮，赤小豆末掺之。有天灶火丹者，发两膀里，尻间正赤，流至阴头，赤肿血出者是也，用赤小豆、伏龙肝等分为末，鸡子白调涂。车前子末水调涂亦可。有废灶火丹者，从足趺起，正赤者是也，赤小豆一两，牛角二两，烧灰共末，鸡子白调涂。有尿灶火丹者，丹发膝上，从两股起及脐间，走入阴头者是也。李树根半斤烧灰，取田中流水调涂。有赤流者，小儿身上，或一片片赤色如胭脂，及渐引，此名丹毒，俗谓之流火。若因热而得者赤色，因风而得者白色，皆肿而壮热也，先砭其恶血，内服升麻汤。毒未入腹者，可疗也。有蛇缠丹者，此丹匝腰则死，捣莴苣烂涂，或研莴苣子涂之。有蜘蛛丹者，满身病。用白矾、皂角烧灰、猪槽下泥和涂之。有赤白游肿者，小儿肌肉虚，为风毒热气所乘，热毒搏于血气，则皮肤赤而肿起，其风随气行游不定故名也。又云：游肿之状，为青黄赤白，无复定色，游走于皮肤之间，肉上微光是也，犀角散。凡丹入腹，生麻油涂之，服婴孺方。丹痛，捣竹茹汁及一升，作一服，只一二服效。丹痒，捣韭菜汁，入些盐与香油以手摩热，于丹上揩之，立愈。

曾氏曰：赤火丹瘤，皆心火内热而发，赤如丹砂，心主血而火性热，血热相搏，阴滞于阳，即发丹毒，心虚寒则痒，心实热则痛。自腹生出四肢者易治，自四肢生入腹者难疗，先用百解散表之，次以当归散加连翘、荆芥水煎，与宣热拔毒，其次赤葛散，或初用化丹汤亦好。有身上发时，亦如前症，不甚燥痒，但见出浮遍体，神昏不悦，名阴湿毒症。婴孩生后，百日之内，半岁以上，忽两眼胞红晕微起，面青黯色，向夜烦啼，或脸如胭脂，此伏热在内。亦有脸不红者，始因居胎之时，母受重惊，惊邪伤胎，递相传袭，形发于外。初发时，散生满面，状如水痘，脚微红而不壮，出没休息无定，次到颈项，亦如朱砂，名曰惊丹，用四圣散先洗其目，次百解散加五和汤同煎，与解惊热丹毒，当归散、牛蒡汤亦可。如惊丹发至胸乳间，微有痰喘作搐，急宜宣热拔毒，免至内流，为害不浅，五和汤加升麻、生地、灯心、生姜，则自消除。仍用前数药调治，不生他症。

吴绶曰：小儿丹毒，乃热毒之气极，与血相搏而风乘之，故赤肿，及游走遍身者，又名赤游风，入腹入肾，则杀人也。大抵丹毒，虽有多种，病原则一，有赤丹毒遍身痒者，或女子十五六而脉未通者，多发丹疹，皆由血有风毒乘之，宜防己散。

五　色　丹

《圣惠方》曰：夫小儿五色丹者，由丹发而改变无常，或青黄赤黑白，皆风毒之热，有盛有衰，或冷或热，故发为五色丹也，宜用小柴胡汤，如法煎服，以渣傅丹上良。

辨小儿欲发丹毒候

王肯堂曰：初生儿蓄伏胎热，欲发丹者，必先见于外，如在襁褓中，无故眼生厚眵，此丹毒欲发也。更微喘急，毒气已甚，上乘于肺也，才觉有此，急以水调龙脑饮子，或蓝根、犀角等，潜消其毒。如浑身已有赤处，即更以芸苔等外挫其锋，消息而次第治之。

凡儿病诸丹肿，其势虽盛，切不可遽用大黄、芒硝辈大下之，恐毒乘虚入里也，但用性平解毒托里药。小儿丹发，若预度其势，必展引至咽颈腹心阴尻诸虚处，可先涂药以护之，仍砭其引头所向，微出恶血以泄其毒。丹毒，宜食海蜇、鲫鱼，然不可过。

卷　五

诸病应用方

导赤散

生地　木通　甘草等分

加竹叶。一方不用甘草，用黄芩。

此方泻内小肠火。

钱氏生犀散

犀角二钱　地骨皮　赤芍　柴胡根　葛根各一两　炙甘草五钱

每末一钱，煎服。

此方治心经虚热。

四圣散

灯芯　黄连　秦皮　木贼　枣子各半两

每㕮咀二钱，煎服。

治婴孩胎受热毒，或生下两目不开。

地黄膏

郁金　皂荚水煮，干，切，焙　豆粉各五钱　炙草一分　马牙硝一钱　生地汁、蜜对煎成膏，和丸，水含化，婴儿磨浓汁，以鹅翎扫入口内。

张涣保命散

白矾　朱砂各二钱半　马牙硝五钱

研极细，每服一字，水调涂舌上，先擦净儿舌。

治婴儿胎毒，致生鹅口疮。

龙胆汤

龙胆草　钩藤　柴胡　黄芩　桔梗　赤芍　茯苓　炙草各五钱　蜣螂二个，去翅、足，炙　大黄一分，纸里煨

为细末，食前调服，或加防风、麦冬，以去心热亦可。

治胎惊月内气盛发热，脐风撮口壮热。

辰砂膏

辰砂三钱　硼砂　牙硝各钱半　元明粉二钱　全蝎　珍珠末各一钱　麝一字

为末，和枣肉，好绢包起，自然成膏，每一豆许，治诸惊，金银薄荷汤下。潮热，甘草汤下。月内婴儿乳汁调涂奶上，令吮下。

宣风散

全蝎二十一个，去头尾，酒涂炙，麝香少许，另研，每细末半字，金银或麦冬汤调服。

治断脐后外伤风湿，唇青口撮，多啼不乳，口出白沫。

黑白饮

黑牵牛　白牵牛俱半生半炒　生大黄　陈皮去白　槟榔各五钱　炙草三钱　元明粉二钱

每末五分至一钱，空心温蜜汤调服，此药新合最妙，久则效迟。

治脐风气实者，及急惊壮热发搐。

钱氏柏墨散

黄柏　釜下墨　乱发灰等分

每末少许傅之。

钱氏泻心汤

黄连一两

每末二分五分至一钱，临卧温水调服。

此方泻丁心实邪，实则泻其子。

张涣金黄散

黄连二钱半　胡粉　煅龙骨各一钱

各另研，再合研，每少许，敷脐中，时时用。

治脐疮不瘥，风气传于经络，变为痫疾。

朴硝散

大黄　牡蛎各五钱　朴硝二钱

每末一钱或二钱，用田螺一枚，洗净浸一宿，水调涂。

治脐突，或痛或不痛，及感湿热，阴及囊肿。

木通散

木通　萹蓄各五钱　大黄　甘草梢　赤苓各三钱　瞿麦　滑石　山栀　黄芩　车前子各二钱半　加灯芯三茎，或薄荷少许。

钱氏泻青丸

当归焙　龙胆焙　川芎　山栀　羌活　煨大黄　防风等分

蜜丸，竹叶汤下。

丹溪金乌散

蜈蚣半条，酒浸，炙　川乌尖三个　麝少许

每末半字，金银汤下。

治脐风。一名定命散，一名麝香散。

五通膏

生地　生姜　葱白　莱菔子　田螺肉

捣烂涂脐四围，一指厚，抱住泄屁而愈。

治脐风撮口。

六神散

茯苓　扁豆各二两　人参　白术　山药各一两　炙草七钱

每末一钱，姜枣煎。

治腹冷痛夜啼。

汤氏钩藤散

人参　犀角各五分　全蝎　天麻各二分　甘草一分　钩藤一钱　一名钩藤饮。

千金龙胆汤

煨大黄二钱　龙胆草　赤苓　甘草　黄芩各钱半

调气益黄散

蜈蚣一条，酒炙　蝎梢四个　僵蚕七个　瞿麦五分　每末一字，吹鼻中取嚏，啼哭可治，仍用薄荷汤调一字服之。

治噤口撮口脐风。

大青膏

天麻末一分　生白附子钱半　蝎尾去毒，生，末　乌梢蛇肉酒浸，焙，研，各五分　青黛一钱　朱砂末　天竺黄末各三分

蜜和成膏，每半皂子许，至一皂子许，月中儿粳米大，同牛黄膏用薄荷汤化一处服之，五岁上同甘露散服之。

惺惺散

茯苓　细辛　桔梗　花粉　人参　炙甘草　白术　川芎等分

每末一钱，加姜一片、薄荷三叶同煎。汤氏方，细辛减半，余俱等分。

此方除热风，及伤寒时气疮疹发热。

独活汤

独活　羌活各二钱　槟榔　天麻　麻黄去节　炙甘草各一钱

共为细末，每半钱，水煎，于内加南星末，蜜调可贴囟门。

治胎惊。发散风邪。

夺命散

铜青　朱砂各二钱　腻粉半钱　麝香少许　蝎尾十四个，去针

每末五分，薄荷汤调下。

此方治天吊，脐风，客忤卒死，撮口鹅口，木舌喉痹，痄腮风壅吐涎，后依症调理。

钱氏凉惊丸

龙胆草　防风　青黛各三钱　钩藤钩

二钱 黄连五钱 牛黄 麝香 龙脑各一字

面糊丸，粟米大，每三五丸，金银汤下。

演山截风丹

全蝎去毒，炒 僵蚕炒 白附子炮 南星炮 天麻各二钱半 朱砂一钱 蜈蚣一条，酒炙 麝香一字 蜜丸，每三丸，金银薄荷汤化下。

利惊丸

轻粉 青黛各一钱 牵牛末，五钱 天竺黄二钱 蜜丸，小豆大，薄荷汤化下。

此方治急惊，痰热潮搐。

全蝎散

全蝎二十四个，薄荷叶包炙 僵蚕五钱炒去丝、嘴，薄荷叶包炙 南星一两

用姜一两，鲜薄荷二两，同捣作饼，晒干。如急惊不用南星，加煨大黄一两。若慢惊不用大黄，加制南星、炮白附子各三钱，防风、天麻、炙甘草、水飞朱砂、川芎各五钱，共为末。一岁儿服一字，二岁儿服半钱，薄荷汤下，量大小岁数加减。身热发搐，煎火府散调。慢惊吐泻发搐，生姜汤。急惊搐，煎火府散加大黄汤。

火府散

生地 木通各一两 黄芩 炙甘草各半两 每㕮咀二钱，不拘时，水煎温服。

治面赤咬牙，唇口干燥，小便赤涩，一切虚实邪热。

直指银白散

莲肉 扁豆 茯苓各一分 人参 白附子 天麻 全蝎 木香 藿香 炙草各半分 炒陈米三钱

每末一钱，加姜一薄片，冬瓜子七粒同煎。一方加白术一分。

助胃驱风，呕吐作慢惊候者通用。

地黄丸

生地八两 山萸 山药四两 丹皮 泽泻 茯苓各三两

蜜丸，本方加防风、羌活各二两，名加味地黄丸。

安神丸

麦冬 牙硝 茯苓 山药 寒水石各五钱 朱砂一两 甘草六钱 冰片一字

炼蜜丸如鸡头大，每半丸砂糖调。以上二方，甘寒泻火之剂，血气虚而急惊者宜之。

治小儿惊悸，热渴心闷，脉实，面红颊赤口燥。

曾氏百解散

葛根二两半 升麻 赤芍各二两 黄芩一两 麻黄七钱半 薄桂二钱半 甘草一两半

每粗末二钱，加姜葱煎，不拘时温服。风热盛加薄荷。

此方主和解百病，虚慢阴症不宜。

牛蒡汤

炒牛蒡子三两 大黄两半 防风 薄荷各一两 荆芥四两 甘草一两一钱半

每㕮咀二钱，不拘时煎服。

主伤风，发热烦躁，鼻塞气喘，痰嗽惊啼，及诸疮，赤紫丹毒，咽喉肿痛。

半夏丸

生半夏二两 赤苓 枳壳各一两 风化朴硝二钱半

姜汁糊丸。每三十丸，食后姜汤下，量儿大小加至五十丸。

治痰症神效。若惊搐后风涎潮作，服之神效。

宽气饮

枳壳 枳实各一两 人参 炙甘草各五钱

每末五分至一钱，汤调下。惊风作搐，姜汁调，热甚者，入宽热饮，薄荷蜜汤调下，或麦冬汤。

主通利关节，胸膈痞结，消痰逐水，进食，及治蓄气而成搐，传变急慢惊风，

气逆，精神昏倦。

五和汤

当归　赤苓各半两　炙甘草　大黄　枳壳各七钱半

每粗末二钱煎，不拘时服。

此方主宣利脏腑积滞，调利营卫。

茯神汤

茯神一两　人参　当归各半两　炙草二钱

每㕮咀二钱煎。有热微烦躁加麦冬。

此方治心气不足，虚而惊悸，日常烦哭，及生下羸瘦多惊，宜子母同服。

郑氏比金丸

轻粉　滑石各钱半　南星一钱二分　青黛五分

糊丸小豆大，一岁二丸，薄荷汤下。急惊头热，足冷面青，口噤痰瘈加一丸，桃皮汤下，名桃符丸。去青黛，加蝎梢五分，名小青丸。

治急惊，壮热喘粗痰嗽，二便不利。

曾氏五苓散

泽泻二两半　茯苓　猪苓　白术一两半　肉桂七钱半

每一钱汤下。

解伤寒温湿暑毒霍乱，分阴阳，理烦渴。

镇心丸

甜硝　人参各一两　炙草　寒水石各一两半　山药　茯苓各二两　朱砂一两　冰片　麝香各一钱

蜜丸，鸡头大，每半丸温水下，至一二丸。

此方凉心经，治惊热痰盛，及痫病。

安神镇惊丸

天竺黄　人参　茯神　南星各五钱　枣仁　麦冬　当归　生地　赤芍各三钱　黄连　薄荷　木通　山栀　朱砂　西牛黄　煅龙骨各二钱　青黛一钱

蜜丸，绿豆大，每三五丸，量儿大小加减，姜汤下。

惊退后，安心神，养气血，和平预防之剂也。

瓜蒌汤

瓜蒌二钱　白甘遂末一钱

慢惊，脉有力，湿痰聚于胸中，风火蕴结者服。

青州白丸子

半夏七两　南星三两　白附子二两　川乌五钱，去皮、脐

四味皆用生者研细，以生绢袋盛，井水摆出，未出者，更以手揉，有渣再研，再摆令尽，磁盆内连水日晒夜露，浇[①]去旧水，另用井水搅，又晒露，如此法，春五日，夏三日，秋七日，冬十日，去水晒干如玉片，研细，糯米粥丸，绿豆大，每三五丸，薄荷汤下。瘫风，酒下，皆不拘时。

此方治小儿惊风，大人诸风。

醒脾散

白术　人参　甘草　全蝎　橘红　茯苓各五钱　半夏　木香各一分　白附子四个，炮　炮南星二枚　莲肉一钱

每末一钱，加姜枣煎，渐服。若顿服，必吐。

此方昏困者宜之。

人参羌活散

人参　羌活　独活　柴胡　川芎　白茯苓　甘草各一两　前胡　桔梗　天麻　地骨皮各五钱　枳壳一两二钱

每㕮咀一钱，加姜一片，薄荷三叶，枣半个煎。

治初作急惊，散风邪，除风热，疹痘未发亦可。

郑氏驱风膏

---

① 浇　请抄本作“晓”。

辰砂　蝎尾　当归　山栀　川芎　龙胆草　羌活　防风　大黄　甘草各一钱　麝香一字

炼砂糖丸芡子大，三岁三丸，薄荷竹叶蜜汤化下。

治肝风筋脉拘急，面红目青眼上，惊搐胎风。

冲和饮

苍术一两　人参　前胡　桔梗五钱　枳壳　麻黄　陈皮各三钱　川芎　白芷　半夏　当归　薄桂　白芍药　赤苓各钱半　干姜　厚朴各二钱　炙草七钱半

每粗末二钱，加姜二葱一煎服。伤冷恶心呕吐，加炮姜；寒疝加小茴香、吴萸。

此方治感冒风寒，头痛发热，肩背拘急，恶心呕吐，腹痛膨胀，兼寒湿相搏，四肢拘急，冷气侵袭，腰足疼痛。

七宝散

紫苏　香附各三两　甘草　陈皮　桔梗各二钱半　川芎　白芷各一两

每粗末二钱，加姜二片煎，痰嗽加半夏。口腥气，少加盐。此方品味，不湿不燥，甚佳。

治风寒时气，头昏体热，咳嗽及脾胃肺不和，口腥，牙缝鲜血，兼调理诸病。

固真汤

人参　附子　茯苓　白术各二钱半　山药　黄芪　肉桂　甘草各二钱

每粗末三钱，加姜三枣一煎。

主吐泻后，胃虚脾慢，四肢口鼻气冷，沉困不省人事。

聚宝丹

人参　茯苓　琥珀　天麻　全蝎　白附子　僵蚕　防风　胆星　乌蛇肉酒炙各一钱　朱砂五分　麝香少许

蜜丸桐子大，每二丸菖蒲汤下，专治慢惊。

南星散

南星八九钱重者一个，掘地坑深尺许，用炭五斤，烧通红，醋一碗，洒坑中，即投南星，以火炭密盖，又用盆复时许取出，研为末，入琥珀、全蝎各一钱，每二字，生姜防风汤下。

治慢惊，驱风豁痰。

参苏饮

人参　紫苏　前胡　葛根　半夏　赤茯苓各七钱半　枳壳　陈皮　桔梗　甘草各五钱

每粗末二钱，加姜一片，煎。一方去人参加川芎。

解惊风烦闷，痰热作搐，咳嗽气逆，脾胃不和。

金液丹

舶上硫磺十两，研细，盛磁器八分，水和赤石脂封缝，盐泥固脐，晒干，地上埋一小罐，盛水满，安磁合在上，又以盐泥固脐，以炭火煅三日三夜，候冷取出，用柳木槌，乳钵内研极细，每用一钱至二钱，量儿大小加增姜汤送下。

异功散

人参　茯苓　白术　甘草　橘红　木香各等分

每末三字，加姜枣煎。一方无木香。

本事保命丹

虎睛一对，瓦上炙干　朱砂五钱　全蝎　麝香各五分　蜈蚣二条，去头、尾　天麻一分

蜜丸豆大，磁罐贮之，又入冰麝窨定。急惊，薄荷蜜汤下；慢惊，薄荷汤下，各三丸。

治急慢惊风，四肢逆冷，眼直口噤，涎流不止。

温惊丸

胆星四两　朱砂一钱半　天竺黄一两　坯子胭脂五分　冰片五分

牛胆汁丸芡子大，每服一丸，小者半

丸，沙糖水下。

抱龙丸

胆星四两　天竺黄一两　雄黄水飞　朱砂研，各半两　麝香一钱

甘草膏丸，皂夹子大，温水化下。百日儿一丸，分三四服。五岁儿一二丸，大人三五丸。

此治伤寒瘟疫，身热昏睡，气粗，风热痰实壅嗽，惊风潮搦，及虫毒中暑壮热，儿宜常服。

黄芪益黄散

黄芪二钱　人参　甘草半生半炙　陈皮各一钱　白芍七分　茯苓四分　黄连少许

水二盏，煎五六沸。

此方治胃中风热。

天麻散

半夏七钱　天麻二钱半　炙草　茯苓　白术各三钱

用水一盏，入姜三钱，同煮干，焙为细末，每钱半，姜枣汤下。

治急慢惊风，及大人中风涎盛，半身不遂。

本事褊银丸

青黛三钱　水银一皂角子大　黑铅锡炒砂子　寒食面　黄明胶炒焦为末，各二钱　轻粉豆许大炒　雄黄　粉霜　朱砂各一两　巴霜二十粒　麝香少许

水丸麻子大，捏褊晒干，瓷器盛，一岁一丸，随意加减，枣汤送下，不得化破。

此方治小儿急慢惊风积痼。

神芎丸

生大黄　黄芩各二两　生牵牛末一两　滑石四两　黄连　薄荷叶　川芎各五钱

水糊丸，梧桐子大，每三四丸温水下。

治风热壅滞，头目昏眩，口舌生疮，牙齿疳蚀，或疮疥咬牙惊惕，烦躁作渴，或大便涩滞，或积热腹满，惊风潮搐等症。

雄黄散

雄黄二钱半　白芍去黑皮　川乌头炮，去皮、脐　草乌头炮，去皮、脐　天麻　川芎各五钱

为末，惊风痰壅，每服三分，加至一钱，姜汁调茶清下，欲汗，姜葱薄荷汤下。

治暴中急慢惊风，齁船，痰涎满口，及雨侵汗闭不通，或凉或热，坐卧生烦。

茯苓补心汤

茯苓四钱　桂心　甘草各三钱　人参　麦冬　紫石英各一钱　枣二枚

此方治心气不足，喜悲愁怒，衄血面黄，五心烦热，咽喉间痛，舌本作强。

钱氏五色丸

朱砂五钱　水银一分　雄黄一两，炒　黑铅三两，同水银炒　珍珠末一两

蜜丸，麻子大，每三四丸，金银薄荷汤下。

牛黄丸

胆星　全蝎　蝉退各二钱半　防风　牛黄　白附子生　僵蚕　天麻各钱半　麝香五分

枣肉丸，绿豆大，每三五丸，荆芥姜汤下。

此方治小儿惊痫迷闷，抽掣涎潮 。

宽气饮

枳壳一两　人参五钱　天麻　僵蚕　羌活　炙草各三钱

每粗末二钱，加姜三片煎。

治小儿风痰壅满，风伤于气，不能言语。

钩藤饮

钩藤　人参　犀角各五钱　全蝎去毒　天麻各二分　甘草半分

每末一钱煎。

此方治天钓潮热。

天麻丸

南星二钱 天麻 白附子 牙硝 五灵脂 全蝎各一钱 轻粉五分 巴霜二钱半

稀糊丸如麻子大，每十丸，薄荷汤或姜汤下。

治小儿食痫有痰。

罗氏牛黄丸

白花蛇肉 全蝎 白附子 生川乌一枚，半两者 天麻 薄荷各五钱

以上六味，先为细末，另入雄黄五两，朱砂三钱，脑子五钱，牛黄三钱，麝香一钱，以上诸药共合和匀，另用麻黄二两去根，酒一升，煎至一盏，渣去尽，将酒熬药所得，勿至焦赤，众手疾丸芡子大，密器藏之，每丸作五服，金银薄荷汤下，大能发散惊邪。

治因惊中风五痫，天钓客忤，潮涎灌壅。治一切惊风。

断痫丹

黄芪蜜炙 钩藤 细辛 炙草各五钱 蛇壳三寸，酒炙 蝉壳四个 牛黄一钱

枣肉丸麻子大。每数丸，参汤下，量儿大小加减。

治痫后复作，连绵不除，服之有验。

一字散

南星五钱，微炮 蝉壳微炒 全蝎 僵蚕各一分

为细末，入荞麦面一分，用醋石榴壳一枚，内诸药，盐泥封固于灶中，慢火上烧之，泥燥为度，取研，每服一字，酒下。

此方大能醒风，爽精神。

牛黄散

牛黄五钱 天竺黄 朱砂 麝香 钩藤钩 蝎梢去毒，各一钱

每末一字，水下。

此方清心截风，大有奇效。

密陀僧散

密陀僧

研细末，茶清调服一钱。

治惊气入心络，不能言语者，昔有为大蛇及狼所惊者，皆以此安。

三白散

炒白牵牛一两 白术 桑白皮 陈皮 木通各三钱

每末五分，姜汤下。

治小儿盘肠气钓，先服此药，后服钩藤膏。

薏苡丹

苡仁汤浸，去皮 当归 秦艽 防风 枣仁 羌活等分

蜜丸芡子大，每服一丸至二丸，麝香荆芥汤下，不拘时。

此方主小儿所受肝气怯弱，致筋脉挛缩，两手伸展无力。

圣惠当归散

当归 麻黄各五钱 羌活 枣仁 杜仲炒 人参 桂心各二钱半

每末一钱，水一小盏，加姜少许，煎五分，量儿大小，乳前分减服。

主儿在母胞，母脏腑有积冷，为风邪所束，生后肾气不足，气血未荣，故脚指挛缩不展。

大防风汤

炮附子 牛膝各一钱 白术 羌活 人参 防风各二钱 杜仲 川芎 肉桂 黄芪 熟地 白芍各钱半 甘草九分

每粗末三五钱煎，量儿大小用之。

治惊瘫鹤膝，肿痛不消，或溃而不敛。

防己汤

防己 麻黄 薄桂各半两 赤芍 赤茯苓 苍术各一两 炙草七钱半

每㕮咀二钱，加姜二片，葱一根，或入姜、薤白煎，空心热服。

此方治感冒风湿之气，失于解表，流注两足疼痛，至两膝浮肿，不能屈伸，传成瘫痪。

黑虎丹

生草乌一两　生川乌　甘草各七钱半　麻黄　甘松　熟地　藿香叶　白芷　油烟墨烧存性　牙皂　川芎　当归　生南星　首乌　僵蚕　赤小豆　羌活　白胶香　木鳖子去油，各半两

糯米糊丸麻子大，每三十丸至五十丸，淡姜汤下。

此方治诸般风症。

八正散

车前子　煨大黄　瞿麦　山栀　滑石　萹蓄　木通　炙草等分

每末二三钱煎。

治蕴热，咽干口燥，大渴引饮，心忡面热，烦躁不宁，目赤睛疼，小便赤闭，热淋血淋，咽舌疮。

栀子仁散

山栀五枚　茅根　冬葵子各五钱　炙草二钱

每末一钱，水煎。

治小便不通，脐腹胀闷，心神烦热。

局方五淋散

山栀去壳　赤苓　赤芍　当归　黄芩　生甘草　车前子　灯心　木通　滑石　冬葵子　淡竹叶　葶苈

加葱白，水煎，入车前草汁调五苓散，食前服。

五淋散

赤苓六钱　当归　生草各五钱　赤芍　山栀各二钱

每㕮咀二钱煎。

治膀胱有热，水道不通，淋沥不出，怫热便血。

木通散

羌活　山栀各二钱　煨大黄　木通　赤苓　甘草各一钱　紫苏叶二分

治肝心热，惊悸。能泻肝风，降心火，利惊热。

清心莲子饮

黄芩　车前子　炙甘草　麦冬　地骨皮各五钱　蜜炙黄芪　茯苓　石莲子　人参各七钱半

每粗末五钱，食前煎服。发热加柴胡、薄荷。

治小儿上盛下虚，心火炎上，口苦咽干，烦渴，微热，小便赤涩，或欲成淋。

鸡肠散

鸡肠一具，烧存性，男用雌，女用雄　牡蛎　茯苓　桑螵蛸炙，各五钱　肉桂　龙骨各二钱半

每用末一钱，仍以鸡肫一具，烧存性，研末和酒调，食前服。

君朴丸

使君子肉去壳　厚朴　黄连各一两　木香三钱

蒸饼糊丸，每一二十丸，米汤下。

此治小儿小便白浊，久则黄瘦，不长肌肉。

茯苓散

三棱煨　莪术煨　砂仁　赤苓各半两　青皮　陈皮　滑石　甘草各钱半

每末一钱，灯心汤下。

此方治乳食伤脾，或心经伏热，小便白浊。

三棱散

三棱　莪术各一两　益智仁　甘草　神曲　麦芽　橘皮各五钱

每末一钱，汤下。

治小儿尿白，久则成疳，宜补脾消食化积。

当归散

牵牛微炒取仁　辣桂各半两　当归　大黄各二钱半　全蝎一钱半　桃仁二钱半

每粗末三钱，入蜜一匙，煎，食前服，以利为度。

此方治小儿㿗疝。

白芍药汤

白芍一两半　泽泻七钱半　炙草二钱　薄桂一钱半

每㕮咀二钱，煎，空心服，误汗误下，加人参、南木香各二钱。脐下痛，加姜三片，盐少许，或加钩藤亦可。

此方治冷疝腹痛，及误下误汗，即伤寒坏症是也，并宜先服，次投对症之剂。

金铃散

金铃子肉六钱　三棱　莪术　青皮　陈皮各二钱半　赤苓　茴香各五钱　南木香二钱　炙甘草四钱　槟榔　枳壳　钩藤各三钱

每末五分至一钱，茴香汤下。

治疝气腹痛，服诸药愈而复作，宜此。

乌梅散

乌梅肉　粉草　延胡索各五钱　乳香　没药　钩藤各二钱五分

每㕮咀二钱煎。

治腹痛及初生婴孩脐下冷痛疝气等疾。

匀气散

桔梗二两　陈皮一两　砂仁　茴香各五钱　炮姜二钱半　炙草四钱

每末五分至一钱，沸汤下。诸疝腹痛烧盐汤下。

主调补通利后，及冷疝腹痛，气滞不和。

桃仁丸

桃仁三钱　桂枝　牵牛头末　蒺藜　丹皮各二钱

蜜丸，黍米大，青皮木香葱汤下。

黑散

黄连　黄芩　大黄　黄柏各二钱

同烧存性研细，雄猪胆汁蜜调傅。

治小儿狐疝，气偏有大小，时时上下者，即偏坠。

栀子清肝散

柴胡　栀子　丹皮各一钱　茯苓　牛蒡子　川芎　白芍　当归各七分　甘草三分

此治三焦及足少阳经风热，发热，耳内痒，或出水，疼痛生疮，或胸胁间痛，往来寒热。

柴胡清肝散

柴胡一钱半　黄芩　人参　川芎各一钱　山栀二钱　连翘　甘草各五分　桔梗八分

治肝胆三焦风热怒火，乍寒乍热，往来寒热，发热，或头发疮热等症。

柴胡饮子

黄芩七分　甘草四分　大黄八分　白芍六分　柴胡　人参各五分　当归一钱

此方主解肌热，蒸热，积热，汗后余热，脉洪实弦数，大便坚实。

龙脑饮子

炙草四两　山栀三两　藿香叶五钱　石膏一两　砂仁　瓜蒌各七钱半

每末一钱，蜜水调服。

伤寒余毒潮热虚汗，加竹叶。

此泻脾经热，可代泻黄散，治小儿蕴热，咽喉肿痛，眼赤口疮，心烦鼻衄，咽干多渴，睡不宁及除痰热咳嗽，中暑烦躁，一切风疾。

三解牛黄散

僵蚕　全蝎　防风　白附子　桔梗　大黄　炙草　茯苓　黄芩　人参　郁金等分

每细末五分至一钱，量儿大小加减，薄荷蜜汤调下。

此方治实热潮热。

滋肾丸

酒黄柏三钱　知母二钱　肉桂五分

熟水丸梧子大，每二十至三十丸百沸汤下。

此方专治肾热。

当归补血汤

黄芪三钱　当归一钱

治肌热躁热，目赤面红，烦渴，昼夜不息，脉洪大而虚，重按全无，此血虚也，服白虎汤必死。

羌活汤

人参　羌活　赤苓　柴胡　前胡　川芎　独活　桔梗　枳壳　苍术　甘草各等分

每粗末二钱，加姜二片，薄荷三叶，煎。发散风邪加葱白，痢症加姜、仓米。

治伤风时气，头痛发热，身体烦痛，痰壅咳嗽，失音，鼻塞声重，及解时行下痢赤白。

四顺清凉饮

赤芍　当归　大黄　甘草各等分

三岁用二钱，末加薄荷二叶，煎八九沸。

治小儿血脉壅实，脏腑蓄热，颊赤口渴，五心烦热，睡不安，惊搐，及因乳哺不时，寒温失度，令儿气血不顺，肠胃不调，大小便涩，欲发惊痫，或风热结核，头面生疮，目赤咽痛，疮疹余毒，一切壅滞，挟热。泄泻不止，加煨木香、大黄；小便不通，加灯心、木通。

补中益气汤

人参　黄芪各八分　白术　甘草　陈皮各五分　升麻　柴胡各二分　当归三分

治中气虚，体疲食少，或发热烦渴。

宽热饮

枳壳一两，同巴豆去心膜十五粒同炒，去巴豆　大黄一两　甘草七钱半　元明粉二钱半

每细末五分至一钱。儿小者，用一字，姜蜜汤或薄荷汤调下。

白虎汤

知母三两　炙草一两　石膏八两　糯米三合　每粗末二三钱煎，米熟为度。

治伤寒吐下后，邪热不解，热结在里，表里俱热，恶风燥渴而烦，及中暑汗出，恶寒热渴。

参苓白术散

人参　茯苓　甘草　白术　扁豆子　山药　砂仁　苡仁　桔梗　莲肉各一两

每末五分至一钱，米汤或枣汤调下。

主脾胃虚不进食，少气多困，中满痞噫，呕吐气逆。此药不寒不热，性味和平，并可常服。

安神散

人参　茯苓　半夏　陈皮　枳实　炙草各五钱

每锉二钱，加姜枣竹茹煎。

治吐泻后，心虚烦闷，触物易惊，气郁生涎，涎与气搏，睡不得宁。如热渴，加麦冬。

火府丹

生地　木通　黄芩　甘草

治小儿壮热。

金莲饮子

防风　炙甘草　连翘　柴胡　山栀各半两

每末二钱，煎服。

治小儿蕴积壮热，眼赤口疮，心烦躁闷，咽干多渴，潮热不止。

牛黄膏

蝎尾四十九枚　巴霜一钱半　冰片半匙　朱砂二钱　郁金三钱　牛黄少许　麝香一匙

每末一匙，蜜水调下，量儿虚实用之。

此方治壮热，咽喉涎响，不省人事，或左右手偏搐，或唇口眼鼻颤动。此热涎内蓄，风邪外感也，宜急服之。

栀子仁汤

栀子　赤芍　大青　知母各一两　酒

黄芩 升麻 石膏各二两 柴胡一两半 甘草五钱 杏仁二两，炒

每三钱，加姜三片煎。

治阳毒壮热，百节疼痛，下后热不退者。

人参生犀散

犀角 地骨皮 秦艽 麦冬 枳壳 大黄 柴胡 桑皮 赤芍 赤苓 黄芪 人参 鳖甲

每粗末二钱，加乌梅半个，煎，不拘时服。

此方治小儿骨蒸肌瘦，颊赤口干，日晡潮热盗汗，五心烦躁，四肢困倦，及大病后余毒不解，或伤寒后食羊肉体热，不思食。

调胃承气汤

大黄 芒硝各一两 炙草五钱

每末一钱，煎，少少温服。

治伤寒阳明症，不恶寒，反恶热，口渴便闭，谵语，腹满，中焦燥实，及伤寒吐后腹胀满者。

桂枝汤

桂枝 白芍 生姜 甘草 大枣

热服，温覆微汗。

治太阳中风，阳浮阴弱，发热头痛，自汗，鼻鸣干呕，恶风恶寒，及阳明脉迟，汗出多，微恶寒。

麻黄汤

麻黄 桂枝 杏仁 甘草

治太阳邪在表，发热，头身腰骨节痛，项背强，恶寒恶风，无汗而喘，脉浮而紧。亦治哮症。

三拗汤

麻黄 杏仁 甘草

治感冒风寒，咳嗽鼻塞。

桂枝麻黄各半汤

桂枝 白芍 生姜 甘草 大枣 麻黄 杏仁

治太阳症如疟状，热多寒少。

小建中汤

桂枝 白芍焙 生姜 甘草 大枣 饴糖

大承气汤

大黄 芒硝 厚朴 枳实

治阳邪入里，胃实，不大便，发热谵语，自汗，不恶寒，痞满燥实，杂病三焦大热，脉沉实者。

大青龙汤

麻黄 桂枝 甘草 杏仁 石膏 生姜 大枣

治太阳中风，脉浮紧，身疼发热，恶寒，无汗烦躁；又脉浮数，身重不痛，乍有轻时，无少阴症者。

小青龙汤

麻黄 桂枝 白芍 细辛 甘草 五味子 干姜 半夏

治伤寒不解，心下有水气，发热，干呕而咳，噎，喘，渴，利，小便不利少腹满，短气不得卧。

麻黄附子细辛汤

麻黄 附子 细辛

此治少阴症始得之，反发热，脉沉者。

四逆汤

附子 干姜 甘草

冷服。

治三阴伤寒，里寒外热，四肢逆冷，脉微细。

升麻葛根汤

升麻三钱 葛根 白芍各二钱 甘草一钱 加姜。

治阳明伤寒中风，头痛发热，恶寒无汗，口渴目痛，鼻干不卧，及阳明发斑欲出不出。

解肌汤

葛根 麻黄 黄芩 大枣 芍药 甘

草

此方治伤寒温病。

地骨皮散

地骨皮　柴胡各二两　知母　炙草　鳖甲　黄芩　人参各二钱半　赤苓五钱

治小儿骨蒸，潮热往来，心膈烦悸，及伤寒后气未解。每岁用末二钱，加姜梅各一片煎。

地骨皮散

知母　炙草　半夏　银柴胡　人参　地骨皮　赤苓各等分

每末二钱，加姜三片，煎。量儿大小加减。惊热加蝉退、天麻、黄芩。若加秦艽名秦艽饮子。

治虚热潮作，亦治伤寒壮热及余热。

玉露饮

寒水石　石膏各一两　甘草三钱

每末五分至一钱，温水下。

治烦躁颊赤，咽干不卧，身热头痛，兼中暑发渴昏闷，小便秘，惊气入肾，梦中咬牙。

万安饮

人参　当归　生大黄　柴胡　枳壳　半夏　白芍　防风　黄芩　甘草各一两　滑石末六两

每末二钱，加姜煎。此方药品之外，惟可加枳壳、半夏。

主不拘表里症，能宣通气血，疏解风寒，宁心化痰，去烦理热，并可常服。

黄连解毒汤

黄连三钱，炒　黄柏五钱，炒　栀子四枚　黄芩二钱，炒

每二三钱煎，亦治热痢。

治时疾，三日汗已解，烦闷口呕口燥发热。

至宝丹

生犀角　生玳瑁　琥珀　朱砂　雄黄各一两　金箔五十片，半为衣　银箔五十片　冰片一匙　麝香一钱　牛黄五钱　安息香一两半

为末，酒淘去砂，取一两。酒煎成膏，上各研，再和研匀，入安息膏。如干，量入熟蜜，丸桐子大，每一二丸，参汤下，量大小加减。

此方治惊痫心热，卒中客忤，烦躁，风涎搐搦及伤寒狂语，伏热呕吐。

酸枣仁汤

枣仁　甘草　生地　山栀　麦冬　当归身　人参等分

加灯芯，不拘时服。

四物汤

当归　熟地各二钱　白芍　川芎各一钱

治血虚，发热烦躁，或晡热作渴，头目不清。

香瓜丸

大黄瓜一枚　胡黄连　煨大黄　柴胡　鳖甲　黄柏　黄连　芦荟　青皮等分

诸药为末，将黄瓜去顶，内入至满，盖口，竹钉钉住，煨熟，将瓜药同研糊丸，每二三丸，食后新水下，大者五七丸，不及十丸。

十全大补汤

白术　茯苓　当归　人参　川芎　黄芪　白芍　肉桂　熟地　炒甘草各等分

治诸虚不足，自汗不食，时发潮热。

当归六黄汤

当归　熟地　生地　黄芩　黄柏　黄连　黄芪

此方治血虚盗汗，内热晡热者。

升麻汤

升麻　黄芪　人参各一两　熟地五钱　天竺黄　牡蛎各五钱

每末五分至一钱，竹叶汤调下。大治小儿肌热盗汗。

凉膈散

大黄　朴硝　炙草各一两　连翘二两　山栀　黄芩　薄荷各半两

每末二钱，加竹叶七片，蜜少许，煎温服，大小加减。

治小儿一切脏腑积热症。

仙方活命饮

金银花 橘皮各三钱 穿山甲 角刺 防风 没药 乳香 白芷 当归各一钱 贝母 花粉 甘草节各八分

每粗末五钱，酒煎，婴儿一两，母子同服，或为细末，酒调服亦可。毒在表者，加麻黄散。毒在内者，加大黄下之。临时制宜，此解毒回生起死妙剂。

化丹汤

独活 射干 麻黄 甘草 青木香 黄芩 薄桂各五钱 石膏末

每二钱煎。

此方解利丹毒，遍身燥痒，发热烦啼。

升麻散

升麻 黄芩 大黄 朴硝各一分 麦冬 葛根各三分

每粗末一钱煎。

治小儿一切丹，遍身壮热烦渴。

升麻膏

升麻 大黄 护火草 蛇衔草 山栀 寒水石 芒硝 蓝叶 生地 芭蕉根 羚羊角 梧桐皮各半两

腊猪油一斤，慢火熬一食久，乘热滤去渣，入竹沥候冷成膏，每以枣大，竹沥化服，并涂毒处。

戎盐散

戎盐一两 附子一枚 雄黄半两

每末少许，雄鸡血调涂。

婴孺方

麻黄 升麻各三分 硝石四分

每末方寸匕，井花水服，日三。一方加大黄。

主丹毒入腹及下至卵者不治方。

天竺黄散

天竺黄 郁金 茯神 甘草各五钱 硼砂 牙硝 白芷 川芎 僵蚕 枳壳各二钱半 朱砂二钱 麝香一字 蝉壳十五个

每末五分至一钱，薄荷汤下。

治上焦风热，口鼻生疮，目赤肿，咽膈不利，涎壅气滞，惊搐烦闷，神思昏迷。

清胃散

升麻五分 生地四分 黄连 丹皮各三分 归梢四分

婴儿母亦服。

治胃热牙痛，饮冷作渴，口舌疮，唇口肿痛连头面，吐舌流涎，若服克伐药有此等症者，五味异功散。

人参平肺散

人参 陈皮 甘草 地骨皮 茯苓各一钱 知母七分 五味子 青皮 天冬各四分 桑皮一钱半

每粗末二三钱煎。

此方治心火克肺金，传为肺痈，咳嗽喘呕，痰涎壅盛，胸膈痞满，咽嗌不利。

钱氏益黄散

陈皮一两 青皮 诃子肉 炙甘草各五钱 丁香二钱

每末二钱，食前煎服。

此方治脾胃虚寒。又名补脾散。

钱氏泻黄散

藿香叶七钱 山栀 石膏各五钱 甘草三两 防风四两

上锉，用蜜酒炒微黄为末，每一钱至二钱，煎温服，又名泻脾散。

治作渴饮冷，手足热，身发黄，属胃经实热。

平胃散

厚朴五两 陈皮 炙草各一两 苍术五钱

每末二钱，姜枣汤调服。

治脾胃不和，不思饮食，心腹胀痛，

口苦短气，恶心，嗳气吞酸，面黄体瘦嗜卧，霍乱吐泻。

调中丸

白术　人参　甘草各五分

此方治脾胃虚寒。

健脾饮

厚朴　人参各一两　茯苓　半夏　肉豆蔻　益智仁　香附　良姜东壁土炒　诃子肉各二钱半　炙草五钱

每粗末二钱，加姜二片，枣一枚煎。

主健脾胃，理呕吐，治泻利，及诸病后虚弱，有痰，恶心，腹微痛，饮食减，精神慢，并宜服。

藿香饮

人参　半夏　赤苓　炙甘草各一两　苍术二两　陈皮　藿香各七钱半　厚朴两半

每㕮咀二钱，加姜二枣一煎，空心服，或加烧盐少许。

主理虚化痰，及治脾胃不和，饮食少进。

健脾散

茯苓　人参各一两　厚朴二两　苍术四两　陈皮五两　甘草二两，半生半炙　草果六钱　每末一钱，加姜枣煎，量大小加减，最能和养小儿胃气。

调中饮子

肉豆蔻　白术　人参　陈皮　诃子肉　茴香　炙草　砂仁各五钱　藿香叶　槟榔　桂心各三钱

每末五分至一钱，加姜枣煎，量大小加减。

此方治小儿诸疾。

香薷饮

香茹三两　扁豆　厚朴各一两半　生草二两

每粗末二钱煎。

治夏秋脏腑冷热不调，饮食不节，吐痢腹痛，发热烦闷。

六和汤

人参　砂仁　炙草　杏仁　半夏各一两　扁豆一斤　藿香　赤苓　木瓜各二两　香薷　厚朴各四两

每二钱，加姜二片，枣一枚，煎，或加盐半字。

治心脾不和，气不升降，霍乱吐泻，胸满咳嗽，冒暑伏热，烦闷成痢，中酒作渴，心逆畏食。

守胃散

人参　白术　山药　茯苓　南星　扁豆　甘草　葛根　藿香　防风　天麻各五钱

每二钱，加姜二片，冬瓜子仁五十粒，打碎，煎，空心服，泻不止，加沉香、白豆蔻。

治阴阳不和，吐泻不止，预防风症，常调脾胃。

理中汤

人参　白术各一两　甘草　干姜各二钱半

每末半钱或一钱，温汤，空心调服。

主温脾暖胃，冷吐冷泻，及胎气虚，中寒腹痛。

四君子汤

人参　白术　茯苓　炙草等分

每二钱，加姜枣煎。

治小儿脾胃虚损，吐泻少食。

六君子汤

人参　茯苓　白术　炙草　半夏　陈皮

治脾胃虚，吐泻不食，羸瘦，或肺虚痰嗽喘促，或肝虚惊搐，目眩自汗。

观音散

石莲肉　人参　神曲各三钱　茯苓二钱　炙草　木香　黄芪　扁豆　白术各一钱

每粗末二钱，加枣一枚，藿香三叶煎。

治小儿外感内伤，呕逆吐泻，渐羸瘦。

和中散

人参 茯苓 白术 炙草 葛根 白扁豆 黄芪 藿香

每末三钱，加姜枣煎。

此方和胃，止吐泻，定烦渴，治腹痛。

胃苓汤

白术 茯苓 猪苓 泽泻 厚朴 陈皮 甘草等分

桂少许，每二钱，加姜、灯芯。

治肠胃受湿，呕吐泄泻。若停食吐泻，小便短少，腹胀作痛，以此分利，再用六君调补脾胃。

消积丸

丁香九粒 砂仁十二粒 巴霜二钱 乌梅肉二个

糊丸温水下。

此方治小儿吐泻，大便醋臭。

肉豆蔻散

肉豆蔻 桂心各一分 人参 炙草各五钱

每粗末一钱，加姜少许，煎，随大小加减。

此方治小儿霍乱，吐泻腹痛。

白术散

白术 人参 半夏各二钱 茯苓 炙甘草 干姜各一钱

每末二钱，加姜枣煎。

此方治小儿呕吐，脉迟细有寒。

参香饮

人参一两 沉香 丁香 藿香 南木香各二钱五分

每二钱，煎，入姜汁少许，三次服。

此方治胃虚作吐，投诸药不止。

香薷散

香薷 茯苓 扁豆 厚朴各五钱

每二三钱煎，入酒半杯，冷服立效。

治外伤风寒暑，内伤饮食，致吐利，心腹痛，霍乱气逆，发热头痛，或转筋拘急，呕哕肢冷。

竹茹汤

葛根七钱 半夏五钱 炙草三钱

每二三钱，入竹茹三分，煎，微冷服，加茯苓三钱妙。

治胃受邪热，心烦喜冷，呕吐不止。

玉露饮

寒水石五钱 生甘草一钱 石膏六钱

每末三五分至一钱，食后温汤调服。

此非肾热相火大盛者，不宜服。

大顺饮

细面二十两 生姜十六两 赤苓 甘草各五钱

先捣成饼，晒干为末，每二钱，水调。

治冒暑毒，烦渴吐泻，发热，腹痛，神昏吐衄，便血，尿黄少，口干汗多。

绿豆饮

绿豆粉一两 黄连 葛根 甘草各五钱

每五分至一钱，豉汤调服。

主误服热药毒，烦躁闷乱，或吐或渴。

益元散

滑石六钱 甘草一钱

每一钱至二钱，水服。

治热吐，面赤气粗，小水少，伤暑吐神昏尤妙。

乌犀丸

皂荚三寸，炙存性 硫黄 白僵蚕三钱半 陈皮 川乌各五钱 巴霜七十七粒

主诸积滞夹惊夹风，吐逆醋馊气，面黄肌瘦。

茯苓厚朴汤

茯苓 半夏各七钱半 炙草三钱 厚朴五钱

每㕮咀二钱，加姜煎或加枣亦可。

此方主伤寒伤风，夹痰呕逆，并吐泻后，喉涎牵响，饮食减少，脾胃气虚。

防风温胆汤

半夏　枳壳　赤苓各五分　陈皮　防风各二分半　人参二分　甘草一分半　姜一片　紫苏二叶

煎水送大惊丸、小惊元。

此方治惊风，消痰疏风顺气。

大惊丸

枣仁蚌粉炒　炙草各五钱　人参　赤苓　白术　朱砂　麦冬　木香　代赭石醋煮，各二钱半　僵蚕　桔梗各一钱二分半　全蝎三个　金银箔各三片　蜜丸，薄荷汤下一二丸。

此方定惊安神，又治心热夜啼，一名大安神丸。

小惊丸

郁金皂角水浸煮　黄连　牙硝　木香　藿香　龙胆草各二钱半　全蝎三个

糊丸，以雄黄、朱砂、麝香、金银箔为衣，薄荷汤化下一二丸。

此方亦治惊风。

温白丸

僵蚕　白附子生　炒南星各一两　生天麻五钱　全蝎一钱

糊丸，绿豆衣、生姜、米饮下五七丸至二三十丸。

此方治慢惊风。

加味术附汤

炮附子　白术各一两　煨肉蔻二个　木香　炙草各五钱

每粗末二钱，加姜枣。

此方治吐泻后便成慢惊，或因脏寒洞泻得者。

八仙散

天麻　白附子　白花蛇肉　防风　半夏曲　南星　全蝎　冬瓜仁各二分半　川乌一分　姜二片　枣一枚　薄荷二叶

此方治慢惊虚风。

乌蝎散

白术　人参　茯苓　炙草　川乌　全蝎　南星　姜三片　枣二枚

此方治慢惊纯阴症，吐泻不止。

蝉蝎散

全蝎七个　蝉退二十一个　南星一个　甘草分半

每粗末二钱，加姜三枣二煎。

此方治慢惊风阳症。

黑附汤

炮附三钱　木香钱半　白附子一钱　炙草五分

分二帖，加姜三片，煎，以匙灌下。

此方治慢脾风危急者，灌下药，如手足暖而苏，即止勿灌。

生附四君子汤

人参　茯苓　白术　炙草　生附子各等分

每末二钱，加姜五片，煎，以匙灌下。

此方治惊脾风。灌药，手足暖即止，助胃回阳。

蝎附散

炮附子二钱　炮南星　炮白附子　木香各一钱　全蝎七个

㕮咀一钱，加姜五片，煎。

此方治慢脾风，回阳豁痰。

补脾益真汤

丁香　木香　诃子皮　陈皮　厚朴　肉豆蔻　草果　茯苓　人参　白术　桂枝　半夏　炮附子　炙草各二分　全蝎一枚　姜二片，枣一枚

灌服后，轻揉心下，以助药令。

此方治慢脾风。

全蝎观音散

人参一钱　莲肉　神曲各三分　茯苓分

半　白术　黄芪　木香　扁豆　甘草各二分　羌活　防风　天麻　全蝎各一分

此方治吐泻后成慢惊风，亦治慢脾风。

定魄丸

人参　琥珀　茯神　远志　朱砂　天麻　石菖蒲　天冬　枣仁　甘草等分

朱砂为衣。

此方治因惊发痫。

沉香天麻汤

羌活五分　独活四分　防风　天麻　半夏　炮附子各三分　沉香　益智　炮川乌各二分　姜梢　当归　甘草各一分半　姜三片

煎，先灸两跷脉各七壮。

此方治因惊成痫发搐，痰涎壅塞，目多白睛，项背强急，喉中有声，神思如痴。

三痫丹

蜈蚣一条　胆星二钱　全蝎　防风　白附子　远志　芦荟　延胡索　朱砂各一钱　麝香一字，金银箔各三片

糊丸，薄荷汤下，梧子大一丸。

此方治急惊为痫。

十全丹

陈皮　青皮　莪术　川芎　白豆蔻　五灵脂　槟榔　芦荟各五钱　使君子　木香　蛤蟆灰各三钱

猪胆汁浸糕和丸，麻子大，米饮下二三十丸。

此方治丁奚哺露无辜坏症。

布袋丸

夜明砂　使君子　芜荑各二两　芦荟　人参　白术　茯苓　甘草各五钱

蒸饼丸弹子大，每一丸，布袋盛，同精猪肉二两煮，肉烂，提起药挂风处阴干，只用肉和汁与儿吃，次日又煮服，药尽止。

此方治丁奚哺露无辜疳。

小儿清心丸

人参　茯神　防风　朱砂　柴胡各二钱　金箔三十片

蜜丸，每一丸竹沥化下。

此方治诸热及惊热烦躁。

牛黄夺命散

白丑　黑丑各取半生半熟头末，五钱　大黄一两　槟榔二钱半　木香钱半　轻粉一字

每末一钱至二钱，蜜水调下，微利为度。一名一捻金。

此方治小儿肺胀胸满，喘粗气急，两胁肩动，两鼻窍张，痰涎潮塞，闷乱喘渴，死在旦夕者。

葱豉汤

葱白　淡豆豉

此方主表散。

清燥救肺汤

霜桑叶三钱　炒杏仁七分　麦冬一钱二分　石膏二钱五分　人参七分　阿胶八分　胡麻仁　甘草各一钱　枇杷叶一片

食远服。

卷　六

诸病应用方

千金藿香汤

藿香一两　生姜三两　青竹茹　炙草各半两

每五六钱煎。热加升麻五钱。

此方治毒气吐下腹胀，逆害乳哺。

殊圣归命丹

丁香　藿香各一分　生犀　牛黄各半钱　猪、鲫、狗、猬、熊胆各钱半

丸梧子大，一岁以下用苦楝汤化下二丸，随儿大小加减。

治小儿惊吐不止，并吐黄水及乳食，神效。

半夏散

半夏一两　陈糯米三钱

加姜五片，枣一枚。

此方治小儿胃虚呕吐，水谷不化。

白附饮

白附子　南星生　半夏生　川乌生　天麻　陈皮　南木香　全蝎　僵蚕　丁香各二钱

每粗末三钱，加姜三片，煎作五次，空心温服。

治肝风克脾土，痰涎壅盛，和饮食吐出。

张涣三香丹

藿香叶　丁香各一两　半夏五钱

三味为末，次入腻粉一分，冰片、麝香各一钱　姜汁糊丸，黍米大，每十丸，人参薄荷汤下。量大小加减。

此方治挟惊，呕吐不止。

守中汤

桔梗　苍术各二两　炮姜四钱　炙草六钱

每末一钱，空心汤服，煎亦可。

治春夏相交，阴湿气重，中伤脾胃，致腹痛泻，利久不止，渐传手足浮肿，饮食少思。

香连丸

姜炒黄连二两　煨木香五钱

米饭丸，每一二十丸，米饮下。

四神丸

肉豆蔻　五味子各二两　补骨脂四两　吴萸一两　红枣五六十枚　生姜六两

水二盅，煮干取枣肉丸，每五六十丸，白汤下。

治脾胃虚，大便不实，饮食不思，或泄痢腹痛。

龙骨散

龙骨　炒黄连各一两　当归　枳壳各五钱

每粗末一钱，煎，随大小加减。

此方治小儿暴利。

丁香散

丁香　厚朴　黄连　当归　白术　诃子肉　伏龙肝各五钱　木香一分　赤石脂一两

每末五分，米汤调下，日三服，随大小加减。

治小儿赤白久痢，胃虚不食，渐羸。

宽肠丸

枳壳五钱　麻仁　木通　大黄半生半炒　槟榔　大腹皮各二钱半

蜜丸，每三十丸至五十丸，枳壳甘草汤下，一二岁蜜汤化下。

此方治痢后里急，大便反闭涩不通。

养脏汤

人参　炙草各二钱半　白芍　白术各五钱　木香　肉桂各一钱　肉豆蔻　诃子肉　罂粟壳各钱半

每㕮咀二钱，加姜二枣一，煎，空心温服。

此主生津益气，温肠止痢。

双金饮

大罂粟壳一两，蜜水炒　大川芎五钱，醋炒

每末一钱至二钱，米汤下。

治赤白痢，日夜频数，及久泄泻。

万金散

生罂壳一两　甘草二两，半生半炙　陈皮二两　乌梅一两

每二钱，煎二三沸服。

此方治水泻下痢，久不瘥者。

神效散

粟壳　白芷　乌梅各一两　乳香　川芎各五钱

每二钱煎。

治赤白痢日久频数，食减腹痛，小便不利。

升阳益胃汤

黄芪二钱　半夏　人参　黄连　白术　炙草各一钱　独活　防风　白芍　羌活各五分　陈皮　茯苓　柴胡　泽泻各三分　姜枣各二

黄连散

炒黄连　牡蛎煅，各五钱　乌梅肉　炙甘草　诃子肉各一分

每末一二钱煎。

治小儿痢渴烦热，吃水不知足。

紫霜丸

代赭石醋煅　杏仁霜　乳香　朱砂　木香各一钱　黄连一分　轻粉五分　麝香少许　巴霜十粒　肉豆蔻二个，煨

糊丸，每七丸至十四丸，米汤下。

治久积胸高羸瘦，赤白痢，腹痛甚。

桔梗丸

桔梗　神曲各一两　麦芽　乌梅肉　厚朴　人参　白术　赤石脂　黄芩　炙甘草　桂心　龙骨各五钱　黄连一两　黄雌鸡骨一具，去肉，净酒浸炙

蜜丸，每十五丸。

此方治小儿久痢羸瘦，食不消。

止渴圣效散

白芷半生半炒　葛根各二两　京墨二两，半生半煅　黄丹二两，半生半炒

每细末五分，倒流水调下。

治小儿因吐痢气虚，津液减耗生疳，烦渴饮水不休，面肿脚浮，腹大颈细，尿白，不吃食。

七气汤

半夏五两　人参　辣桂各一两　甘草五钱

每末三钱，加姜五枣一煎。

治七气所伤，痰涎结聚，心腹亦痛，不能饮食。

蓬莪术散

蓬术　当归各一两　木香　人参　桂心各五钱　黑牵牛一分

糊丸黍米大，每十丸淡姜汤下，随儿大小加减。

使君子丸

使君子肉　槟榔　榴根皮　大黄半生半炒，各七钱半

糊丸麻仁大，每服三四十丸。

治腹内诸虫作痛，口吐清水。

二圣丸

槟榔一两　巴霜十五粒

糊丸，每七十七丸，五更茶下投药，见虫下尽，即进稀粥。

此方治腹内诸虫，并消谷逐水，下气祛风。

芍药甘草汤

白芍一两　甘草二钱半

此方治出疹肚腹痛满，小便不通。

塌气丸

胡椒一两　蝎尾五钱，去毒

糊丸粟米大，每五七丸至一二十丸米饮下。一方有木香一钱。钱氏及洁古所用塌气丸，乃此二味，切不可误用。有牵牛者慎之。

五疳保童丸

生五倍子　夜明砂　青黛　苦楝根皮　芦荟　熊胆　黄连　生龙胆草　干蟾皮去骨，炙　麝香　芜荑仁　蝉退等分

米糊丸麻子大，一岁二十丸，米汤下二三服。

此方治五种疳疾。

中满分消丸

黄连　枳实　厚朴各五钱　干姜　姜黄　猪苓　砂仁　泽泻　茯苓各三钱　陈皮　白术各一分　半夏四分　黄芩一两二钱　甘草一分

蒸饼丸黍米大，每三十丸。

丹腹胀方

葛根　苏梗　莱菔子　陈皮各二钱　甘草一钱

食减加白术。

升阳滋血汤

蝎梢二分　神曲三分　厚朴　当归各一钱　桃仁十粒　升麻三分

治婴儿腹胀，不大便，羸弱。

南星腹皮汤

南星一两　大腹皮　姜皮　陈皮　扁豆子　青皮　桑皮　甘草各五钱

主肿疾欲愈未愈之间，脾胃虚慢，气促痰喘，腹胀胸满，神困面色痿黄，小水不利。

香陆胃苓丸

丁香　商陆　赤小豆　陈皮　炙草各二两　制苍术　泽泻各二两半　赤苓　猪苓去皮　白术各两半　肉桂一两　厚朴二两

糊丸每三十丸至七十丸，温汤下。

治肿疾久不愈，大能实脾导水，多服取愈。

浚川丸

大戟　芫花醋炒　沉香　檀香　木香　槟榔　莪术　大腹皮　桑白皮各五钱　黑白牵牛生末，各一两　巴霜十五粒

糊丸麻子大，每十七丸，浓葱汤五更初空心下。去水未尽，停一日，减用十三丸，次减作九丸，再至七丸，症退即止，仍投南星腹皮散。如单腹胀甚，能饮食气壮者，加甘遂末，同丸，忌甘草，以相反也。

治水肿，单腹胀，气促气减，遍身面浮。

营卫饮子

当归　熟地　人参　茯苓　川芎　白术　炙草　白芍　枳壳　炙黄芪　陈皮

治气血俱虚，营卫不顺，头面手足浮肿，喘急。

分气饮子

五味子　桔梗　茯苓　炙草　陈皮　桑皮　草果　大腹皮　白术　枳壳　当归全　紫苏　半夏曲　苏子　生姜

宜兼服八味理中丸，以上宜救生丹通利。

大效神功救生丹

雄黄　朱砂各一分　巴霜二十一粒　干姜二钱

醋一盏，煮巴、姜干，去姜，将巴出油，和雄、朱研匀，雪糕丸麻子大，一岁

二丸，酒浸赤芍少许送下。

治气虚喘急，四肢肿，腹胀急，冲满胁肋，乍热乍寒，或泻或秘，由久停虚积，营卫不顺也。宜推去其恶毒之气。

芪归汤

蜜炙黄芪一两　酒当归　白芍　川芎各五钱　炙草三钱

每㕮咀二钱煎。

治儿禀赋弱，痘疮出不快，及肝虚目视不明。

庄氏芦荟丸

芦荟研，一钱　龙胆草炒研，一两　皂角三钱

以水二升，捣汁去渣熬膏，入二末和丸，每三丸至五丸，薄荷汤下。

此方治小儿风疳，顺肝气，进饮食。

朱砂安神丸

朱砂四匙　黄连　生地各五钱　生甘草二钱半　兰香叶二钱，烧灰　铜青　青粉各五分

共为末，干敷上。

治心疳怔忡，心中痞闷。

四味肥儿丸

黄连炒　芜荑　神曲　麦芽等分

水糊丸，每一二十丸，开水下。

治呕吐不食，腹胀成疳作泻，或食积脾疳，目翳口疮断烂，发热瘦怯，小便澄白，腹大筋青。

补肺散

阿胶一两半　茯苓　马兜铃　糯米各五钱　杏仁二十一粒　炙草四钱

每末二钱煎。

此方治久嗽，肺虚气促，有痰恶心。

调元散

山药五钱　人参　茯苓　茯神　白术　白芍　熟地　当归　黄芪各二钱半　川芎　炙草各三钱　石膏六钱

每粗末二钱，入姜二枣一煎。

主元虚囟开，羸瘦腹大，并语迟行迟齿迟。

万应丸

五倍子　胡黄连　青皮　陈皮　黄柏　神曲　麦芽　三棱　莪术　芜荑　龙胆草　槟榔　川楝子肉　使君子等分

糊丸麻仁大，每三五七十丸，米汤下。

治诸疳症，胃热，发作穗，痿黄，饮食不进。

圣惠干蟾丸

干蟾一枚　蛇蜕一钱　谷精草二两　胡黄连　瓜蒂　母丁香　牛黄　冰片　朱砂　雄黄　天竺黄　芦荟　麝香各一分　青黛五钱

糊丸，一二岁，以米泔化下五丸，服后桃柳枝汤浴儿，着青衣，疳虫当出衣上，及眉鬓边如细麸，或如尘。青黑者不治，黄白色易治，仍宜米饮下二丸，日三服，甚者半月内瘥。

此方治五疳及惊风，出虫，定生死。

圣惠金蟾散

干蟾一枚　夜明砂　桃白皮　樗白皮　地榆　黄柏　诃子肉　芜荑　百合　人参　大黄　黄连各三分　胡粉三钱　丁香三粒　槟榔一分

每五分饮下，日三服。

治积疳虫，虫蚀脊膂，烦渴下利，拍背如鼓鸣。

紫金散

蛇床子炒黑　黄丹　地龙炒黑，各五钱　青矾一分，煅

每一字，揩牙龈，日三次。

此方治小儿走马疳。

秋霜散

好砒半两　白矾四分

水一盏，煮砒干，入矾同煅为末，入麝坯子各少许研匀，每一字，用鹅毛点拭

牙龈上，日三四次。

此方治小儿崩砂。

钱氏金华散

黄柏　黄连各半两　黄丹一两，水飞　轻粉一钱　麝香一字

先研匀水洗贴之。

此方治小儿一切湿疮癣疳。

化䘌丸

芜荑　芦荟　青黛　川芎　白芷梢　胡黄连　黄连　蛤蟆灰等分

猪胆汁浸膏糊丸，麻子大，每一二十丸，食后临卧杏仁汤下。其鼻常用熊胆煎汤笔蘸洗，俟煎药进数服，却用青黛、当归、赤小豆、瓜蒂、地榆、黄连、芦荟、雄黄为末，入鼻敛疮。

治诸疳生虫，不能啼哭，呕吐清水，肚腹胀痛，唇口紫黑，肠头湿䘌。

集圣丸

芦荟　五灵脂　夜明砂　砂仁　橘红　木香　莪术　使君子肉各二钱　川芎　黄连　干蟾各三钱　当归　青皮各一钱半

雄猪胆汁和面糊丸，随大小米饮下。虚去莪术、青皮，加人参二钱、白术三钱。热去莪术、砂仁加龙胆三钱。吐泻下痢，去莪术、青皮，加白术二钱，肉果、诃子各一钱。积痛去芎归，加三棱、小茴、川楝肉各二钱。疟加鳖甲三钱。渴去莪术、砂仁，加参术各二钱。虫去芎归，加芜荑钱半、川楝子肉二钱。

此方不寒不热，补不滞，消不耗，万稳万当。

柴胡散

柴胡　葛根　知母　贝母　茯苓　茯神　炙草等分

每末一钱，加小麦煎。

此方治小儿疳热，四肢如柴，不能起止。

大黄丸

大黄　地黄　茯苓　当归　柴胡　杏仁各三分

蜜丸麻子大，饮下五丸，日三。

治小儿胃气不调，不嗜食，不长肌肉。

保和丸

神曲　山楂　半夏　茯苓各一两　莱菔子　陈皮　连翘各五钱

粥丸，汤下三十丸。

主饮食停滞，胸膈痞满，嗳气吞酸，吐泻腹痛。

甘遂破结散

甘遂二钱半，煨黄　青皮　黄芩　煨大黄各五钱

每末一钱，煎，随大小加减，得通利则止，以冷粥补之。

进食丸

巴霜一钱二分　当归　朱砂　代赭石　枳壳　木香各五钱　麝少许

糊丸麻子大，一岁一丸，饮下，更量虚实加减。

治食积发热羸瘦，肚大青筋，疳积冷痛。

白饼子

滑石　轻粉　半夏　南星各一钱　巴霜二十四粒

糯米饭丸，麻子大，捏作饼，三岁以上三五饼，四岁以下一二饼，临卧葱白汤下。

治小儿腹中有癖，不食，但饮乳是也。

六圣丸

莪术　黄连　陈皮　炮姜各五钱　木香二钱半

每末一钱，同巴霜三粒研，醋糊丸麻子大，每十五丸至三十五丸，五更姜汤下，利三五行，匀气散调补。

治诸积，和胃，大能止气厚肠，消疳

快膈。

水晶丹

南星 半夏各三钱 滑石四钱 轻粉五十贴 芫荑二百片 巴霜十五粒

糊丸麻子大，每十五丸至三十五丸五更葱白汁下，过三五行，匀气散调补，下风痰，姜汤下。

治惊食虫积，腹胀烦啼，面黄食减，此非可轻用之剂。

沉香槟榔丸

沉香 槟榔 檀香 木香 三棱 丁香 神曲 莪术 麦芽 厚朴 使君肉 苍术 青皮 砂仁 益智仁 香附 枳壳 良姜各五钱 炙草一两半

蜜丸芡子大，每一丸汤化，或二丸亦可。

治诸积癖，腹胀作疼，诸疳虫积。

良方妨香丸

朱砂一两 牛黄 冰片 麝香各二钱半 金箔十四片 粉霜 腻粉各一钱 黄蜡二两 巴霜一百二十粒

治小儿虚中积，潮发寒热，心腹胀满疼痛。

取癖丸

甘遂炒 芫花炒 牵牛半生半炒 辣桂 蓬术 青皮 木香 桃仁 五灵脂各二钱 巴霜一钱

糊丸麻子大，每一二丸，蜜汤下，利后冷粥补，仍和胃。

此乃峻剂，非实积危甚，不可用。

积滞木香丸

木香 莪术 砂仁 青皮 朱砂 代赭石各二钱 丁香 巴霜各一钱

糊丸麻子大，每二三丸，乳伤乳汁下，食伤米饮下。

治吐乳泻乳，气酸臭，肚硬热渴，吐泻为食积，腹痛利黄为气积及疟癖。

钱氏白术散

人参 白术 木香 茯苓 炒甘草 藿香叶各一两 葛根二两

粗末一二钱煎。

此方助脾和胃，调中益气，良圣药也。

栀子柏皮汤

柏子八枚 黄柏一两 炙草五钱

每㕮咀二钱煎。

此方治伤寒身黄发热。

化癖丸

巴霜半两 腻粉 朱砂各一钱 黄鹰粪二两半 雄雀粪 硇砂各一字

糯米饭丸黍米大，一岁儿两丸，空心皂荚子汤服，取下恶物为度。

治乳癖结块，久不消化，诸药罔效。

大茵陈汤

茵陈一两 大黄三钱半 栀子三枚，大者

煎，分三服，日三，当利下恶汁，黄从小便出。

治阳明瘀热在里发黄，小便秘，腹微满。

加减泻黄散

黄连 茵陈各五分 黄柏 黄芩 山栀 茯苓各三分 泽泻二分

食后一服减半，待五日再服而良愈。

此方主退脾土，复肾水，降心火。

阿胶散

阿胶一两半 牛蒡子 炙甘草各二钱半 马兜铃五钱 杏仁七个 糯米一两

每末一二钱煎。杏仁本泻肺，非若人参、天麦冬之补也，当以意消息之。又名补肺散。

清肺饮

柴胡二两 人参半两 杏仁 桔梗 赤芍 荆芥 枳壳 桑皮 五味子 熟半夏 麻黄各一两 旋复花五钱 甘草两半

每末二钱，入姜二葱一，或薄荷亦可。

治肺受风邪客热，嗽声不断，气促喘闷，痰壅，鼻塞流涕，失音，及疹毒痘疮，涎嗽咽痛烦渴。

解表散

麻黄　杏仁　赤苓各一两　川芎　防风　枳壳各一两五钱　甘草七钱半，半生半炙

每末二钱，加姜二葱白一煎，有热加薄荷叶。

主伤风感冷，喘嗽痰多，呕吐泻利惊悸。

钱氏葶苈丸

甜葶苈隔纸炒　黑牵牛炒　杏仁研　汉防己各一两

枣肉丸麻子大，每三五七丸，淡姜汤下，量小儿大小加减。

治乳食冲脾，伤风咳嗽，面赤痰盛，身热喘促。

泻肺汤

桑皮　地骨皮各一两　炙甘草三钱

每㕮咀二钱，加粳米一百粒煎，日二。

治伤风后五心烦热，咳嗽喘促，唇红颊赤。

黄芩半夏生姜汤

黄芩　生姜各一钱　炙草　白芍各六分　枣二枚　半夏一钱五分

此方治胆腑咳，呕苦水若胆汁。

甘桔汤

甘草　桔梗一钱

治心脏咳，喉中如梗，甚则喉肿喉痹。

乌梅丸

乌梅三十个　细辛　附子　桂枝　人参　黄柏各六钱　干姜　黄连各一两　蜀椒　当归各四两

即用乌梅肉酒浸一宿，和饭粒捣丸，每十丸汤下。

治胃腑咳而呕，呕甚，长虫出。

茯苓甘草汤

茯苓二钱　桂枝二钱半　生姜五片　甘草一钱

治膀胱咳而遗尿。

琥珀散

辰砂一钱半　琥珀　牛黄　僵蚕　胆星　白附子　全蝎　代赭石　天麻　枳壳　乳香各一钱

每末一二分，白汤调下。此方兼治痫症。

治急慢惊涎潮昏冒，目瞪惊搐，内钓腹痛。

圣惠射干散

射干　麻黄　紫菀　桂心各五钱　半夏一钱　炙草二钱

每末一钱，煎，入蜜半匙。

此方治小儿咳嗽，心胸痰壅，攻咽，作呀呷声。

桔梗汤

桔梗　半夏　苏叶　石膏　炙草各半两　皂荚一分，烧存性

每末一钱，加姜三片煎。

此方治小儿咳嗽呀呷，咽膈不利。

知母汤

知母　甘草各半两　贝母　羌活　滑石　大黄　小麦各三钱　麻黄　苦葶苈　诃子肉各一钱半　薄荷二钱

每㕮咀二钱，加姜二片，煎。

治齁船气喘，痰鸣发热，咳嗽恶风。

坎离汤

荜澄茄　石菖蒲各一钱　白术　茯苓　木香各二钱　炙草　半夏　紫苏子各四钱

每㕮咀二钱，煎，不拘时服。

此方治虚喘，日轻夜重，食减神昏。

化痰定喘丸

雄黄　朱砂各一钱　蝉退　僵蚕　全蝎　地龙　南星　白附子各二钱半　轻粉五分

糊丸，麻子大，每三十丸，薄荷茶清下。

治因惊发喘，逆触心肺，暴急张口，虚烦神困。

二圣散

诃子肉十枚，大者，半生半炙　大腹皮五钱，洗净，焙

每粗末二钱煎。

治风痰壅闭，语音不出，气促喘闷，似搐非搐。

定喘饮

人参　麻黄　防己　诃子肉　半夏　甘草各五钱

每二钱，加姜二片煎。

治夹风痰喘气促，不拘冷热二症。

牛黄夺命散

白牵牛　黑牵牛各一两，半生半炒　川大黄　槟榔各一两

三岁儿每末二钱，冷浆水调下。涎多加腻粉少许。

治肺胀喘满，胸膈起急，两胁扇动，陷下作坑，两鼻窍张，闷乱嗽渴，声哑而不鸣，痰涎潮塞，俗云马脾风。若不治，死在旦夕。

泻白散

桑皮　地骨皮各一两　甘草五钱，炒

每末一二钱，加米百粒煎，一名泻肺散。

治肺热骨蒸自汗。

小柴胡汤

柴胡半斤　人参　黄芩　炙草各三两　半夏二两半

每粗末三钱，加姜三枣一煎，小儿分二服，更量大小加减。

治伤寒温热病，疟疾，一切寒热往来，能和解。

荆芥散

荆芥穗　人参　白术　黄芪　当归　白芍　桂各一两　柴胡二两　炙草五钱

每粗末五钱煎。

备急丸

煨大黄　巴霜　葛根各等分

炼蜜丸，每绿豆大一丸，米饮下。壮盛小儿，或用一丸半，以大便快利为度。

清脾汤

厚朴一两　乌梅　半夏　良姜　青皮各五钱　炙草三钱　草果仁二钱半

每㕮咀二钱，加姜二钱煎，未发疟前并三服。

治疟久不瘥者，脾胃虚弱，形容憔悴。

二姜丸

白姜用巴豆九粒，同炒去豆　良姜东壁土炒，各一两

雄猪胆汁和水丸麻子大，朱砂为衣。热多，温汤早晨面北空心下。寒多，早晨面南温酒下。寒热均热汤冷水下。

治疟疾经久不愈者。

二仙散

青蒿二两　桂枝五钱

每细末一钱，未发前冷酒调下，斩邪饮治暑疟尤妙。

治诸疟不拘久近，本方加香薷二两，芽茶五钱，合研，名斩邪饮。

苏合香丸

苏合香五钱，入安息膏内　安息香一两，另为末，酒半升，熬膏　丁香　青木香　白檀香　沉香　荜拨　香附　煨诃子肉　皂荚镑屑　朱砂各一两　薰陆香　冰片各五钱　麝香七钱半

用安息膏加炼蜜丸芡子大，空心沸汤下，小儿一丸，老人二三丸。

治传尸骨蒸诸痨瘵，卒暴心痛，鬼魅疟疾，霍乱吐泻，赤白痢，小儿惊搐。

地黄膏

豆粉　郁金各半两　炙甘草一钱二分

马牙硝一钱

生地汁、蜜，对分熬膏，丸药每服两皂子大，热水含化。婴儿用鹅翎拭口内。

朱银丸

水银蒸枣，研如泥　白附子一钱半　全蝎　南星　朱砂各一钱　天浆子　芦荟　牛黄各五钱　铅霜五分，和水银煅　冰片一字　麝香少许　僵蚕七个，炒

蜜丸。

治胎风壮热痰盛，翻眼口噤，取下胎中蕴受之毒，亦治惊积，但量与。

沉香散

沉香　丁香　南木香　藿叶各二钱半　陈皮　白术　半夏　茯苓　肉豆蔻各五钱　炙草三钱

每末五分至一钱，紫苏、木瓜汤调下，枣汤亦可。

治吐痢后神昏倦怠，食少不化，脾胃气虚，五心烦热，盗汗，自汗常出，或闻食恶心。

八珍汤

人参　茯苓　白术　甘草　川芎　当归　白芍　熟地

治气血俱虚，阴火内热，或因克伐之剂，脾胃亏损，肌肉消瘦。

排风汤

白鲜皮　白术　白芍　薄桂　防风　川芎　当归　杏仁　炙甘草各五钱　独活　麻黄　茯苓各七钱五分

每二钱，加姜二片，煎。

治中风狂言失音，神昏，惊瘫鹤膝及足疾才愈，偶感外风，满面遍体虚浮。

龙脑鸡苏丸

薄荷叶一两六钱　生地六钱　麦冬四钱　蒲黄　阿胶　木通　银柴胡各二钱　甘草钱半　黄芪　人参各一钱

地黄汁熬膏加蜜丸每二十丸，细嚼汤下。一方有黄连。

治肺有郁热，咳衄下血，热淋消渴，口臭口苦。

逍遥散

柴胡　酒当归　酒白芍　白术　茯苓各一钱　炙草五分　加姜　薄荷

治血虚肝燥，骨蒸劳热，咳嗽潮热，往来寒热，口干便涩。

加味逍遥散

柴胡　当归　白芍　白术　茯苓　炙甘草各一钱

以上逍遥散，加丹皮、山栀各七分，为加味逍遥散，其姜、薄荷，酌量加否。此方治肝脾血虚等症。

三黄丸

黄连　黄芩　煨大黄等分

炼蜜丸，每三十丸汤下，量大小加减。

治三焦积热，眼目赤肿，头顶肿痛，心膈烦躁，口疮，二便秘涩，五脏实热，或下鲜血，或疮疖。

大柴胡汤

柴胡四两　黄芩　白芍各两半　大黄　半夏各七钱半　枳实七钱　甘草一两

每粗末二钱，加姜二片煎。

此方解利风热，痰嗽腹胀，及里症未解。

橘皮汤

橘皮一两半　炙草　竹茹各五钱　人参二钱半

每㕮咀五钱，加姜煎。

加味清凉饮

当归　赤芍　炙草　大黄各三分　牛蒡子　山栀各四分

治热毒积毒在内，大便不通，而欲痛作渴，或患疮疡丹毒。

固脾和中散

人参　茯苓　白术　葛根　炙草　扁豆　藿香等分

每末三钱，加姜枣煎。

此方和胃，止吐泻，定烦渴，治腹痛。

黄连香薷饮

黄连　香薷　厚朴

治中暑，热盛，口渴心烦，或下鲜血。

黄芪六一汤

黄芪六两　甘草一两

每末五钱煎，温服，亦可用汤调下三钱。

此方治诸虚不足，盗汗消渴。

茯苓半夏汤

半夏二钱　陈皮　茯苓　黄芩各一钱　甘草五分

加姜煎。

此方专治热痰壅盛为患。

四苓散

猪苓　茯苓　白术　泽泻

每末三钱，煎服。

治风寒湿邪不解，烦渴欲饮者。

快膈汤

人参　青皮　砂仁　乌药　良姜　炙甘草　香附各一两

每末一钱，加少盐酒煎。

主胸膈不快，饮食少，能顺气和中，消导宿滞。

万灵丸

木香　黄连　莪术各一钱　橘皮　青皮各二钱　槟榔一钱半一枚

用巴豆一粒，醋煮杏仁二枚，灯火上煅，研烂，和醋糊丸，小绿豆大，每五七丸薄荷汤下。

此方主小儿诸积，依形症用之。

东垣鼠粘子汤

鼠粘子二钱　酒归身　炙草　柴胡　黄芩　连翘　黄芪各一钱　地骨皮二钱半

每㕮咀三钱煎，服后慢与乳食。

治伤寒斑出，身表热急。

小柴胡加栀子汤

柴胡　黄芩　人参　半夏　甘草　山栀　加姜枣，热甚去半夏。

此方主解利风热。

连翘饮

连翘　防风　山栀　甘草等分

水煎服。

治一切热，伤寒热在外而不厥，少阳药也。

解毒丸

寒水石研　石膏研，各一两　青黛五钱

蒸饼丸芡子大，食后新汲水下，或细嚼姜汤下亦可。三岁儿半丸，随大小加减。

参附汤

人参　炮附子等分

治阳气虚寒，咬牙寒战，手足并冷，或吐泻不食。

桔梗枳壳汤

枳壳　桔梗各二两　甘草五钱

每三钱，加姜三片煎。

治腹胀便秘，烦躁作渴，或谵妄不安。

五痫丸

白附子五钱　乌蛇肉　全蝎　半夏　南星各二两　蜈蚣半条　僵蚕一两半　朱砂　雄黄各钱半　麝香三分　皂角二两，打碎，用水半碗，浸透揉汁，入白矾二两，同煎干为度

姜汁糊丸，小绿豆大，每二三十丸，白汤下，随大小加减。

此方总治一切痫症。

家韭子丸

韭子　鹿茸　苁蓉　牛膝　熟地　菟丝子　归身　巴戟　杜仲　石斛　桂心　干姜

酒糊丸。

治膀胱虚寒，不能收摄，以致遗尿淋

涩。

人参理中丸

人参　白术　干姜　甘草

此方专治中焦病，或吐下多而腹痛满。

五黄散

黄连　黄芩　黄柏　栀子黄　大黄

每末一钱煎。

此治内外俱大热之症。然大寒，非其症，勿用。

加味清胃汤

升麻　当归　黄连　丹皮　生地

以上清胃汤加茯苓、陈皮。

此方治胃热生痰，咳逆羸瘦。

藿香饮

藿香　白术各一两　炙草　茯苓　生黄芪各五钱

加姜、枣，每五钱煎，幼儿三钱或二钱，随时酌用。

清凉饮

柴胡　知母　生地　赤苓　防风梢　甘草梢　当归　黄柏　龙胆草

治热盛，小便赤涩，或膀胱热结。

宁神膏

人参半两　茯神二两　葛根　甘草　五味子　知母　花粉各三钱

另将生地浸一夜捣烂，绞取汁一碗，熬膏，入药末，至可丸，每二三十丸，枣汤下。

天麻膏

生地二两　羌活一两半　当归一两二钱　牛膝　元参　杜仲　独活各七钱半　天麻一两

熬膏丸药，每三五十丸汤下。或各㕮咀，每三五钱煎服亦可。

白术防风汤

防风四钱　白术　黄芪各二钱

每粗末二钱煎。

主伤寒太阳经症，汗多不止。

桃奴丸

桃奴七个，另研　玳瑁一两，镑细末　安息香一两，去渣

上三味同熬成膏，入犀角末、朱砂各五钱，琥珀、雄黄各三钱，麝香、冰片、牛黄各二钱，炒桃仁十四个，安息膏丸芡子大，阴干，固藏静室，每半丸或一丸参汤下，大能辟恶去秽。

七味白术散

人参　白术　茯苓　炙甘草　藿香　木香　葛根各一钱

治中气虚弱，津液短少，口渴，或因吐泻所致。

调中汤

茯苓　当归　白芍　陈皮各一钱　白术一钱半

又名小调中汤。

治一切浮肿，但用此方，无不愈者。

调中汤

良姜　酒洗当归　炒白芍　肉桂　川芎　炮附子各一两　人参　炙甘草各五钱

每㕮咀三钱煎。

治肠胃虚怯，冷气乘之，腹胁刺痛，洞泄不止。

热郁汤

连翘　薄荷　黄芩　瓜蒌实　麦冬　甘草　郁金　竹叶

此方治外感风热之症。

当归连翘汤

归尾　连翘　白芷各三钱　煨大黄　甘草各一钱

每㕮咀二钱，食前煎服。

治小儿心脾有热，致生重舌。

绿袍散

薄荷净叶　荆芥穗各五钱　青黛　元明粉　硼砂各二钱半　百药煎　甘草各三钱

细研每一字至五分，干点舌上，令自

化，或新水入蜜调，点舌上。

黄金散

黄柏涂蜜晒十数次　甘草各一两

用末干点患处，或用麦冬汤调点。

主解口内舌上疮毒，及痘后目生翳膜。

清胃散

升麻五分　生地四分　黄连　丹皮各三分　归尾四分

儿母俱服。

治胃经有热，口舌诸病，牙齿及龈肿痛。

流气散

蝉退　甘草　羌活　天麻　当归　防风　大黄　薄荷　赤芍　杏仁等分

每五钱。

此方治小儿风毒患眼。

柴胡复生汤

藁本　蔓荆子　川芎　白芷　羌活　独活各二分半　白芍　炙草　薄荷　桔梗各四分　苍术　茯苓　黄芩各五分　柴胡六分　五味子十二粒

每二钱煎。

治羞明泪多，脑顶沉重，睛珠痛连太阳。

本事方

防风　白蒺藜各一两　羌活一两半　甘菊三两

每末二钱，入盐少许，百沸汤点服。

治太阳寒水滔，翳膜遮睛。

冲和养胃汤

柴胡七钱　人参　当归　炙草　干姜　升麻　葛根　白术　羌活各一两　防风五钱　黄芪一两半　茯苓三钱　白芍六钱　五味子二钱

每二钱煎服。

治内障初起，视觉微昏，空中有黑花，神水变淡绿色；次则视岐，神水变淡白色；久则不见，神水变纯白色。

滋阴肾气丸

熟地三两　归尾　丹皮　五味　山药　柴胡各五钱　茯苓　泽泻各二钱半　酒炒生地四两

蜜丸，朱砂为衣，每十丸，滚汤下。

治神水宽大渐散，目昏，空中黑花，及内障。

山茱萸丸

山萸二两　熟地　丹皮　牛膝　茯苓　泽泻各一两　鹿茸五钱

蜜丸，每二十丸。

此方治眼白多，由于虚也。

汤氏牛黄丸

牛黄　白附子　肉桂　全蝎　川芎　石膏各一钱　白芷　朱砂各二钱　藿香五钱　麝香一分

蜜丸芡子大，三岁儿已下，每一丸薄荷汤下，斗睛即名通睛。

治小儿触打跌扑着头额，肝受惊风，成斗睛。

立效散

硼砂　冰片　雄黄　朴硝等分

为细末，干渗。

治婴儿咽喉痹痛，不能吞咽。

吹喉散

生甘草二钱半　朴硝一两

研细末，吹喉中。

治婴儿咽喉肿痛，气塞不通。

牛蒡汤

牛蒡子三两　大黄两半　防风　薄荷各一两　荆芥四两　甘草一两一钱半

每二钱煎。

主喉痛，伤风发热烦躁，鼻塞气喘，痰嗽惊啼。

化毒汤

桔梗五钱　薄荷　荆芥穗　甘草各二钱半　山豆根钱半　牙硝　硼砂　朴硝　雄

黄　朱砂各二钱

每一字至五分，干点舌上，化下，或汤调，少与含咽亦可。

治风热上攻，咽喉肿痛，饮食不便。

牛蒡子汤

牛蒡子炒　元参　升麻　桔梗炒　犀角　黄芩　木通　甘草等分

每二钱煎。

拔萃桔梗汤

桔梗　甘草　连翘　山栀　薄荷　黄芩各五分

每末一钱煎。

治热肿喉痹。

消风散

茯苓　川芎　荆芥穗　羌活　防风　藿香　僵蚕　蝉壳　炙草　厚朴　陈皮等分

每末五分，茶清调下，加雄黄名雄风散。

治胎热胎寒，及诸风上攻，头目昏痛，项背拘急，肢疼鼻塞，皮肤顽麻瘾疹，小儿虚风。

张涣辛夷膏

辛夷叶一钱，焙干　细辛　木通　白芷　木香各半两　杏仁二钱，研

用羊髓、猪油各二两，同药慢火熬成膏，令黄色，放冷，入冰麝各一钱，拌匀，每用少许点鼻中。

张涣清肺膏

瓜蒌半两　附子一枚　赤小豆　细辛　甘草各一钱　冰片九分

蜜丸，绵裹塞鼻。

此方治小儿齆鼻不闻香臭。

圣惠菊花散

甘菊　白术　细辛　茯苓　炙甘草　防风　人参各一两

每末一钱煎。

治小儿脑户伤风冷，鼻多涕，精神昏闷。

圣惠木通散

木通　麦冬　升麻各半两　知母　炙甘草　犀角　杏仁各钱半　栀子三枚

治小儿脑热，无涕，口干心燥，眠卧不安。

犀角升麻散

犀角三钱　升麻　牙硝　黄连各半钱　朱砂　牛黄　冰片各一分

每末五分，汤下。

治脑热肺痈鼻干病。

千金方

炼雄黄

日内一大枣枚许于鼻中，十日后，息肉自出，更不重发。

治小儿鼻生息肉。

杨氏地黄散

生地　赤芍　归身　川芎等分

每二三钱煎，春夏入蒲黄汁，秋冬入车前子汁。

治营中有热，肺壅鼻衄。

通鸣散

菖蒲　远志各一两　柴胡　麦冬　防风各五钱　细辛　甜葶苈各二钱半　磁石四钱　杏仁十四粒

每末五分，葱白汤调下。

此方治小儿两耳聋鸣。

细辛散

细辛　防风　大黄　黄芩各一两　蜡　川椒各五钱

细锉，以清麻油三合，熬药紫色，滤去渣，入蜡，候化为膏，每以大豆许点耳中，日三次。

治小儿耳聋，或因脑热，或因入水，或因吹着。

菖乌散

菖蒲　炒乌头各四分

为末，绵裹内耳中，日二次。

治小儿耳自鸣，日夜不止。

菖附散

炮附子　菖蒲等分

为末，绵裹塞耳。

治小儿耳疼痛。

红蓝花散

红蓝花　黄柏各一两　乌鱼骨　黄芩各半两　雄黄四钱　麝香五分

绵药塞耳中，日再。

治聤耳久不瘥。

加味归脾汤

人参　黄芪　茯神各二钱　甘草五分　木香四分　白术　远志　枣仁　当归　龙眼肉　丹皮　山栀各一钱

本方去丹皮、山栀即归脾汤。

此方治脾虚弱损，健忘惊悸等症。

半夏丸

生半夏二两　赤苓　枳壳各一两　风化朴硝二钱半

姜汁糯米粉丸，每三四十丸。

治痰症。若惊搐后风涎潮作，服之神效。

白附丸

南星二两　半夏　白附子　白矾各一两

姜汁糊丸，一岁儿七丸，薄荷汤下。

通治咳嗽有痰，感冒发热，吐泻心神不安，神效。

牛蒡子散

牛蒡子　山栀　甘草　川硝　郁金各半两　枳壳二钱半

研细，入冰片五分，研匀，每五分薄荷汤下，量儿大小加减。

治小儿心脾热壅多涎。

谭氏金珠丸

南星　白矾　半夏各七钱　人参　山药各五钱　朱砂　腻粉各二钱

金箔十片，即为衣，薄荷汁同水打糊丸，绿豆大，每一丸，姜汤下，量加减。

治小儿惊悸怔忡，化痰涎，利胸膈烦热，止嗽。

张涣金朱丹

朱砂　半夏　胆星各一两　茯苓半两　石膏六钱　金箔二十片

姜汁和黍米大，每十丸参汤下。

治小儿多涎，乳食不下，涎不流出者，乃名脾热多涎。

小朱砂丸

朱砂一两　胆星　人参　茯苓　珍珠　半夏各半两　冰片　麝香各少许

蒸饼丸黍米大，每四五丸，金银汤下。

治小儿眠睡多惊，能化风壅痰涎，安神。

黄连解毒汤

黄连　黄芩　防风　荆芥穗　知母　石膏　酒黄柏　山栀　大青　元参　生甘草　桔梗　木通

如暄热之时，以此辛寒之药解之。

麻黄汤

麻黄　升麻　牛蒡子　蝉退　甘草各一钱

烦渴加石膏末四钱。

柽叶散

柽，即西河柳，青茂时采叶，晒干为末，每一二钱，茅根汤调下。

加味黄芩汤

黄连　黄芩各一钱半　白芍三钱　甘草七分　滑石三钱

若调服只用一钱，血痢加地榆二钱。

黄芩汤

黄芩　黄连　赤芍　生地　枳壳　当归梢　木通　甘草　人参

初加酒大黄。

养血化斑汤

归身　生地　红花　蝉衣　人参各五分

加姜一片。

大青汤

大青　元参　石膏　生地　地骨皮　知母　木通　荆芥穗　甘草等分

加淡竹叶十二片。

安神丸

黄连　龙胆草　当归　石菖蒲　茯神各一钱半　全蝎七个

蒸饼杵猪心血丸。朱砂为衣，灯草汤下，亦名黄连安神丸。

妇科玉尺

清·沈金鳌　撰

自　　序

尺者，划分寸，量短长，取其准也。尺而以玉为之，分寸所划，坚久不磨，尤准之准也。余窃思短长之数，必取准于尺，于物然，于病亦然，于妇女之病更无不然。何则？妇女深居闺房，则情不畅；妇女见地拘局，则识不开；妇女以身事人，则性多躁；妇女以色悦人，则心偏妒。稍有不遂，即为忧思，忧思之至，激为怨怒。不知忧则气结，思则气郁，怨则气沮，怒则气上，血随气行，故气逆而血亦逆，血气乖争，百疾于是乎作。及其疾作，又苦不自知，即或知之，而幽私隐曲，又不肯自达，且多掩蔽。于是其家一委之医，医一凭之脉，而此翕翕跳动之脉，欲藉以测妇女幽私，达妇女隐曲，毫厘千里，贻祸不小，岂非妄意揣度，而未知用玉尺以量之，且用玉尺以求得其准乎？昔者仓公诊女子，知其欲男子不得，脉出鱼际一寸，是以玉尺量准者也。古来如仓公之医者不乏，亦皆量以玉尺而能准者，举古人为法，求得其准焉。夫何幽私隐曲之不可达哉？虽然，言医之书甚繁，其不能读者无论已。有能读者，苟非识精见卓，确有把持，将此纷纷聚讼者，何自援以为准？余故不惮参稽，著为《妇科》六卷。所言诸病，必按脉切症，要于的当，不失幽私隐曲之所在。摘录前人之语及方，悉皆至精至粹，百用百效者，以是而当尺之分寸，庶几如玉所划，坚久不磨，取以量妇女病，应无不得其准之准者欤！

乾隆甲午清明前二日无锡沈金鳌自书

凡　例

一妇女病，倍多于男子，其原不外经产崩带数大端，故是书篇目，虽止有九，而一切病，皆统于是矣。

一每篇正文，皆充类至尽，似无遗症，然病变无方，或有未备者，又当临时裁度，因势酌方，不可拘泥。岳武穆云：运用之妙，存乎一心，兵法也，亦医法也。

一妇科书本言妇女病，若求嗣一款，则兼言男女，故列于首篇。

一崩漏虽属血病，然非专由经也，前人往往杂于经病中，非是，余故次于产后病下。

一小产原是胎前之患，不得以大产小产递及，今列于临产前者，明其病属于胎前也。

一每篇正文后，前人论说，必择至精且当，归于一是者，然后采录，期免矛盾之诮。

一所采古方，除试验获效外，其余必取方药之性味，按合所主之症，再四考订，果属针对不爽，才敢载笔。稍觉阻碍，即弃去，虽分量多寡，亦必筹较，未敢轻心相掉，贻误将来也。

一方有与症相合，本文及前论，却俱未引及者，亦附录备考，不肯割爱云尔。

目　　录

卷　一

求　嗣

有夫妇，则有父子，婚配之后，必求嗣续固已。而求嗣之术，不越男养精，女养血，两大关键。盖男精女血，因感而会，精成其子，万物资始于乾元也。血成其胞，万物资生于坤元也，阴阳交媾，胎孕乃凝，理固然也。养精之法有五：袁了凡云：一须寡欲，二须节劳，三须息怒，四须戒酒，五须慎味。盖肾为精府，凡男女交接，肾气必为震动，肾动则精随以流，外虽未泄，精已离宫，未能坚忍者，必有真精数点，随阳之痿而溢出，故贵寡欲。精成于血，如目劳于视，则血于视耗。耳劳于听，则血于听耗。心劳于思，则血于思耗。吾随事节之，则血得其养，故贵节劳。肾主闭藏，肝主疏泄，二脏皆有相火。而其系上属于心，心君火也。怒则伤肝，而相火动，动则疏泄者用事，而闭藏不得其职，虽不交易，亦暗流而潜耗，故贵息怒。酒能动血，人饮酒，则面赤手足红，是扰其血而奔驰之也。血气既衰之人，数月保养，精得稍厚，然使一夜大醉，精随荡矣，故贵戒酒。浓郁之味，不能生精，淡泊之味，乃能补精，盖万物皆有真味，调和胜，则真味衰，不论腥素，但煮之得法，自有一段冲和恬淡之气。盖人肠胃能啖食谷味，最能养精，故贵慎味，此其大要也。至于炼精有法，服药有方，宜五子衍宗丸、阳起石丸、续嗣丹、温肾丸，则又当遵而行之。养血之法，莫先调经，其法方另详经脉门。盖经不调，则血气乖争，不能成孕。每见妇人之无子者，其经必或前或后，或气虚而多，或血虚而少且淡，或虚而行后作痛，或滞而将行作痛，及凝块不散，或滞而挟热挟寒。至色成紫黑，皆当斟酌用药，直至积行滞去虚回，方能受孕。娄全善治经不调，只一味香附末醋丸服之，谓为百发百中之剂，以能调气血也。然或子宫多冷，宜琥珀调经丸、暖宫丸、螽斯丸、济阴丹。冲任多伤，宜温经汤、加味养荣丸，并宜治之。若夫配合之强弱，男女之疾病，交会之禁忌，时日之协期，皆一一不可忽。

脉法　《脉经》曰：男子脉微弱而涩，为无子，精气清冷也。妇人少腹冷，恶寒，少年者得之，为无子；年大者得之，为绝产。肥人脉细，胞有寒，故令少子。色黄者胸中有寒。

《素问》曰：督脉生病，其女子不孕。注曰：督与冲任并起于胞间也。龚信曰：求嗣之脉，专责于尺，右尺偏旺，火动好色；左尺偏旺，阴虚非福；惟沉滑匀，易为生息；微涩精清，兼迟冷极。若见微濡，入房无力，女不好生，亦尺脉涩。陈氏士铎曰：脉有十二经，不宜太过而数，数则热，不宜不及而迟，迟则寒，不宜太无力而虚，乃正气正血虚也，不宜太有力而实，乃正虚而火邪乘以实之也。亦有男女上热下寒，表实里寒，而未得孕者，宜睡时，服凉膈药以清上，早服补药以温下，暂进升散药以达表，久服厚味药以实里。又有女人气多血少，寒热不调，月水先后，白带频下而无子者，皆当诊脉而以活法治之。

进火有法 孙思邈曰：进火之时，当至阴节间而止，不尔，则过子宫矣。盖深则少阴之分，肃杀之方，何以生化？浅则厥阴之分，融和之方，故能发生。所以受胎之处，在浅而不在深也。非月经往来后，皆不可用事。惟经后一日男，二日女，三日男，此外皆不成胎。大风雨，大寒暑，阴晦，日月蚀，皆不可交接，所生男女痴聋，四体不完。万全曰：诀曰：玉湖须浅泛，重载却成忧，阴血先参聚，阳精向后流，血开包玉露，平步到瀛洲。浅泛者，即《素女论》所谓九浅一深之法也。盖男女交媾，浅则女美，深则女伤，故云重载即成忧。又曰：《养生经》云：交合之时，女有五伤之候。一者阴户尚闭不开，不可强刺，刺则伤肺。二者女兴已动欲男，男或不从，兴过始交，则伤心，心伤则经不调。三者少阴而遇老阳，玉茎不坚，举而易软，虽入不得摇动，则女伤其目，必至于盲。四者经水未尽，男强逼合，则伤其肾。五者男子饮酒大醉，与女交合，茎物坚硬，久刺不止，女情已过，阳兴不休，则伤腹。五伤之候，安得有子？又曰：未交之时，男有三至，女有五至。男子三至者，谓阳道奋昂而振者，肝气至也。壮大而热者，心气至也。坚动而久者，肾气至也。三至俱足，女心之所悦也。若痿而不举，肝气未至也，肝气未至而强合，则伤其筋，其精流滴而不射矣。壮而不热者，心气未至也，心气未至而强合，则伤其血，其精清冷而不暖矣。坚而不久者，肾气未至也。肾气未至而强合，则伤其骨，其精不出，虽出亦少矣。此男子求子所贵清心寡欲，以养肝、心、肾之气也。女子五至者，面上赤起，眉靥乍生，心气至也。眼光涎沥，斜视送情，肝气至也。低头不语，鼻中涕出，肺气至也。交颈相偎，其身自动，脾气至也。玉户开张，琼液浸润，肾气至也。五气俱至，男子方与之合，而行九浅一深之法，则情洽意美。其候亦有五也。娇吟低语，心也。合目不开，肝也。咽干气喘，肺也。两足或屈或伸仰卧如尸，脾也。口鼻气冷，阴户沥出沾滞，肾也。有此五候，美快之极，男子识其情而采之，不惟有子，且有补益之助。

择鼎有诀 万全曰：骨肉莹光，精神纯实，有花堪用，五种不宜。一曰螺阴，户外绞如螺蛳样旋入内。二曰文阴，户小如箸头，只可通溺，难为交合，名曰石女。三曰鼓花，头绷急似无孔。四曰角花，头尖削似角。五曰脉，或经脉未及十四而先来，或十五六而始至，或不调，或全无。此五种无花之器，不能配合，焉能结成胎孕也哉！

男女情兴 万全曰：天地氤氲，万物化醇，男女媾精，万物化生，诚哉是言也！男女胥悦，阴阳交通，而胚胎成矣。尝观周颂云，思媚其妇，有依其士，则夫妇亲爱之情，虽在田野，未之忘也。故于衽席之间，体虽未合，神已先交，阳施阴受，血开精合，所以有子。苟夫媚其妇，而女心未惬，则玉体才交，琼浆先吐，阳精虽施，而阴不受矣。妇依其夫，而士志或异，则桃浪徒翻，玉露未滴，阴血虽开，而阳无入矣。阴阳乖离，成天地不交之否，如之何其能生化万物哉！又曰：男女情动，彼此神交，然后行之，则阴阳和畅，精血合凝，有子之道也。若男情已至，而女情未动，则精早泄，谓之孤阳。女情已至，而男情未动，则女兴已过，谓之寡阴。《玉函经》云：孤阳寡阴即不中，譬诸鳏夫及寡妇，谓不能生育也。

氤氲有时　袁了凡云：天地生物，必有氤氲之时，万物化生，必有乐育之时。猫犬至微，将受孕也，其雌必狂呼而奔跳，以氤氲乐育之气，触之而不能自止耳。此天地之节候，生化之真机也。《丹经》云：一月止有一日，一日止有一时。凡人一月经行一度，必有一日氤氲之候，于一时辰间，气蒸而热，昏而闷，有欲交接不可忍之状，此的候也。于此时逆而取之则成丹，顺而取之则成胎。其曰：三日月出庚。又曰：温温铅鼎，光透帘帏，皆言其景象也。当欲情浓动之时，子宫内有如莲花蕊者，不拘经尽几日，自然挺出阴中，如莲蕊初开，内人洗下体，以指探之自知也，但含羞不肯言耳。男子须预密告之，令其自言，则一举即中矣。

鳌按：此氤氲之时，交合成胎，亦偶然耳，非若经尽受胎之期为有准也。以其另成一法，故录之以备用。

胎孕所由　孙思邈云：褚氏云：男女之合，二情交畅，阴血先至，阳精后冲。此所谓先后只在一时辨之。血开裹精，精入为骨而男形成矣。阳精先入，阴血后参，精开裹血，血入为本而女形成矣。阳气聚面，故男子面重，溺死必伏；阴气聚背，故女子背重，溺死必仰。阴阳均，为非男非女之身，精血散分，成骈胎品胎之兆。父少母老，产女必羸，母壮父衰，生男必弱。古之良工，首察乎此，与之补之，补羸女则养血壮脾，补弱男则壮脾节欲，羸女宜及时而嫁，弱男宜待壮而婚，此疾外所务之本，不可不察也。

鳌按：褚氏男女成形之说，最为精确。若东垣、丹溪辈以胎系之，属左为男，属右为女，立论恐未当，故弗录。

万全曰：男子以精为主，女子以血为主，阳精溢泻而不竭，阴血时下而不愆，阴阳交畅，精血合凝，胚胎结而生育滋矣。不然，阳施不能下应于阴，阴亏不能上从乎阳，阴阳抵牾，精血乖离，是以无子。昧者不知此方，且推生克于五行，蕲补养于药饵，以伪胜真，以人夺天，虽孕而不育，育而不寿者众矣。又曰：求子者，男当益其精而节其欲，使阳道之常健，女当养其血而平其气，使月事之时下。交相培养，有子之道也。又曰：妇人血经方绝，金水才生，此时子宫正开，乃受精结胎之候，妙合太和之时。过此佳期，则子宫闭而不受胎矣。男女之分，各有要妙存焉。如月信方绝，一三五日交合者成男，二四六日交会者成女，过此不孕。

鳌按：过期则子宫闭而不受胎，非子宫之闭，子宫之气闭也。

炼精之法　《保生书》曰：炼精者，全在肾家下手。内肾一窍名元关，外肾一窍名牝户，真精未泄，乾体未破，则外肾阳气，至子时而兴，人身之气，与天地之气两相吻合，精泄体破，而吾身阳生之候渐晚，有丑而生者，有寅而生者，有卯而生者，有终不生者，始与天地不相应矣。炼之之诀，须夜半子时，即披衣起坐，两手搓极热，以一手将外肾兜住，以一手掩脐，而凝神于内肾，久久习之，而精旺矣。

秦桂丸辨　朱震亨曰：医者昧于无子之起于何因，遂以秦桂丸之温谓可用，致受燔灼之祸，何者？阳精之施，阴血能摄，精成其子，血成其胞，胎孕乃成。今妇人无子，率由血少不足以摄精也。血少固非一端，然必调补阴血，使无亏欠，乃可成胎。何乃径用热剂，煎熬脏腑，血气沸腾，经来必转紫黑，渐成衰少，始则饮食骤进，久则口苦而干，病且蜂起，焉能成胎？纵然生子，亦多不寿，以秦桂丸能耗损天真之阴也。戒之慎之！又曰：妇人无子者，多由血少不能摄精，俗医悉谓子宫虚冷，投以辛热之药，致祸不旋踵。或有服艾者，不知艾性至热，入火灸则下行，入药服则上行，多服则致毒，咎将谁挽！

无子之由 陈士铎曰：凡男不能生子，有六病。女不能生子，有十病。六病维何？一精寒也，二气衰也，三痰多也，四相火盛也，五精少也，六气郁也。精寒者，肾中之精寒，虽射入子宫，而女子胞胎不纳，不一月而即堕矣。气衰者，阳气衰也，气衰而不能久战，以动女之欢心，男精已泄，而女精未交，何能生物乎？精少者，虽能入而精必衰薄，胞胎之口大张，些少之入，何能餍足？故随入而随出矣。痰多者，多湿也，多湿则精不纯矣，夹杂之精，纵然生子，必致夭丧。相火甚者，过于久战，女情已过，而男精未施，及男精施而女兴寝，又安能生育哉？气郁者，肝气郁塞，不能生胞中之火，则怀抱忧愁，而阳事因之不振，或临炉而兴已阑，或对垒而戈忽倒，女子之春思正浓，而男子之浩叹顿起，柴米之心难忘，调笑之言绝少，又何能种玉蓝田哉？故精寒者，温其火；气衰者，补其气；痰多者，消其痰；火盛者，补其水；精少者，益其精；气郁者，舒其气；则男之无子者，可以有子，不可徒补其相火也。十病维何？一胞胎冷也，二脾胃寒也，三带脉急也，四肝气郁也，五痰气盛也，六相火旺也，七肾水亏也，八任督病也，九膀胱气化不行也，十气血虚而不能摄精也。胞胎之脉，所以受物者也。暖则生物，而冷则杀物矣。纵男子精热而时入之，安能茹之而不吐乎？脾胃虚寒则带脉之间必然无力，精即射入胞胎，又安能胜任乎？带脉宜迟不宜急，脉急者由于腰脐不利也，腰脐不利，则胞胎无力，又安能载物乎！肝气郁则心境不舒，何能为欢于床笫？痰气盛者，必肥妇也，毋论身肥，则下体过胖，子宫缩入，难以受精。即或男甚健，鼓勇而战，精射直入，而湿由膀胱，必有泛溢之虞。相火旺者过于焚烧，焦干之地，又苦草木难生。肾水亏者，子宫燥涸，禾苗无雨露之濡，亦成萎黄，必有堕胎之患。任督之间，倘有疝瘕之症，则物不能施，因外有所障也。膀胱与胞胎相近，倘气化不行，则水湿之气，必且渗入胞胎而不能受孕。女子怀胎，必气血足而后能养，倘气虚则阳衰，血虚则阴衰，气血双虚则胞胎下堕而不能升举，小产之不免也。故胞胎冷者温之，脾胃寒者暖之，带脉急者缓之，肝气郁者开之，痰气盛者消之，相火旺者平之，肾气衰者补之，任督病者除之，膀胱气化不行者助其肾气，气血不能摄胎者益其气血，则女之无子者，亦可以有子，而不可徒治其胞胎为也。

治男女求嗣方

五子衍宗丸 治男子无嗣。

杞子九两 酒浸菟丝子七两 覆盆子五两 车前子三两 五味子一两

蜜丸，酒下九十丸，临卧盐汤下五十丸。春丙丁巳午，夏戊己辰戌丑未，秋癸亥子，冬甲乙寅卯日，并须上旬晴日修合。忌僧、尼、寡妇、孝服、六畜不净之物。惯遗精者，去车前，以莲子代之。

阳起石丸 治丈夫精清精冷，是以无子。

阳起石煅，另研 菟丝子酒制 鹿茸酒蒸，焙干，另研 天雄炮 韭子炒 酒苁蓉各一两 覆盆子酒浸 桑寄生 石斛 沉香 原蚕蛾酒炙 五味子各五钱

酒煮糯米糊丸，空心盐汤下。

续嗣丹　丈夫无子宜服。

萸肉　天冬　麦冬各二两半　补骨脂四两　菟丝子　杞子　覆盆子　蛇床子　韭子　熟地各两半　龙骨　牡蛎　黄芪　当归　锁阳　山药各一两　人参　杜仲各七钱半　陈皮　白术各五钱

黄狗外肾酥炙二对，为末，用紫河车一具蒸制，同门冬、地黄捣为丸。每百丸，早晚各以盐汤酒任下。

温肾丸　无子宜服。

熟地　萸肉各三两　巴戟二两　当归　菟丝子　鹿茸　益智仁　生地　杜仲　茯神　山药　远志　续断　蛇床子各一两

蜜丸，酒下。精不固，倍鹿茸，加龙骨、牡蛎。

琥珀调经丸　治妇人胞冷无子，能令经正。

香附一斤，童便、醋分浸九日，和熟艾四两，再加醋五碗，煮干　川芎　当归　白芍　熟地　生地　没药各二两　琥珀一两

醋糊丸，艾醋汤下。

暖宫螽斯丸　治妇人无子。

厚朴二钱半　吴萸　茯苓　白及　白蔹　白附子　石菖蒲　肉桂　人参　没药各一两　酒当归　细辛　乳香　酒牛膝各七钱半

蜜丸，酒下一二十丸。壬子日修合，一名壬子丸。

济阴丹　治数经堕胎，胞冷无子，皆冲任虚冷，胞内宿挟疾病，经不调，或崩带三十六疾，致孕育不成，亦治产后百病。

苍术八两　香附　熟地　泽兰各四两　蚕退纸　人参　桔梗　石斛　藁本　秦艽　甘草各二两　当归　肉桂　干姜　细辛　丹皮　川芎各两半　木香　茯苓　京墨煅　桃核仁各一两　川椒　山药各七钱半　糯米炒，一升　大豆黄卷炒，半升

蜜丸，每两作六丸。每丸细嚼，酒或醋汤下。

温经汤　治冲任虚，月经不调，或曾半产，瘀血停留，唇口干燥，五心烦热，少腹冷痛，久不受胎。

炮附子　当归等分

每咀片三钱，空心煎服。

加味养荣丸　治经来前，外潮内烦，咳嗽食少，头昏目眩，带下，血风血气，久无子，及一切痰火等症，服之受孕，亦治胎动胎漏，常服可不小产。

熟地　当归　白术炒，各二两　白芍　川芎　黄芩　香附各一两半　陈皮　贝母　麦冬　茯苓各一两　阿胶七钱　甘草五钱　黑豆去皮，炒，四十粒

蜜丸，酒下，忌猪血。

附：前人效方

大黄丸　治带下百病无子。

川芎五两　大黄切，炒黑　柴胡　朴硝　干姜各一升　茯苓二两　川椒半两

蜜丸，先食服七丸，米饮下。加至十丸。以知为度。五日微下，十日下血，二十日下长虫及青黄汁，三十日病除，五十日肥白。

紫石英天门冬丸　治风冷在子宫，有子常堕，或始为妇，便患心痛，仍成心疾，月水都未曾来，服之肥充，令人有子。

紫石英　禹余粮　天冬各三两　芜荑　乌头　肉桂　肉苁蓉　甘草　石斛　五味子　柏子仁　人参　泽泻　远志　杜仲各二两　川椒　卷柏　桑寄生　云母石　石南　当归　乌贼骨各一两

蜜丸，酒下二十丸，加至四十丸，日二服。

资生顺坤丸　治女子寒多热少，久无孕。

四制香附一斤，去头末，取中末，半斤　酒

当归 土白术各三两 川芎 白芍 益母草 熟地 生地 茯苓 丹皮 黄芩 柴胡 臭椿根白皮各二两

醋糊丸，空腹淡醋汤下，食干物压之。

苍术导痰丸 肥盛妇人无子。

制苍术 便香附各二两 南星 半夏 枳壳 川芎 神曲各一两 飞滑石四两 陈皮 茯苓各两半

姜汁浸，蒸饼丸。

韩飞霞女金丹 治子宫虚寒不受孕。

白术 当归 川芎 赤石脂 白薇 丹皮 延胡索 人参 藁本 白芍 肉桂 没药 茯苓 甘草各一两

上除石脂、没药另研，余酒浸三日，焙干为末，足十五两。香附醋浸三日，略炒为细末，亦取足十五两。筛和蜜丸弹子大。磁瓶收，每取七丸，鸡未鸣下一丸，以茶清漱咽喉后细嚼。以酒或白汤下，咸物干果压之，服至四十丸为一剂，以经调受孕为度。胎中三日一丸，百日止。

艾附暖宫丸 治同上。

香附六两，醋五升，煮一日夜，打烂，勿作饼，慢火焙干 艾叶 当归各三两 川断两半 吴萸 川芎 白芍 黄芪各二两 生地一两 官桂五钱

醋糊丸，食远淡醋汤下，壬子日合，或天德合月德合生气日虔制。

乌鸡丸 治妇人脾胃虚弱，冲任损伤，血气不足，经候不调以致无子，服之屡验。

白毛乌骨雄鸡一只，先以粳米喂七日，勿令食虫蚁。吊死去毛杂，以一斤为率 生地 熟地 天冬 麦冬各二两，入肚中，好酒十碗，砂罐煮烂，取出，再用桑柴火上焙，去药，更以余酒淹尽，焙至枯焦 杜仲 归身 川芎 白术 丹参 茯苓 破故纸 人参 炙草 酒洗肉苁蓉去鳞甲，切片，烘干 小茴香微炒 砂仁各一两 香附醋浸三日，焙干，四两

酒调面糊丸，每五十丸，空心饮酒或米饮下。

金凤衔珠丸

治月经不调，赤白带下，经病脐腹痛，小便白浊，阳事不举，遗精等症。

蛇床子四钱 母丁香 肉桂 杏仁 白及 吴萸 菟丝子 北细辛 薏苡仁 砂仁 牡蛎 川椒各三钱 麝香少许

生蜜丸樱桃大，每用一丸，入炉柔存，多待先动其情，待药性行，方交，一月后即有孕矣。

抑气丸 治妇人气盛于血，所以无子，寻常目晕头眩，膈满体疼，怔忡，皆可服。

香附 陈皮各二两 茯神 炙草各一两

每末三钱，不拘时白汤下。

月 经

经者，常也。女子十四岁，任脉通而天癸至，任与冲遂为经脉之海，外循经络，内荣脏腑，气血调和，运行不息。一月之间，冲任溢而行，月事以时下，此常经也。故曰：经贵乎如期。若来时，或前或后，或多或少，或月二三至，或数月一至，皆为不调。不调则病作，甚至积而不行，则病更作。昔人谓经至十年，无男子合则不调，未至十年，思男子合而不得，亦不调，不调则瘀不去，新误行，或渍而入骨，或变而成肿，故云室女忧思积想在心，则经闭而痨怯者多。然亦有因脾胃伤损者，不尽可作血凝经闭治也，只宜调养脾胃，脾气旺则能生血而经自通。亦有因饮食停滞致伤脾胃者，宜消食健脾。若经来时，饮冷受寒，或吃酸物，以致凝积，血因不流，当以辛温活血行气药通之，此经闭也。精神壮盛，阴血有余，偶感风

寒，或食冷物，以致气滞血凝而闭，宜以通气活血药导之，此气滞也。先天不足，或病后产后失于调理，以致真阴亏损，火热煎熬；或阴虚火旺，肝不生血；或堕胎，及产多而亡血；或因久患潮热，盗汗耗血，乃将成痨瘵之候矣，宜以滋阴养血清火药治之，此血枯也。故即血凝之症，当有经闭气滞血枯三项因缘，未可概视。若专用攻伐，恐经不通而血反涸也。至如痛经一症，乃将行经而少腹腰腿俱痛，此血当瘀，临经时血热气滞也，宜以通利活血药调之。经病大端，不过如是。而其详则有可举者，如经水不调，所下淡色似水者，血虚也，宜四物汤加参、芪、香附，腹痛加阿胶、艾。下血色紫而成块者，热从火化而热血凝结也。或离经蓄血所致，经水必下多或作痛，宜四物加芩、连、知、柏、白芍。妇人室女月不调，血积坚如石者，受寒也，宜和血通经汤。妇女经不调者，或由诸般气滞也，宜艾附丸。经不调先期而来者，血热也，宜四物加芩、连，或凉血调经丸。经行先期腰腹发热者，亦血热也，宜凉血丸。经水不调，临行时先腹痛者，气滞血实也，宜四物加延胡索、炒枳壳、蓬术、木香、桃仁。月行时，口渴，吃水多，心痞，喜呕，不进饮食者，脾病也，宜山栀汤。妇人年二十余，月来不匀，来时先呵欠，腹隐痛，血色紫，食少无力者，弱也，宜黄连白术汤。经来紫黑色，一月二次，或三次，不思饮食，口干而苦，发热者，血热妄行也，宜四君子汤加生地、当归、陈皮、麦冬、白芍、木通、甘草。经来或不来，腹痛，喜食热物者，气痛也，宜半夏木通汤。经来时，心神不宁，四肢微热，虚劳者，曾受惊也，宜菖蒲饮。临经时，或食生冷酸涩，至膀胱小腹疼，腹饱闷者，血偶滞也，宜破结丸。经水后期而行者，血虚有寒也，宜四物加黄芪、陈皮，或香附芎归汤。过期太甚，胶艾丸。经水过期色淡者，痰也，宜二陈汤加川芎、当归。有痰占住血海之地，因而不来，目必渐昏，肥人多有之，是痰碍经而不行也，宜星芎丸。经来十数日不止者，血热也，宜止血药中加山栀、柴胡。经水来而不止者，气虚不能摄血也，宜补气固经丸。经水过多不止，平日肥壮，不发热者，体虚寒也，宜姜棕散。经水过多不止，平日瘦弱，常发热者，由火旺也，宜龟板丸。经来不止及血崩者，血溢也，宜必效散。妇人四十九岁，经当止，今每月却行过多，及五旬外，月事比少时更多者，血热或血不归经也，宜芩心丸、琥珀丸。妇人室女经闭，疼痛，或成血瘕者，瘀积也，宜通经丸。经闭，或但不调，血块气痞腹痛者，气血滞也，宜调经汤。或烦热肢疼体痛，口干盗汗，嗜卧，经不调，寒热如疟，痰嗽骨蒸者，血虚也，宜逍遥散；不愈，加味逍遥散。瘦弱人经闭者，血气受伤，或生育多也，宜四物加红花、桃仁。又瘦人经闭者，或气滞也，宜通经丸、调经汤。经壅，身体发虚，四肢无力，潮热骨疼者，内有气块也，宜苍术香附丸。经闭腹痛者，内结腹痛也，宜归尾丸。经事不来者，血闭也，宜调经琥珀汤。经闭不来，或过月者，血不调也，宜红花汤。经行后作痛者，气血虚也，宜八珍汤。妇人室女，七情伤感，至于血并，心腹作疼，或连腹痛，或引背膂上下攻刺痛，血瘀作搐，或经不调，一切血气病也，宜延胡索散。有血气发来似刀刮搅肠胃，及心胸刺痛欲绝者，血气冲心也，宜红花散。有游走至腰膂俱痛者，亦血气痛也，宜蓬术散。有上气冲心，变作干血气者，血气久而不行也，宜丝瓜散。有干血痨者，忧思积想所致也，宜月红汤。有妇人血黄者，血瘀病也，宜茄子散。其总治经水不调，或前或后，或多或少，及一切气食等症，则惟四制香附丸，或丹参散为主。经病之烦多若此。然而有宜小心者，妇人二三月经不行，宜用验胎法以验之，未可遽用攻伐通利之剂也。如果验之无胎，斯可随症而通之。或至瘦弱身热，口干唇颊红色，下午尤甚，或先微寒，乃血枯经闭，阴虚发热，将成痨瘵也，宜逍遥散。妇人之病，甚于男子，不益可信哉！

脉法　《脉经》曰：左手关上脉阴虚者，足厥阴经也。妇人病苦月经不利，腰腹痛，肝脉沉之而急，浮之亦然。女人月事不来，时亡时有，得之少时有所坠堕，尺脉滑，血气实，妇人经脉不利，宜服大黄朴硝汤，下去经血，针关元泻之。少阴脉弱而微，微则少血，寸口脉浮而弱，浮则为虚，弱则无血，脉来如琴弦，少腹痛，主月不利，孔窍生疮，尺脉来而断续者，月水不利，当患小腹引腰痛，气滞上攻胸臆也。经不通，绕脐寒疝痛，其脉沉紧，此由寒气客于血室，血凝积血为气所冲，新血与故血相搏故痛。肾脉微涩，为不月。李梴曰：浮涩胁伤经不利，浮绝精伤与经闭。又曰：经病前后，脉软如常，寸关虽调，尺绝痛肠，沉缓下弱，来多要防。微虚不利，间月何妨？浮沉一止，或微迟涩。居经三月，气血不别。三月以上，经闭难当。心脾病发，关伏寸浮。心事不足，左寸沉结。又曰：肾脉沉微，气虚也。女子崩带，经脉不调。

月水不调　陈自明曰：妇人月水不调，由风邪乘虚客于胞中，而伤冲任之脉，损手太阳少阴之经，盖冲任之脉皆起胞中，为经血之海，与小肠、心为表里，乳汁下为月水。然月水乃经络之余，苟能调摄得宜，则经以时应矣。刘完素曰：月水不调，则风热伤于经血，故血在内不通。或内受邪热，脾胃虚损，不能饮食，荣卫凝涩，或大肠虚变为下利，流入关元，致绝子嗣。李杲曰：经不调，右尺脉按之空虚，是气血俱脱大寒症，轻手其脉数疾，举指弦紧或涩，皆阳脱症，阴火亦亡。见热症于口鼻眼，或渴，此皆阴躁阳欲去也，用升阳举经汤，大升浮血气，补命门之下脱也。戴思恭曰：月水或前后，或多少，或欲来先病，或来而断续，皆曰不调，和气饮加香附五分。经来或不来，皆腹痛，皆血不调也，欲调血先调气，四物加吴萸五分；痛甚，延胡索汤。然又恐感外邪食积，宜详审，和气饮却能兼治。李梴曰：以期言之，对期者，性和血足易受孕，差一二日不为害。以色言之，心主血，阴从阳，故红为正。虽不对期，而色正者易调，或前后多少，或逾月不至，或一月再至，当归散、调经散、单丹参散。经前后痛，通用交加地黄丸、七制香附丸。万全曰：经不调有三：一脾虚，二冲任损伤，三痰脂凝塞。胃为水谷之海，血气之母也。惟忧愁思虑，心气受伤，则脾气失养，郁结不通，腐化不行，饮食减少。斯有血枯血闭，及血少色淡，过期，或数月一行也。又脾为血海冲任之系，或嫉怒褊急，以伤肝气，致冲任失守，血气妄行，或血未行而妄合，以动其血，或经未断而即合，冲任内伤，血海不固，为崩为漏，有一月再行者矣。肥硕之人，膏脂充满，元室之户不开，或痰涎壅滞，血海之波不流，故有过期而经始行，或数月而经一行，及为浊、为带、为经闭、为无子之病者矣。

月闭　陈自明曰：或醉饱入房，或劳役过度，或吐血失血，伤损肝脾，但滋其化源，其经自通。若小便不利，头眩腰背痛，足寒时痛，久而血结于内，变为癥瘕。若血水相并，脾胃虚弱，壅滞不通，变为水肿。若脾气衰弱，不能制水，水浸肌肉，变为肿满，当益津液，大补脾胃，方可保生。张从正[①]曰：月不通者，经曰胞脉闭也。胞脉者属火，而络于脬中，今气上迫肺，心气不得下通也，茶调散吐之。吐讫，玉烛散、三和汤、桂苓白术散，量虚实选用。慎勿服峻热药，致变肺痿，骨蒸潮热，咳嗽咯脓，呕血喘逆，尿涩，寝汗不已，渐至脉大形瘦，必不救。李杲曰：二阳之病发心脾，女子不月，其传为风消，为息贲，死不治。妇人脾胃久虚，形羸气血衰，致经不行，病中消，胃热善食，渐瘦液枯。夫经者血脉津液所化，为热所烁，肌肉消瘦，时燥渴，血海枯竭，病名血枯经绝，宜泻胃之燥热，补益气血，经自行矣。此症或经适行而有子，子不安，为胎病者有矣。或心包脉洪数，躁作，时见大便秘涩，小便虽清不利，而经闭绝，此乃血海干枯，宜调血脉，除包络中火邪，而经自行。《内经》所谓小肠移热于大肠，为瘕瘕，为沉，脉涩不利，则月事沉滞而不利，故云为瘕瘕为沉也。或因劳心，心火上炎，月事不来，安心和血泻火，经自行矣。故经云胞脉闭也。胞脉者，属心而络于胞中，今气上迫肺，心气不得下，故月不来也。又曰：凡妇女之病，经水适断，俱作少阳治之，伤寒杂病皆同。经云：身有病而有邪，经脉闭也。经脉闭者，尺中不至，胞脉闭者，生化源绝，二者皆血病也，厥阴主之。厥阴病则少阳病矣。治法或实作大热，或变成痨，脉有浮中沉之不同，故药有表里和之不一，察其在气在血，定其行阴行阳，使大小得宜，轻重各当，则可万全。此少阳一治，不可不知也。朱震亨曰：阴虚，经脉久不通，尿涩体痛，四物加苍术、牛膝、陈皮、甘草。又用苍莎丸料加苍耳、酒芍药为丸。就用前药吞下。经候微少，渐渐不通，手足烦疼渐瘦，潮热，脉微数，四物去芎、地，加泽兰三倍、甘草半分。王纶曰：经不行，有由脾胃损伤者，不可便为经闭死血，轻用攻破药，须审脾胃如何。若因饮食劳倦，损伤脾胃，少食恶食，泄泻疼痛，或因误服汗下攻伐药，伤其中气，致血少不行，只宜用白术为君，苓芍为臣，佐以黄芪、甘草、陈皮、麦芽、柴胡、芎、归等，脾旺自能生血，而经自行。又有饮食积滞，致损脾胃，亦宜消积补脾。若脾胃无病，果有血结，方可行血通经。李梴曰：经行时，余血一点未尽，或外被风寒，湿冷暑热，或内伤生冷，七情郁结，为痰为瘀，曰血滞。或经止后，用力太过，入房太甚，及食燥热，以致火动邪盛而精血衰，曰血枯。经后被惊，血气妄行，上逆则从口鼻出，逆于身则水血相搏，变为水肿，恚怒则气血逆于腰腿、心腹、背胁、手足间，重痛，经行则发，过期则止，怒极伤肝，则有眩晕、呕血、瘰疬、血风疮疡等病，加之经血渗漏于其间，遂成窍穴生疮，淋沥不断。湿热相搏，遂为崩带。血结于内，变为瘕瘕。凡此变症百出，不过血滞血枯而已。但血滞血枯，俱有虚热，故重则经闭不通，以滞枯分言之，轻则经不调，止言虚与热而已。总而言之，经水不通，不出虚、热、痰、气四症。不调亦相似。则饮食调和，自然血气流通。更有凝滞，然后可用红花当归散、紫葳散、通经丸、导经丸之类。虚者只用当归散，通后又须养血益阴，使津液流通。若以毒药攻逐，必死。又曰：经闭腹大，仅一月间便能动作，乃至过期不产。或腹痛，必是虫症，雄砂丸主之。李时珍曰：

---

① 张从正　原作“张从政”，引文出自张从正《儒门事亲》，径改，下同。

经闭有有余不足二症，有余者血滞，不足者伤肝。《素问》云：少时有所大脱血，或醉人房中，气郁肝伤，故月来衰少，或不来，治之以乌贼骨四藘茹一，此正血闭不足之病也。万全曰：经闭而骨蒸潮热，脉虚，用增损八物柴胡汤。热甚，服此不平者，加干姜灰神效。经闭发热咽燥，唇干脉实者，四物凉膈散。张介宾曰：血枯血隔本不同，盖隔者阻隔，枯者枯竭，阴隔者邪气隔滞，血有所逆也。枯竭者冲任亏败，源断其流也。凡妇女病损，至旬月半载之间，未有不经闭者，正因阴竭，所以血枯，枯之为义，无血而然，故或羸弱，或困倦，或咳嗽，或血热，或饮食减少，或亡血失血，及一切无胀无痛无阻无隔，而经有久不至者，皆血枯经闭之候。欲其不枯，无如养荣，欲以通之，无如充之。此诚要义。但使血行，则经脉自至。乃医者不论有滞无滞，多兼开导之药，其有甚者，则专以桃仁、红花之类通利为事。岂知血滞者可通，血枯者不可通乎！是宜知之矣。

经血暴下　成无己曰：妇人年及五十以上，经血暴下者，妇人经血终于七七之数，数外暴下。《内经》曰：火主暴速。亦因暴喜暴怒忧结惊恐之致，切不可作冷病治，用峻热药，必死，止可用黄连解毒汤，以清于上。更用莲壳灰、棕灰以渗于下，然后用四物加延胡索散，凉血和经之药是也。

来止腹痛　张从正曰：经来腹痛，由风冷客于胞络冲任，或伤手太阳少阴经，用温经汤、桂枝桃仁汤。若忧思气郁而血滞，桂枝桃仁汤、地黄通经丸。若血结成块，万病丸。刘完素曰：气冲经脉，月事频并，脐下痛，芍药六合汤。若经欲来，脐腹绞痛，八物汤。朱震亨曰：经候过而作痛者，乃虚中有热也。经将来作疼者，血实也，四物加桃仁、黄连、香附。临行腰疼腹痛，乃郁滞有瘀血，四物加红花、桃仁、蓬术、延胡、木香、香附。发热加黄芩、柴胡。紫色成块者热也，四物加黄连、柴胡。经行微少，或胀或疼，四肢痛，四物加延胡、没药、白芷为末，淡醋汤下。经不调，心腹疼痛，只用芎归二味，名君臣散。经欲行，脐腹绞痛，四物加延胡、槟榔、苦楝、木香减半。又曰：月候不调之中，有兼疼痛者，或常时痛，或经前痛，血积也。或经后痛，血虚也。有兼发热者，或常时热，积也。或经来时热，血虚有热也。王肯堂曰：仲景治带下，月水不利，小腹满痛，经一月再见者，土瓜根散主之。此散乃破坚下血之剂，观此则经不及期，有因瘀血者矣。前论所未及也。然欲知瘀血，须以小腹满痛为凭。又曰：经水者，行气血，通阴阳，以荣于身者也。或外亏卫气之充养，内乏荣血之灌溉，血气不足，经候欲行，身体先痛也。张介宾曰：凡经期有气逆作痛，全滞而不虚者，须顺气，宜调经饮，甚者，排气饮，血俱滞，失笑散。若寒滞于经，或因外寒所逆，或平日不慎寒凉，致凝聚作痛，而无虚者，须祛寒，宜调经饮加姜、桂、吴萸，或和胃饮。若血热血燥，滞涩不行作痛，加味四物汤，或保阴煎去续断加减。以上诸症，但察其有滞无虚，方是真实。若兼虚不得任行克伐。若痛在经后，多由血虚，八珍汤。然必察其寒热虚实以为佐使，自效。其有余滞未行者，决津煎最妙。若但遇经期，则必作痛，或食则呕吐，肢体困倦，或兼寒热，是必素禀不足，八珍汤。虚而寒甚者，理阴煎渐加培补，久必愈。有因带浊多而虚痛者，大营煎，随寒热加佐使主之。

血色痛块　朱震亨曰：经水，阴血也。阴必从阳，故其色红，禀火色也。血为气配，其成块者，气之凝也。将行而痛，气之滞也。来后作痛，气血俱虚也。色淡亦虚也。错经妄行，气乱也。紫者，气热也。黑者，热甚也。人但见紫黑痛块，率为风冷，而用温热，必败。夫热甚者必兼水化，所以热则紫，甚则黑也。李梴曰：色紫，风也。黑者，热甚也。淡白，虚也，或挟痰停水混之也。如烟尘水，如屋漏水，如豆汁，或带黄混浊模糊者，湿痰也。成块作片，色不变，气滞也，或风冷乘之也。色紫黑，血热也。大概紫者，四物加白芷、荆、防。黑者，四物加香附、芩、连。淡白者，古芎归汤加参、芪、白芍、香附。有痰，二陈加芎、归。如烟尘，二陈加秦艽、防风、苍术。如豆汁，四物加芩连。成块，四物加香附、延胡、陈皮、枳壳。通用琥珀调经丸。

热入血室　李杲曰：昼则明了，夜则谵语，热入血室，无犯胃气及上二焦，不治自愈。甚则四顺饮子、桃仁承气汤，症相似，当不妨用之。罗天益曰：热入血室而成结胸，由邪气传入经络，与主气相搏，上下流行，遇经适来适断，邪乘虚入于血室，血为邪迫入于肝经，肝受邪，则谵语见鬼，复入膻中，则血结于胸，何则？妇人平日水养木，血养肝，未孕为月水，既孕则养胎，既产则为乳，皆血也。今邪逐血，并归于肝经，聚于膻中，结于乳下，故手触之则痛，非药可及，故当刺期门也。　李梴曰：妇女伤寒，寒热似虐，经水适断者，亦名热入血室，其血必结而不行，小柴胡汤，或黄龙汤加丹皮、桃仁。妇人此症最多，切忌汗下。若见喜忘如狂，腹满泉清，当以淋血法治之，又不可拘于不下也。男女均有此，男由阳明而传，女人则随经而入。武之望曰：邪入血分，则发在暮，且谵语属胃经者多，恐误犯之，故仲景云：无犯胃气也。又曰：凡经行后似虐谵语，便是热入血室。又曰：经水适来适断，或有往来寒热者，先服小柴胡以去其寒热，后以四物汤和之。又曰：潮热有时为内伤为虚，无时为外感为实，虚者大温经汤，热者四物加芩连，骨蒸者大胡连丸，五心潮[①]者四物加黄连、胡黄连，经前潮热血虚有滞，逍遥散加丹皮、桃仁、延胡，经后潮热血虚有热，逍遥散去柴胡加生地、地骨皮。此方加减，为退热圣药。

室女寡妇师尼　李梴曰：女子十四月至，必近二十方可配，阴气不易成也。或恣食咸酸热燥，致气血上壅不通，红花当归散、大黄膏、紫葳散。如逾年未下，或年未及而思男，思伤心血，火炎脾亏，肺烁肾枯而血闭成痨者难治，四物加柴、芩。逍遥散加芩、连、山栀，以养血凉血，降火柏子仁丸亦妙。因怒逆者，四制香附丸加黄芩、生地。因惊者，抱胆丸。又曰：寡妇郁闷百端，或想夫，或门户不支，或望子孙，心火频炽，加之饮食厚味，遂成痰火。其症恶风体倦，乍寒乍热，面赤心烦自汗，肝脉弦长，当抑肝之阴气，柴胡抑肝汤、抑阴地黄丸、越鞠丸。贫苦食淡者，四制香附丸。每日上午，神思昏愦，怕见明处，恶闻人声，至午后方可，及头昏腹痛惊惕，稍涉劳动，及经来时尤剧，此不得遂志也，宜清神养荣四物汤，加人参、茯神、陈皮、柴胡、羌活、甘草、香附。万全曰：愆期未嫁之女，偏房失宠之妾，寡居之妇，庵院之尼，欲动不能遂，感愤不得言，多有经闭之疾。含羞强忍，不欲人知，致成痨瘵难治者，宜四制香附丸、参术大补丸，攻补兼行，庶几可瘳。此七情之变，难以法治

---

① 五心潮　疑脱“热”字。

者也。张介宾曰：张氏云：室女月不行，切不可用青蒿等凉药，医家多以室女为血热，故以凉药解之。殊不知血得热则行，冷则凝，不可不知。若经微少，渐渐不通，手足骨肉烦疼，日渐羸瘦，渐生痨热，其脉微数，此由阴虚血弱，阳往乘之，少水不能灭盛火，火逼水涸，耗亡津液，治当养血益阴，毋以毒药通之，宜柏子仁丸、泽兰汤。罗天益曰：宋·褚澄疗师尼寡妇，别制方者，盖有谓也。此二种寡居，独阴无阳，欲心萌而多不遂，是以阴阳交争，乍寒乍热，全类温疟，久则为痨瘵也。武之望曰：师尼寡妇之痨，专主肝经，以相火寄于肝也。男女之欲，皆从此出，观天地之气始于春，则知欲火之动亦由于肝也，鸟兽孳尾亦然，故治此者，当以柴胡汤为法。

治月经病方

大黄朴硝汤 治经年月水不行，胞中有风冷所致，宜下之。

大黄 牛膝各五两 代赭石一两 朴硝 丹皮 甘草 紫菀各三两 虻虫 水蛭 桃仁 干姜 细辛 芒硝各二两 麻仁五合

水一斗五升，煮五升，去渣，内硝，分五服。五更为首，去一炊顷，自下后将息，忌见风。

小柴胡汤 治妇人经病间用此加减。

柴胡 黄芩 人参 半夏 甘草 姜 枣

二陈汤 治女人经病，有痰在中脘，饮食少进。

茯苓 陈皮 半夏各一钱 炙草五分

八珍汤 治气血两虚。

人参 茯苓 白术 炙草 川芎 当归 白芍 熟地

调经汤 治瘀积经闭。

当归 延胡索 白术各二钱 香附 白芍 生地各一钱 川芎 陈皮 丹皮各八分 甘草六分 益母草三钱

经来日，空心服。

逍遥散 治血虚经闭。

当归 柴胡 白术 白芍 茯苓 甘草

加味逍遥散 治血虚经病。

逍遥散加山栀 丹皮

必效散 治妇人月经不调，及崩漏不止。

棕皮烧 木贼炭去节，各二两 麝香一钱

另研，每二钱，空心酒服。

大温经汤 治冲任虚损，月候不调，或来多不已，或过期不行，或崩中去血过多，或胎产瘀血停留，小腹急痛，五心烦热，并皆治之。但此温剂，内冷者宜。

当归 川芎 人参 阿胶 桂心 白芍炒 淡吴萸 丹皮 炙草各一钱 麦冬二钱 半夏二钱半 姜五片

食前，稍热服。

八物汤 治经事将行，脐腹绞痛者，气滞血涩故也。

当归 川芎 白芍 熟地 延胡索 苦楝碎、炒，各一钱 木香 槟榔各五分

食前服。

和血通经汤 治因受寒而经不调，或闭。

当归 三棱各五钱 蓬术四钱 木香 熟地 官桂各三钱 红花 苏木各二钱 血竭另研，一钱

共为末，酒下。

艾附丸 治由气滞经不行。

蕲艾四两 香附一斤 当归四两，半酒半醋炒

醋糊丸。有气，加枳壳、陈皮四两。肌瘦，加人参二两，白术四两，茯苓三两。身热，加柴胡四两。

苍术香附丸　治气块。

苍术　三棱　神曲　姜厚朴　生地　莪术　当归　香附各二两　明矾半斤，麸炒黑

归尾丸　治血块。

槟榔　秦艽　归尾　延胡索　姜炭　木香　桃仁　丹皮

破结丸　治经闭，由过食生冷酸涩。

琥珀　延胡索　降香　五灵脂　莪术　牛膝各五钱　桃仁　归尾各一两　肉桂心　血竭各三钱

凉血调经丸　治血热经病，及热甚经闭。

黄芩　黄柏　白芍　鳖甲　杞子　归身　樗皮

凉血丸　治经行先期。

枇杷叶　白芍　五味子　生地　青蒿　甘草　山萸　黄柏　川断　杜仲　阿胶

山药打糊丸。

香附芎归汤　治经行后期。

川芎　当归　香附　白芍　蕲艾　熟地　麦冬　杜仲　橘红　甘草　青蒿

若太甚，并半边头痛，加甘菊、藁本、荆芥、童便，去艾、杜仲、香附、橘红。

胶艾丸　治经行后期太甚。

香附　生地　枳壳　白芍　砂仁　艾叶　阿胶

山药糊丸。

越鞠丸　治郁伤气滞，胸膈痞闷，肚腹膨胀，饮食少思，吞酸嗳腐，女人经病。

香附　苍术　川芎　山栀　山楂　神曲

等分，神曲糊丸。食远，白汤下。

桃仁承气汤　治月事沉滞。

桃仁十二个　官桂　甘草　芒硝各五钱

粗末五钱，水煎。

黄连解毒汤　治经血暴下。

黄连　黄柏　黄芩　山栀

等分，每粗末五钱，水煎。

升阳举经汤　治经水不调，右尺按之空虚，轻手数疾，举指弦紧或涩。

柴胡根　当归根　白术　黄芪各三钱　羌活根　防风根　藁本各二钱　红花　白芍各五分　独活根　细辛各六分　桃仁去皮、尖，十枚　川芎　熟地　人参　炮附子　甘草梢各一钱　肉桂心秋冬五分，夏不用

每㕮咀二钱，空心水煎，稍热服。诸药言根者，近根处去苗便是。

补气固经丸　治经病由气虚。

人参　炙草　茯苓　白术　黄芪　砂仁

姜棕散　治虚寒经病。

棕炭一两　炮姜五钱

为末，酒煎，乌梅汤下。若初血崩尚有火，宜槐子灰，用醋汤下。

龟板丸　治经水来而过多不止。

龟板醋炙　条芩　白芍　椿根皮各一两　黄柏蜜炙，三钱

蜜丸，淡醋汤下。

芩心丸　治年老月行不止。

芩心二两

醋浸七日炙干，又浸炙七次，醋糊丸，酒下。

琥珀丸　治同上。

黄芩炒黑　香附二两　当归　川芎各一两　三棱　琥珀各五钱

黄米饭丸，空心服。

柴胡抑肝汤　治寡居独阴，寒热似疟等症，女人阴病。

柴胡二钱半　赤芍　丹皮各一钱半　青皮二钱　连翘　生地各五分　地骨皮　香附　苍术　山栀各一钱　川芎七分　神曲八分　甘草三分

山栀汤　治脾病。

山栀　木通各钱半　黄芩一钱　白术

陈皮各二钱　甘草三分

半夏木通汤　治气痛。

白术　茯苓　木通　半夏　甘草

黄连白术汤　治月经来止，多少不匀。

白术四钱　黄连　陈皮各二钱半　丹皮二钱　木通　茯苓　山萸　人参各钱半　炙草三分

苍莎丸　调中散郁。

苍术　香附各四两　黄芩二两

蒸饼丸，姜汤下。

失笑散　治经水时行时止，心痛。

蒲黄　五灵脂等分

每末二钱，醋调膏，水冲服。

加味四物汤　治血分有热。

四物加柴胡　丹皮　山栀

抱胆丸　治室女经将行，惊邪蕴结，并治男女一切惊恐风狂，神效。

黑铅两半　水银二两　朱砂　乳香各一两

先镕铅化，入水银候结砂子，再下朱乳末，柳枝锤研匀，丸芡子大，每一丸，空心井水下。病者得睡，莫惊动，醒即安，二服除根。

雄砂丸　治虫症经闭腹痛。

鹤虱　芜荑　干漆　僵蚕各三钱　榴皮　贯仲各五钱　朱砂　雄黄　雷丸　甘遂各钱半

米粉糊丸，麻子大，每十丸，五更时粥饮下。一方，加麝香少许尤妙。

紫葳散　治经不来，发热腹胀。

紫葳　肉桂　赤芍　白芷　延胡索　当归　刘寄奴　丹皮等分　红花少许

酒一水二煎。

玉烛散　治二便闭塞，月事不行。

四物汤加芒硝、大黄、甘草、姜三片。

万病丸　治经不行，绕脐痛。

干漆　酒浸牛膝焙，各一两

以生地汁一升，入末熬至可丸，每二十丸，空心米饮下。一名万痛丸。

土瓜根散　治带下经水不利，小腹满痛，经一月再至者。

土瓜根　白芍　桂枝　䗪虫各七钱半

每末方寸匕，酒下，日三服。

温经汤　治血海虚寒，月水不调。

川芎　当归　白芍　莪术各钱半　人参　牛膝各二钱　桂心　丹皮各一钱　甘草五分

菖蒲饮　治惊恐而致经病。

人参　菖蒲各一钱　茯神　远志各钱半　麦冬　山药各二钱　珍珠　琥珀各三分　金箔一片　胆星五分　牛黄二分　麝香五厘　天竺黄　雄黄　朱砂各二分

为末，薄荷姜汤下。

红花汤　治经行过期及不月。

红花　琥珀　白芍　麝香　没药　当归　桂枝　桃仁　苏木

调经琥珀汤　治不月。

三棱　蓬术　白芍　刘寄奴　当归　熟地　官桂　甘菊　延胡索　蒲黄

痛甚，加炮姜、红花、桃仁、牛膝、苏木、香附。

星芎丸　治痰滞经病。

南星四两　便香附四两　川芎　苍术各三两

红花散　治血气。

当归一两　没药　红花　官桂　赤芍　苏木　青皮各二钱半

蓬术散　治血气游走。

蓬术　干漆　胡桃

共末，酒下。

茄子散　治血黄。

黄茄子阴干为末酒下。

丝瓜散　治血气不行。

干丝瓜烧存性，研末酒下。

丹参散 治月候不准。

丹参晒为末，酒下。

交加地黄丸 治月不调，血块，气痞，肚腹痛。

生地捣汁，存渣 老姜捣汁，存渣，各一斤 延胡索 当归 川芎 白芍各二两 没药 木香各一两 桃仁 人参各五钱 香附半斤

共为末，先以姜汁浸地黄渣，地黄汁浸姜渣，晒干汁尽，共十一味，作一处晒干，研细，醋糊丸，空心姜汤下。

桂枝桃仁汤 治经前腹痛不可忍。

桂枝 白芍 生地各二两 桃仁四十枚 甘草一两

每咀片五钱，加姜三片，枣二枚，煎服。

延胡索汤 治妇人室女，七情伤感，致血与气并，心腹作痛，或连腰胁，或引背膂，上下攻刺，甚作搐搦，经候不调，但是一切血气疼痛，并可服之。

延胡索 酒当归 赤芍 炒蒲黄 官桂忌火，各五钱 姜汁炒黄连 木香忌火 乳香 没药各三钱 炙草二钱半

每咀片四钱，加姜五片煎，食前服。如吐逆，加半夏、橘红各五钱。

三和汤 治热结血闭。

生地 白芍 川芎 当归 连翘 大黄 朴硝 薄荷 黄芩 山栀 甘草各七分

此方乃集四物、凉膈、调胃承气三方为一方。

通经汤 治月闭。

四物汤加大黄 官桂 厚朴 枳壳 枳实 黄芩 红花 苏木各七分 乌梅一 姜三 枣二

通经丸 治月候不调，致成血痢。

桂心 炮大黄 青皮 炮姜 川椒炒出汗 炮川乌 莪术 干漆 酒当归 炒桃仁各一钱

鸡子清丸，每二十丸。淡醋汤下，加至三十丸。

调经散 又名温经汤，治月不调。

麦冬二钱 当归钱半 人参 半夏 川芎 白芍 丹皮各一钱 阿胶 炙草各七分半 吴萸 肉桂各五分 姜三

四制香附丸 能调和经脉。

香附米一斤，分四制：一盐水姜汁煮，略炒，主降痰；一醋煮、略炒，主补血；一山栀四两同炒，去栀，主散郁；一童便洗，不炒，主降火 川芎 当归各二两

面糊丸，每五七十丸，随症作汤下。气虚，加四君子汤，血虚加四物汤。

七制香附丸 治月事不调，结成癥瘕，或骨蒸发热。

香附米足十四两，匀七分：一同当归二两酒浸；一同蓬术二两童便浸；一同丹皮、艾叶各一两，米泔浸；一同乌药二两，米泔浸；一同川芎、延胡各一两，水浸；一同三棱、柴胡各一两，醋浸；一同红花、乌梅各一两，盐水浸。

各浸春五夏三，秋七冬十日，晒干。只取香附为末，以浸药汁打糊为丸，临卧，酒下八十丸。

导经丸 治经闭不通，腰腹痛。

大黄二两 川芎 当归 白芍 官桂 桃仁 甘草各一两 血竭二钱半 红花一钱 斑蝥（糯米同炒），二十个

蜜丸，酒下。

琥珀调经丸 治妇人胞冷无子，能令经调。

香附一斤，分各半，童便醋各浸九日，和净，熟艾四两，再加醋五碗，砂锅内，炒干 琥珀一两 川芎 当归 熟地 白芍 生地 没药各二钱

醋糊丸，每百丸，空心艾醋汤下。

当归散 治妇人久积疠痛，小便刺痛，四肢无力。

当归　酒赤芍　刘寄奴　枳壳　延胡索　没药

等分，每末二钱，热酒调下，不拘时。

柏子仁丸　治血虚有火，月经耗损，渐至不通，日渐羸瘦而生潮热，兼治室女思虑成痨，经闭。切毋以毒药通之，宜此，兼服泽兰汤。

柏子仁炒，另研　牛膝　卷柏　泽兰　川断各二两　熟地三两

捣泥，加蜜丸。

泽兰汤　治同上。

泽兰三两　酒当归　白芍各一两　甘草五钱

每咀片五钱煎。

单大黄膏　治妇人干血气。

大黄四两，为末。

醋熬膏，成丸芡子大，每一丸，酒化，临卧，温服。大便一二行，红脉自下，是调经之仙药也。一方，加归头。一方，加香附二两，童便浸炒为末，入膏，丸桐子大，酒下四十丸。

抑阴地黄丸　治寡妇痨瘵。

生地二两　赤芍一两　柴胡　黄芩　秦艽各五钱

蜜丸，乌梅汤下。

芎归汤　亦治妊娠先患冷气，忽中心腹痛如刀刺。

人参　川芎　吴萸　茯苓　酒当归　桔梗各三两　厚朴　白芍各二两

水煎，分三服。

和胃饮　兼治孕妇胃寒气实，胎气上逼者。

厚朴　陈皮各钱半　炮姜一二钱　炙草一钱

理阴煎　治妇人脏寒忽呕，胎气不安。亦治产后脾气虚寒，呕吐食少腹痛。又治产后阳虚中寒，或外感寒邪，以致心腹痛呕吐厥逆。

熟地三五七钱，或一二两　炙草一二两　当归二三钱，或五七钱　干姜炒黄，一二钱

煎，热服，或加桂。

保阴煎　兼治胎气热而不安，亦治产妇淋沥不止。

生地　熟地　白芍各二钱　山药　川断　黄芩　黄柏　生草各一钱

食远，温服。

决津煎　兼治产后，及胎气已动，势有难留。

当归三五钱或一两　泽兰钱半　牛膝二钱　肉桂一二钱　乌药一钱　熟地二三钱或五七钱

如气血虚弱，不用乌药。

验胎法　验胎之有无。

川芎二三钱，炒为末。

艾汤下，停一二时，小腹内微动者胎也。如不动，再一服，又不动，则非胎矣。

卷　二

胎　前

凡有胎者，贵冲任脉旺，元气充足，则饮食如常，身体壮健，色泽不衰，而无病患相侵，血气充实，可保十月满足，分娩无虞，母子坚牢，何疾之有？若血气不充，冲任脉虚，则经水愆期，岂能受孕？纵得孕而胞门子户虚寒，亦受胎不实，或冲任脉虚而协热，轻则胎动不安，重则三五七月即堕。更加外感六淫，内伤七情，或饮食伤脾胃，或淫欲损真元，皆致疾之由也。故凡有胎者，以安为要，佐以养血顺气，盖血有余则子得血而易长，故四物汤为要剂。若气得顺，则中气舒转，饮食加飧，母气旺子气亦旺，故须砂仁、香附以顺气。然血虚者，四物加香、砂；气虚者，即以四君加香、砂。古人治胎前，每将人参、砂仁同用，取其一补一顺，补则气旺而无堕胎之患，顺则气血通和而无难产之忧，良要法也。今举胎前之症而缕述之，妊娠三月以来，心虚烦闷，名曰恶阻，宜人参橘皮汤、人参木瓜汤。亦有体困肢懒，或眩晕嗜卧，恶心呕吐，浆粥不入，甚至恶寒发热者，宜丁术汤。或体肥恶阻，痰必盛，宜二陈汤加减。体瘦恶阻，火必多，宜二陈汤加山栀、连翘。总之，恶阻一症，古人以形病而脉不病别之。余则谓恶阻者，无不喜食酸物，不若以嗜酸别之为更明切，亦有平日气血调和，脏腑荣畅，不患恶阻，虽患亦甚轻甚暂者，又不可不知。妊娠三四月间，忽然失音不语，名曰子喑，此非药可愈，待产子自愈。以胎气上侵肺系及喉，虽喑而不为病也。妊娠四五月来，本君相二火养胎，平素有火，而胎热气逆，胎上凑心不安，胸膈胀满，名曰子悬，宜子悬汤、紫苏饮。妊娠五六月，乃少阴君火以养精，六七月，乃少阳相火以养气。平素有火之人，内外之火相感，而作烦躁闷乱不安者，名曰子烦，宜安神丸。妊娠五六月以来，浮肿如水气者，名曰子肿，俗呼琉璃胎，宜防己汤。若面目肿如水，气喘而短虚也，宜白术散。亦有胎前浮肿，专由脾虚者，宜芎艾汤。妊娠五六月间，腹大异常，胸隔胀满，名曰胎水，此胞中蓄水也。若不早治，生子手足必然软短，形体残疾，或水下即死，宜鲤鱼汤。妊娠七八月，忽然卒倒僵仆，不省人事，顷刻即醒，名曰儿晕，宜葛根汤。亦有因气血两虚而卒晕者，宜八珍汤。妊娠七八月以来，胎气渐粗，两足浮肿，头目不肿者，亦名子肿。与五六月间之肿各异，又名皱脚，宜健脾补气，宜平胃散。若两足肿，足指间出黄水，乃水气肿满之故，宜天仙藤散。妊娠八九月，小便不通，盖因气弱不能举胎，胎壅膀胱，水不能出，名曰转胞，忌服利水之品，宜人参升麻汤。妊娠将临月，两目失明，不见灯火，头痛眩晕，腮颔肿，不能转侧，此肝经热毒上攻，由过食炙烤、火酒、辛辣等物，名曰胎热，宜消风散、天门冬饮。妊娠有三四月而堕者，有六七月而堕者，有屡孕屡堕者，由于气血不充，名曰滑胎，宜固胎丸。以上皆按月可稽者也。其有妊娠经血不时而来者，名曰漏胎，当察其脉之何虚以治之。或气虚，宜四君子汤加黄芩、阿胶，或血虚，宜四物汤加芩、连、白术、益母草，皆不可混。妊娠因酒色过度，内伤胞门，或饮食积热，以至水道秘塞，小便淋沥而痛者，名曰子淋，宜安荣散。亦有兼内热而淋者，宜五苓散。妊娠疟疾，名曰子疟，或热多寒少，宜清脾饮去半夏。或寒多热少，宜人参养胃汤去半夏。或元气虚弱，宜胜金丹。皆当分别。妊娠心痛，非心痛也，乃胎气上升所致，亦名子悬，与四五月之子悬不同，须安胎养血，佐以顺气。而又有客热犯胃而痛者，宜二陈汤去半夏加二术、黄芩。又有客寒犯胃而痛者，宜火龙散。妊娠咳嗽，名曰子嗽，此胎气为病，产后自愈，不必服药。然或因外感风寒，宜桔梗散；或因火盛乘金，宜兜铃散、百合散。是又不可不治者。妊娠中风，头项强直，筋挛语涩，痰涎壅甚，昏不知人，名曰子痫，宜羚羊角散。妊娠不守禁忌，纵恣口腹，过食生冷瓜果，及当风取凉，以致胎冷不安，胸腹胀痛，肠中虚鸣，四肢拘急，便泄欲绝，名曰胎寒，宜安胎和气饮。妊娠初时，即常患腹痛者，此由血热之故，名曰痛胎，一时不易愈，只宜时服凉血药稍解之，宜栀芩汤。以上皆妊娠病之有名可举者也。此外如妊娠伤寒，其六经治例，与常人同，但专以清热安胎为主。或汗或下，俱当随其五脏表里所见脉症主治，切勿犯胎气。故万密斋治妊娠伤寒，在表发汗，用香苏散，和解半表里，用黄龙汤；在里宜下，用三黄解毒汤。自谓家传之秘，活人甚多，良有然也。如或妊妇禀受素弱，偏患伤寒，药中必佐以四物，庶可无误。半夏犯胎，最易取用，以古方用之者多，须留心检点，宜羌活汤及万氏所用三方。病甚，更须护胎，宜护胎法。妊娠痢疾，若初起腹痛，里急后重，元气尚实者，攻之，宜香连化滞汤。痢久元虚，日夜无度者，补之，宜胃风汤。热下迫痛，里急者解之，宜黄芩芍药汤。其余赤白脓血，一切等症，皆临时酌治。总之，胎前杂症虽多，惟伤寒痢疾，最为恶候，不可不虑。妊娠有泄泻不渴，小便清白者，宜三白散加砂仁、厚朴、苍术、甘草。有泄泻肠垢，烦渴内热，小便赤涩者，宜黄芩汤加白术、通草、茯苓。腹痛加砂仁、黄连。有泄泻喜饮，呕逆，水谷不化，为协热下利者，宜黄连阿胶丸。有泄泻或青或白，水谷不化，腹痛肠鸣，为洞泄者，宜五苓散，次用黄连阿胶丸。有泄泻黄水有沫，肠鸣腹痛，脉沉紧数者，宜戊己丸。其余如伤脾伤胃风冷暑湿等伤而致泄泻者，皆随症调治。妊娠二便不通，脏腑积热也，大肠热则大便不通，宜四物汤加枳壳、黄芩。亦或由大肠气滞者，宜紫苏饮加杏仁、黄芩。小肠热则小便不通，宜冬葵子汤。大小肠俱热则二便不通，他如胃虚，宜六君子汤加紫苏、杏仁。气血虚，宜朝用八珍汤加桃仁、杏仁，晚用加味逍遥散加车前子。心肝虚热，宜加味逍遥散加车前子。肝脾积热，宜龙胆泻肝汤。郁怒伤肝，宜加味归脾汤、加味逍遥散。皆能致二便之不通。妊娠有怔忡脉乱，惊悸不安，夜卧不宁，恍惚气触者，宜大圣汤。有血少神虚而心不宁者，宜益荣汤。有虚而心不定者，宜定志丸。有火盛者，宜安神丸。妊娠冒暑，或烦渴闷乱而不安，宜香薷饮。烦热甚而多饮，宜香薷饮加麦冬、黄芩、花粉、五味、山栀。妊娠伤食，胸满胁痛，右关紧甚，宜于消导，如伤冷物而胸膈劣闷欲吐者，脉必迟，宜丁香散，如呕，加姜。妊娠瘈疭，肝风心火相炽也，宜钩藤汤。妊娠霍乱，或邪在上胃脘，则当心痛而吐多，邪在下胃脘，则当脐痛而利多，邪在中脘，则腹中痛而吐利俱多，吐多伤气，利多伤血。邪击胎元，母命易殒。气血伤而无以养胎，子命易倾。此急症也，当急治，宜香苏散。如转筋加木瓜，胎动加白术，夏加黄芩，冬加参、术。妊娠遗尿，或脬中蕴热，宜加味逍遥散。或肝肾气虚，宜六味丸。或脾肺气虚，宜补中益气汤加益智仁。或肝火血虚，宜六味丸合加味逍遥散。其因不一。妊娠尿血，乃劳伤经络，热邪乘之，侵及于血，血得热则流渗入于脬故也，宜加味逍遥散、六味丸、续断汤。妊娠脏躁[①]，即仲景云，妇人脏躁，悲伤欲哭，象如神灵，数欠伸是也，推其故，或由肺有风邪，或由寒水攻心，故无故而但欲自悲耳，宜甘麦大枣汤。妊娠腹中儿哭，盖脐带上疙瘩，儿含口中，因登高举臂，脱出儿口，以故作有哭声。只令妊妇曲腰就地如拾物，则疙瘩仍入儿口，哭自止。或再服药，宜补遗方。其妊妇有腹内钟鸣声者，亦同法。妊娠胎不长，必其宿有风冷，故致胎痿，或将理失宜，脏腑衰损，气血虚弱，故不能长大。或伤动胎气，又兼冲任素亏，无血养胎，俱当益气养血，或兼治疾疢，宜长胎白术丸、人参丸。或脾气不足，面黄晡热而胎不长，宜八珍汤倍参、术、茯苓。或肝脾郁怒，胁痛呕吐，寒热往来，而胎不长，宜六君子汤加柴胡、山栀、枳壳、紫苏、桔梗，皆当究悉其因。妊娠心痛，风邪痰饮交结，伤心支络，故乍安乍作而痛，宜火龙散。亦或肝脾气滞，胸肋胀，吞酸不食而痛，宜二陈汤加山楂、山栀、青皮、木香。妊娠腹痛，须辨寒热虚实，寒者脉迟，宜理中汤。热者脉数，宜芩芍汤。虚者脉无力，乃血少不能养胎，宜四君子汤加归、芍。实者脉有力，宜香壳丸。便秘者脉兼实，宜香壳丸加芩、芍、厚朴。又有腹中不时作痛，或小腹重坠者，名曰胎痛，宜地黄当归汤。其心腹俱痛者，或有冷积，或新触风寒，邪正相击而并于气，随气上下，上冲心则心痛，下攻腹则腹痛，上下混攻，则心腹俱痛。若不时差，其痛冲击胎络，必致动胎，可不惧哉！宜当归芍药汤。有时腹但胀痛，抑犹轻已，宜桑皮汤加姜。至如娠将届期，腹胁胀满，心胸刺痛，宜壮气四物汤。娠已月倍，临期三日前，心腹胁肋疼痛，宜安胎四物饮。皆不可不药。妊娠小腹痛，大概由胞络虚，风寒相搏之故，宜紫苏饮。虽或致病多端，而均以川芎为末酒调服。或芎归等分煎服，无不解。不然痛甚，亦能动胎也。妊娠腰痛，最为紧要。盖以胞胎系于腰，故腰疼酸急，胞欲脱肾，必将产也。即不然，或因劳伤损动其经，宜小品苎根汤。或因冷气袭腹，痛引于腰背，宜五加皮散。或因挫闪气滞，宜通气散。或因肾元虚损，宜青娥丸。或因怒动肝火，宜小柴胡汤加白术、枳壳、山栀。或因肝脾气郁，宜归脾汤加柴胡、枳壳。或膀胱风邪乘袭，宜拔萃羌活汤。或因血热血滞，宜四物汤加乳、没、木香、黄柏、火麻仁。虽由来不同，若其痛不止，多动胎气，大抵治法，总以固胎为主，通用千金保孕方。妊娠胎动不安，其由于本然者，冲任经虚，受胎不实也，宜常服安胎散。其余则皆外之所致，如素有内热，以致内火旺盛，故不安也，宜安胎丸。如多劳乏，气血虚不能荣养，故不安也，宜四物汤加通气药。如饮酒房劳过度，或损动，故不安

① 脏躁　原作“脏燥”，据《金匮要略》改。下同，不出注。

也，宜安胎散。如误触击，或因跌扑，腰腹疼痛，胎上抢心，去血腹痛，故不安也，宜阿胶芪艾丸。如从高坠堕，或为重物所压，触动胎气，腹痛下血，胃虚呕逆，此等之症，皆能伤胎，故不安也，宜佛手散、从高坠下方。如忽有喜怒，气宇不舒，伤于心肝，触动血脉，故不安也，宜钩藤汤。如平日膏粱奉养太过，气不运动，或身肥累坠，故不安也，宜瘦胎散。妊娠误服毒药毒物，故不安也，宜黑豆汤，或白扁豆子去皮研末米饮下。如因母病，熏灼其胎，故不安也，宜十圣散。如遇内外热病，火热侵胎，故不安也，宜伏龙散、护胎方。如舌青黑，腹冷指甲青，胀闷甚，口中糜臭，此胎死腹中，不但不安矣，宜平胃散加朴硝，酒下，或鹿角胶酒化服，使胎化为水。以上皆胎前病之时有，不可不加意者。总之，妇人月事，一月不通，六脉平和，或见吞酸恶食，或见微寒微热，懒于举动，胎也。若六脉中见有病脉，便非。若知已有胎，而恶心呕吐，不思食，惟宜养血安胎，理气健脾，此为要着，宜受娠和中汤。倘或胎不安，腰腹痛，食不甘，必当安之，宜安胎饮。盖胎之所以不安者，除一切外因，总由气血虚，不能荣养胎元所致，故必用参补气，当归补血。亦或因内多邪热，气血沸腾，胎不宁养，故用黄芩以凉之。又胎系于脾，脾虚蒂无所附，以至堕落，故用白术、炙草以培之。至于陈皮、香附、苏梗以理气，砂仁开胃理中，杜仲治腰痛，白芍和腹痛，内热口渴则去砂仁而加麦冬，见红则加生地、地榆，皆妊娠概治之法也。间有所谓鬼胎者，营卫虚损七情相干，妖魑精鬼，得入于脏，竟似怀胎，其状却颟顸如抱一瓮，或寒热面黄，或少食体倦。大约患此症者，肝脾必致两伤，治法总以补元气为主，而佐以行散之药，如雄黄丸、芫花散之类。至于保生易产之法，尤不可不讲，盖以生不可催，只可调和气血，产乃无虞。八九月后，便当服保产达生散。或至九月，服便产方一剂，临产再服一剂，自无产难之忧。吾邑秦氏，世传妊妇逐月养胎方，尤为大妙，诚属百用百效，凡服此者，从未见有产厄，真宝方也。

脉法 仲景曰：寸口脉弦而大，弦则为减，大则为芤，减则为寒，芤则为虚，寒虚相搏，此名为革。妇人则半产漏下，旋覆花汤主之。王叔和曰：尺中不绝，胎脉方真，太阴洪而女孕，太阳大而男娠，或遇俱洪而常双产。此法推之，其验如神。月数断之，各依其部，假令中冲若动，此乃将及九旬。孙思邈曰：左尺浮大者男，右尺沉细者女，若来而断绝者，月水不利。陈自明曰：寸微关滑尺带数，流利往来并雀啄，小儿之脉已见形，数月怀胎犹未觉，左疾为男右为女，流利相通速来去，两手关脉大相应，胎已成形非漫语，左脉带纵两个男，右手带横一双女，左手脉逆生三男，右手脉顺还三女。寸关尺部皆相应，一男一女分形症，有时子死母身存，或即母亡存子命，往来三部通流利，滑数相参皆替替，阴实阳虚脉得明，遍满胸膛皆逆气，左手太阳浮大男，右手太阴沉细女，诸阳为男诸阴女，指下分明常记取，三部沉正等无疑，尺内不止真胎妇，夫乘妻兮纵气雾，妻乘夫兮横气助，子乘母兮逆气参，母乘子兮顺气护。小儿日足胎成聚，身热脉乱无所苦，汗出不食吐逆时，精神结备其中住，滑疾不散三月胎，但疾不散五月母，弦紧牢强滑利安，沉细而微归泉路。

恶阻 窦汉卿曰：恶阻心下愦闷，吐逆不食，恶闻食气，头眩，四肢百节烦疼，多卧少起，旋覆半夏汤。病醋心，胸中冷，腹痛吐逆，不喜饮，人参半夏汤。胃虚气逆，呕吐不食，缩砂散。戴思恭曰：恶阻，俗谓之病儿，盖其人宿有痰饮，血壅遏而不行，故饮随气上，停滞肝经，肝之味酸，则必喜酸物，金能克木，以辛胜之，小半夏茯苓汤，甚者二陈汤。有服热药攻膈，闷热成疾，宜荷叶散。李梴曰，或大吐，或时吐清水，恶闻食臭，由子宫经络络于胃口，故逢食气，引动精气冲上，必食吐尽而后精气乃安，亦有误交合而子宫秽甚者，过百日则愈。

胎动不安　陈自明曰：妊娠将养如法，则气血调和，胎得其所，而产亦易，否则胎动气逆，临产亦难，至危矣。此谓胎气上逼也。又曰：有惊胎者，怀妊将满，胎神已具，坠扑伤胎，甚至下血不省，若欲验其子母安否，当参胎动不安方论治之。若钩藤汤、紫苏饮、归脾汤、佛手散，随症选用。又曰：胎动不安，重者必致伤坠，若面赤舌青，是儿死也。面青舌赤，是母死也。唇口色青，两边沫出，子母俱死也。当察而治之。严用和曰：两三月胎动，由子宫久虚，易令堕胎，宜预服杜仲丸以养胎。若胎动腹痛，易变漏胎，宜如圣汤。又曰：心神忡悸，睡中多惊，两胁膨胀，腹满连脐急痛，坐卧不宁，气急逼迫，皆由气闷，或为喧呼，至令胎惊，筋骨伤痛，四肢不安，急服大圣散。朱震亨曰：产妇因火动胎，逆上作喘急者，急用条芩、香附之类为末服之。又曰：漏胎属气虚有热，四物加阿胶、白术、条芩、香附、砂仁、糯米。李梴曰：胎动因七情气逆，心腹胀满疼痛，紫苏饮。因外感发热，头痛呕逆，胸胁胀满，安胎饮加柴胡、大腹皮。气血虚，安胎饮倍参、术。下血者，胶艾芎归汤加砂仁、秦艽、卷柏、杜仲。下血腹痛难忍，或下黄汁如漆如豆汁者，用野苎根、金银花根各五钱酒煎。下血产门痛，黄连末一钱酒下。胎动腹痛，由于寒，理中汤加砂仁、香附。由于热，黄芩汤。血虚腹痛，四物汤，或平胃散加盐煎汤吞二宜丸。气虚痛，四君子汤加白芍、当归。气实心腹胀痛，香附、枳壳等分为末白汤下。胎动心痛，因寒，艾叶、小茴、川楝等分煎。因热，二陈去半夏加山栀、黄芩。又曰：胎动，通用古芩术汤加阿胶。风邪加姜豉，寒加葱白，热加花粉，寒热加柴胡，项强加葱白，温热腹痛加白芍，腹胀加厚朴，下血加艾、地榆，腰痛加杜仲，惊悸加黄连，烦渴加麦冬、乌梅，思虑太过加茯神，痰呕加旋覆花、贝母，或酌用半夏曲，劳役加黄芪，气喘去术加香附，便燥加麻仁，素惯难产加枳壳、苏叶，素惯堕胎加杜仲，素血虚加芎、归，此安胎之圣药也。凡卒有所下，急则一日三五服，缓则五日十日一服，常服安胎易产，所生男女，又无胎毒。

胎漏　李梴曰：心腹痛而下血者，为胎动不安；不痛而下血者，为胎漏。二者所由分也。大抵漏胎由热者，下血必多。内热作渴者，四物加芩、连、白术、益母草。血黑成片，三补丸加香附、白芍，血虚来少，古胶艾汤，或合四物汤。气虚，四君子汤加黄芩、阿胶，因劳役感寒，致气虚下血欲坠，芎归补中汤，或下血如月信，以致胞干子母俱损者，用熟地炒干姜各二钱为末米饮服。惟犯房下血者，乃真漏胎也，八物汤加胶艾救之。

妊娠伤寒　朱肱曰：妊妇伤寒，仲景无治法，用药宜有避忌，不可与寻常妇人一概治。伤寒安胎，宜阿胶散、白术散。憎寒壮热，当发汗，葱白汤。或中时行，洒淅作寒，振栗而悸，或加哕，苏术汤。头痛，嘿嘿不欲饮食，胁下痛呕逆，痰气，黄龙汤。头目旋疼，壮热心躁，旋覆花汤。壮热头疼，呕逆不思饮食，胎不安，麦门冬汤。妊妇发斑变黑色，栀子大青汤。壮热头疼，心烦呕吐，不下食，芦根汤。伤寒头疼壮热，栀子五物汤。头疼肢节疼，壮热，前胡七物汤。四日到六日以来，加心腹胀，上气，渴不止，食饮不多，腰疼体重，枳实散。妊七月伤寒壮热，赤斑变黑，溺血，升麻六物汤。发热烦闷，葛根一物汤。热病，葱白豉汤。伤暑，头痛恶寒，身热躁闷，四肢疼痛，背项拘急，唇口干燥，柴胡石膏汤。万全曰：妊娠伤寒，专以清热安胎为主，或汗或下，各随脏腑表里所见脉症主治，忽犯胎气。故在表发汗，香苏散；和解半表里，黄龙汤；在里宜下，三黄解毒汤。此吾家传之秘，活人甚多。陈士铎曰：妊娠临月，忽感少阴经风邪，恶寒蜷卧，手足冷者，不治。少阴肾也，无论传经到少阴，与直中少阴，多不能治。盖少阴肾经，宜温不宜寒，今风寒入之，则命门火微，而肾宫无非寒气，势必子宫亦寒。手足冷者，脾胃寒极之兆也，其死必矣。幸而胎未下，急以散寒救胎汤温之，人参一两，白术二两，肉桂、干姜、炙草各一钱，一剂不恶寒。二剂，手足温不蜷卧。三剂，全愈。又妊娠临月，感少阴经症，恶心腹痛，手足厥逆者，不治。亦以寒入肾宫，上侵于心，不独下侵于腹已也，较上症更重。夫肾水滋心，何以反至克心？盖肾之真水，心藉以养，肾之邪水，心得之亡。今肾感寒邪，挟肾水而上凌于心，故心腹两相作痛，手足一齐厥逆，至急至危，非驱少阴之邪不可。方用回阳救产汤，人参、当归各一两，肉桂、干姜、甘草各一钱，白术五钱，此方妙在加当归，盖少阴之邪敢上侵于心者，欺心中之无血也，用当归补血，助人参之力以援心，则心中得养，而姜、桂无非祛寒荡邪之品。况又有术草之利腰脐而调心腹，有不痛止逆除者乎？又妊妇临月，忽感少阴症者，急以参术大剂温之，不应则死，此仲景之文也，似乎舍参术无可救矣。吾以为单用参术尚非万全，苟用参术不应，急加附、桂、干姜，无不应也。今定一方，名全生救难汤。人参、白术各一两，附子一钱，甘草五分，凡感少阴经之邪者，用此神效。

孕痈 陈自明曰：治孕痈，用乌药五钱水一盅，煎七分，入牛皮胶一两化服，或苡仁煮汁饮之。注曰：孕痈即是腹内患痈，如前法不应，宜牡丹皮散、薏苡仁汤。王肯堂曰：大凡孕妇患肚痈，与寻常治法迥异，内用紫苏饮安胎，忽轻与他药。若临月则儿与脓俱下。若尚远，则脓自大便出。若初起，只服药可消。若痈在外而其症为热，只可用中和药收功，亦须审轻重用之，恐有误而难救也。万全曰：妊娠咽喉痛者，以东垣凉膈散加牛蒡子一钱。口舌生疮同治。乳痈，托里解毒汤。背生疮毒，属阳明经也，本方去青皮，加升麻、葛根各一钱。胸前两颊生疮毒，此少阳经也，本方去白芷，加柴胡、山栀、龙胆草。肩膊胁下生疮毒，太阴经也，本方去青皮，加陈皮、天冬、桔梗、桑皮各一钱。胯内阴旁生疮毒，厥阴经也，本方去白芷，倍青皮。手足掌内生疮毒，少阴经也，本方去白芷、青皮、花粉，加黄连、黄柏、木通各一钱。

产前白带 陈士铎曰：产前无白带也。有则难产之兆，即幸而顺生，产后亦有血运之虞。方用黑豆三合，煎汤二碗，先用一碗，入白果十个，红枣二十个，熟地一两，山萸、苡仁、山药各四钱，茯苓三钱，泽泻、丹皮各二钱，加水二碗煎服，一剂或二剂，永不白带。亦通治妇人诸带，无不神效。

预防难产　万全曰：生育者，妇人之常，非病则不必药，惟素有难产之苦，不得不讲求其方，以为保生之计。其束胎之方，用各不同，如枳壳瘦胎散及用滑石方，气实多痰者宜之；达生散、束胎丸气虚少有热者宜之。若不审其虚实，不若不服之为善也。

双胎品胎鬼胎　朱震亨曰：精气有余，岐而分之，血因分而摄之，故成双胎。若夫男女同者，刚日阴时，柔日阳时，阴阳混杂，不属左，不属右，受气于两岐之间者也。亦有三胎四胎者，犹是而已。张介宾曰：鬼胎者，岂真鬼气袭人胞宫而成形乎？不过由本妇气质弱，或以邪思蓄注，血随气结而不散，或以冲任滞逆，脉道壅瘀不行，是固内因之病，而必非外来之邪，盖即血癥气瘕之类耳，当即以癥瘕法治之。如狐魅异类之遇，则实有所受，而又非鬼胎之谓，亦当于癥瘕类求法治之。又曰：治鬼胎，当以补元为主，而继以去积之药。然补兼行者，无如决津煎。欲去滞而不猛峻者，无如通瘀煎。既加调补，而欲直攻其病，则夺命丹、回生丹，皆可酌用，或以当归、红花浓煎汤，送赤金豆亦妙。

胎前不治症　窦汉卿曰：产前咽喉痛，而脉浮者不治。面赤，而目睛上视者不治。面黑汗出者不治。心胸紧满，吐痰不出者不治。自利不止者不治。气促，四肢厥冷者不治。心中怔忡，胸前红甚，舌卷面赤，目上视者不治。血气攻心欲绝，面红者不治。自利而喘者不治。潮热往来，时发谵语者不治。胸腹胀急者不治。喉中或雷声，或呛食者不治。

逐月养胎方　徐之才曰：妊娠一月，名胎胚，饮食精熟酸美受御，宜食大麦，毋食腥辛，是谓才正。是月足厥阴脉养胎，不可针灸其经。足厥阴属肝，主筋及血，一月之时，血行否涩，不为力事，寝必安静，无令恐畏，是月阴阳新合，为胎寒多，为痛热多，卒惊，举重腰痛，腹痛胞急，卒有所下，当预安之，宜服乌雌鸡汤。

乌雌鸡一只，治如食法　茯苓　阿胶各二两　吴萸一升　麦冬五合　人参　白芍　白术各三两　甘草　生姜各一两

水二斗二升，煮鸡取汁六升，煎药取三升，入酒三升，并阿胶烊尽。取三升，每服一升，日三服。

妊娠二月，名始膏，毋食辛臊，居必静处，男子勿劳，百节皆痛，是为胎始。是月足少阳脉养胎，不可针灸其经。少阳属胆主精，二月之时，儿精成于胞里，当慎护，勿惊动也。是月始阴阳踞经，有寒多坏不成，有热即痿悴，中风寒有所动摇，心满，脐下悬急，腰背强痛，卒有所下，乍寒乍热，宜艾叶汤。

艾叶　丹参　当归　麻黄各二两　生姜六两　人参　阿胶各三两　甘草四钱　大枣十二枚

水一斗，酒三升，煎三升，化胶，分三服。

妊娠三月，名始胞，此时未有定象，见物而化，欲生男者操弓矢，欲生女者弄珠玑，欲子美好数视璧玉，欲子贤良端坐清虚，是谓外象而内感者也。是月手心主脉养胎，不可针灸其经。属心，母悲哀思虑惊动。是月为定形，有寒，大便青，有热，小便难，不赤即黄，卒惊恐、忧愁、嗔怒、喜仆，动于经脉，腹满，绕脐痛，或腰背痛，卒有所下，宜雄鸡汤。

雄鸡一只治如食法　白芍四两　黄芩　白术　生姜各一两　麦冬五合　大枣十二枚　甘草　茯苓　人参　阿胶各二两

水一斗三升，煮鸡取汁减半，入药煎半，入酒三升，并胶，煎取三升，分三

服，一日尽。一方无姜、芩，有川芎、当归各二两。

妊娠四月，始受水精以成血脉，食宜稻宜鱼，是谓盛血气以通耳目，而行经络。是月手少阳脉养胎，不可针灸其经。内输三焦，此时儿六腑顺成，当静形体，和心志，饮食。是月有寒，心下温温欲呕，胸膈满，不欲食，有热，小便难，数数如淋状，脐下苦急，卒风寒，项颈强痛，寒热，或惊动，身躯腰背腹痛，往来有时，胎上迫胸，心烦不得安，卒有所下，宜菊花汤。

菊花五钱　麦冬一升　大枣十二枚　人参两半　当归　甘草各二两　麻黄　阿胶各三两　半夏四两　生姜五两

水八升，煮入胶，并酒三升，煎三升，分二服。当汗以粉扑之，护风寒四五日。

妊娠五月，始受火精以成其气，卧必晏起，沐浴浣衣，深其居处，厚其衣服，食稻粱，羹牛羊，和茱萸，调五味，是谓养气以定五脏。是月足太阴脉养胎，不可针灸其经。属脾，此时儿四肢皆成。毋太饥饱，毋食干燥炙热，毋太劳倦。是月有热，苦头眩心乱呕吐，有寒，苦腹满痛，小便数，卒有恐怖，四肢疼，寒热，胎动无常处，腹痛，闷顿欲仆，卒有所下，宜阿胶汤。

阿胶四两　人参一两　生姜六两　当归　白芍　甘草　黄芩各二两　旋覆花二合　吴萸七合　麦冬二升

水九升，煎半入胶，并酒三升，煎三升半，分四服，日三夜一，先食服。

妊娠六月，始受金精以成其筋，身欲小劳毋逸，出游于野，食鸟兽肉，是谓变腠理纫筋以养其力，以坚背膂，是月足阳明脉养胎，不可针灸其经。属胃，主口目，此时儿口目皆成。调五味，食甘美，毋太饱，是月卒有所动不安，寒热往来，腹胀满，体肿，惊悸，卒有所下，腹痛如欲坠，手足烦疼，宜麦冬汤。

麦冬二升　人参　甘草　黄芩各二两　生地三两　阿胶四两　生姜六两　枣十五枚

水七升，煎半入胶，并酒二升，煎三升，分三服，中间进粥。

妊娠七月，始受木精以成其骨，劳身摇肢，毋使安逸，动作屈伸，以运血气，居燥处，饮食避寒，食稻粱，以密腠理，是谓养骨而坚齿。是月手太阴脉养胎，不可针灸其经。属肺，主皮毛，此时儿皮毛已成。无多言哭，毋洗浴，毋薄衣，毋饮冷。是月忽惊恐摇动，腹痛，卒有所下，手足厥冷，脉若微寒，烦热，腹满短气，常苦颈项及腰背强，宜葱白汤。

葱白长三四寸，十四茎　半夏　麦冬各一升　旋覆花二合　黄芩一两　人参两半　甘草　蜜黄芪　当归各三两　阿胶四两　生姜八两

水七升，煎半入胶，并酒三升，煎四升，分四服，日三夜一，取汗。若无汗，加麻黄一两，再服。秋后勿强汗。

妊娠八月，始受土精以成肤革，和心静息，无使气极，是谓密腠理而光泽颜色。是月手阳明脉养胎，不可针灸其经。属大肠主九窍，此时儿九窍皆成。毋食燥物，毋大怒。是月中风寒，有所犯触，身体尽痛，乍寒乍热，胎动不安，常苦头眩痛，绕脐下寒，时时小便白如米泔，或青或黄，或寒栗，腰背苦冷而痛，目䀮䀮无见，宜芍药汤。

白芍四两　生姜六两　厚朴二两　甘草　当归　土白术　人参各三两　葱白切，一升

水五升，酒四升，煎三升，分三服，日二夜一。

妊娠九月，始受石精以成皮毛，六腑

百节，莫不毕备，饮醴食甘缓带，是谓养毛发致才力。是月足少阴脉养胎，不可针灸其经。属肾，主续缕，此时儿脉络续缕皆。毋处湿冷，无着炙衣。是月若卒得下痢，腹满悬急，胎上冲心，腰背痛，不可转侧，短气，宜半夏汤。

半夏三两　大枣二十枚　麦冬　吴萸　当归　阿胶各二两　干姜一两

水九升，煎三升，入蜜八合，分四服，痢即止。

妊娠十月，五脏俱备，六腑齐通，纳天地气于丹田，故使关节人神皆备，只俟时而生。是月足太阳脉养胎，不可针灸其经。属膀胱，宜服滑胎药。自一月到十月，惟手少阴手太阳无所专主，以君主之官无为也。

受胎保护　《保产要录》曰：一受胎后，不宜食牛、羊、犬等肉，并蟹、鳖、乌鱼、无鳞鱼、胡椒、姜、蒜及辛辣之物。一受胎后，不可看戏及鬼怪形像。一最戒暴怒，口不可出恶言，手不可用鞭挞，盖怒伤气血，不能养胎，多有因此动胎者。即幸不动胎，怒气入胎，子生多痰。亦不可登高上梯，恐跌有损。亦不可伸手高处取物，恐伤胎而子鸣腹中。子鸣亦有法，但令鞠躬片时自安。一受胎三五个月后，常要紧束其身，忽令胎放，或六七个月，或七八个月，胎忽乱动，三两日间，或痛或止，或有水下，但腰不甚痛，脉未离经，名曰弄胎。又有临产一月前，忽然腰痛，却又不产，此是转胎，名曰试月。胎水有无俱不妨，但直身坐卧行立，不可惊忧逼迫以致误事，二者俱非正产，必因曲身触犯致此。

鳌按：胎产书如《达生录》《达生编》之类甚多，然明白周详，细心切要，语语可遵而行之者，惟有《保产要录》一书最妙。余故于胎前、小产、临产、产后各门，分录其语，俾妊孕家知有所法。又恐人混视之，特识于此，以使阅者触目惊心焉。卷后但书青溪主人识五字，惜不得其姓名。

治胎前病方

白术散　妊娠养胎。

白术　川芎各一两　川椒去汗，七钱　牡蛎五钱

每末一钱，酒下，日三夜一。但苦痛，加白芍。心下毒痛，倍川芎。心烦肚痛，不能食饮，加细辛一两半，大枣十枚服之。更服酸浆水，服浆水不解，饮小麦汁。又渴者服大麦粥，病虽愈，此粥亦可服。

旋覆花汤　治妊妇见革脉，半产漏下。

旋覆花三两　葱十四茎　新绛少许

同煎。

人参橘皮汤　治孕妇病儿。

人参　橘皮　赤苓　白术　麦冬　厚朴各一钱　竹茹　甘草各八分

人参木瓜汤　治同上。

人参　木瓜　橘红　枇杷叶　麦冬　藿香　竹茹

丁术汤　治同上。

丁香　白术　人参　甘草

防己汤　治妊娠脾虚，遍身浮肿，腹胀喘促，小便不利。

防己　赤苓　桑皮　紫苏各一钱　木香五分

白术散　治孕妇面目虚浮，四肢肿如水气，名曰子肿。

白术二钱半　茯苓皮钱半　陈皮　姜皮　桑皮　大腹皮各一钱

本方去白术，名五皮散。

天仙藤散　治妊娠自三月成胎之后，两足自脚面渐肿到腿膝，艰行喘闷妨食，

状似水气，甚至足指间有黄水出者，谓之子气。

天仙藤即青木香藤，洗，略炒　香附　陈皮　甘草　乌药　木香等分

每咀片五钱，加姜三片，紫苏五叶，煎，日三服，肿消止药。一方木香换木瓜。

安神丸　治子烦。

朱砂一两　黄连一钱　生姜　当归　甘草各五分

紫苏饮　治妊娠失调、胎气不安，上攻作痛，名曰子悬。或临产气结不下等症。

人参　甘草各五钱　大腹皮　川芎　紫苏叶　白芍　陈皮　当归各一两

每咀片一两，加葱姜煎。一方有木香，无人参。一方无川芎，名七宝散。若肝脾气血虚而有火不安者，宜兼逍遥散。若脾气虚弱而不安者，宜四君芎归汤。

子悬汤　治子悬。

人参　苏梗　砂仁　陈皮　归身　白芍　丹参　黄芩　香附

安荣散　治妊娠小便涩少，遂成淋沥。

麦冬　木通　滑石各三钱　人参　细辛各二钱　当归　灯心　甘草各五钱

清脾饮　治妊娠疟疾，寒少热多，或但热不寒，口苦舌干，大便秘涩，不进饮食，脉弦数者。

青皮　厚朴　白术　草果　炙甘草　柴胡　黄芩　茯苓　半夏各五分

人参养胃汤　治妊娠疟疾，寒多热少，或但寒不热，恶心头疼，身痛，面青白，脉弦迟者。

半夏　厚朴　橘红各八分　苍术一钱　藿香叶　草果　茯苓　人参各五分　炙草三分　姜七片　乌梅一个

水煎服。

胜金丹　治子疟能使不发。

常山酒炒，四钱　槟榔一钱

醋糊丸绿豆大，发前三更时，酒下三丸。

鲤鱼汤　治妊娠腹胀满，或浑身浮肿，小便赤涩。

当归　白芍各一钱　茯苓钱半　白术二钱　橘红五分

鲤鱼一尾去鳞肠，煮汁取盏半，入姜三片，煎一盏，空心服，胎水即下。如未尽，腹闷未除，再一服。

葛根汤　治儿晕。

葛根　桂枝　麻黄　白芍　甘草

火龙散　治子悬，心气疼。

川楝子　茴香各三钱　盐炒艾叶末钱半

煎，不拘时服。

桔梗散　治妊娠肺壅，咳嗽喘急不食。

天冬　赤苓各一钱　桑皮　桔梗　紫苏各五分　麻黄三分　贝母　人参　炙草各二分

一方有杏仁，无贝母，加姜。

马兜铃散　治妊娠气壅塞，咳嗽气喘。

马兜铃　桔梗　人参　甘草　贝母各五分　桑白皮　陈皮　大腹皮　紫苏各一钱　五味子三分半

一方有枳壳，无人参、贝母　桑皮。

百合散　治妊娠风壅，咳嗽痰多喘满。

百合　紫菀茸　贝母　白芍　前胡　赤苓　炒桔梗各一钱　炙草五分　姜五片

羚羊角散　治妊娠冒闷，角弓反张，名曰子痫风痉。

羚羊角　独活　枣仁　防风　五加皮　苡仁　酒当归　川芎　茯神　杏仁各五分　木　甘草各二分

举轻古拜散　治同上。

荆芥穗炒为末，汤下。

安胎和气饮　治胎冷腹痛引两胁，小便频数，大便虚滑。

煨诃子　白术各二钱　陈皮　炒良姜　木香　白芍　陈米　炙草各一钱　姜五片

忌食生冷。

消风散　治胎热。

荆芥　甘草　羌活　川芎　人参　茯苓　僵蚕　防风　藿香叶　蝉退　陈皮　厚朴

天门冬饮　治同前。

天冬　知母　羌活　人参　防风　五味　茺蔚子

栀芩汤　治妊娠时常腹痛，名曰痛胎。

山栀　黄芩　当归　元参　枳壳　苏梗　广皮　白芍　杜仲

人参升麻汤　治妊娠转胎。

人参　升麻各二钱

固胎丸　治滑胎。

人参　黄芪　茯苓　白术　杜仲　川断　山萸肉　白芍　丹参　川芎　山药　当归　生地　香附　砂仁　薄荷

香连化滞丸　治妊娠下痢赤白。

青皮　陈皮　厚朴　枳实　黄芩　黄连　当归　白芍　滑石　木香　甘草　槟榔

此方力颇大，当临时酌量虚实用之。

胃风汤　久痢。

人参　茯苓　川芎　白术　当归　白芍各一钱　肉桂四分

黄连丸　治妊娠白痢。

黄连　干姜　砂仁　川芎　阿胶　白术各一两　枳壳五钱　乳香三钱

三白散　治妊娠泄泻。

白术　茯苓各三钱　白芍二钱

黄芩汤　治同上。

黄芩二钱　白芍一钱　甘草五分

冬葵子汤　治妊娠身热入脏，二便不利，此能除热安胎。

冬葵子　赤苓

通气散　治妊娠腰痛不可忍，此方神效。

补骨脂不拘多少，瓦上炒为末，空心先嚼胡桃肉一个，酒调下。

青娥丸　治同上。

补骨脂　杜仲各四两　胡桃肉三十个，研泥

蜜丸。酒下四钱。

小品苎根汤　治损动胎气，腰腹痛，去血，胎动向下。

生地　苎根各二两　当归　芍药　阿胶　甘草各一两

水三升，煮二升，入胶化，分二服。

千金保孕方　常服固胎。

糯米一升，煮粥　杜仲八两，捣去系拌粥，晒干再拌再晒，粥完为度，炒研。　川断六两

将山药四两，打糊为丸，空心米汤下。

芩芍汤　治胎动因热。

黄芩　白芍　白术　肉桂

香壳丸　治胎动因实。

香附　枳壳

大圣汤　治妊娠怔忡。

川芎　黄芪　当归　木香　人参　甘草　茯苓　麦冬

益荣汤　治同上。

枣仁　远志　黄芪　柏子仁　当归　人参　茯神　白芍各一钱　紫石英　木香各八分　甘草三分

定志丸　治同上。

人参　远志各一两　蒲黄二两　茯苓三两

丹参膏　此膏养胎，临月服之，滑而易产。

丹参半斤　当归各[①]二两　川椒五合

上三味，以酒拌湿一夜，以熬成猪膏四升，微火煎膏，色赤如血。膏成，新布去渣。每取枣许，入酒服之。不可逆服，必至临月乃可服。有热者，以火麻仁五合代椒。

阿胶散　治妊娠，或因顿仆胎动不安，腰腹痛，或有所下，或胎上冲心。

熟地二两　白芍　艾叶　当归　甘草　阿胶　黄芪各一两

每粗末五钱，加姜三枣一煎。一方有川芎。

丁香散　治妊娠伤食。

丁香　砂仁　白术

安胎丸　治胎动不安，由于火旺。

黄芩　白芍　白术　当归　川芎

阿胶蕲艾丸　治妊娠因跌扑闪挫，以致胎动不安。

川芎　当归　白芍　熟地　甘草　阿胶　艾叶

佛手散　治跌扑伤胎，或子死腹中，疼痛不已。口噤昏闷，或心腹饱满，血上冲心者，服此生胎安，死胎下。又治横生倒产，及产后腹痛，发热头痛，逐败血，生新血，能除诸疾。

当归五钱　川芎三钱

水七分，酒三分，同煎至七分服。胎伤下血腹痛，加胶、艾、川断、白术、杜仲、条芩。横生倒产，子死腹中，加马料豆一合，炒焦热淬水中，加童便一半煎服，少刻再服。产后恶露停瘀上攻，迷晕，急服。产后瘀血上冲入肺而嗽，加桃仁、红花、杏仁、川贝、延胡索。

瘦胎散　妊娠预服。

川芎　当归　白芍　血余　木香　甘草　枳壳　乳香

苎根汤　治胎动不安。

生地　砂仁各三钱

苎根打汁和服。

黑豆汤　治误食毒物毒药胎动。

黑豆三合　淡竹叶二十片　甘草三钱

黄芪汤　治妊娠漏下黄水。

黄芪一两　川芎一钱　粳米一合

伏龙肝散　治妊娠热病，防胎伤堕。

伏龙肝末，和井泥，调敷肚上。

护胎方　治同上。

白药子不拘多少，鸡子白调涂脐下胎处，如碗大，上用棉纸盖之，干则以水润之。

桑皮汤　治妊娠腹胀痛。

桑皮　茯苓　橘红　白术　木瓜　秦艽

二香散　治胎动不安。

藿香　香附　甘草等分

安胎方　治同上。

人参　砂仁　香附　黄芩　黄柏

安胎四物饮　治妊娠诸痛。

四物汤加　肉桂　厚朴　枳壳　槟榔

壮气四物汤　治临期腹胁胀满，心胸刺痛。

四物汤加　木香　青皮　陈皮　枳壳　甘草

安胎饮　治胎气不安。

人参　白术　甘草　陈皮　川芎　当归　白芍　苏梗　条芩　香附　砂仁

受娠中和汤　治初受娠，养血安胎，健脾理气。

砂仁　香附　白芍　茯苓　人参　当归身　藿香　陈皮

钩藤汤　治八九月胎动不安，心腹疼痛，面目青冷，汗出气欲绝。此由劳动用力，有伤胎宫，急治之。

桔梗两半　桑寄生五钱　钩藤钩　当归　人参　茯神各一两

---

① 各　当系衍文。

每咀片五钱，不拘时煎服。烦热，加石膏二两半。忌猪肉菘菜。

如圣汤　治胎动腹痛，或胎漏。

鲤鱼皮　酒当归　白芍　熟地　阿胶　酒川断　川芎　炙草等分

每粗末四钱，加苎根少许，姜五片。一方有竹茹。

芎归汤　治妊娠先患冷气，忽中心腹痛如刀刺。

川芎　人参　吴萸　茯苓　桔梗　当归各三两　厚朴　白芍各二两

水九升，煮三升，分三服，气下即安。

安胎饮　治妊振卒然腰痛，下血不已。

四物汤加　阿胶　艾叶　黄芪各一钱　地榆　炙草各五分　加姜枣

白术散　治妊娠气不调和，饮食易伤。

焦术　紫苏各一两　人参　白芷各七钱五分　川芎　诃子皮　青皮各五钱　甘草二钱五分

每末三钱，加姜三煎。

白术散　治妊娠伤寒热病，先以此安胎，但觉头痛发热，便可服二三剂即瘥。若四肢厥逆属阴症者，不可服。

黄芩瓦上炙　白术等分

每粗末三钱，加枣姜。

香苏散　治妊娠伤寒，勿论日数，但觉恶寒头疼，以此主之。

香附　紫苏各二钱　陈皮一钱　甘草五分

加姜三葱五煎。头痛，加川芎、白芷各一钱，名芎芷香苏散。如得肝脉，外症善洁，面青善怒，其三部脉浮而弦，恶寒，里和，谓清便自调也，加羌、防各一钱，谓肝生风，是胆受病也。如得心脉，外症面赤，口干善笑，其三部脉浮而洪，恶寒，里和，加黄芩、石膏各钱半，谓心主热，是小肠受病也。如得脾脉，外症面黄，善噫善思，其尺寸浮而缓，恶寒，里和加白术、防己各钱半，谓脾主湿，是阳明受病也。如得肺脉，外症面白，善嚏善悲，不乐欲哭，其尺寸浮而涩，恶寒，里和，加黄芪、防风各一钱，谓肺主燥，是大肠受病也。如得肾脉，外症面黑，善恐，其尺寸浮而濡，恶寒，里和，加炮附子一钱，谓肾主寒，是膀胱受病也。

鳌按：附子犯胎禁，须斟酌用之。

麦门冬汤　治妊娠心惊胆怯烦闷，名曰子烦。

麦冬　茯苓　防风各三钱　人参一钱半　姜五片　淡竹叶十片

不拘时服。

杜仲丸　治两三月胎动不安，腰痛防其堕，宜预服之。

杜仲　川断各二两

枣肉丸。

半夏茯苓汤　治妊娠脾胃虚，饮食不化，呕吐不止。

半夏　陈皮　砂仁各一钱　茯苓二钱　甘草五分

加姜、枣、乌梅。

归脾汤　治妊娠郁结伤脾，亦治发热盗汗，健忘怔忡，惊悸少寐。

人参　白术　茯苓　黄芪　当归　龙眼　远志　枣仁各一钱　木香　炙草各五分

本方加柴胡、山栀，名加味归脾汤。

半夏茯苓汤　治恶阻病，呕吐心烦，头目眩晕，恶闻食气，饮食不进，多卧少起，百节烦疼，羸瘦痰盛。

半夏钱半　赤苓　熟地各一钱　旋覆花　人参　白芍　川芎　桔梗　甘草　橘红各七分　姜七片

理阴煎　治脏寒恶呕，胎气不安，亦治产后脾气虚寒，呕吐食少，腹痛，又治产后阳虚中寒，或外感寒邪，心腹痛，呕吐，厥逆。

熟地三五七钱或一二两 炙草一二三钱 当归二三钱或五七钱 干姜炒黄，一二钱

赤金豆 治鬼胎，一名八仙丹。

巴霜钱半 皂角炒微焦，二钱 附子略炒燥 朱砂各二钱 轻粉一钱 丁香 木香 天竺黄各三钱

醋浸蒸饼丸莱菔子大，朱砂为衣，欲渐去者，每服五七丸。欲骤行者，每服一二十丸，俱开水下。若下多不止，可饮冷水一二口即止。盖此药得热则行，得冷则止也。

芎归胶艾汤 治妊娠腹痛，胞阻胎漏，半产后下血不绝，及八九月内胎动下血。

川芎 阿胶 炙草各二两 艾叶炒 当归各三两 白芍四两 生地五两

水五升，酒三升，煎三升，化胶分二服，日三。

黄芩汤 治胎孕不安。

黄芩 白术 当归各二钱

不拘时服。一方有砂仁。

芎归补中汤 治血气虚弱，不能卫养，以致胎漏，每四五月而堕，名曰半产。

川芎 阿胶 五味子 炮姜各一钱 黄芪 酒当归 白芍 白术各钱半 人参 杜仲 木香 炙草各五分

不拘时煎服。一方无木香。

加减栀子五物汤 安胎清热。

葛根 柴胡 香薷 石膏 山栀 前胡 黄芩 葱白 陈皮 甘草 知母

栀子大青汤 治妊娠热病，发斑变黑。

黄芩 升麻 山栀各一钱 大青 杏仁各五分 葱白三茎

枳壳瘦胎散 孕妇八九月，胎气壅满，服之滑胎，易产平安。

枳壳五两 甘草一两 香附两半

每末二钱，汤下。

束胎丸 能缩胎易产。

白术 枳壳

等分，水浸，烧，蒸丸。

芦根汤 治妊娠呕吐不食，兼吐痰水。

生芦根七分 橘红四分 生姜六分 槟榔二分 枇杷叶三分

空心热服。

芦根汤 治妊娠恶食，心中烦愦，热闷呕吐。

麦冬 竹茹各三两 前胡二两 橘红去白 芦根各一两

如身热四肢烦热，加地骨皮一两。水煎，分二服。

人参半夏汤 治恶阻醋心，胸腹冷痛，吐逆不食。

人参 半夏 干姜各五钱

以地黄汁浸，蒸饼丸。

缩砂散 治妊娠胃虚气逆，呕吐不食。

每砂仁末一钱。姜汁调，米汤下。

葱白汤 治胎上逼心烦闷，亦治胎动困笃。

葱白二七茎，煮汁饮之。若胎未死即安。已死即出，不效再服。此方神效，脉浮滑者宜之。《本草》云：葱白通阳气，安胎。

黄龙汤 治妊娠伤寒，得之三五日后，有恶寒发热，内有烦渴引饮，小便赤涩之症，此邪在半表半里也。此方主之。

柴胡二钱 黄芩钱半 人参 甘草各一钱 加姜三枣二。

如寒热往来，无汗口干，加葛根二钱，去枣，入葱白三茎。头疼不止，加川芎、白芷各一钱，去枣入葱。发热有汗口

渴，加白术、花粉各钱半。脉浮大有力，大热大渴，本方合人参白虎汤，去姜、枣。心烦不卧，加茯苓、麦冬各一钱。呕哕，加茯苓、半夏各一钱，去枣。胸膈满痛，加炒黑川芎、枳壳、香附各一钱。大便秘，加大黄五分，利则止，不利加一钱，以利为度。

理中汤　治妊娠霍乱腹痛，四肢逆冷，汗出脉虚弱者。

人参　白术　炮姜　炙草

三黄解毒汤　治妊娠伤寒，五六日后表邪悉去，但烦躁发热大渴。小便赤，大便秘，或利下赤水，六脉沉实。此为邪在里也，此方主之。

大黄　黄连　黄柏　黄芩　黑山栀等分

更随五脏脉症加减。如得沉弦有力之肝脉，内症烦满消渴，倍山栀，加当归钱半，甘草五分。得沉数有力之心脉，内症烦躁心中热，倍黄连，加麦冬一钱。得沉缓有力之脾脉，内症腹胀满谵妄，倍大黄，加枳实、厚朴各一钱。得沉滑有力之肺脉，内症喘咳胸满，多嚏，倍黄连，加桔梗五分，葶苈一钱。得沉石有力之肾脉，内症下重足肿，寒而逆，倍黄柏，加熟地一钱，炮姜五分。

芫花散　治妊娠非娠，是得鬼胎，形如抱瓮者。

芫花醋炒　吴萸　秦艽　白僵蚕　柴胡　川乌　巴戟

共为末，酒下。

补遗方　治小儿在腹中哭。

黄连浓煎汁，母常呷之，即止。

加味逍遥散　治初次产育，产门肿胀，或焮痛不闭。

当归　柴胡　白术　白芍　茯苓各一钱　炙草五分　薄荷七叶

此逍遥散也，今加山栀、生地、白茅根。

续断汤　治妊娠下血及尿血。

当归　生地各一两　川断五钱　赤芍一钱半

每末二钱、空心葱白汤下。一方阿胶、熟地等分为末，米汤下二钱。

甘麦大枣汤　治妇人脏躁，悲伤不止。

甘草三两　小麦一升　大枣十枚

水煎。分三服。

长胎白术丸　治宿有风冷，胎痿不长，或失调理伤胎，多致损堕，常服益血养胎，调补冲任。

白术　川芎　阿胶　生地各六钱　牡蛎二钱　川椒一钱

蜜丸，每三十丸，米汤下。

桂心散　有妊娠羸弱，或挟疾病，脏腑虚损，气血枯竭，不能养胎，至胎动而不能坚固，若其势终不能安者，不如下之，免害妊妇，则以此方主之。然必确审其果不能留，方可议下，切勿造次，慎之慎之。若如此而行私妄用，则更断断不可。

一方单用牛膝一两，酒一盅，煎七分，作二服。

又方麦芽一升为末，和水煮二升，服之即下，神效。

一方取鸡子一枚，以三指撮盐放鸡子中，服之立出。

千金神造方　治妇人阴阳俱盛，名曰双躯，少阴微紧者血即凝浊，经养不周，胎即偏夭，一生一死，不去其死，害母失胎，此方主之。

蟹爪一升　阿胶三两　甘草二两生

取东流水一斗，先煎二味，至三升去渣，化胶顿服之，不能分再服。

下胎方　治妊母因疾病胎不得安，可下之。

取七月七日法曲四两，水二大盏，煎取一盏，三分，去渣，分温三服，立下。

秦氏世传逐月养胎方

陈皮半夏汤 妊娠二月服。治有气血不足，胎气始盛，逆动胃气，恶阻呕吐，饮食少进。更详加减法。

陈皮去白，盐水炒 茯苓 半夏各一钱 酒黄芩 麸枳壳 紫苏各八分 炙草五分

肥人用此，必将半夏炒黄。加姜一片。

柳青丸 妊娠三月服。

川黄连姜汁炒三次，三两。

米糊丸绿豆大，每服三四五分至七八分，即将前方煎汁送下。此须未交三月前十日服起。按：三月堕胎，由心经火盛故也，故此方宜之。

安胎和气散 妊娠四月服，治有觉倦卧不安，或口苦头痛，脚弱及肿，急则服此，如无此等症则止药。

土白术钱半 盐广皮一钱 盐香附研，二钱 茯苓八分 炒白芍 酒黄芩各一钱 川芎 炙草各五分 酒归身一钱六分

水煎服二次。热多，加黑山栀一钱。

养胎饮 妊娠五月服。治觉胎长腹重，睡卧不安。

酒洗归身 酒白芍 盐泽泻各一钱 土白术钱半 酒黄芩 麸枳壳 川芎各八分 炙草四分

二服。

大安胎如胜饮 妊娠六月服。治觉胎气不和，或渐痛胀，胎动不安。

当归二钱 焦术一钱半 酒黄芩 酒白芍 炒砂仁 茯苓 酒煎续断各一钱 炙草五分

水煎二服。六日进一服。

清胎万全饮 妊娠七月服。治觉腹大重。

阿胶蛤粉炒 熟地 酒白芍 酒黄芩各一钱 酒川断 土炒当归 川芎各钱半 炒茯苓 炒荆芥各八分 炙草五分

二服。

和胎调气饮 妊娠八月服。治觉胎气喘肿，不问有无外感。

炒陈皮二钱 酒黄芩一钱半 土炒茯苓 焦术各一钱 麸枳壳八分 炙草三分

二服。七日进一服。

顺胎饮 妊娠九月服。虽无他症，亦宜顺气和中安胃，便无难产之患。

当归二钱 焦术钱半 酒黄芩 滑石末 酒苏梗 酒白芍 酒洗大腹皮各八分

二服。八日进一服。

滑胎饮 妊娠十月服。

茯苓 当归各钱半 焦术 煨川芎 制香附 广皮各一钱 苏梗八分 酒黄芩五分 炙草三分

气虚，加人参一钱。胎肥，加麸炒枳壳钱半。二三日进一服，至产方止。

以上逐月养胎方止。

便产神方 专治一切产症。怀孕不拘月数，偶伤胎气，腰酸腹痛，甚至见红，势欲小产者，并一服即安，再服全愈。又或临产交骨不开，儿死腹中，横生逆产，至六七日不产，命在须臾者，服此无不神效。但临月预服三五剂，即无难产之患，真济世神方也。

蕲艾醋炒 厚朴姜汁炒，各七分 当归酒洗 川芎各钱半 白芍酒炒，一钱二分冬月一钱 川贝母 菟丝子酒泡，各一钱 荆芥穗 生黄芪各八分 羌活 甘草各五分 枳壳麸炒，六分 生姜三片

炮制宜精，药料宜真，分量宜准，切不可增减以自误。预服者宜清晨，如临产及胎动则随时。

卷　三

小　产

小产元气虚损，不能荣养乎胎而自堕，昔人譬之以枝枯则果落，藤萎则花坠是也。然或劳怒伤情，内火发动，亦能堕胎，则犹风撼其木，人折其枝也。夫火能消物，造化自然，说者乃谓风冷伤其子脏，此未得病情者也。大抵属虚属热，当视其轻重而治之耳。是知正产者，正如果中栗熟，其壳自开，两无所损。半产者，则犹之采斫新栗，碎其肤壳，损其皮膜，然后取得其实，以其胎脏伤损，胞系断坏，而后胎至堕落，故小产后须十倍调治，总以补血生肌养脏，生新去瘀为主。世有一种恣情妄为，偷生不正，或多男女，厌于养育，往往以草药毒之，每至败血不下，冲心闷乱，喘汗交作而死者，急须以解毒行血药救之，宜白扁豆散。或有受孕至三五七阳月，胎必堕者，宜未至应堕之期，先清其热，宜芩术汤、安胎丸。若气不足，预行补助，宜八珍汤。《明医杂著》云：凡小产多在三五七月，若前次三个月堕，则下胎必如期复然，故须于前次小产后，多服养气血固胎元之药，以补其虚。下次有胎，必于两个月半后，即服清热安胎药数帖，以防三月之堕，至四个半月，再服数帖，防过五月，至六个半月，再服数帖，以防七月之堕，至九个月，服达生散数帖，则可保无虞矣。宜千金保胎丸、金匮当归散、芎归补中汤、五味安胎丸、安荣汤、和痛汤。孰谓小产而可忽视哉！凡小产后诸病，与产后参看。

脉法　《脉诀》曰：半产漏下，革脉主之。弱则血耗，立见倾危。《脉经》曰：阴脉浮而紧，紧则疝瘕，腹中痛，半产而胎堕。

鳌按：《脉诀》《脉经》所言，皆由内因而堕胎者。若由跌扑挫犯及误服毒药，则不得拘此。

堕胎　陈自明曰：凡妊妇腰痛，多堕胎。又妊未足月而痛如欲产，或应产而难，或为子烦，用知母一味，蜜丸，米汤下，或蒲黄末水调钱许亦效。朱震亨曰：有贾氏妇，但孕三月左右，必堕，诊其脉，左手大而无力，重取则涩，知其少血也。以其妙年，只补中气，使血自荣。时正初夏，教以浓煎白术汤下黄芩末一钱，三四十帖，遂得保全而愈。王纶曰：有数堕胎，胎元损甚者，服药须多且久，则可以留，方用四物加人参、白术、陈皮、茯苓、甘草、艾叶、阿胶、条芩。多气，加砂仁、香附。有痰，少加半夏曲。黄芩为安胎圣药，清热故也，暑月尤宜加用。养胎全在脾胃，故白术补脾，为安胎君药。若因气恼致胎不安，宜川芎、陈皮、甘草、茯苓，多加砂仁，少佐木香以行气。王肯堂曰：袁了凡先生云，受胎在腹，七日一变，展转相成，各有相生，今妇人堕胎，在三五七月者多，在二四六月者少，脏阴而腑阳，三月属心，五月属脾，七月属肺，当在五脏之脉，阴常易亏，故多堕耳。惟一月堕胎，人皆不知有胎，但谓不孕，不知其受而堕也。一月属肝，怒则堕，多洗下体，则窍开亦堕，既堕一次，则肝脉受伤，他次亦堕，今之无子者，大半是一月即堕，非尽不孕也。故凡初交之后，最宜将息，切勿交接以扰子宫，勿怒，勿劳，勿举动，勿洗浴，而又服养肝平气之药，胎可固矣。万全曰：孕而多堕者，男子贪淫纵情，女子好欲性偏，又好食辛热，暴损冲任故也。其膏粱藜藿不同，欲之多寡故也。有等妇人，有胎似无胎，痰气疼痛发热，医者不明医理，不知胎宜养，病宜攻，妄施攻耗，岂不误欤？故养胎者血也，护胎者气也，或有妇人小产太多，至中年欲保全，设法服药，但欲心不绝，又百凡上气，逆损冲任，因而殒命者有之。又曰：脾胃伤则胎易堕，寒热交杂，子亦多痰，况多食酸伤肝，多食苦伤心，多食甘伤脾，多食辛伤肺，多食咸伤肾，随其食物，伤其脏气，不但胎易堕，即不堕子病亦多。又曰：喜伤心，气散。怒伤肝，气上。思伤脾，气郁。忧伤肺，气结。恐伤肾，气下。母气既伤，子气应之。母伤则胎易堕，子伤则脏气不和，多盲聋喑哑痴呆癫痫。又曰：孕后行立坐卧若太久，则筋骨肌肤受伤。子在腹中，气通于母，必有伤者，睡卧处要人护从，恐邪气侵也，虚险处毋往来，恐堕跌也。张介宾曰：凡堕胎者，或气虚而提摄不固，或血虚而灌溉不周，故善保胎者专顾血虚以胎元饮为主，次则芍药芎归汤，次则泰山磐石散、千金保孕丸，皆有夺天之功。又胎热者血易动，血动者胎不安，故堕于内热，而虚者正多。如脾气虚而血热者，四圣散。肝肾虚而血热者，凉胎饮。肝脾虚而血热者，固胎煎。此外凡有他症而胎不安者，当于安胎条中酌治。陈士铎曰：小产非正产之症，亦可作产前治，盖小产之气血亦大伤，宜急补之，则日后坐胎不致再有崩漏，用人参、当归、白术、各五钱，茯苓三钱，熟地一两，杜仲二钱，炮姜五分，此方乃补气补血之圣方。胎动而下，必损带脉，补其气血，则带脉损处可以重生，他日受孕，不致有再损之虞。武之望曰：日月未足，胎气未全而产者，谓之半产，俗呼小产。由妊妇冲任气虚，不能滋养于胎，胎气不固，或颠扑闪堕，致气血损动，或因热病温疟之类，皆令半产，忌黑神散，恐犯热药，转生他疾。宜玉烛散、和经汤之类。薛氏云：小产重于大产，但人轻忽致血者多，治法宜补形气，生新血，去瘀血。若未足月，痛而欲产，芎归补中汤倍加知母止之。产而血不止，人参黄芪汤。产而心腹痛，当归川芎汤。胎气弱而小产，八珍汤。血出过多而发热，圣愈汤。汗不止，急用独参汤。发热烦躁，肉瞤筋惕，八珍汤。大渴面赤，脉洪而虚，当归补血汤。身热面赤，脉沉而微，四君加姜附。东垣云：昼发热而夜安静，是阳气自旺于阳分也。昼安静而夜发热，是阳气下陷于阴分也。昼夜俱发热，重阳无阴也，峻补其阴。王太仆云：如大寒而甚，热之不热，是无火也。热来复去，昼见夜伏，夜发昼止，时节而动，是无火也。如大热而甚，寒之不寒，是无水也。热动复止，倏忽往来，时动时止，是无水也。阳气自旺者，四物二连汤，阳气陷于阴者，补中益气汤。重无阴者，四物汤。无火者，八味丸。无水者，六味丸。

治小产病方

白扁豆散 治服打胎毒药。

白扁豆为末，新汲水下三钱即苏，口噤者抉口灌之。

芩术汤　清热安胎。

条芩　白术

安胎丸　治同上。

即将前方为丸，白汤下。

金匮当归散　治同上。

黄芩　白术　当归　川芎　白芍各一两

每末二钱，酒下。或酒糊丸，米汤下亦可。

鳌按：古人用术燥湿，芩清热固已，而胎尤赖血培养，此方加芎、归、芍以补血，则胎自安，且易产，所生子更无胎毒，痘症亦稀也。素惯小产者更宜服，以清其源。

五味安胎丸　治同前。

即前方用酒糊丸。此方白术减半。

芎归补血汤　治同上。

当归　黄芪　白术　杜仲　白芍各一钱　干姜　阿胶　五味子　川芎　木香　人参　甘草各五分

一方无木香。此兼治胎漏而堕。

安荣汤　治同上。

熟地　白芍　川芎　桑寄生　当归　阿胶　香附　白术　砂仁　黄芩各一钱　糯米百粒

和痛汤　治小产心腹痛。

四物各钱半加　延胡索一钱　泽兰　香附　青皮各八分　桃仁　红花各五分　加酒　童便

千金保胎丸　凡妇人三月小产者，虽气血不足，乃中冲脉有伤，中冲脉即阳明胃经，供应胎孕，至此时必须节饮食，绝欲戒怒，庶免小产之患，服此可以保全。

姜汁炒熟地　土炒白术　姜杜仲　酒当归　酒续断　阿胶珠　四制香附　益母胶　条芩各二两　陈皮　醋艾叶　川芎各一两　砂仁五钱

枣肉丸。

泰山磐石散　治气血两虚，或肥而不实，或瘦而血热，或肝脾素虚，倦怠少食，屡致堕胎。

人参　黄芪　当归　川断　黄芩各一钱　熟地　川芎　白芍各八分　白术二钱　炙草砂仁各五分　糯米一撮

但觉有孕，每三五日进一服，至四月后无虑矣。

凉胎饮　治胎气热而不安。

生地　白芍各二钱　当归　黄芩各一二钱　甘草七分　枳壳　石斛各一钱　茯苓一钱半

热甚加黄柏一二钱

胎元饮　治冲任失守，胎元不安不固者，随症加减用之。或间日，或二三日服一。

人参随宜　当归　杜仲　白芍各二钱　熟地二三钱　白术钱半　炙草一钱　陈皮七分无滞者不用

四圣散　治漏胎下血。

黄芩　白术　阿胶　砂仁等分

每末二钱，艾汤下。一方有芍药，无阿胶。此方若改汤剂，砂仁减半。

固胎煎　治肝脾多火多滞，而屡堕胎者。

黄芪二钱　白术一二钱　陈皮一钱　当归　白芍　阿胶各钱半　砂仁五分

四物二连汤　治血虚发热，或口舌生疮，或昼安夜热者。

四物加胡黄连、宣黄连各一钱。

临　产

夫胎前产后，皆为易病之时，皆为易病而难治之时，尤不若临产时为更危险也。盖产之易者，诸凡顺当，母子俱安。产之难者，生死反掌，必须救治，方能起死回生，稍不急救，多致夭枉。救不得法，药不应手，亦莫能全生，可不惧哉！盖有少妇初生，神气怯弱，子户未舒，腰曲不伸，展转胎侧，儿不得出，故难产者有中年妇人，生育多，气血虚而难产者，须胎前服调理之药乃易产。有临产努力太早，儿转未逮，以致胎落于胯，及儿欲出时，母力已乏，而难产者，先以独参汤接力，次服药，宜滑胎散。有将产之际，愚蠢稳婆，不审其偏正，每腹痛，努力催生，以致横生逆产者，宜催生四物汤。有体肥脂厚，平素安逸而难产者。有石矮妇人，交骨不开而难产者，盖交骨不开，乃元气虚弱，胎前失于调养，以致气血不能运达而然也，宜加味芎归汤、交骨不开方。有破胞久，浆水沥尽，产门风进，产路干涩而难产者，俗名沥胞生，宜神应散。有血先下，或胞浆先下，子逆上冲者，宜子逆汤、黄葵子散。有产不下，横逆生而欲绝者，宜加味芎归汤。有临产腰腹酸疼见红者，宜催生如意散。有胎死腹中不下者，验其舌色青黑腹冷是也，宜二陈汤加朴硝五钱，即朴硝一味亦可。若天寒时，须使胎得暖气才下，急服药，宜官桂丸。此方暑天及内热者皆禁用。其死胎不下，反上冲心而欲绝者，急服药，宜牛膝二两，砂仁、丹参各二钱煎，虚加人参。又方，伏龙肝末酒下。有腹中积水，腹大异常，脉细而弱，名曰胞水，临产必去水斗余方产者，方载胎前。有临产去血太多，昏不知人，产下即死，曰血晕者，宜芎归汤。若产后虚脱，兼防血晕，宜人参、鹿角胶、苏木煎，入童便服。有火盛血奔上而昏晕者，宜清魂散。如不醒，以韭汁和醋灌之，或醋炭法熏之。又不醒，急掐人中，提顶心头发，姜汁、童便灌之，即活。有失血过多，虚热太甚，目暗神昏，手足冷者，宜川芎、当归、人参、姜、桂。汗多加黄芪。有才产，忽然噤口，语言颠倒，乍见鬼神，由败血攻心者，宜妙香散。有临盆用力太过，气血晕闷，不省人事者，宜胶珠汤。有将产而痢不止者，宜四君子汤加白芍、杜仲、赤石脂、菟丝子、建莲、山药、芡实、砂仁。有子下而胞不下，由败血灌入胞中者，宜牛膝归尾汤、牛膝芒硝酒。或草纸烟熏其鼻，令纳气自下。或胞不下，而脐腹坚疼胀急，病更甚，宜牛膝汤。有儿胞下后，膀胱落下，名曰茄病。或由临盆用力太过，或由血气两虚，其色紫者可治，白者难治。先用熏洗法，宜急以黄连、狗脊、五倍子、水杨根、枯矾各一钱，为末煎汤，先熏后洗，乘热轻轻托进，一二日自愈。急服药，宜补中益气汤、十全大补汤，去芪、苓，加陈皮、枳壳、茱萸。有子宫落下，痛不可忍，名曰鬼疾者，宜铁粉散，外用托药或掺药。有气血虚而产门不闭，必须大补者，宜加味芎归汤。一法用石灰炒热，淬水洗，即闭。至临产危症，莫有如偏产、倒产、横产、碍产、盘肠产、闷脐产数大端，最为生死交关之候，然亦非无法以处之者，切不可惊惶扰乱，致产母心怯，然后依法治之，无弗安然也。其原由方治，俱采前人之论，详录于后，以前人论极明当，毋庸续说也。其有胞水先破，不即产，甚至延及两三日、四五日者，此亦甚险。急早调治，宜鱼胶五钱煅存性酒下。或冬葵子三钱炒，煎服。夫如是而临产之病，庶可免矣。

脉法　《脉经》曰：怀妊离经，其脉浮，设腹痛引腰脊，为今欲生也。又曰：怀妊六七月，脉实大坚牢，弦紧者生，沉细者死。又曰：脉匀细，易产，大浮缓，气散难产。《脉诀》云：欲产之妇脉离经，沉细而滑也同名，夜半觉痛应分诞，来朝日午定知生。又曰：身重体热寒又频，舌下之脉黑复青，反舌上冷子当死，腹中须遗母归冥。面赤舌青细寻看，母活子死定应难，唇口俱青沫又出，母子俱死总教㧐。面青舌赤沫出频，母死子活定知真，不信若能看应验，寻之贤哲不虚陈。以上附验看生死法。李梴曰：临产六至，脉号离经，或沉细滑，如无即生，浮大难产，寒热又频，此是凶候。急于色征，面颊唇舌，忌黑与青。面赤母活，子命必倾。若胎在腹，子母归冥。

产难　严用和曰：有欲产运闷者，乃临产时气血忽然晕闷，不省人事，盖因用力太过，脉理衰微，精神困倦，心胸痞闷，目眩口噤，面青发直，命在须臾，急用来苏散。有胞肥难产者，乃身居富贵，口厌甘肥，聚乐不常，食物无度，既饱便卧，致令胞胎肥厚，根蒂坚固，行动气急，盖缘不曾预服瘦胎之药，故至难生。入月可服无忧散，则易生。万全曰：凡临产一二日间艰难者，只以加减五苓散主之。如过二三日，人事强实，饮食能进者，此胞浆干涩也，加味四物汤调益元散主之。如过二三日，人事困顿，饮食少者，此中气不足，不能运动其胎也，加味四君子汤主之。如三四日不产，或胎死腹中者，夺命丹主之。又曰：凡儿逆生，切不可用针刺足心，及盐涂之法，儿痛上奔，母命难存。又曰：凡患盘肠生，恐防再犯者，宜于此后无孕时，多服地黄丸，加五味子一两，肉桂一两，以固下元之关键。及有孕时，多服胡连丸加人参一两以补气，又服三补丸以凉血。如滑胎、瘦胎之药，切勿轻服。于入月之时，再服八物汤加诃子、瞿麦、蜜炙粟壳。服十余剂。庶可免矣。张介宾曰：妊娠将产，切不可占卜问神，使巫觋妄言凶险，恐吓谋利，祷神祈佑，产妇闻之，致生疑惧。夫忧虑则气结，滞而不顺，多致难产，切戒。又曰：滑胎法，惟欲易产耳。然难产之由，在血之盈虚，不在药之滑利，盖血多则润而易产，血亏则涩而难产。故于未产前，但宜以培养气血为主。如滑胎煎、五福饮、小营煎、四物、八珍之类，即皆滑胎要药。若用过滑利，或产期未近，无火无滞，而妄用清火、行气、沉降等寒凉药，必能暗残荣气，走泄真阴，多致血亏气陷，反为临期大害。若果肥盛气实者，紫苏饮、保生无忧散、滑胎枳壳散之类，皆可选用。

死胎　陈自明曰：子死腹中，多因惊动太早，或触犯禁忌，其血先下，胎干涸而然也。须验产母舌，若青黑，其胎死矣。当下之，用平胃散一两，入朴硝五钱，水酒煎妙。又热病至胎死，亦用前方效。郭稽中云：母本患热病，脏腑极热，熏煮其胎致死，而用黑神散热药者，儿死身冷不能出，暖之即出也。刘完素曰：儿死腹中，及血暴下，胞干不能产者，半夏汤。胞死不下，三一承气汤调益元散五钱。或须臾再用油浆调益元散温服，前后俱下而胎下，可活产母也。夫难产死胎不一，皆由风热燥涩，紧敛结滞，产户不得自然开通，故其症逆，脉弦数而涩，面赤或青，或变五色，腹满急痛，喘闷，胎已不动者是也。手足温而脉滑者，只为难产，但宜滑胎催生，慎不可下也。李梴曰：双胎一死一生者，用蟹爪一盏，甘草二两，东流水十盏，煎三盏，化阿胶三两，分三服，则死者出，生者安。又曰：通下死胎，用霹雳丹、夺命丸。外用如圣膏涂足心，仍用催生药，及通关散，吹鼻即下。

胞衣不下　郭稽中曰：胞衣不下，因气力疲惫，不能努出，或血入衣中，胀大而不能下，致心胸胀痛喘急，速服夺命丹，血散胀消即下，牛膝汤亦效。亦有胎下力弱，不能更用气力，产胞经停，遇风冷乘之，血道闭涩，故胞衣不下者，急取黑豆一合炒热，入醋一大盏，煎三五沸，分三次温服。陈自明曰：若肠出而气虚不能入，补中益气汤，或蓖麻子一两，研涂母头顶心，即上，急洗之。胞不下，涂右足心，一下即洗去，缓则仍入，益母丸亦效。其血流胞下者，急用夺命丹、失笑散，以消瘀血，缓则不救。其元气虚不能送者，腹中不胀痛，用保生无忧散，以补固元气。

催生法 王肯堂曰：滑以流通滞涩，苦以驱逐闭塞，香以开窍逐血，气滞者行气，胞浆先破，疲困者固血。张介宾曰：所谓催生者，不过助其气血而利导之。直待临期，乃可用脱花煎，或滑胎煎，随症加减主之。或经日久，产母困倦难生，俱宜服滑胎煎，以助气血，令儿速生。其有气虚无力，艰于传送者，独参汤随多少接济其力，皆为催生要法。若期未至，而妄用行气导血等剂，亦犹宋人之揠苗耳。

临产斟酌 《保产要录》曰：一临产时，最戒用力太早，要紧。《脉诀》云：夜半觉痛应分娩，来朝日午定知生。由此言之，则身痛半日后，便不宜早用力，恰当产也。但产之难易，人各不同，时亦有异，便不可执定半日痛之说。有素易产，素难产者，有先难后易，先易后难者，俱无一定。如临产腹痛不生，非是难生，还是子未出胎产，母切勿惧怕，即一二日至三五日无妨，安心定气，任其自然，勉强忍痛，要着。进其饮食，要着。要坐则坐，要行则行，要睡则睡，莫听稳婆逼迫，用力太早，自己亦勿求速，旁人亦勿多言，惊慌恐惧以乱其心，时至自然分娩。一稳婆逼迫有二，有不知时候，惟恐后时者，有急完此家，复往他家者，极误大事。一未产前几个时辰，子亦要出产户，转身至手，被母用力一逼，即手先出，转身至脚，母力一逼，即脚先出，横生倒生，皆因错于用力，其实无手足先出之理，但于将产时，稳婆以意推度，产妇以意审详，必是脐腹痛急，腰间重痛，眼中如火，粪门迸急，胞水或血俱下，要紧，须令产母知之。此时子已出胎，产母方用努力，庶不误事。如数征未到，即半日一日不产，切不可老少惊惶，求神许愿，要紧。恐产母见之，必生忧虑。一有忧虑，自然胆怯力衰，饮食难进，亦不可悯其痛楚，急欲离身，强之用力，更要紧。用力太早，关系母子性命，可不畏哉！一有用力太早，致水衣先破，被风所吹，因而产户肿胀，干涩狭小，但从容俟之无妨。又有稳婆无知，或有意害人，私掐破水衣者，极要关防。一将产，最戒曲身眠卧，八九月即宜戒之，临产尤要。盖产母畏痛，多不肯直身行动，以致胎元转身不顺，儿将到产门，被母曲腰，遮闭再转，又转闭则必无力而不能动，决是难产，人见其不动，则为死胎，其实因无力，非死也。此时任有良方妙药，不能令子有力而动，只要产母心安气和，渐渐调理，可保无虞。又有胞水已下，子忽不动，停一二日三五日者，调治之外，切戒惊恐忧惧暴躁。盖惊则神散，忧则气结，躁暴则气不顺，血必妄行，多至昏闷。知此善调，自然无患。一将产时，须戒喧闹，进饮食。盖进饮食则气充胆壮，不致虚乏无力。戒喧闹则专静自安，不致疑惧惶惑。一临产腹痛，而腰不甚痛者，产未急也，须扶起直身而行。要紧。若行不得，则倚物而立。要紧。一产时，以饮食为本。有等妇人，临产不能饮食，则精气不壮，以何用力？必未产前预买人参二三钱，将产煎服，大助精力，胜于肉食。一交骨不开，由元气素弱，胎前失于调摄也，用加味芎归汤立验。一天气寒冷，产母血气凝滞，儿不能速生。故衣裳宜厚，产室宜暖，背心亦宜温和，庶儿易生。一盛暑之月，产母宜温凉得宜，热甚则头痛面赤昏晕。若产室人多，热气蒸逼，亦致此患。若夏月风凉阴雨，亦当谨避。一将产，错用努力，手先出者，名横生，俗为觅盐生。夫盐主收敛紧缩，且螫人痛，儿手得盐，且痛且缩，自然转身生下。其法急令产母仰卧，略以盐半分，涂儿手心，仍抹香油轻轻送入，推上扶正，直待儿身转头出，然后服济生方药，以助精力。渴则以蜜半小盏，香油半小盏，入滚水化开饮之，可以润燥滑胎，令其易产。饥则食稀粥，令其中气不乏。审是儿欲来，方扶挟起身，用力一送，儿即生矣。如送手入后，儿转身快，则不必服药。足先出者，亦治如上法。一手足先出之患，其始因稳婆不知时候，误叫用力，其继稳婆无主张，任其出而不知治法，反叫用力而致伤命。今后但见儿手足稍有出意，即令产母仰卧，轻轻送入，莫令多出。盖出少则易入，时未久则易入。若出久，则手足青硬，而子必伤，难以扶入。且手足出非药可入，又切不可听凶妇用刀断儿手。痛哉，切戒！儿手一断，则必腹中乱搅而两伤矣。一产母危急时，当看面舌。面青母伤，舌青子伤。面舌俱赤，子母无恙。唇舌俱青，子母难保。凡产时子死腹中，服回生丹三丸立下，产母无恙。若一时无此药，以平胃散一两，投朴硝五钱，煎四五沸温服，其胎化水而出。即不服药，人不慌忙逼迫，亦迟迟生下而不伤母，盖人腹中极热，惟不忙迫，产母安心饮食，腹内热气熏蒸，胎自柔软腐化，或一二日，三四日，自然生下。但所出秽气，令人难闻，此可见死胎，不必用力，况活胎乎？一见有怪胎，人不惊慌，亦自然生下，但稳婆有见识者，勿令产母见之更妙。一产时门户俱正，儿已露顶而不下，此因儿转身，脐带绊其肩也，名曰碍产。治法令母仰卧，轻轻推儿向上，以手指轻按儿肩，去其脐带，候儿顺正，扶挟起身，用力送下。又有生路未正，被母用力一逼，令儿偏柱左右腿畔，儿头在产户不下，但云儿已露顶，非顶也。乃额角也，名曰偏产。治法亦令产母仰卧，轻轻推儿近上，审是偏左偏右，以手扶其头顶端正，用力送下。又有头之后骨偏柱谷道，儿乃露额，名曰枨后。治法于谷道外旁，轻轻推儿头令正，然后用力送下，或用膝头令产母抵住亦可。三产之难，皆母曲腰坐卧用力太早致之。三手法，必历练有分晓者，不可轻易。一儿出户时，人即以两手轻抱产母胸前，产母自亦以两手紧抱肚脐，令胎衣下坠。如胎衣来迟，只管断脐洗儿，但先用软绢物，系住脐带，然后断脐。系时宜轻巧牢固，此带极脆，要用心拿定。若血流入衣中，血胀不下，治之少缓，胀满以次上冲心胸，疼痛喘急者，难治。但服夺命丹，以速去衣中之血，血散胀消即下。回生丹最妙，服至三丸，无不下者。如无，牛膝汤亦可，济生汤亦可，用滚酒服失笑散亦可。若腹痛，手按稍缓，此气虚不能送出也，用无忧散、回生丹妙，益母丸亦妙。有用便捷方，以草纸烟熏产母鼻，令气内纳即下，或以滚水一杯，磨好墨一二匙冲服即下。一盘肠生者，未产肠先盘出。其治法，急将净盆盛温水，寒天即热水，少入香油养润，待儿并胞衣下时，产母略仰卧，自已吸气上升，稳婆香油涂手，徐徐送入。一法以磁石煎汤服之，即收上。磁石须阴阳家用过有验者。又一法，蓖麻仁四十九粒研涂产母头顶，肠收上，急洗去，迟则有害。又一法，半夏末搐鼻中，肠自上。又一法，以麻油润大纸捻，点火吹灭，以烟熏鼻，肠即上。

又一法，肠出，盛以洁净水，浓煎黄芪汤浸之，肠即上。此法最佳，唯服大剂补中益气汤更妙。又有儿并胞衣下后，膀胱壅出产户者，同前法送入，此皆用力太早之故。送入后，宜服安内脏药。一闷脐生者，儿粪门有一膜，闭住儿气，故不能出声，以手微拍之，则膜破而能哭矣。如拍之不破，须女人轻巧者，以银簪脚轻轻挑破甚便，或不能挑，急用暖衣紧包，勿令散放，以热水浸其胞衣，寒天则加火热之，久则热气内鼓，其膜自破，出声而苏。一产后产门不闭，乃血气虚也，服加味芎归汤。总以补气血为相宜。

《达生篇》说　亟斋居士曰：临产有六字真言：一曰睡，二曰忍痛，三日慢临盆。又曰：或问临盆服药，有益无损否？曰：安得无损？鼠兔二丸，大耗气而兼损血，回生丹大破血而兼损气，盖鼠兔例用香窜之药，产时百脉解散，气血亏虚，服此散气药，儿已出而香未消，其损多矣。且令毛窍开张，招风入内，祸不可言。回生丹以大黄、红花为君，其余亦多消导之品，血已耗而又大破之，多致产后发热等病，遗患无穷。都只谓产后失调，谁复归咎于药？按此数方，古人称为神灵奇宝者，尚然如此，其他可知。或又问总无可用之药乎？曰：有，只须加味芎归汤、佛手散二方用之不尽矣。盖胎时全要血足，血一足如舟之得水，何患不行？二方皆大用芎归，使宿血顿去，新血骤生，药味随地皆有，且使身体壮健，产后无病，真正有益无损。此皆先贤洞明阴阳之理，制此神方，以利济后世。奈何人只求奇怪之药，不论损益，岂不可叹！

临产逐条要论　《医宗金鉴》坐草条曰：凡产妇坐草，最要及时，不可太早。若儿身未顺，宁可迟迟，宽心以待。又临盆条曰：凡儿之生，自有其时，时至则儿身转顺，头顶正当产门，胞浆大来，腰重腹痛，谷道挺迸，产母中指中节或本节跳动，此方为正产之时，方可临盆用力送儿，自顺生矣。又曰：临产之家，必用收生婆，须预择老成历练，明白经事之人。无故切勿令其先使手法，如试水、探浆等事，但嘱令宽心宁耐可也。又惊生条曰：产室之内，不可多人，人多则语声喧哗，产母之心必惊，惊则心气虚怯，至产时多致困乏，号曰惊生。有如此者，须急急摒出，只留服役一二人，使寂静而无嘈杂之声，则母心始安，安则其心亦宁静矣。又产室条曰：产室之内，四时俱要寒温适中。若大热大寒，均不相宜。夏月必须清凉，勿使炎热，致产母中暑晕迷。冬月必须温暖，勿令寒冷，以致血凝难产。又曰：妊娠月数未足时，或腹中痛，痛定如常者，此名试胎，宜养血以安其胎。若月数未足，腹痛或作或止，腰不痛者，此名弄胎，不宜轻动。二者均非正产之时，切勿躁扰疑惑，惟宜宁静，以待其时。

体元子借地法　东借十步，西借十步，南借十步，北借十步，上借十步，下借十步，壁方之中，四十余步。安产借地，或有秽污，或有东海神王，或有西海神王，或有南海神王，或有北海神王，或有日游将军，白虎夫人，远去十丈，轩辕招摇，举高十丈，天符地轴，入地十丈，令地空间，产妇某氏安居，无所妨碍，无所畏忌，诸神拥护，百邪速去，急急如律令敕。此借地法，于入月第一日朱书一幅，贴产妇房内墙壁上，更不须避忌诸神煞也。

治临产病方

加味芎归汤　治一切横生倒产，沥浆生，交骨不开，子死腹中等症。大剂连服，即生，神验。

当归二钱半　川芎一钱　龟板一钱，酥炙

生子头发瓦上炙，存性，一钱

水煎服，如人行五里许即生。一方，当归一两，川芎七钱，龟板一个，头发一握，分量多少，临时酌量。

佛手散　治一切横生倒产，子死腹中。

当归五钱　川芎三钱

水七分，酒三分，同煎七分服。一方，遇横生倒产死胎，加马料豆一合，炒，乘热淬水中，加童便一半煎服，少刻再服。

滑胎饮　治临产努力太早者。

滑石一两　冬葵子五钱　甘草一钱

酒下末二钱。

催生四物汤　治横生逆产。

四物汤加　枳壳　蜀葵子

交骨不开方　治交骨不开。

人参二钱　生地三钱　当归钱半　牛膝钱六分

神应散　治沥胞生。

生蜜　酒酿　菜油各半杯

煎数沸，入童便，润肠易产。

子逆汤　治子逆冲上。

人参二钱　砂仁一钱　菜油熬，一两

黄葵子散　治同上。

黄葵子七十粒。

炒研，酒下。

催生如意散　治临产前先见红。

人参　乳香各一钱　辰砂五分

鸡子清调姜汤下。

平胃散　治死胎不下，指甲青舌青，胀闷，口中作屎臭。

苍术　厚朴　陈皮各一钱　炙草五分

水酒煎好，入朴硝五钱，再煎三四沸，温服，其胎化血水下。或只用朴硝五钱研细，童便调，温服亦妙。或用二钱，顺流水下。

官桂丸　治同上。

当归　官桂　甘草　白芍　炮姜　生地各一两　黑豆三两

共为末，酒下。

清魂散　治产时血晕。

泽兰　荆芥　人参各一钱　川芎四钱　甘草三分

为末。

牛膝归尾汤　治胞衣不下。

牛膝　归尾　木通各三钱　滑石四钱　秋葵子　瞿麦各一钱半

牛膝芒硝汤　治同上。

牛膝　芒硝　当归　红花　桃仁

酒煎。

牛膝汤　治同上。

延胡索五钱　牛膝　当归各三钱

酒煎。

妙香散　治败血冲心。

麝香一钱，另研　辰砂三钱，另研　木香二钱，另研　姜山药　远志　茯苓　茯神各一两　人参　桔梗　甘草各五钱

酒下二钱。

二萸散　治茄病。

吴萸　山萸　川楝子各一钱　白蒺藜九分　海藻　延胡索　桔梗　青皮各八分　小茴　五味各七分　茯苓五分

米汤下。

铁粉散　治子宫不收。

当归　磁石各五钱　铁粉三钱

共为末，米汤下。

托药　治同上。

蓖麻叶有角者，捣烂，加枯矾末，以纸片摊药托之。

掺药　治同上。

先用淡竹根煎汤洗净，次以五倍子、白矾共为末，掺之。

难产方　总治产难。

川芎　当归　榆皮　龟板　百草霜各一钱　前胡七分

胜金丹 治虚劳，妇人临产。

人参 白芍 赤芍 川芎 丹皮各两半 肉桂 茯苓 牛膝各二两半 当归 白薇各四两 藁本三两

以上药合一处，酒浸一日，井水淘出，焙末。四制香附末一斤，熟地四两打和一处，再入赤石脂、白石脂各二两，乳香、没药各一两，琥珀朱砂各五钱。蜜丸，金箔为衣。酒下，汗出愈。兼治子宫虚冷不育，服二十丸即孕。又治积年手足麻痹，半身不遂。又下死胎，又治崩带，又治产后等疾，不论远近，并宜服之。又治男子五劳七伤。

如圣膏 治难产，及死胎不下，十分危急者。

巴豆去壳，十六粒 蓖麻子去壳，四十粒 麝香二钱

同打如泥，摊绢帛，贴脐上一时，产下急急洗去。

夺命丹 治产后血入胞衣，胀满冲心，日久不下，危急者。

炮附子五钱 丹皮 炒干漆各一两

以醋一升，入大黄末一两，熬成膏，和丸，酒下五十丸。

牛膝汤 治胞衣不下，腹胀满即杀人，服此即烂下。

滑石末三钱 冬葵子二钱 木通 当归 牛膝 瞿麦各钱半

夺命丸 治小产下血多，子死腹中，憎寒，手指唇口爪甲青白，面色黄，黑胎上抢心，闷绝欲死，冷汗出，喘满不食，或误服毒物草药，伤动胎气，下血不止，胎尚未损者，服之可安，已死可下。若胎腐腹中危急者，立可取出。此方的系异人传授，至妙。

桂枝 丹皮 赤苓 赤芍 桃仁等分

蜜丸芡子大，空心服三丸，淡醋汤下。此即仲景桂枝茯苓丸。但用淡醋汤下不同耳。

蟹爪散 下胎极效，妊妇有病欲去胎者宜此。

蟹爪二合 桂心 瞿麦各一两 牛膝二两

每末一钱，空心酒服。

滑胎煎 临月宜常服数剂，以便易生，亦治胞衣不下。

当归三五钱 熟地三钱 杜仲 山药各二钱 川芎 枳壳各七分

食前温服。气弱体虚，加人参、白术，随宜用之。

又方 治同上。

阿胶八两 滑石三两 车前子一升

每末方寸匕，米饮下，日二服，至生月，乃服此药，大利九窍。切不可未到临月，先服或多服。虚弱人亦不可服。

保生无忧散 治胎肥气逆，临蓐难产。

酒浸当归 盐枳壳 川芎 木香 白芍 炙草各钱半 血余炭另研 乳香另研，各五分

水煎，入二末，不拘时服。

半夏汤 治胞干，不能生产。

半夏曲两半 肉桂七分 大黄五分 桃仁略炒，三十枚

先服四物汤一二帖，次服本方。每咀片一钱，加姜三片煎。

小营煎 治胎衣不下，临月服之亦易生。

炒白芍 当归 山药 杞子各二钱 炙草一钱 熟地三钱

食远温服。

脱花煎 凡临盆将产者，宜先服此药催生最佳。并治难产。经曰：或死胎不下，俱妙。

川芎二钱 当归七八钱或一两 肉桂一二三钱 牛膝二钱 车前子一钱半 红花一钱，

催生不用亦可

水二盏，煎八分，热服。或服后饮酒数杯亦妙。若胎死坚滞不下者，加朴硝三五钱即下。

胡连丸　安胎圣药。

条芩四两　砂仁略炒　炙草各一两　白术　莲肉各二两

用山药四两，打糊为丸，米饮下。

寿脾煎　一名摄营煎，治心脾气虚，胎动不安。

白术二三钱　当归　山药各二钱　枣仁钱半　炙草一钱　远志三五七分　炮姜一二钱　炒莲肉二十粒　人参一二钱，急者随症多加

五福饮　治气血俱虚，胎动不安。

人参随宜　熟地二三四钱　当归二三钱　炙草一钱　白术钱半

食远温服。

紫苏饮　治妊娠失调，胎气不安，上攻作痛，名曰子悬，并临产气结不下等症。

人参　甘草各五钱　大腹皮　川芎　紫苏叶　白芍　陈皮　当归各一两

每粗末一两，加葱姜煎。一方，无人参有香附。又一方无川芎，名七宝散。若肝脾气血虚而有火不安者，宜兼逍遥散。若脾气虚弱而不安，宜四君芎归汤。

滑胎枳壳散　妊娠七八月，宜常服此。滑胎易产，即湖阳公主所服方也。

麸枳壳二两　炙草一两

每末三钱，千沸汤点服。一方，加当归、木香等分，蜜丸，所以佐枳壳之苦寒也，名内补丸。

来苏散　治临盆用力太过，气脉衰弱，精神困倦，目眩头晕，口噤面青，发直，不省人事。

木香　神曲　陈皮去白　麦芽　阿胶　黄芪　白芍　苎根　甘草各三钱　糯米一合半　炒黑生姜一钱

水煎。如不下，抉口灌之，速进为妙。

加味四君子汤　治呕逆不止。

人参　白术　茯苓　炙草　半夏　陈皮　藿香　砂仁

每粗末四钱，加姜三枣二煎。

油蜜煎　治难产，沥浆胞，干胎不得下。

香油　白蜜

童便各一碗，和匀，慢火煎一二沸，掠去沫，入滑石末一两，或益母草末，搅匀，顿服。外以油蜜于母腹脐上摩之。一方，止用油蜜童便，能下难产。

霹雳丹　治临产忽然气痿，目翻口噤，面黑唇青，沫出，子母俱损，两颊微红，子死母活。

蛇退一条，瓦罐内煅　蚕退烧存性，二钱　男发灰一钱　黑铅二钱半　制水银七分半　千里马即路上左脚草鞋一只，取鼻洗净，烧灰，一钱

猪心血丸桐子大，金箔为衣，每二丸，倒流水灌下，或入伏龙肝调下。生着儿头戴出。

黑神散　一名催生如圣散。治横生逆产，其功甚大，并治胎前产后，月水不止，崩漏等症。

白芷不见火　百草霜等分

每末二钱，以童便米醋和如膏，加沸汤调下，或童便酒煎，进二服，血得黑则止。此方大能固血，又免血涸甚妙。一方，加滑石末煎，芎归汤送下。

附：前人效方

三合济生汤　治临产艰难，虽一日不下者，服此自然转动下生。

当归三钱　川芎　枳壳各一钱　香附　大腹皮各一钱半　苏叶八分　甘草七分

水煎，必待腰腹痛甚，服之即产。一方，加白芷一钱。此方乃以枳壳芎归达生

三方，抽其精粹而成合此汤。

产难方　治产难，累日气力乏尽，不得生。此是宿有病者，宜此方。

阿胶二两　赤小豆二升

水九升，煮豆令熟，去豆，化胶，每服五合。不觉更服，不过三服，即出。

胜金丹　治难产神效。

败兔毫笔头一枚，烧灰研细，生藕汁一盏下之，立产。若虚弱及素有冷疾者，恐冷动气，即于银器内重汤温过服。

卷　　四

产　　后

俗云：胎前一团火，产后一盆冰，理固然也。盖以胎前每多邪热，易至气血沸腾，故如火。产后真元大损，气血空虚，其如冰也必矣。故产后之疾，先以大补气血为主，纵有他疾，亦以末治之。或欲祛邪，必兼补益此大较也。其间又当细分气虚血虚，血闷血脱，症候之别，以或补或泄之，盖气虚者当补气，血虚者当补血。血闷者，婴儿下盆之后，血上冲心，以致牙关紧闭，面色赤，脉洪数，须问产时去血多少，可以行瘀药导之。血脱者，因儿下之时去血过多，面色白，唇舌色淡，短气不足以息，脉来或沉或浮，宜用人参，即血脱补气之说也。然亦有血虽脱而瘀血未尽者，其腹内痛，必攻补兼施，血脱者但骨节痛，以此为辨耳。夫产后气血大亏，固多虚症，然有全虚者，或有虚实兼者，间又有全实者，亦不可不辨，概作虚治，其说详见于后张氏论中。至月内产母，切不可恃健，不自保重，或劳碌以损荣，或多食以伤胃，外感六淫之邪，内伤七情之气，倘丝毫犯之，甚至恶露未尽，而作热作疼，真元难复，而为劳为瘘，其为患有不可胜言者。夫力壮易产者，尚不免感疾，况素虚弱，而可不慎乎！盖产后病最重而难治者，莫如蓐劳，蓐劳之由有二：一由内伤，因产理不顺，调养失宜，或忧劳思虑，伤其脏腑，荣卫不宣，令人寒热如疟，头痛自汗，痰咳气逆，虚羸喘乏，体倦肢怠，宜补虚汤。一由外感，不满日月，气血虚耗，风冷乘之，与气血相搏，不能温于肌肤，令人发热憔悴，饮食不消，肢体烦痛。若风冷之邪，感入于肺，肺受微寒，咳嗽口干，头昏体痛，荣卫受于风邪，流注脏腑，发眩盗汗，寒热如疟，背膊烦痛，肢体沉重。此皆蓐劳之所由成也，宜白茯苓散、加味佛手散、人参鳖甲散。其或兼内伤饮食泄泻，与夫瘀血未尽者，皆有之，不可不别也。产后又有三大病：一病痉，二病郁冒，三病大便难。仲景云：新产血虚，多汗出，喜中风，故令病痉。亡血复汗，寒多，故令郁冒。亡津液，胃燥，故大便难是也。余每临症，详察病情，三者常相因。如新产胃虚，不食，往往昏冒而神不清，或厥，是郁冒也，宜白薇汤。郁冒则多汗，必致痉，宜钩藤汤。且多汗，必液少而大便秘，至五七日七八日之久，宜养荣血，肠自润矣，宜苏麻粥。产后血晕，亦险症也，宜立应四物汤。于产儿下地时，用荆芥炭五分，童便调服，可预防血晕之患。其或血去过多而晕，宜芎归汤加人参。或为血闭血迷而晕，宜血竭破棺丹。皆宜详究。产后中风，口噤，牙关紧闭，手足瘈疭者，以气血大损，经络空虚，劳碌太早，风邪从虚而入，宜举轻古拜散、小续命汤。故忽然口眼㖞斜，痰涎潮壅，或角弓反张，宜大豆子汤。产后伤寒，因气血大虚，虽有寒邪，不可大发散，宜芎归汤加参、苏、葛根微汗之，即或大热不止，宜芎归汤加黄连、知母，亦不可妄投峻剂，以耗元气。苟非正伤寒，不可绝其饮食。二者皆产后重症，不可轻视。产后发寒热，多因血虚，只宜养血。其外感者十之一二，即系外感，不可大发散，只宜和解。或阴分不足，憎寒壮热，日轻夜重，宜四物汤加炭姜；微热加茯苓。或血虚发热，而自汗心烦短气，宜人参当归散。或因乳蒸而发热，宜四物汤加黄芪、花粉。或因收束骨节而发热，此不必药，只多服益母草汤足已。产后儿枕腹痛，宜延胡索散。或身体壮热，小腹有块而痛，亦名儿枕，宜归尾泽兰汤、杏苏散。或不发热，但腹痛，或有块，时起时没，亦名儿枕，宜延胡索散、归尾泽兰汤。二症皆产后所常患，几于十人而八九，调治之可也。产后心腹痛，则以败血凝聚，气上冲心之故，宜大岩蜜汤。亦或七情相干，血与气并而心疼，宜延胡索汤。亦或败血攻刺心腹而疼，宜当归失笑散。亦或寒气相侵而腹疼，宜理中汤。吐加姜，小便不利加茯苓，肾气动去术。产后遍身疼痛，因气血走动，升降失常，留滞于关节间，筋脉引急，或手足拘挛，不能屈伸，故遍身肢节走痛，宜趁痛散。若瘀血不尽，流于遍身，则肢节作痛，宜如神汤。产后头痛，有由血虚所致者，其症朝轻暮重，时作时止，虽亦太阳巅顶痛，惟眉棱骨不痛，不可作外感治。若风寒头痛，则无时间止，并眉棱骨痛耳。然虽属风寒，亦宜以四物加减，或手足搐搦，咬牙，头痛而昏冒者，尤宜急治，宜先用四物汤加减，后用秦艽汤。有头疼作呕不食者，乃血虚火炎也，宜麦冬橘红汤。如呕止而头痛，加天冬。产后腹痛呕吐，由恶露下少，败血乘虚散入于脾而为胀满，胃受之则呕吐也，宜抵圣汤。或腹胀呕逆，为胃不和，宜桔梗半夏汤。或干呕不止，不思食，为胃弱不和，宜和胃汤。产后腿痛，不能立久，而不进饮食，此脾阴不足之候，脾主四肢，故病下体也，宜石斛牛膝汤。甚则连腰脐腿胯俱痛，则又兼肾气之不足矣，宜补骨四物汤。以上诸痛症，患之者虽不若寒热儿枕痛之多，要皆为产后所常患者。此外则有由内因者，如产后不语，因败血上干于心，心气闭塞，舌为心苗，故舌强不语，宜逐血补心汤。亦或痰气壅滞，目闭不言，宜白矾汤吐之。亦或恶血攻心，欲死而不语，宜郁金三钱，烧存性，醋调服之。产后浮肿，有因败血蓄于五脏，循经流入四肢而化为水，因乘虚浮肿者，宜调经汤。有气血大虚，肢体浮者，不可利水，宜八珍汤。有浮肿而有水气当利者，宜宣气汤。产后怔忡惊悸，心血虚耗也，必睡不宁，宜养心汤、益荣汤。心气虚耗亦然，宜茯苓汤。产后乍见鬼神，由血虚之极，败血攻冲，邪淫于心，胡言乱语，如见鬼祟，非风邪也，宜调经散、妙香散。产后气喘急，下血过多，荣血暴竭，气无所主，独发于肺，故令喘，此孤阳绝阴，难治。若败血停滞，上朝于肺，而亦作喘，宜夺命丹、固血汤。气滞，亦作喘，宜苏木汤。若自汗不止，饮汤即汗，为气虚，亦作喘，宜苏木汤加归、地、黄芪，不效，宜补心。心主血，又汗为心液，故血耗而病汗也，宜白芍、枣仁、五味子等。痰饮盛，亦作喘，宜润肺汤。产后惊悸，闻声欲死，非他人用力抱持，则虚烦欲死，由心肝脾三经虚也，宜石斛散。产后五六朝，狂乱胡言，持刀欲杀人，乃阴血暴崩，肝火虚炎也，宜泽兰汤。产后阴虚血弱，有烦闷者，宜知母汤。亦有因虚耗而血热心烦口渴者，宜凉血饮、生脉散。产后失血，或因去血过多，兼腹疼身热自汗，宜当归黄芪汤。或兼眩晕，宜芎归汤。或兼虚热，宜芎归汤加人参、姜炭。或兼腹痛，宜加肉桂。或兼寒热往来，盗汗脉浮，宜和解四物汤。或兼阴虚内热，而自汗心烦气短，宜当归建中汤。产后诸淋，宜茅根。或则败血不止，淋漓不断，宜乌金散。或则淋久不止，四肢沉困无力，宜牡蛎散。或则小便闭而淋沥，小腹膨胀，宜祐元汤。产后口鼻黑而衄，由产时气消血败，荣卫不理，散乱入于诸经，不得还元，故口鼻黑气而变衄血，此乃产后虚热成为胃绝肺败，皆死症也，宜犀角地黄汤。若产后见鼻衄，则由血溢妄行，宜必效四物汤。产后虚渴，必口干少气，足弱，头昏目晕，宜熟地黄汤。产后消渴，饮水不止，由于液枯火燥已极，宜止渴四物汤。产后小便不利，宜木通散。大便闭结，宜通润四物汤。皆由火盛。产后小便尿血，宜牛膝一味浓煎。大便下血，宜黄连四物汤。皆由血虚而热。产后恶露不下，有结聚成块，心胸烦闷，脐下坚痛者，宜当归血竭丸。有恶露不下，兼受冷热劳碌，腰脊骨烦疼者，宜丹参散。有恶露不下，寒热交攻，心慌昏沉，腹中痛者，宜通瘀饮。有恶露方下，忽然断绝，骤作寒热，脐腹百脉皆痛如锥刺，由冷热不调，或思虑动作气所壅遏，血蓄经络者，宜没药丸。产后恶露不止，小便急痛，宜磨块四物汤。或血下过多，渐至瘦弱，宜八珍汤去甘草，加厚朴、黄柏、阿胶、丹皮。或下如豆汁，紫黑过多，宜加味四物汤。或至月余，犹淋沥不止，已为陷下，宜加味四物汤。或下不止，至于数月及半载之久，宜千金方。或恶血不绝，崩血不可禁，腹中绞痛，气息急，宜牛角䚡丸。或恶露淋沥不断，心闷短气，四肢乏弱，头目昏重，五心烦热，面黄体瘦，宜牡蛎散。以上皆由于内因者。又有由外因者。如产后下痢腹痛，里急后重，宜香连散加消导药。或痢久不止，宜四君子汤加收敛药。产后疟疾，治与胎前略同，却宜以虚为主，其或寒热往来，或热多于寒皆是也，宜草果饮。产后泄泻，有挟寒腹痛，肠鸣，小水清白，口不渴者，宜君苓汤加肉果、肉桂、白芍。有热泄肠垢，口渴，痛一阵下一阵者，宜君苓汤加黄连、木通、六一散。有湿胜水泄者，宜君苓汤。产后霍乱，或渴而饮水，宜五苓散。或寒多不渴，宜人参理中汤。或吐利厥冷，宜附子理中汤。或腹痛甚而手足寒，宜高良姜散。或转筋，宜木瓜散。不止，辣蓼煎汤洗之。产后偏正头风，有头疼目眩者，宜愈风四物汤。有风壅目眩，遍身疼痛者，宜泻肝四物汤。产后四肢麻痹，皮肤搔痒不仁，皆血虚风袭之，宜逐邪四物汤。产后大惊恐而发寒热，呕吐痰盛，呕即汗出，宜八珍汤加黄芪，小腹痛加桂。产后闪伤，腹痛，血崩，宜兼去瘀，宜五灵脂汤，或代赭石汤。产时稳婆误损其尿胞，每致日夜淋沥，宜参术膏。以上皆由于外因者。而又有兼内外因者。如产后风痿，经云：诸风痿弱，筋挛无力，血不足以养筋也，宜血风汤。有血弱气虚多汗，风搏而成痓者，其症口噤，脊强反张，若汗出不止者死，宜大圣汤加川芎。产后咳嗽，有因恶露上攻，肺经受邪者，宜二母散。有感风咳嗽，由外邪，恶风寒发热者，宜参苏饮。有产后血风感寒暑湿气，咳嗽喘满壅甚者，宜旋覆散。产后脚气，热闷气上冲，若因平日感六淫之气，今又因产后血气不足，遂袭于足经，因乘虚而发也，宜独活寄生汤。以上皆兼内外因者也。产后之病，其繁琐累重若此。丹溪谓宁治十男子，莫治一妇人，正以此也。至于生子有乳，乃天地化生自然之理。所谓有是子，则有所以养是子者，其或不行，皆由气血虚弱，经络不调所致。或产后乳胀疼痛，由年少之人，初经产乳，内有风热也，须服清利药则乳行。若累经产而无乳，亡津液故也，须服滋阴药。若虽有乳，却苦其少，须服通经药，并引以羹臛，盖乳资于冲脉与胃经通也，此其大略也。其或产后血气盛实而乳汁不通，宜通草散。其或妇人肥盛，气脉壅滞而乳不通，又经络凝滞，乳内胀痛，欲作痈肿，宜漏芦散、秘传涌泉散。其或乳汁不通，或乳房结硬疼痛，宜皂角散。其或气血虚而乳不通，宜加味四物汤。其或乳脉不行，身体壮热疼痛，头目昏痛，大便涩滞，宜玉露散。其或气脉不足，经血衰弱，而乳汁涩少，宜通乳汤。皆当随症而各与以药。乃有乳汁自出者，是胃气虚所致，宜止以补药。若乳多溢满急痛，温帛熨之，但以漏芦散亦可。有未产前而乳汁自出者，谓之乳泣，生子多不育，此无药可服。至如乳上外症，详杂病中，兹不重载。

脉法 《脉经》曰：诊妇人新生乳子脉，沉小滑者生，实大坚弦急者死。诊妇人新生乳子，因得热病，其脉悬小，四肢温者生，寒清者死。诊妇人生产，因中风伤寒热病，喘鸣而肩息实者，浮缓者生，小急者死。诊妇人生产之后，寸口脉焱疾不调者死，沉微附骨不绝者生。《脉诀》曰：产后因得热病临，脉细四肢暖者生，脉大忽然肢逆冷，须知其死不留停。陈自明曰：新产之脉缓滑吉，实大弦急死来侵，若得沉重小者吉，忽若坚牢命不停。寸口涩疾不调死，沉细附骨不绝生。审看此后分明记，长须念此向心经。

产后脉症总论 仲景曰：新产妇人有三病：一者病痓，二者病郁冒，三者大便难。何谓也？师曰：新产血虚，多汗出，喜中风，故令病痓。亡血复汗寒多，故令郁冒。亡津液胃燥，故大便难。产妇郁冒，其脉微弱，呕不能食，大便反坚，但头汗出，所以然者，血虚而厥，厥而必冒，冒家欲解，必大汗出，以血虚下厥，孤阳上出，故头汗出，所以产妇喜汗出者。亡阴血虚，阳气独盛，故当汗出，阴阳乃复，大便坚，呕不能食，小柴胡汤主之。又病解能食，七八日更发热者，此谓胃实，大承气汤主之。又产后腹中疞痛，当归生姜羊肉汤主之。又产后腹痛，烦满，不得卧，枳实芍药散主之。又产妇腹痛，法当以枳壳芍药散，假令不愈，此为腹中有干血着脐下，宜下瘀血汤。又产后七八日，无太阳症，少腹坚痛，此恶露不尽，不大便，烦躁发热，切脉微实，再倍发热，日晡时烦躁者，不食，食则谵语，至夜即愈，大承气汤主之。热在里，结在膀胱也。又产后风，续续数十日不解，头微痛，恶寒，时时有热，心下闷，干呕，汗出，虽久，阳旦症续在耳，可与阳旦汤。又产后中风发热，面正赤，喘而头痛，竹叶汤主之。又妇人乳中虚，烦乱呕逆，安中益气，竹皮大丸主之。又产后下利，虚极，白头翁加甘草阿胶汤主之。又妇人少腹满如敦状，小便微难而不渴，此为水与血俱结在血室也，大黄甘遂汤主之。又妇人昼后脏躁喜悲伤，欲哭，象如神灵所作，数欠伸，甘麦大枣汤主之。刘完素曰：产后经水适断，感于异症，手足牵搐，咬牙昏冒，宜增损柴胡汤。前症已去，次服秦艽汤，去其风邪。又产后风气在表，面目四肢浮肿，宜七圣丸，以利为度。如又喘嗽，加木香、槟榔倍之，谓气多也。如又昏冒，加羌活、川芎，谓多风也。又产后虚劳，虽日久而脉浮疾者，三元汤。日久虚劳，微有寒热，脉沉面浮，宜柴胡四物汤。日久虚劳，针灸小药俱不效者，三分散。日久虚劳不能食，十全散。又产后诸积不可攻，当养阴去热，其病自退，芍药汤。又产后冲胀，胸中有物，状如噎，气不降，紫金丹。又产后头痛，血虚痰癖寒厥，皆令头痛，加减四物汤。如有汗者，是气弱头痛也，加芍药三两，桂一两五钱，生姜煎。如痰癖头痛，加半夏三两，茯苓一两半，生姜煎。如热厥头痛，加天麻三两，附子一两半，生姜煎。又产后诸病，但以双解散服之，通身中外血气宣通，病皆除愈。然孕妇，及产后月经过多，并泄泻者，勿与服之。又俗未知产后亡液，损血，疼痛怖惧，以致神狂气乱，则阴气虚损，邪热太甚，而为诸热症。由不读《素问》，不知造化，故不识症候阴阳，反妄以为产后诸虚百损，便为虚冷而无热也，遂以热药温补。或见烦渴者，不令饮水，本虽善心，为害多矣。但以临时审其脏腑，六气虚实，明其标本，如法治之而已。朱震亨曰：产后血运，因虚火载血上行，渐渐运来，方用鹿角烧灰，出火毒研极细，酒同童便灌下，一呷即醒，行血极快。大凡产后有病，先固正气。又产后泄泻，恶露不行，此余血渗入大肠为泻，洞泄不禁，下青白黑色，用荆芥穗炒黑，入麝，研汤下。药虽微，能治大病，方名的奇散。又产后才见身热，便不可发表。发热恶寒，皆是气血虚，左手脉不足，补血多于补气药。右手脉不足，补气多于补血药。恶寒发热腹痛者，当去恶血，腹满者不是，腹痛者是。又尝见尿胞因稳婆不谨，破损而得淋沥，遂为废疾，因思肌肉尚可完补，胞虽在腹，亦可治，其症血气必虚，必用大补，以参、术为君，芎、归为臣，桃仁、陈皮、茯苓、黄芪、为佐，而煎以猪羊胞，极饥时饮之，亦必多服，气血自长，其胞自完，恐稍迟缓，殊难成功。李梴曰：产妇体实无病，不药可也。但难产气衰，瘀血停留，非药不行。古法：产后用古芎归汤加童便一半服之。如无童便，以淡醋磨墨一小盏入煎汤药亦好。又产后百病，皆血虚火盛，瘀血妄行而已，间有内伤饮食，外感风寒，然亦必先逐瘀补虚为主。又产后瘀消，方可行补，如左脉弱，加补血药；右脉弱，加补气药。如不兼逐瘀，但服参、芪停滞之剂。有瘀血攻心即死者，食肉太早亦然。又凡产母，但觉小水短少，此是微旨。即是病生，便须服药，调理脾胃肝肾。如不愈者，必气滞且逆，盖妇人凡事多忧思恚怒，忧思过，则气结而血亦结，恚怒过，则气逆而血亦逆，甚则乳硬胁痛烦热。要之，女病皆因气血郁结，所以古方多用行气药。薛己曰：产后发痉，大补气血，可保无虞，但攻风邪，死无疑矣。又产后寒热，因气血虚弱，或脾胃不足。经云：阴虚则发热，阳虚则恶寒，若兼大便秘，尤属气血虚，切不可发表降火。若寸口脉微阳不足，阴气上入阳中则恶寒，补中益气汤。尺脉微阴不足，阳气下陷阴中则发热，六味地黄丸。大抵阴不足，阳往乘之，则阳内陷而发热；阳不足，阴往从之，则阴上入而恶寒。此阴阳不归其分，以致寒热交争，故恶寒又发热也，八珍汤。又妇人性情执着，不能宽解，多被七情所伤，遂遍身痛，肢节肿痛，或气填胸满，或如梅核塞喉，咽吐不出，或涎痰壅盛，上气喘急，或呕逆恶心，甚者渴闷欲绝，产妇多成此症，宜四七汤，先调滞气，更用养血。若因忧思致小便白浊者，用此药吞青州白丸子，屡效。又血出过多，恒病睛珠痛不能视，羞明隐涩，眼睫无力，眉骨太阳酸痛，当归养荣汤、当归补血汤、除风益损汤，选用。有热，加黄芩；脾胃不和，恶心不进食，加生姜；产漏，加阿胶，复其血，使有所养则愈。然要忌咸物。经曰：咸走血，血病无多食咸。王肯堂曰：凡妇人患风气，脐下虚冷，皆产后未满百日会合之故，慎之。张介宾曰：凡产后气血俱去，诚多虚症。然有虚者，有少虚者，有全实者，当随人随症，辨其虚实以治，不得有成心，概行大补，以致助邪。又产妇虚症，素弱之人多有之，或于产后，气血俱去，而更弱者亦有之。总当因人察脉，因脉察症，若脉气、形气、病气俱不足，此当以全虚治之。若形气不足，病气有余，或兼火邪，或兼外邪，或以饮食停滞，此亦虚中有实，不可不审，此中委曲，未能言尽，惟明者悟之。产后不虚症，或因素日无病，或以年少，或以素耐辛苦贫劳之质，此辈无不足，一旦受孕，乃于无病腹中参入于此物，故致气血壅塞，为胀为呕，是皆添设有余之病。及其既产，始见通快，所留得去，仍复故吾。常人之产，此类极多，是何虚之有？然或内伤，或外感，产后之病，难保必无，倘有所犯，去之即愈。若概行大补，果能堪否？即临盆带去血气，未免暂见耗损，然以壅滞之余，不过皆护胎随从之物，去者当去，生者旋生，不出数日，必已来复，此生化自然之理，何至是产皆虚也。凡遇此类，固当因症用治。产后全实症，有如外感风寒，头痛身热，便硬中满，脉紧数洪大有力，此表邪之实症也。又火之盛者，必热渴躁烦，或便结腹痛，口臭舌焦黑，酷喜冷饮，眼眵，尿管痛，脉见洪滑，此内热之实症也。又郁怒动肝，胸胁胀痛，大便不利，脉弦而滑，此气逆之实症也。恶露未尽，瘀血上冲，心腹胀满，疼痛拒按，大便难而小便利，此血逆之实症也。又凡富贵家保养太过，或过用人参、芪、术，以致血壅盛，过用糖酒炭火，以致内热，或产本不虚，而妄用大补之药，以致增病，此调摄之实症也。又或因产过食，并其劳困，固令勉强，以致停蓄不散，此内伤之实症也。夫既有表症，则不得不解；既有火邪，则不得不清；既有内伤停滞，则不得不开通消导。丹溪但补气血之言，岂可偏执！又《病机机要》云：治胎产之病，当从厥阴症论之，当无犯胃气及上二焦，是为三禁。谓不可汗，不可下，不可利小便，但使不犯三禁，则营卫自和，而寒热自止。凡治法，如发渴则白虎，气弱则黄芪，血虚则当归，腹痛则白芍，大抵产病天行，从加减柴胡，杂症从增损四物，宜察脉症用之。按此虽为产育之大法，然病发不同，倘有是症不得不用是药，所谓有病则病受之也。但此经常之法。固不可不知，而应变之权，亦不可执一。又新产后有阳虚而寒从中生，或寒由外入，致心腹作痛，呕吐不食，四肢厥冷者，大岩蜜汤，或理阴煎。产后有脾虚肾虚而为腹痛者，此不由产而由脏气不足。若脾气虚寒，为呕吐，为食少，而兼腹痛者，五君子煎、六君子汤、温胃饮。肾气虚寒，为泻为痢，而兼腹痛者，胃关煎、理阴煎。若饮食停滞，及气逆作痛，亦当因类而消去之，排气饮、大和中饮。

鳌按：景岳一书，多偏温热，议亦驳杂，无甚特识，独产后一门，则特辟精旨，能发前人之所未发。其酌方治，亦至当不易，诚妇科之宝箓也。

虚极生风 陈自明曰：产后生风，因去血过多，气无所主，以致唇青，冷汗出，目眩神昏，命在须臾，此但虚极生风也。急服济危上丹，若投风药，误甚。

感冒风邪 陈士铎曰：产后太阳感风，大喘大吐大呕，不治症也。喘则元阳将绝，况大喘乎？吐则胃气将亡，况大吐乎？呕则脾气将脱，况大呕乎？方用人参、麦冬、白术、当归、川芎、荆芥、桂枝，名转气救产汤，大剂与之，喘呕止，当有生机，否则仍死。若太阳症，口吐脓血，头痛欲破，心烦不止，腹痛如死，或作结胸，小见症便难救，若齐见必死，方用佛手散，多加人参，佐以肉桂、荆芥，即见功矣。产后少阳感风，谵语烦躁，更加惊悸者死，盖少阳胆经也，胆无汁不能润心，心无血不能为养，是以心中恍惚，而谵语烦躁惊悸，相因而生也。夫胆木受邪，不发表则血无以生，然徒发表，则血更耗散，方以佛手散加人参、枣仁、麦冬、竹茹、朱砂、熟地治之。产后阳明感风，而大喘大汗，亦不治，用麦冬、人参、元参、桑叶、苏子，名补虚降火汤。若阳明症发狂亡阳，不救也。狂症多实热，产后则虚热，实热可泻，虚热不可泻，然正惟兼亡阳，虽实热仍属气虚，方用人参、桑叶、麦冬、元参、青蒿，名收阳汤，一帖汗止，二帖狂定，不得服三帖。盖此止可救亡阳急症，不可据以治产后，二帖后，即单用人参、麦冬、当归、川芎、五味，调理自安。产后忽感少阴症，仲景法用参术温之，吾以为倘不应，宜加附子、甘草治之。凡感少阴之邪者，神效。若少阴症三四日至六七日，忽然手足蜷卧，息高气喘，恶心腹痛，不救，此盖少阴感寒邪，而在内之真阳逼越于上焦，上假热而下真寒也，方用人参、麦冬、肉桂、白术、吴萸，微冷顿服，名平喘祛寒散。若半月后将至满月，亦患前症，又当用人参、茯苓、附子、白术、当归、熟地、山萸、麦冬、牛膝，名护产汤。若少阴症肾水上泛，呕吐下利，真阳飞越，亦死症，以产后肾火衰微，为寒所祛，水亦随寒而趋也，方用人参、白术、熟地、山萸、茯苓、附子、肉桂、车前，名补火引水汤。若产妇手足青，一身黑，不救，此阴寒最重，而毒气之最酷者，原无回生之法，姑以人参、白术、当归、附子、肉桂，大剂与之，如青黑退，庶有生机，否则仍死，名开青散黑汤。若但足纯青，心下痛，虽较上症少轻，而寒毒之攻心则一，亦致死。以前方投之，往往多效，盖此症由下而上，一散其下寒，而上寒即解，所以易于奏功。至产后四五日，忽感风寒发厥，乃阳气既虚，而阴血又耗，外感寒邪以成之者也，方用人参、附子煎服，名转厥安产方。产后厥阴感邪，呕吐，两胁胀满者，必便血，不治，方用当归、麦冬各一两，川芎五钱，三七末一钱，名平肝救血汤。若厥阴症下利厥逆，躁不得卧，或厥不止，俱是死症，方用人参、当归、荆芥，名参归汤。

产后用药　孙思邈曰：妇人草蓐中伤风，四肢苦烦热，头疼，与小柴胡。头不疼，但烦，三物黄芩汤。产后虚羸，发寒热，饮食少，腹胀等疾，增损柴胡汤。张从正曰：产后之疾，皆是败血恶物，发作寒热，脐腹撮痛，乳汁枯涸，食饮少减，医者不察，便谓气血俱虚，便用温热之剂，养血补虚，止作寒治，举世皆然。竞传黑神散之属，能治产后一十八症，非徒不愈，而经脉涸闭，前后淋闭，呕吐咳嗽，凡百热症生矣。若此误死，不可胜计。曷若四物汤与凉膈散，停对下之，利数行恶物俱尽，后服淡甘之剂自愈。又大产之后，心火未降，肾水未升，如黑神散补之，轻则危，甚则死。又备急丸，以巴豆、干姜、大黄，三味蜜丸，亦是下药，止可施于平素粗劣之人，若产后胀闷用之，不死则危。李杲曰：妇人分娩及半产漏下，昏冒不省，瞑目无知，盖因血暴亡，心神无所养，心与包络者，君火相火也，得血则安，亡血则危。火上炽故令人昏冒，火胜其肺，瞑目不省，是阴血暴去，不能镇抚也。世医多用滑石、甘草、石膏之类，乃辛甘大寒，能泻气中之热，今血亏泻气，是阴亏泻阳，使二者俱伤，反为不足虚劳之病也。惟当补其血而升降之，则得血而养，神不昏矣。血暴下，是秋冬之令大旺。今举而升之以助其阳，则目张，神不昏迷矣，其可误用寒凉哉！朱震亨曰：或曰，初产之妇，好血已亏，瘀血尚留，黑神散非要药欤？余曰：初产之妇，好血未必亏，瘀血未必积，脏腑未必寒，何以药为？饮食起居，勤加调护，何病之有？诚有汗血，体怯而寒，与之数帖，亦自简便。或有他病，当求病起何因？病在何经？气病治气，血病治血，寒者温之，热者清之，凝者行之，虚者补之，药多者止之，何用妄制药方，致令无病生病！彼黑神散者，用干姜、当归之温热，黑豆之甘，熟地之微寒，以补血之虚，佐以炒蒲黄之苦，以防出血之多，芍药之酸寒，有收有散，以为四物之助，官桂之大辛热以行滞气，推凝血，和以甘草之缓，其为取用，似乎精密，然驱逐与补益，似难同方施治。设有性急者，形瘦者，本有怒火者，夏月坐蓐者，时属火令，姜桂皆为禁药，至于将护之法，尤为悖理！肉汁发阴经之火，易成内伤之病，胡为羊鸡浓汁作糜，而又常服当归丸，当归建中汤，四顺理中丸？虽是滋补，悉犯桂、附、干姜僭热之剂，脏腑无寒，何处消受？若夫儿之初生，母腹烦冤，便啖鸡子，且吃火盐，不思鸡子难化，火盐发热，辗转为病，医者不识，每指他病，率尔用药，宁不误人？余每见产妇之无疾者，必教以却去黑神散，与夫鸡子、火盐、诸般肉食，且与白粥将理，间以些少石首鲞煮令甘淡食之，至半月后方与少肉。彼富贵之家，骄恣之妇，卒有白带、头风、气痛、膈满、痰逆、口干，经水不调，发脱体热，皆是阳胜阴虚之病，安知非此等谬妄启之耶？若五积散之治产后余血作痛，以苍术为君，麻黄为臣，厚朴、枳壳为佐，虽有芍药、当归之补血，仅及苍术三分之一，且其方中言妇人血气不调，必腹撮痛，闭而不行，并宜服之，何不思产后之妇，有何寒耶？血气未充，似难发汗，借曰推陈致新，药性辛温，岂可妄用麻黄之散！附以苍术、枳壳，虚而又虚，祸不旋踵！此段专辨黑神散之非名论也。楼英曰：续命汤、大豆紫汤、举轻古拜散，太阳厥阴药也。邪实脉浮弦有力者固宜，产后血气大虚之人，不宜轻发其表，但用防风当归散治之为妙。虞抟曰：产后禁用酸寒，能伐生生之气也。先哲制四物，以芎归之温，佐以芍地之寒，是以寒温适中，为妇人诸疾之妙剂也。或用于产后，必取白芍以酒重复制炒，去其酸寒之毒，但存生血活血之能，胡为其不可也？薛己曰：腹痛发热，或胀满不食，水道滞涩，产后多有此症，薏苡仁汤，药品和平，其功且速。

产后要论 《医宗金鉴》曰：产后发热之故，非止一端。或饮食太过，或外感风寒，或瘀血停留，或亡血阴虚，或产后劳乏，或三日乳蒸，当详其有余不足，或攻或补，或用凉药正治，或用温药反治，要在临症细细参考也。凡产后头疼恶寒而发热者，属外感，不当作伤寒治，惟宜用四物加柴胡、葱白服之。若阴血暴亡，孤阳无附，而外感发热者，急进参附汤，迟则必大汗大喘，是阳欲亡，虽药必无救矣。产后咳嗽，若感冒风寒，用旋覆花汤，即荆芥穗、前胡、麻黄、杏仁、半夏、茯苓、赤芍、五味子、甘草、旋覆、姜、枣也。若因阴虚火炎，上烁肺金而嗽者，宜六味丸加麦冬、五味子，名麦味地黄汤，滋其化源。若因瘀血上冲入肺而嗽者，宜佛手散加桃仁、红花、川贝、延胡索，以破其瘀，其嗽自愈。凡一应伤胎，子死腹中者，须当急下，勿使上奔心胸。

然必验其舌青面赤，肚腹胀大，腹冷如冰，久之口中有秽气出者，方可议下。然犹必审其人之虚实寒热，随宜而施治之。

产后当知　《保产要录》曰：一产后忌大喜大怒，未可便上床伸足侧卧，令血不行，宜用衣服靠住，曲膝仰卧，以手从心下轻轻按摩至脐，日五七次，则恶血尽下，次日乃止，不问有无病痛，宜以益母草煎汤搀和童便，日服数次，可免血疾及弱虚，童便须临时取用，亦须用清秀不吃韭蒜者。一乳汁乃血气所成，产后不可多食盐，盐止血少乳，且发嗽。夏月忌贪凉用扇，食冷物，当风睡。夏月房中，贮水一二缸，解热气，冬月加火一二盆，取暖气。一儿生三日，相传洗三，如冬寒切不可洗，恐洗时风入脐中，脐风由此而起，即初生亦戒浴，保全真元。一儿生下时，欲断脐带，必以蕲艾为燃，香油浸湿，熏洗脐带，至焦方断，其束脐须用软帛厚棉裹束，日间视之，勿令儿尿湿脐，此预防脐风，第一要紧事。一儿生次日三日，即看口中上腭，如有白泡子，即以银挖耳轻轻刮破，将泡内白粒取出，勿令落入喉中，仍以京墨搽之。如次日不取，则泡老难刮，误事。又有马牙在牙根处，亦须挑破取出，以墨搽之。一子初生下，母即昏晕不省者，此时即有药不能入口，迟则又不能救。其法即用柔软旧衣，谨闭产户，以知事女子，曲膝抵住，勿令下面气泄，又一人一手挽住头发，一手扪住鼻口，勿令上面气泄，俟稍转，方用茶汤接气。如再晕，速换湿衣，照前为之。一母血衣不可日晒，儿湿衣不可夜露，夜有鸟粪，能生毒疮。一满月之期，一月为小满月，两月为大满月，此两月内不暴怒，少劳碌，禁淫欲，终身无病，且多生子。一临月不可洗头濯足，恐致难产。以上各条并保儿之法，亦详在内。

治产后病方

四物汤　治妇人胎产诸疾，多用此加减。

川芎　当归　白芍　熟地等分

水煎。产后闷乱，加茯神、远志各五钱。产后败血筑心，加地骨皮。产后潮热，加白术、北柴胡、甘草、丹皮、地骨皮。烦热，加黄芩。汗多，加浮麦。产后腹痛，血块攻肠，加大艾、没药、好酒。产后病眼，加细辛、羌活、荆芥、菊花、甘草、木贼草、草决明、石决明。产后浮肿，气急腹大，喉中水鸡声，加丹皮、荆芥、白术、桑皮、杏仁、半夏、薄荷、生姜、马兜铃、大腹皮、赤小豆、葱白。产后不语失音，加生诃子、人参、沙参、百药煎蜜。产后欲推陈致新，补血海，治诸疾，加生姜。产后血块不散，亡血过多，恶露不止，加茱萸，阳脏人少用茱萸，阴脏人多用。妇人产后，每日可一二服。产后痢风，加乳香、龙骨、茱萸、木香、肉桂、苍术、丹皮、白薇、人参、甘草、泽兰、茴香。产后被惊，气滞种种，积滞败血，一月内恶物微少，败血作病，或胀或疼，胸膈胀闷，或发寒热，四肢疼痛，加延胡索、没药、白芷，等分为细末，淡醋汤或童便调下。产后血风乘虚发作，或产后伤风，头痛发热，百骨节痛，四物料共一两，加荆芥穗、天麻、香附、石膏、藿香各一分，每三钱煎服。产后发热头痛，加石膏一两，甘草五钱。产后虚惫，发热烦闷，加生地。产后腹胀，加枳壳、肉桂。产后恶露不尽，或不行，腹痛不止，加桃仁、苏木、牛膝。产后寒热往来，加柴胡、麦门冬。

人参鳖甲散　蓐劳。

人参　当归　茯苓　肉桂　白芍　熟地　桃仁　麦冬　甘草　桑寄生各五钱　川断三钱　牛膝钱半　鳖甲一两　黄芪一两

猪腰一对，去膜，水二碗，加姜三枣二，煮一碗，入药二钱，葱白一段，乌梅半个，荆芥一钱。

白茯苓散　治蓐劳，头目四肢疼痛，寒热如疟。

茯苓一两　当归　川芎　熟地　白芍　黄芪　人参　肉桂各五钱

先以水三盏，入猪腰一对，姜三枣二，煎二盏，入药末半两，煎一盏服。

加味佛手散　治产后血虚劳倦，盗汗，多困少力，咳嗽有痰。

当归　川芎　蜜黄芪各一两　柴胡　前胡各钱半

每咀片五钱，加桃柳枝各三寸，乌梅枣各一枚，姜一片，煎。有痰去乌梅。

补虚汤　治蓐劳。

人参　黄芪　肉桂　炙甘草　川芎　当归　白芍　姜　枣

逐血补心汤　治产后失音不语者。心肺二窍，为血所侵，又感伤风故也。

当归钱半　生地　桔梗　紫苏叶　前胡　茯苓　防风　黄连　胆星　红花　葛根各一钱　人参　薄荷　升麻各七分　半夏一钱二分　甘草五分　姜三片

凉血饮　治产后血热。

黄芩　赤芍　荆芥　川芎　麦冬　花粉各二钱　甘草一钱

调经汤　治产后面目四肢浮肿。

当归　桂枝　赤芍各一钱　麝香五厘　琥珀另研　没药另研，各二分　炙甘草　细辛各三分

香连散　治产后下痢。

木香　黄连

当归黄芪汤　治产后失血。

当归三钱　黄芪二钱　白芍一钱　加姜

和解四物汤　治产后发寒热。

四物汤加　柴胡　黄芩　人参　半夏　甘草　姜　枣

必效四物汤　治产后衄血。

四物汤加蒲黄

补骨四物汤　治产后腿痛。

四物汤加　川乌　茜草　菖蒲

通润四物汤　治产后液枯，大便秘。

四物汤加火麻仁

立应四物汤　治血晕。

四物汤加　五灵脂不拘多少，半生半炒　末服。

磨块四物汤　治恶露不止。

四物汤加　延胡索　桃仁　肉桂　熟大黄

愈风四物汤　治产后头风。

四物汤加　荆芥　细辛　麻黄　防风　甘草

泻肝四物汤　治风热壅盛。

四物汤加　秦艽　连翘　防己　龙胆草

逐邪四物汤　治产后四肢麻痹。

四物汤加　白附子　羌活　独活　薄荷　白芷

止渴四物汤　治产后液枯，火盛消渴。

四物汤加　知母　黄柏　茯苓　黄芪

黄连四物汤　治产后大便秘结。

四物汤加　黄连

加减四物汤　治产后头痛，血虚痰癖、寒热，皆能令头痛。

川芎　当归　羌活　防风　香附炒　白芷　甘草各一两　苍术一两五六钱　石膏二两半　细辛一两半

每粗末一两，水煎，不拘时热服。如有汗，气虚头痛也，加白芍二两、肉桂两半、生姜。痰癖头痛，加半夏三两、茯苓一两、生姜。热厥头痛，加白芷三两、石膏二两、知母一两。寒厥头痛，加天麻三两、附子一两半、生姜三片，煎。

增损四物汤　治产后亡血，荣卫虚

损，乍寒乍热。

川芎　当归　白芍　人参　干姜　甘草等分

宣气汤　治产后浮肿，由于水气者。

白术　郁李仁　葶苈　桑皮　炙草　赤苓　陈皮　川芎　当归　白芍　生地

人参当归散　治产后去血过多，阴虚内热。

人参　当归　熟地　麦冬　白芍　肉桂　加姜　竹叶

大圣汤　治产后风痿多汗。

川芎　黄芪　当归　木香　人参　甘草　茯苓　麦冬　加川乌

血风汤　治风痿。

秦艽　羌活　白术　地黄　茯苓各一钱　白芍　黄芪各一钱半　川芎一钱二分　白芷　半夏各八分

益荣汤　治产后血亏，心失所养而怔忡。

紫石英　当归　黄芪　枣仁　远志　茯神　木香　人参　白芍　柏子仁　甘草

茯苓汤　治产后心虚。

人参　甘草　山药　当归　茯苓　桂心　麦冬　远志　大枣　生姜

举轻古拜散　治产后中风不语，手足挛搐。

荆芥穗一味，为末。

小续命汤　治产后汗多变痉，口噤项强，或摇头马嘶，不时举发，气息如绝，又治产后中风，身体缓急，或顽痹不仁，或口眼㖞斜，牙关急紧，角弓反张。

防风一钱　麻黄　黄芩　芍药　人参　川芎　肉桂心　防己各七分　炮附子　杏仁各五分　炙草四分

中风有热，去附减桂半。中风有汗，去麻黄加葛根。中风骨节烦疼，去附子加白芍。中风精神恍惚，加茯神、远志。中风烦心多惊，加犀角。中风呕逆腹胀，加人参、半夏。中风脏寒下痢，去防、芩，加附、术。中风烦闷，大便涩，去附加芍，入竹沥。盛冬、初春，去芩。风痉有汗，去麻黄。

大豆紫汤　治产后风虚，五缓六急，手足顽麻，气血不调等症。

独活两半　马料豆半升　酒三升

先用酒浸独活，煎一二沸，别炒豆令极热，焦烟出，以酒沃之。每服一二合许，得少汗则愈，日夜数服。一以去风，一以消血结。如妊妇折伤胎死腹中，服此即瘥。一方无独活，只以豆炒焦，淋酒服。

知母汤　治产后烦闷。

酒知母二钱　酒黄芩一钱　赤芍一钱二分　桂心八分

调经散　治血气虚损，阴虚发热，或瘀血停滞，以致心神烦躁，言语谵妄，如见鬼神。

琥珀另研　没药　桂心各一钱　酒浸当归　赤芍各一两　细辛二钱半　麝香少许

每细末五分，姜汁、酒各少许，调服。

妙香散　治产后心神颠倒，语言错乱，如见鬼神状。

山药　茯苓　茯神　黄芪　远志各一两　人参　甘草　桔梗各五钱　朱砂三钱　木香二钱半　麝香一钱

每末二钱，酒服。一方用生地、当归煎汤服，立效。

黄龙汤　治产后发热不止，兼治伤热入胞中，寒热如疟，及病后劳复，余热不解。

柴胡四钱八分　人参　黄芩　甘草各一钱八分

水煎服。无汗口渴，加葛根。有汗口渴，加花粉、白术。头疼不止，加川芎、白芷。心烦不卧，加茯苓、麦冬。呕吐，加茯苓、半夏。胸膈满痛，加枳壳、香附、川芎。大便秘，加大黄五分，不利，加一钱。脉浮大有力，大热大渴，本方合人参白虎汤去枣姜。

君苓汤 治产后泄泻。

人参 白术 茯苓 甘草 泽泻 猪苓

延胡索汤 治产后瘀血心疼。

延胡索 当归 白芍 厚朴 川楝子 蓬术 京三棱 木香 槟榔各一钱 桔梗一钱二分 黄芩八分 甘草七分

二母散 治产后咳嗽。

知母 贝母 人参 茯苓各一钱 桃仁四十九粒 杏仁四十九粒，各去皮、尖

参苏饮 治产后感风咳嗽。

人参 苏叶 半夏 葛根 前胡 桔梗 枳壳 陈皮 茯苓 甘草 木香 姜枣

高良姜散 治产后心腹痛甚。

高良姜 当归 草蔻仁

木瓜散 治转筋。

木瓜钱半 吴萸 茴香各一钱 苏叶五分 甘草三分

白薇汤 治产后郁冒。

白薇 当归各三钱 人参钱半 甘草七分

钩藤汤 治产后发痉，口噤背强。

钩藤钩 茯神 当归 人参各一钱 桔梗一钱半 桑寄生五分

烦热，加石膏。

趁痛散 治产后气弱血滞，经脉拘挛疼痛。

当归 白术 牛膝 黄芪 生姜 肉桂 薤白 独活 桑寄生

如神汤 治产后瘀血，遍身作痛，腰痛。

当归 延胡索 桂心等分

水煎服。

夺命散 治产后败血冲心，胸满上喘，命在须臾。亦治产后血晕，血入心经，语言颠倒，健忘失志，及产后百病。

血竭 没药等分

每末二钱，童便、酒各半盏，煎一二沸调下。

固血汤 治喘急。

四物汤加 黄柏 桑皮 楮白皮

苏木汤 治气喘。

苏木 人参 麦冬

润肺汤 治痰喘。

人参 厚朴 半夏 官桂 杏仁 川芎 当归 白芍 生地

秦艽汤 治产后头痛。

秦艽 石膏各一钱 炙草 川芎 当归 白芍 羌活 独活 防风 黄芩 白术 熟地 茯苓各五分 生地六分 白芷七分 细辛三分

冬加姜，春夏加知母。

乌金散 治产后淋沥。

当归五钱 百草霜 干面各一两 天麻 木香各二钱半 金墨煅，二钱

祐元汤 治同上。

甘草 滑石 瞿麦 车前子 木通 川芎 当归 白芍 生地

牡蛎散 治产后久淋不止。

牡蛎 龙骨各二钱 川芎 生地 茯苓 当归 人参 艾叶 地榆各一钱 炙甘草五分

参术膏 治产时误损尿胞，以致小便不禁。

人参 白术等分

煎膏，每三匙，汤下。

抵圣汤 治产后呕吐。

赤芍 半夏 泽兰 陈皮 人参各一钱

桔梗半夏汤 治产后胃气不和。

桔梗 陈皮各二钱 半夏八分 姜三片

和胃汤　治干呕。

丁香　半夏　枳实　白蔻仁　麦芽　川芎　当归　白芍　地黄　姜　枣

犀角地黄汤　治产后衄血。

犀角　丹皮　白芍各一钱　生地四钱

石斛牛膝汤　治产后腿痛。

石斛　牛膝　木瓜　白芍　枣仁　生地　杞子　茯苓　黄柏　甘草　车前子

泽兰汤　治产后出血太多，肝虚火炎。

龙齿　茯神　生地　当归　牛膝　远志　枣仁　泽兰

石斛散　治产后血虚惊悸。

人参　枣仁　茯神　远志　白芍　石斛　麦冬　炙草　五味子

桂圆汤下。

熟地黄汤　治产后虚渴等症。

人参四钱　花粉六钱　炙草一钱　麦冬二钱　熟地五钱　姜　枣

木通散　治产后小便不通。

木通　滑石　葵子　槟榔　枳壳　甘草

延胡索散　治产后儿枕腹痛。

延胡索　当归各一两　赤芍五钱　肉桂三钱　琥珀另研　炒蒲黄各二钱半　红花二钱

每末二钱，食前童便、酒服。

楂苏汤　治同上。

山楂一两　苏木三钱

归尾泽兰汤　治同上。并恶露不下。

归尾　泽兰　牛膝　红花　延胡索　桃仁各一钱

血竭破棺丹　治血晕。

血竭　乳香　箭头巴豆

研为丸，冷酒下。

当归血竭丸　治恶露停结。

当归　血竭　蓬术　五灵脂

醋糊丸，酒下。

孤凤散　治产后不语。

明矾研末一钱，热水下。

五灵脂汤　治产后闪伤。

归尾　陈皮　白术各一钱　川芎　白芍　茯苓　人参各八分　炙草三分　五灵脂五分　加砂仁

代赭石丸　治同上。

丹皮　炮姜　发灰　酒白芍　醋煅代赭石　醋地榆　酒生地

小柴胡汤　治产后郁冒，便难，呕不能食，汗多病痉，及草蓐露风，四肢烦热，头疼等症。

人参　黄芩　生姜　甘草各三两　柴胡半斤　半夏半升　大枣十二枚

水一斗二升，煮六升，去渣再煎三升，温服一升，日三。

芍药汤　治产后虚热头痛，及腹中拘急。

白芍　熟地　牡蛎各五钱　桂心三钱

日三服。

三物黄芩汤　治妇人在蓐得风，四肢烦热，头不痛。

黄芩　苦参各二钱　生地四钱

煎，适口温服，日二服，多吐下虫。分量加增至一二倍亦可。

济危上丹　治产后去血过多，气无所主，以致唇青肉冷，汗出目瞑，神昏，命在须臾，此虚极生风也，急服此丹。若以风药治之则误矣。

乳香　五灵脂　硫黄　元精石另研，极细　阿胶蛤粉炒　生卷柏　桑寄生　去白陈皮等分

将上四味末和，入金石器内，微炒勿令焦，再研极细，再入余药末和匀，生地汁丸。每二十丸，食前温酒下。

防风当归散　治产后痉。

防风　当归　川芎　生地各一两

每咀片一两，水煎。

增损柴胡汤　治产后感异症，手足搐

搦，涎潮昏闷。

柴胡三钱　黄芩一钱二分　人参　炙草　半夏各钱半　知母一钱　石膏二钱　黄芪二钱半

㕮片，分二服，加姜三枣二，不拘时。

秦艽汤　增损柴胡汤症已去，次服此方，去其风邪。

秦艽　白芍　柴胡各一钱七分　黄芩　防风各一钱二分　炙草一钱三分　人参　半夏各一钱

㕮片，分二帖，加姜三片煎，食远服。

三分散　治产后日久，虚劳发热。

四物汤加　白术　茯苓　黄芪各一钱　柴胡　人参各钱半　黄芩　半夏　甘草各五分　姜三　枣二

食前服。

胃关煎　治产后肾气虚寒，泻利腹痛。

熟地三五钱或一两　炙草一二钱　山药　白扁豆炒，各二钱　炒焦干姜一二三钱　泡吴萸五七分　白术一二三钱

食远温服。

排气饮　治产后气逆食滞，胀痛等症。

陈皮　藿香　枳壳各钱半　厚朴一钱　泽泻　乌药　香附各二钱　木香七分至一钱

热服。

大和中饮　治同上。

陈皮一二钱　山栀　麦芽各二钱　枳实一钱　砂仁五分　厚朴　泽泻各钱半

食远温服。

大岩蜜汤　治素有宿寒，因产大虚，寒搏於血，血凝不散，上冲心之络脉，故作心痛。

酒当归　熟地　吴萸炒　白芍炒　干姜炒　独活　桂心　小草各一钱　细辛　甘草各五分

一方熟地换生地。

紫金丹　治产后冲胀，胸中有物，状如噎气。

代赭石　磋砺石等分

醋糊丸，每二三十丸，酒下。胸中痛，当归汤下。久服，治血癖。

又方　治同上。

代赭石一两　桃仁泥炒，三钱　大黄五钱

薄荷汤打糊丸。

七圣丸　治产后风气壅盛，面目四肢浮肿，涕唾稠粘，咽干口燥，心胁胀满，大便秘，小便赤，睡卧不宁。

酒蒸大黄　川芎　桂心　槟榔　木香各五钱　郁李仁　羌活各一钱

蜜丸，每十五丸，食后汤下。山岚瘴地，最宜服，量虚实加减。如浮肿，又头痛昏冒，加川芎、羌活，谓风多也。如只浮肿，但用本方。

通瘀饮　治产后恶露不通，心慌昏沉，寒热交攻者。

归尾　大黄各三钱　白术　木通各一钱　红花五分　桃仁泥，三十粒

水一碗，酒一小盏，煎三沸，入桃仁再煎一沸，温服。

牛角䚡丸　治恶血不绝，崩血不可禁，腹中绞痛，气息急。

发灰一两　阿胶二两　代赭石二两　干姜三两　生地四两　马蹄壳烧，一个　牛角䚡酥炙，五两

蜜丸。

加味四物汤　治产后血崩如豆汁，紫黑过多者。

四物汤加　蒲黄　阿胶　蓟根　白芷

加味四物汤　治产后月余，经血淋沥不止，此陷下者必举之也。

四物汤加　升麻　白芷各一钱　血余灰另入，五分

千金方　治恶血不尽，或经月及半年者。

升麻三两　清酒五升

煮取二升，分二服。

没药丸　治恶露方行，而忽然断绝，骤作寒热，腹脐百脉皆痛如锥刺非常。此由冷热不调，或思虑动作，气所壅遏，血蓄经络。

当归一两　白芍　桂心各五钱　桃仁炒　没药研，各二钱半　虻虫去翅、足，炒　水蛭炒焦，各二十枚

醋糊丸，梧子大，淡醋汤下三丸。

产后调理方　产后服此，永无疾病。

香附一斤，醋、童便各浸三日，将艾叶同煮干取出，打为饼，晒干，为细末　归身酒炒　熟地各四两　川芎三两

酒糊丸，汤下。

产后主方　治同上。

当归　白术　丹皮各一钱　益母草三钱　川芎八分　红花七分　陈皮五分　甘草三分

有瘀腹痛，加延胡索八分。痛甚，加肉桂三分、楂炭一钱。身热汗出，加黄芪一钱。但身热，加茯苓三钱。汗出神虚，加人参一钱。心虚胆怯，加远志、枣仁各一钱。腰痛，加牛膝、杜仲、川断各一钱。风寒发热，及停食恶心，或泄泻减食，宜另斟酌。

断产方附　神效，不伤人。

四物汤各五钱　加芸苔子二钱

经行后，空心温服。

又方　治同上。

蚕子故纸，方圆一尺，烧为末，经后酒服，终身不孕。

卷 五

带 下

带下之因有四：一因气虚，脾精不能上升而下陷也；一因胃中湿热及痰流注于带脉，溢于膀胱，故下浊液也；一因伤于五脏，故下五色之带也；一因风寒入于胞门，或中经脉，流传脏腑而下也。然有赤白之分者何也？赤者属血属热，热入小肠而成。若实热郁结，则为赤白兼下。白者属气属寒，寒入大肠而成。因血少复亡其阳，故白滑之物下流。亦有湿痰流注下焦，或肝肾阴淫之湿，或缘惊恐而木乘土位，浊液下流，或色欲太甚，肾经虚损之故。或产多之妇，伤血伤液，皆能成带下之疾，宜概用莲须、杜仲、续断之辈。大抵属痰与热者居多，以湿热下注而化痰也，宜投止涩升提之品。寒者十无一二，宜投鹿角胶温涩之品。然总要健脾燥湿，升提胃气，佐以补涩，如茯苓、白术、柴胡、川芎之类。总之，妇人多郁，郁则伤肝，肝伤则脾受克，湿土下陷，脾精不守，不能输为营血。而白物下流，宜开郁补脾。若色如浓泔臭秽者，湿热甚也，宜二术、芩、柏、半夏、车前，佐以升提。下如鸡子白状，脾肾虚也。腰腿酸疼，面目浮肿，必脾肾双补，宜归脾丸、八味丸。妇人又多忧思恚怒，伤损心脾，肺脏之火时发，血走不归经，而患赤白带下，白是脾虚，盖肝气郁则脾受伤，脾伤则湿胜，皆由风木郁于地中使然耳，宜开提肝气，助补脾元，宜补中益气汤加茯苓、枣仁、山药、苍术、黄柏、麦冬，或六味丸加杜仲、牡蛎、牛膝、海螵蛸。若阴虚火盛，则以滋阴清火为要，宜六味丸加五味子、杞子、黄柏、车前、菟丝子。昔人云：崩中日久，变为白带，漏下多时，骨水枯竭，何谓也？盖崩久气血虚脱，故白滑之物，下流不止也，必大补之。赤带多因心火，时炽不已，久而阴血渐虚，中气渐损，而下赤矣，必养心和肝，缓中凉血清气之品。若赤带久不止，必血虚矣，宜胶艾四物汤加麦冬、杏仁、牡蛎。带下之因，不外乎此。其详更有可述者，如白带腥臭，多悲不乐，阳气虚衰者，大寒也，宜桂附汤。脉息沉微，赤白带下，腹中痛，阴中亦痛，经来愆期，子宫虚冷，不能成孕者，寒甚也，宜元戎六合汤。白带久不止，脐腹冷痛，阴中亦痛，经水不止，或因崩后，脉弱无力而酸疼，由于虚也，宜东垣固真丸。产后去血多，经水不调，白带如倾，淋沥臭秽，亦由虚也，宜卫生汤。内热脉数，赤白带下不止，由于热也，宜杞子、生地。内火盛，阴虚烦热而赤白带下，或七情所伤，脉数而带下，亦由于热也，宜二黄三白丸，白芷散，或益母草末酒服。肥人白带，阴户痛，身黄，皮缓体重，阴中如水湿也，宜升麻燥湿汤。湿而挟热，大便或泄或闭，小便塞，脉涩而气盛，湿热也，宜十枣汤。下身畏冷，带下如鸡子白，脾肾虚惫也，宜补骨脂丸加肉桂。漏血久冷，赤白带下，月水不调，面黄肢弱，经水或多或少，如栀子汁，如屋漏水，血虚而寒也，宜血虚带下方。白带淫水不绝，精神虚损也，宜八珍汤加升麻、南星、半夏、陈皮、香附。血气不调，湿热白带，四肢倦怠，五心烦热，痰郁嘈杂也，宜解带散。脉数而白带不止，七情所伤也，宜侧柏樗皮丸。女人癥瘕痃癖，腹胀胸满，赤白带下，久患血气虚弱，痿黄无力，乃由寒湿也，宜大圣万安散。赤白带下不止，燥热烦渴，由湿热郁于下焦之分也，宜宣明导水丸。劳役过度，饮食不节，损伤脾胃，以致伤气下陷，白带久不止也，宜补中益气汤。时时带下，由胃虚有痰，饮食减少，中气不和也，宜六君子汤。健忘怔忡，惊悸不寐。怠惰体困，不思饮食，时常白带不止，由思虑过伤心脾也，宜归脾汤。脐下冷，撮痛，阴冷大寒，而白带时下也，宜延胡苦楝汤。劳伤血脉，胞络受寒，小便白浊，日夜无度，脐腹疼痛，腰膝无力也，宜内金鹿茸丸。癫疝，白带下注，脚气，腰以下冷，尿数，与白带长流而不禁固，肌瘦身重，面白，目无见，行步攲侧，腿膝枯细，大便闭，心下痞闷，懊侬，饮食不下，背寒，此上中下三阳真气俱竭也。故哕呕不止，为胃寒已极；脉沉紧而涩，按之空虚，为阴寒已竭，宜酒煮当归丸。老年白带白淫不止，日久淋沥，皆气多血少，虚寒力衰也，宜老年白带方，十全大补汤加益智仁。室女带下纯白，冲任虚寒也，宜白蔹丸。寡妇师尼室女，郁火盛炽，阴户或痒或痛，而成赤淋，乃血热也，宜泻膀胱之火，宜赤淋丸。其或白淋，则气虚也，宜乌金丸、乌艾丸。如是以治带病，宁有或遗哉！

脉法　《脉经》曰：诊妇人漏血，下赤白，日下血数升，脉急疾者死，迟者生。又曰：诊妇人漏下赤白不止，脉小虚滑者生，大紧实数者死。又曰：妇人带下脉浮，恶寒者，不治。又曰：妇人带下，六极之病，脉浮则为肠鸣腹满，紧则为腹中痛，数则为阴中痒痛生疮，弦则阴中掣痛。李梴曰：肾脉浮迟，主患带浊。

带下原由症治　孙思邈曰：诸方说三十六疾者，十二癥、九痛、七害、五伤、三痼不通是也。何谓十二癥？是所下之物，一曰状如膏，二曰如黑血，三曰如紫汁，四曰如赤肉，五曰如脓痂，六曰如豆汁，七曰如葵羹，八曰如凝血，九曰如清血，血似水，十曰如米泔，十一曰如月浣，乍前乍却，十二曰经度不应期也。何谓九痛？一曰阴中伤痛，二曰阴中淋沥痛，三曰小便即痛，四曰寒冷痛，五曰经来腹中痛，六曰气满痛，七曰汁出阴中如有虫啮痛，八曰胁下分痛，九曰腰胯痛。何谓七害？一曰窍孔痛不利，二曰中寒热痛，三曰小腹急坚痛，四曰脏不仁，五曰子门不端引背痛，六曰月浣乍多乍少，七曰害吐。何谓五伤？一曰两腹支满痛，二曰心痛引胁，三曰气结不通，四曰邪思泄利，五曰前后痼寒。何谓三痼？一曰羸瘦不生肌肤，二曰绝产乳，三曰经水闭塞。病有异同，方亦不一。又曰三十六种疾，皆由子脏冷热，劳损而下，起于阴内也。陈自明曰：带下有五因，经行产后，邪入胞门，传于脏腑而致之。若伤足厥阴肝经，色如青泥，伤手少阴心经，色如红津。伤手太阴肺经，形如鼻涕。伤足太阴脾经，色如烂瓜。伤足少阴肾经，黑如衃血。人有带脉横于腰间，如束带之状，病生于此，故名为带。成无己曰：东垣云，血崩久则亡阳，故白滑之物下流，未必全拘于带脉，亦有湿痰流注下焦，或肾肝阴淫之湿胜，或因惊恐而木乘土位，或思慕为筋痿，戴人以六脉滑大有力，用宣导之法，此泻其实也。东垣以脉微细沉紧，或洪大而虚，用补阳调经，乃兼责其虚也。丹溪用海石、南星、椿根皮之类，乃治其湿痰也。窃谓前症皆当壮脾胃升阳气为主，佐以各经见症之药。色青属肝，小柴胡加山栀、防风；湿热壅滞，小便赤涩，龙胆泻肝汤；肝血不足，或燥热风热，六味丸；色赤属心，小柴胡加山栀、当归；思虑过伤，妙香散；色白属肺，补中益气汤加山栀；色黄属脾，六君子加山栀、柴胡，不应，归脾汤；色黑属肾，六味丸；气血俱虚，八珍汤；气血下陷，补中益气汤；湿痰流注，前汤加茯苓、半夏、苍术、黄柏；气虚痰饮下注，四七汤送六味丸。不可拘肥多痰瘦多火，而以燥湿泻火药轻治之。张从正曰：《圣惠方》以带下由风冷，巢氏《内篇》，又以为寒则多白，热则多赤，二家之说皆非也。盖以冲任督三脉，皆统于篡户循阴气，行廷孔溺孔之端，以带脉束之，因诸经上下往来，遗热于带脉之间，热者血也。血积多日不流，火则从金之化而为白，乘少腹间冤热，白物滑溢，随溲而下，绵绵不绝，或有痛者，则因壅碍而成痛也。《内经》曰：少腹冤热，溲出白液，冤者屈带也。病非本经，为他经冤抑而成此疾也。犹之赤白痢，赤者新积属心火，白者旧积从肺金，故赤白痢不可曲分寒热。又如痈疖，始赤血，次溃白脓，又岂为寒哉！且赤白痢者，是邪热传于大肠，下广肠，出赤白也，带下者，传于小肠，入脬经、下赤白也。据此，二症皆可同治湿法以治之，先以导水丸、禹功散泻讫，次以淡剂降心火，益肾水，下小溲，分水道，则自愈。然有此法，又不可偏执，更宜详其虚实而用之。《内经》惟肠澼便血，血温身热者死。赤白带下，白液白物，蛊病肾消，皆不能死。人有死者，药之过也。室女同。戴思恭曰：赤白带下，皆因七情内伤，或下元虚冷，感非一端。大率下白带多，间有赤者，并宜顺气散吞震灵丹，仍佐艾附丸，或米饮调沙参末。带下不止成尪羸者，四物加煅牡蛎五分，吞固真丸，多服取效。有带疾愈后，一二月或再发，半年一发，先血而后下带，来不可遏，停蓄未几，又复倾泻，此名漏带，最难治者也。下截之血，小腹主之，有因血虚而虚热陷下小肠，致小便涩痛，色白如泔，或成砂粒，不可作淋治，用冷剂，宜四物、五苓各半帖和煎。李梴曰：瘦人多热，脉数，外症潮热，乃阴虚火盛也，芩柏樗皮丸，不止，用地骨皮一两、生地五两、酒十盏，煎三盏，分三服。肥人多湿，身黄脉缓，阴户如冰或痛，白带，升阳燥湿汤。湿痰流下，渗入膀胱，二陈加二术、升、柴，因日久淋沥不已，或崩中暴下，或产后去血过多，以致阴亏阳竭，荣气不升，经脉凝注，卫气下陷，精气累滞于下焦，蕴积而成，白滑如涕，下流腥臭者，黄芪建中汤，去桂加当归煎，吞苦楝丸。始因亡血，复亡其阳，阳气虚极，带下腥臭，多悲不乐，附桂汤，常用酒煮当归丸。风邪入胞门，或中经脉，流传脏腑，俱宜胃风汤，或单地榆散。平时阴阳过多，及产后亡血下虚，风邪乘虚入于胞络，暖宫丸加姜、附、吴萸。孕妇带下，全是湿热，芩术樗皮丸。室女经水初下，一时惊悸，或浴以冷水，或当风取凉，故经水止而即患带下，琥珀朱砂丸。又有白淫一症，如白精之状，不可误作白带，过服热药。王肯堂曰：有湿痰而弱不禁攻者，燥之。热湿宜凉燥，寒湿宜温燥。带下久而枯涸者濡之，常以四物料蜜丸服，以此疗年高妇人白带良验，为润剂也。有脉微食少，及久病曾经攻下者，俱非虚治。有热用凉补，无热用温补，有因肠间败脓，淋露不已，腥秽殊甚，遂至脐腹更增冷痛，卒无已期者，治须排脓为先，白芷一两，单叶红蜀葵根二两，白芍、枯矾各五钱，蜡丸，空心及饭前，米汤下十丸或十五丸，候脓尽，仍别以补药补之。吴昆曰：白芷性香而升举，黄荆实性辛而利气，瓦楞子性燥而胜湿，炒焦则火可生土，土可防水，煅粉则燥可胜湿，湿胜则无以下注而白带止，此古人于此三物，有单用一物以止之也。又曰：葵花禀草木之阴，涵天地之阳，故能润燥升阳，使营卫上行，不复陷于带脉之下而为带下，故以之治带病也。又曰：妇人无病容，单下白带者，责之湿热下注。妇人久病赤白，并责之气血下陷，多成瘵也。又曰：气陷下焦则白带，血陷下焦则赤带。必涩药止之，将未尽之带留而不去。以利药下之，则既损其中，又伤其下，皆非治也。《千金》用白马毛散，以白马则得乾之刚，可以利气，毛得血余，可以固血，气利则白愈，血固则赤止，以此意也。龟鳖牡蛎，外刚内柔，离之象也。去其柔而用其刚，故可以化癥，而赤白之成带者，无复中留，可使营卫之行不复陷下，营不陷则无赤，卫不陷则无白。武之望曰：白淫，谓曰物淫如白精之状。又有日夜津流如清米泔，或如黏胶者，谓之白崩，与白淫大同，多忧思过度所致，用平补镇心丹。思伤脾胃者，四七汤下白丸子。痞闷少食者，沉香降气汤。劳伤肾气，心肾不交者，金锁正元丹。

治带下病方

胶艾四物汤　治妇人赤带。

四物汤加　阿胶　艾叶

桂附汤　治白带腥臭，多悲不乐，大寒。

肉桂一钱　附子二钱　黄柏　知母各五分

如食少常饱，有时似腹胀，加白芍五分。不思饮食，加五味二十粒。烦恼面上麻木如虫行，乃胃中元气极虚，加黄芪二钱、人参七分、炙草三分、升麻五分。此方乃补阳气极虚，用知柏为引，用又升降阴阳药也。

元戎六合汤　又名元戎四物汤。治赤白带下，脉沉微腹痛，或阴中痛。

四物汤各一钱　加肉桂　附子各五分

一方　四物加茴香、肉桂。

东垣固真丸　治白带大下不止，脐腹寒痛如冰，阴中赤然，目溜火，齿恶热。

白石脂煅　柴胡各一钱　酒煮龙骨飞，二钱　酒洗当归三钱　干姜炮，四钱　酒黄柏　白芍各五分

糊丸，每三十丸，空心沸汤下，少顷，以粥压之，是不令热药犯胃，忌生冷硬物。

卫生汤　治带下由于热者。

白芍　当归　黄芪三钱　甘草一钱

二黄三白汤　治带下由于热者。

酒扁柏　川连　黄柏各五钱　醋香附　白石脂　白术　白芍各一两　椿白皮二两

白芷散　治赤白带下。

白芷一两　海螵蛸三钱　胎发煅，一钱

每末二钱，酒下。

补骨脂丸　治年老人久带。

补骨脂　杜仲　醋牡蛎　五味子各三两　车前子二两　艾叶一两

老年白带方　治同上。

黄柏　五味　杜仲各四钱　萸肉五钱　补骨脂　牡蛎煅，各三钱　醋香附八钱　砂仁　川椒　川芎　茯苓　车前子各二钱　醋炒艾叶一钱　醋化阿胶五钱　白芍六钱

鹿角胶丸，盐汤下。

血虚带下方　治带下由于血虚者。

四君、四物二汤加陈皮、杜仲、黄芪、香附、砂仁、黄柏、知母。

蜜丸。

乌金丸 治赤白带下。

乌头 乌附 莪术 艾叶

共用醋煮烂，捣如泥，再以熟地、当归各四两，白芍、川芎各二两，为末，和前药，泥丸，淡醋汤下。

乌艾丸 治同上。

乌药二两半 艾叶六两 香附四两

将艾浸醋中十数日，再将香附后一日晒干，共为末，醋糊丸，酒下。

赤淋丸 治赤淋。

茯苓 生地 知母 黄柏 续断 杜仲 丹参 甘草 白芍

白马毛散 治带下赤白。

白马毛二两 龟甲四两 牡蛎一两十八铢 鳖甲十八铢

为末，空心酒下，方寸匕，日三，加至匕半。如下白，取白马者，下赤，取赤马者。

小柴胡汤 治肝胆经症，寒热往来，晡热潮热，默默不欲饮食，或怒火，口苦耳聋，咳嗽发热，胁下作痛，甚者不能展侧，两胁闷痞，或泄利，或吐酸食苦水，皆主之。治带下亦间用此加减。

柴胡二钱 黄芩一钱 人参 半夏各七分 甘草五分

归脾汤 治脾经失血，少寐，发热盗汗；或思虑伤脾，不能摄血，以致妄行；或忧思伤脾，血虚发热；或肢体作痛，大便不调；或经候不准，带下，晡热内热。

人参 白术 黄芪 茯苓 当归 龙眼 枣仁 远志各一钱 木香 甘草各五分 姜 枣

龙胆泻肝汤 治肝经湿热，两拗肿痛；或腹中疼痛；或小便涩滞等症。用此加减，治带下。

龙胆草 泽泻各一钱 酒生地 车前子 木通 酒当归 山栀 黄芩 甘草各五分

妙香散 治心气不足，精神恍惚，虚烦，少睡，盗汗等症。亦用此加减治带下。

人参 甘草炒 桔梗各五钱 姜汁炒山药 茯苓 远志 茯神 黄芪各一两 朱砂另研，三钱 麝香另研，二钱 煨木香二钱半

每末二钱，温酒下。

四七汤 治七情郁结成痰，或如梅核梗于喉中，或中脘停痰气痞，或痰壅气喘，或痰饮呕逆恶心。亦治带下有痰者。

半夏钱半 苏叶 厚朴 茯苓各一钱

导水丸 治赤白带下，随宜酌用。

大黄 黄芩各二两 黑牵牛头末 滑石各四两

水泛丸，临卧水下。

禹功散 治同上。

黑牵牛头末，四两 炒茴香一两

或加木香一两。每末一二钱，临卧姜汁下。

芩柏樗皮丸 治瘦人多热，致成带下。

黄芩 樗白皮 黄柏 川芎 滑石 海浮石 青黛 当归 白芍

醋糊丸。

芩术樗皮丸 治孕妇白带。

黄芩 白术各三钱 黄柏钱半 樗皮 白芍 山萸各二钱半 白芷 川连各二钱

酒糊丸，温酒下。

琥珀朱砂丸 治室女带下。

琥珀 木香 当归 没药各四钱 乳香一钱 麝香 朱砂各二分半

水丸芡子大，每一丸，温酒磨下。

胃风汤 治风邪传肾，带下，黑如衃血。

人参 茯苓 川芎 当归 白术 白芍 肉桂各七分 粟米百粒

三补丸 治赤带，兼服此丸。

黄芩　黄连　黄柏等分

蜜丸汤下。

震灵丹　一名紫金丹。治妇人血气不足，崩漏虚损，带下虚冷，胎脏无子。

乳香另研　五灵脂另研　没药另研，并去砂石，各二两　朱砂飞，一两　禹余粮石醋淬捻得碎为度　代赭石同粮石制　紫石英　赤石脂

以上四味，并作小块，入锅内，盐泥固济，候干。用炭十斤煅通红，火尽为度。埋地二宿，出火毒，糯米粉打糊丸，如芡子大。每丸空心醋汤送下。如有孕不可服。

苦楝丸　治赤白带。

苦楝碎、酒浸　茴香炒　当归等分

酒糊丸，每三五十丸，空心酒下。腰腿疼，四物四两，加羌活、防风各一两，煎汤送下。

酒煮当归丸　治癫痫白带下注，脚气，腰以下冷等症。

当归一两　茴香五钱　炮附子　良姜各七钱

上四味，锉如麻豆大，酒一升半，至酒尽为度，焙干，研细末。入炒黄盐、丁香各五钱，全蝎三钱，柴胡二钱，升麻根、木香各一钱，苦楝子、炙草各五分，延胡索酒炒四钱。酒煮，面糊丸，每二十丸，空心宿食消尽，淡醋汤下。忌油腻、酒面、生冷。

解带散　治湿热瘀郁白带。

酒当归　醋香附各钱半　酒白芍　白术各钱二分　茯苓　苍术　陈皮　丹皮各一钱　川芎　延胡索各八分　炙草四分　加姜二片

空心服。

侧柏樗皮丸　治七情所伤白带。

椿根皮二两　醋香附　白芍　白术各一两　侧柏叶　川连　黄柏炒，各五钱　白芷灰，三钱

粥丸。

大圣万安散　治寒湿带下。

白术　木香　胡椒各二钱半　陈皮　黄芪　桑皮　木通各五钱　白牵牛炒，取头末，二两

每末二钱，临卧姜汤下，少顷，再饮姜汤数口催之，平明可行三五次，取下恶物，以粥补之。服此药，忌食荤酒晚饭。

延胡苦楝汤　治大寒带下。

延胡索　苦楝子各二分　黄柏一分　附子　肉桂各三分　炙草五分　熟地一钱

白蔹丸　治室女带下。

鹿茸二两　白蔹　狗脊制，去毛，各一两

醋艾煎汁，打糊丸。

内金鹿茸丸　治劳伤带浊。

鹿茸　黄芪　五味　鸡内金　肉苁蓉　远志　牡蛎　桑螵蛸　龙骨　附子等分

蜜丸。

金锁正元丹　治真气不足，呼吸短气，四肢倦怠，脚膝酸软，目暗耳鸣，盗汗遗精，及妇人白浊白淫等症。

肉苁蓉　巴戟　胡芦巴各一斤　补骨脂十两　五倍子八两　茯苓六两　朱砂三两　龙骨二两，另研

酒丸，每二十丸，盐汤下。

崩　漏

大凡女子自天癸既通而后，气血调和，则经水如期，不先不后，自无崩漏之患。若劳动过极，以致脏腑亏伤，而冲任二脉亦虚，不能约束其经血，使之如期而下。故或积久，或不须积久，忽然暴下，若山之崩，如器之漏，故曰崩漏。究其原，则有六大端：一由火热，二由虚寒，三由劳伤，四由气陷，五由血瘀，六由虚弱。何以见火热之所由也？或脾胃伤损，下陷于肾，与相火相合，湿热下迫，血色

紫黑，臭如烂肉，中挟白带，则寒作于中，脉必弦细，中挟赤带，则全由热作，脉必洪数，其症兼腰脐下痛，两胁急缩，心烦闷，心下急，不眠，欲崩，先发寒热，平时临行经，亦发寒热，此必大补脾胃而升降气血，宜补中益气汤与凉血地黄汤相合加减用。或心气不足，心火大炽，旺于血脉之中，又脾胃失调，而心火乘之，肌肉颜色如常，此为心病。经水不时下，亦暴下不止，治必大补气血，脾胃少加，镇坠心火，以治其心，补阴泻阳，而崩自止矣，宜六味丸加黄连、麦冬。或肝经有热，血得热而下行，宜四物汤加柴胡、山栀、苍术。或风热郁于肝经，血得风而妄行，宜加味逍遥散。或怒动肝火，肝家血热而沸腾，宜小柴胡汤加山栀、丹皮、龙胆。或脾经郁热，血为热迫而不归经，宜归脾汤加柴胡、山栀、丹皮。或悲哀太过，损伤胞络，令血下注，宜四君子汤加柴胡、丹皮、山栀。或血为热伤，脉象虚洪，所下皆紫黑色，宜河间生地黄散。或血室有热，崩下不止，服温药不效，宜金华散。或天暑地热，阳来乘阴，经血沸溢，宜简易黄芩汤。以上皆火热所统之病也，何以见虚寒之所由也？或心气不足，又劳役饮食不节，其脉两尺弦紧而洪，按之无力，其症脐下如冰，求厚衣被以御寒，白带白滑之物虽多，间下如屋漏水，下时有鲜血，不多，右尺脉时微洪，屋漏水多，暴下者，是急弦脉为寒多，而洪脉时见乃热少，合而言之，急弦者，北方寒水多也。洪脉时出者，命门包络之火也。黑物多，赤物少，合成屋漏水之状，宜丁香胶艾汤。此条脉症与方本东垣。或经候过多，其色瘀黑，甚者崩下，呼吸少气，脐腹冷极，则汗出如雨，尺脉微小，由冲任虚衰，为风冷客乘胞中，气不能固，宜鹿茸丸。或气血劳伤，冲任脉虚，如经来非时，忽然崩下，或如豆汁，或成血片，或五色相杂，或赤白相兼，脐腹冷痛，经久未止，令人黄瘦口干，饮食减少，四肢无力，虚烦惊悸，宜伏龙肝散。或经血适下，过服寒凉之药等物，因愈崩漏，肚腹痞闷，饮食不入，发热烦躁，脉洪大而虚，由脾经气血虚而发躁，缓治则不救，宜八珍汤加炮姜。以上皆虚寒所统之病也。何以见劳伤之所由也？或因劳役，令脾胃虚弱，气短气逆，自汗不止，身热闷乱，恶见饮食，肢倦便泄，漏下不止，其色鲜明，宜当归芍药汤。此条亦本东垣。或思虑伤脾，不能摄血，致令妄行，并健忘怔忡，惊悸不寐，且心脾伤痛，怠惰少食，宜归脾汤。或忧思郁结，劳伤心经，不能为血之主，遂令妄行，宜柏子仁汤。或缘卒然大怒，有伤肝脏，而血暴下，宜养血平肝散。以上皆劳伤所统之病也。何以见气陷之所由也？或经漏不止，鲜血，项筋急，脑痛，脊骨强痛，不思饮食，宜柴胡调经汤。或露下恶血，月水不调，或暴崩不止，多下水浆之物，皆由饮食不节，或劳伤形体，或素有心气不足，因饮食劳倦，致令心火乘脾，必怠惰嗜卧，四肢不收，困倦乏力，无气以动，气短上气，逆急上冲，其脉缓而弦急，按之洪大，得之脾土受邪也。脾主滋荣周身者也，心主血，血主脉，二者受邪，病皆在脉，脉者血之府也。脉者，人之神也。心不主令，胞络代之，故曰：心之脉主属心系。心系者，胞络命门之脉也。主月事，皆由脾胃虚而心胞乘之，故漏下，血水不调也。况脾胃为血气阴阳之根蒂，当除湿去热益气，气上伸以胜其湿。又云：火郁则发之，宜调经升阳除湿汤。此条亦本东垣。或冲任气虚，经脉不调，崩中漏下，宜断下汤。以上皆气陷所统之病也。何以见血瘀之所由也？或血大至，纯下瘀血成腐，势不可止，甚则头目昏晕，四肢厥冷腹痛，宜胶艾汤。或血崩不止，昏迷不省，宜五灵脂散。或瘀积血崩，所下皆成五色，宜香附子散。或瘀积久而血崩，脐腹疠痛，宜立效散。或室女二七之期，天癸未至而后至，亦有卒然暴下，淋沥不止，有若崩漏者，其失血必多，宜加减四物汤。以上皆血瘀所统之病也。何以见虚弱之所由也？或崩中不止，结作血片，如鸡肝色，碎烂，宜小蓟根汤。或崩血无度，虚损羸瘦，宜鹿茸散。或诸虚不足，久不受孕，骨热形羸，而崩中带下，宜补宫丸。或带下漏血不止，及风寒冷热，劳损冲任，崩中暴下，腰重里急，淋沥不断，宜芎䓖汤。以上皆虚弱所统之病也。就此六者，而分类推之，以究其原，崩漏之病，宁有遗哉！然其治之，亦必有道矣。方氏云：血属阴，静则循经荣内，动则错经妄行。凡人七情过极，则动五志之火，五志之火亢甚，则经血暴下，久而不止，谓之崩中。如风动木摇，火燃水沸之类，治崩次第，初用止血以塞其流，中用清热凉血以澄其源，末用补血以还其旧。若止塞流而不澄源，则滔天之热不可遏。若止澄源而不复旧，则孤孑之阳无以立；故本末不遗，前后不紊，方可言治。方氏此论，乃治崩要法，医者深悉乎六者之由，而运之以塞流、澄源、复旧三法，则庶几其得之矣。

脉法　仲景曰：寸口脉弦而大，弦则为减，大则为芤，减则为寒，芤则为虚，寒虚相搏，此名曰革，妇人则半产漏下，旋覆花汤主之。《脉经》曰：问曰：五崩何等类？师曰：白崩者，形如涕。赤崩者，形如绛津。黄崩者，形如烂瓜。青崩者，形如蓝色。黑崩者，形如衃血也。又曰：诊妇人下赤白，日下血数升，脉急疾者死，迟者生。妇人带下，脉浮恶寒漏下者不治。又曰：尺脉急而弦大，风邪入少阴之经，女子漏白下赤。又曰：漏血下赤白不止，脉小虚滑者生，大紧实数者死。陈自明曰：寸脉微迟，为寒在上焦，则吐血衄血。尺脉微迟，为寒在下焦，则崩血便血。大抵数小为顺，洪大为逆，大法当调补脾胃为主。又曰：尺寸脉虚者，漏血脉浮者，俱不治。李梴曰：脉微弱为少气，女子崩中漏下，致面色焦枯，心脉独沉，主气郁下流，血崩去红，肾脉浮芤，肾虚也。女人则经漏，后部弹手，阴跷脉也，主里急。

崩漏原由症治　《素问》曰：阴虚阳搏谓之崩。又曰：少阳司天，初之气，风胜乃摇，候乃大温，其病血崩。陈自明曰：妇人血崩而心痛甚，名曰杀血心痛。由心脾血虚也。若小产去血过多而心痛，甚者亦然。用乌贼骨炒为末，醋汤调下妙，失笑散亦妙。严用和曰：妇人平居，经脉调适，冲任二脉，互相涵养，阴阳二气不相偏胜，则月事时下。若将理失宜，喜怒劳役，过度伤肝，肝为血库，伤之则不能藏血于宫，宫不能传血于海，所以崩漏。漏下者，淋沥不断，病之轻者也。崩中者，忽然暴下，乃漏症之甚者也。倘久不止，面黄肌瘦，虚烦口干，脐腹冷痛，吐逆不食，四肢虚困，甚则为胀为肿者，不治。李杲曰：妇人脾胃虚损，致命门脉沉细而数疾，或沉弦而洪大有力，寸关脉亦然，皆由脾胃亏，下隔于肾，与相火收合，温热下迫，经漏不止，其色紫黑而臭，中有白带者，脉必弦细，寒作于中，中有赤带者，其脉洪数疾，其热明矣。必腰痛，或脐下痛，临经欲行，先见寒热往来，两胁急缩，兼见脾胃症，如四肢困热，心烦不卧，心下急，宜以大补气血之药，举养脾胃，微加镇坠心火之药治其心，补阴泻阳，经自止矣。又曰：妇人血崩，是肾水阴虚，不能镇守包络相火，故血走而崩也，凉血地黄汤。朱震亨曰：东垣治法，洵不容易，但学者尤当寻思急则治标，用白芷汤调百草霜末，甚者用棕灰，后用四物加炒干姜调理。因劳用参芪带升补药，因寒用干姜，因热用黄芩。崩过多，先用五灵脂末一服，当分寒热，盖五灵脂能行能止，紫色成块者热也，四物加黄连之类。李梴曰：崩漏之由，虚与热而已，治法多端，随症制宜。如经行犯房，劳役过度，气血俱虚，忽然暴下者，宜大补气血，气虚，四物加参、芪。血虚，四物加胶、艾、炒干姜。虚寒脐腹冷痛，伏龙肝散。膏粱厚味，致脾湿下流于胃，与相火合为湿热，迫经下漏者，解毒四物汤、四物坎离丸。饮食失节，火乘脾胃下陷，容颜似无病，而外见脾气困倦，烦热不卧者，宜补阴泻阳，升阳调经汤、升阳举经汤。子宫为四气相搏，血亦难停者，风搏，不换金正气散加川芎、官桂，四物加荆芥。寒搏，及年老久崩，伏龙肝散加附子、鹿茸、阿胶蒲黄丸。暑搏，单芩心丸，或益元散加百草霜。湿搏，升阳除湿汤。悲哀甚而包络绝，包络绝而阳气内陷，发则心下崩，数溲血者，备金散、四制香附丸。徐春甫曰：崩漏最为大病，年少之人，火炽血热，房事过多，经行交感，俱致斯疾。大都凉血固涩，升气益荣，而可愈也。中年以上人，及高年寡妇，多是忧虑过度，气血俱虚，此为难治，必须大补气血，养脾升胃固血，庶保十之二三。若不早治，正如圮厦之难支也。盖血崩症，有因虚，有因热，虚则下陷，热则流溢，视其缓急标本治之。缓用四物加条芩、附子，急用神效丸。有因血脏虚冷，宜四物加黄芩、阿胶、参、芪。东垣谓崩带下久，有属于寒，不可一论。王肯堂曰：冷者，脉紧细，手足寒，红而淡黑，或五色，当归建中汤加龙骨、血竭、附子，送下紫石英丸。热者脉洪，四肢温，心烦，口苦燥，血沸而成，黄芩汤、清心莲子饮，加竹沥、生地，甚者生地汁、磨京墨、百草霜冷服。虚者胶艾汤加麦冬、鹿茸、龙骨、枣仁。实者腹中痛，四物加香附。心虚者，恍惚多梦，健忘，舌强盗汗，小便多而红，柏子仁汤，酸枣仁汤加龙骨、京墨、百草霜。若崩中，作麝香、当归、香者。者疑为附之误。心气已散，急服灵砂、龙骨等。又曰：血者心之色也，血见黑即止，肾水制心火故也。又曰：凡血崩，脉沉弦而洪，或沉细而数，或崩而又兼久泻者，皆胃气下陷也，故以升举为要。万全曰：崩中多因中气虚，不能收敛其血，加以积热在里，迫血妄行，故令暴崩。崩久不止，遂成下漏。治法，初病宜止血，四物调十灰散，以血止为度。次则清热，用凉血地黄汤。如血未尽，再吞十灰丸。血已尽止，里热尽除，然后补其虚，宜加味补中益气汤、地黄丸、参术大补丸，以平为度。武之望曰：丹溪云：涎郁胸中，清气不升，故经脉壅遏而降下，非开涎不足以行气，非气升则血不能归隧道，此论血泄之义甚明，盖开胸膈浊涎，则清气升，清气升则血归隧道，不崩矣。故其症或腹满如孕，或脐腹疞痛，或血结成片，或血出则快，止则闷，或脐上动。其治法，宜开结痰，行滞气，消瘀血。余尝谓丹溪先生善治痰，观此另得一种见解，不益信哉！

鳌按：痰郁气遏，是崩漏中有此一症，非必定如是也。

治崩漏病方

补中益气汤 治脾胃虚损崩漏。

人参 黄芪 白术各一钱 炙草 当归 陈皮各七分 升麻 柴胡各三分

凉血地黄汤　治同上。又治血崩由肾水阴虚不能镇守包络相火，故血走而崩者。

生地　归尾各五分　黄连　黄柏　知母　藁本　川芎　升麻各二分　防风　羌活　黄芩　细辛　荆芥　炙草　蔓荆子各二分　红花一分

归脾汤　治思虑伤脾，不能摄血，妄行崩漏。

人参　黄芪　白术　茯苓　当归　远志　圆眼　枣仁各二钱　木香　炙草各五分　姜三　枣一

加柴胡、山栀，名加味归脾汤。

河间生地黄散　治脉虚洪，血色紫黑。

生地　熟地　白芍　黄芪　天冬　杞子　柴胡　地骨皮

便血者，加地榆。

金华散　治血室有热而崩漏。

延胡索　瞿麦穗　当归　丹皮　干姜各一两　石膏二两　威灵仙　桂心各七钱　蒲黄五钱

每末三钱，水煎，空心温服，日二。

简易黄芩汤　治天暑地热，经血沸溢。

黄芩末三钱。

用秤锤烧红淬酒中，名霹雳酒下。

丁香胶艾汤　治漏下屋漏水之状。

当归钱二分　白芍　熟地各三分　川芎　丁香各四分　艾叶一钱，后人　炒阿胶六分，后人

空心服，三服效。

鹿茸丸　治风冷客乘胞中崩漏。

鹿茸酥炙　赤石脂煅　禹余粮煅，各一两　炮附子　艾叶　柏叶各五钱　当归　熟地　川断各二两

蜜丸，酒下。

伏龙肝散　治气血劳伤，冲任脉虚崩漏。

川芎三两　伏龙肝　赤石脂各一两　艾叶微炒　熟地各二两　麦冬两半　当归　干姜各七钱半　肉桂　甘草各五钱

每粗末四钱，加枣一枚煎。

当归芍药汤　治劳役伤脾胃崩漏。

黄芪钱半　白术　苍术　归身　白芍各一钱　熟地　陈皮各五分　生地　炙草各三分　柴胡二分

柏子仁汤　治劳伤心经崩漏。

柏子仁　香附　川芎　鹿茸　茯神　当归各钱半　川断二钱　阿胶　远志各一钱　炙草五分　姜三片

养血平肝散　治大怒血崩。

当归　白芍　香附各二钱　醋青皮　柴胡　川芎　生地各八分　甘草五分

柴胡调经汤　治漏下鲜血。

羌活　独活　升麻　藁本各五分　苍术一钱　柴胡七分　葛根　当归　炙草各三分　红花少许

稍热服，取微汗，立止。

调经升阳除湿汤　治漏下恶血。

黄芪　苍术　羌活各钱半　防风　藁本　柴胡　升麻　炙草各一钱　当归　独活各五分

空心服，少时，以早膳押之。

五灵脂散　治血崩昏迷。

五灵脂炒热，温酒下末一钱。

香附子散　治崩下五色。

香附末，每二钱，米饮下。

断下汤　治冲任气虚崩漏，及经不调，并三十六种带病。

人参　熟地　醋艾叶各一两　乌贼骨灰　酒当归各二两　阿胶　川芎各七钱　炮干姜五钱

立效散　治血崩脐腹痛。

香附三两　当归一两　赤芍　良姜　五灵脂各五钱

每末三钱，酒一盏，童便少许煎。

加减四物汤 治室女下血。

四物汤四钱加香附钱半、姜五片。如血色鲜，去熟地，加生地。

小蓟根汤 治阳伤于阴漏血。

小蓟茎叶捣汁 生地捣汁各一盏 白术五钱

入水一盏，煎半，温服。

鹿茸散 治虚羸漏下。

鹿茸一两 龙骨 鳖甲 熟地 白芍 白石脂 续断 乌贼骨各二两 肉苁蓉两半

每末二钱，食前，米汤下。

补宫丸 治诸虚不足崩漏。

白薇 牡蛎 白芍 鹿角霜 山药 白术 白芷 茯苓 乌贼骨等分

糊丸。

芎䓖汤 治四气劳损冲任下血。

川芎 吴茱萸 黄芪 白芍 生地 炙草各二两 当归 干姜各一两

水一斗，煮三升，分三服。若经后有赤白不止者，去生地、吴萸，加人参、杜仲各二两。

伏龙肝散 治崩中下赤白。或如豆汁。

伏龙肝如弹子大，七枚 生姜五两 生地锉，四升 甘草 艾叶 赤石脂 桂心各二两

水一斗，煮三升，分四服，日三夜一。

四物坎离丸 治脾湿下流于肾，与相火合为湿热，迫经下漏，紫黑臭腐。

生地两半 酒浸熟地捣膏 当归身二两 酒白芍两半 酒黄柏 知母各一两 槐子 侧柏叶各一两，同炒 连翘六钱

蜜丸。

升阳举经汤 治饮食劳倦，暴崩不止，或下水浆，怠惰嗜卧，四肢困倦，及带下脱漏。

肉桂 川芎 红花各五分 细辛六分 人参 熟地各一钱 附子 独活 甘草各钱半 羌活 藁本 防风各二钱 白术 当归 黄芪 柴胡各三钱 桃仁十枚

咀片，分作四帖煎。夏月不用桂。

不换金正气散 治风冷血崩。

厚朴 陈皮 藿香 半夏 苍术各一钱 甘草五分 姜三片 枣一枚

升阳除湿汤 治湿盛血崩。

苍术一分 升麻 柴胡 防风 神曲 泽泻 猪苓各五分 陈皮 甘草 麦芽各三分 姜 枣

平补镇心丹 治白崩。

茯苓 茯神 五味 车前子 肉桂 麦冬各两二钱半 远志肉 山药 天冬 熟地各两半 枣仁二钱半 龙齿二两半 人参 朱砂各五钱

蜜丸，每三十丸，米饮下。

解毒四物汤 一名温清饮。治崩漏面黄腹痛。

四物汤各一钱 加黄芩 黄连 黄柏 山栀 生地各一钱

此四物汤与黄连解毒汤合剂也。

备金散 治血崩不止。

香附四两 归尾两二钱 五灵脂炒，一两

每末三四五钱，空心醋汤调。

地黄丸 治足三阴亏损，经行数日不止，及带下无子。

熟地 山萸 芜荑仁 白芍微炒 代赭石各一两 僵蚕炒 炮干姜 厚朴各三钱

蜜丸，酒下，日三。

附录：前人效方

五灰散 治下血不止成血崩。

莲蓬壳 百草霜 黄绢 血余 棕皮以上共烧存性 山栀 蒲黄炒 血竭 京墨

每细末一二钱，调服。

十灰散 治下血不止。

锦片　木贼　棕皮　柏叶　干漆　艾叶　当归　血余　鲫鱼鳞　鲤鱼鳞

以上各烧存性，等分研末。入麝香少许。每末二钱，空心酒下。

十灰丸　治崩漏不止。

绵灰　黄绢灰　马尾灰　艾叶灰　藕节灰　莲房灰　油须灰　赤松皮灰　棕灰　蒲黄灰等分

醋煮米糊丸，每五七十丸至百丸，空心米饮下。

卷　六

妇女杂病

妇女者阴之集，常与湿居者也。男子之为道也以精，妇女之为道也以血。精为阳，此其所以成男子也；血为阴，此其所以为妇女也。盖自十四冲任脉通而天癸至，血气之存，外循经络，内荣脏腑，不失其度，则月事以时下，而诸疾不生。如不然者，阴气浮溢，百想经心，内伤五脏，外损姿容，月水去留，前后互异，瘀血停滞，中道断绝，其间伤损，不可具论。《圣惠方》云：妇女所以别立方者，以其气血不调，胎妊产生崩伤多异之故，旨哉言乎？可见妇女之不同于男子，妇女之病难治于男子数倍也。盖以男子之病多由伤精，妇女之病多由伤血，然而妇女之欲，每甚于丈夫，故感病亦每易于丈夫。又况嫉妒忧患，系恋爱憎，入之深，着之固，情不自抑，不知解脱，由阴凝之气，郁结专滞，一时不得离散，非若阳气之偶有所抑，毕竟易于发散，故其为病根深也。夫妇女之病，莫有如经，莫有如胎，莫有如产前后，莫有如崩中带下，此数大端，别自有论。此外有最易作而最难治者，一曰痨瘵，一曰积聚癥瘕，一曰浮肿。其痨瘵之由，复有数种，或因先天气血不足，乍寒乍热，不思饮食，尫羸无力，宜滋阴百补丸。或吐衄，咳唾血，发热盗汗，痰嗽心惴，因虚劳而经水不调，宜滋阴地黄丸。甚或心肺俱损，血脉虚弱，皮聚毛落，亦因虚劳而致经水不调，宜滋血汤。其有先经水不调而致痨瘵者，则五心烦热，寒热如疟，或烦热潮热，盗汗痰嗽，宜逍遥散、加味逍遥散。至如室女思虑伤心，经闭成痨，则名干血痨，其候最难调治，只宜益阴血，制虚火，慎勿妄用通经破血之药，要法俗人不知。宜柏子仁丸、泽兰汤。或因产后早犯房事，劳役过度，将理失宜，皆能致病，名曰产后痨，宜人参鳖甲散、胡氏牡丹散。又或血气既亏，为风冷所搏，则不能温于肌肤，使人虚羸憔悴，饮食不消；又或风邪两感于肺，肺受微寒，喘嗽口干头昏，百节痛；又或风邪侵于营卫，流及脏腑，寒热如疟，盗汗，背膊烦闷，四肢沉重，名曰蓐劳，俗总谓之产后痨，宜黄芪丸、白茯苓散，当与产后篇参看。积聚癥瘕者，本男女皆有之病，而妇人患此，大约皆胞胎生产，月水往来，血脉精气不调，及饮食不节，脾胃亏损，邪正相侵，积于腹中之所生。《准绳》谓推之不动为癥，推之动为瘕是也。试详言之，癥有二：一、血癥。由脏腑气虚，风冷相侵，或饮食失节，与血气相搏，适值月水往来，经络痞塞，恶血不除，结聚成块，渐至心腹，两胁痛苦，害于饮食，肌肤瘦羸，宜桃仁、五灵脂、生地、牛膝、大黄、甘草。二、食癥。亦由月信往来食生冷之物，而脏腑虚弱不能消化，与脏气搏结，聚而成块，盘坚不移也。瘕有八：一、黄瘕。由经来或大小产后，血气未定，脏腑空虚，或当风便利，阴阳开合，关节四边，中于风湿，邪从下入于阴中，积留不去所成，其症寒热身重，淋露不食，左胁下有结气拒按，宜皂夹散。二、青瘕。由新产起行浣洗太早，阴阳虚，产门四边解散，子户未安，骨肉皆痛，手臂不举，又犯风湿所成。其症苦寒，洒洒入腹，烦闷，结热不散，恶血不除，聚在两胁下，藏于背脊，其后月水不通，或反不禁，宜青瘕坐导方。三、燥瘕。由月水未尽，或以夏暑，或以举重汗出，卒以恚怒，致月水与气相搏，反快凉饮，月水横流，溢入他脏，有热，则成燥瘕，大如半杯，上下腹中痛，连两胁下，上引心而烦，喜呕吐，腰背重，足酸削，忽遗溺，月闭，宜疗燥瘕方。四、血瘕。由月事中止，饮食过度，五谷气盛，溢入他脏，或大饥寒，呼吸未调，而自劳动，血下未定，左右走肠胃间，留络不去，内有寒热，与月水合会而成。其症不可俯仰，横骨下有积气，坚如石，少腹急痛，背疼，腰腹挛，阴中若生风冷，月水来止不常，宜疗血瘕方、桃仁煎。五、脂瘕。由月信初来，或生未满月而交，胞门伤，子户失禁，关节散，脏腑津流，阴道瞤动，百脉四解，子精与血气相遇，不能成子而成脂瘕。其症少腹重，腰背如刺，四肢不举，卧不安，左右走腹中痛，时少气，头眩，身体解㑊，苦寒恶风，二便血，月事来止不常，宜疗脂瘕方、导散方。六、狐瘕。由月来悲忧，或风雨雷电惊恐，且受湿，心神恍惚，四肢振寒，体倦神散，邪入阴里不去而成。其症少腹滞，阴中肿，小便难，胸膈腰背痛，气盛善食，多所思，如有身状，宜疗狐瘕方。七、蛇瘕。由月新止，阴阳未平，饮污井之水，食不洁之物，误吞蛇鼠之精，留脏不去而成。其症长成蛇形，在脐上下，或左右胁，不得吐气，上蚀心肝，少腹热，膀胱引阴中痛，腰痛，两股胫间痛，时寒热，月水或多少，宜疗蛇瘕方。八、鳖瘕。由月水新至，其人作劳，适受风湿，恍惚觉悟，心尚未平，复见所好，心为之开，魂魄感动，五内消脱，或沐浴不以时出，而神不守，水气与邪气俱入至三焦中幕，玉门先闭，津液妄行，留络不去而成。其症形如小柈，小腹切痛，左右走，上下腹中痛，持之跃手，下引阴里痛，腰背亦痛，不可以息，月事不通，宜疗鳖瘕方。由此推之。又有近脐左右，各有一条筋脉急痛，大如臂，小如指，因气而成如弦之状，名曰痃者。又有僻匿在两胁间，时痛时止，名曰癖者。皆由阴阳乖，经络痞，饮食滞，邪冷搏而成也。俱宜麝香丸。又有脏腑虚弱，气血劳伤，风冷入腹，与血相结，留聚浮假而痛，推移则动，名曰疝瘕者。乃由经产后胞中有恶血，复为邪结而成也，宜干漆散、黑神丸。又有所谓肠覃者，寒客大肠，与胃相搏，大肠为肺传送，寒则浊气凝结，日久便生息肉，始如鸡卵，大如怀胎，按之坚，推之动，月则时下，此气病而血未病也，宜晞露丸，或二陈汤加香附。又有所谓石瘕者，寒客下焦，血气俱为所闭塞，日益大，亦如怀子，但不得推移，且多坠小腹，与肠覃相类而实异，宜见晛丹。要之，妇人积聚之病，虽屡多端，而究其实，皆血之所为。盖妇人多郁怒，郁怒则肝伤，而肝藏血者也。妇人多忧思，忧思则心伤，而心主血者也。心肝既伤，其血无所主则妄溢，不能藏则横行，迨至既溢既行，离其部分，或遇六淫，或感七情，血逐瘀滞，而随其所留脏腑，所入经络，于是而百疾作。有如前种种恶症矣。若夫月经偶闭，或产后恶露未尽，乘风取凉，为风冷所乘，便成瘀血，而此瘀在腹中，必至发热面黄，食少体瘦，然此但为瘀血而未成积聚等症者，不早图之，坚结成形，亦难免矣。妇女浮肿之病，有先断经而后致四肢浮肿，小便不通者，乃血化为水，古人谓之血分，宜椒仁丸、人参丸。亦有先因小便不通，而后身面浮肿，竟至经水不通者，乃水化为血，古人谓之水分，宜葶苈丸。其原皆由外伤六淫，内伤七情，饮食失度，起居失宜，渐至脾胃受伤，失生发统摄之节，气与血俱乖而后然也。盖人身气血，本属相须，血者气之化，气者水之母，非气无以生血，非血无以养气。若经水不通则血病，血病而气亦病矣。血不通而化水者，实是气壅不能化血，遂变为水也。至薛氏云：月水不通，凝结于内，久而变为血瘕。血水相搏，亦为水肿。夫血凝成瘕，因而致肿，亦属于水。此症之故，则以血水相搏，既凝之血，亦从乎水者矣。当细思之。总之，血分者不可以水治，水分者不可以血治，理固然也。以上皆最易作，而最难治之病也。其有不易作，而实难治者，妇女阴中之疾是已，如阴户肿痛不闭，寒热，溺涩体倦，少食，宜补中益气汤加升、柴。量入茯苓、山栀。阴户不闭，小便淋沥，腹中一物，攻动腹痛，宜逍遥散加柴胡、山栀、车前，皆由肝脾有伤之故。尝考《石室秘录》曰：妇人羞隐之处，不便明言，然大约非寒即热，今拟一方，先用归、芍各三钱，川芎一钱，熟地五钱，甘草、柴胡、白芥子各一钱，黄芩、炮姜各三分，水煎服之后，较前平善，则是虚症，随用四物治之可也。未好，则是热痛作祟，方中加栀子三钱治之，必奏效。此诚可谓善于试之者矣。至若阴疮、阴挺一切等症，详载《杂病源流》前阴条，参考可也。而妇女之疾，关系最巨者，则莫如乳，如乳岩、乳痈、乳吹等症，亦详《杂病源流·身形门》，兹不赘。其有乳疬者，女子十三四岁，经脉将行，或一月二次，或过月不行，致生此疾，多生于寡薄虚弱之人。每乳上止有一核，可治。若串成三四个，即难疗。宜服败毒散加生地，再服黄矾丸，通用逍遥调经汤。其有乳硬者，多因厚味湿热之痰，停蓄膈间，与滞乳相搏而成。又有滞乳，因儿口气吹嘘而成。又有拗怒气激滞而生者，煅石膏、瓜蒌子、青皮、甘草节，皆神效药也。然此病，若早治之，立消。有月经时悉是轻病者，到五六十岁无月经时，不可作轻易看也。其有未产而乳自出者，谓之乳泣，生子多不育。产后乳汁自出者，乃胃气虚，宜服补药止之，或治以漏芦散亦可。以上皆不易作而难治之病也。此外若妇女气盛于血，往往无子，且变生诸症，头晕膈满，有所必至，抑气散、异香四神丸。若血风体痛，寒热盗汗，颊赤口干，胸满痰嗽，月水不调，脐腹疞痛，瘕癖成块，宜人参荆芥散。若风虚梦与鬼交，妄有所见，言语错乱，宜茯神汤。若经水不调，血气攻注，遂至腹胁疼痛，积聚成块，宜神仙聚宝丹。若怒气伤肝，不能藏血，血失常经，以致肌肤手足间，俱有血线络隐然可见，宜橘归丸，则皆妇女之病所不可忽者。至于寻常杂病，与男子略同者，已详《杂病源流》中，故可无赘。惟此种种，乃妇女所独，因不惮条载而缕述之焉。

脉法 《脉经》曰：妇人疝瘕积聚，脉弦急者生，虚弱者死。又曰：少阴脉浮而紧，紧则疝瘕，半产而堕伤，浮则亡血，恶寒绝产。

虚劳原由症治 王肯堂曰：劳倦所伤，用补中益气汤调治。乃暴病也。失治而有发热潮热，盗汗咳嗽诸症出焉，谓之虚劳。又复失治，而有皮聚毛落，饮食不为肌肤，骨髓中热，经闭不行诸症出焉，谓之瘵骨蒸热。至于传尸劳，别自一种，其原不起于劳倦，其流至于灭门。

鳌按：妇女虚劳，多半由于经血，即有由劳倦者，亦必内伤脾胃，及于冲任之故，不与男子虚劳一般。

《大全》曰：妇人冷劳，即无热虚劳也。由血气不足，脏腑虚寒，以致脐腹冷痛，手足时寒，月经失常，饮食不省，或时呕吐，恶寒发热，骨节酸疼，肌肤羸瘦，面色痿黄也。妇人热劳，即有热虚劳也。由心肺壅热，伤于气血，以致心神烦躁，颊赤头疼，唇干眼涩，口舌生疮，神思困倦，四肢壮热，饮食无味，肢体酸疼，心忡盗汗，肌肤日瘦，或寒热往来，当审其所因，调补气血，其病自愈矣。又曰：妇人有瘵骨蒸热，多因经行胎产，或饮食起居七情，重伤肝脾之所致。又有失于调摄，或过于攻伐而成，与男子治法，稍有不同，故方亦专治妇人。薛己曰：无热虚劳，有内外真寒，有内外真热，有内真热而外假寒，有内真寒而外假热者。若饮食难化，大便不实，饮食畏寒，手足逆冷，面黄呕吐，畏见风寒，此内外真寒之症也，宜用附子理中汤以回阳，八味丸以壮火。若饮食如常，大便坚实，胸腹痞胀，饮食喜冷，手足烦热，面赤呕吐，不畏风寒，此内外真热之症也，宜用黄连解毒汤以消阳，六味丸以壮水。若饮食如常，大便坚实，胸腹痞胀，饮食喜寒，手足逆冷，面黄呕吐，畏见风寒，此内真热而外假寒也，亦用解毒汤、六味丸。若饮食少思，大便不实，吞酸嗳气，胸腹痞满，手足逆冷，面赤呕吐，畏见风寒，此内真寒而外假热也，亦用理中汤、八味丸，当求其属而治之。属谓心肾也。经曰：益火之源以消阴翳，壮水之主以制阳光。使不知真水火之不足，泛以寒热药治之，则旧疾未去，新病复生矣。夫所谓属者，犹主也，谓心肾也。求其属者，言水火不足，而求之于心肾也。火之源者，阳气之根，即心也。水之主者，阴气之根，即肾是也。非谓火为心，源为肝，水为肾，主为肺也。又曰：有热虚劳，乃壮火食气，虚火煎熬真阴之所致也。王太仆云：如大寒而甚，热之不热，是无火也；热来复去，昼见夜伏，夜发昼止，是无火也，当治其心。如大热而甚，寒之不寒，是无水也；热动复止，倏忽往来，时动时止，是无水也，当助其肾。心盛则生热，肾盛则生寒，肾虚则寒动于中，心虚则热收于内。窃谓此症，若由肝脾血虚，用四物参术；肝脾郁怒，小柴胡合四物；脾胃气虚，补中益气汤；肝脾血虚，加味逍遥散；肝经风热，加味小柴胡汤；心经血虚，天王补心丹；肺经气虚，人参补肺汤；肝经血虚，加味四物汤。大抵午前热属气分，用清心莲子饮；午后热属血分，四物加参、术、丹皮。热从左起，肝火也，实则四物加龙胆、山栀；虚则四物加参、术、黄芪。热从脐下起，阴火也，四物加参、术、知、柏，酒拌炒黑，又五味、麦冬、肉桂，不应，急用加减八味丸。不时而热，或无定处，或从脚心起，此无根虚火也，加减八味丸，及十全大补汤加麦冬、五味。武之望曰：瘵骨蒸者，此主脉之病也。夫肾主骨，骨至于蒸，真阴竭矣，阳何以附？曰骨蒸者，由积热附于骨而然也。又曰：传尸殗殢，复连无辜，皆由脾胃亏损所致，其形羸瘦，腹胀泄痢，肢体无力。传于肾则盗汗不止，腰膝冷痛，梦鬼交侵，小便赤黄。传于心则心神忡悸，喜怒不时，颊唇赤色，乍热乍寒。传于肺则肺满短气，咳嗽吐痰，皮肤甲错。传于肾则两目昏暗，胁下妨痛，闭户忿怒。五脏既病，则难治疗。

室女劳瘵 寇宗奭曰：人以气血为

本。人之病，未有不先伤气血者。若室女童男，积想在心，思虑过度，多致劳损。男则神色消散，女则月水先闭。盖忧愁思虑则伤心，而血逆竭，神色先散，月水先闭。且心病则不能养脾，故不嗜食。脾虚则金亏，故发嗽。肾水绝则水气不荣，而四肢干痿，故多怒，鬓发焦，筋骨痿。若五脏传遍，则死。自能改易心志，用药扶持，切不可用青蒿、虻虫等，凉血行血之药。薛己曰：经云：五谷入胃，其糟粕、精液、宗气，分为三隧。故宗气积于胸中，出于喉咙，以贯心肺而行呼吸。荣气者，泌其精液，注之于脉，化以为血，以荣四末，内养五脏六腑。若服苦寒之剂，复伤胃气，必致不起。

蓐劳症治 薛己曰：产后蓐劳，当扶养正气为主，六君子汤加当归。若脾肺气虚而咳嗽口干，补中益气汤加麦冬、五味。若因中气虚而口干头晕，补中益气加蔓荆子。肝经血虚而肢体作痛，四物加参术。肝肾虚弱而自汗盗汗，寒热往来，六味丸加五味。脾虚血弱，肚腹作痛，月水不调，八珍汤倍白术。脾虚血燥，皮肤搔痒，加味逍遥散。大抵此症，多因脾胃虚弱，饮食减少，以致诸经疲惫而作，当补脾胃，饮食一进，精气生化，诸脏有所倚赖，其病自愈。仍参虚损发热方论主治。

积聚癥瘕症治 薛己曰：妇人食癥，由形气弱，须先调补脾胃为主，而佐以消导。若形气充实，当先疏导，而佐以补脾胃。若气壅血滞而不行，宜用乌药、蓬术、肉桂、当归、桃仁、青皮、木香等分为末，每二钱，热酒调下，名乌药散，散而行之。如脾气虚而血不行，宜用四君芎归，补而行之。若气郁而血不行，宜用归脾汤，解而行之。若肝脾血燥而不行，宜加味逍遥散，清而行之。大抵食积痞块之症为有形，盖邪气胜则实，真气夺则虚，当养正辟邪，而积自除矣。又或问：癥一也，何以知是血癥？曰血外之症，昏闷烦躁，迷妄惊狂，痰呕汗多，骨热肢冷，其蓄在下焦者，必脐下急结，外热内痛，尺脉洪而数也。又曰：子和云：遗溺闭癃，阴痿浮痹，精滑白淫，皆男子之疝也。若血痼，月事不行，行后小腹有块，或时移动，前阴突出，后阴痔核，皆女子之疝也。但女子不谓之疝，而谓之疝瘕。

乳疾形症 陈实功曰：初起红赤肿痛，身微寒热，无头眩口干微疼者顺，已成，焮肿发热疼痛，有时一囊结肿，不侵别囊者轻，已溃，脓黄而稠，肿消痛渐止，四边作痒生肌者顺，溃后脓水自止，肿痛自消，新肉易生，疮口自合者顺。初起一乳通痞，木痛[1]不红，寒热心烦，呕吐不食者逆。已成，不热不红，坚硬如石，口干不眠，胸痞食少者逆。已溃不脓，正头腐烂，肿势愈高，疼痛愈盛，流血者死。溃后肉色紫黑，痛苦连心，癥气日深，形体日削者死。初起发热恶寒，头眩体倦，六脉浮数，邪在表，宜散之。发热无寒，恶心呕吐，口干作渴，胸膈不利者，宜清之。忧郁伤肝，思虑伤脾，结肿坚硬微痛者，宜疏肝行气。已成焮肿发热，疼痛有时，已欲作脓者，宜托里消毒。脓已成而胀痛者，宜急开之。如脾胃虚弱，更兼补托，溃而不敛，脓水清稀，肿不消，痛不止，大补气血。结核不知疼痛，久而渐大，破后流污水，宜养血清肝。张介宾曰：产后乳自出，乃阳明胃气不固，当分有火无火，而泄不止，由气虚也，十全大补汤。若阳明血热而溢者，保阴煎。肝经怒火上冲，乳胀而溢者，加减一阴煎。乳多胀痛而溢者，用温帛熨而散

---

① 木痛 原为“大痛”。陈实功《外科正宗》作“木痛”，据医理当为“木痛”，径改。

之。

治妇女杂病方

补中益气汤　治形神劳倦，或饮食失节，以致脾胃虚损，清气下陷，发热头痛，四肢倦怠，心烦肌瘦，日渐羸弱。

人参　黄芪　白术各一钱　炙草五分　当归　陈皮各七分　升麻　柴胡各二分

本方加生地、花粉，名加味补中益气汤。

补肺汤　治劳嗽，五脏亏损，晡热发热，自汗盗汗，唾痰喘逆。

人参　黄芪　紫菀　五味子各五分　熟地　桑皮各一钱

入蜜少许，食后服。

滋阴百补丸　治妇人劳伤气血，诸虚百损，五劳七伤，阴阳不和，乍寒乍热，心腹疼痛，不思饮食，尪羸无力。

香附一片，用酒、醋、盐、童便各浸一分，焙　益母草半斤　当归六两，酒洗　熟地姜汁炒　川芎　白术各四两　白芍三两　延胡索　人参　茯苓各二两　炙草一两

蜜丸，空心下五六十丸。

附子理中汤　治真阳不足，饮食难化，大便不实，肠鸣腹痛，饮食畏寒，手足逆冷。

人参　白术　炙草　干姜　附子等分

每咀片四钱，加姜十片煎。

十全大补汤　治妇人冷劳最妙。

人参　白术　茯苓　炙草　当归　白芍　川芎　熟地　黄芪　肉桂各二钱

逍遥散　治血虚劳倦，五心烦热，肢体疼痛，头目昏重，心忡颊赤，口燥咽干，发热盗汗，减食嗜卧，及血热相搏，月水不调，脐腹胀痛，寒热如疟。又主室女血弱阴虚，荣卫不和，痰嗽潮热，肢体羸瘦，渐成骨蒸。

当归酒洗　白芍酒炒　茯苓　柴胡各一钱　炙草五分

加姜三片，薄荷少许。一方无薄荷，加麦冬二十粒。如热甚，加丹皮、山栀。骨蒸，加知母、地骨皮。咳嗽，加五味子、紫菀。吐痰，加半夏、贝母、瓜蒌仁。饮食不消，加山楂、神曲。发渴，加麦冬、花粉。胸中作热，加黄连、山栀。心慌，加远志、枣仁。吐血，加阿胶、生地、丹皮。自汗，加黄芪、枣仁。久泻，加炒黑干姜。遍身痛，加羌活、防风、川芎，以利关节。手足颤掉，加防风、荆芥、薄荷。气恼，胸膈痞闷，加枳实、青皮、香附。怒气伤肝，眼目昏花，加龙胆、黄连、山栀。小腹痛，加香附、延胡索。经闭不通，加桃仁、红花、苏木。左腹血块，加三棱、蓬术、桃仁、红花。右腹气块，加木香、槟榔。

白茯苓散　治产后蓐劳，头目四肢疼痛，寒热如疟。

茯苓一两　四物汤各五钱　黄芪炙　人参　肉桂各五钱

先以水三盏，煮猪腰一对，姜三枣三，至二盏，煎药。

黄芪丸　治蓐劳寒热进退，头目眩痛，骨节酸疼，气力羸乏。

黄芪　鳖甲　当归各一两　川芎　白芍　肉桂　川断　肉苁蓉　柏子仁　牛膝　沉香　枳壳各七钱半　五味　熟地各五钱

蜜丸。

人参鳖甲散　治动作劳伤蓐劳。

鳖甲　黄芪各一两　牛膝七钱半　人参　茯苓　当归　白芍　麦冬　熟地　桃仁　桂心　甘草　桑寄生各五钱　川断二钱半

先煮猪腰一对，姜五枣三，取汁，入药末二钱，葱白三寸，乌梅一个，荆芥五穗，煎服。

胡氏牡丹散　治产后虚羸，发热自汗，欲变蓐劳。

当归　白芍　人参　五加皮　地骨皮

各五钱　丹皮三钱　桂心　没药各二钱

每末二钱，入开元钱一枚，麻油蘸之，煎服。煎不可搅，吃不可吹。

柏子仁丸　治血虚有火成劳。

柏子仁　牛膝　卷柏各五钱　泽兰　川断各二两　熟地三两

炼蜜丸。

泽兰汤　治同上，并与前方兼服。

泽兰三两　当归　白芍各一两　甘草五钱

每粗末五钱，煎服。

皂荚散　治黄瘕导方。

川椒　皂荚各一两　细辛两半

为末，以三角囊，大如指，长二寸，贮之，内阴中，欲便则出之，便已复内之。恶血出，洗以温汤，三日勿近男子。

疗青瘕坐导方　照方治。

戎盐一升　炙皂荚五钱　细辛一两

治法照前方，但卧，瘕当下，青如葵汁，养之如产法。

疗燥瘕方　照方治。

大黄如鸡子许　干姜二两　黄连三两　厚朴四两　桂心　郁李仁各一两　䗪虫熬，三枚　鸡肶黄炙，一枚

每末三钱，清早酒服，瘕当下，养如产法，三月勿交，无子者当有。

疗血瘕方　照方治。

大黄　当归各半两　皂荚　山萸各一两　细辛　戎盐各二钱半

猪脂丸如指大，每一丸，绵裹内阴中，正坐良久，瘕当下，养如乳妇法。

桃仁煎　治血瘕血积，经候不通。

桃仁　大黄各一两　虻虫炒，五钱　朴硝另研，一钱

醋二升半，煎取升半，下大黄、桃仁、虻虫，搅，煎至可丸，下硝搅匀，出之，丸梧子大。前一日不吃晚饭，五更温水下五丸。日午下如赤豆汁，或如鸡肝蛤蟆衣状，未下再服。如鲜血来，即止。随以调补气血药补之。气虚血弱者忌用。

疗脂瘕方　照方治。

皂荚七钱半　矾石烧，二钱半　五味　川椒　干姜　细辛各五钱

为末，香脂和丸，大豆许。著男子阴头以合阴阳，不三行，其瘕即愈。

导散方　治同上。

皂荚炙　吴萸　当归各一两　川椒　干姜　大黄　戎盐各二两　细辛　矾石烧　五味各二分

为末，以绢袋如指大，长三寸，盛满，内阴中，坐卧随意，只勿走，小便时去之，别换新者。

疗狐瘕方　照方治。

取新死鼠一枚，裹新絮，涂黄土，穿地坎，足没鼠身，置其中，桑柴火灼其上一日一夜，出之，研为末。肉桂心末二钱半，酒服二方寸匕，病当下。甚者不过再服。

疗蛇瘕方　照方治。

大黄　黄芩　芒硝各半两　甘草大如指者一尺，炙　乌贼鱼骨二枚　皂荚酥炙，六枚

水六升，煮数沸，去渣，下硝，适寒温服之，十日一剂，空腹服之，瘕当下。

疗鳖瘕方　照方治。

大黄两半　干姜　侧子各五钱　附子　人参各三钱七分半　䗪虫一寸匕　桂心一两二钱半　细辛　䲓各七钱半　白术一两

为末。酒服，方寸匕，日三。

麝香丸　治妇人痃癖冷气，兼疰气心腹痛不可忍。

麝香另研，五钱　阿魏二钱半　五灵脂　三棱各七钱半　桃仁七钱　芫花醋炒　槟榔各一两　蓬术　桂心　没药　当归　木香各五钱

饭丸。每十丸，淡醋汤下，不拘时。

干漆散　治妇人疝瘕，久不消，令人

黄瘦尪羸，两胁妨闷，心腹疼痛。

干漆炒　木香　芫花醋炒　赤芍　桂心　当归　琥珀另研　川芎各半两　大黄炒，二两　牛膝七钱半　桃仁一两　麝香二钱半

每末一钱，不拘时酒下。

黑神丸　治疝瘕。

神曲　茴香各四两　川椒　丁香各五钱　槟榔四枚　漆六两，半生半用重汤煮半日令香

上除椒、漆外，皆半生半炒为细末。用半生熟漆和丸弹子大，又用茴香末十二两，铺阴地荫干，候干，并茴香收器中，至极干，去茴。治肾气膀胱痃癖，及疝堕五膈，血崩，产后诸血，漏下赤白。并一丸，分四服下。死胎一丸，皆绵灰酒下。难产，炒葵子四十九枚捣碎，酒煎下。诸疾不过三服，痃气十服，膈气，癥瘕五服，血瘕三丸，当瘥。

见现丹　治寒客下焦，血气闭塞而成瘕，日以益大，状如怀子，名曰石瘕。

炮附四钱　鬼羽箭　紫石英各三钱　泽泻　肉桂　延胡索　木香各二钱　血竭另研，钱半　水蛭　槟榔二钱半　桃仁另研，三十个　三棱五钱　大黄七钱

酒糊丸，每三十丸，醋汤食前下。

椒仁丸　治先经断，后浮肿，血化为水，名曰血分。

椒仁　千金子去皮，研　甘遂　炮附子　郁李仁　黑牵牛　五灵脂　当归　延胡索　吴萸各五钱　芫花醋浸　石膏各三钱　胆矾一钱　蚖青　斑蝥各十个

面糊丸，梧子大，每陈皮汤下一丸。

葶苈丸　治先小便不利，后浮肿，水化为血，名曰水分。

甜葶苈炒，另研　千金子另研，各五钱　干笋末一两

枣肉丸梧子大，每七丸，扁竹汤下。如大便利者，减葶苈、千金各一钱，加白术五钱。

人参丸　治经脉不利，血化为水，名曰血分。

人参　当归　大黄纸裹，蒸，切，炒　瞿麦穗　桂心　赤芍　茯苓各半两　甜葶苈炒，研，一钱

蜜丸，每十五丸至二三十丸，空心米汤下。

抑气散　治气盛于血。

香附四两　陈皮　茯苓　甘草各一两

异香四神散　治同上。

香附四钱　陈皮　乌药各二钱　甘草一钱　姜　枣

人参荆芥散　治妇女虚劳。

人参　荆芥　生地　柴胡　枣仁　鳖甲　白术　枳壳　羚羊角各七分半　桂心　川芎　当归　防风　丹皮　赤芍　甘草各五分　姜二片

加味逍遥散　治同上。

柴胡　白芍　当归　白术　茯苓　甘草　加知母　地骨皮　山栀　黄柏　桔梗　麦冬　生地

滋血汤　治同上。

当归　白芍　山药　黄芪炙　熟地各钱半　人参　川芎　茯苓各七分

滋阴地黄丸　治同上。

熟地四两　山萸　山药　天冬　麦冬　生地　知母　贝母　当归　香附各二两　茯苓　丹皮　泽泻各两半

蜜丸。

茯神汤　治同上。

茯神钱半　茯苓　人参　菖蒲各一钱　赤芍五分

橘归汤　治血线。

橘红四两　当归二两

蜜丸，酒下。

神仙聚宝丹　治积块。

琥珀另研　当归各一两　乳香　没药俱另研，各二钱半　朱砂另研　木香另研　麝香

另研，各一钱

水丸。每两作十五丸，每服一丸，酒磨，温酒下。

清心莲子饮　治心烦发渴。

车前子　地骨皮　麦冬　黄芩　炙草各钱半　蜜黄芪　人参　茯苓　石莲肉各七分半

一方加远志、菖蒲各一钱。发热，加柴胡、薄荷。

附录：前人效方

益母草丸　治妇人骨蒸劳瘦，月候不通，心神烦热，四肢疼痛，不能饮食。

益母草　青蒿各二斤　桃枝　柳枝各一握，长一尺

先锉四味，用童便一斗，煎三升，去渣，熬成膏，再用柴胡、犀角屑、赤芍各一两，鳖甲二两，桃仁泥五两，天灵盖酥炙微赤，朱砂、木香、炙草各二两，麝香五钱。

用前膏捣丸，每三十丸，乌梅甘草汤下。不拘时。

要药分剂

清·沈金鳌　辑著

自　　序

按徐之才曰：药有宣、通、补、泻、轻、重、滑、涩、燥、湿十种，是药之大体。而《本经》不言，后人未述。凡用药者，审而详之，则靡所遗失。诚哉是言也！《内经》发挥宣通等义亦甚详，而十剂之说，诚足尽药之用以为依据矣。隐居陶氏续入寒热二条，仲淳缪氏以寒有时不可治热，热有时不可治寒，訾为背谬，因去寒热而增升降二剂。夫缪之訾陶，其说良是。但即升降二义绎之，十剂中如宣轻则兼有升义，泻滑则兼有降义，且诸药性，非升即降，或可升可降，或升多降少，或升少降多，别无不升不降专为宣通等性者，则升降二字可以概群药，不得另立二门次于十剂后，宜之才以十剂为药之大体靡所遗失也。自神农著《本经》，历代药性书悉以草、木、金、石等依类相次，读者几忘十字之义，并忘药有此十种之性，宜其制方用药，相反相戾，错杂以出之也。余辑是书，爰据十剂以分门类，非敢好异，欲阅者晓然于药之各有其性，因各有其用，庶临症时可无背云尔。

沈金鳌自书

凡　例

一要药者，寻常日用必需之药，所以别乎险僻之味也。古人云：良药治病，十全八九，毒药治病，治不一二。可见用药之当慎矣。兹编所录，止四百余品，稍涉险僻者，概屏去之。

一是编照十剂分类。欲人晓然于药之各有其性，而宣、通、补、泻、轻、重、滑、涩、燥、湿，一览易知，不至引用错误也。

一每药首明主治，见药之功用不一也。次详归经，见药与经各有所入，不相袭也。次列前人议论，见药之味性运用有至当也。次标禁忌，见药之于症宜详审也。次及炮制，见药之味性有偏，其相救相制，不可略也。

一前人云，用药依《本经》所治，总无大错。故是编所录之药，凡有《本经》者，无不首列，至《名医别录》，所以补《本经》未备者，亦无不录。其历代诸贤，发明诸药功用，又足备《别录》之缺，悉皆采入。

一上自《本经》，下至《纲目》、《备要》等，所言治法，或不与是药相合，即删削之，或又彼此所言相同，则存前而删后。

一引前人议论，必于是药功用，及与是药所治病，发挥精切，其旨画一者，方始录之，非徒征引繁博为也。

一主治及前论俱直书前人之语，不敢改窜，以其语皆至当莫易也，随各注其名或字，不敢没人善也，或有前人识所未及，而鄙见偶及者，则用鳌按字附其说于后。

一归某经下，必着为如何之品句，此数字或括是药全性，或专及是药最重之用，其故不一，当意会之。

一仲淳《经疏》，为自来本草第一精细之书，其著简误，尤为审量极至，故是编禁忌一宗之。

一编中有不列炮制者，或以是药无甚制法，或制法众共皆知，便不复赘。

沈金鳌自书

目　　录

卷　一

宣　剂　上

徐之才曰：宣可去壅。生姜、橘皮之属是也。李杲曰：外感六淫之邪，欲传入里，三阴实而不受，逆于胸中，窒塞不通，而或哕或呕，所谓壅也。三阴者脾也，故必破气药如生姜、橘皮、藿香、半夏之类，泻其壅塞。王好古曰：木郁达之，火郁发之，土郁夺之，金郁泄之，水郁折之，皆宣也。

桔梗

味苦辛，性微温，有小毒。感轻清之气而生。升也，阳中阴也。畏白及、龙胆草，忌猪肉，伏砒。

主治　主胸胁痛如刀刺，腹满肠鸣幽幽，惊恐悸气。《本经》　利五脏肠胃，除寒热风痹，疗咽喉痛，下蛊毒。《别录》　治下痢，破血积气，消聚痰涎，去肺热气促嗽逆，除腹中冷痛。主中恶，小儿惊痫。甄权　下一切气，止霍乱转筋，心腹胀痛。除邪辟温，破癥瘕肺痈，养血排脓，补内漏，及喉痹。《大明》　利窍，治肺部风热，清利头目咽嗌胸膈滞气及痛，除鼻塞。元素　治寒呕。东垣　主口舌生疮，赤目肿痛。时珍

归经　入肺、心二经，兼入胃经。为开发和解之品。兼泻剂，肺经气分药。

前论　张元素曰：桔梗清肺气，利咽喉，其色白，故为肺部引经。同甘草为舟楫之剂，如大黄苦泄峻下之药，欲引至胸中至高之分，须用辛甘升之。譬如铁石入江，非舟楫不载，所以诸药有此一味，不能下沉也。朱震亨曰：干咳嗽，乃痰火之邪郁在肺中，宜桔梗开之。痢疾腹痛，乃肺金之气郁在大肠，亦宜桔梗开之，后用痢药，此药能开提气血，故气药宜用。

禁忌　《经疏》曰：凡攻补下焦药中勿入，气逆上升不得下降，及邪在下焦，均忌。

炮制　雷公曰：凡用，须去头上尖硬二三分，并去浮皮，泔浸，微炒。

天麻

味辛，性平，无毒。得土之辛味，兼感天之阳气以生。升也，阳也。一名定风草，苗名赤箭根，即天麻。

主治　主诸风湿痹，四肢拘挛，小儿风痫惊气，利腰膝，强筋力。《开宝》　治冷气瘰痹，瘫缓不随，语多恍惚，善惊失志。甄权　治风虚眩晕头痛。元素

归经　入肝经。为祛风之品。肝经气分药。

前论　东垣曰：肝虚不足者，天麻、川芎以补之。罗天益曰：眼黑头旋，风虚内作，非天麻不能治。天麻为定风草，故为治风之神药，久服则遍身发红丹，是驱风之验也。寇宗奭曰：天麻须别药相佐使，然后见其功，仍须加而用之。《图经》曰：天麻用根，有由内达外之理。赤箭用苗，有自表入里之功。

禁忌　《经疏》曰：风药多燥，风能胜湿，故也。凡病人觉津液少，口干舌燥

咽干痛，大便涩，及火炎头晕，血虚头痛，南方似中风症，均忌。

炮制　《备要》曰：凡用，以明亮坚实者佳。湿纸包煨熟，切片，酒浸一宿焙。

秦艽

味苦辛，性平，无毒。感秋金之气而生。降多于升，阴中微阳也。菖蒲为使，畏牛乳。

主治　主寒热邪气，寒湿风痹肢节痛，下水利小便。《本经》　疗风无问久新，通身挛急。《别录》　传尸骨蒸，治疳疾及时气。《大明》　疗酒疸黄疸，解酒毒，去头风。甄权　除阳明风湿，及手足不遂，口噤，牙痛，口疮，肠风泻血，能养血荣筋。元素　治胃热，虚劳发热。时珍

归经　入胃、大肠二经，兼入肝、胆二经。为泄散疏利之品。胃大肠去风湿药。

前论　李时珍曰：此手足阳明药，兼入肝胆，故手足不遂黄疸烦渴之病须之，取其去阳明湿热也。阳明有湿，则身体酸疼烦热。阳明有热，则日晡潮热骨蒸。三痹必用之药。

鳌按：感受风寒发热，遍身疼痛，必以秦艽治之，以其能散结除邪也，并能养胎。

禁忌　《经疏》曰：下部虚寒人，及小便不禁者，均忌。

炮制　雷公曰：凡使，以布拭去黄白毛，乃用还元汤浸一宿，晒干用。时珍曰：形作罗文相交，长而黄白左纹者良。

柴胡

味苦，性平，一云微寒，无毒。禀仲冬之气，兼得地之辛味以生。升也，阴中阳也。半夏为使，恶皂荚，畏藜芦。

主治　主伤寒邪热，痰热结实，虚劳肌热，呕吐心烦，诸疟寒热，头眩目赤，胸痞胁气，口苦耳聋，女人热入血室，胎前产后诸热，小儿痘疹，五疳羸热，散十二经疮疽血凝气聚，功同连翘。《备要》　肠胃心腹中结气，五脏间游气，胸中邪气，大肠停积水胀，及湿痹拘挛肩背疼痛，脾痹，阳气下陷，平肝胆心包三焦相火，及头痛眩晕。《本草括》

归经　入肝、胆、心包、三焦四经。为表散之品。四经引经药，少阳经表药，其功发表和里退热升阳。

前论　东垣曰：柴胡能引清气行阳道，伤寒外诸有热病则加之，无热不必加之，能引胃气上行，升腾而行春令。时珍曰：痨有五，痨在肝、胆、心、心包有热，则柴胡乃此四经必用之药。痨在脾胃有热，或阳气下陷，则柴胡为升清退热必用之药。惟痨在肺肾，当斟酌用之，然也非必禁用也。孙琳曰：凡疟痨热从髓出，若加刚剂，气血愈亏。热有在皮肤，在脏腑，在骨髓者，非柴胡不可，若得真银柴胡，一服可愈，南方者力减，必三服乃可愈。汪昂曰：凡胁痛，多是肝木有余，宜小柴胡汤加青皮、川芎、白芍。又左胁痛，宜活血行气。右胁痛，宜消食行痰。又热入血室，男女皆有之，柴胡在脏主血，在经主气。

鳌按：今人治疟，必用柴胡，若非柴胡即不足以为治者，故致辗转淹滞，变生不测，竟能殒命。则知疟本非死症，惟概以柴胡治疟者杀之也。夫柴胡为少阳表药，若其疟果发于少阳，而以柴胡治之，无不立愈。若系他经用之，则必令他经之邪辗转而入少阳，迁延日久，正气已虚，邪气仍盛，而且弥漫诸经，又或调养失宜，以至毙命，所必然矣。乃既至于死，而医家犹曰柴胡为治疟要药，吾开手即用之，不知其何以死。病家亦曰以柴胡治疟而竟不效，此其命之当死也，彼此昏迷，

不得一悟，良可浩叹！古人云：凡疟误服柴胡，令人淹缠不已，是在古人未尝不提醒此旨，而医者总不能读书，或读而未明其理，故至此也。今人又以柴胡为治痨要药，不知柴胡专于升散，并不能治痨热，其始皆由《日华子》补五痨七伤，药性能治劳乏羸瘦之语误之，以致后人妄用杀人。《衍义》云：有一种真脏虚损，复受邪热，邪因虚而致劳，当须斟酌用之，此亦推究其极而言，惟其因虚，复受邪热，以致成劳，故犹可斟酌而用。若但真元虚损，其不可再用表散之药明矣。余非好异，实以人命攸关，故为辨论于此也。

禁忌　《经疏》曰：凡虚人气升呕吐，及阴虚火炽炎上，法所同忌，疟非少阳经者勿入。

炮制　《备要》曰：产银州者色白黄而大，北产者色微黑而细，并良。南产者强硬不堪用，外感生用，有汗咳者蜜水炒，内伤升气酒炒，下降用梢。

前胡

味苦，一云甘辛，性微寒，无毒。得土金之气，而感秋冬之令以生。降也，阳中阴也。半夏为使，恶皂荚，畏藜芦。

主治　主痰满胸胁中痞，心腹结气，风头痛，去痰下气，治伤寒寒热。《本经》　能去热实，及时气内外俱热。甄权　治一切气，破癥结，开胃下食，通五脏，主霍乱转筋，骨节烦闷，呕吐反胃，气喘咳嗽，安胎，小儿一切疳气。《大明》　清肺热，化痰热，散风邪。时珍

归经　入肺、三焦二经，兼入脾、胃、大肠、肝、膀胱五经。为解散之品。兼泻剂，降痰下气要药。

前论　时珍曰：前胡性降，与柴胡纯阳上升不同，故其功长于下气，气下则火降，痰亦降，为痰气要药。

汪讱庵曰：辛以畅肺解风寒，甘以悦脾理胸腹，苦泄厥阴肝家之热，寒散大肠膀胱之邪。又肝胆经风邪，非前胡不治。缪仲淳曰：前胡能散有余之邪热实痰，不可施之气虚血少之病。

禁忌　《经疏》曰：凡阴虚火炽，煎熬真阴凝结为痰而嗽，真气虚而不归元，以致胸胁逆满，头痛不因于痰，而由阴血虚，内热心烦，外现寒热，而非外感者，均忌。

防风

味甘辛，性微温，无毒。禀天地之阳气以生。升也，阳也。畏萆薢，恶藜芦、白蔹、干姜、芫花。

主治　主大风头眩痛，恶风，风邪，目盲无所见，风行周身，骨节疼痛。《本经》　烦满胁痛，风头面去来，四肢挛急，字乳，金疮内痉。《别录》　三十六般风，男子一切劳劣，风赤眼，止冷泪，及瘫痪，通利五脏，关脉，五劳七伤羸损，盗汗心烦，能安神定志，匀气脉。《大明》　治上焦风邪，泻肺实，散头目中滞气，经络中留湿，主上部见血。元素　头痛目眩，脊痛项强，周身尽痛，太阳经症，又行脾胃二经，兼治疮疡。《备要》

归经　入肝、大肠、三焦三经。为发表疏散之品。搜肝泻肺，发表祛风胜湿。

前论　苏恭曰：凡风药，皆能胜湿。东垣曰：卒伍卑贱之职，随所引而下，乃风药中润剂，若补脾胃，非此引用不能行。又防风本制黄芪，黄芪得防风而功最大，取其相畏而相使也。徐之才曰：得葱白能行周身。得泽泻、藁本疗风。得归、芍、阳起石、禹余粮，治妇人子脏风。元素曰：防风治风通用，身半以上风邪用身，身半以下风邪用梢，治风去湿之仙药也。能治肺实，误服，泻人上焦元气。

禁忌　《经疏》曰：似中风，产后血虚发痉诸病，血虚痉急，头痛不因风寒，

溏泄不因寒湿，二便秘涩，小儿脾虚发搐，慢惊，慢脾风，气升作呕，火升发嗽，阴虚盗汗，阳虚自汗，均忌。

独活

味辛苦，性温，无毒。禀天地正阳之气以生。升也，阳也。

主治　主风寒所击，金疮止痛，奔豚痫痓，女子疝瘕。疗诸贼风，百节痛，风无久新者。一名羌活。《本经》　主入少阴气分以理伏风，治本经伤风头痛，头晕目眩，风热齿痛，痉痫湿痹，奔豚疝瘕。《别录》

归经　入肾经。为搜风去湿之品。少阴引经气分药。气缓而善搜。

前论　汪机曰：二活本非异种。仲景治少阴所用独活，必紧实者。东垣治太阳所用羌活，必轻虚者。正如黄芩取飘枯者名片芩，治太阴。取条实者名子芩，治阳明，其义同也。苏恭曰：疗风宜独活，兼羌活。

王好古曰：羌活乃足太阳厥阴少阴药，与独活不分二种，后人因羌活气雄，独活气细，故雄者治足太阳风湿相搏，头痛百节痛一身尽痛者，非此不除，乃拨乱反正之主君也。细者治足少阴伏风头痛，两足湿痹不能动止者，非此不治，而不治太阳之症。

炮制　时珍曰：凡使，去皮或焙用，二活同。

羌活

味性同独活。一名独摇草，得风不摇，无风自动，一物二种。或云，独活是羌活母。形虚大，有白点如鬼眼，节疏色黄者为独活，色紫节密气猛烈者为羌活。俱能引气上升，通达周身。

主治　主治与独活同。《本经》　主入足太阳以理游风，兼入足少阴厥阴气分，泻肝气，搜肝风，小无不入，大无不通，治风湿相搏，本经头痛，刚痉柔痉，中风不语头旋，主目赤要药。讱庵

归经　入膀胱经，兼入肝、肾二经，又入小肠经。为发表搜风胜湿之品。膀胱小肠行经风药，肝肾气分药。专治足太阳风湿诸病，气雄善散。

前论　汪昂曰：中风大法有四，一偏枯半身不遂，二风痱四肢不收，三风癔忽不知人，四风痹诸风类痹，风症尽矣，何尝有真中类中之说乎？此症皆由气血亏虚，医者不知养血益气以固本，徒用乌、附、羌、独以除风，命曰虚虚，误人多矣。且真中定重于类中，焉有类中即属内伤，真中单属外感者乎？

禁忌　《经疏》曰：凡血虚发痉，血虚头痛，及遍身疼痛骨痛，因而带寒热者，俱属内症，均忌。误用必反剧。

延胡索

味辛苦，性温，无毒。禀初夏之气，而兼得金之辛味以生。可升可降，阴中阳也。

主治　主破血，产后诸病因血所为者，妇人月经不调，腹中结块，崩中淋露，产后血晕，暴血冲上，因损下血，或酒磨及煮服。《本经》　主暴腰痛，暖腰膝，破癥癖，扑损瘀血，落胎。《大明》　治心气小腹痛，有神。好古　散气，治肾气，通经络。李珣　活血，利气，止痛，通小便。时珍

归经　入肝经，兼入肺、脾、肾、心包四经。为利气活血以止痛之品。总治气血凝结之病。

前论　时珍曰：入手足太阴厥阴，能行血中气滞，气中血滞，故专治一身上下诸痛，用之中的，妙不可言。凡胃脘当心痛，下痢腹痛，气凝血滞遍身作痛，肢节拘挛，服之皆有奇效。

禁忌　《经疏》曰：此药性温味辛，

能走而不能守，故经事先期，及一切血热为病，凡崩中淋露，皆应补气血凉血清热则愈，此均忌。

炮制　《备要》曰：凡使，取根如半夏，内黄小而坚者良，酒拌行血，醋炒止血，生用破血，炒用调血。

贝母

味辛苦，性平，无毒。在地则得土金之气，在天则禀清肃之令而生。可升可降，阴中微阳也。厚朴、白薇为使，畏秦艽，反乌头。

主治　主伤寒烦热，淋沥，邪气，疝瘕，喉痹，乳难，金疮风痉。《本经》　咳嗽上气，止烦热渴，出汗。《别录》　消痰，润心肺，末和砂糖丸含，止嗽，亦敛疮口。《大明》　主胸胁逆满，时疾黄疸。甄权　治人面疮。苏颂

归经　入心、肺二经。为散结泄热润肺清火之品。肺家气分药。苦泻心火辛散肺郁。

前论　汪机曰：贝母肺经药，半夏脾胃经药，切不可代。苏恭曰：能散心胸郁结之气，用以治心中气不快多愁郁者，有功。讱庵曰：贝母寒润，主肺家燥痰，半夏温燥，主脾家湿痰，凡风寒湿热诸痰，贝母非所宜也，宜用星夏。仲淳曰：淋沥者，小肠有热也，心小肠表里，清心家之烦热，则小肠之热亦解矣。经曰：一阴一阳结为喉痹，一阴者少阴君火也，一阳者少阳相火也。解少阴少阳之热，除胸中烦热，则喉痹之症自愈。

禁忌　《经疏》曰：寒湿痰食痰嗽，湿痰在胃，恶心欲吐，痰饮作寒热，脾胃湿痰作眩，及痰厥头痛，中恶呕吐，胃寒作泄，法宜辛温燥热药，如星、夏、苓、术之类者，均忌。

炮制　雷公曰：凡使，擘去内米许大者心一颗，拌糯米炒黄，去米用。《备要》曰：川产开瓣者良，独颗无瓣者，名象贝，稍次。

细辛

味辛，性温，无毒。禀天地阳升之气以生。升也，阳中阳也。枣根为使。恶黄芪、山萸、狼毒。忌生菜，畏硝石、滑石，反藜芦。

主治　主咳逆，头痛脑动，百节拘挛，风湿痹痛死肌。《本经》　温中下气，破痰利水道，开胸中，除喉痹，齆鼻，风痫疾，下乳结，汗不出，血不行，益肝胆，通精气。《别录》

归经　入心、小肠二经。为散风泄热之品。心家引经肾家本药，肝肾血分药。

前论　宗奭曰：治头面风痛，不可缺此。元素曰：以独活为使，治少阴头痛如神，亦止诸阳头痛，诸风通用之。味辛而热，温少阴之经，散水气以去内寒。成无己曰：胆气不足，细辛补之，又治邪气自里之表，故仲景少阴症用麻黄附子细辛汤。张子和曰：治头痛，太阳则羌活，少阴则细辛，阳明则白芷，厥阴则川芎、吴萸，少阳则柴胡，用之不可差。细辛香味俱细而缓，故入少阴，与独活相类。

禁忌　《经疏》曰：此风药也，升燥发散，凡内热及火升炎上，上盛下虚，气虚有汗，血虚头痛，阴虚咳嗽，均忌。即入风药，亦不可过五分，以性过烈也。

炮制　雷公曰：凡使，切去头，须拣去双叶者不用。

白茅根

味甘，性寒，无毒。正禀土之冲气，兼感春阳生生之气而生。可升可降，阳也。

主治　主劳伤虚羸，补中益气，除瘀血，血闭寒热，利小便。《本经》　下五淋，除客热在肠胃，止渴坚筋，妇人崩中。《别录》　妇人月经不行，通血脉淋

沥。《大明》　止吐衄诸血，伤寒哕逆，肺热喘急，水肿，黄疸，解酒毒。时珍

归经　入心、脾、胃三经。为清火治血之品。除伏热，清瘀血。

前论　时珍曰：甘能清伏热，利小便，故治以上诸症良药也。世人以微而忽之，惟事苦寒以伤冲和之气，乌知此之清火行水有甚妙哉！

禁忌　《经疏》曰：因寒发哕，中寒呕吐，湿痰停饮发热，均忌。

川芎

味辛，性温，无毒。禀天之温气，地之辛味以生。升也，阳也。白芷为使。畏黄连，伏雌黄。

主治　主中风入脑头痛，寒痹筋挛缓急，金疮，妇人血闭无子。《本经》　治脑中冷，动面上游风去来，目泪出，多涕唾，忽忽如醉，诸寒冷气，心腹坚痛，中恶，卒急肿痛，胁风痛。《别录》　腰脚软弱，半身不遂，胞衣不下。甄权　破癥瘕宿血，养新血，吐衄溺血，脑痈，一切痈疮长肉、排脓、消瘀。《大明》　搜肝风，补肝血，润肝燥，益肝虚。好古　燥湿，止泻痢，行气开郁。时珍

归经　入肝经，兼入心包、胆二经。为补血润燥行气搜风之品。少阳引经药。功专和血通肝。

前论　寇宗奭曰：头面风不可缺，然须以他药佐之。元素曰：上行头目，下行血海，能散肝经风，治少阳厥阴头痛，及血虚头痛圣药。东垣曰：头痛必用川芎，如不愈，各加引经，太阳羌活，阳明白芷，少阳柴胡，太阴苍术，厥阴吴萸，少阴细辛。丹溪曰：郁在中焦，须川芎开提其气以升之，气升则郁自降，故川芎总解诸郁，直达三焦，为通阴阳气血之使。时珍曰：川芎，血中气药。肝苦急，辛以补之，故血虚者宜，辛以散之，故气郁者宜。《左传》言麦曲鞠䓖御湿，予治湿泻，每加二味，其应如响。血痢已通而痛不止，乃阴亏气郁也，加川芎为佐，气行血调，其痛立止，此皆医法妙旨。

禁忌　汪机曰：川芎为肝经药，若单服日久，则辛喜归肺，肺气偏胜，金来贼木，肝必受邪，久则偏绝而夭。

蛇床子

味苦辛，性温，无毒。感地之燥气而生。可升可降，阳也。恶丹皮、贝母、巴豆，伏硫黄。

主治　主男子阴痿湿痒，女人阴中肿痛阴痒，除痹气，利关节，癫痫，恶疮。《本经》　去男子腰痛，浴男子阴，去风冷，大益阳事。甄权　缩小便，去阴汗，湿癣，齿痛，赤白带，煎汤浴大风身痒。《大明》

归经　入命门、三焦二经。为疏风去湿之品。二经气分药。补肾散寒，强阳益阴。

前论　好古曰：此药令人阳气盛数，号曰鬼考。

鳌按：凡右肾命门有虚寒症者宜用，若肾家有火，下部有热，及阳易举者，虽有湿宜斟酌用之。

炮制　雷公曰：凡使，百部浓汁浸一宿，晒干，生地汁拌蒸半日，晒干用。《大明》曰：捋去壳，取仁，微炒杀毒，即不辣，浴汤生用。

藁本

味辛苦，性温，无毒。感天之阳气，兼得地之辛味而生。升也，阳也。恶蔄茹，畏青葙子。

主治　主妇人疝瘕，阴中寒肿痛，腹中急，除风头痛。《本经》　治一百六十种恶风鬼疰，流入腰脊痛冷，去头风鼾皰。甄权　太阳头痛，巅顶痛，大寒犯脑，痛连齿颊。元素　头面身体皮肤风

湿。东垣 督脉为病，脊强而厥。好古 治痈疽，排脓内塞。时珍

归经 入膀胱经。为专去风寒湿邪之品。足太阳经风药。专主寒郁本经头脑痛。

前论 元素曰：此药气雄壮，寒郁太阳经必用之药，颠顶痛非此不除，同木香治雾露之清邪中于上焦，既治风，亦治湿，从类也。《闻见录》曰：风客于胃作泄，饮以藁本汤可止。

禁忌 《经疏》曰：温病头痛发热，口渴或骨疼，及春夏伤寒阳症头疼，产后血虚火炎头痛，均忌。

白芷

味辛，性温，无毒。得地之金气，兼感天之阳气以生。升多于降，阳也。当归为使。恶旋覆花，制雄黄、硫黄。

主治 主女人漏下赤白，血闭阴肿，寒热，头风侵目泪出，可作面脂。《本经》 风邪久渴呕吐，两胁满，头眩目痒。《别录》 治目赤胬肉，补胎漏滑落，破瘀生新，一切痈疮排脓止痛。《大明》 止心腹血刺痛，女人沥血腰痛，血崩。甄权 解利手阳明头痛，中风寒热，及肺经风热，头面皮肤风痹燥痒。元素 治鼻渊鼻衄，齿痛，眉棱骨痛，大肠风秘，妇人血风眩晕，翻胃吐食，解砒毒，蛇伤，刀箭金疮。时珍

归经 入肺、胃、大肠三经。为散风表汗除湿通窍之品。正阳明引经本药。

前论 东垣曰：白芷疗风通用，芳香通九窍，表汗不可缺也。河间曰：正阳明头痛，热厥头痛，加用。时珍曰：头目眉齿诸病，肺、胃、大肠三经风热也。漏带痈疽诸病，三经湿热也。为阳明主药。仲淳曰：走三经气分，亦入三经血分。

禁忌 《经疏》曰：呕吐因于火，漏下赤白，阴虚火炽，病由血热所致者，均忌。

木香

味辛苦，性温，无毒。禀夏秋之阳气，兼得土之阳精以生。降也，阴中阳也。

主治 主邪气，辟毒疫温鬼。《本经》 治心腹一切气，膀胱冷痛，呕逆反胃，霍乱，泄泻痢疾，健脾消食，安胎。《大明》 九种心疼，积年冷气，痃癖，癥块胀痛，壅气上冲，烦闷羸劣，女人血气刺心，痛不可忍，末酒服之。甄权 行肝经气，煨熟实大肠。丹溪 治冲脉为病，逆气里急，主脬渗小便秘。好古

归经 入三焦经。为行气之品。冉焦气分药。升降诸气，泄肺气，和脾胃气，疏肝气。

前论 寇宗奭曰：此专泄决胸腹间滞塞冷气，他则次之。得橘皮、蔻仁、生姜相佐，效尤速。元素曰：木香除肺中滞气，若治中下二焦气结滞，及不转运，须槟榔为使。丹溪曰：气郁不达者宜之，若阴火冲上者，此则味辛而气上升，反助火邪。宜用知、柏，少以木香佐之。

禁忌 《经疏》曰：肺虚有热，元气虚脱，及阴虚内热，诸病有热，心痛属火，均忌。

高良姜

味辛，性大温，无毒。禀地二之气以生。升也，阳也。

主治 主胃中冷逆。《别录》 治腹内久冷气痛，去风冷痹弱。甄权 健脾胃，宽噎膈，破冷癖，除瘴疟。时珍

归经 入脾、胃二经。为温中散寒之品。兼燥剂，噫逆胃寒家要药。

前论 杨士瀛曰：凡噫逆胃寒者，此为要药。人参、茯苓佐之，为能温胃，解散胃中风邪也。

禁忌 《经疏》曰：胃火作呕，暑霍

乱，火热注泻，心虚作痛，均忌。

炮制　时珍曰：宜同东壁土炒过入药。

白豆蔻

味辛，性大温，无毒。感秋燥之令，而得乎地之火金以生。升也，阳也。

主治　主积冷气，止吐逆反胃，消谷下气。《本经》　散胸中滞，宽膈进食，去白睛翳膜。李杲　去感寒腹痛。苏恭　补肺气，益脾胃，理元气，收脱气。好古　治噎膈，除疟疾寒热，解酒毒。时珍

归经　入肺经，兼入胃经。为行气之品。肺经本药。流行三焦，温暖脾胃。

前论　苏颂曰：古方用治胃冷食即吐，及呕吐。杨士瀛曰：能治脾虚疟疾呕吐寒热，能消能磨，流行三焦，营卫一转，诸症自平。

禁忌　《经疏》曰：凡呕吐反胃不因于寒，及由阳虚者，与火升作呕，因热腹痛者，均忌。

缩砂仁

味辛，性温，无毒。禀天地阳和之气以生。降多于升，阳也。得诃子、草蔻、白芜荑、鳖甲良。

主治　主虚劳冷泻，宿食不消，赤白痢，腹中虚痛，下气。《本经》　主冷气痛，止休息气痢，温暖肝肾。《开宝》　一切气，霍乱转筋。《大明》　治脾胃气结滞不散。元素　理元气，通滞气，散寒饮胀痞，噎膈呕吐，安胎，止女子崩中，化铜铁骨哽。时珍

归经　入肝、肾、脾、胃四经，兼入肺、大肠、心包三经。为行气调中之品。通行结滞。

前论　韩飞霞曰：肾恶燥，砂仁之辛可以润之，又属土，主醒脾调胃，引诸药归宿丹田，补肾药用地黄蒸丸，取其达下也。《经疏》曰：芳香入脾，辛能燥肾，故为开脾胃之要药。和中气之正品，若兼肾虚气不归元，非此为向导不济，殆胜桂附热毒之害多矣。

禁忌　《经疏》曰：本非肺经药，亦有咳逆用之者，通指寒邪郁肺致咳之症，若肺热咳逆，及一切病由于火炎暑热气虚湿热，均忌。

郁金

味辛苦，性寒，无毒。禀天令清凉之气，兼得土中金火之味以生。降也，阴也。入酒亦能升。

主治　主血积，下气，生肌止血，血淋，尿血，金疮。《本经》　单用治女人宿血气心痛，冷气结聚。甄权　凉心。元素　治阳毒入胃，下血频痛。东垣　产后败血冲心欲死，失心癫狂蛊毒。时珍　治吐衄，妇人倒经，痘毒入心。丹溪

归经　入心、肝二经，兼入胃经。为行气解郁凉血破瘀之品。兼泻剂。

前论　仲淳曰：郁金本入血分之气药，其治诸血症者，正谓血之上行皆属内热火炎，此药能降气，气降即火降，而其性又入血分，故能降下火气，使血不妄行也。丹溪不达此理，乃为上行治血，误矣。

禁忌　《经疏》曰：凡病属真阴虚极，阴分火炎，迫血妄行，溢出上窍，而非气分拂逆，肝气不平以伤肝吐血者，均忌。

香附

味甘，性微寒，无毒。禀天地温燥之气，兼得土金之味以生，降也，阳中阴也。

主治　主除胸中热，充皮毛。《本经》　治心腹中客热，膀胱间连胁下气妨，常日忧愁不乐，心忪少气。苏颂　治一切气，霍乱吐泻腹痛，肾气，膀胱冷气。

东垣　散时气寒疫，利三焦，解六郁，消饮食积聚，痰饮痞满，胕肿腹胀，脚气，吐血下血尿血，女人崩带，月候不调，胎前产后百病，痈疽疮疡。时珍

归经　入肝经，兼入肺、三焦二经。为调气开郁之品。肝家气分药。血中气药，通行十二经八脉气分，肝三焦气分主药，妇女仙药，阴中快气药，能引血药至气分而生血，总治诸郁。

前论　李中梓曰：此乃治标之剂，惟气实血未大虚者宜之，不然，恐损气而燥血，愈致其疾矣。世俗泥于女科仙药一语，惜未有发明及此者。万全曰：凡人病则气滞而馁，故香附于气分为君药，臣以参、芪，佐以甘草，治虚怯甚速也。世人所罕知。

禁忌　《经疏》曰：月事先期，血热也，法当凉血，禁用此药，误犯则愈先期矣。

炮制　时珍曰：生用上行胸膈，外达皮肤。熟用下走肝肾，外彻腰足。炒黑止血。童便浸炒入血分而补虚。盐水浸炒入血分而润燥。青盐炒补肾气。酒浸炒行经络。醋浸炒消积聚。姜汁炒化痰饮。得参、术补气，得归、地补血。得木香流滞和中。得檀香理气醒脾。得沉香升降诸气。得川芎、苍术总解诸郁。得黄连、栀子降火热。得茯神交心肾。得茴香、故纸引气归元。得厚朴、半夏决壅消胀。得葱白、紫苏解散邪气。得三棱、蓬术消磨积块。得艾叶治血气暖子宫。乃气病之总司，妇科之主帅也。大抵妇人多郁，气行则郁解，故服之尤效，非宜于妇人，不宜于男子也。

藿香

味辛，性微温，无毒。禀清芬之气以生。升多于降，阳也。

主治　主治风水毒肿，去恶气，止霍乱吐泻心腹绞痛。《别录》　温中快气，肺虚有寒，上焦壅热，饮酒口臭，煎汤漱之。好古　助胃气，开胃口，进饮食。元素

归经　入肺、脾二经，兼入胃经。为清上治中之品。脾胃吐逆要药。

前论　王海藏曰：手足太阴之药。故入顺气乌药散则补肺，入黄芪四君子汤则补脾。仲淳曰：入桂苓甘露饮，治中暑吐泻。

鳌按：藿香惟入肺经，故古方治鼻渊以之为君，以其能引清阳之气上通颠顶也。

禁忌　《经疏》曰：凡阴虚火旺，胃弱欲呕，胃热作呕，中焦火盛热极，温病热病，胃家邪实作呕作胀，均忌。

兰草

即省头草，一名都梁香。味辛，性平，无毒。禀天地清芬之气以生。可升可降，阴中阳也。防己为使。

主治　主利水道，杀蛊毒，辟不祥。《本经》　除胸中痰癖。《别录》　其气清香，生津止渴，润肌肉，治消渴疸痹。东垣

归经　入肺、胃二经。为消痰除恶，散郁解结之品。功专清肺开胃。

前论　元素曰：肺主气，肺气郁结，则上窍闭而下窍不通。胃主纳水谷，胃气郁滞，则水谷不以时化而为痰癖。辛平能散滞，芬芳能去秽，故治诸病。汪机曰：兰草走气分，故能利水道，除痰癖，杀蛊辟恶，而为消渴良药，与泽兰走血分，能消水肿，除痈毒，除癥破瘀，为妇人要药者不同。

鳌按：《内经》消渴治之以兰，除陈气也。盖消渴由邪热郁结于胃，兰能除陈气，可知兰草固以荡涤为功，肃清肠胃者也。今人不知而用山兰，谬甚。《本经》

治蛊毒不祥之气，亦胃中受病也。

荆芥

味辛，性温，无毒。得春气而生。升也，阳也。反驴肉、无鳞鱼。

主治　主寒热鼠瘘，瘰疬生疮，破结聚气，下瘀血，除湿疸。《本经》　单用治恶风贼风，口面㖞斜，遍身㾓痹，辟邪毒气，通利血脉，传送五脏不足气。《甄权》　主血劳，风气壅满，脊背疼痛，止虚汗，丈夫脚气，筋骨烦疼，伤寒头痛，头旋目晕，手足筋急。士良　治暴伤寒，能发汗，妇人血风，为疮疥要药。苏颂　产后中风身强直，研末酒服。孟诜

散风热，清头，利咽喉，治项强，消痈肿，目中黑花，阴㿗，吐衄下血，血痢，崩中，痔漏。时珍

归经　入肝经，兼入胆、胃二经。为发表祛风理血之品。兼轻剂，肝经气分药。

前论　海藏曰：能搜肝风。时珍曰：入厥阴气分，长于祛风邪，散瘀血，破结气，消疮毒。盖厥阴乃风木也，主血，而相火寄之，故风病血病疮家为要药。讱庵曰：产后去血过多，腹内空虚则自生风，故常有崩晕之患，不待外风袭之也。荆芥最能散血中之风，荆芥三钱微焙为末，豆淋酒，或童便服，大效。

鳌按：荆芥入肝经，本为治风之剂，然言去瘀、吐衄、血痢、崩漏、妇人血风、产后血晕等症，以风木之脏即为藏血之地，故本入肝家气分，亦兼行血分也。风在皮里膜外者荆芥主之，非若防风能入骨肉也。

禁忌　《经疏》曰：凡表虚有汗，血虚寒热，阴虚火炎面赤，因而头痛者，均忌。

炮制　《备要》曰：茎穗并用，或独用穗，以穗在巅，善升发也。治血须炒黑用。

薄荷

味辛苦，性温，无毒。感杪春初夏之气，而得乎火金之味以生。升也，阳也。

主治　主贼风，伤寒发汗，恶气，心腹胀满，霍乱，宿食不消，下气，煮汁服，发汗，大解劳乏。《本经》　煎汤洗漆疮。思邈　中风失音吐痰。《日华》

伤风，头脑风，通关格，及小儿风涎。苏颂　杵汁服，去心脏风热。孟诜　利耳目咽喉口齿诸病，治瘰疬疮疥，风瘙瘾疹。打汁含漱，去舌苔语涩，涂蜂螫蛇伤。时珍　汁涂猫咬有效。原礼

归经　入心、肺二经。为解散风热之品。兼轻剂，肝、心包气分药。搜肝风抑肺盛。

前论　士良曰：能引诸药入营卫，故能发散风寒。寇宗奭曰：小儿惊狂壮热，须此引药。又治骨蒸热劳，打汁与众药熬膏。好古曰：辛能散，凉能清，《本经》言温，盖体温而用凉也。

鳌按：风热上壅，斯为要药。

禁忌　《经疏》曰：凡虚人不宜多服，令人汗出不止。

紫苏

味辛，性温，无毒。得天阳和之气，兼地之金味以生。可升可降，阳也。忌鲤鱼。

主治　主下气，除寒中，其子尤良。《别录》　除寒热，治一切冷气。孟诜

治心腹胀满，止霍乱转筋，开胃下食，止脚气，通大小肠。《日华》　解肌发表，散风寒，行气宽中，消痰利肺，和血温中，止痛定喘。时珍　苏梗，下气稍缓，虚者宜之，主安胎。苏恭　苏子，治上气咳逆冷气，及腰脚中湿气，风结气。甄权　调中止霍乱，消五膈，呕吐反胃，消痰止嗽，利大小便。《日华》

治肺气喘急。宗奭

归经　入心、肺、胃三经。为发表散寒之品。

前论　时珍曰：紫苏，近世要药也，味辛入气分，色紫入血分，故同橘皮、砂仁，则行气安胎。同藿香、乌药，则温中止痛。同香附、麻黄，则发汗解肌。同川芎、当归，则和血散血。同木瓜、厚朴，则散湿解暑，治霍乱脚气。同桔梗、枳壳，则利膈宽肠。同杏仁、菔子，则消痰定喘。苏恭曰：若宣通风毒，则单用梗，去节尤良。孟诜曰：苏子与叶同功，发散风气宜用叶。清利上下宜用子，且苏子辛温能散结，兼有润肺之功。讱庵曰：叶发汗散寒。梗顺气安胎。子开郁降气，消痰定喘。

禁忌　《经疏》曰：凡阴虚因发寒热，或恶寒头痛者，宜敛宜补，不可用苏叶，火升作呕者，亦忌，惟可用子。《备要》曰：表弱气虚者忌用叶，肠滑气虚者忌用子。

菊花

味苦甘，性平。历四时之气，得天地之清气，独禀金精以生。可升可降，阴中微阳也。白术、枸杞根、桑皮为使，花叶根茎并用。

主治　主诸风头眩肿痛，目欲脱，泪出，皮肤死肌，恶风湿痹，利血气，久服轻身耐老延年。《本经》　治头目风热，风旋倒地，脑骨疼痛，身上一切游风。利血脉，并无所忌。甄权　养目血，去翳膜。元素

归经　入心、肝、脾、肺、胆、胃、大肠、小肠八经。为祛风明目之品。兼补剂，专制风木，兼主肝气不足。

前论　范至能曰：治头风，则白菊尤良。丹溪曰：黄菊花属土与金，有水与火，能补阴血，故养目。时珍曰：味兼甘苦，性禀和平，昔人谓其能除风热，益肝补阴，不知其得金水之精英，能益肺肾二脏也。盖补水所以制火，益金所以平木，火降则热除，木平则风息，用治诸风头目，其旨深矣。黄者入金水阴分，白者入金水阳分。仲淳曰：独禀金精，专制风木，故为祛风要药。苦入心、小肠，甘入脾、胃，平辛走肝、胆，兼入肺、大肠，又苦可泄热，甘能益血，又可解毒平辛。

鳌按：菊花并茎叶打汁饮，可治疔疮，以渣外敷，红线疔尤为要药，以疔疮之生，由风火之毒也。《经疏》曾及此。

炮制　宗奭曰：菊花惟单瓣味甘者入药。至能曰：惟甘菊一种可食，仍入药。黄白二种皆味苦，虽不可食，皆可入药。

豨莶草

味辛苦，性生寒熟温，无毒。感少阳生发之气以生。可升可降，阴也。

主治　主热䘌烦满不能食。生捣汁服三四合，多则令人吐。《本经》　主久疟痰痫，服汁取吐。藏器　治肝肾风气，四肢麻痹，骨间疼痛，腿膝无力，及行大肠气。苏颂　疗中风。成讷

归经　入肝经，兼入肾经。为祛风除湿之品。肝经血分药。走而不泄，香可开脾。

前论　仲淳曰：春生之药，木合风化，风能胜湿，苦寒除热，故《本经》以之主热䘌，烦满不能食也。

禁忌　《经疏》曰：痹痛由脾肾两虚阴血不足，不由风湿而得者，忌服。以此为风药，凡风药皆能燥血也。

炮制　《备要》曰：凡使，去粗皮，留枝叶花实，酒拌蒸晒九次，蜜丸，甚益元气，若非九次，阴浊之气未尽，则不能透骨搜风而却病也。捣汁熬膏，以甘草、地黄煎膏，炼蜜收三味膏，酒服尤效。

款冬花

味辛甘，性温，无毒。得天地阴寒之气，兼禀金水之性以生。降也，阴中阳

也。杏仁为使，得紫菀良。恶皂荚、硝石、元参，畏贝母、辛夷、麻黄、黄芪、黄芩、连翘、青葙子。一云，虽畏贝母，得之反良。十一、二月开花，如黄菊，微见花未舒者良。

主治　主咳逆上气，善喘，喉痹，诸惊痫，寒热邪气。《本经》　消渴，喘息呼吸。《别录》　疗肺气心促急热，劳咳连连不绝，涕唾稠粘，肺痿肺痈吐脓血。甄权　润心肺，除烦消痰，洗肝明目，及中风等疾。《大明》

归经　入肺经。为润肺泻热止嗽之品。治嗽要药，寒热虚实皆可施用。

前论　苏颂曰：《本经》主咳逆，古方用为温肺治嗽之最。郭佩兰曰：隆冬独秀，先春开放，得肾之体，先肝之用，故为温肺理嗽之药。大抵咳必因寒，寒为冬气，入肺为逆，款冬非肺家专药，乃使肺邪从肾顺流而出，故得效也。

鳌按：咳逆消渴喘急，皆火炎气逆之病，款冬辛散而润，甘缓而和，善能降下，气降则火亦降，火降则阳交于阴，而水火既济，水火济则火不上炎，气不逆升，于肺无忤，而诸患平矣。且性温和，虚实寒热皆可用，故无禁忌。

炮制　雷公曰：凡使，去蕊壳，但取净花，甘草水浸一宿，晒干，入丸微焙用。

常山

味辛苦，性寒，有毒。禀天地阴寒之气以生。畏玉竹，忌葱菜及菘菜，伏砒石，得甘草止疟。

主治　主伤寒寒热，热发温疟，鬼毒，胸中痰结吐逆。《本经》　疗鬼蛊往来，水胀洒洒恶寒，鼠瘘。《别录》　治诸疟，祛老痰积饮。甄权　蜀漆，即常山茎叶，主疟，及咳逆寒热，腹中癥瘕坚痞积聚，邪气蛊毒鬼疰。《本经》

归经　入肺、心、肝三经。为吐痰截疟行水之品。兼通剂，功专治诸疟。

前论　雷敩曰：春夏用茎叶名蜀漆，秋冬用根名常山。时珍曰：常山蜀漆有劫痰截疟之功，须在发散表邪，及提出阳分之后，用之得宜，神效立见。用失其法，真气必伤。杨士瀛曰：水在上焦，常山能吐之，水在胁下，常山能破其澼而下之，但得行血佐之，必收十全之效。

禁忌　《经疏》曰：凡真气虚者忌用。

炮制　士材曰：常山生用则吐，与甘草同必不吐，若酒浸炒透用钱许，每见其功，未必吐也。醋制亦可。

百部

味苦，性微寒，无毒。正得天地阴寒之气而生。

主治　主咳嗽上气。《别录》　治肺热，润肺。甄权　治传尸骨蒸劳，治疳积，杀蛔虫、寸白虫、蛲虫，及一切树木蛀虫，熏之即死，杀虱及蝇蠓。《大明》

归经　入肺经。为润肺杀虫之品。

前论　仲淳曰：百部根正得天地阴寒之气，故蜀本云微寒，《日华子》言苦，若《本经》言微温者误也。

鳌按：《纲目》以百部为气温而不寒，寒嗽宜之。天冬性寒而不热，热嗽宜之。以此分别，夫百部并非温药，如何专治寒嗽？故当以仲淳之言为主。

禁忌　《经疏》曰：百部味苦，脾虚胃弱人，宜兼保脾安胃药同用，庶不伤胃气。凡用，酒浸一宿焙。

威灵仙

味微辛咸，性温，无毒。禀春夏之气而生。升也，阳也。忌茗、曲。

主治　主诸风，宣通五脏，去腹内冷滞，心膈痰水，久积癥瘕，痃癖气块，膀胱宿脓恶水，腰膝冷疼，及疗折伤，久

服无温疫疟。《开宝》　推新旧积滞，消胸中痰唾，散皮肤大肠风邪。李杲

归经　入膀胱经。为行气祛风之品。痛风要药。宣疏五脏通行十二经络。

前论　丹溪曰：威灵仙属木，治痛风要药也。上下皆宜，其性好走，亦可横行，朝服暮效。元素曰：湿热流肢节间，湿则肿，热则痛，汗多属风，麻属气虚，木属湿痰死血，十指麻木，亦是胃中有湿痰死血，脾主四肢故也。讱庵曰：此能治中风头风痛风，顽痹，黄疸，浮肿，二便秘，风湿痰气，一切冷痛。不但如《本草》所载也，但性急快利，积疴方效。否则泄真气，即痛风亦当分新久，新痛属寒，宜辛温药，久痛属热，宜清凉药。河间谓暴热非热，久病非寒是也。大法宜顺气清痰，搜风去湿，养血散瘀为要。

禁忌　《经疏》曰：风药性升而燥，走而不守，凡病非风湿，及阳盛火升，血虚有热，表虚有汗，痃疟口渴身热者，均忌。

茜草

别名血见愁。味酸咸，性寒，无毒。禀土水之气。兼得天令少阳之气以生。可升可降，阴中阴也。

主治　主寒湿风痹，黄疸，补中。《本经》　止血，内崩下血，膀胱不足，踒跌蛊毒，可以染绛。又苗根主痹，及热中伤跌折。《别录》　治六极伤心肺，吐血泻血。甄权　止鼻洪尿血，产后血晕，月经不止，带下，扑损瘀血，痔瘘疮疖。《大明》　治骨节风痛，通经脉，活血行血。时珍

归经　入心、肝、肾、心包四经。为凉血行血之品。兼通剂，肝心包血分药。凉无病之血，行已伤之血。

前论　士瀛曰：色赤入营，气温行滞，味酸入肝，兼咸走血，专于行血活血，俗方治女子经水不通，以一两煎酒服之，一日即通甚效。仲淳曰：《本经》言治疸，夫疸有五，此其为治。盖指蓄血发黄而不专于湿热者也。痹者，血病，行血软坚，痹自愈。

禁忌　《经疏》曰：病人虽见血症，若加泄泻，饮食不进者，忌。

剪草

味苦，性凉，无毒。禀天地清寒至阴之气以生。

主治　主诸恶疮疥癣，风瘙瘘蚀，有虫，浸酒服。《大明》　主一切失血。时珍

归经　入心、肝二经。为凉血止血之品。

前论　元素曰：上部血，须用剪草、丹皮、天冬、麦冬。许叔微曰：此治劳瘵吐血损肺，及血妄行。

鳌按：茜草、剪草，均为治血药。但茜草止血，又能行血，故既止吐衄崩尿，又消瘀通经，是惟能行故能止也。剪草但止血而不行血，故吐咯损肺及妄行者皆治。虽二药之性皆凉，而用实不同如此。

禁忌　《经疏》曰：剪草大苦大寒，虽治血热妄行神效，若脾肾俱虚，胃口薄弱，见食欲呕及不思，泄泻者，勿遽投之，当先理脾胃。

钩藤

味甘，性微寒，无毒。

主治　主小儿寒热，十二惊痫。《别录》　小儿惊啼瘈疭，热壅客忤，胎风胎痫。甄权　大人头旋目眩，小儿内钓腹痛，发斑疹。时珍

归经　入肝、心包二经。为息风静火之品。除心热平肝风，专能定惊止搐。

前论　河间曰：足厥阴主风，手厥阴主火，惊痫眩晕，皆肝风相火之病。钩藤通心包于肝木，风静火息，则诸症自除。

炮制　时珍曰：钩藤久煎则无力，纯用钩，取其力锐也。

络石

味苦，性微寒，无毒。禀少阳之令，兼得地之阴气以生。丹皮为使，恶铁落，畏贝母、菖蒲。

主治　主风热，死肌，痈伤口干舌焦，痈肿不消，喉舌肿不通，水浆不下。《本经》　大惊入腹，除邪气，养肾，主腰髋痛，坚筋骨，利关节。《别录》

归经　入心、肝、肾、胆、胃五经。为凉血退热之品。

前论　时珍曰：络石性质耐久，气味平和，《神农》列之上品，李当之称为药中之君。其功主筋骨关节风热痈肿，变白耐老，医家鲜知用者，服之当浸酒耳。

鳌按：络石之功，专于舒筋活络，凡病人筋脉拘挛，不易伸屈者，服之无不获效，屡试屡验，不可忽之也。

禁忌　《经疏》曰：阴脏人畏寒易泄者，忌服。

炮制　雷公曰：凡使，取生石者用，生木者不用，以粗布揩去毛子，熟甘草水浸一日夜，切晒用。

马勃

味辛，性平，无毒。

主治　主恶疮，马疥。一名马庀。《本经》　主清肺，散血止嗽，治喉痹咽痛，鼻衄，失音。外用，敷诸疮。汪机

归经　入肺经。为解热之品。

前论　时珍曰：马勃轻虚，上焦肺经药也。东垣治大头病，咽喉不利，普济消毒饮亦用之。

以上宣剂草部

卷　二

宣　剂　下

辛夷

味辛，性温，无毒。禀春阳之气以生。升也，阳也。川芎为使，恶五石脂，畏菖蒲、蒲黄、黄连、石膏。

主治　主五脏身体寒热风，头脑痛，久服下气明目。《本经》　利九窍，通鼻塞涕出，治面肿引齿痛，头眩，身兀兀如在车船之上，生须发，去白虫。《别录》　通关脉，治头痛憎寒体噤。《大明》　鼻渊，鼻鼽，鼻窒，鼻疮，及痘后鼻疮，并研末入麝少许，葱白蘸入数次，甚良。《纲目》

归经　入肺、胃二经。为辛香走窜之品。二经气分药。能助胃中清阳上行通于头脑巅顶。

前论　汪机曰：肺主鼻，胆移热于脑，则鼻多浊涕而成渊。风寒客于脑则鼻塞，经云：脑渗为涕。王冰云：胆液不澄，则为浊涕，如泉不已，故曰鼻渊。时珍曰：肺开窍于鼻，而阳明胃脉环鼻而上行，脑为元神之府，鼻为命门之窍，人之中气不足，清阳不升，则头为之倾，九窍不利，辛夷之辛温，走气而入肺，其体轻浮，能引清阳上行于天，所以治诸病。轩岐后达此理者，东垣一人而已。

禁忌　《经疏》曰：凡气虚人忌。偶感风寒鼻塞，亦忌。头脑痛属血虚火炽者忌。齿痛属胃火者忌。

檀香

味辛，性温，无毒。禀清芬之气而生。降也，阳中微阴也。

主治　主心腹痛，霍乱，肾气痛，水磨涂外肾并腰肾痛处。《大明》　散冷气，引胃气上升，进饮食。元素　噎膈吐食。时珍

归经　入肺、肾二经，兼入胃经。为开发之品。理气要药。

前论　东垣曰：白檀调气，引芳香之物，上至极高之分，最宜橙、橘之属。佐以姜、枣，辅以葛根、砂仁、益智、豆蔻，通行阳明之经，在胸膈之上，处咽嗌之间，故为理气必用之剂。

乌药

味辛，性温，无毒。禀地二之气以生。降也，阳也。

主治　主中恶心腹痛，蛊毒疰忤鬼气，宿食不消，天行疫瘴，膀胱肾间冷气攻冲背膂，妇人血气，小儿腹中诸虫。藏器　除一切冷，霍乱，反胃吐食，泻痢，痈疖疥疠，并解冷热，其功不可悉载。猫犬百病并可磨服。《大明》　中气，脚气，疝气，气厥头痛，肿胀喘急，止小便频数及白浊。时珍

归经　入胃、肾二经，兼入肺经。为顺气止痛之品。疏利胸腹邪逆之气，一切气病。

前论　宗奭曰：乌药性和，来气少，走泄多，但不甚刚猛。同沉香磨服，治胸腹冷气甚稳。慎微曰：暴怒伤阴，暴喜伤

阳，忧愁不已气厥逆，往往得中气之症，不可作中风治。讱庵曰：厥逆痰壅口噤脉伏者，身温则为中风，身冷则为中气。又有痰则为中风，无痰则为中气。《局方》治中气，用乌药顺气散，先疏其气，气顺则风散也。

禁忌　《经疏》曰：辛温散气，病属虚气者忌。世人多同香附治妇人一切气病，不知气有虚实，有寒热，冷气暴气固宜，热气虚气必有害。故妇人月事先期，小便短数，及咳嗽内热，口渴舌苦，不卧，一切阴虚内热之病，均忌。

炮制　《备要》曰：凡使，酒浸一宿用，亦有煅研者。

乳香

一名熏陆香。味苦辛，性微温，无毒。得天三之气而兼地二之化以生。可升可降，阳也。

主治　主风水毒肿，去恶气伏尸，瘾疹痒毒。《别录》　治耳聋，中风口噤不语，妇人血气，止大肠泄澼，疗诸疮，令内消。藏器　中邪心腹痛，煎膏止痛长肉。《大明》　治不眠。之才　消痈疽之毒，托里护心，活血定痛伸筋，治妇人产难折伤。李珣　亦治癫狂。讱庵

归经　入心、脾二经，兼入肝经。为活血伸筋之品。香窜归心，苦温归肺，辛温能通十二经。

前论　元素曰：香窜能入心经，活血定痛。故为痈疽疮疡心腹痛要药。讱庵曰：其治癫狂者，以能去风散瘀故也。

鳌按：赤白痢腹痛不止者，加入乳香无不效。

禁忌　《经疏》曰：痈疽已溃，不宜服，诸疮脓多时，未宜遽用。

没药

味苦辛，性平，无毒。禀金水之气以生。降也，阴也。

主治　主破血止痛，疗金疮、杖疮、诸恶疮。痔漏卒下血，目中翳晕痛肤赤。《开宝》　破癥瘕宿血，损伤瘀血，消肿痛。《大明》　补心胆虚，肝血不足。好古　堕胎，产后心腹血气痛，并入丸散。李珣

归经　入肝经。为散血消肿，定痛生肌之品。通行十二经，散结气，消滞血。

前论　寇氏曰：没药大概通滞血，血滞则气壅瘀，气壅瘀则经络满急而作痛。凡打扑跌损，皆伤经络，气血不行，瘀壅作痛也。时珍曰：乳香活血，没药散血，皆能止痛消肿生肌，故二药每每相兼而用。

禁忌　《经疏》曰：凡骨节痛，胸腹胁肋痛，非由血瘀而由血虚者。产后恶露去多，腹中虚痛者，痈疽已溃者，目赤肤翳非血热甚者，均忌。

龙脑香

即冰片。味辛苦，性微寒，无毒。禀火金之气而生。升也，阳中阳也。

主治　主心腹邪气，风湿积聚，耳聋，明目，去目赤肤翳。《本经》　治惊痫痰迷，鼻瘜，喉痹，痘陷，产难，三虫五痔。《备要》

归经　入肺经，兼入心、脾二经。为散火通窍之品。能透骨髓。

前论　寇氏曰：此物大通利关膈热塞，大人小儿风涎闭塞，及暴得惊热，甚为济用，然非可常服。独行则势弱，佐使则有功，百药之香，无出其右。东垣曰：风病在骨髓者宜之，若在血脉、肌肉、皮，能引风入骨。讱庵曰：幼时曾问家叔建侯公曰，姜性何如？叔曰：体热而用凉。盖味辛者多热，然风热必藉辛以散之，风热散则凉矣。此即《本草》所云冰片性寒之意。向未有发明之者。

禁忌　《经疏》曰：凡中风非由外来

风邪，而由气血虚。小儿吐泻后成慢脾惊，亦属虚寒，非若急惊实热，均忌。目昏暗由肝肾虚，不宜入点药。

茯神木

味甘，性平，无毒。

主治　主偏风口面㖞斜，毒风筋挛不语，心神惊掣，虚而健忘。甄权　治脚气痹痛，诸筋挛缩。苏颂

归经　入肝经。为平木之品。

前论　时珍曰：茯神木一名黄松节。《圣济录》有松节散，茯神木一两，乳香一钱，每末二钱，木瓜酒下，治风寒湿痹挛于筋骨。足筋挛痛，行步艰难，但是诸筋挛缩疼痛，并主之。

鳌按：肝风内煽发厥，不省人事者，余每重用茯神木治之，无不神效。盖此症虽属肝，而内煽则必上薄于心，心君为之不宁，故致发厥，茯神本治心，而中抱之木又属肝，以木制木，木平则风定，风定则心宁，而厥自止也。

海桐皮

味苦辛，性平，无毒。禀木中之阴气以生。降也，阴中阳也。

主治　主霍乱中恶，赤白久痢，除疳䘌疥癣，牙齿虫痛，并煮服及含之，水浸洗目，除肤赤。《开宝》　主腰脚不遂，血脉顽痹，腿膝疼痛，赤白泻痢。李珣

归经　入脾、胃二经。为祛风逐湿之品。专行血分，去风杀虫，能行经络，直达病所。

前论　苏颂曰：古方多用浸酒，治风厥腰膝痛不可忍。

禁忌　《经疏》曰：腰痛非由风湿者忌。

炮制　苏颂曰：此出广南，皮白坚韧，可作绳索，入水不烂。

皂荚

味辛咸，性温，无毒。禀木气而兼火金之性以生。升也，阳也。柏实为使，恶麦冬，畏空青、人参、苦参，伏丹砂，即皂角。

主治　主风痹死肌邪气，风头泪出。利九窍，杀精物，疗腹胀满，消谷。除咳嗽，囊结，妇人胞不落，可为沐药。《本经》　主通关节，消痰涎，破坚癥，能堕胎，杀劳虫，治中风口噤，久痢脱肛，咽喉痹塞，风疠疥癣。士瀛

归经　入肺、大肠二经。为通窍搜风之品。能通上下关窍。

前论　好古曰：皂荚厥阴之药。《活人书》治阴毒，正气散内用皂荚，引入厥阴也。孙用和曰：卒中风症，风涎潮于上，胸痹气不通，治之稍缓，便成大病。急用稀涎散吐之，然不可使大吐伤人。内用矾者，分膈下涎也，大皂荚肥实不蛀者四挺，去黑皮，白矾光明者一两，为末，每用半钱，重者三字，温水调灌，微出稀冷涎。皂荚子能疏导五脏风热壅，及大肠虚秘，煅存性用。核中白肉，入治肺药。核中黄心，嚼食，治膈痰吞酸。皂角刺搜风杀虫，为外科要药。功同皂荚，但更锋锐，直达患所，溃散痈疽。

禁忌　《经疏》曰：似中风症，由阴虚火炎，煎熬成痰，热极生风，至卒然仆厥，不可遽用稀涎散耗其津液。致经络无以荣养，为拘挛偏废之病，孕妇亦忌。

炮制　好古曰：凡用皂荚，有蜜炙、酥炙、绞汁、烧灰之异，各依方用。

西河柳

一名柽柳。禀阳春之气以生。升也，阳也。

主治　主剥驴马血入肉毒。以大片火炙熨之，并煮汁服之。《开宝》　枝叶消痞，解酒毒，利小便。时珍

归经　入心、肺、胃三经。为开发升

散之品。入血，解血分之毒。

前论　仲淳曰：近世治痧疹热毒不能出，用为发散之神药，经云：少阴所至为疡疹，正刘守真所谓诸痛痒疮疡，皆属心火之旨也，盖热毒炽于肺胃，则发瘢疹于肌肉间，以肺主皮毛，胃主肌肉也。此药正入心、肺、胃三经，毒解则邪透肌肤，而内热自消。此皆开发升散之功也。

芜荑

味辛，性平，无毒。禀金气而生于春阳之令。可升可降，阴中阳也。

主治　主五内邪气，散皮肤骨节中淫淫温行毒，去三虫，化食，逐寸白，肠中嗢嗢喘息。《本经》　辛散满，苦杀虫，主心腹积冷，癥痛鳖瘕，痔瘘疮癣。小儿惊疳冷利，胃中有虫，食即作痛。妇人子宫风虚。《备要》

归经　入脾、胃二经。为散风除湿，消积杀虫之品。兼泻剂。

前论　藏器曰：诸虫皆因湿而生，气食皆因寒而滞。士瀛曰：嗜酒人血入于酒为酒鳖，多气人血入于气为气鳖，虚劳人败血杂痰为血鳖，如虫之行，上侵人咽，下蚀人肛，或附胁背，或引胸腹，惟用芜荑炒，兼暖胃理气益理之药，乃可杀之。

炮制　藏器曰：凡使芜荑，以气膻者良，乃山榆仁也。《经疏》曰：入药用大者，小者即榆荚，不堪入药。除疳症杀虫外，他用甚稀，故无禁忌法。

五加皮

味辛苦，性温，无毒。在天得少阳之气，为五车星之精。在地得火金之味而生。降也，阴也。远志为使，恶元参、蛇皮。

主治　主心腹疝气腹痛，益气，疗躄，小儿三岁不能行，疽疮阴蚀。《本经》　男子阴痿，囊下湿，小便余沥。女子阴痒，及腰脊痛，两脚疼痹风弱，五缓虚羸，补中益精，坚筋骨，强志意。《别录》

破逐恶风血，四肢不遂，贼风伤人，主多年瘀血在皮肌，治痹湿内不足。甄权

治中风骨节挛急，补五劳七伤。《大明》　酿酒治风痹，四肢挛急。苏颂

归经　入肝、肾二经。为祛风湿壮筋骨之品。兼补剂。

前论　元素曰：肾得其养，则妄水去而骨壮，肝得其养，则邪风去而筋强。汪机曰：风家饮酒，能生痰火，惟五加一味浸酒日饮，数有益。讱庵曰：辛顺气而化痰，苦坚骨而益精，温祛风而胜湿，逐皮肤之瘀血，疗筋骨之拘挛。

禁忌　《经疏》曰：下部无寒湿邪而有火，及肝肾虚而有火，均忌。

蔓荆子

味苦辛，性微寒，无毒。禀阳气以生，兼得金化而成。升也，阳也，恶乌头、石膏。

主治　主筋骨间寒热，湿痹拘挛。明目坚齿，利九窍，去白虫。《本经》　风头痛，脑鸣，目泪出。《别录》　利关节，治痫疾，赤眼。《大明》　太阳头痛，头沉昏闷，除昏暗，散风邪，凉诸经血，止目睛内痛。元素　搜肝风。好古

归经　入肝、膀胱二经，兼入胃经。为搜风凉血之品。兼轻剂，能散上部风热。

前论　之才曰：齿虽属肾，为骨之余，而上龈属胃，下龈属大肠。阳明风热上攻，则动摇肿痛。蔓荆能散阳明风热，故齿坚。时珍曰：体轻浮，上升而散，故所主者，皆头面风热之症。仲淳曰：六淫之邪，风则伤筋，寒则伤骨，而为寒热，甚则或成湿痹，或为拘挛。

禁忌　《经疏》曰：头目痛不因风邪而由血虚有火者，忌之。元素云：胃虚人不可服，恐生痰疾。

炮制　雷公曰：凡使，去蒂子下白膜，酒浸一日，蒸之，晒干用。

紫荆皮

味苦，性平，无毒。内禀天地清寒之性，外感南方初阳之气而生。

主治　主破宿血，下五淋，浓煮汁服。《开宝》　活血行气，消肿解毒，治妇人血气疼痛，经水凝涩。时珍

归经　入肝经。为胜热泄结破瘀之品。外科要药，肝、心包血分药。

前论　张实之曰：寒胜热，苦走骨，紫入营，故能活血消肿，利小便而解毒也。

鳌按：紫荆皮为跌扑损伤家必用之药，亦以其能破宿血，行滞气也。

密蒙花

味甘，性平，微寒，无毒。禀土气兼感冬春之气而生。

主治　主清盲肤翳赤肿，多眵泪，消目中赤脉。小儿麸豆及肝气攻眼。《开宝》　疗羞明怕日。守真小儿疳气攻眼。

归经　入肝经。为平润之品。并入本经气分血分，润肝燥。

前论　仲淳曰：其蕊萌于冬而开于春，故为厥阴肝家正药，但形与芫花相似，芫花狭小，而密蒙花差大为异，当详辨之。

鳌按：《本草》详载密蒙花主治诸症，要皆肝虚有热所致。盖目者，肝之窍也，目得血而能视，肝血虚则为青盲肤翳，肝热甚，则为眵泪赤肿赤脉，及小儿痘疮余毒疳气攻眼等病。密蒙花甘能补血，则血分充，寒能凉血，则血热除，诸症宁有不愈者乎？此为眼科要药。

川椒

味辛，性温，无毒。得南方之阳，受西方之阴，禀火金之气而生。可升可降，阳也。杏仁为使，得盐味佳。畏款冬花、防风、附子、雄黄。可收水银，中其毒者凉水麻仁浆解之。闭口者杀人，多食乏气喘促，久食失明，伤血脉，五月食，损气伤心，令人多忘。

主治　主邪气，咳逆，温中，逐骨节皮肤死肌，寒热痹痛，下气。《本经》　散寒除湿解郁结。通三焦，温胃，补右肾命门，杀蛔虫，止泄泻。时珍

归经　入脾、肺二经，兼入心包络经。为散寒逐湿补火之品。兼燥剂。

前论　吴猛曰：其气香，其性下行，能使火热下达，不致上熏。许叔微曰：凡肾气上逆，须以川椒引之归经则安，更弗再逆。戴原礼曰：凡呕吐服药不纳者，必有蛔在膈间，加川椒十粒，自不吐，蛔见椒则伏也。丹溪曰：椒属火，有下达之能，久服则火自水中生，故服椒久，必被其毒。时珍曰：此乃手足太阴右肾命门气分之药，故能入肺散寒，治咳嗽。入脾除湿，治风寒湿痹、水肿、泻利。入命门补火，治阳衰、溲数、足弱、久痢诸症。

禁忌　《经疏》曰：肺胃素热，大肠积热，一切阴虚阳盛，火热上冲者，均忌。

炮制　寇氏曰：凡使，微炒使出汗，乘热入竹筒中，捣去里面黄壳取红用，未尽，再捣用，花椒亦然。

椒目

味苦，性寒，无毒。

主治　主水，腹胀满，利小便。苏恭　治十二种水气，及肾虚耳卒鸣聋，膀胱急。甄权　止气喘。丹溪

归经　入脾、膀胱二经。为利水之品。行积水，逐留饮。

前论　原礼曰：椒气下达，故椒目能治肾虚耳鸣。用巴豆、菖蒲同研，以松脂、黄蜡熔为挺，纳耳中抽之，一日一易，神验。寇氏曰：椒目治盗汗有功，微

炒细研，用半钱以上猪上唇煎汤一合，睡时调服，无不效。盖椒目能行水故也。时珍曰：椒目下达，能行渗道，不行谷道。

以上宣剂木部

谷芽

味苦，性温，无毒。

主治　主寒中，下气，除热。《本经》

归经　入脾、胃二经。为健脾开胃和中消食之品。

前论　仲淳曰：谷芽具生化之性，故能调理脾胃，脾胃和，则中自温，气自下，热自除也。

酒

味苦甘辛，性热，有毒。畏葛花、赤小豆、绿豆粉、盐、枳椇。

主治　主行药势，杀百邪恶毒气。《本经》　通血脉，厚肠胃，润皮肤，消忧发怒，宣言畅意。藏器

归经　入十二经。为开发宣通之品。

前论　好古曰：辛者能散，苦者能下，甘者能居中而缓，用为导引，能通行一身之表，至极高之分。陈士良曰：热饮伤肺，凉饮伤胃，温行和中，多饮助火伤神，少饮和血行气。

禁忌　丹溪曰：《本草》止言酒性热而有毒，不言其湿中发热，近于相火，大醉后振寒战栗，可见矣。

秫米

味甘，性微寒，无毒。即粟之糯者。

主治　治寒热，利大肠，疗漆疮。《别录》　治筋骨挛急，杀疮疥热毒。孟诜

归经　入肺经。为宣畅之品。

前论　时珍曰：肺疟，及阳盛阴虚夜不得眠，及食鹅鸭成瘕，妊娠下黄汁，皆治之。

禁忌　孟诜曰：能拥五脏气，动风，迷闷人，不可多食。《养生》曰：粘滞易成黄积病，小儿不宜多食。

大麦

味咸，性温，无毒。

主治　主消渴，除热，益气，调中。《本经》　补虚劣，壮血脉，化谷食，止泄泻，不动风气，久食令人肥白，滑肌肤。为面无燥热，胜于小麦。士良　平胃，止渴，消食，疗胀满。苏恭　麦苗，治诸黄，利小便，杵汁日日服。《类要》

归经　入脾、胃二经。为补虚化谷之品。兼补剂。

前论　寇氏曰：暴食稍似脚弱，下气故也。熟则大益人，带生则冷能损人。

麦芽

味甘咸，性温，无毒。豆蔻、砂仁、乌梅、木瓜、白芍五味为之使。

主治　主化宿食，破冷气，止心腹胀满。苏颂　温中，下气，开胃，止霍乱，除烦，消痰，破癥结。《日华》

归经　入脾、胃二经。为健土化积之品。兼泻剂，能助胃气上行，而资健运。

前论　丹溪曰：能行上焦滞血，除腹内寒鸣，多服久服，能令人消肾。士材曰：麦芽能消导，全在多炒，使其性枯，不然，麦性本泥滞也。

鳌按：麦芽功用与谷芽相似，而消食之力更紧，补益则不如谷也。但能堕胎，妊妇勿用。

禁忌　《经疏》曰：能消米面诸果食积，无积滞脾胃者，忌用。

陈神曲

味甘，性温，无毒。出泉州陈久者良。

主治　主疗脏腑中风气，调中下气，开胃，消宿食，主霍乱，心膈气痰逆，除烦，破癥结，补虚，去冷气，治肠胃中塞不下食。《本经》　化水谷宿食，癥气，健脾暖胃。《大明》

归经　入脾、胃二经。为消导之品。

前论　时珍曰：闪挫腰痛者，煅过淬酒服之效。产后欲回乳，炒研酒服二钱，日二，立止。

禁忌　《经疏》曰：脾阴虚，胃火盛者，均忌。能落胎，孕妇少食。

红曲

味甘，性温，无毒。红入米心，陈久者良。

主治　主入营而破血，燥胃消食，活血和伤，治赤白痢，下水谷。丹溪　杀山岚瘴气，治跌扑损伤。吴瑞

归经　入脾、胃、大肠三经。为破血消食之品。兼燥剂

前论　时珍曰：凡妇人血气痛，及产后恶血不尽，擂酒饮之良。吴瑞曰：以红曲酿酒，则辛热有毒，能发肠风、痔瘘、脚气、哮喘、痰逆、咳嗽诸疾。

豉

味苦，性寒，无毒。能升能降，阴中阴也。

主治　主伤寒头痛寒热，瘴气恶毒，烦躁满闷，两脚疼冷。《别录》　疟疾，骨蒸，犬咬，中毒药蛊气。《大明》　去心中懊侬不眠，宜生用之。《汤液》　治时疾热病发汗，炒为末，能止盗汗，除烦。孟诜　伤寒温毒发斑呕逆。时珍

归经　入肺经，入胃经。为解表除烦之品。解肌发汗，下气调中。

前论　《博物志》曰：豉得葱则发汗，得盐则能吐，得酒则治风，得薤则治痢，得蒜则止血，炒熟则止汗，亦麻黄根节之义也。士材曰：豉之入肺，所谓肺苦气上逆，急食苦以泄之之义也。伤寒瘴气，肺先受之，喘吸烦闷，亦肺气有余耳，何弗治耶?

禁忌　《经疏》曰：伤寒传入阴经，与直中三阴者，皆不宜用。热结胸中，烦闷不安，此欲成结胸，法当下，不宜再汗，均忌。

以上宣剂谷部

葱白

味辛，性平，叶温，根须平，并无毒。禀天之阳气，得地之金味而生。升也，阳也。

主治　主伤寒寒热出汗，中风面目肿，伤寒骨肉碎痛，喉痹不通，安胎，归目除肝邪气，安中利五脏，益目精，杀百药毒。葱实，辛温无毒，主明目，补中不足。葱根，主伤寒头痛。葱汁，平温，主溺血，解藜芦毒。《本经》　葱有寒热，白冷青热，伤寒汤中不用青。弘景　霍乱转筋，及奔豚气，脚气，心腹痛。《大明》　利耳鸣，通二便，时疾热狂，阴毒腹痛，通乳，安胎通气，治诸血。《备要》

归经　入肺、肝、胃三经。为解散之品。兼轻剂，达表和里通阳治血。

前论　时珍曰：生用辛散，熟用甘温，外实中空，肺之药也，肺病宜食之。肺主气，外应皮毛，其合阳明，故所治之症。多属太阴阳明，皆取其通气发散之功。通气故能解毒理诸病，气者，血之帅也，气通则血治矣，故金疮等用之，皆有殊效。

禁忌　仲景曰：葱同蜜食杀人，同枣食令人病。时珍曰：服地黄、常山人，忌食。《经疏》曰：表虚易汗者，勿食。病已得汗，勿再进。

白芥子

味辛，性温，无毒。煎汤不可过熟，熟则力减。

主治　主胸膈冷，上气，面目黄赤。《别录》　暴风毒肿，流四肢疼痛。弘景　治喘咳反胃，痹木脚气，筋骨腰节诸痛。时珍

归经　入肺经。为利气豁痰，发汗散

寒，除肿止痛之品。通行经络，能搜剔内外痰结及胸膈寒痰冷涎壅塞。

前论　丹溪曰：痰在皮里膜外及胁下，非此不能达，古方控涎丹用之，正此义。

禁忌　《经疏》曰：肺经有热，及阴虚火炎生痰者，均忌。

莱菔

生者味辛甘，熟者味甘，性皆温平，皆无毒。禀土金之气以生。能升能降，阳也。

主治　主大下气，消谷，去痰癖，捣汁止消渴。《本经》　制面毒。萧炳　治肺痿吐血，同羊肉、银鱼煮食，治劳瘦咳嗽。《日华》　生捣服，治噤口痢疾。汪颖　主吞酸，化积滞，解酒毒，散瘀血，煎汤洗脚气，饮汁治下痢，及失音，并烟熏欲死，生捣涂汤火疮。时珍

归经　入脾、胃、肺、大肠四经。为消食化痰之品。生食升气，熟食降气，辛宜肺甘宜脾。

前论　孟诜曰：多食莱菔动气，惟生姜能制其毒。讱庵曰：夏日食莱菔菜，秋不患痢。冬月以其叶摊屋上，任霜雪打，至春收之，煎汤治痢。

莱菔子

味辛甘，性平，无毒。可升可降，阳也。

主治　生能升，熟能降。升则吐风痰，宽胸膈，发疮疹。熟则定痰喘咳嗽，调下痢后重，并止内痛。丹溪　主下气，除胀，利大小便，止气痛。时珍

归经　入肺、脾二经。为行气消痰之品。

前论　丹溪曰：莱菔子治痰，有推墙倒壁之功。

禁忌　《经疏》曰：莱菔下气耗血，服地黄、首乌者，不可食，其子，虚弱人大忌。

生姜

味辛，性微温，无毒。禀天地之阳气以生。升也，阳也。秦椒为使，恶黄芩、黄连、天鼠粪，杀半夏、莨菪毒。

主治　主归五脏，除风邪寒热，伤寒头痛鼻塞，咳逆上气，止呕吐，去痰下气。《别录》　主水气满，治咳嗽时疾，和半夏，主心下急痛，和杏仁，下急痛气实心胸，拥膈冷热气，神效。捣汁和蜜服，治中热呕逆不能下食。甄权　干生姜，乃留皮自干者，味性同生姜。为肺经气分药，能治肺。好古　冷痢血闭，病人虚冷宜加。甄权　白姜，即去皮未经酿者，性热，色白，治肺胃寒邪。李梴　姜皮，味辛性凉，主和脾胃行水，故治浮肿及胀满。时珍

归经　入肺、心、脾、胃四经。为发散之品。呕吐反胃圣药，散寒发表止呕开痰。

前论　藏器曰：生姜本温，要热则去皮，要凉则留皮。成无己曰：姜枣辛甘，能行脾胃津液，和营卫，不独专于发散也。

干姜

味辛，性大热，无毒。禀天地之阳气以生。可升可降，阳中阴也。

主治　主胸满咳逆上气，温中，出汗，逐风湿痹，肠澼下痢。《本经》　寒冷腹痛，中恶，皮肤间结气。《别录》　治腰肾中疼冷气，破血去风，通四肢关节，开脏腑，宣诸络脉。甄权　主心下寒痞。好古　炮姜，除胃冷。萧炳

归经　入心、肺、脾、胃、肾、大肠六经。为除寒散结，回阳通脉之品。兼燥剂。

前论　东垣曰：干姜乃心、脾二经气分药，宜甘草缓之。好古曰：服干姜以治

中者，必上僭，宜大枣辅之。讱庵曰：干姜去脏腑沉寒痼冷，能去恶生新，使阳生阴长，故吐衄下血，有阴无阳者宜之。亦有引血药入气分而生血，故血虚发热，产后大热者宜之。引以黑附，能入肾而祛寒湿，能回脉绝无阳，同五味利肺气，而治寒嗽，燥脾湿而补脾，通心助阳而补心气。炮姜主除胃冷而守中，温经止血。虞抟曰：干姜生则逐寒邪，炮则除胃冷而守中，多用则耗散元气。辛以散之，是壮火食气故也，须以生甘草缓之，辛热以散里寒。《宝鉴》曰：炮姜止而不移，非若附子走而不守，炮黑止吐衄，血见黑则止也。

禁忌　《经疏》曰：生姜、干姜、炮姜，禁忌略同，大约久服伤阴损目，误服亦然。凡阴虚内热，阴虚咳嗽吐血，表虚有热，汗出自汗盗汗，脏毒下血，因热呕恶，火热胀痛，均忌。

胡荽

味辛，性微温，无毒。禀金气多火气少而生。升也，阳也。伏钟乳石。

主治　主消谷，利大小肠，通小腹气，拔四肢热，止头痛，发痘疹，通心窍。《嘉祐》

归经　入肺、脾二经，兼入心经。为透发之品。辟一切不正之气。

禁忌　《经疏》曰：辛香发散，气虚人不宜食。痘疹出不快，非风寒外侵，秽恶触犯，不宜食。服一切补药，及药中有白术、丹皮，均忌。

以上宜剂菜部

橘核

味苦，气温，无毒。

主治　主肾疰腰痛，膀胱气痛，肾冷。炒研每温酒服一钱。《大明》　小肠疝气，及阴核肿痛，炒研五钱老酒煎服，或酒糊丸服，大效。时珍

归经　入肝经。为治下部之品。能治肾膀胱因寒所生之病。

前论　士瀛曰：橘核入肝，与青皮同。故治腰痛及㿗疝在下之病，不独取象于核也。时珍曰：橘核出《日华子》，苦温下气，所以能达肾与膀胱。

炮制　《备要》曰：凡使，以新瓦焙香，去壳取仁，研碎入药。

枇杷叶

味苦，性平，无毒。得金气以生。降也，阳中阴也。

主治　主呕哕不止，妇人产后口干。《大明》　煮汁主渴疾，治肺气热嗽，及肺风疮，胸面上疮。孟诜　疗脚气。时珍

归经　入肺、胃二经。为下气之品。兼泻剂，和胃降肺气，清热解暑毒。

前论　苏海峰曰：枇杷叶治肺胃病，取其下气之功也。气下则火降痰顺，而逆者不逆，呕者不呕，渴者不渴，咳者不咳矣。

炮制　雷公曰：凡采得，湿叶重一两，干者三叶重一两，乃为气足堪用。粗布拭去毛，甘草汤浸一遍，和绵再拭干，每一两以酥二钱半涂上炙用。苏恭曰：去毛不净，射入肺，令咳不已。时珍曰：治胃姜汁涂炙，治肺病蜜水涂炙，乃良。

荔枝核

味甘，性温，无毒。

主治　主心痛，小肠气痛，以一枚煨存性，研末，新酒调服。寇氏　治㿗疝气痛，妇人血气刺痛。时珍　荔枝壳，主痘疮出不快，煎汤饮之。又解荔枝热，浸水饮。时珍

归经　入肝、肾二经。为散寒祛湿之品。

前论　李梴曰：荔枝核同牛膝、补骨脂、延胡索、合欢子、茴香、木瓜、杜仲、橘核、萆薢，能治疝气，虚热者，加

黄柏，虚寒者，加肉桂。

橄榄

味缓甘，性温，无毒。得土中之阳气以生。可升可降，阳中阴也。

主治　主清咽喉而主渴，厚肠胃而止泻，下气醒酒，消食除烦，解河豚毒，一切鱼鳖毒，及鱼骨哽。李杲

归经　入肺、胃二经。为清解之品。

前论　丹溪曰：橄榄性热，能致上壅，不可多食。

鳌按：橄榄之热，在乎两头，切去之，但用中段，便不热。以少盐腌之，便不上壅。

甜瓜蒂

味苦，性寒，有小毒。感时令之火热，禀地中之伏阴而生。升也，阴中阳也。

主治　主咳逆上气，及食诸果病在胸腹中，皆吐下之。《本经》　去鼻中息肉。《别录》　治脑寒热痈，眼昏，吐痰。《大明》　主风眩头痛，懊侬不眠，癫痫喉痹，头目湿气，水肿黄疸，湿热所生诸病。《备要》

归经　入肺、脾、胃三经。为涌吐之品。阳明吐药，能吐风热痰涎上膈宿食。

前论　东垣曰：《难经》云，上部有脉，下部无脉，其人当吐不吐者死。此饮食内伤，填塞胸中，食伤太阴，生发之气伏于下，宜瓜蒂散吐之。经所谓木郁则达之也。吐去上焦有形之物，则木得舒畅，天地交而万物通矣。若尺脉绝者不宜用此，恐伤真元，令人胃气不复也。成无己曰：高者越之，在上者涌之，故越以瓜蒂、香豉之苦，涌以赤小豆之酸，酸苦涌泄为阴也。

鳌按：王祯云：瓜类不同，其用有二，供果者为果瓜、甜瓜、西瓜。供菜者为菜瓜、胡瓜、越瓜。但果瓜中之甜瓜，应即俗所云香瓜，其蒂不甚苦，亦不堪入药。今所用瓜蒂，乃是俗所云团瓜之蒂。团瓜止可作菜，而不可作果。今虽遵《纲目》而以甜瓜列于果部，其实不可不辨。团瓜，俗又名田瓜，恐是甜田之误。

禁忌　《经疏》曰：瓜蒂极苦而性上壅，能损胃伤血，耗气散神。凡胸中无寒，胃家无食，皮中无水，头面无湿，及胃虚气弱，诸亡血，诸产后，似中风倒仆，心虚有热，癫痫女劳谷疸，元气尪羸，脾虚浮肿，切勿误用，以致伤生，戒之慎之！

以上宣剂果部

铜青

一名铜绿。味酸，性平，微毒。铜禀土中以生，青则其英华秀出于外所结成者。

主治　主妇人血气心痛，合金疮止血，明目治肤赤，息肉。藏器　主风烂眼泪出。之才　治恶疮疳疮，吐风痰，杀虫。时珍

归经　入肝、胆二经。为专去风痰之品。

前论　抱朴子曰：治皆肝胆之病，亦金胜木之义也。

禁忌　《经疏》曰：凡目痛肤翳不由风热外侵，而由肝虚血少者，忌用。

以上宣剂金部

蓬砂

即硼砂。味咸甘，性凉，无毒。采取煎淋结成。亦如硝石、硇砂之类。

主治　主消痰止嗽，破癥结，喉痹。《大明》　上焦胸膈痰热，生津液，去口气，消障翳，除噎隔反胃，积块结核瘀肉，阴痨，骨哽恶疮，及口齿诸病，皆治之。时珍

归经　入肺经。为生津去痰泄热之品。喉科要药，亦能柔五金而去垢腻。

前论　苏颂曰：今医家用硼砂治咽喉，最为要切。寇氏曰：初觉喉中肿痛，含化咽津，则不成痹，膈上痰热，亦宜含咽。洪迈曰：咸能软坚。凡骨哽百计不效者，含咽一块，便脱然而化。时珍曰：色白质轻，故能去胸膈上焦之热，其治噎膈积聚，骨哽结核，恶肉阴㿗者，取其柔物也。其治痰热眼目障翳者，取其去垢也。

鳌按：芽儿雪口，以硼砂一味研细吹之，即效。

禁忌　《经疏》曰：蓬砂克削为用，消散为能，宜攻有余，难施不足，此暂用之药，非久服之剂。

炮制　时珍曰：出西番者白如明矾，出南番者黄如桃胶，皆是炼结而成。

以上宣剂石部

秋露水

味甘，性平，无毒。乃阴气之液也。

主治　主禀肃杀之气，宜煎润肺杀祟之药，及调疥癣虫癞之散。虞抟　百草头上露，止消渴。藏器　柏叶、菖蒲上露，主明目，宜旦洗之。时珍

归经　入肺经。为润泽之品。兼补剂。

前论　徐之才曰：霜杀物，露滋物，性随时异也。露能解暑，故白露降则处暑矣。疟必由于暑，故治疟药必露一宿服，以解暑邪。

炮制　时珍曰：凡取露水，于朝日未晞时拂取用之。

阴阳水

一名生熟汤。味甘咸，无毒。以新汲水百沸汤和匀。

主治　主调中消食，凡痰疟及宿食毒恶之物胪胀，欲作霍乱者，即以盐投中，进一二升，令吐尽痰食，便愈。藏器　凡霍乱及呕吐不能纳食及药，危者，先饮数口即定。时珍

归经　入三焦经。为调和阴阳之品。

前论　马志曰：上焦主纳，中焦主化，下焦主出。三焦通利，阴阳调和，升降周流，则脏腑畅达。一失其道，二气混乱，浊阴不降，清阳不升，故发为霍乱呕吐之病。饮此汤即定者，分其阴阳，使得其平也。讱庵曰：霍乱有寒热二种，药中能治此者甚少，然未尝分别言之。猝然患此，脉候未审，慎勿轻投偏寒偏热之剂。曾见有霍乱服姜汤而立毙者，惟饮阴阳水为最稳。

炮制　《回春》曰：河水与井水合用，亦名阴阳水。

以上宣剂水部

白鸽

味咸，性平，无毒。禀水金之气以生。

主治　主辟百药毒，及人马久患疥。《嘉祐》　调精益气，治恶疮疥，并风瘙白癞疬疡风。孟诜　野鸽屎名左盘龙，味辛，气温，无毒。亦治人马疥。《嘉祐》

主消肿及腹中痞块。汪颖　消瘰疬诸疮。治破伤风，及阴毒垂死者，杀虫。时珍

归经　入肾经，兼入肺经。为调精益气之品。

前论　仲淳曰：凡毒药之性多热，鸽得金水之气，故能解诸药毒。

禁忌　《经疏》曰：《本经》虽云调精益气，其用止长于去风解毒，然而未必益人。故孟诜云：食多减药力。今世劳怯人多食之，殊未当也。

五灵脂

味甘，性温，无毒。出北地，寒号虫粪。降也，阴中阴也。恶人参，损人。

主治　主疗心腹冷气，小儿五疳，辟疫，治肠风，通利气脉，女人月闭。《本经》　通和血脉，散血和血，生用血闭能通，炒用经多能止。治血痹、血积、血

眼、血痢、肠风、崩中一切血病。凡血晕血崩不止，半生半炒水服一钱，止胎前产后血气诸痛，男女一切心腹胁肋少腹诸痛，疝痛，身体血痹刺痛，血凝齿痛，又能除风化痰，杀虫消积，治小儿惊风，五痫癫疾，肝疟发寒热，及痰涎挟血成窠，血贯瞳子，重舌，解药毒，蛇蝎蜈蚣伤。《纲目》

归经　入肝经。为行血止痛之品。肝经血分药。入肝最速，引经有功。只能行血，不能生血。

前论　讱庵曰：五灵脂治血崩，非正治之药，乃去风之剂。冲任经虚，被风袭伤营血，以致崩中暴下，与荆芥防风治崩义同。方悟古人识见深远如此，此李仲南之说也。时珍因论之曰，此亦一说，但未及肝虚血滞，亦自生风之意，但按冲为血海，任主胞胎，任脉通，冲脉盛，则月事以时下，无崩漏之患，且宜有子。

鳌按：五灵脂专于散瘀行血，大有奇效。一妇人自缢半夜，其家救之，虽苏，次日遍身青紫黑色，血已瘀结之故也。气息奄奄，不能言语，饮食不下，众医袖手，莫可如何。余用生五灵脂研细酒飞净五钱，用当归、红花、香附各钱半，各以酒炒，煎汤半盏，调服灵脂末，令其仰卧，时饮以米汤一二口，半日许，大下瘀血几及一桶，然后急进调补气血药，数日而愈。

禁忌　《经疏》曰：血虚腹痛，血虚经闭，产妇去血过多发晕，心虚有火作痛，血虚无瘀滞者，均忌。

炮制　雷公曰：此物多夹沙石，绝难修治。凡使，研细，酒飞去沙石，晒干收用。时珍曰：此药气甚燥恶，粒大如豆，采之有如糊者，有粘块如糖者，人以沙石杂而货之，故以糖心润泽者为真。

鳌按：刘禹锡云，寒号虫四足，有肉翅，能飞，但不甚远，则知此虽名虫，既能飞，则属鸟类矣。从前本草书多列虫部，恐非是，今故次于禽鸟之例。

以上宣剂禽部

虎骨

味辛，性微热，无毒。西方之兽属金，风从虎者，风为木，虎属金，木受金制也。其性升，阳也。

主治　主除邪恶气，杀鬼疰毒，主惊，治恶疮鼠瘘，头骨尤良。《别录》　胫骨，治筋骨毒风挛急，屈伸不得，走注疼痛。治尸疰腹痛，伤寒温气温疟，杀犬咬毒。甄权　追风定痛，健骨，主久痢脱肛，兽骨哽咽。时珍　虎睛，主癫疾。《别录》　疟病，小儿热疾惊悸。孟诜　明目去翳。时珍

归经　入肾经，兼入肝经。为搜风健骨之品。

前论　李梴曰：用胫骨者，虎之一身筋力，皆出于前之胫骨中，性气藏焉，故用以入药。时珍曰：虎骨通可用。凡辟邪疰，治惊痫、温疟、疮疽、头风，当用头骨。治手足诸风，当用胫骨。治腰背诸风，当用脊骨。

鳌按：时珍之说极是，治病必从其类，不得概执胫骨为良。

禁忌　《经疏》曰：凡血不足以养筋，以筋骨疼痛者，宜少用。

炮制　雷公曰：凡使虎骨，捶碎，去髓，涂酥或酒或醋炙黄。凡使虎睛，取真者，以生羊血浸一宿，漉出，微火焙干，捣粉用。

麝脐香

味辛，性温，无毒。降也，阳中阴也。忌大蒜。

主治　主辟恶气，杀鬼精物，温疟，蛊毒，痫痓，去三虫。《本经》　疗诸凶邪气鬼气，中恶，心腹暴痛，腹急痞满，

风毒，妇人难产，堕胎，去面䵟音孕。目中肤翳，久服除邪，不梦寤魇寐，通神仙。《别录》　主开经络，通诸窍，透肌骨，暖水脏，治卒中诸风诸气诸血诸痛，痰厥惊痫，癥瘕瘴疟，鼻窒耳聋，目翳阴冷，辟邪解毒，杀虫坏果败酒。《纲目》

归经　入脾经，通行十二经。为开关利窍之品。走窜飞扬，内透骨髓，外彻皮毛。

前论　东垣曰：麝香入脾治肉，牛黄入肝治筋，冰片入肾治骨。又麝香风病在骨髓者宜之，若在肌肉用之，反引风入骨，如油入面，最不得出。严用和曰：中风不省者，以麝香清油灌之，先开其关窍，庶后免语謇瘫痪之症，而他药亦有效。时珍曰：严氏谓风病必先用麝，丹溪谓风病血病必不可用，皆非通论。盖麝香走窜，能通诸窍之不利，开经络之壅遏，若诸风诸气诸血诸痛惊痫癥瘕诸病，经络闭塞，孔窍不利者，安得不用为引导，以开之通之耶？但不可过耳。

禁忌　《经疏》曰：凡病之属于虚者，法当补益，概勿施用。

以上宣剂兽部

穿山甲

味咸，性微寒，有毒。

主治　主五邪惊啼悲伤，烧之作灰，以酒或水和方寸匕，疗蚁瘘。《别录》　风冷湿痹，通经，下乳，消肿，消痨，止痛排脓，和伤发痘，风疟，疮科须为要药。《备要》

归经　入肝经，兼入胃、大肠二经。为走窜之品。兼通剂，功专行散，通经络，达病所。

前论　李仲南曰：性专行散，中病即止，不可过服。

禁忌　《经疏》曰：痈疽已消，禁服。痘疮元气不足，不能起发，亦忌。

炮制　《备要》曰：凡使或炮、或烧、或酥炙、或醋炙、或童便炙、或油煎、或土炒、或蛤粉炒，各随本方，总未有生用者。尾甲为力胜。

蛇脱

味咸甘，性平，有小毒。畏磁石及酒。

主治　主小儿百二十种惊痫，瘈疭癫疾，寒热肠痔，虫毒，蛇痫弄舌摇头。大人五邪，言语僻越，恶疮呕咳，明目，火熬之良。《别录》治鬼魅风疟，喉风喉痹，疥癣皮肤疮疡，产难，目翳。时珍

归经　入肝经。为走窜之品。兼轻剂，能引诸药入肝散邪。

前论　寇氏曰：蛇脱从口退出，眼睛亦退，今眼药及去翳膜用之，取此义也。

禁忌　《经疏》曰：小儿惊痫癫疾，非外邪客忤，而由肝心虚者，不效。

白花蛇

味甘咸，性温，有毒。生土穴阴霾之处，禀幽暗毒厉之气而生。降也，阴中阴也，得酒良。

主治　主中风湿痹不仁，筋脉拘急，口面㖞斜，半身不遂，骨节疼痛，大风疥癞，及暴风瘙痒，脚弱不能久立。一名褰鼻蛇，白花者良。《开宝》　乌蛇，即乌梢蛇，气味所主经与白花蛇同。第性善无毒耳，修事亦同，可不另载。仲淳

归经　入肺、肝二经。为祛风除湿之品。内走脏腑，外彻皮肤，透骨搜风，截惊定搐。

前论　雷敩曰：蛇性窜，能引药至于有风疾处，故能治风。仲淳曰：疠风疥癣顽皮等症，诚为要药。若中风口面㖞斜，半身不遂，定缘阴虚血少内热而发，与得之风湿者殊科，非所宜也，当辨。

炮制　雷公曰：凡用，春秋酒浸三

宿，夏一宿，冬五宿，取出，炭火焙干，如此三次，以砂瓶盛，埋地中一宿，出火气，去皮骨，单取肉用。《经疏》曰：头尾并骨，俱有大毒，不可下咽，须尽去之。

乌鲗鱼骨

一名海螵蛸。味咸，性微温，无毒。禀水中之阳气以生。可升可降，阴中阳也。恶白及、白蔹、附子，又名墨鱼。

主治　主赤白漏下，经汁血闭，阴蚀肿痛，寒热癥瘕，无子。《本经》　惊气入腹，腹痛环脐，丈夫阴中肿痛。令人有子。又主疮多脓汁不燥。《别录》　疗血崩，杀虫。炙研饮服，治妇人血瘕，大人小儿下痢。点眼治热泪浮翳。孟诜　主女子血枯病伤肝，吐血下血，治疟，消瘿。研末傅小儿疳疮痘疮臭烂。丈夫阴疮，汤火伤疮，跌伤出血。同蒲黄末傅舌肿血出如泉。《纲目》

归经　入肝、肾二经。为通经络祛寒湿之品。肝经血分药。

前论　丹溪曰：经闭有有余不足二症。有余者血滞；不足者肝伤。乌贼骨所治，是肝伤血闭不足之病。时珍曰：此厥阴血分药也。味咸走血，故血枯，血瘕，经闭崩带，下痢疳疾，厥阴本病也。寒热疟疾，聋瘿，少腹痛阴痛，厥阴经病也。目翳流泪，厥阴窍病也。厥阴属肝，肝主血，故诸血病皆治之。

禁忌　《经疏》曰：其气味咸温，血病多热者，勿用。

炮制　《备要》曰：凡使，以鱼卤浸，炙黄用。

以上宣剂鳞部

淡菜

味甘，性温，无毒。海物皆咸，惟此味淡，故以为名。

主治　主血损伤惫，精血衰少，及吐血，久痢，肠鸣，腰痛，疝瘕，女人带下，产后瘦脊。藏器　产后血结，腹内冷痛。治癥瘕，润毛发，治崩中带下，烧食一顿令饱。孟诜　补五脏，益阳事，理腰脚气，能消宿食，除腹中冷气痃癖。日华　消瘿气。《纲目》

归经　入肝、肾二经。为益阴之品。兼补剂。

前论　《日华子》曰：此虽形状不典，而甚益人。阮氏曰：淡菜生海藻上，故治瘿与海藻同功。

以上宣剂介部

露蜂房

味甘咸，性平，有毒。蜂得火气之甚而生，故房亦有毒。取悬树受风露者良。

主治　主惊痫瘈疭，寒热邪气，癫疾，鬼精蛊毒，肠痔，火熬之良，又疗蜂毒毒肿。《开宝》　主附骨痈疽，根在脏腑，涂瘰疬成瘘，止风虫牙痛，傅小儿重舌，起阳痿。讱庵

归经　入胃经。为祛风杀虫之品。

前论　韩保升曰：露蜂房，阳明药也。外科齿科及他病用之者，亦取其以毒攻毒，兼杀虫之义耳。讱庵曰：附骨疽不破，附骨成脓，故名。不知者误作贼风治。

鳌按：贼风与附骨疽本自不同，附骨疽痛处必发热，四肢乍寒乍热，小便赤，大便秘，却无汗，治之之法，只须泻热发散，其毒自消。若贼风，则其病处不热，亦不发寒热，但觉身冷，欲得热熨则稍宽，并时有汗，此宜风药以治之。苏恭治附骨疽，以蜂房、蛇皮、乱发烧灰，酒服方寸匕，良方也。

禁忌　《经疏》曰：凡病属气血虚无外邪者，与痈疽溃后元气乏绝者，均忌。

白僵蚕

即蚕之自死者。味咸辛，性平，无

毒。蚕属阳，而僵者又兼金木之化，升也，阳也。恶桑螵蛸、桔梗、茯苓、茯神、萆薢。

主治　主小儿惊痫夜啼，去三虫，灭黑䵟，令人面色好。男子阴疮病，女子崩中赤白产后余痛，灭诸疮瘢痕。《本经》

主祛风消痰，中风失音，头风齿痛，喉痹咽肿，丹毒瘙痒，瘰疬结核，痎疟，血病，小儿惊疳，肤如鳞甲，口噤，发汗，一切金疮，疔肿风痔。《备要》

归经　入肺、肝、三焦三经。为去风化痰之品。兼轻剂。

前论　张元素曰：轻浮而升，故能去皮肤诸风如虫行。丹溪曰：僵蚕属火，兼土与金木，僵而不腐。治喉痹者，取其清化之气，从治相火散浊逆结滞之痰也。王贶曰：凡咽喉肿痛及喉痹，用此下咽立愈。无不效也，大能救人。时珍曰：僵蚕，蚕之病风者也。治风化痰，散经行络，所谓因气相感，而以意用之者也。为厥阴肝经之药，故又治血病疟症疳病。《备要》曰：小儿惊疳，肤如鳞甲，由气血不足，亦名胎垢，用僵蚕煎汤浴之。

禁忌　《经疏》曰：凡《本经》所治诸病，非由风寒外邪客入者，均忌。

蝎

味甘，性平，有毒。禀火金之气以生。可升可降，阳也。

主治　主疗诸风瘾疹，及中风半身不遂，口眼㖞斜，语涩，手足抽掣，形紧小者良。《开宝》　小儿惊痫风搐，大人痎疟，耳聋，疝气，诸风疮，女人带下阴脱。《纲目》

归经　入肝经。为驱风逐邪之品。能引诸风药，直达病所。

前论　汪机曰：破伤风宜以全蝎、防风为主。龚信曰：诸风眩掉搐掣，疟疾寒热耳聋，皆属厥阴风木。故东垣以为凡疝气带下，皆属于风，蝎乃治风要药，俱宜加用。

禁忌　《经疏》曰：似中风，及小儿慢脾病，属于虚者，均忌。

炮制　《备要》曰：凡使，全用，去足焙，或用尾，尾力尤紧，名蝎梢。

蜈蚣

味辛，性温，有毒。禀火金之气以生。可升可降，阳也。畏蜘蛛、鸡屎、桑皮、白盐。

主治　主鬼疰蛊毒，啖诸蛇虫鱼毒。杀鬼物老精，温疟，去三虫。《本经》

疗心腹寒热积聚，堕胎，去恶血。《别录》

治癥癖。《日华》　小儿惊痫，风搐脐风，口噤丹毒，一切疮疡。《纲目》

归经　入肝经。为去风散结之品。

前论　吴瑞曰：行而疾者，惟风与蛇，此能制蛇，故亦能截风，故所主多属厥阴肝病。仲南曰：蜈蚣有毒，必风气暴烈，药病相当乃可，设或过剂，以蚯蚓、桑皮解之。士瀛曰：瘭疮又名蛇瘴，烟瘴之地多蛇，人触其毒，数月必发蛇瘴，惟赤足蜈蚣为上药，白芷次之。

炮制　《备要》曰：凡使，取赤足黑头者，火炙，去头足尾甲，将荷叶裹煨，或酒炙用。一名天龙。

以上宣剂虫部

卷 三

通 剂

徐之才曰：通可去滞，通草、防己之属是也。刘完素曰：留而不行，必通以行之，如水病为痰澼之类。以木通、防己之属攻其内，则留者行也，滑石、茯苓、芫花、甘遂、大戟、牵牛之类是也。张从正曰：通者，流通也。前后不得溲便，宜木通、海金沙、琥珀、大黄之属通之。痹病郁滞，经隧不利，亦宜通之也。

木通

古名通草。味甘辛，性平，无毒。禀清秋之气，兼得土之甘淡以生，降也，阳中阴也。

主治 主去恶虫，除脾胃寒热，通利九窍血脉关节，令人不忘，疗脾疸，常欲眠，心烦哕出声音，疗耳聋。散痈肿诸结不消，及金疮，恶疮鼠瘘，踒折，齆鼻，息肉，堕胎，去三虫。《本经》 上通心包，降心火，清肺热，化津液，下通大小肠、膀胱，导诸湿热由小便出，治胸中烦热，遍身拘痛，大渴引饮，淋沥不通，水肿浮大，口燥舌干，喉痹咽痛。《备要》

归经 入心、肾、膀胱、小肠四经。为通利之品。兼轻剂，除烦退热，行水下乳，止痛排脓。

前论 李杲曰：通草甘淡，能助肺气下降，利小便，专泻气滞也。肺受热邪，津液气化之源绝，则寒水断流，膀胱受湿热癃闭约缩，小便不通，宜此治之。凡气味相同者，茯苓、泽泻、灯草、猪苓、琥珀、瞿麦、车前子之类也。木通下行，泄小肠火，利小便，与琥珀同功，无他药可比。丹溪曰：君火宜木通，相火宜泽泻，利水虽同，所用各别。又肺为水源，肺热清，则津液化，水道通矣。又凡利小便者，多不利大便，以小水愈通，大便愈燥也。木通能入大肠，兼通大便。又淋沥不通者，下焦火也，心与小肠相表里，心移热于小肠，故淋闭。木通能通心火，故淋闭治。杨仁斋曰：人遍身胸腹隐热，疼痛拘急足冷，皆是伏热伤血，血属于心，宜木通以通心窍，则经络流行也。

鳌按：木通有细孔，直通两头，故能通窍。每节有二三枝，枝头有五叶，其子垂梢际，核黑瓤白，性寒味甘，食之甜美，故能有益于胃。陈士良谓除三焦客热，胃口热闭，胃不下食是也。然亦能通利小便，即名木通子，南方多用之，北方罕知其功。

禁忌 《经疏》曰：凡精滑不梦自遗，及阳虚气弱，内无湿热者，均忌。妊娠尤忌。

通草

古名通脱木。味甘淡，性平，无毒。禀土之清气，兼得天之阳气以生。降也，阳中阴也。

主治 主利阴窍，治五淋，除水肿，癃闭，泻肺。《本经》 解诸毒虫痛。苏颂 明目退热，下乳，催生。汪机 治耳聋，鼻塞失音。《纲目》

归经　入肺、胃二经。为利水退热之品。兼轻剂，入肺引热下行，入胃通气上达。

前论　东垣曰：通草泻肺利小便，甘平以缓阴血也，与灯草同功，宜生用，佐番降香、红曲、鳞鲤甲、山楂、没药，治上部内伤。

禁忌　《经疏》曰：虚脱人，孕妇，均忌。

白鲜皮

味苦咸，性寒，无毒。禀天地清燥阴寒之气以生。降多于升，阴也。恶螵蛸、茯苓、桔梗、萆薢。

主治　主头风黄疸，咳逆，淋沥，女子阴中肿痛，湿痹死肌，不可屈伸起止行步。《本经》　四肢不安，时行腹中大热，饮水，欲走大呼，小儿惊痫，女人产后余痛。《别录》治一切热毒风，恶风，风疮疥癣赤烂。眉发脱脆，皮肌急，壮热恶寒，解热黄、酒黄、急黄、谷黄、女劳黄。甄权　通关节，利九窍及血脉，通小肠水气，天行时疾，头痛眼疼。《大明》　治肺嗽。苏颂

归经　入肺、胃二经，兼入膀胱、小肠二经。为祛风除湿之品。诸黄风痹要药。

前论　时珍曰：气寒善行，味苦性燥，脾胃二经去湿热药也。亦入肺、大肠为诸黄风痹必需之药。世医止施之疮科，浅矣。

禁忌　《经疏》曰：下部虚寒之人，虽有湿症，勿用。

炮制　《备要》曰：凡使，取根黄白而心实者，取皮用。

泽兰

味苦甘，性微湿，无毒。感土泽之气，兼得春气以生。降也，阴中阳也。防己为使。

主治　主金疮，痈肿疮脓。《本经》　产后腹痛，频产血气衰冷，成劳羸瘦，妇人血沥腰痛。甄权　胎前产后百病，通九窍，利关节，养血气，破宿血，消癥瘕，通小肠，长肌肉，消扑损瘀血，治鼻血吐血，头风目痛，女人劳瘦，丈夫面黄。《大明》

归经　入肝、脾二经。为行血消水之品。苦泄热，甘和血，辛散郁，香舒脾，散阴中之阳。

前论　苏颂曰：治妇人方中，最为急用。泽兰子，主妇人三十六疾，《千金方》承泽丸中用之。

炮制　雷公曰：此能破血，通久积，须细锉，绢袋盛，悬屋南畔角上，令干用。

香薷

味辛，性微湿，无毒。感金水之气及夏秋之气以生。可升可降，阳也。

主治　主霍乱腹痛吐下。《别录》　去热风卒转筋者，煮汁顿服半升即止。为末水服，止鼻衄。孟诜　下气，除烦热，疗呕逆冷气。《大明》　春月煮饮代茶，可无热病。汪颖　治脚气寒热。《纲目》

归经　入心、脾、胃三经。为清暑利湿之品。兼宣剂。

前论　丹溪曰：香薷属金与水，有彻上彻下之功，解暑利小便。又治水甚捷，以大叶者浓煎，或丸服。肺得之，清化行而热自降也。元素曰：香薷乃夏月发汗之品，其性湿热，只宜中暑之人。若中热者误服之，反成大害。时珍曰：香薷治中暑，发越阳气，散水和脾也，若饮食不节，劳役斫丧之人，必用清暑益气汤、人参白虎汤之类，以泻火益元。若用此，重虚其表，而又济以热矣。仲淳曰：辛散温通，故能解寒郁之暑气。《衍义》曰：治霍乱不可缺，用之无不效。讱庵曰：暑

必兼湿。治暑必兼利湿，若无湿，但为干热，非暑也，宜冷饮，热服令人泻。

炮制　雷公曰：凡使，去根用叶，勿令犯火，晒干用。

泽泻

味甘咸，性寒，无毒。禀地之燥气，天之冬气以生。降也，阴也。一云，阴中微阳也。

主治　主风寒湿痹，乳难消水。《本经》补虚损五劳，除五脏痞满，起阴气，止泄精消渴淋沥，逐膀胱、三焦停水。《别录》　主肾虚精自出。甄权　主头旋耳虚鸣，通小肠，止尿血，补女人血海令有子。《大明》　入肾经，去旧水，养新水，利小便，消肿胀。元素　去脬中留垢，心下水痞。李杲　渗湿热，行痰饮，治脚气，止呕吐泻痢。时珍

归经　入肾、膀胱二经。为渗湿利窍之品。兼泻剂，除湿圣药，利水泻火。

前论　寇氏曰：多服昏人眼，以行去其水也。凡服泽泻散，未有不尿多者，尿即多，肾气焉得实？海藏曰：泻伏水，去留垢，故明目，小便利，肾气虚，故昏目。时珍曰：六味丸用茯苓、泽泻，取其泻膀胱之邪气也。古人用补药，必兼泻邪，邪去则补药得力。

鳌按：六味丸温与凉配，涩与渗配，收与泻配，去一味便有偏缺之弊，故凡后人加增之剂，必酌量配合停稳，不得率意任用。

禁忌　《经疏》曰：凡病人无湿无饮而阴虚，及肾气乏绝，阳衰精自流出，肾气不固，精滑目痛虚寒作泄等候，均忌。

炮制　《纲目》曰：凡使，盐水拌，或酒浸，晒干用。

菖蒲

味辛，性温，无毒。正感孟夏六阳之气，合金之辛味以生。升也，阳也。忌饴糖、羊肉、铁器。

主治　主风寒湿痹，咳逆上气，开心孔，补五脏，通九窍，明耳目，出声音，主耳聋，痈疮，温肠胃，止小便利，益心志，不忘不迷惑。《本经》　小儿温疟，身积热不解，可作浴汤。《别录》　治耳鸣头风泪下，鬼气，杀诸虫。甄权　丈夫水脏女人血海冷败，除烦闷，止心腹痛，霍乱转筋及耳痛者，作末炒，乘热裹罨甚验。《大明》　心积伏梁，解巴豆、大戟毒。好古

归经　入心、脾二经。为开通之品。兼宣剂。

前论　周颠仙曰：此乃心肝之药，心气不足者用之，虚则补其母也，肝苦急，以辛补之是矣。又常嚼菖蒲饮水，永无腹痛之疾。《道藏经》曰：菖蒲能治一切风，手足顽痹，瘫痪不遂。士瀛曰：下痢噤口，虽是脾虚，亦由热气闭隔心胸所致，俗用木香失之温，用山药失之闭。惟参苓白术散加菖蒲，粳米饮调下，或用参、苓、石莲肉，少入菖蒲服，胸次一开，自然思食。

鳌按：以菖蒲治噤口痢，屡用之屡效，真良法也。特表出之。

炮制　雷公曰：凡使，采石上生根，条嫩黄紧硬，一寸九节者，铜刀刮出黄黑皮硬节，同嫩桑枝蒸，去桑枝锉用。《纲目》曰：若常用，但去毛微炒。

茵陈蒿

味苦，性平，微寒，无毒。感天地苦寒之味，兼得春之生气以生。降也，阴中微阳也。伏硇砂。

主治　主风湿寒热邪气，热结黄疸。《本经》　治通身发黄，小便不利，除头热，去伏瘕。《别录》　通关节，去滞热，伤寒用之。藏器　治天行时疾，热狂头痛，头旋，风眼疼，瘴疟，女人癥

瘕，并闪损乏绝。《大明》

归经　入膀胱经。为除湿去疸之品。能除脾胃湿热郁结。

前论　海藏曰：仲景茵陈栀子大黄汤治湿热，栀子柏皮汤治燥热。譬如禾苗潦则湿黄，旱则燥黄。湿则泻，燥则润，可也。此二药皆治阳黄。李思训治阴黄用茵陈附子汤，大抵以茵陈为君，而佐以大黄附子，各随其寒热也。

禁忌　《经疏》曰：蓄血发黄者，忌用。

炮制　雷公曰：凡使，取叶有八角者，去根阴干，细锉，勿犯火。

益母草

味辛苦，性寒，无毒。禀地中阳气，兼感上天春夏之气而生。可升可降，阳也。制硫黄、砒石、雌黄。

主治　主瘾疹，作浴汤。《本经》　捣汁，主浮肿下水，消恶毒，丁肿，乳痈，游丹等毒。又服汁，主子死腹中及产后血胀闷。苏恭　活血破血调经，治胎漏，产难，胎衣不下，血运，血风，血痛，崩带，尿血，泻血，打扑内损瘀血，大小便不通，根茎花叶同用。《纲目》　其子名茺蔚子，味性同益母草，主除水气。《本经》　疗血逆大热，头痛心烦。《别录》　产后血胀。《大明》　治风活血，养肝益心，调经崩带，胎前产后诸病，久服有子。《纲目》

归经　入肝、心包二经。为去瘀生新之品。二经血分药，胎前调经要药，兼能解毒，行水消肿，茺蔚子补而能行辛散而兼润。

前论　东垣曰：益母草之根茎花叶子皆可用，若治肝心包血分风热，明目益精，调女人经血，则单用茺蔚子为良。若治肿毒疮疡者，消水行血，妇人胎产诸病，则并用为良。盖根茎花叶专于行，而子则行中有补也。丹溪曰：茺蔚子活血行气，有补阴之功，故名益母。凡胎前产后所恃者，气血也。胎前无滞，产后无虚，以其行中有补也。

禁忌　《经疏》曰：血崩及瞳子散大，均忌。惟热血欲贯瞳人者，可与凉血药同用。时珍曰：血滞目病宜用，故曰明目。

红花

味辛甘，性温，无毒。禀火土之气而生。可升可降，阴中阳也。得酒良。

主治　主产后血晕口噤，腹内恶血不尽绞痛，胎死腹中，并酒煮服。亦主蛊毒下血，堪作胭脂，其苗生捣，傅游肿，其子吞数粒，主天行疮子不出，其胭脂主小儿聤耳，滴耳中。《开宝》　主破瘀血，活血，润燥，消肿，止痛，治经闭，痘疮血热，喉痹不通。讱庵

归经　入肝经。为行血之品。肝经血分药。入心养血生新，多用破留血，少用养血。

前论　汪颖曰：凡瘀行则血活，有热结于中，暴吐紫黑血者，吐出为好。吐未尽，加桃仁、红花行之，大抵鲜血易止，瘀血宜行。时珍曰：血生于心包，藏于肝，属于冲任，红花汁与之相类，故能行男子血脉，通女子经水，多则行，少则养也。又有番红花俗名藏红花，以出西番藏中，故名。主心忧郁积气闷不散，活血，久服令人心喜，又治惊悸。

鳌按：番红花能令人心喜，及治惊悸，皆由能养心血也。

禁忌　《经疏》曰：红花本行血药，血晕解，留滞行，即止。过用，能使血行不止而毙，世人所不知者。

大蓟

又名刺蓟。味甘，性温，无毒。禀土之中气，兼得天之阳气以生。降也，阴

也。

主治　主女子赤白沃，安胎，止吐衄。令人肥健。《别录》　服根汁半升，崩中血下立瘥。甄权　叶，治肠痈。腹脏瘀血作晕，扑损，生研酒便任服。恶疮疥癣，同盐研罨之。《大明》

归经　入肝经。为凉血消肿之品。凉而能行，行而带补。

前论　仲淳曰：凉血补血，则荣气和而血热解，故诸症愈而能肥健也。

禁忌　《经疏》曰：大小蓟，性下行，以其能下气，故主崩衄多效。惟不利于胃弱泄泻，及血虚极，脾胃弱，不思饮食之症。

小蓟

味甘，性湿，一云微寒，无毒。得土中冲阳之气，兼得春气以生。

主治　主破宿血，生新血，暴下血，血崩，金疮出血，呕血等。绞汁温服，作煎和糖，合金疮及蜘蛛毒，蝎毒，服亦佳。藏器　治热毒风，并胸胁烦闷，退热补虚损，苗去烦热，生研绞汁服。《大明》　夏月烦热不止，取汁半升服，立瘥。孟诜

归经　入肝经。为益血除热之品。兼补剂。

前论　完素曰：小蓟力微，只可退热，不似大蓟能健养下气也。苏恭曰：大小蓟皆破血药，但大蓟兼疗痈肿，而小蓟专主血，不能消肿。

地肤子

味苦，性寒，无毒。得地中阴气以生。降也，阴也。恶螵蛸。即落帚草子。

主治　主膀胱热，利小便。《本经》　去皮肤中热气，使人润泽，散恶疮，疝瘕。《别录》　治阴卵癞疝，去热风，可作汤浴。与阳起石同服，主丈夫阴痿不起。甄权　治客热丹肿，除膀胱虚，通五淋。《日华》

归经　入肾、膀胱二经。为利水滋阴之品。专除虚热，兼能益精强阴。

前论　藏器曰：众病皆起于虚，虚而多热者，加地肤子、甘草。王节斋曰：小便不禁或频数，古方多以为寒而用温涩，不知属热者多，盖膀胱火邪妄动，水不得宁，故不禁或频数也。故老人多频数，是膀胱血少阳火偏旺也，法当补膀胱阴血，泻火邪为主，而佐以收涩，如牡蛎、山萸、五味之类，不可独用。病本属热，故宜泻火，便多则水益虚，故宜补血，补血泻火，治其本也，收涩治其标也，故宜用此以除膀胱虚热，以利小便而通淋。时珍曰：落帚草苗叶，前人多用以治赤白痢，及大肠泄泻，捣汁服甚效。以其能和气涩肠胃也。并解恶疮毒，若煎水日服，能治手足烦疼，利小便诸淋。

瞿麦

味苦辛，性寒，无毒。禀阴寒之气而生。降也，阴也。丹皮为使。恶螵蛸，伏丹砂。

主治　主关节诸癃结，小便不通，出刺，决痈肿，明目去翳，破胎堕子，下闭血，养肾气，逐膀胱邪逆，止霍乱。《本经》

归经　入小肠、心二经。为利水破血之品。逐膀胱热邪，治淋必须之药，降心火利小肠。

前论　王执中曰：五淋大抵皆属湿热，热淋用八正散，加山栀、滑石之类。血淋，宜小蓟牛膝膏。肾虚淋，宜补肾。不可独泻，老人气虚者，宜参、术加木通、山栀。亦有痰滞中焦作淋，宜行痰，兼通利药。最忌发汗，汗之必便血。

禁忌　《经疏》曰：瞿麦性猛利，善下逐。凡肾气虚，小肠无大热，胎前产后，一切虚人患小水不利，及水肿蛊胀脾

虚者，均忌。

炮制　雷公曰：凡使，只用蕊壳，不用茎叶，若同使，即空心，令人气噎，小便不禁也。用时以篁竹沥浸一伏时，晒干。

王不留行

味苦甘，性平，无毒。禀土金火之气而生。降也，阴中阳也。

主治　主金疮止血逐痛，出刺，除风痹内塞，止心烦，痈疮，催生。《别录》　治风毒，通血脉。甄权　游风风疹，妇人月经不匀，发背。《日华》　下乳汁，利小便，出竹木刺。元素

归经　入肝、胃二经。为行血之品。阳明冲任之药。走血分，通血脉。

前论　仲淳曰：苦能泄，辛能散，甘入血，温能行，故为入血活血之要，而治以上诸症，若夫心烦鼻衄，是血分热病，非同凉血药用，未见其可也。

禁忌　《经疏》曰：孕妇勿服。

炮制　雷公曰：凡使，苗子皆可用。拌湿蒸半日，浆水浸一宿，焙用。

车前子

味甘咸，性寒，无毒。禀土中之冲气，兼天之冬气以生。降也，阴也。常山为使。

主治　主气癃，止痛，利水，导小便，除湿热。《本经》　男子伤中，女子淋沥不欲食，养肺，强阴益精，令人有子。明目疗赤痛。《别录》　脑痛泪出，去心胸烦热。甄权　妇人难产。陆机　导小肠热，止暑湿泻痢。时珍

归经　入肾经，兼入肝、小肠二经。为行水泄热之品。兼泻剂，专走水道，兼能养肝。

前论　好古曰：此能利小便而不走气，与茯苓同功。李梴曰：车前所以能愈暴下者，以能利水道而不动气，水道利则清浊分而谷藏自止故也。讱庵曰：清肺肝风热，渗膀胱湿热。

禁忌　《经疏》曰：内伤劳倦，阳气下陷者忌。肾气虚脱者，忌与淡渗药同用。

炮制　时珍曰：凡使，洗去泥沙，晒干，入汤剂炒用，入丸散酒浸一夜，蒸熟研烂作饼，晒干焙用。

刺蒺藜

味辛苦，性温，无毒。乌头为使。

主治　主恶血，破癥结积聚，喉痹，乳难，身体风痒，头痛，咳逆，小儿头疮，痈肿阴㿗，可作摩粉，其叶主风痒，可煮以浴。《本经》　治诸风疬疡，肺气胸膈满，催生堕胎，风秘，及蛔虫心腹痛。《大明》　明目。时珍

归经　入肝经。为平散肝风之品。肝以散为补，兼泻肺气。

前论　苏颂曰：古方皆用有刺者，治风明目，最良。

鳌按：向来本草书，蒺藜二种，性味功用皆浑言之，然其所主实迥然各别，今特即《本经》以下诸说，分划清楚。并沙蒺藜性温补，今列入补剂中，而不与此相混。

炮制　雷公曰：凡使，春令刺尽，拣净沙土，蒸半日，晒干，再用酒拌蒸半日，晒干用。《备要》曰：不计丸散，并炒去刺用。

海金沙

味甘，性寒，无毒。

主治　主通利小肠。得栀子、马牙硝、蓬砂，疗伤寒热狂。《嘉祐》　治湿热肿满，五淋茎痛，解热毒气。《纲目》

归经　入小肠、膀胱二经。为通利之品。兼泻剂，除二经血分湿热。

前论　子和曰：治伤寒热狂者，大热利小便，釜底抽薪之义也。

禁忌　《经疏》曰：性淡渗而无补益，小便不利，及诸淋由于肾虚，真阴不足者，均忌。

甘遂

味苦甘，性寒，有毒。禀天地阴寒之气以生。降也，阴也。瓜蒂为使。恶远志，反甘草。

主治　主大腹，疝瘕，腹满，面目浮肿，留饮宿食，破癥坚积聚，利水谷道。《本经》　散膀胱留热，皮中痞热气肿满。《别录》　能泻二十种水，去痰水。甄权　脚气，阴囊肿坠，痰迷癫痫，噎膈痞塞。《纲目》

归经　入肺、脾、肾三经。为行水之品。兼泻剂，逐隧道水湿，直达水气结处以攻决为用，能泻肾。

前论　喻嘉言曰：胃为水谷之海，五脏六腑之源。脾不能散胃之水精于肺，而病于中，肺不能通胃之水道于膀胱，而病于上，肾不能司胃之关时其蓄泄而病于下，以致积水浸淫，无所底止。好古曰：水者，脾肺肾所主，有十二经之部分，上头面，中四肢，下腰脚，外皮肤，中肌肉。脉有寸尺之殊，浮沉之别，不可轻泻，当知病在何经何脏，方可用之。丹溪曰：水病当以健脾为主，使脾实而气运，则水自行。

鳌按：甘遂乃泄水圣药，与商陆、大戟、芫花异性同功，方家俱不甚用。但商陆专除水肿，大戟泄脏腑水湿，甘遂行经隧水湿，芫花消伏饮痰澼。此其为用，又同中各有异处，今去商陆、大戟不录，而特指其功能附此。

禁忌　《经疏》曰：元气虚人，除伤寒水结胸，不得不用外，其余水肿蛊胀，谨慎用之。

芫花

味苦，性温，有大毒。决明为使。反甘草。

主治　主咳逆上气，瘴疟。《本经》　主消胸中痰水，喜唾，水肿，五水在五脏皮肤，及腰痛，下寒，疗疥疮。《别录》　治心腹胀满，去水气，寒痰，涕唾如胶，通利血脉，治风湿痹，一切毒风。四肢挛急，不能行步。并治杨梅毒疮。甄权　水饮痰澼，胁下痛。《纲目》

归经　入肺、脾、肾三经。为行水之品。专去水饮痰澼。

前论　士瀛曰：破澼须用芫花，行水后即便养胃可也。时珍曰：饮有五，皆由内啜水浆，外受湿气，郁蓄而为留饮，芫花、大戟、甘遂逐水泄湿，能直达水饮窠囊隐僻之处，但可徐徐用之，取效甚捷，不可过剂，泄人元气。

炮制　《纲目》曰：凡使，取陈久者醋煮十数沸，去醋，水浸一宿，晒干，则毒减，醋炒者次之。

萆薢

味苦甘，性平，无毒。得火土之气，兼禀天之阳气以生。降也，阳中阴也。苡仁为使，畏葵根、大黄、柴胡、前胡。

主治　主腰脊痛强，骨节风寒湿周痹，恶疮不瘳。《本经》　热气伤中，恚怒，阴痿，失溺，老人五缓，关节老血。《别录》　冷风瘰痹，腰脚瘫缓不遂，手足惊掣，男子腰痛久冷、膀胱宿水。甄权　补肝虚。好古　头旋痫疾，中风失音。《大明》　治白浊茎中痛，痔瘘坏疮。《纲目》

归经　入肝、胃、肾三经。为祛风湿理下焦之品。

前论　史国信曰：若欲兴阳，先滋筋力，若欲便清，先分肝火。时珍曰：萆薢足阳明厥阴经药也。厥阴主筋属风，阳明主肉属湿，萆薢能去风湿，故治缓弱瘰痹遗浊恶疮诸病之属风湿者。

禁忌　《经疏》曰：下部无湿，肾虚腰痛，及阴虚火炽，均忌。

炮制　《备要》曰：有黄白二种，黄长硬，白虚软，软者良。

土茯苓

味甘淡，性平，无毒。忌茗醋。

主治　主调中，止泄，健行，不睡。藏器　治筋骨拘挛，杨梅疮毒，去风湿，利关节，瘰疬恶疮痈肿，解汞粉银朱毒。时珍

归经　入胃、大肠二经。为除湿清热之品。

前论　时珍曰：杨梅疮有数种，治之则一，其症多属厥阴阳明，而兼他经，邪之所在，则先发出，如兼少阴太阴，则发于咽喉。如兼少阳太阳，则先发头耳。盖相火寄于厥阴，肌肉属于阳明故也。医用轻粉劫去痰涎，疮即干愈，然毒窜经络，筋骨血液枯涸，筋失所养，变为拘挛，痈漏废疾。土茯苓能解轻粉毒，用一两为君，苡仁、金银花、防风、木通、木瓜、白鲜皮各五分，皂角子四分，气虚加人参七分，血虚加当归七分，名搜风解毒汤。治未服轻粉，病深者月余，浅者半月即愈。已服轻粉，筋骨挛痛瘫痪者，亦效。一日三服，忌茶、牛、羊、鹅、鸡、鱼、肉、烧酒、法面、房劳。盖秘方也。

防己

味辛苦，性寒，无毒。得土中阳气，兼感秋之燥气以生。降也，阳中阴也。恶细辛，畏萆薢、女苑、卤碱。伏硝石。

主治　汉防己，主风寒温疟，热气诸痫，除邪，利大小便。《本经》　疗水肿风肿，去膀胱热，伤寒热邪气，中风手足挛急，通腠理，利九窍，散痈肿恶结。《别录》　治湿风口面㖞斜，手足拘痛，散留痰，肺气喘嗽。甄权　治中下部湿热肿，泄脚气。元素　湿热流入十二经，致二阴不通者，非此不可，并治恶疮。汪颖　木防己，主男子肢节中风，毒风不语，散结气壅肿，湿疟，风水肿，去膀胱热。甄权

归经　入膀胱经。为祛风行水之品。太阳经主药，疗风水要药。通行十二经，泻下焦血分湿热。

前论　藏器曰：出汉中，根大而虚，通心有花纹，色黄者名汉防己。生他处，青白而软，有黑点，有腥气，皮皱上有丁足子者，名木防己。治水用汉，治风用木。元素曰：治下焦湿肿并痛，及泄膀胱火邪，必用汉防己、草龙胆为君，知、柏、甘草佐之。防己乃太阳本经药也。东垣曰：防己为瞑眩之剂，然而十二经有湿热壅塞不通，及下注脚气，除膀胱积热，非此不可，真行经之仙药，无可代之者。若夫饮食劳倦，阴虚生内热，元气谷食已亏，以防己泄大便，则重亡其血，此不可用一也。如大渴引饮，是热在上焦气分，宜渗泄，而防己乃下焦血分药，此不可用二也。外伤风寒，邪传肺经气分，湿热而小便黄赤，乃至不通，此上焦气病，禁用血药，此不可用三也。大抵上焦湿热，皆不可用。下焦湿热，流入十二经致二阴不通者，然后审用之。好古曰：木通甘淡，泻气分湿热，防己苦寒，泻血分湿热。仲淳曰：凡使防己于下部湿热药中，亦必以二术、茯苓、黄柏、甘草、萆薢、木瓜、石斛、苡仁等补益之药为佐，而以防己为使，乃无瞑眩之患。讱庵曰：凡脚气肿痛，当以防己为主药，又有足跟痛者，属肾虚，不与脚气同论。

禁忌　《经疏》曰：凡胃虚阴虚，自汗盗汗，口苦舌干，肾虚小水不利，及产前后血虚，虽有下焦湿热，均忌。

炮制　时珍曰：凡使，去皮，锉，酒洗，晒干用。

以上通剂草部

猪苓

味甘苦，性平，无毒。禀戊土之阳气，得风木之阴气而生。升而微降，阳中阴也。

主治　主痎疟，解毒，蛊疰不祥，利水道。《本经》　主肿胀腹满急痛。甄权　治渴，除湿，去心中懊侬。元素　泻膀胱。好古　开腠理，治淋肿，脚气，白浊，带下，妊娠子淋胎肿，小便秘。《纲目》

归经　入肾、膀胱二经。为行水之品。苦泄滞，甘助阳，淡利窍，故能除湿利小便。

前论　元素曰：淡渗大燥，能亡津液。寇氏曰：猪苓利水之功多，久服必损肾气，昏人目，以肾水不足，则目昏也。时珍曰：开腠理，利小便，与茯苓同功。但入补药，不如茯苓。

炮制　《纲目》曰：凡使，取其行湿，生用更佳。块如猪屎，故名。

茯苓

味甘，性平，无毒。感土木之气而成。升也，阳也。恶白蔹。畏地榆、牡蒙、雄黄、秦艽、龟甲。忌米醋及酸物。

主治　主胸胁逆气，忧恚惊邪恐悸，心下结痛。寒热烦满咳逆，口焦舌干，利小便，久服安魂养神，不饥延年。《本经》　止消渴，调脏气，伐肾邪，膈中痰水，水肿淋结。《别录》　开胃主呕逆，善安心神，主肺痿痰壅，小儿惊痫，女人热淋。甄权　补五劳七伤，止健忘，暖腰膝，安胎。《大明》　除湿益燥，利腰脐间血。元素　逐水缓脾，生津平火，止泄，除虚热。东垣　治肾积奔豚。好古　赤茯苓，主破结气。甄权　泻心、小肠、膀胱湿热，利窍行水。《大明》　茯苓皮，主水肿肤胀，通水道，开腠理。《纲目》

归经　入心、肺、肾、脾、胃五经。为补利兼优之品。兼补剂。

前论　东垣曰：湿淫所胜，小便不利，茯苓淡以利窍，甘以助阳，温平能益脾逐水，乃除湿之圣药也。又小便多者能止，小便结者能通。好古曰：白者入肺、膀胱气分，赤者入心、脾、小肠气分，虽利小便而不走气，与车前子相似。丹溪曰：仲景利小便多用茯苓，然此暴新病之要药也。若阴虚而小便不利者，恐未为宜，以此有行水之功，久服损人也。汪颖曰：能通心气于肾，使热从小便出，然必其色白上行入肺，泻去肺热，使清其源，而后能下降以通膀胱而利水也。茯苓皮治水肿肤胀，有以皮行皮之义。凡肿而烦渴便秘溺赤，属阳水，宜五皮散、疏凿饮。不烦渴大便溏小便数不赤涩，属阴水，宜实脾饮、流气饮。腰以上肿，宜汗。腰以下肿，宜利小便。

禁忌　《经疏》曰：病人肾虚，小水自利，或不禁，或虚寒精清滑，均忌。

炮制　鳌按：入补药，乳蒸晒焙用。入利水药，生用。

琥珀

味甘、性平，无毒。感土木之气而兼火化以成。降也，阳中微阴也。

主治　主安五脏，定魂魄，杀精魅邪鬼，消瘀血、通五淋。《别录》　壮心，明目，磨翳，止心痛癫邪，疗蛊毒，破结瘕，治产后血枕痛。《大明》　止血生肌，合金疮。藏器　清肺，利小肠。元素

归经　入心、肝、小肠三经。为行水散瘀安神之品。能入土而成质故能通塞以宁心。

前论　东垣曰：经云：饮食入胃，游溢精气，上输于脾，脾气散精，上归于肺，通调水道，下输膀胱。凡渗药皆上行

而后下降。丹溪曰：从淡渗药则利窍行水，然石药终燥，若血少而小便不利者，反致燥结之苦。

禁忌　《经疏》曰：凡阴虚内热，火炎水涸，小便因少而不利者，忌服琥珀以强利之，利之则愈损其阴。

炮制　雷公曰：凡使，用柏子仁末，入瓦锅内同煮半日，捣末用。

以上通剂木部

赤小豆

味辛，性平，无毒。禀秋燥之气以生。阴中阳也。

主治　主下水，排痈肿脓血。《本经》　寒热，热中，消渴，止泄痢，利小便，吐逆卒澼。《别录》　下水肿胀满，解小麦毒。《汤液》　散气，去关节烦热，令人心孔开，暴痢后气满不能食者，煮食一顿即愈。和鲤鱼煮食，大治脚气。孟诜

归经　入心经，兼入小肠经。为行水散血之品。兼燥剂，水气脚气最为急用。

前论　海藏曰：治水而不辅胃，则失之壅滞。赤小豆消水通气而健脾胃，乃其药也。时珍曰：小豆色赤，心之谷也，其性下行，通乎小肠，能入阴分，治有形之病。故主治一切。

禁忌　《纲目》曰：久服则降令太过，津血渗泄，令人肌瘦身重。

大豆黄卷

味甘，性平，无毒。得前胡、杏仁、牡蛎、天雄、乌喙、鼠屎共蜜和良，恶海藻、龙胆草。

主治　治湿痹筋挛膝痛。《本经》　五脏不足，胃气结积，益气，止痛，润肌肤毛皮。《别录》　破妇人恶血，产中药多用之。宜肾。思邈　除胃中积热，消水病胀满。《纲目》

归经　入胃经。为除陈去积之品。

前论　《宣明方》曰：此药主五脏留滞，胃中结聚，故能治邪在血脉之中。水痹不痛，上下周身名曰周痹，只用一味炒研，每汤下半钱，日三服。

薏苡仁

味甘淡，微寒，无毒。正得地之燥气，兼禀天之秋气以生。降也，阳中阴也。

主治　主筋急拘挛不可屈伸，风湿痹，下气。《本经》　除筋骨邪气不仁，利肠胃，消水肿，令人能食。《别录》　煮饮主消渴，杀蛔虫。藏器　去干湿脚气大验。孟诜　苡仁根，主下三虫，堕胎，黄疸，卒心腹烦满，胸胁痛。时珍

归经　入肺、肝、脾、胃、大肠五经。除湿行水之品。兼补剂，阳明主药，大补肺。

前论　寇氏曰：《本经》言苡仁主筋急拘挛。但拘挛有两等，《素问注》中，大筋受热，则缩而短，故挛不伸，此是因热而拘挛也。故可用苡仁。若《素问》言因寒则筋急者，此盖受寒使人筋急，不可用苡仁。寒热使人筋挛，若但受热不曾受寒，亦使人筋缓，受湿则又引长无力，此药力势和缓。凡用，须加倍即见效。讱庵曰：泻水所以益土，故健脾。益土所以生金，故补肺。清热扶土，所以抑木，故治风热拘挛。

禁忌　《经疏》曰：苡仁心肺药多用之。若大便燥结，因寒转筋及孕妇，均忌。

以上通剂谷部

韭

味辛，性温涩，无毒。禀春和之气，兼得金水木之性而生。升也，阳也。忌蜜、牛肉。

主治　主归心，安五脏，除胃中热，利病人，可久食。《别录》　止泄血脓，

腹中冷痛。藏器　捣汁，治肥白人中风失音。《日华》　汁治胸痹刺痛如锥，即吐出胸中恶血，甚验。孟诜　尿血，妇人经脉逆行。能消散胃脘瘀血。丹溪　利腰膝，除痃癖，胸腹痼冷，止白浊遗精。士材　逐停痰，治一切血病，噎膈反胃，解药食毒，狂犬蛇虫毒。《备要》

归经　入心、肝、肾三经。为血中行气之品。兼补剂，归心益胃助肾补阳。

前论　《纲目》曰：《素问》言心病宜食韭。《食鉴本草》言归肾。时珍言肝之菜，盖心乃肝之子，肾乃肝之母，母能令子实，虚则补其母也。

禁忌　《经疏》曰：辛温通利，多食神昏，胃气虚而有热者，忌。

以上通剂菜部

流水

味甘，性平，无毒。禀天一之气而生。有升有降，阴中阳也。

主治　长流水，一名东流水。主手足四末之病，通利二便。虞抟　逆流水，主中风卒厥，头风，疟疾，咽喉诸病，宣吐痰饮。时珍　急流水，主通利二便，及足胫以下风痹之疾。虞抟　甘澜水，一名劳水。主病后虚弱，扬之万遍，煮药禁神皆验。藏器　主脾肾虚，阳盛阴虚，目不能瞑，及霍乱吐利，伤寒后欲作奔豚。时珍

归经　入脾、胃、大小肠四经。为通达之品。兼宣剂，功专荡涤邪秽。

前论　河间曰：流水者，大而江河，小而溪涧，皆是也。外动而性静，质柔而气刚，与湖泽陂塘之止水不同。虞抟曰：逆流水，乃洄澜之水，其性逆而倒上，故用以煎发吐痰饮之剂。保升曰：急流水，乃湍上峻急之水，其性急速而下达，故主以上诸症。劳水者，用流水二斗，置大盆中，以勺高扬千万遍，有沸珠相聚，乃取煎药，盖水性本咸而重，劳之则甘而轻，取其不助肾气，而能益脾胃也。

鳌按：甘澜水大补脾胃二土，故能治五劳七伤及虚弱等症。其治奔豚者，以其兼入膀胱经也。

以上通剂水部

白鱼

味甘，性平，无毒。

主治　主开胃，下气，去水气，令人肌健。《开宝》

归经　入脾、大小肠三经。为行水之品。

前论　保升曰：白鱼性能逐水，故治水肿有殊功。

以上通剂鳞部

䗪虫

即土鳖虫。味咸，性寒，有毒。得土湿之气而生。降也，阴也。畏皂荚、菖蒲，与灯蛾相牝牡。

主治　主心腹寒热洗洗，血积癥瘕，破坚，下血闭。《本经》　月水不通，破留血积聚。甄权　行产后血积，折伤瘀血。时珍

归经　入肝经。为软坚破结之品。兼湿剂，伤家最要药。

前论　东垣曰：仲景治杂病，及久病积结，有大黄䗪虫丸，及妇人药并用之，以其有破坚下血之功也。《纲目》曰：土鳖虫以刀断之，中有白汁如浆，凑接即连，复能行走，故用接续筋骨有奇效。然须先整定筋骨乃可服，否则接挫也。

禁忌　《经疏》曰：无瘀血停留者，忌用。

以上通剂虫部

卷　四

补　剂　上

徐之才曰：补可去弱，人参、羊肉之属是也。李杲曰：人参甘温，能补气虚。羊肉甘热，能补血虚。羊肉补形，人参补气，凡气味与二药同者，皆是也。张从正曰：五脏各有补泻，五味各补其脏，有表虚里虚，上虚下虚，阴虚阳虚，气虚血虚。经曰：精不足者补之以味，形不足者温之以气。五谷五菜五果五肉，皆补养之物也。

人参

味甘，微苦，性微凉，熟用温，无毒。得土中清阳之气，禀少阳之令而生。升多于降，阳中微阴也。茯苓、马蔺为使。反藜芦。

主治　主补五脏。安精神，定魂魄，止惊悸，除邪气，明目，开心益智。《本经》　疗肠胃中冷，心腹鼓痛，胸胁逆满，调中，止消渴，通血脉。《别录》　主五劳七伤，虚损痿弱，消胸中痰，治肺痿及痫疾，冷气上逆，虚而多梦纷纭。甄权　止烦躁，变酸水。李珣　肺胃阳气不足，肺气虚促，短气少气，泻心肺脾胃中火邪，止渴生津液。元素　痎疟，滑泄久痢，小便频数淋沥，中风，中暑，痿痹，吐血，嗽血，下血，血淋，血崩，自汗，盗汗，胎前产后诸病。《纲目》

归经　入肺经。通行十二经。为大益元阳之品。补益肺中元气。

前论　东垣曰：大补肺气，肺气旺，则四脏之气皆旺，精自充而形自盛也。又古人血脱者益气，盖血不自生，须阳气生则阴血生也。好古曰：洁古言以沙参代人参，取其味甘也。然人参补五脏之阳，沙参补五脏之阴，安得无异？虽云补五脏，亦须各用本脏药相佐使引之。元素曰：人参得升麻引用，补上焦之元气，泻肺中之火。得茯苓引用，补下焦之元气，泻肾中之火。得麦冬则生脉，得干姜则补气，得黄芪、甘草、乃甘温除大热，泻阴火，补元气，又为疮家圣药。

禁忌　《经疏》曰：凡肺家有热诸症，及阴虚火动之候，与痘疹初发，身虽热而斑点未形，与伤寒始作，形症未定而邪热炽，均忌。

甘草

味甘，性平，无毒。正禀土中阳气而生。可升可降，阴中阳也。白术、苦参为使。反大戟、芫花、甘遂、海藻。恶远志，忌猪肉。

主治　主五脏六腑寒热邪气，坚筋力，长肌肉，倍力，金疮肿，解毒。《本经》　温中，下气，烦满短气，伤脏咳嗽，止咳，通经脉，利气血，解百药毒。《别录》

归经　入肝脾二经，通入十二经。为调和之品。兼泻剂，能调百药，专解百毒。

前论　丹溪曰：甘草味甘，大缓诸火。东垣曰：凡心火乘脾，腹中急痛，腹皮急缩者，宜倍用之。其性能缓急，又能协和诸药，故热药得之缓其热，寒药得之缓其寒，寒热相杂者，用之得其平。仲淳曰：凡解毒必入甘草，盖诸毒遇土则化，甘草为土精，故能化毒，解一切邪气。《纲目》曰：甘草头生用，能行肝胃二经瘀浊之血，消肿导毒。甘草梢生用，治胸中积热，去茎中痛，加酒煮延胡索、苦楝子尤妙。李言闻曰：欲达下焦，须用梢子。

鳌按：甘草功用甚多，各《本草》所详亦甚繁而难记，因总括前贤笺记而举其要如下，甘草入和剂，则补益脏腑气血，一切劳伤虚损。入汗剂，则解肌表之寒热。入凉剂，则泻内外之邪热。入峻剂则缓正气，而使姜附无僭上之嫌，硝黄无峻下之患。入润剂，则养阴血而生津液，能协和诸药，使不相争。资其土气而生肌，藉其甘味而止痛，通行十二经脉而益精养气，壮骨和筋，故有国老之称，而为九土之精也。

禁忌　《经疏》曰：凡中满人，呕家，酒家，诸湿肿满，及胀满病，均忌。

炮制　《纲目》曰：生用则补脾胃不足而泻心火。炙用则补三焦元气而解表寒。炙法用长流水蘸湿，炙之至熟，去赤皮须选大而结者。

黄芪

味甘，性微湿，无毒。禀天之阳气，地之冲气以生。可升可降，阳也。茯苓为使。恶鳖甲、白鲜皮。

主治　主痈疽久败疮，排脓止痛，大风癞疾，痔瘘，补虚，小儿百病。《本经》　女人子脏冷，逐五脏间恶血，补丈夫虚损，五劳羸瘦，止渴，腹痛泄痢，益气，利阴气。《别录》　主虚喘，肾衰耳聋。甄权　治虚劳自汗，补肺气，泻肺火心火，实皮毛，益胃气，去肌热，及诸经之痛。元素　太阴疟疾，阳维为病苦寒热，督脉为病气逆里急。好古

归经　入肺、大肠二经。为实表助气泻火之品。

前论　弘景曰：虚而客热，用出白水者凉补之。虚而客冷，用出陇西者温补之。好古曰：黄芪治气虚盗汗自汗肤痛，是皮表之药。治诸血壮脾胃，是中州之药。治伤寒尺脉不至，补肾脏元气，是里药，乃上中下内外三焦之药也。丹溪曰：黄芪大补阳虚自汗。若表虚有邪发汗不出者，服此又能自汗。宗奭曰：甄权谓其补肾虚者，气为水母也。《日华》谓其止崩带者，气盛则无陷下之忧也。嘉谟曰：凡痈疮毒气，化则成脓，补气故能内托，若不能成脓，死不治。毒盛而元衰也，痘亦然。

禁忌　《经疏》曰：黄芪功能实表，有表邪者忌。又能助气，气实者忌。又能塞补不足，胸膈气闭闷，肠胃有积滞者忌。又能补阳，阳盛阴衰者忌。与夫上焦热盛，下焦虚寒，及病人多怒，肝气不和，并痘疮血分热盛者，均忌。

沙参

味甘苦，性微寒，无毒。禀天地清利之气而生。降多于升，阴也。反藜芦，恶防己，一名白参。

主治　主专益肺气，补中，血结，惊气，除寒热。《本经》　疗胸痹心腹痛，结热，邪气头痛，皮间邪热，安五脏。又头肿痛，长肌肉。《别录》　去皮肌浮风，疝气下坠，治常欲眠，养肝气，宣五脏风气。甄权　补虚主惊烦，益心肺。《大明》　清肺火，治久嗽肺痿。《纲目》

归经　入肺经，兼入脾、肾二经。为补阴泻火之品。兼泻剂。

前论　元素曰：肺寒者用人参，肺热者用沙参。李言闻曰：人参甘苦温，其体

重实，专补脾胃元气，因而益肺与肾，故内伤元气者宜之。沙参甘淡而寒，其体轻虚，专补肺气，因而益脾与肾，故金易受火克者宜之。一补阳而生阴，一补阴而制阳，不可不辨。

禁忌 《经疏》曰：脏腑无实热，肺虚寒客作嗽者，均忌。

丹参

味苦，性微寒。降也，阴中阳也。畏咸水，反藜芦。

主治 主心腹邪气，肠鸣幽幽如走水，寒热积聚，除瘕破癥，止烦满，益气。《本经》 养血，去心腹痛疾，结气，腰脊强脚痹，除风邪留热。《别录》 清酒治风痹足软。弘景 骨节疼痛，四肢不遂，破宿血，生新血，安生胎，落死胎。止崩带，调月经，血邪心烦，一切肿毒。《大明》 活血，通心包络。治疝气，头痛赤眼，温热狂闷。《纲目》

归经 入心、肝、肾三经。为去瘀生新之品。兼泻剂，心与心包血分药。

前论 萧炳曰：丹参治风软脚，可逐奔马，曾用实有效。

禁忌 《经疏》曰：北方产者良。孕妇无故，忌。

葳蕤

即玉竹，味甘，性平，无毒。禀天地清和之气，而得稼穑之甘以生。可升可降，阳中阴也。畏咸卤。

主治 主中风暴热不能动摇，跌筋结肉，诸不足，悦颜色。《本经》 心腹中结气，虚热，湿毒肿痛，茎中寒。《别录》 内补不足，去虚劳客热，头痛不安。甄权 除烦闷，止消渴，润心肺，补五劳七伤，虚损，腰脚疼痛。天行热狂，服食无忌。《大明》 主风温自汗灼热，及劳疟寒热，脾胃虚乏，男子便频失精，一切虚损，目痛眦烂泪出。《纲目》

归经 入心、肺二经。为益阴长阳之品。补益五脏，滋养气血，平补而润，兼除风热。

前论 罗天益曰：凡头痛不止者，属外感，宜发散。乍痛乍止者，属内伤，宜补益。又有偏头痛者，左属风邪血虚，右属痰热气虚。腰痛亦有肾虚气滞，痰积血瘀，风寒湿热之不同。凡挟虚挟风湿者宜葳蕤。讱庵曰：此药性缓，久服方能见效。而所主多风湿虚劳之缓症，未尝恃为重剂也。若急虚之症，必用参芪，方能复脉回阳。世因时珍可代参芪之说，凡虚症俱用之，曾何益于病之分毫哉？余欲采葳蕤古方入补剂者，终不可得，可见古罕用矣。

炮制 雷公曰：竹刀刮去皮节，洗净蜜水浸一宿，蒸了，焙干用。

白术

味甘，性温，无毒。禀初夏之气，正得土之冲气以生。阴中阳也，可升可降。忌蛤、雀、桃、李、菘菜、青鱼。

主治 主风寒湿痹死肌，痉疸，止汗，除热，消食。《本经》 大风在身面，风眩头痛，消痰水，逐皮间风水结肿，除心下急满，霍乱吐下不止，利腰脐间血，暖胃。《别录》 腹冷痛，胃虚下利，多年气利，止呕逆。甄权 反胃，五劳七伤，主腰膝痃癖气块，妇人冷癥瘕。《大明》 消足胫湿肿，除胃热积热。得枳实消痞满气分，佐黄芩清热安胎。元素 补肝风虚，主舌本强，食即呕，胃脘痛，心下急痛，心下水痞，冲脉为病，气逆里急，脐腹痛。好古

归经 入脾、胃二经。为安土除痹之品。在血补血，在气补气，除湿祛寒，疏风辟恶。

前论 缪仲淳曰：二术俱为阳草，故祛邪之功胜，而益阴之效亏，药性偏长，

物无兼力。术燥肾而闭气，故溃疡用之，反能生脓作痛。人但知术能健脾，此盖指脾为湿邪所干，术能燥湿，湿去则脾健，故曰补也。宁知脾虚无湿者用之，反致燥竭脾家津液，是损脾阴也。何补之足云？此最易误，故特表而出之。

炮制 《备要》曰：肥白者出浙地，名云头术。燥白者出宣歙，名狗头术，差胜于浙。糯米泔浸，脾病陈壁土炒，或蜜水乳汁润炒。

金毛狗脊

味苦甘，性微温，无毒。禀地中清阳之气，兼感天之阳气而生。可升可降，阴中阳也。萆薢为使，恶香附、败酱。

主治 主腰背强，机关缓急，周痹，寒湿膝痛，颇利老人。《本经》 疗失溺不节，男子脚弱腰痛，风邪淋露，少气目暗，坚脊利俯仰，女子伤中关节重。《别录》 男女毒风软脚，肾气虚弱，续筋骨，补益男子。甄权 强肝肾，健骨，治风虚。《纲目》

归经 入肾经，兼入肝经。为补而能走之品。平补肝肾，苦坚肾，温养气，甘益血。

前论 《内经》曰：内不在脏腑，而外未发于皮，独居分肉之间，真气不能周，名曰周痹。仲淳曰：肾气与带冲任脉俱虚，则为淋露。讱庵曰：凡病后足肿，但节食以养胃气，外用狗脊煎汤浸洗。

禁忌 《经疏》曰：肾虚有热，小水不利，或短涩黄赤，口苦舌干，均忌。

炮制 雷公曰：凡使，火燎去毛，细锉酒浸一夜，蒸半日，晒干用。

远志

味甘，性温，无毒。感天之阳气，得地之芳烈而生。可升可降，阳也。得茯苓、冬葵子、龙骨良。畏珍珠、藜芦。

主治 主咳逆伤中，补不足，除邪气，利九窍，益智慧，耳目聪明，不忘，强志，倍力。《本经》 利丈夫，定心气，止惊悸，益精，去心下膈气，皮肤中热，面目黄。《别录》 令人不迷，坚壮阳道。甄权 妇人血噤失音，小儿客忤病。《日华》 肾积奔豚。好古 治一切痈疽。《纲目》 叶名小草。主益精，补阴气，止虚损梦泄。《别录》

归经 入心、肾二经。为水火并补之品。能通肾气，上达于心。

前论 仲淳曰：心气弱，心血少，馁怯易惊，梦寐多魇，神不守舍，怔忡健忘，失志，阳痿等症，均须远志。

鳌按：前贤皆以远志为心家药，至今守之。独海藏以为肾经气分药，时珍亦以为入肾经，非心经药。其功专于强志益精治善忘，以精与志皆肾经之所藏，肾经不足，则志气衰，不能上达于心，故迷惑善忘，二说是已。然心与肾毕竟交通，离开不得，非心气足不能下交于肾，而使肾之气上通于心，故凡肾精充，肾气旺，有以上达于心者，皆心气先能充足。有以下注故也，则强志益精治善忘，虽肾之所藏，而何莫非心欤！则前贤皆以远志为心药者，论其原，二家以为肾药者，据其功也。故余以为入心、肾二经，一以见心为主，而肾为应，一以见心肾之不可离二也。

禁忌 《经疏》曰：凡心经有实火，为心家实热，应用黄连、生地者，禁与参、术等助阳气药同用。

炮制 雷公曰：凡使，去心，否则令人烦闷。甘草汤浸一宿，焙用。

巴戟天

味辛甘，性微温，无毒。禀土德真阳之气，兼得天之阳和以生。可升可降，阳也。覆盆子为使。恶雷丸、丹参。

主治 主大风邪气，阴痿不起，强筋

骨，安五脏，补中，增智，益气。《本经》

疗头面游风，小腹及阴中相引痛，补五脏，益精，利男子。《别录》　男子夜梦鬼交泄精，强阴，下气，治风癞。甄权

治一切风，疗水胀。《日华》

归经　入肾经。为强阴益精之品。肾经血分药。补助元阳，祛风除湿。

前论　仲淳曰：五脏之劳，肾为之主，下气则火降，火降则水升，阴阳互宅，精神内守，故主肾气滋长，元阳益盛，而诸虚病自退也。其主诸风者，风阳邪，势多走上，巴戟助元阳而兼散邪，况真元得补，邪安所留？此所以愈大风邪气及头面游风并一切风也。

禁忌　《经疏》曰：凡相火炽，思欲不得，便赤口苦，目昏目痛，烦躁口渴，大便燥结者，均忌。

炮制　雷公曰：凡使，先用杞子汤浸一宿，待软，酒浸一伏时漉出，同菊花炒焦黄，去菊，以布拭干用。

淫羊藿

味辛甘，性温，无毒。得金土之气，而上感天之阳气以生。可升可降，阳也。山药为使。得酒良。

主治　主阴痿绝伤，茎中痛，利小便，益气力，强志。《本经》　肾筋骨，消瘰疬，下部有疮，洗出虫，丈夫久服，令人无子。《别录》　治丈夫绝阳无子，女人绝阴无子，老人昏耄，中年健忘，一切冷风劳气筋骨挛急，四肢不仁，补腰膝，强心力。《大明》

归经　入命门经，兼入肝经，通入胃、大肠、三焦三经。为助阳益精之品。真阳不足者，宜之。

前论　士瀛曰：茎中痛，肝肾虚也。补益二经，痛自止矣。

鳌按：《别录》言久服无子。《大明》又治绝阴绝阳无子。何二说之相反欤？不知淫羊藿甘温益阳，能补命门，故能疗绝阴绝阳之无子而使有子。《别录》云者，非久服即能变性也，因阳道旺而欲必不节，频御女而精反耗，故无子也。

禁忌　《经疏》曰：凡虚阳易举，梦遗不止，便赤口干，强阳不痿，均忌。

炮制　雷公曰：凡使，夹去叶四畔花枝，每斤用羊脂四两拌炒。

当归

味甘、辛、苦，性温，无毒。禀土之甘味，天之温气以生。可升可降，阳中微阴也。恶蔄茹、面，畏菖蒲、海藻、牡蒙。

主治　主咳逆上气，温疟，寒热洗洗在皮肤中，妇人漏下无子。《本经》　除客血内塞，中风痉，汗不出，湿痹，中恶客气，虚冷，补五脏。《别录》　虚劳寒热，不痢腹痛，女人沥血腰痛，崩中，补女子诸不足。甄权　治一切风，一切气，补一切劳。破恶血，养新血，及癥瘕，肠胃冷。《大明》　主痿痹嗜卧，足下热而痛，冲脉为病，气逆里急，带脉为病，腹痛腰溶溶如坐水中。好古　治痈疽诸恶疮疡，排脓止痛，和血补血。时珍

归经　入心、肝、脾三经。为养血润燥之品。兼滑剂，血中气药，心经本药，治诸病夜甚。

前论　甄权曰：古方治产后恶血上冲，取效无急于此，凡气血昏乱者服之即定，可以补虚，为产后要药。寇氏曰：《药性论》补女子诸不足一语，尽当归之用矣。元素曰：凡血病必须用之，血壅而不流则痛，当归甘温能和血，辛温散内寒，苦温助心散寒，使气血各有所归。海藏曰：入心，以心主血也。入肝，以肝藏血也。入脾，以脾统血也。头止血，身养血，尾行血，全活血而不走。无己曰：脉者血之府，诸血皆属心，凡通脉者，必先

补心益血。

鳌按：韩悉谓治痰以姜制。讱庵又谓当归非治痰药，姜制亦臆说。夫当归固非治痰之品。然亦有阴虚痰盛，于治痰药中不得不用当归者，又以当归性究滋补，非疏豁之物，故斟酌用之。制之以姜，使阴即得所补，而补阴之中，又得藉之开窍以治痰，韩说亦未尽非也。

禁忌　《经疏》曰：此性辛温，终是行走之性，故致滑肠。又其气与胃气不相宜，故肠胃薄弱，泄泻溏薄，及一切脾胃病，恶食，不思食，食不消，均忌。即在产后胎前，亦不得入。

石斛

味甘，性平，无毒，禀土中冲阳之气，兼感春之和气以生。降也，阴中阳也。陆英为使。恶凝水石、巴豆。畏雷丸、僵蚕。

主治　主补五脏，虚劳羸瘦，强阴益精。《本经》　平胃气，逐皮肤邪热痱气，脚膝疼冷痹弱，定志除惊。《别录》　除热健阳。甄权　逐皮肤风痹，骨中久冷，补肾益力。元素　治发热自汗，痈疽，排脓内塞。《纲目》

归经　入胃、肾二经，兼入心、脾二经。为除热益阴之品。除脾胃湿热，补益四经。

前论　寇氏曰：石斛治胃中虚热有功。时珍曰：此乃脾及右肾之药。深师云：囊湿精少，小便余沥者，宜加之。一法，每以二钱入姜一片代茶，甚清肺补脾也。

炮制　雷公曰：去根头，酒浸一宿，酥拌蒸半日，焙用。入补药乃效。

骨碎补

味苦，性温，无毒。得金气，兼得石气以生。一名猴姜。

主治　主破血止血，补折伤。《本经》　主骨中毒气，风血疼痛，五劳六极，手足不收，上热下冷。甄权　恶疾，蚀烂肉，杀虫。《大明》　主补肾，故治耳鸣，及肾虚久泻。肾主骨，故治折伤牙痛。

归经　入肾经。为补益之品。入肾主骨，入血行伤，妇人血气药。

前论　原礼曰：予尝用此药末入猪肾中煨熟，治久泄立止。盖肾主大小便，久泄属肾虚，不可专责脾胃也。雷公用治耳鸣，耳亦肾之窍也。

禁忌　《经疏》曰：不宜与风燥药同用。

炮制　雷公曰：铜刀刮去黄毛，细切，蜜拌蒸一日，晒干用。若急用不蒸，只焙干亦得也。

续断

味苦辛，性微温，无毒。得土金之气，兼禀天之阳气以生。可升可降，阳也。地黄为使。恶雷丸。

主治　主伤中，补不足，金疮，痈疡，折跌续筋骨，妇人乳难，久服益气力。《本经》　女人崩中漏血，金疮血内漏，止痛生肌肉，及损伤恶血腰痛，关节缓急。《别录》　去诸温毒，宣通血脉。甄权　助气，补五劳七伤，破癥结瘀血，消肿毒，肠风，痔瘘。乳痈瘰疬，女人产前后一切病，胎漏子宫冷。面黄虚肿，缩小便，止泄精，尿血。《大明》

归经　入肝、肾二经。为专益筋骨之品。腰肾要药。治胎产，续绝伤。

前论　仲淳曰：欲行血理伤，当与当归、牛膝、肉桂、延胡索同用。欲止血疗崩中补不足，则与白胶、阿胶、地黄、麦冬、杜仲、人参、山萸、杞子、黄芪、五味同用。欲安胎，则与凉血补血顺气药同用。欲疗金疮，则与金疮药同用。

禁忌　《经疏》曰：禁与苦寒药治血

病，及与大辛热药用于胎前。

炮制　雷公曰：取根横切，又去向里硬筋，酒浸一伏时，焙用。《备要》曰：川产者良，状如鸡脚皮黄皱，节节断者真。

干地黄

即今生地。味甘苦，性寒，无毒。禀仲冬之气，兼禀地之和气以生。降也，阴中阳也。得清酒、麦冬良。恶贝母，畏莱菔、芜荑。

主治　主伤中，逐血痹，填骨髓，长肌肉。作汤除寒热积聚，除痹，疗折跌绝筋，生者尤良。《本经》　主男子五劳七伤，女子伤中胞漏下血，破恶血，溺血，利大小肠，去胃中宿食，补五脏内伤不足。通血脉，益气力，利耳目。《别录》　助心胆气，治心肺损，吐血衄血，妇人崩中血运。《大明》　生血，凉血，补肾水真阴，除皮肤燥，去诸湿热。元素。　主心病掌中热痛，脾气痿躄，足下热而痛。好古

归经　入心、肝、肾、心包、小肠五经。为滋阴凉血之品。补肾要药。

熟地黄

味甘，微苦，性微湿，无毒。降也，阴中阳也。忌莱菔、葱、蒜、诸血。得当归、丹皮，和血止血，滋阴补髓。

主治　主补五脏内伤不足，通血脉，填骨髓，利耳目，黑须发，生精养血，男子五劳七伤，女子伤中胞漏，经候不调，胎产百病。东垣　去脐腹急痛，病后胫股酸痛。元素　坐而欲起，目晾晾无所见，服之大效。好古

归经　入心、肝、肾三经。为滋阴养血之品。补血上剂，滋肾水补真阴，填骨髓生精血。

生地黄

即今鲜生地。味甘，性大寒，无毒。

主治　主妇人崩中血不止，及产后血上薄心闷绝伤身，胎动下血，胎不落，堕坠伤折，瘀血，鼻血，吐血。皆捣饮之。《别录》　解诸热，利水道。甄权

归经　入心、肝、肾三经。为清火凉血之品。

前论　雷公曰：采得即用者为生地黄，晒干收者为干地黄，以法制过者为熟地黄。海藏曰：钱仲阳泻丙火，干地黄与木通同用以导赤也。诸经之血热，与他药相随，亦能治之。溺血便血皆同也。又干地黄益肾水，凉心血，脉洪实者宜之。若脉虚者宜熟地，假火力蒸九数，故能补肾中元阳之气。原礼曰：阴微阳盛，相火炽强，来乘阴位，日渐煎熬，为虚火之症者，宜干地黄之属，以滋阴退阳。元素曰：生地黄大寒凉血，血热者须用。熟则微温补肾，血衰者须用。脐下痛，属肾经，非熟地不能除，乃通肾之药也。王硕曰：男子多阴虚，宜熟地。女子多血热，宜生地。又生地能生精血，天冬引入所生之处。熟地能补精血，麦冬引入所补之处。

禁忌　《经疏》曰：凡病人脾胃弱，大便泄，产后不食或泻，及胸膈多痰，气道不利者，均忌。

炮制　虞抟曰：生地生血，胃气弱者恐妨食。熟地补血，痰饮多者恐泥膈。或云生地酒炒则不妨胃，熟地姜汁炒则不泥膈，此真得用地黄之精微者也。时珍曰：凡制熟地，必拌砂仁末与酒蒸晒，单用酒煮者不可用，何况水煮乎？

牛膝

味苦酸，性平，无毒。禀地中阳气，兼乎木火之化以生。降也，阴中阳也。恶龟甲。畏白前，忌牛肉乳。

主治　主寒湿痿痹，四肢拘挛，膝痛不可屈伸，逐血气，伤热火烂，堕胎。《本

经》　疗伤中少气，男子阴消，老人失溺，补中续绝，填骨髓，除脑中痛，反腰脊痛，妇人月水不通，血结，益精，利阴器，止发白。《别录》

归经　入肝、肾二经。为走而能补之品。兼泻剂，能引诸药下行。

前论　丹溪曰：牛膝能引诸药下行。筋骨痛风在下者，宜加用。张子和曰：大法治淋，宜通气清心，平火利湿，不可用补，恐湿热得补增剧也。牛膝为淋症要药，血淋尤宜之。杜牛膝亦可。又有中气不足致小便不利者，宜补中益气，不可用淋药通之。东垣曰：凡用杜牛膝，春夏用叶，秋冬用根，惟叶汁效尤速。《宝鉴》曰：生用，散恶血，破癥瘕，治心腹诸痛，淋痛，尿血，经闭，产难，喉痹，痈疡，金疮折伤，出竹木刺，堕胎，皆取其去恶血之功也。酒蒸，益肝肾，强筋骨，治腰膝骨痛，足痿筋挛，阴痿失溺，久疟下痢，伤中少气，皆取其补肝肾之功也。

鳌按：杜牛膝性专下走，毫无补益，肝肾二家虚弱者，不可轻投。

禁忌　《经疏》曰：误用必伤胎，经闭未久，疑似有妊者，忌用。上焦药中勿入，血崩不止，亦忌。《备要》曰：性下行而滑窍，梦遗失精，及脾虚下陷，因而腿膝肿痛者，禁用。

麦冬

味甘，性微寒，无毒。禀天春生之气，感地稼穑之甘以生。降也，阳中微阴也。地黄、车前为使。

主治　主心腹结气，肠中伤饱，胃脉络绝，羸瘦短气。《本经》　身重，目黄，心下支满，虚劳客热，口干燥渴，止呕吐，愈痿蹙，强阴益精，消谷调中，保神，定肺气，安五脏。《别录》　去心热，止烦热，寒热体劳，下痰饮。藏器　止嗽，定肺痿吐脓，时疾热狂头痛。《大明》　治热毒，大水面目肢节浮肿，下水，主泄精。甄权　治肺中伏火，补心气不足，主血热妄行，及经水枯，气不下。元素

归经　入心、肺二经，兼入胃经。为清润之品。兼泻剂，阳明正药，专行肺经气分药。

前论　宗奭曰：麦冬除肺热之功居多，但专泄而不专收，虚寒多人禁服。东垣曰：凉而能补，补而不泥，无过于麦冬者，伤寒劳复，与夫温热病，及杂病，阴不济阳而烦热燥渴者，用以生津液，濡枯而退热，大有奇功。

禁忌　《经疏》曰：麦冬性寒，虽主脾胃，而虚寒泄泻，及痘疮虚寒作泄，产后虚寒作泄，均忌。入补药，酒浸擂之良。

旱莲草

味甘酸，性平，无毒。正禀北方坎水之气而生，故其汁黑。降也，阴中阴也。

主治　主血痢，生眉发。《开宝》　乌须发，益肾阴。元素　止血排脓，通小肠。《大明》

归经　入肝、肾二经，兼入胃、大小肠三经。为补肾之品。

前论　虞抟曰：小便溺血，用旱莲草、车前草等分打汁，空心服三杯，愈乃止。

禁忌　《经疏》曰：脾胃虚弱者勿服，不用姜汁、椒红相兼修事，服之者，必腹痛作泄，宜详审之。

沙苑蒺藜

味甘，性温，一云微腥，无毒。

主治　主咳逆伤肺，肺痿，止烦，下气。甄权　长肌肉，明目，轻身，疗吐脓，去燥热，治奔豚肾气，益精。好古　疗水脏冷，小便多，止遗沥泄精，溺血肿痛，阴汗，妇人带下，治虚羸。《大明》

归经　入肾经，兼入肝经。为平补之品。功专补肾益精，兼清肺气。

前论　时珍曰：后世补肾，多用沙蒺藜，或以熬膏和药。

鳌按：沙蒺藜专补肾虚，治腰痛，及虚损劳乏，其功能大概不出此。

禁忌　《经疏》曰：沙蒺藜性能固精，命门火炽，阳道数举，交媾精不易出者，均忌。

菟丝子

味辛甘，性平，无毒。禀春末夏初之气以生，凝乎地中冲气以成，感秋之气而实。山药为使，得酒良。

主治　主续绝伤，补不足，益气力，肥健人，汁去面鼾。《本经》　养肌，强阴，坚筋骨，主茎中寒，精自出，溺有余沥，口苦燥渴，寒血为积，久服明目。《别录》　男女虚冷，添精益髓，去腰疼膝冷，消渴热中。甄权　治五劳七伤，鬼交泄精，尿血。《大明》　补肝脏风虚。好古

归经　入肝肾二经，兼入脾经。为补助三阴之品。温而不燥，不助相火，强阴益精。

前论　东垣曰：暖而能补肾中阳气，故茎中寒，精自出，溺有余沥，皆主之。至劳伤皆脾、肾、肝三脏所主，肝脾气旺，则瘀血自行也。

禁忌　《经疏》曰：肾家多火，阳强不痿，及大便燥结者，均忌。

使君子

味甘，性温，无毒。

主治　主健脾胃，除虚热，杀脏虫，小儿五疳，小便白浊，疗泻痢，疮癣。《开宝》

归经　入脾胃二经。为消积杀虫之品。小儿百病要药。

前论　时珍曰：此物味甘气温，既能杀虫，又益脾胃，所以能敛虚热而止泻痢，为幼科要药也。

炮制　《备要》曰：勿用油黑者，亦可煨食，忌饮热茶，犯之作泻。

天冬

味甘苦，性平，一云寒，无毒。正禀天寒初之气以生，得地之阴精独厚。降也，阴也。地黄、贝母为使。

主治　主诸暴风湿偏痹，强骨髓，杀三虫，去伏尸。《本经》　保定肺气，去寒热，利小便，养肌肤，冷而能补。《别录》　肺气咳逆喘促，肺痿肺痈除热，通肾气，止消渴，去热中风，除身上一切恶气不洁之疾。甄权　镇心，润五脏，补五劳七伤，吐血，治嗽，消痰，去风热烦闷。《大明》　主心病嗌干，心痛，渴而欲饮，足下热而痛。好古

归经　入肺、肾二经。为除虚热润燥痰之品。兼泻剂，去肺肾虚热要药，清金降火益水。

前论　嘉谟曰：肾主津，燥则凝而为痰，得润剂，则痰化，所谓治痰之本也。仲淳曰：痰之标在脾、胃、肺，其本在肾，若非肾家有火炎上薄肺，煎熬津液而成粘腻，而痰何自生？天冬味苦气寒，能清热保肺，下通于肾，故为清肺消痰止嗽必用之药。又肺为华盖，喜清肃而恶烦热，亦畏湿热，平则和安，发声清亮，一受火贼，则痰壅咳逆，气喘吐血，寒热声哑之症出焉。热泄则痰散而肺清，肺清则津液流通，气得下降，而诸症悉除矣。

禁忌　《经疏》曰：胃虚无热，及泻者，均忌。

炮制　雷公曰：凡使，酒蒸晒干，或烘干用。

何首乌

味苦涩，性微温，无毒。禀春深之气而生。升也，阳也。茯苓为使。忌诸血、

无鳞鱼、莱菔、葱、蒜、铁器。

主治　主瘰疬，消痈肿，疗头面风疮，五痔，主心痛，益血气，黑髭发，悦颜色，久服长筋骨，益精髓，亦治妇人产后及带下诸疾。《开宝》　治腹脏一切宿疾冷气，肠风。《大明》

归经　入肝肾二经。为益血祛风之品。兼涩剂，滋补良药。白入气分，赤入血分。

前论　汪颖曰：苦坚肾，温补肝，甘益血，涩收敛精气，能止诸疟，大约疟邪在阴分久而不解者，必须此。毒痢下纯血，诸药不效者，亦用之有神。

禁忌　《经疏》曰：首乌为益血之品，忌与附、桂等诸燥热药同用。

以上补剂草部

侧柏叶

味苦涩，性微寒，无毒。感秋令，得金气之全而生。可升可降，阴也。肉桂、牡蛎为使。恶菊花，宜酒。

主治　主吐血衄血崩中，肠风尿血痢血，一切血症。去冷风湿痹，生肌，各依方面采阴干。《本经》　治历节风痛，治汤火疮，生肌杀虫，炙罨冻疮，汁乌髭发。《别录》

归经　入肝、肾二经。为益阴凉血之品。补阴要药，养阴滋肺而燥土最清血分。

前论　陆佃曰：柏有数种，入药惟取叶扁而侧生者，故曰侧柏。

炮制　雷公曰：凡使柏叶，或炒或生用。

柏子仁

味辛甘，性平，无毒。畏菊花。

主治　主惊悸，安五脏，益气，除风湿痹，久服令人润泽，耳目聪明。《本经》　疗恍惚虚损吸吸，历节腰中重痛，益血，止汗。《别录》　除风湿痒。元素

归经　入心经，兼入肝、肾二经。为滋润之品。养心气润肾燥，透心肾而悦脾，助脾滋肝。

前论　苏颂曰：凡补脾药多燥，此润药而其气清香，大能舒脾，燥脾药中，兼用最良。此肝经气分药。好古

禁忌　《经疏》曰：肠滑作泻，鬲间多痰，阳道数举，肾家有热，暑湿作泻者，均忌。

炮制　雷公曰：酒浸一宿，晒干炒研去油用，油透者勿用。

血竭

味甘咸，性平，有小毒。禀土气而兼水化。降也，阴也。得密陀僧良。

主治　主心腹卒痛，金疮血出，破积血，止痛生肉，去五脏邪气。《开宝》　伤折打损一切疼痛。血气搅刺，内伤血聚，补虚，并宜酒服。李珣　补心包络肝血不足。好古　傅恶疮疥癣久不合，性急不可多使，却引脓。《大明》

归经　入肝、心包二经。为和血之品。专除血痛，散瘀生新。

前论　李梴曰：血竭木之脂液，如人之膏血，味甘咸而走血，肝、心包皆主血，故入之。河间云：血竭止血痛，为和血圣药是矣。乳香、没药，虽主血病，而兼入气分，此则专于血分者。

禁忌　《经疏》曰：凡血病无瘀积者忌。一名麒麟竭。

炮制　雷公曰：先研粉筛过，入丸散中，若同众药捣，则作尘飞。

茯神

味甘，性平，无毒。

主治　主辟不祥。疗风眩风虚，五劳口干，止惊悸，多恚怒，善忘，开心益智，安魂魄，养精神。《别录》　补劳乏，主心下急痛坚满，人虚而小肠不利者，加而用之。

归经　入心经，兼入肝经。为宁神定志之品。

前论　士瀛曰：《神农本草》止言茯苓，《名医别录》始添茯神，而主治皆同。后人治心病必用茯神，故洁古言风眩心虚非茯神不能除，然茯苓亦未尝不治心病也。茯苓、茯神，赤入血分，白入气分，各从其类，如芍药之义。

禁忌　《经疏》曰：病人肾虚，小水自利，或不禁，忌用。

桑寄生

味苦甘，性平，无毒。感桑之精气而生。

主治　主腰痛，小儿背强，痈肿，充肌肤，安胎。《本经》　主女子崩中，内伤不足，产后余疾，下乳汁，主金疮，去痹。《别录》　益血脉，坚筋骨。《大明》　主怀孕漏血不止，令胎牢固。甄权

归经　入肝、肾二经。为益血之品。

前论　寇氏曰：桑寄生难得真者，真者下咽必验。若用他木寄生，未必效，且恐有害也。

杜仲

味辛甘，性温，无毒。微禀阳气，厚得金气而生。降也，阳中阴也。恶元参、蛇脱。

主治　主腰膝酸痛，补中，益精气，坚筋骨，强志，除阴下痒湿，小便余沥。《本经》　脚中酸疼，不欲践地。《别录》　治肾劳腰脊挛。《大明》　肾冷腰痛，人虚而身强直，风也，腰不利，加用。甄权　能使筋骨相着。东垣　治胎漏胎堕。汪机　润肝燥，补肝经风虚。好古

归经　入肾、肝二经。为助益腰膝之品。色紫归肝经气分。肝充则筋健，肾充则骨强。

前论　时珍曰：杜仲古方只知滋肾，惟好古言是肝经气分药，润肝燥，补肝虚，发前人所未发。盖肝主筋，肾主骨，屈伸利用，皆属于筋，杜仲色紫而润，故能入肝，子能令母实，故兼补肾。李言闻曰：腰痛不已，属肾虚。痛有定处，属死血。往来走痛，属痰。腰冷身重，遇寒便发，属寒湿。或痛或止，属湿热。而其原多本于肾虚。以腰者肾之府也，胎沥者，怀孕沥血，胎易堕者，胎元不固也。

禁忌　《经疏》曰：肾虚火炽者忌。即用，当与知、柏同入。

枣仁

味酸，性平，无毒。禀木之气而兼土化以生。可升可降，阳中阴也。恶防己。

主治　主心腹寒热邪结气聚，四肢酸痛湿痹，久服安五脏。《本经》　烦心不得眠，脐上下痛，血转久泄，虚汗，烦渴，补中，益肝气，坚筋骨，助阴气，能令人肥健。《别录》　筋骨风，炒研汤服。甄权

归经　入心、脾、肝、胆四经。为宁心敛汗之品。专补肝胆。

前论　时珍曰：枣仁熟用，疗胆虚不得眠，烦渴虚汗之症。生用，疗胆热好眠，皆足厥阴少阳药也。今人专以为心家药，殊昧此理。

禁忌　《经疏》曰：凡肝、胆、心、脾有实邪热者，禁用，以收敛故也。

山茱萸

味辛酸，性温，无毒。感天地春生之气，兼得木之酸味以生。降也，阳中阴也。蓼实为使。恶桔梗、防风、防己。

主治　主心下邪气寒热，温中，逐寒湿痹，去三虫。《本经》　肠胃风邪寒热，耳鸣耳聋，强阴益精，安五脏，通九窍，止小便利，久服明目。《别录》　治脑骨痛，补肾气，兴阳道，坚阴茎，添精髓，止老人尿不节，治面上疮，止月水不

定。甄权 暖腰膝，助水脏，除一切风，逐一切气。《大明》

归经 入肝、肾二经。为收涩补助之品。兼涩剂，二经气分药。固精秘气，强阴助阳，能温肝。

前论 海藏曰：止小便利，秘精气，取其味酸涩以秘滑也。士材曰：酸属东方而功多在北方者，乙癸同源也。讱庵曰：《圣济》云：如何涩剂能利九窍？《经疏》云：精气充则九窍利。昂按：山萸通九窍，古今疑之，得《经疏》一言，而意旨豁然。

禁忌 《经疏》曰：命门火燥，强阳不痿者，膀胱热结，小便不利者，均忌。阴虚血热，不宜用，即用，当与黄柏同加。

炮制 雷公曰：酒润去核，取皮，暖火焙干用。核能滑精，不可服。

女贞实

味苦，性平，无毒。禀天地至阴之气而生。降也，阴中阴也。即冬青树子。

主治 主补中，安五脏，养精神，除百病，久服肥健。《本经》 强阴，明目，健腰膝，变白发。《纲目》

归经 入肾经。为除热益精之品。

前论 河间曰：少阴之精，隆冬不凋，故能治虚损百病，返老还童。

禁忌 《经疏》曰：此气味俱阴，老人当入保脾胃药，及椒红温暖之剂，不然，恐有腹痛作泄之患。

枸杞子

味甘苦，性平，无毒。感天令春寒之气，兼得地之冲气以生。可升可降，阴中阳也。根名地骨皮。

主治 主五内邪气，热中消渴，周痹风湿，《本经》下胸胁气，客热头痛，补内伤大劳嘘吸。坚筋骨，强阴，利大小肠，久服坚筋骨，耐寒暑。《别录》 除风，去虚劳，补精气。孟诜 主心病嗌干，心痛，渴而引饮，肾病消中。好古 明目。《纲目》

归经 入肝、肾二经，兼入肺经。为滋益之品。清肝滋肾，润肺益气，生精助阳。

地骨皮

味苦，性大寒，无毒。升也，阴也。制硫黄、丹砂。

主治 主去骨热，消渴。孟诜 解骨蒸肌热，风湿痹，坚筋骨，凉血。元素 治在表无定之风邪，传尸有汗之骨蒸。东垣 泻肾火，降肺中伏火，去胞中火，退热，补正气。好古 治上膈吐血，煎汤漱口，止齿血，治骨槽风。丹溪 治金疮神效。陈承 去下焦肝肾虚热。《纲目》

归经 入肾、三焦二经。为清血热，助正气之品。兼泻剂，上除头风痛，中平胸胁痛。

枸杞苗叶

味苦甘，性寒。

主治 主除烦，壮心气，去皮肤骨节间风，消热毒，散疮肿。《大明》 作饮代茶，止渴消热烦，解面毒，汁注目中，去风障赤膜昏痛。甄权 去上焦心肺客热。《纲目》

归经 入心、肺、脾、肾四经。为除热之品。兼泻剂。

前论 仲淳曰：杞子润而滋补，兼能退热，而专于补肾润肺生津益气，为肝肾真阴不足，劳乏内热，补益之要药。根名地骨皮，主下焦肝肾虚热，为三焦气分之药。苗叶性升且凉，故主清上焦心肺客热之药。老人阴虚者，十之八九，故服食家为益精明目之上品。昔人多谓能生精益气，除阴虚内热明目者，热退则阴生，阴生则精血自长，肝开窍于目，黑水神光属肾，肾脏之阴气增益，则目自明矣。

鳌按：《本经》、《别录》并未分别子皮苗叶，甄权、《大明》以后遂分列之，但《本经》、《别录》虽总言枸杞之用，而就其所言细体会之，如《本经》言主五内邪气，热中消渴，周痹风湿。《别录》言下胸胁气，客热头痛，应指皮与苗叶言之，所谓寒能除热者是也。《本经》言久服坚筋骨，轻身不老，耐寒暑。《别录》言补内伤大劳嘘吸，强阴，利大小肠，应指子言之，所谓甘平能补者是也。《大明》等条分缕晰，只是发挥以尽其用耳。又按东垣云：地为阴，骨为里，皮为表，地骨皮泻肾火，丹皮泻包络火，总治热在外无汗而骨蒸。知母泻肾火，治热在内有汗而骨蒸。四物汤加二皮，治妇人骨蒸。东垣剖辨二皮知母之用，极为精当。朱二允又云：地骨皮能退内潮，人所知也。能退外潮，人实不知，病或风寒散而未尽，作潮往来，非柴葛所能治，用地骨皮走表又走里之药，消其浮游之邪，服之未有不愈者。朱氏又明地骨皮一物，而能兼走表里，更为细切详明，世医不达此，概执为退热之品，亦未尽其妙矣。丹溪又云：地骨皮能治风者，肝肾同治也。肝有热，则自生风，与外感之风不同，热退则风自息。夫地骨皮本非入肝之药，丹溪云：然者，以肝肾同位而同治，骨皮即能退肾家虚热，则龙火肾不炽，雷火肝亦平，自能息肝热所生之风，虽不入肝经，而肝风亦并治也。且骨皮入肾、三焦二经之外，不入肝，更不入肺，即肺中伏火亦能降泄，则不必疑于肝风之不能息也，总之肾药兼治肝，乙癸同源也。肾药兼治肺，金水相涵也。拘执一见，讵可用药乎？

禁忌　《备要》曰：肠滑者忌杞子。中寒者忌骨皮。掘鲜者同小蓟煎浓汁浸下疳，甚效。

炮制　《雷公》曰：凡使枸杞根，东流水浸刷去土，捶去心，甘草汤浸一宿，焙干用。凡使枸杞子，拣净枝梗，取鲜明者，酒浸一宿，捣烂入药。

以上补剂木部

卷　五

补　剂　下

小麦

味甘，性平，无毒。禀四时冲和之气而生。

主治　主除客热，止烦渴，咽燥，利小便，养肝气，止漏血唾血，令妇人易有孕。《别录》　养心气，心病易食之。思邈　煎汤饮，治暴淋。宗奭　浮麦，味咸，性寒，主益气，除烦，除盗汗自汗，骨蒸虚热，妇人劳热。《纲目》　麦苗，味辛，性寒，主消酒毒。暴热，酒疸目黄，并捣汁日饮。藏器　除烦闷，解时疾狂热，退胸膈热，利小肠。《日华》

归经　入心经。为滋养之品。

前论　甄权曰：小麦皮寒肉热，合汤皆完用之，不许皮拆，拆则温，明面不能消热止烦也。

黑稆豆

味甘，性温，无毒。即俗云野马料豆。比大豆更紧小。

主治　主调中下气，通关脉，制金石药毒，去贼风风痹，妇人产后冷血。炒焦黑，热投酒中，渐渐饮之。藏器　煮汁饮，去烦热。《纲目》

归经　入肾经。为助元之品。

前论　子和曰：此生田野中，霜后乃熟，故性沉而为肾之谷，肾病宜之。世医竟用大豆当之，误矣。

白扁豆子

味甘，性微温，无毒。禀土中冲和之气而生。可升可降，阳也。有黑白二种，白者入药。

主治　主和中，下气。《别录》　补五脏，主呕逆。孟诜　疗霍乱吐利不止，研末和醋服之。苏恭　止泄痢，消暑。暖脾胃，除湿热，止消渴。《纲目》　扁豆花，主赤白带下，干末米饮服。苏颂　扁豆叶，治霍乱吐下不止。《别录》　吐利后转筋，生捣一把，入少醋绞汁服，立瘥。苏恭

归经　入脾经，兼入胃经。为专治中宫，除湿消暑之品。

前论　时珍曰：此入太阴气分，通利三焦，能化清降浊，故专治中州之病，清暑除湿而解毒也。能解河豚鱼毒，及一切药毒。

禁忌　《经疏》曰：伤寒寒热外邪，方炽者忌。

以上补剂谷部

韭子

味辛甘，性温，无毒。升也，阳也。

主治　主补肝肾，治命门，暖腰膝，治筋痿，遗尿，泄精，溺血，白带，白淫，小便频数。《备要》　治鬼交甚效。《日华》

归经　入肝、肾二经。为泄精溺血之要品。专补肝及命门不足。

前论　时珍曰：《素问》云：足厥阴病则遗尿，思想无穷，入房太甚，发为筋痿，及白淫，男随溲而下，女子绵绵而

下。韭子之治遗精漏泄，小便频数，女人带下者，能入厥阴补下焦不足。命门者藏精之府，故同治云。

禁忌　《经疏》曰：胃气虚而有热者忌。

炮制　《大明》曰：凡使，拣净蒸熟，曝干，簸去黑皮，炒黄用。

薯蓣

味甘，性温平，无毒。禀土之冲气以生。可升可降，阳也。恶甘遂。一名山药。

主治　主补虚羸，除寒热邪气，补中，益气力，长肌肉，强阴。《本经》　头面游风，头风眼眩，止腰痛，充五脏，除烦热。《别录》　补五劳七伤，镇心神，安魂魄，补心气不足，开心孔，多记。甄权　子名零余子，主补虚损，强腰脚，益肾。藏器

归经　入肺、脾二经，兼入心、肾二经。为补益之品。兼涩剂。

前论　讱庵曰：山药入肺、脾二经，补其不足，清其虚热，固肠胃，润皮毛，化痰涎，止泻痢。肺为肾母，故又益肾强阴，治虚损劳伤。脾为心子，故又益心气，治健忘，遗精。生捣敷痈疮，消肿硬。山药性涩故能治遗精泄泻，而诸家俱未言涩。

禁忌　《经疏》曰：不宜与面同食。

百合

味甘，性平，无毒。得土金之气，兼得天之清和以生。可升可降，阳中阴也。白花者入药。

主治　主邪气腹胀心痛，利大小便，补中益气。《本经》　除浮肿胪胀，痞满寒热，通身疼痛，及乳难，喉痹，止涕泪。《别录》　治脚气，热咳。甄权　温肺止嗽。元素　伤寒百合病。宗奭　安心定胆，益志，养五脏，治颠邪狂叫惊悸，产后血狂晕。《大明》　花主润肺清火，为末油调，涂天泡湿疮。时珍

归经　入肺、大肠二经，兼入心经。为清凉退热之品。润肺宁心，清热止嗽。

前论　丹溪曰：久嗽之人，肺气必虚，虚则宜敛，百合之甘敛，胜于五味之酸收也。

禁忌　《经疏》曰：中寒者勿服。

以上补剂菜部

枣

味甘，性温平，无毒。得土之冲气，兼感天之微阳以生。降也，阳也。杀附子、乌头、天雄毒。

主治　主安中，养脾气，平胃气，通九窍，助十二经。补少气，少津液，身中不足。大惊四肢重。《本经》　除烦闷，疗心下悬，除肠澼。《别录》　润心肺止嗽，补五脏，治虚损，除肠胃癖气。《大明》　和阴阳，调荣卫，生津液。东垣

归经　入心脾二经。为补中益气之品。脾经血分药。能和解百药。

前论　士瀛曰：经曰：里不足者以甘补之。又曰：形不足者，温之以气。甘能补中，温能益气，甘温能补脾胃，而津液自生，十二经脉自通也。

禁忌　《经疏》曰：中满者，小儿疳病者，齿痛及患痰热者，均忌。生者尤不利人，多食致寒热。

陈皮（附：橘红）

味苦辛，性温，无毒。色红日久者佳。

主治　主调中快膈，导滞消痰，利水止呕。破癥瘕痃癖，除膀胱留热，宣通五脏，统治百病，皆取其理气燥湿之功。《备要》　能解鱼毒及食毒。《金匮》　橘红，即陈皮去白者，主除寒，发表，消痰。《纲目》

归经　入肺、肝、脾、胃四经。为宣

通疏利之品。兼泻剂、燥剂、宣剂，脾肺气分之药。

前论　丹溪曰：治痰利药过多则脾虚，痰易生而反多。又曰：胃气亦赖痰以养，不可攻尽，致虚而愈剧。无己曰：脾为气母，肺为气龠，凡补药涩药，必用陈皮以利气。又凡用陈皮，取其发散皮肤也。时珍曰：同补药则补，同泻药则泻，同升药则升，同降药则降，各因所配而补泻升降也。

禁忌　《经疏》曰：凡中气虚，气不归元者，忌与耗气药同用。胃虚有火呕吐，忌与温热香燥药同用。阴虚咳嗽生痰，忌与半夏、南星等同用。疟非寒甚者，亦忌。

胡桃

味甘，性温平，无毒。禀火土之气以生。可升可降，阳也。

主治　主令人肥健，润肌黑发，多食利小便。能脱人眉，动气故也。去五痔，外青皮染髭。《本经》　补气养血，润燥化痰，益命门，利三焦，温肺润肠，治虚寒喘嗽，腰脚重痛，血痢，肠风，制铜毒。《纲目》

归经　入肺、肝、肾三经。为固补之品。肉润皮涩。

前论　韩飞霞曰：胡桃属木，补骨脂属火，并用之，有木火相生之妙。

禁忌　《经疏》曰：肺家有痰热，命门火炽，阴虚吐衄等症，均忌。

龙眼

味甘，性平，无毒。禀稼穑之化而生。升也，阳也。

主治　主治五脏邪气。安志厌食，除蛊去虫。《别录》　主补血气，养肌肉，益虚气，除健忘，治怔忡。

归经　入心、脾二经。为资益之品。益脾长志，养心葆血。

前论　吴球曰：食品以荔枝为贵，而资益则龙眼为良。盖荔枝性热，而龙眼性和平也。讱庵曰：归脾汤用之，治思虑劳伤心脾，及肠风下血。

禁忌　士材曰：甘能作胀，凡中满气膈之症，均忌。

甘蔗

味甘，性寒，无毒。禀地中之冲气以生。降也，阳中阴也。

主治　主下气和中，助脾气，利大肠。《别录》　消痰止渴，除心胸烦热，解酒毒。《大明》　主呕哕反胃，宽胸膈。《纲目》

主大便燥结。讱庵

归经　入肺、脾、胃三经。为除热生津润燥之品。

前论　时珍曰：蔗浆甘寒，能泻大热。《素问》甘温除大热意也。煎炼成糖，则甘温而助湿热，所谓积温成热也。又白糖霜主润心肺，和中消痰，解酒生津，大约功专润泽。赤砂糖主心腹热胀，润心肺大小肠热，解酒毒。又为和血去积之药。丹溪曰：糖生胃火，乃湿土生热，故能损齿生虫，非土制水也。

禁忌　《经疏》曰：蔗性寒，胃寒呕吐，中满滑泄者，均忌。

莲藕

味甘，性温平，无毒。得天地清芬之气，禀上中冲和之味而生。

主治　主热渴，散瘀血，生肌。久服令人心欢。《别录》　止泄，消食，解酒，及病后干渴。藏器　止闷除烦，开胃，破产后血闷，治霍乱，捣罨金疮并伤折。《大明》　生食，治霍乱后虚渴。蒸食补五脏，实下焦。孟诜　藕汁，能消瘀血不散。汪颖　藕节，性涩，能消瘀血，解热毒。产后血闷，血气上冲，口干腹痛，和地黄汁入酒童便饮。《大明》

止吐血，咳血，唾血，溺血，下血，血淋，血痢，血崩，衄血不止。《纲目》 藕蔤即藕梢。能解烦毒，下瘀血，解酒食毒。生食，止霍乱后虚渴烦闷，不能食。苏颂

归经 入心、肝、脾、胃四经。为去瘀生新之品。生用寒，熟用温。

前论 孟诜曰：产后忌生冷物，惟藕不同生冷，为能破血故也，最能解蟹毒。

莲子

味甘，性平涩，无毒。得茯苓、山药、白术、枸杞良。

主治 主补中养神，益气力，除百疾。《本经》 主益十二经脉血气，涩精气，厚肠胃，治脾泄久痢，白浊梦遗，女人崩带，及诸血病。《备要》 石莲子，即莲子之经霜坚黑堕水入泥者，清心除烦，专治噤口痢，淋浊诸症。《纲目》 湖莲子，性涩，入脾肾，专主泄泻遗浊。《本经》

归经 入心、肾、脾、胃四经。为资养后天元气之品。

前论 东垣曰：莲实能交水火而媾心肾，安靖上下君相火邪。仲淳曰：土为万物之母，后天之元气藉此生化。母气即和，则血气生，神得所养，诸疾不生矣。

禁忌 《经疏》曰：甘平无毒，于诸疾并无所迕。第生者食之过多，微动冷气胀人。

莲须

味甘涩，无毒，性微温。忌地黄、葱、蒜。

主治 主清心通肾，固精气，止吐血，疗滑泄，止血崩，及吐血。《纲目》

归经 入肾经，兼入心经。为固真涩精之品。兼涩剂。

前论 思邈曰：莲花须温而不热，血家泻家，尊为上品也。

炮制 《纲目》曰：凡使，花开时采取阴干，忌见火。

以上补剂果部

黄土

味甘，性平，无毒。禀天五地十之气而生。

主治 主泄痢冷热赤白，腹内热毒绞结痛。下血，又解诸药毒，中肉毒，野菌及合口椒毒。藏器

归经 入脾、胃二经。为助益戊己之品。

前论 张司空曰：三尺以上曰粪，三尺以下曰土。凡用，当去上恶物，勿令入客水，乃为真土，服之有益。李当之曰：土地主敛万物毒，治一切痈疽发背，及卒患急黄热甚。

炮制 《纲目》曰：凡服法，取入地干土，以水煮三五沸，绞去渣，暖服一二升。

以上补剂土部

发髲

味苦，性温，无毒。

主治 主五癃，关格不通，利小便水道，疗小儿惊，大人痓。《本经》 合鸡子黄煎之化为水，疗小儿惊热百病。《别录》 主血闷血运，金疮伤风，血痢。入药烧存性，用煎膏，长肉消瘀血。《大明》 乱发，主咳嗽，五淋，二便不通，小儿惊痫。止血，鼻衄，烧灰吹之，立已。《别录》 烧灰疗转胞小便不通，赤白痢，痈肿疔肿骨疽。苏恭 消瘀血，止舌血，补阴甚捷。丹溪

归经 入心、肝、肾三经。为益阴泄热之品。外科要药。

前论 许叔微曰：发乃血余，故能治血病补阴，疗惊痫，去心窍之瘀血。时珍曰：发髲乃剪髢下发也，乱发乃梳栉下发也。仲淳曰：乱发所主，与发髲略同，第

其力稍不及耳，以发髲一时难得，故《别录》重出乱发以便易取，其实疗体不甚相远也。又发灰走血分而带散，其主诸血症，亦是血见灰则止。则其治标之义居多，若欲使其补益，未必能也。

禁忌　《经疏》曰：发灰气味不佳，胃弱者勿服。

炮制　《备要》曰：以皂荚水浸洗晒干，入罐固济，煅存性，胎髲尤良。

人乳

味甘咸，性平，无毒。乃阴血所化也。

主治　主补五脏，令人肥白悦泽。疗目赤痛多泪。《别录》　和雀屎，去目中胬肉。苏恭　益气，治疗憔悴，点眼止泪。《大明》

归经　入心、脾、肝、肾四经。为补虚润燥之品。润五脏滋血液，老人便秘最宜。

前论　韩飞霞曰：服人乳，大能益心气，补脑髓，止消渴，治风火症，养老尤宜。

禁忌　《经疏》曰：性凉滋润燥渴，枯涸者宜之。若脏气虚寒，滑泄不禁，及胃弱不思食，脾虚不磨食，均忌。

秋石

味咸，性温、无毒。亦精气之余，降也，阴也。

主治　主虚劳冷疾，小便遗数，漏精白浊。《大明》　除鼓胀，明目清心。甄权　滋肾水，养丹田，安五脏，润三焦。消痰咳，退骨蒸，软肾块。嘉谟

归经　入肺、肾二经。为滋阴降火之品。

前论　士材曰：秋石之咸，本专入肾，而肺即其母，故兼入之。时珍曰：古人惟取人中白、人尿治病，取其散血滋阴降火，杀虫解毒之功。后世恶其不洁，遂设法煅炼为秋石。

禁忌　讱庵曰：若煎炼失道，多服误服，反生燥渴之疾。

紫河车

味甘咸，性温，无毒。

主治　主血气羸瘦，妇人劳损，面䵟皮黑，腹内诸病，渐瘦悴者。藏器　治男女一切虚损劳极，癫痫，失志恍惚，安心养血，益气，补精。吴球

归经　入肝、肾二经。为益血添精助气之品。

前论　丹溪曰：河车治虚劳，当以骨蒸药佐之，气虚加补气药，血虚加补血药。

禁忌　《经疏》曰：凡精虚阴涸，水不胜火，发为咳嗽，吐血骨蒸盗汗等症，此属阳盛阴虚，法当壮水之主以镇阳光，不益服此并补之剂，以耗将竭之阴，胃火齿痛，亦忌。

以上补剂人部

鸭

味甘，性平，无毒。感金水之气而生。降也，阴也。

主治　主补虚，除客热，止咳嗽，和脏腑，及水道，小儿惊痫。《别录》　解丹毒，止热痢。《日华》　野鸭　主补中益气，平胃消食，治热毒风，杀腹脏虫。孟诜

归经　入肺、肾二经。为益阴之品。二经血分药，并宜用白鸭。

前论　葛可久曰：白毛乌骨者，为虚劳圣药，取金肃水寒之象也。青头雄鸭，则治水利小便，取水木生发之象也。河间曰：鸭之治水，因其气相感而为使也。弘景曰：黄雌鸭为补最胜。孟诜曰：野鸭专入脾胃。九月后，立春前，即中食，大益病，全胜家鸭，虽寒不动气，大约除热杀虫之功居多。

乌骨鸡

味甘，性平，无毒。

主治　主补虚劳羸弱，治消渴，益产妇，治女人崩带，一切虚损诸病，大人小儿噤口痢，并煮食饮汁，亦可捣和丸药。《纲目》

归经　入肝肾二经。为益阴补虚之品。二经血分药，功能退热。

前论　时珍曰：乌骨鸡毛色不一，但观鸡舌黑者，则骨肉俱黑，入药更良。鸡属巽木，骨反乌者，巽变坎也，受水木之精气，故肝肾血分之病宜之，乌鸡丸治妇人百病，最妙。

鸡肫皮

一名鸡内金。味甘，性平，无毒。

主治　主泄痢，小便频遗，除烦，止热。《别录》　止泄精尿血，崩中带下，肠风泻血。《日华》　治小儿食疟大人淋沥反胃，主喉闭乳蛾一切口疮牙疳。《纲目》

归经　入肝、脾、大肠、膀胱四经。为除热止烦之品。

前论　吴球曰：一切口疮，用鸡内金烧灰敷之，立效。亦治谷道疮久不愈。烧灰研掺如神。

鳌按：肫即鸡之脾，乃消化水谷之物，其气通达大肠、膀胱二经，故以之治水而水从小便出也。若小儿疳积病，乃肝脾二经受伤，以致积热为患。鸡肫皮能入肝而除肝热，入脾而消脾积，故后世以此治疳病如神也。

鸡屎白

味苦，性微寒，无毒。雄鸡屎乃有白，腊月预收之，白鸡乌骨者更良。《素问》作鸡矢。

主治　主消渴，伤寒寒热。《本经》　破石淋，及转筋，利小便，止遗溺，灭瘢痕。《别录》　治中风失音痰迷，炒服治白虎风。《日华》　治贼风风痹，破血，和黑豆炒，酒浸服。藏器　下气通利二便，治心腹鼓胀，疗破伤中风，小儿惊啼，以水淋汁服，解金银毒。《纲目》

归经　入胃、大肠二经。为治水消胀气除积之品。

前论　仲淳曰：王太仆云，《本草》鸡矢，并不治蛊胀，但能利小便。盖蛊胀皆生于湿热，胀满则小便不利，鸡屎能通利下泄，则湿热从小便出，蛊胀自愈。故曰治湿不利小便，非其治也。

鳌按：蛊胀由湿热而生，固已。然亦有因积滞而成者。屎白不但通利下泄，使湿热尽从小便出，并能下气消积，使大小便俱利，故蛊胀由湿热成者自愈，即由积滞成者，亦无不愈者，此岐伯治蛊胀之方为通神也。

鹿茸

味甘咸，性温，无毒。禀纯阳之质，含生发之气而成，升也，阴中阳也。麻勃为之使。畏大黄。

主治　主漏下恶血，寒热惊痫。益气，强志。《本经》　疗虚劳，洒洒如疟，羸瘦，四肢酸疼，腰脊痛，小便数利，泄精，溺血，破瘀血在腹。散石淋，痈肿，骨中热，疽痒，不可近丈夫阴，令痿。《别录》　补男子腰肾虚冷，脚膝无力，夜梦鬼交，精溢自出。女子崩中漏血。赤白带下。炙末，空心酒服方寸匕，壮筋骨。《日华》　治一切虚损，耳聋，目暗，眩晕，虚痢。《纲目》

归经　入肾经，兼入心、肝、心包三经。为峻补下元真阳之品。纯阳之物，生精补髓，养血益阳，强筋健骨。

鹿角

俗名毛鹿角。味咸，性温，无毒。杜仲为使。畏大黄。

主治　主恶疮痈肿，逐邪恶气，留血

在阴中，除小腹血急痛，腰脊痛，折伤恶血，益气。《别录》　水磨汁服，治脱精尿血，夜梦鬼交。《日华》　蜜炙研末酒服，强骨髓，补阳道绝伤。烧灰治女子胞中余血不尽欲死，以酒服方寸匕，日三，甚妙。又治女人梦与鬼交者，清酒服一撮，即能出鬼精。孟诜

归经　入肾经，兼入心、肝、心包三经。为补阳之品。

鹿角胶

一名白胶。味甘，性平，无毒。杜仲为使。畏大黄。

主治　主伤中劳绝，腰痛羸瘦，补中益气。妇人血闭无子。止痛，安胎。《本经》　疗吐血下血，崩中不止，四肢作痛，多汗淋露，折跌伤损。《别录》　男子损脏气，气弱，劳损吐血。妇人服之令有子，治漏下赤白。甄权

归经　入肾经，兼入心、肝、心包三经。为温补下元之品。

前论　沈存中曰：凡含血之物，肉易长，筋次之，骨最难长，故人必二十岁骨髓方坚。麋鹿角不两月长至二十余斤，凡骨之生，无速于此，草木亦不及。头为诸阳之会，钟于茸角，岂与凡血比哉！抱朴子曰：猎人得鹿，絷之取茸，然后毙鹿，以血未散故也。寇氏曰：鹿茸最难不破，又不出血者，盖其力尽在血中故也。苏颂曰：鹿角要黄色紧重尖好者，以鹿角镑屑，生用则散热行血，消肿辟邪。或用蜜浸酒浸炙黄，熟用则益肾补虚，强精活血。若炼霜熬膏，则专于滋补矣。苏东坡曰：鹿阳兽，夏至见阴而角解。麋阴兽，冬至见阳而角解。故补阳以鹿角为胜，补阴以麋角为胜。

麋茸

味甘，性咸，无毒。鹿属阳，麋属阴。

主治　主风痹，止血，益气力。《别录》　主阴虚劳损，一切虚病筋骨腰膝酸痛，滋阴益肾。《纲目》　麋角，酒服补虚劳，添精益髓，滋血脉，暖腰膝，壮阳，悦色，疗风气，偏治丈夫。《日华》　作麋角霜，常服，治丈夫冷气，及风筋骨疼痛，若卒心痛，一服立瘥。孟诜

归经　入肾经。为专补真阴之品。滋阴养血，茸角相同。

前论　之才曰：麋茸角属阴，故治真阴不足，虚损劳乏，筋骨腰膝不仁，一切血液衰少之病。时珍曰：鹿之茸角补阳，右肾精气不足者宜之。麋之茸角补阴，左肾血液不足者宜之。

禁忌　《经疏》曰：阳气衰少，虚羸多寒者，忌。

炮制　雷公曰：麋角以顶根上有黄毛若金线，兼旁生小尖色苍白者为上。孟诜曰：凡使，五寸截之，中破，炙黄为末，入药。

羊肉

味苦甘，性大热，无毒。得火土之气以生。升也，阳也。反半夏、菖蒲。

主治　主缓中，字乳余疾，及头脑大风汗出，虚劳寒冷，补中益气，安心止惊。《别录》　止痛，利产妇。思邈　开胃健力，通气发疮，壮阳道，益气血。《日华》　治风眩瘦病，丈夫五劳七伤，小儿惊痫。孟诜　羊肾，主补肾气虚弱，益精髓。《别录》　虚损耳聋盗汗，壮阳，益胃止小便。《医鉴》　羊肝，主补肝，治肝风虚热，目赤暗无所见。苏恭

归经　入脾、肺二经。为助元阳益虚劳之品。人参补气在中，羊肉补形在表。

前论　东垣曰：羊肉有形之物，能补有形肌肉之气，故曰补可去弱。人参羊肉之属，人参补气，羊肉补形。凡味同羊肉者，皆补血虚，盖阳生则阴长也。宗奭

曰：仲景治寒疝羊肉汤，用之无不验也。一妇冬月生产，寒入子户，腹下痛不可按，此寒疝也。医欲投抵当汤，予曰：非其治也，以仲景羊肉汤减水，二服即愈。倪德维曰：羊肝补肝，引入肝经，故专治肝经受邪之病。今羊肝丸治目，有效可征。

禁忌　《经疏》曰：孕妇食之，令子多热。骨蒸，疟疾，热痢，与痈肿疮疡，消渴，吐血，嘈杂易饥，一切火症，均忌。不可用铜器煮，令男子损阳，女子暴下，物性之异如此，不可不知。

牛乳

味甘，性微寒，无毒。可升可降，阴也。

主治　主补虚羸，止渴。《别录》　养心肺，解热毒，润皮肤。《日华》　治反胃热哕，补益劳损，润大肠，治气痢，除黄疸。《纲目》　牛髓，主补中，填骨髓。《本经》　平三焦止泄痢，去消渴。《别录》　平胃气，通十二经脉。思邈　治瘦病，以黑牛髓、地黄汁、白蜜煎服。孟诜　牛角鰓，主下闭血，瘀血疼痛，女人带下血，燔之酒服。《本经》　烧灰，主赤白痢。藏器

归经　入心、肺二经。为润燥生津之品。

前论　丹溪曰：反胃噎食，大便燥结，宜牛羊乳时时咽之，并服四物汤为上策。切不可用人乳，人乳有饮食之毒，七情之火也。甄权曰：牛角鰓，角中嫩骨，乃筋之粹，骨之余，角之精也。为肝肾血分之药，烧之则性涩，故止血痢崩中之病。时珍曰：苦能泄热，温能通行。

阿胶

味甘，性平，无毒。得济水之清气，兼得驴皮之润气而成。可升可降，阳中阴也。山药为使。畏大黄，得火良。

主治　主心腹内崩，劳极洒洒如疟状，腰腹痛，四肢酸疼，女子下血安胎。丈夫小腹痛，虚劳羸瘦，阴气不足，脚酸不能久立。养肝气，久服轻身益气。《本经》　主风淫木胜，肢节痿疼，火盛金衰，喘嗽痰血，止崩带，痢疾，一切血症。肺痿吐脓，女人血痛血枯，经水不调，无子，胎前产后诸病。男女一切风病骨节疼。《医鉴》

归经　入肺、肝、肾三经。为益阴清热之品。清肺养肝，滋肾益气，和血补阴，化痰定喘，除风润燥，俱为圣药。

前论　藏器曰：诸胶皆主风止泄补虚，而驴皮主风为最。士瀛曰：凡治喘嗽，不论肺虚肺实，可下可温，须用阿胶以安肺润肺，其性和平，为肺经要药。小儿惊风后瞳人不正者，以阿胶倍人参煎服最良。阿胶育神人参益气也。又痢疾多因伤暑伏热而成，阿胶乃大肠之要药，有热毒留滞者，则能疏导，无热毒留滞者，则能平安。时珍曰：阿胶大要，只是补血与液，故能清肺益阴而治诸症。

禁忌　《经疏》曰：气味虽平和，然性粘腻，胃弱作呕吐，脾虚食不消者，均忌。入调经丸中，宜入醋，重汤顿化和药。

炮制　《纲目》曰：凡用去痰，蛤粉炒。止血，蒲黄炒，或面炒，或酒化，或水化，或童便和用，各从本方。

腽肭脐

味咸，性大热，无毒。得水中之阳气以生。升也，阳也。一名海狗肾。

主治　主鬼气尸疰，梦与鬼交，鬼魅狐魅心腹痛，中恶邪气，宿血结块，痃癖羸瘦。《开宝》　治男子肾精衰损，多色成劳瘦悴。甄权　补中，益肾气，暖腰膝，助阳气，破癥结，疗惊狂痫疾。《日华》　五劳七伤，阴痿少力，肾虚背膊劳

闷，面黑精冷。好古

归经 入肾经。为专助元阳之品。肾气衰极，精寒痿弱要药。

前论 张鼎曰：《和剂局方》治诸虚劳损，有腽肭脐丸，今之滋补药中多用之，精不足者补之以味也。大抵与苁蓉、锁阳之功相近。

禁忌 《经疏》曰：性热助阳，凡阴虚火炽，强阳不倒，或阳事易举，及骨蒸劳嗽等症，均忌。

炮制 雷公曰：凡用，酒浸一日，纸裹炙香，锉捣，或于银器中以酒煎熟合药。

以上补剂禽兽部

鱼鳔

味甘，性平，无毒。

主治 主折伤出血不止，烧灰傅阴疮瘘疮月蚀疮。李珣 鳔胶，主女人产难，产后风搐。破伤风痉，止呕血，散瘀血，消肿毒。时珍

归经 入肾经。为专填精髓之品。

前论 苏恭曰：诸鱼之白脬白鳔，言中空如泡也，皆可为胶。而今世多用石首鱼鳔，名江鳔。以石首鱼欲呼为江鱼也。

以上补剂鳞部

龟甲

一名败龟板。味甘咸，性平，无毒。禀金水之气而生。降也，阴中阴也。恶沙参。

主治 主漏下赤白，破癥瘕痎癖，五痔，阴蚀，湿痹，四肢重弱，小儿囟不合。《本经》 惊恚气，心腹痛。不可久立，骨中寒热，或肌体寒热欲死，女子阴疮。《别录》 下甲补阴，主阴血不足，去瘀血，止血痢，续筋骨，治劳倦，四肢无力。丹溪 治腰脚酸痛，补心肾，益大肠，止久痢久泄，主难产，烧灰傅臁疮。《纲目》

归经 入肾经，兼入心、肝、脾三经。为益阴滋血之品。肾家正药，专治阴虚血弱。

前论 之才曰：能补阴，故兼入心、肝、脾，以心主血，肝藏血，脾统血也。丹溪曰：龟首常藏向腹，能通肾脉，故取其甲以补心补肾补血。鹿鼻常反向尾，能通督脉，故取其角以补精补气补命门。是则龟甲之用，皆以养阴也。鹿角之用，皆以养阳也。又曰：败龟板属金水，大有补阴之功，《本草》不言，惜哉！盖龟乃阴物，全禀北方之气，故能补阴治血治劳也。仲淳曰：方家多以龟甲入补心药用，以心藏神，而龟性有神，借其气以相通，且得水火既济之义，实非补心之正药也。龟甲专补肾家之真阴。

禁忌 《经疏》曰：妊娠及病人虚而无热者，均忌。

炮制 雷公曰：凡用，锯去四边，或酥炙、醋炙、酒炙、猪胆炙俱可。《经疏》曰：凡使，须研极细，不尔，留滞肠胃，能变癥瘕，鳖甲亦然。

鳖甲

味咸，性平，无毒。禀天地至阴之气而生。降也，阴也。忌见汤，恶矾，反苋菜，鸡子。

主治 主心腹癥瘕，坚积寒热，去痞疾，痔核恶肉。《本经》 疗温疟，血瘕腰痛，小儿胁下坚。《别录》 消宿食，除骨热，骨节间劳热，结实壅塞。女人漏下五色，下瘀血。甄权 去血气，堕胎，消疮肿肠痈，并扑损瘀血，补阴补气。丹溪 除老疟疟母，阴毒腹痛，劳复食复，斑痘烦喘，小儿惊痫。女人产后阴脱，经脉不调。丈夫阴疮，石淋，敛溃痈。《纲目》

归经 入肝经，兼入肺、脾二经。为益阴除热散结之品。兼宣剂，肝经血分

药。

前论　严用和曰：鳖色青入肝，故所主者，皆足厥阴血分之病。龟色黑属肾，故所主者，皆足少阴血分之病。仲淳曰：疟必暑邪为病，鳖甲能益阴除热而消散，故为治疟要药，亦是退劳热在骨，及阴虚往来寒热之上品。血瘕腰痛，小儿胁下坚，皆阴分血病，宜其悉主之矣。

禁忌　《经疏》曰：妊娠，及阴虚胃弱，阴虚泄泻，产后泄泻，产后饮食不消，不思食及呕恶等症。均忌。

炮制　弘景曰：凡用，须生取甲，剔去肉者，为妙。

以上补剂介部

蜂蜜

味甘，性平，无毒。得草木群英之精华，合露气以酿成。降也，阴也。

主治　主心腹邪气，诸惊痫痓。安五脏诸不足，益气补中，止痛解毒。除众病，和百药，养脾气，除心烦。食饮不下，止肠澼，肌中疼痛，口疮，明耳目。《本经》　蜜蜡，主下痢脓血，补中，续绝伤，金疮，益气。　白蜡，疗久泄澼，后重见白脓，补绝伤，利小儿。《别录》

归经　入心、脾二经。为甘和滑润之品。能治心腹血刺痛，和营卫，润脏腑，通三焦，调脾胃，除心烦，皆蜜之功用也。蜜性缓质柔，蜡性涩质坚。

前论　吴普曰：蜜成于蜡，而万物之至味，莫甘于蜜，莫淡于蜡。蜜之气味俱厚，属乎阴也，故养脾。蜡之气味俱薄，属乎阳也，故养胃。厚者味甘而性缓质柔，故润脏腑。薄者味淡而性涩质坚，故止泄痢。讱庵曰：蜜生性凉，能清热。熟性温，能补中。甘而和，故解毒。柔而滑，故润燥。甘缓可去急，故主心腹肌肉疮疡诸痛，甘缓可和中，故能调营卫，通三焦，除众病，和百药。

禁忌　《经疏》曰：蜜性甘滑，中满与泄泻者，均忌。

桑螵蛸

味咸甘，性平，无毒。禀秋金之阴气，兼得桑木之津液而成。能升能降，阴也。畏旋覆花。

主治　主伤中疝瘕，阴痿，益精生子。女子血闭腰痛，通五淋，利小便水道。《本经》　疗男子虚损，五脏气微，梦寐失精遗溺。《别录》

归经　入肝、命门、膀胱三经。为固肾益精之品。兼涩剂。

前论　苏颂曰：古方漏精及风药中，多用之。寇氏曰：男女虚损，肾衰阴痿，梦遗白浊，夜溺疝瘕，不可缺也。

炮制　韩保升曰：凡使，或炙黄，或醋煮，或酒炒，或汤泡煨用。

雄原蚕蛾

味咸，性温，有小毒。

主治　主益精气，强阴道，交接不倦，亦止精。《别录》　壮阳事，止泄精，尿血，暖水脏。治暴风，金疮、冻疮、汤火疮。慎微

归经　入肾经。为助阳之品。

前论　寇氏曰：蚕蛾取第二番者，取其数于生育也。吴普曰：蚕蛾性淫，出茧即媾，至枯槁乃已，故强精益阴用之。

禁忌　《经疏》曰：少年阴痿由于失志者，及阴虚有火者，均忌。

以上补剂虫部

卷　六

泻　剂　上

徐之才曰：泄可去闭，葶苈、大黄之属是也。李杲曰：葶苈苦寒，气味俱厚，不减大黄，能泄肺中之闭，又泄大肠。大黄走而不守，能泄血闭，肠胃渣秽之物。一泄气闭，利小便。一泄血闭，利大便。凡与二药同者皆然。张从正曰：实则泄之，诸痛为实，痛随利减，芒硝、大黄、牵牛、甘遂、巴豆之属，皆泻剂也。其催生下乳，磨积逐水，破经泄气，凡下行者，皆下法也。

葶苈

味辛苦，性大寒，无毒。禀阴金之气以生。降也，阳中阴也。榆皮为使。得酒良，宜大枣，恶僵蚕。

主治　主癥瘕积聚，结气饮食寒热，破坚逐邪，通利水道。《本经》　下膀胱水，伏留热气，皮间邪水出，面目浮肿，身暴中风热痱痒，利小腹，久服令人虚。《别录》　疗肺壅上气咳嗽，止喘促，除胸中痰饮。甄权

归经　入肺、大肠、膀胱三经。为下气行水之品。兼通剂，肺家正药，善逐水病。

前论　东垣曰：大降气，只可与辛酸同用以导肿气。宗奭曰：有甜苦二种，其形则一，皆以行水走泄为用。海藏曰：甜者性缓，虽泄肺而不伤胃。苦者性急，泄肺而易伤胃，故必以大枣辅之。然肺中水气膹满迫急者，非此不能除，但水去则止，不可过剂。

禁忌　《经疏》曰：肿满由脾虚不能制水，小便不通，由膀胱虚无气以化者，均忌。盖不利于脾胃虚弱，真阴不足之人也。

炮制　雷公曰：凡使，同糯米微焙，待米熟，去米，捣用。

大黄

味大苦，性大寒，无毒。禀地之阴气独厚，得天之寒气独深而生。降也，阴也。黄芩为使。无所畏，恶冷水，忌干漆。

主治　主下瘀血，血闭寒热。破癥瘕积聚，留饮宿食，荡涤肠胃，推陈致新，通利水谷，调中化食，安和五脏。《本经》　平胃下气，除痰实，肠间结热，心腹胀满。女子寒血闭胀，小腹痛，诸老血留结。《别录》　通女子经候，利水肿，利大小肠，热结肿毒，时疾烦热。甄权　利关节，泄壅滞，温瘴热疟。《大明》　泻诸实热不通，除下焦湿热，下痞满。元素　下痢赤白，里急腹痛，小便淋沥，实热燥结，潮热谵语，黄疸，诸火疮。《纲目》

归经　入肝、脾、胃三经，兼入心包、大肠二经。为大泻血分实热，尽下有形积滞之品。五经血分药。

前论　东垣曰：大黄下走，用之于下必用生。若邪在上，必酒浸，引上至高之分，驱热而下。若止用生，则遗至高之邪

热，是以愈后，或目赤，或喉痹，或头肿，或膈上热痰生也。

禁忌　《经疏》曰：凡气分病，及胃寒血虚，妊娠，产后，均忌。

炮制　藏器曰：凡使，有蒸、有生、有熟，不得一概用之。洁古曰：酒浸入脾经，酒洗入胃经，余经俱不用酒。

知母

味苦，性寒，无毒。禀天地至阴之气而生。降也，阴也。得黄柏及酒良。伏盐、蓬砂，忌铁器。

主治　主消渴热中，除邪气。肢体浮肿，下水，补不足，益气。《本经》　疗伤寒久疟烦热，胁下邪气，膈中恶，及风汗，内疸，多服令人泄。《别录》　心烦躁闷，骨热往来。产后蓐劳，肾气劳，憎寒虚烦。甄权　传尸疰痛，通小肠。消痰止嗽，润心肺，止惊悸。《大明》　凉心去热，治阳明火热，泻膀胱火热。痰厥头痛，下利腰痛，喉中秽臭。元素　泻火而上清肺金，滋水而下润肾燥，治命门相火有余。好古　安胎，止子烦，辟射工溪毒。《纲目》

归经　入肺、肾二经。为泻火滋水之品。兼补剂滑剂，肺肾气分药。专泻肾家有余之火。

前论　东垣曰：凡热在上焦气分，便秘而渴，乃肺中伏热，不能生水，膀胱绝其化源，宜用淡渗之品，泻火清金，滋水之化源。热在下焦血分，便秘而不渴，乃真水不足，膀胱干涸，无阴则阳无以化，宜知、柏苦寒之品，滋肾与膀胱之阴，而阳自化，小便自通。士材曰：知母入肺肾气分，黄柏入肺肾血分，故必相兼而用。

禁忌　《经疏》曰：阳痿及易举易痿，泄泻，脾弱饮食不消化，胃虚不思食，肾虚溏泻，均忌。知母能滑肠。

炮制　时珍曰：凡使，欲引经上行，酒浸焙。欲下行，盐水润焙。

元参

味苦咸，性微寒，无毒。正禀北方水气，兼得春阳之和以生。可升可降，阴也。恶黄芪、干姜、茴香、山萸。反藜芦，勿犯铜铁。

主治　主腹中寒热积聚，女子产乳余疾，补肾气，令人明目。《本经》　暴中风伤寒，身热支满，狂邪忽忽不知人，温疟洒洒，血瘕，下寒血，除胸中气，下水，止烦渴。散颈下核，痈肿，心腹痛，坚癥。《别录》　热风头痛，伤寒劳复，暴结热，散瘿瘤瘰疬。甄权　治游风，心惊烦躁，骨蒸，传尸邪气。大明　解斑毒，利咽喉。通小便血滞。时珍

归经　入肾经。为壮水制火之品。兼补剂，肾家君药。散无根浮游之火。

前论　河间曰：此乃枢机之剂，管领诸气，上下清肃而不浊，风药中多用之。故《活人书》治伤寒阳毒，汗下后毒不散，及心下懊侬，烦不得眠，心神颠倒欲绝者，俱用元参。以此论之，治胸中氤氲之气，无根之火，当以元参为圣剂也。吴普曰：肾水受伤，真阴失守，孤阳无根，发为火病，法宜壮水以制火，故元参与地黄同功。其消瘰疬，亦是散火。刘守真言，结核是火病。

禁忌　《经疏》曰：凡血少目昏，停饮支满，血虚腹痛，脾虚泄泻，均忌。

炮制　《备要》曰：凡使，蒸过晒干焙用。

白头翁

味辛苦，性温，无毒。禀地中微阳之气以生。可升可降，阴中阳也。得酒良。

主治　主温疟狂扬寒热，癥瘕积聚，瘿气，逐恶血，止腹痛，疗金疮。《本经》

止毒痢。弘景　赤痢腹痛，齿痛，百节骨痛，项下瘿瘤。甄权

归经　入胃、大肠二经。为泄热凉血之品。二经血分药。苦能坚肾，寒能凉骨。

前论　吴绶曰：热毒下痢紫血鲜血者宜之。寇氏曰：此药有风则静，无风反摇，与赤箭独活同，近根处有白茸。

禁忌　《经疏》曰：滞下胃虚不思食，及完谷不化，泄泻由虚寒，寒热而不由湿毒者，均忌。

三七

味甘，微苦，性温，无毒。

主治　主吐血衄血，血痢血崩，目赤，痈肿，金疮杖疮，跌扑伤，俱嚼涂，或末掺，其血即止，及经水不止，产后恶血不下，血晕血痛。《纲目》

归经　入肝、胃二经。为散瘀定痛之品。金疮杖疮圣药，二经血分药。

前论　时珍曰：受杖前服一二钱，血不冲心，杖后服，并末敷之，去瘀消肿易愈。跌打损伤血淋漓出者，随即嚼罨即止，青肿者即消散，产后服亦良，其功用与血竭略同。生广西山洞中者真，略似白及、地黄、有节，颇似人参。试法，以末掺猪血中，血化为水，真也。

黄连

味苦，性寒，无毒。禀天地清寒之气以生。可升可降，阴中阳也。

主治　主热目痛，眦伤泪出，肠澼腹痛下痢，女人阴中肿痛。《本经》　五脏冷热，久下脓血，止消渴，益胆，口疮。《别录》　止心腹热痛，惊悸烦躁，润心肺，天行热疾，止盗汗，猪肚蒸丸，治小儿疳气，安蛔杀虫。《大明》　郁热在中，烦躁恶心，兀兀欲吐，心中痞满。元素　心病逆而盛，心积伏梁。好古　去心窍恶血，解服药过剂烦闷，及巴豆、轻粉、乌头毒。

归经　入心经，兼入肝、胆、脾、胃、大肠五经。为清火除湿之品。

前论　海藏曰：黄连苦燥，苦入心，火就燥，泻心者，实泻脾也，实则泻其子。丹溪曰：黄连去中焦湿热而泻心火，若脾胃气虚不能转运者，则以黄芩、茯苓代之，以猪胆汁拌炒，佐以龙胆草大泻肝胆之火。下痢胃热噤口者，人参黄连汤时呷，如吐，再强饮，但得一呷下咽，便好。河间曰：治痢惟宜辛苦寒药，辛能开散郁结，苦能燥湿，寒能胜热，使气宣平而已。诸苦寒药多泄，惟黄连、黄柏性冷而燥，能降火去湿而止泻痢，故治痢以之为君。宗奭曰：今人但见肠虚泄痢，微似有血，便用之，不顾寒热多少，惟欲尽剂，遂至危困。若初病气实热，多血痢，服之即止，不必尽剂。虚而冷者，慎勿轻用。飞霞曰：生用为君，佐以官桂少许，煎百沸，入蜜空心服，能使心肾交于顷刻，入五苓、滑石，大治梦遗。

炮制　时珍曰：黄连入心经，为治火之主药，治本脏火则生用。治肝胆实火，猪胆汁浸炒。治肝胆虚火，醋浸炒。治上焦火，酒炒。治中焦火，姜汁炒。治下焦火，盐水或朴硝炒。治气分湿热火，吴萸汤浸炒。治血分块中伏火，干漆水炒。治食积火，黄土炒。诸法不独为之引导，盖辛热制其苦寒，咸寒治其燥性，在用者详酌之。

禁忌　《经疏》曰：血少气虚，致惊悸烦躁。小儿痘疮阳虚作泄，行浆后泄泻，老人脾胃虚寒泻，阴虚人肾泄，真阴不足内热，均忌。

胡黄连

味苦，性寒，无毒。得天地清肃阴寒之气以生。降也，阴也。恶菊花、元参、白鲜皮、忌猪血，解巴豆毒。

主治　主久痢成澼，小儿惊痫寒热不下食，霍乱下利，伤寒咳嗽，湿疟，理腰肾，去阴汗。《开宝》　主补肝胆明目，骨蒸劳热，三消，五心烦热，妇人胎蒸，虚惊，冷热泄痢，五痔，厚肠胃，乳汁浸，点目良。苏恭

归经　入肺、胃二经。为清湿除热之品。

前论　钱仲阳曰：凡小儿疳热肚胀潮热发焦者，此热势已极，但不可用大黄、黄芩伤胃之药，致生他症。只以胡连五钱，五灵脂一钱，为末，雄猪胆汁丸绿豆大，米饮下一二十丸。

禁忌　《经疏》曰：凡阴血太虚，真精耗竭，胃气脾阴俱弱者，虽见如上症，亦忌。即用，亦须佐以健脾安胃药。

黄芩

味苦，性平，无毒。得天地清寒之气，而兼金之性以生。可升可降，阳中阴也。

主治　主诸热，黄疸，肠澼泄痢，逐水，下血闭，恶疮疽蚀火疡。《本经》　疗痰热，胃中热，小腹绞痛，消谷，利小肠。女子血闭，淋露下血。小儿腹痛，其子主肠澼脓血。《别录》　主诸失血，解渴安胎，养阴退阳。酒炒则上行泻肺火，治上焦风热，湿热，火嗽，喉痹，目赤肿痛，痰热，胃热，热毒，骨蒸。去关节烦闷，天行热疾，肺中湿热，瘀血壅盛，上部积血，奔豚，肺痿。《医鉴》

归经　入心、肺、大小肠四经，兼入胆经。为除湿清火之品。中焦实火，脾家湿热。

前论　东垣曰：中枯而飘者名片芩，泻肺火。细实而坚者名条芩，泻大肠火。丹溪曰：黄芩降痰，假其降火也。凡去上焦湿热，须酒洗过。用片芩泻肺火，须佐以桑皮，若肺虚人，多用则伤肺，须先以天冬保定肺气，而后用之。罗天益曰：肺主气，热伤气，故身体麻木。黄芩去肺热，故补气。柴胡退热，乃苦以发之，散火之标也。黄芩退热，乃寒以胜之，折火之本也。时珍曰：黄芩得柴胡退寒热，得芍药治痢，得厚朴、黄连止腹痛，得桑皮泻肺火，得白术安胎，得陈酒上行，得猪胆汁除肝胆火。

禁忌　《经疏》曰：过服损胃，血虚寒中者，忌用。

苦参

味苦，性寒，无毒。禀天地阴寒之气而生。降也，阴也。元参为使。恶贝母、菟丝子，反藜芦。

主治　主心腹结气，积聚癥瘕，黄疸，溺有余沥，逐水，除痈肿，明目止泪。《本经》养肝胆气，平胃气，令人嗜食，利九窍，除伏热肠澼，止渴，醒酒，小便黄赤，恶疮下部䘌。《别录》　除疥杀虫。弘景　治热毒风，皮肌烦躁生疮，赤癞眉脱，除大热嗜睡，治腹中冷，中恶腹痛。《甄权》　杀疳虫，炒存性，米饮服，治肠风泻血，并热痢。《纲目》

归经　入肾经。为燥湿胜热之品。兼燥剂，肾经君药，故又能补阴，泄血中热。

前论　丹溪曰：苦参能峻补阴气，久服每致腰重者，因其气降而不升也，非伤肾也。其治大风有功，况风热细疹乎。张子和曰：凡药，皆毒也。虽甘草、苦参，不可不谓之毒，久服则五味各归其脏，必有偏胜气增之患，诸药皆然，即饮食亦然。

禁忌　《经疏》曰：久服损肾气，肝肾虚而无大热者，忌。

炮制　雷公曰：凡使，糯米泔浸一夜，其腥秽气并浮在水面上，须重重淘过，即蒸半日，晒切用。

龙胆草

味苦涩，性大寒，无毒。禀天地纯阴

之气以生。降也，阴也。贯仲、赤小豆为使。恶地黄。

主治 主骨间寒热，惊痫邪气。《本经》 除胃中伏热，时气温热，热泄下痢，去肠中小虫。益肝胆气，止惊惕。《别录》 小儿壮热骨热，惊痫入心，时疾热黄，痈肿口干。甄权 去目中黄，及睛赤肿胀，瘀肉高起，痛不可忍。元素 退肝经邪热，除下焦湿热之肿，泻膀胱火。东垣 疗咽喉痛，风热盗汗。《纲目》

归经 入肝、胆、胃三经。为涤火邪除湿热之品。肝胆气分药。泻肝胆火，下焦湿热。

前论 洁古曰：下行之功，与防己同。酒浸则能上行外行，柴胡为主，龙胆为使。治目疾必用之药。时珍曰：相火寄在肝胆，有泻无补，故龙胆之益肝胆气，正以其能泻肝胆热邪也。但大苦大寒，过服恐伤胃中生发之气，反助火邪，亦犹久服黄连，反从火化之义。空腹服之，令人溺不禁。

禁忌 《经疏》曰：胃虚血少，脾胃两虚作泄，病虚有热，均忌。

白薇

味苦咸，性平，无毒。禀天地之阴气以生。降也，阴也。恶黄芪、大黄、大戟、干姜、大枣、干漆、山萸。

主治 主暴中风身热支满，忽忽不知人，狂惑邪气，寒热酸疼，温疟洒洒，发作有时。《本经》 疗伤中淋露，下水气，利阴气。《别录》 治惊邪风狂痓病，百邪鬼魅。弘景 风温灼热多眠，及热淋，遗尿，金疮出血。《纲目》 主血厥，产虚烦呕。《备要》

归经 入胃经。为清虚火除血热之品。阳明冲任要药。

前论 海藏曰：古方多用白薇治妇人病。仲淳曰：《别录》治伤中淋露者，女子荣气不足则血热，血热故有伤中淋露之症。除热益阴则血自凉。荣气调和而症自疗也。讱庵曰：阴虚火旺则内热生风，火气焚灼，故身热支满，痰随火涌，故不知人。

鳌按：白薇并能除血癖。曾治一妇人，本系产后身热烦呕之症，余用白薇为君，加芎、归、地，二帖，本病解。其妇向有癖积藏左胁下，已八九年，服此药，身凉病退之后，至晚微觉腹痛坠下，如欲临盆状，少顷，遂下一物，如茶杯大，极坚，不能破，色红紫而间有白点，其胁下遂觉空快，按所谓癖积者无有矣。次早，邀余诊之，脉亦和平矣。

禁忌 《经疏》曰：凡汗多亡阳，或内虚不思食，食不消，及下后内虚，腹中觉冷，或因下太甚泄泻不止，均忌。

炮制 雷公曰：去须，糯米泔浸一宿，细锉，蒸拌，日晒干用。酒洗亦可。

白前

味甘，性微温，无毒。感秋之气而得土之冲味以生。降也，阳中阴也。

主治 主胸胁逆气，咳嗽上气，呼吸欲绝。《别录》 主一切气，肺气烦闷，奔豚肾气。《大明》

归经 入肺经。为泻肺下气降痰之品。肺家要药。

前论 寇氏曰：此能保定肺气，治嗽多用，以温药相佐，尤佳。

鳌按：白前性无补益，虽寇氏称其能保肺气，但其功能专于降气，气降故痰亦下，故惟肺气壅实兼有痰凝塞者，用之无不奏功，若虚而哽气者，不可投也。

炮制 雷公曰：生甘草水浸一伏时，去头须，焙干用。

丹皮

味辛苦，性微寒，无毒。禀季春之气，兼得木之性以生。可升可降，阴中微阳也。畏贝母、大黄、菟丝子。忌蒜、胡荽。

主治　主寒热，中风瘈疭，惊痫邪气，除癥坚瘀血留舍肠胃，安五脏，疗痈疮。《本经》　除时气头痛客热，五劳劳气头腰痛，风噤癫疾。《别录》　通关腠血脉，排脓，消扑损瘀血，续筋骨，除风痹，治胎前产后一切冷热血气。《大明》　和血生血凉血，治血中伏火，除烦热。《纲目》　心虚，肠胃积热，心火炽甚，心气不足者，以牡丹皮为君。东垣

归经　入心、肝、肾、心包四经。为清伏火凉血热之品。兼补剂，清血分又补血。

前论　洁古曰：牡丹皮入肾、心包，故治无汗之骨蒸。地骨皮入肾、三焦，故治有汗之骨蒸。仲淳曰：神不足者手少阴，志不足者足少阴，故肾气丸用之治神志之不足，此元素语也。究竟丹皮乃入心经正药，心主血，血凉则心不热，而阴气得宁。用之肾经药中者，阴阳之精，互藏其宅，神志水火，藏于心肾，即身中坎离也。交则阴阳和而百病不生，不交则阴阳否而精神离矣，故夭。

禁忌　《经疏》曰：牡丹皮本入血凉血之药，然能行血。凡女子血崩，及经行过期不尽，均忌。与行血药同用。

姜黄

味辛苦，性热。得火气多金气少以生。降也，阳中阴也。

主治　主心腹结积，疰忤，下气，破血，除风热，消痈肿，功力烈于郁金。《开宝》　治癥瘕血块，通月经，治扑损瘀血，止暴风痛，冷气，下食。《大明》　祛邪辟恶，治气胀，产后败血攻心。苏颂　片子姜黄，能入手臂，治风寒湿痹臂痛。原礼

归经　入脾经，兼入肝经。为破血行气之品。血中气药。

前论　藏器曰：姜黄辛温色黄，郁金苦寒色赤，姜黄入脾，兼治血中之气。郁金入心，单治血。仲淳曰：方书用以同肉桂、枳壳，治右胁痛臂痛有效。戴云：能入手臂治痛，何莫非下气破血，辛走苦泄之功欤？察其气味治疗，乃介乎三棱、郁金之间。

禁忌　《经疏》曰：凡血虚臂痛，血虚腹痛，而非瘀血凝滞，气逆上壅作胀者，均忌。若误用，则愈伤血分，令病转剧。

蓬莪术

味苦辛，性温，无毒。感夏末秋初之气，而得土金之味以生。降也，阳中阴也。得酒醋良。

主治　主心腹痛，中恶疰忤鬼气，霍乱，冷气，吐酸水，解毒，食饮不消，酒磨服之。又疗妇人血气，丈夫奔豚。《开宝》　破痃癖冷气，以酒醋磨服。甄权　治一切气，开胃消食，通月经，消瘀血，止扑损痛下血，及内损恶血。《大明》

归经　入肝经。为行气破血消积之品。肝经血分药，通肝经聚血，破气中血。

前论　苏颂曰：此治积聚诸气为最要之药，与三棱同用良，妇人方中亦多使。讱庵曰：治五积，不宜专用下药，恐损真气，宜于破血行气药中，加补脾胃药。气旺，方能磨积，正旺则邪自消也。故东垣五积方用三棱、蓬术，皆兼人参赞助成功。

禁忌　《经疏》曰：凡气血两虚，脾胃素弱而无积滞者，均忌。

炮制　雷公曰：于砂盆中醋磨令尽，火畔　干，筛用。苏颂曰：此物极坚，必于火灰中煨令透，乘热捣之，即碎如粉。时珍曰：今人多以醋炒或煮熟入药，取其

引入血分也。

荆三棱

味苦，性平，无毒。得火土之气以生。降多于升，阴中阳也。

主治　主老癖癥瘕，积聚结块，产后恶血血结，通月水，堕胎，利气，止痛。《开宝》　治气胀，破积气，消扑损瘀血，女人血脉不调，心腹痛，产后腹痛血晕。《大明》　心鬲痛，饮食不消。元素　亦通肝经积血，治疮肿坚硬。好古

归经　入肝经，兼入脾经。为散血行气消积之品。肝经血分药，破血中之气。

前论　好古曰：三棱、蓬术治积块疮硬者，坚者削之也。时珍曰：能破气散结，其功近于香附而力峻，故难久服。

禁忌　洁古曰：三棱能泻真气，真气虚者忌。

海藻

味咸，性寒，无毒。禀海中阴气以生。降也，阴也。反甘草。

主治　主瘿瘤结气，散颈下硬核痛，痈肿，癥瘕坚气，腹中上下雷鸣，下十二水肿。《本经》　疗皮间积聚暴癀，瘤气结热，利小便。《别录》　治气结心下满，疝气下坠，疼痛卵肿，去腹中幽幽作声。甄权　治奔豚气，脚气，水气浮肿，食不消，五膈痰壅。时珍　海带，主治妇人病，及疗风。《嘉祐》　下水，消瘿，功同海藻。吴普

归经　入胃经，通入十二经。为除热软坚润下之品。能软老痰，兼消宿饮。

前论　洁古曰：凡瘿瘤马刀诸疮，坚而不溃者用之。经曰：咸能软坚，营卫不调，外为浮肿，随各引经药治之，肿无不消。

禁忌　《经疏》曰：脾家有湿者忌。以白酒洗去咸味，焙干用。

昆布

味咸，性寒，无毒。得水气以生。降也，阴也。

主治　主十二种水肿，瘿瘤聚结气，瘘疮。《别录》　破积聚。思邈

归经　入胃经。为软坚润下，除热散结之品。

前论　东垣曰：咸能软坚，故瘿坚如石者，非此不除。与海藻同功。

鳌按：昆布消坚，诚为要品。余曾用此同茯苓、归身、白术、半夏、陈皮，治梅核膈，二帖，吐出血块如柿核大者二枚，觉咽喉之上，甚空快，食稍下，又加人参，服二帖，吐出一物，如小樱桃大，极坚硬，吐砖地上，溅出二三尺许，击之不碎。又用人参、茯苓、白术、山药、归身、白芍四帖，霍然。

蒲公英

味甘，性平，无毒。得水中冲气以生。降多于升，阳中阴也。

主治　主妇人乳痈肿，水煮汁服之，又封之，立消。《本经》

归经　入肾经，兼入脾胃二经。为解毒散结之品。足少阴君药。

前论　时珍曰：古方有擦牙乌须发还少丹，甚言此草之功，盖取其能通肾也，故东垣以为肾经必用之药。

青蒿

味苦，性寒，无毒。禀天地芬烈之气以生。可升可降，阴中阳也。伏硫黄。

主治　主疥瘙痂痒恶疮，杀虫，留热在骨节间，明目。《本经》　风毒心痛，妇人血气，腹内满。《大明》　主治劳，止盗汗，去蒜发，疗热黄，治风毒，久疟，久痢，尸疰。《医鉴》　青蒿子，主明目，开胃，治劳瘦，其余功用同叶。

归经　入肝胆二经。为除热补劳之品。二经血分药。专治骨蒸劳热，蓐劳虚热。

前论　时珍曰：得春木少阳之气最早，故所主皆少阳厥阴血分之病。

禁忌　《经疏》曰：产后气虚内寒作泻，及饮食停滞泄泻者，均忌。凡产后脾胃薄弱，忌与归、地同用。

夏枯草

味苦辛，性寒，无毒。得土金之气而生。降也，阳中阴也。土瓜为使。伏汞砂。

主治　主寒热瘰疬，鼠瘘头疮。破癥，散瘿结气，脚肿湿痹。《本经》

归经　入肝、胆二经。为散结解热之品。补肝血，缓肝火，解内热，散结气。

前论　丹溪曰：此草大有补养厥阴血脉之功。楼全善曰：此治目珠疼，至夜则甚者，神效。或用苦寒药点之反甚者，亦效。盖目连目本，即系也，属厥阴经，夜甚及点寒药反甚者，夜与寒亦阴故也。夏枯草气阳补厥阴血脉，以阳治阴也。其方夏枯草、香附各二两，甘草四钱，为末，每钱半，茶调服，下咽，疼即减半，四五服可全愈。讱庵曰：目白珠属阳，故昼痛，点苦寒药则效。黑珠属阴，故夜痛，点苦寒药反剧。

刘寄奴

味苦，性温，无毒。

主治　主破血，下胀，多服令人痢。《本经》　主通经，除癥，止金疮血。《大明》

归经　入肝经。为破血止血之品。通行走散，专入血分。

前论　仲淳曰：昔人谓为金疮要药。又治产后余疾下血止痛者，正以其下血迅速故也。

禁忌　《经疏》曰：病人气血虚，脾胃弱，易作泄者，勿服。

炮制　雷公曰：凡使，去叶用子良，以布拭去薄壳，酒蒸晒干用。

旋覆花

一名金沸草。味咸，性温，无毒。禀冬令之气而生。降也，阳中阴也。

主治　主结气胁下满，惊悸，除水，去五脏间寒热，下气。《本经》　消胸上痰结，唾如胶漆，心胸痰水，膀胱留饮，风气湿痹，皮间死肉，目中眵䁾，利大肠，通血脉。《别录》　主水肿，止呕逆不下食。甄权　去头目风。宗奭　消坚软痞，治噫气。好古　根能续筋。筋断，汁滴伤处，渣傅，半月筋续。讱庵

归经　入肺、大肠二经。为下气消痰之品。定喘止嗽，肺家要药。

前论　丹溪曰：宗奭言其行痰水，去头目风，亦走散之药。时珍曰：如上所治诸病，其功只在行水下气通血脉耳。

禁忌　《经疏》曰：病人涉虚者，忌多服，冷利大肠，虚寒人禁用。

青葙子

一名草决明。味苦，性微寒，无毒。

主治　主唇口青。《本经》　治五脏邪气，益脑髓，镇肝，明耳目，坚筋骨，去风寒湿痹。《大明》　治肝脏热毒冲眼，赤障青盲翳膜。甄权

归经　入肝经。为泻肝明目之品。善祛风热。

前论　时珍曰：青葙子治眼，与决明子、苋实同功，《本经》虽不言治眼而主唇口青。又云：一名草决明，则明目之功可知矣。目者肝之窍，唇口青，肝之症，古方除热多用之，其为厥阴药又可知矣。

漏芦

味苦咸，性寒，无毒。得地苦咸之味，禀天大寒之气以生。降也，阴也。连翘为使。

主治　主皮肤热毒，恶疮疽痔，湿痹，下乳汁。《本经》　止遗溺，热气疮痒，通经脉。《别录》　通小肠，泄精，

尿血，肠风，风赤眼，小儿壮热，扑损续筋骨，痈疽发背，排脓止血生肌。《大明》

归经　入脾、胃、胆、大肠、膀胱五经。为泄热解毒之品。胃本经药，寒而通利。

前论　庞安常曰：预解时行痘疹毒，取其寒胜热，又入阳明故也。无则以山栀代之。时珍曰：下乳汁，消热毒，排脓止血，生肌杀虫，故东垣以为手足阳明药。

禁忌　《经疏》曰：妊娠禁用，疮疡阴症平塌不起发者，真气虚也，法当内塞，漏芦苦寒，非所宜设。

苎根

味甘，性寒，无毒。得土之冲气兼阴寒之气以生。降也，阴也。

主治　主小儿赤丹，其浸苎汁疗渴。《本经》　治心鬲热，漏胎下血，胎前产后心烦，及服金石药人心热，罨毒箭蛇虫咬。《日华》　主天行热疾，大渴大狂，诸淋血淋，捣贴赤游丹毒，痈疽发背，金疮伤折，止血易痂，鸡鱼骨哽。《备要》

归经　入肝经。为解热散瘀之品。捣汁能化血为水，补阴润燥凉血。

前论　丹溪曰：苎根大能补阴而行滞血，方家恶其贱勿用，惜哉！李仲南曰：诸伤瘀血不散，野苎麻叶捣敷，如瘀血在腹，顺流水打汁服，即通，血皆化水，秋冬用干叶亦可。

禁忌　《经疏》曰：病人胃弱泄泻，及诸病不由血热者，均忌。

牛蒡子

味苦，性平，无毒。得天地清凉之气以生。升多于降，阳也。

主治　主明目，除风伤。《别录》　润肺散气，利咽喉，去皮肤风。元素　研末浸酒，每日服三盏，除诸风，去丹石毒，利腰脚，又食前熟挼三枚吞之，散诸结节筋骨烦热毒。甄权

归经　入肺胃二经。为散风除热解毒之品。通行十二经。

前论　东垣曰：能治风湿瘾疹，一也。疗咽喉风热，二也。散诸肿疮疡之毒，三也。利凝滞腰膝之气，四也。

鳌按：牛蒡子功专发散，故为斑疹必用之剂。

禁忌　《经疏》曰：疮家气虚色白，大便泄泻者忌。痧疹不忌泄泻，故用之无妨。痈疽已溃，非便闭不宜服，以性冷滑利也。

大青

味苦，微咸，性大寒，无毒。禀至阴之气而生。降也，阴也。茎叶同用。

主治　主疗时气头痛，大热口疮。《别录》　治温疫寒热。甄权　治热毒风，心烦闷，渴疾口干，小儿身热疾，风疹，及金石药毒，涂罨肿毒。《大明》　热毒痢，喉痹，丹毒。《纲目》　伤寒时疾热狂，阳毒发斑，黄疸。《备要》

归经　入心、胃二经。为解散热毒之品。二经泻热主药。

前论　李象先曰：阳毒则狂斑烦乱，以大青、升麻，可回困笃。楼全善曰：大青能通解心胃热毒，不特治伤寒也。

禁忌　《经疏》曰：此乃阴寒之物，止用以除天行热病，不可施之虚寒脾弱之人。

青黛

味咸，性寒，无毒。此即染淀瓮上沫紫碧色者，市肆以干淀充之，便有石灰，宜水飞淘净石灰。其淀，乃蓝与石灰作成者，气味与蓝稍有不同，而止血拔毒杀虫之功更胜于蓝。蓝叶汁，即生蓝叶可以染青者，如一时不得，以青布浸汁亦善。

主治　主消食积。丹溪　主泻肝，散五脏郁火，解中下焦蕴蓄风热，吐咯痢血，小儿惊痫，疳热丹热，傅痈疽蛇犬

毒。《备要》 蓝淀，解诸毒，敷热疮，小儿秃疮热肿。藏器 止血杀虫，治噎膈。《纲目》 蓝叶汁，主解一切毒，百药毒。治天行热狂，游风热毒肿毒。吐衄血，金疮血闷，除烦止渴。女人产后血晕，小儿壮热热疳。《大明》 青布 解诸物毒，天行热毒，小儿丹毒，并渍汁饮，烧灰敷恶疮。《医鉴》

归经 入肝经。为除热解毒之品。兼能凉血。

前论 丹溪曰：蓝属水，能使败血分归经络。安常曰：诸蓝性味皆不甚远，故皆能杀虫除热。惟淀有石灰，稍异。

禁忌 《经疏》曰：凡血症，非血分实热而由阴虚内热，阳无所附，火气因空上炎，发为唾咯吐衄诸症，切不可用青黛等，盖血得寒则凝，凝则寒热交作，胸膈或痛，愈增其病矣。

扁蓄

味苦，性平，无毒。

主治 主浸淫疥瘙疽痔，杀三虫。《本经》 疗女子阴蚀。《别录》 煮汁饮小儿，治蛔虫有验。甄权 霍乱，黄疸利小便，小儿魃病。《纲目》 治热淋，虫蚀下部。《备要》

归经 入胃、膀胱二经。为泄热下行之品。

前论 云岐曰：热淋涩痛不得通利者，湿热郁于下焦也。扁蓄煎汤频饮服。

芦根

味甘，性寒，无毒。禀土之冲气兼感水之阴气以生。降也，阴也。

主治 主消渴，客热，止小便数。《别录》 胃中热，伤寒内热弥良。苏恭 解大热，开胃，治噎哕不止。甄权 寒热时疾烦闷，泻痢人渴，孕妇心中热。《大明》 芦笋，即芦尖。主膈间客热，止渴，利小便，解河豚及诸鱼蟹毒。宁原 芦花，主霍乱，煮汁饮，大验。苏恭 亦入崩中药。时珍

归经 入肺、脾、肾三经。为清热止呕之品。

前论 丹溪曰：甘益胃，寒降火，故能治疗以上诸症。

禁忌 《经疏》曰：因寒霍乱作胀，因寒呕吐。均忌。

紫菀

味苦辛，性平，无毒。感春夏气化，兼得地中金性以生。可升可降，阳中阴也。款冬为使。恶天雄、瞿麦、藁本、雷丸、远志，畏茵陈。

主治 主咳逆上气，胸中寒热结气。《本经》 疗咳吐脓血，止喘悸，五劳体虚，小儿惊痫。《别录》 下气，劳气虚热。甄权 消痰，止渴，调中，添髓。《大明》 益肺气，主息贲。好古 肺经虚热，开喉痹，取恶涎。宁原

归经 入肺经，兼入胃经。为清金泄火之品。紫入血分，辛不燥，润不寒，补不滞。

前论 思邈曰：此能治妇人小便卒不得出者，研末，井水服三撮，即通。小便血者，服五撮，立止。

禁忌 《经疏》曰：肺病咳逆喘嗽，皆阴虚肺热也，忌独用多用，即用亦须与二冬、百部、桑皮等苦寒参用，方无害，以其性温也。

决明子

此马蹄决明也。味甘苦咸，性微寒，无毒。得水土阴精之气，兼禀乎清阳以生。恶火麻仁，捣碎煎。

主治 主青盲目淫，肤赤白膜，眼赤痛泪出，疗唇口青。久服益精光。《本经》 助肝气，除风热，治头风头痛，可作枕。《医鉴》

归经 入肝、胆二经。为泻肝明目之

品。肝家正药。

前论 仲淳曰：补肝明目益精，除肝脏热之要药也。此疗目疾外，无他用，故无禁忌。

紫花地丁

味辛苦，性寒，无毒。

主治 主一切痈疽发背，疔肿瘰疬，无名肿毒，恶疮。《纲目》

归经 入肝、脾二经。为除热解毒之品。外科要药。

前论 宁原曰：研末酒服三钱，能治黄疸内热。

鳌按：紫花地丁《纲目》止疗外科症，但考古人每用治黄疸、喉痹，取其泻湿除热之功也。大方家亦不可轻弃。

射干

即紫蝴蝶根。味苦，性平，有毒。禀金气而兼火气以生。降也，阳中阴也。

主治 主咳逆上气，喉痹咽痛，不得消息。散结气，腹中邪逆，食饮大热。《本经》 疗老血在心脾间，咳唾，言语气臭，散胸中热气。《别录》 消瘀血，通女人血闭。甄权 消痰，破癥结，胸膈满，气喘，腹胀，痃癖。《大明》 去胃中痈疮。元素 降实火，利大肠，消积痰，治疟母。《纲目》

归经 入心、心包、三焦三经，兼入肺、肝、脾三经。为清火解毒，散血消痰之品。

前论 丹溪曰：射干属金有木与火，行足厥阴手足太阴之积痰，使结核自消甚捷。又治便毒，此足厥阴湿气，因疲劳而发，取射干三寸，与生姜同煎，食前服，利两三行，甚效。宁原曰：射干能降实火，火降则血消肿消，而痰结自解，癥瘕自除。

禁忌 《经疏》曰：性不益阴，凡脾胃弱，脏寒，气血虚，病无实热，均忌。

马兜铃

味苦，性寒，无毒。感冬气兼金气而生。降也，阴中微阳也。

主治 主肺热咳嗽，痰结喘促，血痔瘘疮。《开宝》 肺气上急，坐息不得，咳逆连连不止。甄权 清肺气，去肺中湿热。元素

归经 入肺经。为清热下气之品。辛苦降肺气，性寒清肺热。

前论 时珍曰：体轻而虚，熟则四开，为肺之象，故能入肺。钱乙补肺阿胶散用之，非取其补肺，乃取其清热降气也，邪去则肺安矣。其中阿胶糯米，正补肺药也。崔氏方用以吐虫，不能补肺可知，其根名青木香，治鬼疰积聚，诸毒热肿，及疔肿复发。

禁忌 《经疏》曰：肺虚寒咳嗽，或寒痰作喘者，均忌。

炮制 雷公曰：凡使，取净子焙用。

瓜蒌实

全用为实。味苦甘，性寒，无毒。禀天地清寒之气而生。降也，阴也。恶干姜，畏牛膝，反乌头。

主治 主胸痹。《本经》 洗涤胸中垢腻，此即连汁并子而言也。丹溪 治气喘，结胸，痰嗽，润心肺，治吐血，泻血，赤白痢，并炒用。《医鉴》 瓜蒌仁，即实中之子。甘补肺，润降气，清胸中痰火，为治嗽要药。《医鉴》 炒黄酒服，止一切血。讱庵 取子去壳去油炒用，又名瓜蒌霜。专消痰。李梴 瓜蒌根即天花粉，主消渴，身热烦满，大热。《本经》 除肠胃中痼热，人疸身面黄，唇干舌燥短气，通月水。《别录》 治热狂时疾，通小肠，消肿毒，乳痈发背，痔漏疮疖，排脓生肌长肉，消扑损瘀血。《大明》

归经 入肺经。为润肺降气之品。

前论　吴机曰：仲景治胸痹痛引心背，咳唾喘息，及伤寒结胸满痛，皆用瓜蒌实，乃取其甘寒不犯胃气，能降上焦之火，使痰气下降也。若单取仁，能荡涤胸中垢秽，又能生津止渴，为消渴神药，并能清咽利肠，通乳消肿，治酒黄热痢二便不利，皆取其滑润之功也。东垣曰：花粉纯阴解烦渴，行津液，心中枯涸者，非此不能除。与辛酸同用，导肿气。丹溪曰：瓜蒌根，消渴圣药。时珍曰：花粉止渴生津，润枯降火，却不伤胃，若诋其苦寒，误矣！又瓜蒌古方全用，后世仁实各用。

禁忌　《经疏》曰：脾胃虚寒作泄者，忌。

山豆根

味苦，性寒，无毒。得土之冲气兼感冬寒之气以生。

主治　主解诸药毒，消疮肿毒，人及马急黄，发热咳嗽，杀小虫。《本经》　治喉痈喉风，龈肿齿痛，喘满热嗽，腹痛下痢，五痔诸疮。《纲目》

归经　入心、肺、大肠三经。为清热解毒之品。泻心火以保金气，降大肠风热。

前论　讱庵曰：心火降，则不灼肺而金清，肺与大肠相表里，肺金清，则大肠亦清矣。

禁忌　《经疏》曰：病人虚寒者勿服。

忍冬藤

味甘，性寒，无毒。感土之中气禀天之春气以生。花名金银花。

主治　主寒热身肿。《别录》　治腹胀满，止气下澼。甄权　热毒血痢，水痢，浓煎服。藏器　治一切痈疽恶疮，散热解毒。《纲目》　疗风，养血，止渴，解轻粉毒。《备要》　治飞尸、伏尸、遁尸、沉尸、风尸、尸疰。弘景

归经　入肺经。为散热解毒之品。外科要药。

前论　时珍曰：忍冬藤叶与花功用皆同，昔人称其治风、除胀、解痢、逐尸为要药，而后世不复知用，但称其消肿散毒，治疮为要药，而昔人并未言及，乃知古今之理不同，未可一辙论也。

禁忌　吴普曰：虚寒作泄者忌用。

以上泻剂草部

降真香

味苦，性温，无毒。

主治　主烧之辟天行时气，宅舍怪异，小儿带之，辟邪恶气。李梴　疗折伤金疮，止血定痛，消肿生肌。《纲目》

归经　入肝经，通入十二经。为散邪之品。

前论　仲淳曰：入药以色红香气甜而不辣者佳，深紫色不良。上部伤瘀血停积，胸膈骨按之痛，或并胁肋痛，此吐血候也。急以此刮末入药煎服之良。亦治内伤，或怒气伤肝吐血，用此代郁金神效。

阿魏

味辛，性平，无毒。

主治　主杀诸小虫，去臭气，破癥积，下恶气，除邪鬼蛊毒。《开宝》　治风邪鬼疰，心腹中冷。李梴　辟瘟，治疟，主霍乱心腹痛，解蕈菜毒。《大明》

归经　入脾、胃二经。为消结杀虫之品。能消肉积。

前论　萧炳曰：世人治疟，多用常山、砒霜毒物，不知阿魏平易无害，且有效。方用阿魏、丹砂各一两，研匀，米糊丸皂子大，每空心服一丸即愈。此方治疟，以无根水下，治痢，以黄连木香汤下。疟痢多起于积滞故尔。

炮制　雷公曰：凡使，用钵研细，热酒器上裹过入药。

芦荟

味苦，性大寒，无毒。

主治　主吹鼻杀脑疳，除鼻痒。甄权　主清热杀虫，凉肝明目，治小儿惊痫，五疳三虫，痔瘘䘌齿，湿癣出黄汁。《备要》

归经　入肝、心包二经。为涤热杀虫之品。手足厥阴主药。

前论　苏颂曰：功专杀虫清热，所治诸病，皆热与虫所主也。

鳌按：近世以芦荟为更衣药，盖以其清燥涤热之功也。

黄柏

味苦，性寒，无毒。禀至阴之气，而得清寒之性以生。降也，阴也。恶干漆。

主治　主五脏肠胃中结热，黄疸，肠痔，止泄痢。女子漏下赤白。阴伤蚀疮。《本经》　疗惊气在皮间，肌肤热赤起，目热赤痛，口疮。《别录》　治下血如鸡鸭肝片，傅阴茎上疮。甄权　治骨蒸，洗肝明目，口干心热，治蛔心痛，肠风下血后，结热肿痛。《大明》　泻膀胱相火，补肾水不足，坚肾，壮骨髓，疗下焦虚，诸痿瘫痪。利下窍，除热。元素　治冲脉气逆不渴而小便不通，诸疮痛不可忍。东垣

归经　入肾、膀胱二经。为除热益阴之品。肾家要药。膀胱引经药，专治阴虚生内热诸症。

前论　元素曰：瘫痪必用之药。东垣曰：黄柏、苍术乃治痿要药。时珍曰：黄柏能制膀胱、命门阴中之火，知母能清肺金滋肾水之化源，故洁古、东垣、丹溪皆以为滋阴降火要药，上古所未言也。然必少壮气盛能食者为宜，若中气虚而邪火炽者，久服则有寒中之变，近时虚损，及纵欲求嗣之人，用补阴药往往以此二味为君，降令太过，脾胃受伤，真阳暗损，精气不暖，致生他病。讱庵曰：诸病之中，火症为多，有本经自病者，如忿怒生肝火，焦思生心火之类是也。有子母相克者，如心火克肺，肝火克脾是也。有脏腑相移者，如肺火咳嗽，久则移热于大肠而泄泻，心火烦焦，久则移热于小肠而淋闭是也。又有别经相移者，有数经合病者，当从重者治之。

禁忌　《经疏》曰：阴阳两虚，脾胃薄弱者，均忌。

炮制　《纲目》曰：黄柏性寒而沉，生用则降实火，熟用则不伤胃，酒制则治上，蜜制则治中，盐制则治下。

厚朴

味苦辛，性温，无毒。禀地二之气以生，兼得春阳而成。降也，阴中阳也。干姜为使。恶泽泻、磁石、寒水石，忌豆。

主治　主中风伤寒头痛寒热惊悸，气血痹死肌，去三虫。《本经》　温中益气，消痰下气，疗霍乱，及腹痛胀满，胃中逆冷，呕不止，泄痢，淋露，去留热，除惊，心烦满，厚肠胃。《别录》　健脾，治反胃，霍乱转筋，泻膀胱及五脏一切气。妇人胎前产后腹脏不安，杀肠中虫，调关节。《大明》　治积年冷，腹内雷鸣虚吼，宿食不消，去结水，破宿血，化水谷，止吐酸水，大温胃气，治冷痛，主病人虚而尿白。甄权　主肺气腹满膨而喘咳。好古

归经　入脾、胃二经。为下实散满之品。苦降泻实满，辛温散湿满。

前论　丹溪曰：此能泻胃中之实，然滞行则宜去之。若气实人误服参、芪药，多补气胀闷，或作喘，宜此泻之。好古曰：《别录》言温中益气，消痰下气，果泄气乎，益气乎？盖与枳实、大黄同用，则泻实满，所谓消痰下气是也。与橘皮、苍术同用，则除湿满，所谓温中益气是也。与解利药同用，则治伤寒头痛，与泻利药同用，则厚肠胃，大抵味苦性温，用

其苦则泻，用其温则补也。

炮制 《大明》曰：凡使，去粗皮，姜汁炙，或浸炒用。

苦楝子

一名金铃子，出川蜀者佳，又名川楝子。味苦，性寒，有小毒。禀天之阴气，得地之苦味以生。降也，阴也。茴香为使。

主治 主温疟伤寒，大热烦狂，杀三虫疥疡，利小便水道。《本经》 主胸中大热狂，失心燥闷，作汤浴。甄权 入心及小肠，止上下部腹痛。东垣 泻膀胱。好古 治诸疝，虫痔。《大明》

归经 入肝、心包、小肠、膀胱四经，兼入肺、脾、胃三经。为泄热之品。

前论 元素曰：热厥暴痛，非此不能除。安常曰：能入肝舒筋，导小肠膀胱之热。因引心包相火下行，故心腹痛及疝气为要药。

禁忌 《经疏》曰：脾胃虚寒者忌用。

炮制 雷公曰：凡使，酒拌，令透蒸，待皮软，去皮去核，取肉用。凡用肉不用核，用核不用肉，如用核，捶碎，浆水煮一伏时，晒干。

槐花

味苦，性平，无毒。感天地阴寒之气，而兼水木之化以生。降也，阴也。陈者良。

主治 主五痔，心痛，眼赤，杀腹脏虫，及皮肤风热，肠风泻血，赤白痢，并炒研服。《大明》 凉大肠。元素 炒香频嚼，治失音喉痹，止吐衄，崩中漏下。《纲目》 槐角子，即槐实。主五内邪热气，止涎唾，补绝伤，火疮。妇人乳瘕，子脏急痛。《本经》 治五痔瘘疮，熬膏，可丸如鼠屎，入窍中，日三易，乃愈。《别录》 治大热难产。甄权 明目除热泪，头脑心胸间热风烦闷，风眩欲倒，心头吐涎如醉，漾漾如车船上者。藏器 男女阴疮湿痒，催生，吞七枚。《大明》 凉大肠，润肝燥。东垣

归经 入肝、大肠二经。为凉血清热之品。二经血分药，凉血要药。

前论 丹溪曰：槐花凉血，盖血凉则阴自足。苏颂曰：嫩房角作汤代茗，主头风，明目，补脑。仲淳曰：槐角子苦寒纯阴，凉血妙品，故能除一切热，散一切结，清一切火。如上诸病，莫不由斯三者而成，故悉主之。

禁忌 《经疏》曰：病人虚寒作泄，及阴虚血热而非实热者，均忌。

炮制 雷公曰：凡使，槐花须未开时采取，亦名槐米，陈久，炒用。凡使槐实，去单子及五子者，打碎，牛乳浸一宿，蒸过用。

苏木

味甘咸，性平，无毒。禀水土之气而生。降多于升，阳中阴也。

主治 主破血，产后血胀闷欲死，水煮五两，取浓汁服。《开宝》 妇人血气心腹痛，月候不调，及蓐劳。排脓止痛，消痈肿，扑损瘀血。女人失音血噤，赤白痢，并后分急痛。《大明》 产后恶露不安，心腹搅痛，及经络不通。男女中风，口噤不语，并宜细研乳头香方寸匕，酒煎苏木调服，立吐恶物瘥。好古 人常呕吐，水煎服。藏器 破疮疡死血，产后败血。东垣

归经 入肝、脾、肾三经，兼入心、胃二经。为散表行血之品。三阴经血分药。

前论 洁古曰：味辛性凉，发散表里风气，宜与防风同用，又能破死血。时珍曰：少用则和血，多用则破血。

禁忌 《经疏》曰：产后恶露已尽，

由血虚腹痛者，不宜用。

巴豆

味辛，性温，有毒。生于盛夏六阳之令，而成于秋金之月。降也，阴也。芫花为使。畏大黄、黄连、藜芦、冷水。

主治　主伤寒温疟寒热，破癥瘕结聚坚积，留饮痰癖，大腹水胀，能荡涤五脏六腑，开通闭塞，利水谷道，去恶肉，除鬼毒蛊疰邪物，杀虫鱼。《本经》　疗女子月闭，烂胎，金疮脓血不利，丈夫阴癞，杀斑蝥毒。《别录》　破痰癖，血瘕，气痞食积，惊痫。讱庵

归经　入胃、大肠二经。为斩关夺门之品。兼燥剂，能开窍宣滞。

前论　丹溪曰：巴豆去胃中寒积，无寒积者勿用。海藏曰：若急治，为水谷道路之剂，去皮心膜油，生用。若缓治，为消坚磨积之剂，炒去烟，令紫黑用。可以通肠，可以止泻，世所不知也。东垣曰：巴豆不去膜则伤胃，不去心则作呕，以沉香水浸则能升能降，与大黄同用，泻火反缓，为其性相畏也。

禁忌　《经疏》曰：凡一概汤散丸剂，切勿轻投，即不得已急症，亦须炒熟，压令油极净，入分许即止，不得多用。

桑根白皮

味苦辛，性寒，无毒。得土金之气而生。降多于升，阳中阴也。续断、桂心、麻子为使。忌铁。

主治　主肺气喘满，伤中，五劳六极。《本经》　去肺中水气，唾血热咳，水肿腹满胪胀。《别录》　虚劳客热头痛。甄权　下气调中，消痰止渴，止霍乱吐泻，小儿天吊惊痫客忤，傅鹅口疮大验。《大明》　泻肺，利大小肠，降气散血。《纲目》　桑叶，主除寒热，出汗。《本经》　除脚气水肿，利大小肠，劳热咳嗽明目。苏恭　桑枝，主遍体风痒干燥，水气脚气风气。四肢拘挛，上气眼运，肺气咳嗽，消食，利小便，疗口干，及痈疽后渴。苏颂

归经　入肺经。为清金之品。兼燥剂，辛泻肺邪有余而止嗽，甘固元气不足而补虚。

前论　罗谦甫曰：桑皮泄肺，是泻肺中火邪，非泻肺气也。火与元气不两立，火去则气得安，故又益气。东垣曰：肺中有水，则生痰作嗽，除水气正所以泻火邪，实则泻其子也，火退气宁，则补益在其中矣。丹溪曰：经霜桑叶研末，米饮服，止盗汗。时珍曰：桑叶乃入胃大肠二经，煎汁代茶，能止消渴。桑枝不寒不热，可以常服。

禁忌　《经疏》曰：凡肺虚无火，因寒袭之而咳嗽者，勿用桑皮。

枳实

味苦，性寒，无毒。感天地苦寒之气而生。降也，阴也。

主治　主大风在皮肤中，如麻豆苦痒，除寒热结，止痢，利五脏。《本经》　除胸胁痰癖，逐停水，破结实，消胀满，心下急痞痛，逆气胁风痛，安胃气，止溏泄。《别录》　解伤寒结胸，主上气喘咳，肾内伤冷，阴痿而有气，加用之。甄权　消食，散败血，破坚积，去胃中温热。元素

归经　入脾、胃二经。为破气行痰之品。滑窍降实。

前论　丹溪曰：枳实泻痰，能冲墙倒壁。元素曰：心下痞，及宿食不消，并宜枳实、黄连。蜜炙用，则破水积以泄气，除内热。洁古用去脾经积血，以脾无积血，则心下不痞也。东垣

枳壳

味苦咸，性微寒，无毒。降也，阴

也。

主治 主风痒麻痹，通利关节，劳气咳嗽，背胀闷倦，散留结胸膈痰滞，逐水消胀满，大肠风，安胃，止风痛。《开宝》 遍身风痒，肌中如麻豆，恶疮，肠风痔疾，心腹结气，两胁胀痛，关膈壅塞。甄权 下气止呕逆，消痰治反胃，霍乱泻痢，消食，破癥结痃癖，五膈及肺气水肿。《大明》 专治痢疾里急后重。《纲目》

归经 入肺、胃二经。为散结逐滞之品。泄肺气，除胸痞，息痛利。

前论 陈承曰：脾无积血，心下不痞，浊气在上，则生䐜胀。时珍曰：枳实、枳壳，其功皆能利气，气下则痰喘止，气行则痞胀消，气通则痛利止，气快则后重除，故以枳实利胸膈，枳壳利肠胃。然仲景治胸痹痞满，以枳实为要药，诸方治下血痔利，大肠秘塞，里急后重，又以枳壳为通剂，则枳实不独治下，而壳不独治高也。盖自飞门至魄门，皆肺主之，三焦相通，一气而已，则二物分亦可，不分亦可也。

鳌按：胸痹痞满，病之在高者，仲景以枳实治之。下血痔痢，大肠秘塞，里急后重，病之在下者，仲景以枳壳治之。非仲景之互用也，以仲景是汉时人，壳实并未分别，故仲景随时调用，无所取择。迨魏晋分用之后，始以枳实力猛，宜治下，枳壳力缓，宜治高，更为精当。其实以枳壳治在下之病，以枳实治在上之病，苟能得当，亦未尝不效，不必拘拘于此，多生议说也。然二者毕竟都属破气之药，不得过剂。

禁忌 《经疏》曰：肺气虚弱，脾胃虚，中气不运，而痰壅喘急，咳嗽不因风寒入肺，气壅及咳嗽阴虚火炎，与一概胎前产后，均忌。

山栀子

味苦，性寒，无毒。禀天之清气，得地之苦味以生。降也，阴也。

主治 主五内邪气，胃中热气，面赤，酒疱，疮疡。《本经》 疗目赤热痛，胸、心、大小肠大热，心中烦闷。《别录》 去热毒风，除时疾热，解五种黄病，利五淋，通小便，解消渴。甄权 心烦懊憹不得眠，脐下血滞而小便不利。元素 泻三焦火，清胃脘血，治热厥心痛，解热郁结气。丹溪 治吐衄，血痢血淋，损伤瘀血。又伤寒劳复，热厥头痛，疝气，汤火伤。时珍

归经 入心、肺、胃三经。为泄火之品。能使心肺热邪屈曲下行，从小便出，而三焦郁火以解。

前论 河间曰：治实火之血，顺气为先，气行则血自归经。治虚火之血，养正为先，气壮则自能摄血。元素曰：轻飘象肺，色赤象火，故能泻肺中之火。丹溪曰：栀子泻三焦之火，及痞块中火邪，最清胃脘之血。好古曰：栀子用为利小便药，非利小便，乃清肺也。

禁忌 《经疏》曰：凡脾胃虚弱，血虚发热，心肺无邪热，小便闭由膀胱气虚，均忌。

炮制 丹溪曰：治上中二焦，连壳用。治下焦，去壳，洗去黄浆，炒用。治血病，炒黑用。好古曰：去心胸中热，用仁。去肌表间热，用皮。

郁李仁

味苦辛酸，性平，无毒。得金气而兼木气以生。降也，阴也。

主治 主大腹水肿，面目四肢浮肿，利小便水道。《本经》 肠中结气，关格不通。甄权 泄五脏膀胱急痛，宣腰胯冷脓，消宿食，下气。《大明》 破癖气，下四肢水，酒服四十九粒，能泄结

气。孟诜　破血润燥。元素　专治大肠气滞，燥涩不通。东垣　治因悸，目张不瞑。

归经　入脾、大小肠三经。为润燥泄气破血之品。脾经气分药。

前论　陈承曰：郁李仁性专下降，善导大肠燥结，利周身水气，然下后多令人津液亏损，燥结愈甚，乃治标救急之药，非可常用。

禁忌　《经疏》曰：津液不足者，忌。

大腹皮

味辛，性温，无毒。

主治　主冷热气攻心腹，大肠蛊毒，痰膈醋心，并以姜盐同煎，入疏气药良。《开宝》　下一切气，止霍乱，通大小肠，健脾开胃。《大明》　降逆气，消肌肤中水气浮肿，脚气壅滞，瘴疟痞满，胎气恶阻胀闷。《纲目》　其子，与槟榔同功。

归经　入脾、胃二经。为下气行水之品。兼通剂，辛泻肺，温和脾。

前论　仲淳曰：凡人脾胃虚，则寒热不调，逆气攻走，则痰滞中焦，结成膈症。或湿热郁积，酸味醋心。辛温暖胃豁痰，通行下气，则诸症除矣。大肠壅毒，以其辛散破气而走阳明，故亦主之也。

鳌按：腹皮下气，亦与槟榔同，不独子也。但槟榔破气最捷，其性为烈，腹皮下气稍迟，其性较缓耳。

禁忌　《经疏》曰：病涉虚弱者，忌。

炮制　思邈曰：鸩鸟多集此树，宜以酒洗清，再大豆汁洗，晒干用。

竹叶

味辛甘，性寒，无毒。禀阴气以生。降也，阴中微阳也。

主治　主胸中痰热，咳逆上气。《本经》　竹茹，主呕啘，温气寒热，吐血，崩中。《别录》　止肺痿吐血。甄权　噎膈。孟诜　伤寒劳复，小儿热痫，妇人胎动，主劳热。《大明》　竹沥，疗暴中风痹，胸中大热，止烦闷，消渴，劳复。《别录》　中风失音不语，养血清痰，风痰虚痰在胸膈，使人癫狂，痰在经络四肢及皮里膜外，非此不达不行。丹溪　主风痓，疗风热。孟诜

归经　入心、胃二经。为涤热之品。竹叶、竹茹，专治上焦烦热，竹沥中风主药。

前论　汪机曰：竹茹入肺、胃经，能开胃土之郁，清肺金之燥。竹沥入肝经，滑利走窍，能消风降火，润燥行痰，益阴养血，与竹叶所治不同。讱庵曰：大概竹叶俱能凉心缓脾，消痰解渴，咳逆喘促，呕哕吐血，中风不语，小儿惊痫。又以叶生竹上，故专除上焦风邪烦热。竹皮入肺，肺主上焦，故亦除上焦烦热。雷敩曰：久渴心烦，宜投竹沥。丹溪曰：竹沥味性甘缓，能除阴虚之有大热者，寒而能补，胎前不损子，产后不碍虚。仲淳曰：凡中风，未有不因阴虚火旺，痰热壅结而致者。如果外来风邪，安可用此寒滑之竹沥治之？盖人阴既虚，火必旺，煎熬津液，结而为痰，壅塞气道不得升降，热极生风，以致卒然僵仆或偏痹不仁，竹沥能遍走经络，搜剔一切痰结，且甘寒能益阴除热，痰与热祛，则气道通利，经脉流转，中风之症自除矣。时珍曰：竹沥性寒而滑，因风火燥热而有痰者宜之。

禁忌　《经疏》曰：竹茹，凡胃寒呕吐，感寒挟食作吐，忌用。竹沥，凡寒痰湿痰及饮食生痰，忌用。

天竺黄

味甘，性寒，无毒。竹之津液结成。

主治　主小儿惊风天吊，镇心明目，

去诸风热，疗金疮止血，滋养五脏。《开宝》　治中风痰壅，卒失音不语。小儿客忤痫疾。《大明》　制服毒药发热。保升

归经　入心经。为除热豁痰定惊之品。幼科要药，凉心经，利心窍。

前论　仲淳曰：此即大竹内所结之黄粉，气味功用与竹沥相同，第竹黄气稍缓而无寒滑之患，故为小儿要药。盖小儿惊痫天吊风热者，亦犹大人热极生风之候也，此能除热养心，豁痰利窍，心家热清，而惊自平矣。

雷丸

味苦咸，性微寒，无毒。禀竹之余气，兼得地中阴水之气以生。降也，阴也。荔实、厚朴、芫花为使。恶葛根。

主治　主杀三虫，逐毒气胃中热，利丈夫，不利女子。《本经》　作摩膏，治小儿百病，逐邪气恶风汗出，除皮中热结积，蛊毒白虫，寸白自出不止，久服令人阴痿。《别录》　逐风，主癫痫狂走。甄权

归经　入胃、大肠二经。为消积杀虫之品。

前论　陈承曰：经言利丈夫不利女子，乃疏利男子元气，不疏利女子脏气，故曰久服令人阴痿也。

炮制　《大明》曰：入药炮用。苏恭曰：此竹之苓也，乃竹之余气所结，大小如栗，生土中而无苗叶。

以上泻剂木部

卷　七

泻　剂　下

绿豆

味甘，性寒，无毒。禀土中之阴气而生。反榧子壳，害人。

主治　主丹毒烦热，风疹，药石发动，奔豚。《开宝》　止泄痢卒澼，利小便肠满。思邈　行十二经血脉，去浮风，煮汁，止消渴。孟诜　解一切药牛马金石毒。宁原　厚肠胃，作枕明目，止头风头痛，除吐逆。《日华》　绿豆皮，主解热毒，退目翳。时珍　绿豆粉，主痘疮湿烂，不结痂疕者，干扑之良。宁原　新水调服，治霍乱转筋，解诸药毒死心头尚温者，解菇菌砒毒。汪颖

归经　入胃经，兼入心经。为清热解毒之品。

前论　吴瑞曰：绿豆肉平皮寒，如解金石砒霜草木一切毒，宜连皮生研，新汲水服。

禁忌　《经疏》曰：脾胃虚寒滑泄者忌。

以上泻剂谷部

冬瓜

味甘，性微寒，无毒。禀阴土之气而生。可升可降，阴中阳也。

主治　主小腹水胀，利小便，止渴。《别录》　除心胸满，去头面热。孟诜　大解热毒，消痈肿，切片，摩痱子良。《大明》　冬瓜子，主除烦满不乐。《别录》　去皮肤风。《大明》　治肠痈。陈承　开胃醒脾进食。吴球　冬瓜皮，主折损伤骨。时珍

归经　入脾、胃、大小肠四经。为除热益脾之品。

前论　丹溪曰：冬瓜性走而急。寇氏谓其分散热毒气，亦取其走而性急也。

禁忌　《经疏》曰：冬瓜性冷利，脏腑有热者宜之。若虚寒肾冷，久病滑泄者忌。

以上泻剂菜部

杏仁

味甘，性温，有小毒。禀春温之气，兼得火土之化以生。可升可降，阴也。恶黄芪、葛根、葛花。

主治　主咳逆上气雷鸣，喉痹下气，产乳金疮，寒心奔豚。《本经》　惊痫，心下烦热，风气去来，时行头痛，解肌，消心下急，杀狗毒。《别录》　除肺热，利胸膈气逆。元素　疗肺气喘促，解肌出汗，通大肠气秘，上焦风燥，解锡毒。阴户痛痒，捣敷之。士材　叭哒杏仁，主止咳，下气，消心腹间逆闷。《正要》

归经　入肺、大肠二经。为泻肺解肌，润燥下气之品。专散肺家风寒痰滞。

前论　李杲曰：杏仁下喘，治气也。桃仁疗狂，治血也。俱治大便秘，当分气血，昼便难，行阳气也，夜便难，行阴血也，故虚人便秘不可过泄。脉浮者属气，用杏仁、陈皮。脉沉者属血，用桃仁、陈皮。肺、大肠为表里，贲门主往来，魄门

主收闭，为气之通道，故并用陈皮佐之。贲门胃之上口，魄门即肛门。

禁忌　《经疏》曰：凡阴虚咳嗽，肺家有虚热热痰者，均忌。双仁者不可用。

桃仁

味苦甘，性平，无毒。禀火土之气以生。降也，阴中阳也。香附为使。

主治　主行瘀血，血闭，癥瘕。《本经》　止咳逆上气，消心下坚硬，除卒暴击血，通月水，止心腹痛。《别录》　通大肠血，治热入血室，血燥血痞，损伤积血，血痢，皮肤血热燥痒，蓄血发热如狂。《备要》　血滞风痹骨蒸，肝疟寒热，鬼疰疼痛，产后血病。《纲目》

归经　入肝、心包二经。为破血润燥之品。二经血分药。苦能泄血滞，甘能缓肝气而生新血。

前论　陈承曰：行血，连皮尖生用。润燥，去皮尖炒用。俱研碎。

禁忌　《经疏》曰：桃仁散而不收，泻而无补，过用或不当，能使血下不止，损伤真阴。故凡经闭由于血枯，产后腹痛由于血虚，大便闭涩由于津液不足者，均忌。

梨

味甘微酸，性寒，无毒。得西方金气以生。降也，阴也。

主治　主客热，中风不语，治伤寒热发，解丹石热气，惊邪，利大小便。《开宝》　热嗽，止渴。苏恭　止烦，气喘热狂，作浆，吐风痰。《大明》　卒喑风不语者，捣汁频服，胸中痞塞热结者，宜多食。孟诜

归经　入心、肺二经，兼入肝、胃二经。为消痰降火，清热解毒之品。

前论　时珍曰：梨能治风热，凉心润肺，降火消痰，皆其功也。今人痰病火病，十居六七，梨之有益，盖不为少，但不宜过食耳。

禁忌　《经疏》曰：凡肺寒咳嗽，脾家泄泻腹痛，冷积寒痰痰饮，产后痘后胃冷呕吐，及西北真中风，均忌。

山楂

味甘酸，性温，无毒。禀木气而生。降也，阴也。

主治　主消食积，化宿滞，行结气，除积块、痰块、血块，健脾开膈，疗痢疾。《医鉴》　止儿枕作痛，发小儿痘疹。《备要》

归经　入脾经。为破气消积，散瘀化痰之品。专去腥膻油腻之积，与麦芽消谷积不同。

前论　士瀛曰：自丹溪始著山楂之功，而后遂为要药，核亦有力，化食磨积。宁原曰：多食令人嘈烦易饥，反伐脾胃生发之气，盖以破泄太过，中气受伤也。

禁忌　《经疏》曰：脾虚不运，及胃家无食积，均忌。如脾胃虚，兼有积滞，当与补药同施，亦不宜过用。

青皮

味苦辛，性寒，无毒。降也，阴中微阳也。

主治　主破坚癖，散滞气，治左胁肝经积气。元素　治胸膈气逆胁痛，小腹疝痛，消乳肿。《纲目》　治肝经，郁久，胁痛多怒，久疟结癖，最能发汗，以皮能达皮，辛苦发散也。《备要》

归经　入肝、胆二经。为猛锐之品。二经气分药。通肝泻肺，散积消痞，除痰消坚开滞。

前论　子和曰：陈皮升浮，入脾肺，治高而主通。青皮沉降，入肝胆，治低而主泻。柴胡疏上焦肝气，青皮治下焦肝气。凡泻气药，俱云泻肺，肺主气也。时珍曰：青皮入肝散邪，入脾除痰，为疟家

必用之药，故清脾饮以之为君。又乳房属阳明，乳头属厥阴，肝气壅，故窍不得通，胃血沸，故热甚化脓。

禁忌　《经疏》曰：削坚破滞，性最酷烈，误服立损真气，必与参、术、芍药等补脾药同行，必不可单行，肝脾气虚者，均忌。

槟榔

味辛，性温涩，无毒。得天之阳气，地之金气以生。降也，阳中微阴也。忌见火。

主治　主消谷，逐水，除痰癖，杀三虫，伏尸，疗寸白。《本经》　宣利五脏六腑壅滞，破胸中气，下水肿，治心痛积聚。甄权　下一切气，通关节，利九窍，健脾调中，破癥结。《日华》　主奔豚气，五膈气，风冷气，脚气，治食不消。李梴　攻坚去胀，醒酒，治瘴疠疟，痢疾里急后重。《备要》

归经　入胃、大肠二经。为沉重下坠之品。能下肠胃有形之物。

前论　元素曰：槟榔能坠诸气至于下极，故治后重如神。

禁忌　《经疏》曰：凡气虚，脾胃虚，阴阳两虚，中气不足者，均忌。

西瓜

味甘，性寒，无毒。得天地清寒之气以生。降也，阴中阳也。

主治　主消烦止渴，解暑热。吴瑞　疗喉痹。汪颖　利小水，治血痢，解酒毒。宁原　含汁，治口疮。丹溪　西瓜皮　主口舌唇内生疮。

归经　入脾经。为清暑解热之品。

前论　时珍曰：西瓜究属生冷，名天生白虎汤。食者，但取一时之快，不知其伤脾助湿之害也。

鳌按：西瓜浮面青皮，名西瓜翠衣，能解皮肤间热。

以上泻剂果部

海浮石

味甘咸，性平，无毒。

主治　主止咳。弘景　煮汁饮，止渴，治淋，杀野兽毒。《大明》　清金降火，消积块，化老痰。丹溪　消瘿瘤结核，疝气，下气。《纲目》

归经　入肺经。为消痰软坚之品。除上焦痰热。

前论　俞琰曰：肺为水之上源，浮石入肺清其源，故又止渴通淋。

食盐

味甘辛咸，性平，无毒。禀水气以生。降也，阴也。

主治　主杀鬼蛊邪疰毒气，下部䘌疮，伤寒寒热，吐胸中痰癖，止心腹卒痛，坚肌骨，多食伤肺喜咳。《本经》　助水脏，治霍乱心痛，金疮，明目，止风泪邪气，一切虫伤疮肿火灼，通大小肠，疗疝气。《日华》　治骨病，齿痛，涌吐醒酒，治结核积聚。讱庵

归经　入肾经，兼入心、肺、胃三经。为除热润下之品。兼宣剂、通剂、补剂。

前论　时珍曰：补肾药用盐汤者，咸归肾，引药气入本脏也。补心药用炒盐者，心苦虚，以盐补之也。补脾药用炒盐者，虚则补其母，脾乃心之子也。治积滞结核用之者，盐能软坚也。诸痈疽眼目及血病用之者，咸走血也。诸风热病用之者，寒胜热也。大小便病用之者，咸能润下也。骨病齿痛用之者，肾主骨，盐入肾也。吐药用之者，咸引水聚也，能收豆腐，与此义同。诸蛊及虫伤用之者，取其解毒也。故盐为百病之主，但喘嗽水肿消渴者，盐为大忌，或引痰吐，或结血脉，或助水邪故也。

青盐

一名戎盐。味咸，性寒，无毒。禀水中至阴之气凝结而成。不经煎炼，而生于涯涘坂坆之阴。

主治　主明目，目痛，益气，坚肌骨，去毒蛊。《本经》　心腹痛，溺血，吐血，齿舌血出。《别录》　除五脏癥结，心腹积聚痛，疮疥癣。《大明》　解芫花、斑蝥毒。《纲目》

归经　入肾经，兼入心经。为除血热益水脏之品。兼补剂。

前论　寇氏曰：戎盐之功，专在平血热入肾，治目中瘀赤昏涩溺血者，小肠热也，心小肠表里，心火降，则小肠之热亦除。

寒水石

味咸，性寒，无毒。禀积阴之气而成。降也，阴也。畏地榆。解巴豆毒。制丹砂。

主治　主身热，腹中积聚邪气，皮中如火烧，烦渴，水饮之。《本经》　除时气热盛，五脏伏热，胃中热，止渴，水肿，小腹痹。《别录》　压丹石毒。甄权　治小便白，凉血降血，止牙疼，坚齿，明目。时珍

归经　入肾经。为走血除热之品。

前论　仲淳曰：寒水石，按本文云盐之精，则与石膏、方解石大相悬绝，因石膏有寒水石之名，而王隐君复云：寒水石又名方解石。以致混淆难辨，其功能各不同，用者自宜分别。生卤地，味辛盐，碎之如朴硝者是寒水石，其气大寒，能除有余邪热也。

禁忌　《经疏》曰：凡阴虚火旺，咳嗽吐血多痰潮热骨蒸，并脾胃作泄者，均忌。

以上泻剂石部

人中黄

味苦，性寒，无毒。

主治　主解胃家热毒。《本经》　主天行热疾，及解中诸毒，恶菌毒，恶疮，治痘疮因热黑陷。《医鉴》　粪清，入心经。主天行热狂热疾，中恶蕈毒，恶疮，瘟病垂死者，皆瘥。一名黄龙汤，俗名金汁。《大明》　热毒湿毒，大解五脏实热，饭和作丸，清痰，消食积，降阴火。丹溪

归经　入胃经。为大解热毒之品。通行五脏。

前论　斗门曰：人有奔走发狂，热病似癫，如见鬼神，久不得汗，及不知人事者，乃阳明蕴热也。非此不能除。

禁忌　《经疏》曰：伤寒瘟疫，非阳明实热。痘疮，非大热郁滞因而紫黑干陷倒靥者，均忌。以苦寒之极也。

人中白

味咸，性平，无毒。乃人溺之积气结成。降也，阴也。

主治　主疗鼻衄，汤火灼疮。《本经》　治传尸劳热，肺痿，心膈热，吐血羸瘦，渴疾。《大明》　烧研，主恶疮。苏恭　降火，消瘀血，治咽喉口齿诸疮，疳䘌，诸窍出血，肌肤汗血。时珍　人溺，主寒热头痛，温气，童男者尤有效。《别录》　久嗽上气失声，癥积满腹。止劳咳，润心肺，疗血闷热狂，扑损瘀血在内，晕绝，皮肤皲裂。《大明》　滋阴降火甚速。丹溪　产后血晕，败血入肺，阴虚久嗽，火蒸如疗者，惟此可治。《备要》

归经　入肝、肾、三焦、膀胱四经。为除热降火之品。

前论　丹溪曰：人中白能泻肝、三焦、膀胱火，盖膀胱乃此物之故道也。又曰：气有余即是火，肺主气，心属火，人溺均入之，降火而不伤于寒凉，且补益之功甚大，而《本草》不言，惜哉！寇氏

曰：人溺入脾、肺、胃、膀胱四经，乃为除劳热骨蒸咳嗽吐血，及妇人产后血晕闷绝之圣药也。褚澄曰：人溺降火甚速，降血甚神，饮溲溺，百无一死，服寒凉药，百无一生。时珍曰：人中白降相火，消瘀血，盖咸能润下走血故也。今人病口舌疮用之效，降火之验也。治鼻衄太甚头空空然即止，散血之验也。又曰：小便性温不寒，饮之入胃，随脾之气，上归于肺，下通水道而入膀胱，乃其旧路也。故能治肺，引火下行。

禁忌 《经疏》曰：凡虚寒及溏泄，或阳虚无火，食不消者，二物均忌。

以上泻剂人部

夜明砂

味辛，性寒，无毒。

主治 主面痈肿，皮肤洗洗时痛，腹中血气，破寒热积聚，除惊悸。《本经》 烧灰，酒服方寸匕，下死胎。苏恭 治疳有效。寇氏 主明目，治目盲障翳，除疟。《纲目》

归经 入肝经。为散血明目之品。本经血分药。

前论 时珍曰：此为蝙蝠屎中未化蚊蚋眼，但蝙蝠有毒，切不可入药。

炮制 雷公曰：凡使，淘去灰土恶臭，取细沙，晒干焙用。

犀角

味苦酸咸，性寒，无毒。可升可降，阳中阴也。升麻、松脂为使。恶乌头，忌盐。

主治 主百毒蛊疰，邪鬼瘴气，杀钩吻鸩羽蛇毒，除邪不迷惑魇寐。《本经》 疗伤寒温疫，头痛寒热，诸毒气。《别录》 时疾热如火，烦毒入心，狂言妄语。《大明》 风毒攻心，心烦热闷，赤痢。海藏 卒中恶心痛，筋骨中风，心风烦闷，中风失音。孟诜 凉心泻肝，清胃中大热，祛风，利痰，治伤寒时疫发黄发斑，吐血，下血，蓄血谵语，痘疮黑陷，消痈化脓，定惊，明目，能消胎气。《备要》

归经 入心、肝二经，兼入胃经。为彻上彻下，散邪清热，凉血解毒之品。

前论 宗奭曰：鹿用茸，犀用尖，其精锐之力，尽在是也。时珍曰：五脏六腑皆禀气于胃，风邪热毒，必先干之，饮食药物，必先入胃。角乃犀之精华所聚，足阳明胃药也，故能入阳明解一切毒，疗一切血，及惊狂斑痘诸症。

鳌按：犀性走散，比诸角尤甚，故能清心镇肝，入胃而化血解热消毒也。

禁忌 《经疏》曰：能消胎气，孕妇忌食，痘疮气虚无大热，伤寒阴症发躁，脉沉细，足冷，渴而饮不多，且复吐出者，均忌。

羚羊角

味苦咸，性寒，无毒。降也，阳中阴也。

主治 主明目，益气，起阴，去恶血注下，辟蛊毒恶鬼不祥，安心气，常不魇寐。《本经》 疗伤寒时气寒热，热在肌肤，温风注毒，伏在骨间，除邪气惊梦，狂越僻谬，及食噎不通，利丈夫。《别录》

归经 入心、肝、肺三经。为散邪清热之品。

前论 好古曰：今痘科多用以清肝火，而《本草》不言，缺略也。讱庵曰：目为肝窍，此能清肝，故明目去障。肝主风，其合为筋，此能祛风舒筋，故治惊痫搐搦骨痛筋挛。肝藏魂，心主神明，此能泻心肝邪热，故治狂越僻谬梦魇惊骇。肝主血，此能散血，故治瘀滞恶血血痢肿毒。相火寄于肝胆，在志为怒，此能下气降火，故治伤寒伏热，烦懑气逆，食噎不通。羚之性灵，而精在角，故又辟邪而解诸毒。

禁忌　《经疏》曰：心肝二经，虚而有热者宜，若虚而无热，忌用。

熊胆

味苦，性寒，无毒。阳中阳也。恶防己、生地黄。

主治　主时气热盛，变为黄疸。暑月久痢，疳䘌心痛，疰忤。苏恭　治诸疳耳鼻疮恶疮，杀虫。《日华》　小儿惊痫瘈疭，以竹沥化两豆许服之。去心中涎甚良。孟诜

归经　入心、胃、心包三经，兼入胆、脾、大肠三经。为除热去邪之品。

前论　钱乙曰：熊胆佳者通明，每以米粒许点水中，运转如飞者良。余胆亦转，但缓耳。士材曰：熊胆入胆，从其类也，清火定惊之功，较胜诸胆。时珍曰：大能清心平肝，杀虫退热，明目去翳。

禁忌　《经疏》曰：小儿不因疳症而目生障翳，及痘后蒙蔽者，均忌。

刺猬皮

味苦，性平，有小毒。得酒良，畏桔梗、麦冬。

主治　主五痔阴肿痛引腰背，阴蚀下血赤白，五色血汁不止。《本经》　疗腹痛疝积，烧灰酒服。《别录》　肠风泻血，痔痛有头，多年不瘥，炙末，饮服方寸匕，甚解一切药毒。甄权　猬肉，主反胃，炙黄食。藏器

归经　入胃经。为凉血之品。

前论　寇氏曰：猬皮治胃逆，开胃气有功。

炮制　时珍曰：煅黑存性。一云：细锉炒黑用。

以上泻剂禽兽部

龙齿

味涩，性寒，无毒。得人参、牛黄良。畏石膏、铁器。

主治　主大人惊痫诸痉。癫疾狂走，心下结气，不能喘息，小儿五惊十二痫。《本经》　小儿身热不可近，大人骨间寒热。治蛊毒，杀精物。《别录》　治烦闷狂热鬼魅。《日华》

归经　入心、肝二经。为镇心安魂，除烦清热之品。

前论　仲淳曰：龙骨入心、肝、肾、肠，龙齿单入心肝，故骨兼有止泻涩精之用，齿惟定惊安魂魄而已。许叔微曰：肝藏魂，能变化，故游魂不定者，治之以龙齿。修治，同龙骨。

禁忌　《经疏》曰：龙齿禁忌，约与骨相似。

以上泻剂鳞部

珍珠

味甘咸，性寒，无毒。禀太阴之精气而结成。降也，阴也。

主治　主手足皮肤逆胪，镇心。绵裹塞耳，主聋。傅面令人润泽好颜色。粉点目中，主肤翳障膜。《开宝》　主镇心安魄，坠痰拔毒，收口生肌，治小儿惊热，痘疔，下死胎与胞衣，点目去翳膜。《备要》

归经　入心、肝二经。为泄热定惊之品。水精所孕，水能制火，故专治火热症。

前论　陆佃曰：蚌蚌无阴阳牝牡，须雀化成，故能生珠。专一于阴精也。讱庵曰：虽云泻热，亦藉其宝气也，大抵宝物都能镇心安魂，如珍珠、琥珀、金箔之类。龙齿安魂，亦假其神气也。

禁忌　《经疏》曰：凡病，不由火热者忌。

石决明

味咸，性平，无毒。得水中之阴气而生。可升可降，阴也。畏旋覆花。

主治　主目障翳痛青盲，久服益精。

《别录》 肝肺风热，骨蒸劳热。李梴 通五淋。《纲目》

归经 入肝经。为专除风热之品。

前论 无已曰：石决明咸寒，入血除热，又能入肾补阴。

鳌按：石决明大补肝阴，肝经不足者，断不可少。

炮制 李梴曰：凡用，磨去粗皮，面裹煨熟，捣研极细。

海蛤粉

味咸，性寒，无毒。禀水中之阴气而生。降也，阴也。曰：海者，别于江湖地泽所生也。

主治 主热痰、湿痰、老痰、顽痰，疝气，白浊，带下。同香附末、姜汁调服，主心痛。丹溪 定喘嗽，止呕逆。消浮肿，利小便，止遗精白浊，化积块，解结气，消瘿核，散肿毒。治妇人血病，油调，涂汤火疮。《纲目》

归经 入心、肾二经。为软坚润下之品。

前论 仲淳曰：诸痰皆火气上炎煎熬津液而成。得此能软坚润下，故痰消。

禁忌 《经疏》曰：虽善消痰积血块，然脾胃虚寒，宜少用。

瓦楞子

味咸，性平，无毒。禀水中阳气而生。降也，阴中阳也。

主治 主一切血气，冷气，癥癖。火煅醋淬，醋丸服。《日华》 化痰积，消血块。丹溪

归经 入肝经，兼入肺、脾二经。为软坚散结之品。

前论 吴瑞曰：瓦楞消痰，其功最大，凡痰膈病用之如神。

炮制 雷公曰：取陈久者，火煅赤，米醋淬三度，出火毒，研粉。

以上泻剂介部

水蛭

味苦咸，性平，有毒。畏石灰、食盐。

主治 主逐恶血，瘀血，月闭，破血，积聚。《本经》 堕胎。《别录》 治折伤跌扑有效。寇氏 治女子月闭，欲成干血劳。甄权

归经 入肝、膀胱二经。为破血泄结之品。

前论 无已曰：咸走血，苦胜血，用水蛭以除蓄血，乃肝经血分药，故能去肝经聚血。

五谷虫

即粪中蛆。味苦咸，性寒，无毒。

主治 主小儿诸疳积，疳疮，热病谵妄，毒痢作吐。《大明》

归经 入脾、胃二经。为去热疗疳之品。幼科要药。

前论 宁原曰：粪蛆专能消积，以其健脾扶胃也。积消则饮食停滞之热毒亦清矣。

炮制 《备要》曰：凡使，漂极净，晒干，或炒或煅为末用。

虻虫

味苦，性微寒，有毒。降也，阴也。恶麻黄。

主治 主逐瘀血，破血积，坚痞癥瘕寒热，通利血脉及九窍。《本经》 女子月水不通，积聚，除贼血在胸腹五脏者，及喉痹结塞。《别录》 破癥结，消积脓，堕胎。《日华》

归经 入肝经，兼入三焦经。为破血泄结之品。肝经血分药。

前论 河间曰：虻食血而治血，因其性而为用也。无已曰：苦走血，血结不行者，以苦攻之，故治蓄血，古方多用，今人稀使，以有毒也。

蟾蜍

味辛，性寒，微毒。禀土金之精气，上应月魄而生。降也，阴也。

主治　主邪气，破癥坚血，痈肿，阴疮，服之不患热病。疗阴蚀疽疠恶疮，猘犬伤疮，能合玉石，一名蛤蟆。《开宝》　治小儿面黄癖气，杀疳虫，除湿发汗退热，治疮疽发背，一切五疳八痢，破伤风，脱肛鼠漏。王贶　蟾酥，午日，取眉脂，以朱砂、麝香为丸，麻子大，治小儿疳瘦，每日一丸。如脑疳，以乳汁调，滴鼻中。甄权　治虫牙，和牛酥磨傅腰眼并阴囊，治腰肾冷，并助阳气。《日华》

蛙，俗名田鸡。主小儿赤气肌疮脐伤，止痛。《别录》　食之解劳热，治小儿热疮。寇氏　利水，消肿，调疳，补虚损，尤宜产妇，捣汁服，治蛤蟆瘟病。嘉谟

归经　入胃经。为杀虫拔毒之品。疳积痈疽诸疮要药。

前论　东垣曰：蟾蜍，土之精也。上应月魄而性灵异，大抵是物能攻毒拔毒，古今诸方所用蛤蟆，多是蟾蜍，以蟾蜍通称蛤蟆耳。今考二物，功用不甚相远，则古人所用，多是蟾蜍，今人亦只用蟾蜍有效，而蛤蟆不复入药矣。仲淳曰：观诸家所言蟾酥主治，但言其有消积杀虫，温暖通行之功。然其味辛甘，气温，善能发散一切风火抑郁，大热痈肿之候，为拔疔散毒之神药。第性有毒，不宜多用。入发汗散毒药中服者，尤不可多。原礼曰：蛙产于水，与螺蚌同性，故能解热毒，利水气，但系湿化之物，其骨性复热，故不可同辛辣煎炒。凡浑身水肿，及单腹胀者，青蛙一二枚，去皮，炙，食之，自消。

炮制　《经疏》曰：凡使蟾酥，用人乳化开，切不可入人目，若误入，赤肿欲盲，急以紫草汁洗点，即消。

白颈蚯蚓

味咸，性寒，无毒。得土中阴水之气而生。降也，阴中阴也。畏葱、盐。

主治　主蛇瘕，去三虫，杀长虫。《本经》　化为水，疗伤寒温病伏热发狂，大腹黄疸。《别录》　天行诸热，小儿热病癫痫，涂丹毒，傅漆疮。藏器　中风喉痹。《日华》　大人小儿小便不通，急慢惊风，历节风痛，卵肿，脱肛，秃疮。时珍　蚯蚓泥　主赤白久热痢，取一升炒烟尽，沃汁半升，滤净饮之。甄权　小儿阴囊忽虚热肿痛，以生甘草汁入轻粉末调涂之，傅狂犬伤出犬毛神效。苏恭

归经　入胃经。为清热利水之品。

前论　苏颂曰：肾脏风下注病，不可缺也。脚气药必须用之为使，然亦有毒，不可过剂。大抵攻病用毒药，中病即当止也。时珍曰：蚯蚓大寒，故能大解诸热疾，下行，故能行湿病而利小便，治足疾而通经络。仲淳曰：蚯蚓泥治久热痢者，以久痢乃湿热甚于肠胃，得甘寒之气，则湿热自除也。

禁忌　《经疏》曰：蚯蚓性大寒，能除有余邪热，故伤寒，非阳明实热，狂躁者，忌。温病无壮热，及脾胃素弱者，忌。黄疸缘大劳，腹胀属脾肾虚，尸疰因阴虚成劳瘵者，均忌。复有小毒，中其毒者，以盐水解之。

炮制　吴瑞曰：凡使，有炙为末，有阴干研末，有化水，有生捣，各随方法。

以上泻剂虫部

卷　八

轻　剂

徐之才曰：轻可去实，麻黄、葛根之属是也。张从正曰：风寒之邪，始客皮肤，头痛身热，宜解其表，《内经》所谓轻而扬之也。痈疮疥痤，俱宜解表，汗以泄之，毒以熏之，皆轻剂也。凡熏洗，蒸炙，熨烙，刺砭，导引按摩，皆汗法也。

麻黄

味苦，性温，无毒。禀天地清阳刚烈之气以生。升也，阳也。厚朴、白薇为使。恶辛夷、石韦。

主治　主中风伤寒头痛，温疟，发表出汗，去邪热气，止咳逆上气，除寒热，破癥坚积聚。《本经》　通腠理，解肌，泄邪恶气，消赤黑斑毒，不可多服，令人虚。《别录》　通九窍，调血脉，开毛孔皮肤。《大明》　主营中寒邪，泄卫[①]中风热。元素

归经　入肺、膀胱二经，兼入心、大肠二经。为发汗之品。肺家专药。

前论　东垣曰：六经有余之邪，客于阳分皮毛之间，腠理闭拒，营卫气血不行，故谓之实。麻黄中空，阴中之阳，入膀胱经，其经循背下行，本寒而又受外寒，故宜发汗，去皮毛气分寒邪，以泻表实，若过发，则汗多亡阳，或饮食劳倦，及杂病自汗表虚之症，用之则脱人元气，须禁。海藏曰：麻黄治卫实，桂枝治卫虚，虽皆太阳经药，其实营卫药也。心主营为血，肺主气为卫，故麻黄为手太阴肺药，桂枝为手少阴心药。

禁忌　《经疏》曰：诸虚有汗，肺虚痰嗽，气虚发喘，阴虚火炎眩晕，南方中风瘫痪，平日阳虚腠理不密之人，均忌。

炮制　《备要》曰：凡用发汗，取茎，去根节，煮十余沸，竹片掠去浮沫，或用醋汤略泡，晒干用，亦用蜜炒，若止汗，用根节。

葛根

味辛甘，性平，无毒。禀天地轻清之气而生。升也，阳也。

主治　主消渴，身大热，呕吐，诸痹。《本经》　伤寒中风头痛，解肌，发表出汗，开腠理，疗金疮，止胁风痛。《别录》　治天行上气呕逆，开胃下食，解酒毒。甄权　治胸膈烦热发狂，止血痢，通小肠，排脓破血。《大明》　生者堕胎，散郁火，主肠风，温疟。藏器　葛谷，主下痢十年已上。《本经》　葛花，主消酒，肠风下血《别录》　葛粉，止渴，利大小便，解酒去烦热，压丹石毒，傅小儿热疮。《开宝》　葛汁，即用生葛捣汁，性大寒，主解温病大热，吐衄诸血。弘景　治小儿热痞。《开宝》

归经　入胃、膀胱二经，兼入脾经。为解肌升阳散火之品。兼宣剂。

前论　洁古曰：太阳初病头痛，未入

① 卫　诸本均作“胃”，据义理改。

阳明，不可服葛根、升麻以发之，恐反引邪入阳明也。东垣曰：葛根其气轻浮，鼓舞胃气上行，生津液，又解肌热，治脾胃虚弱泄泻圣药。丹溪曰：凡斑痘，已见红点，不可服葛根、升麻，恐表虚，反增斑烂也。又曰：凡治疟，无汗要有汗，散邪为主，带补。有汗要无汗，扶正为主，带散。若阳疟有汗，加参、芪、白术以敛之；无汗，加芩、葛、苍术以发之。

禁忌　《备要》曰：多用反伤胃气，升散太过也。

升麻

味甘苦，性平，无毒。禀天地清阳之气而生。升也，阳也。

主治　主解百毒，杀百精老物殃鬼，辟瘟疫瘴气邪气蛊毒，入口皆吐出，中恶腹痛，时气毒疠，头痛寒热，风肿诸毒，喉痛口疮。《开宝》　主阳明头痛连齿颊，寒热，肺痿吐脓，下痢后重脱肛。崩中带下，足寒阴痿，目赤，痘疹疳䘌，游风肿毒，小儿惊痫，热壅不通。去皮肤风邪，解肌肉间风热，牙根腐烂恶臭。治阳陷眩运，胸臆虚痛，下血，遗精，白浊。《总括》

归经　入脾、胃二经。为升阳散毒之品。兼宣剂，脾胃引经药，疮家圣药，能发浮汗。

前论　元素曰：凡补脾胃药，非此为引用，不能收效。脾痹非此不能除。升发火郁，能升阳气于至阴之下，又能去至高之上，及皮肤风邪。东垣曰：升麻发散阳明风邪，升胃中之气，又引甘温之药上升，以补卫气之散而实其表。故元气不足者，用此于阴中升阳，又缓带脉之缩急。凡胃虚伤冷，郁遏阳气于脾土者，宜升麻、葛根以升散其火郁，又能引葱白散手阳明大肠风邪，引石膏止阳明头痛，人参、黄芪，非此引之，不能上行。

禁忌　《经疏》曰：凡吐衄，咳多痰，阴虚火动，肾经不足，及气逆呕吐，惊悸怔忡癫狂等病，均忌。误用，多致危殆。

苍耳子

味苦甘，性温，无毒。得土之冲气，兼禀天之春气以生。可升可降，阳也。忌猪肉、马肉、米泔，害人。

主治　主风寒头痛，风湿周痹四肢拘挛痛。恶肉死肌，膝痛，溪毒。藏器　治肝热，明目。甄权　治一切风气，瘰疬疮疥，遍身瘙痒。《大明》

归经　入肺经。为发汗散风胜湿之品。上通脑顶，下行足膝，外达皮肤。

前论　好古曰：苦以燥湿，甘以和血，温则通畅，春气发生而升，故主以上诸症。

鳌按：　苍耳即枲耳。治鼻渊鼻息，断不可缺，能使清阳之气上行巅顶也。

木贼草

味甘，微苦，性温，无毒。感春升之气而生。升也，阳中阴也。

主治　主目疾，退翳膜。消积块，益肝胆，疗肠风，止痢，及妇人月水不断，崩中赤白。《嘉祐》　解肌，止泪，止血，去风湿疝痛，大肠脱肛。《纲目》

归经　入肝、胆二经。为退翳发汗之品。升散火郁风湿。

前论　刘禹锡曰：木贼得牛角䚡、麝香，治休息久痢。得禹余粮、川芎、当归，治崩中赤白。得槐子、枳实，治痔疾出血。丹溪曰：木贼去节烘过，发汗至易，《本草》不曾言及。

禁忌　《经疏》曰：目疾由于怒气，及暑热伤血暴赤肿痛者，均忌。

灯心草

味甘，性寒，无毒。禀清芬之气而生。浮也，阳也。

主治 主五淋。《开宝》 泻肺，治阴窍涩不利，除水肿，癃闭。元素 治急喉痹，烧灰吹之甚捷。灰涂乳，饲小儿，止夜啼。丹溪 烧灰入轻粉、麝香，治阴疳。时珍

归经 入心、肺、小肠三经。为清热行水之品。兼通剂，降心火，清肺热，利小肠。

前论 仲淳曰：其质轻通，其性寒，味甘淡，故能通利小肠热气下行，从小肠出。小肠为心之腑，故亦除心经热。

禁忌 《经疏》曰：性专通利，虚脱人不宜用。

连翘

味苦辛，性平，无毒。感清凉之气，得金水之性以生。升也，阳也。一云，阴中阳也。

主治 主结热痈疮。《本经》 去白虫。《别录》 通利五淋小便不通，除心家客热。甄权 通小肠，通月经。《大明》 散诸经血结气聚，消肿排脓止痛，治耳聋。东垣 泻心火，除脾胃湿热。治中部血症以为使。丹溪

归经 入胆、大肠、三焦三经，兼入心、心包二经。为散结清火之品。兼宣剂。

前论 元素曰：连翘之用有三，泻心经客热，一也；去上焦诸热，二也；为疮家圣药，三也。汪颖曰：连翘状似人心，两片合成，其中有仁甚香，及心与包络气分主药也。诸痛痒疮疡，皆属心火，故为十二经疮家圣药，而兼治手足少阳手阳明三经气分之热。陈承曰：疮家用此，结者散之也。凡肿而痛者为实邪，肿而不痛为虚邪，肿而赤者为结热，肿而不赤为留气停痰。

鳌按：人之气血，贵乎通流。若血分壅滞，气分遏抑，便成疮肿。连翘能散结，故主之也。

禁忌 《经疏》曰：此清而无补之药也。痈疽已溃，及火热由于虚，与脾胃薄弱作泄者，均忌。

谷精草

味辛甘，性微温，无毒。得金气以生。升也，阳也。

主治 主喉痹，齿风痛，诸疮疥。《开宝》 头风痛，目盲翳膜，痘后生翳，止血。时珍 阳明风热。讱庵

归经 入肝经，兼入胃经。为清热明目之品。补肝气要药，轻浮上行。

前论 时珍曰：体轻性浮，能上行阳明分野。用治目中诸病，其明目退翳之功，在菊花之上，仲淳曰：手少阴君火，与足少阳相火，相扇上壅，便成喉痹之症。此能散二经之火，则气通而无结滞，故治之。阳明胃家风火热甚上冲，热则生风，风火相搏，故发齿风痛，此能上行阳明而散之，故愈。

以上轻剂草部

百草霜

味辛，性温，无毒。

主治 主消化积滞，入下食药中用。苏颂 止上下诸血，妇人崩中带下，胎前产后诸病。伤寒阳毒发狂。黄疸，疟痢，噎膈，咽喉口舌一切诸疮。汪机 治热毒，止暴泻痢，妇人月候不调，横生逆产，胞衣不下，小儿白秃疮。《医鉴》

归经 入肝、肺、胃三经。为救标之品。止血消积。

前论 虞抟曰：百草霜，釜底墨，梁上尘，皆烟气结成。但其质有轻虚结实之异，重者归中下二焦，轻者入心肺之分。古方治阳毒发狂有黑奴丸，二者并用，而内有麻黄、大黄，亦是攻解三焦结热，兼取火化从治之义。其消积滞，亦是取其从化，故疸膈疟痢诸病多用之。其治失血胎

产等，虽是血见黑则止，亦不离从治义。

禁忌　《经疏》曰：虽能止血，无益肠胃，救标则可，治本则非，忌多服。

炮制　李梴曰：此乃灶额及烟炉中墨烟也，其质轻细，故曰霜。若深村久灶额上墨，尤佳。止血为最要之药，研细用。

墨

味辛，性温，无毒。

主治　主止血生肌，合金疮，治产后血运，崩中卒下血，醋磨服之，又止血痢，及小儿客忤。捣筛，温水服之。又眯目物茫入目，点摩瞳子上。《开宝》　主飞丝入目，浓磨点之，点鼻止衄。猪胆汁磨涂痈肿，醋磨亦可，酒磨服治胞胎不下。《备要》

归经　入心、肝二经。为清凉之品。

前论　丹溪曰：墨属金而有火，入药健性，又能止血。

以上轻剂土部

蝉退

味咸甘，性寒，无毒。禀水土之余气成形，其飞鸣又得风露之清气。可升可降，阴中阳也。

主治　主小儿惊痫，妇人生子不下，烧灰水服，治久痢。《别录》　研末一钱，井华水服，主哑病。藏器　除目昏障翳，治小儿疮疹出不快。寇氏　治头风眩晕，皮肤风热，痘疹作痒，及疔肿毒疮，大人失音，小儿噤风天吊，惊哭夜啼，阴肿。《纲目》

归经　入肝经。为驱风散热之品。

前论　海藏曰：蝉脱去翳膜，取其脱意也。蝉性脱而退翳，蛇性窜而驱风，因其性而为用也。又其气清虚，故主治皆一切风热之症。

以上轻剂虫部

重　剂

徐之才曰：重可去怯，磁石、铁粉之属是也。张从正曰：重者，镇坠之谓也。怯则气浮，如丧神失守而惊悸气上，朱砂、沉香、黄丹、寒水石，皆镇重也。久病咳嗽涎潮于上，形羸不可攻者，以此坠之。经云：重者因而减之，贵其渐也。

沉香

味辛苦，性微温，无毒。禀阳气以生，兼得雨露之精气而结。可升可降，阳也。

主治　主风水毒肿，去恶气。《别录》　主心腹痛，霍乱，中恶邪鬼疰气。李珣　调中，补五脏，益精壮阳，暖腰膝，止转筋吐泻冷气，破癥癖，冷风麻痹，骨节不任，风温皮肤瘙痒，气痢。《大明》　补右肾命门。元素　补脾胃，及痰涎，血出于脾。李杲　治上热下寒，气逆喘急，大肠虚闭，小便气淋，男子精冷。《纲目》

归经　入脾、胃、肾三经，兼入心肝二经。为下气补阳之品。兼宣剂。

前论　仲淳曰：诸木皆浮，沉香独沉，故能下气而坠痰涎。能降亦能升，香气入脾，故能理诸气而调中。色黑体阳，故入右肾命门暖精壮阳，行气不伤气，温中不助火。

禁忌　《经疏》曰：治冷气逆气气郁结，殊为要药，然中气虚，气不归元者，忌之。心经有实邪者，忌之。非命门真火衰，不宜入下焦药中用。

炮制　雷公曰：须要不枯，色黑，沉水下者为上，半沉者次之，不可见火。时珍曰：入汤剂，磨汁冲服。入丸散，纸裹置怀中，待燥研之，或水磨晒干亦可。

紫檀

味咸，性微寒，无毒。禀水气以生。降也，阳中之阴也。

主治　主磨涂恶毒风毒。《别录》　刮末，敷金疮，止血止痛，疗淋。弘景　醋磨，傅一切卒肿。《大明》

归经　入肝经。为和血之品。血分要药。

前论　虞抟曰：白檀辛温，气分之药也。故能理卫气而调脾肺，利胸膈。紫檀咸寒，血分之药也。故能和营卫而消肿毒，治金疮。

鳌按：紫檀能散产后恶露未尽，凝结为病，《本草》未曾载及。己丑七月，余曾治一妇人，年二十三，于三月间产子，二日少腹痛，六七日发热，至七月，昼夜热更甚，卧床不起，每日强进粥汤一二盅，小腹左痛处并肿硬。延内外医至二十五人，纷论不一，服药至百余剂，病势日剧。七月十二日，始延余治，初诊脉，两手俱伏，适值极痛时也。停半时，再诊左手，现如蛛丝，右手仍伏，终不得病之所在。又停半时，再诊，左关弦紧急，右关迟细而滑，两寸洪数，两尺细数，已知病在两关矣。然虽三番诊视，尚未可定。因谓其家，且停药一日，俟明日辰刻再诊定局。次早，脉与隔晚第三次同，遂批案作方云：左关弦紧极长，弦长主积结，紧主因寒，见于肝脉，肝主血，又痛在少腹左，其地亦属肝部，分明系产下后寒入产户，归于营气，恶露适与寒值，遂凝结，故作痛，久渐肿硬也。服破血消积药已久，而无效者，缘恶露虽属血分，毕竟为秽恶之物，非若血为一身营气所主，故愈破而血愈亏，愈亏而病愈增也。肝病增，肝木益强克土，故脾胃受伤，其脉迟细滑，饮食不得进也。两尺细数，产后本象，两寸洪数，宜其发热无休，且口渴咽痛。然其病只在两关，病之名曰：恶结。恶结者，恶露积结也。病人又云：自得病后，头顶忽欲疼痛，几如数铁锤敲打破裂一般，忽即解散，初犹数日一作，今渐近，并日四五作，此更难忍。余曰：此正恶结所患之症，盖由秽恶气积久而甚，上冲头脑，故发痛，秽散即止，惟恶结症，遂如此，若他症头痛不尔也。用方必以除恶解结为主，因用牛角鳃、楂肉各三钱，茺蔚子二钱，酒炒归身、阿胶珠各钱半，红花七分，醋蓬术六分，上午服一帖，头痛即止，下午进粥二碗，夜得安睡，热亦减半。讵知是夜，其夫求请乩仙，降坛者系白香山先生，批示医案，亦云恶露凝结，而语意竟与余略同，所开方亦无大异，止多牛角鳃一钱，山楂半生半炒各二钱，余俱同方，后加紫檀末五分。次日，病家告余以故，竟以仙医目我，请再作方。余曰：昨日方本须服五六剂，且一剂已大见效，而仙方又大略相同，所加紫檀末，本是血分中药，能去恶毒消肿痛，竟加之，再服五剂。而服至三剂，即起床进饭，热退，至六剂而霍然矣。后又服调理丸药一料，精神更倍平时。其妇姓陆氏，其夫姓嵇，字楚玉。

以上重剂木部

金箔

味辛，性平，有毒。禀西方刚利之气而生。降也，阴中阳也。

主治　主镇精神，坚骨髓，通利五脏邪气。《本经》　疗小儿惊伤五脏，风痫失志，镇心，安魂魄。甄权　癫痫，风热上气咳嗽，伤寒肺损吐血，骨蒸劳极作渴，并入丸散服。李珣

归经　入心、肝二经。为镇惊安神之品。通治肝胆经病，金制木重镇怯。

前论　徐用诚曰：肝经风热，则为惊痫失志，魂魄飞扬，肝属木而畏金，与心为子母，故其病同源一治。

禁忌　海藏曰：金性坚刚重坠，与血肉之体不相宜，故往往服之致死。《经疏》曰：凡病止因心气虚，以致神魂不安，并无惊邪外入者，当以补心安神为急，而非金箔所能定矣。盖惟有外邪侵犯者，乃可藉为镇心安神之用也。

银箔

味辛，性平，有毒。

主治　主坚骨，镇心，明目，去风热癫痫，入丸散用。李珣

归经　入心、肝二经。为镇惊定怯之品。

前论　好古曰：白银属肺，《本草》言生银无毒，银屑有毒。生银乃其天真，故无毒，熔者投以少铜，又或制以药石铅锡，且或用水银销制银箔或泥入药，所以银屑有毒，银本无毒，其毒乃诸物之毒也。今人试毒以银器，即变黑，则银之无毒可见矣。

自然铜

味辛，性平，有毒。禀土金之气而生。生出铜处，其色青黄如铜，不从矿炼，故号自然。

主治　主折伤散血止痛，破积聚。《开宝》　消瘀血，排脓，续筋骨，治产后血邪，安心，止惊悸，以酒磨服。《大明》

归经　入肝经。为散瘀破积之品。续筋接骨神药，入血行血，伤科要药。

前论　丹溪曰：自然铜世以为接骨之药，然此等方尽多，大抵宜补气、补血、补骨。俗工迎合病人，惟在速效。而铜非煅不可，若新出火者，其火毒金毒相扇，挟香药热毒，虽有接骨之功，而燥败之祸，甚于刀剑，戒之。士瀛曰：折伤必有死血瘀滞经络，然须定虚实，佐以养血补气温经之药。

禁忌　《经疏》曰：凡使，中病即已，切不可过服，以其有火金之毒，走散太甚。

炮制　雷公曰：凡使，火煅醋淬七次，研细，水飞用。

针砂

味咸，性平，无毒。

主治　主安心神，除百病，体健能食。《开宝》　化痰，抑肝气，消积聚肿满，黄疸，散瘿。叔微　和没食子，染须至黑。藏器

归经　入脾、大肠二经。为除湿消积之品。

前论　虞抟曰：针砂醋炒，入猪脂、生地龙各三钱，捣葱汁和，傅脐中约一寸厚，缚之，能治水肿尿少，加甘遂末更妙，以尿多为度，若不加甘遂，亦治泄泻无度，诸药不效者。

青铅

一名黑锡。味甘，性寒，无毒。禀先天壬癸之气以生。降也，阴也。

主治　主镇心安神，伤寒毒气，反胃呕吐。《大明》　疗瘿瘤，鬼气疰忤。藏器　明目，固牙，乌须发，杀虫坠痰，治噎膈，风痫。甄权　黑锡灰，主积聚，杀虫，同槟榔末等分，五更，米饮服。丹溪　铅粉，又名胡粉定粉，又名粉锡。主伏尸毒螫，杀三虫。《本经》　去鳖瘕，疗恶疮，主小便利，堕胎。《别录》　炒焦，止小儿疳痢。甄权　止久积痢。寇氏　治实女。时珍

归经　入肝经，兼入肾经。为坠痰解毒之品。大能平肝。

前论　好古曰：镇坠之剂，有反正之功，但性带阴毒，不可多服，恐伤人心胃。铅性又能入肉，故女子以铅珠纴耳，即自穿孔。实女无窍者，以铅作铤，逐日纴之，久久自开。此皆昔人所未知者。铅变化为胡粉、黄丹、密陀僧等，其功皆与铅同，但胡粉入气分，黄丹入血分，密陀

僧镇坠下行，此为异耳。

黄丹

味辛，性微寒，无毒。

主治　主吐逆反胃，惊痫癫疾，除热，下气。《本经》　止小便利，除毒热，脐挛，金疮溢血。《别录》　惊悸狂走，消渴，止痛生肌。甄权　治疟及久积。寇氏　坠痰，杀虫，除忤恶，止痢。《纲目》

归经　入肝、脾两经。为消积解毒之品。专入血分，外科要药。

前论　无已曰：仲景龙骨牡蛎汤中用黄丹，乃收敛神气以镇惊也。脐挛者，小儿脐风也。风热入肝，筋自挛急，辛寒镇重，能散风热，金液之性，能平肝木，故主之。

密陀僧

味辛，性平，有小毒。

主治　主久痢五痔，金疮。《开宝》　反胃，疟疾，下痢，止血，杀虫，消积，治诸疮，消肿毒，除狐臭。时珍

归经　入肝经。为镇怯之品。

前论　洪迈曰：惊气入心络，喑不能言语者，用密陀僧末一匕，茶调服即愈。盖惊则气乱，此能平肝而去怯也。

禁忌　《经疏》曰：密陀僧大都可外敷，不可内服，此药无真者，销银炉底，乃铅铜之气所结，能烂一切物，故益不宜轻用。

以上重剂金部

朱砂

味甘，性微寒，无毒。禀地二之火气以生，兼得天七之气以成。降也，阳中阴也。恶磁石，畏咸水。忌一切血。

主治　主身体五脏百病，养精神，安魂魄，益气，明目，杀精魅邪恶鬼，久服通神明。《本经》　除中恶腹痛，毒气。《别录》　镇心，主尸疰抽风。甄权　润心肺，治疮痂息肉，并涂之。《大明》　治惊痫，解胎毒痘毒，驱邪疟，能发汗。

归经　入心经。为安神定魄之品。兼泻剂。心经血分主药。

前论　东垣曰：丹砂纯阴，纳浮溜之火而安神明，凡心热者，非此不能除。海藏曰：同远志、龙骨等养心气，同当归、丹参等养心血，同枸杞、地黄等养神，同厚朴、川椒等养脾，同南星、川乌等祛风，可以明目，可以安胎，可以解毒，可以发汗，随佐使而见功。

禁忌　寇氏曰：朱砂但宜生使，火炼则有毒，若饵服，常杀人。

雄黄

味辛苦，性温，微毒。禀火金之性，得正阳之气以成。升也，阳也。

主治　主寒热鼠瘘，恶疮疽痔死肌，杀精物恶鬼邪气，百虫毒。《本经》　疗疥虫䘌疮，鼻中息肉，及绝筋破骨，百节中大风，积聚癖气，中恶腹痛，鬼疰，诸蛇虺毒，解藜芦毒。《别录》　风邪癫痫岚瘴，一切虫兽伤。《大明》　搜肝气，泻肝风，消涎积。好古　治疟疾寒热，伏暑泄痢，酒饮成癖，头风眩晕，化腹中瘀血，杀劳虫疳虫。时珍　雌黄，主恶疮，杀虫虱，身痒，邪气诸毒。《本经》　治身面白驳，散皮肤死肌。《别录》　治冷痰劳嗽，血气虫积，心腹痛，癫痫，解一切毒。吴瑞

归经　入肝、胃二经。为解毒杀虫之品。肝经气分药，能化血为水。

前论　保升曰：治病则二黄之功亦仿佛，大要皆取其温中搜肝，杀虫解毒祛邪焉耳。雌黄法土，故色黄而主脾。

禁忌　《经疏》曰：雄黄性热有毒，外用易见长，内服难免害。凡服之中病即止，无过剂也。

石膏

味甘辛，性寒，无毒。禀金水之正，得天地至清至寒之气以生。可升可降，阴中阳也。鸡子为使。恶巴豆，畏铁。

主治　主中风寒热，心下逆气惊喘，口干舌焦不能息，腹中坚痛，除邪鬼，产乳，金疮。《本经》　除时气头痛身热，三焦大热，皮肤热，肠胃中结气，解肌发汗，止消渴烦逆腹胀，暴气喘，咽热。《别录》　治伤寒头痛如裂，壮热，皮如火燥，和葱煎。甄权　天行热狂，头风旋眩，下乳，揩齿益齿。《大明》　除胃热，肺热，散阴邪，缓脾益气。东垣　止阳明经头痛，发热恶寒，日晡潮热，大渴引饮，中暑潮热，牙痛。元素

归经　入胃经，兼入肺、三焦二经。为泻热解肌之品。三经气分药。

前论　河间曰：石膏能发汗，又能止汗。洁古曰：此乃阳明经大寒之药，善治本经头疼牙痛，中暑潮热，消渴，然能寒胃，令人不热，非腹有极热者，不宜轻用。又有血虚发热象白虎症，及脾胃虚劳，形体羸瘦，初得之时，与此症同，医者不识而误用之，不可救也。东垣曰：此足阳明药。仲景治伤寒阳明症身热目痛鼻干不得眠，身以前，胃之经也，胸前，肺之室也。邪在阳明，肺受火制，故用辛寒以清肺气，所以有白虎之名。又治三焦皮肤大热，入手少阳也。凡病脉数不退者宜用，胃弱者不可用。宗奭曰：胃主肌肉，肺主皮毛，石膏入二经为发斑发疹之要品。色赤如锦纹者为斑，隐隐见红点者为疹，斑重疹轻，要皆由于胃热，然分阴阳二症，阳症宜用石膏。若内伤阴症见斑疹者，微红而稀少，此胃气极虚，逼其无根之火游行于外，当补益气血，使中有主，则气不外游，血不外散。若作热治而用石膏，生死反掌。无己曰：风阳邪，喜伤阳。寒阴邪，喜伤阴。营卫阴阳，为风寒所伤，则非轻剂能散，必用重剂独散之，乃得阴阳之邪俱去，营卫之气俱和。是以大青龙汤以石膏为使，石膏乃重剂，而又专达肌表也，又热淫所胜，佐以苦甘，知母、石膏之苦甘，可以散热。讱庵曰：伤寒有阴盛格阳，阳盛格阴二症，至为难辨。盖阴盛极而格阳于外，外热而内寒；阳盛极而格阴于外，外冷而内热。经所谓重阴必阳，重阳必阴，重寒则热，重热则寒是也。当于小便分之，便清者外虽燥热而中实寒，便赤者外虽厥冷而内实热也。再看口中之燥润，及舌苔之浅深，苔黄黑者为热，宜白虎汤。然亦有苔黑属寒者，舌无芒刺，口有津液也，急宜温之，误投寒剂，则立死矣。

禁忌　《经疏》曰：伤寒中风，太阳症未传阳明者，及七八日，邪里结，有燥屎，往来寒热宜下者，或暑气兼湿作泄，脾胃弱甚者，疟邪不在阳明而不渴者，产后寒热由于血虚，或恶露未尽，骨蒸劳热由于阴精不足而非由外感者，均忌。金疮下乳，更非其职，勿误用也。

阳起石

味咸，性微温，无毒。禀纯阳之气以生。升也，阳也。桑螵蛸为使。恶桂、泽泻、雷丸、蛇蜕，畏菟丝子。忌羊血。不入汤。

主治　主崩漏，破子脏中血。阴痿不起，补不足。《本经》　疗男子茎头寒，阴下湿痒，令人有子。《别录》　补肾气，精乏腰疼，膝冷湿痹，子宫久冷，冷癥寒瘕，止月水不定。甄权　补命门不足。好古

归经　入命门经。为温补之品。兼补剂，本经气分药，专补本经不足。

前论　寇氏曰：男女下部虚冷，肾气乏绝，子脏久寒者，须水飞用之。凡石药

冷热皆有毒，亦宜斟酌，并非可久服之物。

禁忌 《经疏》曰：凡阴虚火旺，及阳痿属于失志，以致火气闭密不得发越而然，与崩漏由于火盛而非虚寒者，均忌。

炮制 时珍曰：凡使，火煅醋淬七次，研细水飞用。

磁石

味辛咸，性寒，无毒。得金水之气以生。降也，阳中阴也。柴胡为使。恶丹皮。

主治 主周痹风湿，肢节中痛，不可持物，洗洗酸疼，除大热烦满，及耳聋，养肾气。《本经》 强骨气，通关节，消颈核，小儿惊痫。《别录》 补男子肾虚风虚，身强，腰中不利。甄权 误吞铁针等物，即研细末，以筋肉莫令断，与末同吞下之。《大明》 明目聪耳，止金疮血。时珍

归经 入肝、肾二经。为冲和之品。兼补剂，能引肺金之气入肾。

前论 时珍曰：一士病目渐生翳，余以羌活胜湿汤加减，而以磁朱丸佐之，两月愈。盖磁石入肾，镇养真阴，使肾水不外移。朱砂入心，镇养心血，使邪火不上侵。佐以神曲消化滞气，生熟并用，温养脾胃发生之气，乃道家黄婆媒合婴儿姹女之理。但云明目，而未发出用药微义也。

鳌按：黄婆，脾也；婴儿，肾也；姹女，心也。黄婆媒合婴姹云者，乃调养脾气使心肾相交也。

禁忌 《经疏》曰：凡石药皆有毒，独磁石冲和，无悍猛之气。又能补肾益精，然体重，渍酒优于丸散。

炮制 时珍曰：凡使，火煅醋淬，研末水飞，或醋煮三日夜用。

青礞石

味甘咸，性平，无毒。禀石中刚猛之性而生。降也，阴中阳也。

主治 主食积不消，留滞脏腑，宿食癥块不瘥。小儿食积羸瘦，妇人积年食癥，攻刺心腹，得巴豆、硇砂、大黄、三棱作丸服良。《嘉祐》 治积痰惊痫，咳嗽喘急。《纲目》

归经 入肝经。为治惊消痰之品。兼泻剂。

前论 汤衡曰：吐痰在木上，以石末掺之，痰即随木而下，其沉坠之性可知。然只可用之救急，气弱脾虚者，不宜多服。士瀛曰：礞石功能利痰，而性非胃家所好，如慢惊之类，皆宜佐以木香用之。

禁忌 《经疏》曰：凡积滞癥结，脾胃壮实者可用，虚弱者忌。小儿惊痰，食积实热，初发者可用，虚寒久病者忌。如王隐君所制滚痰丸，谓百病皆生于痰，不论虚实寒热概用之，殊为未妥，不知痰有二因，因于脾胃不能运化，积滞生痰，或多食酒面湿热之物，以致胶固稠粘，咯唾难出者，用之豁痰利窍，除热泄结，应如桴鼓。因于阴虚火炎，煎熬津液，凝结为痰，或发热声哑，痰血杂出者，如误投之，则阴气愈虚，阳火反炽，痰热未退，而脾胃先为之败矣。可见前人立方，不能无弊，是在后人善用耳。

炮制 时珍曰：须坚细青黑，打开，中有白星点者，无星点者不入药。煅后则星点如麸金。制法，礞石四两，打碎，入硝石四两，拌匀，放大坩锅内，炭火十五斤，簇定，煅至硝尽，其石色如金，为度，取出研末，水飞，去硝毒，晒干用。

代赭石

味苦甘，性寒，无毒。禀地中之阴气以生。降也，阴也。干姜为使。畏天雄、附子。

主治 主鬼疰贼风蛊毒。杀精物恶鬼，腹中毒邪气，女子赤沃漏下。《本经》

带下百病，产难，胞不出，堕胎，除五脏血脉中热，血痹，血痢，大人小儿惊气入腹，及阴痿不起。《别录》　止反胃，月经不止，小儿惊痫及痔疾。《大明》

归经　入肝、心包二经。为镇虚逆养阴血之品。肝经血分引药，二经血分药。

前论　海藏曰：心肝二经，怯则气浮，重所以镇之。故仲景治伤寒汗吐下后心下痞硬噫气，用旋覆代赭汤，取其能镇逆养阴也，今人用治噎膈效。

禁忌　《经疏》曰：下部虚寒，及阳虚阴痿，均忌。

炮制　雷公曰：凡使，火煅赤，醋淬三次或五七次，研，水飞用。

以上重剂石部

伏龙肝

味辛咸，性温，无毒。得火土之气而成。

主治　主妇人崩中，吐血，止咳逆血，醋调涂痈肿毒气。《别录》　止鼻洪，肠风，带下，尿血，泄精，催生下胞，及小儿夜啼。《大明》　治心痛狂癫，风邪蛊毒，小儿脐疮重舌，反胃，中恶，诸疮。寇氏

归经　入肝经。为调中止血，燥湿消肿之品。兼燥剂，专去湿。

前论　思邈曰：产后呕恶不止，研末，或二钱或三钱，益母草汤送下，立效。

禁忌　《经疏》曰：阴虚吐血者忌用。以其中有火气，痈肿肿盛者忌独用。

以上重剂土部

卷　九

滑　剂

徐之才曰：滑可去着，冬葵子、榆白皮之属是也。刘完素曰：涩则气着，必滑剂以利之，滑能养窍，故润利也。张从正曰：大便燥结，宜麻仁、郁李之类。小便癃闭，宜葵子、滑石之类。前后不通，两阴俱闭者，名曰：三焦约。约者，束也。宜先以滑剂润养其燥，然后攻之。

冬葵子

味甘，性寒，无毒。感冬气而生。降也，阳也，黄芩为使。

主治　主通营卫，滋气脉，行津液，利二便，消水肿。《开宝》　下乳，滑胎，通关格。《大明》　妇人乳内闭，肿痛，出痈疽头，下丹石毒。治五脏六腑寒热羸瘦，五癃，利小水神效。《医鉴》

蜀葵花　治带下，目中溜火，和血润燥通窍，利大小肠。《纲目》

归经　入大小肠二经。为润燥利窍之品。

前论　子和曰：葵子之功，大约利窍通乳，消肿滑胎，是其专长。时珍曰：蜀葵花赤者治赤带，白者治白带，赤者治血燥，白者治气燥，皆取其寒滑润利之功也。

肉苁蓉

味甘酸咸，性温，无毒。得天之阳气，地之阴气以生。降也，阳中阴也。

主治　主五劳七伤，补中，除茎中寒热痛。养五脏，强阴益精气，多子，女人癥瘕。《本经》　除膀胱邪气腰痛，止痢。《别录》　益髓壮阳，治女人血崩。甄权　男子绝阳不兴，女子绝阴不产。润五脏，长肌肉，暖腰膝，男子泄精血遗沥，女子带下阴痛。《大明》

归经　入心包、命门二经。为滋肾益精滑肠之品。兼补剂，肾经血分药。

前论　海藏曰：命门相火不足者，以此补之。凡服苁蓉以治肾，必妨心。丹溪曰：峻补精血，骤用，反动大便滑。

禁忌　《经疏》曰：凡泄泻，肾中有热，强阳易兴而精不固者，均忌。

炮制　雷公曰：凡使，清酒浸一宿，刷去沙土浮甲，劈破中心，去白膜一重，有此能隔人心前气不散，令人上气，蒸半日，酥炙。

锁阳

味甘，性温，无毒。得蛟龙之精，感地之气而生。可升可降，阳也。

主治　主大补阴气，益精血，利大便，虚人大便燥结者，可代苁蓉煮粥，不燥结者勿用。丹溪

归经　入肾经。为大助元阳之品。兼补剂。专兴阳事，强筋故能兴阳。

前论　时珍曰：锁阳之功，不外润燥养筋，治痿弱而已，大约与肉苁蓉相类。

紫草

味苦，性寒，无毒。禀天地阴寒清和之气而生。可升可降，阴也。

主治　主心腹邪气，五疸，补中益

气，利九窍，通水道。《本经》　疗腹肿胀满痛，以合膏疗小儿疮及面皶。《别录》　主水肿，病癣恶疮，及痘疮血热毒。二便闭涩者，皆活血凉血之功也。《医鉴》

归经　入肝、肾二经，兼入心包络经。为凉血之品。兼泻剂，肝、心包血分药。

前论　仲阳曰：此性寒，小儿脾气实者可用，虚者反能作泻。古方惟用茸，取其初得阳气，以类触类，用发痘疮，故妙。今人不达此理，概用之，非也。

禁忌　《经疏》曰：痘家气虚，脾胃弱，泄泻，不思食，小便清利者，均忌。

炮制　《备要》曰：凡使，去头须必以酒洗用。

蒲黄

味甘辛，性平，无毒。得地之阴气，兼得金之辛味以生。可升可降，阳中阴也。

主治　生用，主行血消瘀，通经脉，利小便，祛心腹膀胱寒热，疗扑打损伤，疮疖诸肿。炒黑用，主止一切血，崩带，泄精。《备要》

归经　入肝、心包二经。为凉血活血，散结除热之品。生为滑剂，炒兼涩剂。

前论　弘景曰：此即蒲厘花上黄粉也，甚疗血。言闻曰：手足厥阴血分药也，故能治血治痛。生则能行，炒则能止，与五灵脂同用，治一切心腹痛。

禁忌　《经疏》曰：一切劳伤发热阴虚内热，无瘀血者，均忌。

以上滑剂草部

榆白皮

味甘，性滑。禀春阳之气而生。可升可降，阳也。白者为枌。

主治　主大小便不通，利水道，除邪气，久服断谷不饥，其实尤良。《本经》　疗肠胃邪热气，消肿，治小儿头疮痂疕。《别录》　通经脉，捣涎可敷癣。《大明》　滑胎，利五淋，治齁喘，疗不眠。甄权　生皮捣，和三年醋，滓封暴患赤肿，女人妒乳肿，日六七易。孟诜　利窍渗湿热，行津液，消痈肿。时珍　榆叶，嫩者作羹食，消水肿，利小便，下石淋。　榆荚仁，作糜羹食，令人多睡。弘景

归经　入大小肠、膀胱三经。为滑泄之品。能下有形留着之物。

前论　时珍曰：此能利窍渗湿热，去有形之积，气盛而壅者宜之。若胃寒而虚者，久服恐泄真气，苏颂言：枌榆多食不损人。恐非确论。

炮制　孟诜曰：有赤白二种，赤为榆，白为枌，去粗皮，取白用。

以上滑剂木部

胡麻

味甘，性平，无毒。禀天地之中气，得稼穑之甘味而生。即脂麻。种出大宛，故曰胡麻。

主治　主伤中虚羸，补五内，益气力，长肌肉，填脑髓。《本经》　坚筋骨，明耳目，疗金疮。《别录》　润五脏，补肺气，止心惊，利大小肠，逐风湿气，游风，头风，产后羸困，催生，落胞，治劳气。《日华》　炒食，不生风病，风人久食，则步履端正，语言不謇。廷飞

归经　入脾经，兼入肝、肾、肺三经。为补益滋润之品。兼补剂。

前论　河间曰：麻木谷而治风，盖治风先治血，血活则风散。胡麻入肝益血，故风药不可阙。士良曰：初食利大小肠，久食则否，去陈留新。讱庵曰：黑脂麻入肾，另有栗色者，名鳖虱胡麻更佳。

麻油

味甘，微寒，无毒。黑脂麻生榨者入药。

主治　主利大肠，产妇胞衣不下。《别录》　天行热闷，膈内热结，服一合，取利为度。藏器　下三焦热毒气，通大小肠，治蛔心痛，傅一切恶疮，疥癣，杀一切虫。取一合，和鸡子二个，芒硝一两，搅服，少时即泻下热毒。孟诜

归经　入大肠经。为滋润之品。外科要药。

前论　士良曰：外科熬膏多用之，以其能凉血解毒，止痛生肌也。虞抟曰：生用消疮肿，熟用利肠胃。

大麻仁

俗作火麻仁。味甘，性平，无毒。得土气以生。畏牡蛎、白薇、茯苓。

主治　主补虚劳，润五脏，疏风气，治大肠风热结涩。利小便，疗热淋，通利大小便。《开宝》　产后余疾。孟诜　缓脾润燥，治阳明病胃热汗多而便难。破血积，通乳催生，又木谷也，亦能治风。《备要》

归经　入脾、胃、大肠三经。为滑利之品。

前论　甄权曰：汗多胃热便难三者，皆燥而亡津液，汗出愈多，则津枯而大便愈燥。仲景脾约丸治津少大便秘，盖以润足太阴之燥，乃通肠也。子和曰：诸燥皆三阳病。韦宙曰：此即作布之麻也。其根及叶，捣汁服，治挞打瘀血心腹满气短，及跌折骨痛不可忍者，皆效。无则以麻煮汁代之，带下崩中不止者，水煮汁服之效。

以上滑剂谷部

薤白

味辛苦，性温，无毒。忌牛肉。

主治　主归骨，除寒热，去水气，温中，散结气。《别录》　调中，补不足，止久痢冷泻。《日华》　治泄利下重，泄下焦大肠气滞。李杲　少阴病厥逆泄痢，及胸痹刺痛，下气，散血，安胎。《纲目》　女人赤白带下。孟诜

归经　入大肠经。为利窍助阳之品。心病宜食，大利产妇。

王祯曰：薤，生则气辛，熟则甘美。薤散结，蒜消癥。寇氏曰：其叶光滑，露亦难贮，故云薤露，古方用治肺气喘急，亦取滑泄之义。讱庵曰：薤治泄痢下重。王好古云：下重由气滞，四逆散加此以泄滞。但按后重，亦有气虚、血虚，火热风燥之不同。

以上滑剂菜部

柿

味甘，性寒，无毒。禀地中阴气以生。降也，阴也。

主治　主通耳鼻气，肠澼不足，解酒毒，压胃热，止口干。《别录》　柿饼，主补虚劳不足，消腹中宿血，厚肠胃，健脾气。孟诜　消痰，止渴，治吐血，润心肺，疗肺痿心热咳嗽，润喉。《大明》　治反胃咯血，血淋，肠澼，痔漏下血及肠风。《纲目》　柿霜，主清上焦心肺热，生津止渴，化痰宁嗽，治咽喉口舌间疮痛。《大明》　柿蒂　主咳逆哕气，煮汁服。孟诜　柿木皮、根皮，俱主血崩血痢下血。时珍

归经　入肺、脾二经。为清肺涩肠宁嗽之品。

前论　藏器曰：生柿同酒食，易醉，或致心痛。同蟹食，令人腹痛作泻，以二物皆寒也，惟磨木香汁饮，可解。丹溪曰：干柿属金而有土，属阴而有收意，故止血治咳，亦可为助。柿霜乃其精液，入肺病上焦药，尤佳。

禁忌　《经疏》曰：肺经无火，及风寒作嗽，冷痢滑泄，肠胃虚脱，与脾家素

有寒积，或感寒腹痛，感寒呕吐者，均忌。

榧子

味甘，性涩，无毒。禀土气以生。降也，阴也。反绿豆。

主治　主五痔，去三虫，蛊毒。《别录》　疗寸白虫，治咳嗽白浊，助阳道。弘景　多食滑肠，五痔人宜之。寇氏

归经　入肺经。为涤除肠胃邪恶之品。惟润肺，故治嗽。

前论　李梴曰：榧子之功，总不外润肺杀虫二种，故小儿有好食茶叶面黄者，日食榧子七枚，以愈为度。

海松子

味甘，性小温，无毒。得天三之气以生。可升可降，阳也。

主治　主骨节风头眩，散水气，润五脏。《开宝》　逐风痹寒气，虚羸少气，补不足，润皮肤。《别录》　治诸风，温肠胃。李珣　润肺，治燥结咳嗽。《纲目》

归经　入肺、大肠二经。为滋润之品。

前论　寇氏曰：海松子润而不泄，同柏子仁、火麻仁，治虚秘，甚良。仲淳曰：气温属阳，味甘补血，血气充足，则五脏自润，发白不饥，所由来矣。

以上滑剂果部

滑石

味甘，性寒，无毒。禀石中之冲气而生。降也，阴也。石韦为使。制雄黄。

主治　主身热泄澼，女子乳难，癃闭，利小便，荡胃中积聚热。《本经》　通九窍六腑津液，去留结，止渴，令人利中。《别录》　燥湿，分水道，实大肠，化食毒，行积滞，逐凝血，解燥渴，降心火，偏主石淋为要药。丹溪　疗疸，水肿，脚气，吐衄，金疮血出，诸疮肿毒。《日华》

归经　入膀胱经，兼入心、胃、大小肠四经。为通利下窍之品。兼通剂。

前论　罗天益曰：滑石治渴，非真止渴，资其利窍，渗去湿热，则脾胃中和，而渴自止耳。若无湿，小便利而渴者，内有燥热，宜滋润，误服之，津液愈亡，而渴转甚矣。故好古以为至燥之剂。时珍曰：滑石利窍，不独小便也。上能利毛腠之窍，下能利精溺之窍，盖甘淡之味，先入于胃，渗走经络，游溢精气，上输于肺，下通膀胱。肺主皮毛，为水之上源，膀胱司津液，气化则能出，故滑石上能发表，下利水道，为泻热燥湿之剂。发表是荡上中之热，利水道是荡中下之热；发表是燥上中之湿，利水道是燥中下之湿。热散则三焦宁而表里和，湿去则阑门通而阴阳利。刘河间用益元散通治上下表里诸病，盖是此意，但未发明耳。

禁忌　《经疏》曰：凡阴精不足，内热，以致小水短少赤涩，或不利，及烦渴身热，由于阴虚火炽水涸者，均忌。脾胃俱虚者，虽不作泄，亦忌。

以上滑剂石部

涩　剂

徐之才曰：涩可去脱，牡蛎、龙骨之属是也。刘完素曰：滑则气脱，如开肠洞泄便溺遗失之类，必涩剂以收敛之。张从正曰：寝汗不禁，涩以牡蛎、五味、五倍之属，滑泄不已，涩以肉豆蔻、诃黎勒、没食子、亚芙蓉、龙骨之属，凡酸味同乎涩者，收敛之义也。然此等皆宜先攻其本，而后收之可也。

鳌按：张氏言此等皆宜先攻其本，此本字乃言病之本，谓先从其发病之所由以治之，然后加以收涩，不得认作本元之本，反先加攻伐，使元气更虚也。

地榆

味苦甘酸，性微寒，无毒。禀地中阴气，兼得天之微阳以生。降也，阴也。得发良，恶麦冬、朱丹砂、硫黄、雄黄。

主治 主妇人带下，五漏，止痛，止汗，除恶肉，疗金疮。《本经》 止脓血，诸瘘，恶疮热疮，消酒除渴。《别录》 止冷热痢，疳痢极效。《开宝》 止吐衄，肠风，月经不止，血崩，产前后诸血疾，并水泻。《大明》 治脑气不足，酿酒治风痹，补脑。《纲目》

归经 入肝、肾、大肠三经，兼入胃经。为专理下焦血症湿热之品。

前论 苏颂曰：古者断下多用之。萧炳曰：同樗皮治赤白痢。寇氏曰：其性沉寒入下焦，热血痢可用。若虚寒人水泻白痢，未可轻使。之才曰：地榆除下焦热，治大小便血症，止血取上截切片炒用，其梢则能行血，不可不知。士瀛曰：诸疮痛者加地榆，痒者加黄芩。

禁忌 《经疏》曰：此性寒下行，脾胃虚寒作泄，白痢久而胃弱，胎产虚寒泄泻，血崩脾虚作泄，均忌。

白及

味苦辛，性微寒，无毒。得季秋之气，兼禀金水之性以生。降也，阳中阴也。紫石英为使，畏李核、杏仁，反乌头。

主治 主痈肿，恶疮败疽，伤阴死肌，胃中邪气，贼风鬼击，痱缓不收。《本经》 止惊邪，血邪，血痢，痫疾，风痹，赤眼，癥结，温热疟疾，发背瘰疬，肠风痔瘘，扑损刀箭伤，汤火疮，生肌止痛。《大明》 止肺血。东垣

归经 入肺经。为补肺逐瘀生新之品。兼补剂。

前论 思邈曰：肺损者，复能生之。丹溪曰：凡吐血不止，宜加白及以止之。时珍曰：试血法，吐在水碗内，浮者，肺血也；沉者，肝血也；半沉半浮者，心血也，各随所见。以羊肺肝心煮熟，护白及末，日日食之。

禁忌 《经疏》曰：主痈疽已溃，不宜同苦寒药服。

芍药

味苦酸，性平，无毒。禀天地之阴，兼得甲木之气以生。升而微降，阳中阴也。

主治 白芍，主缓中，去水气，利膀胱、大小肠，中恶腹痛腰痛，女人一切病，胎前产后诸病，治风，补劳，退热，除烦，益气，泻肝，安脾肺，收胃气，补肾气，止泻痢，固腠理，和血脉，收阴气，理中气，治脏腑壅气，及脾虚中满心下痞，胁下痛，善噫，肺急胀逆喘咳，太阳鼽衄，目涩，肝血不足，止下痢腹痛后重，阳维病苦寒热，带脉病苦腹痛满腰，腰溶溶如坐水中。 赤芍，主邪气腹痛，除血痹，破坚积，寒热疝瘕，能通顺血脉，散恶血，逐贼血，消痈肿，妇人血闭不通，目赤，肠风泻血。仲淳

鳌按：《本草》载芍药气性功用，向来皆不分赤白。至《经疏》始条析之，其旨精微，今因从之。

归经 入脾、肺、肝三经。为收敛之品。兼补剂泻剂，脾肺引经药，肝脾血分药。

前论 丹溪曰：芍药泻脾火，性味酸寒，冬月必以酒炒。凡腹痛都是血脉凝涩，亦必酒炒。然止能治血虚腹痛，余并不治，为其酸寒收敛，无温散之功也。下痢腹痛，必炒用，后重者，不炒。产后不可用者，以其酸寒伐生发之气也。如不得已，亦须酒炒。苏颂曰：仲景治伤寒，多用芍药，以其主寒热，利小便也。时珍曰：白芍益脾，能于土中泻木；赤芍散

邪，能行血中之滞。产后肝血已虚，不可更泻，故禁之。仲淳曰：白芍入脾经血分，兼泻肝家火邪，故其所主皆收而补。赤芍专入肝家血分，故主破散，主通利。又白芍同白术，补脾；同川芎，泻肝；同人参，补气；同当归，补血；酒炒补阴；同甘草，止腹痛；同黄连，止泻痢；同防风，发痘疹；同姜枣，温经散寒。白名金芍药，赤名木芍药。白补而赤泻，白收而赤散，白补血，赤行血，白下气，赤补气，白止痛，赤利小便。

禁忌 《经疏》曰：白芍酸寒，凡中寒腹痛，中寒作泄，腹中冷痛，肠胃中觉冷等症，均忌。赤芍破血，凡一切血虚病，及泄泻，产后恶露已行，少腹痛已止，痈疽已溃，均忌。

五味子

味皮甘，肉酸，核辛苦，都具咸味，性温，无毒。得地之阴，兼天之阳气以生。可升可降，阴中微阳也。苁蓉为使。恶玉竹。

主治 主益气，咳逆上气，劳伤羸瘦，补不足，强阴，益男子精。《本经》 养五脏除热，生阴中肌。《别录》 明目，暖水脏，壮筋骨。《大明》 生津止渴，治泻痢，补元气不足，收耗散之气，瞳子散大。东垣 敛汗，退热，宁嗽定喘，除烦消渴，水肿，解酒毒。讱庵

归经 入肺、肾二经。为收敛滋润之品。兼补剂，肺经血分药，肾经气分药。

前论 东垣曰：酸以收逆气，肺寒气逆，宜此与干姜同治之。又五味收肺气，乃火热必用之药，故治嗽以之为君。但有外邪者，不可骤用。有痰，半夏为佐，喘，阿胶为佐，但分量少不同耳。丹溪曰：五味大能收肺气，宜其有补肾之功，收肺气非除热乎？补肾非暖水脏乎？乃火热嗽必用之药。寇氏谓食之多致虚热者，收补之骤也，何惑之有？黄昏嗽乃火气浮入肺中，不宜用凉药。宜五味子、五倍子敛而降之。

鳌按：东垣、丹溪，皆以五味为治火热之药，独寇氏专据本经性温，谓治肺虚寒，不取其除热，不知其性虽温，即能收敛，且敛中又能滋润，自可除热，非性温之品，必不能除热也，宜丹溪驳之。

禁忌 《经疏》曰：嗽初起脉数，有实火，及肝家有动气，肺家有实热，瘀疹初发，及一切停饮，均忌。

炮制 时珍曰：凡使，以北产紫黑者良。入滋补药，蜜浸，入劳嗽药，生用，俱捶碎核。南产色红而枯，惟风寒在肺者宜之。

覆盆子

味甘酸，性微温，无毒。

主治 主起事，缩小便，泽肌肤，乌髭发，女人食之有子，同蜜为膏，治肺气虚寒。《备要》

归经 入肝、肾二经。为补涩之品。兼补剂，益肾脏而固精，补肝虚而明目。

前论 寇氏曰：此能收缩小便，服之当覆其溺器，故名。士材曰：强肾无燥热之偏，固精无凝涩之害，金玉之品也。

炮制 雷公曰：凡使，淘去黄叶皮蒂，酒蒸晒干用。

以上涩剂草部

椿樗白皮

香者名椿，臭者为樗。味苦，性寒，无毒。禀地中之阴气以生。降也，阴也。

主治 主疳䘌，樗根尤良。《开宝》 杀疳虫、蛔虫、疥䘌，鬼疰传尸，蛊毒下血，赤白久痢，去口臭。藏器 得地榆，止疳痢。萧炳 止血崩，产后血不止，赤带，肠风泻血不住，肠滑，缩小便，蜜炙用。《大明》 治赤白浊，赤白带，湿气下痢，精滑梦遗，燥下湿，去脾

胃陈积之痰。丹溪　　利溺涩。好古

归经　入胃、大肠二经。为固肠燥湿之品。苦燥湿，寒胜热，涩收敛。

前论　丹溪曰：椿根白皮性凉而能涩血，凡湿热为病宜用。但痢疾滞未尽，勿用。孟诜曰：椿芽多食动气，熏十二经脉，五脏六腑，令人神昏气血微。若和猪肉熟面频食，则中满，盖拥经络也。时珍曰：椿皮入血分而性涩，樗皮入气分而性利。凡血分受病不足者宜椿，气分受病有郁者宜樗。

鳌按：时珍以樗皮为性利，但樗皮亦能止泻，毕竟是涩药。

禁忌　《经疏》曰：凡脾胃虚寒者，崩带属肾家真阴虚者，忌，以其徒燥也。滞下积气未尽者，亦忌。不入汤煎。

炮制　《备要》曰：凡使二皮，以东引者良。去粗皮，或醋炙蜜炙用。

秦皮

味苦，性寒，无毒。禀西北高寒之气而生。降也，阴也。大戟为使。恶吴萸。

主治　主风寒湿痹，浸洗寒气，除热，目中青翳白膜。《本经》　　男子少精，妇人带下，小儿惊痫身热，泽皮肤，有子。《别录》　　明目，去目中久热，两目赤肿疼痛，风泪不止，煎水澄清，洗赤目极效。甄权　　主热痢下重，下焦虚。好古　　蛇咬，煮汤浸洗，研末敷。藏器

归经　入肝、胆二经，兼入肾经。为收敛之品。兼补剂，眼科要药。

前论　范汪曰：秦皮之功，以能除肝热而明目，故治目疾惊痫。以其收涩而寒，故治崩带下痢。以其涩而能补下焦，故益精有子。

诃黎勒

即诃子。味苦酸涩，性温，无毒。降也，阴也。

主治　主冷气，心腹胀满，下食。《开宝》　　破胸膈结气，通利津液。甄权　　下宿物，止肠澼久泄，赤白痢。萧炳　　消痰，开音，止渴，下气，除烦，治水，止呕吐，心腹虚痛，肺气喘急，漏胎，及胎动欲生胀闷，气喘，痢疾肛门急痛，产妇阴痛，和蜡烧烟熏之，及煎汤洗。《大明》　　治痰嗽咽喉不利，含咽汁。苏颂　　实大肠，敛肺降火。丹溪

归经　入肺、大肠二经。为收敛之品。生用清金保肺行气，煨用固气实肠温胃。

前论　寇氏曰：气虚人宜缓缓少用，以此虽涩肠，而又泄气也。讱庵曰：肺敛则音开，火降则渴止。古方有诃子清音汤。汪机曰：诃子皮能治咳嗽喘逆。诃子核亦能止嗽，兼治痢。

禁忌　《经疏》曰：凡气虚嗽，痢初起者，均忌。

炮制　雷公曰：凡使，以六棱黑色肉厚者良。酒浸，蒸去核，取肉用。用核不用肉。

棕榈皮

味苦涩，性平，无毒。感微阳之气而生。

主治　主鼻衄，吐血，破癥，治肠风，赤白痢，崩中带下，烧存性用。《大明》　　主金疮，疥癣，能生肌止血。李珣

归经　入肝脾二经。为止血之品。

前论　时珍曰：棕灰性涩，若失血去多，瘀滞已尽者，用之切当，所谓涩可去脱也。与发灰同用更良，年久败棕，入药尤妙。

禁忌　《经疏》：凡血症初起，及瘀血未尽者，均忌。

金樱子

味酸，性平，无毒。得阳气而兼木化以生。降也，阴中阳也。

主治　主脾泄下痢，止小便利，涩精气，久服令人耐寒。《本经》　花，主冷热痢。《大明》　东行根皮，炒用止泻血，及崩带。时珍

归经　入肾经，兼入膀胱、大肠二经。为固精秘气之品。

前论　沈存中曰：金樱子止遗泄，取其温且涩也。当取半黄者捣干末用，若待红熟熬膏，酸涩之味性全失。丹溪曰：经络隧道以通畅为和平，而味者熬金樱子煎食之，取涩性为快，自作不靖，咎将安归。

禁忌　《经疏》曰：泄泻由火热暴注者，小便不禁，及精气滑脱，由阴虚火炽而得者，均忌。

炮制　《备要》曰：凡使，去核毛刺用。

南烛子

味酸甘，性平，无毒。

主治　主强筋骨，益气力，固精，驻颜。《纲目》　枝叶，止泄，除睡，强筋，益气，变白去老，炊饭黑色，名青精饭。《纲目》

归经　入心、脾、肾三经。为固涩之品。

前论　虞抟曰：凡变白之药，都是气味苦寒，有妨脾胃。惟南烛气味和平，兼能益脾。

鳌按：《纲目》于南烛枝叶，载有止泄、除睡、变白三条，于子载有固精、驻颜二条，其强筋益力，子与枝叶相同，此殆互文，非若他药之主治，或子或枝或叶，有绝不相同者也。余尝以南烛子治久痢久泻，辄效。以治饭后瞌睡，亦效。可知止泄除睡不独枝叶为然也。又尝以子治痢血日久症，亦效。此并《本草》所未及者，曾制一方，用南烛子为君，制首乌为臣，谷牙生焦各半为佐，其使药则随症加用，如久痢，加黄连、木香、诃子；久泻，加山药、建莲；除睡，加益智、远志；痢血，加黄连、槐花、当归、地榆；真是如响斯应。

以上涩剂木部

醋

古名苦酒。味酸，性温，无毒。得温热之气，故从木火而化。

主治　主胃脘气疼，癥瘕积聚，产后血晕，及诸失血过多发晕，止心痛，咽痛，杀一切鱼肉蔬菜毒。《开宝》　治疸黄，口舌疮，损伤积血。甄权　主下气除烦，妇人心痛血气，并产后，及伤损金疮出血迷闷。《日华》

归经　入肝经。为收敛气血之品。散瘀，解毒，消食。

前论　士材曰：入药当用米造，二三年陈者，小麦醋不及，但能伤筋损齿，不宜多食。

鳌按：大能开胃气，醒脾气，不但收敛之功见长也。

罂粟壳

味酸，性涩，微寒，无毒。得醋、乌梅，橘皮良。

主治　主止泻痢，固脱肛，治遗精，久嗽，止心腹筋骨诸痛。《纲目》　罂粟米，主行风气，逐邪热，治反胃，胸中痰滞，不下食，治泻痢。苏颂

归经　入肾经。为敛肺涩肠固肾之品。

前论　丹溪曰：治嗽用粟壳，不必疑，但要先去病根，此乃收后药也。治痢亦然，须先散邪行滞，不可速投粟壳、龙骨以闭塞肠胃，致生变症。其苗味甘，作蔬食，除热润燥，开胃厚肠，极美也。

以上涩剂谷部

乌梅

味酸，性平，无毒。得木气之全以

生。可升可降，阴也。忌猪肉。

主治　主下气，除热，烦满，安心，止肢体痛，偏枯不仁死肌。《本经》　利筋脉，主下痢，好唾，口干。《别录》　止渴，调中去痰，治瘴疟吐逆，冷热痢。《大明》　虚劳骨蒸，消酒毒，和建茶、干姜为丸服，止休息痢大验。藏器　止燥嗽，反胃噎膈，蛔厥吐利，杀虫，解鱼毒，硫黄毒。《纲目》　白梅，主消痰，止霍乱，解酒毒，治泻痢烦渴，下血，血崩，功同乌梅。《纲目》　梅根及叶俱主霍乱，止休息痢。《备要》

归经　入肺、脾二经。为敛肺涩肠，涌痰消肿之品。二经血分药。

前论　时珍曰：凡用，须去核微炒，但多食损齿伤筋耳。

禁忌　《经疏》曰：凡风寒初起，疟痢未久者，均忌。

木瓜

味酸涩，性温，无毒。禀春初之气，得曲直之化以生。降多于升，阳中阴也。

主治　主湿痹脚气，霍乱大吐下转筋不止。《别录》　止吐泻奔豚，及水肿冷热痢，心腹痛。《大明》　敛肺和胃，理脾伐肝，化食止渴。李珣　治腹胀善噫，心下烦痞。好古　治脚气冲心，取嫩者一枚，去子，煎服佳。强筋骨，下冷气，止呕逆，心膈痰唾，消食，治水利后渴不止。藏器

归经　入脾、胃、肺、肝四经。为利筋骨调营卫之品。兼补剂，手足太阴血分药。

前论　孟诜曰：多食木瓜损齿及骨，皆伐肝之明验，而木瓜为脾肺药，非肝药明矣。时珍曰：木瓜所主霍乱吐利脚气，皆脾胃病，非肝病也。肝虽主筋，而转筋则由湿热寒湿之邪袭伤脾胃所致，故转筋必起于足腓，腓及宗筋皆属阳明，木瓜治转筋，非益筋也，理脾而伐肝也。土病则金衰而木盛，故用酸温以收脾肺之耗散，而藉其走筋以平肝邪，乃土中泻木以旺金也，木平则土得令而金受荫矣。

鳌按：木瓜治转筋，筋急者得之能舒，筋缓者得之能利。

禁忌　《经疏》曰：下部腰膝无力，由精血虚，真阴不足，及伤食脾胃未虚，积滞多者，均忌。勿犯铁器。

芡实

味甘，性平，无毒。禀水土之气以生。可升可降，阴也。

主治　主湿痹腰脊膝痛，补中，除暴疾，益精气，强志，聪耳明目。《本经》　止渴，益肾，治小便不禁，遗精，白浊，带下。《纲目》　治泄泻，梦遗滑精。士材

归经　入脾胃二经，兼入心、肾二经。为固本益精之品。兼补剂。

前论　张子野曰：人之食芡，必枚啮而细嚼之，使华液流通，转相灌输，其功胜于乳汁也。

禁忌　《经疏》曰：生食动风冷气，小儿不宜多食，以难化也。

以上涩剂果部

赤石脂

味甘酸辛，性大热，无毒。禀土金之气而生。色赤又兼火象，降也，阳中阴也。畏芫花，恶大黄，松脂。

主治　主养心气，明目，益精，疗腹痛肠澼，下痢赤白，小便利，及痈疽疮痔，及女子崩漏，产难，胞衣不出，久服补髓。《别录》　补五脏虚乏气。甄权　补心血，生肌肉，厚肠胃，除水湿，收脱肛。《纲目》

归经　入心、肾、大肠三经。为固敛之品。兼重剂。降而能收，直达下焦，血分要药。

前论　东垣曰：赤石脂固肠胃，有收

敛之能，下胞衣，无推荡之峻。仲淳曰：大小肠下后虚脱，非涩剂无以固之，其他涩药轻浮，不能达下，惟赤石脂体重而涩，直入下焦阴分，故为久痢泄澼要药。又能去恶血，盖恶血化，则胞胎无阻。东垣云：胞胎不下，涩剂可以下之是也。

禁忌　《经疏》曰：凡火热暴注者，不宜用。滞下全是湿热，于法当利，自非的受寒邪下利白积者，不宜用。崩中法当补阴清热，不可全仗收涩，带下本属湿热积滞，法当祛暑除积，止涩非宜。

白石脂

味甘酸，性平，无毒。恶松脂。畏黄芩、黄连、甘草。

主治　主养肺气，厚肠，补骨髓，疗五脏惊悸不足，心下烦，止腹痛，下水，肠澼热溏，便脓血，女子崩中漏下赤白沃，排痈疽疮痔，久服安心。《别录》　涩大肠。甄权

归经　入肺、大肠二经。为固敛之品。兼重剂。降而能收，直达下焦气分要药。

前论　弘景曰：五色石脂，《本经》疗体亦相似，《别录》分条俱载。今俗惟用赤白二脂，断下痢耳。时珍曰：赤白二脂，一入气分，一入血分，故时用尚之。

禹余粮

味甘，性平，无毒。丹皮为使。伏五金，制三黄。

主治　主咳逆寒热烦满，下赤白，血闭，癥瘕大热。《本经》　疗小腹痛结烦疼。《别录》　主崩中。甄权　治邪气及骨节疼，四肢不仁，痔瘘等疾。《大明》　催生，固大肠。《纲目》

归经　入胃、大肠二经。为固下之品。兼重剂，二经血分药。

前论　子和曰：此手足阳明血分重剂也。其性涩，故主下焦前后诸病。李知先诗云：下焦有病人难会，须用余粮赤石脂。无己曰：重可去怯，禹余粮之重，为镇固之剂。

明矾

味酸，性寒，无毒。甘草为使。恶牡蛎，畏麻黄。即白矾。

主治　主寒热泄痢，白沃，阴蚀恶疮，目痛，坚骨齿，除痼热在骨髓，去鼻中息肉。《开宝》　除湿追涎，化痰坠浊，除风杀虫，止血定痛。蚀恶肉，生好肉。治惊痫，喉痹。齿痛，风眼。崩带，脱肛，阴蚀，阴挺。痈疽疔肿，瘰疬疥癣，虎犬蛇虫咬伤。《备要》

归经　入脾经。为燥湿坠痰之品。

前论　陈师古曰：矾石之用有四：吐利、风热、痰涎，取其酸苦涌泄也。治诸血痛、脱肛、阴挺、疮疡，取其酸涩而收也。治痰饮、泄痢、崩带、风眼，取其收而燥湿也。治喉痹中蛊蛇虫伤螫，取其解毒也。

皂矾

一名绿矾。味酸，性凉，无毒。

主治　主疳及诸疮。苏恭　喉痹，牙虫，口疮，恶疮疥癣。酿鲫鱼烧灰服，疗肠风泻血。《大明》　消积滞，燥脾湿，化痰涎，除胀满黄肿，疟痢风眼，口齿诸病。时珍

归经　入脾经。为燥湿化痰之品。

前论　洁古曰：皂矾酸涌收涩，燥湿解毒化涎之功，与白矾同，而力则差缓也。

禁忌　《经疏》曰：皂矾虽能消肉食坚积，然能令人作泻，胃弱人不宜多用。服此者终身忌食荞麦，犯之立毙。

炮制　雷公曰：凡使，以深青莹净者良，煅赤用。

胆矾

一名石胆。味酸辛，性寒，有小毒。

畏桂、辛夷、芫花、白薇。

主治　主明目目痛，金疮，诸痫痉。女子阴痛，石淋，寒热，崩中下血，诸邪毒气。《本经》　散癥积，咳逆上气，及鼠瘘恶疮。《别录》　治虫牙，鼻中息肉。《大明》　带下赤白面黄，女子脏急。苏恭　入吐风痰药中，最快利。苏颂

归经　入胆经。为吐风痰敛咳逆之品。兼宣剂。涌吐风热痰涎，发散风木相火。

前论　周密曰：治咽口齿疮毒，殊有奇功。有患喉痹欲死者，鸭嘴胆矾末醋调灌之，大吐胶痰数升，即瘥。此法百试百效。存中曰：胆矾性敛而能上行。

以上涩剂石部

乌爹泥

即孩儿茶。味苦涩，性平，无毒。

主治　主清上膈热，化痰生津，涂金疮，一切诸疮，生肌定痛，止血收湿。《纲目》　治阴疳痔肿，涂口疮，同蓬砂等分。《备要》

归经　入肺经。为清散之品。幼科外科要药。

前论　仲淳曰：本是茶末，故能清上膈。又得地中之阴气，故能凉血清热，治金疮以下诸症。苦能燥，涩能敛，故又主收湿。今人多用外治，内服甚少。

炮制　时珍曰：此出南番，云是细茶末，纳竹筒中，埋土中，日久取出，捣汁熬成。小块润泽者为上，大而枯者次之。凡使，研细用。

以上涩剂土部

龙骨

味甘，性平，无毒。得阳气以生而伏于阴，为东方之神，升也，阴中阳也。得牛黄、人参良。畏石膏，忌鱼及铁。

主治　主心腹鬼疰，精物老魅，咳逆，泄痢脓血，女子漏下，癥瘕坚结，小儿热气惊痫。《本经》　疗心腹烦满，四肢枯痿，汗出，夜卧自惊，恚怒，伏气在心下，不得喘息。肠痈内疽阴蚀，止汗，缩小便溺血。养精神，定魂魄，安五脏。《别录》　主涩肠，益肾，解毒，辟邪。治多梦纷纭，疟痢，吐衄，崩带，遗精，脱肛，大小肠利。定喘，敛疮。《备要》

白龙骨，梦寐泄精，小便泄精。《别录》

归经　入肝、胆、肾三经，兼入心、大肠二经。为固敛浮越正气之品。

前论　雷敩曰：气入丈夫肾脏中，故益精药宜用之。海藏曰：并主带脉为病。许洪曰：牛黄恶龙骨，而龙骨得牛黄更良，有以制伏也。其气能收阳中之阴，入手足少阴厥阴。

炮制　《广记》曰：酒浸一宿，焙干研粉，水飞三次用。如急用，以酒煮焙干。

以上涩剂鳞部

牡蛎

味咸，性微寒，无毒。得海气结成。降也，阴也。贝母为使。得甘草、牛膝、远志、蛇床子良。恶麻黄、细辛、吴萸。

主治　主伤寒寒热，温疟洒洒，惊恚怒气。除拘缓，鼠瘘，女子带下赤白，久服强骨节。《本经》　除留热在关节营卫，虚热去来不定，烦满，心痛气结。止汗，止渴，除老血，疗泄精。涩大小肠，止大小便。治喉痹咳嗽，心胁下痞热。《别录》　治风疟，鬼交精出。孟诜　男子虚劳，补肾，安神，去烦热，小儿惊痫。李珣　去胁下坚满，瘰疬一切疮。好古　化痰软坚，清热除湿，止心痹气痛，赤白痢白浊，消疝瘕积块，瘿疾结核。《纲目》

归经　入肝、胆、肾三经。为软坚利水固肠之品。肾经血分药。

前论　甄权曰：病虚而多热者，宜同

地黄、小草用之。海藏曰：牡蛎软坚，以柴胡引之，能去胁下硬。以茶引之，能消项上结核。以大黄引之，能消腰间肿。以地黄为使，能益精，收涩止小便。无己曰：牡蛎之咸，以消胸膈之满，以泄水气，使痞者消，硬者软也。

禁忌 《经疏》曰：凡病虚而有寒者，忌。肾虚无火，寒精自出者，亦忌。

以上涩剂介部

五倍子

味酸咸，性平，无毒。乃虫食盐麸子木叶中津液结成者，降也，阴也。

主治 主生津化痰止嗽，止血，敛汗，解酒，疗消渴，泄痢，疮癣五痔，下血脱肛，脓水湿烂，子肠坠下，散热毒，消目肿，敛疮口，染须发，止呕吐，治喉痹，黄病心腹病，小儿面鼻疳疮。《医鉴》

归经 入肺经。为收敛之品。性涩能敛肺，气寒能降火。

前论 丹溪曰：五倍子属金与水，噙之，善收顽痰，解热毒，佐他药尤良。黄昏咳嗽，乃火气浮入肺中，不宜用凉药，宜五倍子、五味子敛而降之。

鳌按：滑精梦泄诸病，固宜收涩，然必能通而后能涩。《医学纲目》载一方，以治虚而滑精者，用五倍子一两，茯苓二两，其用茯苓倍于五倍子，泻多涩少，诚尽制方之妙。

禁忌 《经疏》曰：凡嗽由外感，泻非虚脱者忌。

百药煎

味酸咸，微甘，性收，无毒。

主治 主清肺化痰定嗽，解毒生津止渴，收湿消酒，乌须发，止下血，久痢脱肛，牙齿宣䘌，面鼻疳蚀，口舌糜烂，风湿诸疮。《纲目》

归经 入心肺二经。为收摄之品。

前论 汪颖曰：功与五倍子同，但经酿造，其体轻虚，其性浮收，且味带余甘。治上焦心肺咳嗽痰饮热渴诸病。噙化之，尤为相宜。

以上涩剂虫部

卷　十

燥　剂

徐之才曰：燥可去湿，桑白皮、赤小豆之属是也。王好古曰：湿有在上、在中、在下、在经、在皮、在里。张从正曰：积寒久冷，吐利腥秽，上下所出，水液澄澈清冷，此大寒之病，宜姜、附、胡椒辈以燥之。若病湿气，则陈皮、白术、木香、苍术之属除之，亦燥剂也。而黄连、黄柏、栀子、大黄，其味皆苦，苦属火化，皆能燥湿，此《内经》之本旨也。岂独二术之类，为燥剂也乎！

苍术

味苦，性温，无毒。可升可降，阴中阳也。忌同白术。

主治　主风寒湿痹死肌，痉疸。《本经》　主头痛，消痰水，逐皮间风水结肿，除心下急满，及霍乱吐下不止。暖胃消谷嗜食。《别录》　主大风痛痹心腹胀痛，水肿胀满，除寒热，止呕逆，下泄冷痢。甄权　治筋骨软弱，痃癖气块，妇人冷气癥瘕，山岚瘴气温疾。《大明》　除湿发汗，健胃安脾，治痿要药。东垣　散风益气，总解诸郁。丹溪　治湿痰留饮，或挟瘀血成窠囊，及脾湿下流浊沥，带下滑泻肠风。时珍

归经　入脾、胃、肺、大小肠五经。为祛风除湿，升阳散郁之品。兼宣剂，兼补剂。

前论　东垣曰：苍术别有雄壮上行之气，能除湿下安太阴，使邪气不得传入于脾，以其经泔浸火炒，故能出汗，与白术止汗特异，用者不可以此代彼，盖有止发之殊，其余主治略同。河间曰：苍术除上湿，发汗功最大，若补中焦，除脾胃湿，力不如白术，腹中窄狭者须用之。

禁忌　《经疏》曰：二术凡病属阴虚血少，精不足，内热骨蒸，口干唇燥，咳嗽吐痰，吐血鼻血，齿血咽塞，便秘滞下，及肝肾有动气者，均忌。

仙茅

味辛，性温，有小毒。禀火气多金气少而生。可升可降，阴中阳也。忌食牛乳、牛肉。

主治　主心腹冷气不能食，腰脚风冷挛痹不能引，丈夫虚劳，老人失溺，无子，益阳道。《开宝》　治一切风气，丈夫五劳七伤，填骨髓。李珣　开胃消食下气，益房事，不倦。《大明》

归经　入命门经，兼入肝、心包二经。为补火之品。兼补剂，宣而能补。

前论　许真君曰：命门真阳之火，即先天祖气，天非此火不能生物，人非此火不能有生。故真火一衰，即如以上诸病杂出，惟此正入命门补火之不足，则诸病自除也。命门之系，上通于心，相火得补，则正气益自振摄。

炮制　雷公曰：清水洗，竹刀刮去皮，切豆许大，糯米泔浸去赤汁，酒拌，蒸半日，暴干，勿犯铁。

草豆蔻

味辛，性温，无毒。得地二之火气而有金，兼感夏末秋初之令而生。升也，阳也。制丹砂。

主治　主温中，心腹痛，呕吐，去口臭气。《别录》　下气，止霍乱，一切冷气，消酒毒。《开宝》　去客寒，心胃痛。东垣　治瘴疠寒疟，伤暑吐下，泻痢，噎膈，反胃，痞满吐酸，痰饮积聚，女人恶阻带下，杀鱼肉毒。《纲目》

归经　入脾、胃二经。为祛寒除湿，消痰截疟之品。调中补胃健脾，消食开郁破气。

前论　宗奭曰：调散冷气甚速，虚弱不能饮食者，宜与木瓜、乌梅、砂　、益智、神曲、麦芽、甘草、生姜同用。东垣曰：风寒客邪在胃脘之上，当心作痛者，宜煨熟用。时珍曰：与知母同用，治瘴疟寒热，取其一阴一阳，无偏胜之害，盖草蔻治太阴独胜之寒，知母治阳明独胜之火。

禁忌　《经疏》曰：凡疟不由于瘴，心胃痛由火而不由寒，泻痢胀满，或小水不利，由暑气湿热者，均忌。

炮制　《备要》曰：闽产名草豆蔻。如龙眼而微长，皮黄白薄而棱峭，仁如缩砂，辛香气和。滇广所产名草果，如诃子，皮黑厚而棱密，子粗而辛臭，虽是一物，微有不同，忌犯铁。

肉豆蔻

一名肉果。味辛，性温，无毒。禀火土金之气以生。升也，阳也。

主治　主积冷心腹胀满，霍乱，中恶，吐沫冷气，小儿乳霍。《开宝》　解酒毒，消皮外络，下气。《大明》　宿食痰饮。甄权　心腹虫痛，脾胃虚冷气，并冷热虚泄，赤白痢，研末粥饮下。李珣

归经　入脾、胃二经，兼入大肠经。为消食止泄之品。理脾，暖胃，固肠，下气。

前论　丹溪曰：肉蔻属金与土，温中理脾，《日华子》称其下气，以脾得补而善运化，气自下也。汪机曰：痢疾用此涩肠，为伤乳泄泻之要药。

禁忌　《经疏》曰：大肠素有火热，及中暑热泄暴注，肠风下血，胃火齿痛，及湿热积滞方盛，滞下初起，均忌。

炮制　雷公曰：以糯米粉熟汤搜裹，煻火中煨熟，去粉用，忌犯铁。

益智仁

味辛，性温，无毒。得火土金三气以生。降也，阴中阳也。去壳用。

主治　主益脾胃，理元气，补肾虚滑沥。好古　涩精固气，宣通气郁，温中进食，摄涎唾，缩小便，止呕吐，止泄泻，客寒犯胃，冷气腹痛，泄精，女人崩带。讱庵　心气不足，热伤心系吐血，血崩诸症。时珍

归经　入脾经，兼入心、肾二经。为行阳退阴之品。兼补剂，补心气命门三焦不足。

前论　海藏曰：益智本脾药，主君相二火，在集香丸则入肺，在四君子汤则入脾，在大凤髓丹则入肾，三脏互有子母相关之义。当于补药中兼用之，勿多服。士瀛曰：心者脾之母，进食不止于和脾，火能生土，当使心药入脾胃药中，庶几相得，故古人进食药中多用益智，土中益火也。

禁忌　《经疏》曰：凡症属燥热，病人有火者，不宜用。故呕吐由热而不由寒，气逆由怒而不由虚，小便余沥由水涸精亏肉热而不由肾气虚寒，泄泻由湿火暴注而不由气虚肠滑，均忌。

补骨脂

味辛，性温，无毒。禀火土之气，兼得天令之阳以生。降多于升，阳中微阴也。得胡桃、胡麻良。恶甘草，忌羊猪

血。

主治　主五劳七伤，风虚冷，骨髓伤败，肾冷精流，及妇人血气，堕胎。《开宝》　男子腰疼，膝冷囊湿，逐诸冷痹顽，止小便，腹中冷。甄权　兴阳事，明耳目。《大明》　治肾泄，通命门，暖丹田，敛精神。《纲目》

归经　入脾、命门、心包三经。为壮火益土之品。补相火以通君火。

前论　飞霞曰：故纸属火，收敛神明，能使心包之火与命门之火相通，故元阳坚固，骨髓充实，涩以止脱也。胡桃属木，润燥养血，血属阴，恶燥，故油以润之，佐故纸有水火相生之妙。万全曰：男子以精为主，女子以血为主。妇人血气衰，亦犹男子阳衰肾冷，而为血脱气陷之病，同乎男子之肾冷精流也。

禁忌　《经疏》曰：凡病阴虚火动，阳道妄举，梦遗尿血，小便短涩，目赤口苦舌干，大便燥结，内热作渴，火升易饥嘈杂，湿热成痿，以致骨乏无力者，均忌。

炮制　雷公曰：此性燥毒，须酒浸一宿，再以东流水浸三日夜，蒸半日，晒干，胡桃肉同炒用。

葫卢巴

味苦，性温，无毒。禀春夏之阳气以生。升也，阳中阳也。

主治　主肾脏虚冷气，得附子、硫黄，治肾虚冷，腹胁胀满，面色清黑。得茴香、桃仁，治膀胱气，大效。《嘉祐》　治冷气疝瘕，寒湿脚气，益右肾。时珍

归经　入命门经。为壮元阳除寒湿之品。兼补剂，能温暖丹田。

前论　洁古曰：元阳不足，冷气潜伏，不能归元者，宜之。子和曰：有人病目不睹，思食苦豆。苦豆者，葫芦巴别名也。频频不缺，不周岁而目中微痛如虫行，目眦渐明而愈，此亦因益命门之功，所谓益火之源以消阴翳也。

炮制　禹锡曰：出岭南番舶者良，云是番莱菔子，酒浸或蒸或炒。

附子

味辛甘，性大热，有大毒。全禀地中火土燥烈之气，兼得天之热气以生。降多升少，浮中沉，无所不至，阳中阴也。地胆为使。恶蜈蚣，畏防风、黑豆、甘草、黄芪、人参、童便、犀角。忌豉汁。得川椒、食盐，能引下行，直达命门。

主治　主风寒咳逆邪气，寒湿痿躄，拘挛膝痛，不能行步。破癥坚积聚血瘕，金疮，《本经》　腰脊风寒，脚气冷弱，心腹冷痛，霍乱转筋，下痢赤白，坚肌骨，又堕胎为百药长。《别录》　温暖脾胃，除脾湿肾寒，补下焦之阳虚。元素　除脏腑沉寒，三阳厥逆，湿淫腹痛，胃寒蛔动，经闭，补虚，散壅。李杲　督脉为病，脊强而厥。好古　治三阴伤寒，阴毒寒疝，中寒中风，痰厥气厥，柔痓癫痫，小儿慢惊风。疗头风，肾厥头痛，暴泻脱阳，久痢脾泄，寒疟，瘴气，久病呕哕，反胃噎膈，痈疽不敛，久漏冷疮。合葱涎，塞耳治聋。时珍

归经　入命门、三焦二经，兼入脾、肾、膀胱三经。为回阳退阴之品。兼补剂，专补命门相火，通行十二经无所不到，走而不守，浮而不沉，善逐风寒湿气。

前论　虞抟曰：附子禀雄壮之质，能引补气药行十二经，以追复散失之元阳。引补血药入血分，以滋养不足之真阴。引发散药开腠理，以驱逐在表之风寒。引温暖药达下焦，以祛除在里之冷湿。好古曰：用附子以补火，必防涸水。如阴虚之人，久服补阳之药，则虚阳益炽，真阴愈耗，精血日枯，气无所附丽，遂成不救。

吴绶曰：附子为阴症要药，凡伤寒传遍三阴，中寒夹阴，身虽大热而脉沉细者，或厥冷腹痛，甚则唇青囊缩者，急须用之。若待阴极阳竭而用之，已迟矣。无己曰：东垣治阴盛格阳伤寒，面目俱赤，烦渴引饮，脉七八至，但按之即散。用姜附汤加人参，投半斤，得汗而愈，此神圣之妙也。元素曰：凡阴症用姜、附药，宜冷服，热因寒用也。盖阴寒在下，虚阳上浮，治之以寒，则阴益盛，治之以热，则拒隔不纳，用热药冷饮，下嗌之后，冷体既消，热性复发，情且不违，而致大益，此反治之妙也。又有寒药热饮治热症者，此寒因热用，治亦相同也。经曰：正者正治，反者反治，如用寒治热，用热治寒，此正治也。或以寒治寒，以热治热，此反治也。经所谓必伏其所主，而先其所因，盖借寒热药为反佐以作向导也，亦曰：从治。

鳌按：热药不但附子，一切姜、桂皆然。以此等治阴虚之人，固不免有不救之患。即阴阳俱虚，或阴虚更甚于阳者，以热药治之，亦必为害。且不特附子、姜、桂为然，即如人参原以补阳，余曾见一医治一阴虚之妇，其医性喜用枯燥药，服药数月，每日并进人参，病竟不痊，且愈多枯燥象。可见人参补阳，虽有益阳生阴之用，但必同滋阴药，然后能使阴分充足。若但与补阳药用之，未见其有济也。读书好古者，当推广之。

禁忌　《经疏》曰：一切阳症、火症、热症，阴虚内热血液衰少症，均忌。

川乌

味辛，性热，有毒。即附子之母。

主治　主风痹，血痹，半身不遂诸风。除寒冷，温养脏腑。去心下坚痞，感寒腹痛。元素　除寒湿行经，散风邪，破诸积冷毒。李杲　补命门不足，肝风虚。好古

归经　入脾、命门二经。为助阳退阴之品。通行十二经络，功同附子而稍缓。

前论　宗奭曰：补虚寒须用附子，去风即多用川乌，大略如此。时珍曰：附子性重滞，温脾逐寒，川乌头性轻疏，温脾去风，若寒疾即用附子，风疾即用川乌头。

鳌按：乌头以出川彰明者为上，故加川字以别草乌头也。附子即附生于乌头者，故亦以川产者为良。又按：汪讱庵云：王节斋气虚用四君，血虚用四物，虚甚俱加熟附，盖以四君四物，皆和平宽缓之剂，须得附子健悍之性，方能成功。附子热药，本不可轻用，但当病，则虽暑热时月亦可用，据此则附子非必为禁剂明矣。世之人所以不敢用者，亦拘于丹溪之诋訾，又或用之不当，立见祸害，遂以乌附为不可用也，不知是固用不得当之害，并非是药之有害，竟不可用也。不然，仲景白通四逆真武等汤，何为用之哉？丹溪法重滋阴，故每偏诋阳药，非平允之说也。

草乌头

味辛，性热，有毒。远志为使。反半夏、瓜蒌、贝母、白蔹、白及，恶藜芦。忌豉汁，畏饴糖、黑豆。冷水能解草乌毒。

主治　主中风恶风，洗洗出汗，除寒湿痹，破积聚寒热。《本经》　消胸中痰冷，食不下，心腹冷疾，脐间痛不可俯仰。堕胎。《别录》

归经　入脾经。为搜风胜湿，去痰攻毒之品。

前论　吴机曰：草乌气锋锐，宜其通经络，利关节，寻蹊达径，而自抵病所。时珍曰：草乌乃至毒之药，非若川乌附子，人所栽种，可以酿制其毒，非风顽急

疾，切不可轻投。草乌，即乌头之生于野者，《日华》谓之土附子。

鳌按：草乌头开顽痰，逐顽风，治顽疮，以毒攻毒，大胜川乌。然至毒无制，苟非当病，切勿轻投。凡用草乌，去皮脐，总以姜汁炒透为妙，川乌亦须姜制。

白附子

味辛，性温，有毒。感阳气而生。升也，阳也。

主治　主心痛血痹，面上百病，行药势。《别录》　中风失音，一切冷风气，面䵟瘢疵。《大明》　诸风冷气，足弱无力，疥癣风疮，阴下湿痒。李珣　补肝风虚。好古　去风痰。丹溪

归经　入胃经。为祛风燥湿豁痰之品。能引药势上行。

前论　时珍曰：根如草乌之小者，长寸许，绉纹有节，炮用，乃阳明经药。因与附子相似，故得此名，实非附子类也。讱庵曰：阳明之脉营于面，白附能去头面游风。

禁忌　《经疏》曰：似中风症，虽痰壅，忌用。

天南星

味苦辛，性温，有毒。感金火之气而生。可升可降，阴中阳也。蜀漆为使。畏附子、干姜、生姜，恶莽草。

主治　主中风麻痹，除痰下气，利胸膈，攻坚积，消痈肿，散血，堕胎。《开宝》　治惊痫，风眩，身强口噤，喉痹，舌疮，结核，疝瘕，痈毒疥癣，破结，下气，利水。《备要》　牛胆星，治惊风有奇功，除痰，杀虫。苏颂

归经　入肺经。为祛风湿豁顽痰之品。兼宣剂，兼行肝脾，性更烈于半夏。

前论　士瀛曰：诸风口噤，宜用南星，更以人参、石菖蒲主之。时珍曰：味辛而麻，故能治风散血；气温而燥，故能胜湿除痰；性紧而毒，故能攻积拔肿，而治口㖞舌糜。

禁忌　《经疏》曰：阴虚燥痰忌用。半夏治湿痰多，南星治风痰多。

炮制　《备要》曰：凡使，以矾汤或皂角水浸三日夜，曝用。或酒浸一宿蒸，竹刀切开，至不麻乃止。造胆星，腊月研取末，纳黄牛胆中，风干，年久者更佳。

半夏

味辛，性平，有毒。得土金之气，兼感天之燥气以生。降也，阴中阳也。柴胡为使。

主治　主伤寒寒热心下坚，胸胀，咳逆，头眩，咽喉肿痛，肠鸣，下气，止汗。《本经》　消心腹胸膈痰热满结，心下急痛坚痞，时气呕逆，堕胎。《别录》　消痰，下肺气。甄权　治吐食反胃，霍乱转筋，肠腹冷，痰疟。《大明》　治寒痰，及形寒饮冷伤肺而咳，除胸寒，燥脾家湿，治痰厥头痛，消肿散结。元素　治眉棱骨痛。丹溪　除腹胀目不得瞑。《纲目》　救暴卒。无己

归经　入脾、胃、胆三经，兼入心、肺、大肠三经。为除湿化痰，开郁发表之品。兼宣剂，和胃气，健脾气，补肝风，润肾燥，通阴阳，理顺逆。

前论　葛生曰：凡遇五绝之病，缢溺压魇产死者，用半夏末吹入鼻中即活，盖取其能作嚏也。好古曰：脾无湿不生痰，故脾为生痰之源，肺为贮痰之器。吴机曰：俗以半夏性燥，代以贝母，不知贝母乃肺药，半夏乃脾胃药。咳嗽吐痰，虚劳吐血，痰中见血，诸郁咽痛喉痹，肺痈肺痿痈疽，妇人乳难，皆宜贝母为向导，禁用半夏。若涎者，脾之液，脾胃湿热，至涎化为痰，久则痰火上攻，昏愦，口噤，偏废，僵仆不语，生死旦夕，是非半夏、南星，曷可治乎？若以贝母代之，则翘首

立㿜。

禁忌　《经疏》曰：一切血症，及阴虚血少，津液不足之病，均忌。

以上燥剂草部

桂（肉桂）

味辛甘，性大热，有小毒。禀天地之阳气，兼得土金之气以生。升也，阳中阳也。得人参、甘草、麦冬良。忌生葱、石脂，色紫肉厚者良，即此桂，但去粗皮用，为肉桂。即此桂，去里外皮，单用当中心，为桂心。其枝上嫩皮，为桂枝。桂枝之细者，为柳桂。

主治　主温中，利肝肺气，心腹寒热冷疾，霍乱转筋，头腰痛，出汗，止烦，止唾，咳嗽，鼻息，能堕胎，坚骨节，通血脉，理疏不足，宣导百药。《本经》　补下焦不足，治沉寒痼冷之病，去营卫中风寒，表虚自汗，春夏为禁药，秋冬下部腹痛，非此不能止。元素　补命门不足，能益火消阴。好古　木得桂而枯，又能抑肝风而扶脾土，脾虚恶食，湿盛泄泻，补劳通经。讱庵

归经　入肾、肝、命门三经。为下行温补之品。兼补剂，肝肾血分药。补命门相火不足。

桂心

味苦辛，性热，无毒。

主治　主一切风气，补五劳七伤。通九窍，利关节，益精，明目，暖腰膝。破痃癖癥瘕，消瘀血，治风痹骨节挛缩，续筋骨，生肌肉。《日华》　主九种心痛，腹内冷气痛不可忍。咳逆结气壅塞，脚痹不仁，止下利，杀三虫。治鼻中息肉，破血，通利月闭，胞衣不下。甄权　主引血化汗化脓，内托痈疽痘疮，治噎膈腹满。《备要》

归经　入心，心包二经。为补阳活血之品。兼补剂，手少阴血分药。

桂枝

味辛甘，性温，无毒。

主治　主利肝肺气，头痛，出汗，止烦，止唾，咳嗽，鼻齆癥，理疏不足，表虚自汗，风痹骨节挛痛。《本经》　主温经通脉，发汗解肌。治伤寒头痛，中风自汗，调和营卫，使邪从汗出而汗自止。亦治手足痛风，胁风。《备要》

归经　入肺、膀胱二经。为上行发表之品。兼轻剂。能行肺气，散血分寒，横行肩臂。

柳桂

味辛甘，性温，无毒。

主治　主善行上焦，补阳气，散风邪。《医鉴》

归经　入肺经。为表散之品。兼轻剂。专入上焦，亦能横行于肩臂。

前论　海藏曰：桂枝入足太阳，桂心入手少阴血分，肉桂入足少阴厥阴血分，细薄者为嫩为枝，厚脂者为老为肉，去其皮与里，当其中者为桂心。缪仲淳曰：《本经》主利肝肺气，头痛出汗，止烦，止唾，咳嗽，鼻齆，理疏不足，表虚自汗，风痹骨节挛痛者，桂枝之所治，以其病皆得之表虚，不任风寒，寒邪客之所致，故悉主之以能实表祛邪也。其主心腹寒热冷疾，霍乱转筋，腰痛，堕胎，温中，坚筋骨，通血脉，宣导百药无所畏者，肉桂之所治，以其病皆得之命门真火不足，阳虚寒动于中，及一切里虚阴寒寒邪客里也。

鳌按：《本草》有菌筒桂、牡桂、板桂、天竺桂之殊，今所用者亦罕分别，惟以肉厚、味辛甘、气香者为主可耳。至于肉桂、桂心，不过一去粗皮，一并内外皮都去为异。故缪氏但分列肉桂、桂枝二种主治，不另出桂心，明以肉桂、桂心为一物也。海藏则分肉桂、桂心、桂枝为三

项，明其各有归经。故汪讱庵宗之著《备要》，竟三项平列，此非缪之略而王与汪之详也。不观于缪，不知肉桂、桂心为一物，恐为《本草》繁称菌筒、牡、板、天竺等名者之所淆。不观王与汪，不知肉桂、桂心虽一物而主治经络毕竟有异。余故分列三味如王说，并录缪分隶两项之说于前，更特表之以明其故，庶用桂者知所以也。但按《东医宝鉴》，详列桂心、肉桂、桂枝之下，复有柳桂一条，其注云：枝者枝条，非身干也。盖取其枝上皮，取其轻薄而能发散，正合《内经》辛甘发散为阳之义。又云：柳者，乃桂之嫩小枝条，极细薄者。据此则桂枝、柳桂又是一物，而有大小之异。盖桂枝者，是桂树之枝，别乎身干之最大最厚而言，不必尽小。柳桂乃枝条上纷出之细枝，曰柳者，言如柳条之细也。但今时所用桂枝，皆是柳桂，何则？所云桂枝，不过较身干上之肉桂为嫩为薄，不尽是细条。今所用桂枝，皆极细条，是柳桂也。且古人于桂枝，又有薄桂之名，今并以此伪充肉桂矣，其得伪充肉桂者，以所用桂枝，既皆是柳桂。人但泥枝之一字，只指柳桂为桂枝，不复知桂枝虽嫩薄，不尽细小，并不知桂枝之外，更有柳桂之名，故市肆得以混之，而人亦不觉也。不知肉桂补，桂枝散，欲补而以散剂用之，未有不为害者，因愈咎肉桂之不可用，竟不知属市人之罪，可慨也已！《宝鉴》又曰：筒桂厚者，宜入治脏及下焦药。轻薄者，宜入治头目发散药。如柳桂嫩小枝，宜入治上焦药。则其言厚者，固统肉桂、桂心在内，言轻薄者，乃专指桂枝，言嫩小者，则柳桂也。余故并列柳桂与桂、桂心、桂枝三者之后，而特申其说如此。

官桂

味辛，性温，无毒。升也，阳也。即《本草》牡桂。体质轻而味短淡，又名木桂。

主治　主结气，利关节。《本经》　心痛胁痛，胁风，温经通脉。《别录》　去冷风疼痛。甄权　去皮肤风湿。元素　泄奔豚，散下焦蓄血，利肺气。无己　治痛风。丹溪

归经　入脾经，兼入肝经。为通利之品。

前论　苏颂曰：菌桂正圆如竹，有二三重者，即今之筒桂。牡桂皮薄色黄少脂肉，即今之观桂。半卷半脂者，即今之板桂。又云：今观宾宜韶钦诸州所出，种类之殊，惟菌桂大小成筒，与宾州所出相类。牡桂只嫩枝，半卷多紫，与宜韶所出相类。桂皮黄心赤，与钦州所出相类。

鳌按：苏氏既晰桂及菌牡之殊，复即他州所出之相类者，一一辨之，可云精矣，此可据以为依者也。乃海藏不考官桂之由，缪据《图经》之语，《图经》云：今观宾宜诸州出者佳。妄断为官桂本是观桂，世人以观字画多，故写作官，此已觉鄙俚可笑矣，而时珍驳之，复云：今观，乃今视之意，曰官桂者，乃上等供官之桂，不更觉鄙俚，更觉可笑乎！盖官字之称，诚不知何据，然只因其名以别其物可耳。何必纷议其名之所由乎？如必议其名之由，将所谓牡桂者，牡与牝对，是凡物雄者之称，以此名桂，岂此为雄桂而复有雌桂乎？且即李氏上等供官之说，夫供官固须上等，但牡桂皮薄色黄少脂肉，固非上等也，如以官桂非牡桂，另有其上等者，又何以今时所用官桂，竟是皮薄色黄少脂肉者乎？余故序列诸桂后，而以官桂次之，复为辨论如此。

丁香

味辛，性热，无毒。禀纯阳之气以生。升也，阳也。忌见火，畏郁金。有雄

有雌。

主治　公丁香，主温脾胃，风毒诸肿，能发诸香。《开宝》　风䘌，骨槽劳臭，杀虫辟恶去邪。治奶头花。止五色毒痢，五痔。李珣　治口气冷气，冷劳反胃。鬼疰蛊毒，消痃癖，疗肾气、奔豚气，阴痛腹痛，壮阳暖腰膝。《大明》疗呕逆甚验。保升　去胃寒，理元气。元素　治虚哕，小儿吐泻，痘疮胃虚灰白，不得起发。时珍　母丁香　即鸡舌香。主风水毒肿，霍乱心痛，去恶热。《别录》　吹鼻杀脑疳。甄权　丁皮　即丁香树皮。主齿痛。李珣　心腹冷气诸病，方家用代丁香。《纲目》

归经　入肺、脾、胃三经。为暖补之品。泄肺，温胃，补肾。

前论　寇氏曰：丁香治脾冷气不和甚良，母者尤佳。丹溪曰：人之阴气，依胃为养，土伤则木挟相火，直冲清道而上作咳逆。古人以为胃寒，用丁香、柿蒂，不能清痰理气，惟助火而已。又口居上，地气出焉，脾有郁火，溢入肺中，失其清和之意，而浊气上行，发为口气，若以丁香治之，是扬汤止沸耳！惟香薷治之，甚捷。

鳌按：呃逆多由于火，容有因寒而致者，亦止呃逆症中一款。故以丁香、柿蒂治之而败者，十有五六。但必以寒药治之，矫枉太过，又未的当，总在察其寒热虚实，因时制宜，斯可耳。

禁忌　《经疏》曰：凡病非属虚寒，一切有火热症者，忌。

胡椒

味辛，性大温，无毒。禀天地纯阳之气以生。升多于降，阳中阳也。多食损肺，令人吐血。

主治　主下气，温中。去痰，除脏腑中风冷。《开宝》　去胃口虚冷气，宿食不消，霍乱气逆，心腹卒痛，冷气上冲。李珣　调五脏，壮肾气，治冷痢，杀鱼、肉、鳖、蕈毒。《大明》　去胃寒吐水，大肠寒滑。宗奭　暖肠胃，除寒湿，反胃，虚胀，冷积，阴毒，牙齿浮热作痛。《纲目》

归经　入胃、大肠二经。为除寒快膈之品。

前论　时珍曰：噎膈症或因酒得，或因气得，或因胃火得。张从正痛切戒用姜、桂、丁香、豆蔻、荜拨、胡椒等，此见固是。然亦有食入反出无火之症，又有痰气郁结，得辛热暂开之症，不可执一。

禁忌　《经疏》曰：凡血分有热，阴虚发热，咳嗽吐血，咽干口渴，热气暴冲，目昏口臭，齿浮鼻衄，脏风脏毒，痔漏泄澼等症。如误服，即令诸病即时加剧，切忌。

毕澄茄

味辛，性温，无毒。向阳者为胡椒，向阴者为毕澄茄。

主治　主下气消食，去皮肤风，心腹间气胀，令人能食，疗鬼气。藏器　治一切冷气痰癖，并霍乱吐泻肚腹痛，肾气膀胱冷。《大明》　暖脾胃，止呕吐哕逆。时珍

归经　入脾、胃、肾、膀胱四经。为散寒解结之品。兼通剂。

前论　虞抟曰：病有反胃吐食，甚至吐出黑汁，治之不愈者，惟毕澄茄米糊丸，姜汤下三十丸，日一，自愈。但愈后须服平胃散三百帖遂可。

吴茱萸

味辛，性热，有小毒。禀火气以生。可升可降，阳中阴也。蓼实为使。恶丹参、硝石。畏紫石英。

主治　主温中，下气，止痛，除湿，血痹，逐风邪，开腠理，咳逆寒热。《本

经》　去痰冷逆气，饮食不消，心腹诸冷痛，中恶心腹痛。《别录》　霍乱转筋，胃冷吐泻，腹痛，遍身𧏾痹刺痛，利大肠壅气。甄权　下产后余血，治肾气，脚气，水肿，通关节，起阳，健脾。《大明》　止痢止泻，厚肠胃。孟诜　治痞满塞胸，咽膈不通。好古　开郁化滞，治吞酸，厥阴痰涎头痛，阴毒腹痛，疝气，血痢，及喉舌口齿生疮。时珍　冲脉为病，气逆里急。丹溪

归经　入肝、肾二经，兼入脾、胃二经。为下气开郁，除风寒湿之品。兼宣剂，肝肾气分药，脾胃血分药。其气燥，故专入肝而旁及脾肾胃。

前论　段成式曰：椒气好下，吴茰气好上，言其冲膈，多食伤眼，又脱发也。寇氏曰：此物下气最速，肠虚人尤甚。李杲曰：浊阴不降，厥气上逆，咽膈不通，食则令人口开目瞪，阴寒膈塞，气不得上下，此病不已，令人寒中腹满，膨胀下利。宜以吴茰之苦热泄其逆气，用之如神，他药不可代也。但多用防损元气。丹溪曰：　性虽热，而能引热下行，盖亦从治之义。时珍曰：吐酸之症，宜降火清痰，用吴茰作向导。

禁忌　《经疏》曰：一切阴虚之症，及五脏六腑有热无寒之人，均忌。

以上燥剂木部

茴香

味辛，性温，无毒。得土金之冲气，兼禀天之阳气以生。升也，阳中阳也。共有三种。

主治　主暖丹田。吴绶　补命门不足。东垣　膀胱胃间冷气，及育肠气，调中止呕下食。马志　治干湿脚气，癞疝，阴肿阴痛。　小茴，主理气开胃，亦治寒疝。《纲目》

归经　入心、脾、膀胱三经。为温肾治寒之品。兼补剂。

前论　存中曰：疝有七种，气、血、寒、水、筋、狐、癞也。肝经病不属肾，以肝脉络阴气也。多因痰湿所致，亦有挟虚者，当加参、术于温散药中。万全曰：凡疝皆受病于肝，发见于肾。时珍曰：自番舶来八瓣者，名八角茴香。炒黄用，得酒良。得盐则入肾，发肾邪，故治阴疝。大如麦粒轻而有细棱者，为大茴，出宁夏。他处出而小者，为小茴，俱炒黄用。

禁忌　《经疏》曰：胃肾多火，阳道数举，得热则呕者，均忌。

以上燥剂菜部

炉甘石

味甘，性温，无毒。受金银之气结成。

主治　主止血，消肿毒，生肌。明目去翳退赤，收湿除烂，同冰片点，治目中一切诸病。《纲目》

归经　入胃经。为明目之品。眼科要药。金胜木，燥胜湿。

前论　时珍曰：余尝用此石煅淬，海螵蛸、硼砂各一两为极细末，以点诸目病，甚妙。入朱砂五钱，则性不粘也。仲淳曰：荣气不从，逆于肉里，乃生痈肿。甘温能通畅血脉，则肿毒自消矣。

鳌按：炉甘石主目疾者，目得血而能视，血衰则隐涩羞明。又或风热上壅，致赤烂肤翳也。此药味甘则入脾而能益血，性温则能散风热而不使为害，故功有由见也。

硫黄

味酸，性大热，有毒。禀火气以生。升也，阳也。畏细辛、朴硝。中硫黄毒，黑铅煎汤解之。

主治　主妇人阴蚀疽痔恶血。《本经》　疗心腹积聚，邪气冷癖在胁，脚冷疼弱无力，下部𧏾疮，杀疥虫。《别录》

主阳气暴绝，阴毒伤寒，久患寒泄，脾胃虚寒而命欲垂尽者，用之，亦救危妙药也。治寒痹冷癖，暖精壮阳。《备要》

归经　入命门、心包二经。为补阳之品。专补命门真火不足。

前论　寇氏曰：硫黄为救急妙药，但中病便当已，不可尽剂。世人盖知用而为福，而不知其为祸也。

以上燥剂石部

湿　　剂

徐之才曰：湿可去枯，白石英、紫石英之属是也。张从正曰：湿者润湿也，虽与滑类，少有不同。经云：辛以润之，辛能走气，能化液故也。盐硝味虽咸，属真阴之水，诚濡枯之主药也。人有枯涸皴揭之病，非独金化，盖有火以乘之，非湿剂不能愈。刘完素曰：津耗为枯，五脏痿弱，荣卫涸涩，必湿剂以润之。王好古曰：有减气而枯，有减血而枯。

饴糖

味甘，性微温，无毒。

主治　主补虚乏，益气力，润五脏，消痰止嗽。《开宝》

归经　入肺、脾二经。为滋润之品。

前论　丹溪曰：饴属土，成于火。大发湿中之热，多食动脾风，能生胃火，此损齿之因。非土制木，乃湿土生火也。中满呕吐及湿热症，不得轻投。

鳌按：《本草》诸米皆可作饴，惟以糯米作者入药，以糯米能补益脏气也。

白石英

味甘，性微温，无毒。禀金气以生。降也，阴中阳也。

主治　主消渴，阴痿不足，咳逆，胸膈间久寒，益气，除风湿痹。《本经》　疗肺痿，下气，利小便，补五脏。《别录》　治肺痿吐脓，咳逆上气，疸黄。甄权　实大肠。好古

归经　入肺、大肠二经。为润燥之品。二经气分药。

前论　寇氏曰：紫白二石英攻疾，可暂煮汁用，未闻久服之益。仲景只为㕮咀，不为细末，岂无意焉。若久服，宜详审。时珍曰：白石英入肺、大肠气分，治肺痹肺痈枯燥之病，但系石类，止可暂用，不宜久服。

炮制　雷公曰：凡使白石英，取白如水晶，状若紫石英而差大，六棱者，煅用。

紫石英

味甘辛，性温，无毒。禀土中之阳气以生。降也，阳中阴也。畏附子，恶黄连。

主治　主心腹咳逆邪气，补不足。女子风寒在子宫，绝孕十年无子，久服温中。《本经》　疗上气心腹痛，寒热邪气结气，补心气不足，定惊悸，安魂魄，填下焦，止消渴，除胃中久寒，散痈肿。《别录》　养肺气，治惊痫，蚀脓。甄权

归经　入心、肝、心包三经。为镇怯润枯之品。兼重剂，心肝血分药。

前论　甄权曰：虚而惊悸不安者，宜加用之。时珍曰：紫石英上能镇心，重以去怯也。下能益肝，湿以去枯也。心主血，肝藏血，其性暖而补，故心神不安，肝血不足，及女子血海虚寒不孕者宜之。《别录》言补心气，甄权言养肺，殊昧气阳血阴营卫之别，惟《本经》所言诸症，甚得此理。仲淳曰：冲为血海，任主胞胎，女子系胞于肾及心包，虚则风寒乘之，故不孕。紫石英辛温走二经，散风寒，镇下焦，为暖子宫要药。

禁忌　《经疏》曰：凡绝孕，由阴虚火旺，不能摄受精气者，忌用。

炮制　雷公曰：凡使，取色淡紫莹彻五棱者，火煅醉淬七次，水飞，晒干用。

朴硝

即皮硝。又名盐硝。味咸辛苦，性寒，无毒。禀天地至阴极寒之气而生。降也，阴也。石韦为使。畏三棱、莪术。

主治　主百病。除寒热邪气，逐六腑积聚，结固留癖，能化七十二种石。《本经》　胃中食饮热结，破留血闭绝，停痰痞满，推陈致新。《别录》　疗热胀，治腹胀，大小便不通，女子月候不通。甄权　通泄五脏百病，治天行热疾头痛，消肿毒，排脓。《大明》　芒硝，主五脏积聚，久热胃闭，除邪气，破留血，腹中痰实结搏。通经脉，利大小便及月水。破五淋，推陈致新。《别录》　下瘰疬黄疸病，时疾壅热，能散恶血，堕胎，傅漆疮效。甄权　马牙硝，主除五脏积热伏气。甄权　亦入点眼药，去赤肿障翳涩泪痛。《大明》　风化硝，主上焦风热，小儿惊热膈痰，清暑解毒，以人乳和涂，去眼睑赤肿，及头面暴热肿痛。时珍　硝石，主治略同朴硝。《大明》

归经　入胃、大肠、三焦三经。为下泄除热，润燥软坚之品。

前论　时珍曰：硝有水火二种，形质虽同，性味迥别，惟《神农本经》朴硝、硝石二条为正，《神农》所列朴硝，即水硝也。煎炼结出细芒者，为芒硝。结出马牙状者，为马牙硝。其凝底成块者，通为朴硝。气味皆咸寒。《神农》所列硝石，即火硝也。煎炼结出细芒者，亦名芒硝。结出马牙状者，亦名马牙硝。其凝底成块者，通为硝石。味性皆苦辛而温，二硝皆有芒硝、牙硝之称，自唐宋以下，所用芒硝、牙硝，皆水硝也。又《神农本经》，止有朴硝、硝石，《名医别录》复出芒硝，《嘉祐本草》又出马牙硝。好古曰：《本草》言芒硝堕胎，然妊娠伤寒可下者，兼用大黄以润燥软坚泻热，而母子相安，盖药自病当之，故母与胎俱无患也。元素曰：孕妇惟三四月，及七八月，不可用此，余皆无妨。许誉乡曰：芒硝消散，破结软坚，大黄推荡，走而不守，故二药相须，同为峻下之剂。寇氏曰：朴硝力紧急而不和，故荡逐食鲙不消者。芒硝稍和缓，故多用治伤寒。皇甫功曰：朴硝重浊，芒硝、牙硝清明，风化硝则又芒硝、牙硝去气味而甘缓轻软者也。故朴硝只可施卤莽之人，及外傅之药。若汤散服饵，必须芒硝、牙硝为佳。仲景伤寒方，只用芒硝，不用朴硝，正此义也。又硝禀太阴之精，水之子也，气寒味咸，走血而润下，荡涤三焦肠胃实热阳强之病，乃折治火邪药也。风化硝甘缓轻浮，故治上焦心肺痰热，而不泄利。仲淳曰：硝者消也，其直往无前之性，无坚不破，无热不荡。病非热邪深固，闭结不通，不可轻投，恐误伐下焦真阴故也。

元明粉

味辛，其性寒，无毒。

主治　主心热烦躁，并五脏宿滞癥结。甄权　明目，退膈上虚热，并消肿毒。《大明》

归经　入胃、大肠、三焦三经。为破结泄热之品。

前论　苏恭曰：元明粉治肿毒一句，非伏阳在内不可用。若用治真阴毒，杀人甚速。东垣曰：元明粉之用有二，去胃中实热，荡肠中宿垢，大抵用此以代盆硝。汪颖曰：元明粉煅炼多遍，佐以甘草，去其咸寒之毒，遇有三焦肠胃实热积滞，少年气壮者，量与服之，殊有速效。若脾胃虚冷，阴虚火动者，服之，速之死矣。仲淳曰：《大明》言膈上虚热，当作实热，邪解心凉，故热退也。

禁忌　《经疏》曰：凡病不由邪热闭结，及血枯津涸，以致大肠燥结，阴虚精乏，以致大热骨蒸，火炎于上，以致头痛目昏，口渴耳聋，咽痛，吐血衄血，咳嗽痰壅，虚极类实等症，均忌用朴硝、硝石、芒硝、元明粉等。

炮制　《经疏》曰：元明粉，即芒硝投滚汤沸化，夜置冰霜之下，结起在水面上者。用白莱菔切片煮汁投硝，以结起多次者为上，其色莹白，其味辛咸也。

沈金鳌医学学术思想研究

田思胜　撰

沈金鳌医学学术思想研究

一、沈金鳌生平简介

沈金鳌，字芊绿，号汲门，晚年自号尊生老人，清代江苏无锡人。生于清·康熙五十六年（1717年），卒于清·乾隆四十一年（1776年），享年59岁。早年专攻儒学，乾隆年间中举，候选训导。壮年博通经史，攻诗文，颇具文才。著有《芊绿堂文稿》、《尚书随笔》，录呈《四库全书馆》。又有《毛诗随笔》十卷、《易经随笔》十卷、《体画吟》二卷、《大学》一卷、《左传列国》十六卷、《楚词笺》二卷、《离骚读》一卷、《屈原名物汇考》四卷、《金石词例》四卷，俱载《无锡县志》。另据《沈氏宗谱》记载，尚有《试律韶音》四卷、《唐诗发蒙》四卷、《文赋诗词稿》十四卷，藏于家中。因考进士屡试不第，弃文从医，40岁后专攻医学，他说："不为良相，便为良医。"他从师于孙庆曾，孙氏与吴门（今苏州）叶天士同学，医术颇精，尤善治痘，沈氏尽得其传，遂以医术名世。时有名士周文俊者，患肝病，医生误作湿治，投以燥劫之药，拖延20余日，以至咽干舌涸，齿腭皆黑，日夜不能入睡，自认为必死无疑。沈氏诊治后，力排众议，投以平肝清火之剂，很快病愈。因其救活周文俊，仿佛张方平再世，众赠号再平①。沈氏医德高尚，贵人重生，认为："人之生至重，必知其重而有以尊之，庶不致草菅人命"，且医术十分全面，精通内、外、妇、儿各科。一生著述颇丰，有《脉象统类》一卷、《诸脉主病诗》一卷、《杂病源流犀烛》三十卷、《伤寒论纲目》十八卷、《幼科释谜》六卷、《妇科玉尺》六卷、《要药分剂》十卷，凡七种，又统名之曰《沈氏尊生书》。另据《全国中医图书联合目录》记载，尚有《痧胀源流》《痧症燃犀照》《沈芊绿医案》《妇婴三书》四种，经考证认为，或系伪作，或为他人述辑，非沈氏之作。其著作广泛吸收自《灵枢》《素问》到宋、元、明诸大医家精华，参照脉证，结合自己的经验，究其原委，悉其症形，考其方法，条理井然，对寒温攻补无所偏主，特别是在内科杂症和妇科方面多有创见，具有较高的学术和应用价值。

二、沈金鳌医学著作版本源流

（一）《沈氏尊生书》版本

《沈氏尊生书》是沈氏晚年之作，初稿成于乾隆三十八年（1773年）夏，刊于乾隆三十八年至乾隆三十九年，刊刻完毕于乾隆三十九年十二月或之后。因此，《全国中医图书联合目录》载"乾隆三十八年刻本"当为"乾隆三十九年刻本"。

---

① 徐寄鸥．沈金鳌先生传略。江苏中医 1963；（3）：34。

其书系沈氏二十余年心血的结晶，也是其临床心得的总结。

据《沈氏尊生书》总自序载："乾隆三十八年癸巳季夏上浣芊绿沈金鳌自书"，得知其书稿成于乾隆三十八年夏。又《沈氏尊生书》总序俞琨云："沈氏著作等身，而此书之成最晚，将付梓，问序于予。"据此认为此书于乾隆三十八年夏开始雕版印行。据《杂病源流犀烛》自叙记载："乾隆癸巳清明前一日锡山沈金鳌芊绿氏自书"，得知《杂病源流犀烛》一书定稿于乾隆三十八年（1773年）春。《妇科玉尺》自序云："乾隆甲午清明前二日无锡沈金鳌自书"，知《妇科玉尺》一书定稿于乾隆三十九年（1774年）春。《伤寒论纲目》自序落款为："时乾隆三十九年甲午十一月中浣沈金鳌芊绿氏书"，知《伤寒论纲目》一书定稿于乾隆三十九年（1774年）十一月。《幼科释谜》自序："时乾隆三十九年甲午十二月上浣无锡沈金鳌芊绿氏自书"，知《幼科释谜》一书定稿于乾隆三十九年（1774年）十二月。序中又云："前著《伤寒纲目》《杂病源流》《妇科玉尺》，皆晓然于心与手目，一一笔之于书者也。"《要药分剂》序中无时间落款，但由上文得知《要药分剂》一书定稿更晚，当在乾隆三十九年十二月之后。因此，此书最早刊刻年代应不早于乾隆三十九年十二月。或许由于过度劳累，沈氏在书成后一年便与世长辞了。

《沈氏尊生书》一书，洋洋百万言，纵观其序文时间，前后历时二年，然而，并非在二年内完成此书，而是积二十年心得，参以秦汉至明清的百余家名医论述撰写而成。其在《伤寒论纲目》自序中云："二十年来，余专读伤寒书至百余家"，"循六经之次，析各款之繁，以仲景论为纲，历代诸家之语足以阐明仲景者为目"，参以己见，编著而成。其它诸书亦是如此。

1、清·乾隆三十九年刻本

即清·乾隆三十九年（1774）无锡师俭堂刻本。通过以上考证，认为《全国中医图书联合目录》著录乾隆三十八年刻本当为乾隆三十九年刻本，其著录有误。此本青岛市图书馆、北京医科大学图书馆有藏。前有沈氏总自序和俞琨总序及章汝亮记。其行格版式为每半页12行，每行25字，白口，单鱼尾，上下单栏，左右双栏。为沈氏医学著作的首次刊印本。

2、清·乾隆四十九年师俭堂刻本

即清·乾隆四十九年甲辰（1784）无锡师俭堂刻本。此本中国中医研究院图书馆、故宫博物院图书馆等均有藏，是沈氏师俭堂的重刻本。内容版式无变。

3、清·乾隆四十九年奇氏安徽刻本

即清·乾隆四十九年甲辰（1784）锡山奇氏安徽刻本。此本山西省图书馆、安徽省图书馆有藏，系其弟子奇丰额于安徽刊刻。前增奇氏序文一篇，以叙刊刻原委。后有沈氏总自序、俞琨序及章汝亮记。版式行款为每半页12行，每行25字，白口，单鱼尾，上下单栏，左右双栏。此次刊本悉本原刊本。

4、清·乾隆刻本

乾隆年间尚有一种版本，当为丽川方伯先生所刻。此本在落款为"乾隆五十二年丁未秋九月下浣五日钱塘吴纯拜识"的吴纯序和"乾隆五十七年岁次壬子夏四月松陵后学鼎和徐曦拜撰"的徐曦序中言及。考其版本，前有奇氏序文，后为吴纯、徐曦序，其版式除左右单栏外，余同奇氏刻本。此本源于奇氏刻本，刊刻具体年代不详，可能为乾隆五十七年。《全国中医图书联合目录》无此次刊本记载。

5、清·道光二十三年南海刘聘璧刻本

清·道光二十三年癸卯（1843 年）南海刘聘璧刻本。此本广东省中山图书馆有存。

6、清·道光二十四年刻本

即清·道光二十四年甲辰（1844 年）刻本。此本故宫博物院图书馆有存。

7、清·同治元年刻本

即清·同治元年壬戌（1862 年）刻本。此本安徽省图书馆、四川省图书馆有存。

8、清·同治十三年湖北崇文书局刻本

即清·同治十三年甲戌（1874 年）湖北崇文书局刻本。此本前有同治十三年仲春合肥李瀚章序，后有乾隆四十九年奇丰额序，知其来源于安徽奇氏刻本。行格版式为每半页 12 行，每行 25 字，四周单栏，单黑鱼尾。

9、清·光绪二十一年铅印本

即清·光绪二十一年乙未（1895 年）上海图书集成印书局铅印本。此本源于同治十三年湖北崇文书局本。

10、清·宣统元年石印本

即清·宣统元年乙酉（1909 年）石印本。此本前有同治十三年李瀚章序，后有乾隆四十九年奇丰额序，知其底本为同治十三年刻本。

11、清抄本

中国中医研究院图书馆有藏。此抄本每半页 12 行，每行 25 个字，标点处有红笔圈点，标题画有红一。在《伤寒论纲目》中，原文前印红印“纲论”二字，注文前印红印“目论”二字，且夹有一纸条，书云：“刻时用阴文，只刻纲字、目字，俱不用论字”。此本当为初刊时所用底稿本。

《沈氏尊生书》共包括《脉象统类》《诸脉主病诗》《杂病源流犀烛》《伤寒论纲目》《幼科释谜》《妇科玉尺》《要药分剂》，凡七种。在刊印《沈氏尊生书》的同时或之后，亦有每部书的单行本刊印，早期的这种单行本是作为丛书的一种印行还是单独印行，尚不能确认，但从单行本的刊印年代和现存单行本的纸张对比来看，可以断定是在刊印全书时，某一种书的刊本脱离全书单独流传而导致的。据《全国中医图书联合目录》载：《杂病源流犀烛》单行本有：清·乾隆四十九年甲辰无锡师俭堂刻本、清·同治十三年甲戌（1874 年）湖北崇文书局刻本；《伤寒论纲目》单行本有：清·乾隆四十九年甲辰无锡师俭堂刻本、清·同治十三年甲戌（1874 年）湖北崇文书局刻本、石印本；《妇科玉尺》单行本有清·乾隆三十九年甲午无锡师俭堂刻本、清·乾隆四十九年甲辰无锡师俭堂刻本、清·同治十三年甲戌（1874 年）湖北崇文书局刻本；《幼科释谜》单行本有：清·乾隆四十九年甲辰无锡师俭堂刻本、清·同治十三年甲戌（1874 年）湖北崇文书局刻本；《要药分剂》单行本有：清·乾隆四十九年甲辰无锡师俭堂刻本、清·同治十三年甲戌（1874 年）湖北崇文书局刻本。其记录单行本时间与《沈氏尊生书》刻本时间完全一致，可以说这种单行本实际是脱离全书单独流传的一种版本。除此之外，后期也有单行本刊印，如：《幼科释谜》的民国华北国医学院铅印本、1957 年上海卫生出版社铅印本；《妇科玉尺》1958 年上海卫生出版社铅印本；《杂病源流犀烛》1962 年上海科技出版社铅印本等，均为单行本。

（二）《痧症燃犀照》版本

《痧症燃犀照》二卷，《全国中医图书联合目录》载：“沈金鳌撰　冯敬修述”。此书最早刊本为“清·咸丰五年乙卯

(1855年)乐安堂刻本，后有清·光绪二十三年丙午(1906)丛芝轩刻本”。此非沈氏医书，当为冯敬修述辑本。据奇丰额序中云：“余于己丑岁登进士，官刑曹……。阅十年，奉命观察粤东，道经锡山，造先生庐，是时先生已捐馆五年矣”，知沈金鳌殁于清·乾隆四十一年(1776)，即其书刊后一年。沈氏晚年在著《沈氏尊生书》后，未有医著。其次，《沈氏尊生书》卷二十一有痧症论述，且亦有《幼科释谜》小儿专著，不会再有痧症专书。再者，其刊印最早年限亦在沈氏殁后近百年，后又著录“冯敬修述”，概为冯氏据沈氏痧症述辑者，非沈氏之著。

(三)《痧胀源流》版本

《全国中医图书联合目录》载：“《痧胀源流》 清沈金鳌撰”。刊本有：清·道光二十三年辛丑(1841年)三省堂刻本、清·咸丰四年甲寅(1854年)来鹿堂刻本，天津中医学院图书馆有存。此书前无序言，后无跋语，实为《杂病源流犀烛》卷二十一《痧胀源流》的节录本。

沈氏《痧胀源流》实辑于王养吾。其在卷二十一中云：“痧胀之病，特古未遍行，故治法遂略耳，迨后世其病既盛，其法又何尝不有人详论之耶？且痧胀至今时而始有人详论，不犹之一切病证，亦为古略而后详耶，是亦理有固然，无足怪已。夫所谓今时详论痧胀者何人？王养吾是也。养吾名凯，毗陵人，精于医，尤善痧症，曾详列七十二种正变痧，于康熙间刻《痧症全书》行于世，而其板惜早湮没，其书不甚传。向余于痧胀一症，曾遍稽古方书言干霍乱等症者，参以己见著为论，后得养吾书读之，详尽无遗，仍复理精词达，虽其言兼症、变症、类症处，未免头绪太烦，然掘柢搜根，发前人所未发。直觉养吾未有书，痧症如隐烟雾中，养吾既有书，痧症如显日月临照中，而人皆得共见也。视余向之所论，殊为简而未赅矣。乃即养吾之言最精确者，采辑而条贯之，以著斯篇。又恐人不知余斯篇之实本于养吾，而反没养吾也，因于此特申之，亦不敢掠人之美云尔。”此卷详述痧胀源流，审其病证，录其方治。其卷末又云：“以上六十四方、古方十七、小方十九，皆录养吾原本”。实事求是，不掠人之美。

养吾有书，《杂病源流犀烛》已收录，沈氏不再著述，此本实为后人伪托之作。

(四)《妇婴三书》版本

《妇婴三书》，同治元年醉六堂藏版。共收《妇科玉尺》《幼科释谜》《痘证宝筏》三书，强健撰。此书系强健辑沈氏《妇科玉尺》《幼科释谜》二书，又加入己撰《痘证宝筏》一书，合刊而成。

(五)《沈芊绿医案》版本

《沈芊绿医案》系手抄本，镇江市图书馆有藏。前无序文，后无跋语。首页为“沈芊绿医案目录”，有“寒热、风温、湿温”等二十五目。次为正文，有“沈芊绿先生医案”字，下著录为“润德堂藏本”，下接写正文，如：

寒 热

潮热脉数由于虚

青蒿梗 丹皮 川石斛 白茯苓 谷芽

脉弦细 营血久虚 阴亏发热

制首乌 茯神 酸枣仁 当归身 阿胶 陈皮 炙甘草

阴虚 五心烦热 脉小弱

大生地 丹皮 茯苓 山药 地骨皮 麦冬

等等，均前为脉证，后为药物，药物

无方名、无剂量、无煎服法及禁忌。

纵观全书，非为医案，而是先列某一证，后出一方，但方无名，药物无剂量及煎服法。将其与沈氏医书中相应病证进行对比，没有一方出于相应病证中。据镇江市图书馆工作人员介绍，此本系民国年间当地名医袁树珊所献。袁氏系何人，已无从考。总之，此书非沈金鳌医案，更非沈氏医书，系为后人托名。

三、沈金鳌医学著作及学术思想

沈氏早年攻儒学，通经史，求功名，中举人，因考进士不第，“叹曰：昔人云，不为良相，当为良医”，后改学医，因此，沈氏儒学功底深厚，其医学著作受其儒学思想影响较大，全书始终贯穿其“尊生重命”的儒家思想。清乾隆年间，社会稳定，学风崇古，求本溯源之风盛行，在医学上，沈氏亦深受其影响，追源溯流。经学的考校诂训，务求其真；医学的追本溯源，重在其效，务实求效又是沈氏医书的一个重要学术思想。具体地说，有以下几个方面。

（一）广征博引　著述甚丰

沈氏博学古今，著述等身，不仅文学遗著较多，医学书籍亦多达七种，凡七十二卷，并且广征博引，探幽索微，系统条理，深得医学之精粹。

《杂病源流犀烛》三十卷，分脏腑、奇经八脉、六淫、内伤外感、面部、身形六门，论述了肺病、咳嗽哮喘、痧子、大肠病等计92种病证的源流。每一病证源流中又分某一具体病证，如《肺病源流》一篇，首总论手太阴肺脉流行、肺的生理、病理及病证治法，汇编历代诸家论述肺病的脉法、肺病证、肺病间甚、肺病治法、肺绝候、肺气滞涩保养法；后次论肺胀、肺痿、肺痈、息贲证的证治源流及相关资料；再列出肺病诸药要品及治疗肺病的方剂，对某一具体病证，亦分列出相应治疗方剂，如治肺胀方五、治肺痿方七、治肺痈方六等。其引用书目多达82种，如《内经》《南阳活人书》《温疫论》《金匮要略》《叶氏医案》《医学入门》《千金方》《脉经》《济阴纲目》《本草纲目》《保生秘要》《疡科选粹》《喉科秘传》《铜人针灸图经》等，涉及内、外、妇、儿、针灸、养生各科医籍，另外，尚引用如《中庸》《论语》等儒家经书。

《伤寒论纲目》十八卷，卷首冠以总论，分为脉证、六经主证、阴阳、表里、传变、愈解等篇；自卷一至卷十五，编列张仲景《伤寒论》原文为纲，选辑后世医家注解为目，其分属六经次第者，则以柯琴之说为主；其不得分属六经者，如伤寒后证、伤寒所属诸病、辨脉法、平脉法等悉列于后。其所引用书目达46家之多，如朱肱、戴原礼、李杲、张介宾、柯琴、魏荔彤、许叔微、楼英、成无己、喻昌、庞安常等，其中不仅有伤寒大家，亦有如朱震亨、张从正、李中梓等内科杂家等。

《幼科释谜》六卷，前四卷，首先有总论，叙述了儿科诊断大法，后即列举儿科二十四门证候，各注四言韵语一首，探源析流，阐明医理，简明扼要，极便记诵。每证均有前人议论，以相发明，选择精当，皆可取法。末二卷，则收集应用诸方，以备应用。此书所引书目达39家之多，有钱乙、李仲南、危亦林、王肯堂、王纶、虞抟、孙思邈、楼英等，其中不仅有儿科专家，亦有如陈士铎、庞安时、张元素等内科杂家及伤寒大家等。

《妇科玉尺》六卷，共分求嗣、月经、

胎前、临产、产后、带下、崩漏、妇女杂病九篇。每篇先作综合，叙述凡属各该门的证候概要，次列脉法，再就该门举出主要病证，录述前人理论和治法，或详或略，恰当适用。后汇录方剂，以备随候采用。此书所引书目达24家，有《保产要录》《达生篇》《妇人良方大全》等妇科医籍，亦有《脉经》《儒门事亲》《千金方》等内科医籍及方书等。

《要药分剂》十卷，选用常用药物400余种，按照十剂分编为十卷，每药首列主治功用，次区别药性归经，后录前人精切议论，再列使用禁忌，最后为炮炙方法，博采详审，取精用宏，为药剂简略精华本。此书引书达36家之多，除《本草纲目》《日华子本草》《本草衍义》等本草医籍外，尚有汪机、汪昂、李杲、张元素、王执中等医家论著，另外，尚有如《博物志》之类的博物著作。

《脉象统类》一卷，共论二十七脉。将二十七脉统于浮、沉、迟、数、滑、涩六脉，其云："提纲要脉，不越浮、沉、迟、数、滑、涩六字。"认为浮主表，沉主里，迟为寒，数为热，滑涩主气血，又将洪、芤、弦、虚、濡、长、散七脉统于浮，短、细、实、伏、牢、革、代七脉统于沉，微、弱、缓、结统于迟，紧、促、动统于数，纲目清晰，层次分明。对每一脉象又论其所主之候，如浮为风虚弦掉之候。又分左右两手，寸关尺三部，分别论其所主病证，配以兼脉，说明其所主之证。其书未引证前人，多所发明。

《诸脉主病诗》一卷，认为《脉象统类》各脉所主之病已详，但琐碎无文义相贯，难以记识，因仿濒湖脉法，作二十七脉主病诗，使脉病相合，便于记诵。

由此可见，沈氏医书包括内、外、妇、儿诸科，理、法、方、药、脉象、养生多方面，涉及秦汉至明清文献资料数百种，洋洋百万言，既有个人心得，又是对前人经验的一次总结。

（二）寻本溯源　犀照杂病

杂病，作为一类病证命名，最早见于张仲景《伤寒杂病论》，仲景将伤寒以外的多种疾病均称为杂病。伤寒包括温病，后世又将伤寒、温病以外的内科病证称为杂病。沈氏所言杂病，与之不同，范围极广，不分内伤外感，无论什么原因，凡发生于皮毛、肌肉、经脉、脏腑的病证，在辨证和治疗方面极易杂乱混淆，皆归为杂病，如内伤有肺病、脾病、心病等源流，外感有风病、寒病、瘟疫源流，小儿科有疹子、痧胀源流，外科有痈疽、跌扑闪挫、金疮杖伤源流以及耳鼻咽喉五官病源流等，均分别从源到流，探其由来，审其变迁，明其治法，并附列导引运功等保健之法。

1、溯源流　系统辨证施治

沈氏在《杂病源流犀烛》中，对疾病分类，首列脏腑门，并云："脏腑先后之次，则以脏腑经脉之连属为主，如肺脉注于手太阳大肠，大肠脉注于足阳明胃，胃脉注于足太阴脾，故以为次也"，在编排体例上以经脉流注为次第。在论述疾病方面，于每篇源流之下，首列《灵枢·经脉篇》的十二经脉起止循行及某经之气血多少，再以《内经》《难经》的脏腑学说以澄其源，并采后世各家论述来析其流。在论述每一种病证时，均进行系统整理，首析其病证，定其概念，然后明其生理、病理，再言其治法、所用方剂，后汇列名家论述及方药制服方法。如痢疾源流，首言其定义，认为痢疾是由于湿热壅郁，气血凝滞于胃肠的一种疾病。其云："诸痢，暑湿病也。大抵痢之病根，皆由湿蒸热壅，以至气血凝滞，渐致肠胃之病。”其主症除泻痢之外，又有里急后重，小便赤涩。云：“里急后重，小便赤涩，皆其症也。”将痢疾分为三类，一则赤痢，二则白痢，三则痢而兼黄。其病机以湿热壅郁，气血凝滞为主，又心主血，“心移病小肠，则血凝而成赤痢”；肺主气，“肺移病大肠，则气结而成白痢”；“血与气之凝结，必挟饮食痰涎，始成积滞”，“胃家饮食痰涎之积滞，必由大小肠出，故病又从胃而及二经，其所痢又必兼黄”。认为痢疾不可一概归为胃肠，而是“其或是赤，可知病因于血，即病根于心；其或是白，可知病因于气，即病根于肺；其或是黄，可知病因于饮食痰涎，即病根于胃”。其治疗当从根而治：一是投以引经药，根于心加黄连、细辛，根于肺加桔梗、升麻，根于胃加白芷、大黄。二是伤气分则调气益气，用导气汤、异功散、木香化滞汤；伤血分则和血补血，用阿胶四物汤、四物地榆汤加山栀、槐花等；伤胃分则安胃养胃，用胃苓汤、香砂枳术丸。同时，告诫痢疾以湿热为主，要以清热祛湿为要。脾胃为后天之本，故“虽病在气血，亦必兼理脾胃”，此乃治痢之总则。痢疾日久易于伤肾，伤及肾阴用熟地炭、丹皮、山药等，伤及肾阳用肉桂、补骨脂、五味子。治痢不当，攻伐无度，常致壅滞气血，变为肿胀喘急，用木香调气汤、苏子降气汤。此二种又为痢疾变证及坏证。沈氏恐其不详，认为痢疾“病之由来不一，更变无穷，固不得不求其详也”，又列举 15 条，如：老人患痢“老人深秋患痢呃逆，最宜小心，宜黄柏末，米饮丸，参、苓、米汤下”；孕妇患痢“胎前作痢，不可轻用伤胎药，宜芩、连、白芍、炙草、橘红、枳壳、红曲、莲肉，略用升麻亦可，未满七月，勿用滑石”；产后患痢“产后作痢，积滞虽多，腹疼虽极，不可轻用荡涤药，如大黄、芒硝之类”等，精审详悉，以言治痢之法。不仅如此，沈氏对赤白之痢又详细精审，探其细微之别。如赤痢，云：“赤则如下脓血，由脾经受湿也，宜苍术地榆汤。下血不止，热毒凝滞也，宜郁金散。纯下血而色鲜红，心家伏热也，宜犀角丸。赤痢久而百法不效，脉沉弦而左为甚，秽物甚少，但有紫黑血水，此瘀血也，宜乳香、没药、归尾、桃仁、木香、槟榔，甚者加大黄。”辨析精细如此！另外，又将痢分为水谷痢、脓血痢、风痢、寒痢、湿痢、气痢、疫痢、休息痢、五色痢、毒痢十种，分别从定义至证治进行论述，可谓详尽。在综述痢疾之后，列脉法、辨便色、痢疾原委、痢疾宜从六淫例治、痢疾四大忌、八痢危症、白痢变症、治痢用药大法、痢疾吉凶辨九个标题，汇编张仲景、王叔和、朱丹溪、缪仲淳、倪涵初以及《脉诀》《医学入门》《医鉴》《仁斋直指》《内经》《永类钤方》等文献，以佐痢疾证治，条列其理法源流。后汇列治痢方四十二首，又附载倪涵初治痢三方，缪仲淳治痢诸法及诸药要品，以备检录。

沈氏对每一种病证均如此辨析，条理清楚，层次分明，从源到流，从总病证至某一具体病证，详悉辨识，系统明了。

2、举诸家　探讨辨证理论

沈氏认为，历代医家师承有别，流派不一，故对某一病证的认识未免南辕北辙，但因其为同一病证，本质则一，推其源，莫不导源于《内》《难》《伤寒》，于是汇列诸家之说，以揭示其辨证施治规律。如中风一证，其在《中风源流》中云：“中风，风乘虚而为病也。向来惟东垣主虚，而河间主火，丹溪则主痰，似乎各异，不知惟虚也，故无根之火发焉；惟虚也，故逆上之痰生焉。特东垣举其本，河间、丹溪举其标耳。未有痰与火之发，不由虚者也”。沈氏汲取各家学说，通过分析综合，找出标本主从，揭示其本质规律，构筑成较为系统的辨证施治方法。又如霍乱一证，其在《霍乱源流》中云：“向来论者不一，须参究而归于的是。如刘河间主火热；孙思邈主饮食积；朱丹溪极赞为先哲谛论，而复审其说，以为内有积，外有感，阳不升，阴不降；张子和主风、湿、暍三气合而为邪，而意以湿土为风木所克，又为炎暑蒸郁，故呕吐者暑热之变，转筋者风木之变”等。或云其病因火热，或因其食积，或因其外感，或因其七情，皆有所偏。沈氏综诸家之说认为，其病往往发于夏秋，阳热外逼，阴寒内伏，湿壅于中，使人阴阳否隔，卒然而病，偏于阳多热，偏于阴多寒。治法惟以祛脾胃之湿为主，复察所感诸邪而兼治之。一言中的，揭示其本质所在，诸家之言，不过各执一词，各有所偏而已。

同一种病证，又因其病因不一，病机不同，所治亦异。如咳嗽，其云：“总而言之，咳嗽之因，共十有六”。为风嗽、寒嗽、热嗽、湿嗽、郁嗽、劳嗽、食积嗽、气嗽、痰嗽、干嗽、血嗽、酒嗽、久嗽、火嗽、夜嗽、天行嗽。风嗽为风乘肺也，治宜宣肺祛风止嗽，方用款冬花散、金沸草散。寒嗽为脾肺受寒，治以温肺散寒，方用紫苏饮子、半夏温肺汤。热嗽为暑热伤肺，治宜清肺化痰，方用黄连化痰丸等。由是沈氏云：“由是以治诸咳，庶几用药皆有关窍，而罔弗奏功矣”。

不仅如此，沈氏在治疗疾病时，强调诸脏器之间的关系，注重协调，重视深层次辨证关系的运用。如沈氏治肺病，认为肺主气，气血相因，而强调治血。他说：“血生于脾，统于心，藏于肝，宣布于肺，根于肾。”只有血液充沛，气血得布，肺金得养，方能行治节之令。否则，血虚肺金失养，或血瘀于肺脉，均可使肺失所养，而诸证蜂起。血虚，用四物汤养血濡肺；若血虚及肾，宜于四物中合六味地黄丸以滋肾润肺。肺属金，肾属水而脾属土，土能生金，水为金之子，子病亦可及母，因此，脾肾诸病均可累及于肾。沈氏云：“金性下沉，隐于子胎，肾家水火两病，俱能受其害，故有时肾水上泛为痰，肺受之则喘壅而嗽，有时肾火上凌其母，肺受之则喘息而鸣，皆肾气上逆而为病也。”治疗当“必于足少阴养之，使子能助母，而金气不致耗散”，补肾以治其本。又云：肺痈之发，“皆缘土虚金弱，不能生水，阴火灼金之败症”，其治疗当“于足太阴培之，使母能生子，使金气得以涵育”，用六君子汤加减。

3、尚导引 重视预防养生

沈氏认为气功导引可以祛病延年，足补方药之所不及。其云：“百病之生，皆由气之滞涩，药物之外，更加调养，则病可却而生可延。况古云，医道通仙道，修仙之术，端由炼气炼形入手，以至变化生神。而《素问》首卷亦曰恬淡无为，敛神内守，实以静功调养真气”。因此，崇尚气功导引，于是，“于每病方论后，有导引运功之法”，详细介绍了归元、周天、行庭、通关等运功方法，以辅助治疗。气功导引亦可养生防病，如“动规十二则”谓：“身若安和，气不必运，宜当守静定息，节饮除欲，则百病不生。若身稍有丝毫不快，宜速行运动”。对运功方法亦有详尽描述，如：“动气当由后而前”，不可逆行，“行后定要收归原位”。“欲退火法，注念气海，记数斡旋，或记运尾闾升降之法，邪火自散，大固元阳”。内容详尽。

同时，强调配合养生调摄，主张修性

情、节淫欲、服药饵、调饮食。在修性情方面，其云："一者少言语，养内气；二者戒色欲，养精神；三者薄滋味，养血气；四者咽津液，养脏气；五者莫嗔怒，养肝气；六者美饮食，养胃气；七者少思虑，养心气。人由气生，气由神旺，养气全神，可德真道。凡在万形之中，所得者莫先于元气"。修身养性，则元气强健，百病不生。节欲保精也是沈氏的一大养生思想，但他并不主张一概摒弃房事，主张房室有节。其云："男女居室，虽生人之大欲所存，为圣王所不能禁，然使行之有节，保之有方，阴阳交接之间，亦何至受伤，何至受伤而成病？"但欲不可纵，纵欲施泻，"即是膏火将灭，更去其油"，由是"而潮热，而骨蒸，而枯槁，而羸瘦，变生种种，年寿日促矣"。其所以致病生疾，"乃淫欲无度之故也"。修身养性，节欲保精是一个方面，若能养精生精，则精更充，气更旺，体更健，因而提出："节欲保精外，又得所以养精生精之妙，人果遵而行之，亦何患精之不充乎？精之既充，更何患气之不壮，神之不固乎？"其生精之法，当推药饵及食疗。药饵如"补天大造丸"，专能壮元阳，滋肾水，有天地交泰之妙，为滋阴补阳佳品，久服可延年益寿。"三精丸"，久服轻身延年，返老还童等。食疗重营养，尚易消化之品。如云：对年老多病之人"进稀粥，静养调理为要"。认为清淡谷食，可以养精，"淡食谷味，最能养精"等。

4、求实效　讲究实事求是

沈氏治学严谨，凡事必求其详，治病务求其效，其在《杂病源流犀烛·自序》中云："予自弱冠时，读《左》《国》《史》《汉》，一人一事必求其详"。读医书，亦如是，必求其有据，方敢议论。其云："医之道大而深也，盖医系人之生死，凡治一症，构一方，用一药，在立法著书者，非要于至精至当，则遗误后世，被其害者必多。在读书用法者，非审乎至精至当，则冒昧从事，被其害者更多。又况古人之书，或议证而无方，或存方而略证，或阐脉而遗药，或论药而置脉，神明变化，每纷见杂出于残编剩简中，医者以庸陋之姿，胶执之见，贪鄙之心，相与从事，甚且读书而不通其义，虽浅近之语，亦谬解讹传，吾见其治一病必杀一人，即或有时偶中，侥幸得生，在医者并不知其所以然，然犹张目大言，自据其功，以为非我莫治，不亦可愧之甚矣乎？"又云："盖以人之生至重，必知其重而有以尊之，庶不至草菅人命也。"[①] 故此，凡论必有据，治必有效，注重实事求是。其所著述，"皆晓然于心与手目"者。其师孙氏，尤善治痘，因其受业时，"弗获相随痘家，亲聆教悔，故独于痘，弗敢言也"。[②] 其治学严谨如是。

（三）举纲张目　辨析伤寒

沈氏一生致力于《伤寒论》的研究，历二十余年，深有所得。其云："二十年来，余专读伤寒书，至百余家"，仲景《伤寒论》，"一百一十三方，方方皆活，三百九十七法，法法皆通。即其方与法，融会贯通之，诚有取之不尽，用之不竭者"。纵观其书，有以下几个方面的特点。

1、重编排　发明仲景之旨

沈氏《伤寒论纲目》，打破原文排列之次，重新进行编排。其编排次序，在《脉证总论》中云："鳌今辑《伤寒论纲目》，分条析款，各循六经之次；而其论有不得分属六经者，因辑脉证总论、六经

---

① 见《杂病源流犀烛》。

② 见《幼科释谜·自序》。

主证、阴阳、表里、传变、愈解六篇冠于前，以为卷首；又辑诸寒热证、阴阳易、劳复食复、百合病、狐惑病、阴毒、阳毒、阴阳交、瘥后劳复、妇人伤寒十篇，次于六经之后”。如此排列，沈氏自认为“实不免剪缀割裂之讥”。又云：“然仲景原书即不复睹，而苟可以发明仲景之书之旨，将质诸冥冥，仲景当亦曲恕，而不以剪缀割裂为余首罪也，阅者其更谅之。”虽有剪缀之嫌，而目的在于揭示仲景《伤寒论》辨证之旨。

沈氏《伤寒论纲目》全书是按太阳、阳明、少阳等六经之次排列的，但每一经之内，列本经内主要病证，作为标题，进行类证编排。如太阳经中卷三列“身摇、身痒、身疼、百节疼痛”等为标题，将身痒痛排于一处；卷四列“呕吐、可吐、不可吐”等标题，将吐证排列一处，起到类证鉴别的目的。每一证之下，又列其同证条文，以及同证条文的禁忌证等，如表证，有桂枝汤条、桂枝加葛根条、葛根汤条及“结胸证，其脉浮大者，不可下，下之则死”条，以类比桂枝汤、葛根汤、桂枝加葛根汤的异同。在每一条下，又以仲景原文为纲，以历代医家之注，“各摘其语之尤精且当者以为目”，如桂枝汤条，引朱肱、刘完素、陈士铎、柯琴之注以发明其隐奥。

2、精汇萃　阐发先贤微奥

历代治伤寒者数百家，“人各一说，不胜繁冗驳杂之虑，倘欲学者如是以为业，恐白首不获所据”。因此，以仲景原文为纲，以历代“诸家之语足以阐明仲景者为目”，其目的，使读此书者，“可寻流溯源，而晓然于仲景之旨矣”。其选注文，皆“择其至精至当者录之，固已骈珠刻玉，各咀其英，各撷其髓矣”。正如沈氏所言，其选注文皆精而切当，确能发明仲景伤寒之奥。如“病有发热恶寒者，发于阳也；无热恶寒者，发于阴也”一条，沈氏选列许叔微、炅绶、赵嗣真、李梃、张景岳、楼英等六家之注进行阐述。不仅选论精当，沈氏按语亦多切实中肯。如“太阳病，发汗，遂漏不止，其人恶风，小便难，四肢微急，难以曲伸者，桂枝加附子汤主之”一条，沈氏列朱肱、刘完素、陶华三家之注。朱肱认为当温其经；刘完素以汗多亡阳、卫气不固立论；陶华言“风邪伤卫，腠理不密”。三家之论，皆不甚确切，沈氏按云：“此四症并见，却以汗不止，小便难为重，以二者由于心肾，故专治之，而恶风四肢急俱痊也。盖太阳虽当汗，汗不止则亡阳。风乘虚入，故又恶风。汗多必津竭，故小便难。四肢者，诸阳之本，亡阳则不能荣筋，故筋急而曲伸不利也”。见解全面而精深。

3、详辨证　揭示证治规律

重新编排，精选详注，目的在于揭示仲景伤寒辨证之指归。除此之外，沈氏在辨证方面，亦多有精详独到之处。如动气为误治后的症状，有误汗后脐下动气的茯苓桂枝甘草大枣汤证，有误针受寒少腹动气的桂枝加桂汤证，有误下后膈下动气的栀子豉汤证。沈氏进行精详辨析，其云：“此三条亦动气之属也。首条脐下悸，乃肾水乘火上克，曰欲作者，言犹未发也，当预治之。二条乃阳气不舒，阴气反胜，寒邪凝聚，发为赤核，是奔豚之兆，从小腹冲心，是奔豚之象。总之，脐下悸，是水邪欲乘虚而犯心，故君茯苓以正之；奔豚自不发，小腹气冲，是木邪挟客气以凌心，故汤中加桂以平木，而奔豚自除。一在里而未发，一在表而已发，所以治各不同也。三条胃中以下而空虚，邪之客上焦者，心不因下而除，故客气动于膈也”。言前二条均为肾水上乘，但同中有异，一为在里而未发，一为在表而已发。后一条则为胃中客热。其论恰当切实。

另外，用类证方法，研究伤寒疑似证。如吐利、干呕、吐涎沫、食欲呕四证相似，病机亦有异同，如何辨之？沈氏类为一处，云："吐利烦躁，是阴邪入于内，不得从阳以出乎外矣。干呕者，呕而无物，胃虚也。吐涎沫，胃寒也。食谷欲呕，谷气入于胃，即拒之而出，亦胃寒也"。从病机、病证诸多方面进行了辨析，对临床类证鉴别诊断无疑起到极大的作用。

同一脉症，因其所在病中不同，亦有细微之别，沈氏在此方面亦辨别精细。如脉促有桂枝汤证、桂枝去芍药汤证、葛根芩连汤证。病证不同，其脉则一，沈氏辨曰："邪束于外，阳不得伸，不得伸必内扰，故令脉促。夫桂枝（汤证）脉本弱，促者，误下之过也。但前条（葛根芩连汤证）脉促是阳重，下条（桂枝去芍药汤证）脉促又为阳虚。何则？脉虽促而汗不出，胸虽满而不喘，脉与上同而证自各异"。[①]

4、补遗缺　完善伤寒辨治

沈氏认为《伤寒论》所论伤寒病证不全，为叔和编次之误，于是取《金匮》之书属伤寒证者补之。其云："百合、狐惑、阴毒、阳毒，既为伤寒证中之病，则《伤寒论》中断不可缺，欲补其缺，则惟仍采《金匮》篇中之论而已，何也？《金匮》等篇，本即仲景《伤寒杂病论》十六卷中之语，非别论也。以仲景书补仲景论中之缺，今虽假借，在当日实非假借也。"于卷十六中补入《金匮》中百合、狐惑、阴毒、阳毒条文以为纲，取后世之注以为目。除此之外，尚补入温疫、温毒等内容。沈氏补入内容十分审慎，有不属仲景者，加附注以补之。如附录李氏大法、东垣辨脉、胃风论、伤寒看目法、雾露论、妊娠伤寒治法等，以完善伤寒辨治。[②]

（四）崇尚中和　诊治小儿

沈氏《幼科释谜》列二十四门症候，其文简练，议论精当，崇尚中和，且理、法、方、药俱备，至今对儿科临床仍有较大的指导意义。尹淑香"《幼科释谜》学术思想浅析"一文辨析较详，兹简介如次。

1、尚中和　辨治严谨切要

沈氏认为，小儿稚阴稚阳之体，易寒易热，易虚易实，不任攻伐或温补，其云："古人治幼儿，或专攻，或专补，或专凉，皆有偏处。是书宗旨，一以中和当病为归，不敢偏于攻补凉热"。而小儿之病，临床多见寒热错杂，虚实并见等复杂症候。若病轻而药重，则是以刚济刚，不但无济于病，反而增加病势；若正气已虚，邪留不解，既不能补，又不能表，但邪不去而正愈虚，攻补两难，沈氏总是分别轻重缓急，从调整机体阴阳脏腑气血功能入手，使之重归于动态平衡。如对小儿外感表证，认为"浅在肌表，表之则散，发之则怯"，若不早治，由外内侵，变成大病，难以祛除。治疗上宜因时而异，"春夏辛凉，升麻、柴胡、荆、防、羌、葛，取效须臾；秋冬辛温，桂、参、苏、二胡、二活，其要也夫"。

在治疗用药方面，照顾全面，严谨切要。如指出小儿虽热病为多，然并非皆伤寒之类，"盖小儿脏腑娇嫩，六气未充，外邪易犯，乳食多衍，一旦病至，杂病多般。惊痞痰食，痘疹烦冤，……认病毋

---

① 沈敏南．《伤寒论纲目》评述。四川中医　1987；（7）：4。

② 见《伤寒论纲目》。

错，方治求全”。即使小儿热病，真属伤寒一证，治虽同大人无异，然小儿伤寒多见惊惕积食，其中必兼去积消食之品，方可奏功。在辨食积方面，指出：“儿病多食积，固是要语，医家不可不知，然亦有禀受薄弱，或病后虚怯，其所生病，有全无食积者，不得以此语横亘心中，仍为消导，即或有之，也当扶正而使积自消”。可见，沈氏十分强调综合考虑，切中病证，或补或泻，以调整阴阳脏腑功能为主，使之阴平阳秘，达到平衡。

2、纠医弊　告诫惊泻俱重

自古治小儿以惊为重，而当时医家独不为重；相反病家惧惊，而对泻利一证多有轻忽。沈氏针对这种偏见，提出自己的见解。他说：“病家怕惊不怕泻，医家怕泻不怕惊。要知惊泻俱为重候。在病家不在病证，无足为怪。医家既怕泻，又安得不怕惊？若存不怕之念，恐有轻心妄治以致害者，不可不慎思之也。”并谆谆告诫医生，“医若不察，便尔多误”。病家若有偏见，尚可谅解，而医家若存此之偏，则致害无穷。结合临床，惊为最急，岂有不惧惊之理？

3、重诊断　强调观色察形

儿科，古人称为“哑科”，以其言语不能清，病情不能测，即使小儿至六七岁，亦因叙述不明，或诈称伪言，“不饥为饥，不渴为渴，不痒为痒，不痛为痛”，真假难辨，病情难明。此时小儿，全属天真，脉亦不可凭，“而观色察形，或视三关指纹，医者反得依据”。强调小儿诊断，当以察色观形为要。如察指纹，沈氏师承前人，对指纹的色泽主病，推崇滑伯仁之论，曰：“纹色紫热，红伤寒，青主风，白疳风，黄色淡红，乃平常小恙”。在观察唇色方面，沈氏崇钱乙之论，云：“唇上证，白主吐涎、呕逆、吐血、便血；红主渴饮烦躁；若久咳泻唇红色，是虚证也，勿用凉药”等等①。

（五）以玉为尺　准量妇科

《妇科玉尺》是沈氏颇具影响的一部妇科专著，其病种几乎囊括妇科的经、带、胎、产、杂及嗣育各类，其论多精要中肯，并且特别注重情志。

1、取舍精当　议论中肯切要

沈氏云：“尺者，划尺寸，量长短，取其准也。尺而以玉为之，分寸所划，坚久不磨，尤准之准也。”量物之长短，必取准于尺，“于物然，于病亦然，于妇人之病更无不然”。又曰：“古来如仓公之医者不乏，亦皆量以玉尺而能准者，举古人为法，求其准焉。”于是，选古人之论“必择至精且当，归于一是者”；选古人之方，“除试验获效外，其余必取方药之性味，按合所主之证，再四考订，果属针对不爽，才敢载笔”。如卷一论“月水不调”，引陈自明曰：“妇人月水不调，由风邪乘虚客于胞中，而伤冲任之脉，损手太阳少阴之经。盖冲任之脉皆起于胞中，为经血之海，与小肠心为表里，乳汁下为月水。然月水乃经络之余，苟能调摄得宜，则经以时应矣。”又引刘完素曰：“月水不调，则风热伤于经血，故血在内不通。”又引李杲阴水论，戴思恭气血论，万全冲任损伤、脾虚、痰脂凝涩论等。综诸家所论，沈氏提出自己见解，从理、法、方、药诸方面进行全面论述，其云：“经者，常也。女子十四岁任脉通而天癸至，任与冲遂为经脉之海，外循经络，内荣脏腑，气血调和，运行不息，一月之间冲任溢而行，月事以时下，此常经也。故曰：经贵乎如期。若来时或前或后，或多或少，或

① 见《幼科释谜》。

一月二三至，或数月一至，皆为不调，不调则病作。……如经水不调，所下淡色似水者，血虚也，宜四物汤加参、芪、香附；腹疼加阿胶、艾。下血色紫而成块者，热从火化而热血凝结也，或离经蓄血所致，经水必下多或作痛，宜四物加芩、连、知、柏、白芍。妇人室女月不调，血积坚如石者，受寒也，宜和血通经汤。妇女经不调者，或由诸般气滞也，宜胶附丸"等等。有论有方，取舍精当，议论中肯。

2、注重情志　辨治不拘一法

沈氏认为，妇科疾病多由外伤六淫、内伤七情、饮食劳倦所生，其中，尤易为七情所伤。其云："妇女之欲，每甚于丈夫，故感病亦每易于丈夫。又况嫉妒忧患，系恋爱憎，入之深，着之固，情不自抑，不知解脱。由阴凝之气，郁结专滞，一时不得离散，非若阳气之偶有所抑，毕竟易于发散，故其为病根深也。"又曰妇女："稍有不遂，即为忧思，忧思之至，激为怨忿"，而忧则气结，思则气郁，怨则气沮，怒则气上，"血随气行，故气逆而血亦逆，血气乖争，百疾于是乎作"。因气致病多端，辨治亦不拘一法。因气而致痛者，如云："妇人室女，七情伤感，至于血并，心腹作疼，或连腹痛，或引背膂上下攻刺痛，血瘀作搐，或经不调"等，一切血气病，宜延胡索散，理气活血止痛；如血气冲心，用当归、没药、红花、官桂、苏木、青皮之红花散；如忧思积想而致干血痨，宜用月红汤等。因气致崩者，如云："怒火伤肝，肝家血热而腾"；或"卒然大怒，有伤肝脏，而血暴下"，治疗当调肝泻火止血，方用小柴胡汤加山栀、丹皮、龙胆草。因气致小产、胎动不安者，如云：因动肝火或肝脾气郁，"伤及心脾，触动血脉"而致胎动不安者，用加味归脾丸、加味逍遥散等。因气而致伤脏者，如"忧劳思虑，伤其脏腑，荣卫不宜，令人寒热如疟，头痛血汗，痰咳气逆，虚羸喘乏，体倦肢怠"，其治疗用人参、黄芪、肉桂、炙甘草、川芎、当归、白芍、姜、枣等补虚汤①。

（六）药分十剂　明辨药性

《药要分剂》选400余种常用药，按十剂分类，言药性归经，录前人议论，列使用禁忌，详炮制方法，且加按语以阐其微义，供查阅检索，多有独到之处。

1、类十剂　重明功用性味

宣、通、补、泻、轻、重、滑、涩、燥、湿原是北齐徐之才按功用归类药物的一种方法，宋《圣济经》于每种之后加一剂字，变为方剂功用分类法，《伤寒方药明理论·序》中曰："制方之体，宣、通、补、泻、轻、重、滑、涩、燥、湿十剂是也"，至此，始有十剂之名。以十剂分类药物，"自神农著《本经》，历代药性书，悉以草木金石等依类相次，读者几忘十字之义，并忘药有此十种之性，宜其制方用药，相反相戾，错杂以出之也"。"余辑是书，爰据十剂以分门类，非取好异，欲阅者晓然于药之各有其性，因各有其用，庶临证时可无背云尔"。沈氏以十剂分类药物，其云："欲人晓然于药之各有其性，而宣、通、补、泻、轻、重、滑、涩、燥、湿，一览易知，不至引用错误也"。如宣剂，徐之才曰："宣可去壅"。凡有宣达之性者均归宣剂，如桔梗、秦艽、柴胡、防风等。又如补剂，徐之才曰："补可祛弱"，凡补虚之品，皆入补剂，如人参、甘草、黄芪、沙参等。对每一种药物，"首明主治"，其原因是"药之功用不

---

①　见《妇科玉尺》。

一也”。次详归经，“见药与经各有所入，不相袭也”。功用性味既明，用药则无误。

2、详按语　独述药之精义

沈氏对每一种药物详“列前人议论”，以发明药物之功用，另外，尚加按语，以述药之微义。如论秦艽，他说：“感受风寒发热，遍身疼痛，必以秦艽治之，以其能散结除邪也”。秦艽可祛风湿，舒筋络，善治风湿痹证周身疼痛。又如柴胡，他说：“今人治疟必用柴胡，若非柴胡即不足以为治者，故致辗转淹滞，变生不测，竟自殒命。则知疟本非死证，惟概以柴胡治疟者杀之也。夫柴胡少阳表药，若其疟果发于少阳，而以柴胡治之，无不立愈。若系他经用之，则必令他经之邪辗转而入少阳，迁延日久，正气已虚，邪气仍盛，而且弥漫诸经，又或调养失宜，以至毙命，所必然也。”柴胡治疟当须据病情，若辨证准确，效如桴鼓；若疟非在少阳，则致杀人。又云：“今人又以柴胡为治痨要药，不知柴胡专于升散，并不能治痨热”，若复受邪热，有痨而加少阳之邪，“当须斟酌用之”；若“真元虚损，其不可再用表散之药明矣”。沈氏辨论独到，见地极深，且告诫医家，“余非好异，实以人命攸关，故为辨论于此也”。沈氏对枸杞皮、子、叶、苗亦详加辨论。其云：“《本经》《别录》并未分别子、皮、苗、叶，甄权、《大明》以后遂分之。但《本经》、《别录》虽总言枸杞之用，而就所言细体会之，如《本经》言主五内邪气，热中消渴，周痹风湿。《别录》言下胸邪气，客热头痛，应指皮与苗叶而言之，所谓寒能除热者是也。《本经》言久服坚筋骨，轻身不老，耐寒暑。《别录》言补内伤大劳嘘吸，强阴，利大小肠，应指子言之，所谓甘平能补者是也。《大明》等条分缕析，只是发挥以尽其用耳”。根皮名地骨皮，善退虚热，疗骨蒸，又“能退外潮”，“病或风寒散而未尽，作潮往来，非柴葛所能治，用地骨皮走表又走里之药，消其浮游之邪，服之未有不愈者”。① 其论如此切细详明。

结　语

总之，沈氏历毕生精力研究中医学，且治学严谨，重于实践，善于总结。沈氏医学著作，既是其个人经验的结晶，又是对历代医家治疗诸科疾病理、法、方、药的系统总结，可以说沈氏著作是集前贤证治方药之大成，其溯源析流的研究方法，为中医学的研究亦开创了一个新的途径，对后世中医学影响极大，为中医学的发展作出了贡献。

鉴于此，我们全面系统地研究了沈氏的医学著作，以奉献给读者。本次编写出版，在收书方面，本着“全”和“精”的原则，系统研究其版本源流，确系沈氏之作，则予以收入，伪托之作一律不收；在点校方面，认真选择底本，综合运用四校法，精心校勘，仔细标点，力求做到准确无误；另外，撰写了“沈金鳌医学学术思想研究”，从生平简介、著作版本、学术思想多个方面进行了探讨，以期全面把握沈氏学术思想；最后，附录了“沈金鳌医学研究论文题录”，目的是力求使此书成为全面研究沈氏医著的一部力作。

在撰写过程中，除全体编写人员夜以继日地工作外，尚得到许多专家和学者的支持和帮助，在此，我们表示衷心地感谢！

① 见《药要分剂》。

附：沈金鳌医学研究论文题录
（1949 ~ 1997）

1. 徐寄鸥．沈金鳌先生传略。江苏中医　1963；（3）：34。
2. 韩运琪．沈氏杂病源流犀烛治肺特色。中医药研究　1987；6:18。
3. 沈敏南．《伤寒论纲目》评述。四川中医　1987；7:4。
4. 胡龙才．沈金鳌抗衰老经验举隅。江苏中医杂志　1987；8:43。
5. 张建明．哮喘有因血虚论。中医杂志　1992；9:57。
6. 尹淑香．《幼科释谜》学术思想浅析。四川中医　1994；10:13。